Den Fortschritt verdanken die Menschen
den Unzufriedenen

A. Huxley

Für Christine, Beatrice und Véronique

Vorwort zur zweiten Auflage

Als I. Donald, J. MacVicar und T.G. Brown 1958 erste geburtshilfliche Ultraschallaufnahmen in der Zeitschrift Lancet publizierten, konnten sie unmöglich geahnt haben, welch enorme Entwicklung und Verbreitung die sonographische Diagnostik innerhalb der nächsten Jahrzehnte in der pränatalen Diagnostik erfahren würde. So stellt die Entwicklung vom A- zum B-Bild und dann zur Real-time-2D- und Doppler-/Farbdopplersonographie und letztlich zur Real-time-3D-Ultraschalltechnologie nur das Grobraster der Entwicklungsstufen dar. Eine Vielzahl von verschiedenen kleineren, aber nicht weniger bedeutsamen Entwicklungsschritten, wie auch Neuentwicklungen auf dem Schallkopfsektor und die enormen Fortschritte auf dem Computersektor haben dazu beigetragen, dass wir heute über eine hervorragende Ultraschalltechnologie verfügen, die uns nicht nur einen immer besseren Einblick in die Embryonal-/Fetalentwicklung und -physiologie gestattet, sondern auch eine Vielzahl pathologischer Veränderungen frühzeitig erkennen lässt. Somit ist die Ultraschalluntersuchung aus der pränatalen Diagnostik und Therapie heute nicht mehr wegzudenken.

Aufgrund der breit gefächerten Entwicklung der Ultraschalltechnologie hat natürlich auch die Anzahl der Publikationen auf dem Ultraschallsektor einen ausgedehnten Umfang angenommen. Dadurch hat selbst der auf dem geburtshilflichen Ultraschallgebiet tätige Spezialist Mühe, die Informationsfülle zu verarbeiten.

Mit dem vorliegenden Buch soll deshalb dem in der pränatalen Diagnostik tätigen Untersucher ein aktueller und umfassender Überblick über die vaginale und abdominale Ultraschalldiagnostik in der Geburtshilfe gegeben werden. Dabei wurde das Buch derart konzipiert, dass dem Leser neben einem reichhaltigen Informations- und Bildmaterial auch eine Vielzahl von Literaturstellen am Ende der einzelnen Kapitel zur Verfügung steht. Um dem Betrachter die pathologischen Befunde besser veranschaulichen zu können, wurde – wie im vorausgegangenen gynäkologischen Band – auch in dem vorliegenden geburtshilflichen Band verschiedenen Ultraschallbefunden der korrespondierende klinische Befund in Form eines Nativbildes gegenübergestellt. Besondere Bedeutung wurde auch der Biometrie zugemessen. Dies ist durch die Vielzahl von Normkurven wie auch durch die im An-

hang aufgeführten Tabellen der wichtigsten in der pränatalen Diagnostik relevanten Normdaten gekennzeichnet.

Unter der Mitarbeit von 28 Koautoren konnte somit ein Lehrbuch mit Atlas entstehen, das dem in Klinik und Praxis tätigen Arzt nicht nur einen aktuellen Überblick über die Einsatzmöglichkeiten der verschiedenen Ultraschalltechniken im Rahmen der pränatalen Diagnostik und Therapie gibt, sondern auch eine wichtige Differenzierungs- und Entscheidungshilfe für den klinischen Einsatz bietet.

Meinen Dank aussprechen möchte ich deshalb an dieser Stelle allen Mitautoren, die mit ihren Beiträgen entscheidend am Gelingen dieses Buches mitgewirkt haben. Besonderen Dank sagen möchte ich auch Herrn OA Dr. J. Bohl (Abteilung für Neuropathologie der Universität Mainz) für die aufwendige Anfertigung der pathologisch-anatomischen Hirnschnitte, Herrn Prof. Dr. H. Müntefering (Leiter der Abteilung für Kinderpathologie der Universität Mainz) für die Bereitstellung verschiedener kinderpathologischer Bilder, Herrn Prof. Dr. J.W. Spranger (em. Direktor der Universitätskinderklinik Mainz) für seine Mithilfe bei der Überarbeitung der Nomenklatur der Extremitätenfehlbildungen und Herrn Prof. Dr. S. Wellek (Leiter des Z.I. Mannheim, Abt. Biostatistik) für seine umfassende Mitarbeit bei der Erstellung vieler Normkurven und Normtabellen.
Nicht zuletzt gilt mein Dank auch meiner Sekretärin, Frau I. Künstler, für ihre Mithilfe bei der Vorbereitung dieses Buches.

Abschließend ist es mir noch ein großes Anliegen, mich bei Herrn Albrecht Hauff, Verleger des Thieme Verlags, für die großzügige Ausstattung dieses Buches zu bedanken. Ganz herzlich danken möchte ich auch den Mitarbeitern des Thieme Verlags, Herrn Dr. Markus Becker (Programmplanung), Frau Dr. Antje Schönpflug (Redaktion) und Herrn Rolf-Dieter Zeller (Herstellung), die mit viel Verständnis auf meine Vorstellungen und Wünsche eingegangen sind und durch ihren persönlichen Einsatz ganz entscheidend zur Verwirklichung dieses Buches beigetragen haben.

Mainz, im November 2001   *E. Merz*

Vorwort zur ersten Auflage

Während die geburtshilfliche Ultraschalldiagnostik in der Bundesrepublik Deutschland bereits mit der Einführung eines Ultraschall-Screening-Verfahrens in die Mutterschaftsvorsorge eine bahnbrechende Verbreitung fand, nahm der Einsatz der gynäkologischen Ultraschalldiagnostik erst durch die Entwicklung handlicher und preisgünstiger Real-time-Sektor-Geräte zu. Dabei zeigte sich sehr rasch, dass die Ultraschalluntersuchung bei Berücksichtigung der Anamnese, des klinischen Bildes und des Tastbefundes eine wertvolle Ergänzung in der gynäkologischen Diagnostik darstellt.

Das vorliegende Buch wurde deshalb so konzipiert, dass der Schwerpunkt nicht allein auf dem Gebiet der Geburtshilfe, sondern gleichermaßen auch auf dem Gebiet der Gynäkologie liegt.

Die Gliederung des Buches umfasst einen allgemeinen Teil, einen gynäkologischen und einen geburtshilflichen Teil, eine Einführung in die Endosonographie und einen Anhang mit Normdaten und Normkurven.

Bewusst knapp gehalten wurde der physikalische Teil am Anfang des Buches, da hierzu bereits zahlreiche ausführliche Abhandlungen vorliegen. Im gynäkologischen wie auch im geburtshilflichen Teil wurde in vielen Fällen den Ultraschallbildern der korrespondierende klinische Befund in Form einer postoperativen Präparataufnahme, einer intraoperativen Photographie oder einer Aufnahme post abortum oder post partum gegenübergestellt, um damit dem Betrachter vor allem die pathologischen Befunde besser veranschaulichen zu können. Im Kapitel über die Endosonographie wird vorrangig auf die transvaginale Sonographie hingewiesen, mit der innerhalb der letzten beiden Jahre entscheidende Fortschritte in der Diagnostik der intakten oder gestörten intrauterinen Frühgravidität, der extrauterinen Gravidität und vor allem auch in der gynäkologischen Diagnostik und Follikelpunktion erzielt werden konnten.

Um einen aktuellen Standard zu gewährleisten, wurde für dieses Buch fast ausschließlich Bildmaterial von neueren Realtime-Geräten (vorwiegend: Combison 202 R [Kretz-Technik], Combison 320 [Kretz-Technik] und RA 1 [Siemens]) mit einer Schallfrequenz von 3,5, 4 oder 5 Mhz bei einer Schallgeschwindigkeit von 1540 m/s verwendet. Beim Combison 202 R kam gelegentlich auch ein Weitwinkelschallkopf von 140° zum Einsatz. Die transvaginale Sonographie wurde mit der Panoramasonde der Fa. Kretz-Technik durchgeführt, für die Rektosonographie wurde die Rektalsonde der Fa. Kretz-Technik eingesetzt. Die Hysterosonographiebilder entstanden mit einer Transurethralsonde der Fa. Aloka.

Meinen Dank aussprechen möchte ich an dieser Stelle vor allem meinem klinischen Lehrer, Herrn Prof. Dr. V. Friedberg, für seine stets wohlwollende Unterstützung bei der Erstellung dieses Buches. Dank sagen möchte ich weiterhin allen Kollegen, die mich bei der Arbeit an diesem Buch unterstützt haben. Insbesondere bin ich Frau Dr. A. Grüssner und Herrn F. Kern vom Institut für Statistik und Dokumentation der Universität Mainz für die umfangreiche Arbeit bei der Erstellung der biometrischen Normdaten und Normkurven zu Dank verpflichtet.

Für die gute interdisziplinäre Zusammenarbeit möchte ich mich bei Herrn Prof. Dr. H. Müntefering, Leiter der Abteilung für Kinderpathologie, Herrn Prof. Dr. J. W. Spranger, Direktor der Kinderklinik, Herrn Prof. D. Voth, Neurochirurgie, Herrn Priv.-Doz. Dr. I. L. Koltai, Abteilung für Kinderchirurgie, Herrn Prof. Dr. R. Hohenfellner, Direktor der Urologie, und Frau Dr. I. Greinacher, Akademische Direktorin der Radiologischen Abteilung der Kinderklinik, herzlich bedanken.

Mein Dank gilt auch unserem Photographen, Herrn F. Feyrer, sowie den beiden Mitarbeiterinnen Frau R. Behrendt und Fräulein A. Beitz für ihre Mithilfe bei der Vorbereitung dieses Buches. Für die Überlassung der Hysterosonographiebilder darf ich mich bei Herrn Priv.-Doz. Dr. H. Hötzinger, Ruhr-Universität Bochum, Marienhospital Herne, bestens bedanken.

Zum Schluss möchte ich meinen ganz besonderen Dank den Mitarbeitern des Georg Thieme Verlages aussprechen für die Sorgfalt und Mühe, mit der dieses Buch geplant und erstellt wurde.

Mainz, im Herbst 1986

E. Merz

Anschriften

Dr. med. Franz Bahlmann
Universitäts-Frauenklinik
Langenbeckstr. 1
55131 Mainz

Prof. Dr. med. Gerhard Bernaschek
Allgemeines Krankenhaus
Universitäts-Frauenklinik
Abteilung Pränatale Diagnostik und Therapie
Währinger Gürtel 18-20
A - 1090 Wien

Prof. Dr. med. Rainer Bollmann
Humboldt-Universität zu Berlin
Campus Charité Mitte
Klinik für Frauenheilkunde und
Geburtshilfe, Pränatale Medizin
Schumannstr. 20/21
10117 Berlin

Prof. Dr. med. Rabih Chaoui
Humboldt-Universität zu Berlin
Campus Charité Mitte
Klinik für Frauenheilkunde und
Geburtshilfe, Pränatale Medizin
Schumannstr. 20/21
10117 Berlin

Prof. Dr. med. Josef Deutinger
Allgemeines Krankenhaus
Universitäts-Frauenklinik
Abteilung Pränatale Diagnostik und Therapie
Währinger Gürtel 18-20
A - 1090 Wien

Priv.-Doz. Dr. med. Karl-Heinz Eichhorn
Gerhart-Hauptmann-Str. 6
99423 Weimar

Dr. med. A. Kubilay Ertan
Universitäts-Frauenklinik
Kirrberger Str. 9
66421 Homburg/Saar

Dr. med. Felix Flock
Universitäts-Frauenklinik
Prittwitzstr. 43
89075 Ulm

Dr. Harald Franzki
Präsident des OLG a. D.
Leberstr. 47
29223 Celle

Prof. Dr. med. Dieter Grab
Universitäts-Frauenklinik
Prittwitzstr. 43
89075 Ulm

Dr. med. John-Peter Hartung
Praxis für pränatale Medizin
und Ultraschall
Schlossstr. 88
12163 Berlin

Dr. med. Hans-Joachim Hendrik
Universitäts-Frauenklinik
Kirrberger Str. 9
66421 Homburg/Saar

Prof. Dr. med. habil. Hans-Dieter Hiersche
Wilhelminenstr. 43
65193 Wiesbaden

Priv.-Doz. Dr. med. Karim Kalache
Humboldt-Universität zu Berlin
Campus Charité Mitte
Klinik für Frauenheilkunde und
Geburtshilfe, Pränatale Medizin
Schuhmannstr. 20/21
10117 Berlin

Prof. Dr. Sanja Kupesic
Sveti Duh Hospital
Department of Obstetrics
Medical School of University
Sveti Duh 64
HR - 10000 Zagreb

Prof. Dr. Asim Kurjak
Sveti Duh Hospital
Department of Obstetrics
Medical School of University
Sveti Duh 64
HR - 10000 Zagreb

Prof. Dr. med. Eberhard Merz
Frauenklinik
Krankenhaus Nordwest
Steinbacher Hohl 2-26
60488 Frankfurt/Main

Prof. Dr. med. Horst Müntefering
Institut für Pathologie der Universität
Abteilung für Kinderpathologie
Langenbeckstr. 1
55131 Mainz

Prof. Dr. med. Ilse J. M. Nijhuis
Medisch Spectrum Twente
Dept. of Pediatrics
P. O. Box 50000
NL - 7500 KA Enschede

Prof. Dr. med. Jan G. Nijhuis
Academic Hospital Maastricht
Department of Obstet. & Gynecology
P. Debyelaan 25
NL - 6202 AZ Maastricht

Prof. Dr. med. Hans-Dieter Rott
Institut für Humangenetik
Universität Erlangen - Nürnberg
Schwabachanlage 10
91054 Erlangen

Prof. Dr. med. Werner Schmidt
Universitäts-Frauenklinik
Kirrberger Str. 9
66421 Homburg/Saar

Prof. Dr. med. Rainer Terinde
Universitäts-Frauenklinik
Prittwitzstraße 43
89075 Ulm

Prof. Dr. med. Ursel Theile
Inst. für Humangenetik
Genetische Beratungsstelle
Johannes-Gutenberg-Universität
Langenbeckstr. 1
55131 Mainz

Prof. Dr. med. Barbara Ulm
Allgemeines Krankenhaus
Universitäts-Frauenklinik
Abteilung Pränatale Diagnostik und Therapie
Währinger Gürtel 18-20
A - 1090 Wien

Dr. med. Gerald Weber
Frauenklinik
Klinikum Mannheim
Theodor-Kutzer-Ufer 1-3
68167 Mannheim

Dr. med. Christoph Welter
Frauenklinik
Krankenhaus Nordwest
Steinbacher Hohl 2-26
60488 Frankfurt/Main

Priv.-Doz. Dr. med. Josef Wisser
Department für Frauenheilkunde
Klinik und Poliklinik für Geburtshilfe
Frauenklinikstr. 10
CH - 8091 Zürich

Prof. Dr. med. Hans-Bernhard Wuermeling
Institut für Rechtsmedizin
Universität Erlangen – Nürnberg
Universitätsstr. 22
91054 Erlangen

Abkürzungen

AAP	=	abdominaler a.p.-Durchmesser
AchE	=	Acetylcholinesterase
ADAM-Komplex	=	amniotic deformity, adhesions, mutilations
ADPN	=	autosomal dominante polyzystische Nephropathie
AFP	=	α-Fetoprotein
AGA	=	appropriate for gestational age
AGS	=	Adrenogenitales Syndrom
AMC	=	Arthrogryposis multiplex congenita
ANP	=	atrial natriuretic peptide
Ao	=	Aorta
ARPN	=	autosomal rezessive polyzystische Nephropathie
ASD	=	abdominaler Sagittaldurchmesser (auch APD) (früher AAP)
ATD	=	abdominaler Transversaldurchmesser (früher AQ)
AU	=	Abdomenumfang
BEL	=	Beckenendlage
BPD	=	biparietaler Kopfdurchmesser
CCAM	=	zystische adenomatoide Lungenmalformation
CHAOS	=	congenital high airway obstruction syndrome
CMV	=	Zytomegalievirus
COFS-Syndrom	=	cerebro-oculo-facio-skeletal-syndrome
CPA	=	Color-Power-Angio
CSP	=	Cavum septi pellucidi
CTD	=	transversaler Zerebellumdurchmesser
CTG	=	Kardiotokogramm
CT-Ratio	=	Verhältnis von Herz- zu Thoraxdurchmesser
CVS	=	Chorionzottenbiopsie (chorionic villi sampling)
CW	=	continuous wave
EDB	=	enddiastolischer Block
EEG	=	Elektroenzephalogramm
EPH-Gestose	=	Gestose mit Ödemen, Proteinurie und Hypertonie
EUG	=	Extrauteringravidität
FFTS	=	fetofetales Transfusionssyndrom
FHRP	=	Fetal heart rate pattern
FL	=	Femurlänge
FO	=	Foramen ovale
FOD	=	frontookzipitaler Kopfdurchmesser
FW	=	Fruchtwasser
GIFT	=	gamete intrafallopian transfer
HCG	=	Humanes Choriongonadotropin
HL	=	Humeruslänge
HSV	=	Hirnseitenventrikel, Herpes-simplex-Virus
HTS	=	Harntransportstörung
HW	=	Hemisphärenweite
IAS	=	interatriales Septum
ICSI	=	Intracytoplasmatische Spermieninjektion
IUFT	=	intrauteriner Fruchttod
IUGR	=	intrauterine Wachstumsretardierung
IUP	=	Intrauterinpessar
IVF	=	In-vitro-Fertilisation
KBR	=	Komplementbindungsreaktion
KTSD	=	knöcherner Thoraxsagittaldurchmesser

KTTD	=	knöcherner Thoraxtransversaldurchmesser
KTU	=	knöcherner Thoraxumfang
KU	=	Kopfumfang
LA	=	linker Vorhof (Atrium)
LD	=	schräger Lungendurchmesser
LKG-Spalte	=	Lippen-Kiefer-Gaumen-Spalte
LV	=	linker Ventrikel
LVW	=	laterale Ventrikelweite
MCV	=	mittleres korpuskuläres Volumen
MK	=	Mitralklappe
MSAFP	=	maternales Serum-α-Fetoprotein
MTX	=	Methotrexat
NIHF	=	nichtimmunologischer Hydrops fetalis
OEIS	=	omphalocele, exstrophy, imperforate anus, spinal defects
p. c.	=	post conceptionem
p. m.	=	post menstruationem
PCR	=	polymerase chain reaction
PGE	=	Prostaglandin
PGI	=	Prostacyclin
PI	=	Pulsatilitäts-Index
PK	=	Pulmonalklappe
PRF	=	Pulsrepetitionsfrequenz
PW	=	pulsed wave
RA	=	rechter Vorhof (Atrium)
RAC	=	radial alveolar count
RF	=	Reverse Block
RI	=	Resistance-Index
ROI	=	Region of Interest
RV	=	rechter Ventrikel
SGA	=	small for gestational age
SL	=	Schädellage
SSL	=	Scheitel-Steiß-Länge
SSW	=	Schwangerschaftswochen
SV	=	Sample Volume
TCD	=	transversaler Zerebellumdurchmesser
TDE	=	Tissue-Doppler-Echokardiographie
TK	=	Trikuspidalklappe
TORCH-Infektionen	=	Toxoplasmose, Röteln, Zytomegalie, Herpes simplex
TP	=	Truncus pulmonalis
TRAP	=	twin reversed arterial perfusion
TVS	=	Transvaginalsonographie
TXA	=	Thromboxan
VACTERL-Syndrom	=	vertebral defects, anal atresia, cardiac anomalies, T-E fistula with esophageal atresia, renal dysplasia, limb anomalies
VCI	=	V. cava inferior
VCS	=	V. cava superior
V_{mean}	=	mittlere intensitätsgewichtete Strömungsgeschwindigkeit
VSD	=	Ventrikelseptumdefekt
WS	=	Wirbelsäule
ZNS	=	zentrales Nervensystem

Inhaltsverzeichnis

Einsatz des Ultraschalls
in der Geburtshilfe

1 Anwendungsgebiete und Untersuchungstechniken in der Geburtshilfe

Als nichtinvasive und strahlenfreie Technik bietet die Sonographie ideale Voraussetzungen für Untersuchungen in der Schwangerschaft. Durch die enorme Entwicklung der Ultraschalltechnologie innerhalb der letzten Jahre stehen heute verschiedene Ultraschallverfahren zur Verfügung, die je nach Schwangerschaftsalter und Fragestellung eingesetzt werden können. Hierzu zählen die abdominale und transvaginale 2-D-Real-Time-Technik, das M-Mode-Verfahren, die Doppler-/Farbdoppler-/Powerdopplersonographie und die 3-D-Sonographie.

Apparative Mindestanforderung

Real-Time-Scanner. Als apparative Mindestanforderung für Ultraschalluntersuchungen in der Schwangerschaft gilt heute ein Real-Time-Scanner mit einem abdominalen Schallkopf, der in einem Frequenzbereich von 3–5 MHz und einer Schallgeschwindigkeit von 1540 m/s arbeitet, eine Bildbreite von 9,5 cm in 6 cm Eindringtiefe ermöglicht und über eine Grauwertabstufung von mindestens 16 Grauwertstufen verfügt (IEC-Norm 1157) (s. Band I, Gynäkologie, Kapitel 49). Zusätzlich sollte eine Dokumentationseinrichtung in Form einer Polaroid- oder Kleinbildkamera, eines Videoprinters oder eines Videorekorders vorhanden sein.

Vaginalschallkopf. Für die Untersuchung in der Frühgravidität ist ein Vaginalschallkopf empfehlenswert, doch nicht unbedingt Vorbedingung. Bei den meisten Ultraschallgeräten, die im Bereich Gynäkologie/ Geburtshilfe heute verkauft werden, gehört der Vaginalschallkopf bereits zur Grundausstattung.

Transvaginalsonographie

■ Anwendungsgebiete

I. Trimenon. Das Haupteinsatzgebiet der transvaginalen Sonographie in der Schwangerschaft liegt im I. Trimenon (1, 4, 8, 9, 14, 15, 16, 18, 20, 22, 24, 26, 28, 30). Hier findet sie Verwendung zum Nachweis einer intakten oder gestörten intrauterinen Frühgravidität – insbesondere wenn sich das Cavum uteri aufgrund einer Retroflexio uteri in weiter Entfernung von der Bauchdecke befindet –, zur frühen Mehrlingsdiagnostik, zur Diagnostik einer Extrauteringravidität (7, 23, 29), zur frühen Fehlbildungsdiagnostik (25) oder zur Abklärung einer Uterusanomalie (25) oder eines Tumors im Uterus-/Adnexbereich (Tab. 1.1).

Spätgravidität. In der Spätgravidität ist der Einsatz der transvaginalen Sonographie deutlich reduziert; dennoch gibt es auch hier einzelne Einsatzgebiete. Hierzu zählen die Abklärung tief liegender Fetalstrukturen, die von abdominal aus nicht einsehbar sind (z. B. Kopf-/Hirnstrukturen) (2), die transvaginale Dopplersonographie der A. uterina (11), die Pelvimetrie (10), die Abklärung einer Zervixinsuffizienz (6, 12, 21, 27), die exakte Beurteilung des inneren Muttermundes bei fraglicher Placenta praevia (13, 17), die Abklärung einer uterinen Blutung oder eines Tumors im Douglas-Raum (Tab. 1.1).

Tabelle 1.1 Anwendungsgebiete der transvaginalen Sonographie in der Früh- und Spätgravidität

Frühgravidität
Nachweis einer intakten Frühgravidität, insbesondere bei Retroflexio uteri
Frühzeitige Mehrlingsdiagnostik
Abklärung einer gestörten Frühgravidität
EUG-Nachweis/Ausschluss
Frühe Fehlbildungsdiagnostik
Nachweis einer Uterusanomalie
Abklärung eines Tumors im kleinen Becken

Spätgravidität
Fetalstruktur von abdominal nicht einsehbar
Späte Fehlbildungsdiagnostik
Abklärung bei Oligohydramnion
Pelvimetrie
Diagnostik der Zervixinsuffizienz im II./III. Trimenon
Abklärung einer Placenta praevia / tief sitzenden Plazenta
Abklärung einer uterinen Blutung
Abklärung eines Tumors im kleinen Becken
Dopplersonographie der A. uterina

Tabelle 1.2 Vor- und Nachteile der transvaginalen Sonographie gegenüber der transabdominalen Sonographie (modifiziert nach 18)

Vorteile

➤ Die Untersuchung wird mit leerer Blase durchgeführt. Dadurch
  • ist die Untersuchung jederzeit durchführbar
  • bestehen keine Wartezeiten
  • besteht eine optimale Vergleichsmöglichkeit mit dem Palpationsbefund
  • ist die Untersuchung nicht durch eine schmerzhafte Blasenfüllung zeitlich limitiert,
  • ist die Untersuchung auch bei Patientinnen durchführbar, die die Harnblase nur ungenügend füllen können

➤ Besseres Bildauflösungsvermögen, da die Beckenorgane stets im Fokusbereich des Schallkopfes liegen (besonders bei Retroflexio uteri)
➤ Keine Beeinträchtigung der Bildqualität durch Darmschlingen oder adipöse und vernarbte Bauchdecken
➤ Panoramaausschnitt erlaubt ein übersichtsmäßiges Einsehen des kleinen Beckens

Nachteile
➤ Die Methode erfordert aufgrund des anderen Blickwinkels eine Neuorientierung bei der Abbildung der Beckenorgane
➤ Eine Untersuchung des Mittel- und Oberbauches ist nicht möglich; damit ist die Methode (abgesehen von speziellen Detailuntersuchungen) ungeeignet zur Routineüberwachung des fetalen Wachstums bzw. der fetalen Sonoanatomie im II. und III. Trimenon
➤ Die Abklärung hoch liegender Ovarialtumoren in der Spätgravidität ist nicht möglich

Vorteile. Die transvaginale Sonographie hat den Vorteil, dass die Patientin keine volle Blase für die Untersuchung in der Frühgravidität benötigt. Auch ist die Bildauflösung im Gegensatz zur Abdominalsonographie wesentlich besser, da die gewünschten Strukturen stets im Fokusbereich des Schallkopfes erfasst werden (3, 18) (Tab. 1.2). Dies gilt besonders für die Retroflexio uteri.

Nachteile. Nachteile der transvaginalen Sonographie sind, dass die Beckenorgane aus einem anderen Blickwinkel als der abdominalen

Sonographie dargestellt werden und dass die Sicht nach kranial hin limitiert ist, wodurch die Methode ab einer bestimmten Größe des Uterus in der Schwangerschaft nicht mehr oder nur noch für spezielle Fragestellungen verwendet werden kann (Tab. 1.**2**).

■ *Transvaginale Schallsonden*

Für die transvaginale Sonographie stehen Schallköpfe mit unterschiedlicher Frequenz, unterschiedlichem Schallabstrahlwinkel und unterschiedlicher Schallabstrahlrichtung zur Verfügung (Abb. 1.**1**). Je größer der Schallabstrahlwinkel ist, desto übersichtlicher kann das innere Genitale erfasst werden. Die meisten transvaginalen Schallköpfe weisen heute eine Schallfrequenz von 5–7,5 MHz und einen Schallabstrahlwinkel von über 120° auf. Der größte Sektorausschnitt von 240° wird derzeit nur mit einem mechanischen, frontal abstrahlenden Panoramaschallkopf erzielt. Dieser erlaubt eine vollständige Erfassung des inneren Genitales, gestattet jedoch keine Farbdoppleruntersuchung. Dies gelingt nur mit einem elektronischen Schallkopf (s. Band I, Gynäkologie, Kapitel 23).

■ *Transvaginale Untersuchung*

Kondom. Der Vaginalschallkopf wird für die Untersuchung mit einem Kondom, das zuvor mit etwas Ultraschallgel gefüllt wurde, überzogen. Bei der Auswahl des Kondoms sollte darauf geachtet werden, dass dieses ohne Reservoir ist, da sich dort Luftbläschen ansammeln können, die die Bildwiedergabe deutlich beeinträchtigen. Zur besseren Ankopplung und Gleitfähigkeit wird das Kondom auch außen mit etwas Ultraschallgel oder NaCl befeuchtet.

Lage der Patientin. Die transvaginale Ultraschalluntersuchung in der Schwangerschaft wird, wie die sonographische Untersuchung in der Gynäkologie, entweder auf dem gynäkologischen Stuhl oder auf einer gewöhnlichen Untersuchungsliege in Rückenlage der Patientin durchgeführt (Abb. 1.**2**). Der Schallkopf wird bei angewinkelten und leicht gespreizten Beinen der Patientin vorsichtig in die Scheide eingeführt und gerade bis zur Portio vorgeschoben.

Einstellung. Die Untersuchung beginnt mit einem orientierenden mediosagittalen Längsschnitt (Abb. 1.**3**). Durch Elevation und Senken (Abb. 1.**4**) wie auch durch Seitwärtsführen des Schallkopfes (Abb. 1.**3**) lässt sich dann das gesamte kleine Becken in verschiedenen Schnittebenen explorieren.

■ *Abbildungsmodus bei der transvaginalen Sonographie*

Wie bei der gynäkologischen Vaginalsonographie sollte auch bei der geburtshilflichen Vaginalsonographie die Bilddarstellung so erfolgen, dass
- man ein transvaginales Bild von einem abdominalen Bild direkt unterscheiden kann und
- ein einheitlicher Abbildungsmodus bezüglich kranial/kaudal, ventral/dorsal und rechts/links verwendet wird (5, 19).

Anatomisch kranial gelegene Strukturen werden bei der transvaginalen Sonographie sowohl im Sagittal- als auch im Frontalschnitt im oberen Bereich des Bildschirms wiedergegeben (Tab. 1.**3**, Abb. 1.**5** und 1.**6**). Bei Längsschnitten werden dorsal gelegene Strukturen im linken Bildbereich und ventral gelegene Strukturen im rechten Bildbereich dargestellt (Tab. 1.**3**, Abb. 1.**5**).
Bei Frontalschnitten erfolgt die Abbildung anatomiegerecht, d. h.

rechts im kleinen Becken liegende Strukturen erscheinen im Bild links und links gelegene Strukturen im Bild rechts (Tab. 1.**3**, Abb. 1.**6**).

Abdominalsonographie

■ *Abdominale Untersuchung*

Gefüllte Harnblase. Bei der abdominalen Ultraschalluntersuchung in der Frühgravidität ist die gut gefüllte mütterliche Harnblase eine wesentliche Voraussetzung, da nur so die störenden Darmschlingen aus dem kleinen Becken herausgedrängt werden und der Uterus mit der Schwangerschaftsanlage über dieses Schallfenster dargestellt werden kann. Am Ende des I. Trimesters hat der Uterus aufgrund seiner Größenzunahme den Darm so weit nach oben gedrängt, dass die Untersuchung auch mit leerer oder gering gefüllter Blase der Patientin durchgeführt werden kann.

Mit Beginn des II. Trimesters erfolgt die Überwachung der Schwangerschaft routinemäßig mit der Abdominalsonographie. Ausnahmen, bei denen auf die Vaginalsonographie zurückgegriffen werden muss, sind z. B. ungünstige Fruchtwasserverhältnisse (Oligohydramnion) oder tief liegende Fetalstrukturen, die von abdominal nicht ausreichend einsehbar sind (2).

Lage der Patientin. Die Ultraschalluntersuchung erfolgt normalerweise in Rückenlage der Schwangeren (Abb. 1.**7**). In der Spätgravidität kann die Untersuchung auch in Seitenlage durchgeführt werden, um ein V.-cava-Okklusionssyndrom zu vermeiden.

Einstellung. Man beginnt die abdominale Routineuntersuchung zunächst mit einer Längsschnittdarstellung in Unterbauchmitte (Abb. 1.**8**), womit eine Übersicht über die Lage des Feten und die Fruchtwasserverhältnisse gewonnen wird. Erst danach führt man weitere Längs-, Quer- (Abb. 1.**9**) und Schrägschnittuntersuchungen (Abb. 1.**10** und 1.**11**) durch, um Details am Feten abzuklären (Weiteres s. Kapitel 2 „Ultraschallscreening").

■ *Abdominale Schallköpfe*

Als Abdominalschallköpfe können in der geburtshilflichen Diagnostik sowohl Linear-, Curved-Array- oder Sektorschallköpfe eingesetzt werden (Abb. 1.**12**) (s. Band I, Gynäkologie, Kapitel 5). Von weniger Geübten sollten Linear- oder Curved-Array-Schallköpfe vorgezogen werden, da die Schallkopfführung einfacher ist und auch die Einstellung der gewünschten Schallebene leichter als mit dem Sektorschallkopf gelingt. Die Vorteile des Sektorschallkopfes hingegen sind, dass man nur ganz geringe Bewegungen vornehmen muss, um eine andere Schallebene zu erhalten und dass man die seitlichen Beckenbereiche besser einsehen kann. Als Standardfrequenz eignen sich 3,5–5 MHz. Bei adipösen Patientinnen sollte die Untersuchung direkt mit einem 3,5-MHz-Schallkopf begonnen werden.

Tabelle 1.**3** Abbildungsmodus bei der transvaginalen Sonographie

Transvaginaler Sagittalschnitt	
Oberer Bildrand	= kranial
Unterer Bildrand	= kaudal
Rechter Bildrand	= ventral
Linker Bildrand	= dorsal
Transvaginaler Frontalschnitt (= Koronarschnitt)	
Oberer Bildrand	= kranial
Unterer Bildrand	= kaudal
Rechter Bildrand	= links
Linker Bildrand	= rechts

Tabelle 1.4   Abbildungsmodus bei der abdominalen Sonographie

Abdominaler Sagittalschnitt	
Oberer Bildrand	= ventral
Unterer Bildrand	= dorsal
Rechter Bildrand	= kaudal
Linker Bildrand	= kranial
Abdominaler Transversalschnitt	
Oberer Bildrand	= ventral
Unterer Bildrand	= dorsal
Rechter Bildrand	= links
Linker Bildrand	= rechts

■ *Abbildungsmodus bei der abdominalen Sonographie*

Wie bei der abdominalen gynäkologischen Ultraschalluntersuchung ist auch bei der abdominalen geburtshilflichen Ultraschalluntersuchung auf den richtigen Abbildungsmodus zu achten (19).

Längsschnitt. Um einen einheitlichen sonographischen Abbildungsmodus zu erzielen, sollte der Schallkopf so benutzt werden, dass im Längsschnitt der kraniale Abschnitt des Uterus stets links und der kaudale Abschnitt stets rechts auf dem Bildschirm abgebildet werden (Tab. 1.4). Bei einer Schädellage des Kindes wird der fetale Kopf somit immer rechts (Abb. 1.13) und bei einer Beckenendlage immer links vom Rumpf abgebildet (Abb. 1.14). Bei dorsosuperiorer Querlage erscheint die Wirbelsäule auf der linken Bildseite (Abb. 1.15), bei dorsoinferiorer Querlage auf der rechten Bildseite.

Transversalschnitte. Bei Transversalschnitten sollte darauf geachtet werden, dass die Abbildung anatomiegerecht erfolgt. Das bedeutet, dass die rechte Seite des mütterlichen Abdomens immer links und die linke Seite immer rechts am Bildschirm erscheinen sollte (Abb. 1.16). Ist die Einstellung der Schallsonde unklar, so kann man sich dadurch Klarheit schaffen, dass man einen Finger seitlich unter den Schallkopf schiebt und dann am Bildschirm beobachtet, ob der Finger auf der richtigen Seite abgebildet wird. Ist dies nicht der Fall, muss der Schallkopf um 180° gedreht werden.

Topographische Lage des Feten. Für die Beurteilung des Feten im II. und III. Trimenon ist es wichtig, dass man sich, je nach Schädel-, Quer- oder Beckenendlage, in die topographische Lage des Feten hineindenkt, um Lageanomalien von Organen zu erkennen. Im Querschnitt zeigt sich die Wirbelsäule bei erster Schädel- oder Beckenendlage des Fetus rechts und bei zweiter Lage links im Bild.

Hauptschnittebenen am Feten. Am Feten selbst können 3 Hauptschnittebenen unterschieden werden: Sagittalschnitte, Frontal- bzw. Koronarschnitte und Transversalschnitte (Abb. 1.17). Die zur Beurteilung des Feten erforderlichen Schnittebenen sind in Abb. 1.18 dargestellt.

Bezüglich der spezielleren Ultraschallverfahren, wie der unterschiedlichen Dopplertechniken und der 3-D-Sonographie, sei auf die jeweiligen Kapitel verwiesen.

Literatur

1. Achiron, R., Achiron, A.: Transvaginal ultrasonic assessment of the early fetal brain. Ultrasound Obstet. Gynecol. 1 (1991) 336–344
2. Benacerraf, B., Estroff, J.A.: Transvaginal sonographic imaging of the low fetal head in the second trimester. J. Ultrasound Med. 8 (1989) 325–328
3. Bernaschek, G.: Vorteile der endosonographischen Diagnostik in Gynäkologie und Geburtshilfe. Geburtsh. u. Frauenheilk. 47 (1987) 471–475
4. Bernaschek, G., Deutinger, J., Kratochwil, A.: Endosonography in Obstetrics and Gynecology. Springer, Berlin 1989
5. Bernaschek, G., Deutinger, J.: Endosonography in obstetrics and gynecology: the importance of standardized image display. Obstet. Gynecol. 74 (1989) 817–820
6. Böhmer S., Degenhardt, F., Gerlach, C., Jagla, K., Schneider, J.: Vaginalsonographie versus vaginaler Tastbefund: Erste Erfahrungen bei 120 schwangeren Frauen mit Verdacht auf Zervixinsuffizienz. Z. Geburtsh. u. Perinat. 193 (1989) 115–123
7. Cacciatore, B., Stenman, U.H., Ylostalo, P.: Diagnosis of ectopic pregnancy by vaginal ultrasonography in combination with a discriminatory serum HCG level of 1 000 IU/l (IRP). Brit. J. Obstet. Gynaecol. 7 (1990) 904–908
8. De Crespigny, L.C.: Early diagnosis of pregnancy failure with vaginal ultrasound. Amer. J. Obstet. Gynecol. 159 (1988) 408–409
9. Degenhardt, F.: Atlas der vaginalen Ultraschalldiagnostik. Edition Gynäkologie und Geburtsmedizin. Hrsg.: J. Schneider, H. Weitzel. Wissenschaftliche Verlagsgesellschaft, Stuttgart 1990
10. Deutinger J., Bernaschek, G.: Die vaginalsonographische Pelvimetrie als neue Methode zur sonographischen Bestimmung der inneren Beckenmaße. Geburtsh. u. Frauenheilk. 46 (1986) 345–347
11. Deutinger J., Rudelstorfer, R., Bernaschek, G.: Vaginosonographic velocimetry of both main uterine arteries by visual vessel recognition and pulsed Doppler method during pregnancy. Amer. J. Obstet. Gynecol. 159 (1988) 1072–1076
12. Eppel, W., Schurz, B., Frigo, P., Reinold, E.: Vaginosonographische Beobachtung des zervikalen Verschlußapparates unter besonderer Berücksichtigung der Parität. Geburtsh. u. Frauenheilk. 52 (1992) 148–151
13. Farine, D., Fox, H., Jakobson, S., Timor-Tritsch, I.E.: Vaginal ultrasound for diagnosis of placenta praevia. Amer. J. Obstet. Gynecol. 159 (1988) 566–569
14. Holzgreve, W., Westendorp, J., Tercanli, S., Schneider, H.P.G.: Ultraschalluntersuchungen in der Frühschwangerschaft. Ultraschall in Med. 12 (1991) 99–110
15. Krone, S., Wisser, J., Strowitzki, Th.: Anatomie des menschlichen Embryos im vaginalsonographischen Bild. Ultraschall Klin. Prax. 4 (1989) 205–209
16. Levi, C.S., Lyons, E.A., Linsay, D.J.: Early diagnosis of nonviable pregnancy with endovaginal US. Radiology 167 (1988) 383–385
17. Lim, B.H., Tan, C.E., Smith, A.P.M., Smith, N.C.: Transvaginal ultrasonography for diagnosis of placenta praevia. Lancet 1 (1989) 444
18. Merz, E.: Transvaginale oder transabdominale Ultraschalldiagnostik? Ein Vergleich zweier Methoden in Gynäkologie und Geburtshilfe. Ultraschall Klin. Prax. 2 (1987) 87–94
19. Merz, E.: Standardisierung der Bilddarstellung bei der transvaginalen Sonographie. Gynäkologie und Geburtshilfe 1 (1991) 37–38
20. Merz, E.: Aktueller Stand der Vaginosonographie. Teil II: Geburtshilfliche Diagnostik, neue Aspekte und Zukunftsaussichten. Ultraschall in Med. 15 (1994) 52–59
21. Raga, F., Simon, C., Strasser, J., Bonilla-Musoles, F.: Abdominale, perineale und vaginale sonographische Diagnose der Zervikalinsuffizienz. Ultraschall in Med. 13 (1992) 24–27
22. Rempen, A.: Vaginale Sonographie der intakten Gravidität im ersten Trimenon. Geburtsh. u. Frauenheilk. 47 (1987) 477–482
23. Rempen, A.: Vaginal sonography in ectopic pregnancy. A prospective evaluation. J. Ultrasound Med. 7 (1988) 381–387
24. Rempen, A.: Vaginale Sonographie im ersten Trimenon. 1. Qualitative Parameter. Z. Geburtsh. u. Perinat. 195 (1991) 114–122
25. Rottem, S., Bronshtein, M.: Transvaginal sonographic diagnosis of congenital anomalies between 9 weeks and 16 weeks' menstrual age. J. clin. Ultrasound 18 (1990) 307–314
26. Schurz, B., Wenzel, R., Eppel, W., Schon, H.J., Reinold, E.: Die Bedeutung der Vaginosonographie in der Frühschwangerschaft. Geburtsh. Frauenheilk. 50 (1990) 848–849
27. Stolz, W., Balde, M.D., Unteregger, B., Wallwiener, D., Bastert, G.: Die Beurteilung der Zervix in der Schwangerschaft mit Hilfe der Vaginalsonographie. Untersuchungen zur Zervixinsuffizienz. Geburtsh. u. Frauenheilk. 49 (1989) 1063–1066
28. Timor-Tritsch, I.E., Farine, D., Rosen, M.G.: A close look at early embryonic development with the high-frequency transvaginal transducer. Am. J. Obstet. Gynecol. 159 (1988) 676–681
29. Timor-Tritsch, I.E., Yeh, M.N., Peisner, D.B., Lesser, K.B., Slavik, T.A.: The use of transvaginal ultrasonography in the diagnosis of ectopic pregnancy. Am. J. Obstet. Gynecol. 161 (1989) 157–161
30. Voigt, H.J., Faschingbauer, C.: Pränatale Diagnostik mit Hilfe der Vaginalsonographie. Ultraschall Klin. Prax. 4 (1989) 199–204

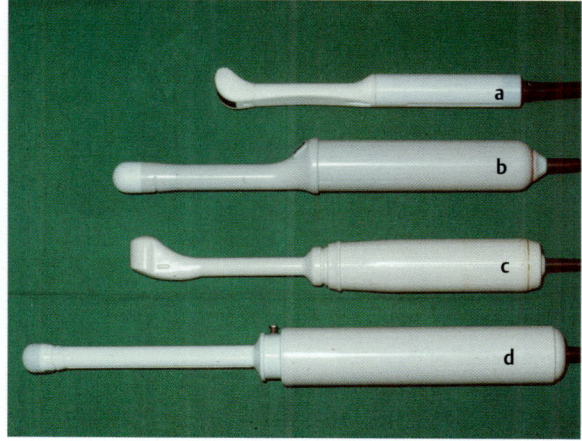

1

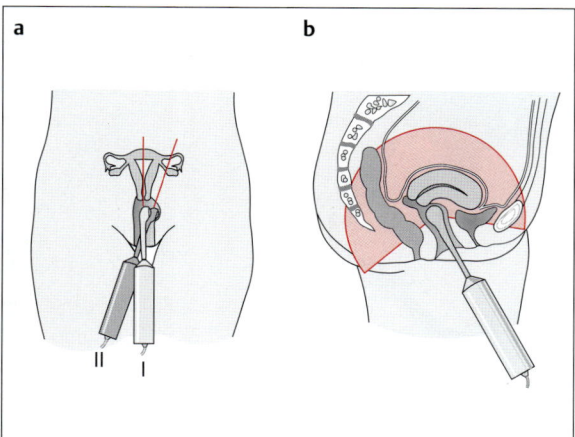

3

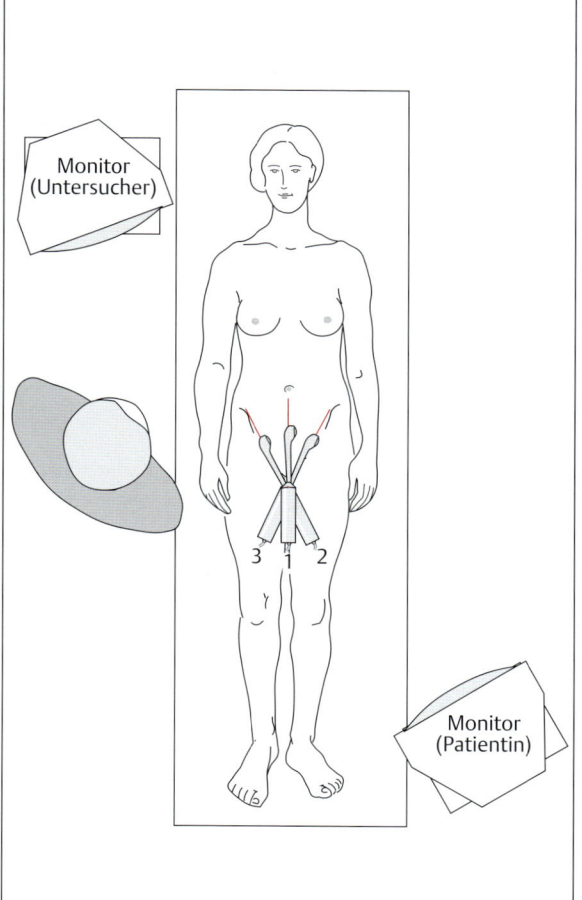

Monitor
(Untersucher)

Monitor
(Patientin)

2

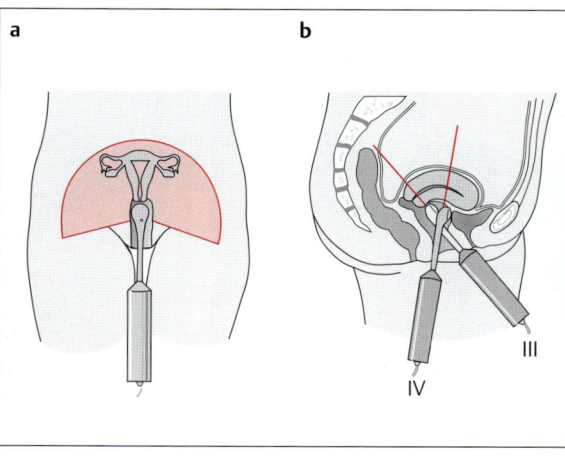

4

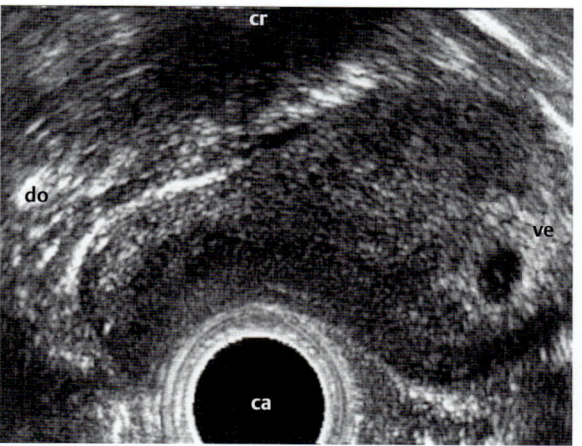

5

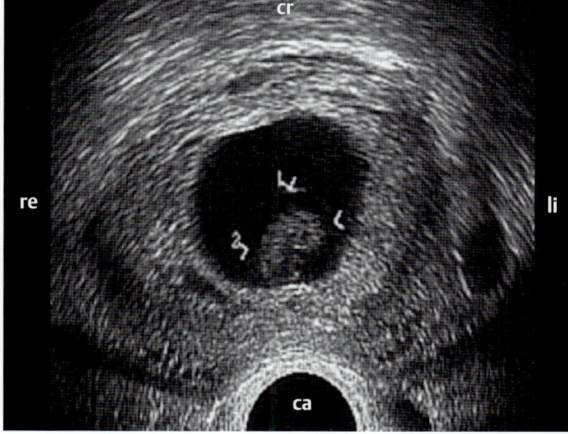

6

Transvaginalsonographie

Abb. 1.**1**   Schallsonden für den transvaginalen Einsatz.
a und **b** Elektronische Schallsonden mit frontaler Abstrahlung.
c Mechanische Panoramasonde mit frontaler Abstrahlung.
d Mechanische Sonde mit lateraler Abstrahlung (vorwiegender Gebrauch als Rektalsonde).

Abb. 1.**2**   Untersuchungsanordnung bei der transvaginalen Ultraschalldiagnostik auf der Liege. Der Untersucher sitzt links von der Patientin. Untersucher und Patientin haben jeweils einen eigenen Monitor.
1 = medianer Sagittalschnitt,
2 und 3 = Schrägschnitte durch das kleine Becken.

Abb. 1.**3**   Schemazeichnungen der Längsschnittebenen bei der transvaginalen Sonographie mit frontal abstrahlendem 240°-Schallkopf.
a Aufsicht (I = medianer Längsschnitt, II = schräger Längsschnitt).
b Seitenansicht bei medianem Längsschnitt.

Abb. 1.**4**   Schemazeichnung der Frontalschnittebenen bei der transvaginalen Sonographie mit frontal abstrahlendem 240°-Schallkopf.
a Aufsicht; zur besseren Übersicht ist der Uterus im Streckzustand abgebildet.
b Seitenansicht (III = Querschnitt durch die Zervix, IV = Querschnitt durch das Corpus uteri).

Abb. 1.**5**   Längsschnitt durch einen graviden anteflektierten Uterus, 5+5 SSW. Die Sonde liegt im vorderen Scheidengewölbe.
cr = cranial, ca = caudal,
do = dorsal, ve = ventral.

Abb. 1.**6**   Frühgravidität 8+1 SSW. Im transvaginalen Frontalschnitt wird das Cavum uteri quer getroffen. Die Markierungspunkte zeigen die Größe der Amnionhöhle. Auf der linken Patientenseite findet sich das Corpus luteum angeschnitten.
cr = cranial, ca = caudal,
re = rechts, li = links.

Abdominalsonographie

Abb. 1.**7** Untersuchungsanordnung bei der abdominalen Ultraschalldiagnostik. Der Untersucher sitzt links von der Patientin. Untersucher und Patientin haben jeweils einen eigenen Monitor. I = medianer Sagittalschnitt, II = lateraler Sagittalschnitt, III–VIII = suprasymphysäre Transversalschnitte, IX und X = Schrägschnitte.

Abb. 1.**8** Sondenapplikation. Medianer Sagittalschnitt.

Abb. 1.**9** Sondenapplikation. Suprasymphysärer Transversalschnitt.

Abb. 1.**10** Sondenapplikation. Schrägschnitt zur rechten Beckenwand.

Abb. 1.**11** Sondenapplikation. Schrägschnitt im rechten Oberbauch.

Abb. 1.**12** Ultraschallsonden für die abdominale geburtshilfliche Ultraschalluntersuchung.
a Linearsonde.
b Curved-Array-Sonde.
c Sektorsonde.

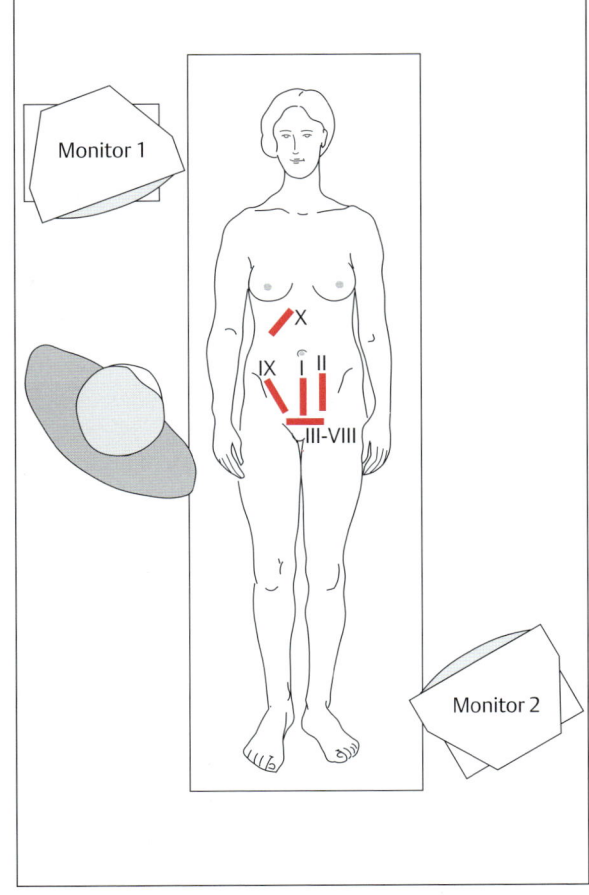

7

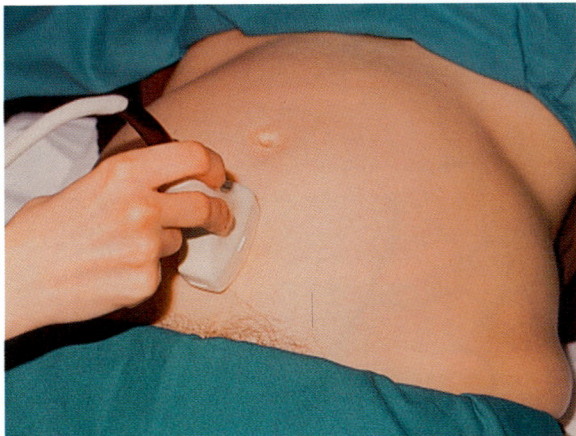

8

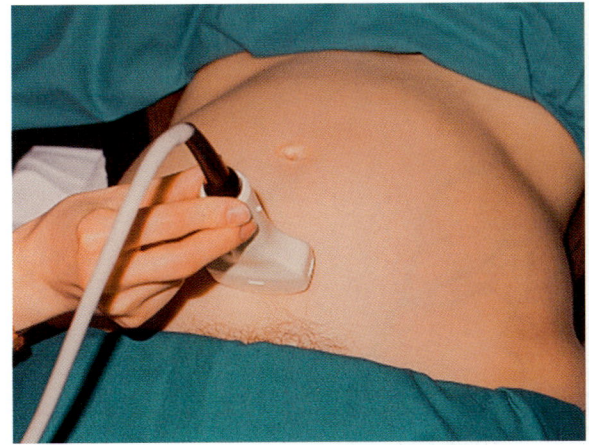

9

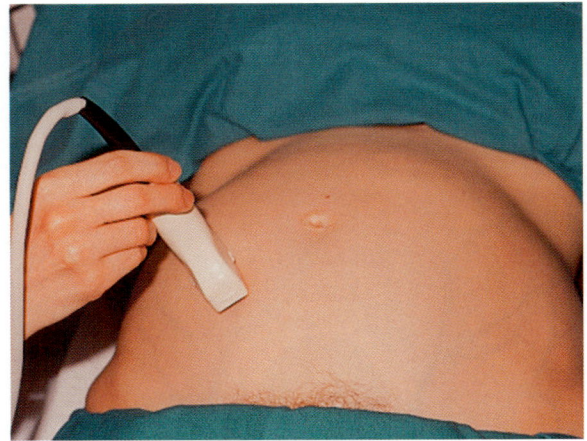

10

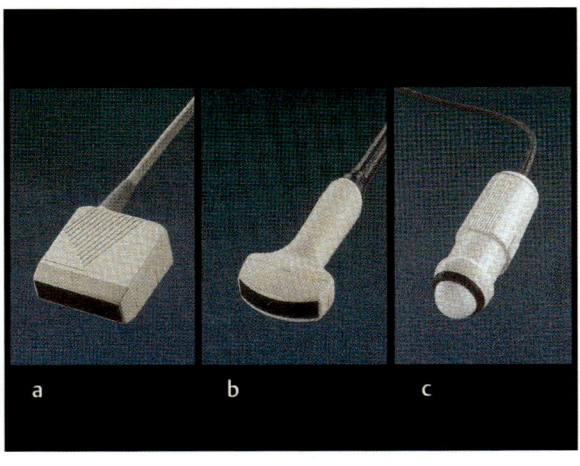

11

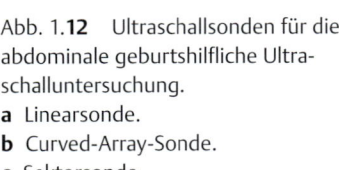

12

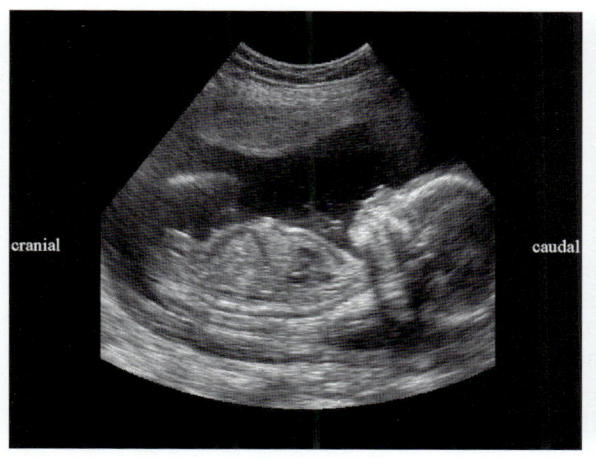

13

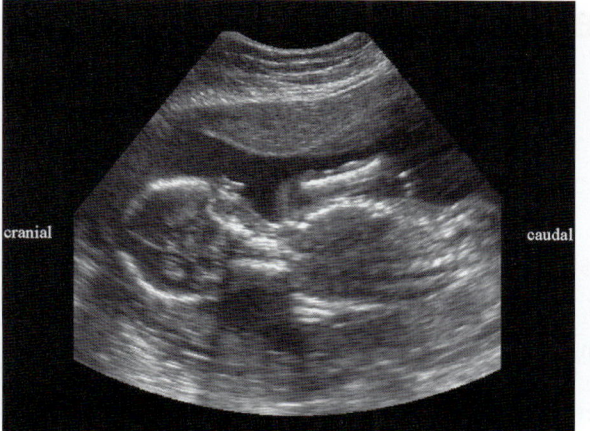

14

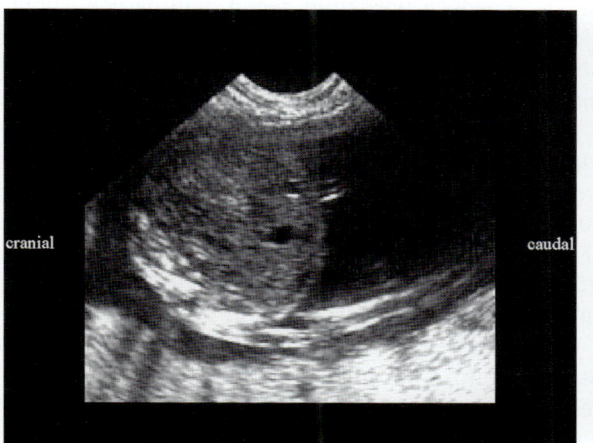

15

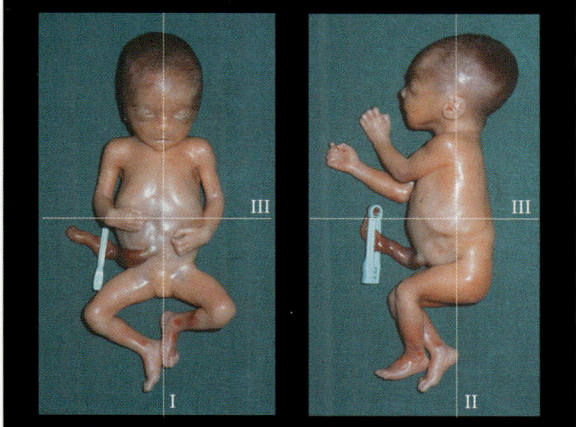

16

17

18

Abbildungsmodus

Abb. 1.13 Abbildungsmodus bei Schädellage (Längsschnitt). Bei richtiger Einstellung des Schallkopfes werden der fetale Kopf rechts und der Rumpf links im Bild dargestellt.

Abb. 1.14 Abbildungsmodus bei Beckenendlage (Längsschnitt). Bei richtiger Einstellung des Schallkopfes werden der fetale Kopf links und der Rumpf rechts im Bild dargestellt.

Abb. 1.15 Abbildungsmodus bei dorsosuperiorer Querlage (Längsschnitt). Der mediane Längsschnitt zeigt die fetale Wirbelsäule links im Bild. Bei dorsoinferiorer Querlage käme die Wirbelsäule rechts im Bild zur Darstellung.

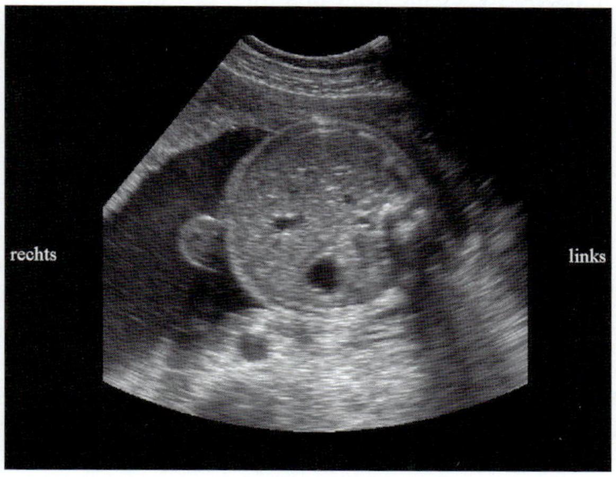

Abb. 1.16 Abbildungsmodus bei Transversalschnitt (I. Schädellage des Feten). Bei richtiger Einstellung der Schallsonde muss die anatomisch linke Seite der Patientin rechts im Bild und die anatomisch rechte Seite links im Bild erscheinen.

Abb. 1.17 Schnittebenen am Fetus: I = Sagittalschnitt, II = Frontalschnitt, III = Transversalschnitt.

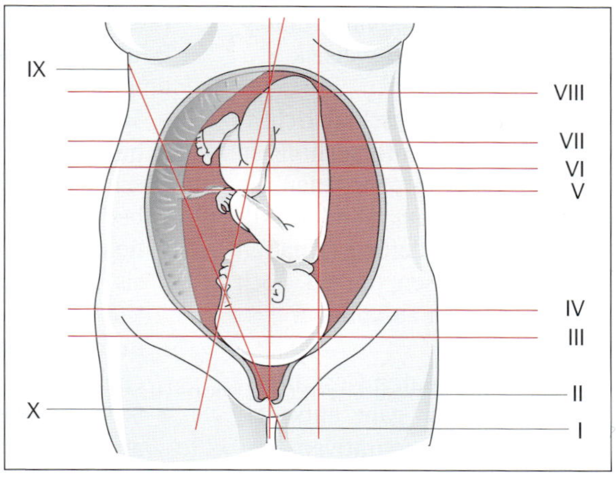

Abb. 1.18 Darstellung verschiedener Organebenen bei der Untersuchung des Fetus in erster Schädellage: I = medianer Sagittalschnitt zur Übersichtsbeurteilung, II = Darstellung der Wirbelsäule, III = Hirnseitenventrikel, IV = Kephalometrie, V = Thorakometrie, VI = Abdominometrie, VII = Nierendarstellung, VIII = Darstellung der fetalen Harnblase, IX = Darstellung des plazentaren Nabelschnuransatzes bei Seitenwandplazenta rechts, X = Femurdarstellung.

2   Ultraschallscreening

Mutterschaftsvorsorge

Zielsetzungen. Screeninguntersuchungen in der Schwangerschaft sind essenzieller Bestandteil der Mutterschaftsvorsorge. Von den verschiedenen Screeningverfahren, die einer Schwangeren heute angeboten werden, kommt dem Ultraschallscreening das breiteste diagnostische Spektrum zu. Mit keinem anderen Mittel lassen sich so viele Auffälligkeiten im Verlauf der gesamten Schwangerschaft nachweisen wie mit der Ultraschalluntersuchung. Zudem ist dieses Verfahren auch noch kostengünstig. Neben dem frühen Nachweis einer gestörten Gravidität (Missed Abortion, Blighted Ovum) oder einer Extrauteringravidität können am Ende des I. Trimesters bereits grobe Fehlbildungen oder zumindest erste Hinweiszeichen auf Fehlbildungen erkannt werden; im II. und III. Trimenon liegen die Schwerpunkte vorwiegend in der Fehlbildungsdiagnostik und dem Erkennen von Wachstumsstörungen, aber auch in der Diagnostik von Plazenta, Nabelschnur- und Fruchtwasseranomalien.

1. und 2. Ultraschalluntersuchung. Bereits 1979 wurden in der Bundesrepublik Deutschland als erstem Land der Welt 2 Ultraschalluntersuchungen in die Mutterschaftsvorsorge aufgenommen (33). Ziel der ersten Ultraschalluntersuchung (16.–20. SSW) war die Festlegung des Schwangerschaftsalters und des Geburtstermins, der Nachweis einer Mehrlingsgravidität und das Erkennen einer fetalen Fehlbildung. Aufgabe der zweiten Ultraschalluntersuchung (32.–36. SSW) war es, das Wachstum des Feten zu beurteilen wie auch spät auftretende Fehlbildungen oder Fruchtwasser-/Plazentaauffälligkeiten nachzuweisen.

10-20-30-SSW-Screening. Mit der Neufassung der Mutterschaftsrichtlinien (1. April 1995) (20) wurde eine dritte Ultraschalluntersuchung in die Mutterschaftsvorsorge integriert und die Zeiträume, in denen die einzelnen Untersuchungen vorgenommen werden sollen, geändert. Mit diesem sog. 10-20-30-SSW-Screening sollte die Basis dafür geschaffen werden, Auffälligkeiten früher und gezielter zu erkennen, um ggf. noch weitere diagnostische Maßnahmen in die Wege leiten zu können.

Qualifikation des Untersuchers. Abgesehen vom adäquaten Gestationsalter hängt der Nachweis intrauteriner Auffälligkeiten ganz entscheidend auch von den Untersuchungsbedingungen, der apparativen Ausstattung und vor allem von der Erfahrung und Qualifikation des Untersuchers ab. In Deutschland, wie auch in den meisten europäischen Ländern, zählt die Ultraschalluntersuchung zu den ärztlichen Leistungen und kann deshalb nicht, wie z. B. in den USA, an nichtärztliches Personal (sog. Sonographer) delegiert werden.

Große Fehlbildungen. Ein Schwerpunkt des Screenings ist das frühzeitige Erkennen von großen fetalen Fehlbildungen. Große Fehlbildungen sind definiert als Fehlbildungen, die die Lebensfähigkeit und/oder die Lebensqualität beeinflussen und interventionsbedürftig sind (Definition nach EUROCAT [European Registration of Congenital Anomalies and Twins]) (12, 13).

Häufigkeit. Je nach angewendetem Erfassungssystem findet man für die großen Fehlbildungen deutlich unterschiedliche Häufigkeitsangaben. In passiven Erfassungssystemen werden bei ca. 2–3% aller Neugeborenen große Fehlbildungen gefunden (14, 21, 24). In aktiven Erfassungssystemen (27, 38), in denen eine systematische Untersuchung der Neugeborenen nach einem einheitlichen, standardisierten Schema durch speziell ausgebildete Ärzte erfolgt, werden deutlich höhere Werte gefunden (7,3% aller Neugeborenen) (38). Für Deutschland bedeutet dies bei ca. 800 000 Entbindungen, dass man pro Jahr mit etwa 50 000 bis 60 000 Kindern mit großen Fehlbildungen rechnen muss. In den USA werden jährlich 100 000 bis 150 000 Kinder mit schwerwiegenden Defekten geboren (49).

Diese Zahlen sind auf der einen Seite relativ hoch, relativieren sich aus diagnostischer Sicht jedoch wiederum, wenn man berücksichtigt, dass ein Gynäkologe in der Praxis nur mit wenigen fetalen Fehlbildungen pro Jahr konfrontiert wird. Zudem treten die verschiedenen Fehlbildungen auch mit einer extrem unterschiedlichen Inzidenz (1 : 200 – 1 : 250 000) auf. Eine Fehlbildungsinzidenz von 1 auf 1000 Geburten (z. B. Spina bifida) bedeutet für den niedergelassenen Gynäkologen, dass er bei 100 von ihm betreuten Schwangerschaften pro Jahr 10 Jahre lang arbeiten muss, um eine solche Fehlbildung einmal zu sehen. Bei weit selteneren Fehlbildungen, wie z. B. einer thanatophoren Dysplasie (Inzidenz 1 : 100 000 Geburten) bedeutet dies, dass er 1000 Jahre arbeiten müsste, um mit dieser Fehlbildung einmal konfrontiert zu werden.

3-Stufen-Konzept. Eine suffiziente Fehlbildungsdiagnostik kann somit nur dadurch erreicht werden, dass auffällige Befunde in entsprechend ausgerichteten Pränatalzentren konzentriert werden. Hansmann (16) hatte deshalb bereits 1981 ein 3-Stufen-Konzept vorgeschlagen, das 3 unterschiedliche Qualifikationsstufen der Untersucher berücksichtigte. Dieses 3-Stufen-Konzept wurde innerhalb der letzten Jahre von der Deutschen Gesellschaft für Ultraschall in der Medizin (DEGUM) gezielt umgesetzt.
- **Stufe I.** Von der Stufe I, die vorrangig im Bereich der niedergelassenen Gynäkologen angesiedelt ist, wird erwartet, dass eine Ultraschallscreening-Untersuchung qualifiziert durchgeführt wird. Dies bedeutet, dass ausreichende Kenntnisse über die normale fetale Sonoanatomie vorhanden sein müssen und dass eine verlässliche Basisbiometrie (Scheitel-Steiß-Länge [SSL], biparietaler Kopfdurchmesser [BPD], abdominaler Transversaldurchmesser [ATD]) korrekt durchgeführt wird. Zudem muss der Untersucher die Hinweiszeichen für das Vorliegen einer fetalen Anomalie kennen.
- **Stufe II.** Stufe II stellt höhere Anforderungen an den Untersucher und an die apparative Ausrüstung und ist entweder in Fachpraxen oder im klinischen Bereich angesiedelt. Der Untersucher muss eine mehrjährige Ultraschallerfahrung und Fachkenntnisse bezüglich der Fehlbildungsdiagnostik besitzen.
- **Stufe III.** Stufe III bezieht sich auf ausgewiesene spezialisierte Ärzte, die in Pränatalzentren als Problemlöser für unklare Fälle agieren und auch im wissenschaftlichen Bereich tätig sind.

Vom American College of Obstetricians and Gynecologists (ACOG) werden in ähnlicher Weise 3 Arten von Ultraschalluntersuchungen unterschieden: basic, limited and comprehensive (1).

Ganz entscheidend für ein Fehlbildungsscreening ist, dass ein solches nur dann effektiv sein kann, wenn im Bereich der Stufe I entsprechende Auffälligkeiten erkannt werden und die Patientin dann an ein entsprechendes Zentrum weitergeleitet wird.

Gesamtentdeckungsraten. Verschiedene Studien an Low-Risk-Populationen haben gezeigt, dass die Gesamtentdeckungsraten fetaler Fehlbildungen mit Werten von 14–85% sehr unterschiedlich ausfallen

Auffällige Nackentransparenz und strukturelle Defekte. Ergibt die Karyotypisierung einen unauffälligen Chromosomensatz, können strukturelle Defekte (vorwiegend Herzfehler, Zwerchfelldefekte, Nierenfehlbildungen und Bauchwanddefekte) in einer Häufigkeit von 4% beobachtet werden (37). Zum Nachweis bzw. Ausschluss eines kardialen Vitiums ist deshalb in solchen Fällen eine fetale Echokardiographie indiziert.

■ II. Ultraschallscreening (18–22 SSW)

Ziele. Die Schwerpunkte des zweiten Ultraschallscreenings liegen in der Überprüfung der fetalen Entwicklung, der Suche nach fetalen Fehlbildungen, der Abschätzung der Fruchtwassermenge sowie der Beurteilung der Plazentastruktur und -lokalisation (Tab. 2.**8**).

Biometrie. Als Basisbiometrieparameter sind dabei insgesamt 4 der in Tab. 2.**9** aufgeführten Messparameter vorgesehen. Für die Ermittlung des Kopf- und Abdomenumfanges ist dabei unerheblich, ob diese über ein Umfahren der jeweiligen Schnittebene oder durch Berechnen aus dem jeweiligen transversalen und sagittalen Durchmesser gewonnen werden.

Fehlbildungen

Erkennen von Hinweiszeichen. Vorrangiges Ziel der II. Screeninguntersuchung ist die Erkennung bzw. der Ausschluss fetaler Fehlbildungen. Im Basisscreening wird in Deutschland jedoch – abgesehen von der Erkennung eines Anenzephalus – nach wie vor kein detailliertes Erkennen einer fetalen Fehlbildung gefordert. Dafür wird jedoch erwartet, dass Hinweiszeichen für eine fetale Fehlbildung erkannt werden (Tab. 2.**10**) und dass die Patientin bei einem auffälligen Befund an ein entsprechendes Zentrum weitergeleitet wird.

Weiterführende Untersuchungen. Besteht die Notwendigkeit einer weiterführenden speziellen Ultraschalluntersuchung, muss sich der Untersucher fragen, ob er sowohl nach Kenntnisstand als auch apparativer Ausrüstung in der Lage ist, diese Untersuchung vorzunehmen. Sofern dies nicht der Fall ist und die Patientin nicht weitergeleitet wird, kann ggf. eine Haftung unter dem Gesichtspunkt eines Übernahmeverschuldens in Betracht kommen. Auch muss sich der Untersucher bei übersehener Fehlbildung dann am Qualitätsstandard eines spezialisierten Ultraschallexperten messen lassen (23).

Fruchtwassermenge

Polyhydramnion und Oligohydramnion. Von den in Tab. 2.**10** aufgeführten Hinweiszeichen kommt der abnormen Fruchtwassermenge eine entscheidende Bedeutung zu. Sowohl das Polyhydramnion als auch das Oligohydramnion gehen mit einer deutlich erhöhten Fehlbildungsrate einher. So wird bei einem Polyhydramnion eine Fehlbildungsrate zwischen 7,9% (56) und 18% (18) angegeben, bei einem Oligohydramnion zwischen 7% (31) und 13% (3, 39).

Beim Polyhydramnion findet man hauptsächlich Fehlbildungen des Neuralrohrs (Anenzephalus, Spina bifida) und des Verdauungstraktes (Ösophagusatresie, Duodenalatresie) (Tab. 2.**11**). Beim Oligohydramnion liegt meist eine Nierenfehlbildung oder eine Harnwegsobstruktion vor. Ist kein Fruchtwasser vorhanden (Anhydramnie), so muss – sofern ein Blasensprung ausgeschlossen ist – an ein originäres Potter-Syndrom (beidseitige Nierenagenesie) gedacht und eine weitere Diagnostik veranlasst werden (Tab. 2.**11**).

Wachstumsstörungen

Proportionierte Retardierung. Eine Wachstumsstörung des Feten (Tab. 2.**12**) im Sinne einer frühen proportionierten Retardierung mit Wachstumsrückstand von Kopf und Rumpf ist als Hinweiszeichen für eine fe-

Tabelle 2.7 Dicke der fetalen Nackentransparenz im Verhältnis zur Häufigkeit chromosomaler Anomalien (nach Snijders et al., 51)

Dicke der Nacken-transparenz			Chromosomenanomalien					
			Trisomien			geschlechts-gebunden		andere*
	n	Gesamt	21	18	13	45,X	47,XXY/XXY	
3 mm	696	7%	24	8	2	1	4	11
4 mm	139	27%	26	5	3	-	-	4
5 mm	66	53%	24	8	2	-	-	1
6 mm	39	49%	6	9	1	3	-	-
7 mm	24	83%	6	10	1	3	-	-
8 mm	23	70%	6	6	3	1	-	-
9 mm	28	78%	8	5	1	6	-	-
Gesamt	1015	19%	101	51	13	14	4	16

* Triploidien (n = 10); 47,XY+fr; 47,XX+22; 46,XX-4p; 46xym16; 47XY+20; 47,X+22

Tabelle 2.8 Ziele der II. Screeninguntersuchung (18–22 SSW*)

> ➤ Überprüfung Einling/Mehrling
> ➤ Kontrolle der Vitalität (Herzaktionen/Bewegungen)
> ➤ Beurteilung der Fruchtwassermenge
> ➤ Beurteilung der Plazentalokalisation/-struktur
> ➤ Biometrische Wachstumskontrolle
> ➤ Nachweis auffälliger Fetalstrukturen

* im Mutterpass als begonnene SSW aufgeführt (19.–22. SSW)

Tabelle 2.9 Biometrieparameter für das II. und III. Ultraschallscreening

> ➤ Biparietaler Kopfdurchmesser (BPD)
> ➤ Frontookzipitaler Kopfdurchmesser (FOD)
> ➤ Kopfumfang (KU)
> ➤ Abdominaler Transversaldurchmesser (ATD, früher als AQ bezeichnet)
> ➤ Abdominaler Sagittaldurchmesser (ASD, auch APD genannt)
> ➤ Abdomenumfang (AU)
> ➤ Femurlänge (FL)
> ➤ Humeruslänge (HL)

Tabelle 2.10 Sonographische Hinweiszeichen für das Vorliegen einer fetalen Fehlbildung

> ➤ Auffällige Fruchtwassermenge (Poly- oder Oligohydramnion, Anhydramnie)
> ➤ Wachstumsstörung des Fetus (frühe Retardierung, Makrosomie)
> ➤ Disproportion einzelner Körperteile (auffälliges Kopf-Rumpf- bzw. Kopf-Extremitäten-Verhältnis)
> ➤ Auffällige Körperoberfläche (Defekt, Aussackung, auffällige Kopfform [Lemon Sign])
> ➤ Auffällige Strukturen im Körperinnern (Flüssigkeit, Hohlraum, atypischer Vierkammerblick, Banana Sign)
> ➤ Kardiale Arrhythmien
> ➤ Auffälliges Bewegungsverhalten des Fetus (Hypo- oder Hypermotorik)
> ➤ Fehlen einer Nabelschnurarterie
> ➤ Auffällige Plazentastruktur (vakuolige Plazenta)

tale Chromosomenaberration (insbesondere Triploidie, Trisomie 13, 18 und 21) zu werten.

Disproportioniertes Wachstum. Auch bei isolierten Wachstumsstörungen einzelner Körperabschnitte (disproportioniertes Wachstum) muss eine fetale Fehlbildung in Erwägung gezogen werden. Ein disproportioniertes Wachstum lässt sich jedoch nur dann erkennen, wenn mehrere Wachstumsparameter gemessen werden und das Schwangerschaftsalter genau bekannt ist.

Auffällige Fetalstrukturen

Übersichtsbeurteilung des Feten. Bei der Übersichtsbeurteilung des Feten ist das Augenmerk sowohl auf die Körperoberfläche als auch auf das Körperinnere zu richten.

Tabelle 2.11 Fetale Störungen bei Fruchtwasseranomalien

Fruchtwasseranomalie	Fetale Anomalie oder Erkrankung
Hydramnion	➤ Gestörte FW-Aufnahme • Lippen-Kiefer-Gaumen(LKG)-Spalte • Ösophagusstenose/ -atresie • Duodenalstenose/ -atresie • Ileus ➤ Infektion ➤ Erhöhte Urinproduktion • Anenzephalus ➤ Diabetes/Gestationsdiabetes ➤ Blutgruppenunverträglichkeit ➤ NIHF (nichtimmunologischer Hydrops fetalis)
Oligo-/Anhydramnie	➤ Intrauterine Wachstumsretardierung (IUGR) ➤ Potter-Sequenz • Nierenagenesie • Schwammnieren • Multizystische Nieren • Harntransportstörung (HTS) ➤ Verminderte Urinproduktion • IUGR mit Kreislaufzentralisation • genetische Erkrankung ➤ Vorzeitiger Blasensprung!
Kombination Hydramnion/ Oligohydramnion bei Gemini	➤ Fetofetales Transfusionssyndrom (Stuck twin)

Tabelle 2.12 Fehlbildungen bei Wachstumsauffälligkeiten

Kopf-maße	Rumpf-maße	Femur Humerus	Fetale Anomalien/Erkrankungen
>	=	=	➤ **Makrozephalus** • Hydrozephalus • familiär großer Kopf (siehe Kopfgröße der Eltern)
<	=	=	➤ **Mikrozephalus** • Spina bifida • fetale Infektion • familiär kleiner Kopf (siehe Kopfgröße der Eltern)
=	>	=	➤ **Frühzeichen des Hydrops fetalis** • Blutgruppenunverträglichkeit • NIHF (Herzfehler) • fetale Infektion ➤ **Intraabdominale Raumforderung** • Aszites • Ileus • Zystennieren • Harntransportstörung (HTS) • intraabdominale Zysten
=	<	=	➤ **Frühe disproportionierte IUGR** • Gastroschisis • Omphalozele
>	>	>	➤ **Hyperplastisches Wachstum** • Gestationsdiabetes • familiär großes Kind (siehe Körpergröße der Eltern)
<	<	<	➤ **Hypoplastisches Wachstum** • genetische Erkrankung (Triploidie, Trisomie 13, 18 und 21) • familiär kleines Kind (siehe Körpergröße der Eltern)
=	=	<	➤ **Zwergwuchsformen** • thanatophore Dysplasie • Chondrodysplasie ➤ **Mineralisationsstörungen der Knochen** • Osteogenesis imperfecta

Zeichenerklärung:
= zeitgerechte Entwicklung, > zu groß für das Schwangerschaftsalter, < zu klein für das Schwangerschaftsalter

Auffällige Körperoberfläche. Eine auffällige Körperoberfläche findet man bei einem Oberflächendefekt, wie z. B. einem Anenzephalus oder einer Rachischisis, eine Aussackung bei einem Hygroma colli, einer Omphalozele oder einer Myelomeningozele.

Auffällige Kopfform. Eine auffällige Kopfform (Lemon Sign) (Abb. 2.**3**) (46, 55) weist mit einer hohen Verlässlichkeit auf das Vorhandensein einer Myelomeningozele hin. Auch eine auffällige Struktur innerhalb des fetalen Kopfes, wie die bananenförmige Verformung des Zerebellums (Banana Sign) (Abb. 2.**3**) (55), ist charakteristisch für das Vorliegen einer Myelomeningozele.

Intrafetale zystische Raumforderungen (Tab. 2.**13**). Diese geben, je nach ihrer Lage, einen Hinweis auf einen Hydrozephalus, eine Stenose im Magen-Darm-Trakt oder im Bereich der ableitenden Harnwege. Flüssigkeitsansammlungen im Bauchraum oder innerhalb des Perikards findet man bei ausgeprägter fetaler Anämie (nichtimmunologischer oder immunologischer Hydrops) oder bei einer Herzinsuffizienz des Feten.

Herz und Bewegungsverhalten

Herzbeurteilung. Bei der Herzbeurteilung muss zunächst die korrekte Lage des Herzens überprüft werden. Eine Verlagerung der Herzachse oder des gesamten Herzens zur kontralateralen Seite ist immer ver-

Tabelle 2.13 Echoarme (liquide) Raumforderung innerhalb des Fetus

Kopf	➤ Ventrikulomegalie/ Hydrozephalie ➤ Plexus-chorioideus-Zysten ➤ Holoprosenzephalie ➤ Dandy-Walker-Syndrom ➤ Porenzephalie
Thorax	➤ Pleuraerguss ➤ Perikarderguss ➤ Zwerchfellhernie (Magen, Darmschlingen) ➤ Zysten (Lunge, Bronchialtrakt)
Abdomen/ Retroperitoneum	➤ Aszites ➤ Double bubble (Duodenalatresie) ➤ Ileus ➤ Pyelonstau/Hydronephrose ➤ Multizystische Nieren ➤ Megacystis ➤ Ovarialzyste ➤ Mesenterialzyste

Tabelle 2.14 Fetale Anomalien/Störungen bei auffälligem Bewegungsmuster

Hektische Bewegungen	Anenzephalus
Schwache Bewegungen	Hypoxie, Schlaf, Medikamente
Fehlende Bewegungen	Arthrogryposis multiplex congenita

dächtig auf eine Zwerchfellhernie. Bei nicht eindeutig nachweisbarem Vierkammerblick muss mit einer kardialen Fehlbildung gerechnet werden. Die Sensitivitätsangaben in Bezug auf die Entdeckungsrate einer kardialen Malformation bei Einstellung des Vierkammerblickes variieren in der Literatur zwischen 39% (54) und 92% (9). Dabei spielt das Gestationsalter eine nicht unerhebliche Rolle. Zwischen 18 und 24 SSW wird eine Sensititvität von ca. 50% angegeben (53).

Bewegungsverhalten des Feten. Vom Bewegungsverhalten des Feten können ebenfalls wichtige Rückschlüsse auf eine Fehlbildung gezogen werden. Hektische, unregelmäßige Bewegungen geben einen Hinweis auf eine Fehlentwicklung des zentralen Nervensystems (z. B. Anenzephalus); ein vermindertes Bewegungsmuster findet man dagegen bei einer motorischen Störung (z. B. bei einer hoch sitzenden Spina bifida oder einer Arthrogryposis multiplex congenita) (Tab. 2.**14**).

Nabelschnur und Plazenta

Beurteilung der Nabelschnur. Diese erfordert den Nachweis der Umbilikalvene und der beiden Umbilikalarterien. Fehlt eine Nabelschnurarterie (= singuläre NS-Arterie), so muss in 7% (10) bis 50% (6) dieser Fälle mit einer fetalen Fehlbildung gerechnet werden.

Auffällige Plazentastruktur. Letztlich gibt auch eine auffällige Plazentastruktur einen wichtigen Hinweis auf das Vorliegen einer fetalen Fehlbildung. Insbesondere die voluminöse, vakuolige Plazenta ist verdächtig auf einen triploiden Chromosomensatz (5, 11).

Plazentasitz. Der Plazentasitz spielt im II. Trimenon nur bei einem geplanten invasiven Eingriff (Chorionzottenbiospsie, Amniozentese) oder bei einer Placenta praevia totalis eine besondere Rolle. Im Gegensatz zur Placenta praevia totalis können sich eine tief sitzende Plazenta oder auch eine Placenta praevia marginalis im Zuge des weiteren Uteruswachstums noch nach kranial verlagern. Deshalb sollte die definitive Beurteilung der Plazentalokalisation in solchen Fällen erst im III. Trimenon vorgenommen werden.

■ *III. Ultraschallscreening (28–32 SSW)*

Ziele. Die dritte Ultraschallscreening-Untersuchung berücksichtigt neben den im II. Trimenon angegebenen Punkten zusätzlich noch die Kindslage (Tab. 2.**15**). Vorrangige Ziele der III. Sreeninguntersuchung sind die Wachstumskontrolle, aber auch die Erkennung weiterer fetaler Auffälligkeiten.

Biometrie. Für die richtige Interpretation der sonoanatomischen Messparameter sind neben der genauen Kenntnis des Gestationsalters die richtige sonographische Einstellung der Referenzebenen und der richtige Messstreckenabgriff erforderlich (s. Kapitel 12). Als Messparameter sieht die III. Screeninguntersuchung dieselben Parameter wie diejenigen im II. Trimenon vor (Tab. 2.**9**).

Wachstumskontrolle

Intrauterine Wachstumsretardierung und Makrosomie. Sowohl die Erkennung einer intrauterinen Wachstumsretardierung infolge einer chronisch nutritiven Plazentainsuffizienz als auch die Entwicklung einer fetalen Makrosomie sind für das weitere klinische Management von entscheidender Bedeutung. Beide Wachstumsstörungen werden anhand der fetalen Ultraschallbiometrie gestellt. Eine Wachstumsretardierung ist dann anzunehmen, wenn sich die sonographischen Abdomenmaße in der Verlaufsbeobachtung unter die 5. Perzentile der Normkurven, eine Makrosomie, wenn sich die Abdomenwerte über die 95. Perzentile hinaus bewegen.

Tabelle 2.**15** Ziele der III. Screeninguntersuchung (28–32 SSW*)

> ➤ Überprüfung Einling/Mehrling
> ➤ Kontrolle der Vitalität (Herzaktionen/Bewegungen)
> ➤ Beurteilung der Fruchtwassermenge
> ➤ Beurteilung der Plazentalokalisation/ -struktur
> ➤ Biometrische Wachstumskontrolle
> ➤ Nachweis auffälliger Fetalstrukturen
> ➤ Beurteilung der Kindslage

* im Mutterpass als begonnene SSW aufgeführt (29.–32. SSW)

Biometrische Normkurven. Für die frühzeitige Erkennung eines pathologischen Wachstums hat sich das konsequente Eintragen der Messdaten in die biometrischen Normkurven des Mutterpasses bewährt, da damit nicht nur die Wachstumsentwicklung auf einen Blick erkannt, sondern auch festgestellt werden kann, ob es sich um eine proportionierte oder disproportionierte Wachstumsstörung handelt.

Körperparameter. Bei auffällig langem Kopf (dolichozephale Kopfform), wie man ihn häufig bei Feten in Beckenendlage findet, ist die alleinige Verwendung des biparietalen Kopfdurchmessers als Messparameter ungenügend, da dieser durch den schmalen Kopf klein ausfällt und somit zur Fehleinschätzung einer Retardierung führen kann. Zeigt der Vergleich zwischen dem biparietalen Kopfdurchmesser und dem transversalen Abdomendurchmesser eine Wachstumsdiskrepanz auf, empfiehlt es sich, weitere Körperparameter, wie Kopfumfang (KU), Abdomenumfang (AU) und die langen Extremitätenknochen, in die Beurteilung mit einzubeziehen (s. Kapitel 12).

Biometrische Verlaufskontrollen. Diese sollten frühestens im Abstand von einer Woche durchgeführt werden, da sonst der Messfehler größer als das weitere Wachstum ausfallen kann. Auch ist ratsam, die Kontrolluntersuchung von demselben Untersucher durchführen zu lassen, um den interpersonellen Messfehler zu vermeiden.

Dopplersonographie. Bei jedem auffälligen fetalen Wachstum im III. Trimenon ist eine dopplersonographische Untersuchung (30, 45) zur Beurteilung der fetomaternalen Hämodynamik angezeigt. Pathologische Blutströmungsprofile im maternalen (Aa. uterinae) wie auch fetalen Blutkompartiment (A. umbilicalis, Aorta descendens, A. cerebri media, Ductus venosus) können frühzeitig bemerkt und somit auch eine fetale Gefährdung entdeckt werden. Insbesondere bei einem High-Risk-Kollektiv, wie es bei einer schweren Retardierung vorliegt, führt die dopplersonographische Überwachung zu einer signifikanten Abnahme der fetalen Morbidität und Mortalität (2). Als Screeningmethode in einem Low-Risk-Kollektiv hat sich die Dopplersonographie dagegen als ungeeignet gezeigt.

Späte Störungen oder Fehlbildungen

Der pränatale Nachweis spät auftretender fetaler Störungen oder Fehlbildungen (z. B. Wachstumsdiskrepanz bei Gemini, Hydrozephalus, Omphalozele, Hydronephrose) trägt entscheidend zu einem Erfolg versprechenden Geburtsmanagement bei. Zum einen können Geburtsort, Entbindungszeitpunkt und Entbindungsmodus mit den Eltern besprochen werden, zum andern kann die optimale neonatologische Versorgung des Neugeborenen geplant werden.

Kindslage

Beckenendlage. Gerade für das geburtshilfliche Management spielt der Nachweis einer auffälligen Kindslage eine wichtige Rolle. Da die Beckenendlage bei der Erstgebärenden heute eine Indikation zur primären Sectio caesarea darstellt und eine Spontandrehung des Kindes nach 36 SSW eher unwahrscheinlich ist, kann die Schwangere frühzeitig auf den geplanten Eingriff hingewiesen werden.

Plazenta und Fruchtwasser

Neben der Beurteilung der Fetalentwicklung und der Kindslage gewinnen im III. Trimenon auch die Beurteilung der Plazentalokalisation, der Plazentastruktur und der Fruchtwassermenge an Bedeutung.

- **Plazentalokalisation.** Im Gegensatz zur 1. Schwangerschaftshälfte, in der die Plazentalokalisation in den meisten Fällen eine untergeordnete Rolle spielt, gewinnt der tiefe Plazentasitz oder die Placenta praevia im III. Trimenon eine wichtige Bedeutung bezüglich eventueller Komplikationen. Kann der untere Plazentapol im Abdominalschall nicht exakt eingesehen werden, lässt sich dieser mit der transvaginalen Sonographie gut vom inneren Muttermund abgrenzen.
- **Auffällige Plazentadicke.** Eine auffällige Plazentadicke kann wichtige Aufschlüsse über mögliche Komplikationen geben. Eine abnorm dicke Plazenta von über 5 cm (Hydrops placentae) stellt ein Hinweiszeichen für einen beginnenden Hydrops fetalis dar (19). Bei einer extrem dünnen oder auffällig kleinen Plazenta muss dagegen mit einer möglichen Plazentainsuffizienz gerechnet werden.
- **Strukturelle Veränderungen.** Diese lassen keine sicheren Rückschlüsse auf die exakte funktionelle Leistung der Plazenta zu. Einem auffällig umschriebenen echoreichen Bezirk innerhalb der Plazenta kann ein Plazentainfarkt zugrunde liegen, sodass hier mit einer eingeschränkten plazentaren Leistung zu rechnen ist. Lokale echoarme oder echofreie Bezirke im Bereich der Plazenta stellen dagegen oft nur physiologische Lakunen dar.
- **Auffällige Fruchtwassermenge.** Eine auffällige Fruchtwassermenge beeinflusst nicht selten den Schwangerschaftsverlauf im III. Trimenon. Während bei einem Polyhydramnion mit einer vorzeitigen Wehentätigkeit und ggf. einer drohenden Frühgeburt gerechnet werden muss, kann ein auffälliges Oligohydramnion Ausdruck einer beginnenden Plazentainsuffizienz sein.

Uterus

Isthmozervikale Insuffizienz. Zur Erkennung einer isthmozervikalen Insuffizienz bei vorzeitiger Wehentätigkeit oder palpatorisch auffälliger Portio ist die transvaginale Vermessung der Zervixlänge bei gleichzeitiger Beurteilung des inneren Muttermundes unumgänglich. Bei einer Zervixverkürzung auf < 30 mm und/oder dem Nachweis einer Eröffnung des inneren Muttermundes steigt das Risiko hinsichtlich einer Frühgeburt deutlich an.

Gezielte Untersuchung bei High-Risk-Kollektiv

Im Gegensatz zum Routinescreening, das bislang noch nicht die gewünschten Ergebnisse geliefert hat, konnte gezeigt werden, dass bei einer gezielten Überprüfung einer High-Risk-Population durch erfahrene Untersucher deutlich höhere Fehlbildungserkennungsraten mit Werten von über 85% erzielt werden können (Tab. 2.**16**).

Fetale Echokardiographie

Dies gilt besonders für das Erkennen von fetalen Herzfehlern. Herzfehler gehören zu den Fehlbildungen, die im Screening am häufigsten übersehen werden. Die Entdeckungsrate wird je nach Studie, Erfahrung des Untersuchers und Gestationsalter zwischen 18% (54) und 39% (54) angegeben. Dagegen liegt die Entdeckungsrate kardialer Fehlbildungen in Pränatalzentren, die sich intensiv mit der fetalen Echokardiographie beschäftigen, bei Darstellung des Vierkammerblickes, der aortalen und pulmonalen Ausflussbahn und Anwendung der Farbdopplersonographie bei Werten bis zu 92% (9).

Tabelle 2.**16** Entdeckungsraten bei gezielter Untersuchung (modifiziert nach Garmel u. D'Alton [15])

Autoren	Patientinnen (n)	Zeitraum	Sensitivität	Spezifität
Sollie et al. (52)	481	1980–1985	86%	100%
Sabbagha et al. (44)	596	1980–1983	95%	99%
Campbell et al. (4)	2372	1978–1983	95%	> 99%
Manchester et al. (29)	257	1983–1995	99%	91%

Tabelle 2.**17** Verschiedene sonographische Marker, die einen Hinweis auf eine Chromosomenaberration geben

Brachyzephalie	Trisomie 13, 18, 21; Triploidie; X0
Mikrozephalie	Trisomie 13, 18; X0
Ventrikulomegalie	Trisomie 13, 18, 21; Triploidie; X0
Plexus-chorioideus-Zysten	Trisomie 13, 18, 21
Vergrößerte Cisterna magna	Trisomie 13, 18, 21
LKG-Spalte	Trisomie 13, 18
Mikrognathie	Trisomie 13, 18; Triploidie
Nuchale Transparenz ≥ 3 mm (10–14 SSW)	Trisomie 13, 18, 21; Triploidie
Nackenfalte > 5 mm (16–22 SSW)	Trisomie 21
Hygroma colli	Trisomie 18, 21; X0
Vitium cordis	Trisomie 13, 18, 21; Triploidie; X0
Omphalozele	Trisomie 13, 18; Triploidie
Double bubble	Trisomie 13, 21
Geringgradig dilatiertes Nierenbecken bds.	Trisomie 13, 18, 21; Triploidie; X0
Hydrops	Trisomie 13, 18, 21; Triploidie; X0
Retardierung	Trisomie 13, 18, 21; Triploidie; X0
Verkürzter Femurschaft	Trisomie 13, 18, 21; Triploidie; X0

Fetale Anomalien

Die Erkennung und Einschätzung fetaler Anomalien, aber auch deren sicherer Ausschluss, erfordern vom Untersucher detaillierte Kenntnisse über die physiologische und pathophysiologische Fetalentwicklung.

Chromosomenaberrationen. Verschiedene fetale Auffälligkeiten stellen kein eigenständiges Krankheitsbild dar, sondern sind Teil eines Syndroms oder einer chromosomalen Aberration und bedürfen deshalb einer gezielten weiteren Suche nach assoziierten Anomalien. Somit ist die gezielte sonomorphologische Beurteilung sämtlicher fetaler Körperregionen unabdingbar für eine umfassende Fehlbildungsdiagnostik. Geradezu deutlich wird dies bei den Chromosomenaberrationen, die häufig nur mit diskreten sonomorphologischen Veränderungen einhergehen (35) (Tab. 2.**17**). Berücksichtigt man zusätzlich den für eine gezielte Diagnostik notwendigen Zeitaufwand, der im Einzelfall bis zu 2 Stunden oder gar länger dauern kann, so wird klar, dass sich eine solche gezielte Diagnostik nur in ausgewiesenen Fachpraxen oder in Klinikzentren realisieren lässt. Hinzu kommen die Anforderungen an die Geräteausstattung. Insbesondere im Bereich des fetalen Herz-Kreislauf-Systems wird deutlich, dass nur dann eine qualifizierte Diagnostik betrieben werden kann, wenn neben den entsprechenden Detailkenntnissen auch eine entsprechende apparative Ausstattung (Farbdopplergerät) vorhanden ist.

I. und II. Trimenon. Im II. Trimenon können heute erfahrene Untersucher bei ausreichend guten Sichtverhältnissen und günstiger Lage des Feten eine Vielzahl von Fehlbildungen, teilweise auch kleine Defekte, nachweisen. Mit der transvaginalen Sonographie lassen sich bereits im I. Trimenon verschiedene große Defekte (Anenzephalus, Enzephalozele, Omphalozele) konkret nachweisen.

Invasive Techniken. Neben der nichtinvasiven Ultraschalltechnik erfordert die konkrete Abklärung einer fetalen Fehlbildung meist eine invasive Technik. Hierzu zählen die Chorionzottenbiopsie, die Amniozentese, die Plazentapunktion, die Nabelschnurpunktion und die Fetoskopie. Bei unzureichender Fruchtwassermenge (Oligohydramnion, Anhydramnie) bringt eine Fruchtwasserauffüllung mit physiologischer NaCl-Lösung Abhilfe. Das artefizielle Fruchtwasserpolster um den Fetus bietet dann ausreichende Sichtverhältnisse.

3-D-Sonographie. Mit der dreidimensionalen Sonographie ist heute eine tomographische Detailbeurteilung fetaler Fehlbildungen möglich. Neben einer exakten orthogonalen Schnittbildanalyse können damit auch Oberflächen- und Transparenzbilder realisiert werden (32). Damit hilft die 3-D-Sonographie nicht nur, den Eltern den Schweregrad eines fetalen Defektes besser zu vermitteln, sondern bietet im Falle eines Fehlbildungsausschlusses vor allem den Vorteil, dass mit den photographieähnlichen Oberflächenbildern ein Normalbefund überzeugender als mit der herkömmlichen zweidimensionalen Sonographie demonstriert werden kann.

Aufklärungsgespräch. Auch wenn durch die rasante Weiterentwicklung der Ultraschalltechnologie mit einer immer besseren Detailauflösung der einzelnen embryonalen und fetalen Organstrukturen gerechnet werden kann, muss betont werden, dass es Ultraschallexperten pränatal nicht gelingt, sämtliche Fehlbildungen zu erkennen oder konkret abzuklären. Dies sollte bei dem allgemein bestehenden hohen Anspruchsdenken der Patientinnen, die zu einer gezielten Fehlbildungsdiagnostik kommen, im Aufklärungsgespräch oder im Aufklärungsbzw. Informationsblatt stets Berücksichtigung finden.

Literatur

1. ACOG: Ultrasonography in Pregnancy. Washington DC, ACOG Technical Bulletin, Publication No. 187 (1993)
2. Alfirevic, Z., Neilson, J.P.: Doppler ultrasonography in high-risk pregnancies: systematic review with meta-analysis. Am. J. Obstet. Gynecol. 172 (1995) 1379–1387
3. Bastide, A., Manning, F., Harman, C., Lange, I., Morrison, I.: Ultrasound evaluation of amniotic fluid: Outcome of pregnancies with severe oligohydramnios. Am. J. Obstet. Gynecol. 154 (1986) 895–900
4. Campbell, S., Pearce, J.M.: The prenatal diagnosis of fetal structural anomalies by ultrasound. Clin. Obstet. Gynaecol. 10 (1983) 475–506
5. Casper, F.W., Merz, E., Seufert, R., Hoffmann, G.: Sonographische Diagnostik der fetalen Triploidie. Ultraschall 10 (1990) 311–313
6. Catanzarite, V. A., Hendricks, S. K., Maida, C., Westbrook, C., Cousins, L., Schrimmer, D.: Prenatal diagnosis of the two-vessel cord: implications for patient counseling and obstetric management. Ultrasound Obstet. Gynecol. 5 (1995) 98–105
7. Chitty, L.S., Hunt, G.H., Moore, J., Lobb, M.O.: Effectiveness of routine ultrasonography in detecting fetal structural abnormalities in a low risk population. Br. Med. J. 303 (1992) 1165–1169
8. Chitty, L.S.: Ultrasound screening for fetal abnormalities. Prenatal Diagnosis 15 (1995) 1241–1257
9. Copel, J.A., Pilu, G., Green, J., Hobbins, J.C., Kleinman, C.S.: Fetal echocardiographic screening for congenital heart disease: the importance of the four-chamber view. Am. J. Obstet. Gynecol. 157 (1987) 648–655
10. Csecsi, K., Kovacs, T., Hinchliffe, S. A., Papp, Z.: Incidence and associations of single umbilical artery in prenatally diagnosed malformed midtrimester fetuses: a review of 62 cases. Am. J. Med. Genet. 43 (1992) 524–530
11. Donnenfeld, A.E., Mennuti, M.T.: Sonographic findings in fetuses with common chromosome abnormalities. Clin. Obstet. Gynecol. 31 (1988) 80–96
12. EUROCAT report: Surveillance of Congenital Anomalies 1980–1988. Eurocat Central registry, Department of Epidemiology, Catholic University of Louvain, Brussels (1991)
13. EUROCAT report 6: Surveillance of Congenital Anomalies in Europe 1980–1992, Brussels: EUROCAT Central Registry, Institute of Hygiene and Epidemiology (1995)
14. Ewigman, B.G., Crane, J.P., Frigoletto, F.D., LeFevre, M.L., Bain, R.P., McNellis, D. and the RADIUS Study Group: Effect of prenatal ultrasound screening of perinatal outcome. N. Engl. J. Med. 329 (1993) 821–827
15. Garmel, S.H., D'Alton, M.E.: Diagnostic Ultrasound in Pregnancy: An Overview. Semin. Perinat. 18 (1994) 117–132
16. Hansmann, M.: Nachweis und Ausschluß fetaler Entwicklungsstörungen mittels Ultraschallscreening und gezielter Untersuchung – ein Mehrstufenkonzept. Ultraschall 2 (1981) 206–220
17. Hansmann, M., Hackelöer, B.J.: Stellungnahme der Gesellschaft für Pränatal- und Geburtsmedizin sowie der Deutschen Gesellschaft für Ultraschall in der Medizin: „Ultraschalluntersuchungen in der Schwangerschaft". Der Frauenarzt 35 (1994) 505–506
18. Hobbins, J. C., Grannum, P.A.T., Berkowitz, R.L., Silverman, R., Mahoney, M.J.: Ultrasound in the diagnosis of congenital anomalies. Am. J. Obstet. Gynecol. 134 (1979) 331–345
19. Holländer, H.J.: Die Ultraschalldiagnostik während der Schwangerschaft. Urban & Schwarzenberg, München 1975
20. Hutzler, D.: Mitteilungen der kassenärztlichen Bundesvereinigung. Überarbeitete Neuauflage des Mutterpasses 1996. Deutsches Ärzteblatt 93, Heft 30 (1996) B-1556–B-1562
21. Kalter, H., Warkany, J.: Congenital malformations. Etiologic factors and their role in prevention. New Engl. J. Med. 308 (1983) 424–431
22. Levi, S., Crouzet, P., Schaaps, J.P. et al.: Ultrasound screening for fetal malformations. Lancet I (1989) 678
23. Levi, S., Hyjazi, Y., Schaaps, J.P., Defoort, P., Coulon, R., Buekens, P.: Sensitivity and specificity of routine antenatal screening for congenital anomalies by ultrasound: the Belgian multicentric study. Ultrasound Obstet. Gynecol. 1 (1991) 102–110
24. Levi, S., Schaaps J.P., De Havay, P., Coulon, R., Defoort, P.: End-result of routine ultrasound screening for congenital anomalies: The Belgian Multicentric Study 1984-92. Ultrasound Obstet. Gynecol. 5 (1995) 366–371
25. Li, T.M., Greenes, R.A., Weisburg, M. et al: Data assessing the usefulness of screening obstetrical ultrasonography for detecting fetal and placental abnormalities in uncomplicated pregnancy. Effects of screening a low-risk population. Med. Decis. Making 8 (1988) 48–54
26. Luck, C.: Value of routine ultrasound scanning at 19 weeks: a four year study of 8849 deliveries. Br. Med. J. 304 (1992) 1474–1478
27. Lynberg, M.C., Edmonds, L.D.: In: Halperin, W., Baker, E. L., Monson, R. R. (Eds). Public Health Surveillance. Surveillance of Birth Defects, New York: Van Nostrand Reinhold (1992) 157–177
28. Lys, F., DeWals, P., Borlee-Grimee, I., Billiet, A., Vincotte-Mols, M., Levi, S.: Evaluation of routine ultrasound examination for the prenatal diagnosis of malformations. Europ. J. Obstet. Gyencol. Reprod. Biol. 30 (1989) 101–109
29. Manchester, D.K., Pretorius, D.H., Avery, C. et al.: Accuracy of ultrasound diagnoses in pregnancies complicated by suspected fetal anomalies. Prenat. Diagn. 8 (1988) 109–117
30. Marsal, K.: Rational use of Doppler ultrasound in perinatal medicine. J. Perinat. Med. 22 (1994) 463–474
31. Mercer, L.J., Brown, L.G., Petres, R.E., Messer, R.H.: A survey of pregnancies complicated by decreased amniotic fluid. Am. J. Obstet. Gynecol. 149 (1984) 355–361
32. Merz, E., Bahlmann, F., Weber, G.: Volume (3-D) scanning in the evaluation of fetal malformations. Ultrasound Obstet. Gynecol. 4 (1994) 339–345
33. Mutterschaftsrichtlinien vom 31.10.1979. Beilage 4/80 des Bundesanzeigers Nr. 22a vom 1.2.80
34. Newnham, J.P., Evans S.F., Michael, C.A., Stanley, F.J., Landau, L.I.: Effects of frequent ultrasound during pregnancy: A randomised controlled trial. Lancet 342 (1993) 887–891
35. Nicolaides, K., Shawwa, L., Brizot, M. Snijders,R.: Ultrasonographically detectable markers of fetal chromosomal defects. Ultrasound Obstet. Gynecol. 3 (1993) 56–69
36. Pandya, P.P., Snijders, R.J.M., Johnson S.P., Brizot, M., Nicolaides, K.H.: Screening for fetal trisomies by maternal age and fetal nuchal translucency thickness at 10 to 14 weeks of gestation. Br. J. Obstet. Gynaecol. 102 (1995) 957–962
37. Pandya, P.P., Kondylios, A., Hilbert, L., Snijders, R.J.M., Nicolaides, K.H.: Chromosomal defects and outcome in 1015 fetuses with increased nuchal translucency. Ultrasound Obstet. Gynecol. 5 (1995) 15–19
38. Queisser-Luft, A., Stopfkuchen, H., Stolz, G., Schlaefer, K., Merz, E.: Prenatal diagnosis of major malformations: Quality control of routine ultrasound examinations based on a five-year study of 20.248 newborn fetuses and infants. Prenat. Diagn. 18 (1998) 567–576
39. Rabe, D, Leucht, W., Hendrik, H.J., Boos, R., Schmidt, W.: Sonographische Beurteilung der Fruchtwassermenge. II.Oligohydramnion – Bedeutung für den Schwangerschafts- und Geburtsverlauf. Geburtsh. u. Frauenheilk. 46 (1986) 422–426
40. Ratzel, R.: Auswirkungen der Effizienzbewertung der Untersuchungen in der Schwangerschaft auf die Aufklärung. Gynäkologe 29 (1996) 590–593
41. Rempen, A.: Vaginale Sonographie im ersten Trimenon. II.Quantitative Parameter. Z. Geburtsh. u. Perinat. 195 (1991) 163–171
42. Rosendahl, H., Kivinen, S.: Antenatal detection of congenital malformations by routine ultrasonography, Obstet. Gynecol. 73 (1989) 947–951
43. Saari-Kemppainen, A., Karjalainen, O., Ylöstalo, P., Heinonen, O.P.: Ultrasound screening and perinatal mortality: controlled trial of systematic one-stage screening in pregnancy. Lancet 336 (1990) 387–391
44. Sabbagha, R.E., Sheikh, Z., Tamura, R.K.: Predictive value, sensitivity, and specificity of ultrasonic targeted imaging for fetal anomalies in gravid women at high risk for birth defects. Am. J. Obstet. Gynecol. 152 (1985) 822–827
45. Schneider, K.T.M.: Standards in der Perinatalmedizin – Dopplersonographie in der Schwangerschaft. Geburtsh. u. Frauenheilk. 56 (1996) M69–M73
46. Sebire, N.J., Noble, P.L., Thorpe-Beeston, J.G., Snijders, R.J., Nicolaides, K.H.: Presence of the 'lemon' sign in fetuses with spina bifida at the 10-14-week scan. Ultrasound. Obstet. Gynecol. 10 (1997) 403–405
47. Sepulveda, W., Sebire, N.J., Hughes, K., Odibo, A., Nicolaides, K.H.: The lambda sign at 10-14 weeks of gestation as a predictor of chorionicity in twin pregnancies. Ultrasound Obstet. Gynecol. 7 (1996) 421–423
48. Sepulveda, W., Sebire, N.J., Hughes, K., Kalogeropoulos, A., Nicolaides, K.H.: Evolution of the lambda or twin-chorionic peak sign in dichorionic twin pregnancies. Obstet. Gynecol. 89 (1997) 439–441
49. Sever, L., Lynberg, M.C., Edmonds, L.D.: The impact of congenital malformations on public health. Teratology 48 (1993) 547–549
50. Shirley, I.M., Bottomley, F., Robinson, V.P.: Routine radiographer screening for fetal abnormalities by ultrasound in an unselected low risk population. Br. J. Radiol. 65 (1992) 565–569
51. Snijders, R.J.M., Pandya, P., Brizot, M.L., Nicolaides, K.H.: First trimester fetal nuchal translucency. In: Ultrasound Markers For Fetal Chromosomal defects. Eds.: R.J.M. Snijders and K.H. Nicolaides. The Parthenon Publishing Group (1996) 121–156
52. Sollie, J.E., Van Geijn, H.P., Arts, N.F.T.: Validity of a selective policy for ultrasound examination of fetal congenital anomalies. Europ. J. Obstet. Gynecol. Reprod. Biol. 27 (1988) 125–132
53. Stümpflen, I., Stümpflen, A., Wimmer, M, Bernascheck, G.: Effect of detailed fetal echocardiography as part of routine prenatal ultrasonographic screening on detection of congenital heart disease. Lancet 348 (1996) 854–857
54. Tegnander, E., Eik-Nes, S.H., Johansen, O.J., Linker, D.T.: Prenatal detection of heart defects at the routine fetal examination at 18 weeks in a non-selected population. Ultrasound Obstet. Gynecol. 5 (1995) 372–380
55. Van den Hof, M.C., Nicolaides,K.H., Campbell,J., Campbell,S.: Evaluation of the lemon and banana signs in one hundred thirty fetuses with open spina bifida. Am. J. Obstet. Gynecol. 162 (1990) 322–327
56. Zamah, N.M., Gillieson, M.S., Walters, J.H., Hall, P.F.: Sonographic detection of polyhydramnios: A five-year experience. Am. J. Obstet. Gynecol. 143 (1982) 523–527

I. Ultraschallscreening

Abb. 2.**1**   Lambda Sign bei dichorialer, diamnialer Geminigravidität, 11+4 SSW.

Abb. 2.**2**   Links: Auffällige nuchale Transparenz bei einem Feten mit Trisomie 21, Durchmesser 8 mm. Rechts: die korrekte Messebene erfasst nur den echoarmen Anteil (blaue Kreuze). Die roten Kreuze geben die verschiedenen Möglichkeiten einer nicht korrekten Messung wieder.

II. Ultraschallscreening

Abb. 2.**3**   Fetus mit Myelomeningozele, 27 SSW. Links: bananenförmige Verbiegung des Zerebellums (Banana Sign); rechts: Eindellung des Schädels im Frontalbereich (Lemon Sign).

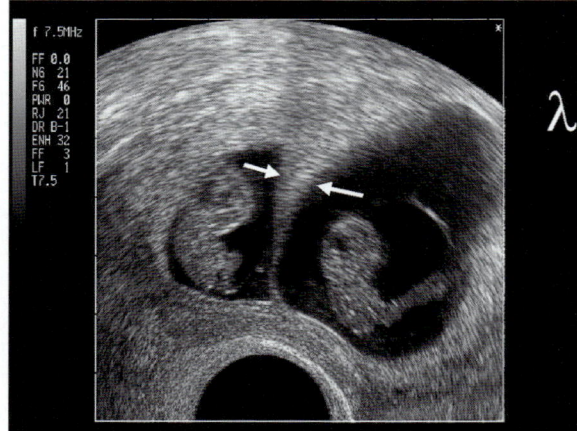

1

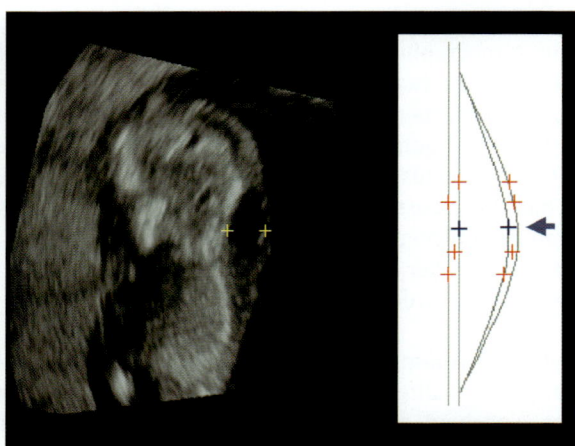

2

3

3 Regelrechte Frühgravidität (I. Trimenon)

Datierung der Schwangerschaft

Alter p. m und p. c. Zur Datierung der Schwangerschaft wird im klinischen Alltag – in Ermangelung exakterer Angaben über den Beginn der embryonalen Entwicklung – auf das Alter post menstruationem (p.m.) Bezug genommen. Dieses Alter nach dem ersten Tag der letzten Periode wird auch als Gestations- oder Schwangerschaftsalter bezeichnet. In der Embryologie dient das Embryonalalter post conceptionem (p.c.) als Referenzgröße. Dieses ist erst seit den Erfolgen der Reproduktionsmedizin zu Beginn der 80er-Jahre in einigen Fällen exakt bekannt.

Carnegie-Klassifikation. Mittels hochauflösender transvaginaler Real-Time-Sonographie konnten erstmalig datierte menschliche Embryonen untersucht werden, ohne ihre körperliche Integrität und Entwicklung zu stören. In Anlehnung an die Einteilung der menschlichen Embryonalentwicklung entsprechend der Carnegie-Klassifikation (5), die auf den Parametern größte Körperlänge, äußere Körperform und Entwicklungsgrad der inneren Organe basiert, lassen sich durch Vergleich der äußeren Körperform und der größten Körperlänge die sonomorphologischen Befunde der menschlichen Embryonen in vivo den Humanembryonen der Carnegie-Stadien zuordnen. Die exakte Datierung der in vivo untersuchten Embryonen lässt eine Überprüfung der Altersangaben der Stadieneinteilung der Carnegie-Sammlung zu.
Die Entwicklung des lebenden menschlichen Embryos soll im Folgenden dargestellt werden. Die Altersangaben basieren auf dem Embryonalalter post conceptionem (p.c.), werden jedoch durch Addition von 14 Tagen auf die in der Klinik gebräuchliche Angabe des Alters post menstruationem (p.m.) korrigiert. Eine Übersicht über die Morphogenese findet sich in der folgenden Tab. 3.**1**.

Tabelle 3.**1** Synopsis der menschlichen Embryonalentwicklung (10)

Alter	Carnegie-Stadien	Sonoembryologische Charakteristika
5. Woche p. m.	6, 7	Implantation
6. Woche p. m.	8, 9, 10	Beginn des fetalen Kreislaufs
7. Woche p. m.	11, 12, 13, 14	Abfaltung vom Dottersack
8. Woche p. m.	15, 16, 17, 18	Dominanz der Gehirnentwicklung
9. Woche p. m.	19, 20	Kardiogenese und Differenzierung der Gliedmaßen abgeschlossen
10. Woche p. m.	21, 22, 23	Abschluss der Organogenese

Technik der transvaginalen Sonographie

Die heute verfügbare Ultraschalltechnologie ermöglicht mittels hochauflösender Vaginalsonden das Studium der Ultraschallembryologie in vivo. Dazu müssen jedoch die nachfolgenden Vorbedingungen erfüllt sein:

- Die Harnblase der Schwangeren sollte leer sein. Eine volle Harnblase würde den schwangeren Uterus aus dem kleinen Becken heben, sodass nur mit einem für die Patientin unangenehmen Druck auf die Harnblase eine gute Darstellung erreicht werden könnte.
- Die Lagerung der Patientin sollte in Steinschnittlage oder in Rückenlage auf dem Steißkissen erfolgen. Dadurch kann der vaginale Schall-

kopf unter Ausnutzung der Mobilität der Scheide geführt werden.
- Die Untersuchung sollte bei der Anwendung von Mehrfrequenzschallköpfen mit der höchstmöglichen Ultraschallfrequenz durchgeführt werden, denn die Detailauflösung nimmt mit der Frequenz zu.
- Ultraschallgeräte, die zum Studium der Embryologie Verwendung finden sollen, müssen über eine möglichst verlustfreie Zoom-Technologie verfügen.
- Um die sehr kleinen embryonalen Strukturen auflösen zu können, ist die Untersuchung im Fokusbereich erforderlich. Dazu ist es in einigen Fällen notwendig, den Uterus durch äußeren Druck in den Fokusbereich zu bewegen.

Diese Vorbedingungen gelten im Prinzip für alle Anwendungsbereiche der transvaginalen Ultraschalldiagnostik. Sie wurden hier nochmals zusammengestellt, weil sie für das Studium der Sonoembryologie jedoch von elementarer Bedeutung sind.

Ultraschallembryologie

■ *Embryonalentwicklung der 5. Woche p. m. (15.–21. Tag p. c.)*

Die früheste menschliche Entwicklung von der Konzeption bis zu den ersten Zellteilungen kann heute im Rahmen reproduktionsmedizinischer Behandlungen (IVF/ET, ICSI) unter dem Mikroskop beobachtet werden. Nach natürlicher Konzeption im Eileiter bleibt die früheste menschliche Embryonalentwicklung (Carnegie-Stadien 1–5) derzeit noch bis nach der Implantation in die Gebärmutterschleimhaut verborgen.

Chorionhöhle. Der früheste Nachweis einer in die Dezidua implantierten Embryonalanlage gelang uns am 16. Tag p.c. Dabei wies die Chorionhöhle einen Durchmesser von 2 mm auf (Abb. 3.**1** und 3.**2**). Zwei Tage später ist in dieser Chorionhöhle, deren Durchmesser sich annähernd verdoppelt hat, bereits der Dottersack darstellbar. Das Chorion ist zirkulär als echodichte Struktur nachweisbar und grenzt direkt an die Dezidua an. Mittels hochauflösender Farbdopplersysteme sind maternale Gefäße zwischen der Dezidua und dem Chorion darstellbar (Abb. 3.**3** und 3.**4**). Mit dieser Anbindung an die maternale Zirkulation sichert sich der Embryo seine Nährstoffzufuhr und damit die Grundlage für seine weitere Entwicklung.

Chorion frondosum. Eine echoarme Struktur im Cavum uteri kann jedoch nur dann als Chorionhöhle bezeichnet werden, wenn sie eindeutig von hoch aufgebautem Endometrium umgeben ist und einen echodichten Randsaum, das Chorion frondosum, aufweist. Beachtet man diese Zeichen nicht, so kann eine Flüssigkeitsansammlung im Cavum uteri (= Pseudogestationssack) bei einer Extrauteringravidität als intrauterine Schwangerschaft fehlinterpretiert werden.

■ Embryonalentwicklung der 6. Woche p. m. (22.–28. Tag p. c.)

Embryonalplatte. Zu Beginn der 6. Woche p. m. lässt sich meist ein Embryonalpol am Dottersack ausmachen. Vom 23. Tag p. c. an konnten wir immer eine Embryonalplatte zur Abbildung bringen (10). Diese haftet jedoch noch breitflächig dem Dottersack an und ist zunächst nur als eine verstärkt echogebende Struktur von etwa 1 mm an der Oberfläche des Dottersackes zu finden.

Chorda dorsalis. In den darauf folgenden Tagen zeigt die Embryonalanlage in der Aufsicht eine birnenförmige Struktur, in der zentral die Chorda dorsalis zur Abbildung kommt (Abb. 3.**5**). Das Neuralrohr beginnt sich von rostral her zu verschließen. Dieser Prozess ist am 28. Tag p. m. mit dem Verschluss des kaudalen Neuroporus beendet.

Herzaktion. Frühestens am 23. Tag p. c., in jedem Falle jedoch vom 26. Tag p. c. an, war in dieser Embryonalplatte die Herzaktion als direkter Vitalitätsnachweis sichtbar (Abb. 3.**6**). Mit der Entwicklung des kardialen Pumporgans und der parallelen Entwicklung des Gefäßsystems hat der Embryo die Grundlage für die Verteilung der Nährstoffe in die verschiedenen Körperregionen geschaffen und damit auch die Voraussetzungen für seine weitere Entwicklung in den darauf folgenden Wochen gelegt.

■ Embryonalentwicklung der 7. Woche p. m. (29.–35. Tag p. c.)

Abfaltung vom Dottersack. Zu Beginn der 7. Woche p. m. misst der Embryo etwa 4 mm und beginnt den rostralen Pol vom Dottersack abzuheben. Die zunehmende Längenentwicklung des menschlichen Embryos, die nur durch Erschließung der Nährstoffzufuhr von der Mutter und deren Verteilung im Körper nach Etablierung eines kardiovaskulären Systems möglich ist, führt zu einer zunehmenden Abfaltung des Embryos vom Dottersack. Diese erfolgt zunächst über eine Lordosierung bei noch breitflächiger Anhaftung am Dottersack (Abb. 3.**7** und 3.**8**). Die Ausbildung des Haftstiels führt zu einer zunehmenden Trennung des Embryos vom Dottersack. Dabei wird der Dottersack in das extraamniale Zölom separiert und steht nur über den Ductus vitellinus mit dem embryonalen Gefäßsytem in Verbindung (Abb. 3.**10** und 3.**11**).

C-förmige Gestalt. Der Embryo weist am Ende der 7. Woche p. m. eine C-förmige Gestalt auf (Abb. 3.**8** und 3.**9**). Die Amnionmembran liegt dem Embryo noch dicht an. Dabei ist der rostrale Pol als dominierende Struktur vom kaudalen Körperende zu unterscheiden (Abb. 3.**12**). Im Frontalschnitt sind am Ende dieses Entwicklungsabschnittes am lateralen Körperrand die Gliedmaßenknospe darstellbar (Abb. 3.**13**).

■ Embryonalentwicklung der 8. Woche p. m. (36.–42. Tag p. c.)

Gehirn. Die Entwicklung der äußeren Körperform während dieses Embryonalabschnittes ist durch die rasche Entwicklung des embryonalen Gehirns gekennzeichnet. Die größte Länge des Embryos zu Beginn dieser Entwicklungswoche misst etwa 9 mm. Mittels der Time-Motion-Technologie gelingt es bereits in dieser Entwicklungsphase, das embryonale Herz mit seinen 2 Kammern, die eindeutig durch das interventrikuläre Septum voneinander getrennt sind (Abb. 3.**14**), darzustellen. Frühestens am 36. Tag p. c. waren wir in der Lage, embryonale Bewegungen, die als Ausdruck der Funktion des embryonalen Zentralnervensystems zu interpretieren sind, zu beobachten (10). Die Gehirnentwicklung schreitet in dieser Entwicklungsphase so rasch voran, dass am Ende der 8. Woche p. m. das Gehirn etwa 50 % der Körperlänge um-

fasst. Kopf- und Rumpfachse stehen annähernd senkrecht aufeinander (Abb. 3.**15** und 3.**16**). Ab dem 40. Tag p. c ist das Telenzephalon immer darstellbar. Es stülpt sich zunächst rostral und symmetrisch aus dem Prosenzephalon aus und hüllt konsekutiv das Dienzephalon ein. Sonographischer Beleg der telenzephalen Entwicklung ist der Nachweis einer symmetrischen echodichten Struktur, des Plexus chorioideus (Abb. 3.**17**). Im dorsalen Kopfbereich kann das Rhombenzephalon zur Abbildung gebracht werden (Abb. 3.**18**). Als erstes Organsystem erfährt somit das Gehirn als zentrales Regulationsorgan eine weitgehende strukturelle Differenzierung.

Gliedmaßen. Parallel dazu wird erstmals die segmentale Entwicklung des Embryos sichtbar, dessen Rumpfbreite deutlich zunimmt. Mit dieser Entwicklung des Mesoderms vollzieht sich zeitgleich eine weitere Differenzierung der Gliedmaßen, die nun eindeutig sonographisch nachweisbar sind (Abb. 3.**19**).

Amnionmembran. Ferner wird in diesem Abschnitt der Embryonalentwicklung die Amnionmembran deutlich sichtbar. Sie umhüllt den Embryo wie ein Ovoid, das von der größten embryonalen Länge und der Rumpfbreite mit den Gliedmaßen aufgespannt wird, und markiert die Kompartimentierung von Amnion- und Chorionhöhle. Im extraamnialen Zölom finden sich der Ductus vitellinus mit dem Dottersack (Abb. 3.**20**).

■ Embryonalentwicklung der 9. Woche p. m. (43.–49. Tag p. c.)

Differenzierung der Gliedmaßen. Zu Beginn der 9. Woche p. m. misst der Embryo etwa 16 mm. In dieser Entwicklungsphase kommt es zu Veränderungen der äußeren Körperform, charakterisiert durch ein Längenwachstum und die Differenzierung der Gliedmaßen (Abb. 3.**21**). Die Differenzierung der oberen Gliedmaßen ist der Differenzierung der unteren Gliedmaßen um einige Tage voraus. Immer ist jedoch die Dreigliederung in Ober-, Unterarm und Hand wie auch Ober-, Unterschenkel und Fuß nachweisbar.

Physiologischer Nabelbruch. Der am Ende dieses Entwicklungsabschnittes durch den Nabelschnuransatz geführte Sagittalschnitt lässt eine echodichte Struktur vor der embryonalen Bauchwand erkennen, die dem physiologischen Nabelbruch entspricht (Abb. 3.**22**–3.**24**).

Herz. Parallel dazu findet im Körperinneren die komplexe strukturelle Entwicklung des embryonalen Herzens ihren Abschluss (1). In dieser Woche bildet sich das Ostium primum zurück und das membranöse interventrikuläre Septum verschließt sich (8). Damit ist eine komplette Trennung des Systemkreislaufes vom Lungenkreislauf gegeben. Die weitere Entwicklung manifestiert sich in einer Zunahme des epimyokardialen Mantels. Die Kardiogenese geht mit einem kontinuierlichen Anstieg der embryonalen Herzfrequenz einher, an deren Ende die maximale embryonale Herzfrequenz erreicht ist (Abb. 3.**25**).

Gehirn. In dieser Entwicklungsphase streckt sich der embryonale Rumpf und der Kopf beginnt sich aufzurichten. Deutlich sind im medianen Sagittalschnitt die Mittelhirnbeuge und die dominierende rhombenzephale Grube sichtbar (Abb. 3.**26**). Ferner gewinnt das Telenzephalon immer deutlicher an Kontur. Im von dorsal geführten Frontalschnitt stellt sich die Struktur des Achsenskeletts dar (Abb. 3.**27**), die bei einem Abkippen in den Horizontalschnitt rostral die Rautengrube erkennen lässt.

■ *Embryonalentwicklung der 10. Woche p. m. (50.–56. Tag p. c.)*

Abschluss der Organogenese. In der 10. Woche p. m. findet die Organogenese ihren Abschluss und die großen embryonalen Gefäße sind mittels Powerdoppler darstellbar (Abb. 3.**28**). Die größte Länge des Embryos nimmt von 23–31 mm zu.

Gliedmaßen. Die Gliedmaßen, die sich in der 9. Woche p. m. lediglich an den Fingern und Zehen berühren können, vollziehen eine Längenentwicklung, die sich in einem Abwinkeln im Ellbogen- und Kniegelenk äußert und dazu führt, dass ein Übergreifen der Mittellinie möglich wird (Abb. 3.**29**). Finger und Zehen sind im Detail sichtbar (Abb. 3.**30**). Des Weiteren lassen sich isolierte Arm- und Beinbewegungen, die nicht mehr nur als spinale Reflexreaktionen gedeutet werden können, nachweisen (11).

Kopf. Die Entwicklung des embryonalen Kopfes lässt mit Mandibula und Maxilla das Grundgerüst des Gesichtsskeletts erkennen (Abb. 3.**31**). Die telenzephale Entwicklung wird zunehmend deutlicher und die beiden Hemisphären werden durch die Falx cerebri voneinander getrennt (Abb. 3.**32**).

Rumpf. In einem Horizontalschnitt durch den embryonalen Rumpf kaudal der Leber lassen sich dopplersonographisch die Nabelgefäße und daneben die in den Nabelschnuransatz hernierten Darmschlingen deutlich erkennen (Abb. 3.**33**). Die zunächst ovoide Amnionhöhle hat sich zur kreisförmigen Struktur ausgedehnt (Abb. 3.**33**), wodurch sich das extraamniale Zölom zunehmend verkleinert. Der Dottersack ist im extraamnialen Zölom noch deutlich sichtbar.

■ *Fetalentwicklung der 11. Woche p. m. (57.–63. Tag p. c.)*

Körperform. Die während der Organogenese sich entwickelnden Organe werden in den kommenden Wochen der Fetalentwicklung sonomorphologisch sichtbar. Die größte Körperlänge wird zwischen 31 und 40 mm und der biparietale Kopfdurchmesser zwischen 14 und 18 mm gemessen (10) (Abb. 3.**34**). Die Konturen des Gesichtsprofils werden deutlicher, wobei jedoch der Gehirnschädel mit der Stirn deutlich dominiert (Abb. 3.**35**).

Rumpf. Im unteren Rumpfbereich wird die Harnblase des Feten sichtbar (Abb. 3.**36**), die jedoch lediglich aus Bindegewebe und Epithelzellen ohne kontraktile Elemente aufgebaut ist (4). Die Amnionhöhle dehnt sich deutlich aus, sodass der Dottersack im extraamnialen Zölom komprimiert wird (Abb. 3.**37**).

■ *Fetalentwicklung der 12. Woche p. m. (64.–70. Tag p. c.)*

In dieser Entwicklungswoche beträgt die größte Körperlänge zwischen 41 und 53 mm, der biparietale Kopfdurchmesser wächst von 18 auf 21 mm an. Intraabdominal sind Magen und Harnblase darstellbar (Abb. 3.**38**), und im Retroperitoneum finden sich die beiden Nieren (Abb. 3.**39**). Intrathorakal zeigt sich das Herz mit den beiden Herzkammern, die farbdopplersonographisch klar zur Darstellung gebracht werden können (Abb. 3.**40**). Der Blick ins Gesicht lässt die Augen erkennen (Abb. 3.**41**).

■ *Fetalentwicklung der 13. Woche p. m. (71.–77. Tag p. c.)*

Gesicht. Am Ende des ersten Trimesters weist der Fet eine größte Länge von 71 mm und einen biparietalen Kopfdurchmesser von 24 mm auf. Im medianen Sagittalschnitt durch den Kopf wird durch die Entwicklung des Gesichtsschädels und der Weichteile die Physiognomie des Gesichtes deutlich (Abb. 3.**42**).

Bauch und Becken. Der physiologische Nabelbruch ist nicht mehr nachweisbar (Abb. 3.**43**). Bauchwandlücken müssen nun als fetale Pathologie interpretiert werden (6). Die farbdopplersonographische Evaluierung lässt die großen Gefäße erkennen (Abb. 3.**44**). In der Harnblasenwand können jetzt glatte Muskelzellen, aber noch keine autonome Innervation nachgewiesen werden (3). Am Ende dieser Entwicklungswoche ist das äußere Genitale makroskopisch erkennbar (9).

■ *Klinische Bedeutung der Ultraschallembryologie*

Die Ultraschalldiagnostik im I. Trimenon gewährt Ärzten und Eltern einen Einblick in die frühe menschliche Entwicklung und lässt eine eindrucksvolle Dokumentation dieser Phase zu. Dabei ist die Kenntnis der normalen Entwicklung des menschlichen Embryos im Ultraschallbild Grundlage für das frühe Erkennen embryofetaler Erkrankungen.
Da die Morphogenese des Embryos sich sehr rasch vollzieht, eignet sie sich gut zur Datierung von Embryonen. Dies setzt jedoch ein Höchstmaß an morphologischer Erfahrung voraus, sodass im klinischen Alltag die Datierung anhand der Messung der größten embryonalen Länge und des biparietalen Durchmessers erfolgt. Eine Synopsis der morphologischen Entwicklung des Embryos findet sich in Tab. 3.**2**.

Tabelle 3.2   Meilensteine der Entwicklung im ersten Trimester (modifiziert nach 7, 9 und 10)

Ultraschallbefund	Früheste Darstellung	Sicherer Nachweis
Chorionhöhle	30. Tag p. m.	32. Tag p. m.
Dottersack	32. Tag p. m.	34. Tag p. m.
Embryonalplatte	35. Tag p. m.	37. Tag p. m.
Herzaktion	37. Tag p. m.	40. Tag p. m.
Gliedmaße	47. Tag p. m.	53. Tag p. m.
Telenzephalon	50. Tag p. m.	54. Tag p. m.
Bewegungen	50. Tag p. m.	56. Tag p. m.
Magen	10. SSW p. m.	11. SSW p. m.
Harnblase	11. SSW p. m.	12. SSW p. m.
Genitalien	12. SSW p. m.	14. SSW p. m.

Literatur

1. Cooper, M.H., O'Rahilly, R.: The human heart at seven postovulatory weeks. Acta Anat Basel 79 (1971) 280–299
2. Drews, M.: Taschenatlas der Embryologie. Stuttgart: Thieme (1994)
3. Gilpin, S.A., Gosling, J.A.: Smooth muscle in the wall of the developing human urinary bladder and urethra. J. Anat. 137 (1983) 503–512
4. Newman, J., Antonakopoulos, G.N.: The fine structure of the human fetal urinary bladder. Development and maturation. A light, transmission and scanning electron microscopic study. J. Anat. 166 (1989) 135–150
5. O'Rahilly, R., Müller, F.: Developmental stages in human embryos. Washington: Carnegie Inst. Wash. Publ. (1987) vol 637
6. Schmidt, W., Yarkoni, S., Crelin, E.S., Hobbins, J.C.: Sonographic visualization of anterior abdominal wall hernia in the first trimester. Obstet. Gynecol. 69 (1987) 911–915
7. Takeuchi, H.: Sonoembryology. In: Kurjak, A. (ed.): An Atlas of Ultrasonography in Obstetrics and Gynecology. Casterton: Parthenon Publishing Group (1992)
8. Teal, S.I., Moore, G.W., Hutchins, G.: Development of aortic and mitral valve continuity in the human embryonic heart. Am. J. Anat. 176 (1986) 447–460
9. Timor-Tritsch, I.E., Blumenfeld, Z., Rottem, S.: Sonoembryology. In: Timor-Tritsch, I.E., Rottem, S. (eds.): Transvaginal Sonography. Amsterdam: Elsevier (1991)
10. Wisser, J.: Vaginalsonographie im ersten Schwangerschaftsdrittel. Berlin: Springer (1995)
11. Wisser, J., Dudel, C.: Evaluation of human embryonic brain morphology and development of movement by transvaginal real-time sonography. In: Siegenthaler, W., Haas, R., (ed.): The decade of the brain. Stuttgart: Thieme (1995) 20–22

5. Woche p. m.

Abb. 3.1   Vaginalsonographische Darstellung eines am 17. Tag p. c. in die Dezidua der uterinen Hinterwand implantierten Embryos (aus 10, mit freundlicher Genehmigung des Springer Verlages, Heidelberg).

Abb. 3.2   Embryo vor der Umorganisation (nach 2).

Abb. 3.3   Der Embryo aus Abb. 3.1 zeigt 2 Tage später die Ausbildung eines Dottersackes. Ferner ist das Implantationsgefäß farbdopplersonographisch nachweisbar (aus 10, mit freundlicher Genehmigung des Springer Verlages, Heidelberg).

Abb. 3.4   Embryo nach der Umorganisation (nach 2).

6. Woche p. m.

Abb. 3.5   Intrauterin implantierter Embryo am 40. Tag p. m. Auf dem Dottersack ist die piriforme Embryonalplatte sichtbar.

Abb. 3.6   Intrauterin implantierter Embryo am 40. Tag p. m. Im Time-Motion-Verfahren lässt sich die embryonale Herzaktion mit einer Frequenz von 106 Herzaktionen pro Minute darstellen.

7. Woche p. m.

Abb. 3.7   Embryo am 43. Tag p. m. Der Körper liegt noch breitflächig am Dottersack an und zeigt eine Lordosierung.

Abb. 3.8   Am 47. Tag p. m. hat sich der Embryo vom Dottersack separiert und weist eine C-förmige Krümmung auf.

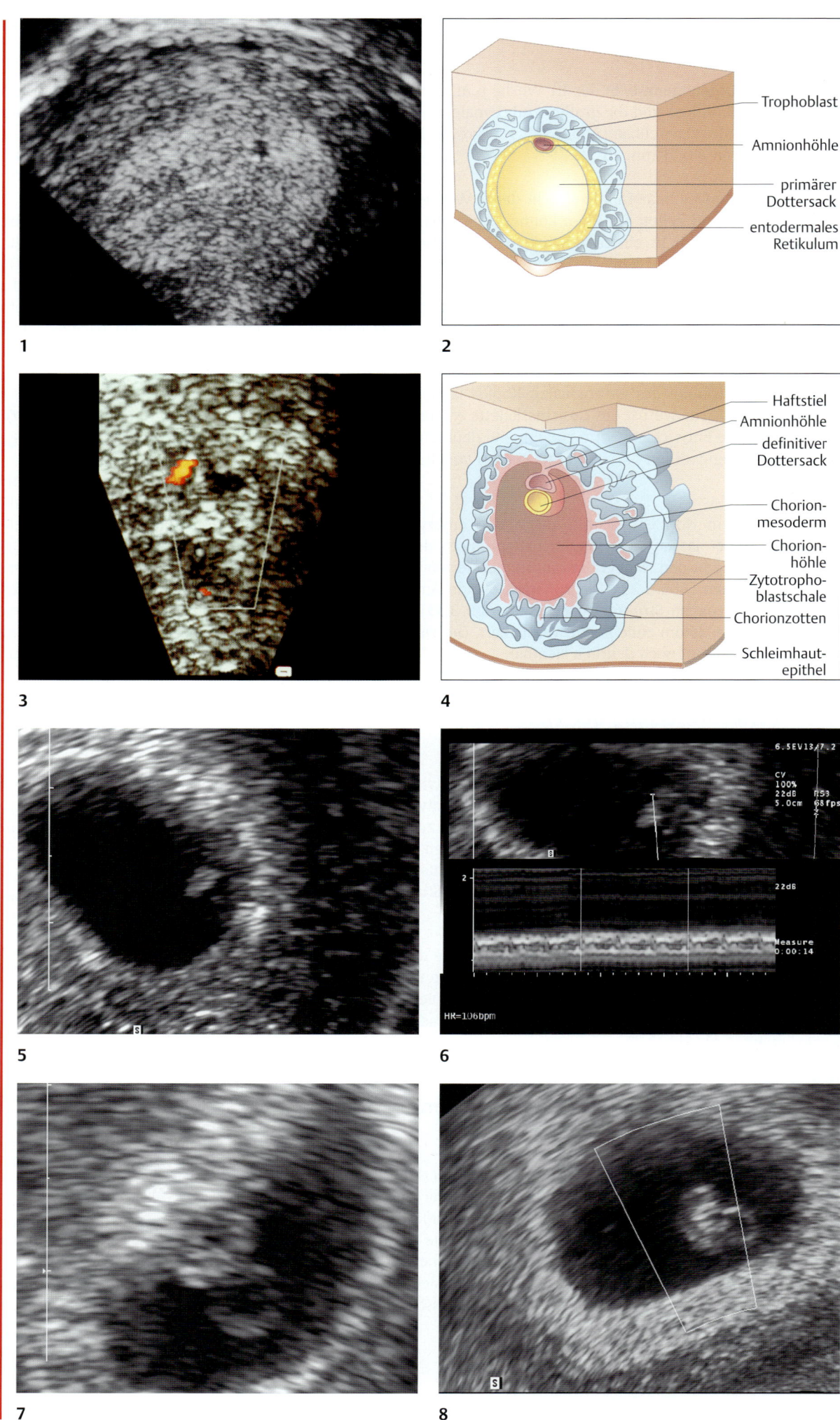

1

2

Trophoblast

Amnionhöhle

primärer Dottersack

entodermales Retikulum

3

4

Haftstiel
Amnionhöhle
definitiver Dottersack
Chorionmesoderm
Chorionhöhle
Zytotrophoblastschale
Chorionzotten
Schleimhautepithel

5

6

7

8

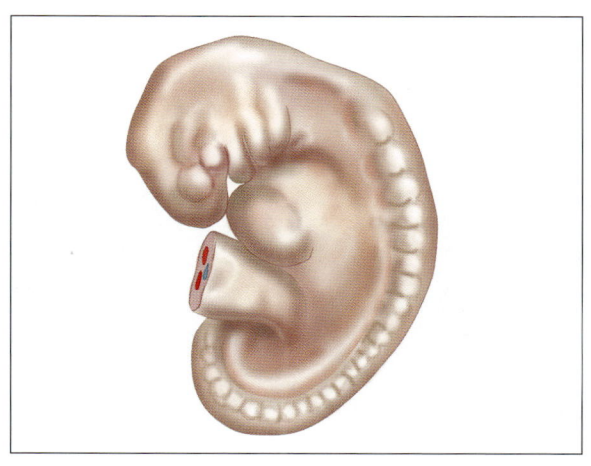

9

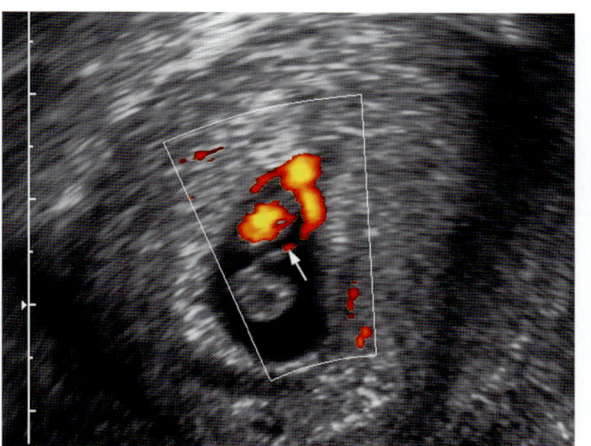

10

Abb. 3.**9** Entwicklung der Nabelschnur, Ansicht von links (nach 2).

Abb. 3.**10** Der Dottersack findet sich am 48. Tag p. m. im extraembryonalen Zölom und steht über den Ductus vitellinus (Pfeil) mit dem Embryo in Verbindung.

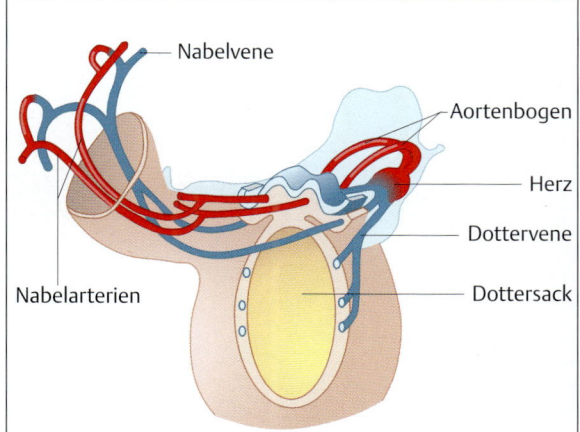

11

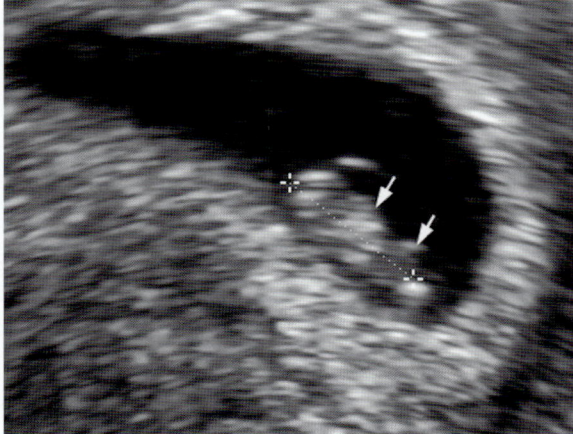

12

Abb. 3.**11** Verlauf von Dotter- und Nabelvene (nach 2).

Abb. 3.**12** Der Embryo ist am 48. Tag p. m. dicht von der Amnionmembran (Pfeil) umhüllt.

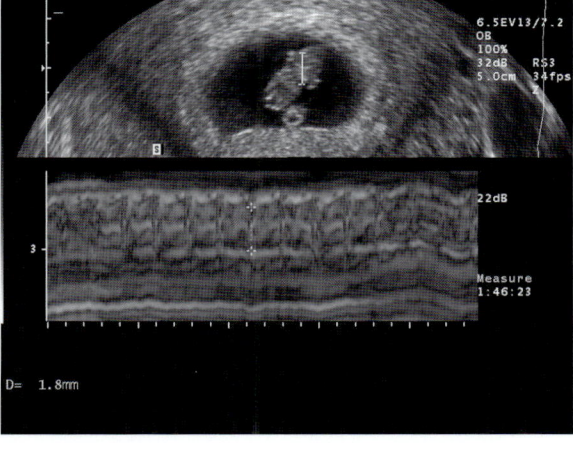

13

Abb. 3.**13** Frontalschnitt durch den Embryo am 48. Tag p. m. mit Ausknospung der Gliedmaßen (Pfeile).

14

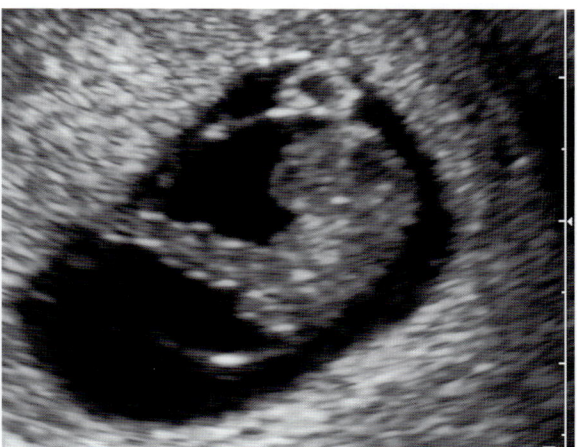

15

8. Woche p. m.

Abb. 3.**14** Am 55. Tag p. m. zeigt sich im Time-Motion-Sonogramm das Herz mit bereits 2 Ventrikeln. Der Herzdurchmesser beträgt 1,8 mm.

Abb. 3.**15** Der mediane Sagittalschnitt durch den Embryo am 53. Tag p. m. zeigt die Dominanz der Gehirnentwicklung.

Abb. 3.**16**   Embryo 9,6 mm, Ansicht von rechts (nach 2).

Abb. 3.**17**   Im Frontalschnitt am 53. Tag p.m. ist die telenzephale Entwicklung mit der symmetrischen Ausbildung der kortikalen Anlage sichtbar. Der Plexus chorioideus ist auf beiden Seiten mit einem Pfeil gekennzeichnet.

Abb. 3.**18**   Ein Frontalschnitt durch die hintere Schädelgrube am 55. Tag p.m. zeigt das Rhombenzephalon.

Abb. 3.**19**   Am 56. Tag p.m. sind die Gliedmaßen eindeutig zu identifizieren (kurze Pfeile: Arme; lange Pfeile: Beine).

Abb. 3.**20**   Am 56. Tag p.m. ist der Embryo von der Amnionmembran (Pfeile) eingehüllt, der Ductus vitellinus und der Dottersack sind in die Chorionhöhle abgedrängt.

9. Woche p.m.

Abb. 3.**21**   Am 60. Tag p.m. zeigt der Embryo dreigliedrige obere Gliedmaßen.

Abb. 3.**22**   Der Horizontalschnitt durch das Abdomen des Embryos am 60. Tag p.m. zeigt eine echodichte Vorwölbung im Bereich des Nabels (Pfeil).

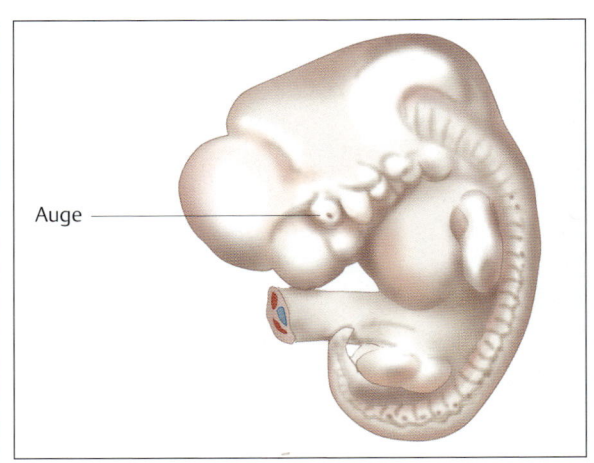

Auge

16

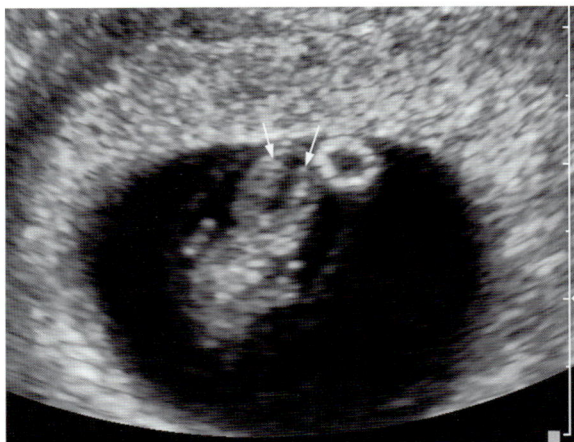

17

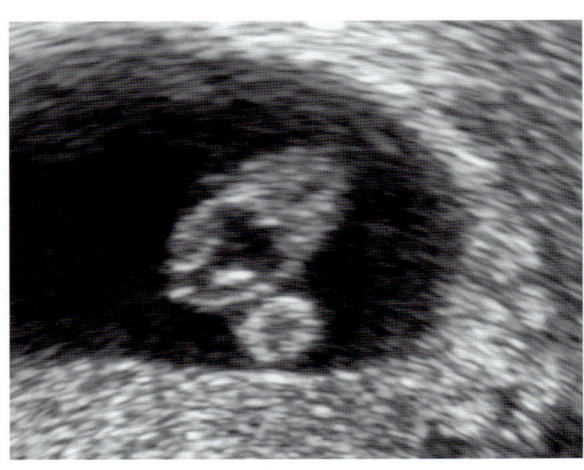

18

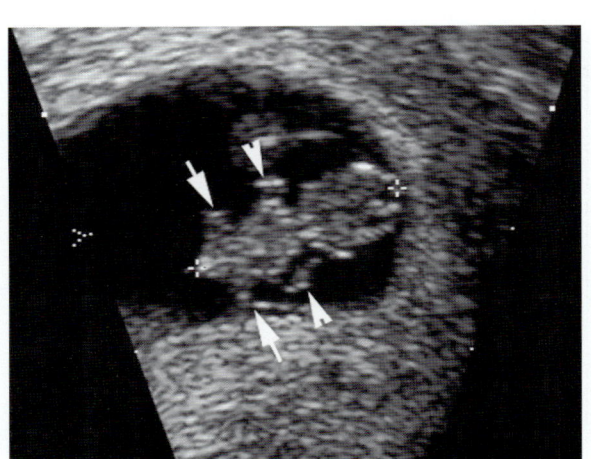

19

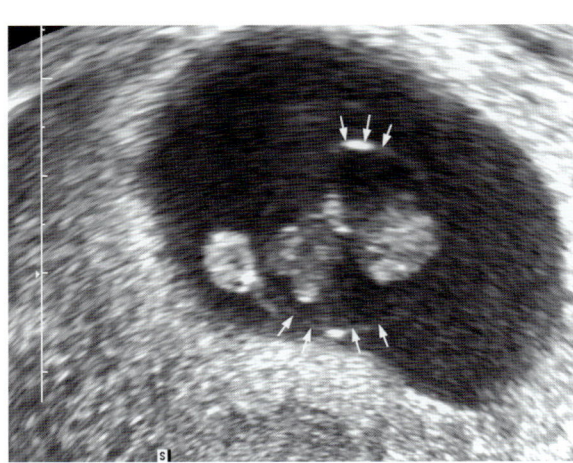

20

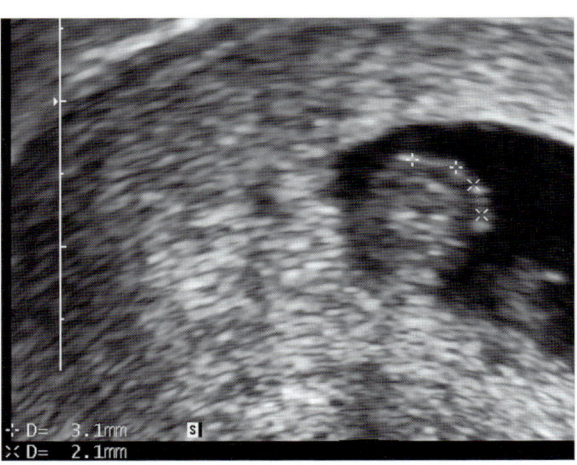

21

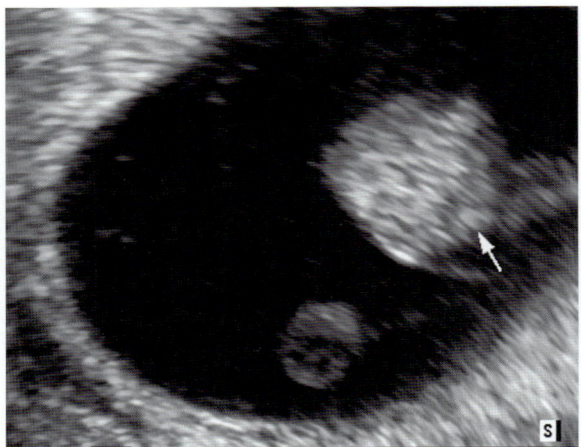

22

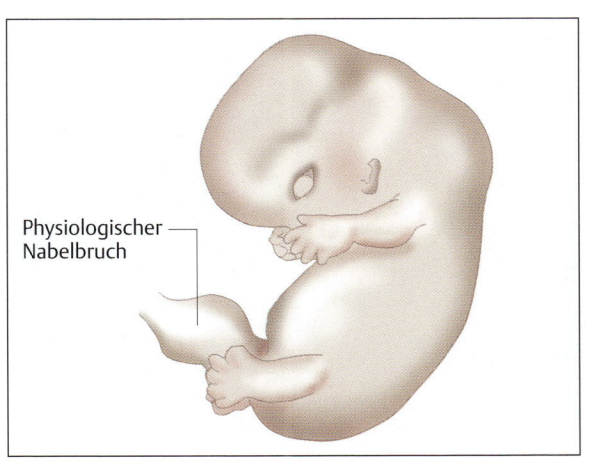

Physiologischer Nabelbruch

23

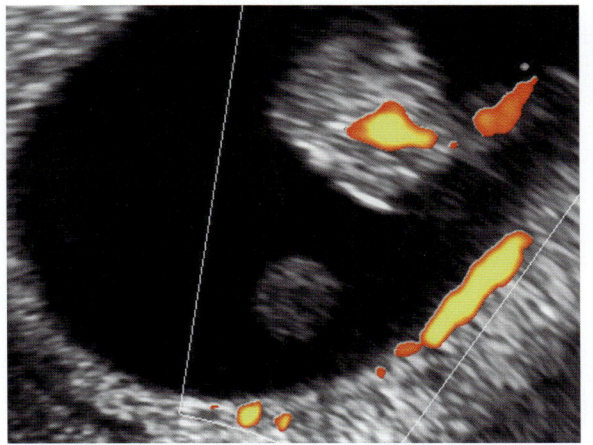

24

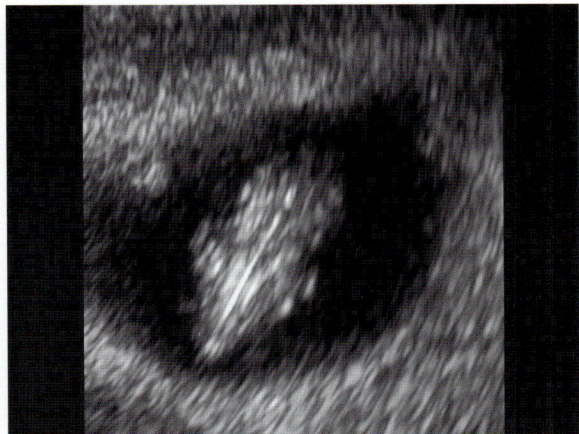

Embryonale Herzfrequenz (EHF) pro Minute

n = 348

Alter der Embryonen in Tagen p.m.

25

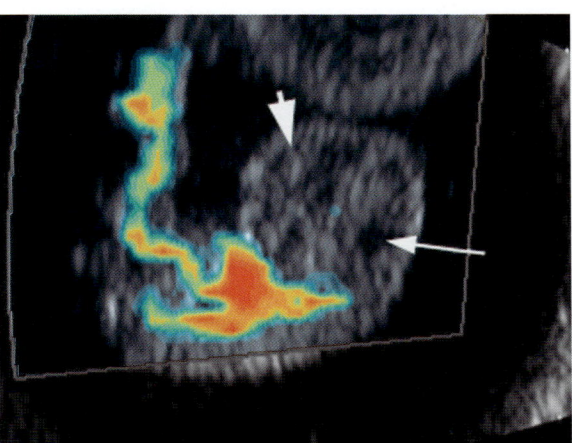

26

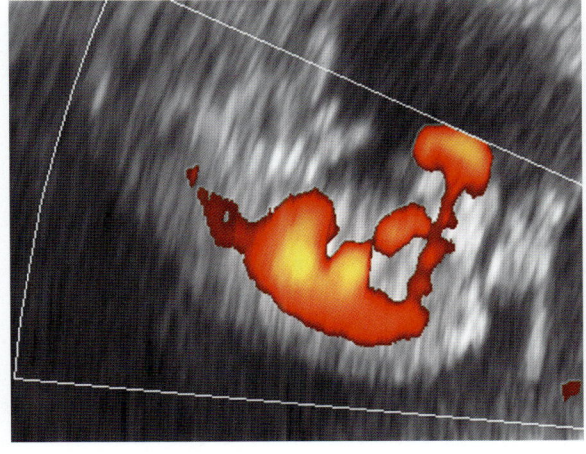

27

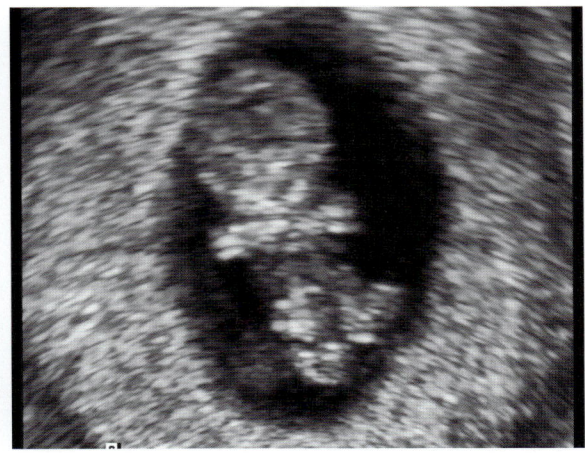

29

Abb. 3.**23** Embryo von 24 mm Länge am 65. Tag p.m. Infolge des physiologischen Nabelbruchs ist die Nabelschnur am fetalen Ansatz aufgetrieben.

Abb. 3.**24** Die Darstellung des embryonalen Gefäßsystems mittels Powerdoppler am Nabelring zeigt den physiologischen Nabelbruch.

Abb. 3.**25** Embryonale Herzfrequenz in Abhängigkeit vom Embryonalalter (aus 10, mit freundlicher Genehmigung des Springer Verlages, Heidelberg).

Abb. 3.**26** Der Sagittalschnitt durch den Embryo am 61. Tag p.m. mit Rhombenzephalon (langer Pfeil) und Telenzephalon (kurzer Pfeil).

Abb. 3.**27** Achsenskelett des Embryos am 60. Tag p.m.

10. Woche p.m.

Abb. 3.**28** Embryo am 66. Tag p.m. zeigt mittels Powerdoppler das embryonale Gefäßsystem mit Herz, Aorta, A. umbilicalis, V. umbilicalis, A. carotis.

Abb. 3.**29** Frontalschnitt vor dem embryonalen Körper am 66. Tag p.m., Arme und Beine sind so lang geworden, dass sie die kontralaterale Seite erreichen können.

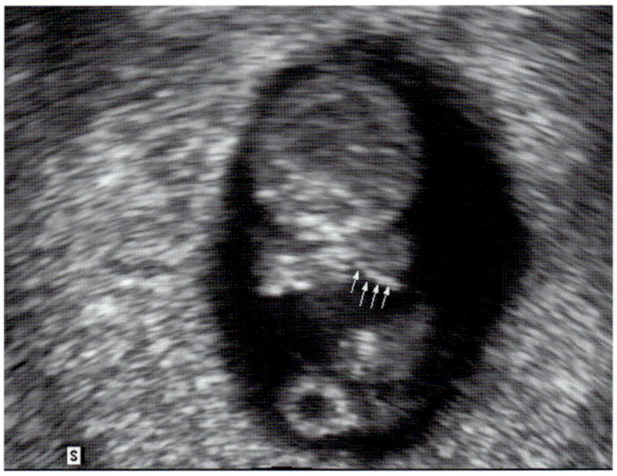

Abb. 3.**30**   Darstellung der Finger (4 Pfeile) am 66. Tag p.m.

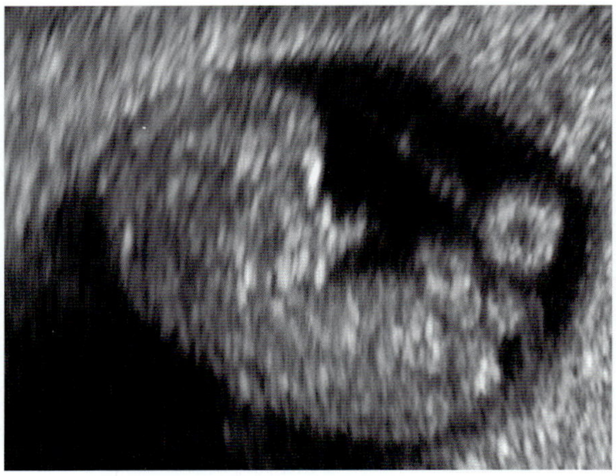

Abb. 3.**31**   Ein Sagittalschnitt durch das embryonale Gesicht am 66. Tag p.m. lässt die Grundstrukturen des Gesichtsskeletts mit Mandibula und Maxilla erkennen.

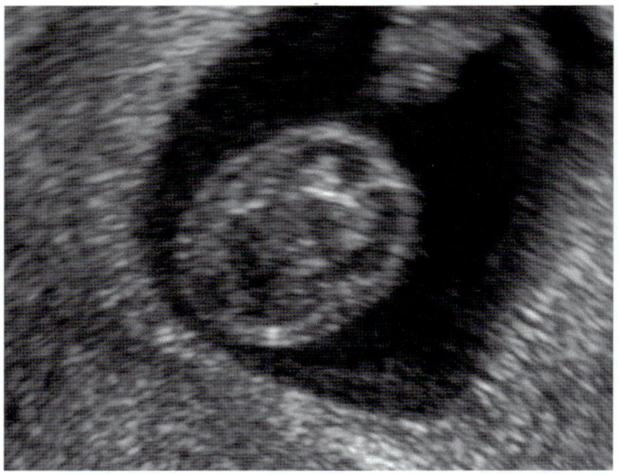

Abb. 3.**32**   Das Telenzephalon hat am 67. Tag p.m. deutlich an Größe zugenommen und beginnt das Dienzephalon einzuhüllen. Die beiden Hemisphären sind klar durch die Falx cerebri getrennt.

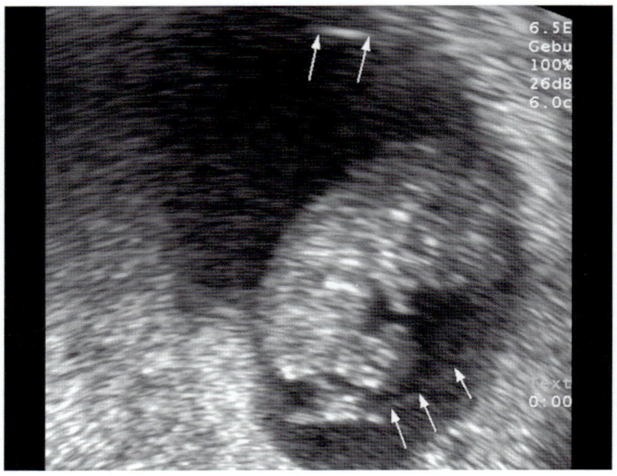

Abb. 3.**33**   Die Amnionmembran umhüllt den Embryo am 66. Tag p.m. als annähernd kreisförmige Struktur (Pfeile). Das extraembryonale Zölom ist im Vergleich zur Amnionhöhle deutlich echoreicher. Der Nabelschnuransatz ist verdickt und zeigt den physiologischen Nabelbruch.

11. Woche p.m.

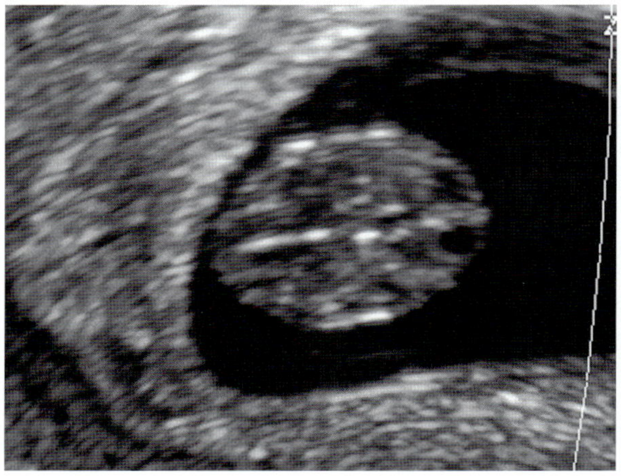

Abb. 3.**34**   Horizontalschnitt durch den Kopf des Embryos am 72. Tag p.m. zur biometrischen Erfassung des biparietalen Durchmessers. Die beiden Gehirnhälften sind klar getrennt und das Cavum septi pellucidi ist darstellbar.

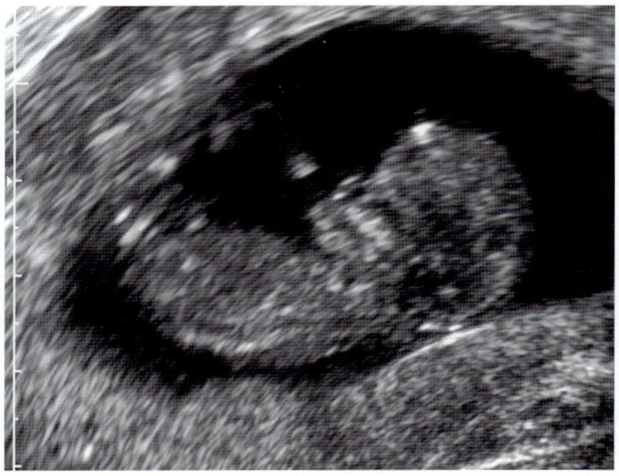

Abb. 3.**35**   Gesichtsprofil eines Embryos am 73. Tag p.m.

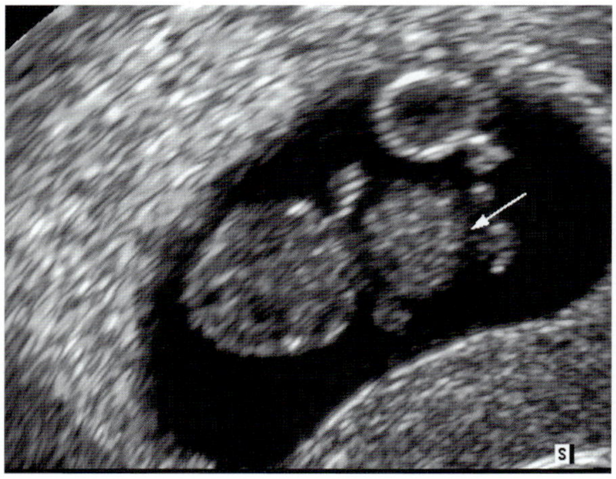

Abb. 3.**36**   Am 72. Tag p.m. weist der Embryo im Frontalschnitt im kleinen Becken die Harnblase als echoarme Struktur (Pfeil) auf.

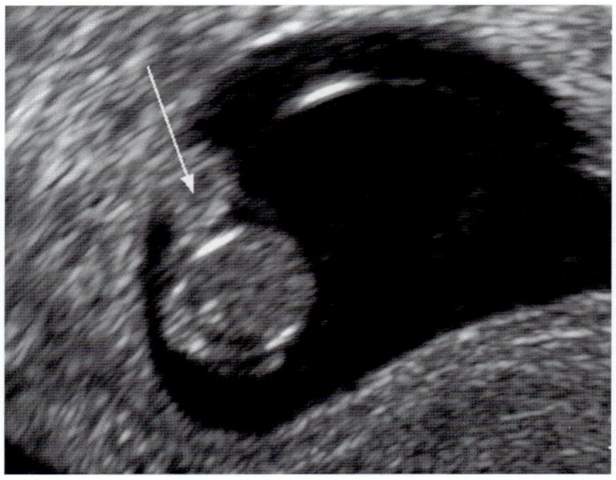

Abb. 3.**37**   Am 72. Tag p.m. ist der Dottersack (Pfeil) zwischen Amnion- und Chorionmembran komprimiert und befindet sich in Rückbildung.

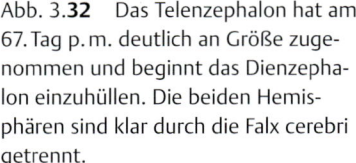

30

31

32

33

34

35

36

37

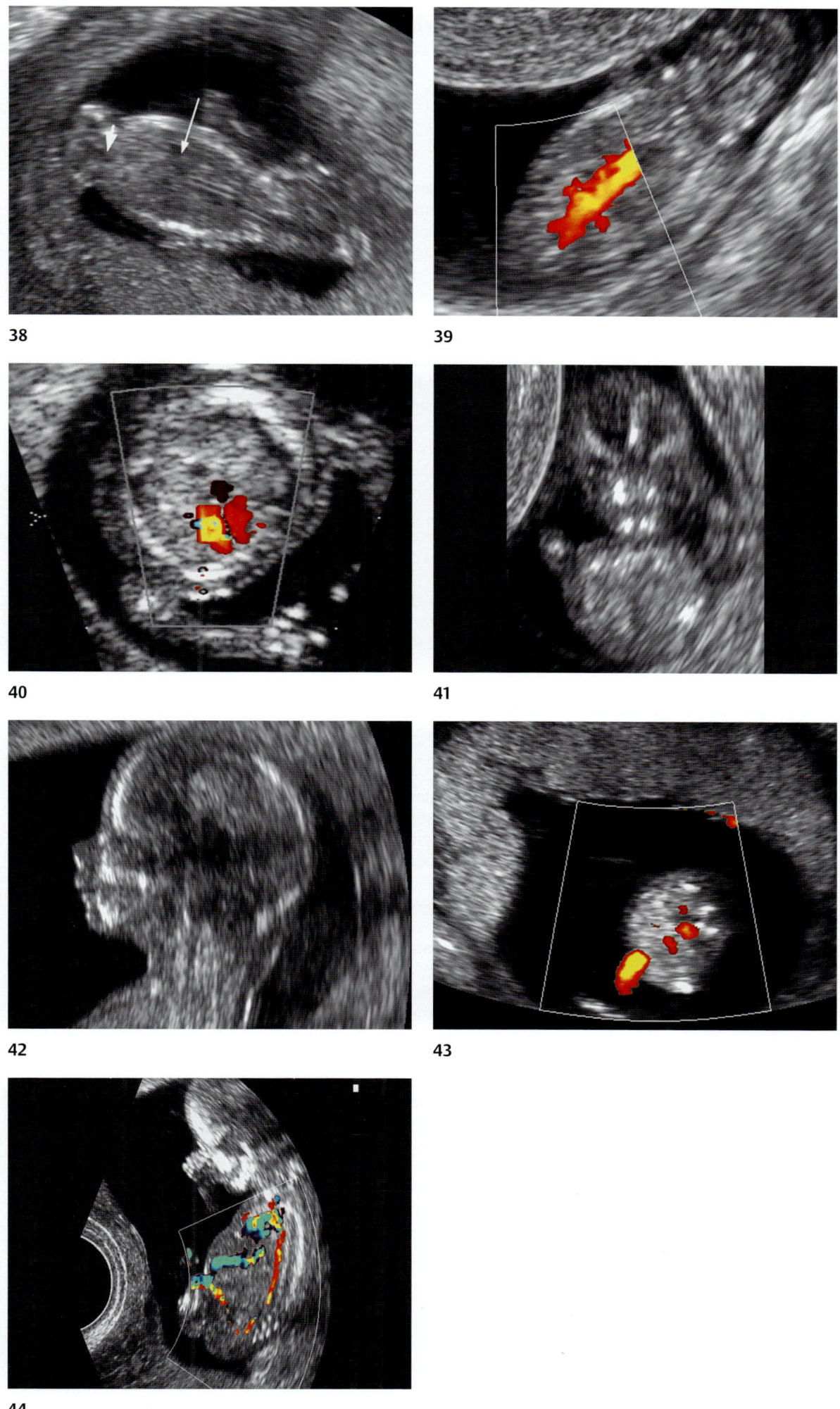

38

39

40

41

42

43

44

12. Woche p. m.

Abb. 3.**38** Frontalschnitt durch das embryonale Abdomen am 81. Tag p. m. Im linken Oberbauch stellt sich die Magenblase (langer Pfeil) und im Unterbauch die Harnblase (kurzer Pfeil) dar.

Abb. 3.**39** Der Frontalschnitt durch das Retroperitoneum zeigt mittels Powerdoppler am 81. Tag p. m. die Aorta mit der Aortenbifurkation sowie die Nierenarterien beidseits. Die Nieren kommen echodicht zur Darstellung.

Abb. 3.**40** Intrathorakal findet sich am 82. Tag p. m. das Herz mit den beiden getrennten Kammersystemen, die mittels Farbdopplersonographie darstellbar sind.

Abb. 3.**41** Der Blick in das Gesicht zeigt am 81. Tag p. m. die beiden Augen.

13. Woche p. m.

Abb. 3.**42** Gesichtsprofil am 91. Tag p. m.

Abb. 3.**43** Nabelschnuransatz am 88. Tag p. m. Die Bauchwand ist geschlossen.

Abb. 3.**44** Thorakoabdominaler Gefäßsitus eines Feten am 91. Tag p. m.

4 Transvaginale Biometrie und Gestationsaltersschätzung im I. Trimenon

Biometrie

Biometriedaten ermöglichen eine Kontrolle der Schwangerschaftsentwicklung in Bezug auf das Gestationsalter. Für die Erfassung des jeweiligen Messparameters sind standardisierte Messebenen von großer Bedeutung. Zur Durchführung einer genauen Biometrie ist bei kleineren Messstrecken die Verwendung von hochauflösenden Vaginalsonden (5–7,5 MHz) wie auch die Vergrößerung der entsprechenden schwangerschaftsspezifischen Strukturen mithilfe der Zoom-Technik notwendig.

Bei bekanntem Gestationsalter erlaubt der Vergleich von Biometrieparametern mit den jeweiligen Normkurven bereits im ersten Trimenon eine gezielte Überwachung des embryonalen/fetalen Wachstums.

■ Chorionhöhle

Nachweis. Der möglichst frühzeitige vaginalsonographische Nachweis einer Chorionhöhle ist insbesondere zum Ausschluss einer Extrauteringravidität von klinischer Bedeutung. Als erste schwangerschaftsspezifische Struktur lässt sie sich bereits wenige Tage nach Ausbleiben der Periode durch die transvaginale Sonographie nachweisen (3, 9, 11, 41). Der Nachweis der Chorionhöhle in dieser frühen SSW kann sich jedoch vor allem bei einem Uterus myomatosus als schwierig erweisen (20). Ab einem Durchmesser von 2–4 mm erkennt man den Trophoblasten als eine echoreiche Ringstruktur mit echoarmem Zentrum innerhalb des hoch aufgebauten Endometriums (Abb. 4.**1**) (3, 20). Die Implantation der Schwangerschaft erfolgt normalerweise exzentrisch innerhalb des hoch aufgebauten Endometriums.

Tabelle 4.**1** HCG-Spiegel (IE/l) in Korrelation zur mittleren Fruchtsackgröße (7)

Fruchtsackgröße (mm)	HCG-Spiegel (mean) (IE/l)	95%-Vorhersageintervall (IE/l)
3	710	1050–2800
4	2320	1440–3760
5	3100	1940–4980
6	4090	2580–6530
7	5340	3400–8450
8	6880	4420–10810
9	8770	5680–13660
10	11040	7220–17050
11	13730	9050–21040
12	16870	11230–25640
13	20480	13750–30880
14	24560	16650–36750
15	29110	19910–43220
16	34100	25530–50210
17	39460	27470–57640
18	45120	31700–65380
19	50970	36130–73280
20	56900	40700–81150
21	62760	45300–88790
22	68390	49810–95990
23	73640	54120–102540
24	78350	58100–108230
25	82370	61640–112870
26	85560	64600–116310
27	87820	66900–118420
28	89050	68460–119130
29	89230	69220–118420
30	88340	69150–116310

Mittlerer Chorionhöhlendurchmesser. Der mittlere Fruchtsackdurchmesser zeigt eine enge Korrelation zum HCG-Anstieg (Tab. 4.**1**). Der mittlere Chorionhöhlendurchmesser wird als arithmetisches Mittel aus dem größten sagittalen, transversalen und frontalen Durchmesser bestimmt. Dabei werden die senkrecht aufeinander stehenden Messstrecken an der inneren Begrenzung der Chorionhöhle abgegriffen (Abb. 4.**1**).

Wachstumsgeschwindigkeit. Die Chorionhöhle zeigt sowohl bei der abdominalen als auch bei der transvaginalen Sonographie ein annähernd lineares Wachstum innerhalb der ersten 10 Wochen p. m. (Abb. 4.**7a**). Sie weist in den ersten SSW eine runde und gegen Ende des I. Trimesters eine mehr ellipsoide Form auf. Die Wachstumsgeschwindigkeit der Chorionhöhle wird zwischen 5 und 11 SSW im Mittel mit 1,13 mm/Tag angegeben (34). Beträgt das Wachstum allerdings weniger als 0,6 mm/Tag, so muss mit einem Abort gerechnet werden (34). Der mittlere Chorionhöhlendurchmesser weist mit 5+0 SSW eine Größe von etwa 5 mm auf und beträgt mit 11+0 SSW etwa 50 mm.

Abortrisiko. Ab einem Chorionhöhlendurchmesser von mehr als 8 mm sollte der Dottersack nachweisbar sein (26). Eine im Verhältnis zur Scheitel-Steiß-Länge deutlich zu kleine Chorionhöhle scheint in über 90% der Fälle mit einem Abort einherzugehen (5). Andere Autoren konnten in 71% einen Abort vorhersagen, wenn sich sowohl die mittlere Fruchtsackgröße als auch die Scheitel-Steiß-Länge unterhalb der Standardabweichung fanden (33).

Amnionepithel. Ab 7 abgeschlossenen SSW lässt sich innerhalb der Chorionhöhle das Amnionepithel als feine echoreiche Membran darstellen (2, 18, 38). Im Verlauf der folgenden Wochen entfernt sich das Amnionepithel immer mehr vom Embryo und verklebt dann nach 12/13 SSW mit dem Chorionepithel.

■ Dottersack

Erste Embryonalstruktur. Der sekundäre Dottersack lässt sich gegen Ende der 5. SSW innerhalb der Chorionhöhle als kreisrunde, scharf begrenzte, echoreiche Ringstruktur nachweisen (41). Er ist die erste embryonale Struktur, die zwischen Amnion und Chorion im extraembryonalen Zölom erkennbar ist und über den Ductus omphaloentericus (=Ductus vitellinus) mit dem Embryo in Verbindung steht. Aufgrund seiner embryonalen Herkunft können bei sonographischem Nachweis eines Dottersackes, d. h. noch vor Nachweis des Embryos, eine Abortivfrucht (synonym: Windei, Blighted Ovum) wie auch eine Extrauteringravidität ausgeschlossen werden (35).

Nachweis. Zwischen 5 und 10 abgeschlossenen SSW lässt sich der Dottersack in 80–90% der Fälle nachweisen (17, 38). Die Messpunkte werden an den äußeren Rand gelegt (Abb. 4.**2**) (42). Bei der Vermessung ist darauf zu achten, dass keine Verwechslung mit dem embryonalen Kopf erfolgt.

Wachstumsverhalten. Das Wachstum des Dottersackes weist einen biphasischen Verlauf auf. Zwischen 5 und 8 abgeschlossenen SSW zeigt er ein nahezu lineares Wachstum, anschließend flacht er bis zum Ende des I. Trimesters deutlich ab (Abb. 4.**7b**). Die Größe des Dottersackes beträgt mit 6+0 SSW etwa 2 mm und mit 11+0 SSW knapp 6 mm und korreliert eng mit der Embryonalentwicklung bzw. Scheitel-Steiß-Länge (2, 18). Das Wachstumsverhalten weist allerdings sowohl bei normalen als auch bei gestörten Frühschwangerschaften eine deutliche Größenvariabilität auf (17, 37, 51).

Größen- und Formabweichungen. Kontroverse Meinungen existieren über die klinische Relevanz einer außerhalb der Norm liegenden Dottersackgröße. Während einige Autoren bei einem vergrößerten Dottersack ein erhöhtes Abortrisiko sowie eine erhöhte Rate an Chromosomenstörungen beobachteten (19, 29, 39), fanden andere keinen Zusammenhang zum Schwangerschaftsausgang (17, 26, 37). Als prognostisch ungünstig wird das Fehlen bzw. ein deutlich unterhalb der Norm liegender Dottersack angesehen (6, 19, 39). Ebenso scheint ein unscharf abgrenzbarer und entrundeter Dottersack ein ungünstiges Prognosekriterium für die Frühschwangerschaft zu sein (29). Ab 13 abgeschlossenen SSW ist der Dottersack, bedingt durch die Fusion von Amnion- und Chorionepithel, nicht mehr darstellbar.

■ Amnionhöhle

Nachweis. Zwischen 7 und 10 SSW kann die Amnionhöhle von der Chorionhöhle aufgrund der unterschiedlichen Echogenität differenziert werden. Während innerhalb der Chorionhöhle feine homogene Binnenechos dargestellt werden, zeigt sich die Amnionhöhle echofrei. Das Amnionepithel umhüllt als runde, dünne, echoreiche Membran den Embryo, zunächst eng anliegend, dann ab 7 abgeschlossenen SSW davon abgrenzbar (2, 18, 41).

Mittlerer Amnionhöhlendurchmesser. Analog der Chorionhöhle wird der mittlere Amnionhöhlendurchmesser als arithmetisches Mittel aus dem größten sagittalen, transversalen und frontalen Durchmesser bestimmt (Abb. 4.**3**). Dabei werden die senkrecht aufeinander stehenden Messstrecken an der inneren Begrenzung der Amnionhöhle abgegriffen.

Wachstumsverhalten. In den folgenden Wochen dehnt sich die Amnionhöhle zunehmend aus. Da die Wachstumsrate der Amnionhöhle deutlich höher ist als die der Chorionhöhle (53), legt sich das Amnionepithel gegen Ende des I. Trimesters dem Chorionepithel an, sodass nur noch die Amnionhöhle zu sehen ist. Ähnlich wie bei der Chorionhöhle zeigt das Wachstum der Amnionhöhle einen linearen Verlauf (Abb. 4.**7c**). Die Amnionhöhle beträgt mit 7+0 SSW etwa 10 mm und mit 12+0 SSW annähernd 50 mm (2). Eine im Verhältnis zur Scheitel-Steiß-Länge zu große Amnionhöhle scheint mit einer erhöhten embryonalen Abortrate einherzugehen (24).

■ Scheitel-Steiß-Länge (SSL)

Maximale Embryolänge. Ab 6 SSW gelingt mittels der transvaginalen Sonographie in den meisten Fällen die Darstellung des Embryos, der in unmittelbarer Nähe des Dottersackes gefunden wird (33, 41, 49). Bei der gemessenen Scheitel-Steiß-Länge (sog. SSL) handelt es sich aufgrund der embryonalen Krümmung sowie der Kopfbeugung nicht um die tatsächliche SSL, sondern um die maximale Embryolänge (32). Der Einfachheit halber wird jedoch von der SSL gesprochen. Die Messung erfolgt vom kranialen bis zum kaudalen Pol möglichst in einer Streckhaltung des Embryos (Abb. 4.**4**).

Messfehler. Die Intra- und Interobservervariabilität von der Scheitel-Steiß-Längenmessung wird mit 6,6% und 8,4% angegeben (46). Die häufigsten Fehler bei der genauen Bestimmung der Scheitel-Steiß-Länge werden durch die Vermessung des Embryos in einer Flexionshaltung und durch die Einbeziehung des Dottersackes verursacht. Die Zunahme der Scheitel-Steiß-Länge zeigt einen nichtlinearen exponentiellen Verlauf mit zunehmender Streuung gegen Ende des I. Trimesters (Abb. 4.**7d**).

Abdominal- und vaginalsonographische Messungen. Der Vergleich zwischen abdominal- und vaginalsonographisch erhobenen Wachstumskurven zeigt keine signifikanten Unterschiede (2, 10, 16, 21, 23, 27, 30, 31, 36, 42, 43, 44, 46, 48). Allerdings lässt sich der Embryo mittels Vaginalsonographie ca. 1 Woche früher nachweisen. Eine gute Übereinstimmung besteht auch mit Wachstumskurven, die von Embryonen mit einem exakt definierten Konzeptionszeitpunkt im Rahmen einer IVF-Behandlung erhoben wurden (8, 52).

Einlingsschwangerschaften. Bei Einlingsschwangerschaften und einem gesicherten Gestationsalter ist bei einer Scheitel-Steiß-Länge unterhalb der 5. Perzentile mit einer erhöhten Rate an Trisomie 18 zu rechnen (25). Alle anderen Chromosomenaberrationen weisen jedoch keine Auffälligkeiten hinsichtlich der Scheitel-Steiß-Länge auf (25, 50). Von 7+0 bis 13+0 SSW nimmt die Scheitel-Steiß-Länge von etwa 4 mm auf etwa 58 mm um das 15fache zu (2). Abb. 4.**11a** gibt das geschätzte Gestationsalter in Abhängigkeit von der SSL an (42).

Mehrlingsschwangerschaften. Keine Unterschiede in der Scheitel-Steiß-Länge finden sich zwischen Einlings- und höhergradigen Mehrlingsschwangerschaften (45). Zeigt sich jedoch bei Mehrlingen eine diskordante Scheitel-Steiß-Länge von ≥ 3 mm, so beträgt die embryonale Verlustrate unterhalb von 9+0 SSW (= 63 Tage p.m.) etwa 50% (12). Auch wird bei einer unterhalb der Norm liegenden Scheitel-Steiß-Länge über eine erhöhte Spontanabortrate (33), über eine erhöhte Rate kongenitaler Anomalien (51) und über eine erhöhte Rate chromosomaler Aberrationen berichtet (13, 14, 15).

■ Biparietaler Kopfdurchmesser (BPD)

Die Bestimmung des biparietalen Kopfdurchmessers kann ab 7 abgeschlossenen SSW erfolgen (1, 4, 28). Der biparietale Kopfdurchmesser wird in Höhe des Planum frontooccipitale in einer Außen-außen-Messung bestimmt (Abb. 4.**5** und 4.**6**). Die Wachstumskurve zeigt dabei einen linearen Anstieg während des I. Trimesters (Abb. 4.**7e**) (2, 4, 28, 42). Mit 8+0 SSW weist der BPD einen Durchmesser von etwa 7 mm und mit 13+0 SSW einen Durchmesser von etwa 24 mm auf (2, 42). In Tab. 4.**2** ist das Verhältnis zwischen Scheitel-Steiß-Länge und biparietalem Kopfdurchmesser aufgeführt.

■ Abdomen

Wachstumsverhalten. Das Wachstum des embryonalen Abdomens zeigt einen linearen Anstieg während des I. Trimesters (4, 22, 27, 28, 42). In dieser frühen Phase sind der Magen bzw. die intrahepatischen Venen häufig nicht darstellbar, sodass als Referenzebene für die Vermessung des embryonalen Abdomens die Höhe der Nabelschnurinsertion herangezogen wird (Abb. 4.**8**) (27). Die Vermessung des embryonalen Abdomens gelingt ab 8 abgeschlossenen SSW. Der mittlere Abdomenquerdurchmesser beträgt etwa 6 mm, der Abdomenumfang mit

Tabelle 4.**2** Mittelwerte und 95%-Intervalle (in mm) vom biparietalen Kopfdurchmesser (BPD), vom Abdomenumfang (AU) und von der Femurlänge im Verhältnis zur Scheitel-Steiß-Länge (27)

SSL	BPD			AU			Femur		
mm	2,5%	50%	97,5%	2,5%	50%	97,5%	2,5%	50%	97,5
5	1,9	4,8	7,7	1,6	10,9	20,1		0,2	3,4
15	4,7	7,6	10,4	10,9	20,1	29,2		1,9	5,0
25	7,6	10,5	13,4	20,1	29,2	38,3	0,5	3,6	6,6
35	10,5	13,4	16,2	29,3	38,3	47,3	2,2	5,2	8,2
45	13,4	16,2	19,1	38,5	47,5	56,6	4,0	6,9	9,9
55	16,2	19,1	22,0	47,6	56,7	65,7	5,6	8,5	11,5
65	19,1	22,0	24,8	56,7	65,8	75,0	7,2	10,2	13,2
75	21,9	24,8	27,7	65,8	75,0	84,2	8,8	11,9	15,0
85	24,7	27,7	30,6	74,8	84,1	93,5	10,5	13,5	16,7

8+0 SSW etwa 20 mm (4, 27, 42) (Abb. 4.**10a**). Anhand einer multiplen Regressionsanalyse konnte gezeigt werden, dass die Abdomenmaße besser mit der Scheitel-Steiß-Länge als mit dem Gestationsalter korrelieren (22, 27). In Tab. 4.**2** ist das Verhältnis zwischen Scheitel-Steiß-Länge und Abdomenumfang aufgeführt.

Physiologische Nabelschnurhernie. Zwischen 10 und 12 abgeschlossenen SSW lässt sich die physiologische Nabelschnurhernie nachweisen. Sie darf nicht in die Abdomenmessung einbezogen werden.

■ *Femur*

Extremitätenanlagen lassen sich ab 9 abgeschlossenen SSW sicher nachweisen (22, 27, 42). In erster Linie kommt dabei die Vermessung des Femurs in Form einer Außen-außen-Messung des ossifizierten Knochenschaftes zur Anwendung (Abb. 4.**9**). Gegen Ende des I.Trimesters können dadurch bereits auch erste Hinweise für das Vorhandensein einer Skelettdysplasie gewonnen werden. Mit 10+0 SSW beträgt die Femurlänge etwa 5 mm (Abb. 4.**10b**) (27, 42). In Tab. 4.**2** ist das Verhältnis zwischen Scheitel-Steiß-Länge und Femurlänge aufgeführt.

Gestationsaltersschätzung

Scheitel-Steiß-Länge. Eine verlässliche sonographische Schätzung des Gestationsalters ist nur im I.Trimenon möglich. Als Standardparameter dient hier die Scheitel-Steiß-Länge (SSL), da diese im Vergleich zu allen anderen Messparametern die geringste Schwankungsbreite besitzt. Dies wurde bereits in den 70er-Jahren von Robinson und Fleming (44) sowie Hansmann et al. (23) gezeigt und von Schmidt et al. (47) Anfang der 80er-Jahre bestätigt. Robinson und Fleming (44) konnten anhand einer einzigen Messung zwischen 7 und 14 SSW eine Schätzgenauigkeit von ± 4,7 Tage (95% Vertrauensbereich) ermitteln. Hansmann et al. (23) gaben für den Zeitraum zwischen der 7. und 20. SSW eine Schätzgenauigkeit von ±7 Tage (2s) in der 7. SSW und ±11 Tage (2s) am Ende der ersten Schwangerschaftshälfte an. Schmidt et al. (47) errechneten für den gleichen Zeitraum Werte von ±7 bis ±10 Tage (2s).

Neuere Daten zur Schätzgenauigkeit im I.Trimenon stammen von transvaginalsonographischen Untersuchungen (40, 42, 52). Rempen (42) ermittelte als Vertrauensintervall des Gestationsalters zur 95. bzw. 5.Perzentile bei der Scheitel-Steiß-Länge ±6 Tage, beim biparietalen Kopfdurchmesser bzw. beim Abdomenquerdurchmesser ±8 Tage und beim mittleren Chorionhöhlendurchmesser ±9 Tage. Abb. 4.**11a** gibt das geschätzte Gestationsalter in Abhängigkeit von der SSL wieder (42).

Mittlerer Chorionhöhlendurchmesser. Der mittlere Chorionhöhlendurchmesser ist lediglich in den ersten Wochen zur Datierung einer Frühschwangerschaft von Bedeutung (42). Aufgrund der größeren Streubreite dieses Messparameters gegen Ende des ersten Trimesters ist das Schätzergebnis letztlich ungenauer als mit der Scheitel-Steiß-Länge.

Biparietaler Kopfdurchmesser. Gegen Ende des ersten Trimesters gewinnt zunehmend auch der biparietale Kopfdurchmesser für die Gestationsaltersschätzung an Bedeutung (21) (Abb. 4.**11b**).

Literatur

1. Bahlmann, F., Merz, E.: Sonomorphologie der normalen und gestörten Frühgravidität. Gynäkol. Prax. 19 (1995) 5–21
2. Bahlmann, F., Merz, E., Weber, G., Wellek, S., Engelhardt, O.: Transvaginale Ultraschallbiometrie in der Frühgravididtät – Ein Wachstumsmodell. Ultraschall in Med. 18 (1997) 196–204
3. Bernaschek, G., Rudelstorfer, R., Csaicsich, P.: Vaginal sonography versus serum human chorionic gonadotropin in early detection of pregnancy. Am. J. Obstet. Gynecol. 158 (1988) 608–612
4. Blaas, H.G., Eik-Nes, H., Bremnes, J.B.: The growth of the human embryo. A longitudinal biometric assessment from 7 to 12 weeks of gestation. Ultrasound Obstet. Gynecol. 12 (1998) 346–354
5. Bromley, B., Harlow, B.L., Laboda, L.A., Benacerraf, B.B.: Small sac size in the first trimester: A predictor of poor fetal outcome. Radiology 178 (1991) 375–377
6. Crooji, M.J., Westhuis, M., Schoemaker, J., Exalto, N.: Ultrasonographic measurement of the yolk sac. Brit. J. Obstet. Gynaecol. 89 (1982) 931–933
7. Daya, S., Woods, S., Ward, S., Lappalainen, R., Caco, C.: Transvaginal ultrasound scanning in early pregnancy and correlation with human chorionic gonadotropin levels. J. Clin. Ultrasound 19 (1991) 139–142
8. Daya, S.: Accuracy of gestational age estimation by means of fetal crown-rump length measurement. Obstet. Gynecol. 168 (1993) 903–908
9. De Crespigny, L.C., Cooper, D., McKenna, M.: Early detection of intrauterine pregnancy with ultrasound. J. Ultrasound Med. 7 (1988) 7–10
10. Degenhardt, F., Böhmer, S., Behrens, O., Mühlhaus, K.: Transvaginale Ultraschallbiometrie der Scheitel-Steiß-Länge im ersten Trimenon. Z. Geburtsh. u. Perinat. 192 (1988) 249–252
11. Degenhardt, F., Böhmer, S., Laabs, A.: Vaginalsonographische Ermittlung des Fruchtsackquerschnittes in der Frühschwangerschaft. Z. Geburtsh. u. Perinat. 193 (1989) 68–71
12. Dickey, R.P., Olar, T.T., Taylor, S.N. et al.: Incidence and significance of unequal gestational sac diameter or embryo crown-rump length in twin pregnancy. Hum. Reprod. 7 (1992) 1170–1172
13. Dickey, R.P., Olar, T.T., Taylor, S.N., Curole, D.N., Matulich, E.M.: Relationship of small gestational sac-crown-rump length differences to abortion and abortus karyotypes. Obstet. Gynecol. 79 (1992) 554–557
14. Dickey, R.P., Gasser, R.F., Olar, T.T. et al.: The relationship of initial embryo crown-rump length to pregnancy outcome and abnormal karyotype based on new growth curves for the 2–31mm embryo. Hum. Reprod. 9 (1994) 366–373
15. Drugan, A., Johnson, M.P., Isada, N.B. et al.: The smaller than expected first-trimester fetus is at increased risk for chromosome anomalies. Am. J. Obstet. Gynecol. 167 (1992) 1525–1528
16. Drumm, J.E., Clinch, J., MacKenzie, G.: The ultrasonic measurement of fetal crown-rump length as a method af assessing gestational age. Brit. J. Obstet. Gynaecol. 83 (1976) 417–421
17. Ferrazzi, E., Brambati, B., Lanzani, A. et al.: The yolk sac in early pregnancy failure. Am. J. Obstet. Gynecol. 158 (1988) 137–142
18. Funk, A., Fendel, H.: Ultraschallechographische Darstellbarkeit und Messung der Amnionhöhle und des Dottersacks in der frühen Schwangerschaft: Vergleichende Untersuchung von intakten und gestörten Schwangerschaften. Z. Geburtsh. u. Perinat. 192 (1988) 59–66
19. Funk, A., Eichenberg, S., Sohn, C.: Transvaginale Sonographie: Die differentialdiagnostische Bedeutung des sekundären Dottersackes in der Frühschwangerschaft. Z. Geburtsh. u. Perinat. 193 (1989)178–182
20. Goldstein, S.R., Snyder, J.R., Watson, C., Danon, M.: Very early pregnancy detection with endovaginal ultrasound. Obstet. Gynecol. 72 (1988) 200–204
21. Goldstein, S.R.: Embryonic ultrasonographic measurements: Crown-rump length revisited. Am. J. Obstet. Gynecol. 165 (1991) 497–501
22. Green, J.J., Hobbins, J.C.: Abdominal ultrasound examination of the first trimester fetus. Am. J. Obstet. Gynecol. 159 (1988) 165–175
23. Hansmann, M., Schuhmacher, H., Foebus, J., Voigt, U.: Ultraschallbiometrie der fetalen Scheitelsteißlänge in der ersten Schwangerschaftshälfte. Geburtsh. u. Frauenheilk. 39 (1979) 656–666
24. Horrow, M.M.: Enlarged amniotic cavity: A new sonographic sign of early embryonic death. AJR 158 (1992) 359–362
25. Kuhn, P., Brizot, M.L., Pandya, P.P., Snijders, R.J., Nicolaides, K.H.: Crown-rump length in chromosomally abnormal fetuses at 10 to 13 weeks' gestation. Am. J. Obstet. Gynecol. 172 (1995) 32–35
26. Kurtz, A.B., Needleman, L., Pennel, R.G., Baltarowich, O., Vilaro, M., Goldberg, B.B.: Can detection of the yolk sac in the first trimester be used to predict the outcome of pregnancy? A prospective sonographic study. AJR 158 (1992) 843–847
27. Kustermann, A., Zorzoli, A., Spagnolo, D., Nicolini, U.: Transvaginal sonography for fetal measurement in early pregnancy. Brit. J. Obstet. Gynaecol. 99 (1992) 38–42
28. Lasser, D.M., Peisner, D.B., Vollebergh, J., Timor-Tritsch, I.: First-trimester fetal biometry using transvaginal sonsography. Ultrasound Obstet. Gynecol. 3 (1993) 104–108
29. Lindsay, D.J., Lovett, I.S., Lyons, E.A. et al.: Yolk sac diameter and shape at endovaginal US: Predictors of pregnancy outcome in the first trimester. Radiology 183 (1992) 115–118
30. Mac Gregor, S., Tamura, R., Sabbagha, E., Minogue, J., Gibson, M., Hoffmann, D.: Underestimation of gestational age by conventional crown-rump length dating curves. Obstet. Gynecol. 70 (1987) 344–348
31. Merz, E.: Vaginosonographie. Enke 1992
32. Merz, E.: Aktueller Stand der Vaginosonographie. Teil II.Geburtshilfliche Diagnostik, neue Aspekte und Zukunftsaussichten. Ultraschall in Med. 15 (1994) 52–59
33. Nazari, A., Check, J.H., Epstein, R.H., Dietterich, C., Farzanfar, S.: Relationship of small for dates sac size to crown-rump length and spontaneous abortion in patients with a known date of ovulation. Obstet. Gynecol. 78 (1991) 369–373

34. Nyberg, D.A., Mack, L.A., Laing, F.C., Patten, R.M.: Distinguishing normal from abnormal gestational sac drowth in early pregnancy. J. Ultrasound Med. 6 (1987) 23–27

35. Nyberg, D.A., Mack, L., Harvey, D., Wang, K.: Value of the yolk sac in evaluating early pregnancies. J. Ultrasound Med. 7 (1988) 129–135

36. Pennell, R.G., Needleman, L., Pajak, T. et al.: Prospective comparison of vaginal and abdominal sonography in normal early pregnancy. J. Ultrasound Med. 10 (1991) 63–67

37. Reece, E.A., Scioscia, A.L., Pinter, E. et al.: Prognostic significance of the human yolk sac assessment by ultrasonography. Am. J. Obstet. Gynecol. 159 (1988) 1191–1194

38. Rempen, A.: Vaginale Sonographie der intakten Gravidität im ersten Trimenon. Geburtsh. u. Frauenheilk. 47 (1987) 477–482

39. Rempen, A.: Der embryonale Dottersack bei gestörter Frühschwangerschaft. Geburtsh. u. Frauenheilk. 48 (1988) 804–808

40. Rempen, A.: Biometrie in der Frühgravidität (I. Trimenon). Gynäkologie u. Geburtshilfe 1 (1991) 23–28

41. Rempen. A.: Vaginale Sonographie im ersten Trimenon. I. Qualitative Parameter. Z. Geburtsh. u. Perinat. 195 (1991) 114–122

42. Rempen, A.: Vaginale Sonographie im ersten Trimenon. II. Quantitative Parameter. Z. Geburtsh. u. Perinat. 195 (1991) 163–171

43. Robinson, H.P.: Sonar measurements of the fetal crown-rump length as a means of assessing maturity in the first trimester of pregnancy. Brit. Med. J. 4 (1973) 28–31

44. Robinson, H.P., Fleming, J.E.E.: A critical evaluation of sonar crown-rump length measurements. Brit. J. Obstet. Gynaecol. 82 (1975) 702–710

45. Saade, G.R., Gray, G., Belfort, M.A., Carpenter, R.J., Moise, K.J.: Ultrasonographic measurement of crown-rump length in high-order multifetal pregnancies. Ultrasound Obstet. Gynecol. 11 (1998) 438–444

46. Schats, R., Van Os, H.C., Jansen, C.A., Wladimiroff, J.W.: The crown-rump length in early human pregnancy: a reappraisal. Brit. J. Obstet. Gynaecol. 98 (1991) 460–462

47. Schmidt, W., Hendrik, H.J., Kubli, F.: Ultraschallfetometrie – die Scheitel-Steißlänge in der ersten Schwangerschaftshälfte. Z. Geburtsh. Perinat. 185 (1981) 327–335

48. Silva, P.D., Mahairas, G., Schaper, A.M., Schauberger, C.W.: Early crown-rump length. A good predictor of gestational age. J. Reprod. Med. 35 (1990) 641–644

49. Timor-Tritsch, I.E., Farine, D., Rosen, M.G.: A close look at early embryonic development with the high-frequency transvaginal transducer. Am. J. Obstet. Gynecol. 159 (1988) 676–681

50. Wald, N.J., Smith, D., Kennard, A. et al.: Biparietal diameter and crown-rump length in fetuses with Down's syndrome: implications for antenatal serum screening for Down's syndrome. Brit. J. Obstet. Gynaecol. 100 (1993) 430–435

51. Weissman, A., Achiron, R., Lipitz, S., Blickstein, I., Mashiach, S.: The first-trimester growth-discordant twin: an omnious prenatal finding. Obstet. Gynecol. 84 (1994) 110–114

52. Wisser, J., Dirschedl, P., Krone, S.: Estimation of gestational age by transvaginal sonographic measurement of greatest embryonic length in dated human embryos. Ultrasound Obstet. Gynecol. 4 (1994) 457–462

53. Zimmer, E.Z., Chao, C.R., Santos, R.: Amniotic sac, fetal heart area, fetal curvature, and other morphometrics using first trimester vaginal ultrasonography and color doppler imaging. J. Ultrasound Med. 13 (1994) 685–690

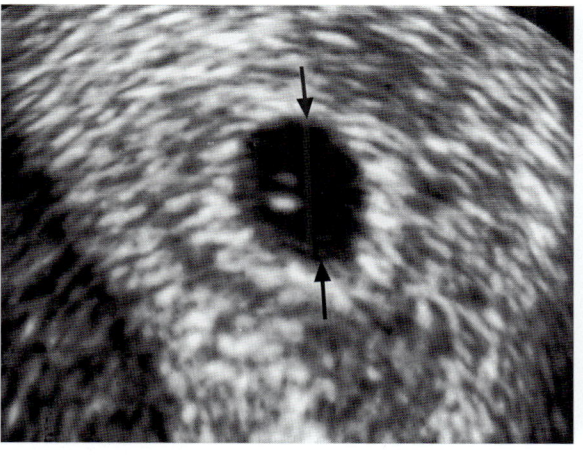

1

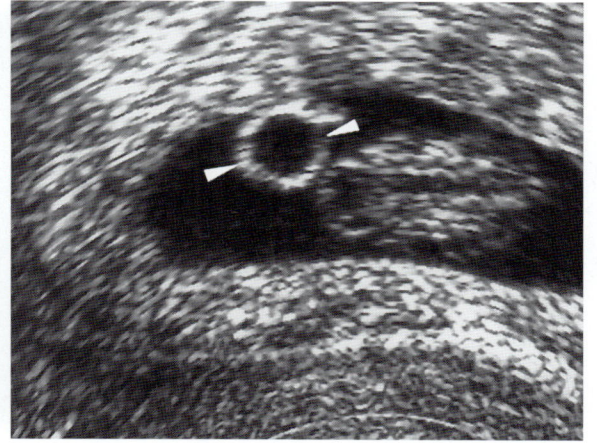

2

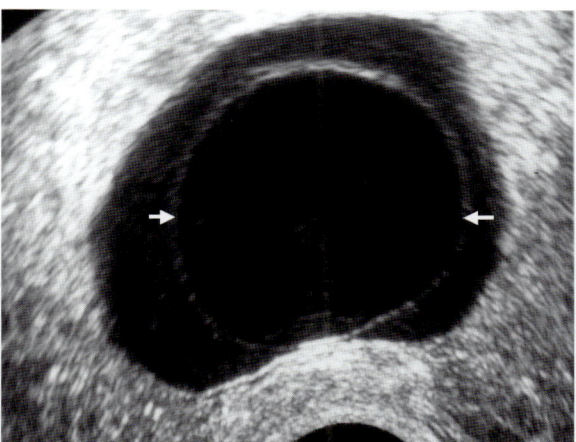

3

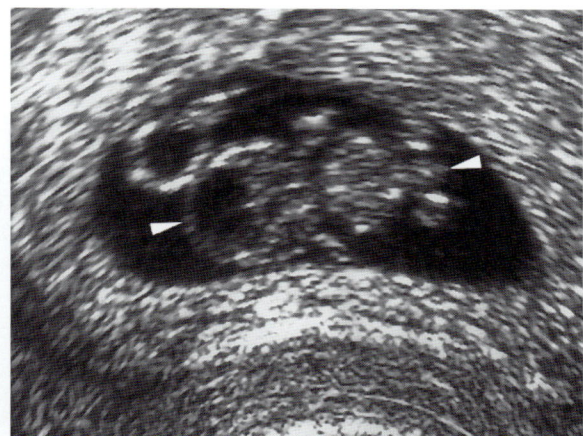

4

Biometrie

Abb. 4.1 Transvaginalsonographische Darstellung der Chorionhöhle mit 5+4 SSW. Die Messpunkte werden an der inneren Begrenzung der Chorionhöhle angesetzt (Pfeile).

Abb. 4.2 Transvaginalsonographische Darstellung des Dottersackes (7+2 SSW). Die Messung erfolgt als Außen-außen-Messung (Pfeile). Neben dem Dottersack stellt sich der Embryo als längliche Struktur dar.

Abb. 4.3 Transvaginalsonographische Darstellung der Chorion- und Amnionhöhle mit 10+0 SSW. Die Messpunkte werden an der inneren Begrenzung der Amnionhöhle angelegt (Pfeile).

Abb. 4.4 Transvaginalsonographische Messung der Scheitel-Steiß-Länge mit 8+4 SSW (Pfeile). Die echoarme Struktur innerhalb des embryonalen Kopfes ist physiologisch und stellt das Rhombenzephalon dar. Links neben dem Rhombenzephalon erkennt man den Dottersack.

Abb. 4.**5** Transvaginalsonographische Vermessung des biparietalen Kopf-durchmessers bei einem Embryo mit 8+4 SSW. Außen-außen-Messung (Pfeile).

Abb. 4.**6** Transvaginalsonographische Vermessung des biparietalen Kopf-durchmessers im Bereich des Planum frontooccipitale als Außen-außen-Messung (Pfeile) (11+1 SSW).

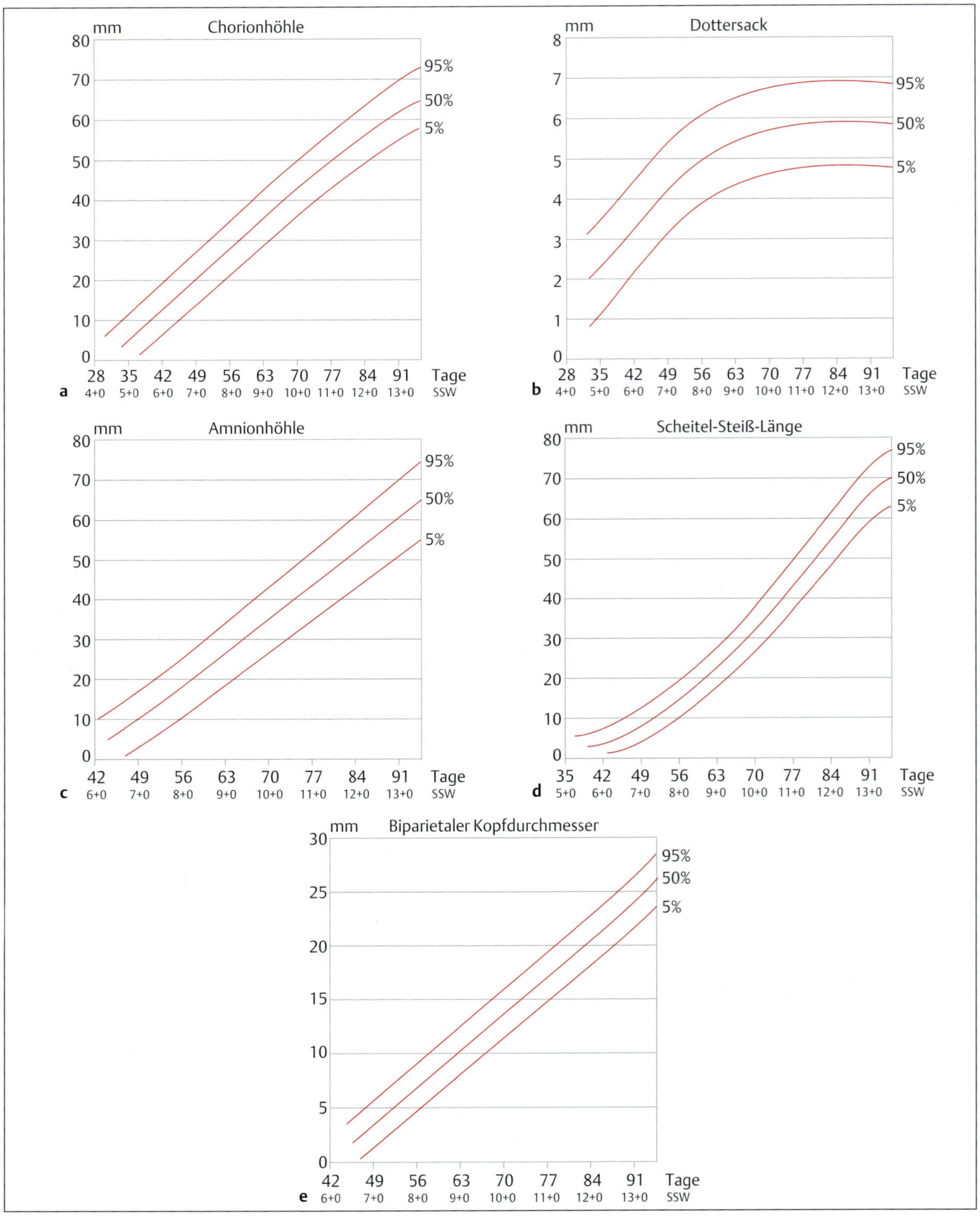

Abb. 4.**7** Normkurven (5., 50., 95. Perzentile) in Abhängigkeit vom Schwangerschaftsalter (Tage p.m.) (2).
a Normkurve für die Chorionhöhle.
b Normkurve für den Dottersack.
c Normkurve für die Amnionhöhle.
d Normkurve für die Scheitel-Steiß-Länge.
e Normkurve für den biparietalen Kopfdurchmesser.

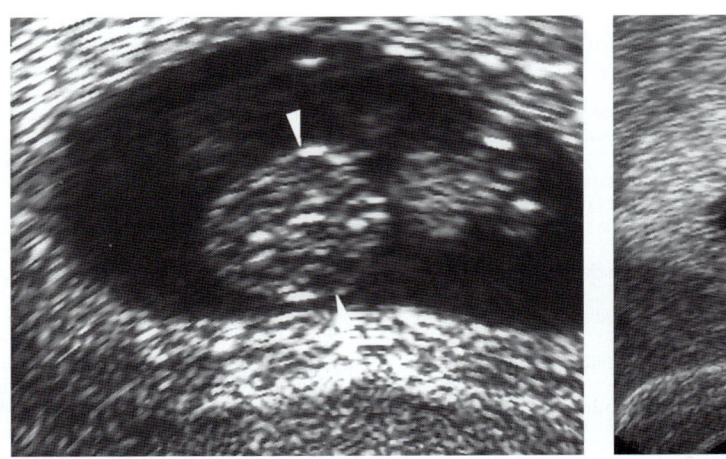

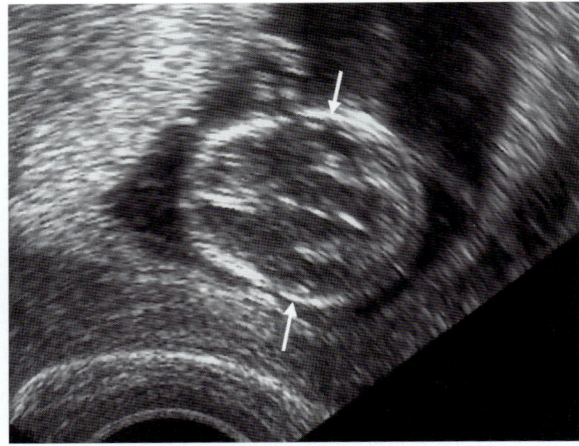

5

6

7

Tabelle 5.3 Blutungsursachen in der Frühgravidität

Schwangerschaftsabhängige vaginale Blutung in der Frühgravidität	Schwangerschaftsunabhängige vaginale Blutung in der Frühgravidität
Subchoriales Hämatom	Kolpitis
Retroplazentares Hämatom	Vulnerable Portioektopie
Blasenmole	Zervixpolyp
Extrauteringravidität	Gravidität + IUP
Placenta praevia totalis	Zervixkarzinom

■ Abortus imminens

Klinische Diagnose. Die drohende Fehlgeburt ist eine klinische Diagnose, die bei Schmerzen und/oder Blutungen in der Frühgravidität gestellt wird. Die eigentliche Ursache der Bedrohung ist dabei unbekannt. Die Unsicherheit, die mit einem drohenden Abort verbunden war, führte früher häufig zu einem längeren Krankenhausaufenthalt. Heute bietet die transvaginale Ultraschalluntersuchung die Möglichkeit, sonomorphologische Veränderungen frühzeitig zu erkennen. Je nach Ausmaß der Veränderung kann damit auch eine prognostische Wertung vorgenommen werden.

Hämatom. Bei der Ultraschalluntersuchung findet man eine intrauterine Gravidität mit Nachweis von positiven Herzaktionen und einem Randsinus-, subchorialen oder retroplazentaren Hämatom. Kleinere Randsinushämatome werden relativ häufig am kaudalen Pol der Fruchtanlage erkannt (Abb. 5.**1**). Größere subchoriale Hämatome zeigen sich als echoarme Zone zwischen der Uteruswand und dem Chorion, das sich von der Dezidua separiert hat (Abb. 5.**2**). Ein relativ frisches Hämatom, das die gleiche Größe wie die Fruchthöhle aufweist, kann eine Mehrlingsanlage vortäuschen. Retroplazentare Hämatome erscheinen als echoarme Zonen zwischen Uteruswand und Plazenta (Abb. 5.**3**).

Prognostische Faktoren. Die Prognose ist vom Ausmaß des Hämatoms, dem mütterlichen Alter und dem Gestationsalter abhängig. Bennett et al. (6) fanden bei 516 Schwangeren mit vaginaler Blutung eine Gesamtabortrate von 9,3%. Bei kleinen Hämatomen lag das Abortrisiko bei 7,7%, bei mäßig großen bei 9,2%. Bei ausgeprägten subchorialen Hämatomen stieg das Abortrisiko auf 18,8% an. Bei Frauen mit einem Alter von 35 Jahren oder höher betrug die Abortrate 13,7% gegenüber 7,3% bei den jüngeren Frauen. Bezüglich des Gestationsalters kamen die Autoren zu dem Ergebnis, dass eine Blutung bis 8 SSW mit einem geringeren Abortrisiko (5,9%) verbunden ist als dies bei Blutungen nach 8 SSW der Fall ist (13,7%).

Kurjak et al. (56) sind hingegen der Ansicht, dass eher die Lage und nicht die Größe des Hämatoms als kritischer Faktor zu werten ist. Die meisten Hämatome, die zu einem Abort führten, wurden von den Autoren im Korpus- oder Fundusbereich und nicht in der Suprazervikalregion gefunden.

Verlaufsbeobachtungen. Verlaufsbeobachtungen von Hämatomen lassen verschiedene Veränderungen erkennen: Neben einer Verkleinerung oder Vergrößerung des Hämatoms können mit zunehmender Organisation auch Strukturveränderungen im Sinne einer Echoverdichtung beobachtet werden. Ein solches organisiertes Hämatom kann bisweilen kaum von der Plazenta unterschieden werden (Abb. 5.**4**).

Verlaufsbeobachtungen konnten aufzeigen, dass Patientinnen mit einem Hämatom gegenüber unauffälligen Vergleichspatientinnen signifikant häufiger eine vorzeitige Wehentätigkeit im weiteren Schwangerschaftsverlauf entwickeln (34,5% vs. 12,7%), wodurch eine deutlich erhöhte Frühgeburtlichkeit von 21,9% (vs. 12,9%) resultiert (98).

Weitere Hinweise. Vergleicht man die Entwicklung des Embryos mit der Entwicklung der Fruchthöhle und findet man dabei eine für das Gestationsalter auffällige Wachstumsdiskrepanz, ist dies ein frühzeitiger Hinweis auf eine gestörte Frühgravidität. Auch eine Bradykardie beim Embryo von < 85 Schlägen pro Minute zwischen 5 und 8 SSW stellt nach Laboda et al. (57) ein Zeichen für einen drohenden Abort dar.

Verschiedene Autoren (38, 41, 45, 77) konnten aufzeigen, dass ein auffälliger Dottersack ebenso als Hinweis für einen drohenden Abort zu werten ist. Hierbei kann es sich um einen zu kleinen und entrundeten oder kalzifizierten (Abb. 5.**5**) oder um einen zu großen Dottersack (> 6 mm) handeln (Abb. 5.**6**). Rückschlüsse auf einen normalen oder pathologischen Karyotyp dürfen jedoch aus einem vergrößerten Dottersack nicht gezogen werden (41).

■ Abortus incipiens

Beim Abortus incipiens ist der Abort bereits in Gang gekommen, die Schwangerschaft ist nicht mehr zu halten. Sonographisch bietet sich das Bild einer deutlich deformierten und bereits tiefer getretenen Fruchthöhle mit Eröffnung des inneren Muttermundes (Abb. 5.**7**).

■ Abortus completus

Ein Abortus completus ist im Allgemeinen nur innerhalb der ersten 8 SSW zu erwarten. Der sonographische Blick auf den Uterus lässt weder einen Embryo noch eine Fruchthöhle erkennen. Stattdessen findet man nur noch einen Restsaum des dezidual umgewandelten Endometriums (Abb. 5.**8**). Der Schwangerschaftstest fällt zu diesem Zeitpunkt noch positiv aus. Bei der Farbdoppleruntersuchung findet sich noch eine verstärkte uterine Durchblutung (Abb. 5.**9**). Ergibt die transvaginale Ultraschalluntersuchung intrauterin keine auffälligen Gewebestrukturen mehr, kann in den meisten Fällen auf eine Kürettage verzichtet werden (19, 64).

■ Abortus incompletus

Im Vergleich zum Abortus completus lassen sich beim Abortus incompletus innerhalb des Cavum uteri mehr oder weniger unregelmäßig begrenzte Strukturen unterschiedlicher Echogenität nachweisen (2, 81). Die echoreichen Areale entsprechen dabei dem verbliebenen Abortmaterial, während echoarme Areale durch kleine Blutansammlungen bedingt sind (Abb. 5.**10**). Bei älteren organisierten Blutkoageln ist die sonographische Abgrenzung gegenüber Abortresten schwierig. Findet man nach Gabe von Kontraktionsmitteln bei der sonographischen Kontrolluntersuchung deutlich weniger echoreiche Strukturen innerhalb des Cavum uteri, kann davon ausgegangen werden, dass es sich eher um intrauterine Koagel als um verbliebene Abortreste gehandelt hat. Beim Abortus incompletus können Abortreste auch nur im Bereich der Zervix gefunden werden (Abb. 5.**11**). Differenzialdiagnostisch muss dabei eine gestörte Zervikalgravidität in Erwägung gezogen werden.

■ Abortivfrucht (Windei, Blighted Ovum)

Leere Fruchthöhle. Bei der Abortivfrucht handelt es sich um eine entwicklungsunfähige Schwangerschaft, bei der Embryo und Dottersack fehlen. Bei Spontanaborten findet man eine leere Fruchthöhle in knapp einem Drittel der Fälle (22). Der Anteil an chromosomalen Atypien ist mit 67% hoch, jedoch nicht signifikant höher als in der Abortgruppe mit Nachweis eines Embryos, bei der in 53% der Fälle ein pathologischer Karyotyp zu finden ist (69). Allerdings ist der Anteil an Trisomien in der Blighted-Ovum-Gruppe mit 74% deutlich höher als in der Abortgruppe mit Embryo (35%). Sonographisch erkennt man eine echoleere Fruchthöhle, die in den ersten Wochen meist eine zeitgerechte Größe aufweist (Abb. 5.**12**).

Abortdiagnostik

Abb. 5.**1** Kleines Randsinushämatom am kaudalen Pol der Fruchtanlage (Pfeil), 6+5 SSW.

Abb. 5.**2** Subchoriales Hämatom (2,5 x 1,4 x 2,7 cm), 10+0 SSW.

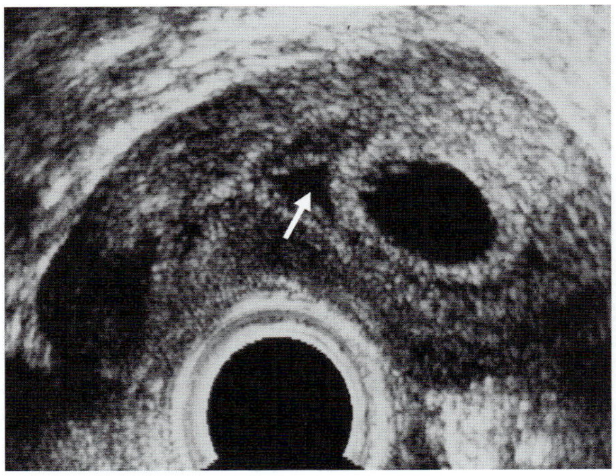

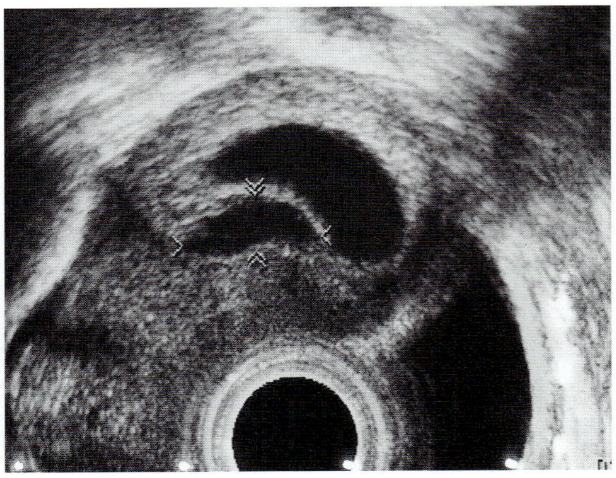

Abb. 5.**3** Retroplazentares Hämatom (2,4 x 0,9 cm), 8+5 SSW.

Abb. 5.**4** Organisiertes Hämatom mit dichten Binnenechos am unteren Eipol (3,2 x 1,8 cm), 7+2 SSW. Corpus-luteum-Zyste im Douglas-Raum (*).

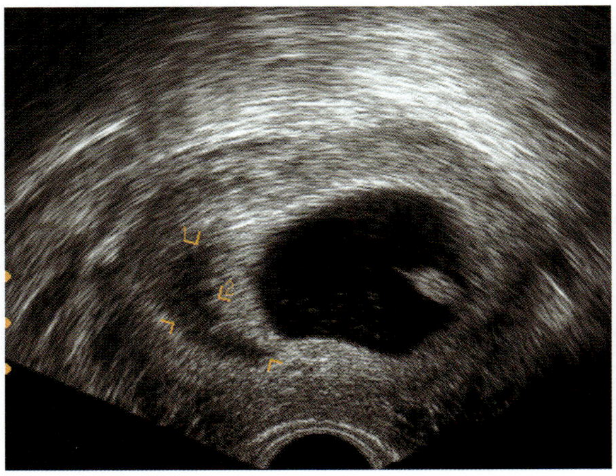

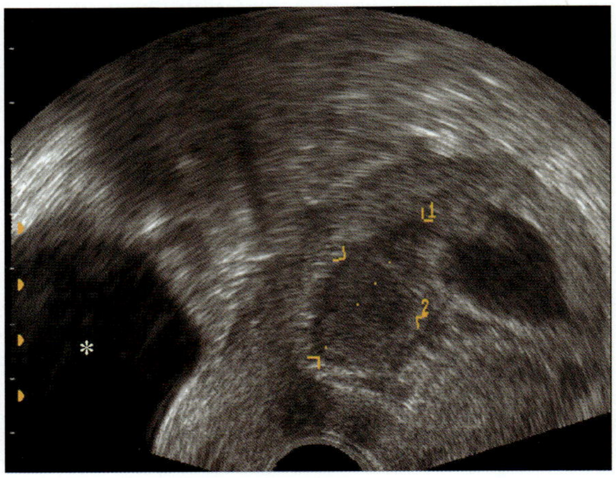

Abb. 5.**5** Kalzifizierter Dottersack bei Missed Abortion, 9+1 SSW.

Abb. 5.**6** Auffällig großer Dottersack (8 mm) bei Missed Abortion, 11+0 SSW.

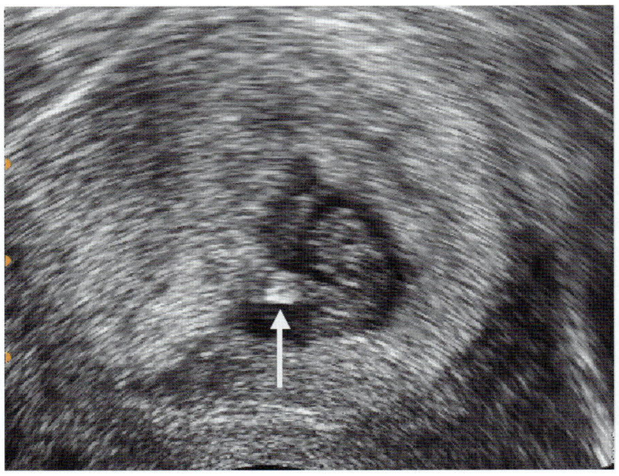

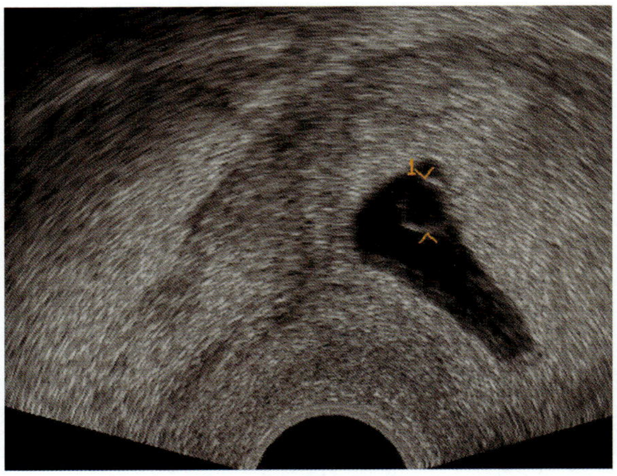

Abb. 5.**7** Abortus incipiens mit tiefer tretender Fruchthöhle und Kontraktionswelle, 10+6 SSW.

Abb. 5.**8** Abortus completus mit leerem Cavum uteri.

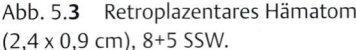

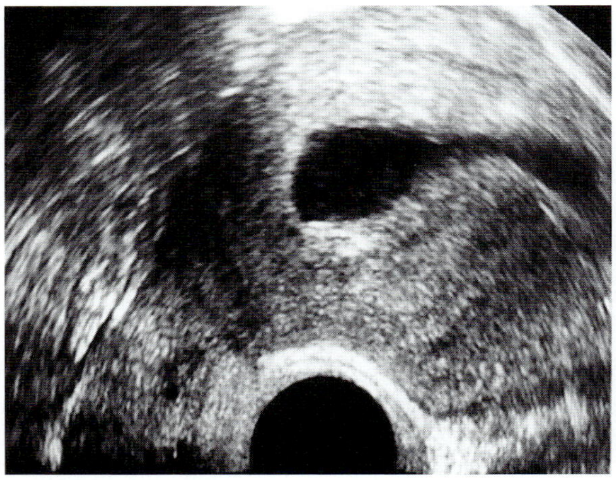

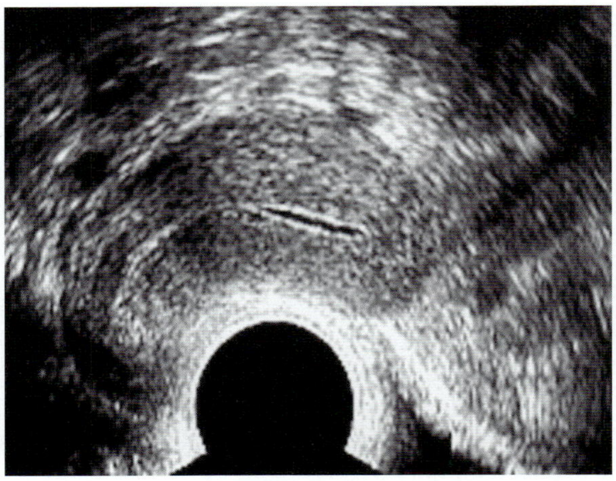

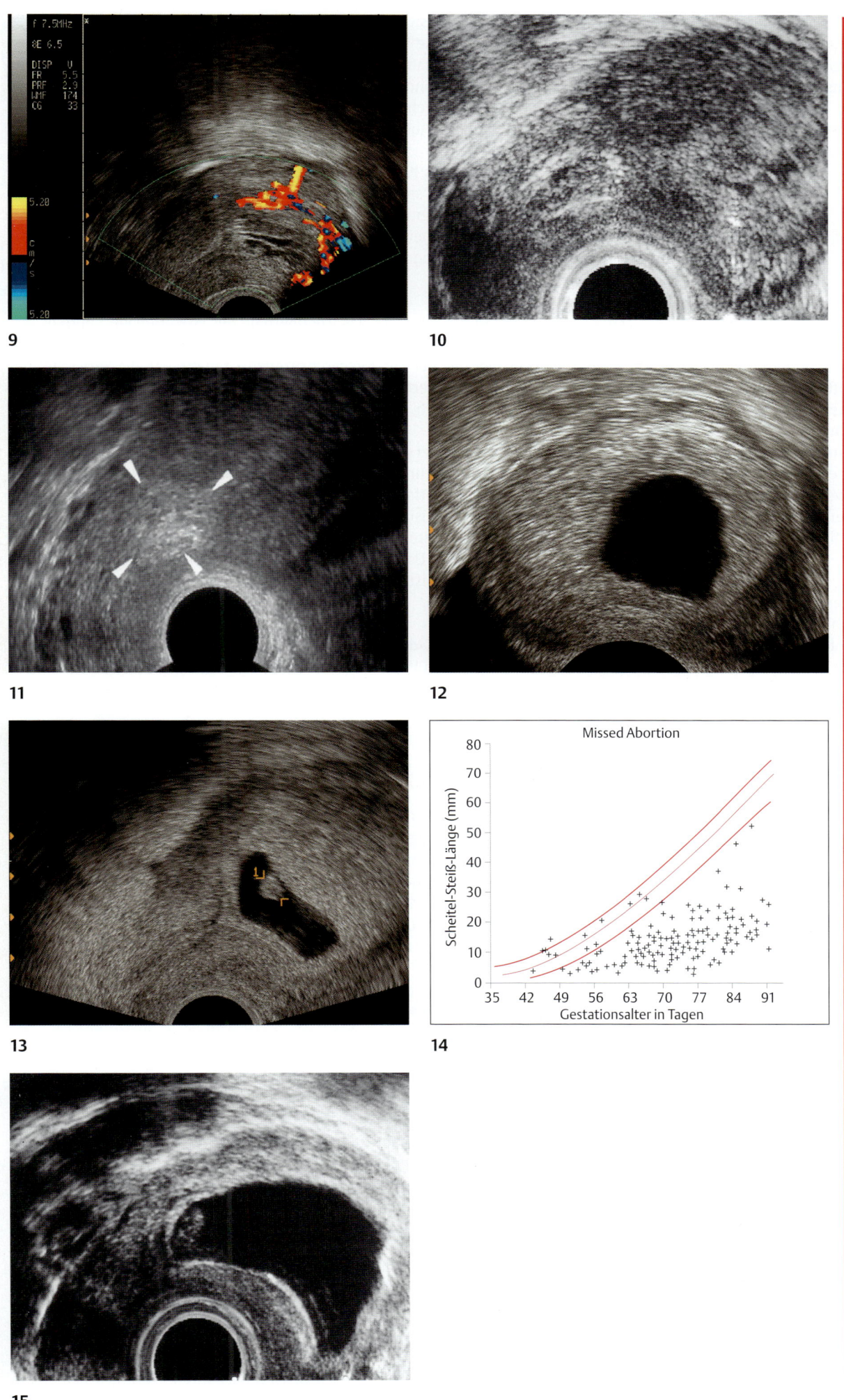

9

10

11

12

13

14

15

Abb. 5.**9** Abortus completus, 9+5 SSW. Im Cavum uteri findet sich nur eine diskrete Flüssigkeitssichel. Bei der Farbdoppleruntersuchung erkennt man die noch verstärkte uterine Durchblutung.

Abb. 5.**10** Abortus incompletus, 11+5 SSW. Im Bereich des Cavum uteri wie auch im Bereich des Isthmus uteri finden sich noch verbliebene Abortreste.

Abb. 5.**11** Abortus incompletus, 6+5 SSW. Echoreiche Abortreste im Bereich des Isthmus uteri (Pfeile). Uteruslängsschnitt.

Abb. 5.**12** Blighted Ovum, 9+1 SSW. Uterusquerschnitt mit leerer Fruchthöhle.

Abb. 5.**13** Missed Abortion, 11+0 SSW. Uteruslängsschnitt. Auffällig kleine Scheitel-Steiß-Länge von 7 mm.

Abb. 5.**14** Scheitel-Steiß-Länge bei 146 Fällen mit Missed Abortion (nach Bahlmann et al. [3]).

Abb. 5.**15** Missed Abortion, 15 SSW. Auffällige Diskrepanz zwischen Fruchthöhle und kleinem Feten.

Differenzialdiagnose. Ist das Gestationsalter unklar, kommt bei noch kleiner Fruchthöhle differenzialdiagnostisch eine Terminverschiebung um eine Woche infrage. Zum sicheren Ausschluss einer jüngeren Gravidität empfiehlt sich dann eine transvaginale Ultraschallkontrolle im Abstand von einer Woche. Können dann wiederum weder Embryo noch Dottersack nachgewiesen werden, liegt eine Abortivfrucht vor.

■ Missed Abortion

Zwischen 10 und 14 SSW wird bei Einlingsschwangerschaften eine Missed-Abortion-Rate von ungefähr 2% gefunden; bei Zwillingen liegt die Rate doppelt so hoch (85).

Sonographische Befunde. Sonographisch erkennt man bei der Missed Abortion einen für das Gestationsalter zu kleinen Embryo (Abb. 5.**13**). In über 90% der Fälle (91,1%) liegt die Scheitel-Steiß-Länge unter der 5. Perzentile (3) (Abb. 5.**14**). Der Dottersack ist, wenn überhaupt, nur noch als rudimentärer Rest nachweisbar (37, 38). Embryonale Herzaktionen oder Bewegungen sind nicht erkennbar. Unter ungünstigen Sichtverhältnissen können jedoch embryonale Bewegungen oder auch Herzaktionen infolge weitergeleiteter Pulsationen von mütterlichen Gefäßen vorgetäuscht werden. In Zweifelsfällen stößt man mit der Vaginalsonde kurz an den Uterus. Dabei lässt sich keine aktive Bewegung des Embryos erkennen. Stattdessen findet man nur ein passives Nachpendeln der abgestorbenen Frucht.

Verlaufsbeobachtung. In der weiteren Verlaufsbeobachtung zeigen Scheitel-Steiß-Länge und Amnionhöhle keine weitere Größenzunahme mehr, während sich die Chorionhöhle ähnlich wie bei den vitalen Schwangerschaften weiter entwickeln kann. Damit ergibt sich eine auffällige Diskrepanz zwischen dem kleinen Embryo und der relativ großen Chorionhöhle. Die Fruchtwassermenge kann dabei deutliche Ausmaße annehmen (12) (Abb. 5.**15**).

Tab. 5.**4** gibt nochmals einen Überblick über die sonographischen Auffälligkeiten bei den verschiedenen Abortformen.

Gravidität und Intrauterinpessar (IUP)

Kommt es unter der IUP-Einlage zu einer Schwangerschaft, ist zunächst mittels Ultraschall zu überprüfen, ob sich das IUP noch in utero befindet. Ist dieses infolge einer Expulsion nicht mehr nachweisbar, kann die Schwangerschaft ohne weiteres Risiko fortgeführt wer-

den. Befindet sich das IUP jedoch noch in utero, muss entschieden werden, ob eine Extraktion des IUP infrage kommt. Dies wiederum ist von der Lokalisation des IUP wie auch vom Gestationsalter abhängig zu machen. Im sonographischen Bild erkennt man das IUP, je nach Typ und Lage, als echoreiche Struktur unterhalb, neben oder oberhalb der Fruchtanlage (Abb. 5.**16** und 5.**17**).

Entfernung des IUP. Liegt das IUP unterhalb oder seitlich der Fruchthöhle, lässt es sich, sofern das präzervikale Fadenende noch sichtbar ist, unter sonographischer oder hysteroskopischer Sicht meist gut entfernen. Selbst beim okkulten IUP geben Sviggum et al. (91) an, dass sie dies unter sonographischer Sicht bei 8 von 9 Frauen erfolgreich entfernen konnten.

Belassen des IUP. Liegt das IUP oberhalb der Fruchtanlage, sollte es wegen der erhöhten Verletzungs- und Abortgefahr eher belassen werden. Gleiches gilt bei der fortgeschrittenen Gravidität (> 12 SSW), bei der selbst die hysteroskopische Entfernung des IUP problematisch, wenn nicht unmöglich, sein kann.

Risikoschwangerschaft. Wird das IUP in utero belassen, ist die Schwangerschaft aufgrund der erhöhten Abortrate (92) oder weiterer möglicher Komplikationen (Infektion, Perforation, vorzeitige Wehentätigkeit) (72) als Risikoschwangerschaft einzustufen. Entsprechend sollten dann auch weitere sonographische Kontrolluntersuchungen durchgeführt werden. Da bei liegendem IUP keine erhöhte Fehlbildungsinzidenz bekannt ist (8), besteht keine Indikation für einen Schwangerschaftsabbruch.

Extrauteringravidität. Erkennt man bei positivem Schwangerschaftstest und intrauterin liegendem IUP keine Fruchtanlage, müssen die Adnexbereiche sorgfältig exploriert werden, um eine Extrauteringravidität nachzuweisen oder auszuschließen.

Blasenmole und Chorionkarzinom

Das vaginalsonographische Bild der Blasenmole ist abhängig vom Ausmaß der Blasenmole (partielle oder komplette) und vom Gestationsalter. Das von Donald (28) im Abdominalschall beschriebene Schneegestöber lässt sich bei der transvaginalen Sonographie infolge der hohen Auflösung nicht mehr darstellen. Stattdessen erkennt man je nach Gestationswoche eine mehr oder wenig deutlich verdickte Plazenta mit kleinen, echoarmen Vakuolen (16, 52, 53).

Partielle und komplette Blasenmole. Eine Fruchthöhle und ein Embryo sind normalerweise nur bei der partiellen Blasenmole nachweisbar (5) (Abb. 5.**18**). Da eine partielle Blasenmole gehäuft mit einem polyploiden, insbesondere triploiden Chromosomensatz einhergeht (18, 39, 51), sollte bei sonographischem Nachweis einer gestörten Frühgravidität mit auffällig vakuoliger Plazentastruktur stets eine Chromosomenanalyse am Abortmaterial veranlasst werden. Im Gegensatz zur partiellen Blasenmole ist bei der kompletten Blasenmole keine Fruchtanlage mehr nachweisbar (Abb. 5.**19**).

Das Austragen einer Schwangerschaft bei bestehender Blasenmole ist selten, jedoch in Einzelfällen beschrieben (20, 90).

β-HCG-Spiegel. Bei einem Teil der Blasenmolen entwickeln sich am Ovar Thekaluteinzysten, für deren Entstehung die bei der Blasenmole typischen hohen β-HCG-Spiegel im Urin und Serum verantwortlich gemacht werden.

Invasive Blasenmole. Bei der invasiven Blasenmole kommt es zu einem aggressiven Wachstum des Trophoblastgewebes in das Myometrium

Tabelle 5.4 Sonographische Auffälligkeiten bei den verschiedenen Abortformen

Abortform	Sonographische Befunde
Abortus imminens	➢ Embryo und Herzaktionen nachweisbar ➢ subchoriales oder retroplazentares Hämatom erkennbar
Abortus incipiens	➢ Fruchthöhle entrundet ➢ Embryo mit oder ohne Herzaktionen ➢ Muttermunderöffnung
Abortus completus	➢ leeres Cavum uteri, nur noch dezidualer Endometriumrandsaum erkennbar
Abortus incompletus	➢ Uterus vergrößert ➢ echoreiche Strukturen innerhalb des Cavum uteri erkennbar
Windei (Blighted Ovum)	➢ leere Fruchthöhle ohne Nachweis eines Embryos oder Dottersacks
Missed Abortion	➢ Embryo ohne Herzaktionen ➢ SSL reduziert

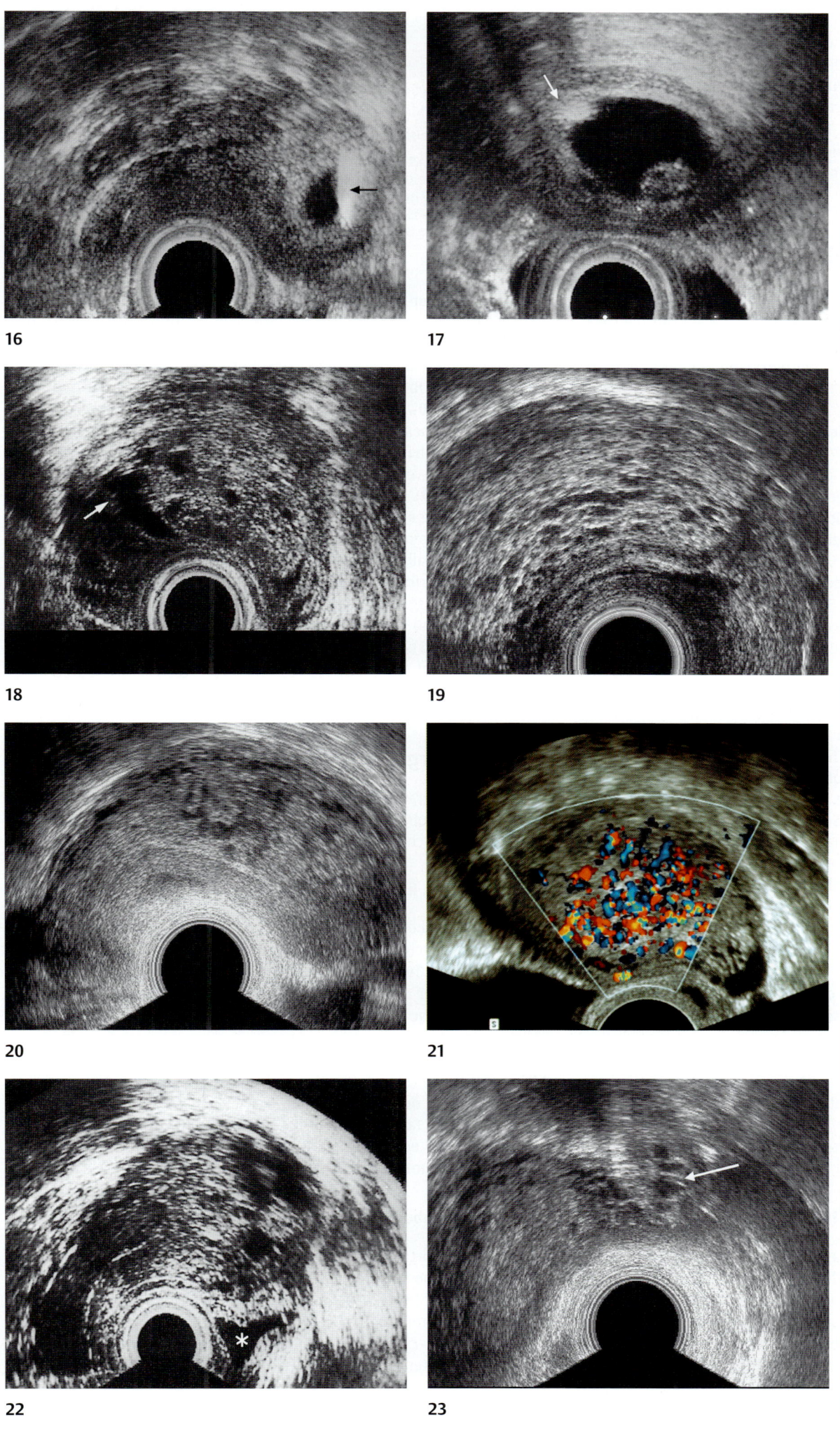

16

17

18

19

20

21

22

23

Gravidität und IUP

Abb. 5.**16** Frühgravidität (8+3 SSW) mit liegendem IUP im Fundusbereich (Pfeil). Uteruslängsschnitt.

Abb. 5.**17** Frühgravidität (9+5 SSW). Uterusquerschnitt mit liegendem IUP an der rechten Uteruswand (Pfeil).

Blasenmole und Chorionkarzinom

Abb. 5.**18** Partielle Blasenmole, 15 SSW. Längsschnitt. Nahezu die gesamte Fruchthöhle wird durch die massiv aufgetriebene Plazenta mit auffälliger Lochstruktur ausgefüllt. Im Isthmusbereich erkennt man noch eine sichelförmige Restfruchthöhle mit abgestorbenem Fetus (Pfeil).

Abb. 5.**19** Komplette Blasenmole bei Retroflexio uteri, 16 SSW. Uteruslängsschnitt mit auffälliger Lochstruktur der gesamten Plazenta. Eine Fruchtanlage lässt sich nicht mehr erkennen.

Abb. 5.**20** Invasive Blasenmole mit Infiltration des Myometriums im Bereich der Uterushinterwand. Anteflexio uteri.

Abb. 5.**21** Invasive Blasenmole mit auffällig starker Durchblutung im Farbdoppler. Uterusquerschnitt.

Abb. 5.**22** Chorionkarzinom, Längsschnitt. Im Korpusbereich findet sich ein unregelmäßiges echoreiches Gewebe mit teilweise unscharf begrenzten, echoarmen zystischen Arealen (Einblutungen). Harnblase (∗).

Abb. 5.**23** Chorionkarzinom mit Infiltration des linken Ovars, Querschnitt.

(Abb. 5.**20**). Hierbei zeigt sich vaginalsonographisch eine unregelmäßige, echoreiche Myometriumstruktur mit unscharf begrenzten, echoarmen Arealen, die hämorrhagische Nekrosen darstellen. Im Farbdoppler erkennt man eine auffällig starke Durchblutung (Abb. 5.**21**). Sonographisch ist eine Abgrenzung vom Chorionkarzinom, das durch seine auffällig inhomogene, teils echoreiche, teils echoarme Struktur gekennzeichnet ist (Abb. 5.**22** und 5.**23**), nicht möglich. Über das Auftreten eines Chorionkarzinoms nach In-vitro-Fertilisation berichteten Scott et al. (84).

Extrauteringravidität (EUG)

Häufigkeit und Ursachen. Innerhalb der letzten Jahre wurde weltweit eine Zunahme der Inzidenz von ektopen Schwangerschaften von ca. 1% auf 2,5% registriert (61, 63). Ursächlich werden pelvine Infektionen, Intrauterinpessare wie auch vermehrt Fertilisierungsmaßnahmen dafür verantwortlich gemacht. Bei über 90% der Extrauteringraviditäten handelt es sich um Tubargraviditäten. Die anderen Lokalisationen sind wesentlich seltener (15) (Abb. 5.**24**).

Diagnosestellung. Die Diagnose einer EUG wird heute in den meisten Fällen mittels der transvaginalen Sonographie gestellt. Infolge ihrer hohen Bildauflösung ist sie der transabdominalen Sonographie im kleinen Becken eindeutig überlegen (17, 36, 67, 76, 95). Insbesondere im Rahmen einer Akutdiagnostik, wie sie bei Verdacht auf Tubarruptur notwendig ist, bietet die transvaginale Sonographie den Vorteil, dass sie jederzeit durchgeführt werden kann, ohne dass erst, wie bei der abdominalen Sonographie, eine retrograde Blasenauffüllung notwendig ist.

Nachweisraten. Mit der transvaginalen Sonographie können bei der EUG Erkennungsraten von über 90% erreicht werden (31, 47, 67, 76, 95). Der sichere Nachweis einer EUG hängt jedoch entscheidend von der Erfahrung des Untersuchers ab. Auch gelingt der Nachweis nicht immer bei der ersten Untersuchung, sondern erst bei der nächsten oder übernächsten Kontrolluntersuchung. Grundsätzlich muss bei allen Schwangerschaften, bei denen im Serum eine β-HCG-Konzentration von über 300 mIE/ml (Second International Standard) gemessen wird, aber intrauterin keine Fruchtanlage nachgewiesen werden kann, der Verdacht auf eine EUG geäußert werden (10). Bateman et al. (4) geben an, dass sie bei unauffälligen Einlingsschwangerschaften ab 2004 mIE/ml HCG (First International Reference Preparation) immer einen intrauterinen Fruchtsack nachweisen konnten.

Konsequenzen für die Therapie. Mit dem frühen Nachweis einer EUG werden nicht nur das mütterliche Risiko gesenkt, sondern auch die Erfolgschancen einer konservativen Therapie gesteigert. Dies gilt insbesondere für die Tubargravidität. Je früher die ektope Schwangerschaft in der Tube erkannt wird, desto höher ist die Chance, dass die Tubenwand noch nicht irreversibel geschädigt ist und die Tube somit erhalten werden kann. Ziel jeder Diagnostik sollte es deshalb sein, eine EUG so frühzeitig wie möglich zu erkennen.

■ *Sonographischer Nachweis*

Direkte Zeichen. Der sichere sonographische Nachweis einer EUG gelingt dann, wenn ein ektoper Throphoblastring mit zentraler echoarmer Fruchthöhle und Embryo nachgewiesen werden kann. Dies gelingt jedoch nur in 53% der Fälle (66). Einen Dottersack kann man in 30% der Fälle erkennen (Abb. 5.**25**), einen Embryo mit Herzaktionen findet man bei 24% (76) bzw. 27% (66) der Fälle, also deutlich seltener (Abb. 5.**26** und 5.**27**).

Tabelle 5.**5** Sonographische Parameter zur Erkennung einer Extrauteringravidität

Direkter Nachweis
➤ Nachweis eines echoreichen Trophoblastringes mit Fruchtsack und Dottersack und/oder Embryo (mit/ohne Herzaktionen)

Indirekte Hinweiszeichen
➤ Vergrößerter Uterus mit hoch aufgebautem Endometrium ohne Nachweis einer intrauterinen Fruchthöhle
➤ Kleine zentral gelegene Pseudofruchthöhle
➤ Freie Flüssigkeit im Douglas-Raum (retrouterine Hämatozele)
➤ Unregelmäßig begrenzter Adnextumor (peritubares Hämatom)

Indirekte Zeichen. Lässt sich bei positivem Schwangerschaftstest weder intra- noch extrauterin ein echoreicher Trophoblastring mit entsprechender Fruchthöhle nachweisen, muss auf die indirekten Hinweiszeichen für eine EUG, wie vergrößerter Uterus mit hoch aufgebautem Endometrium (Abb. 5.**28**), zentral gelegene Pseudofruchthöhle (Abb. 5.**29**, 5.**30**), freie Flüssigkeit im Douglas-Raum (Abb. 5.**28**) und auffälliger Adnextumor, geachtet werden (Tab. 5.**5**). Bei der Pseudofruchthöhle handelt es sich um eine zentrale kleine Einblutung ins Cavum uteri, weshalb diese immer zentral zur Darstellung kommt (Abb. 5.**29**, 5.**30**). Dagegen liegt die richtige Fruchthöhle dezentral. Dies erkennt man vor allem im uterinen Querschnitt (Abb. 5.**30**). Auch gehört zur richtigen Fruchthöhle, dass entweder der Dottersack oder der Embryo innerhalb der Fruchthöhle zur Darstellung kommt (Abb. 5.**29**).

Bei intrauterinem Nachweis einer Frühgravidität kann eine EUG weitgehend ausgeschlossen werden, da das gemeinsame Vorkommen von intra- und extrauteriner Gravidität mit einer Inzidenz von 1 : 30 000 (7, 75) äußerst selten ist.

Abb. 5.**31** gibt einen Überblick über das diagnostische Management bei Verdacht auf eine EUG.

■ *Tubargravidität*

Bei der Tubargravidität lassen sich, je nachdem, ob es sich um eine noch intakte Tubargravidität, einen Tubarabort oder eine Tubarruptur handelt, unterschiedliche sonographische Bilder erkennen.

Kleine, intakte Tubargravidität

Die kleine, intakte Tubargravidität lässt sich, je nach Lage innerhalb der Tube, an unterschiedlichen Stellen erkennen (Abb. 5.**32**). Bei Einnistung im proximalen Tubenabschnitt findet man sie unweit vom Uterus entfernt. Je distaler der Sitz der EUG in der Tube ist, desto variabler kann der Ort sein, wo sich die EUG sonographisch nachweisen lässt. Dies kann in unmittelbarer Nähe vom Ovar, aber auch im Douglas-Raum sein. In Einzelfällen kann eine EUG vaginosonographisch bereits so früh nachgewiesen werden, dass selbst bei der Laparoskopie noch keine Auftreibung der Tube zu sehen ist.

Gelegentlich täuscht ein Corpus luteum eine EUG vor (Abb. 5.**33**). Im Gegensatz zur echten EUG ist die echoreiche Ringstruktur deutlich schmaler und immer dem Ovar zuzuordnen.

Tubarabort

Beim Tubarabort ist der Nachweis des echoreichen Trophoblastrings schwierig. Insbesondere wenn sich ein großes peritubares Hämatom ausgebildet hat (Abb. 5.**34**), gelingt der Nachweis nur selten. Differenzialdiagnostisch müssen bei Verdacht auf ein peritubares Hämatom eine Corpus-luteum-Zyste, eine Endometriosezyste oder eine gefüllte Darmschlinge, in seltenen Fällen auch ein Abszess, berücksichtigt werden.

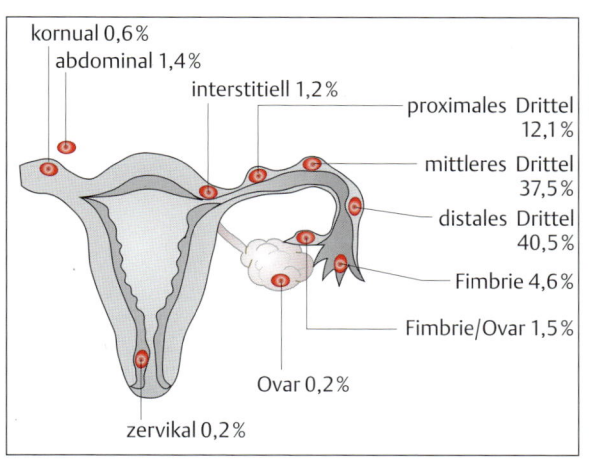

24

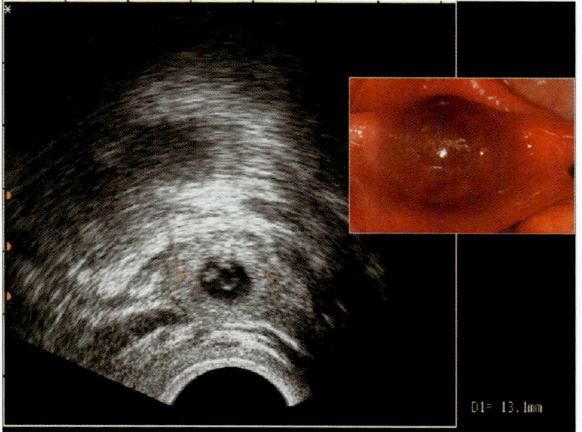

25

Extrauteringravidität

Abb. 5.**24** Häufigkeit der Implantationsorte bei der Extrauteringravidität (mod. nach Breen [15]).

Abb. 5.**25** Tubargravidität links (5+4 SSW) mit Darstellung von Embryo (3 mm) und Dottersack (3 mm). Rechts im Bild der intraoperative Situs mit Darstellung der aufgetriebenen Tube.

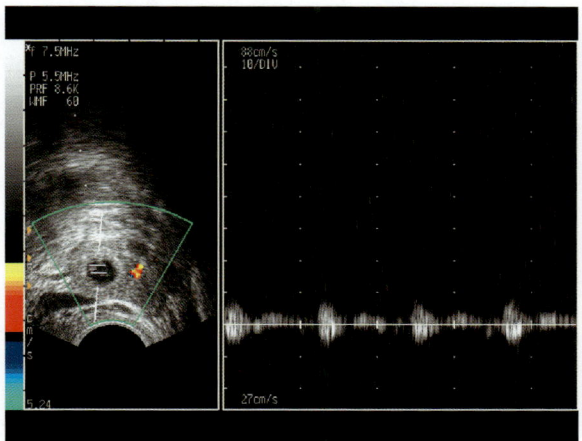

26

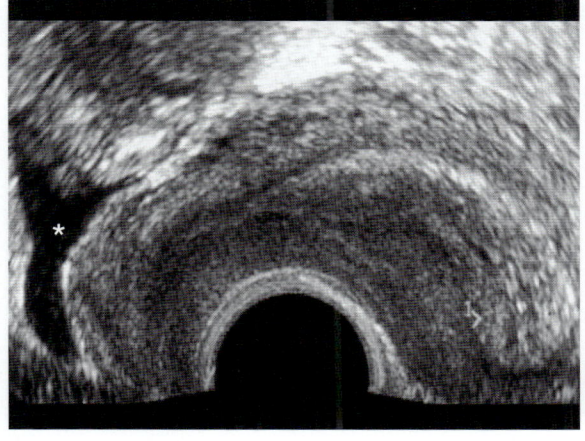

27

Abb. 5.**26** Intakte EUG links (6 SSW) mit dopplersonographischer Darstellung der Herzaktionen.

Abb. 5.**27** Große intakte Tubargravidität rechts (10 SSW). Darstellung der ringförmigen Durchblutung mit der Farbdopplersonographie. Querschnitt.

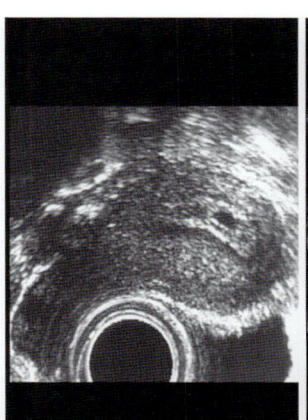

28

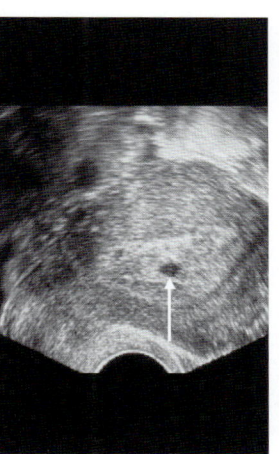

29

Abb. 5.**28** EUG (7+6 SSW) mit hoch aufgebautem Endometrium (Durchmesser 1,6 cm) ohne Nachweis einer intrauterinen Fruchthöhle. Im Douglas-Raum freie Flüssigkeit als echoarmes Areal*.

Abb. 5.**29** Uteruslängsschnitt. Links: Pseudofruchthöhle bei EUG. Charakteristisch ist die zentrale Lage der echoarmen Zone. Rechts: Regelrechte Fruchthöhle bei relativ zentraler Lage. Im Gegensatz zur Pseudofruchthöhle erkennt man hier einen kleinen Dottersack im Cavum uteri (Pfeil).

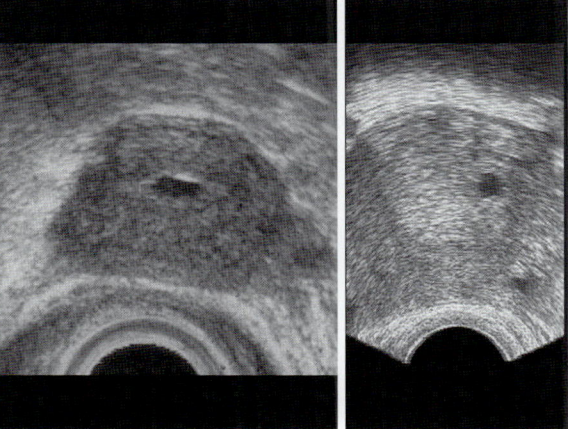

30

Abb. 5.**30** Uterusquerschnitt. Links: Zentral gelegene Pseudofruchthöhle bei EUG. Rechts: Regelrechte Frühgravidität mit dezentraler Fruchthöhle.

Abb. 5.**31** Diagnostisches Management bei Verdacht auf EUG.
TVS = transvaginale Sonographie
MIC = Minimal invasive Chirurgie
MTX = Methotrexat

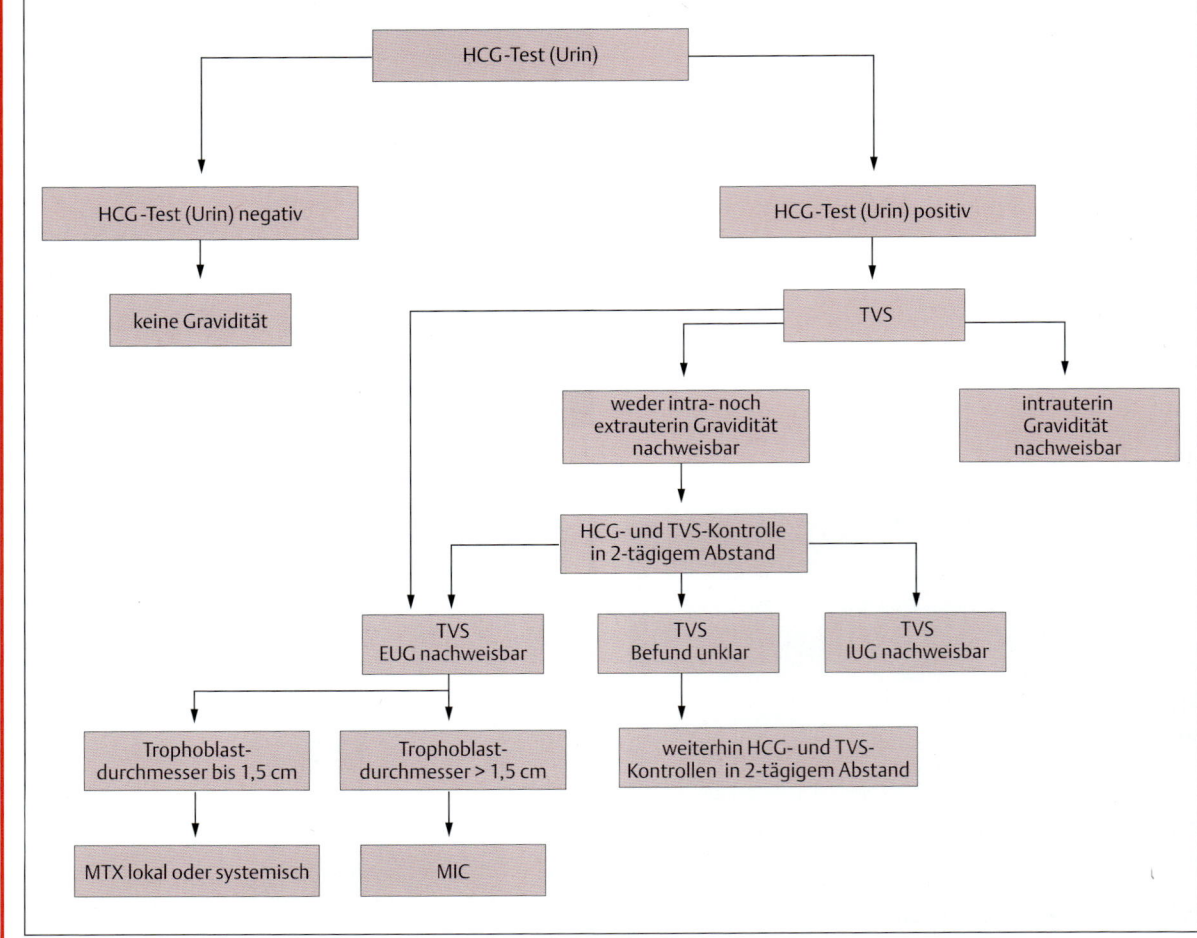

31

Abb. 5.**32** Tubargravidität links (6+3 SSW). Kleine Fruchthöhle ohne Nachweis eines Embryos.

Abb. 5.**33** Corpus luteum links mit dünner echoreicher Ringstruktur und echoarmem Zentrum, 9+0 SSW.

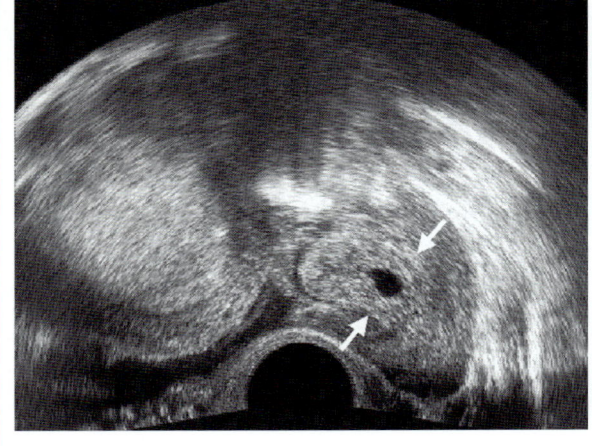

32

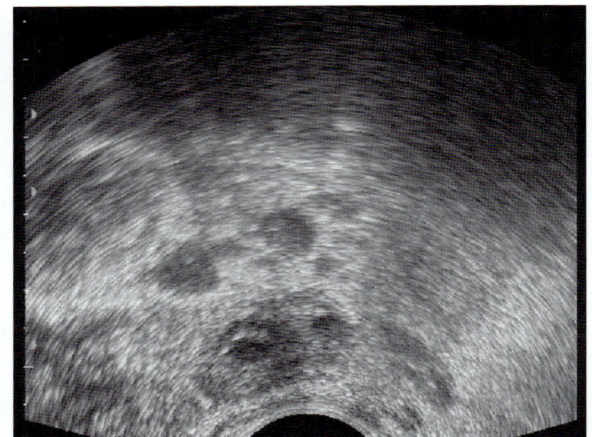

33

Abb. 5.**34** Tubarabort links mit peritubarem Hämatom (Pfeile). Medial des Tubarabortes zeigt sich das echoarme Corpus luteum graviditate.

Abb. 5.**35** Tubarruptur links mit auffällig viel freier Flüssigkeit vor und hinter dem Uterus. Retroflexio uteri, Längsschnitt.

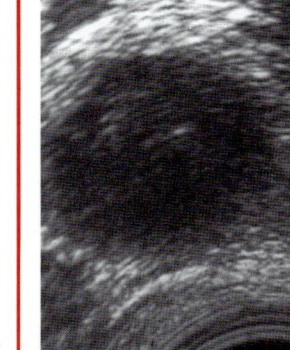

34

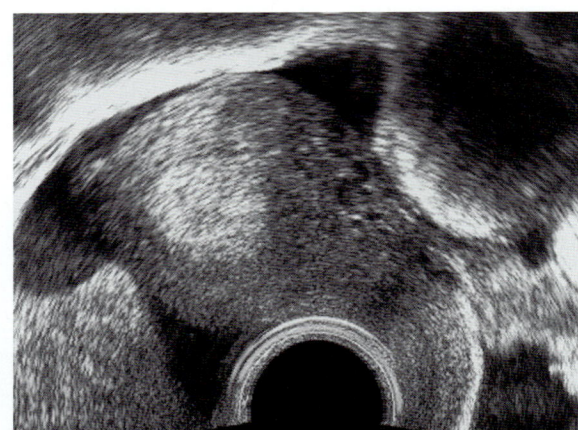

35

Tubarruptur

Bei der Tubarruptur findet man neben der klinischen Symptomatik des akuten Schmerzes reichlich freie Flüssigkeit im Douglas-Raum. Bei frischer Blutung wird hinter dem Uterus eine echoarme Zone beobachtet. Teilweise finden sich darin feine punktförmige Binnenechos (Abb. 5.**35**). Liegt die Ruptur schon geraume Zeit zurück und ist das Hämatom bereits teilweise organisiert, zeigt es sich als streifige oder echodichte Struktur.

Bei ausgeprägter intraabdominaler Blutansammlung sollte zusätzlich zur transvaginalen Sonographie die Abdominalsonographie zum Einsatz kommen. Hiermit kann auch eine Blutansammlung im Mittelbis hin zum Oberbauch nachgewiesen werden (s. Kapitel 10).

■ Seltenere Formen der EUG

Interstitielle Gravidität

Bei der interstitiellen Gravidität kommt es zu einer Implantation im Bereich der Uteruswand (Abb. 5.**24**). Am sonographischen Bild ist charakteristisch, dass sich die ektope Fruchthöhle weder eindeutig dem Cavum uteri noch der Tube zuordnen lässt, sondern im Bereich des Myometriums liegt (Abb. 5.**36**). Chen et al. (21) berichteten über den sonographischen Nachweis von 6 Fällen.

Differenzialdiagnose. Die Unterscheidung von einer weit lateral gelegenen intrauterinen Gravidität und einer Schwangerschaft in einem Horn eines Uterus bicornis (Abb. 5.**37**) kann problematisch sein.

Komplikationen. Hauptgefahr der interstitiellen Gravidität ist die Uterusruptur an dieser Stelle mit lebensbedrohlicher intraabdominaler Blutung.

Therapie. Erfolgreiche Therapieansätze der nicht rupturierten interstitiellen Gravidität bestehen in der systemischen oder lokalen Applikation von Methotrexat (25, 42).

Zervikalgravidität

Bei den ektopen Graviditäten nimmt die Zervikalgravidität einen Anteil von weniger als 1% ein (1). Sonographisch lässt sie sich aufgrund ihrer eindeutigen Zuordnung zur Zervix und dem darüber liegenden normal großen Corpus uteri mit hoch aufgebautem Endometrium gut erkennen. Der Trophoblast gewinnt relativ rasch Anschluss an das Stromgebiet der A. uterina. Hierdurch findet man bei der Farbdopplersonographie eine auffällig starke ringförmige Durchblutung der dystopen Fruchtanlage (Abb. 5.**38**).

Therapie. Da die operative Ausräumung der Zervikalgravidität mittels Kürette aufgrund der guten Zervixdurchblutung mit einem enorm hohen Risiko einer massiven bzw. unstillbaren Blutung verbunden ist (74, 97), findet mehr und mehr die vorgeschaltete lokale Methotrexattherapie bei diesem Krankheitsbild Anwendung (48, 49, 73, 96).

Eine Zervikalgravidität, die zu einem lebenden Kind führt (70), ist als Rarität anzusehen.

Ovarialgravidität

Die Inzidenz einer Ovarialgravidität wird auf 1 : 7000 Schwangerschaften und auf 1–6% aller ektopen Schwangerschaften geschätzt (80). Sie entsteht entweder durch Befruchtung einer nicht ovulierten Eizelle oder durch sekundäre Implantation im Bereich der Ovulationsstelle. Das klinische Erscheinungsbild ist demjenigen der Tubargravidität ähnlich. Der eindeutige sonographische Nachweis (46, 65, 80) gelingt

nur dann verlässlich, wenn allein im Ovarialbereich eine echoreiche Ringstruktur nachgewiesen werden kann und zudem der Embryo oder der Dottersack innerhalb der Fruchthöhle nachweisbar ist (Abb. 5.**39**).

Differenzialdiagnose. Differenzialdiagnostisch muss ein frisches Corpus luteum, das eine ähnliche echoreiche Ringstruktur aufweist (Abb. 5.**33**), ausgeschlossen werden.

Abdominalgravidität

Infolge der hohen invasiven Potenz von Throphoblastgewebe kann sich eine EUG im gesamten Abdomen ansiedeln. Implantationen im Bereich der Leber, des Zwerchfells, der Milz oder auch im Bereich des Mesenteriums (29) oder der vorderen Bauchwand (100) sind beschrieben. Häufiger ist jedoch die peritoneale Implantation im Beckenbereich, vorwiegend in Uterusnähe (29).

Diagnosestellung. Die transvaginalsonographische Diagnose ist schwierig. Sie kann nur dann gestellt werden, wenn es sich um eine Adominalgravidität im Becken handelt und neben einem „leeren" Uterus mit hoch aufgebautem Endometrium und unauffälligen Adnexregionen ein echoreicher Trophoblastring oberhalb, seitlich oder hinter dem Uterus oder im Bereich der Beckenwand gefunden wird (Abb. 5.**40** und 5.**41**).

Differenzialdiagnose. Bei Abdominalgraviditäten wurden Einzelfälle von weit fortgeschrittenen bzw. ausgetragenen Schwangerschaften beschrieben (11, 29, 33). Fortgeschrittene Abdominalgraviditäten lassen sich kaum von intrauterinen Schwangerschaften unterscheiden. Bei der Abdominalsonographie ist jedoch die extrem dünne „Uteruswand", insbesondere im Bereich der Plazenta, auffällig (s. Kapitel 10). Sucht man dann transvaginalsonographisch gezielt nach dem tatsächlichen Uterus, zeigt sich dieser in nicht vergrößerter Form im kleinen Becken.

■ Konservative Therapie der EUG mittels transvaginaler Instillation von Methotrexat (MTX)

Innerhalb der letzten Jahre hat sich die medikamentöse Therapie der nichtrupturierten EUG zu einem erfolgreichen Verfahren entwickelt, das neben den invasiven und konservativen operativen Verfahren das Spektrum der EUG-Therapie erweitert.

Eingesetzte Medikamente. Verschiedene Medikamente, wie Methotrexat (24, 34, 35, 71, 89, 101), Prostaglandine (27, 30, 59, 60), hyperosmolare Glucoselösung (58), Kaliumchlorid (86) und RU 486 (54), kamen zum therapeutischen Einsatz. Die größte klinische Erfahrung wurde bislang weltweit mit dem Folsäureantagonisten Methotrexat gewonnen. In der Zwischenzeit liegen jedoch auch größere Studien mit Prostaglandinen vor (30).

Methotrexat. Ziel jeder medikamentösen Behandlung ist die rasche Devitalisierung des HCG-produzierenden Trophoblasten, ohne dabei die Tube zu schädigen. Im Vergleich zu den Prostaglandinen, die den Trophoblasten über eine vasokonstriktorisch bedingte Ischämie schädigen und gleichzeitig auch zu einer verstärkten Tubenperistaltik führen (44), hemmt Methotrexat den Trophoblaststoffwechsel (83), ohne dass dadurch die Tube morphologischen Schaden nimmt (55).

Lokale Instillation. Die transvaginale lokale Instillation von Methotrexat in den ektopen Fruchtsack hat im Vergleich zur systemischen Applikation den Vorteil, dass eine wesentlich geringere Dosis (10 mg) (66) verwendet werden kann. Allerdings ist diese Therapie nur dann durchführbar, wenn die ektope Fruchtanlage eindeutig erkennbar ist (Abb. 5.**42**). Mit der niedrig dosierten lokalen MTX-Therapie konnten Merz et al.

Seltenere Formen der EUG

Abb. 5.36   Interstitielle Gravidität im Bereich des linken Tubenabganges, 5+3 SSW. Uterusquerschnitt.

Abb. 5.37   Intakte Frühgravidität bei Uterus bicornis, 8 SSW. Innerhalb des linken Uterushorns stellt sich eine normal große Fruchthöhle mit regelrechtem Embryo dar (Pfeil); im rechten Uterushorn erkennt man dagegen lediglich eine Pseudofruchthöhle, umrandet vom hoch aufgebauten Endometrium. Uterusquerschnitt.

Abb. 5.38   Zervikalgravidität, 7+2 SSW. Uteruslängsschnitt. Deutliche Auftreibung der Zervix bei kaum vergrößertem Corpus uteri.

Abb. 5.39   Linke Bildhälfte: Ovarialgravidität rechts (6 SSW) mit Darstellung des Embryos in der ektopen Fruchthöhle innerhalb des rechten Ovars (Pfeil). Rechte Bildhälfte: linkes Ovar zum Vergleich.

Abb. 5.40   Abdominalgravidität außerhalb des Uterus im Fundusbereich mit Ruptur des Fruchtsacks. Uteruslängsschnitt.

Abb. 5.41   Korrespondierendes intraoperatives Bild mit Darstellung des in die freie Bauchhöhle rupturierten Fetus.

Konservative Therapie der EUG

Abb. 5.42   Lokale Methotrexatinstillation bei EUG links. Die ektope Fruchtanlage wird transvaginal punktiert (Nadelspitze im Zentrum der ektopen Fruchthöhle). Nach Absaugen der Flüssigkeit wird Methotrexat instilliert.

Abb. 5.43   Lokale MTX-Therapie einer Zervikalgravidität (9 SSW). Zustand vor MTX-Therapie.

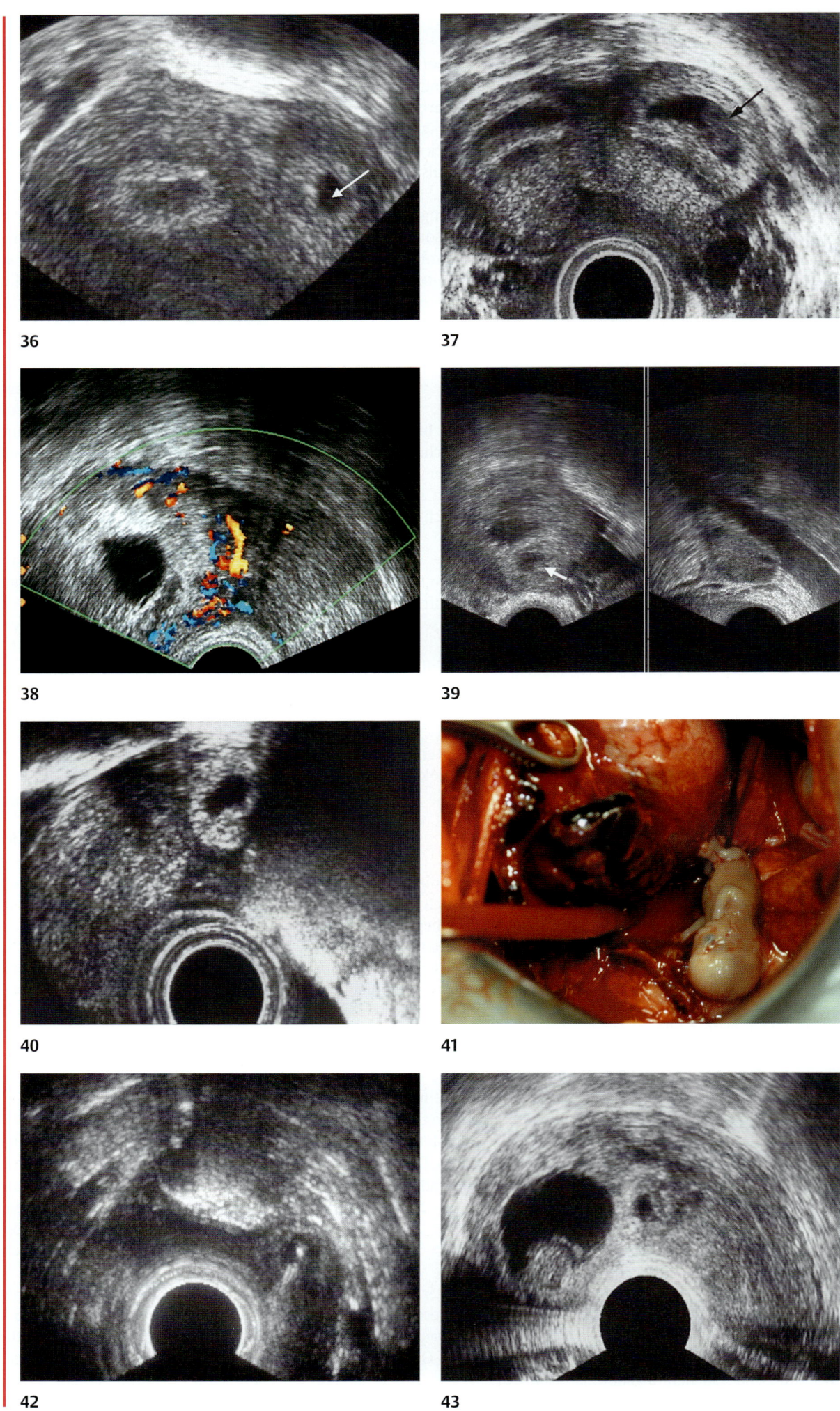

36

37

38

39

40

41

42

43

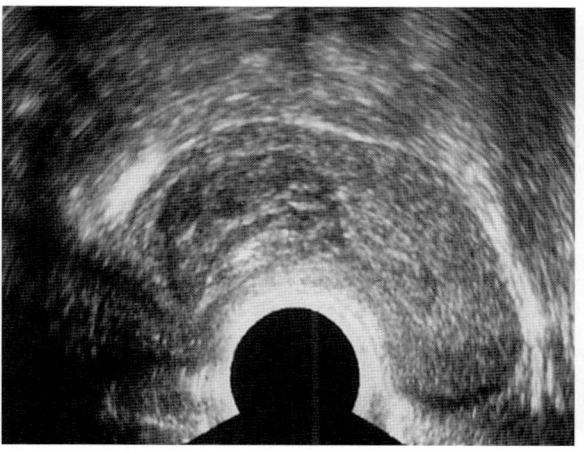

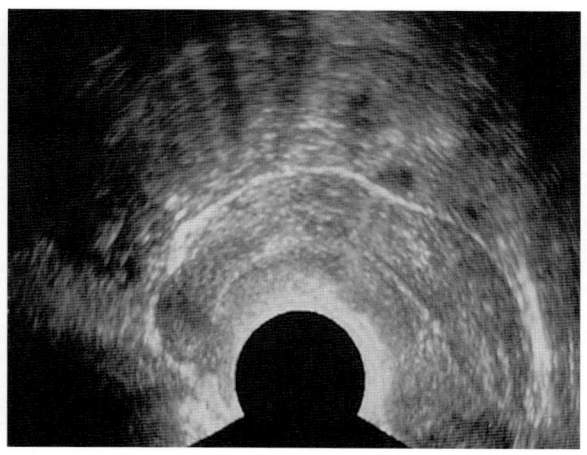

44 **45**

Abb. 5.**44** Derselbe Fall wie auf Abb. 5.**43**, 16 Tage nach MTX-Instillation. Innerhalb der Zervix erkennt man ein organisiertes Hämatom.

Abb. 5.**45** Derselbe Fall wie auf Abb. 5.**43** und 5.**44**. Zustand 46 Tage nach MTX-Instillation und instrumenteller Hämatomausräumung im Intervall.

(66) alle Fälle mit einem Trophoblastdurchmesser bis maximal 1,5 cm erfolgreich therapieren, unabhängig von der Höhe des HCG-Spiegels oder vom Nachweis embryonaler Herzaktionen.

Bei der Zervikalgravidität lassen sich durch die lokale MTX-Therapie der Trophoblast und die zervikale Durchblutung so weit reduzieren, dass eine sekundäre Ausräumung mit der Kürette ohne Gefahr einer größeren Blutung durchgeführt werden kann (Abb. 5.**43**–5.**45**).

Literatur

1. Acosta, D.A.: Cervical pregnancy – a forgotten entitiy in family practice. J. Am. Board Fam. Pract. 10 (1997) 290–295
2. Alcazar, J.L., Balsonado, C., Laparte, C.: The reliability of transvaginal ultrasonography to detect retained tissue after spontaneous first-trimester abortion, clinically thought to be complete. Ultrasound Obstet. Gynecol. 6 (1995) 126–129
3. Bahlmann, F., Brockerhoff, P., Merz, E., Beckmann, K.: Transvaginale sonographische Diagnostik im Notfall. Notfälle und Notsituationen in der Frühgravidität. Notfallmedizin 22 (1996) 212–218
4. Bateman, B.G., Nunley, W.C. Jr., Kolp, L.A., Kitchin, J.D. III, Felder, R.: Vaginal sonography of early intrauterine and tubal pregnanecies. Obstet. Gynecol. 75 (1990) 421–427
5. Beinder, E., Voigt, H.J., Jäger, W., Wildt, L.: Partielle Blasenmole bei zytogenetisch unauffälligem Fetus. Geburtshilfe u. Frauenheilk. 55 (1995) 351–353
6. Bennett, G.L., Bromley, B., Lieberman, E., Bencerraf, B.R.: Subchorionic hemorrhage in first-trimester pregnancies: prediction of pregnancy outcome with sonography. Radiology 200 (1996) 803–806
7. Berger, M.J., Taymor, M.L.: Simultaneous intrauterine and tubal pregnancies following ovulation induction. Am. J. Obstet. Gynec. 113 (1972) 812–813
8. Bernaschek, G., Spernol, R., Beck, A.: IUD-Lage bei intrauterinen Schwangerschaften. Geburtsh. u. Frauenheilk. 41 (1981) 645–647
9. Bernaschek, G.: Vorteile der endosonographischen Diagnostik in Gynäkologie und Geburtshilfe. Geburtsh. u. Frauenheilk. 47 (1987) 471–476
10. Bernaschek, G., Rudelstorfer, R., Csaicsich, P.: Vaginal sonography versus serum human chorionic gonadotropin in early detection of pregnancy. Am. J. Obstet. Gynecol. 158 (1988) 608–612
11. Binder, R.E.: Eine ausgetragene Bauchhöhlenschwangerschaft. Geburtsh. Frauenheilk. 54 (1994) 587–588
12. Birnholz, J.C., Madanes, A.E.: Amniotic fluid accumulation in the first trimester. J. Ultrasound Med. 14 (1995) 597–602
13. Boue, J., Bou, A., Lazar, P.: Retrospective and prospective epidemiological studies of 1500 karyotyped spontaneous abortions. Teratology 12 (1975) 11–26
14. Brackertz, M., Schindler, D.: Indikationstellung zur Chromosomenanalyse bei der diagnostischen Abklärung wiederholter Aborte. Z. Geburtsh. u. Perinat. 189 (1985) 249–254
15. Breen, J. L.: A 21 year survey of 654 ectopic pregnancies. Am. J. Obstet. Gynecol. 106 (1970) 1004–1016
16. Burmeister, R., Tucker,R.: Ultrasonographic diagnosis of first trimester hydatidiform mole. J. Clin. Ultrasound 25 (1997) 36–38
17. Cacciatore, B., Stenman, U.H., Ylostalo, P.: Comparison of abdominal and vaginal sonography in suspected ectopic pregnancy. Obstet. Gynecol. 73 (1989) 770–774
18. Casper, F.W., Merz, E., Seufert, R., Hofmann, G.: Sonographische Diagnostik der fetalen Triploidie. Ultraschall Med. 11 (1990) 311–313
19. Cetin, A., Cetin, M.: Diagnostic and therapeutic decision-making with transvaginal sonography for first trimester spontaneous abortion, clinically thougth to be incomplete or complete. Contraception 57 (1998) 393–397
20. Chen, F.P.: Molar pregnancy and living normal fetus coexisting until term: prenatal biochemical and sonographic diagnosis. Hum. Reprod. 12 (1997) 853–856
21. Chen, G.D., Lin, M.T., Lee, M.S.: Diagnosis of interstitial pregnancy with sonography. J. Clin. Ultrasound 22 (1994) 439–442
22. Coulam, C.B., Goodman, C., Dormann, A.: Comparison of ultrasonographic findings in spontaneous abortions with normal and abnormal karyotypes. Hum. Reprod. 12 (1997) 823–826
23. Cullen, M.T., Green, J.J., Reece, A., Hobbins, J.C.: A comparison of transvaginal and abdominal ultrasound in visualizing the first trimester conceptus. J. Ultasound Med. 8 (1989) 565–569
24. Darai, E., Benifla, J.L., Naouri, M. et al.: Transvaginal intratubal methotrexate treatment of ectopic pregnancy. Report of 100 cases. Hum. Reprod. 11 (1996) 420–424
25. De Bruyne, F., Tutschek, B., Hucke, J., Crombach, G.: Interstitial pregnancy treated with local and systemic methotrexate. Gynecol. Obstet. Invest. 46 (1998) 133–138
26. De Crespigny, L.C.: Early diagnosis of pregnancy failure with transvaginal ultrasound. Am. J. Obstet. Gynecol. 159 (1988) 408–409
27. Degenhardt, F., Ebeling, B., Meier, B., Schlösser, H.W., Schneider, J.: Behandlung von Eileiterschwangerschaften mit Prostaglandinen. Geburtsh. u. Frauenheilk. 51 (1991) 649–652
28. Donald, I.: Ultrasonic echo sounding in obstetrical and gynecological diagnosis. Am. J. Obstet. Gynecol. 93 (1965) 935–941
29. Dubinsky, T.J., Guerra, F., Gormaz, G., Maklad, N.: Fetal survival in abdominal pregnancy: a review of 11 cases. J. Clin. Ultrasound 24 (1996) 513–517
30. Egarter, Ch., Fitz, R., Spona, J. et al.: Behandlung der Eileiterschwangerschaft mit Prostaglandinen: Eine Multicenterstudie. Geburtsh. Frauenheilkd. 49 (1989) 808–812
31. Enk, L., Wikland, M., Hammarberg, K., Lindblom, B.: The value of endovaginal sonography and urinary human chorionic gonadotropin tests for differentiation between intrauterine and ectopic pregnancy. J. Clin. Ultrasound 18 (1990) 73–78
32. Ewerett,C.: Incidence and outcome of bleeding before the 20th week of pregnancy: prospective study from general practice. BMJ 315 (1997) 32–34
33. Faustin, D., Halio, D., Shiffman, R., Flaxman, L., Castro, J.: Preoperative diagnosis of third trimester abdominal pregnancy by transvaginal ultrasound. J. Diagn. Med. Sonography 8 (1992) 89–90
34. Feichtinger, W., Kemeter, P.: Conservative treatment of ectopic pregnancy by transvaginal aspiration under sonographic control and methotrexate injection. Lancet I (1987) 381–382
35. Fernandez, H., Baton, C., Lelaidier, C., Frydman, R.: Conservative management of ectopic pregnancy: Prospective randomized clinical trial of methotrexate versus prostaglandin sulprostone by combined transvaginal and systemic administration. Fertil. Steril. 55 (1991) 746–750
36. Funk, A., Fendel, H.: Verbesserte Diagnostik der Extrauteringravidität durch die Endosonographie. Z. Geburtsh. u. Perinat. 192 (1988) 49–53
37. Funk, A., Fendel, H.: Ultraschallechographische Darstellbarkeit und Messung der Amnionhöhle und des Dottersacks in der frühen Schwangerschaft: Vergleichende Untersuchung von intakten und gestörten Schwangerschaften. Z. Geburtsh. u. Perinat. 192 (1988) 59–66
38. Funk, A., Eichenberg, S., Sohn, C.: Transvaginale Sonographie: Die differentialdiagnostische Bedeutung des sekundären Dottersackes in der Frühschwangerschaft. Z. Geburtsh. u. Perinat. 193 (1989) 178–182
39. Goldstein, D.P., Berkowitz, R.S.: Current management of complete and partial molar pregnancy. J. Reprod. Med. 39 (1994) 139–146
40. Goldstein, S. R.: Sonography in early pregnancy failure. Clin. Obstet. Gynecol. 37 (1994), 681–692
41. Goldstein, S.R, Kerenyi, T., Scher, J., Papp, C.: Correlation between karyotype and ultrasound findings in patients with failed early pregnancy. Ultrasound Obstet. Gynecol. 8 (1996) 314–317
42. Gucer, F., Hönigl, W.: Interstitielle Schwangerschaft und Management mit systemischer einmaliger Gabe von Methotrexat. Zentralbl. Gynäkol. 120 (1998) 306–308
43. Hackelöer, B.J., Hansmann, M.: Ultraschalldiagnostik in der Frühschwangerschaft. Gynäkologe 9 (1976) 108–122
44. Hahlin, M., Bokström, H., Lindblom, B.: Ectopic pregnancy: in vitro effects of prostaglandins on the oviduct and corpus luteum. Fertil. Steril. 47 (1987) 935–940
45. Harris, R.D., Vincent, L.M., Askin, F.B.: Yolk sac calcification: A sonographic finding associated with intrauterine embryonic demise in the first trimester. Radiology 166 (1988) 109–110
46. Hönigl, W., Reich, O.: Vaginosonographie bei ovarieller Gravidität. Ultraschall Med. 18 (1997) 233–236
47. Hopp, H., Schaar, P., Entezami, M. et al.: Diagnostische Sicherheit der Vaginalsonographie bei ektoper Gravidität. Geburtsh. Frauenheilkd. 55 (1995) 666–670
48. Hung, T.H., Jeng, C.J., Yang, Y.C., Wang, K.G., Lan, C.C.: Treatment of cervical pregnancy with methotrexate. Int. J. Gynaecol. Obstet. 53 (1996) 243–247

49. Hung, T.H., Chiu, T.H., Hsu, J.J., Chen, K.C., Hsieh, C.C., Hsieh, T.T.: Sonographic evolution of a living cervical pregnancy treated with intraamniotic instillation of methotrexate. J. Ultrasound Med.16 (1997) 843–847

50. Hustin, J. Schaaps, J.P., Jauniaux, E.: Histological study of the materno-embryonic interface in sponataneous abortion. Placenta 11 (1990) 477–486

51. Jauniaux, E., Kadri, R., Hustin,J.: Partial mole and triploidy: screening patients with first-trimester spontaneous abortion. Obstet. Gynecol. 88 (1996) 661–619

52. Jauniaux, E, Nicolaides, K.H.: Early ultrasound diagnosis and follow-up of molar pregnancies. Ultrasound Obstet. Gynecol. 9 (1997) 17–21

53. Jauniaux, E: Ultrasound diagnosis and follow-up of gestational trophoblastic disease. Ultrasound Obstet. Gynecol. 11 (1998) 367–377

54. Kenigsberg, D., Porte, J., Hull, M., Spitz, I.M.: Medical treatment of residual ectopic pregnancy: RU 486 and methotrexate. Fertil. Steril. 47 (1987) 702–703

55. Kooi, S., van Etten, F.H.P.M., Kock, H.C.L.V.: Histopathology of five tubes after treatment with methotrexate for a tubal pregnancy. Fertil. Steril. 57 (1992) 341–345

56. Kurjak, A., Schulman, H., Zudenigo, D., Kupesic, S., Kos, M., Goldenberg, M.: Subchorionic hematomas in early pregnancy: clinical outcome and blood flow patterns. J. Matern. Fetal Med. 5 (1996) 41–44

57. Laboda, L.A., Estroff, J.A., Benacerraf, B.R.: First trimester bradycardia. A sign of impending fetal loss. J. Ultrasound Med. 8 (1989) 561–563

58. Lang, P., Weiss, P.A.M., Mayer, H.O.: Local application of hyperosmolar glucose solution in tubal pregnancy. Lancet II (1989) 922–923

59. Lindblom, B., Källfelt, B., Hahlin, M., Hamberger, L.: Local Prostaglandin F2α injection for termination of ectopic pregnancy. Lancet I (1987) 776–777

60. Lindblom, B., Hahlin, M., Lundorff, P., Thornburn, J.: Treatment of tubal pregnancy by laparoscopic-guided injection of prostaglandin F2α. Fertil. Steril. 54 (1990) 404–408

61. Lübke, F., Focke, E., Torabi-Tillig, E.-H.: Wandel in der Diagnostik und Therapie der Extrauteringravididtät. Geburtsh. u. Frauenheilk. 49 (1989) 172–178

62. Macchiella, D., Merz, E.: Diagnostik der gestörten Frühgravidität. In: Merz, E. (Hrsg.): Vaginosonographie. Stuttgart: Enke 1992; S. 73–78

63. Mäkinen, J.I., Erkkola, R.U., Laippala, P. J.: Causes of the increase in the incidence of ectopic pregnancy. A study on 1017 patients from 1966 to 1985 in Turku, Finland. Am. J. Obstet. Gynecol. 160 (1989) 642–646

64. Mansur, M.M.: Ultrasound diagnosis of complete abortion can reduce need for curettage. Eur. J. Obstet. Gynecol. Reprod. Biol. 44 (1992) 65–69

65. Marcus, S.F., Brinsden, P.R.: Primary ovarian pregnancy after in vitro fertilization and embryo transfer: a report of seven cases. Fertil. Steril. 60 (1993) 167–169

66. Merz, E., Bahlmann, F., Weber, G. et al.: Unruptured tubal pregnancy: Local low-dose therapy with methotrexate under transvaginal ultrasonographic guidance. Gynecol. Obstet. Invest. 41 (1996) 76–81

67. Mesrogli, M., Degenhardt, F., Maas, D.H.A., Klaus, I., Busche, M., Schneider, J.: Tubargraviditäten: early pregnancy factor, Progesteron, beta-HCG und Vaginalsonographie als differentialdiagnostische Parameter. Z. Geburtsh. u. Perinat. 192 (1988) 130–132

68. Michel, M.Z., Khong, T.Y., Clark, D.A. et al.: A morphological and immunological study of human placental bed biopsies in miscarriage. Brit. J. Obstet. Gynaecol. 97 (1990) 984–988

69. Minelli, E., Buchi, C., Granata, P. et al.: Cytogenetic findings in sonographically defined blighted ovum abortions. Ann. Genet. 36 (1993) 107–110

70. Mitrani, A.: Cervical pregnancy ending in a live birth. J. Obst. Gynaecol. Brit. Commonwealth 80 (1973) 761–763

71. Ory, S.J., Villamiera, A.Z., Sand, P.K., Tamura, R.K.: Conservative treatment of ectopic pregnancy with methotrexate. Am. J. Obstet. Gynecol. 154 (1986) 1299–1306

72. Os, W.A.A. van: Komplikationen bei Intrauterinpessaranwendung und ihre Behandlung. In: Beller, F.K., Schweppe, K.W., Wagner, H.: Intrauterinpessare. Edition Medizin, VCH, Weinheim 1984

73. Pastorelli, G., Steiner, R., Haller, U.: Die Zervikalschwangerschaft. Eine gynäkologisch-geburtshilfliche Notfallsituation. Gynäkol. Geburtsh. Rundschau 37 (1997) 209–215

74. Pretzsch, G., Einenkel, J.D., Horn, L.C., Alexander, H.: Zervikale Gravidität: Kasuistik und Literaturübersicht. Zentrbl. Gynäkol. 119 (1997) 25–34

75. Reece, E.A., Petrie, R.H., Sirmans, M.F., Finster, M., Todd, W.D.: Combined intrauterine and extrauterine gestations: A review. Am. J. Obstet. Gynec. 146 (1983) 323–330

76. Rempen, A.: Vaginal sonography in ectopic pregnancy. A prospective evaluation. J. Ultrasound Med. 7 (1988) 381–387

77. Rempen, A.: Der embryonale Dottersack bei gestörter Frühschwangerschaft. Geburtsh. Frauenheilk. 48 (1988) 804–808

78. Rempen, A.: Diagnosis of viability in early pregnancy with vaginal sonography. J. Ultrasound Med. 9 (1990) 711–716

79. Rempen, A.: Die Aborthäufigkeit vitaler Schwangerschaften im ersten Trimenon. Zentralbl. Gynäkol. 115 (1993) 249–257

80. Riethmüller, D., Sautiere, J.L., Benoit, S., Roth, P., Schaal, J.P., Maillet, R.: Diagnostic echographique et traitement laparoscopique d'une grossesse avarienne d'un cas et revue de la literature. J. Gynecol. Obstet. Biol. Reprod. Paris. 25 (1996) 378–383

81. Rulin, M.C., Bornstein, S.G., Campbell, J. D.: The reliability of ultrasonography in the management of spontaneous abortion, clinically to be thought to be complete: a prospective study. Am. J. Obstet. Gynecol. 168 (1993) 12–15

82. Rushton, D.I.: Placental pathology in spontaneous miscarriage. In: Beard, R.W., Sharp, F. (eds.): Early Pregnancy Loss: Mechanisms and Treatment. London: Springer (1988) 149–157

83. Sand, P.K., Stubblefield, P.A., Ory, S.J.: Methotrexate inhibition of normal trophoblasts in vitro. Am. J. Obstet. Gynecol. 155 (1986) 324–329

84. Scott, P., Schupfer, G.K., Bruhwiler, H.: Chorionkarzinom nach In-vitro-Fertilisation. Geburtshilfe Frauenheilk. 55 (1995) 285–286

85. Sebire, N.J., Thomton, S., Hughes, K., Snijders, R.J., Nicolaides, K.H.: The prevalence and consequences of missed abortion in twin pregnancies at 10 to 14 weeks of gestation. Br. J. Obstet. Gynaecol. 104 (1997) 847–848

86. Shalev, E., Zalel, Y., Bustan, M., Weiner, E.: Ectopic pregnancy: sonographically-guided transvaginal reduction. Ultrasound Obstet. Gynecol. 1 (1991) 127–131

87. Smith, K.E., Buyalos, R.P.: The profound impact on pregnancy outcome after early detection of fetal cardiac activity. Fertil. Steril. 65 (1996) 35–40

88. Stabile, I., Campbell, S., Grudzinskas, J.G.: Ultrasound and circulating placental protein measurements in complications of early pregnancy. Br. J. Obstet. Gynecol. 96 (1989) 1182–1191

89. Stovall, T.G., Ling, F.W., Gray, L.A., Carson, S.A., Buster, J.E.: Methotrexate treatment of unruptured ectopic pregnancy: A report of 100 cases. Obstet. Gynecol. 77 (1991) 749–753

90. Suvanto-Luukkonen, E., Sundstrom, H., Penttinen, J., Jouppila, P.: Hydatidiform mole co-existent with a live fetus. Acta Obstet. Gynecol. Scand. 76 (1997) 380–381

91. Sviggum, O, Skjeldestad, F.E., Tuveng, J.M.: Ultrasonically guided retrieval of occult IUD in early pregnancy. Acta Obstet. Gynecol. Scand. 70 (1991) 355–357

92. Tatum, H.J., Schmidt, F.H., Jain, A.K.: Management and outcome of pregnancies associated with the Cooper T intrauterine contraceptive device. Amer. J. Obstet. Gynec. 126 (1976) 869–879

93. Terinde, R., Kozlowski, P.: Ultraschalldiagnostik der gestörten Frühgravidität. Gynäkologe 21 (1988) 210–219

94. Timor-Tritsch, I.E., Farine, D., Rosen, M.G.: A close look at early embryonic development with the high-frequency transvaginal transducer. Am. J. Obstet. Gynecol. 159 (1988) 676–681

95. Timor-Tritsch, I.E., Ming, N.Y., Peisner, D.B., Lesser, K.B., Slavik, T.A.: The use of transvaginal ultrasonography in the diagnosis of ectopic pregnancy. Am. J. Obstet. Gynecol. 161 (1989) 157–161

96. Timor-Tritsch, I.E., Monteagudo, A., Mandeville, E.O., Peisner, D.B., Anaya, G.P., Pirrone, E.C.: Successful treatment of viable cervical pregnancy by local injection of methotrexate guided by transvaginale ultrasonography. Am. J. Obstet. Gynecol. 170 (1994) 737–739

97. Ushakov, F.B., Elchalal, U., Aceman, P.J., Schenker, J.G.: Cervical pregnancy: past and future. Obstet. Gynecol. Surv. 52 (1997) 45–59

98. Weigel, M., Friese, K., Schmitt, W., Inthraphuvasak, J., Melchert, F.: Die prognostische Bedeutung intrauteriner Hämatome des I. und II.Trimenons für den Schwangerschafts- und Geburtsverlauf. Geburtsh. u. Frauenheilk. 51 (1991) 876–881

99. Wiedemann, R., Strowitzki, T., Sandner, R., Luppa, P., Hepp, H.: Wertigkeit hormoneller und sonographischer Parameter bei der Diagnostik der gestörten bzw. ungestörten Frühgravidität. Geburtsh. u. Frauenheilk. 49 (1989) 237–242

100. Zaki, Z.M.: An unusual presentation of ectopic pregnancy. Ultrasound Obstet. Gynecol. 11 (1998) 456–458

101. Zakut, H., Sadan, O., Katz, A., Dreval, D., Bernstein, D.: Management of tubal pregnancy with methotrexate. Brit. J. Obstet. Gynaecol. 96 (1989) 725–728

6 Transvaginale Fehlbildungsdiagnostik

Fehlbildungsdiagnostik im I. Trimenon

Die frühe Detaildarstellung normaler embryonaler Strukturen mit der Vaginalsonographie gestattet bereits im I. Trimenon ein Screening nach schweren Fehlbildungen (1, 10, 12, 18, 20, 21, 22, 24).

Vorteile. Vorteile der frühen Fehlbildungsdiagnostik sind, dass
- bei einem auffälligen Befund frühzeitig eine Chromosomenanalyse veranlasst werden kann,
- im Fall einer sonographisch nachgewiesenen schweren Fehlbildung oder bei nachgewiesenem pathologischen Karyotyp die Schwangerschaft frühzeitig beendet werden kann und
- ein eventuell notwendiger Schwangerschaftsabbruch für die Schwangere weniger belastend und risikobehaftet ist als zu einem späteren Zeitpunkt.

Hinzu kommt, dass bestimmte Auffälligkeiten, wie die physiologische Nabelhernie (27) oder die Nackentransparenz (19, 25, 26, 28), nur in einem bestimmten Zeitfenster von ca. 4 Wochen zu erkennen sind und dann wieder verschwinden. Wird die Ultraschalluntersuchung nach diesem Zeitraum durchgeführt, lassen sich diese Veränderungen nicht mehr nachweisen.

Ergänzung des pathologischen Befundes. Der sonographische Nachweis und die sorgfältige Dokumentation einer embryonalen Auffälligkeit sind auch für den Kinderpathologen von Bedeutung. Nach einer Abruptio mit Abortabrasio, wie auch nach einem bereits wenige Tage zurückliegenden intrauterinen Fruchttod, ist das entfernte Gewebe häufig so malträtiert bzw. mazeriert, dass eine klare makroskopische wie auch mikroskopische Beurteilung des fehlgebildeten Embryos/Feten kaum mehr möglich ist. Hier gibt das vor der Abrasio erstellte sonographische Bild wertvolle Zusatzinformationen für die endgültige Diagnose.

Voraussetzung. Vorbedingung jeder frühen Fehlbildungsdiagnostik ist, dass man die normale Embryonalentwicklung kennt, um physiologische Veränderungen, wie die physiologische Nabelhernie, nicht als Fehlbildung zu deuten.

Erkennbare Befunde. Unter optimalen Bedingungen lassen sich erste Auffälligkeiten, wie z. B. eine Nabelschnurzyste (Abb. 6.**1**), bereits mit 8 SSW nachweisen. Innerhalb der weiteren 4–6 Wochen können dann bei günstiger Lage des Embryos verschiedene embryonale Fehlentwicklungen, wie Anenzephalus (13, 21, 29), Hydranenzephalie (29), Holoprosenzephalie (9), Enzephalozele (8), Hygroma colli cysticum (5, 21, 29), Herzanomalien (7, 11), eine Omphalozele oder Nierenauffälligkeiten (6) wie auch Doppelfehlbildungen bei Gemini (14, 16), erkannt werden.

Anenzephalus

Ein Anenzephalus kann bereits ab 10 SSW erkannt werden (13). Bei fehlender Schädelkalotte findet man ein auffälliges Kopf-Rumpf-Verhältnis und auffällig große Orbitae (Abb. 6.**2**). Dagegen zeigt die Mehrheit der anenzephalen Feten eine normale Scheitel-Steiß-Länge (13).

Nackentransparenz

Chromosomenstörung. Zwischen 11 und 14 SSW zeigt sich bei einzelnen Feten eine auffällig echoarme Zone im Nackenbereich (Abb. 6.**3**). Diese Auffälligkeit wird als Nackenödem, Nackentransparenz oder nuchale Transparenz bezeichnet und stellt ein Hinweiszeichen für eine chromosomale Fehlbildung (vorwiegend Trisomie 21) dar (s. Kapitel 2). Ab einem Nackentransparenzdurchmesser von ≥ 3 mm muss mit einem erhöhten Risiko einer chromosomalen Fehlbildung gerechnet werden. Je größer der Durchmesser der Nackentransparenz gemessen wird, desto höher ist das Risiko einer Chromosomenstörung (Trisomie 13, 18, 21; Triploidie) (19, 25). Kombiniert man Serumanalysen mit dem mütterlichen Alter und der Dicke der nuchalen Transparenz, kann beim Down-Syndrom eine Erkennungsrate von 87% angenommen werden; die falsch positive Rate beträgt dabei 5% (18).

Strukturelle Fehlbildungen. Ergibt die Karyotypisierung einen unauffälligen Chromosomensatz, muss mit zunehmender nuchaler Transparenz mit verschiedenen strukturellen Fehlbildungen und genetischen Syndromen gerechnet werden (18, 26, 28). Eine Übersicht über die in 15 Studien gefundenen Fehlbildungen wird bei Souka et al. (26) gegeben. Umgekehrt kann davon ausgegangen werden, dass bei einem normalen Chromosomensatz und einer nuchalen Transparenz unter 4,5 mm die Schwangerschaft in etwa 90% der Fälle mit einem gesunden Lebendgeborenen endet (26).

Differenzialdiagnose. In jedem Fall muss eine dem Feten anliegende Amnionmembran ausgeschlossen werden, da diese eine nuchale Transparenz vortäuschen kann (Abb. 6.**4**).

Hygroma colli

Beim Hygroma colli (Abb. 6.5) liegt in ca. ¾ der Fälle ein Turner-Syndrom (45, X0) vor. Ergibt die Chorionzottenbiopsie einen unauffälligen Chromosomensatz, so ist Zurückhaltung in der prognostischen Einschätzung geboten, da sich das Hygrom im Verlauf der weiteren Schwangerschaft wieder vollständig zurückbilden kann (15). Insbesondere das nicht septierte zystische Hygrom (5) scheint hier eine gute Prognose zu besitzen. Zu berücksichtigen ist, dass eine anliegende Amnionmembran ein Hygroma colli vortäuschen kann.

Omphalozele

Auch bei Spaltbildungen im Bereich der Bauchwand ist Vorsicht geboten. Der sichere Nachweis einer Omphalozele (Abb. 6.**6**) lässt sich erst mit 12 SSW stellen, da vor diesem Zeitpunkt (8–11 SSW) noch die physiologische Nabelhernie vorliegt (27).

Doppelfehlbildungen

Bei monochorialen monoamnialen Mehrlingsgraviditäten besteht grundsätzlich das Risiko einer Doppelfehlbildung (z. B. Thorakopagus) (Abb. 6.**7**). Mit der transvaginalen Sonographie kann der Nachweis einer solchen Störung bereits vor 10 SSW gelingen, sofern günstige Untersuchungsbedingungen vorliegen.

Nicht eindeutig interpretierbare Befunde

Obwohl mit der transvaginalen Ultraschalldiagnostik der Nachweis verschiedener Fehlbildungen bereits im I. Trimenon gelingt, gibt es auch Befunde, die nicht eindeutig interpretiert bzw. prognostisch eingeschätzt werden können. Hierzu gehört z. B. die diskrete Erweiterung der Nierenbecken, die in einzelnen Fällen bereits mit 12 SSW darstellbar ist (Abb. 6.**8**) und im Verlauf der weiteren Schwangerschaft dann wieder verschwindet. Eine valide Beurteilung derartiger unklarer Befunde gelingt meist erst nach einer oder mehreren sonographischen Kontrollen.

Neue Sonographietechniken. Neuere sonographische Techniken, wie die transvaginale 3-D-Technik (4, 17), können ergänzend bei der Frühdiagnostik von embryonalen/fetalen Fehlbildungen eingesetzt werden. Insbesondere die Oberflächendarstellung bietet hier neue Demonstrations-, aber auch gezielte Ausschlussmöglichkeiten von Fehlbildungen mit bekanntem Wiederholungsrisiko (s. Kapitel 44).

Fehlbildungsdiagnostik im II. und III. Trimenon

In bestimmten Fällen lässt sich die transvaginale Sonographie auch zur Fehlbildungsdiagnostik in der fortgeschritteneren Schwangerschaft verwenden (2, 29). Dies gilt vor allem für solche Fälle, bei denen der fetale Kopf so tief im kleinen Becken steckt, dass er mit der abdominalen Sonographie nur unvollständig beurteilt werden kann oder der Fetus aufgrund einer stark reduzierten Fruchtwassermenge nur ungenügend einsehbar ist (Abb. 6.**9**). Hier lässt sich mit der transvaginalen Sonographie eine fetale Fehlbildung häufig besser nachweisen oder ausschließen (Abb. 6.**10**). Gleiches gilt auch für Areale, die von abdominal aus nur undeutlich einzusehen sind (Abb. 6.**11**). Bei sehr tief liegendem Kopf lässt sich die transvaginale Sonographie auch für die Kopfbiometrie verwenden.

Literatur

1. Achiron, R., Taadmor, O.: Screening for fetal anomalies during the first trimester of pregnancy: transvaginal versus transabdominal sonography. Ultrasound Obstet. Gynecol. 1 (1991) 186–191
2. Benacerraf, B.R., Estroff, J.A.: Transvaginal sonographic imaging of the low fetal head in the second trimester. J. Ultrasound Med. 8 (1989) 325–328
3. Bilardo, C.M., Pajkrt, E., de Graaf, I., Mol, B.W., Bleker, O.P.: Outcome of fetuses with enlarged nuchal translucency and normal karyotype. Ultrasound Obstet. Gynecol. 11 (1998) 401–406
4. Bonilla-Musoles, F,. Raga, F., Osborne, N., Blanes, J.: The use of three-dimensional (3D) ultrasound for the study of normal and pathological morphology of the human embryo and fetus: preliminary report. J. Ultrasound. Med. 14 (1995) 757–765
5. Bronshtein, M., Rottem, S., Yoffe, N., Blumenfeld, Z.: First-trimester and early second-trimester diagnosis of nuchal cystic hygroma by transvaginal sonography: Diverse prognosis of the septated from the nonseptated lesion. Am. J. Obstet. Gynecol. 161 (1989) 78–82
6. Bronshtein, M., Yoffe, N., Brandes, J.M., Blumenfeld, Z.: First-trimester and early second-trimester diagnosis of fetal urinary tract anomalies using transvaginal sonography. Prenatal Diagn. 10 (1990) 653–666
7. Bronshtein, M., Zimmer, E.Z., Milo, S., Ho, S.Y., Lorber, A., Gerlis, L.M.: Fetal cardiac abnormalities detected by transvaginal sonography at 12–16 weeks' gestation. Obstet. Gynecol. 78 (1991) 374–378
8. Bronshtein, M., Zimmer, E.Z.: Transvaginal sonographic follow-up on the formation of fetal cephalocele at 13–19 weeks' gestation. Obstet. Gynecol. 78 (1991) 528–530
9. Bronshtein, M., Wiener, Z.: Early transvaginal sonographic diagnosis of alobar holoprosencephaly. Prenatal Diagn. 11 (1991) 459–462
10. Cullen, M.T., Green, J.J., Scioscia, A.L., Gabrielli, S., Sanchez-Ramos, L., Hobbins, J.C.: Ultrasonography in the detection of aneuploidy in the first trimester. J. Ultrasound Med. 14 (1995) 559–563
11. Gembruch, U., Knöpfle, G., Chatterjee, M., Bald, R., Hansmann, M.: First-trimester diagnosis of fetal congenital heart disease by transvaginal two-dimensional and Doppler echocardiography. Obstet. Gynecol. 75 (1990) 496–498
12. Hernadi, L., Torocsik, M.: Screening for fetal anomalies in the 12th week of pregnancy by transvaginal sonography in an unselected population. Prenat. Diagn. 17 (1997) 753–759
13. Johnson, S.P., Sebire, N.J., Snijders, R.J.M., Tunkel, S, Nicolaides, K.H.: Ultrasound screening for anencephaly at 10–14 weeks of gestation. Ultrasound Obstet. Gynecol. 9 (1997) 14–16
14. Lam, Y.H., Sin, S.Y., Lam, C., Lee, C.P., Tang, M.H.Y., Tse, H.Y.: Prenatal sonographic diagnosis of conjoined twins in the first trimester: two case reports. Ultrasound Obstet. Gynecol. 11 (1998) 289–291
15. Macken, M.B., Grantmyre, E.B., Vincer, M.J.: Regression of nuchal cystic hygroma in utero. J. Ultrasound Med. 8 (1989) 101–103
16. Maymon, R., Halperin, R., Weinraub, Z., Herman, A., Schneider, D.: Three-dimensional transvaginal sonography of conjoined twins at 10 weeks: a case report. Ultrasound Obstet. Gynecol. 11 (1998) 292–294
17. Merz, E., Bahlmann, F., Welter, C., Miric-Tesanic, D.: Transvaginale 3D-Sonographie in der Frühgravidität. Gynäkologe 32 (1999) 213–219
18. Orlandi, F., Darmiani, G., Hallahan, T.W., Krantz, D.A., Marcri, J.N.: First trimester screening for fetal aneuploidy: biochemistry and nuchal translucency. Ultrasound Obstet. Gynecol 10 (1997) 381–386
19. Pandya, P.P., Kondylios, A., Hilbert, L., Snijders, R.J.M., Nicolaides, K.H.: Chromosomal defects and outcome in 1015 fetuses with increased nuchal translucency. Ultrasound Obstet. Gynecol. 5 (1995) 15–19
20. Quashie, C., Weiner, S., Bolognese, R.: Efficacy of first trimester transvaginal sonography in detecting normal fetal development. Am. J. Perinatol. 9 (1992) 209–213
21. Rottem, S., Bronshtein, M., Thaler, I., Brandes, J.M.: First trimester transvaginal sonographic diagnosis of fetal anomalies. Lancet I (1989) 444–445
22. Rottem, S., Bronshtein, M.: Transvaginal sonographic diagnosis of congenital anomalies between 9 weeks and 16 weeks. J. Clin. Ultrasound 18 (1990) 307–314
23. Rottem, S.: IRONFAN – a sonographic window into the natural history of fetal anomalies. International Registry of the Onset of Fetal Anomalies [editorial]. Ultrasound Obstet. Gynecol. 5 (1995) 361–363
24. Rottem, S.: Early detection of structural anomalies and markers of chromosomal aberrations by transvaginal ultrasonography. Curr. Opin. Obstet. Gynecol. 7 (1995) 122–125
25. Snijders, R.J.M., Pandya, P., Brizot, M.L., Nicolaides, K.H.: First trimester fetal nuchal translucency. In: Snijders, R.J.M., Nicolaides, K.H. (eds.): Ultrasound Markers For Fetal Chromosomal defects. The Parthenon Publishing Group 1996; S. 121–156
26. Souka, A.P., Snijders, R.J.M., Novakov, A., Soares, W., Nicolaides, K.H.: Defects and syndromes in chromosomally normal fetuses with increased nuchal translucency thickness at 10–14 weeks of gestation. Ultrasound Obstet. Gynecol. 11 (1998) 391–400
27. Timor-Tritsch, I.E., Warren, W.B., Peisner, D.B., Pirrone, E.: First-trimester midgut herniation: high-frequency transvaginal sonographic study. Am. J. Obstet. Gynecol. 161 (1989) 831–833
28. Van Vugt, J.M.G., Tinnmans, B.W.S., Van Zalen-Sprock, R.M.: Outcome and early childhood follow-up of chromosomally normal fetuses with increased nuchal translucency at 10–14 weeks' gestation. Ultrasound Obstet. Gynecol. 11 (1998) 407–409
29. Voigt, H.J., Faschingbauer, C.: Pränatale Diagnostik mit Hilfe der Vaginalsonographie. Ultraschall Klin. Prax. 4 (1989) 199–204

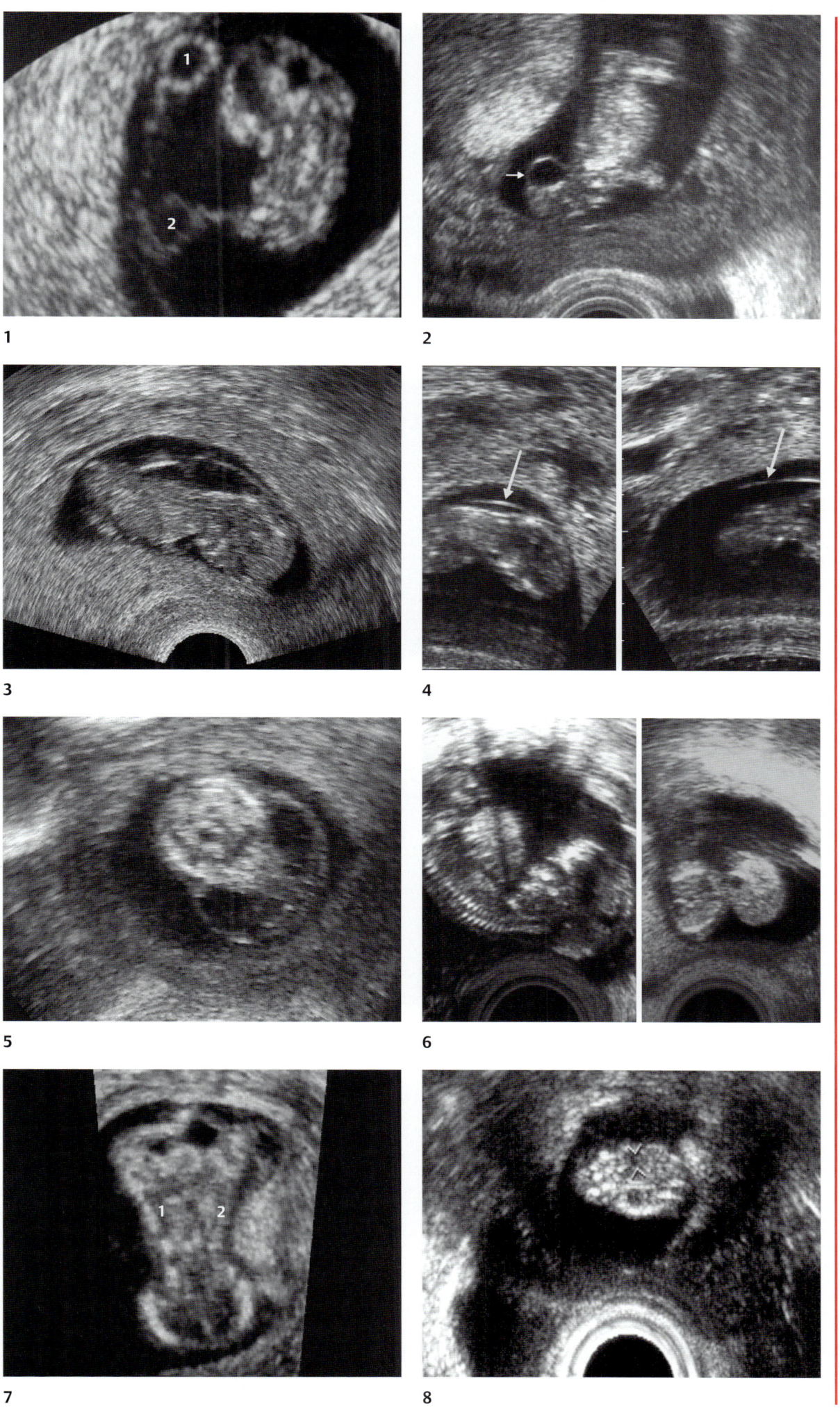

1

2

3

4

5

6

7

8

I. Trimenon

Abb. 6.**1** Frühgravidität (8 SSW) mit Darstellung zweier zystischer Strukturen im Bereich des Amnionepithels. 1 = Dottersack, 2 = Nabelschnurzyste.

Abb. 6.**2** Anenzephalus (10 SSW) mit fehlender Schädelkalotte und auffällig großen Orbitae (Pfeil).

Abb. 6.**3** Auffällige Nackentransparenz von 8 mm (11+2 SSW). Karyotyp: Trisomie 21.

Abb. 6.**4** Links: Vortäuschung einer Nackentransparenz durch Anliegen der Amnionmembran am Feten (12 SSW). Rechts: Nach einer Bewegung des Feten kann die Amnionmembran deutlich vom Feten getrennt erkannt werden.

Abb. 6.**5** Hygroma colli (13+0 SSW).

Abb. 6.**6** Große Omphalozele (12+5 SSW). Linke Bildhälfte: Längsschnitt, rechte Bildhälfte: Querschnitt.

Abb. 6.**7** Thorakopagus (13 SSW) mit Darstellung von 2 Wirbelsäulen (1, 2) und einem Kopf.

Abb. 6.**8** Diskrete Nierenbeckenerweiterung beidseits links 3 mm (Pfeile) (12+0 SSW).

II. und III. Trimenon

Abb. 6.**9** Transabdominale Darstellung eines fetalen Kopfes bei hochgradigem Oligohydramnion (19+0 SSW). Der fetale Kopf lässt sich transabdominal kaum beurteilen.

Abb. 6.**10** Korrespondierendes Bild zu Abb. 6.**9**. Mit der transvaginalen Sonographie lässt sich der Kopf trotz des Oligohydramnions noch gut beurteilen. Der Kopf ist beidseits von einer geringen Menge Fruchtwasser umgeben.

Abb. 6.**11** Kleine laterale Halszysten beidseits (Pfeile) (14 SSW). Links: Längsschnitt, rechts: Querschnitt mit Demonstration beider vorn seitlich gelegenen Zysten im Halsbereich.

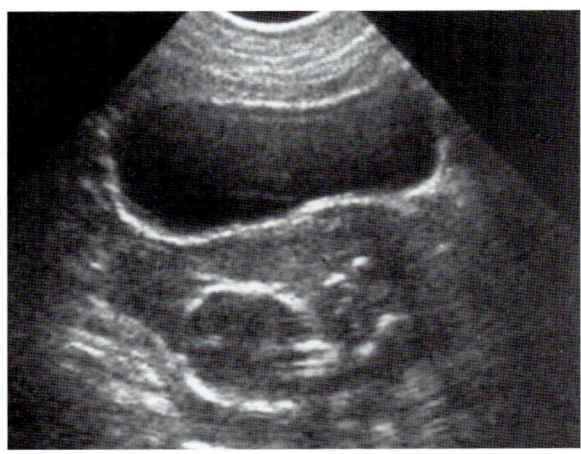

9

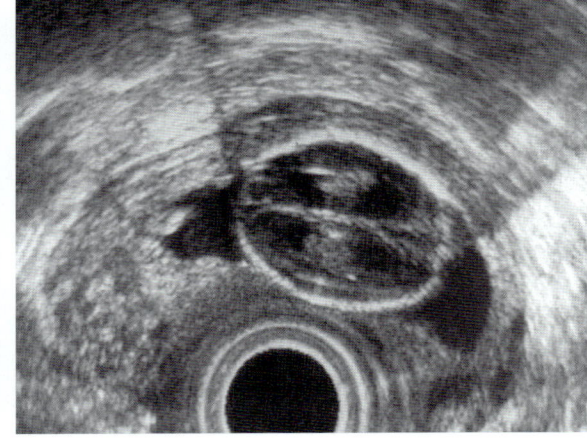

10

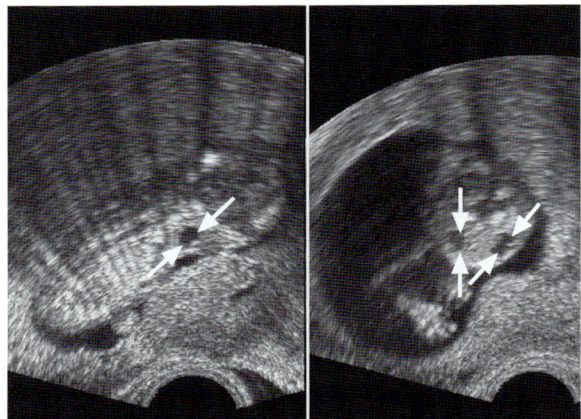

11

7 Transvaginale Sonographie bei maternaler Problematik

Transvaginale Diagnostik bei Uterus- und Adnextumoren in der Schwangerschaft

Auffällige Uterus- und Adnexbefunde lassen sich in der Schwangerschaft nur dann mit der transvaginalen Sonographie erkennen, wenn sie sich noch im Bereich des kleinen Beckens befinden. Zeitlich begrenzt sich dies in den meisten Fällen auf das I. und beginnende II. Trimenon. Infolge der raschen Uterusvergrößerung bei fortschreitender Schwangerschaft werden das Corpus uteri und damit auch die Adnexe so weit nach kranial verlagert, dass sie mit der transvaginalen Sonographie nicht mehr erreichbar sind. In solchen Fällen müssen dann entsprechende unklare Befunde mit der Abdominalsonographie (s. Kapitel 38) abgeklärt werden.

■ *Uterustumoren*

Myome

Der häufigste Uterustumor, das Myom, lässt sich mit der transvaginalen Sonographie bereits in der Frühgravidität gezielt erkennen und vermessen. Je nachdem, an welcher Stelle es sich befindet und welche Größe es aufweist, kann es die Schwangerschaft mehr oder weniger komplizieren (20, 27) (Abb. 7.**1** und 7.**2**). Während bei einem gestielten subserösen Fundusmyom kaum mit einer Komplikation für den Feten zu rechnen ist, besteht bei einem intramuralen oder submukösen Myom ein erhöhtes Risiko bezüglich eines Abortes oder einer vorzeitigen Wehentätigkeit. Dennoch erreichen ¾ dieser Patientinnen den Geburtstermin ohne ernste Probleme (20). Die häufigste Komplikation ist eine aseptische Nekrose (25% der Fälle), die jedoch meist moderat ausfällt (20). Aufgrund der guten Durchblutung stellen sich die Myome in der Schwangerschaft vorwiegend echoarm dar. Mit der anfänglichen transvaginal- und später abdominalsonographischen Vermessung des Myomdurchmessers lässt sich bei der Verlaufsbeobachtung die Größenzunahme eines Myoms gut erkennen.

Maligne Uterustumoren

Im Vergleich zu den benignen Uterustumoren sind maligne Uterustumoren in der Schwangerschaft eher als Rarität einzustufen. Im Zervixbereich muss dann an ein Karzinom gedacht werden, wenn der Tumor die Zervix tonnenförmig auftreibt und eine eher inhomogene Struktur aufweist (Abb. 7.**3**).

■ *Adnextumoren*

Mithilfe der transvaginalen Sonographie werden vor allem in der Frühgravidität sowohl physiologische als auch pathologische Adnexbefunde problemlos nachgewiesen.

Benigne Adnextumoren

Als häufigster Adnextumor wird das physiologische Corpus luteum graviditate in Form einer glatt begrenzten, echofreien Zyste neben dem Uterus beobachtet (Abb. 7.**4**). Während sich die Corpus-luteum-Zyste in der Folgezeit zurückbildet und sonographisch nicht mehr nachweisbar ist, findet man bei echten zystischen Ovarialtumoren eine Befundkonstanz (Abb. 7.**5**). Transvaginalsonographische Kontrolluntersuchungen lassen zudem nicht nur eine Größenveränderung des Tumors erkennen, sondern auch auftretende Strukturveränderungen, wie man sie insbesondere bei einer eingebluteten Ovarialzyste erkennen kann. Ist der Tumor aufgrund seiner kranialen Lage von vaginal aus nicht mehr sicher zu beurteilen, ist eine abdominale Ultraschalluntersuchung angezeigt.

Im II. und III. Trimenon wird die Häufigkeit von Adnextumoren mit 4,1% angegeben (16). In 81,6% der Fälle handelt es sich um eine Zyste mit einem mittleren Durchmesser < 3 cm.

Die Notwendigkeit einer operativen Intervention hängt von den sonomorphologischen Veränderungen bei der Verlaufsbeobachtung ab. Als günstigster Zeitraum für eine operative Therapie ist das 2. Trimester anzusehen (28).

Maligne Adnextumoren

Maligne Adnextumoren in der Schwangerschaft sind selten. Schätzungen reichen von 1 auf 25 000 (5) bis 1 auf 18 000 Schwangerschaften (21). Sonographisch suspekte Veränderungen stellen vor allem wandständige papillomatöse Proliferationen in zystischen Tumoren mit auffälliger Neovaskularisation im Farbdoppler und niedrigen Dopplerindizes dar. Für Ovarialtumoren, die eine Persistenz bis ins dritte Trimester aufweisen, geben Grendys und Barnes (13) ein Karzinomrisiko von 2–5% an. Gelegentlich findet man bei der Palpationsuntersuchung neben dem vergrößerten Uterus einen soliden Andextumor, der sich dann bei der Transvaginalsonographie als Beckenniere entpuppt (Abb. 7.**6**).

Isthmozervikale Insuffizienz

■ *Charakteristika*

Definition und Häufigkeit

Die isthmozervikale Insuffizienz stellt eine Schwäche der Zervix sowie des unteren Uterinsegmentes dar. Sie geht mit einer schmerzlosen und vorzeitigen Zervixverkürzung mit gleichzeitiger Muttermundserweiterung- und eröffnung in der Schwangerschaft einher. Diese vorzeitige Zervixeröffnung tritt meist im II. Trimenon, gewöhnlich zwischen der 18. und 26. SSW, auf (7). Die Inzidenz der isthmozervikalen Insuffizienz wird in der Literatur mit 0,2–2% angegeben (8, 19). Die Verschlussinsuffizienz der Zervix uteri ist eine häufige Ursache von Spätaborten und Frühgeburten, gleichwohl nicht jede Zervixeröffnung mit einem Geburtsbeginn gleichzusetzen ist.

Anatomie und Physiologie der Zervix

Die 3 Hauptbestandteile der Cervix uteri sind glatte Muskulatur, kollagene Fasern und bindegewebige Grundsubstanz. Im Gegensatz zum Myometrium, das zu 65–70% aus glatter Muskulatur besteht, enthält die Zervix nur 25% glatte Muskulatur im oberen Anteil, 16% im mittleren Anteil und 6% im unteren Anteil.

Während der späten Schwangerschaft kommt es durch die Reifung der Zervix zu einer Zunahme von Bindegewebsgrundsubstanz und zu einer Reduktion von Kollagenfibrillen (4, 12). Daneben finden auch qualitative Veränderungen der Grundsubstanz statt, wodurch die Dehnbarkeit des Gewebes begünstigt wird. Inwieweit derartige Vorgänge bei der Zervixinsuffizienz zeitlich vorgezogen werden, ist nicht bekannt.

Diagnose der Zervixinsuffizienz

Die Diagnose „Zervixinsuffizienz" wurde lange Zeit nur mittels Spekulum- und Palpationsuntersuchung gestellt. Mit der Einführung der Ultraschalluntersuchung und dabei vor allem der transvaginalen Sonographie hatte man erstmals die Möglichkeit, nichtinvasiv die Gesamtlänge der Zervix objektiv zu messen, während mit der Spekulum- und Tastuntersuchung nur die Ektozervix erfasst wird.

Bei Patientinnen mit einer Zervixinsuffizienz kommt der Anamnese eine wichtige Bedeutung zu. Vorausgegangene Ereignisse sind gehäufte Aborte im II. Trimenon, Traumata der Zervix, wie z. B. bei Kürettagen oder Konisationen, Zervixrisse nach Geburten, induzierte Aborte und Infektionen (9, 18).

Palpation der Zervix

Bei der palpatorischen Untersuchung der Zervix werden deren Länge, ihre Konsistenz, ihre Stellung in der Führungslinie sowie die Muttermundsweite und der Stand der Leitstelle beurteilt. Bishop (3) versuchte als einer der Ersten den Zervixbefund mittels eines „Pelvic Score" zu objektivieren. Die Aussagekraft des Bishop-Score wird durch die subjektive Bewertung der untersuchten Parameter limitiert. Die Palpationsuntersuchung der Zervix kann auch die exakte Zervixlänge nicht erfassen, da die Zervix in der Tiefe nach der Umschlagsfalte der Fornizes nicht mehr zugänglich ist. Auch ist der innere Muttermund bei geschlossenem äußerem Muttermund nicht beurteilbar. Die Palpationsuntersuchung informiert jedoch über Oberfläche und Konsistenz der Zervix und stellt damit einen Wegweiser in vielen Situationen dar (2, 29).

◼ *Sonographie der Zervix*

Die Zervix der Schwangeren kann bei gefüllter Harnblase von abdominal geschallt werden. Aus Gründen der besseren Reproduzierbarkeit und der besseren Bildqualität ist jedoch die vaginalsonographische Zervixmessung zu empfehlen. Die Bedeutung der Vaginalsonographie in der Untersuchung der Zervix und der Beurteilung der isthmozervikalen Insuffizienz wurde von mehreren Autoren hervorgehoben (6, 11, 14, 17, 26).

Untersuchungstechnik. Die Harnblase sollte bei der vaginalsonographischen Untersuchung nur gering (maximal 100 ml) gefüllt sein. Eine zu volle Harnblase kann die Form der Cervix uteri verändern und den Zervikalkanal komprimieren, sodass eine Zervixinsuffizienz dadurch unter Umständen nicht dargestellt werden kann (22). Der Schallkopf soll ohne Druck im hinteren Scheidendrittel positioniert werden (Abb. 7.**7**). Wird die Schallsonde zu stark an die Zervix gepresst, kann eine Zervixinsuffizienz verdeckt und damit übersehen werden (Abb. 7.**8**). Zur Orientierung wird zuerst die Längsachse der Zervix aufgesucht, dann er-

Tabelle 7.**1**   Sonographische Veränderungen, die für eine Zervixinsuffizienz sprechen (nach Varma [29])

> ➢ Zervixlänge < 1,5 cm
> ➢ Zervixbreite > 3 cm
> ➢ Erweiterter Zervikalkanal > 8 mm
> ➢ Dilatatierte Fruchtblase im Zervikalkanal, insbesondere mit fetalen Anteilen

scheint der Zervikalkanal als echoarme Rille. Die Grenzfläche zwischen Amnionflüssigkeit und Zervikalkanal wird als Os internum bezeichnet. Der äußere Muttermund befindet sich am unteren Ende der Zervix und berührt die Vaginalhinterwand im oberen Scheidendrittel. Die Zervixlänge ist der Abstand zwischen dem Os internum und dem Os externum. Die Zervixdicke wird in Zervixmitte senkrecht zum Zervikalkanal gemessen (10) (Abb. 7.**9**).

Normwerte. Die Zervix zeigt bei einer unauffälligen Schwangerschaft ein individuelles Bild, wobei die Relationen der einzelnen Parameter wie Länge, Dicke und Weite des Os internum jeweils gleich bleiben. Die Zervixlänge ist normalerweise immer größer als die Zervixdicke und der innere Muttermund ist geschlossen. Erst kurz vor dem Geburtstermin verändert sich die Relation zugunsten der Zervixdicke. Die Zervixlänge kann in der Schwangerschaft 30–70 mm (Abb. 7.**7** und 7.**9**), die sonographische Weite des Zervikalkanals 2–4 mm betragen. Die Zervixdicke wird mit 25–35 mm gemessen. Zwischen der Zervix einer Primipara und der Zervix einer Multipara bestehen sonographisch keine Unterschiede. Bei Mehrlingsschwangerschaften ist die Zervix statistisch signifikant länger und dicker als bei Einlingsschwangerschaften (7).

Zervixeröffnung. Die Zervixeröffnung ist ein dynamischer Vorgang, der sonographisch zuerst durch eine Eröffnung des inneren Muttermundes auffällt (Abb. 7.**10**). Danach kommt es zur Verkürzung der Zervix und zu einer zunehmenden Ausweitung des inneren Muttermundes, die sich in den Zervikalkanal fortsetzt. Sonographisch erscheint diese Aushöhlung des Zervikalkanals als echoarmer, v- oder u-förmiger Trichter (Abb. 7.**10**–7.**13**). Im Querschnitt erkennt man den erweiterten Zervikalkanal als echoarme ovale bis runde Zone (Abb. 7.**14**). Schreitet die Erweiterung des Zervikalkanals fort, führt dies schließlich zum Fruchtblasenprolaps (Abb. 7.**15**).

Verlaufsbeobachtung. Über die sonographische Verlaufsbeobachtung kann somit nicht nur eine fortschreitende Zervixverkürzung diagnostiziert werden, sondern auch eine beginnende Insuffizienz des inneren Muttermundes bereits zu einem Zeitpunkt erkannt werden, zu dem der äußere Muttermund noch geschlossen ist. Nach Varma (29) gelten die in Tab. 7.**1** aufgeführten sonographischen Veränderungen als insuffizienzverdächtig.

Konsequenzen für die Therapie. Die sonographische Überwachung der Zervixlänge kann nicht nur helfen, eine Zervixinsuffizienz frühzeitig zu erkennen, sondern kann im Einzelfall auch dazu beitragen, eine Cerclage zu vermeiden, nämlich dann, wenn trotz klinisch nachgewiesener reduzierter Zervixlänge eine weitere Verkürzung bei der sonographischen Verlaufsbeobachtung nicht erkennbar ist. Andererseits kann bei sonographisch nachgewiesener Zervixverkürzung < 1,5 cm mit 23 SSW mithilfe einer Cerclageoperation das Risiko einer Frühgeburt deutlich gesenkt werden (15). Nach Durchführung einer Cerclage kann durch die sonographische Längenbestimmung der Zervix die Effektivität des Eingriffes überprüft werden.

Fazit. Insgesamt stellt die sonographische Zervixbeurteilung in der Schwangerschaft einen wesentlichen Parameter zur Diagnosestellung der isthmozervikalen Insuffizienz dar. Zur korrekten Interpretation des sonographischen Zervixbefundes sollte neben der Anamnese und der Klinik auch der Palpationsbefund mit einbezogen werden.

Lagebeurteilung der Plazenta bei Placenta praevia

Obwohl eine Placenta praevia in der 2. Schwangerschaftshälfte nur in 0,5% aller Schwangerschaften beobachtet werden kann, ist sie doch mit einer hohen perinatalen Morbidität und Mortalität verbunden (23).

Differenzierung. Da die abdominale Sonographie im II. und III. Trimenon nicht immer eindeutig klären kann, ob es sich um eine Placenta praevia oder nur um eine tief reichende Plazenta handelt, führt dies zwangsläufig zu einer längeren Hospitalisation. Gerade in solchen Fällen kann die transvaginale Sonographie bei der Differenzierung hilfreich sein (Abb. 7.**16** und 7.**17**).

Blutungsgefahr. Die Befürchtung, dass man mit der Vaginalsonde im Falle einer Placenta praevia eine stärkere Blutung provozieren könnte, konnte nicht bestätigt werden (24). Dies ist verständlich, da man den Schallkopf nur wenige Zentimeter in die Scheide einzuführen braucht, um den unteren Eipol ausreichend beurteilen zu können. Eine stärkere Kompression der Zervix sollte in solchen Fällen jedoch stets vermieden werden.

Uterusbeurteilung post partum

Im Wochenbett kann die transvaginale Sonographie zur Abklärung von Blutungen, Rückbildungsstörungen oder Schmerzen verwendet werden. Voraussetzung ist allerdings, dass der Uterus sich bereits soweit zurückgebildet hat, dass er im Vaginalscan in seiner gesamten Größe erfasst werden kann. Da sich mit der transvaginalen Sonographie sowohl das Uteruskavum als auch im Falle einer Sectio caesarea das untere Uterinsegment gut einsehen lassen, können intrauterine Plazentareste, Eihäute wie auch ein Hämatom im Bereich der Sektionarbe problemlos nachgewiesen werden. Plazentareste und Eihäute stellen sich meist als echoreiche Strukturen innerhalb des Uteruskavums dar (25) (Abb. 7.**18**–7.**20**). Gleiches gilt auch im Falle eines Plazentapolypen (Abb. 7.**21**). Ein Hämatom im Bereich einer Sektionarbe erscheint dagegen echoarm.

Literatur

1. Alcazar, J.L., Balsonado, C., Laparte, C.: The reliability of transvaginal ultrasonography to detect retained tissue after spontaneous first-trimester abortion, clinically thought to be complete. Ultrasound Obstet. Gynecol. 6 (1995) 126–129
2. Bader, W., Böhmer, S., Degenhardt, F., Schneider, J.: Vergleichende Betrachtungen der Cervix uteri in graviditate mittels Palpation und Vaginosonographie. Ultraschall Med. 13 (1992) 18–23
3. Bishop, E.M.: Pelvic scoring for elective induction. Obstet. Gynecol. 24 (1964) 264
4. Buchanan, D., Macer, J., Yonekura, M.L.: Cervical ripening with prostaglandin E2 vaginal suppositories. Obstet. Gynecol. 63 (1984) 659–664
5. Chung, A., Birnbaum, S.J.: Ovarian cancer associated with pregnancy. Obstet. Gynecol. 41 (1973) 211–216
6. Cook, C.M., Ellwood, D.A.: A longitudinal study of the cervix in pregnancy using transvaginal ultrasound. Brit. J. Obstet. Gynaecol. 103 (1996) 16–18
7. Eppel, W.: Die isthmozervikale Insuffizienz. Gynäkologe 28 (1995) 175–180
8. Eppel, W., Frigo, P., Schurz, B., Reinold, E.: Vaginosonographische Studie bei normaler und inkompetenter Zervix: Versuch einer mathematischen Beurteilung. Ultraschall Med. 11 (1990) 183–187
9. Eppel, W., Schurz, B., Frigo, P., Reinold, E.: Vaginosonographic surveillance of cervix after conization. Acta Obstet. Gynecol. Scand. 68 (1989) 89–91
10. Eppel, W., Schurz, B., Frigo, P., Reinold, E.: Die Zervix am Termin – eine sonographische Studie. Z. Geburtshilfe Perinatol. 195 (1991) 250–253
11. Eppel, W., Schurz, B., Frigo, P., Reinold, E.: Vaginosonographische Beobachtung des zervikalen Verschlußapparates unter besonderer Berücksichtigung der Parität. Geburtsh. Frauenheilk. 52 (1992) 148–151
12. Granström, L., Ekman, G., Ulmsten, U., Malmström, A.: Changes of the connective tissue in corpus and cervix uteri during ripening and labour in term pregnancy. Brit. J. Obstet. Gynaecol. 96 (1989) 1198–1202
13. Grendys, E.C.Jr., Barnes, W.A.: Ovarian cancer in pregnancy. Surg. Clin. North. Am. 75 (1995) 1–14
14. Guzman, E.R., Rosenberg, J.C., Houlihan, C., Ivan, J., Waldron, R., Knuppel, R.: A new method using vaginal ultrasound and transfundal pressure to evaluate the asymptomatic incompetent cervix. Obstet. Gynecol. 83 (1994) 248–252
15. Heath, V.C., Souka, A.P., Erasmus, I., Gibb, D.M., Nicolaides, K.H.: Cervical length at 23 weeks of gestation: the value of Shirodkar suture for the short cervix. Ultrasound Obstet. Gynecol. 12 (1998) 318–322
16. Hill, L.M., Connors-Beatty, D.J., Nowak, A., Tush, B.: The role of ultrasonography in the detection and management of adnexal masses during the second and third trimesters of pregnancy. Am. J. Obstet. Gynecol. 179 (1998) 703–707
17. Iams, J.D., Johnson, F.F., Sonek, J., Sachs, L., Gebauer, C., Samuels, P.: Cervical incompetence as a continuum: a study of ultrasonographic cervical length and obstetric performance. Am. J. Obstet. Gynecol. 172 (1995) 1097–1103
18. McDonald, H.M., O'Laughlin, J.A., Jolley, P., Vigneswaran, R., McDonald, P.J.: Vaginal infection and preterm labour. Brit. J. Obstet. Gynaecol. 98 (1991) 427–438
19. Michaels, W.H., Montgomery, C., Karu, J.: Ultrasound differentiation of the competent from the incompetent cervix: prevention of preterm delivery. Am. J. Obstet. Gynecol. 154 (1986) 537–546
20. Monnier, J.C., Bernardi, C., Lanciaux, B., Vinatier, D., Lefebvre, C.: L'association fibrome et grossesse. A propos de 51 observations relevees d'avril 1976 a decembre 1984. Rev. Fr. Gynecol. Obstet. 81 (1986) 99–104
21. Munnell, E.W.: Primary ovarian tumours in pregnancy. Clin. Obstet. Gynecol. 6 (1963) 983
22. Pfersmann, C., Deutinger, J., Bernaschek, G.: Die Cervixlänge gegen Ende der Schwangerschaft – eine sonographische Studie. Geburtsh. Frauenheilk. 46 (1986) 213–214
23. Powell, M.C., Buckley, J., Price, H., Worthington, B.S., Symonds, E.M.: Magnetic resonance imaging and placenta praevia. Am. J. Obstet. Gynecol. 154 (1986) 565–569
24. Rotten, S., Bronshtein, M., Thaler, I., Brandes, J.: Transvaginal ultrasonography for diagnosis of placenta praevia. Lancet I (1989) 444–445
25. Rulin, M.C., Bornstein, S.G., Campbell, J. D.: The reliability of ultrasonography in the management of spontaneous abortion, clinically to be thought to be complete: a prospective study. Am. J. Obstet. Gynecol. 168 (1993) 12–15
26. Smith, C.V., Anderson, J.C., Matamoros, A., Rayburn, W.F.: Transvaginal sonography of cervical width and length during pregnancy. J. Ultrasound Med. 11 (1992) 465–467
27. Struzziero, E., Corbo, M.: Attualita sui fibromi in gravidanza. Minerva-Ginecol. 48 (1996) 15–16
28. Tanos, V., Schenker, J.G.: Ovarian cysts: a clinical dilemma. Gynecol. Endocrinol. 8 (1994) 59–67
29. Varma, T.R., Patel, R.H., Pillai, U.: Ultrasonic assessment of cervix in "at risk" patients. Int. J. Gynecol. Obstet. 25 (1987) 25–34

Uterus- und Adnextumoren

Abb. 7.**1**   Frühgravidität (7 SSW) mit großem, echoarmem, subserösem Vorderwandmyom (Durchmesser 5 x 4,2 cm). Transvaginaler Frontalschnitt durch das kleine Becken.

Abb. 7.**2**   Gravidität (14 SSW) mit 4,3 cm großem, intramuralem Hinterwandmyom.

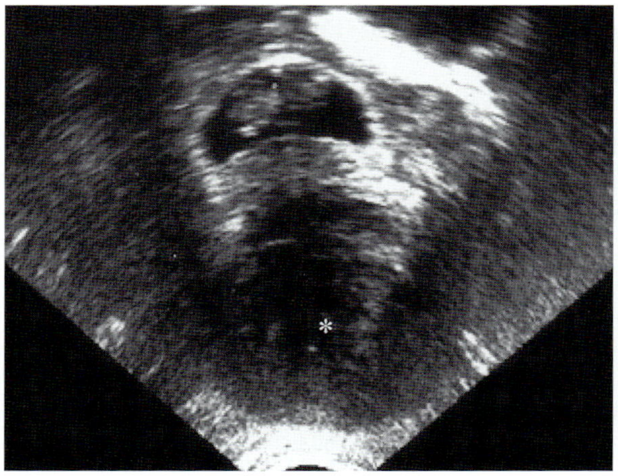

Abb. 7.**3**   Zervixkarzinom (Tonnenkarzinom) mit teils echoreicher, teils echoarmer Struktur (Pfeile). 32 SSW. Fetaler Kopf (∗).

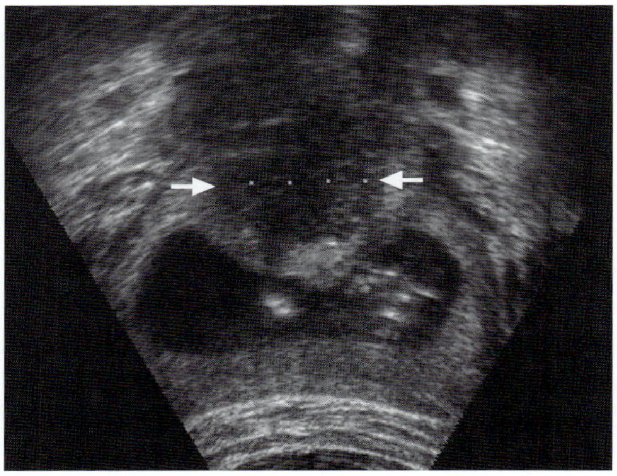

Abb. 7.**4**   Frühgravidität (5+3 SSW) mit einer 5 cm großen echoarmen Corpus-luteum-Zyste im Douglas-Raum.

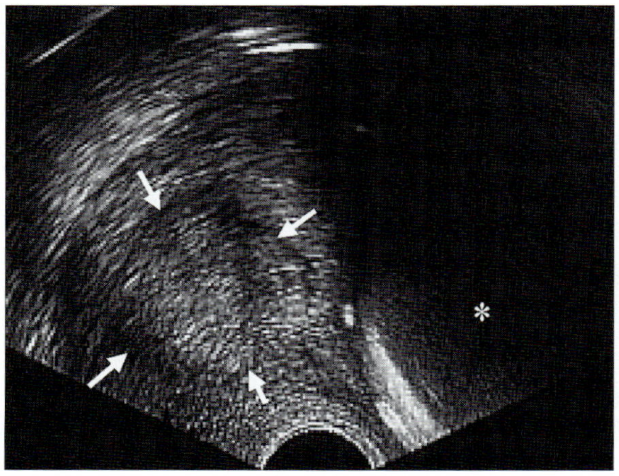

Abb. 7.**5**   Gravidität (8 SSW) mit Dermoidzyste links neben dem Uterus (Pfeile). Harnblase (1), Fruchthöhle mit Embryo (2).

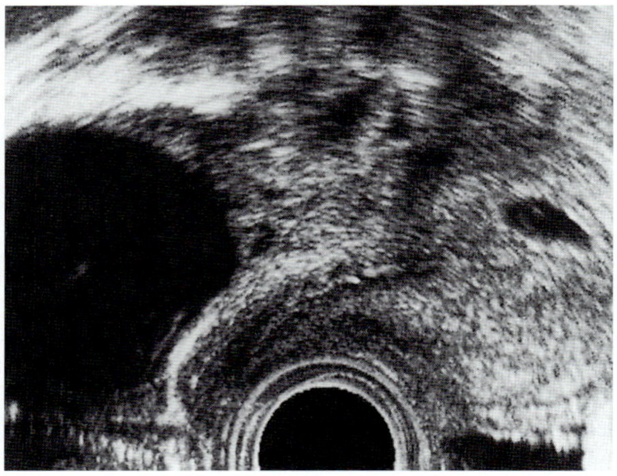

Abb. 7.**6**   Frühgravidität (6+2 SSW) bei Beckenniere links (Pfeile). Schräger Längsschnitt durch das kleine Becken.

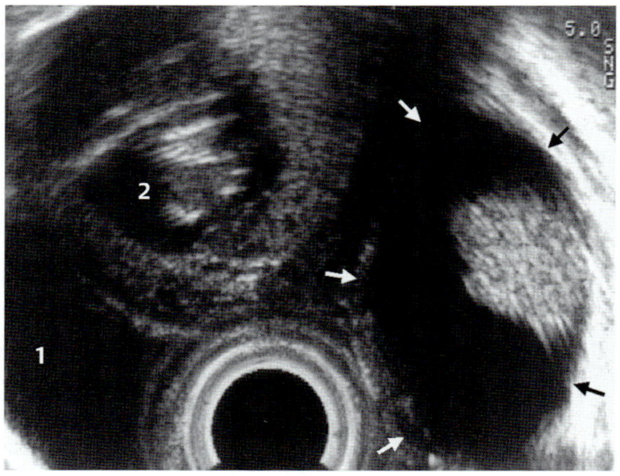

Isthmozervikale Insuffizienz

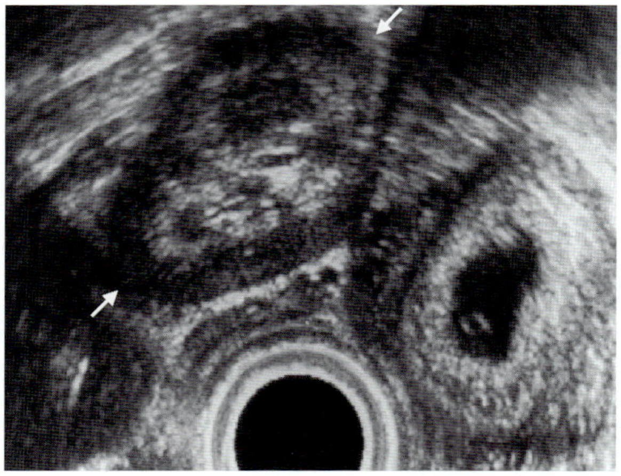

Abb. 7.**7**   Normale Zervixlänge (55 mm) mit 28 SSW (Pfeile). Die Schallsonde liegt unmittelbar vor der Zervix, ohne diese zu komprimieren. Medianer Längsschnitt.

Abb. 7.**8**   Zervixinsuffizienz mit 31 SSW. Infolge der Kompression der Zervix durch die Transvaginalsonde wird eine noch intakte Zervix mit einer Länge von 36 mm vorgetäuscht (Pfeile).

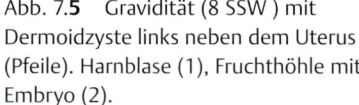

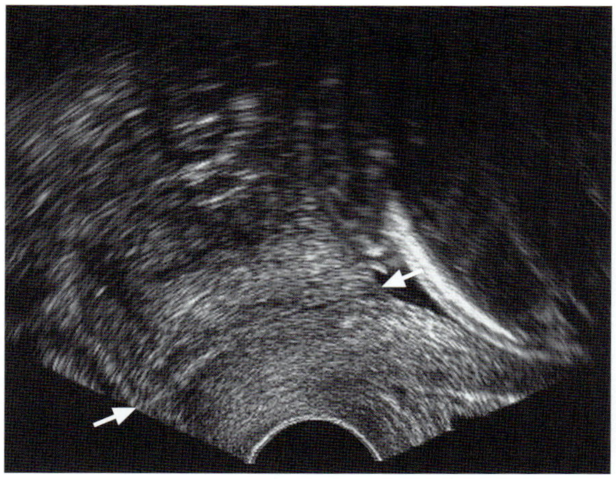

1

2

3

4

5

6

7

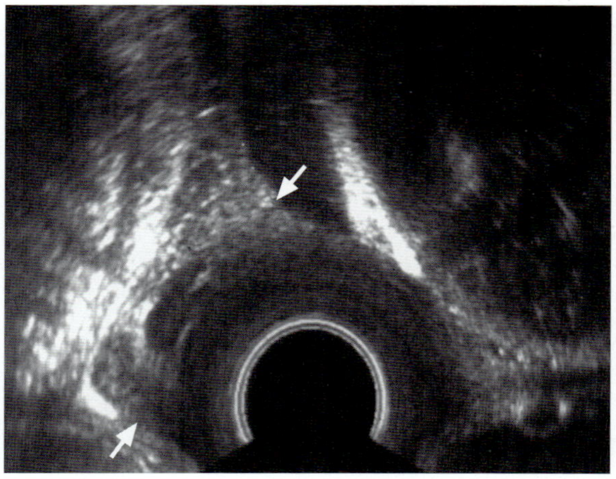

8

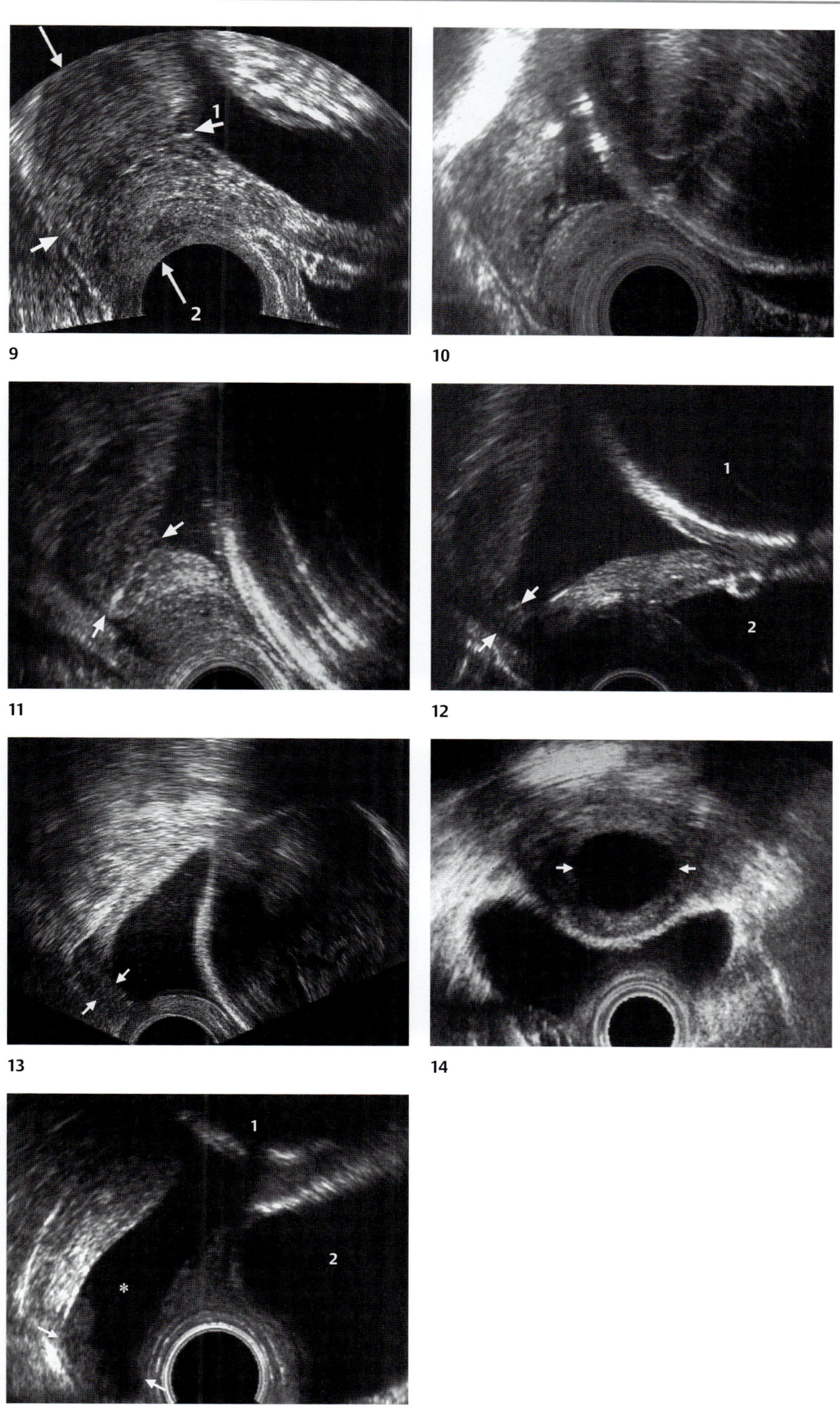

9

10

11

12

13

14

15

Abb. 7.9 Normale Zervixlänge (34 mm) mit 18 SSW (Pfeile 1). Medianer Längsschnitt. Die Vermessung der Zervixdicke erfolgt in Zervixmitte (Pfeile 2).

Abb. 7.10 Beginnende isthmozervikale Insuffizienz, 30 SSW. Geringgradige v-förmige Erweiterung des inneren Muttermundes. Längsschnitt.

Abb. 7.11 Fortschreitende isthmozervikale Insuffizienz, 33 SSW. Neben der v-förmigen Erweiterung des inneren Muttermundes fällt eine deutliche Verkürzung der Zervix auf 20 mm auf (Pfeile). Längsschnitt.

Abb. 7.12 Ausgeprägte isthmozervikale Insuffizienz mit trichterfömiger Eröffnung des Zervikalkanals von innen. Restzervix 9 mm. 31 SSW. Längsschnitt. Fetaler Kopf (1), Harnblase (2).

Abb. 7.13 Ausgeprägte isthmozervikale Insuffizienz mit u-förmiger Aufdehnung des Zervikalkanals durch den prolabierenden Fruchtsack. Äußerer Muttermund noch geschlossen (Pfeile). 20 SSW. Längsschnitt.

Abb. 7.14 Ausgeprägte isthmozervikale Insuffizienz mit Darstellung der Zervix im Querschnitt. 30 SSW. Ovale Aufweitung des Zervikalkanals durch den prolabierenden Fruchtsack (Pfeile).

Abb. 7.15 Totaler Fruchtblasenprolaps (∗). 20 SSW. Längsschnitt. Die Pfeile markieren den äußeren Muttermund. Fetaler Kopf (1), Harnblase (2).

Placenta praevia

Abb. 7.**16**   Partielle Placenta praevia im Bereich der Uterushinterwand (Pfeile). Längsschnitt. Zervix (1), Hinterwandplazenta (2), fetaler Kopf (3), Harnblase (4).

Abb. 7.**17**   Marginale Placenta praevia mit einem kleinen Hämatom an der kaudalen Plazentabegrenzung (Pfeile). Längsschnitt. Zervix (1), Hinterwandplazenta (2), fetaler Kopf (3), Harnblase (4).

Uterus post partum

Abb. 7.**18**   Echoreiche Plazentareste im Cavum uteri 2 Wochen post partum. Uteriner Längsschnitt.

Abb. 7.**19**   Echoreiches Abortmaterial im Cavum uteri bei Zustand nach Interruptio. Uteriner Längsschnitt.

Abb. 7.**20**   Korrespondierendes Nativbild zu Abb. 7.**19**.

Abb. 7.**21**   Echogener Plazentapolyp (Pfeil) 7 Wochen nach Entbindung. Uteriner Längsschnitt.

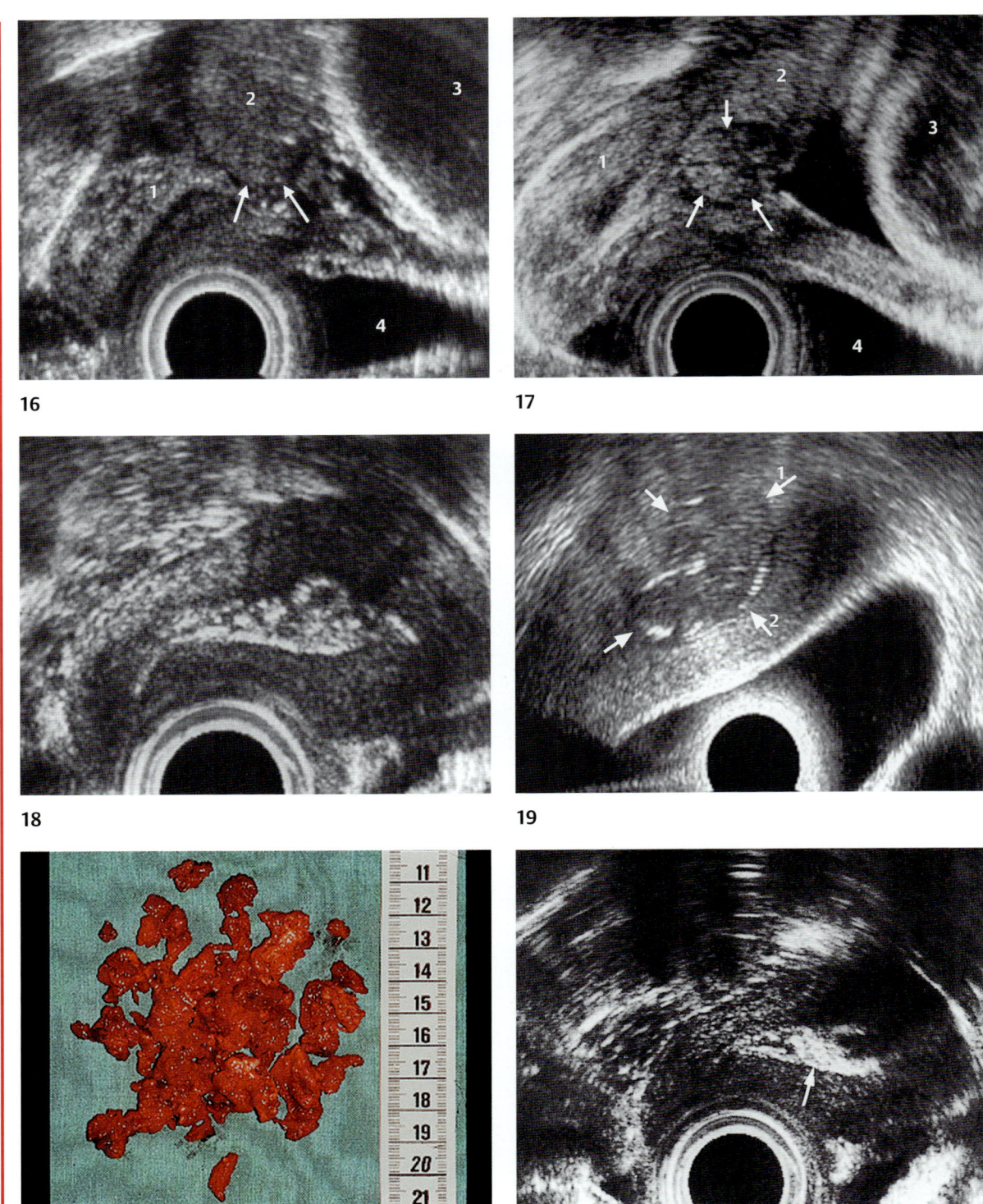

8 Transvaginalsonographische Beckenmessung

Schädel-Becken-Missverhältnis

Zunahme. Deformationen des knöchernen Skeletts durch Mangelernährungen spielen in der zivilisierten Welt kaum noch eine Rolle. Dennoch ist die Häufigkeit der Diagnose „Schädel-Becken-Missverhältnis" in den letzten 20 Jahren von 1,5% auf 3,8% aller Geburten gestiegen. Als Ursache dafür werden zum einen die durchschnittliche Erhöhung des Geburtsgewichtes um 100 g und zum anderen die verbesserten Methoden der Geburtsüberwachung diskutiert (28).

Messparameter. Für die Voraussage, ob eine Spontangeburt erfolgen kann, müssen mehrere Faktoren zur Beurteilung herangezogen werden: Größe und Form des knöchernen Beckens, Größe und Form des fetalen Kopfes, Konfigurationsmöglichkeit des kindlichen Kopfes, Präsentation und Einstellung des fetalen Kopfes und die mütterliche Wehentätigkeit. Die Einbeziehung nur einer einzelnen klinischen Information zur Vorhersage, ob eine spontane Geburtsmöglichkeit gegeben sein könnte, ist nicht ausreichend (30). Es müssen auf alle Fälle fetale und mütterliche Messparameter herangezogen werden, wenn ein Schädel-Becken-Missverhältnis ausgeschlossen werden soll.

Radiologische Pelvimetrie

Zur frühzeitigen Erkennung eines Schädel-Becken-Missverhältnisses fand neben der klinischen Untersuchung – Austastung des Beckens, Zangemeister-Handgriff – bereits frühzeitig die röntgenologische Beckenmessung Verwendung (11). Diese Methode erlaubt die Beurteilung und Messung geburtshilflich relevanter Beckenmaße, sollte aber wegen der Strahlenbelastung des Feten nur in Ausnahmefällen eingesetzt werden (26). Bis 1970 wurden bei bis zu 40% aller schwangeren Frauen in der Schwangerschaft Röntgenuntersuchungen vorgenommen (10). Mittels radiologischer Pelvimetrie kann nicht nur die Conjugata vera, sondern auch der Neigungswinkel der Beckeneingangsebene vermessen werden. Außerdem können der quere Durchmesser des Beckeneingangs und der Abstand zwischen den beiden Spinae ossis ischii bestimmt werden.

Einschränkung der Indikation. Bevor die Indikation zu einer radiologischen Pelvimetrie in der Schwangerschaft gestellt wird, muss man sich fragen, ob die erhaltene Information das nachfolgende Management der Geburt entscheidend beeinflussen wird (26).

Neuere Untersuchungen schränken den Wert der radiologischen Pelvimetrie als Beitrag zur Geburtsleitung im Sinne der Indikationsstellung zu einer Schnittentbindung ein (1, 21). Selbst bei Verdacht auf ein Schädel-Becken-Missverhältnis ist keine Verschlechterung des „Fetal Outcome" zu erwarten (24). Bei vorausgegangener Sectio caesarea kann eine radiologische Beckenmessung in der Schwangerschaft keinen wesentlichen Beitrag zur Entscheidungsfindung leisten (20).

Erhöhtes Leukämierisiko. Die Amerikanische Gesellschaft für Geburtshilfe und Gynäkologie empfiehlt, die fetale Strahlenbelastung so gering wie möglich zu halten, weil die Untersuchungen Stewarts, der ein erhöhtes Leukämierisiko bei Kindern nach intrauteriner Strahlenbelastung fand, bisher noch nicht entkräftet werden konnten (2, 30). Erfolgte während der Schwangerschaft eine radiologische Diagnostik, so muss in Abhängigkeit vom Zeitpunkt der Untersuchung und der Strahlendosis mit einer Erhöhung der Leukämierate bei Kindern gerechnet werden (3). Die Strahlenbelastung einer radiologischen Beckenmessung beträgt 0,15–0,9 rad, also Werte, die nahe an die in der Schwangerschaft zulässige Maximaldosis heranreichen (12).

Fetal-pelvic Index. Eine Indikation für die radiologische Beckenmessung in der Schwangerschaft, die auch heute noch diskutiert wird, ist die Beckenendlage bei Primiparae (9). Unter Einbeziehung einer präpartalen sonographischen fetalen Gewichtsschätzung und einer radiologischen Pelvimetrie kann durch die Berechnung des „fetal-pelvic Index" eine sehr genaue Vorhersage getroffen werden, ob eine Sectio wegen Schädel-Becken-Missverhältnis erforderlich sein wird. Mit der Anzahl der herangezogenen Parameter steigt die Genauigkeit der Aussagemöglichkeit. Entsprechende Untersuchungen haben eine Sensitivität von bis zu 86% und eine Spezifität von bis zu 100% ergeben (22, 23).

Pelvimetrie im Wochenbett. Nach einer protrahierten Geburt und bei Verdacht auf ein verengtes Becken sollte jedenfalls die Indikation zur radiologischen Beckenmessung im Wochenbett großzügig gestellt werden, um für eine zukünftige Schwangerschaft Informationen über eventuell bestehende Anomalien des knöchernen Beckens zu gewinnen.

Sonographische Pelvimetrie

Abdominalsonographie. Wegen des nur selten gerechtfertigten radiologischen Einsatzes zur präpartalen Beckenmessung ist es verständlich, dass bereits sehr früh versucht wurde, die Sonographie für die Beckenmessung zu verwenden (17, 18, 19). Zu diesem Zeitpunkt kamen für die sonographische Vermessung der geburtshilflich relevanten Beckenmaße ausschließlich Compoundscanner zur klinischen Anwendung. Mithilfe dieser Methode konnte die Conjugata vera, in den meisten Fällen gegen Schwangerschaftsende, mit ausreichender Genauigkeit ermittelt werden (17). Die Messungen konnten sowohl am abdominalen Schnittbild als auch am gleichzeitig erhaltenen A-Bild vorgenommen werden. Die verwendeten Schallfrequenzen lagen zwischen 1 und 2 MHz. Größere Untersuchungsserien bewiesen den Wert dieser Methode (27). Die neueren abdominalen Real-Time-Geräte ermöglichten bisher kaum die Durchführung von Beckenmessungen. Erst in letzter Zeit wurde versucht, derartige Geräte mit einer Prüfkopffrequenz von 3,5 MHz für die Beckenmessung heranzuziehen (15).

Vaginalsonographie. Eine neue Möglichkeit der Pelvimetrie hat sich durch die Entwicklung der Vaginalscanner ergeben. Diese Vaginalscanner wurden sehr bald für die Messung geburtshilflich relevanter Beckenmaße eingesetzt. Die Ergebnisse wurden mit jenen verglichen, die durch die Verwendung eines Compoundscanners während der Schwangerschaft und durch radiologische Pelvimetrie post partum ermittelt werden konnten (5, 7).

Methode der transvaginalen Pelvimetrie

Schallkopf. Für die vaginosonographische Beckenmessung gelangt eine Vaginalsonde mit einer Schallkopffrequenz von 5 MHz zur Anwendung. Sektorscanner mit weitem Abstrahlwinkel sind für diese Indikation anderen Scannertypen überlegen (6). Ideal ist eine sog. Panoramasonde, die sich durch eine frontale 240°-Schallabstrahlung auszeichnet.

Lagerung und Vorbereitung. Die Steinschnittlagerung der Patientin hat sich – wie bei allen vaginalsonographischen Untersuchungen – wegen der größten Mobilität der Vaginalsonde als die günstigste Lagerung erwiesen. Transvaginalsonographische Messungen der Conjugata vera können meist problemlos vorgenommen werden, allerdings muss in einigen Fällen die Untersuchung nach Darmentleerung wiederholt werden, weil ein gefüllter Enddarm die vordere Begrenzung des Promontoriums mit einem Schallschatten überlagern kann.

Untersuchungstechnik. Der transvaginale Schallkopf wird zunächst so in die Vagina eingeführt, dass eine sagittale Schallabstrahlung stattfindet. Wichtig ist dabei die exakte Positionierung in der Medianen, da nur dann gleichzeitig Symphyse und Promontorium zur Darstellung gelangen (Abb. 8.1–8.3). Für die Messung der Conjugata vera wird der Schallkopf leicht gesenkt, um die Symphyse in ihrer ganzen Höhe abzubilden. Gemessen wird der Abstand vom oberen und hinteren Rand der Symphyse bis zum Promontorium. Die Darstellbarkeit der Endpunkte der Conjugata vera ist unabhängig von der Kindslage möglich. Für die Messung des queren Beckendurchmessers wird die Schallsonde um 90° gedreht und der Griff der Sonde so in der Vertikalen bewegt, bis die Linea terminalis beidseits lateral zur Abbildung gelangt und vermessen werden kann (Abb. 8.4–8.7).

Bisherige Ergebnisse

Patientinnen. Bei 74 Patientinnen wurde eine transvaginalsonographische Beckenmessung mittels Panoramascanner durchgeführt; 22 dieser Patientinnen befanden sich knapp vor dem Geburtstermin. Frühgeburten wurden von der Auswertung ausgeschlossen. In 58 dieser Fälle erfolgte eine Messung der Conjugata vera mit dem Compoundscanner, in 36 Fällen ein Beckenröntgen post partum. Bei 65 der untersuchten Fälle handelte es sich um eine Schädellage. Bei 8 von 58 mittels Compoundscanner vorgenommenen Messungen konnten keine relevanten Ergebnisse erzielt werden; bei 2 handelte es sich um eine Querlage, 3 waren Beckenendlagen. Einmal konnte wegen einer Schräglage und zweimal wegen einer ausgeprägten Adipositas keine Aussage über die Conjugata vera gemacht werden.

Conjugata vera. Die vaginosonographisch ermittelten Messdaten der Conjugata vera korrelierten gut zu den mittels Compoundscanner gemessenen Werten. Die Abweichung von der röntgenologisch vorgenommenen Messung betrug bis zu 5 mm (8).

Querer Durchmesser. Bei der Messung des queren Durchmessers des Beckeneingangs fanden sich Unterschiede von 4 mm. Nach 37 SSW war die Messung des weitesten queren Beckendurchmessers bei 7 Erstgebärenden nicht möglich, weil der Kopf bereits zu tief im Becken stand. Bei den übrigen Patientinnen konnte die Messung problemlos vorgenommen werden.

Quotient Conjugata vera – BPD. Eine andere Studie zeigt zwar den Wert der alleinigen Messung der Conjugata vera für die Vorhersage eines Schädel-Becken-Missverhältnisses (Tab. 8.1). Da ein Schädel-Becken-Missverhältnis aber eine Beziehung zwischen mütterlichem Becken und fetalem Kopf darstellt, sollten die Quotienten zwischen Conjugata vera und fetalem biparietalem Durchmesser (BPD) berechnet werden.

Tabelle 8.1 Conjugata vera, Kindsgewicht und fetaler biparietaler Durchmesser bei spontanen Geburten und bei Sectiones

Parameter	Spontangeburt (n = 49)	Sectio (n = 11)
Conjugata vera	11,8 cm (± 0,4)	10,9 cm (± 0,3)*
BPD	9,1 cm (± 0,3)	9,3 cm (± 0,2)
Gewicht	3340 g (± 440)	3470 g (± 450)

* $p < 0,05$

Dieser Quotient lag bei Spontangeburten im Mittelwert bei 1,29; bei einem Schädel-Becken-Missverhältnis fand sich ein mittlerer Wert von 1,17. Dieser Unterschied war statistisch hochsignifikant. Interessant ist, dass in keinem Fall eines Schädel-Becken-Missverhältnisses ein höherer Wert als 1,24 errechnet wurde. Zwischen Fällen mit Spontangeburt und solchen Fällen, die per sectionem entbunden wurden, fand sich kein signifikanter Unterschied bezüglich der innerhalb einer Woche vor der Geburt sonographisch gemessenen biparietalen Durchmesser und der Neugeborenengewichte.

Vorteile der Methode. Den entscheidenden Vorteil der vaginosonographischen Pelvimetrie stellen die einfache Durchführbarkeit und die fehlende Röntgenstrahlenbelastung dar. Zudem besteht die zusätzliche Möglichkeit, den queren Durchmesser des Beckeneingangs zu bestimmen, wodurch Hinweise für die Beurteilung der Beckenkonfiguration in der Beckeneingangsebene geliefert werden. Die Untersuchungen sind unabhängig von der Schwangerschaftsdauer durchführbar, auch eine ausgeprägte Adipositas beeinträchtigt die Untersuchung nicht. Eine gefüllte Harnblase stellt keine Voraussetzung für die Untersuchung dar. Das Untersuchungsergebnis wird auch nicht durch die Lage des Feten beeinflusst. Nur bei Primiparae kann ab 37 SSW die Messung des queren Durchmessers erschwert sein, wenn der tief stehende Kopf die Beweglichkeit des Schallkopfes einschränkt oder durch seinen Schallschatten die Identifizierung der lateralen Beckenbegrenzung erschwert wird.

Vergleich mit CT und MRT

Computertomographie. Die digitale Radiographie (CT) führt im Vergleich mit den konventionellen Röntgenaufnahmen zu einer Reduktion der Strahlenbelastung auf 15–30% (4). Die Interpretation der Ergebnisse wird durch eine verbesserte Darstellung der Strukturen wesentlich erleichtert (16). Bei adipösen Patientinnen ist das Untersuchungsergebnis allerdings nur eingeschränkt verwertbar (4). Bei der transvaginalsonographischen Pelvimetrie führt die Adipositas zu keiner Einschränkung der Qualität des Untersuchungsergebnisses. Neben den Beckenmaßen und der Kindsgröße sind selbstverständlich auch die Gesamtkonfiguration und der Neigungswinkel des Beckens sowie der Schambeinwinkel des Schambeinastes für die Prognose des Geburtsverlaufes von Bedeutung. Für die orientierende Beurteilung des knöchernen Geburtskanales sind die Conjugata vera und die Durchmesser des queren Beckeneingangs jedoch die wichtigsten Messgrößen.

Möglichkeiten der MRT. Außer dem von uns durchgeführten Vergleich der Ergebnisse der vaginosonographischen Pelvimetrie mit den Messungen mittels Compoundscanner und den postpartalen Röntgenaufnahmen wäre ein Vergleich der Methode mit Ergebnissen der Computertomographie und MRT wünschenswert. Die Anwendung des Magnetresonanzverfahrens bietet die Möglichkeit, ohne Gefahr der fetalen Schädigung, das knöcherne mütterliche Becken in hervorragender Qualität abzubilden und zu vermessen (13, 14, 25). Bei Messungen des queren Beckendurchmessers fanden sich im Vergleich zur radiologischen Pelvimetrie Unterschiede bis zu 2 cm (25). Magnetresonanzverfahren sind derzeit sehr aufwendig und als Routineverfahren – nicht zuletzt wegen der hohen Kosten – für die Pelvimetrie nicht einsetzbar. Ein weiterer Nachteil ist die meist nicht gegebene akute Verfügbarkeit. Ultraschallgeräte mit Vaginalsonden stehen hingegen in praktisch jeder geburtshilflichen Abteilung zur Verfügung.

■ *Fazit*

Bei Erstgebärenden mit Verdacht auf ein Schädel-Becken-Missverhältnis könnte die vaginosonographische Beckenmessung aufgrund der geringen Belastung und der im Vergleich zu anderen Methoden äquivalenten guten Aussagekraft als Routinemethode Eingang in die Schwangerschaftsuntersuchung finden. Eine weitere Verbesserung der Aussagekraft der Messung kann erwartet werden, wenn die 3-D-Technik für die sonographische Beckenmessung herangezogen werden kann.

Literatur

1. Alder, Ch., Aebi, S., Bernhard, M.: Der Stellenwert der radiologischen Beckenmessung. Geburtsh. Frauenheilk. 47 (1987) 483–486
2. American College of Obstetricians and Gynecologists: ACOG Bull 23 (1979) 10
3. Brent, R.L.: Irradiation in pregnancy, Gynecology and Obstetrics. 1981 edition. Edited by J. Sciarra. Philadelphia: Harper and Row, 1981
4. Claussen, C., Köhler, D., Christ, F., Golde, G., Lochner, B.: Pelvimetry by digital radiography and its dosimetry. J. Perinat. Med. 13 (1985) 287–292
5. Deutinger, J., Bernaschek, G.: Die vaginosonographische Pelvimetrie als neue Methode zur sonographischen Bestimmung der inneren Beckenmaße. Geburtsh. Frauenheilk. 46 (1986) 345–347
6. Deutinger, J., Bernaschek, G.: Die vaginosonographische Pelvimetrie – eine neue Methode zur sonographischen Bestimmung der inneren Beckenmaße. Ultraschalldiagnostik 85. Drei-Länder-Treffen Zürich. Otto, R.Ch., Schnaars, P. (Hrsg.): Thieme (1986) 2–3
7. Deutinger, J., Bernaschek, G.: Vaginosonographical Determination of the true conjugate and the transverse diameter of the pelvic inlet. Arch. Gynecol. Obstet. 240 (1987) 241–246
8. Deutinger, J.: Die vaginosonographische Beckenmessung. XII. Kongress der Deutschen Gesellschaft für Perinatale Medizin. Berlin 1.–4. Dezember 1987
9. Gimovsky, M.L., Willard, K., Neglio, M., Howard, Th., Zerne, S.: X-ray pelvimetry in a breech proctol: A comparison of digital radiography and conventional methods. Am. J. Obstet. Gynecol. 153 (1985) 887–888
10. Gordon, A., Pinchen, C., Walker, E., Tudor, J.: The changing place of radiology in obstetrics. Br. J. Radiol. 57 (1984) 891–893
11. Guthmann, H.: Die röntgenologische Messung der Conjugata vera. Fortschr. Röntgenstr. 36 (1929) 257
12. Hochuli, E.: Geburtshilfe, Gynäkologie und Grenzgebiete. Bern: Hans Huber 1985
13. Hricak, H., Albers, C., Crooks, L.E., Sheldon, P.E.: Magnetic resonance imaging of the female pelvis – initial experience. Am. J. Rad. 141 (1983) 1119–1128
14. Johnson, I.R., Symonds, E.M., Worthington, B.S., Broughton Pipkin, F., Hawkes, R.C., Gyngell, M.: Imaging the pregnant human uterus with nuclear magnetic resonance. Am. J. Obstet. Gynecol. 148 (1984) 1136–1139
15. Katanozaka, M., Yoshinaga, M., Fuchiwaki, K., Nagata, Y.: Measurement of obstetric conjugate by ultrasonic tomography and its significance. Am. J. Obstet. Gynecol. 180 (1999) 159–162
16. Kopelman, J.N., Duff, P., Karl, R.T., Schipul, A.H., Read, J.A.: Computed tomographic pelvimetry in the evaluation of breech presentation. Obstet. Gynecol. 68 (1986) 455–458
17. Kratochwil, A., Zeibekis, N.: Ultrasonic pelvimetry. Acta Obstet. Gynecol. Scand. 51 (1972) 357–362
18. Kratochwil, A., Jentsch, K., Brezina, K.F.: Ultraschallanatomie des weiblichen Beckens und ihre klinische Bedeutung. Arch. Gynecol. 214 (1973) 273–275
19. Kratochwil, A.: Ultraschalluntersuchung in der Geburtshilfe. In: Diethelm, L., Heuck, F., Olsson, O., Strnad, F., Vieten, H., Zuppinger, A. (Hrsg.): Handbuch der medizinischen Radiologie. Berlin: Springer 1980 S. 349–401
20. Mahmod, T.A., Grant, J.M.: The role of radiological pelvimetry in the management of patients who have had a previous caesarean section. J. Obstet. Gynaecol. 8 (1987) 24–28
21. Mandry, J., Grandjean, H., Reme, J.M., Pastor, J., Levade, C., Pontonnier, G.: Assessment of the predictive value of x-ray pelvimetry and biparietal diameter in cephalopelvic disproportion. Europ. J. Obstet. Gynec. Reprod. Biol. 15 (1983) 173–179
22. Morgan, M.A., Thurnau, G.R., Fishburne, J.I.jr.: The fetal-pelvic index as an indicator of fetal-pelvic disproportion: a preliminary report. Am. J. Obstet. Gynecol. 155 (1986) 608–613
23. Morgan, M.A., Thurnau, G.R.: Efficacy of the fetal-pelvic index in patients requiring labor induction. Am. J. Obstet. Gynecol. 159 (1988) 621–625
24. Parsons, M.T., Spellacy, W.N.: Prospective randomized study of x-ray pelvimetry in the primigravida. Obstet. Gynecol. 66 (1985) 76–79
25. Powell, M.C., Worthington, B.S., Buckley, J.M., Symonds, E.M.: Magnetic resonance imaging (MRI) in obstetrics. I. Maternal anatomy. Brit. J. Obstet. Gynaecol. 95 (1988) 31–37
26. Pritchard, J.A., MacDonald, P.C., Gant, N.F.: Williams Obstetrics. 17th edition. Norwalk, Connecticut: Appleton-Century-Crofts 1985; pp. 229–231
27. Schlensker, K.H.: Ultraschallmessungen der Conjugata vera obstetrica. Geburtsh. Frauenheilk. 39 (1979) 333–337
28. Silbar, E.L.: Factors related to the increasing section rates for cephalopelvic disproportion. Am. J. Obstet. Gynecol. 154 (1986) 1095–1098
29. Sporri, S., Gyr, T., Schollerer, A., Werlen, S., Schneider, H.: Methoden, Techniken und Anwendungsmöglichkeiten der geburtshilflichen Beckenmessung. Z. Geburtsh. Perinat. 198 (1994) 37–46
30. Stewart, A., Webb, J., Giles, D., Hewitt, D.: Malignant disease in childhood and diagnostic irradiation in utero. Lancet 2 (1956) 447–457

Abb. 8.**1**   Die transvaginalsonographische Beckenmessung (Conjugata vera), dargestellt an einem weiblichen Skelett; die Vaginalsonde wird so im Becken positioniert, dass eine vertikale Schallabstrahlung stattfindet.

Abb. 8.**2**   Graphisches Schema der Messung der Conjugata vera. Gemessen wird vom oberen hinteren Rand der Symphyse bis zur inneren Begrenzung des Promontoriums.

Abb. 8.**3**   Transvaginalsonographische Messung der Conjugata vera (S = Symphyse, P = Promontorium, L = untere Extremität des Feten [Limb]). Die Conjugata vera beträgt in diesem Fall 117 mm.

Abb. 8.**4**   Die vaginosonographische Beckenmessung des queren Beckeneingangsdurchmessers (Conjugata transversa), dargestellt an einem weiblichen Skelett. Nach Drehung der Schallsonde um 90° ist diese so im Becken positioniert, dass eine horizontale Schallabstrahlung stattfindet.

Abb. 8.**5**   Graphisches Schema der Messung der Conjugata transversa von frontal gesehen. Gemessen wird der Abstand zwischen den beiden Spinae ossis ischii.

Abb. 8.**6**   Dasselbe graphische Schema wie in Abb. 8.**5** zur Messung der Conjugata transversa, von der Seite gesehen.

Abb. 8.**7**   Transvaginalsonographische Messung der Conjugata transversa (S = Symphyse, P = Promontorium). Die Conjugata transversa beträgt in diesem Fall 140 mm.

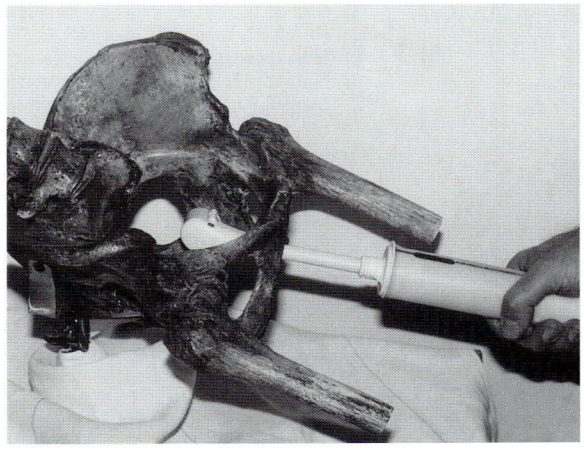

1

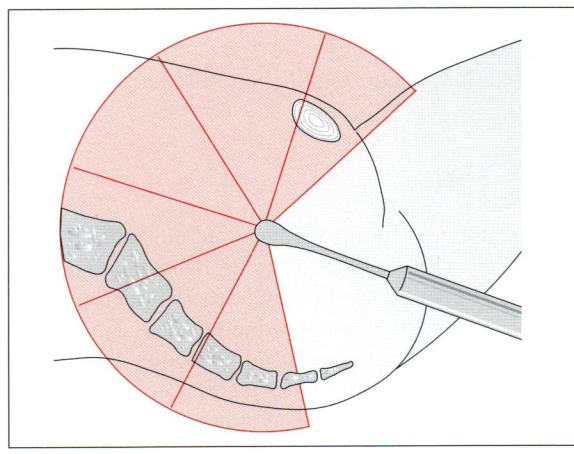

2

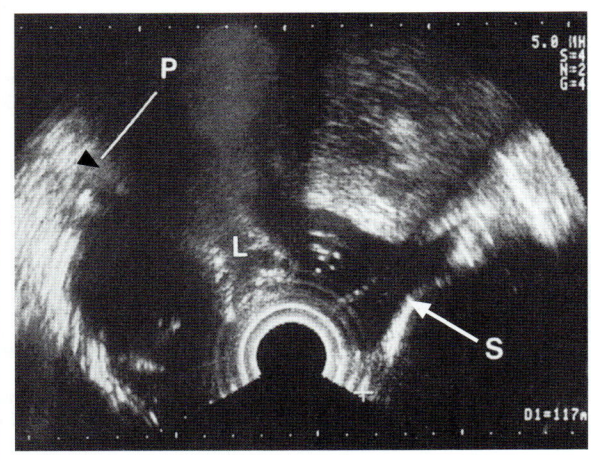

3

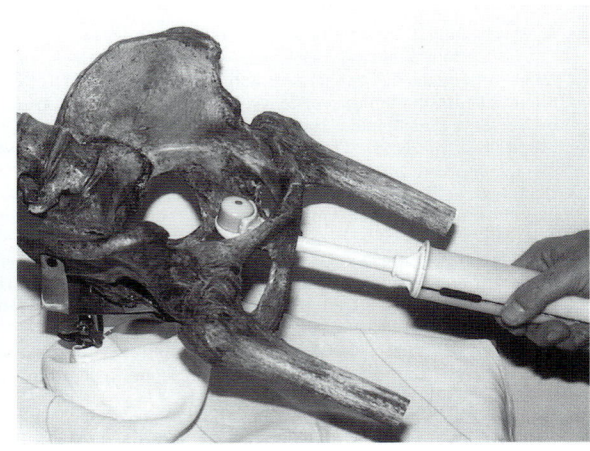

4

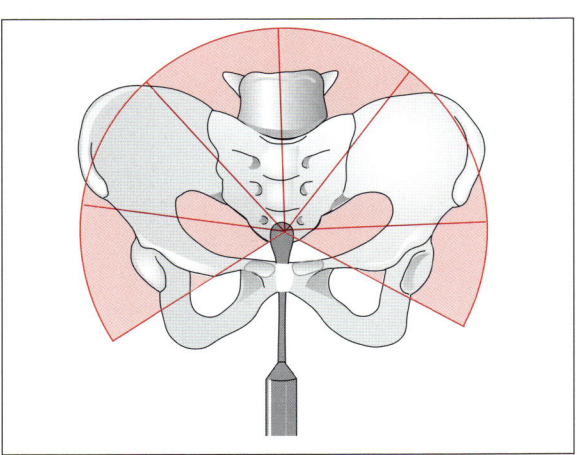

5

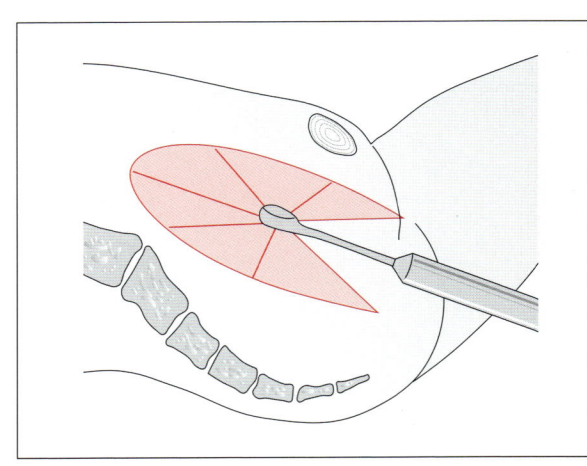

6

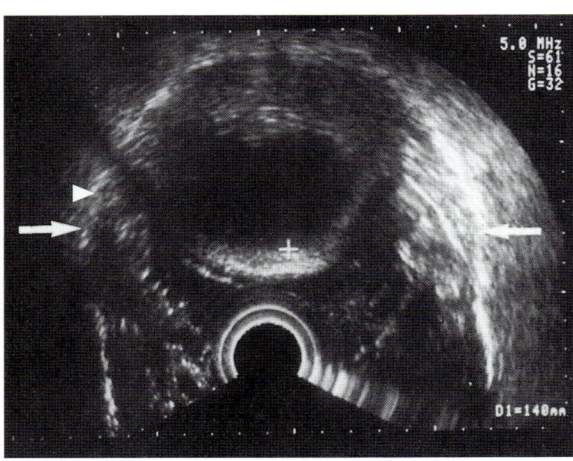

7

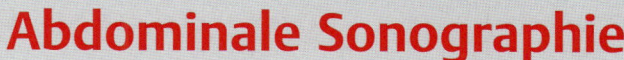

Abdominale Sonographie

9 Regelrechte Frühgravidität, Biometrie und Gestationsaltersschätzung im I. Trimenon

Grundlagen der Embryologie (5, 15, 30)

Entwicklung bis zur Implantation. Die Eizelle wird etwa 12–24 Stunden nach der Ovulation, die durchschnittlich am 14. Tag p. m. auftritt, im ampullären Teil der Tube befruchtet. Danach wandert die Zygote innerhalb von 3–4 Tagen in die Gebärmutter. Während dieser Zeit findet durch mitotische Teilung die Furchung, d. h. die Entwicklung vom Zweizellstadium bis zur Morula mit 12–16 Blastomeren, statt. Nach Entwicklung zur Blastozyste, einer flüssigkeitsgefüllten Zyste mit einer äußeren Zellschicht (Trophoblast) und einer inneren Zellschicht (Embryoblast) beginnt am 20. Tag post menstruationem (= 6. Tag post conceptionem) die Implantation.

Entwicklung bis zur dreiblättrigen Keimscheibe. Bei der Implantation dringt die Blastozyste in das hoch aufgebaute, sekretorisch umgewandelte Endometrium ein. Am 23. Tag p. m. ist die Implantation abgeschlossen, d. h. die Blastozyste hat sich tief ins Endometrium eingenistet. Mit der Entwicklung des Trophoblasten zum Synzytio- und Zytotrophoblasten und dem weiteren Vordringen der Synzytiumzellen in das Stroma gewinnt der Trophoblast innerhalb der 4. SSW Anschluss an die mütterlichen Sinusoide, womit ein primitiver uteroplazentarer Kreislauf entsteht. Zur gleichen Zeit entwickelt sich der Embryoblast zur zweiblättrigen Keimscheibe mit Ektoderm und Entoderm, und es kommt zur Ausbildung der Amnionhöhle und des primären Dottersackes. Gegen Ende der 4. SSW bildet sich dann der kleinere sekundäre Dottersack, der vom extraembryonalen Zölom, der Chorionhöhle, umgeben ist. Mit der Bildung des Mesoderms entsteht innerhalb der 5. SSW die dreiblättrige Keimscheibe. Die Chorionhöhle vergrößert sich, und gegen Ende der 5. SSW ist der Embryo nur noch über einen schmalen Haftstiel (= spätere Nabelschnur) mit dem Trophoblasten verbunden (Abb. 9.**1**).

Organogenese. Zwischen 5 und 10 SSW entwickeln sich aus den 3 Keimblättern die einzelnen Organanlagen und es kommt zur Ausbildung der Körperform des Embryos. In der 7. SSW treten die Extremitäten als paddelförmige Knospen auf. Die Bauchhöhle wird in der 8. SSW vollständig von der Leber ausgefüllt. Der schnell wachsende Dünndarm wird in den Nabelstrang hineinverlagert (physiologischer Nabelbruch) und erst wieder nach Vollendung der Darmdrehungen in die zwischenzeitlich vergrößerte Bauchhöhle zurückgezogen. Dieser Prozess ist mit 12 SSW abgeschlossen. Mit 10 SSW ist der Embryo deutlich als menschlicher Keimling zu erkennen.

Plazentaentwicklung. Die Amnionhöhle dehnt sich mit 6 SSW auf Kosten der Chorionhöhle aus (Abb. 9.**2**) und füllt mit 12 SSW die gesamte Chorionhöhle aus, sodass sich Chorion und Amnion aneinander anlegen. Die Chorionzotten am embryonalen Pol wachsen weiter und entwickeln sich zum Chorion frondosum, das zusammen mit der Decidua basalis die Plazenta bildet. Die Chorionzotten am abembryonalen Pol gehen dagegen zugrunde und bilden das Chorion laeve, das nach Degeneration der Decidua capsularis mit der Decidua parietalis verschmilzt, wodurch die Uterushöhle dann obliteriert (Abb. 9.**3**).

Abdominalsonographischer Nachweis der Schwangerschaft

Abgeschlossene Implantation. Zwischen der Befruchtung der Eizelle und dem ersten abdominalsonographischen Nachweis einer intrauterinen Fruchtanlage vergehen im Durchschnitt 18–24 Tage. Sowohl der Transport der befruchteten Eizelle als auch die frühe Implantation der Blastozyste lassen sich sonographisch nicht darstellen. Erst wenn die Embryonalanlage in der 5. SSW vollständig in das Endometrium eingebettet ist und zu wachsen beginnt, kann man sie sonographisch als echoreiche Ringstruktur mit einem echoarmen Innenraum (= Fruchtsack) (3, 9, 11, 23) innerhalb des Corpus uteri erkennen.

Zeitlich ist der abdominalsonographische Nachweis dem endokrinologischen (β-HCG im Serum) Nachweis einer Schwangerschaft, der bereits 7 Tage post conceptionem gelingt, unterlegen. Dafür bietet die Sonographie den Vorteil, direkt die Lage der Fruchtanlage verifizieren zu können.

Implantationsort. Die Implantation erfolgt normalerweise im Corpus uteri in Fundusnähe (23), obwohl auch eine tiefere Implantation möglich ist. Kohorn und Kaufman (13) konnten bei der Unterscheidung zwischen hoher, mittlerer und tiefer Implantation des Fruchtsackes keinen Unterschied bezüglich des Abortrisikos finden, wohingegen Hellman et al. (10) bei der tiefen Implantation ein erhöhtes Abortrisiko angeben. Die Implantation im Zervixbereich ist eine Rarität und nahezu immer mit Komplikationen, wie Abort, oder im Falle eines Fortbestehens der Gravidität (Zervikalgravidität) mit dem Risiko einer Uterusruptur verbunden (31).

■ *Fruchtanlage*

Sowohl im Längs- als auch im Querschnitt stellt sich die Fruchtanlage ab der 5. SSW als echoreiche Ringstruktur mit einer echoarmen Fruchthöhle (= Fruchtsack) dar (Abb. 9.**4**–9.**6**).

Chorionhöhle. Die echoreiche Ringstruktur wird durch das Chorion hervorgerufen (11), die echoarme Fruchthöhle wird zunächst vom extraembryonalen Zölom (= Chorionhöhle) gebildet (23). Im Gegensatz zum Pseudofruchtsack, wie man ihn bei der Extrauteringravidität findet (s. Kapitel 10), liegt der Fruchtsack bei der intrauterinen Gravidität exzentrisch (1) (Abb. 9.**4**–9.**8**). Seine Form ist zunächst rund und nimmt mit zunehmendem Wachstum eine ovale bis nierenförmige Gestalt an (Abb. 9.**9**–9.**11**).

Amnionhöhle. Die Fruchthöhle entspricht anfangs der Chorionhöhle. Mit zunehmender Expansion der Amnionhöhle (Abb. 9.**2**) legt sich das Amnion an das Chorion an (Abb. 9.**3**). Damit obliteriert die Chorionhöhle, wodurch ab 11–12 SSW die Fruchthöhle der Amnionhöhle entspricht.

Nach 11 SSW kommt es zu einer Abnahme der Echoreflexion im Bereich des Chorion laeve. Dies führen Hellman et al. (9) auf die Verklebung der Decidua capsularis mit der Decidua parietalis zurück, wodurch die reflektierenden Grenzflächen verschwinden.

Implantationsblutung. Zwischen der 6. und 8. SSW findet man häufig neben dem Fruchtsack einen echoarmen Streifen oder darunter eine dreieckförmige echoarme Zone. Lyons und Levi (16), denen diese Veränderung bei 60% ihrer Patientinnen aufgefallen war, nehmen an, dass es sich hierbei um eine Implantationsblutung handelt, die sich innerhalb des Cavum uteri zwischen Decidua capsularis und Decidua parietalis darstellt (Abb. 9.**10**).

■ Embryo

Der Embryo kann mit abdominalen Ultraschallsonden teilweise schon in der 6. SSW als echoreicher Punkt innerhalb der Fruchthöhle nachgewiesen werden (Abb. 9.**7** und 9.**8**).

„Eckenhocker". Ab der 7. SSW lässt sich der Embryo mit einer Länge von ca. 5 mm als echoreiche Struktur innerhalb der Fruchthöhle deutlicher erkennen, obwohl er zu diesem Zeitpunkt gelegentlich noch übersehen werden kann, wenn er der Wand der Chorionhöhle anliegt (Abb. 9.**9**, sog. „Eckenhocker" nach Hackelöer [7]). Mit 7 abgeschlossenen SSW hat der Embryo durchschnittlich eine Länge von 10 mm erreicht, womit ein Nachweis auch mit der Abdominalsonographie auf alle Fälle gelingen sollte (Abb. 9.**10**).

■ Nachweis embryonaler Herzaktionen

Obwohl rhythmische Pulsaktionen des Herzschlauches schon in der 6. SSW auftreten (5), lassen sich diese mit der abdominalen Sonographie erst in der 7.–8. SSW nachweisen. Der früheste Nachweis gelang Robinson und Shaw-Dunn (25) am 45. Zyklustag, Piiroinen (19) am 42. Tag post menstruationem. Am einfachsten werden die Herzpulsationen mithilfe des Time-Motion-Verfahrens dargestellt (Abb. 9.**11**).

Herzfrequenz. Die Herzfrequenz beträgt nach Robinson und Shaw-Dunn (25) in der 7. SSW durchschnittlich 123 Schläge pro Minute, steigt dann bis zur 9. SSW auf 177 Schläge/min an und fällt dann wieder langsam ab (Abb. 9.**12**). Die Änderung der Herzfrequenz wird mit der anatomischen Entwicklung des Herzens in Verbindung gebracht.

■ Nachweis embryonaler Bewegungen

Aktive Bewegungen des Embryos lassen sich teilweise schon ab 8 SSW, regelmäßig jedoch mit 10 SSW sonographisch nachweisen (20, 22). Zeigt der Embryo keine Bewegungen, so kann versucht werden, ihn durch leichte Stoßpalpation zu aktivieren.

Lebhafte und träge Bewegungen. Von einer intakten Gravidität sollte nur dann gesprochen werden, wenn entweder Bewegungen oder Herzaktionen des Embryos sicher nachgewiesen werden können. Nach Reinold (20, 22) können qualitativ 2 Arten der aktiven Bewegungen unterschieden werden: lebhafte und träge Bewegungen. Werden über einen längeren Untersuchungszeitraum nur träge oder keine Bewegungen beobachtet, endet die Schwangerschaft, im Gegensatz zum Vorhandensein normal schneller Bewegungen, häufiger mit einem Abort (22).

Schillinger (28) konnte durch Quantifizierung der embryonalen Motorik mithilfe des Time-Motion-Verfahrens nachweisen, dass die Exkursionswege und die Geschwindigkeit der Bewegungen zwischen der 8. und 14. SSW zunehmen.

Entwicklung im I. Trimenon

■ Embryonale und fetale Entwicklung

Kopf und Rumpf. Während der Embryo in der 7. und 8. SSW sonographisch noch als uniformes, echoreiches Gebilde innerhalb des Fruchtsackes erscheint, lassen sich ab der 9. SSW bereits Kopf und Rumpf identifizieren (Abb. 9.**13**). Dabei nimmt der Kopf etwa die Hälfte der Scheitel-Steiß-Länge ein. Im Einzelfall gelingt in diesem Zeitraum auch der Nachweis des physiologischen Nabelbruches (Abb. 9.**14**). Mit ca. 9 SSW können sonographisch die Extremitäten seitlich des Rumpfes nachgewiesen werden (Abb. 9.**13** und 9.**15**).

Beginn der Fetalzeit. Mit Beginn der Fetalzeit (10 abgeschlossene SSW) zeigt sich eine zunehmende Differenzierung des Schädels, des Rumpfes, der Extremitäten und der während der Embryonalperiode angelegten Organe (Abb. 9.**16**–9.**18**). Aufgrund der fortschreitenden Ossifikation lassen sich am Schädel Stirn, Augenhöhlen, Ober- und Unterkiefer erkennen (Abb. 9.**16**–9.**18**). Auch können an den Extremitäten erste echoreiche Ossifikationspunkte beobachtet werden (Abb. 9.**17** und 9.**18**). Ab 12 SSW lässt sich auch die Wirbelsäule darstellen (Abb. 9.**19**).

■ Dottersack

Der Dottersack wird ab der 7. SSW als ringförmiges, echoreiches Bläschen (2, 17) innerhalb des Fruchtsackes in der Nähe des Embryos erkannt (Abb. 9.**14**, 9.**20**). Anatomisch gesehen liegt der Dottersack extraamnial zwischen Amnion und Chorion (Abb. 9.**2**). Seine Größe nimmt im Durchmesser von 3 mm in der 7. SSW bis auf 6 mm in der 11. SSW zu (2). Ab 11 SSW ist der Dottersack nur noch selten nachweisbar (2). Dies dürfte mit der Vereinigung von Amnion und Chorion (Abb. 9.**3**) zusammenhängen, wodurch die Chorionhöhle obliteriert. Dottersack und Dottergang liegen dann innerhalb der vom Amnion begrenzten primitiven Nabelschnur und lassen sich sonographisch nicht mehr darstellen.

■ Corpus luteum graviditatis

In der Frühgravidität wird häufig neben dem Uterus eine glatt begrenzte, echoarme, zystische Resistenz gefunden. Hierbei handelt es sich um das Corpus luteum graviditatis (Abb. 9.**6** und 9.**8**), das nicht als pathologischer zystischer Ovarialtumor fehlgedeutet werden sollte.

Biometrie und Gestationsaltersschätzung im I. Trimenon

Zur Beurteilung der regelrechten Entwicklung einer Schwangerschaft und zur Bestimmung des Gestationsalters stehen im I. Trimenon zunächst die Messparameter Fruchtsackdurchmesser und Scheitel-Steiß-Länge (SSL) zur Verfügung. Am Ende des ersten Trimesters kommt dann noch der biparietale Kopfdurchmesser hinzu.

■ Fruchtsackdurchmesser

Lineares Wachstum. Mehrere Autoren (9, 11, 12, 14, 21) haben Messungen des Fruchtsackes in der Frühgravidität vorgenommen und konnten ein lineares Wachstum der einzelnen Durchmesser feststellen.

Messtechnik. Abb. 9.**21** gibt exemplarisch die Messdaten von Reinold (23) wieder. Für die praktische Durchführung der Fruchtsackmessung gilt, dass die Messung an der inneren Begrenzung des Fruchtsackes erfolgen sollte, also nur die echoarme Fruchthöhle gemessen werden darf, da die äußere Begrenzung der Fruchtanlage aufgrund des Deziduasaumes unscharf ist und deshalb zu einer ungenauen Messung führen würde. Auch sollte die Messung nicht auf einen Durchmesser beschränkt bleiben, da der Fruchtsack deutlich durch den Füllungszustand der Blase und durch Uteruskontraktionen beeinflusst wird. Nach Messung des longitudinalen, transversalen und des a.p.- Durchmessers (anterior-posterior) wird der mittlere Fruchtsackdurchmesser als arithmetisches Mittel bestimmt.

Normkurven. Abb. 9.**22** zeigt die von verschiedenen Untersuchern gefundenen Wachstumskurven des mittleren Fruchtsackdurchmessers in Abhängigkeit vom Gestationsalter.

Genauigkeit. Bei unbekanntem Gestationsalter stellt der mittlere Fruchtsackdurchmesser die erste sonographische Messgröße für die Beurteilung des Gestationsalters dar, jedoch ist diese Messgröße ungenauer als die Scheitel-Steiß-Länge. Holländer (11) konnte das Gestationsalter in Abhängigkeit vom mittleren Fruchtsackdurchmesser zwischen der 6. und 14. SSW unter Verwendung der folgenden Formel mit einer Wahrscheinlichkeit von 68% auf 1 Woche genau bestimmen:

Schwangerschaftsalter (Woche post menstruationem [SSW]) = 1,384 • Fruchtsackdurchmesser [cm] + 4,452.

Fruchtsackvolumen. Eine genauere Bestimmung des Gestationsalters gelang Robinson (26) mit der Messung des Fruchtsackvolumens, das von durchschnittlich 1 ml mit 6 SSW exponentiell auf durchschnittlich 100 ml mit 13 SSW ansteigt. Während die Bestimmung des Fruchtsackvolumens aufgrund der aufwendigen Berechnung bei der normalen Schwangerschaft von untergeordneter Rolle ist, kann diese bei der Abortdiagnostik, insbesondere bei der Windeidiagnostik, von Bedeutung sein (26).

■ *Scheitel-Steiß-Länge*

Genaue Datierung. Die Messung der Scheitel-Steiß-Länge (SSL) (24, 27), die beim Embryo ab der 7. SSW (8) durchgeführt werden kann, erlaubt die exakteste Bestimmung des Gestationsalters in der Schwangerschaft (Abb. 9.**10**, 9.**23** und 9.**24**). Nach Robinson und Fleming (27) kann damit das Gestationsalter bei einer alleinigen Messung auf ±4,7 und bei 3 unabhängigen Messungen auf ±2,7 Tage mit einer Zuverlässigkeit von 95% gemessen werden. Obwohl andere Autoren (4, 8, 18, 29) diese Schätzgenauigkeit nicht in gleicher Weise erzielen konnten, besteht kein Zweifel, dass mit der Scheitel-Steiß-Länge innerhalb des ersten Trimesters die exakteste Gestationsalterschätzung während der gesamten Schwangerschaft möglich ist.

Normkurven. Abb. 9.**25** und 9.**26** geben die von Hansmann et al. (8) ermittelten Normkurven wieder.

Richtlinien. Für die Messung der Scheitel-Steiß-Länge sollten die in Tab. 9.**1** aufgeführten Richtlinien beachtet werden. Insbesondere vor 9 SSW sollte darauf geachtet werden, dass der benachbarte Dottersack nicht fälschlicherweise mitgemessen wird.

Gegen Ende des ersten Trimesters kann die Gestationsalterschätzung anhand der Scheitel-Steiß-Länge durch die meist stärkere Krümmung des Fetus erschwert sein, weshalb dann andere Parameter wie der biparietale Kopfdurchmesser günstiger sind (s. Kapitel 13).

Zusammenfassung der wichtigsten Parameter

Eine Übersicht, ab wann die wichtigsten Parameter mit der Abdominalsonographie in der Frühschwangerschaft nachgewiesen werden können, sind in Tab. 9.**2** zusammengefasst.

Tabelle 9.**1**   Richtlinien für die abdominale Messung der Scheitel-Steiß-Länge

> ➤ Der Embryo bzw. Fetus sollte in seiner größten kraniokaudalen Ausdehnung gemessen werden
> ➤ Die Messung sollte in einer Streckphase des Embryos bzw. des Fetus erfolgen (Abb. 9.**24**)
> ➤ Die Messpunkte sollten an der äußeren Begrenzung von Kopf und Steiß angebracht werden

Tabelle 9.**2**   Durchschnittlicher Zeitpunkt des abdominalen Nachweises verschiedener Parameter in der Frühgravidität

1. Erkennung des Fruchtsacks	ab 5 SSW
2. Erkennung des Dottersacks	ab 6 SSW
3. Erkennung des Embryos	ab 6 SSW
4. Scheitel-Steiß-Länge messbar	ab 7 SSW
5. Herzaktionen nachweisbar	ab 7 SSW
6. Kindsbewegungen erkennbar	ab 8 SSW
7. Unterscheidung zwischen Kopf, Rumpf und Extremitäten	ab 9 SSW
8. Erkennung der Plazenta	ab 9 SSW

Literatur

1. Abramovici, H., Auslender, R., Lewin, A., Faktor, J.H.: Gestational-pseudogestational sac: A new ultrasonic criterion for differential diagnosis. Amer. J. Obstet. Gynec. 145 (1983) 377–379
2. Crooij, M.J., Westhuis, M., Schoemaker, J., Exalto, N.: Ultrasonographic measurement of the yolk sac. Brit. J. Obstet. Gynaec. 89 (1982) 931–934
3. Donald, I.: Ultrasonic echo sounding in obstetrical and gynecological diagnosis. Amer. J. Obstet. Gynec. 93 (1965) 935–941
4. Drumm, J.E., Clinch, J., Mackenzie, G.: The ultrasonic measurement of fetal crown-rump length as a method of assessing gestational age. Brit. J. Obstet. Gynaec. 83 (1976) 417–421
5. England, M.A.: Farbatlas der Embryologie. Stuttgart: Schattauer 1985
6. Hackelöer, B.J., Hansmann, M.: Ultraschalldiagnostik in der Frühschwangerschaft. Gynäkologe 9 (1976) 108–122
7. Hackelöer, H.J.: Die Ultraschalluntersuchung im I. Trimester. In Holländer, H.J.: Die Ultraschalldiagnostik in der Schwangerschaft. München: Urban & Schwarzenberg 1984; S. 53
8. Hansmann, M., Schuhmacher, H., Foebus, J., Voigt, U.: Ultraschallbiometrie der fetalen Scheitelsteißlänge in der ersten Schwangerschaftshälfte. Geburtsh. u. Frauenheilk. 39 (1979) 656–666
9. Hellman, L.M., Kobayashi, M., Fillisti, L., Lavenhar, M., Cromb. E.: Growth and development of the human fetus prior to the twentieth week of gestation. Amer. J. Obstet. Gynec. 103 (1969) 789–800
10. Hellman, L.M., Kobayashi, M., Cromb, E.: Ultrasonic diagnosis of embryonic malformations. Amer. J. Obstet. Gynec. 115 (1973) 615–623
11. Holländer, H.J.: Die Ultraschalldiagnostik in der Schwangerschaft. München: Urban & Schwarzenberg 1972
12. Jouppila, P.: Ultrasound in the diagnosis of early pregnancy and its complications. Acta Obstet. Gynec. Scand. 50 Suppl. 15 (1971) 7–56
13. Kohorn, E.I., Kaufman, M.: Sonar in the first trimester of pregnancy. Obstet. Gynec. 44 (1974) 473–483
14. Kossoff, G., Garrett, W.J., Radavanovich, G.: Grey scale echography in obstetrics and gynecology. Aust. Radiol. 18 (1974) 62–111
15. Langman, J.: Medizinische Embryologie. Stuttgart: Thieme 1972
16. Lyons, E.A., Levi, C.S.: Ultrasound in the first trimester of pregnancy. Radiol. Clin. N. Amer. 20 (1982) 259–270
17. Mantoni, M., Pedersen, J.F.: Ultrasound visualization of the human yolk sac. J. clin. Ultrasound 7 (1979) 459–460
18. Moore, G.W., Hutchins, G.M., O'Rahilly, R.: The estimated age of staged human embryos and early fetuses. Amer. J. Obstet. Gynec. 139 (1981) 500–506
19. Piiroinen, O.: Detection of fetal heart activity during early pregnancy by combined B-Scan and Doppler examinations: A new application. Acta obstet. gynec. scand. 53 (1974) 231–233

20. Reinold, E.: Fetale Bewegungen in der Frühgravidität. Z. Geburtsh. Gynäk. 174 (1971) 220–225
21. Reinold, E.: Das Größenwachstum der Amnionhöhle in der ersten Hälfte der Gravidität. Wien. klin. Wschr. 84 (1972) 638–640
22. Reinold, E.: Clinical value of fetal spontaneous movements in early pregnancy. J. Perinat. Med. 1 (1973) 65–69
23. Reinold, E.: Ultrasonics in Early Pregnancy. Contributions to Gynecology and Obstetrics, Vol. 1. Series Editor: Keller, Basel: P.J. Karger 1976
24. Robinson, H.P.: Sonar measurement of fetal crown-rump length as means of assessing maturity in first trimester of pregnancy. Brit. med. J. 1973/IV, 28–31
25. Robinson, H.P., Shaw-Dunn, J.: Fetal heart rates as determined by sonar in early pregnancy. Brit. J. Obstet. Gynaec. 80 (1973) 805–809

26. Robinson, H.P.: "Gestation sac" volumes as determined by sonar in the first trimester of pregnancy. Brit. J. Obstet. Gynaec. 82 (1975) 100–107
27. Robinson, H.P., Fleming, J.E.: A critical evaluation of sonar "crown-rump length" measurements. Brit. J. Obstet. Gynaec. 82 (1975) 702–710
28. Schillinger, H.: Quantitative Untersuchungen zur embryonalen Motorik mit dem Ultraschall-time-motion-Verfahren. Arch. Gynäk. 222 (1977) 137–147
29. Schmidt, W., Hendrik, H.J., Kubli, F: Ultraschallfetometrie – die Scheitel-Steiß-Länge in der ersten Schwangerschaftshälfte. Z. Geburtsh. u. Perinat. 185 (1981) 327–335
30. Starck, D.: Embryologie. Stuttgart: Thieme 1975
31. Williams, R.S., Horger, E.O.: Ultrasonic diagnosis of cervical pregnancy. J. clin. Ultrasound 10 (1982) 454–456

Regelrechte Frühgravidität

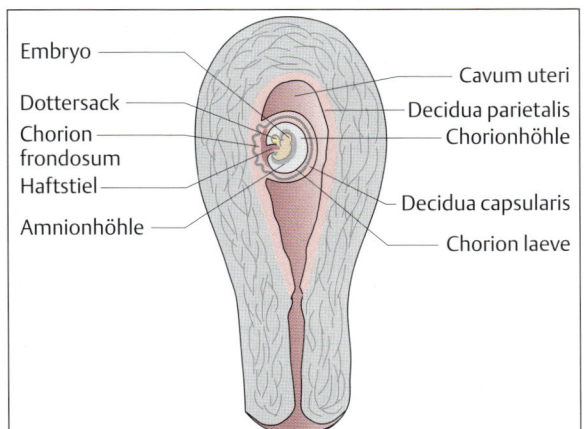

Embryo
Dottersack
Chorion frondosum
Haftstiel
Amnionhöhle
Cavum uteri
Decidua parietalis
Chorionhöhle
Decidua capsularis
Chorion laeve

1

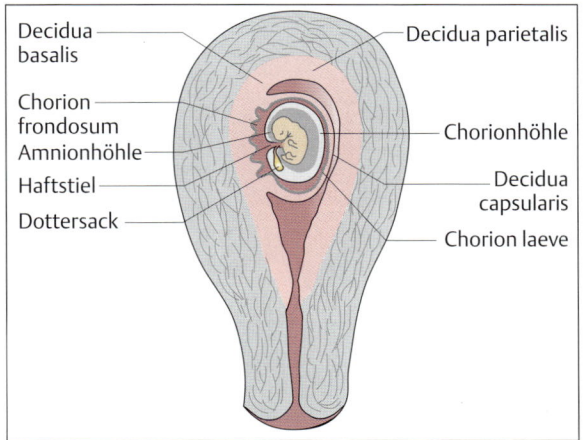

Decidua basalis
Chorion frondosum
Amnionhöhle
Haftstiel
Dottersack
Decidua parietalis
Chorionhöhle
Decidua capsularis
Chorion laeve

2

Abb. 9.1 Entwicklung des Embryos, der Eihäute und der Plazenta. 5 SSW. Schematische Darstellung im Uteruslängsschnitt.

Abb. 9.2 Entwicklung des Embryos, der Eihäute und der Plazenta. 8 SSW. Schematische Darstellung im Uteruslängsschnitt.

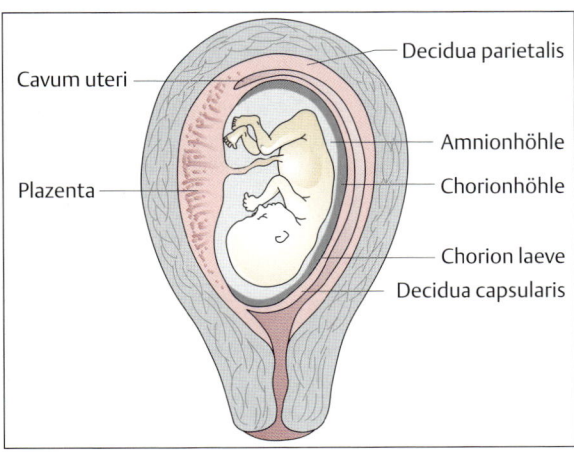

Cavum uteri
Plazenta
Decidua parietalis
Amnionhöhle
Chorionhöhle
Chorion laeve
Decidua capsularis

3

Abb. 9.3 Entwicklung des Fetus, der Eihäute und der Plazenta. 12 SSW. Schematische Darstellung im Uteruslängsschnitt.

Nachweis der Schwangerschaft

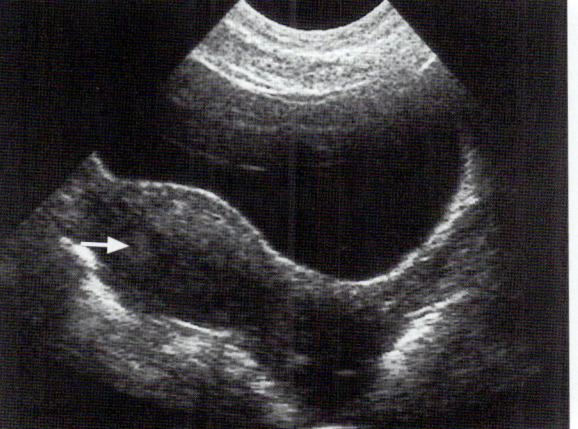

4

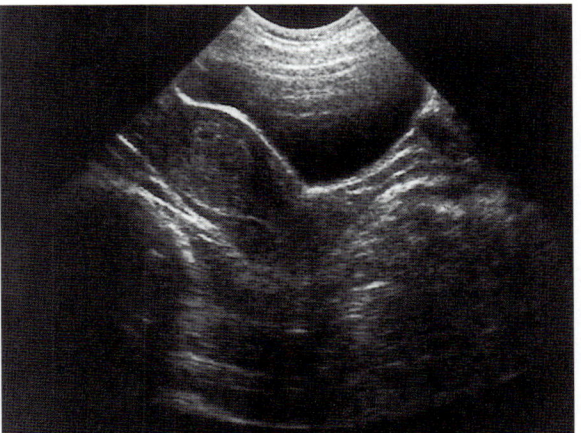

5

Abb. 9.4 Frühgravidität, 32. Zyklustag, Längsschnitt. Intrauterine Fruchtanlage als kleine, echoreiche, dezentrale Ringstruktur sichtbar (Pfeil).

Abb. 9.5 Frühgravidität, 4+6 SSW, Längsschnitt. Intrauterin kleine, dezentrale, echoreiche Ringstruktur mit echoarmer Fruchthöhle.

Abb. 9.**6** Dieselbe Fruchtanlage wie auf Abb. 9.**5**, Querschnitt. Links neben dem Uterus eine 4,6 cm im Durchmesser große, glatt begrenzte Corpus-luteum-Zyste.

Abb. 9.**7** Frühgravidität 5+3 SSW. Innerhalb der Fruchthöhle lässt sich der Embryo als kleine, echoreiche Struktur darstellen, Längsschnitt.

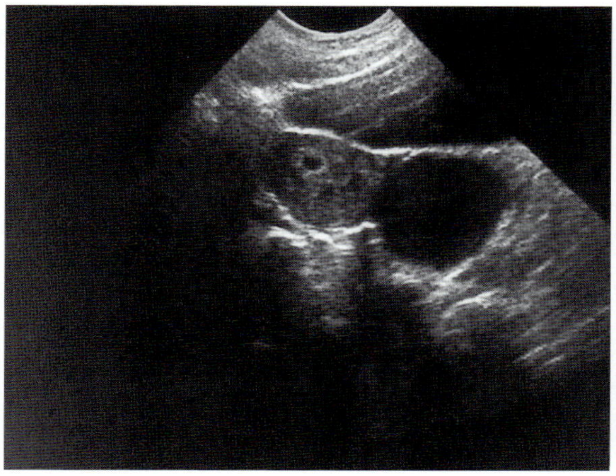

Abb. 9.**8** Dieselbe Patientin wie auf Abb. 9.**7**, Querschnitt. Rechts vom Uterus eine glatt begrenzte Corpus-luteum-Zyste von 3 cm Durchmesser.

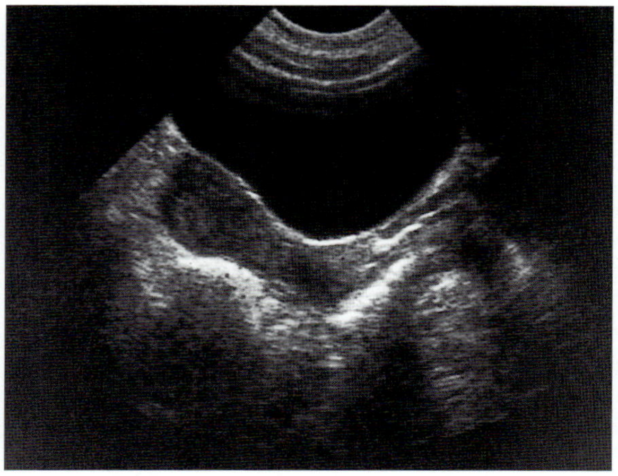

Abb. 9.**9** Frühgravidität, 6+4 SSW, Längsschnitt. Der Embryo liegt unmittelbar der Wand der Fruchthöhle an (Pfeil), sodass er leicht übersehen werden kann.

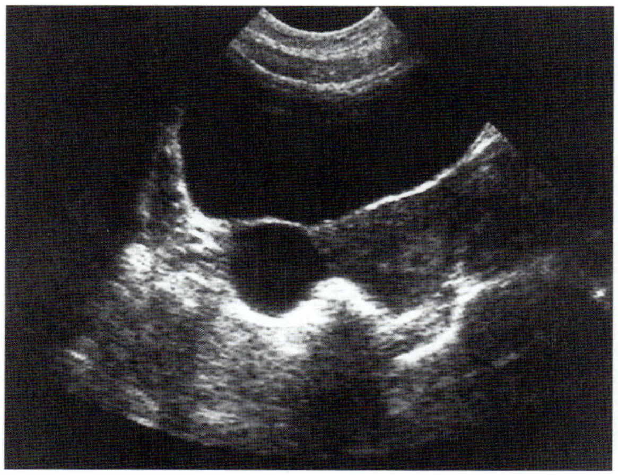

Abb. 9.**10** Frühgravidität, 7+3 SSW, Längsschnitt. Innerhalb der Fruchthöhle ist der Embryo deutlich als echoreiche, längliche Struktur zu erkennen. SSL 1,3 cm. Unterhalb der Fruchtanlage sieht man eine echofreie Zone (Pfeil) (= Implantationsblutung).

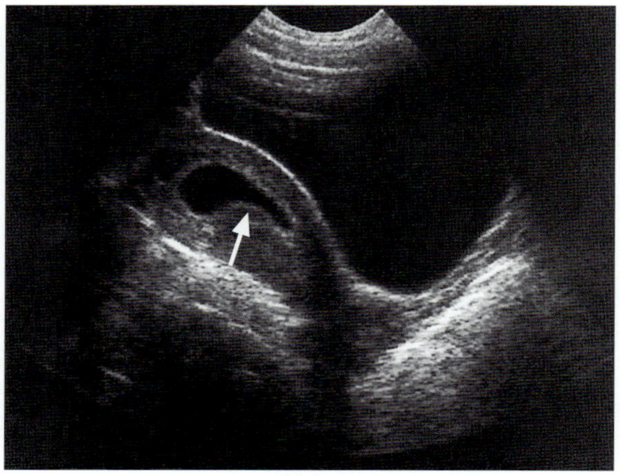

Abb. 9.**11** Time Motion, 8+6 SSW, Querschnitt. Darstellung der embryonalen Herzaktionen (Pfeil).

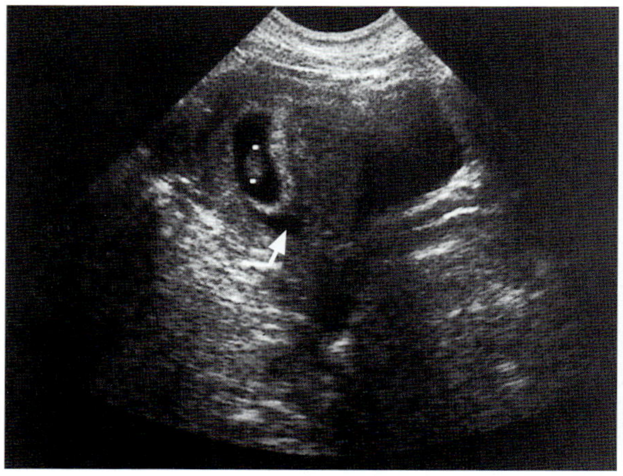

Abb. 9.**12** Durchschnittliche embryonale bzw. fetale Herzfrequenz zwischen 6 und 15 SSW. Nach Robinson und Shaw-Dunn (25).

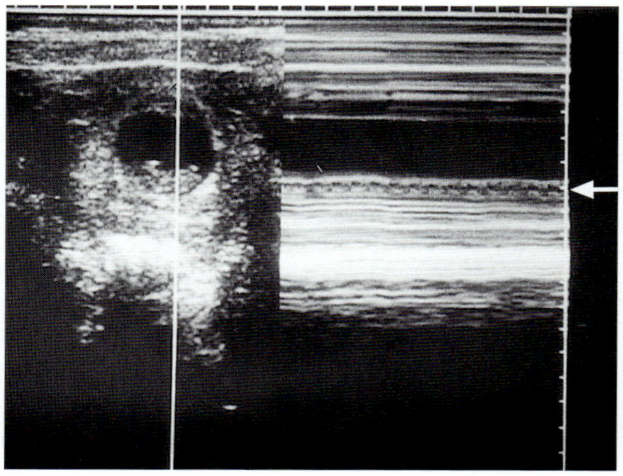

Abb. 9.**13** Frühgravidität, 8+4 SSW, Längsschnitt. Am Embryo lassen sich Kopf und Rumpf differenzieren. Auch können andeutungsweise bereits die Extremitäten dargestellt werden.

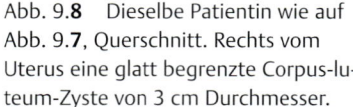

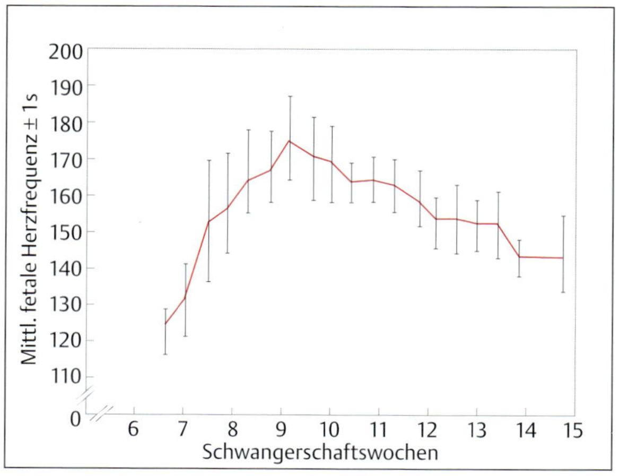

6

7

8

9

10

11

12

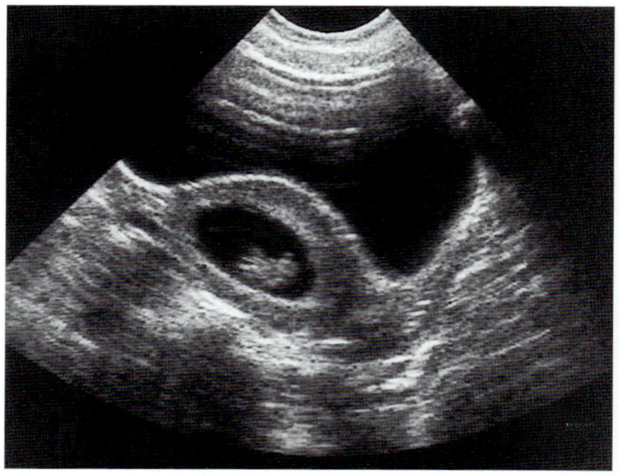

13

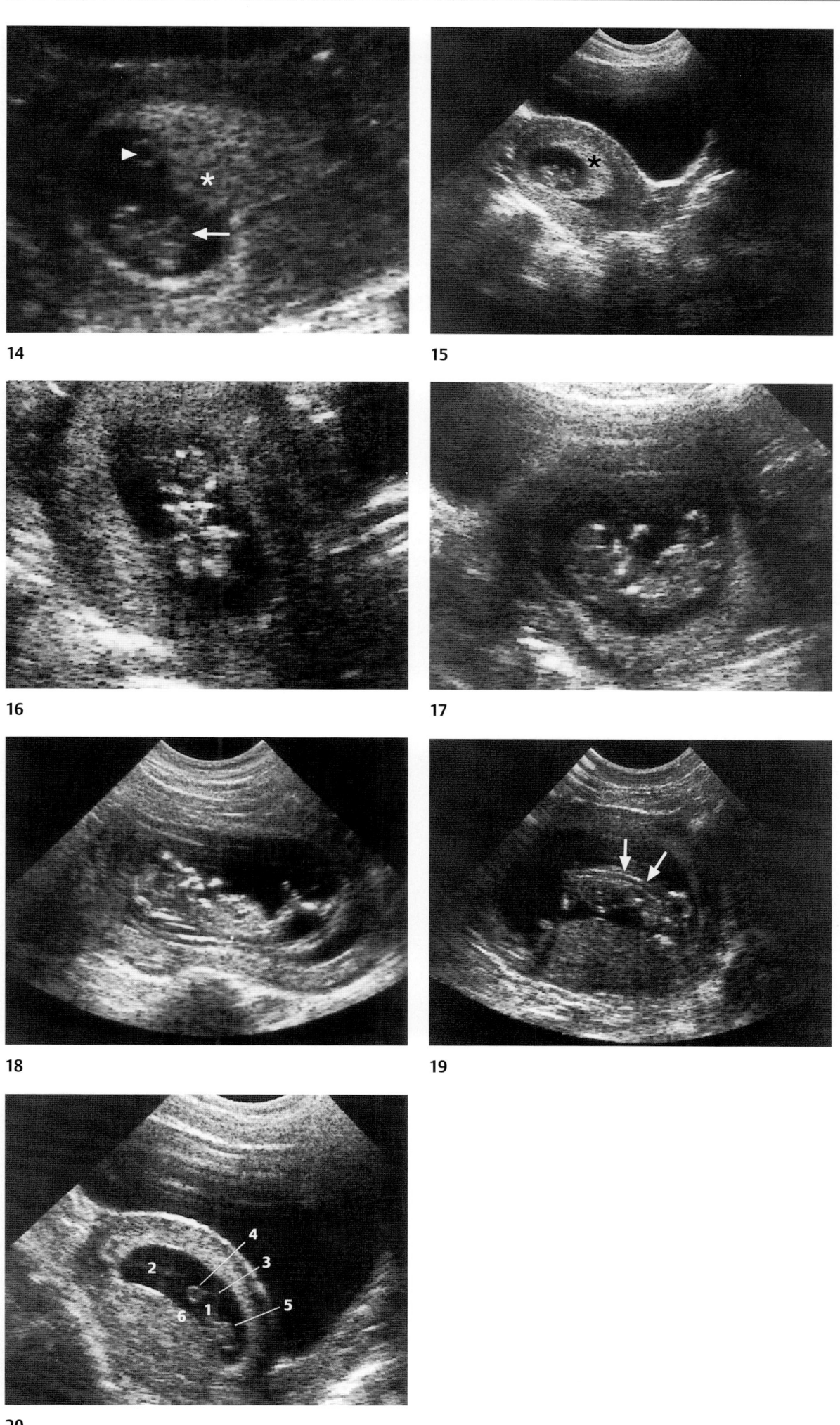

14

15

16

17

18

19

20

Abb. 9.14 Darstellung des physiologischen Nabelbruches bei einem Embryo mit 8+6 SSW (langer Pfeil), Querschnitt. Oberhalb des Embryos befindet sich eine kleine Ringstruktur, die dem Dottersack entspricht (kleiner Pfeil). Plazenta (∗).

Abb. 9.15 Frühgravidität, 9+3 SSW, Längsschnitt. Darstellung der 4 Extremitäten als echoreiche Punkte am Embryo. Plazenta (∗).

Abb. 9.16 Frühgravidität, 10+2 SSW, Längsschnitt. Der Fetus ist im Frontalschnitt dargestellt. Am Schädel lassen sich bereits Stirn, Augenhöhlen, Ober- und Unterkiefer unterscheiden. Hinterwandplazenta.

Abb. 9.17 Frühgravidität, 11+5 SSW. Fetaler Sagittalschnitt mit Darstellung des Gesichts, des Rumpfes und der Extremitäten. An den Extremitäten lassen sich erste echoreiche Ossifikationspunkte beobachten.

Abb. 9.18 Fetaler Sagittalschnitt, 12+6 SSW. Darstellung des Kopfes (Profil), des Rumpfes, des rechten Beines und einer oberen Extremität (angeschnitten).

Abb. 9.19 Frühgravidität, 12+4 SSW. Darstellung der fetalen Wirbelsäule als echoreiche Doppelkontur im Längsschnitt (Pfeile).

Abb. 9.20 Frühgravidität, 8+1 SSW, Längsschnitt. Darstellung der Amnion- (1) und Chorionhöhle (2), die durch eine feine Membran (Amnionepithel = 3) voneinander getrennt sind. Der Dottersack stellt sich als ringförmiges, echoreiches Bläschen (4) in der Nähe des Embryos (5) dar. Plazenta (6).

Biometrie und Gestationsalter

Abb. 9.**21** Normkurven für die einzelnen Fruchtsackdurchmesser in Abhängigkeit vom Schwangerschaftsalter (Mittelwert ± 95% Vertrauensbereiche). Nach Reinold (23).
a Fruchtsack längs.
b Fruchtsack quer
c Fruchtsack a. p.

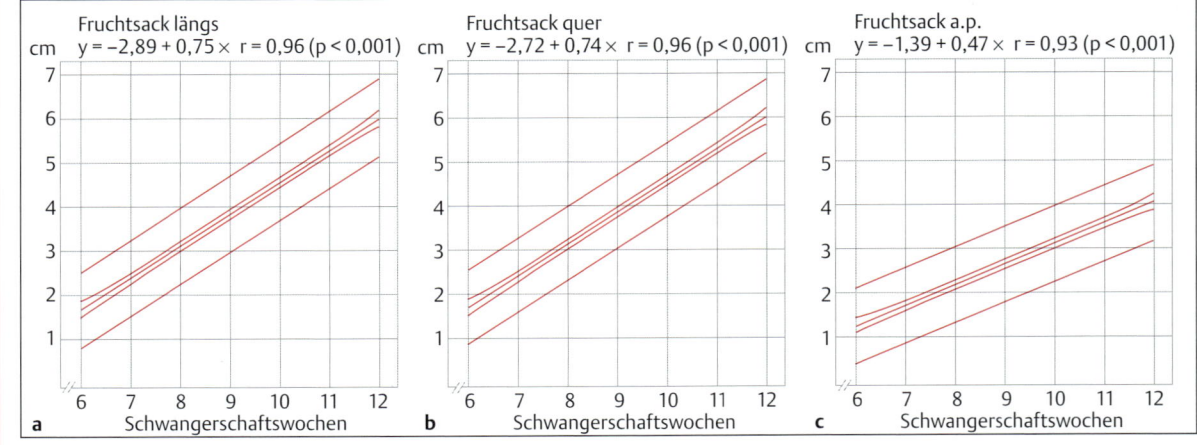

21

Abb. 9.**22** Normkurven des mittleren Fruchthöhlendurchmessers in Abhängigkeit vom Schwangerschaftsalter (nach Hackelöer und Hansmann [6].
●–● Holländer: $y = 0{,}537 \cdot W - 1{,}401$ (11)
○–○ Hellman: $y = 0{,}702 \cdot W - 2{,}543$ (9)
▲–▲ Jouppila: $y = 0{,}58 \cdot W - 1{,}54$ (12)
△–△ Kohorn: $y = 0{,}74 \cdot W - 2{,}51$ (13)

Abb. 9.**23** Frühgravidität, 9 SSW, Längsschnitt. Messung der Scheitel-Steiß-Länge (SSL = 25 mm).

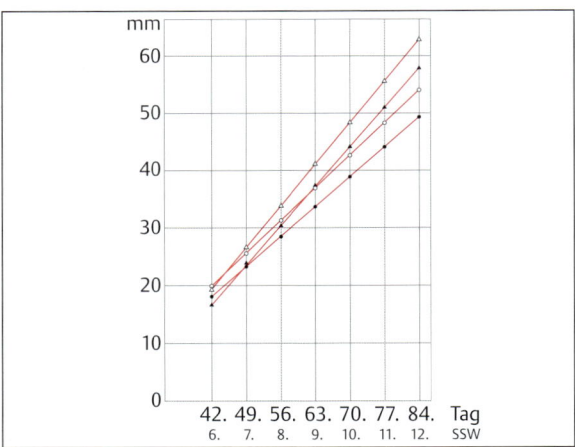

22

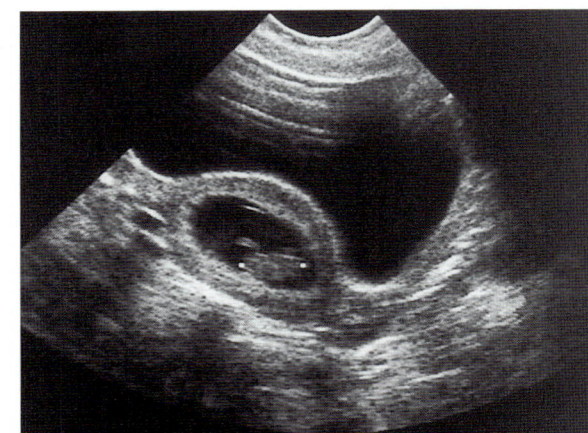

23

Abb. 9.**24** Messung der Scheitel-Steiß-Länge bei Streckhaltung des Fetus, 14. SSW, Längsschnitt. SSL = 76 mm.

Abb. 9.**25** Scheitel-Steiß-Länge in Abhängigkeit vom Gestationsalter (Mittelwert ± 2s-Bereich; Polynom 5. Grades) (modifiziert nach Hansmann et al. [8].

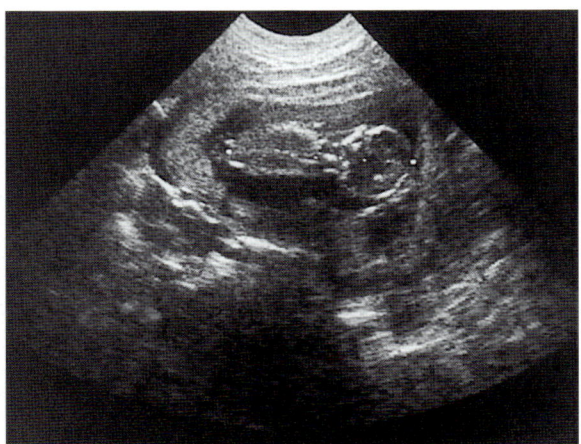

24

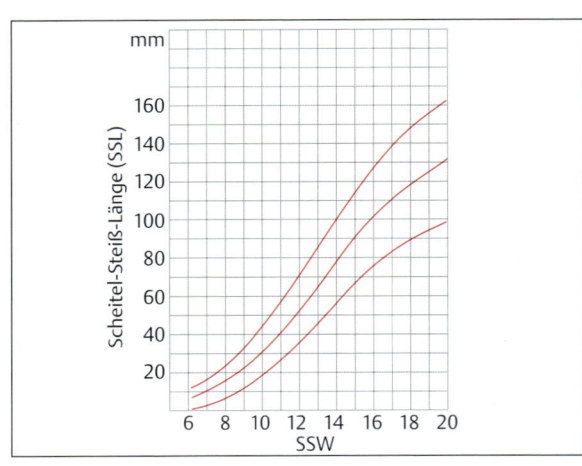

25

Abb. 9.**26** Gestationsalterschätzung anhand der sonographisch gemessenen Scheitel-Steiß-Länge (Mittelwert ± 2s-Bereich; Polynom 5. Grades) (modifiziert nach Hansmann et al. [8].

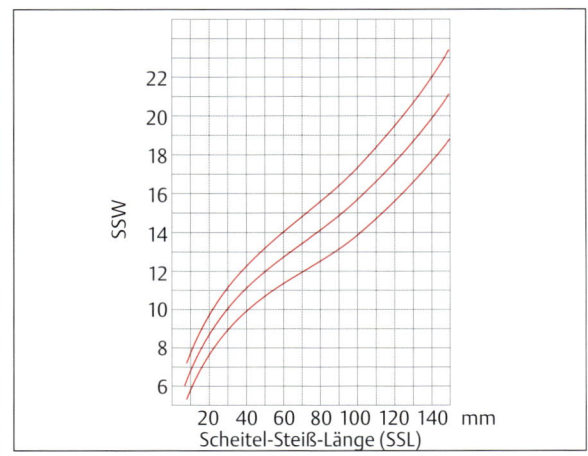

26

10 Gestörte Frühgravidität im I. Trimenon

Obwohl zur Abklärung einer gestörten Schwangerschaft im I. Trimenon heute die transvaginale Sonographie als Standardmethode anzusehen ist, lässt sich in den meisten Fällen auch mit der abdominalen Sonographie erkennen, ob eine Schwangerschaft regelrecht angelegt bzw. intakt ist oder nicht.

Volle Harnblase. Allerdings wird bei dem noch nicht wesentlich vergrößerten Uterus für die Diagnostik die volle Blase der Patientin als Schallfenster benötigt. Liegt keine volle Blase vor und ist eine Akutdiagnostik, wie z. B. bei Verdacht auf eine Extrauteringravidität, notwendig, behilft man sich bei der Abdominalsonographie dadurch, dass man die Blase über einen Katheter mit physiologischer Kochsalzlösung auffüllt (ca. 300 ml).

Probleme. Diagnostische Probleme treten bei der Abdominalsonographie dann auf, wenn es sich um eine sehr adipöse Patientin handelt oder wenn der Uterus retroflektiert ist. Bei zweifelhaften Befunden sollte man in solchen Fällen stets der transvaginalen Sonographie den Vorzug geben.

Hoch liegende Befunde. Vorteilhaft ist bei der abdominalen Sonographie, dass sich auch im Becken relativ hoch liegende Befunde, wie ein gestieltes Uterusmyom oder ein hoch liegender Adnextumor (Zyste, Dermoid), problemlos abklären lassen. Ebenso können bei unklaren Schmerzen in der Frühgravidität zusätzlich auch die Nieren direkt auf Nierensteine untersucht werden.

Abortdiagnostik

Innerhalb des ersten Trimesters stellen Blutungen die häufigste Schwangerschaftskomplikation dar und werden klinisch meist unter dem Sammelbegriff „Abortus imminens" zusammengefasst. Nach Hackelöer und Hansmann (17) lässt sich die Mehrzahl der Befunde in verschiedene sonographische Kategorien einteilen (Tab. 10.**1**).

Vorgehen. Für die sonographische Abortdiagnostik empfiehlt sich folgendes Vorgehen:
1. Darstellung des Uterus in seiner gesamten Länge,
2. Nachweis bzw. Ausschluss einer intrauterinen Fruchthöhle,
3. Darstellung des Embryos mit entsprechender Biometrie des Embryos, ggf. auch des Fruchtsacks,
4. Nachweis von Herzaktionen oder Bewegungen des Embryos,
5. Nachweis bzw. Ausschluss einer Resistenz im Adnexbereich oder von Flüssigkeit im Douglas-Raum.

Tabelle 10.**1**   Häufigkeit der verschiedenen sonographischen Befunde beim „drohenden Abort" (17)

1. Intakte intrauterine Gravidität	50%
2. Abortivfrucht	20–25%
3. Missed Abortion	25–30%
4. Abortus incompletus	2–5%
5. Extrauteringravidität	1–3%
6. Blasenmole	1–3%

■ *Abortus imminens*

Bei etwa 50% aller Blutungen in der Frühschwangerschaft findet man sonographisch eine dem Gestationsalter entsprechend entwickelte Fruchthöhle und einen normal großen, vitalen Embryo (17). Nicht selten lässt sich dabei eine partielle Ablösung der Eihäute mit einem subchorialen Hämatom beobachten (Abb. 10.**1**–10.**3**), das im Querschnitt eine zweite Fruchthöhle vortäuschen kann (7, 19, 25, 53, 55) und deshalb gelegentlich zu einer Verwechslung mit einer Geminischwangerschaft führt (s. Kapitel 37). Können in der Frühgravidität Herzpulsationen beim Embryo nachgewiesen werden, so ist in weniger als 10% der Fälle mit einem Abort zu rechnen (24). Als prognostisch ungünstige Faktoren für das Fortbestehen der Schwangerschaft sind dagegen eine für das Gestationsalter zu kleine Fruchthöhle, ein zu kleiner Embryo/Fetus und mangelhafte embryonale/fetale Bewegungen zu werten.

■ *Abortus incipiens*

Können sonographisch eine deutliche Deformierung und ein Tiefertreten der Fruchthöhle mit Eröffnung des inneren Muttermundes beobachtet werden, so muss mit einem Ausstoßen der Frucht gerechnet werden (Abb. 10.**4**–10.**6**).

■ *Abortus completus*

Bei vollständig ausgestoßenem Schwangerschaftsprodukt findet man im Bereich des Cavum uteri lediglich noch die dezidual umgewandelte Schleimhaut in Form von echoreichen schmalen bandförmigen Strukturen (Abb. 10.**7**).

■ *Abortus incompletus*

Wurde bereits ein Teil des Schwangerschaftsproduktes ausgestoßen, so lässt das Ultraschallbild den typischen Fruchtsack mit Embryo vermissen. Statt dessen sieht man innerhalb des Uterus mehr oder minder zahlreiche echoreiche, unregelmäßig geformte Strukturen, die dem verbliebenen Abortmaterial entsprechen (Abb. 10.**8**). Im Zervikalkanal verbliebene Abortreste können gelegentlich eine Zervikalgravidität (10, 17, 19) vortäuschen.

■ *Abortivfrucht*

Die Abortivfrucht (Windei, Blighted Ovum) ist die häufigste Abortform und macht etwa 50% aller Aborte aus (19). Es handelt sich dabei um eine anlagebedingte entwicklungsunfähige Schwangerschaft, bei der der Embryo und der Dottersack fehlen. Sonographisch zeigt sich eine echoleere Fruchthöhle (2, 7, 13, 17, 24, 66), die in den ersten Wochen meist noch eine zeitgerechte Größe aufweist. Gegen Ende des ersten Trimesters kommt es dann zu einer Verlangsamung bzw. zu einem Wachstumsstillstand der Fruchthöhle. Zudem ist sie oft entrundet und in den Randbezirken unscharf begrenzt (Abb. 10.**9**–10.**11**).

Differenzialdiagnosen. Differenzialdiagnostisch muss eine jüngere, intakte Gravidität, bei welcher der Embryo noch nicht nachzuweisen ist, ausgeschlossen werden. Nicht selten hält sich der Embryo am Rande der Fruchthöhle auf (sog. „Eckenhocker" nach Hackelöer [18]), sodass er bei allzu eiliger Untersuchung übersehen werden kann.

Tabelle 10.**2** Prognostisch ungünstige sonographische Zeichen

> ➤ Für die Amenorrhödauer zu kleine Fruchthöhle
> ➤ Deformierung der Fruchthöhle
> ➤ Fehlende Darstellung des Embryos mit 7 abgeschlossenen SSW
> ➤ Nicht nachweisbare Herzaktionen mit 8 abgeschlossenen SSW
> ➤ Mittlerer Fruchtsackdurchmesser von ≥ 30 mm ohne Nachweis eines Embryos oder Dottersacks
> ➤ Auffallend geringe Zunahme des mittleren Fruchtsackdurchmessers innerhalb einer Woche

Erschwerte Untersuchungsbedingungen. Erschwert wird die Untersuchung beim retroflektierten Uterus, bei dem aufgrund der weiten Distanz zwischen Bauchdecke und Fruchtanlage die Fruchthöhle oft nur unvollständig dargestellt werden kann. Damit lässt sich auch ein Embryo leicht übersehen. Ähnliches ergibt sich auch bei nicht optimalen Untersuchungsbedingungen, wie bei leerer Harnblase oder bei extremer Adipositas der Patientin. Zur Vermeidung von Fehldiagnosen sollte in diesen Fällen stets eine transvaginale Sonographie oder, falls ein entsprechender Schallkopf nicht verfügbar ist, eine Verlaufskontrolle im Abstand von 1 Woche durchgeführt werden.

Diagnosesicherung. Lassen sich bei einem mittleren Fruchtsackdurchmesser von 30 mm und mehr auch in der Verlaufskontrolle weder Embryo noch Dottersack nachweisen, besteht an der Diagnose Abortivfrucht kein Zweifel mehr (10, 19).

Prognostische Zeichen. Insgesamt können bei der sonographischen Abortdiagnostik im Hinblick auf das Fortbestehen der Schwangerschaft die in Tab. 10.**2** aufgeführten Sonographiebefunde als prognostisch ungünstige Zeichen für den Ausgang der Schwangerschaft gewertet werden (10, 19, 49, 50, 52).

■ *Missed Abortion*

Bei der verhaltenen Fehlgeburt (Abb. 10.**12** und 10.**13**) findet man einen für das Gestationsalter zu kleinen Embryo, ohne dass Bewegungen oder Herzpulsationen nachgewiesen werden können. Auf kurzen Stoß mit dem Schallkopf zeigt sich das typische Bild des passiven Nachpendelns der abgestorbenen Fruchtanlage (17, 23, 24, 49, 55, 62). Da der Embryo/Fetus oft schon längere Zeit abgestorben ist, stellen sich die noch erkennbaren Strukturen häufig verwaschen dar (Abb. 10.**12** und 10.**13**). Auffällig ist auch oft eine Diskrepanz zwischen der meist großen Fruchthöhle und dem zu kleinen Embryo. Passive Bewegungen, die durch Übertragung mütterlicher Gefäßpulsationen, Uteruskontraktionen oder Darmbewegungen verursacht werden, können dem weniger geübten Untersucher einen noch vitalen Embryo/Fetus vortäuschen.

Frühgravidität und Intrauterinpessar

Untersuchung bis 9 SSW. Bei Patientinnen, die trotz Anwendung eines Intrauterinpessars schwanger werden, gestattet die Sonographie eine direkte Lagekontrolle des IUP in Bezug auf die Fruchthöhle. Diese Untersuchung sollte möglichst vor Ablauf von 9 SSW durchgeführt werden, da sich das IUP bis zu diesem Zeitpunkt noch isoliert von der Fruchthöhle darstellen lässt und sich zudem noch nicht durch die schnell wachsende Fruchtanlage weiter nach kranial verschoben hat. Meist wird das IUP intrazervikal (Abb. 10.**14**) oder im unteren Korpusdrittel gefunden. Obwohl es auch bei korrektem Sitz des IUP zu einer Schwangerschaft kommen kann, haben Untersuchungen von Bernaschek et al. (6) gezeigt, dass die meisten Schwangerschaften (78,4%) bei einem zu tief liegenden IUP eintreten.

Entfernen oder Belassen des IUP. Die Lagebeziehung zwischen IUP und Fruchthöhle ist vor allem dann von Interesse, wenn eine Fortsetzung der Schwangerschaft erwünscht ist. Liegt das Pessar intrazervikal (Abb. 10.**14**) bzw. im unteren Korpusdrittel bei hoch sitzender Fruchthöhle, kann es ohne Risiko für die Fruchtanlage entfernt werden. Die Entfernung des IUP ist deshalb zu empfehlen, weil mit dem Verbleiben in utero eine höhere Abortrate verbunden ist (65). Umgekehrt sollte in den seltenen Fällen, bei denen das IUP oberhalb oder seitlich der Fruchthöhle liegt, dieses in Anbetracht der mit der Entfernung beschriebenen hohen Abortrate belassen werden (Abb. 10.**15**). Es empfiehlt sich dann jedoch, die Lage des IUP weiterhin sonographisch in regelmäßigen Abständen zu kontrollieren (Abb. 10.**15**–10.**17**). Eine erhöhte fetale Fehlbildungsrate aufgrund eines verbliebenen IUP ist nicht beschrieben (6, 55).

Blasenmole

Der sonographische Befund variiert in Abhängigkeit von dem Gestationsalter, in dem die Patientin untersucht wird. Frühbefunde einer Blasenmole im I. Trimenon imponieren sonographisch meist als Missed Abortion oder Abortus incompletus (31, 41, 48, 70). Es zeigt sich eine Frucht- oder Restfruchthöhle ohne Embryo/Fetus, die von einem echoreichen breiten Trophoblastgewebe umgeben ist. In der Folgezeit kommt es zu einem fehlenden Wachstum der Fruchthöhle mit zunehmender Trophoblastwucherung (Abb. 10.**18** und 10.**19**).

Sonographisches Bild. Das von Donald (12) als „Schneegestöber" charakterisierte Bild der ausgeprägten Blasenmole, wie man es infolge der geringen Auflösung der Sonden im zweiten Trimester früher fand, wird bei den heutigen hochauflösenden Ultraschallsonden nicht mehr gefunden. Stattdessen erkennt man eine Vielzahl von kleinen, bis zu 10 mm messenden Bläschen (41) innerhalb des für das Gestationsalter zu großen Uterus (Abb. 10.**20** und 10.**21**). In den meisten Fällen lässt sich höchstens noch eine kleine Restfruchthöhle, aber kaum ein Fetus nachweisen. Größere zystische Areale innerhalb des Molengewebes können Reste der Fruchthöhle oder Blutungen darstellen (14).

Thekaluteinzysten. Bei etwa einem Drittel der Patientinnen lassen sich Thekaluteinzysten nachweisen (19, 41), die oftmals beidseitig auftreten. Der Nachweis solcher Zysten hat auch prognostischen Wert, da 50% der Patientinnen mit Thekaluteinzysten über 5 cm Größe ein Chorionkarzinom entwickeln (38).

β-HCG-Bestimmung. Bestehen Zweifel an der Diagnose Blasenmole, bringt die quantitative β-HCG-Bestimmung im Serum aufgrund der hohen Werte rasche Klärung, wenngleich auch über Blasenmolen mit niedrigen β-HCG-Titern berichtet wurde (19).

Partielle Blasenmole. Im Gegensatz zur klassischen Blasenmole weist die partielle Blasenmole eine Fruchthöhle auf. Die Plazenta enthält zahlreiche unterschiedlich kleine Zysten. Innerhalb der Fruchthöhle lassen sich fetale Anteile häufig nicht mehr auffinden (Abb. 10.**22** und 10.**23**) (41). Erkennt man dennoch einen Feten, ist dieser in der Regel retardiert (41). Die partielle Blasenmole geht zu einem hohen Prozentsatz mit chromosomalen Anomalien wie Triploidie oder Trisomie einher (41).

Invasiv wachsende Mole. Nach abgeschlossener Therapie einer Blasenmole kommt es in 20% der Fälle zu einem Wiederauftreten einer Blasenmole in Form einer invasiv wachsenden Mole. Sonographisch findet sich dabei eine leichte Vergrößerung des Uterus mit herdförmigen Arealen von ausgeprägter Echogenität innerhalb des Myometriums. Bläschenförmige Veränderungen sind bei früher Diagnosestellung (Wiederanstieg des β-HCG-Wertes bei Kontrolle) selten nachzuweisen (Abb. 10.**24**) (41).

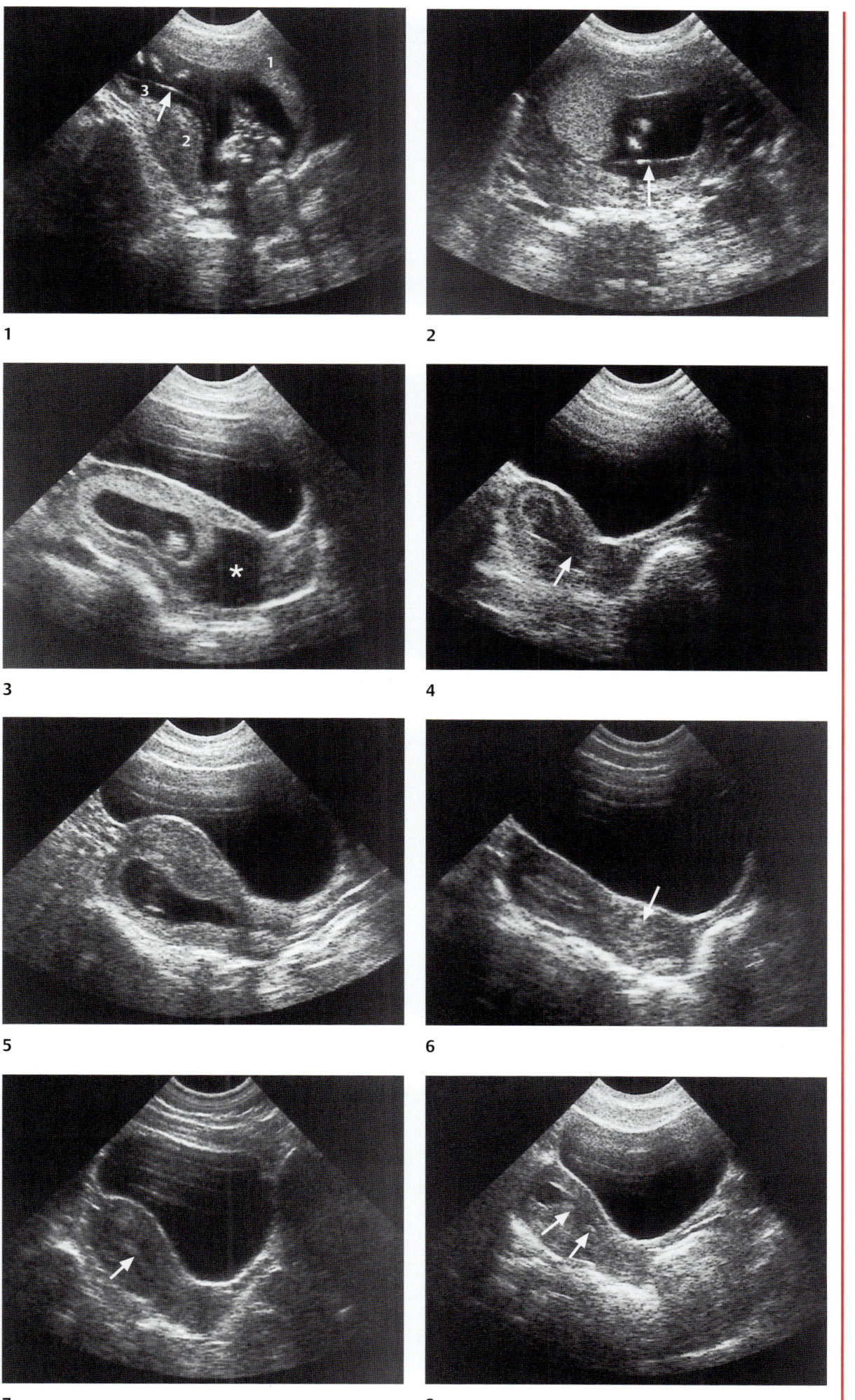

1

2

3

4

5

6

7

8

Abortdiagnostik

Abb. 10.**1** Abortus imminens, 14 SSW, Längsschnitt. Partielle Ablösung der Einhäute (Pfeil) bei retrochorialem Hämatom an der Uterushinterwand.
1 = Plazenta,
2 = Kontraktionswelle,
3 = Hämatom.

Abb. 10.**2** Abortus imminens, 14 SSW, Querschnitt. Ablösung der Eihäute an der Uterushinterwand bei retrochorialem Hämatom (Pfeil).

Abb. 10.**3** Abortus imminens, 9 SSW, Längsschnitt. Deutliches Ablösen der Eihäute von der Uterushinterwand mit ausgeprägtem Hämatom (∗) im Bereich des unteren Eipols. Vortäuschung einer zweiten Fruchthöhle.

Abb. 10.**4** Abortus incipiens, 10 SSW, Längsschnitt. Deutliche Deformierung der Fruchthöhle. Beginnende Abortstraße (Pfeil).

Abb. 10.**5** Abortus incipiens, 11 SSW, Längsschnitt. Deutliches Tiefertreten der Fruchthöhle mit beginnender Eröffnung des inneren Muttermundes.

Abb. 10.**6** Abortus incipiens, 10 SSW, Längsschnitt. Die Fruchtanlage befindet sich bereits im Zervikalkanal (Pfeil). Im Korpusbereich kann nur noch die echoreiche Dezidua eingesehen werden.

Abb. 10.**7** Abortus completus, 10 SSW, Längsschnitt. Intrauterin lässt sich keine Fruchthöhle mehr nachweisen. Lediglich die Decidua graviditatis kann noch als echoreiches Band nachgewiesen werden (Pfeil).

Abb. 10.**8** Abortus incompletus, 7 SSW, Längsschnitt. Unregelmäßiger, für das Gestationsalter zu kleiner Fruchtsack mit kaudal davon liegenden unregelmäßigen echoreichen Strukturen (= Abortreste) (Pfeile).

Abb. 10.**9**   Blighted Ovum, 8+6 SSW, Längsschnitt. Innerhalb der für das Gestationsalter zu kleinen Fruchthöhle lässt sich kein Embryo nachweisen.

Abb. 10.**10**   Blighted Ovum, 11 SSW, Längsschnitt. Unscharfe Begrenzung der Fruchthöhle. Kein Nachweis fetaler Strukturen.

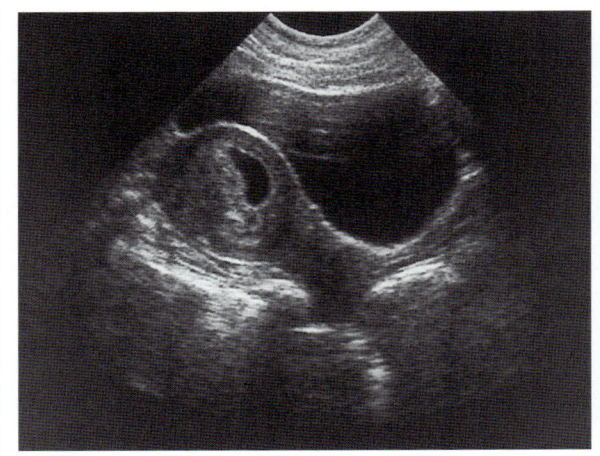

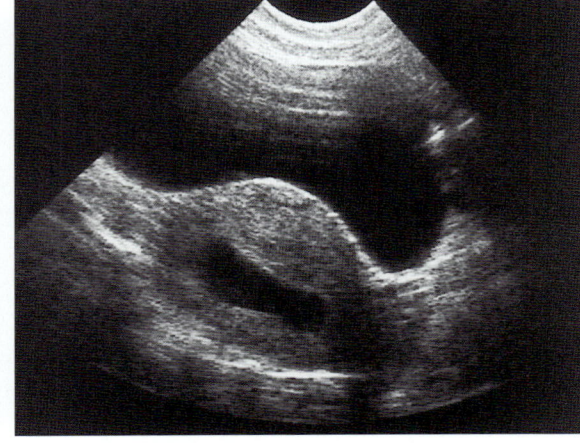

9

10

Abb. 10.**11**   Blighted Ovum, 11 SSW. Derselbe Fall wie auf Abb. 10.**10**. Querschnitt. Leere Fruchthöhle.

Abb. 10.**12**   Missed Abortion, 13 SSW, Längsschnitt. Für das Gestationsalter deutlich zu kleine Fruchthöhle mit verwaschenen fetalen Strukturen. Kein Nachweis fetaler Herzaktionen.

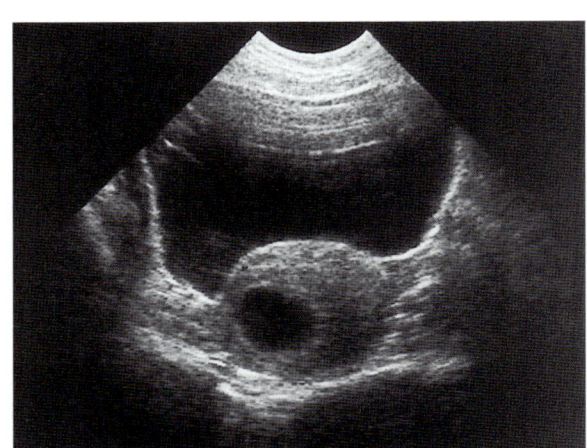

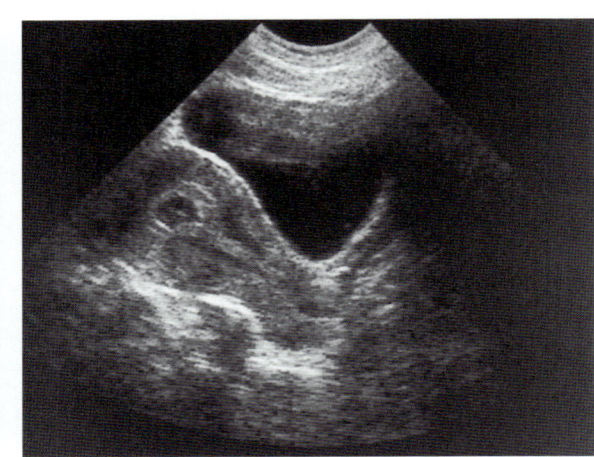

11

12

Abb. 10.**13**   Missed Abortion, 9 SSW, Querschnitt. Innerhalb der Fruchthöhle ein kleiner Embryo mit verwaschenen Strukturen und fehlenden Herzaktionen.

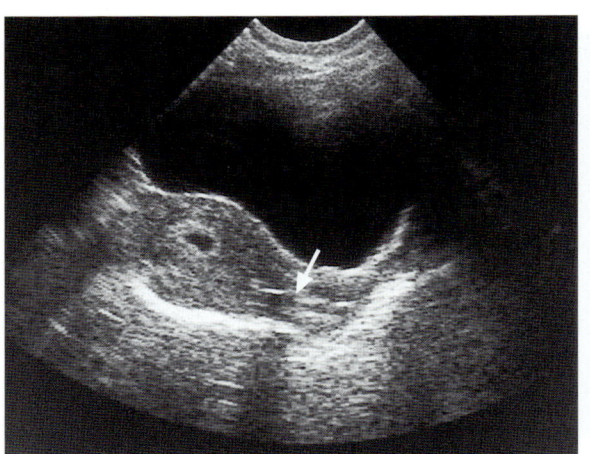

13

Frühgravidität und IUP

Abb. 10.**14**   Intakte Frühgravidität (5 SSW) mit Intrauterinpessar, Längsschnitt. Das dislozierte echoreiche IUP (Lippes-Loop) liegt im Zervikalkanal (Pfeil).

Abb. 10.**15**   Frühgravidität (7 SSW) mit Intrauterinpessar. Längsschnitt bei Retroflexio uteri. Das echoreiche IUP befindet sich in unmittelbarer Nähe der Fruchthöhle im Korpusbereich (Pfeil).

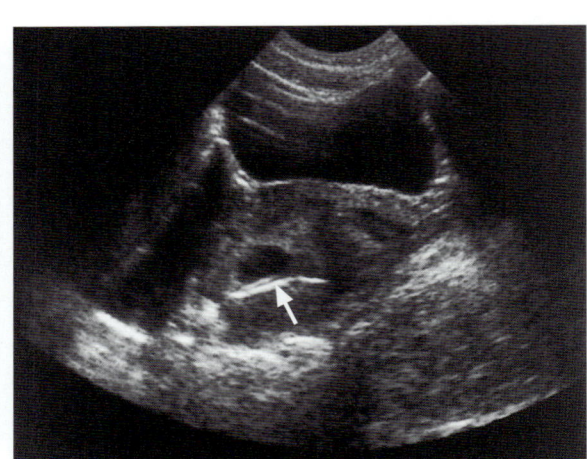

14

15

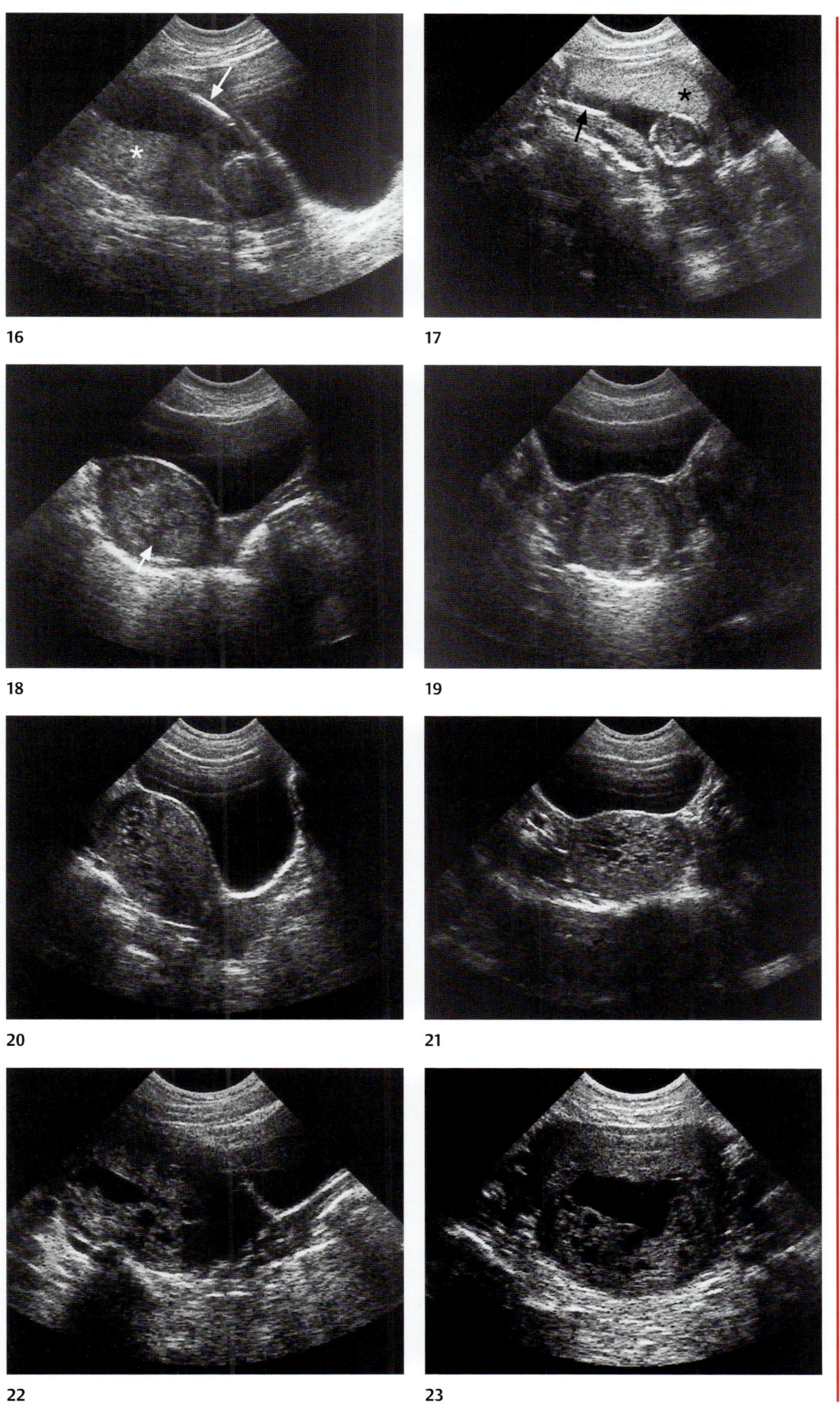

16

17

18

19

20

21

22

23

Abb. 10.**16** Intakte Gravidität (14 SSW) mit liegendem Intrauterinpessar an der Uterusvorderwand (Pfeil). Hinterwandplazenta (∗), Längsschnitt.

Abb. 10.**17** Intakte Gravidität (14 SSW) mit IUP an der Uterushinterwand im Korpusbereich (Pfeil). Vorderwandplazenta (∗), Längsschnitt.

Blasenmole und Chorionkarzinom

Abb. 10.**18** Blasenmole (Frühbefund), 9 SSW, Längsschnitt. Innerhalb des vergrößerten Uterus findet sich ein unregelmäßiges, echoreiches Trophoblastgewebe. Restfruchthöhle (Pfeil).

Abb. 10.**19** Derselbe Befund wie auf Abb. 10.**18**. Querschnitt. In der linken hinteren Korpushälfte zeigt sich die Restfruchthöhle, ein Embryo lässt sich jedoch nicht sicher nachweisen.

Abb. 10.**20** Blasenmole, 11 SSW, Längsschnitt. Das Cavum uteri ist ausgefüllt mit echoreichem Trophoblastgewebe, das mit kleinen zystischen Strukturen durchsetzt ist.

Abb. 10.**21** Derselbe Befund wie auf Abb. 10.**20**, Querschnitt.

Abb. 10.**22** Partielle Blasenmole, 16 SSW, Längsschnitt. Intrauterin findet man eine unregelmäßig begrenzte Restfruchthöhle ohne Nachweis fetaler Anteile. Mehrere bläschenförmige, echoarme Areale im Bereich der Plazenta an der Uterushinterwand.

Abb. 10.**23** Derselbe Befund wie auf Abb. 10.**22**, Querschnitt.

Abb. 10.**24**   Lokal invasiv wachsende Blasenmole, Längsschnitt. Zustand nach dreimaliger Abrasio. Bei deutlich erhöhtem β-HCG-Titer (86 900 mIE/ml) finden sich sonographisch auffällig hyperechogene Bezirke, die bis ins Myometrium reichen.

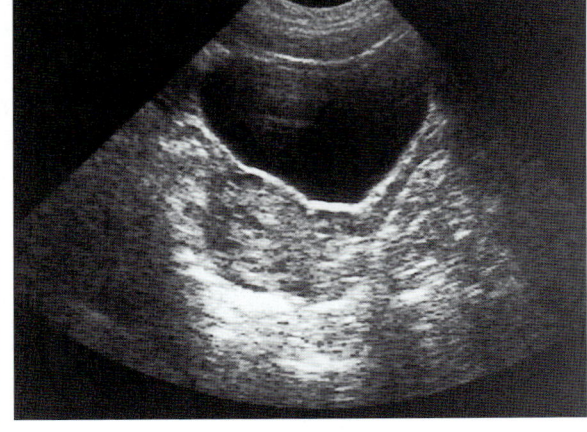

24

Abb. 10.**25**   Chorionkarzinom, Längsschnitt. Das Cavum uteri ist ausgefüllt mit hyperechogenen, unregelmäßigen Strukturen. Daneben finden sich verschieden große, echoarme, zystische Areale ohne umschriebene Bläschenbildung.

Abb. 10.**26**   Operationspräparat zu Abb. 10.**25**.

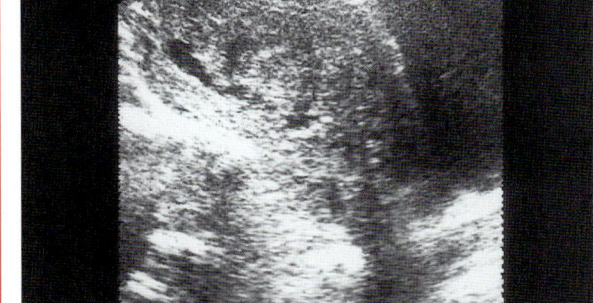

25

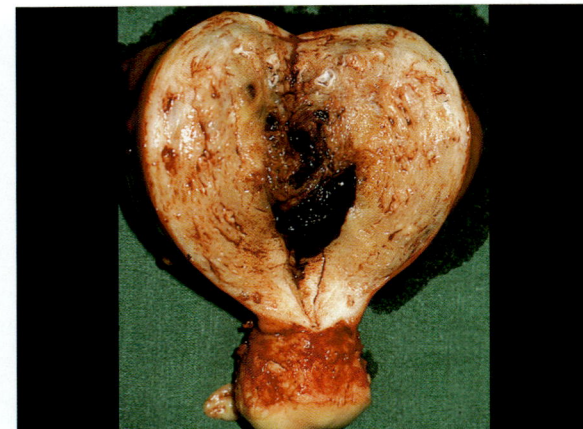

26

Extrauteringravidität

Abb. 10.**27**   Tubargravidität links, 7 SSW, Querschnitt. Innerhalb der aufgetriebenen Tube findet sich die EUG als echoreiche Ringstruktur mit echoarmem Zentrum (Pfeil). Intrauterin lässt sich keine Fruchthöhle nachweisen.

Abb. 10.**28**   Intraoperativer Situs zu Abb. 10.**27**. Auffallend ist die im isthmischen Anteil aufgetriebene linke Tube. (Pfeil).

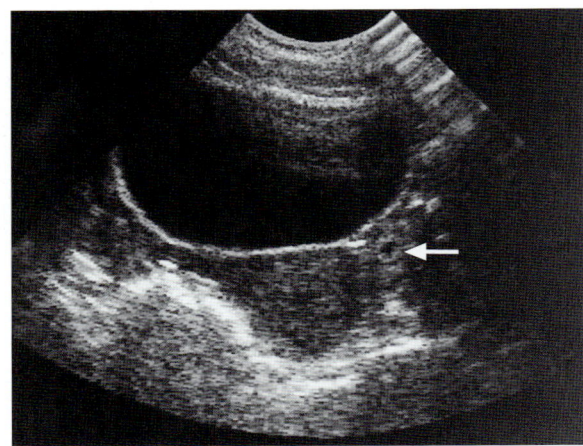

27

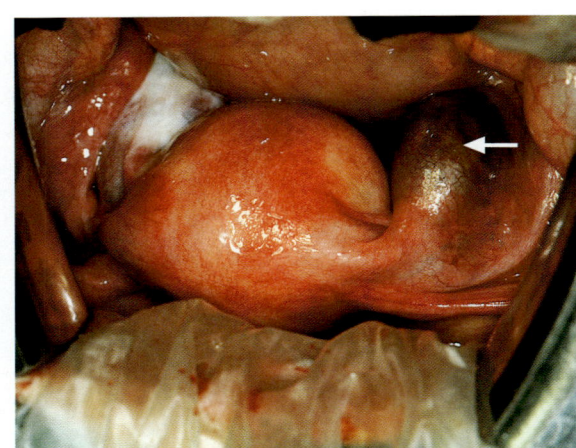

28

Abb. 10.**29**   Intakte Tubargravidität rechts, 5+5 SSW, Querschnitt. In der rechten Tube lässt sich der Embryo als punktförmige echoreiche Struktur innerhalb des ektopen Fruchtsackes nachweisen (Pfeil). Intrauterin ist keine Fruchthöhle nachweisbar.

Abb. 10.**30**   Operationsbefund zu Abb. 10.**29**. Auftreibung der rechten Tube im ampullären Anteil (Pfeil).

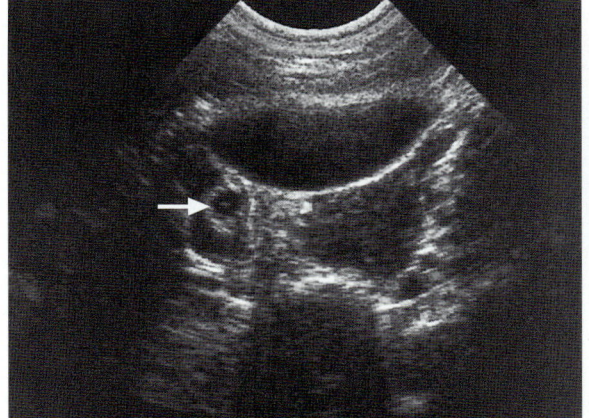

29

30

Inzidenz. Die Inzidenz einer Blasenmole wird mit 1 auf 2000 Schwangerschaften angegeben (41), die einer Molenschwangerschaft mit lebendem Fetus mit 1 : 100 000 bzw. 1 : 1 000 000 (4, 22, 59). In der Mehrzahl aller Fälle handelt es sich dabei um eine partielle Blasenmole (4, 22, 66).

Chorionkarzinom

Das Chorionkarzinom wird hinsichtlich seiner Häufigkeit mit 1 : 40 000 Schwangerschaften in den USA angegeben (41). Pathologisch-anatomisch ist es charakterisiert durch ein ungeordnetes Wachstum des soliden Trophoblastgewebes ohne erkennbare Bläschenbildung. Typisch ist ein aggressives Wachstum ins Myometrium mit hämorrhagischer Nekrosebildung. Es metastasiert vorwiegend in die Lunge, Leber, den Gastrointestinaltrakt und in das ZNS.

Sonographisches Bild. Sonographisch findet sich intrauterin ein stark echoreiches Gewebe ohne Bläschenbildung mit teilweise zystischen Arealen, die durch Einblutungen bedingt sind (41) (Abb. 10.**25** und 10.**26**). Als besonders wertvoll erweist sich hier die Ultraschalluntersuchung für das präoperative Staging bzw. das postoperative Follow-up mit dem Ausschluss von Lebermetastasen.

Extrauteringravidität (EUG)
(Abb. 10.**27** bis 10.**46**)

Angesichts der Tatsache, dass bis zu 26% der mütterlichen Todesfälle durch eine EUG verursacht werden (51, 57, 64) und in nahezu 70% der Fälle die Diagnose bei der ersten ärztlichen Untersuchung noch nicht gestellt wird (20), kommt der Ultraschalldiagnostik bei der frühzeitigen Erkennung der EUG eine große Bedeutung zu. Insbesondere bei der frühen EUG, bei der der Tastbefund meist noch unauffällig ausfällt, ist die sonographische Untersuchung der Palpationsuntersuchung deutlich überlegen.

Nachweis einer EUG. Hinsichtlich der klinischen Aussagefähigkeit der Abdominalsonographie gehen die Meinungen in der Literatur stark auseinander. Während die einen Untersucher von einer nahezu irrtumsfreien sonographischen Diagnostik sprechen (3, 32, 40), halten andere die Methode für nicht überzeugend (12, 18, 30, 37). Einig ist man sich insoweit, dass der eindeutige, unmittelbare sonographische Nach-

Tabelle 10.**5**   Sonographische Befunde bei 25 Fällen mit Extrauteringravidität (nach Goldhofer und Merz [16]).

Uterus ohne Fruchthöhle	24/25 (96%)
Adnexbefund	17/25 (68%)
Vergrößerter Uterus ohne Fruchthöhle	13/25 (52%)
Retrouterine Hämatozele	13/25 (52%)
Deziduale Endometriumstruktur	9/25 (36%)
Pseudofruchthöhle	5/25 (20%)
Intakte extrauterine Gravidität	1/25 (4%)
Diagnose bestätigt	20/25 (80%)

weis der ektopen Schwangerschaft nur dann möglich ist, wenn sich ein Fruchtsack mit vitalem Embryo außerhalb des Uterus darstellen lässt (Abb. 10.**29**–10.**31**). Dies wird jedoch nur in einem Teil der Fälle gefunden. In der größeren Zahl der Fälle geht das ektope Schwangerschaftsprodukt frühzeitig zugrunde. Damit ist die EUG häufig nur noch in Form eines mehr oder minder großen, teils soliden, teils zystischen Tumors neben dem Uterus nachweisbar (36).

Lokalisation und Häufigkeit. 95% der ektopen Implantationen finden in der Tube, vorwiegend im ampullären Anteil, statt (29). Die Häufigkeit der EUG wurde lange Zeit mit 1% aller Schwangerschaften angegeben (11), scheint aber heute eher bei ca. 2% zu liegen.

Zeichen für eine EUG. Seit der grundlegenden Arbeit von Kobayashi et al. (27) werden als die häufigsten sonographischen Kriterien der EUG die in Tab. 10.**3** aufgeführten Zeichen genannt (3, 9, 30, 37, 54, 56, 58). Die Literaturangaben bezüglich der Häufigkeit der einzelnen Zeichen schwanken deutlich (Tab. 10.**4**). Die diagnostische Relevanz der vorgenannten Parameter wurde in einer eigenen prospektiven abdominalsonographischen Studie überprüft (16), deren Ergebnisse in Tab. 10.**5** zusammengefasst sind.

β-HCG-Bestimmung. Bei Verdacht auf eine EUG sollte grundsätzlich ein Schwangerschaftstest durchgeführt werden. Erst wenn dieser positiv ausfällt, lassen sich die vielfältigen sonographischen Befunde richtig interpretieren. Bei negativem oder fraglich positivem Urintest und unklarem sonographischem Befund sollte der zuverlässigeren β-HCG-Bestimmung im Serum der Vorzug gegeben werden. Die früher zwischen 12 und 50% (16, 19, 29) angegebene hohe falsch negative Rate der immunologischen Urintests wird heute aufgrund der deutlich höheren Sensitivität der Testkits nicht mehr gefunden (Abb. 10.**39** und 10.**40**).

Diagnosestellung. Die Diagnose einer EUG kann – abgesehen vom direkten sonographischen Nachweis eines vitalen Embryos außerhalb des Uterus – letzlich nur dann als gesichert gelten, wenn folgende Faktoren gemeinsam auftreten:
- positiver β-HCG-Test,
- klinische Symptomatik (Schmerzen, uterine Schmierblutung nach 5- bis 8-wöchiger Amenorrhö, auffälliger Tastbefund),
- Nachweis sonographischer Hinweiszeichen (siehe Tab. 10.**3**).

Tabelle 10.**3**   Sonographische Hinweiszeichen für eine Extrauteringravidität

> Vergrößerter Uterus ohne Fruchthöhle
> Dezidual umgewandeltes Endometrium (intrauterines Ringzeichen, zentral gelegene Pseudofruchthöhle)
> Retrouterine Hämatozele
> Adnextumor
> Nachweis eines (vitalen) Embryos außerhalb des Uterus

Tabelle 10.**4**   Sonographische Kriterien der ektopen Schwangerschaft (Literaturübersicht)

Autoren	Literaturstelle	n	Uterus vergrößert	Andextumor	Retrouterine Hämatozele	Endometrium hoch aufgebaut	Diagnose bestätigt
Schoenbaum et al. (58)	58	15	53%	93%	26%	20%	–
Lawson (30)	30	26	62%	81%	23%	23%	77%
Schmidt et al. (56)	56	60	42%	83%	72%	41%	85%
Müller und Leucht (40)	40	45	–	60%	95%	95%	93%
Baumgärtner et al. (3)	3	140	–	49%	50%	-	95%

Tabelle 10.**6**   Unterscheidungsmerkmale zwischen einer Pseudofruchthöhle und einer echten intrauterinen Fruchthöhle

Pseudofruchthöhle	Echte Fruchthöhle
➤ zentrale Lage	➤ dezentrale Lage
➤ einfache Ringstruktur (Dezidua)	➤ doppelte Ringstruktur (Dezidua und Trophoblast)

◼ Nachweis bzw. Ausschluss einer Intrauteringravidität

Der Nachweis einer Intrauteringravidität schließt eine EUG nahezu aus, da das gleichzeitige Vorkommen einer intra- und extrauterinen Schwangerschaft (Abb. 10.**44**) mit 1 : 30000 sehr selten ist (5, 47). Findet man dagegen sonographisch keinen Hinweis für eine intrauterine Gravidität, so stellt der leere Uterus bei positivem Schwangerschaftstest das häufigste und wichtigste Hinweiszeichen für das Vorliegen einer ektopen Schwangerschaft dar (16, 51). Im Hinblick auf die Uterusgröße fand sich in der eigenen Studie in nahezu der Hälfte der ektopen Schwangerschaften ein normal großer Uterus (16) (Tab. 10.**4**).

Differenzialdiagnose. Erkennt man bei nicht vergrößertem Uterus und positivem Schwangerschaftstest im Adnexbereich eine isolierte Zyste, so sind differenzialdiagnostisch sowohl eine EUG als auch eine Corpusluteum-Zyste bei abdominalsonographisch noch nicht nachweisbarer intrauteriner Frühgravidität in Betracht zu ziehen.

◼ Pseudofruchthöhle

Teilweise wird bei der EUG sonographisch eine intrauterine echoreiche Ringstruktur nachgewiesen. Hierbei handelt es sich um das hoch aufgebaute, dezidual umgewandelte Endometrium, welches das Cavum uteri auskleidet. Da Letzteres zudem häufig mit Sekret oder Blut gefüllt ist, wird nicht selten ein intrauteriner Fruchtsack (Abb. 10.**32** und 10.**33**) vorgetäuscht (Pseudofruchthöhle) (33, 34, 39, 46, 67, 68). Eine ähnliche Ringstruktur findet man auch postovulatorisch (18). Die Pseudofruchthöhle wird abdominalsonographisch in etwa 20% der ektopen Schwangerschaften gefunden (16, 34). Ihre Größe wurde zwischen 1 und 5 (!) cm beschrieben (1, 8, 19, 29, 43, 51). Kriterien zur sonographischen Unterscheidung zwischen einer Pseudofruchthöhle und einer echten Fruchthöhle sind in Tab. 10.**6** aufgeführt.

◼ Retrouterine Hämatozele

Während vor allem bei der Tubarruptur relativ große Mengen von Blut im Abdomen und insbesondere im Douglas-Raum nachgewiesen werden, verteilen sich kleinere Blutmengen beim Tubarabort zwischen den Darmschlingen und entziehen sich somit oft der sonographischen Kontrolle. Hinzu kommt, dass bei der intakten EUG eine Blutung in die freie Bauchhöhle zum Zeitpunkt der sonographischen Untersuchung oft noch nicht stattgefunden hat. Beachtenswert ist zudem, dass sich auch physiologischerweise (z. B. postovulatorisch) oder bei Entzündungen im Bauchraum Flüssigkeit im Douglas-Raum nachweisen lässt.

Häufigkeit. Die Häufigkeit der retrouterinen Hämatozele (Abb. 10.**34**, 10.**35**, 10.**39**) wird außerordentlich unterschiedlich angegeben und schwankt zwischen 26 und 95% (3, 30, 40, 56, 58). Bei den eigenen Untersuchungen ließ sich trotz einer hoch auflösenden abdominalen Ultraschallsonde nur in der Hälfte der EUG-Fälle freie Flüssigkeit im Douglas-Raum nachweisen (16) (Tab. 10.**5**).

Tubarruptur. Im Gegensatz zum Tubarabort zeigt sich bei der Tubarruptur reichlich Flüssigkeit im Douglas-Raum. Bei relativ hohem Blutverlust von > 1000 ccm Blut lässt der Blick in den Oberbauch das Blut,

das sich frei in der Bauchhöhle befindet, als perihepatische echoarme Sichel nachweisen (Abb. 10.**36**).

◼ Adnextumor

Variables Erscheinungsbild. Adnexbefunde können bei der EUG ein außerordentlich variables Erscheinungsbild aufweisen (Abb. 10.**37**–10.**43**). Ursächlich dafür sind die nicht einheitliche topographische Lage von Tube und Ovar, die unterschiedliche Größe der Adnexbefunde und die Heterogenität der pathologisch-anatomischen Befunde (intakte EUG, Tubarabort, Tubarruptur) anzusehen.

Intakte Tube. Bei intakter Tube lässt sich der ektope Trophoblast als kleine echoreiche Ringstruktur mit zentralem echoarmem Fruchtsack in der Adnexregion nachweisen (Abb. 10.**27**, 10.**29**, 10.**31**).

Tubarabort. Beim Tubarabort zeigt sich je nach Ausprägung des peritubaren Hämatoms eine unregelmäßige, teils zystische, teils solide erscheinende Adnexresistenz, die bis in den Douglas-Raum reichen kann (Abb. 10.**41**–10.**43**). Insbesondere gegenüber entzündlichen Adnexveränderungen (z. B. Tuboovarialabszess) (Abb. 10.**53**) ist die Abgrenzung schwierig.

Differenzialdiagnose. Differenzialdiagnostisch muss zudem auch ein eingeblutetes Corpus luteum oder eine Stieldrehung einer Ovarialzyste in Erwägung gezogen werden. Bei den eigenen Untersuchungen fand sich in 68% der EUG ein Adnexbefund (16) (Tab. 10.**5**). Kadar et al. (26) konnten einen auffälligen Adnexbefund nur in 40% der Fälle nachweisen.

◼ Seltene Lokalisationen ektoper Graviditäten

Interstitielle Schwangerschaft

Bei der interstitiellen Schwangerschaft (intramuraler Anteil der Tube) lässt sich die Fruchthöhle weder intra- noch extrauterin nachweisen. Auffällig ist eine extrem exzentrische Lokalisation des Fruchtsackes im Bereich des Tubenabganges, wobei das Myometrium die Fruchthöhle nur teilweise umgibt (29).

Zervikalgravidität

Im Falle einer Zervikalgravidität, die in 0,1% aller ektopen Schwangerschaften auftritt (21), findet sich der Gestationssack im Zervikalkanal. Die Diagnose kann schwierig sein, wenn es sich um eine gestörte Zervikalgravidität handelt (Abb. 10.**45** und 10.**46**), die ein ähnliches Bild wie ein Abortus incompletus mit Restgewebe in der Zervix zeigt.

Abdominalgravidität

Die Diagnose der Abdominalgravidität lässt sich sonographisch nur dann verlässlich stellen, wenn Fetus und Plazenta außerhalb des kleinen Uterus nachgewiesen werden. Ist der kleine Uterus nach dorsal verdrängt, gelingt sein Nachweis mit der Transvaginalsonographie (Abb. 10.**47**) besser als mit der Abdominalsonographie. Weiterhin auffällig sind die Nähe fetaler Anteile zur mütterlichen Bauchwand (29) und die fehlende „normale Uteruswanddicke", insbesondere im Bereich des Plazentabettes (Abb. 10.**47** und 10.**48**).

◼ Stellenwert der Abdominalsonographie in der EUG-Diagnostik

Risikopatientinnen. Ein erhöhtes Risiko im Hinblick auf eine EUG besteht bei Patientinnen mit rezidivierenden Adnexitiden, bei Zustand nach ektoper Schwangerschaft oder bei Zustand nach einer Fertilisati-

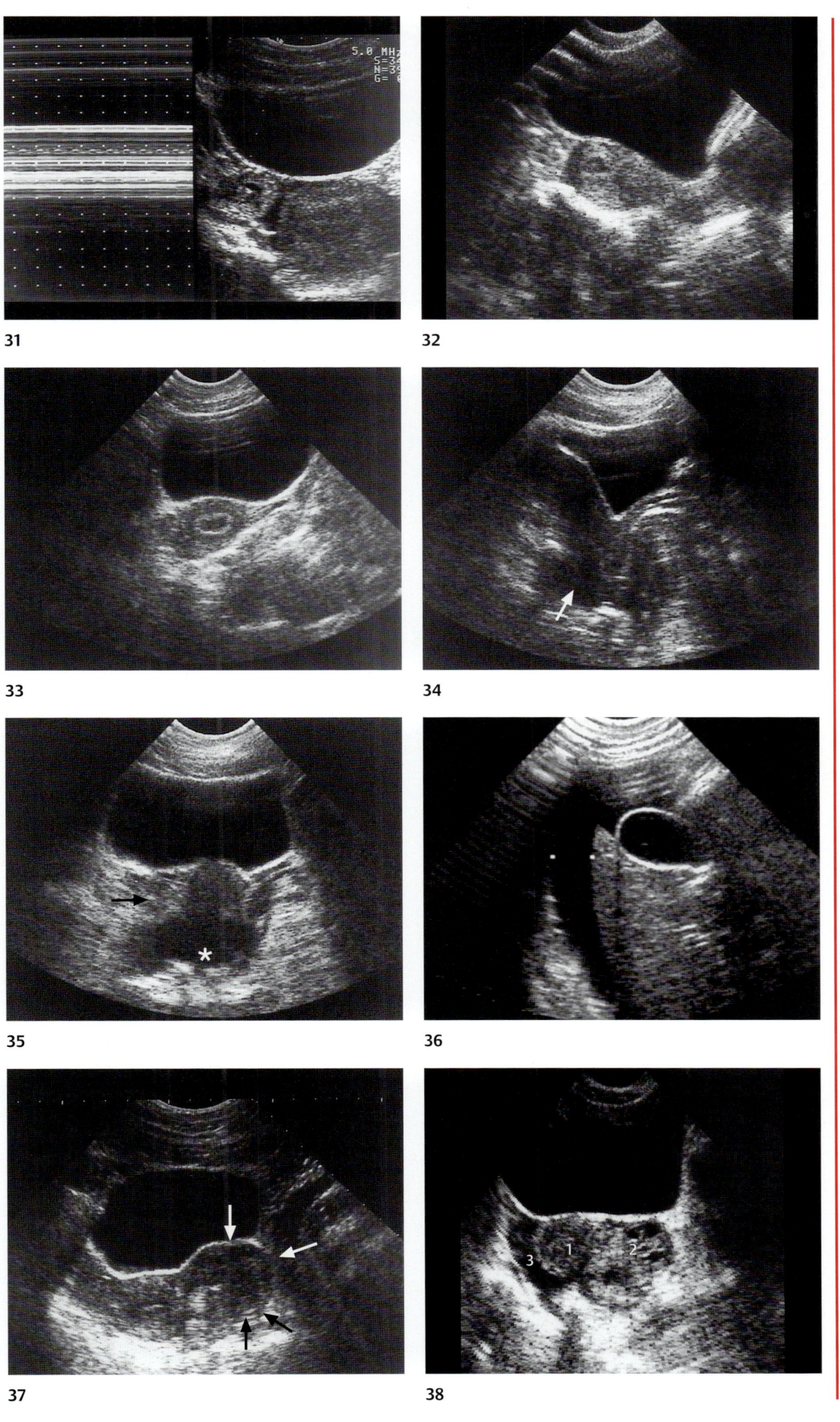

31

32

33

34

35

36

37

38

Abb. 10.**31** Intakte Tubargravidität rechts, 7 SSW, Querschnitt. Innerhalb der aufgetriebenen Tube rechts kann ein Fruchtsack mit vitalem Embryo nachgewiesen werden. SSL 1,2 cm. Nachweis der Herzaktionen im Time-Motion-Verfahren.

Abb. 10.**32** Uterus bei Tubargravidität rechts, 6 SSW, Längsschnitt. Zentral gelegene Pseudofruchthöhle. Die darin gelegene echoreiche Struktur (Dezidua) täuscht eine intrauterine Gravidität vor.

Abb. 10.**33** Uterus mit zentraler intrauteriner Pseudofruchthöle und echoreicher Ringstruktur (Dezidua) bei Tubargravidität links (nicht abgebildet), 6 SSW, Querschnitt.

Abb. 10.**34** Retrouterine Hämatozele (Pfeil) bei Tubargravidität rechts, 7 SSW, Längsschnitt.

Abb. 10.**35** Derselbe Fall wie auf Abb. 10.**34**. Querschnitt. Unregelmäßige Auftreibung der rechten Tube (Pfeil) und retrouterine Hämatozele (∗).

Abb. 10.**36** Tubarruptur mit reichlich freiem Blut im Abdomen. Perihepatische Blutsichel von 2,1 cm. Querschnitt.

Abb. 10.**37** Tubarabort links, 7 SSW. Deutliche Auftreibung der linken Tube (Pfeile) durch intratubares Hämatom, Querschnitt.

Abb. 10.**38** Tubarabort links, 11 SSW, Querschnitt. Die ektope Schwangerschaft imponiert hier als teils solider, teils zystischer Adnextumor links 1 = Uterus, 2 = EUG, 3 = freie Flüssigkeit.

Abb. 10.**39** Tubarruptur rechts, 7 SSW, Querschnitt. Aufgetriebene Tube rechts mit Rupturstelle (Pfeil). Intrauterin kleine zentrale Pseudofruchthöhle. Retrouterine Hämatozele (∗). Qualitativer β-HCG-Test im Urin negativ!

Abb. 10.**40** Korrespondierender Operationssitus zu Abb. 10.**39**. Rupturstelle (Pfeil). Blick von kranial aus.

Abb. 10.**41** Alte Tubargravidität rechts, 7+6 SSW, Querschnitt. Zustand 3 Wochen post interruptionem. Auffällig ist eine Auftreibung der rechten Tube (Pfeil). Eine typische echoreiche Ringstruktur lässt sich hier nicht mit Sicherheit nachweisen.

Abb. 10.**42** Kleine Tubargravidität rechts, 4+6 SSW, Querschnitt. Neben dem nicht vergrößerten Uterus findet sich die EUG als 1,0 · 0,5 cm große echoarme Struktur (Pfeil).

Abb. 10.**43** Entsprechender Operationssitus zu Abb. 10.**42**. Diskrete Auftreibung der rechten Tube im isthmischen Anteil (Pfeil).

Abb. 10.**44** Gleichzeitige intra- und extrauterine Gravidität, 6+4 SSW. Die echoreiche choriale Ringstruktur lässt sich sowohl intrauterin als auch im Bereich der rechten Tube nachweisen. Innerhalb der intrauterinen Fruchthöhle kommt der 1. Embryo zur Darstellung (kurzer Pfeil) (SSL 7 mm); innerhalb des ektopen Fruchtsackes zeigt sich der 2. Embryo mit dem Dottersack (langer Pfeil).

Abb. 10.**45** Gestörte Zervikalgravidität mit deutlicher Auftreibung der Zervix. Das Corpus uteri sitzt der Zervix kappenförmig auf (Pfeil = Endometrium).

Abb. 10.**46** Pathologisch-anatomisches Präparat mit Darstellung der gestörten Zervikalgravidität. Das Corpus uteri ist nicht aufgeschnitten. Derselbe Fall wie auf Abb. 10.**45**

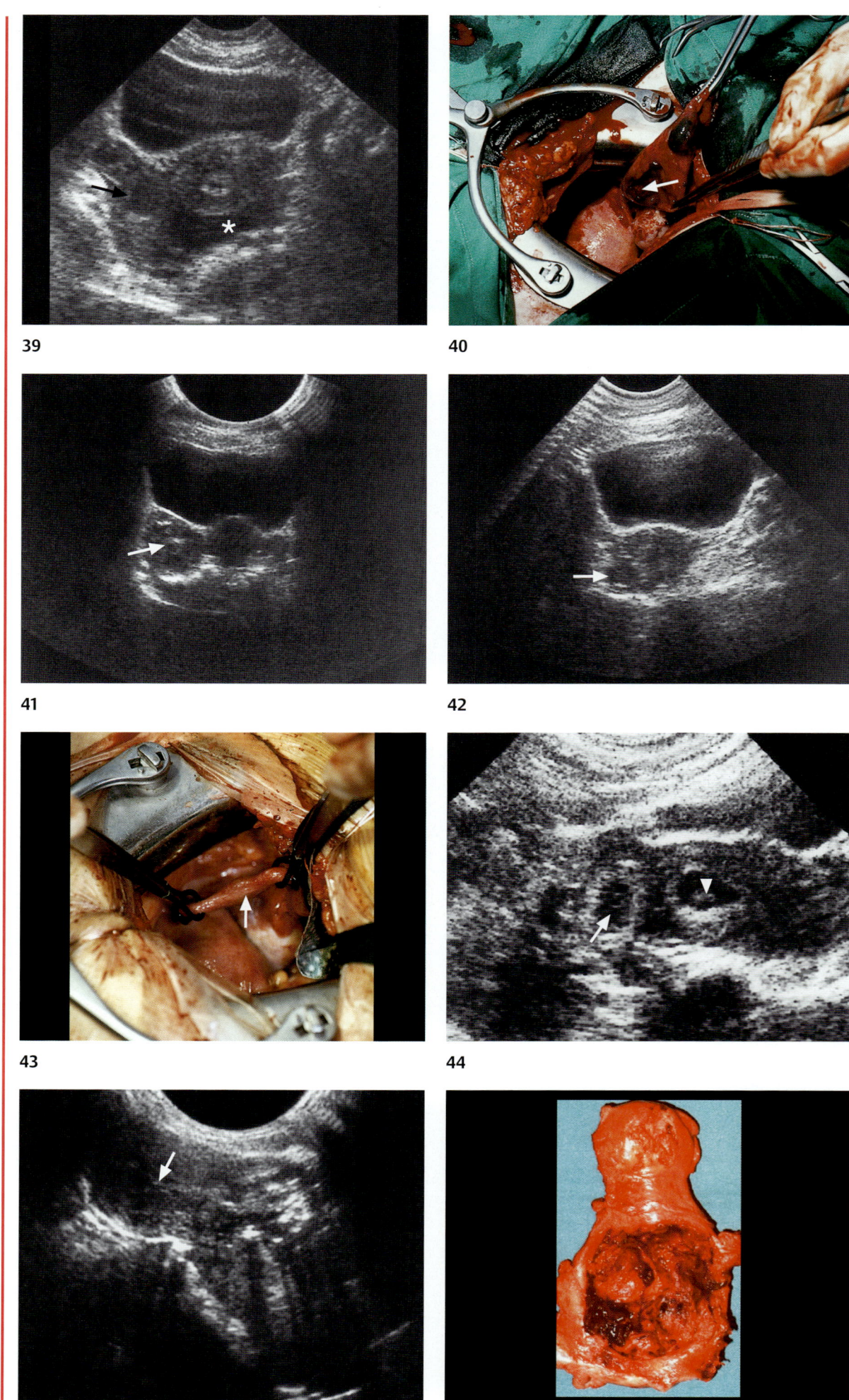

39

40

41

42

43

44

45

46

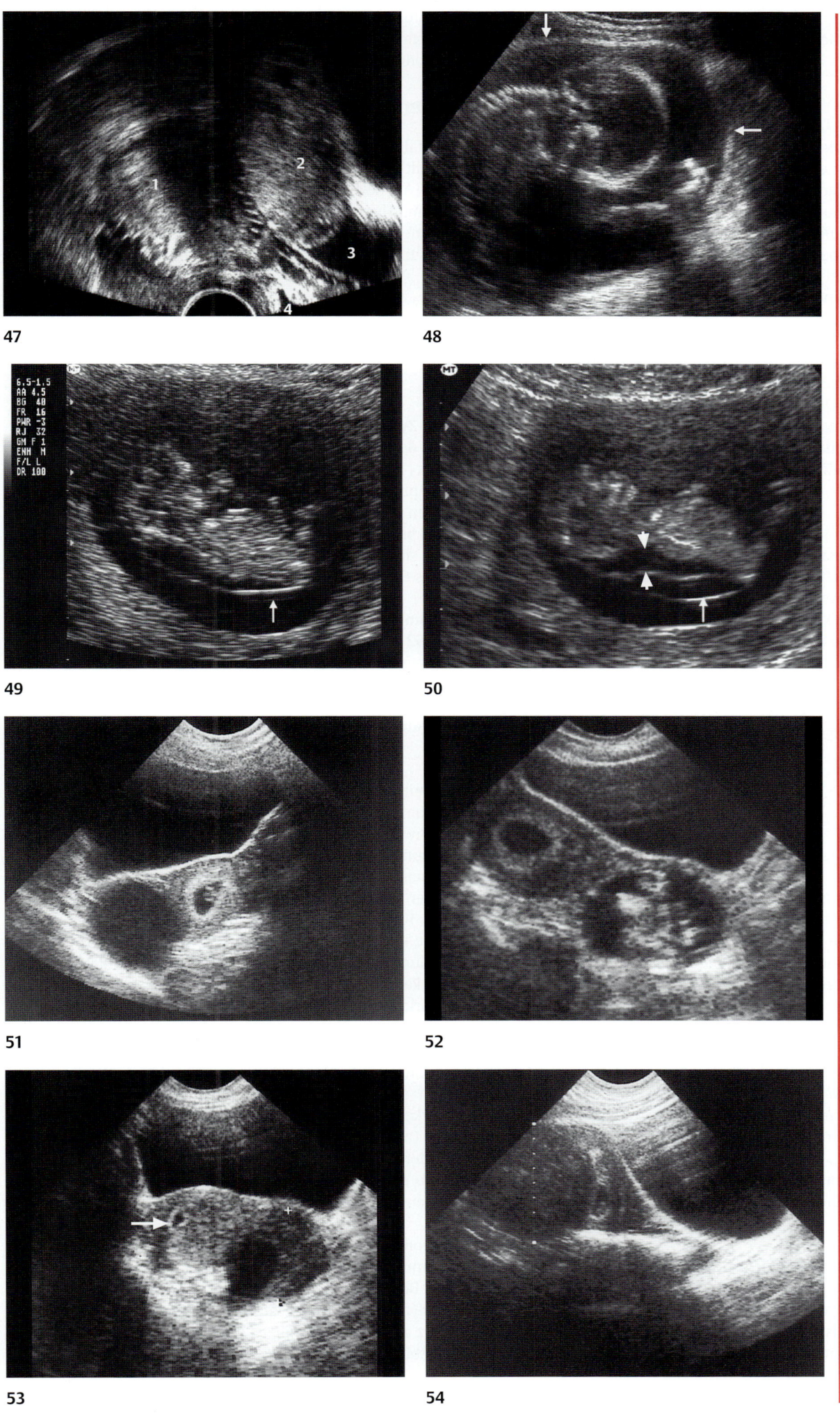

47

48

49

50

51

52

53

54

Fehlbildungsdiagnostik

Abb. 10.47 Abdominalgravidität, 29 SSW. Bei der transvaginalen Sonographie fällt im kleinen Becken ein nach dorsal verdrängter kleiner Uterus auf (1). Davor erkennt man die Plazenta (2), die nur auf einer dicken Membran sitzt. Fruchthöhle (3), Harnblase (4).

Abb. 10.48 Abdominalgravidität, 20 SSW. Die Fruchthöhle geht ventral bis zur Bauchwand. Anstelle einer normal dicken Uteruswand erkennt man nur eine echoreiche dicke Membran (Pfeile).

Fehlbildungsdiagnostik

Abb. 10.49 Fetus mit auffälliger nuchaler Transparenz (7 mm), wobei die nuchale Transparenz der Amnionmembran (Pfeil) eng anliegt und somit als Amionmembran fehlgedeutet werden kann.11+5 SSW.

Abb. 10.50 Derselbe Fetus wie auf Abb. 10.49 nach einer Körperbewegung. Die nuchale Transparenz (7 mm, Pfeilspitzen) kann nun von der Amnionmembran (Pfeil) deutlich getrennt erkannt werden.

Adnextumoren und Myome

Abb. 10.51 Intakte Frühgravidität, 7 SSW, Querschnitt. Intrauterin regelrechte Fruchthöhle mit vitalem Embryo. Rechts vom Uterus 6 · 6,5 cm große Corpus-luteum-Zyste mit diffusen feinen Binnenechos.

Abb. 10.52 Frühgravidität, 8. SSW, Querschnitt. Links vom Uterus eine 6,8 · 4,7 cm große Dermoidzyste mit unregelmäßiger, bizarrer, echoreicher Binnenstruktur.

Abb. 10.53 Frühgravidität, 5 SSW, Querschnitt. Links vom Uterus eine 6 · 5 cm große zystische Struktur mit teilweise mittelgroben, mittelstarken Binnenechos (= Tuboovarialabszess links). Intrauterine Fruchthöhle (Pfeil).

Abb. 10.54 Frühgravidität (8 SSW) bei Uterus myomatosus, Längsschnitt. An die Fruchthöhle grenzt von kranial her ein im Durchmesser 8 cm großes intramurales Fundus-Hinterwand-Myom.

onsoperation. Bei diesen Patientinnen sollte möglichst frühzeitig, d. h. ab 5–6 SSW, der sonographische Nachweis einer Intrauteringravidität angestrebt werden.

Versagerquote. Nach Angaben der Literatur beträgt die Versagerquote bei der abdominalsonographischen Diagnostik einer EUG zwischen 5 und 29% (3, 16, 19, 28, 30, 40). Da aufgrund der variablen Ausprägung der einzelnen EUG-Formen kein einheitliches sonographisches Bild besteht, kann die abdominale Ultraschalldiagnostik allein nicht als absolut verlässliche Methode zur Erkennung einer EUG angesehen werden. Die Treffsicherheit wird mit der Zunahme des Auflösungsvermögens der Ultraschallsonden, wie man sie bei der transvaginalen Sonographie hat, deutlich verbessert. Letzlich sind sowohl der transabdominale wie auch der transvaginale Nachweis einer EUG ganz wesentlich von der Erfahrung des Untersuchers abhängig.

Problemfälle. Folgende Fälle können bei der abdominalsonographischen Diagnostik ein Problem darstellen:
- der kleine Tubarabort mit einem Durchmesser unter 1,0 cm,
- der alte Tubarabort mit negativem β-HCG im Urinschnelltest,
- die intrauterine Frühschwangerschaft mit noch nicht nachweisbarer Fruchthöhle bei gleichzeitigem Adnexbefund (Corpus luteum graviditatis).

Fazit. Besteht klinisch der Verdacht auf eine EUG, sollte bei positivem Schwangerschaftstest, aber noch unauffälligem Abdominalultraschall, die Patientin einer transvaginalen Ultraschalluntersuchung zugeführt und so lange stationär beobachtet werden, bis sich herauskristallisiert hat, ob es sich um eine intra- oder extrauterine Gravidität oder um einen Abort handelt. Hierzu sind Sonographie- und (β-) HCG-Kontrollen im Abstand von 2 Tagen zu empfehlen.

Frühe Fehlbildungsdiagnostik im I. Trimenon

■ Nackentransparenz

Passageres Zeichen. Beim frühen Screening auf fetale Fehlbildungen hat sich in den letzten Jahren der sonographische Nachweis einer Nackentransparenz (= nuchale Transparenz oder „nuchal translucency") (44) am Ende des ersten Trimesters als wichtiges Hinweiszeichen gezeigt. Dabei handelt es sich um ein passageres Zeichen, das gewöhnlich nur im Zeitraum zwischen 10 und 14 SSW gefunden wird. Ein Befund ist dann als pathologisch einzustufen, wenn die Nackentransparenz einen Durchmesser ≥ 3 mm zeigt.

Messmethode. Die sonographische Messung der Nackentransparenz sollte in einer mediosagittalen Schnittebene durch den Feten erfolgen, wobei die Dicke der Nackentransparenz von der inneren Grenze der Haut bis zur inneren Grenze des Weichteilgewebes des Nackens gemessen wird (Abb. 10.**49**). Gelegentlich kann die der Chorionmembran noch nicht vollständig angelegte Amnionmembran eine auffällige Nackentransparenz vortäuschen. Kann die Amnionmembran getrennt von der Nackentransparenz nachgewiesen werden, ist die Diagnose eindeutig (Abb. 10.**50**).

Chromosomenstörungen und strukturelle Defekte. Mit zunehmender Dicke der Nackentransparenz steigt das Risiko einer Chromosomenstörung, vor allem einer Trisomie 21, deutlich an (45, 60) (s. Kapitel 2). Bei Nachweis einer nuchalen Transparenz ≥ 3 mm sollte deshalb immer eine Karyotypisierung in Form einer Chorionzottenbiopsie oder einer Frühamniozentese vorgenommen werden. Ergibt die Karyotypisierung einen normalen Karyotyp, ist eine weitere sorgfältige sono-

graphische Fehlbildungsdiagnostik angezeigt, da bei 4% dieser Kinder strukturelle Defekte, wie z. B. Herzfehler, Zwerchfelldefekte, Nierenfehlbildungen oder Bauchwanddefekte gefunden werden (45).

■ Größere Fehlbildungen

Neben der auffälligen Nackentransparenz können im Zeitraum 10–14 SSW bei sorgfältiger Fehlbildungssuche bereits verschiedene größere Fehlbildungen (Anenezephalus, Exenzephalie, Enzephalozele, Meckel-Gruber-Syndrom, Hydrozephalus, Holoprosenzephalie, Nierenfehlbildungen, Skelettfehlbildungen u. a. (61) nachgewiesen werden. Bezüglich der frühen transvaginalen Fehlbildungsdiagnostik sei auf Kapitel 6 verwiesen.

Adnextumoren und Uterus myomatosus in der Frühgravidität

Corpus-luteum-Zysten. Relativ häufig finden sich bei Ultraschalluntersuchungen in der Frühschwangerschaft Tumoren im Adnexbereich oder am Uterus (15, 35, 63). Am häufigsten beobachtet man Corpus-luteum-Zysten (Abb. 10.**51**), die in etwa 20% aller Frühschwangerschaften gesehen werden können und sich in der Regel bis 14 SSW wieder spontan zurückbilden (17). Sonographisch lassen sie sich vom Uterus gut abgrenzen, sind einkammerig, mit glatter Wandstruktur und meist nicht größer als 6–8 cm. Teilweise erkennt man feine Binnenechos.

Echte Ovarialtumoren. Echte Ovarialtumoren, wie z. B. eine Dermoidzyste (Abb. 10.**52**) oder ein Kystom weisen meist zusätzliche Binnenstrukturen (Septierung oder solide Anteile) auf. Maligne Ovarialtumoren sind in Verbindung mit einer Schwangerschaft außerordentlich selten (19). Ebenfalls selten in Verbindung mit einer Gravidität sind entzündliche Adnexprozesse, wie z. B. ein Tuboovarialabszess (Abb. 10.**53**).

Myome. An zweithäufigster Stelle der Tumoren in der Schwangerschaft finden sich Myome (42, 63). Diese können je nach Sitz und Wachstumstendenz die Schwangerschaft auf unterschiedliche Art und Weise komplizieren. Lage und Größe der Myome lassen sich mit der abdominalen Sonographie meist besser als mit der transvaginalen Sonographie bestimmen, da der Schallkopf problemlos nach kranial verschoben werden kann (Abb. 10.**54**–10.**56**). Aufgrund der guten Durchblutung stellen sich die Myome in der Schwangerschaft vorwiegend echoarm dar und lassen sich dadurch relativ einfach von der Uterusmuskulatur abgrenzen. Allerdings kann ein gut durchblutetes, gestieltes, subseröses Myom auch einen Ovarialtumor vortäuschen (Abb. 10.**56**).

Verlaufsbeobachtungen. Dadurch, dass Lage und Wachstum des Myoms bei der Ultraschalluntersuchung frühzeitig festgestellt werden können, lassen sich Komplikationen, wie z. B. eine Einengung der Fruchthöhle, erkennen und, falls erforderlich, entsprechende therapeutische Schritte (z. B. Myomenukleation) frühzeitig planen. Auch lässt sich aufgrund der Lage und Größenbestimmung des Myoms rechtzeitig entscheiden, ob eine Spontanentbindung infrage kommt oder ob der Patientin eher eine Schnittentbindung anzuraten ist.

Lokale Uteruskontraktionen. Gelegentlich können lokale Uteruskontraktionen submuköse Myome vortäuschen, da beide ein ähnliches sonographisches Bild aufweisen (Abb. 10.**57**) (69). Im Gegensatz zum submukösen Myom weist die lokale Uteruskontraktion jedoch keine Befundkonstanz auf und ist bei einer Kontrolluntersuchung nicht mehr nachweisbar (Abb. 10.**58**).

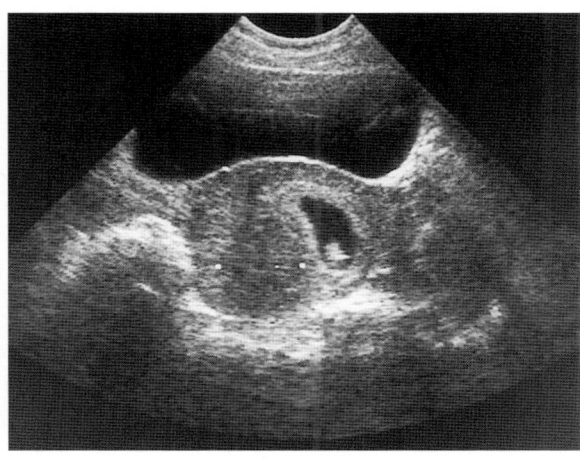

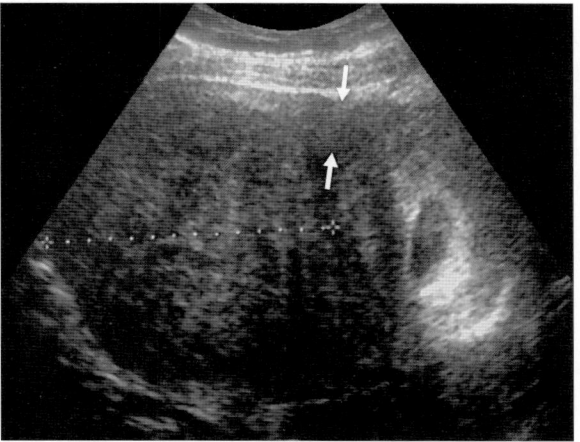

55

56

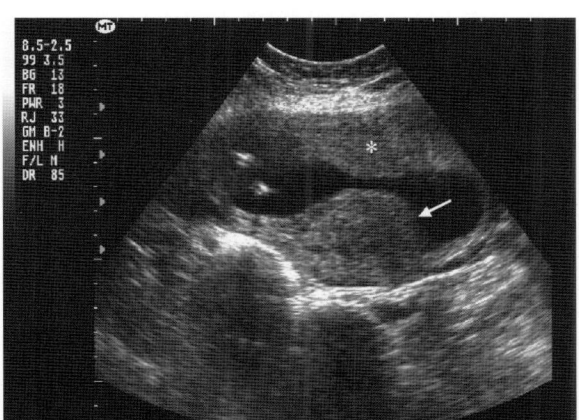

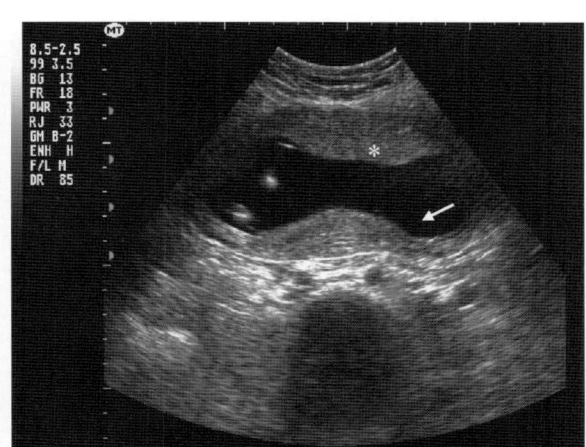

57

58

Abb.10.**55** Frühgravidität (9 SSW) bei Uterus myomatosus, Querschnitt. Einengung der Fruchthöhle durch ein intramural gelegenes, im Durchmesser 3,4 cm großes Myom rechts neben der Fruchthöhle.

Abb. 10.**56** Frühgravidität, (8+6 SSW), Längsschnitt. Hinter dem Uterus findet sich ein 8,1 cm großes, gestieltes, echoarmes Hinterwandmyom mit Vortäuschung eines Ovarialtumors. Stiel (Pfeile).

Abb.10.**57** Intrauterine Gravidität, 15 SSW. Uterine Kontraktionswelle im Bereich der Uterushinterwand (Pfeil), Querschnitt. Vorderwandplazenta (*).

Abb.10.**58** Dieselbe Patientin und Schnittebene wie auf Abb. 10.**57**. Bei der Kontrolluntersuchung 20 Minuten später kann die Kontraktionswelle nicht mehr nachgewiesen werden (Pfeil). Plazenta (*).

Literatur

1. Abramovici, H., Auslender, R., Lewin, A., Faktor, J.H.: Gestational – pseudogestational sac: A new ultrasonic criterion for differential diagnosis. Amer. J. Obstet. Gynec. 145 (1983) 377–379
2. Anderson, S.G.: Management of threatened abortion with realtime sonography. Obstet. and Gynec. 55 (1980) 259–262
3. Baumgärtner, M., Lautenbacher, R., Ecke, A.: Neue Kriterien zur Erkennung der extrauterinen Gravidität durch Ultraschalldiagnostik. In Otto, R.C., Jann, F.X: Ultraschalldiagnostik 82. Stuttgart: Thieme 1983
4. Beischer, N.A.: Hydatiform mole with co-existent foetus. J. Obstet. Gynaec. Brit. Cwlth 68 (1961) 231–237
5. Berger, M.J., Taymor, M.L.: Simultaneous intrauterine and tubal pregnancies following ovulation induction. Amer. J. Obstet. Gynec. 113 (1972) 812–813
6. Bernaschek, G., Spernol, R., Beck, A.: IUD-Lage bei intrauterinen Schwangerschaften. Geburtsh. u. Frauenheilk. 41 (1981) 645–647
7. Boruto, F.: Alarmzeichen bei der sonographischen Beurteilung des Gestationssackes. Ultraschall 3 (1982) 140–141
8. Bradley, W.G., Fiske, C.E., Filly, R.A.: The double sac sign of early intrauterine pregnancy: Use in exclusion of ectopic pregnancy. Radiology 143 (1982) 223–226
9. Brown, T.W., Filly, R.A. Laing, F.C., Barton, J.: Analysis of ultrasonographic criteria in the evaluation of ectopic pregnancy. Amer. J. Roentgenol. 131 (1978) 967–971
10. DeCherney, A.H., Romero, R., Lake Polan, M.: Ultrasound in reproductive endocrinology. Fertil. and Steril. 37 (1982) 323–333
11. Dodson, M.G: Bleeding in pregnancy. In Aladjem, S. (ed.): Obstetrical Practice. St. Louis: Mosby, 1980; p. 451
12. Donald, I.: Ultrasonic echo sounding in obstetrical and gynecological diagnosis. Amer. J. Obstet. Gynec. 93 (1965) 935–941
13. Donald, I., Morley, P., Barnett, E.: The diagnosis of blighted ovum by sonar. J. Obstet. Gynaec. Brit. Cwlth 79 (1972) 304–310
14. Fleischer, A.C., James, A.E.jr., Krause, D.A., Illis, J. B.: Sonographic patterns in trophoblastic disease. Radiology 126 (1978) 215–220
15. Fleischer, A.C., Boehm, F.H., James, A.E.jr.: Sonographic evaluation of pelvic masses occurring during pregnancy. In Saunders, R., James, E. (eds.): The Principles and Practice of Ultrasonography in Obstetrics and Gynecology. New York: Appleton-Century-Crofts Medical 1980; p. 263
16. Goldhofer, W., Merz, E.: Extrauteringravidität: Sonographische Kriterien und ihre klinische Wertigkeit. Ultraschall 6 (1985) 194–199
17. Hackelöer, B.J., Hansmann, M.: Ultraschalldiagnostik in der Frühschwangerschaft. Gynäkologe 9 (1976) 108–122
18. Hackelöer, B.J.: Ultraschall-Untersuchungen im 1. Trimester. In Holländer, H. J.: Die Ultraschalldiagnostik in der Schwangerschaft. München: Urban & Schwarzenberg 1984
19. Hansmann, M., Hackelöer, B.J., Staudach, A.: Ultraschalldiagnostik in Geburtshilfe und Gynäkologie. Lehrbuch und Atlas. Berlin: Springer 1985
20. Hazekamp, J.T.: Ectopic pregnancy: Diagnostic dilemma and delay. Int. J. Gynaec. Obstet. 17 (1980) 598–600
21. Iffy, L: Ectopic pregnancy, In Iffy, L., Kaminetzky, H.A. (eds.): Principles and Practice of Obstetrics and Perinatology. New York: Wiley 1981; p. 609
22. Jones, W.B., Lauersen, N.H.: Hydatidiform mole with co-existent fetus. Amer. J. Obstet Gynec. 122 (1975) 267–272
23. Jouppila, D.: Ultrasound in the diagnosis of early pregnancy and its complication. Acta obstet. gynec. scand. Suppl. 15 (1970) 50
24. Jouppila, P., Huntaniemi, I., Tapananen, J.: Early pregnancy failure: study by ultrasonic hormonal methods. Obstet. and Gynec. 55 (1980) 42–47
25. Jouppila, P.: Clinical consequences after ultrasonic diagnosis of intrauterine hematoma in threatened abortion. J. clin. Ultrasound 13 (1985) 107–111
26. Kadar, N., Taylor, K.J.W., Rosenfield, A.T., Romero, R.: Combined use of serum HCG and sonography in the diagnosis of ectopic pregnancy. Amer. J. Roentgenol. 141 (1983) 609–615
27. Kobayashi, M., Hellman, L.M., Fillisti, L.P.: An aid in the diagnosis of ectopic pregnancy. Amer. J. Obstet. Gynec. 103 (1969) 1131–1140
28. Kobayashi, M., Hellman, L.M., Comb, E.: Atlas of ultrasonography in obstetrics and gynecology. London: Butterworths 1972
29. Laing, F.C., Jeffrey, R.B.: Ultrasound evaluation of ectopic pregnancy. Radiol. Clin. N. Amer. 20 (1982) 383–395
30. Lawson, T.L.: Ectopic pregnancy: criteria and accuracy of ultrasonic diagnosis. Amer. J. Roentgenol. 131 (1978) 153–156
31. MacVicar, J., Donald, I.: Sonar in the diagnosis of early pregnancy and its complication. J. Obstet. Gynaec. Brit. Cwlth 70 (1963) 387–395
32. Maklad, M.F., Wright, C.H.: Grey scale ultrasonography in the diagnosis of ectopic pregnancy. Radiology 126 (1978) 221–225
33. Mantoni, M., Pedersen, F.J.: Massive pseudogestational sac in ectopic pregnancy. J. clin. Ultrasound 11 (1983) 29–30
34. Marks, W.M., Filly, R.A., Callen, P.W., Laing, F.C.: The decidual cast of ectopic pregnancy: a confusing ultrasonographic appearance. Radiology 133 (1979) 451–454
35. Meinel, K.: Myome und Ovarialtumoren während der Schwangerschaft im Ultraschall-B-Bild. Zbl. Gynäk. 99 (1977) 180–186
36. Meinert, J.: Die fortgeschrittene Extrauterin-Gravidität (zugleich ein Beitrag zur kombinierten extra- und intrauterinen Schwangerschaft). Geburtsh. u. Frauenheilk. 41 (1981) 490–495
37. Meyenburg, M., Lange, J.: Ultraschall-Schnittbildtechnik – eine Methode zur Erfassung der ektopen Gravidität? Geburtsh. u. Frauenheilk. 38 (1978) 1032–1037
38. Morrow, C.P., Kletzky, O.A., Disaia, P.J. Townsend, D.E., Mishell D.R., Nakamura, R.M.: Clinical und laboratory correlates of molar pregnancy and trophoblastic disease. Amer. J. Obstet. Gynec. 128 (1977) 424–430
39. Mueller, C.E.: Intrauterine pseudogestational sac in ectopic pregnancy. J. clin. Ultrasound 7 (1979) 133–136
40. Müller, E., Leucht, W.: Ultraschalldiagnostik bei ektopen Schwangerschaften. Ultraschall 2 (1981) 158–168
41. Munyer, T.P., Callen, P.W., Filly, R.A.: Ultrasound of gestational trophoblastic disease. In Steel, W.B., Cochrane, W.J. (eds.): Gynecologic ultrasound. Clinics in Diagnostic Ultrasound 15, New York: Churchill Livingstone 1984; p. 105
42. Muram, D., Gillieson, M., Walters, J.H.: Myomas of the uterus in pregnancy: Ultrasonographic follow up. Amer. J. Obstet. Gynec. 138 (1980) 16–19
43. Nelson, P., Bowie, J.D., Rosenberg, E.: Early intrauterine pregnancy or decidual cast: An anatomic-sonographic approach. J. Ultrasound Med. 2 (1983) 543–547
44. Pandya, P.P., Snijders, R.J.M., Johnson S.P., Brizot, M., Nicolaides, K.H.: Screening for fetal trisomies by maternal age and fetal nuchal translucency thickness at 10 to 14 weeks of gestation. Br. J. Obstet. Gynaecol. 102 (1995) 957–962
45. Pandya, P.P., Kondylios, A., Hilbert, L., Snijders, R.J.M., Nicolaides, K.H.: Chromsomal defects and outcome in 1015 fetuses with increased nuchal translucency. Ultrasound Obstet. Gynecol. 5 (1995) 15–19
46. Pedersen, J.F.: Ultrasonic scanning in suspected ectopic pregnancy. Brit. J. Radiol. (1980) 1–4
47. Reece, E.A., Petrie, R.H., Sirmans, M.F., Finster, M., Todd, W.D.: Combined intrauterine and extrauterine gestations: A review. Amer. J. Obstet. Gynec. 146 (1983) 323–330
48. Reuter, K., Michlewitz, H., Kahn, P.C.: Early appearance of hydatiform mole by ultrasound. Amer. J. Roentgenol. 134 (1980) 588–589
49. Robinson, H.P.: Sonar in the management of abortion. J. Obstet. Gynaec. Brit. Cwlth 79 (1972) 90–94
50. Robinson, H.P.: The diagnosis of early pregnancy failure by sonar. Brit. J. Obstet. Gynaec. 82 (1975) 849–857
51. Romero, R., Taylor, K.J.W., Kadar, N., Hobbins, J.C.: The diagnosis of ectopic pregnancy. In Steel, W.B., Cochrane, W.J. (eds.): Gynecologic Ultrasound. New York: Churchill Livingstone 1984; p. 123
52. Sanders, R.C.: Ultrasound in the diagnosis of fetal death. In Sanders, R.C., Evette, J.jr.: The Principles and Practice of Ultrasonography in Obstetrics and Gynaecology. New York: Appleton-Century-Crofts 1980; p. 291
53. Schillinger, H.: Atlas der Ultraschalldiagnostik in der Schwangerschaft. Stuttgart: Schattauer 1984
54. Schlensker, K.H.: Ultraschalldiagnostik bei Verdacht auf Extrauteringravidität. Arch. Gynaekol. 219 (1975) 552–554
55. Schlensker, K.H.: Atlas der Ultraschalldiagnostik in Geburtshilfe und Gynäkologie. Stuttgart: Thieme 1984
56. Schmidt, W., Zaloumis, M., Heberling, D., Garoff, L., Runnebaum, B., Kubli, F.: Wertigkeit verschiedener Untersuchungsmethoden bei der präoperativen Abklärung der Extrauteringravidität. Geburtsh. Frauenheilk. 42 (1981) 829–834
57. Schneider, J., Berger, C.J., Cattell, C.: Maternal mortality due to ectopic pregnancy. A review of 1022 deaths. Obstet. Gynecol. 49 (1977) 557–561
58. Schoenbaum, S., Rosendorf, L., Kappelmann, N., Rowan, T.: Grayscale ultrasound in tubal pregnancy. Radiology 127 (1978) 757–761
59. Sicuranza, B.J., Tisdall, L.H.: Hydatidiform mole and eclampsia with co-existent living fetus in the second trimester of pregnancy. Amer. J. Obstet. Gynecol. 126 (1976) 513–514
60. Snijders, R.J.M., Pandya, P., Brizot, M.L., Nicolaides, K.H.: First trimester fetal nuchal translucency. In: Snijders, R.J.M., Nicolaides, K.H. (eds.): Ultrasound Markers For Fetal Chromosomal defects. The Parthenon Publishing Group 1996; p. 121–156
61. Souka, A.P., Nicolaides, K.H.: Diagnosis of fetal abnormalities at the 10-14-week scan. Ultrasound Obstet. Gynecol. 10 (1997) 429–442
62. Staudach, A.: Ultraschalldiagnostik in der Frühschwangerschaft: Methodik, Aussagewert und differentialdiagnostische Probleme. Zbl. Gynäk. 99 (1977) 979–984
63. Stein, W., Halberstadt, E., Leppien, G., Eckert, H.: Ultraschallkriterien zur Beurteilung der Gravidität bei Uterus myomatosus. Arch. Gynec. 219 (1975) 398–399
64. Tancer, M.L., Delke, I., Veridiano, N.P.: A fifteen year experience with ectopic pregnancy. Surg. Gynec. Obstet. 152 (1981) 179–182
65. Tatum, H.J., Schmidt, F.H., Jain, A.K.: Management and outcome of pregnancies associated with the Cooper T intrauterine contraceptive device. Amer. J. Obstet. Gynec. 126 (1976) 869–879
66. Terinde, R., Herberger, J., Wilke, J.: Ultraschalldiagnostik bei gestörter Frühschwangerschaft. Dtsch. med. Wschr. 104 (1979) 1629–1631
67. Weiner, C.P.: The pseudogestational sac in ectopic pregnancy. Amer. J. Obstet. Gynec. 139 (1981) 959–961
68. Weinraub, Z., Langer, R., Letko, Y., Bukovsky, I., Caspi, E.: Falscher intrauteriner Fruchtsack in der Ultraschalldiagnostik der Extrauteringravidität. Geburtsh. u. Frauenheilk. 41 (1981) 642–644
69. Wilson, R.L., Worthen, N.J.: Ultrasonic demonstration of myometrial contractions in intrauterine pregnancy. Amer. J. Roentgenol. 132 (1979) 243–247
70. Wittmann, B.K., Fulton, L., Cooperberg, P.L., Lyons, E.A., Miller, C., Shaw, D.: Molar pregnancy: Early diagnosis by ultrasound. J. clin. Ultrasound 9 (1981) 153–156

11 Normale Sonoanatomie des Fetus im II. und III. Trimenon

Mit der transvaginalen Sonographie sind bereits innerhalb des ersten Trimesters verschiedene anatomische Details am Embryo bzw. Fetus darstellbar (s. Kapitel 3 und 4). Mit weiterem Wachstum des Feten ergibt sich innerhalb des zweiten Trimesters mittels der Abdominalsonographie ein weiterer bedeutender Einblick in die fetale Sonoanatomie. Für eine optimale Überprüfung der fetalen Anatomie eignet sich vor allem der Zeitraum zwischen 18 und 22 SSW, da dann alle wichtigen Organe gut ausgebildet und sonographisch erkennbar sind. Somit lassen sich in diesem Zeitraum auch pathologische Veränderungen gut nachweisen.

Im dritten Trimester findet man sonographisch bei normaler fetaler Entwicklung im Wesentlichen nur eine Größenzunahme der bekannten Organe, weshalb im Folgenden auf eine Trennung zwischen der Sonoanatomie im zweiten und der im dritten Trimester verzichtet wird.

Kopf

Embryologie

Schädel

Der Schädel entsteht aus dem Mesenchym, welches das sich entwickelnde Gehirn umschließt. Er besteht aus dem Neurokranium, das die schützende Hülle für das Gehirn darstellt, und dem Viszerokranium oder Gesichtsschädel, der in der Hauptsache den Kauapparat liefert (11).

Neurokranium. Das Neurokranium (Abb. 11.**1**) setzt sich aus 2 entwicklungsgeschichtlich unterschiedlichen Knochenarten zusammen:
- den Deck- und Belegknochen des Schädeldaches (Os frontale, Os parietale), die sich durch desmale Ossifikation entwickeln, d. h. durch direkte Umwandlung von Bindegewebe in Knochen und
- den Primordialknochen des Schädelbodens, die durch enchondrale Ossifikation entstehen, wobei sich Knochenkerne im Innern des knorpeligen Primordialkraniums bilden.

Einzelne Schädelknochen, wie z. B. das Os occipitale, entstehen durch Verschmelzen von Ersatz- und Deckknochen. Während des Fetallebens und der frühen Kindheit stehen die flachen Knochen des Schädeldaches durch bindegewebige Nähte, die Suturen, in Verbindung (11) (Abb. 11.**1**).

Viszerokranium. Im Bereich des Viszerokraniums entstehen Maxilla und Mandibula durch desmale Ossifikation, während das Zungenbein einer enchondralen Ossifikation unterliegt.

Gehirn

Aus den 3 primären Hirnbläschen (Vorderhirn oder Prosenzephalon, Mittelhirn oder Mesenzephalon und Rautenhirn oder Rhombenzephalon) entwickeln sich von der 5. Embryonalwoche an die 5 sekundären Gehirnbläschen:
- Telenzephalon (Großhirnbläschen),
- Dienzephalon (Zwischenhirnbläschen),
- Mesenzephalon (Mittelhirnbläschen),
- Metenzephalon (Kleinhirnbläschen) und
- Myelenzephalon (Nachhirnbläschen).

Telenzephalon und Dienzephalon. Das Telenzephalon bildet die Großhirnhemisphären, die Seitenventrikel und die Lamina terminalis, das Dienzephalon die Thalami, den Hypophysenhinterlappen, das Infundibulum und die Epiphyse.

Mesenzephalon. Das Mesenzephalon liegt zwischen Dienzephalon und Metenzephalon und macht weit weniger gestaltliche Veränderungen durch als die anderen Hirnabschnitte. Sein Lumen vereint sich zum Aquaeductus cerebri, der den III. und IV. Ventrikel miteinander verbindet (11).

Metenzephalon. Das Metenzephalon entwickelt sich zu einem ventralen Abschnitt, der Pons und einem dorsalen Abschnitt, dem Zerebellum. Das Lumen entwickelt sich zum IV. Ventrikel. Das Dach des IV. Ventrikels bleibt dünn und geht eine enge Verbindung mit der gefäßreichen Pia mater ein. Das reich vaskularisierte Bindegewebe der Pia mater, die Tela chorioidea, bildet zusammen mit dem Ependym im Dach des IV. Ventrikels die Anlage des Plexus chorioideus. In ähnlicher Weise entwickelt sich auch ein Plexus chorioideus im Dach des III. Ventrikels sowie beiderseits an der medialen Wand der Seitenventrikel. Insgesamt differenzieren sich also 4 Plexus chorioidei. Sie produzieren den Liquor cerebrospinalis, der dann das Ventrikelsystem ausfüllt (11). Etwa im 4. Embryonalmonat wölbt sich das dünn gebliebene Dach des IV. Ventrikels an 3 Stellen nach außen vor und rupturiert. Dadurch entstehen 3 Aperturen, und zwar in der Medianebene das unpaare Foramen Magendii und seitlich die 2 Foramina Luschkae. Durch diese Löcher kann der Liquor wieder aus dem IV. Ventrikel in den Subarachnoidalraum, der das Gehirn umgibt, abfließen.

Myelenzephalon. Das Myelenzephalon ist der am weitesten kaudal gelegene Hirnabschnitt, der sich zur Medulla oblongata entwickelt.

Gesicht und Ohr

Gesichtsentwicklung. Die Entwicklung des Gesichtes nimmt einen relativ langen Zeitraum in Anspruch. Anfangs liegen die Augen an der Seite des Kopfes, die Nasenlöcher sind weit voneinander entfernt. Die Nase ist flach, die Ohren liegen in Höhe des Halses. Die Gesichtsbildung ist ein Ergebnis der Lageveränderungen und der Proportionsverschiebungen dieser Gebilde zueinander. Die Augen wie auch die Nasenlöcher bewegen sich nach medial, während sich die Ohren nach kranial in die Gesichtsregion verlagern (4).

Augen. Die Augen entstehen aus Ausstülpungen des Prosenzephalons, die Linse und die Hornhaut entstehen aus dem Ektoderm der Seitenwand des Kopfes.

Nase und Kiefer. Die Nase bildet sich aus dem medialen Nasenfortsatz und den lateralen Nasenfortsätzen. Die Oberlippe entsteht aus den beiden medialen Nasenwülsten und den beiden Oberkieferwülsten. Die Unterkieferfortsätze verschmelzen in der 4. Embryonalwoche, die Oberkieferfortsätze und der Stirnfortsatz in der 6.–7. Embryonalwoche (4).

Gaumen. Die Gaumenanlage besteht aus 3 Fortsätzen, durch die die Nasenhöhle von der Mundhöhle getrennt wird:
- dem medialen primären Gaumen und
- den 2 lateralen Gaumenfortsätzen des sog. sekundären Gaumens.

Primärer und sekundärer Gaumen bilden sich zwischen der 5. und 12. Embryonalwoche. Die Verschmelzung der Gaumenfortsätze erfolgt im Wesentlichen zwischen der 7. und 12. Embryonalwoche.

Zahnanlagen. Aus der Zahnleiste gehen in jedem Kiefer 10 Epithelknospen hervor, aus denen sich das Schmelzorgan, die Anlage der Milchzähne entwickelt (4). In der 10. Embryonalwoche bilden sich lingual von der Anlage der Milchzähne die Zahnknospen der bleibenden Zähne aus.

Ohr. Die Ohrmuschel bildet sich aus den 6 Aurikularhöckern im Bereich des 1. und 2. Kiemenbogens. Die zunächst in der oberen Halsregion angelegte Ohrmuschel wandert in der 10. Embryonalwoche nach kranial in die Kopfregion (4).

Sonoanatomie

Grundsätzlich gibt es für die Darstellung des fetalen Schädels 3 unterschiedliche Schnittebenen: Transversalschnitte, Sagittalschnitte und Frontal- bzw. Koronarschnitte. Bei der abdominalen Sonographie kommen, je nach Lage und Gestationsalter, vorwiegend Transversal- und Sagittalschnitte, bei der transvaginalen Sonographie vorwiegend Frontal- und Sagittalschnitte durch den fetalen Kopf zum Einsatz.

Die Transvaginalsonographie ist bei der Abklärung der Kopfanatomie insbesondere dann von Bedeutung, wenn es sich um eine frühe Abklärung im I. Trimenon handelt (Abb. 11.**2**) oder wenn der fetale Kopf sehr tief im kleinen Becken liegt und von abdominal her nicht optimal eingesehen werden kann und ein spezieller Befund gezielt abgeklärt werden soll (Abb. 11.**3**).

Querschnitte

Im II. Trimenon findet man den fetalen Hirnschädel im Querschnitt als scharf begrenzte, echoreiche ovoide Struktur (Abb. 11.**5**, 11.**11**). Die Schädelkontur selbst stellt sich im Allgemeinen einfach dar; eine Unterscheidung zwischen Schädel und Kopfschwarte ist in diesem Zeitraum von untergeordneter Bedeutung.

Wichtig ist die Kenntnis der Fontanellen und Suturen (Abb. 11.**1**), die physiologische Lücken darstellen und nicht als Strukturdefekte am Schädel interpretiert werden dürfen.

Mittelecho. Innerhalb des Schädels fällt das in frontookzipitaler Richtung verlaufende echoreiche Mittelecho auf, das im vorderen und hinteren Schädelbereich die Falx cerebri (5, 9, 14) bzw. den Interhemisphärenspalt (7) und im zentralen Schädelbereich das Septum pellucidum (9) repräsentiert (Abb. 11.**2**, 11.**4**, 11.**5**, 11.**7**, 11.**9**, 11.**11**, 11.**13**, 11.**15**).

Seitenventrikel und Kortex. Am Ende des ersten Trimesters findet man lateral des Mittelechos die zu diesem Zeitpunkt noch extrem weiten Seitenventrikel, die den größten Raum des Schädelinneren einnehmen und nahezu vollständig durch den echoreichen Plexus chorioideus ausgefüllt sind (5, 9) (Abb. 11.**2**). Der noch wenig ausgebildete Hirnmantel kommt dagegen wegen seiner geringen Echodichte kaum zur Darstellung. Mit zunehmendem Wachstum des kortikalen Hirngewebes wird etwa ab 15 SSW die laterale Begrenzung der Seitenventrikel nach medial verlagert, der Kortex wird als echoarmer Randsaum sichtbar (Abb. 11.**4**). Der dorsale Anteil der Seitenventrikel wird nach wie vor mit dem Plexus chorioideus ausgefüllt, während im Bereich der Vorderhörner nur Flüssigkeit gefunden wird (Abb. 11.**4**). Etwa ab 19 SSW zeigen die Seitenventrikel dann das charakteristische Muster, das im Verlauf der weiteren Schwangerschaft gefunden wird (5). Da das Wachstum der Hemisphären im Verhältnis zu den Seitenventrikeln schneller erfolgt (9), nimmt das Ausmaß der Seitenventrikel, relativ gesehen, ab, während die einzelnen Hirnstrukturen deutlicher zum Vorschein kommen.

Kopfform. Je nach Lage des Kindes variiert die Kopfform insbesondere im III. Trimenon deutlich. Während man bei der Schädellage eine regelrechte ovoide Kopfform findet, zeigt sich bei den Beckenendlagenkindern eine mehr längsovale, sog. „dolichozephale" Kopfform (Abb. 11.**5**).

Darstellung der Hirnanatomie. Die Hirnanatomie, wie sie bereits von mehreren Autoren (3, 5, 6, 9, 10, 12, 14) beschrieben wurde, soll anhand verschiedener Schnittebenen im Folgenden schematisch demonstriert werden (Abb. 11.**6**, 11.**21** und 11.**37**). Zu beachten ist, dass zwischen dem schallkopfnahen Hemisphärenanteil und dem schallkopffernen Anteil am sonographischen Bild deutliche Strukturunterschiede bestehen. Die im schallkopfnahen Ventrikelbereich vorgetäuschten Strukturverdichtungen stellen Artefakte durch Wiederholungsechos dar, der schallkopfferne Ventrikelbereich repräsentiert die realen Dichte- und Strukturverhältnisse der Hemisphäre (14).

Schnittebene I (Abb. 11.**6**–11.**8**) lässt als oberste Schnittebene die echoarme Großhirnrinde zwischen Mittelecho und seitlicher Schädelkalotte erkennen. Parallel zum Mittelecho erkennt man die „periventrikulären Linien", die nicht als Hirnseitenventrikel fehlgedeutet werden sollten. Bei diesen echoreichen Linien – häufig sieht man nur die Linie auf der schallkopfabgewandten Hemisphäre – handelt es sich entweder um tiefe intrazerebrale Venen (7) oder um periventrikuläre Fasern der weißen Substanz (2). Anatomisch gesehen finden sich die periventrikulären Linien direkt oberhalb der Hirnseitenventrikel.

Schnittebene II (Abb. 11.**6**, 11.**9**, 11.**10**) bringt neben den echoarmen Seitenventrikeln den angeschnittenen echoreichen Plexus chorioideus auf beiden Seiten zur Darstellung. Durch frühzeitige Vermessung der Seitenventrikel (s. Kapitel 12) gelingt es, die Entwicklung eines Hydrozephalus bereits in seinem Anfangsstadium zu erkennen.

Schnittebene III (Abb. 11.**6**, 11.**11**, 11.**12**) gibt das Planum frontookzipitale wieder. Diese Schnittebene ist für die Schädelbiometrie von Bedeutung (s. Kapitel 12), da in dieser Ebene sowohl der biparietale als auch der frontookzipitale Kopfdurchmesser abgegriffen werden.

Das in frontookzipitaler Richtung verlaufende Mittelecho wird in seinem vorderen Drittel durch einen kleinen echofreien Raum unterbrochen (Abb. 11.**11**). Hierbei handelt es sich um das Cavum septi pellucidi (9) und nicht um den dritten Ventrikel. Dieser findet sich zwischen den beiden relativ echoarmen Thalamuskernen und lässt sich normalerweise nur als Strich oder kleiner Schlitz darstellen. In derselben Ebene können gleichzeitig die Vorder- und Hinterhörner der Seitenventrikel eingesehen werden (Abb. 11.**11**).

Schnittebene IV (Abb. 11.**6**, 11.**13**, 11.**14**). Die tiefer gelegene Querschnittebene IV führt durch das kraniale Mittelhirn. Das Mittelecho stellt sich in dieser Schnittebene nur partiell dar.

Schnittebene V (Abb. 11.**6**, 11.**15**, 11.**16**) führt durch den basalen Teil des Mittelhirns und durch die Zerebellumhemisphären. In Schädelmitte findet man die echoarmen Pedunculi cerebri, die zusammen eine schmetterlingsförmige Figur ergeben. Zwischen den Pedunculi cerebri stellt sich die Fossa interpeduncularis dar.

Schnittebene VI (Abb. 11.**6**, 11.**17**, 11.**18**) führt durch die Schädelbasis und lässt die vordere, mittlere und hintere Schädelgrube erkennen. Am Übergang von der vorderen zur mittleren Schädelgrube findet man das Os sphenoidale als echoreichen Bezirk, wo man die Pulsationen der A. cerebri media im Real-Time-Bild beobachten kann. In der hinteren Schädelgrube sieht man die Brücke und den kaudalen Anteil des Zerebellums.

Schnittebene VII (Abb. 11.**6**, 11.**19**). Bei diesem schräggestellten Horizontalschnitt werden im Frontalbereich das Cavum septi pellucidi und im Dorsalbereich das Zerebellum und die Cisterna magna abgebildet. In dieser Ebene wird zwischen 16 und 24 SSW die Dicke der Nackenfalte gemessen (s. Kapitel 12), die bei erhöhtem Wert als sonographischer Marker für eine Trisomie 21 gilt.

Schneidet man den Schädel kaudal dieser Schnittebene an, lässt sich im hinteren unteren Schädelbereich das Foramen magnum erkennen (Abb. 11.**20**).

Sagittalschnitte

Schnittebene VIII (Abb. 11.**21**–11.**31**). Im exakt medianen Sagittalschnitt erhält man bei dorsoposteriorer Lage des Feten das Gesichtsprofil. Bereits zu Beginn des zweiten Trimesters können Gesichtsstrukturen erkannt werden (Abb. 11.**22**). Etwa ab 18 SSW findet man markante Gesichtsprofile, wobei deutlich zwischen Stirn, Nase, Oberkiefer, Mund und Unterkiefer differenziert werden kann. Mit zunehmendem Gestationsalter werden diese Profile immer ausgeprägter (Abb. 11.**23**–11.**26**).

Der mediane Sagittalschnitt eignet sich auch zur Beobachtung von physiologischen Vorgängen, wie dem Öffnen des Mundes oder einer Gähnbewegung (Abb. 11.**24** und 11.**25**). Insbesondere bei geöffnetem Mund lässt sich in dieser Schnittebene auch die Zunge darstellen (Abb. 11.**25** und 11.**27**). Auch fetale Atembewegungen können in dieser Schnittebene beobachtet werden. Allerdings muss hierzu zusätzlich die Farbdopplersonographie zum Einsatz kommen (Abb. 11.**28** und 11.**29**).

Im medianen Sagittalschnitt gelingt bei günstiger Lage des Feten auch die Darstellung verschiedener Hirnstrukturen, wie Cavum septi pellucidi, Corpus callosum, Lamina tecti, Pons und Zerebellum (Abb. 11.**30** und 11.**31**). Besondere Bedeutung gewinnt diese Schnittebene, wenn das Corpus callosum nachgewiesen werden soll. Allerdings muss dabei berücksichtigt werden, dass dieses mit hoher Wahrscheinlichkeit erst ab ca. 20 SSW sonographisch nachgewiesen werden kann. Davor ist die Chance es gezielt nachzuweisen aufgrund der anatomischen Entwicklung (Abb. 11.**32**) eher unwahrscheinlich.

Schnittebene IX (Abb. 11.**21** und 11.**33**). Gelingt es, den Gehirnschädel im paramedianen Sagittalschnitt einzustellen, so lassen sich der Hirnmantel, der Seitenventrikel der Nucleus Caudatus, der Thalamus und das Cerebellum darstellen. Über die Lage der einzelnen Hirnventrikel zueinander gibt Abb. 11.**34** Aufschluss.
Sofern das fetale Gesicht zum Schallkopf gerichtet ist, findet man im paramedianen Sagittalschnitt die Orbita mit dem Auge längs angeschnitten (Abb. 11.**33** und 11.**35**). Mit hochauflösenden Geräten kann ab ca. 13 SSW im vorderen Anteil der Orbita die Augenlinse erkannt werden (Abb. 11.**35**).

Schnittebene X (Abb. 11.**21** und 11.**36**). Im tangentialen Sagittalschnitt gelingt die Darstellung des Ohrs. Hierbei kann nicht nur die Anatomie der Ohrmuschel überprüft, sondern auch die Lage des Ohransatzes beurteilt werden.

Frontal- bzw. Koronarschnitte

Frontalschnitte durch das fetale Gesicht gelingen am besten bei Seitenlage des Feten.

Schnittebene XI (Abb. 11.**37**–11.**40**). Der schräggestellte Frontalschnitt durch Nasenspitze und Unterkiefer erlaubt die Darstellung der Mund-Nasen-Region. Mit dieser Schnittebene lässt sich gezielt eine Lippenspalte nachweisen oder ausschließen. Insbesondere bei geöffnetem Mund kann die Integrität der Oberlippe bestätigt werden (Abb. 11.**40**).

Schnittebene XII (Abb. 11.**37** und 11.**41**). Mit einem tangentialen Frontalschnitt durch das fetale Gesicht, d. h. vor dem Bulbus oculi, lassen sich die geschlossenen Augenlider erkennen. Hierdurch wird der Eindruck des „schlafenden Fetus" vermittelt.

Schnittebene XIII (Abb. 11.**37**, 11.**42**, 11.**43**). Dieser Frontalschnitt durch den Gesichtsschädel erlaubt die gleichzeitige Beurteilung der Orbitae und der Kieferregion. Bei der im vorderen Anteil der Orbita sichtbaren echoreichen Ringstruktur handelt es sich um die Augenlinse. Staudach (14) nahm an, dass es sich bei den 4 echoreichen Punkten der Ringstruktur um die 4 kreisförmig am Bulbus ansetzenden Augenmuskeln (Mm. recti) handelt. Mit zunehmendem Gestationsalter lassen sich in dieser Ebene nicht nur langsame, sondern auch schnelle Augenbewegungen beobachten (1).

Schnittebene XIV (Abb. 11.**37** und 11.**44**). Mit dieser gekippten frontalen Schnittebene gelingt die gemeinsame Beurteilung der Orbitae und der Nase.

Schnittebene XV (Abb. 11.**37**, 11.**45**). Beim frontalen Längsschnitt durch den Schädel in Höhe des Cavum septi pellucidi können Hirnmantel, Corpus callosum und die Hirnseitenventrikel (Abb. 11.**46**) auf beiden Seiten gleichzeitig eingesehen werden.

Schnittebene XVI (Abb. 11.**37**, 11.**46**). In dieser Schnittebene können außerhalb des Schädels das Ohr und die Höhe des Ohransatzes beurteilt werden. Im Schädelinnern erkennt man den Hirnseitenventrikel mit der Pars centralis und dem Cornu inferius (Abb. 11.**46**). Unterhalb des Schädels kommt die Wirbelsäule zur Darstellung.

Schnittebene XVII (Abb. 11.**37**, 11.**47**, 11.**48**). Der frontale Längsschnitt durch die hintere Schädelgrube zeigt neben dem Hirnmantel und dem Hirnseitenventrikel mit dem Plexus chorioideus das Cerebellum. Darunter kann in dieser Schnittebene die Cisterna cerebellomedullaris eingesehen werden.

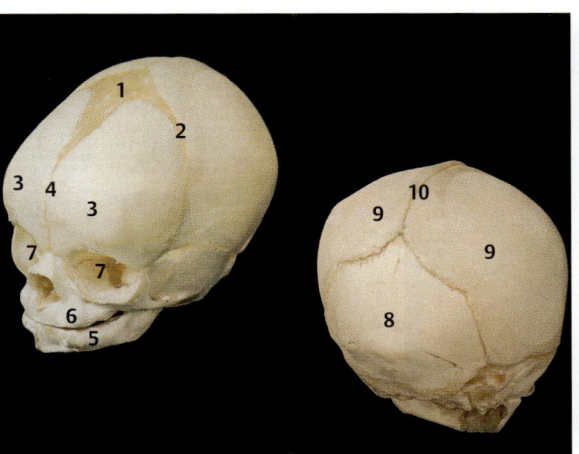

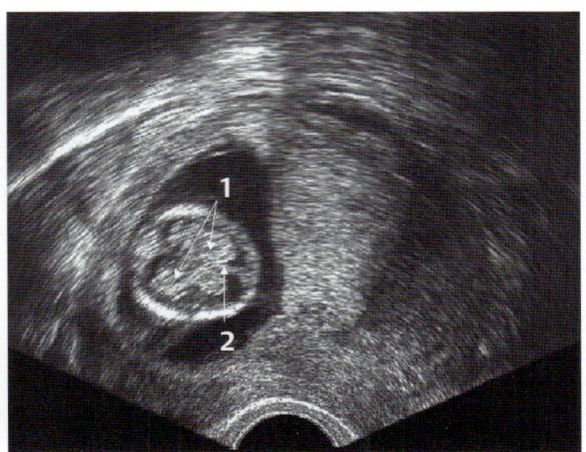

1

2

Schädel

Abb. 11.**1** Schädel eines Neugeborenen. Funiculus anterior (1), Sutura coronalis (2), Os frontale (3), Sutura frontalis (4), Mandibula (5), Maxilla (6), Orbita (7), Os occipitale (8), Os parietale (9), Sutura sagittalis (10) (mod. nach 4).

Querschnitte

Abb. 11.**2** Fetaler Schädel, 12+3 SSW. Darstellung der großen Seitenventrikel mit dem breiten echoreichen Plexus chorioideus beiderseits (1). Mittelecho (2). Transvaginalsonographie.

Abb. 11.**3**   Transvaginale Darstellung der normalen Gehirnoberfläche mit 35 SSW. Die Gyri sind deutlich erkennbar. Frontalschnitt durch das kleine Becken bei SL.

Abb. 11.**4**   Links: Fetaler Kopf im Horizontalschnitt, 18 SSW. Beiderseits des Mittelechos (1) weite Seitenventrikel (2) mit echoreichem Plexus chorioideus (3). Pars centralis der Hirnseitenventrikel (Pfeile). Cortex (4). Rechts: Im seitlich gekippten Schrägschnitt kommt der Plexus chorioideus in seiner c-förmigen Form zur Darstellung.

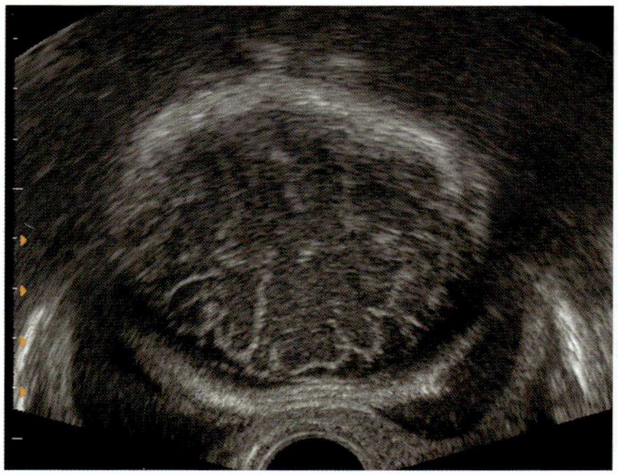

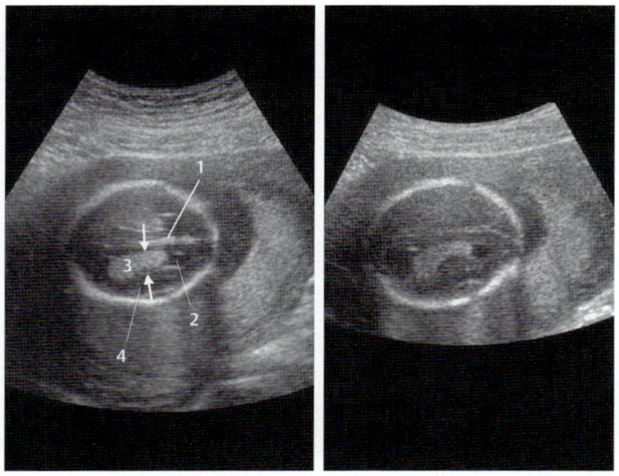

Abb. 11.**5** Längsovale, sog. dolichozephale Kopfform bei erster Beckenendlage.

Abb. 11.**6**   Darstellung verschiedener sonographischer Schnittebenen anhand eines anatomischen Modells (Schnittebene I–VII, anatomisches Präparat aus 4).

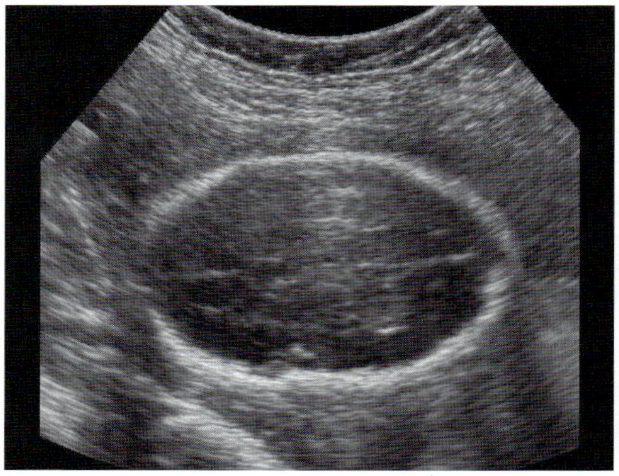

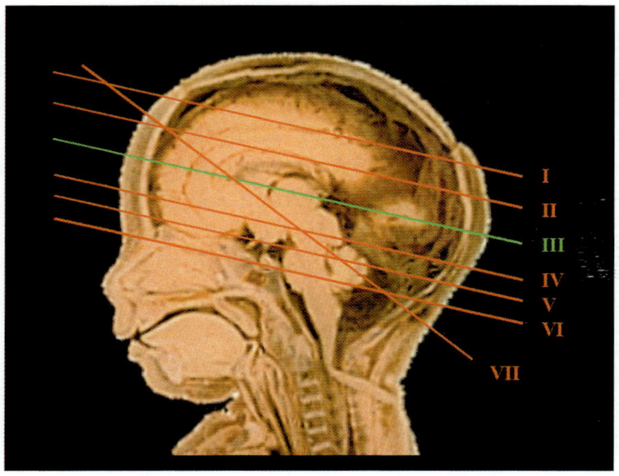

Abb. 11.**7**   Sonographischer Schnitt durch Schnittebene I. Seitlich parallel zum Mittelecho erkennt man die periventrikulären Linien (Pfeile) (keine Hirnseitenventrikel!).

Abb. 11.**8**   Anatomisches Vergleichsbild zu Abb. 11.**7**.

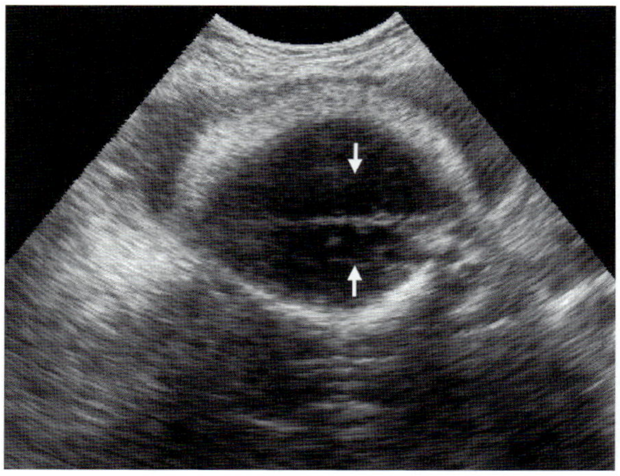

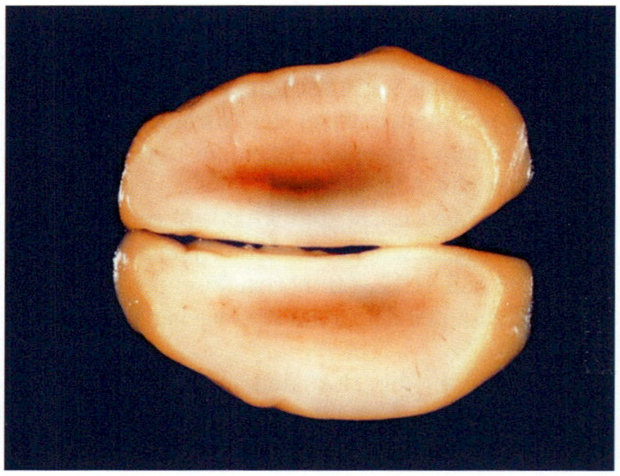

Abb. 11.**9**   Schnittebene II: Darstellung der echoarmen Seitenventrikel (2) und des echoreichen Plexus chorioideus (3). Mittelecho (1). Hirnmantel (4).

Abb. 11.**10**   Anatomisches Vergleichspräparat zu Abb. 11.**9**.

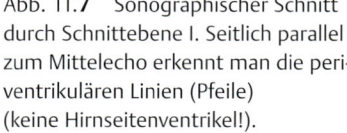

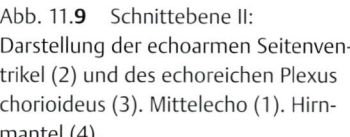

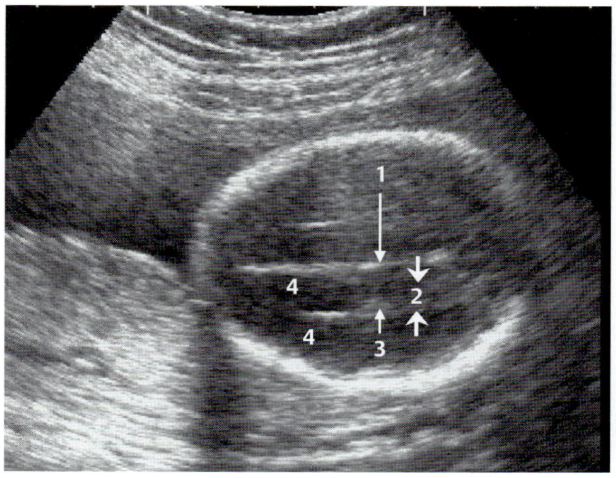

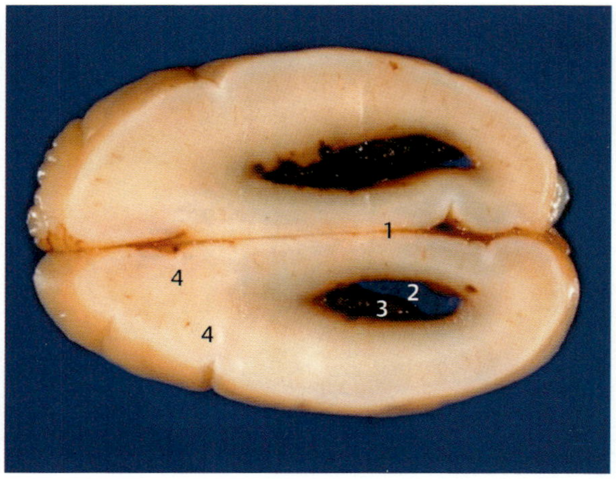

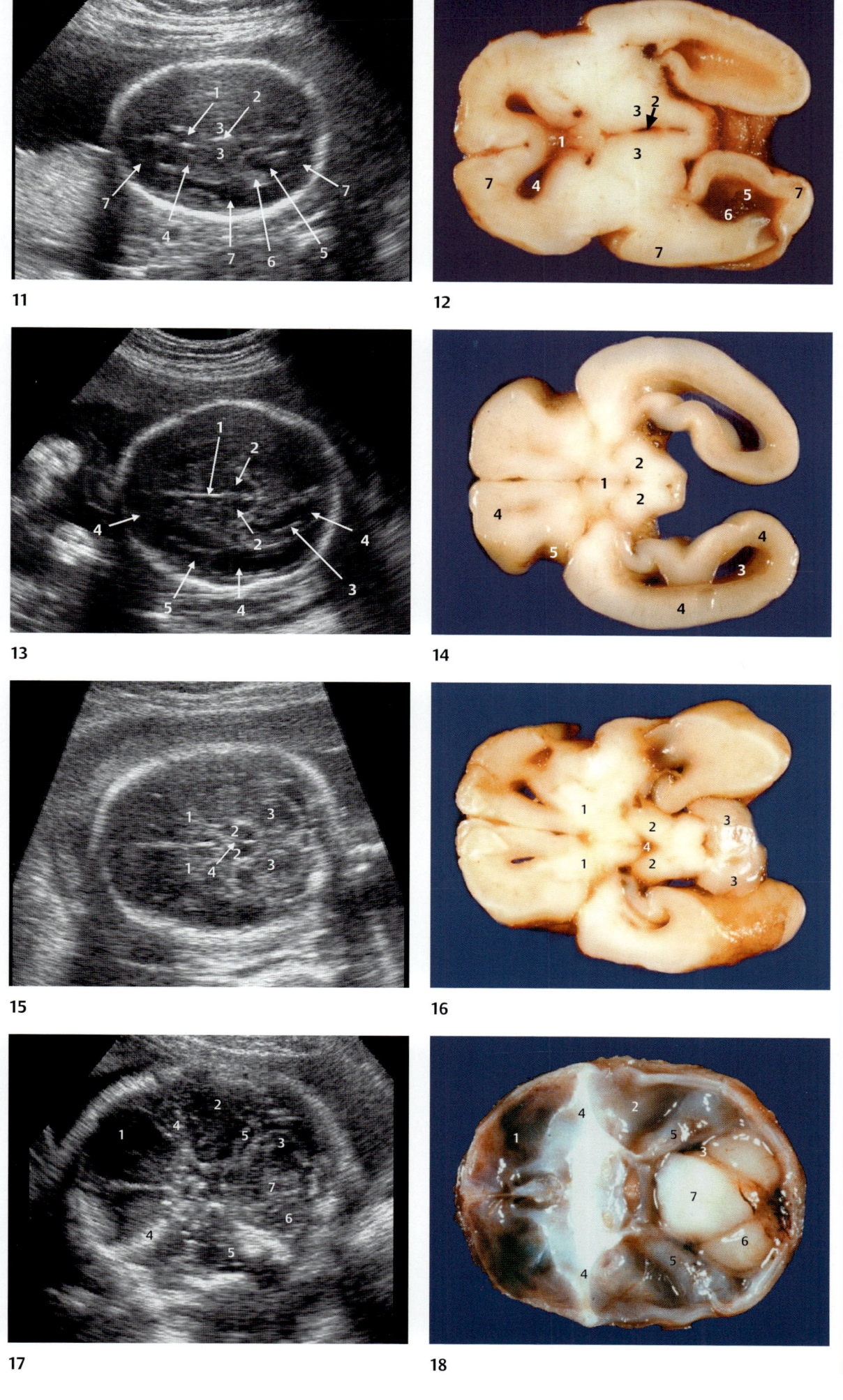

11

12

13

14

15

16

17

18

Abb. 11.**11**   Schnittebene III (Planum frontooccipitale): Cavum septi pellucidi (1), Mittelecho (2), Thalamus (3), Cornu anterius des Hirnseitenventrikels (4), Cornu posterius des Hirnseitenventrikels (5), Plexus chorioideus (6), Hirnmantel (7).

Abb. 11.**12**   Anatomisches Vergleichspräparat zu Abb. 11.**11**.

Abb. 11.**13**   Schnittebene IV: Mittelecho (1), Kraniales Mittelhirn (2), Cornu posterius (3), Hirnrinde (4), Insel (5).

Abb. 11.**14**   Anatomische Vergleichsaufnahme zu Abb. 11.**13**.

Abb. 11.**15**   Schnittebene V: Basales Zwischenhirn (1), Pedunculi cerebri (2), Zerebellum (3), Fossa interpeduncularis (4).

Abb. 11.**16**   Anatomisches Vergleichspräparat zu Abb. 11.**15**.

Abb. 11.**17**   Horizontalschnitt durch den fetalen Schädel im Bereich der Schädelbasis (Schnittebene VI). 26 SSW. Darstellung der vorderen (1), der mittleren (2) und der hinteren Schädelgrube (3). Os sphenoidale (4), Os petrosum (5), Zerebellum (6), Brücke (7).

Abb. 11.**18**   Anatomisches Vergleichspräparat zu Abb. 11.**17**.

Abb. 11.**19**   Links: Dorsal gekippte Horizontalebene (Schnittebene VII) zur optimalen Darstellung des Zerebellums. 25 SSW. Links: Kleinhirnhemisphäre (1), Vermis cerebelli (2), Cisterna magna (3), Cavum septi pellucidi (4), Hirnmantel (5). Rechts: Oberrand des Kleinhirns mit Darstellung der Fissurae cerebelli (Pfeil).

Abb. 11.**20**   Schädelbasis von kaudal betrachtet. Dorsoanteriore BEL, 27 SSW. Hinterkopf (1), Foramen magnum (2).

Sagittalschnitte

Abb. 11.**21**   Schematische Darstellung der Schnittebenen VIII–X. Links: Darstellung von vorn; rechts: Darstellung von oben.

Abb. 11.**22**   Sagittalschnitt durch einen Fetus (12+6 SSW) mit Darstellung des Gesichtsprofils, Schädellage.

Abb. 11.**23**   Schnittebene VIII: Der mediane Sagittalschnitt zeigt das fetale Gesichtsprofil. 22+4 SSW.

Abb. 11.**24**   Fetus mit beginnender Mundöffnung. 23+0 SSW.

Abb. 11.**25**   Gähnender Fetus mit Darstellung der Zunge innerhalb der Mundhöhle, 22 SSW.

Abb. 11.**26**   Fetales Gesichtsprofil, 29 SSW. Schädellage.

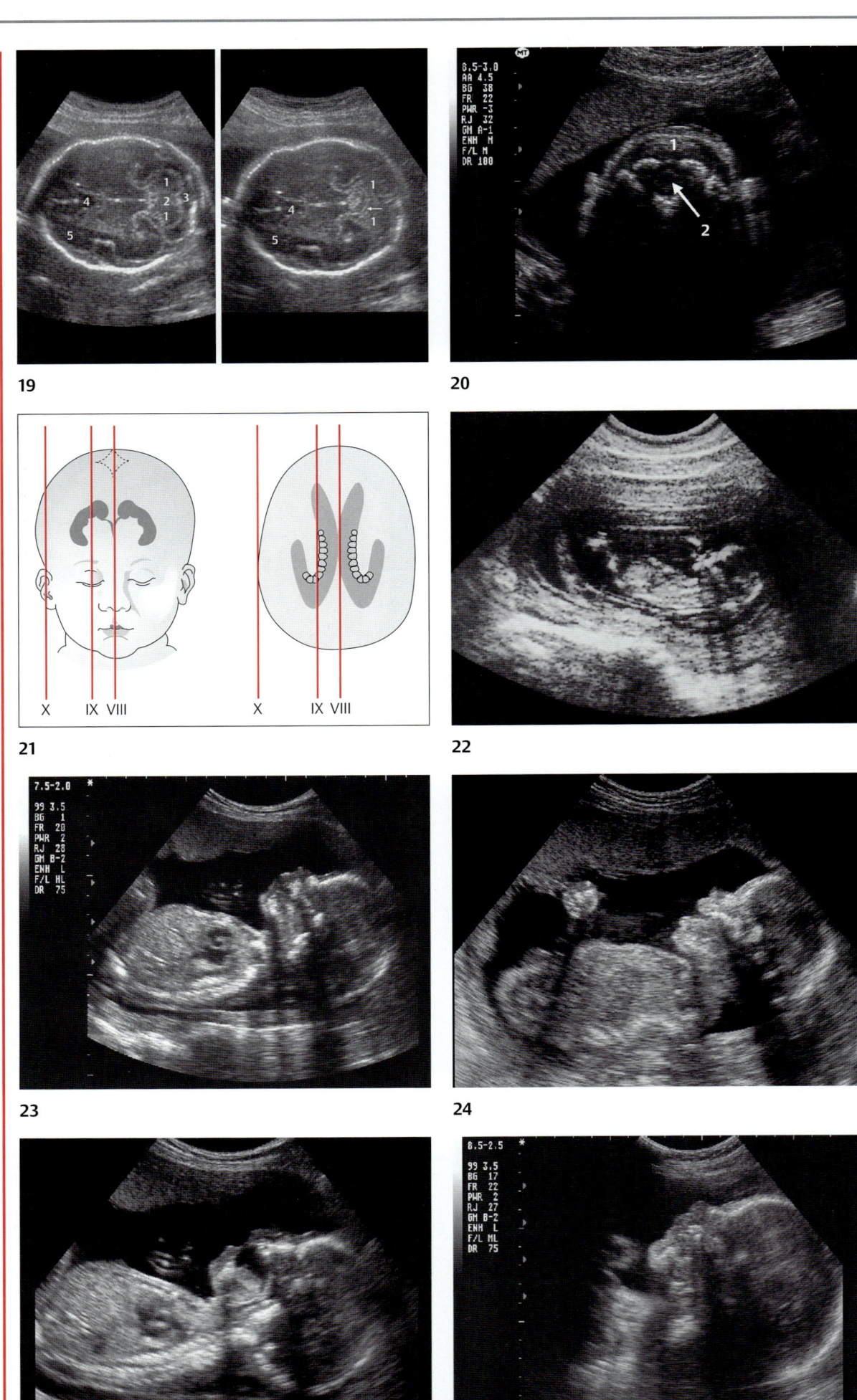

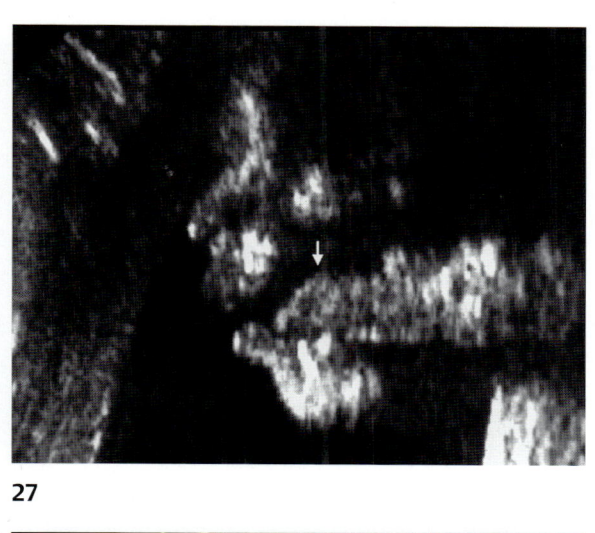

27

Abb. 11.**27** Fetales Gesichtsprofil (31 SSW) mit Darstellung von Nase, Oberkiefer, Unterkiefer und Zunge (Pfeil).

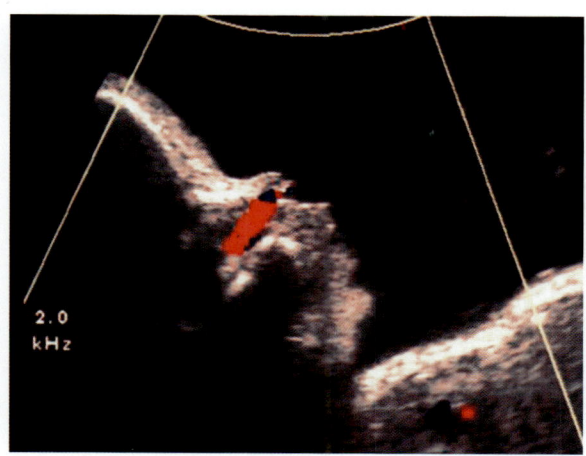

28

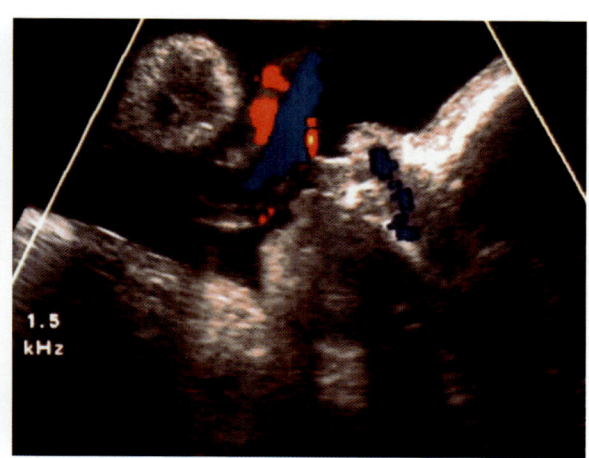

29

Abb. 11.**28** Ausatmen: Darstellung der fetalen Atembewegung mit der Farbdopplersonographie (rot).

Abb. 11.**29** Einatmen: Darstellung der Atembewegung mit der Farbdopplersonographie (blau).

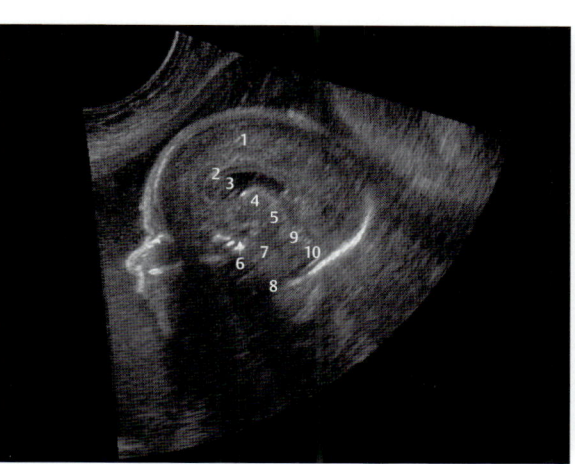

30

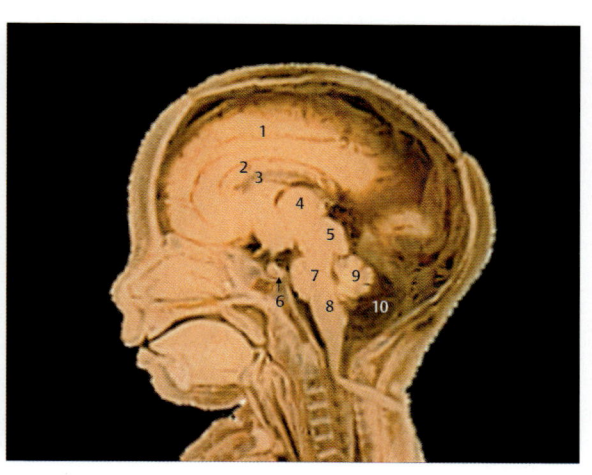

31

Abb. 11.**30** Medianer Sagittalschnitt durch das fetale Gehirn (Schnittebene VIII, S. Abb. 11.**21**): Großhirn (1), Corpus callosum (2), Cavum septi pellucidi (3), Thalamus mit III. Ventrikel (4), Lamina tecti (5), Hypophyse (6), Pons (7), Medulla oblongata (8), Cerebellum (9), Cisterna magna (10).

Abb. 11.**31** Anatomisches Vergleichspräparat zu Abb. 11.**30** (entnommen aus 4).

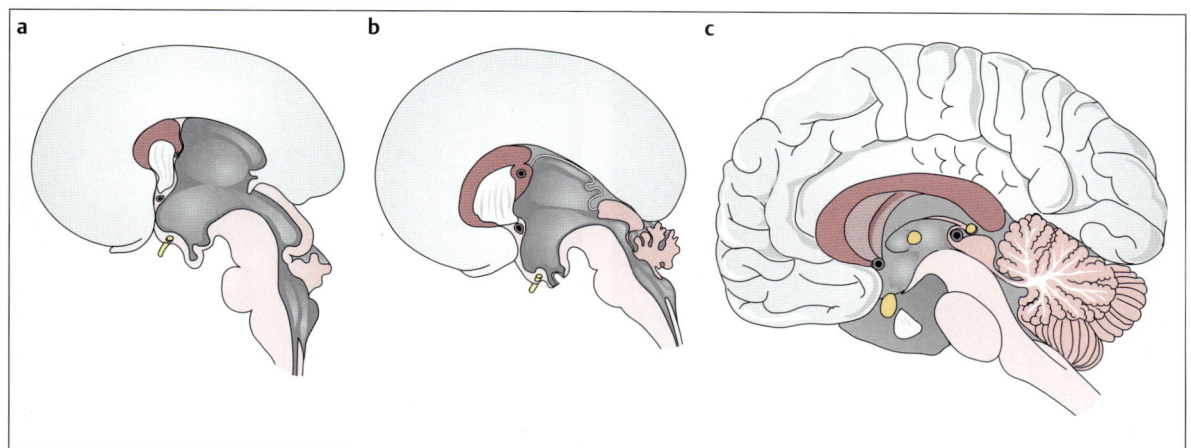

32

Abb. 11.**32** Entwicklung des Corpus callosum im Verlauf der Schwangerschaft (nach 8).
a 16 SSW.
b 17 SSW.
c Erwachsener.

Abb. 11.**33** Paramedianer Sagittalschnitt durch den fetalen Schädel (Schnittebene IX, s. Abb. 11.**21**). 25 SSW. Hirnmantel (1), Seitenventrikel (2), Nucleus caudatus (3), Thalamus (4), Cerebellum (5).

Abb. 11.**34** Darstellung des Hirnventrikelsystems beim Menschen (nach 15).

6
1
2
3
4
5

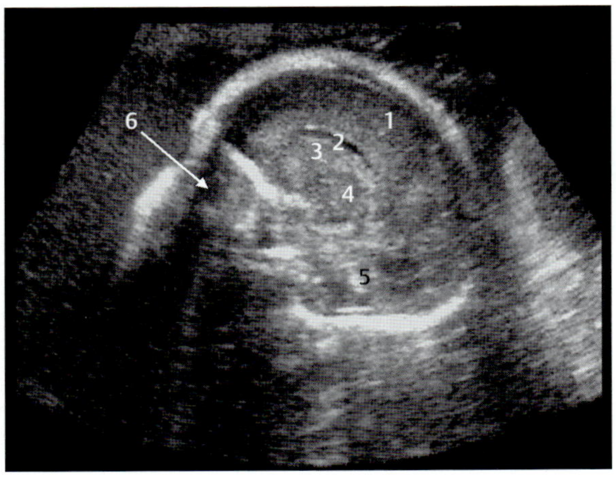

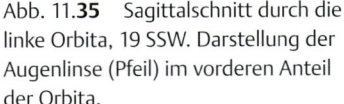

33

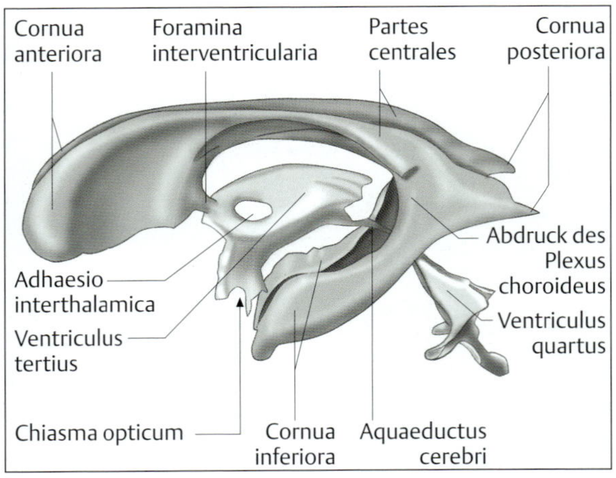

Cornua anteriora
Foramina interventricularia
Partes centrales
Cornua posteriora
Abdruck des Plexus choroideus
Adhaesio interthalamica
Ventriculus tertius
Ventriculus quartus
Chiasma opticum
Cornua inferiora
Aquaeductus cerebri

34

Abb. 11.**35** Sagittalschnitt durch die linke Orbita, 19 SSW. Darstellung der Augenlinse (Pfeil) im vorderen Anteil der Orbita.

Abb. 11.**36** Darstellung des rechten Ohrs im Tangentialschnitt (Schnittebene X, s. Abb. 11.**21**).

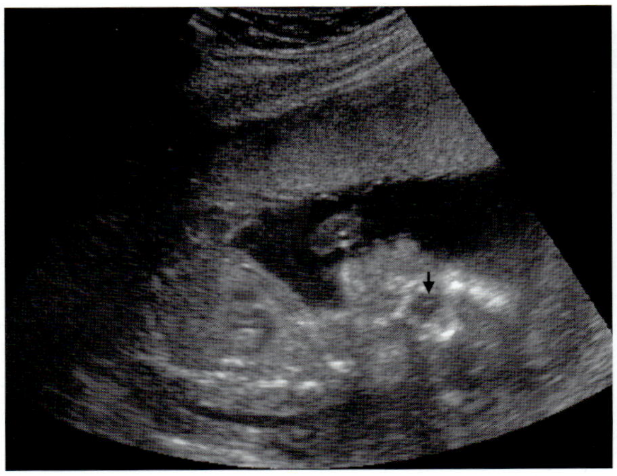

35

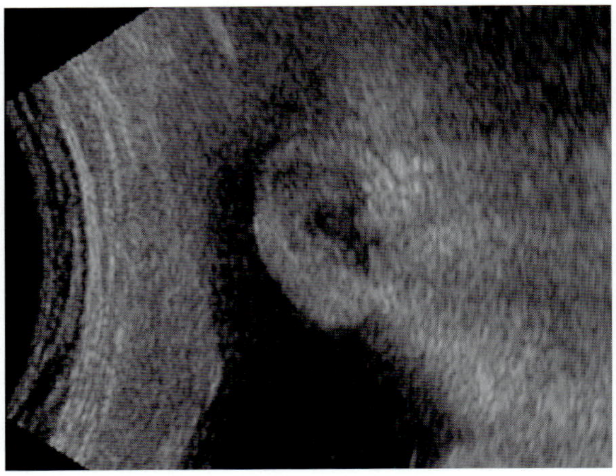

36

Frontalschnitte

Abb. 11.**37** Schematische Darstellung der Schnittebenen XI–XVI (anatomisches Bild aus 4).

Abb. 11.**38** Schnittebene XI: schräggesteller Frontalschnitt durch Nasenspitze und Unterkiefer.

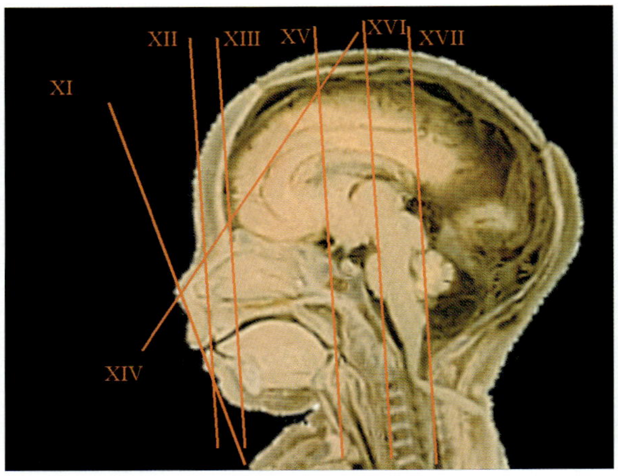

XI
XII
XIII
XV
XVI
XVII
XIV

37

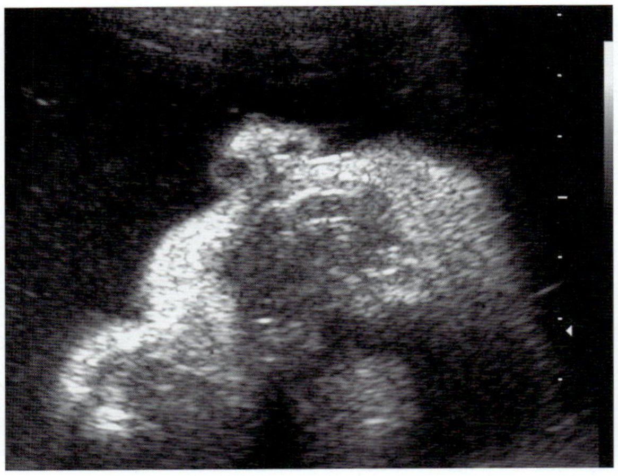

38

Abb. 11.**39** Schnittebene XI: gekippter Frontalschnitt durch die fetale Mundpartie, 32 SSW. Unterhalb der Nase und der beiden Nasenöffnungen zeigt sich der geschlossene Mund.

Abb. 11.**40** Schnittebene XI mit Darstellung der Mundpartie bei geöffnetem Mund. Innerhalb der geöffneten Lippen zeigt sich die Zunge.

39

7.5-2.0
99 3.5
BG 19
FR 20
PWR 2
RJ 28
GH B-2
ENH L
F/L HL
DR 75

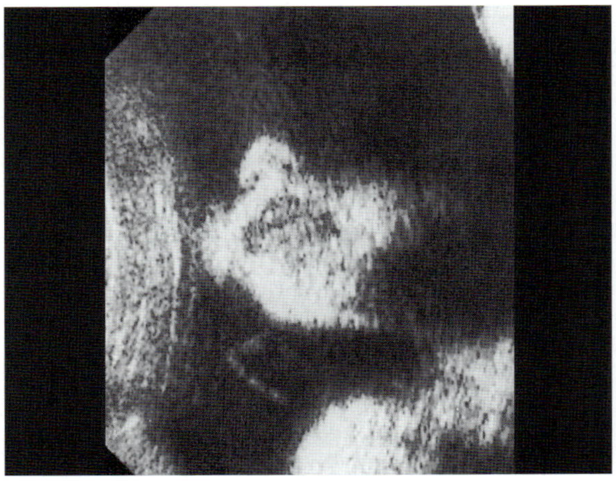

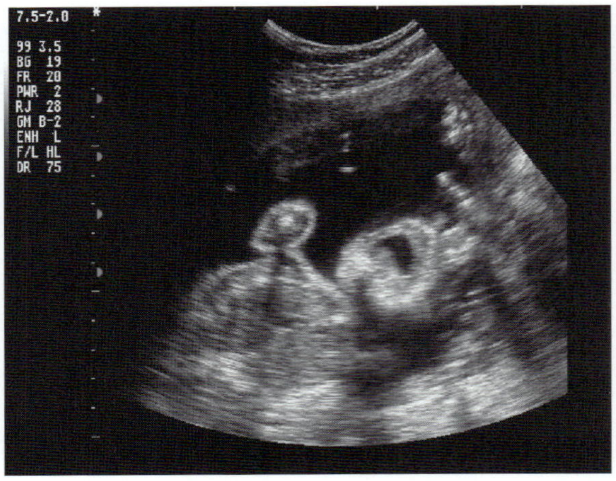

40

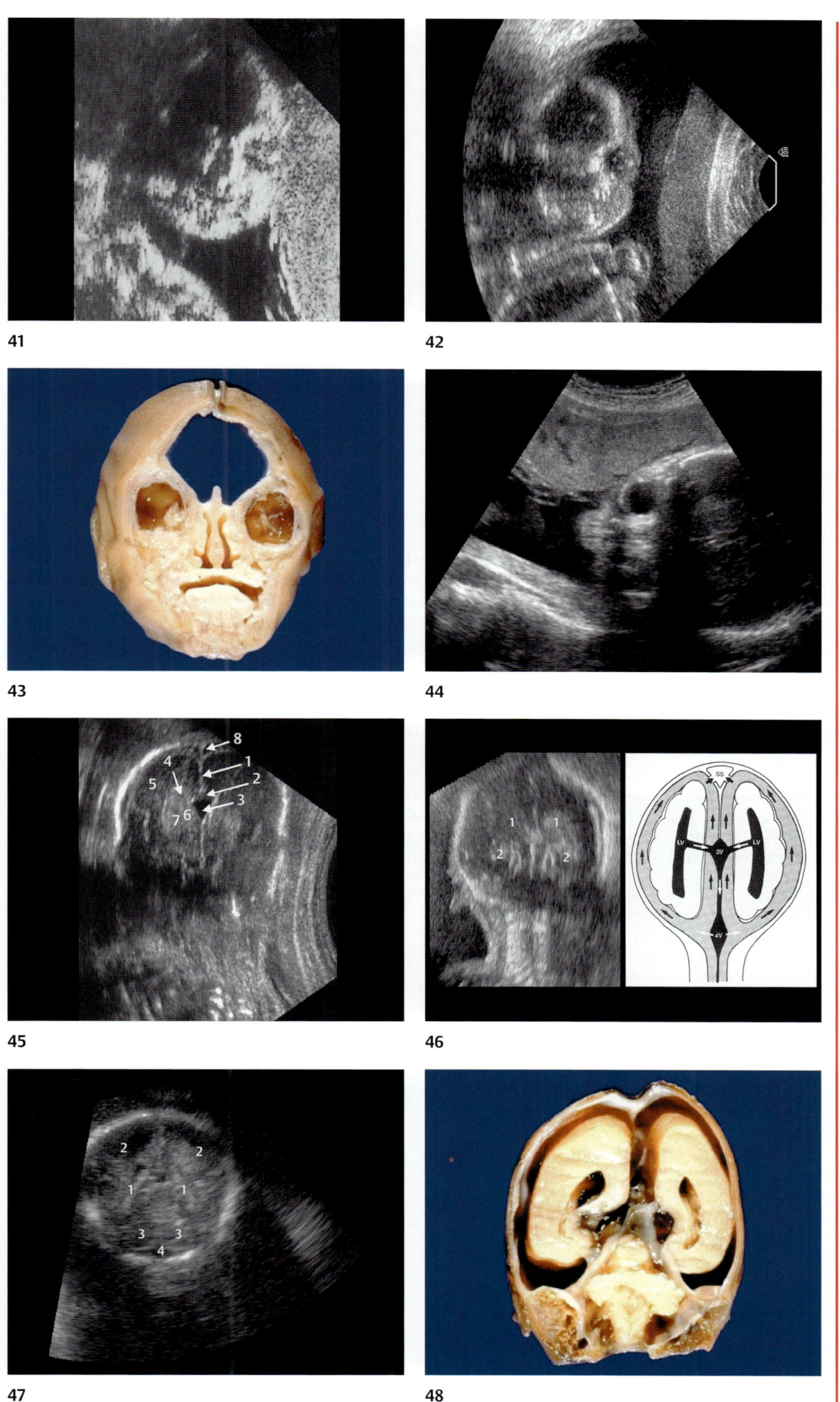

41

42

43

44

45

46

47

48

Abb. 11.**41** Schnittebene XII: fetales Gesicht in der Aufsicht. Darstellung des Augenlides, der Nase und des Mundes, 26 SSW.

Abb. 11.**42** Schnittebene XIII (s. Abb. 11.**37**):
Der Frontalschnitt durch den Gesichtsschädel erlaubt die gleichzeitige Beurteilung der Orbitae und der Kieferregion. Innerhalb der linken Orbita Darstellung der Augenlinse.

Abb. 11.**43** Anatomisches Vergleichspräparat zu Abb. 11.**42**.

Abb. 11.**44** Schrägschnitt durch das fetale Gesicht mit Darstellung der Orbitae und der Nase.

Abb. 11.**45** Schnittebene XV: frontaler Längsschnitt durch den Schädel in der Region des Cavum septi pellucidi. 1 = Falx cerebri, 2 = Corpus callosum, 3 = Cavum septi pellucidi, 4 = Cornu anterius ventriculi lateralis, 5 = Hirnmantel, 6 = Caput nuclei caudati, 7 = Nucleus lentiformis, 8 = Sinus sagittalis.

Abb. 11.**46** Links: Schnittebene XVI: Frontaler Längsschnitt durch den Schädel im Bereich des Ohransatzes. 1 = Seitenventrikel (Pars centralis), 2 = Cornu inferius ventriculi lateralis. Rechts: Schematische Darstellung des Hirnventrikelsystems im frontalen Längsschnitt durch den 3. und 4. Ventrikel. Die Pfeile geben die Liquorzirkulation an (LV = lateraler Ventrikel, 3V = III. Ventrikel, 4V = IV. Ventrikel, SS = Sinus sagittalis) (mod. nach [13]).

Abb. 11.**47** Schnittebene XVII: frontaler Längsschnitt durch die hintere Schädelgrube mit Darstellung des Zerebellums und der Cisterna cerebellomedullaris, 19 SSW. Plexus chorioideus (1), Hirnmantel (2), Zerebellum (3), Cisterna cerebellomedullaris (4).

Abb. 11.**48** Anatomischer Vergleichsschnitt zu Abb. 11.**47**.

Wirbelsäule

Embryologie

Ossifikation. Die Wirbel gehen intersegmental aus den Urwirbeln hervor. Durch Abscheiden von Knorpelgrundsubstanz der Bindegewebszellen der ersten Wirbelanlagen entsteht die knorpelige Wirbelsäule, die allmählich verknöchert (enchondrale Ossifikation). Gegen Ende der Embryonalperiode treten 3 primäre Knochenkerne auf: einer im Wirbelkörper und 2 im Wirbelbogen (3) (Abb. 11.**49a**). Die Ossifikation der Wirbelbögen ist um die 8. Embryonalwoche erkennbar. Bei Feten von 10 cm reicht die Ossifikation vom 4. Zervikal- bis zum 4. Sakralwirbel (2). Ungefähr 95% der Bevölkerung haben 7 Hals-, 12 Brust-, 5 Lenden- und 5 Kreuzwirbel (2).

Ungleiches Wachstum von Rückenmark und Wirbelsäule. Bis zum 3. Embryonalmonat wächst das Rückenmark parallel zur Wirbelsäule und füllt die gesamte Länge des Wirbelkanals aus. Mit Beginn des 3. Embryonalmonats wächst die Wirbelsäule rascher als der kaudale Teil des Rückenmarks. Dadurch liegt der verjüngte Teil des Rückenmarks, der Conus medullaris, nun im sakralen Teil des Wirbelkanals, und unterhalb der Zervikalregion verlaufen die Wurzelfäden der Spinalnerven zunehmend schräg absteigend zu ihren Foramina intervertebralia. Als Ergebnis des ungleichen Wachstums des Rückenmarks und der Wirbelsäule erreicht das verjüngte, kaudale Ende des Rückenmarks (Conus medullaris) kaum den 3. Lendenwirbel (Abb. 11.**50**) (2).

Sonoanatomie

Mit der transvaginalen Sonographie kann die Wirbelsäule bereits mit 9 SSW als feine echoreiche Doppelkontur erkannt werden (Abb. 11.**51**). Mit der abdominalen Sonographie lässt sich die Wirbelsäule ab ca. 12 SSW als echoreiche, reißverschlussartig unterbrochene Doppellinie in ihrer Gesamtheit darstellen.

Schnittebenen I und II. Wird die Wirbelsäule bei exakter dorsoanteriorer Lage des Fetus getroffen (Schnittebene I, Abb. 11.**49b**), sieht man nur das ventrale Ossifkationszentrum des Wirbelkörpers (Abb. 11.**52**). Bei leicht schräger Schnittführung (Schnittebene II, Abb. 11.**49b**) er-

kennt man hingegen die Ossifikationszentren der Wirbelkörper und der Wirbelbögen auf einer Seite (Abb. 11.**53** und 11.**54**). Die beiden parallel verlaufenden Linien vereinigen sich im Sakralbereich bleistiftspitzenartig bei gleichzeitiger geringer Dorsalflexion (Abb. 11.**53** und 11.**55**). Das zwischen den beiden echoreichen Linien verlaufende echoarme Band stellt den Wirbelkanal mit dem Rückenmark dar (Abb. 11.**52**–11.**55**). Da das Rückenmark im Verhältnis zur Dura mater und zur Wirbelsäule langsamer wächst, liegt das kaudale Ende des Rückenmarks letztlich höher als die zugehörigen Wirbel. Das Ende des Rückenmarks liegt in der 26. SSW bei S1, während es beim Neugeborenen bei L3 liegt (1). Die Betrachtung des Fetus in dorsoanteriorer Lage erlaubt gleichzeitig eine Kontrolle der Integrität der fetalen Oberfläche (Abb. 11.**53**), was insbesondere für die Spaltbildungsdiagnostik von Bedeutung ist.

Schnittebene III. Bei Seitenlage des Fetus werden in der Schnittebene III (Abb. 11.**49b**) die parallel zueinander liegenden lateralen Ossifikationspunkte der Wirbelbögen zur Darstellung gebracht (Abb. 11.**56**–11.**59**). Bei der normalen Wirbelsäule tritt im Bereich des kraniozervikalen Überganges eine leichte Erweiterung auf (Abb. 11.**56**), während im Sakralbereich die beiden echoreichen Linien zusammenlaufen (Abb. 11.**56**). In dieser Lage wird gelegentlich durch den Schallschatten der schallkopfnahen fetalen Beckenschaufel ein Defekt der Wirbelsäule im LWS-Bereich vorgetäuscht (Abb. 11.**58** und 11.**59**).

Dorsoposteriore Lage. Nicht exakt beurteilbar sind die Wirbelsäule und die dorsale Körperoberfläche in dorsoposteriorer Lage des Fetus, da der Rücken dann meist der hinteren Uteruswand anliegt (Abb. 11.**60**) und Teile der Wirbelsäule auch im Schallschatten vorgelagerter Extremitäten liegen können.

Querschnitt. Im Querschnitt sieht man deutlich die 3 Ossifikationszentren an den einzelnen Wirbelkörpern und die Ossifikationszentren der Rippen (Abb. 11.**61**). Bei fortgeschrittener Ossifikation in der Spätschwangerschaft zeigt sich die Wirbelsäule im Querschnitt in Form einer angedeuteten echoreichen Ringstruktur (Abb. 11.**62**). Trifft man den Intervertebralraum, erhält man einen guten Einblick in den Spinalkanal und das ventral davon gelegene Ossifikationszentrum (Abb. 11.**63**). Schräg hinter der Wirbelsäule wird im Querschnitt die autochthone Rückenmuskulatur angeschnitten (Abb. 11.**64**).

Wirbelsäule und Rückenmark

Abb. 11.**49** Schematische Skizze der Ossifikationszentren in einem fetalen Brustwirbel.
a 11 Wochen.
b 19 Wochen.
Schnittebene I zeigt nur das ventrale Ossifikationszentrum des Wirbelkörpers, die leicht schräge Schnittebene II das Ossifikationszentrum des Wirbelkörpers und des Wirbelbogens. Schnittebene III (Frontalschnitt) gibt die beiden Ossifikationszentren des Wirbelbogens wieder (modifiziert nach 5).

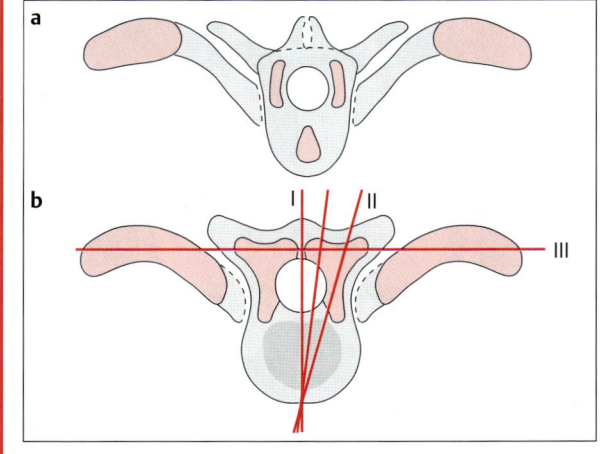

49

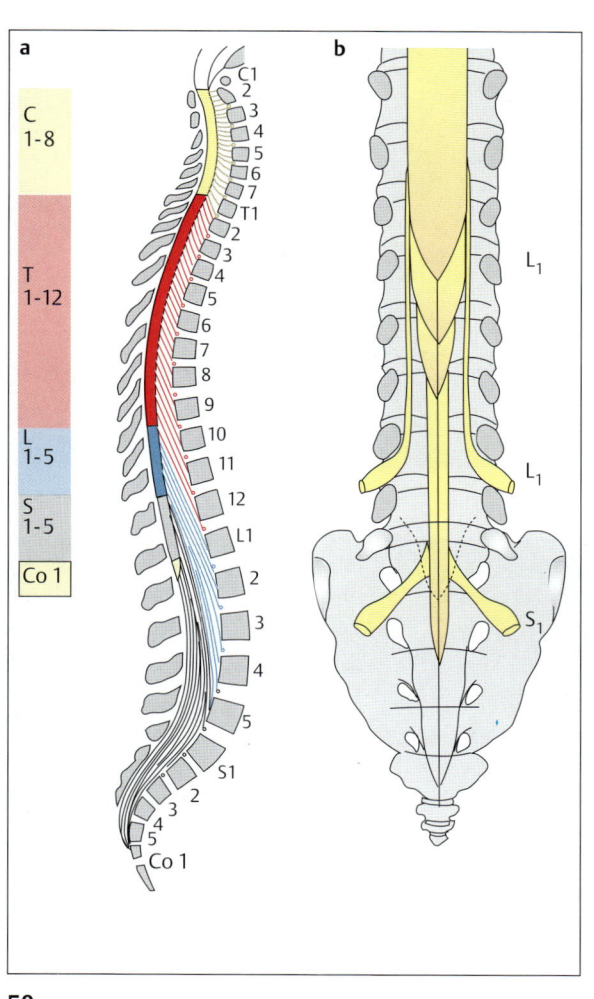

50

51

52

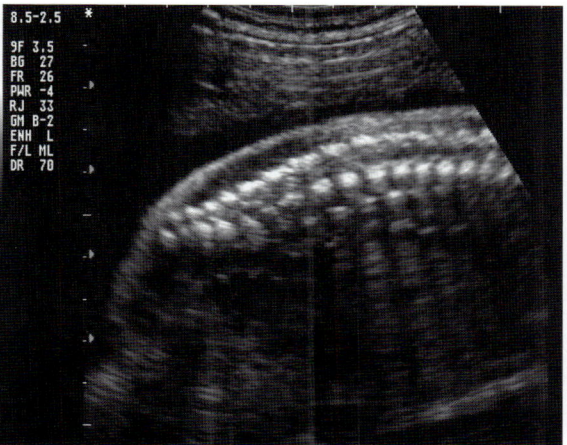

53

54

55

56

Abb. 11.50 Wirbelkörper und Rückenmark.
a Darstellung der Wirbelkörper beim Menschen, Seitenansicht (mod. nach 4). C = cervical, T = thurakal, L = lumbal, S = sakral, Co = coccygeal
b Schematische Darstellung des Rückenmarks in Bezug zur Wirbelsäule in Dorsalansicht bei geöffnetem Wirbelkanal. Die Konturen des Conus medullaris entsprechen dem Entwicklungsstand bei Feten mit 6 Monaten (S4), 7 Monaten (S3) und beim Neugeborenen (L3). Punktiert eingezeichnet ist das Ende des Duralsackes für den 6-monatigen Fetus und den Erwachsenen (nach 2).

Abb. 11.51 Wirbelsäule mit 9 SSW, Frontalschnitt.

Abb. 11.52 Kranialer Anteil der Wirbelsäule mit Darstellung des Wirbelkanals im Sagitalschnitt. Aufgrund der exakten dorsoanterioren Lage des Fetus sieht man nur die ventralen Ossifikationszentren der Halswirbel.

Abb. 11.53 Gesamtdarstellung der Wirbelsäule (22+4 SSW).

Abb. 11.54 Darstellung der dorsalen Ossifikationszentren der Wirbelsäule mit 32+2 SSW.

Abb. 11.55 Kaudales Wirbelsäulenende. Im Längsschnitt konusförmiges Zusammenlaufen der Wirbelsäule im Sakralbereich.

Abb. 11.56 Fetale Wirbelsäule im Frontalschnitt (Schnittebene III, Abb. 11.**49b**). 19 SSW. Auffallend sind die physiologische Erweiterung der Wirbelsäule im Bereich des kraniozervikalen Überganges sowie die konusförmige Vereinigung der beiden parallelen echoreichen Verknöcherungspunkte im Sakralbereich.

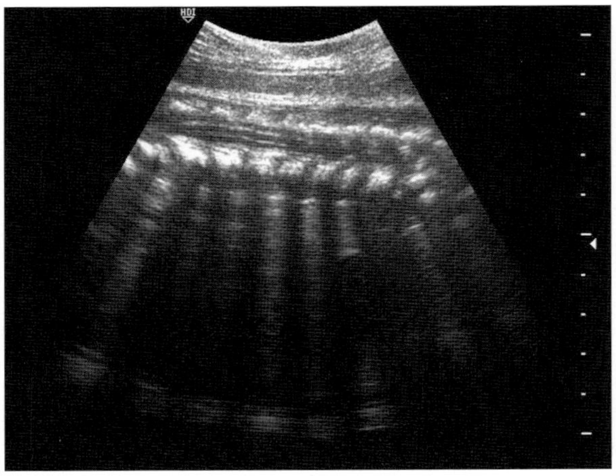

Abb. 11.**57** Darstellung des Zentralkanals im Frontalschnitt.

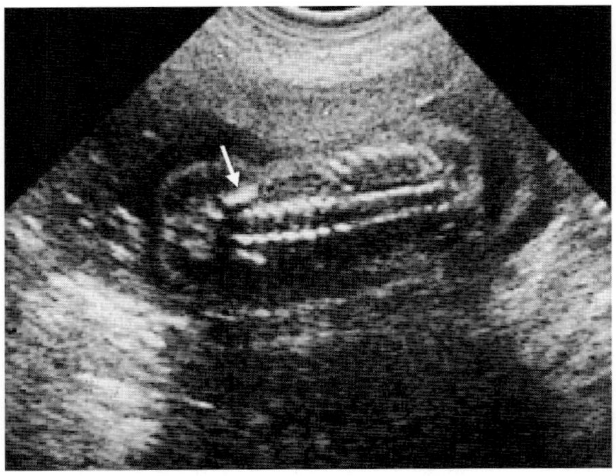

Abb. 11.**58** Frontalschnitt durch die fetale Wirbelsäule (Schnittebene III, Abb. 11.**49b**). 22 SSW. Im Bereich des lumbosakralen Überganges findet man seitlich der Wirbelsäule beiderseits das echoreiche Os ilium (Pfeil). Der Schallschatten der schallkopfnahen Beckenschaufel kann einen Wirbelsäulendefekt vortäuschen.

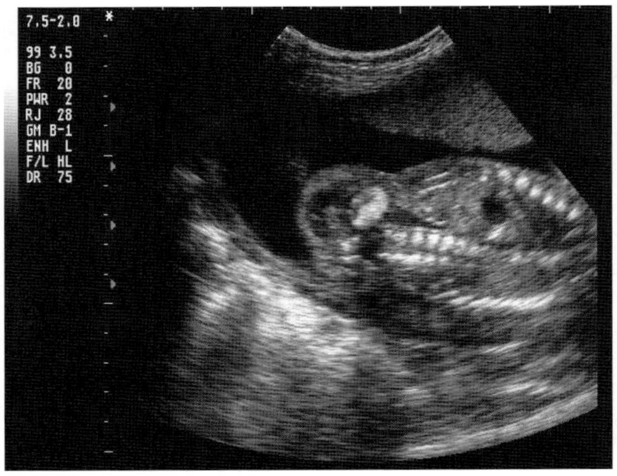

Abb. 11.**59** Schräger Frontalschnitt durch die fetale Wirbelsäule. 22+4 SSW. Der Schallschatten der schallkopfnahen Beckenschaufel täuscht einen Wirbelsäulendefekt vor.

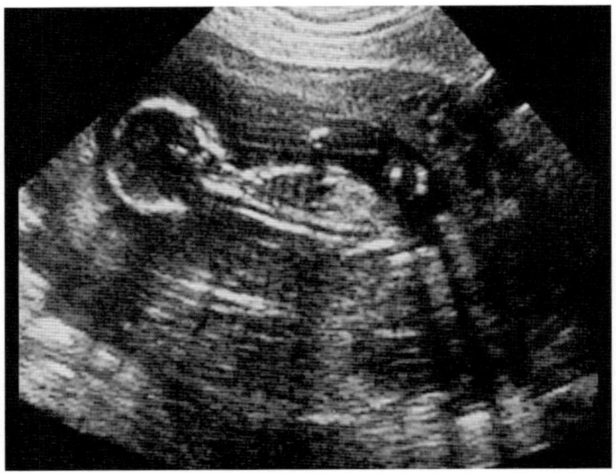

Abb. 11.**60** Schräger Sagittalschnitt durch die fetale Wirbelsäule bei dorsoposteriorer Beckenendlage des Fetus. 15 SSW.

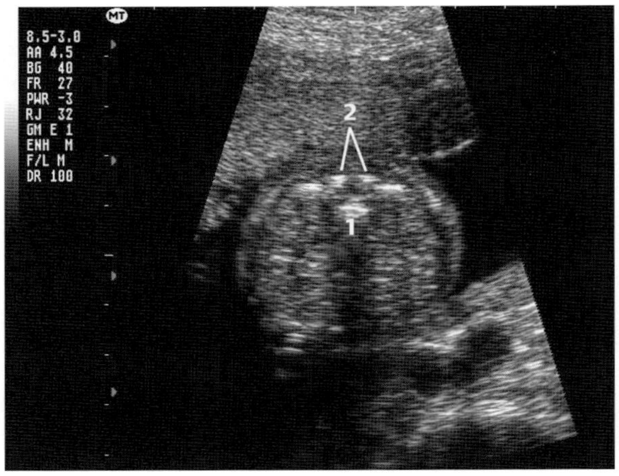

Abb. 11.**61** Fetale Wirbelsäule im Querschnitt. 22 SSW. Darstellung der 3 Ossifikationszentren (1 = Wirbelkörper, 2 = Wirbelbogen).

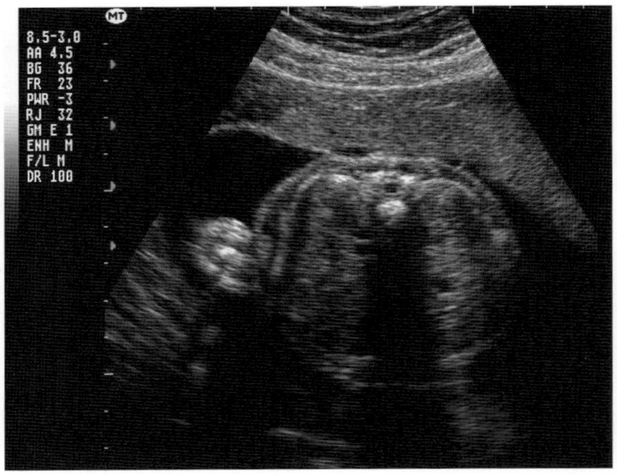

Abb. 11.**62** Fetale Wirbelsäule im Querschnitt, III. Trimenon.

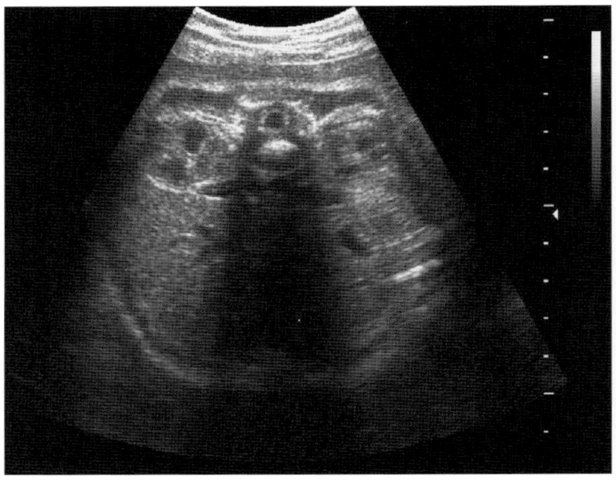

Abb. 11.**63** Darstellung des ventralen Ossifikationszentrums der Wirbelsäule und des Wirbelkanals, 37 SSW.

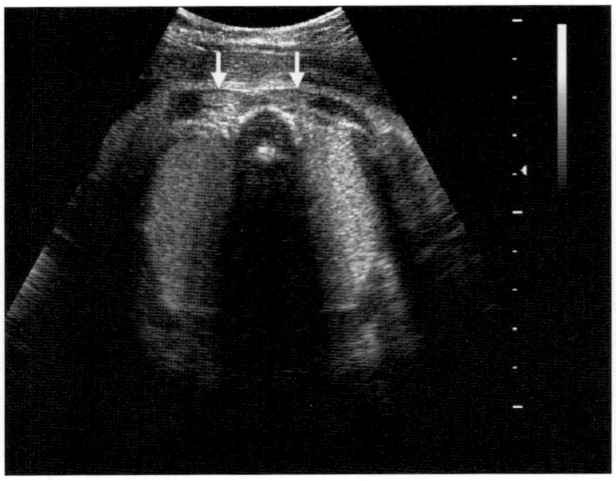

Abb. 11.**64** Fetaler Querschnitt mit Darstellung der autochthonen Rückenmuskulatur (Pfeile).

57

58

59

60

61

62

63

64

Halsregion

Obwohl der Hals eine verhältnismäßig kleine Körperregion darstellt, ist er der Schauplatz von komplexen und vitalen Abläufen. Unmittelbar nach der Geburt beginnend, erfolgen in diesem Bereich Respiration, Deglutition und Phonation in einem engen Raum. Die Versorgung des Gehirns mit Sauerstoff, Nährstoffen und nervalen Informationen erfolgt durch die hier verlaufenden großen Gefäß-Nerven-Stränge.

Pränatal blieb diese Region lange unerforscht. Die spärlichen anatomischen Erkenntnisse wurden lange, auch nach der Einführung des Ultraschalls, hauptsächlich aus pathologisch-anatomischen Studien oder postnatal-klinisch-radiologischen Untersuchungen gewonnen (12). Die ersten antenatal-sonographischen Studien, die sich mit der Anatomie und Physiologie der fetalen Halsregion befassten, konnten erst nach der Entwicklung der modernen hochauflösenden Ultraschalltechnik durchgeführt werden (4, 6, 17, 19).

Embryologie

Oberer und unterer Atemtrakt. Der Atemtrakt wird in einen oberen Teil, den Nasen- und Rachenraum, und einen unteren Teil, der Kehlkopf, Trachea und Lunge enthält, unterschieden. Im Folgenden wird die Entwicklung der unteren Anteile des Atemtraktes besprochen. Diese bilden sich als Ausstülpung des Entoderms an der Vorderseite des Vorderdarmes heraus und trennen sich dann vom Verdauungstrakt.

4. Woche. In der 4. Woche der Embryonalentwicklung finden sich bereits erste Anzeichen des sich entwickelnden respiratorischen Systems (13). In dieser Zeit beginnt sich in der Medianlinie aus dem Pharynxepithel eine Rinne einzusenken, die als Laryngotrachealrinne bezeichnet wird und in ihrem kaudalen Anteil bereits die spätere Lungenanlage enthält. Kurze Zeit danach ist die unpaare Lungenanlage über mehrere Somiten herabgewandert und damit nicht länger Teil des Pharynxgebietes. Wenige Tage später bilden sich am kaudalen Ende der embryonalen Trachea (sog. Tubus laryngotrachealis) zwei seitliche Ausstülpungen, die Lungenbläschen. Die Lungenbläschen und die embryonale Trachea wachsen rasch nach kaudal in das mesenchymale Gewebe ventral des Vorderdarmes ein. Das Mesenchym, das zwischen Vorderdarm und dem Tubus laryngotrachealis zu liegen kommt, bildet das Septum tracheoösophageale (14). Mit der kaudalen Längenzunahme von Trachea und Ösophagus wächst auch das Septum tracheoösophageale durch Gewebeaddition am kaudalen Ende, rostral wird es durch das Pharynxepithel begrenzt. Das Septum trennt den Tubus laryngotrachealis von der Ösophagusanlage. Damit erfolgt schrittweise die strukturelle Trennung zwischen Atem- und Verdauungstrakt. Störungen dieses Prozesses können zu unterschiedlichen Fehlbildungen führen, von denen die ösophagotracheale Fistelbildung die häufigste ist. Oft sind die Fisteln auch mit einer Ösophagusatresie kombiniert.

5.–6. Woche. In der 5.–6. Woche ist die Trachea vollständig von einem Mesenchymsaum umgeben. Am kranialen Ende beginnt sich in dieser Zeit auch der embryonale Larynx zu bilden. Bei der Entwicklung der Binnenstrukturen des Larynx kommt es zu einem kurzzeitigen Verschluss seines Lumens durch Epithelverklebung. Löst sich diese später nicht vollständig, kann sich als seltene Fehlbildung eine Larynxatresie ausbilden.

7.–8. Woche. Ab der 7.–8. Woche kommunizieren embryonaler Pharynx und Trachea über eine pharyngotracheale Verbindung. Am Ende der Embryonalzeit besteht volle Verbindung zwischen Pharynx- und Trachealumen. Die ersten Trachealknorpel differenzieren sich ungefähr in der 8. Woche. Pharynx, Trachea und Ösophagus setzen in der Folgezeit ihr longitudinales Wachstum rasch fort, was auch in der Fetalperiode weitergeführt wird.

Sonoanatomie

Frontalschnitt

Diese Einstellung ist nach den eigenen Erfahrungen am besten für die Beurteilung der fetalen Halsstrukturen geeignet.

Trachea, Bifurkation und Hauptbronchien. Die mit Lungenflüssigkeit gefüllte Trachea lässt sich in dieser Ebene gut darstellen (Abb. 11.**65**). Die echoreichen knorpeligen Trachealringe sind eindeutig sowohl von dem weniger echogenen umgebenden Gewebe als auch vom echoleeren Lumen abgrenzbar. Dem Untersucher kann unter Umständen die Darstellung der Bifurcatio tracheae und des Abganges der Hauptbronchien gelingen (Abb. 11.**66**). Die Darstellung kleinerer Bronchialäste ist nach heutigem Erkenntnis- und Entwicklungsstand nicht möglich.

Larynx. Der Larynx lässt sich gut darstellen, indem man die Trachea kranialwärts verfolgt. Diese endet beim Übergang in den Hypopharynx mit einer konusförmigen Einengung des trachealen Flüssigkeitsbandes. Die Recessus piriformes können hier durch ein leichtes Kippen des Schallkopfes (um 1–2° nach lateral) dargestellt werden (Abb. 11.**67**).

Epiglottis und Aryepiglottis. Teile der Epiglottis lassen sich als kleine echogene, in den Hypopharynx hineinragende Strukturen visualisieren. Durch eine um 1–2 mm nach ventral gerichtete Schallkopfbewegung verschwindet die Epiglottis und es lässt sich beiderseits die Aryepiglottis darstellen (Abb. 11.**68**).

Ösophagus. Wenn von der Längseinstellung der Trachea der Schallkopf nach dorsal um 1–2 mm bewegt wird, kommt man in die Ösophagusregion. Der proximal kollabierte Ösophagus ist beim normalen Fetus nicht darstellbar.

Halsgefäße. Die großen Halsgefäße verlaufen parallel zur Trachea. Die A. carotis communis entspringt rechts aus dem Truncus brachiocephalicus. Links stammt sie aus dem Aortenbogen. Lateral der A. carotis communis liegt die V. jugularis interna.

Horizontalschnitt

Die einzelnen echodichten Ringknorpel der Trachea mit ihrem runden Vorderteil und dem abgeflachten Hinterteil sind in Höhe der Schilddrüse besonders gut darstellbar (Abb. 11.**69**). Ventral wird die Trachea von einer echodichten Struktur, der Schilddrüse, überlagert. Dorsal der Trachea befindet sich der nicht darstellbare kollabierte Ösophagus. In dieser Höhe verläuft die V. jugularis interna lateral der A. carotis communis.

In Höhe des Larynx lassen sich die Recessus piriformes beidseits als eine tiefe Ausbuchtung lateral der Epiglottis beurteilen (Abb. 11.**70**).

Sagittalschnitt

Diese Ebene wird als die ungeeignetste für eine adäquate Beurteilung der fetalen Halsstrukturen angesehen. Die oberen Atemwege lassen sich nur unter optimalen Bedingungen darstellen. Nur wenn der fetale Hals nicht gebeugt ist und der Fetus sich in einer dorsoanterioren Lage befindet, ist der mit Flüssigkeit gefüllte Pharynx hinter der Zunge darstellbar (Abb. 11.**71**). Die Epiglottis ist je nach Kontraktionszustand der Schlundmuskulatur in Kontakt mit der Uvula oder wenige Millimeter davon entfernt. Die Trachea als echoleere Struktur kann kaudalwärts bis in Höhe des Aortenbogens verfolgt werden.

Darstellbarkeit fetaler Halsstrukturen. Das immense diagnostische Potenzial der hochauflösenden Ultraschalltechnik führte zu einem ständig steigenden Interesse an der Untersuchung der fetalen Halsstrukturen. Besonderes Augenmerk gilt dabei den oberen Atemwegen und dem Verdauungstrakt. Die wenigen Studien, die sich bisher mit dieser Thematik befassten, beschränkten sich ausschließlich auf die sonographische Darstellbarkeit dieser Strukturen mittels B-Mode-Ultraschall (4, 17, 19). Die Anwendung der Farbdopplersonographie erlaubt außerdem die genaue Beschreibung funktioneller Abläufe in dieser Region (Atmung, Deglutition) (6, 7, 10, 16). Diese Studien zeigen, dass die Anatomie der oberen Atemwege stark durch diese physiologischen Vorgänge beeinflusst wird.

Biometrie

Normwerte. Es existieren bisher nur zwei Studien, in denen Normalwerte für die Größe der fetalen oberen Atemwege, besonders für die Trachea, erstellt wurden (17, 19). Keine dieser Untersuchungen berücksichtigt aber die o. g. Beeinflussung der Anatomie durch funktionelle Abläufe, noch wurden reproduzierbare Messebenen definiert.

Diese Tatsachen veranlassten uns, eine neue Studie zur Erstellung von Normwerten für die Größe von Larynx, Trachea und Pharynx durchzuführen. Neben der Definition von konkreten Ein- und Ausschlusskriterien wurden exakte und reproduzierbare Messebenen definiert. Alle Messungen wurden im Frontalschnitt abgegriffen. Das Aufsuchen der Messpunkte erfolgte anhand anatomischer Charakteristika, die im Ultraschall gut darstellbar sind (Abb. 11.**72**).

Normale funktionelle Abläufe

Schluckaktivität

Fetale Schluckbewegungen sind inzwischen vielfach beobachtet worden. Es wird angenommen, dass diese bereits in der 11. SSW beginnen (5). Tierexperimentelle Untersuchungen haben bewiesen, dass täglich eine erhebliche Fruchtwassermenge geschluckt und damit die Fruchtwasserdynamik reguliert wird (18). Mittels Ultraschalltechnik sind in vivo Beobachtungen der fetalen Schluckaktivität möglich geworden (3). Der Einsatz moderner Verfahren, z. B. Farbdoppler in Kombination mit der Cine-Loop-Technik, führte zu einem besseren Verständnis der fetalen Schluckaktivität (15, 16).

Phasen des Schluckaktes. Die am Schluckvorgang beteiligten Organe sind: der Mund, die Zunge, der Pharynx, der Larynx, die Trachea und der Ösophagus. Dem Schluckvorgang gehen fast immer mehrere Saugvorgänge voraus. Dann beginnt die orale Phase des Schluckaktes. Der Fruchtwasserbolus, der sich in der geöffneten Mundhöhle befindet, wird zuerst durch eine dorsale Verlagerung der Zunge in den Oropharynx hineingeschoben. Es folgt dann die pharyngeale Phase, mit der Leitung des geschluckten Fruchtwasserbolus in Richtung Ösophagus. Dabei kommt es zu einer Erhebung des Larynx sowie zu einem Kollaps des Oropharynx. Ein unvollständiger Verschluss des Larynx durch die Glottis hat eine gleichzeitige Passage von Fruchtwasser in die Trachea zur Folge. Während der ösophagealen Phase wird der Fruchtwasserbolus in den Magen heruntergeleitet. Diese letzte Phase der Schluckaktion ist sonographisch nicht sichtbar.

Atembewegungen

Ableitung intratrachealer Druckschwankungen. Fetale Atembewegungen können ab 11 SSW beobachtet werden. Die Beeinflussung von Wachstum und Reifung der Lunge durch diese vitale intrauterine Aktivität ist noch unklar. Dies liegt an der Tatsache, dass bisherige Erkenntnisse über die fetalen Atembewegungen meist tierexperimentellen Untersuchungen entstammen. Die gängigste Methode zur Untersuchung fetaler Atembewegungen ist die Ableitung der intratrachealen Druckschwankungen bei katheterisierten Schafsfeten. Die dabei erhobenen Daten wurden auf den menschlichen Feten übertragen, obwohl sie in keiner Weise dem In-vivo-Zustand entsprechen.

Sonographische Beobachtung. Erst durch die Entwicklung der modernen Ultraschalltechnik ist es möglich geworden, fetale Atembewegungen intrauterin zu beobachten (11). Untersuchungen am menschlichen Feten befassten sich bisher ausschließlich mit der Analyse von Parametern bezüglich Frequenz und Dauer von Atemperioden. Die Ergebnisse dieser Studien zeigen, dass die fetalen Atembewegungen durch eine hohe Variabilität charakterisiert sind. Mögliche klinisch relevante Anwendungen, wie z. B. die Vorhersage einer fetalen Gefahrensituation, sind dadurch noch umstritten.

Analyse von Inspiration und Exspiration. In Folgeuntersuchungen konzentrierte man sich daher auf die Analyse der genauen Zeitparameter der 2 Phasen des individuellen Atemzyklus, bestehend aus Inspiration und Exspiration. Die New Yorker Arbeitsgruppe Badalian und Fox schufen hierbei die Grundlagen für die fetale „Pulmodopplersonographie", indem sie nasale Flüssigkeitsbewegungen mittels Farb- und Spektraldopplersonographie ableiteten (1, 2). Veränderungen der Lungenflüssigkeitsdynamik während der fetalen Atmung tiefer im Respirationstrakt (z. B. in der Trachea) blieben jedoch weiterhin dem Tierexperiment vorbehalten.

Pulmodopplersonographie. Diese brisante Fragestellung war der Auslöser für die weltweit erste standardisierte Untersuchungsreihe, in der wir die durch die fetale Atmung bedingten Lungenflüssigkeitsbewegungen direkt in der fetalen Trachea ableiteten (7). Unserer Annahme zufolge bildet die Trachea das geeignetste Untersuchungsobjekt zur Erfassung dieser Flüssigkeitsbewegungen mittels Pulmodopplersonographie. Während der Atembewegungen wird der tracheale Flow mittels Farbdoppler festgestellt. Wenn abwechselnd rote und blaue Signale (je nach Flussrichtung) dargestellt werden (Abb. 11.**73**), erfolgt die Positionierung des Sample Volumes auf die Trachea (Abb. 11.**74**). Nach einer entsprechenden Winkelkorrektur erfolgt dann die Ableitung der Spektralkurven (Abb. 11.**75**). Diese sind durch einen positiven und einen negativen Fluss, entsprechend Inspiration bzw. Exspiration, gekennzeichnet (Abb. 11.**75**). Ein weiterer Vorteil der Ableitung auf trachealer Ebene besteht darin, dass die gesamte Flüssigkeitsbewegung zur und von der Lunge weg erfasst werden kann. Anhand der dopplersonographisch erhobenen Flusskurven konnten nun neben den Zeitparametern auch fetale Atemzugvolumina abgeschätzt werden. Es zeigte sich, dass die kalkulierten Atemzugvolumina mit dem Gestationsalter und daraus folgend dem Lungenwachstum korrelierten.

„Fetaler Lungenfunktionstest". Die fetale Pulmodopplersonographie (Ableitung des Tracheal-Flows während der Atembewegungen mittels Farb- und Spektraldoppler) (Abb. 11.**76**) eröffnet eine neue Dimension in der Analyse der menschlichen fetalen Atembewegungen. Neue Parameter, wie zum Beispiel das bewegte Volumen während eines Atemzyklus, können somit erfasst werden. Eine Art „fetaler Lungenfunktionstest" könnte in Zukunft zur besseren Einschätzung bei fetaler Lungenhypoplasie erarbeitet werden (8), denn Feten mit einer letalen hypoplastischen Lunge weisen kleinere Atemzugvolumina auf als gleichaltrige Feten mit einer normal entwickelten Lunge.

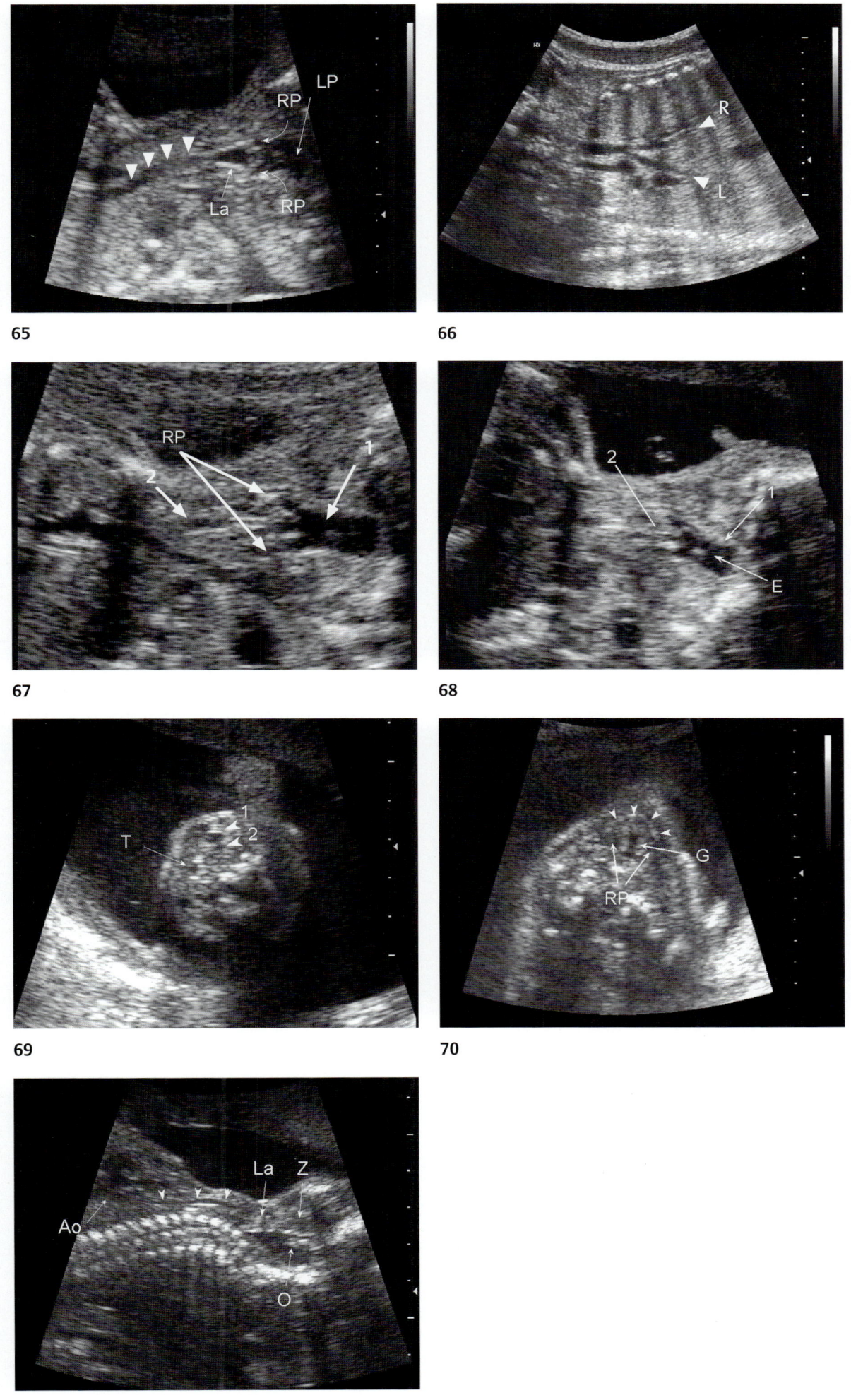

65

66

67

68

69

70

71

Sonoanatomie

Abb. 11.65 Frontalschnitt durch den Hals eines Feten mit 21 SSW. Die Trachea (Pfeile) stellt sich als eine echoleere Struktur im mittleren Halsbereich dar. Der mit Flüssigkeit gefüllte Laryngopharynx (LP) ist gut darstellbar. Die Recessus piriformes (RP) stellen sich als eine echoleere seitliche Projektion des Laryngopharynx um den Larynx (La) dar.

Abb. 11.66 Frontalschnitt durch den Thorax eines Feten mit 31 SSW. Die mit Lungenflüssigkeit gefüllte Trachea (Pfeile) kann bis zum Abgang der Hauptbronchien rechts (R) und links (L) verfolgt werden.

Abb. 11.67 Frontalschnitt durch den Hals eines Feten mit 31 SSW. Die Recessus piriformes (RP) können durch ein leichtes Kippen des Schallkopfes (um 1–2° nach lateral) dargestellt werden. Pharynx (1), Larynx (2).

Abb. 11.68 Frontalschnitt durch den Hals eines Feten mit 31 SSW. Die Epiglottis (E) ist als eine echogene, in den Hypopharynx hineinragende Struktur dargestellt. Pharynx (1), Larynx (2).

Abb. 11.69 Horizontalschnitt durch den Hals eines Feten mit 25 SSW in Höhe der Schilddrüse. Trachea (T), V. jugularis interna (1) lateral der A. carotis communis (2).

Abb. 11.70 Horizontalschnitt durch den Hals eines Feten mit 24 SSW in Höhe des Larynx (Pfeile). Die Recessus piriformes (RP) lassen sich lateral der Epiglottis (G) gut demarkieren.

Abb. 11.71 Sagittalschnitt durch den Hals eines Feten mit 24 SSW. Die Trachea (Pfeile) ist bis in Höhe des Aortenbogens (Ao) dargestellt. Der Oropharynx (O) befindet sich antenatal hinter der Zunge (Z). Larynx (La).

Biometrie und funktionelle Abläufe

Abb. 11.**72** Schematische Darstellung der geeigneten Messebenen für die sonographische Biometrie der oberen Atemwege. Der Pharynxdurchmesser (PD) wird in Höhe der Epiglottis gemessen. Die Larynxbreite (LD) wird in Höhe der Recessus piriformes erfasst. Die Kreuzung der Trachea mit dem Truncus brachiocephalicus (TBC) wird als Orientierung für den Trachealdurchmesser (TD) eingestellt. Ao (Aorta) (nach 9).

Abb. 11.**73** Fetale Atembewegungen. Darstellung einer Atemphase mittels Farbdopplersonographie. Die fetale Atemaktivität führt zu einer „pendelartigen" Flüssigkeitsbewegung in der Trachea, die sich je nach Flussrichtung in Blau (Inspiration) oder in Rot (Exspiration) darstellt.

Abb. 11.**74** Fetale Atembewegungen. Positionierung des Sample Volumes auf die fetale Trachea mit entsprechender Winkelkorrektur. Die Trachea, die vom Larynx (LA) bis zur Trachealbifurkation (LB und RB) verfolgt werden kann, ist in einem Frontalschnitt dargestellt (aus 8).

Abb. 11.**75** Fetale Atembewegungen. Ableitung des Atem-Flows in der fetalen Trachea. Die Dopplerspektren stellen sich abhängig von der Atemphase (Exspiration bzw. Inspiration) als positive und negative Amplituden dar.

Abb. 11.**76** Fetale Pulmodopplersonographie. Schematische Darstellung der Ableitungstechnik. Das Sample Volume (SV) wird (ähnlich wie bei dem Gefäßdoppler) mit einer entsprechenden Winkelkorrektur auf die Trachea (T) positioniert. P = Pharynx, N = Nasopharynx (nach 7).

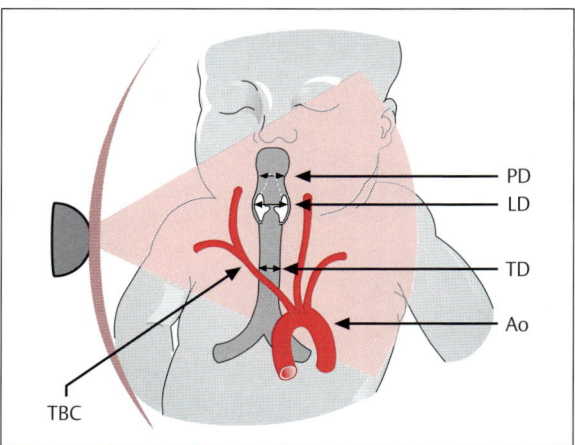

72

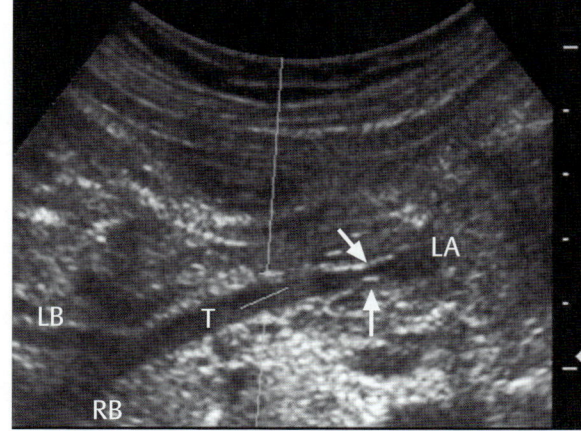

74

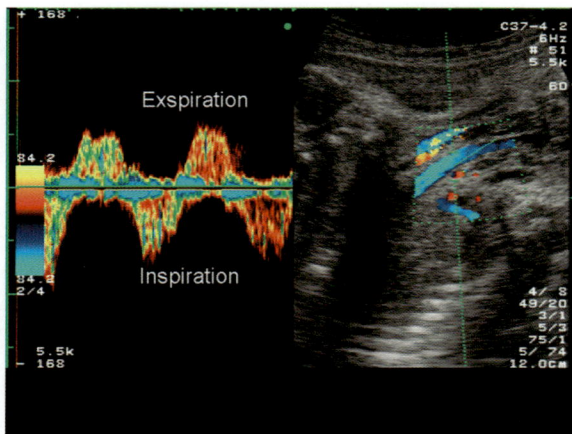

75

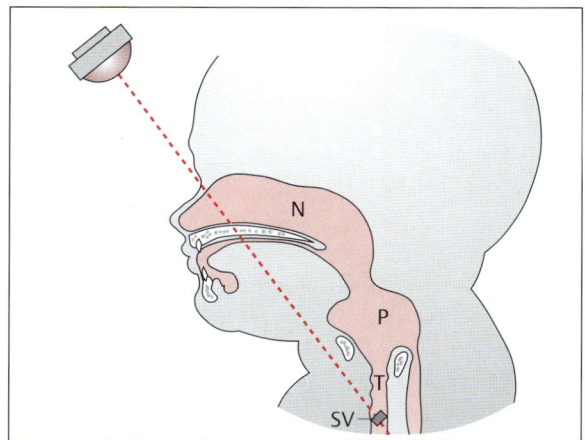

76

Thorax

■ Knöcherner Thorax, Claviculae und Scapulae

Embryologie

Die Rippen entstehen aus den Processus costales der thorakalen Wirbel. Während der Embryonalperiode tritt in ihnen Knorpel und später Knochen auf (26). Das primäre Ossifikationszentrum im Rippenkörper entsteht mit ca. 14 Embryonalwochen (12).

Die Clavicula entsteht im Gegensatz zu den langen Röhrenknochen durch desmale Ossifikation. Sie verknöchert als erste Struktur; erst dann treten im Femur die ersten Knochenkerne auf (26).

Die Scapula weist eine enchondrale Ossifikation auf. Die Verknöcherung tritt bereits am Ende des zweiten Embryonalmonats auf, die endgültige Verknöcherung wird jedoch erst mit ca. 25 Lebensjahren erreicht.

Sonoanatomie

Rippen. Der Thorax erscheint im Längsschnitt kegelförmig (Abb. 11.**77**), wobei die Rippen durch ihren dorsalen Schallschatten ein streifenartiges Muster erzeugen. Bei mehr tangentialem Schnitt lassen sich die Rippen, insbesondere deren Ossifikation, gut beurteilen (Abb. 11.**78**).

Claviculae. Die Claviculae werden am besten in einer transversalen Schnittebene unterhalb des Halses dargestellt (Abb. 11.**79**). Am günstigsten ist dabei eine exakt dorsoposteriore/-anteriore Lage, da hierbei beide Claviculae gleichzeitig eingesehen werden können. Somit ist ein direkter Vergleich zwischen beiden Seiten möglich.

Scapulae. Für die Darstellung der Scapulae stellt man sich zunächst im seitlichen Längsschnitt den jeweiligen Schultergürtel ein. Durch leichtes Kippen des Schallkopfes lässt sich dann im dorsalen Tangentialschnitt die Scapula in ihrem ganzen Ausmaß erkennen (Abb. 11.**80** und 11.**81**). Im Querschnitt durch den oberen Thorax findet man die Scapulae als flache echoreiche Areale seitlich hinter der Wirbelsäule (Abb. 11.**82**).

Herz. Wird die Querschnittebene etwas weiter kaudal gelegt, so fällt innerhalb der linken Thoraxhälfte das pulsierende Herz auf. Grundsätzlich sollte vor jeder detaillierten Untersuchung im Querschnitt überprüft werden, ob das Herz auf der richtigen Seite schlägt und ob die Herzachse stimmt. Hat man sich von der richtigen Lage überzeugt, so kann auf eine detaillierte Betrachtung der einzelnen Herzkammern übergegangen werden (s. Abschnitt Herz). Zu beachten ist, dass beim Fetus das Herz aufgrund der großen Leber und der nicht entfalteten Lunge horizontaler liegt als beim Neugeborenen (11).

■ Lunge und Diaphragma

Embryologie

Atemtrakt. Larynx, Trachea, Bronchialbaum und Alveolen sind Abkömmlinge des entodermalen Darmrohres. Die Hauptbronchien entstehen aus den beiden Lungenknospen. Die rechte Lungenknospe teilt sich in 3 Äste, die zu den 3 Lungenlappen rechts führen, die linke Lungenknospe teilt sich in 2 Äste, die wiederum zu den beiden linken Lungenlappen führen (Abb. 11.**83**). Während der gesamten intrauterinen Entwicklung teilen sich die Hauptbronchien mehrfach dichotom. Das Mesoderm, das den Bronchialbaum umgibt, differenziert sich zu Knorpel, Muskelgewebe und Blutgefäßen.

Zwerchfell. Das Zwerchfell entsteht aus mehreren Anlagen: Der sternale und der kostale Teil des Zwerchfells gehen aus dem Septum transversum hervor, ein kleiner Teil stammt direkt von der Thoraxwand, und der dorsolaterale Teil des Zwerchfells wird von der pleuroperitonealen Membran gebildet (12).

Sonoanatomie

Lungen. Die Lungen stellen sich im Querschnitt zwischen Herz, Wirbelsäule und Rippen mit homogener echodichter Struktur dar (Abb. 11.**84**). Die Echodichte der Lungen verändert sich mit zunehmendem Gestationsalter. Im II. Trimenon weist das Lungengewebe meist eine geringere Echoreflexion als das Lebergewebe auf, im III. Trimenon verhält sich dies umgekehrt (2, 13). Die Zunahme der Lungenreflexion wird von einzelnen Autoren als Hinweis für die fetale Lungenreife angesehen (13).

Zwerchfell. Bei intaktem Zwerchfell erkennt man im Längsschnitt zwischen Zwerchfell und Leber eine nach kranial konvex gebogene echoarme Linie, die den subphrenischen Spalt darstellt (Abb. 11.**85**). Das Zwerchfell selbst weist eine mittlere Echogenität auf. Isoliert lässt es sich nur beim Auftreten von Aszites oder beim Hydrothorax darstellen.

Fetale Atembewegungen

Bereits 1888 beschrieb Ahlfeld (1) rhythmische fetale Thoraxbewegungen, die in den letzten SSW durch die mütterliche Bauchdecke hindurch erfasst werden können. Tierexperimentell wurden fetale Atembewegungen 1970 von Dawes et al. (9) wie auch von Merlet et al. (25) nachgewiesen. Mittels Ultraschall konnten Respirationsbewegungen bei menschlichen Feten erstmals von Body und Robinson (4) 1971 mit dem A-Bild registriert werden. Mit der Einführung des schnellen B-Bildes und des Time-Motion-Verfahrens erfolgte dann von mehreren Untersuchern (14, 24, 31, 33) eine Beobachtung fetaler Atembewegungen, die bereits ab 12–13 SSW erkannt werden können (39).

Atemexkursionen. Die Atemexkursionen des Fetus fangen mit einer kaudalwärts gerichteten Bewegung des Zerchfells an. Die Thoraxwand wird eingezogen, die Bauchdecke bewegt sich nach außen (Abb. 11.**86**). Danach kehren Zwerchfell, Thorax- und Abdominalwand wieder zurück (31, 39). Ein Nomogramm für die Amplitude der Thorax- und Abdominalwandexkursionen in Relation zum Gestationsalter wurde von Neldam (28) publiziert. Man nimmt an, dass die Atemexkursionen des Fetus für die normale Entwicklung der Lungen notwendig sind.

Häufigkeit. Atembewegungen treten episodisch auf. Im Verlauf der Schwangerschaft sind sie anfangs eher unregelmäßig, während sie ab 34–36 SSW regelmäßiger vorkommen (37). Unter der Geburt findet man dann eine deutliche Abnahme bis hin zum Verschwinden der Atembewegungen (5, 6, 8, 34).

Bei sonographischen Langzeitbeobachtungen über 24 Stunden fanden Patrick et al. (30, 32) einen signifikanten Anstieg der fetalen Atembewegungen während der zweiten und dritten Stunde nach den Mahlzeiten und zwischen 1.00 Uhr und 7.00 Uhr morgens. Die längste fetale Apnoephase konnte dabei mit 2 Stunden beobachtet werden (32). Die Atembewegungsinzidenz, d. h. der Prozentsatz an Zeit, innerhalb der beim gesunden Fetus Atembewegungen beobachtet werden, wird von Patrick et al. (32) für die letzten 10 Wochen mit ca. 30% angegeben.

Einflussfaktoren. Verschiedene Faktoren, die einen Einfluss auf die fetale Atemtätigkeit nehmen können, wurden untersucht: Hyperglykämie (3, 16, 19, 27) und Hyperkapnie (35, 38) führten zu einer Steigerung der Atembewegungsinzidenz. Teilweise konnte dies auch bei einer Hyperoxie beobachtet werden (38), während andere Untersucher (10, 36) hierbei keine wesentliche Änderung des Atembewegungsverhaltens des Fetus fanden. Hypoxie (22), Nikotin (17, 20, 21) und Alkohol (15, 18) bewirken ein Absinken der Atembewegungsinzidenz. Eine fetale Asphyxie ging bei tierexperimentellen Untersuchungen (7, 23, 29) mit einem Absinken der fetalen Atembewegungsaktivität bis hin zur lang andauernden Apnoe einher. Präfinal konnte dann entweder eine intermittierende oder anhaltende abnormale Atmung oder eine Schnappatmung beobachtet werden.

Keine klinischen Konsequenzen. Trotz vielfältiger Untersuchungen und Erkenntnisse über die fetale Physiologie können aufgrund fetaler Atembewegungsmuster bislang immer noch nicht klinische Konsequenzen gezogen werden, da die physiologische Breite der Atembewegungen außerordentlich groß ist.

Knöcherner Thorax, Claviculae und Scapulae

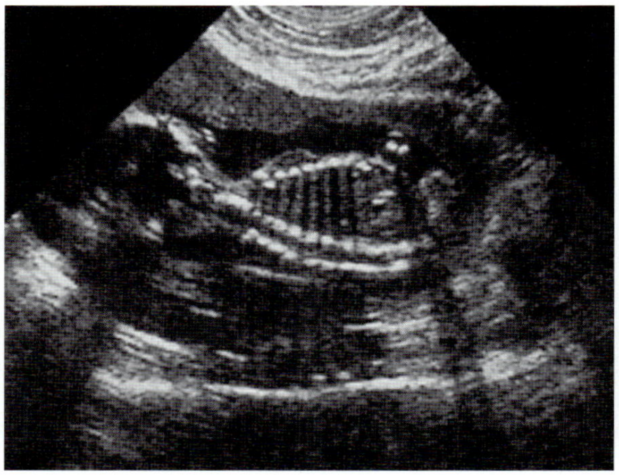

Abb. 11.**77** Fetaler Thorax im Längsschnitt bei Beckenendlage, 22 SSW. Infolge des Schallschattens entsteht hinter den Rippen ein streifenartiges Muster.

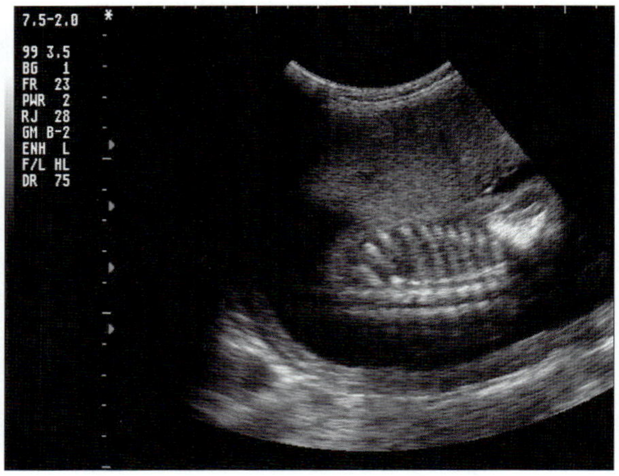

Abb. 11.**78** Fetaler Thorax bei Schädellage, 22+4 SSW. Im tangentialen Anschnitt des Thorax ergibt sich eine gute Beurteilungsmöglichkeit der Ossifikation der Rippen.

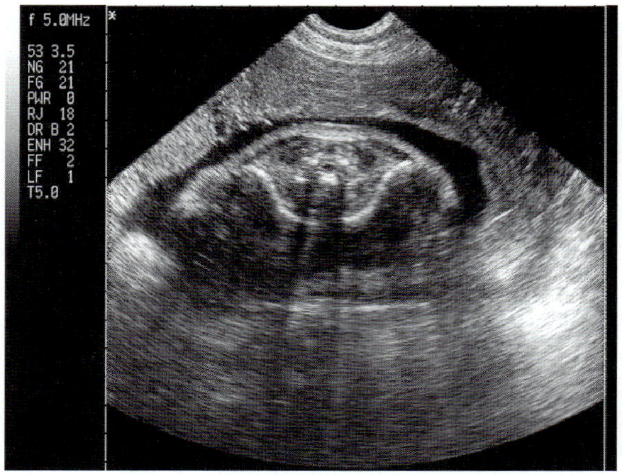

Abb. 11.**79** Querschnitt durch den fetalen Schultergürtel mit Darstellung der beiden gebogenen Claviculae, 26+4 SSW.

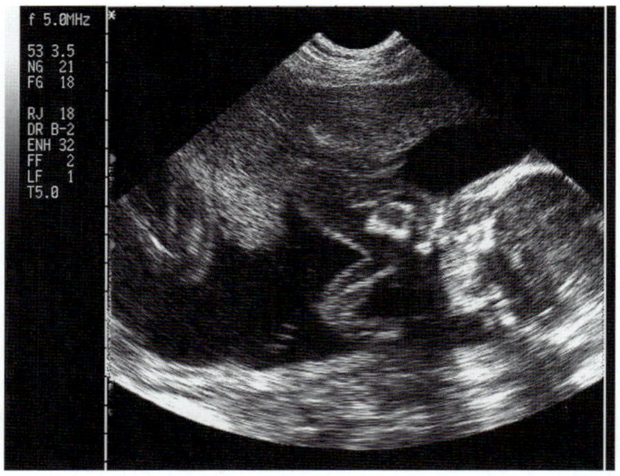

Abb. 11.**80** Dorsaler Tangentialschnitt durch die Scapula bei Schädellage, 20+2 SSW.

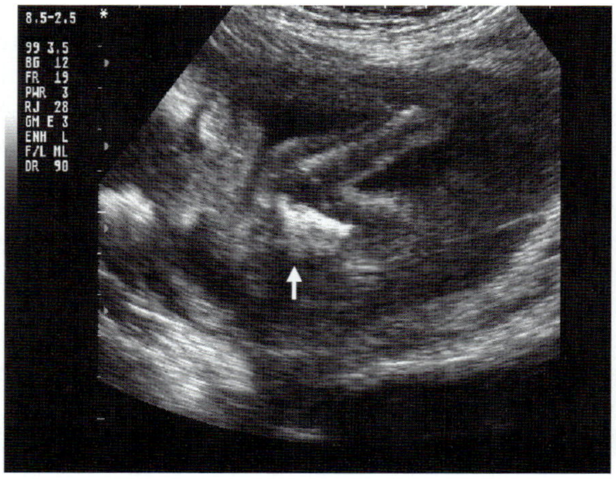

Abb. 11.**81** Tangentialschnitt durch die rechte Scapula bei Beckenendlage, 21+0 SSW.

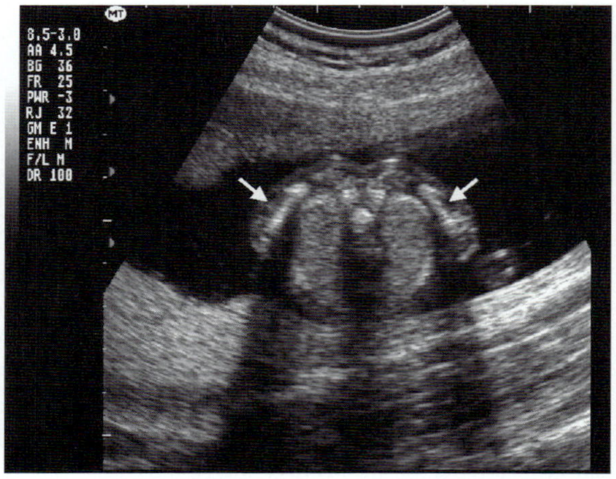

Abb. 11.**82** Querschnitt im Bereich des Schultergürtels mit Darstellung beider Scapulae (Pfeile), 19 SSW.

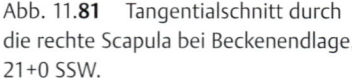

77

78

79

80

81

82

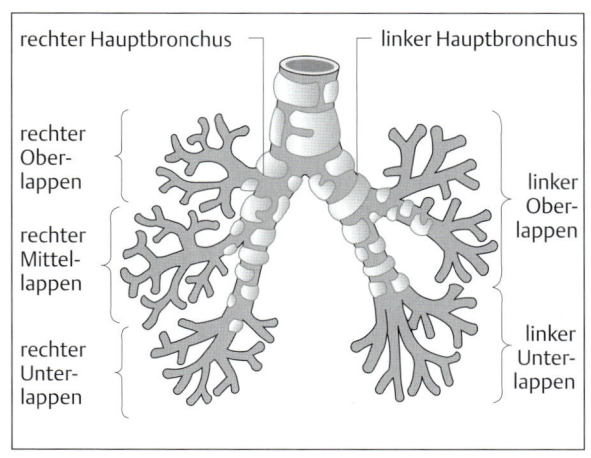

83

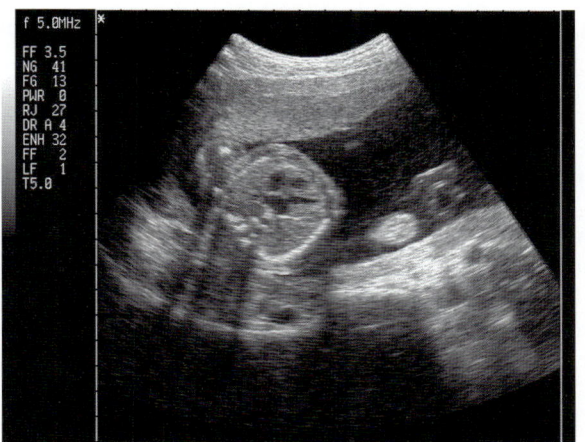

84

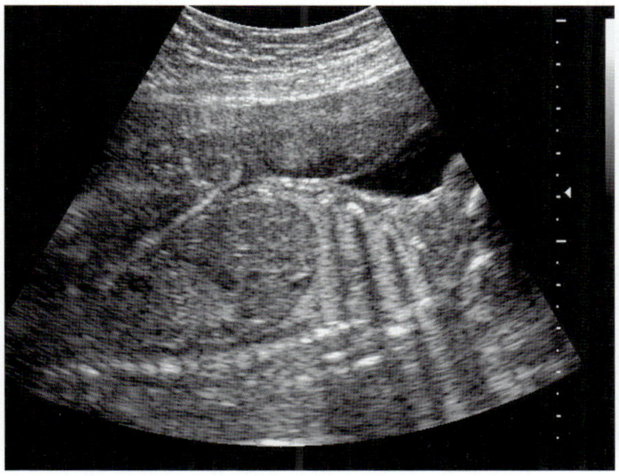

85

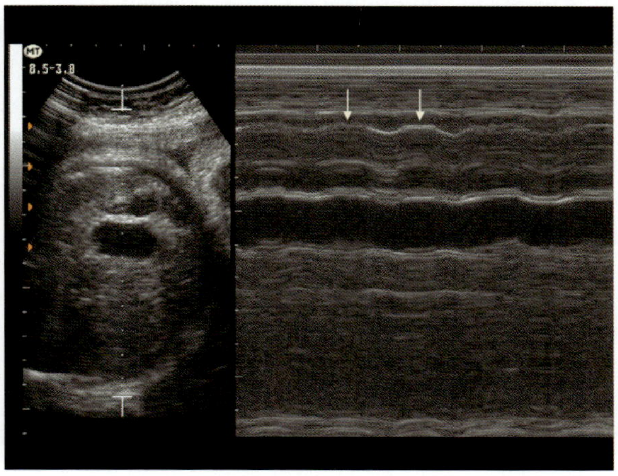

86

Lunge und Diaphragma

Abb. 11.83 Schemazeichnung der fetalen Atemwege (nach 26).

Abb. 11.84 Schräg hinter dem Herzen Darstellung der Lungen mit homogener echodichter Struktur, 20+4 SSW.

Abb. 11.85 Sagittaler Längsschnitt durch den Thorax und das Abdomen, 20+3 SSW. Unterhalb des echoreichen Zwerchfells erkennt man den subphrenischen Spalt als gebogene echoarme Linie.

Abb. 11.86 Querschnitt durch das fetale Abdomen, 37 SSW. Darstellung episodisch auftretender fetaler Atembewegungen im Time-Motion-Verfahren.
Pfeile = Atembewegungen.

Zirkulationssystem (Fetalkreislauf)

Embryologie (2, 5)

Kurz vor Ende der 3. Embryonalwoche entsteht die Herzanlage in Form von 2 Endothelschläuchen, die bald zu einem einzigen Herzschlauch verschmelzen. Etwa am 20. Tag bekommt dieser Schlauch Anschluss an die Blutgefäßnetze des Embryonalkörpers, der Allantois und des Dottersackes. Am Ende der 3. Woche ist bereits ein primitives Herz-Kreislauf-System ausgebildet. Die Kontraktionen des Herzens beginnen am 22. Tag und gehen vom Sinus venosus aus.

Kreislauf Ende der 4. Embryonalwoche

Ende der 4. Woche werden die anfangs unrhythmischen Kontraktionen so regelmäßig, dass sich eine unidirektionale Strömung ergibt.

Blutfluss zum Herz. Das Blut des Embryonalkörpers erreicht das embryonale Herz über die vordere und hintere V. cardinalis communis; das aus der Plazenta stammende Blut kommt über die Umbilikalvenen in die Herzanlage, und das Blut aus dem Dottersack über die Vv. omphalomesentericae. Alle 3 Gefäßstämme kommunizieren im Bereich des Septum transversum miteinander, bevor sie in den Sinus venosus eintreten (2) (Abb. 11.**87**).

Blutfluss weg vom Herz. Vom Herzen fließt das Blut über die beiden Aortenbögen in die ebenfalls paarigen dorsalen Aorten, die kaudal in die unpaare Aorta abdominalis übergehen; über die Umbilikalarterien gelangt es zur Plazenta und über die Aa. omphalomesentericae zum Dottersack (2) (Abb. 11.**87**).

Vollständig entwickelter fetaler Kreislauf

Blutfluss zum Herz. Nach vollständiger Entwicklung des Blutgefäßsystems sowie der komplexen Ausbildung des Herzens mit den beiden Vorhöfen und Kammern erreicht das sauerstoffreiche Blut der Plazenta den Fetus über die V. umbilicalis. Von den ursprünglich angelegten 2 Vv. umbilicales bleibt nur die linke erhalten (2). Ein kleiner Teil des arterialisierten Blutes fließt durch die Sinusoide der Leber, der größere Teil wird aber über den Ductus venosus Arantii an der Leber vorbei in die V. cava inferior geleitet, wo es sich mit dem venösen Blut aus der unteren Extremität sowie aus dem Becken- und Bauchraum mischt (Abb. 11.**88**).

Blutfluss im Herz und weg vom Herz. Das Blut gelangt dann in den rechten Vorhof und wird hier durch die Klappe der V. cava inferior in Richtung auf das Foramen ovale geleitet. Der Unterrand des Septum secundum (Crista dividens) teilt den Blutstrom in 2 ungleiche Teile auf. Der größere Teil fließt durch das Foramen ovale in den linken Vorhof, mischt sich dort mit einer kleinen Blutmenge, die aus den Lungen kommt, fließt in den linken Ventrikel und von hier weiter in die Aorta ascendens, deren Äste besonders Kopf, Hals und die oberen Extremitäten versorgen (2).

Der kleinere Teil mischt sich mit venösem Blut, das durch die V. cava superior in den rechten Vorhof und weiter in den rechten Ventrikel gelangt und von dort in den Truncus pulmonalis, den Ductus arteriosus und die Aorta fließt.

Nur ein relativ kleiner Teil des arterialisierten Blutes verteilt sich in den inneren Organen und den unteren Extremitäten. Lediglich ein geringer Anteil fließt in die Lungen, da der Widerstand der Lungen noch sehr hoch ist.

Über die Aa. umbilicales strömt das Blut dann wieder in die Plazenta zurück.

Veränderungen unter der Geburt

Verschluss des Foramen ovale. Mit der Geburt verlieren Foramen ovale, Ductus arteriosus, Ductus venosus, Umbilikalarterien und Umbilikalvenen ihre funktionelle Bedeutung. Mit der Unterbrechung der aus der Plazenta kommenden Gefäße sinkt der Blutdruck in der V. cava inferior und im rechten Vorhof plötzlich stark ab. Gleichzeitig steigt der Druck im linken Vorhof rasch an, dadurch, dass die Lungen belüftet werden und die Durchblutung der Lungen dann plötzlich stark zunimmt. Auf diese Weise wird der Blutdruck im linken Vorhof gegenüber dem im rechten Vorhof rasch größer, sodass das Septum primum gegen das Septum secundum gepresst und das Foramen ovale geschlossen wird.

Ductus arteriosus, Ductus venosus und Umbilikalgefäße. Bei der Geburt ziehen sich der Ductus arteriosus und die Umbilikalarterien zusammen. Ductus arteriosus, Ductus venosus und Umbilikalgefäße veröden rasch, indem das Gefäßendothel und das perivaskuläre Bindegewebe proliferieren. Das Lig. teres hepatis stellt einen Rest der Umbilikalvene dar, der anfangs häufig noch ein – wenn auch kleines – Lumen besitzt. Der distale Abschnitt der Umbilikalarterie liegt beim Erwachsenen im Lig. umbilicale mediale; der proximale Abschnitt bleibt erhalten, von ihm entspringen die Aa. vesicales superiores.

Das an der Unterseite der Leber gelegene Lig. venosum ist ein Rest des Ductus venosus (Arantii). Aus dem Ductus arteriosus Botalli entsteht das Lig. arteriosum. Die Umwandlung des Ductus arteriosus in einen bindegewebigen Strang kommt etwa im 3. Monat nach der Geburt zum Abschluss (2).

Sonoanatomie

Farbdopplersonographie. Die großen Gefäße des fetalen Zirkulationssystems können mit der konventionellen zweidimensionalen Sonographie im Längsschnitt problemlos als echoarme Bänder erkannt werden. Zur Darstellung kleinerer Gefäße wie auch zur schnellen Darstellung größerer Gefäße und deren Blutflussrichtung ist der Einsatz der Farbdopplersonographie notwendig.

Mit der transvaginalen Farbdopplersonographie werden der umbilikale wie auch der embryonale Blutfluss bereits Mitte des ersten Trimesters nachgewiesen (Abb. 11.**89**). Eine detaillierte Darstellung des Blutkreislaufes ist im II. und III. Trimenon mit der Abdominalsonographie möglich.

V. umbilicalis. Von der Ansatzstelle der Nabelschnur in Abdomenmitte (Abb. 11.**90**) zieht die linke V. umbilicalis – die rechte V. umbilicalis ist bereits in der 6. Embryonalwoche obliteriert (2) – intraabdominal in einem Winkel von etwa 45° kraniodorsalwärts zur Leber und mündet dort in den Sinus venae portae (3, 6) (Abb. 11.**88**).

Ductus venosus, V. portae und V. cava inferior. Das über die Nabelschnurvene herantransportierte oxygenierte Blut fließt dann innerhalb der Leber größtenteils in den Ductus venosus (Abb. 11.**88**, 11.**91**, 11.**92**) und gelangt damit unter Umgehung des Leberkapillargebietes direkt in die V. cava inferior. Die Einmündungsstelle der V. umbilicalis in den Sinus venae portae gilt als wichtiger Referenzpunkt für die Abdominometrie (s. Kapitel 12) (3, 4, 6). Ein geringer Teil des Nabelvenenblutes vermischt sich mit dem desoxygenierten Blut der V. portae und fließt in die Lebersinusoide und von dort aus über die Lebervenen (Abb. 11.**91** und 11.**93**) in die V. cava inferior (7) (Abb. 11.**94**).

Herz. Nachdem das Blut den rechten Vorhof erreicht hat, fließt der größere Teil des Blutes durch das offene Foramen ovale in den linken Vorhof und von dort in den linken Ventrikel (Abb. 11.**95**); der kleinere Teil der Blutmenge geht über den rechten Vorhof in den rechten Ventrikel (Abb. 11.**95**).

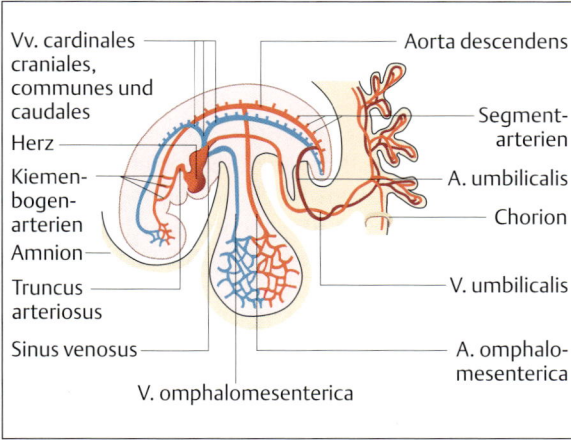

Vv. cardinales craniales, communes und caudales

Herz

Kiemenbogenarterien

Amnion

Truncus arteriosus

Sinus venosus

Aorta descendens

Segmentarterien

A. umbilicalis

Chorion

V. umbilicalis

A. omphalomesenterica

V. omphalomesenterica

87

Entwicklung des fetalen Kreislaufs

Abb. 11.**87** Schematische Darstellung des frühembryonalen Kreislaufs. Stadium 12 (etwa 26. Embryonaltag)(nach 5).

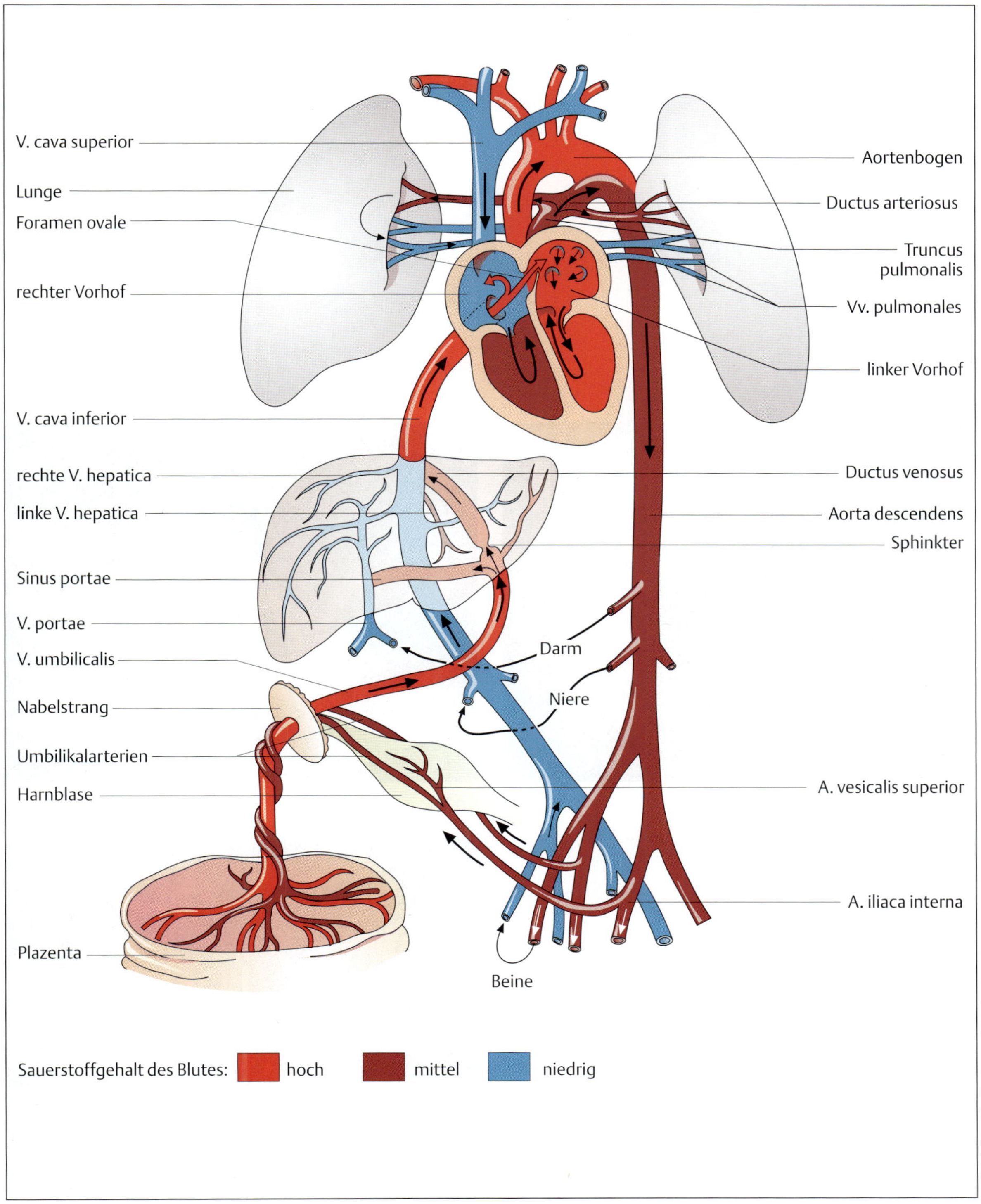

Abb. 11.**88** Vereinfachtes Schema des Fetalkreislaufs. Die Farben zeigen die Sauerstoffsättigung des Blutes, die Pfeile die Richtung der Blutzirkulation an. Die Organe sind aus didaktischen Gründen nicht maßstabgerecht dargestellt (nach 5).

V. cava superior

Lunge

Foramen ovale

rechter Vorhof

V. cava inferior

rechte V. hepatica

linke V. hepatica

Sinus portae

V. portae

V. umbilicalis

Nabelstrang

Umbilikalarterien

Harnblase

Plazenta

Aortenbogen

Ductus arteriosus

Truncus pulmonalis

Vv. pulmonales

linker Vorhof

Ductus venosus

Aorta descendens

Sphinkter

Darm

Niere

A. vesicalis superior

A. iliaca interna

Beine

Sauerstoffgehalt des Blutes: ▮ hoch ▮ mittel ▮ niedrig

88

Aorta ascendens, Truncus pulmonalis und Ductus arteriosus. Vom linken Ventrikel aus fließt das Blut in die Aorta ascendens (Abb. 11.**96**), vom rechten Ventrikel aus gelangt das Blut in den Truncus pulmonalis (Abb. 11.**97**) und den Ductus arteriosus, der in die Aorta mündet. Die Überkreuzungsstelle von Aorta ascendens und Truncus pulmonalis lässt sich mit der Farbdopplersonographie gut demonstrieren (Abb. 11.**98**).

Aortenbogen. Im longitudinalen Schrägschnitt lässt sich der Aortenbogen mit den abgehenden Arterien (Truncus brachiocephalicus, A. carotis communis sinistra, A. subclavia sinistra) erkennen (Abb. 11.**99**).

Zerebrale Durchblutung. Die zerebrale Durchblutung lässt sich am besten über die A. cerebri media erfassen, die meist in einem guten Winkel zum Schallkopf liegt (Abb. 11.**100**).

Aorta descendens. Verfolgt man die Aorta über den Aortenbogen hinaus (Abb. 11.**101** und 11.**102**), kann man die gesamte Aorta descendens als pulsierendes Band bis zur Aufzweigung in die Iliakalgefäße erkennen (Abb. 11.**103**). Im Abdomenquerschnitt finden sich Aorta und V. cava inferior als echoleere, runde Areale unmittelbar vor der Wirbelsäule (1) (Abb. 11.**104**).

Interkostalarterien und Nierengefäße. Mit der Farbdopplersonographie können im Bereich der Rippen die von der Aorta abgehenden Interkostalarterien dargestellt werden (Abb 11.**105**) und im Bereich der Nieren die von der Aorta abgehenden Nierengefäße (Abb. 11.**106** und 11.**107**).

Extremitätenversorgende Gefäße. Im Bereich der Extremitäten können mit der Farbdopplersonographie Arm- und Beingefäße zur Darstellung gebracht werden (11.**108**–11.**113**).

Aa. umbilicales. Über die beiden Aa. umbilicales strömt das venöse Blut dann wieder in die Plazenta zurück. Sind beide Aa. umbilicales angelegt, zeigt sich seitlich der Harnblase je eine A. umbilicalis (Abb. 11.**114**).

Fetale Gefäße

Abb. 11.**89**   Darstellung des embryonalen Kreislaufs mit dem Farbdoppler. 9+4 SSW.

Abb. 11.**90**   Fetaler Längsschnitt mit Darstellung der Umbilikalvene (Pfeil), die in einem Winkel von ca. 45° in kraniodorsaler Richtung zur Leber verläuft. Schädellage.

Abb. 11.**91**   Schemazeichnung der fetalen Blutzirkulation innerhalb der Leber. 1 = V. umbilicalis, 2 = Ductus venosus Arantii, 3 = Sinus venae portae, 4 = V. portae, 5 = Lebersinusoide, 6 = Vv. hepaticae, 7 = V. cava inferior. Ansicht von ventral.

Abb. 11.**92**   Darstellung des Überganges zwischen Umbilikalvene (1) und Ductus venosus (2). Aorta (3). Herz (4). Beckenendlage.

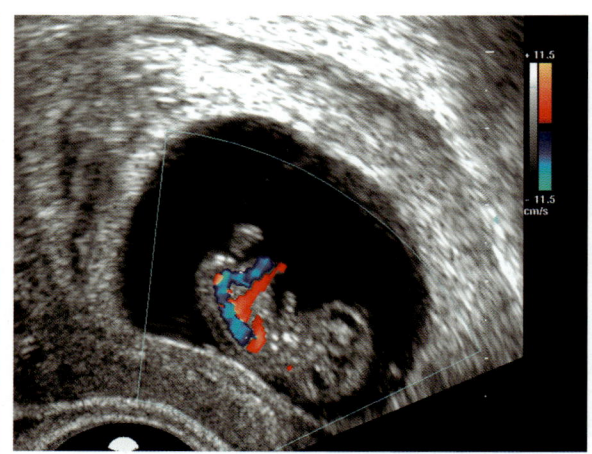

89

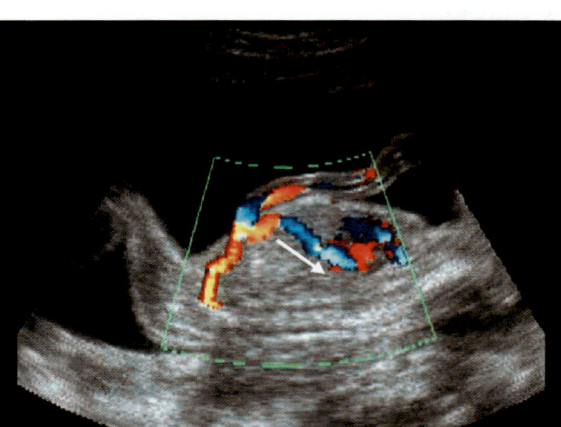

90

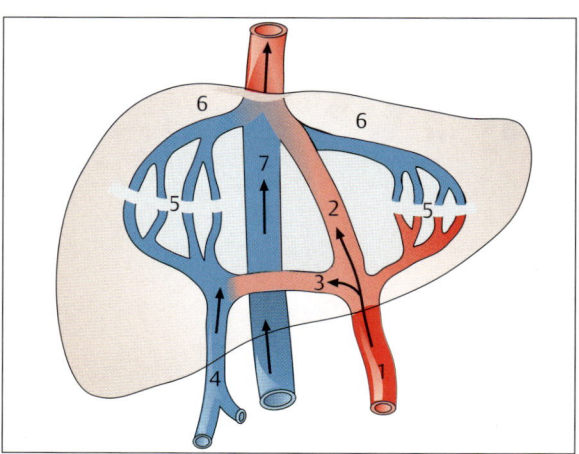

91

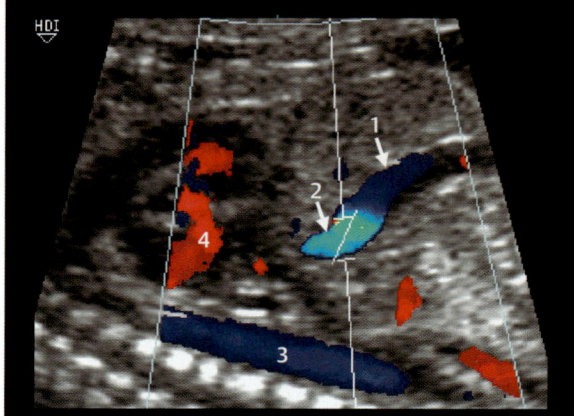

92

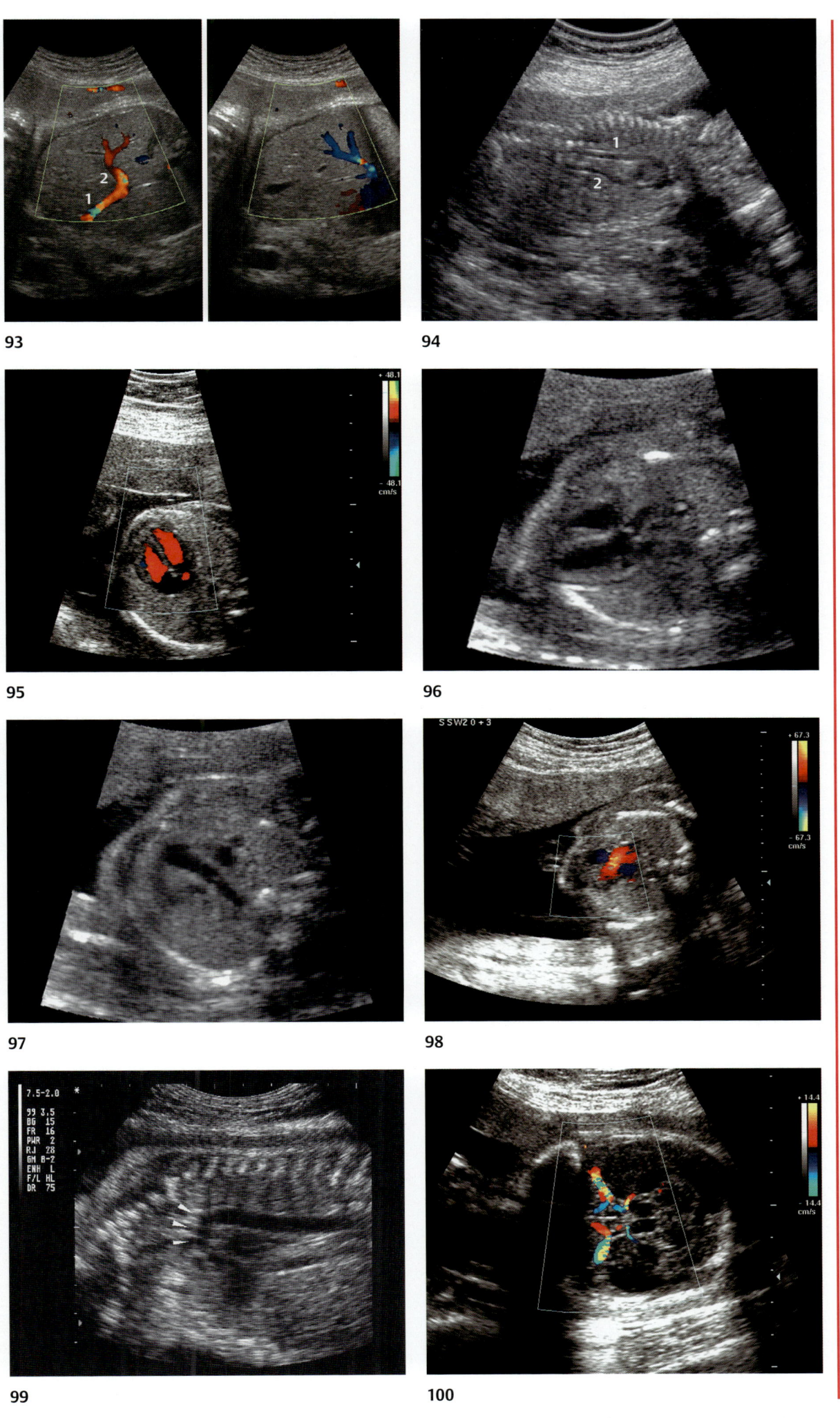

93

94

95

96

97

98

99

100

Abb. 11.**93** Leber mit Darstellung der Lebergefäße, 22+6 SSW. I. Schädellage. Links: Darstellung der V. umbilicalis (1) und des Sinus portae (2). Rechts: Darstellung der rechten V. hepatica.

Abb. 11.**94** Aorta descendens (1) und V. cava inferior (2), 19+0 SSW, Längsschnitt.

Abb. 11.**95** Vierkammerblick mit Darstellung der beiden Ventrikel im Farbdoppler, I. Beckenendlage.

Abb. 11.**96** Ausflusstrakt der Aorta aus dem linken Ventrikel, 23+5 SSW, I. Schädellage

Abb. 11.**97** Ausflusstrakt des Truncus pulmonalis aus dem rechten Ventrikel, I. Schädellage.

Abb. 11.**98** Überkreuzungsstelle von Aorta ascendens und Truncus pulmonalis im Farbdoppler, 20+3 SSW, I. Schädellage.

Abb. 11.**99** Aortenbogen mit Abgang des Truncus brachiocephalicus, der A. carotis communis sinistra und der A. subclavia sinistra (Pfeile), Beckenendlage.

Abb. 11.**100** Darstellung der A. cerebri media im Farbdoppler.

Abb. 11.101 Aortenbogen und Aorta descendens im Farbdoppler, Schädellage.

Abb. 11.102 Distaler Anteil der Aorta, Schädellage.

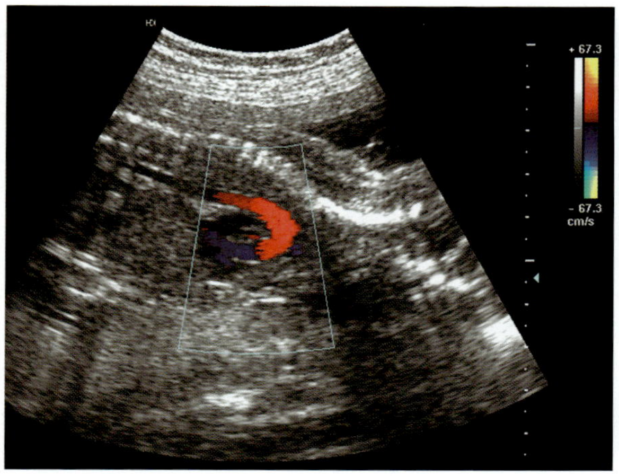

101

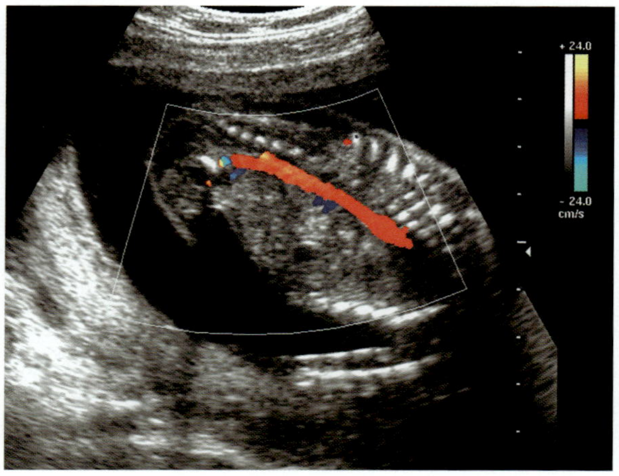

102

Abb. 11.103 Aufzweigungsstelle der Aorta in die Iliakalgefäße (Pfeil).

Abb. 11.104 Aorta descendens (1) und V. cava inferior (2) finden sich im Querschnitt als kleine echoarme runde Bezirke vor der Wirbelsäule. V. umbilicalis (3), Magen (4). I. Schädellage, 22 SSW.

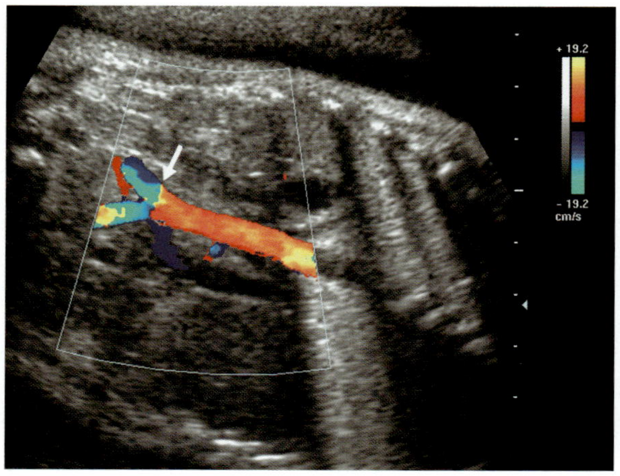

103

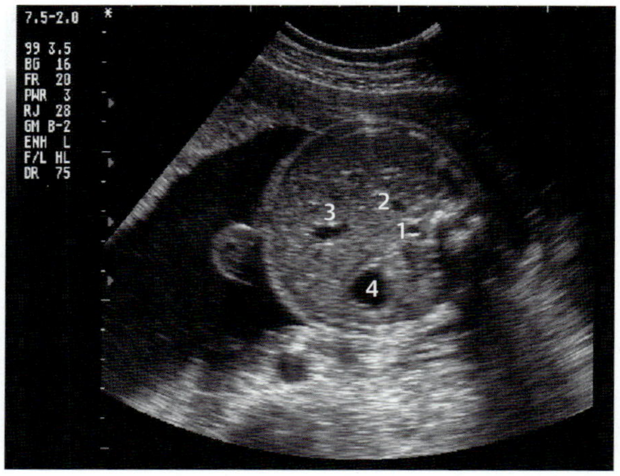

104

Abb. 11.105 Darstellung der Interkostalgefäße mit dem Farbdoppler.

Abb. 11.106 Abgang der Nierenarterien von der Aorta, Schädellage.

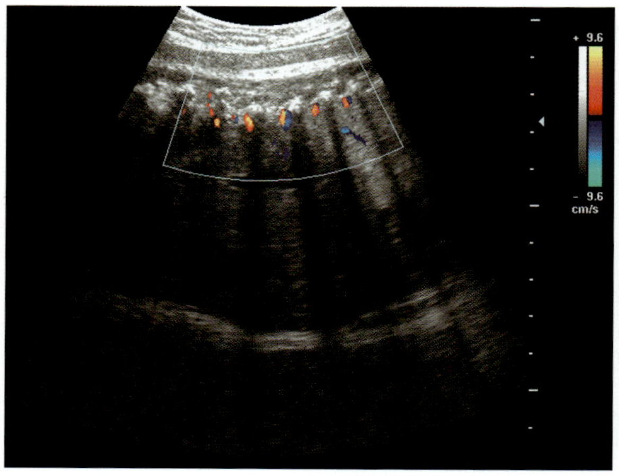

105

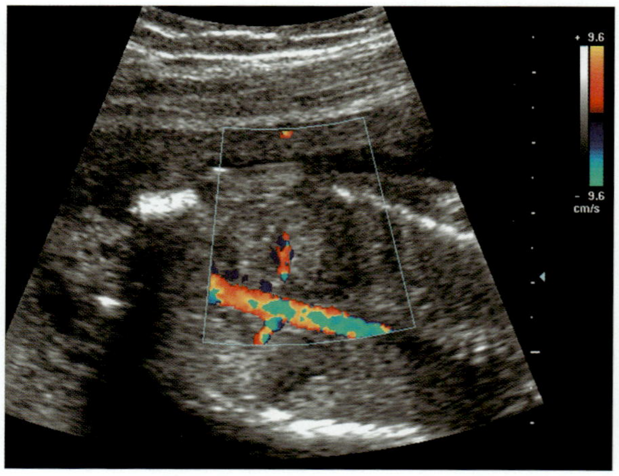

106

Abb. 11.107 Darstellung der Nierenperfusion. Die Nierengrenze ist durch die Pfeile gekennzeichnet.

Abb. 11.108 A. und V. axillaris rechts.

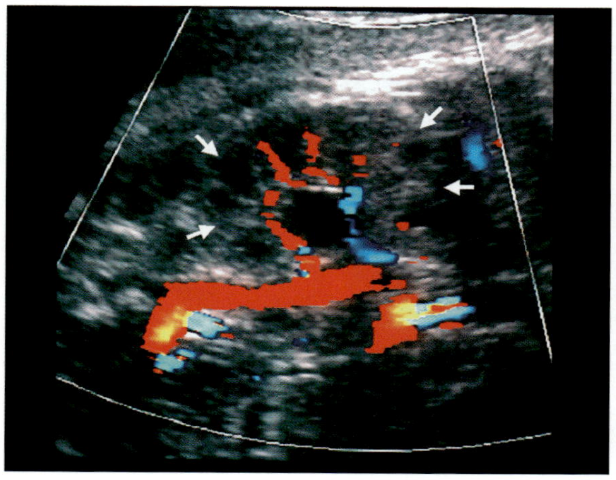

107

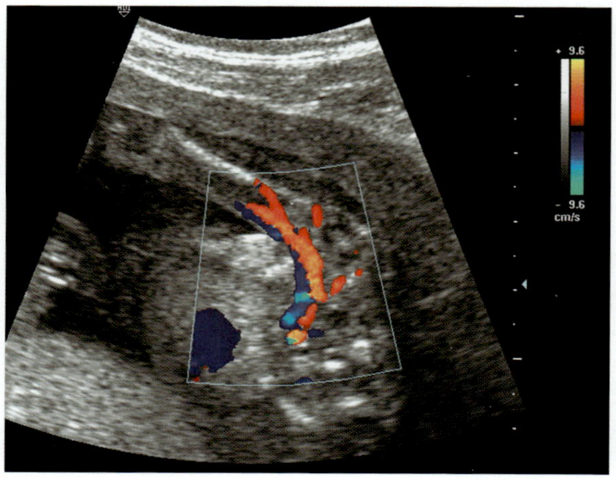

108

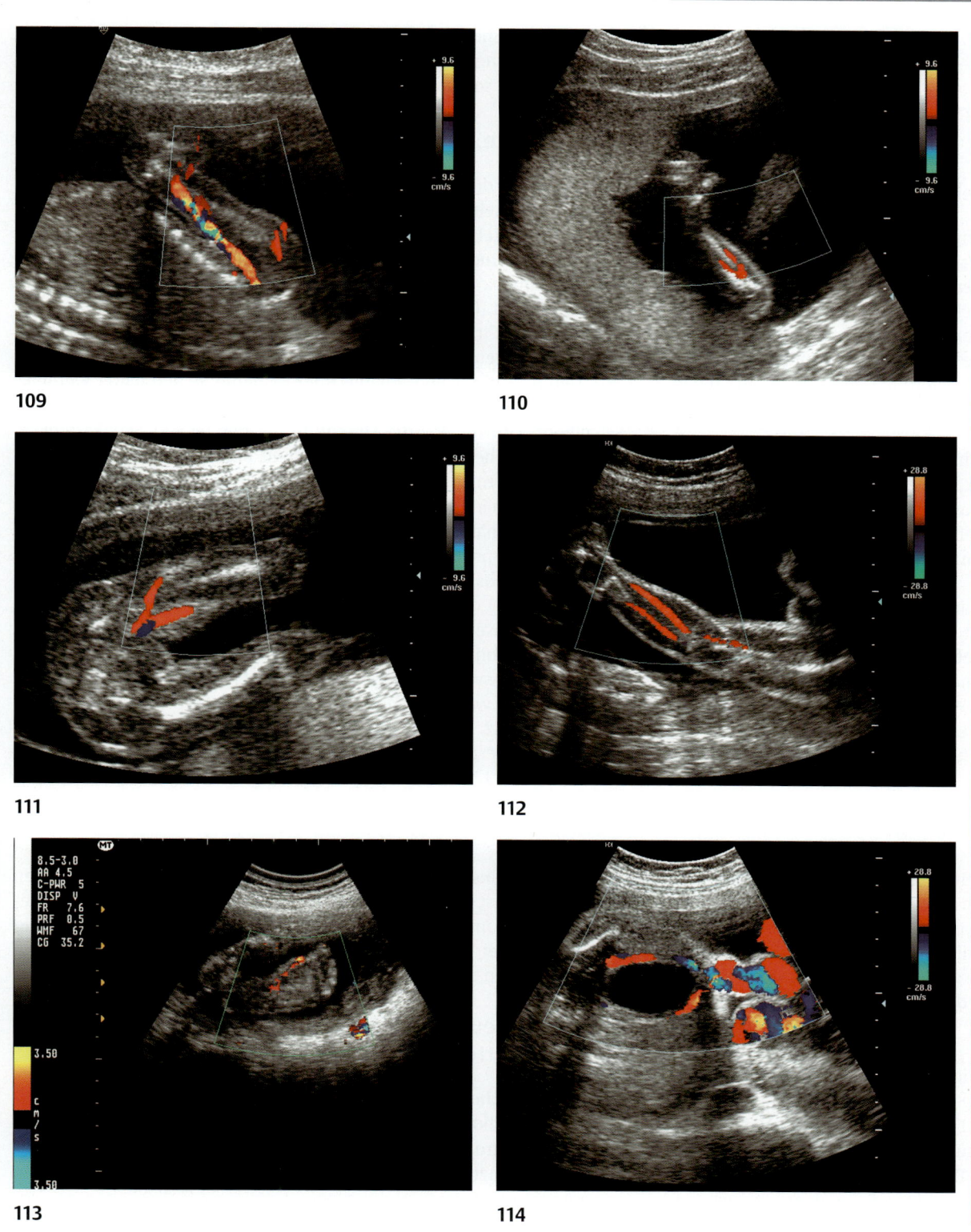

109

110

111

112

113

114

Abb. 11.**109**   Oberarm mit A. brachialis.

Abb. 11.**110**   Unterarm mit Darstellung der A. ulnaris und der A. radialis.

Abb. 11.**111**   A. femoralis und A. circumflexa femoris lateralis im Bereich des rechten Beines.

Abb. 11.**112**   Unterschenkel mit Darstellung der A. tibialis posterior und der A. peronaea.

Abb. 11.**113**   Linker Fuß mit A. plantaris medialis (plantare Aufsicht), 27 SSW.

Abb. 11.**114**   Bei regelrechter Anlage der beiden Aa. umbilicales erkennt man links und rechts der Harnblase jeweils eine A. umbilicalis.

Herz

Allgemeines zur Untersuchung des fetalen Herzens

Indikationen und Vorgehen

Was man unter einer „Untersuchung des fetalen Herzens" versteht, wird unterschiedlich interpretiert. Das Spektrum reicht vom einen Extrem, dem Nachweis von fetalen Herzaktionen („Herzaktion positiv") bis hin zum anderen Extrem, nämlich der expliziten Darstellung aller Strukturen im B-Bild und Farbdoppler sowie der Messung aller Durchmesser und Erfassung aller Blutflüsse mittels Spektraldoppler. Die meisten Untersucher verstehen darunter allerdings die Darstellung der 4 Herzkammern im B-Bild.

Untersuchungsinhalte. Der Inhalt einer Analyse des fetalen Herzens hängt im Wesentlichen von der Indikation zur Ultraschalluntersuchung ab. So kann von einer Screeningultraschalluntersuchung weit weniger verlangt werden als von einer gezielten („targeted") fetalen Echokardiographie bei Vorliegen eines hohen Risikos (z. B. bei einem NIHF).

Screening. Das Ziel beim Screening um 20 SSW ist es im Allgemeinen, die regelrechte Fetalentwicklung zu überprüfen, wobei der Untersucher systematisch die wichtigsten fetalen Strukturen einstellen sollte. Am Herzen bedeutet dies im Optimalfall, dass neben dem Vierkammerblick auch der Abgang und der Verlauf der großen Gefäße dargestellt werden sollten. Von einer Untersuchung an einem Zentrum der Stufe II erwartet man heute darüber hinaus zunehmend, dass im Screening die Farbdopplersonographie eingesetzt wird. Ausführliche biometrische und dopplersonographische Messungen sind im Screening selten notwendig und eher zeitraubend (4, 7, 8, 9).

Low-Risk-Kollektiv. Studien zur systematischen Untersuchung des fetalen Herzens haben gezeigt, dass nach einer Lernphase in > 90% der Fälle der Vierkammerblick eingestellt werden konnte (25). Die Effektivität einer Untersuchung wird bei einer alleinigen Einstellung des Vierkammerblicks im Low-Risk-Kollektiv bei guter Erfahrung des Untersuchers auf 40% geschätzt und erhöht sich durch die Darstellung der großen Gefäße auf 70% (21).

High-Risk-Kollektiv. Liegt in einem Hochrisikokollektiv eine klare Indikation zur fetalen Echokardiographie vor (s. Kapitel 25), so ist eine erweiterte Diagnostik mit Einsatz des Dopplers erforderlich. Venen, Vorhöfe, Ventrikel und große Gefäße müssen dabei gezielt überprüft und Herzfehler ausgeschlossen werden. Der Untersucher ist auf das Herz wesentlich mehr konzentriert als bei einer Screeninguntersuchung. Quantitative und semiquantitative biometrische und Dopplermessungen sind die Regel und dienen einer detaillierten Beschreibung zum Ausschluss oder zur Bestätigung eines Vitiums. Am ausführlichsten muss das Herz bei einem (komplexen) Herzfehler untersucht werden, sodass sowohl für das pränatale Follow-up als auch für die Neonatalphase bereits konkrete Befunde vorliegen.

Methoden der Herzuntersuchung. In den folgenden Abschnitten werden die verschiedenen Methoden der Herzuntersuchung erläutert, und die Untersuchungstechnik wird dargelegt. Als Grundlage dient die Einstellung verschiedener Schnittebenen im B-Bild, ergänzt durch die Analyse im Farbdoppler. Auf den Einsatz der M-Mode-Technik bei einigen Fragestellungen wird ebenso eingegangen wie auf die Spektraldopplererfassung der Perfusion in den einzelnen kardialen Gebieten. Referenzkurven für verschiedene biometrische und Dopplerparameter sollen dem Anwender bei seiner Untersuchung helfen und die Abgrenzung von normalen und pathologischen Befunden erleichtern (s. Kapitel 12). Die Grundlage für jede optimale Untersuchung ist jedoch nicht nur die Kenntnis der kardialen Anatomie und die Darstellung von Schnittebenen, sondern zunächst die optimale Einstellung des Gerätes.

Geräte, Schallköpfe, Voreinstellungen

Cine-Loop. Für die Durchführung einer fetalen Echokardiographie sollte das Gerät neben der Hochauflösung im B-Bild über eine Bildvergrößerung mittels Zoom-Technik, eine M-Mode-Funktion, einen gepulsten Doppler und einen farbkodierten Doppler verfügen. Wegen der hohen Frequenz des fetalen Herzens (120–180 Schläge pro Minute) sollte das Gerät für die bessere Beurteilung der kardialen Anatomie zusätzlich eine Cine-Loop-Option haben. Beim Cine-Loop werden im Gerät die letzten 50–70 Bilder gespeichert; diese können nach dem „Einfrieren" Bild für Bild in langsamer Reihenfolge betrachtet werden.

Schallkopf. Obwohl für die Durchführung der fetalen Echokardiographie sowohl Linear- als auch Sektor- und Konvexschallköpfe geeignet sind, bevorzugen die meisten Untersucher die beiden Letzteren, weil sie besser zu handhaben sind. Für die Untersuchung des fetalen Herzens sollten Schallköpfe mit hohen Frequenzen verwendet werden. Bis 25 SSW kann prinzipiell ein 5,0-MHz-Schallkopf eingesetzt werden. Liegt eine Adipositas (Schallabschwächung), ein Polyhydramnion (Herz tiefer als 8 cm) oder eine dorsoanteriore Lage in der Spätschwangerschaft (Rippenschatten) vor, so ist ein 3,5-MHz-Schallkopf für die Herzuntersuchung geeigneter.

Für eine transvaginale Untersuchung des Herzens, die ca. bis 15 SSW vorgenommen werden kann, eignen sich Schallköpfe mit Frequenzen von 5–7,5 MHz. Für die Durchführung von Dopplerflussmessungen (Spektral- oder Farbdoppler) sind wiederum niedrigere Dopplerfrequenzen (eher 3,5–5,0 MHz) günstiger. Dies ermöglicht die Auswahl einer höheren PRF (s. dort) und somit die Ableitung höherer Geschwindigkeiten.

„Kardiale Voreinstellung". Werden häufig fetale Echokardiographien durchgeführt, ist es ratsam, dafür eine „kardiale Voreinstellung" (Preset) (Tab. 11.1) im Gerät zu speichern, in der die Funktionen im B-Bild und im Doppler optimal angepasst sind, sodass ein Umschalten von der allgemeinen zur kardialen Untersuchung schnell vollzogen ist.

Die Beurteilung im B-Bild: Schnittebenen in der fetalen Echokardiographie

Pädiatrische Echokardiographie. Die Schnittebenen in der pädiatrischen Echokardiographie beruhen auf Empfehlungen der American Society of Echocardiography (22). Diese Schnittebenen sind von der ventralen Seite einzustellen, lassen keine großen Ausweichmöglichkeiten zu und orientieren sich an den eingeschränkten Möglichkeiten der Untersuchung, die durch die belüfteten Lungen einerseits und die Rippen andererseits bedingt sind. Daher unterscheidet man z. B. die subkostale, die apikale, die parasternale und die suprasternale Lokalisation des Schallkopfes mit den entsprechenden Einstellungen von Schnittebenen in der Längsachse, Kurzachse und im Vierkammerblick.

Tabelle 11.1 Optimale Einstellung im B-Bild für die Untersuchung des fetalen Herzens

> ➢ Höhere Frequenz des Schallkopfes (z. B. 5,0 MHz)
> ➢ Bild härter einstellen:
>   • kleine Dynamic Range
>   • härtere Kontraste
>   • kein „smoothing"
> ➢ Bild vergrößern bzw. zoomen!
> ➢ Nur eine Fokuszone
> ➢ Wenn im Gerät vorhanden: schmaler Sektor und hohe Frame Rate

Fetale Echokardiographie. Beim Feten ermöglichen die nichtbelüfteten Lungen und die nichtverknöcherten Rippen viele Zugangswege zum Herzen. Aufgrund der großen Beweglichkeit des Feten erweisen sich solche „flexiblen" Ebenen auch als notwendig. Daher sollte man sich in der fetalen Echokardiographie nicht nur auf die klassischen Ebenen der Kardiologie beschränken, sondern eigene Ebenen entwickeln, die für die fetale Diagnostik geeignet und durch Flexibilität gekennzeichnet sind (2, 12). Entsprechende Schnittebenen, die den fetalen Besonderheiten Rechnung tragen (2), sind in den Abb. 11.**115**–11.**119** aufgeführt.

Vierkammerblickebene. Das Prinzip beruht auf der Einstellung einer Vierkammerblickebene, von der sich die nächsten Transversalebenen kontinuierlich ableiten lassen. Ändert der Fetus seine Lage während der Untersuchung, kann durch die erneute Einstellung des Vierkammerblicks die Systematik fortgesetzt werden (Abb. 11.**121**).

Alle nachfolgend aufgeführten Ebenen sind auch vom Nichtkardiologen einfach einstellbar und besitzen unserer Erfahrung nach ein Maximum an Treffsicherheit bei der Erkennung von Malformationen.

■ Systematik der Analyse der kardialen Strukturen: das segmentale Vorgehen

Komplexität der Herzfehler. Bei der embryologischen Entwicklung vollzieht das Herz über mehrere Wochen eine Reihe von Drehungen, Septierungen und Verbindungen, was auch die Komplexität und Variationen der vielen Herzfehler erklärt. Bei den komplexen Herzfehlern kann es unter anderem zu Störungen der Verbindungen (Konnexionen) kommen, nicht zuletzt im Zusammenhang mit Störungen der Lateralisierung der Organe. Eine Reihe von Herzfehlern weist daher nicht nur Septumdefekte oder Klappenobstruktionen, sondern auch eine falsche Konnexion der Kammern oder der Gefäße auf.

3 Basissegmente. Um eine Systematik in der Einteilung der Herzfehler zu erreichen, wurde von dem Pathologen van Praagh (26) das sog. segmentale oder sequenzielle Vorgehen (segmental approach) vorgeschlagen, das später von anderen Autoren erweitert wurde. Dabei werden die 3 Basissegmente des Herzens – Vorhöfe, Ventrikel und herznahe große Arterien – nach anatomischen Kriterien identifiziert und ihre Konnexionen und Relationen zueinander analysiert. Die einzelnen kardialen Strukturen weisen charakteristische morphologische Eigenschaften und definierte Konnexionen auf, die primär nach pathologisch-anatomischen und angiographischen Kriterien definiert wurden.

Vorhöfe. Die Vorhöfe erkennt man an der charakteristischen Form ihrer Herzohren bzw. an der Fossa ovalis des rechten Vorhofes wie auch an der Einmündung der systemischen Venen in den rechten Vorhof und der Pulmonalvenen in den linken Vorhof. Im linken Vorhof schlägt die Klappe des Septum primum („Klappe" des Foramen ovale).

Ventrikel. Der rechte und linke Ventrikel unterscheiden sich u. a. in der Trabekulierung, in der zugeordneten Atrioventrikularklappe und deren Beziehung zu der Semilunarklappe der abgehenden Arterie.

Aorta und Truncus pulmonalis. Die Aorta und der Truncus pulmonalis sind am einfachsten voneinander abgrenzbar: Während die Aorta die Koronararterien und den Systemkreislauf (Stammgefäße und Aorta descendens) versorgt, gibt der Truncus pulmonalis die Pulmonalarterien ab.

Viszeroatrialer Situs. Unter der segmentalen Analyse des Herzens versteht man dann die Überprüfung der richtigen Konnexionen der einzelnen Segmente zueinander. Als Erstes wird der atriale Situs definiert, der in der Regel mit dem viszeralen Situs übereinstimmt. Die Definition des viszeroatrialen Situs (Situs solitus, Situs inversus oder Situs

ambiguus) ist in Fällen mit Drehungsanomalie eine Conditio sine qua non für die korrekte Diagnose.

Atrioventrikuläre und ventrikuloarterielle Konkordanz. Anschließend wird die atrioventrikuläre Konkordanz überprüft, d. h. ob der morphologisch rechte (bzw. linke) Vorhof mit dem morphologischen rechten (bzw. linken) Ventrikel in Verbindung steht. Abschließend wird die ventrikuloarterielle Konkordanz überprüft, d. h. ob der rechte Ventrikel mit dem Truncus pulmonalis und der linke Ventrikel mit der Aorta verbunden ist. Eine D-Transposition der großen Gefäße wird somit als atrioventrikuläre Konkordanz mit ventrikuloarterieller Diskordanz definiert.

Anatomische Formen kardialer Strukturen. Diese anfangs für den Pathologen gültige Vorgehensweise konnte später für die bildgebenden Verfahren angewendet werden. In der Echokardiographie wurde die segmentale Beurteilung von Huhta et al. (23) eingeführt, jedoch fehlen viele der typischen Kriterien. Auch sind beim Feten viele dieser Kriterien durch die Kleinheit der Strukturen nicht überprüfbar. Daher wird in den nächsten Abschnitten auf die typischen anatomischen Formen der einzelnen kardialen Strukturen eingegangen, in Ergänzung zur Analyse des Herzens in den verschiedenen Ebenen.

Ebene des oberen Abdomens (Ebene 0)

Einstellung

Der Pathologe unterscheidet normalerweise den rechten vom linken Vorhof durch die Beurteilung der Herzohren, eine Vorgehensweise, die im Ultraschall nicht möglich ist. Aus der Kenntnis, dass die Lage der Abdominalorgane und vor allem der V. cava inferior mit der Lage der Vorhöfe korreliert, kann die Beurteilung der Atrien durch die systematische Analyse des oberen Abdomens erfolgen (Tab. 11.2). Beim Feten wird nach Feststellung seiner Lage in utero und Lokalisation der Wirbelsäule das obere Abdomen in Höhe von Magen und Leber im Querschnitt eingestellt (Abb. 11.**120**).

Beurteilung

Durch eine fiktive anterioposteriore Linie wird das Abdomen in 2 Hälften geteilt.

Linke Hälfte (Abb. 11.**120**). Hier liegen die Magenblase, die Milz, der linke Rand der Leber und unmittelbar vor der Wirbelsäule die Aorta descendens. Die Milz ist zwar zwischen äußerem Magenrand und Rippen zu suchen, hat aber in der Fetaldiagnostik keine Bedeutung (weder Nachweis noch Ausschluss zuverlässig), da auch die Definition eines „Asplenie-" oder „Polysplenie-Syndroms" sich nicht mehr am Milznachweis, sondern am viszeroatrialen Situs orientiert.

Rechte Hälfte (Abb. 11.**120**). Auf dieser Seite liegen die Leber mit der Gallenblase (rechts), die Umbilikalvene (zentral, links der Gallenblase) und die Konfluenz der Lebervenen (als Leberstern) in Richtung der V. cava inferior. Diese liegt ventral und rechts lateral der Aorta descendens. Lebervenen und V. cava inferior münden gemeinsam in den rechten Vorhof.

Tabelle 11.2 Checkliste für das obere Abdomen

➢ Gefüllter Magen links
➢ Leber rechts
➢ Aorta links der Wirbelsäule
➢ V. cava inferior rechts der Wirbelsäule, ventral und rechts der Aorta

Schnittebenen der fetalen Echokardiographie

Abb. 11.115 Die Untersuchung des Herzens erfolgt in mehreren Ebenen. Als Grundlage dafür dient der Vierkammerblick, von dem sich die anderen Ebenen ableiten lassen.

Ebene 1: Vierkammerblick in einem Transversalschnitt. In dieser Ebene erfolgt die Hauptbeurteilung des Herzens (vgl. Abb. 11.**122**).

Ebene 2: Ohne die Lage des Schallkopfes zu ändern, wird er ein wenig gekippt, sodass der Abgang der Aorta aus dem linken Ventrikel zu sehen ist (sog. Fünfkammerblick) (vgl. Abb. 11.**126**).

Ebene 3: Von der Ebene 2 wird der Schallkopf weiter in kranialer Richtung gekippt, sodass der Abgang des Truncus pulmonalis aus dem rechten Ventrikel zur Darstellung kommt und die Aorta senkrecht kreuzt. In dieser Ebene findet man rechts neben dem Pulmonalisstamm die Aorta ascendens und die V. cava superior quergeschnitten (vgl. Abb. 11.**127**) (aus 2).

Abb. 11.116 Vom Vierkammerblick ausgehend wird der Schallkopf nach kranial beim Feten parallel verschoben und man stellt im oberen Thoraxbereich die großen Gefäße ein.

Ebene 4: Diese transversale Ebene schneidet von links nach rechts Truncus pulmonalis, Aorta ascendens und V. cava superior im vorderen Thoraxraum. Vor der Wirbelsäule ist die Aorta descendens quer getroffen.

Die **Ebene 5** erhält man, wenn von der Ebene 4 der Schallkopf erneut in kranialer Richtung gekippt wird. Aorta ascendens und Truncus pulmonalis (aus der Ebene 4) ziehen dann gleichzeitig zur Aorta descendens links der Wirbelsäule, sodass der Verlauf des Truncus pulmonalis mit dem Ductus arteriosus auf der einen Seite und der Aortenbogen mit Isthmus aortae auf der anderen Seite tangential getroffen werden (vgl. 11.**128**) (aus 2).

Abb. 11.117 Die **Ebene 6** stellt am Beispiel des Aortenbogens einen der Longitudinalschnitte dar. Dabei sieht man den Abgang der Stammgefäße (vgl. Abb. 11.**130** und 11.**142**).

Abb. 11.118 Die klassischen Ebenen der Kinder- bzw. Erwachsenenechokardiographie sind neben dem Vier- und Zweikammerblick der parasagittale Längsschnitt (**Ebene 7**) und die kurze Achse (**Ebene 8**).

Der linksventrikuläre Einflusstrakt mit linkem Vorhof, Mitralklappe und Ventrikel sowie der Ausflusstrakt mit linkem Ventrikel, Aortenklappe und Aorta werden in der **Ebene 7** dargestellt.

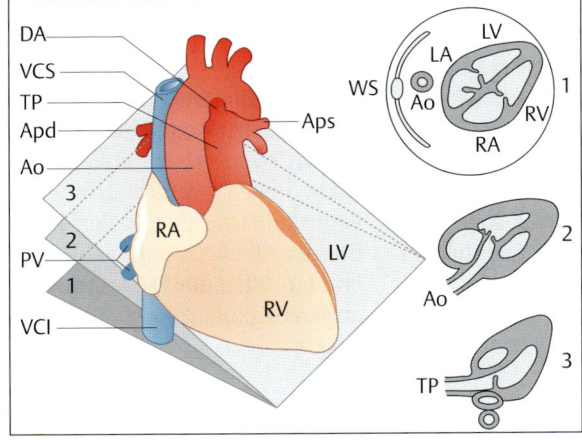

115

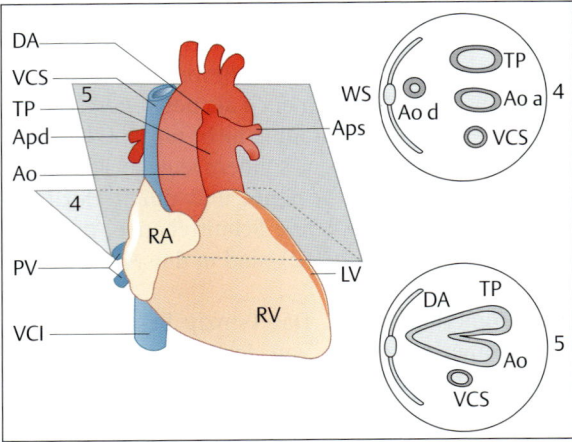

116

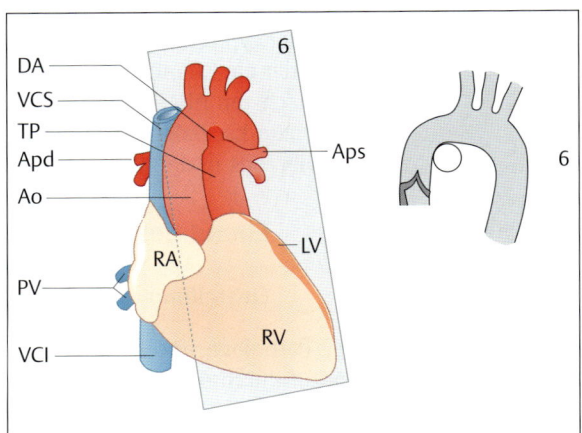

117

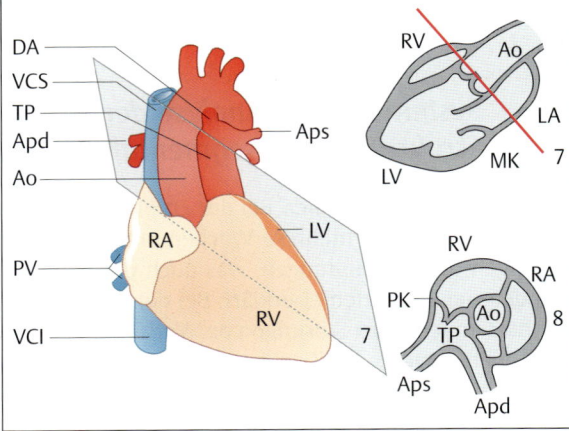

118

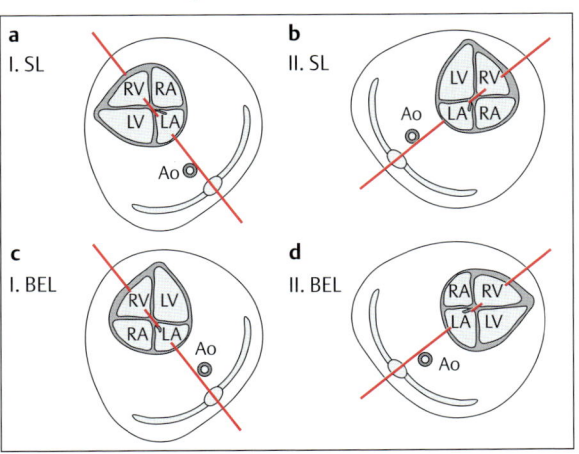

119

Abkürzungen:
Ao = Aorta
Apd = A. pulmonalis dextra
Aps = A. pulmonalis sinistra
BEL = Beckenendlage
DA = Ductus arteriosus
LA = Linkes Atrium
LV = Linker Ventrikel
MK = Mitralklappe
PK = Pulmonalklappe
PV = Pulmonalvenen
RA = Rechtes Atrium
RV = Rechter Ventrikel
SL = Schädellage
TP = Truncus pulmonalis
VCI = V. cava inferior
VCS = V. cava superior
WS = Wirbelsäule

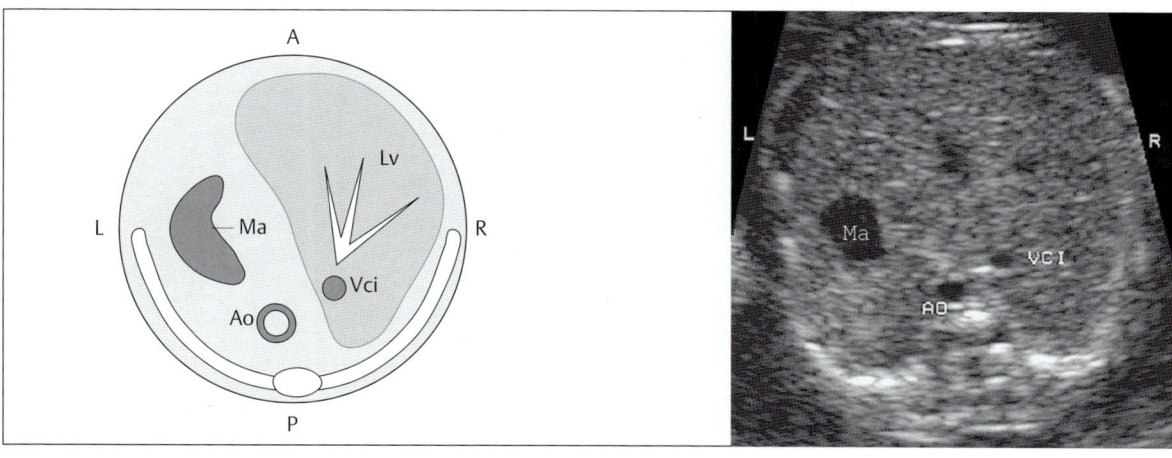

120

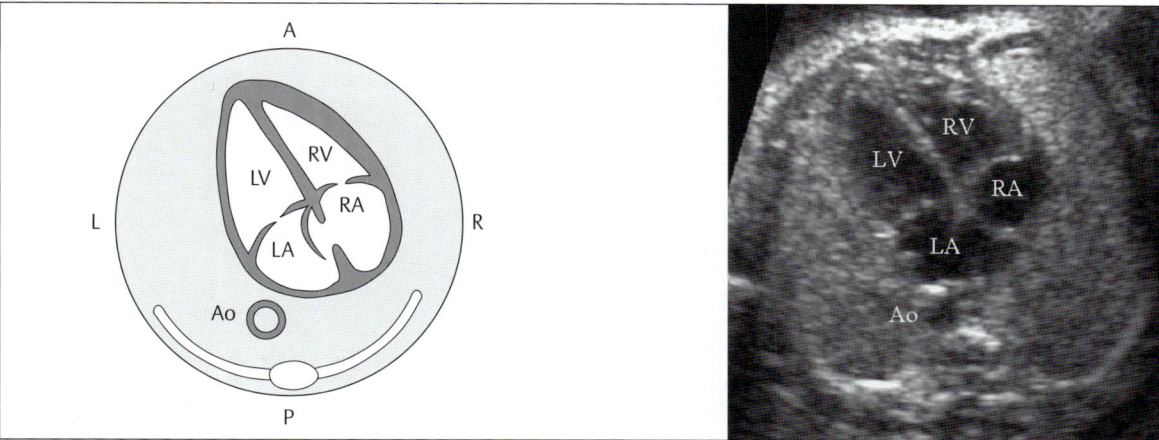

121

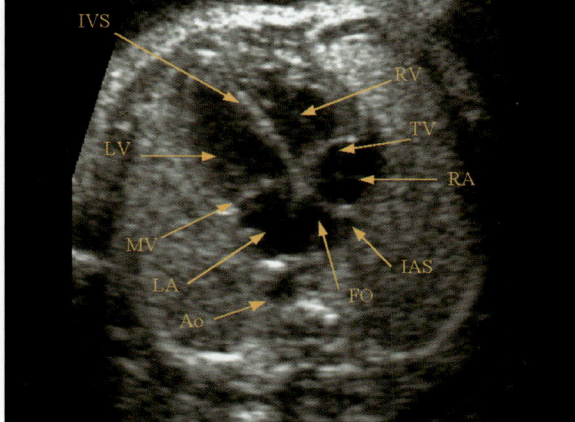

122

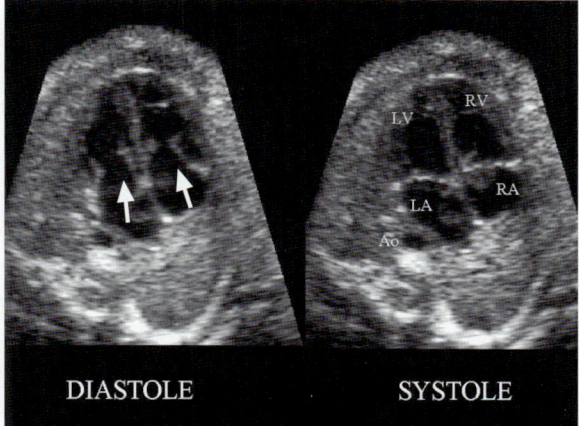

DIASTOLE   SYSTOLE

123

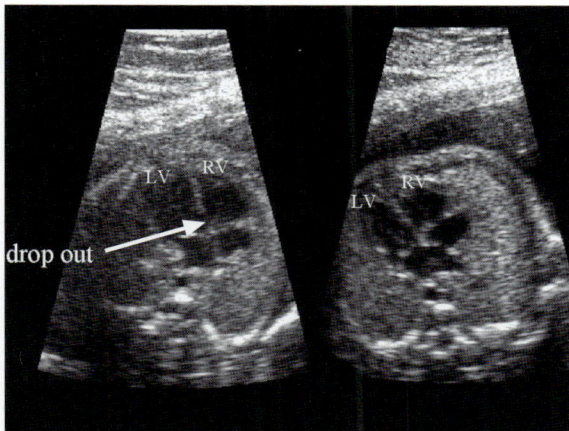

drop out

124

Die kurze Herzachse (**Ebene 8**) wird in einer zum Längsschnitt orthogonalen Ebene, die in Höhe der Aortenklappe gelegt wird, eingestellt. Um die Aorta herum werden der rechtsventrikuläre Einflusstrakt mit rechtem Vorhof, Trikuspidalklappe und rechtem Ventrikel und der Ausflusstrakt mit rechtem Ventrikel, Pulmonalklappe und Truncus pulmonalis mit seiner Teilung in rechte und linke Pulmonalarterie dargestellt (vgl. dazu Abb. 11.**129**) (aus 2).

Abb. 11.**119** Der Vierkammerblick kann in den verschiedenen fetalen Lagen eingestellt werden: in erster und zweiter Schädellage (SL) (a und b) sowie in erster und zweiter Beckenendlage (BEL) (c und d). Daher gehört an den Beginn der fetalen Herzuntersuchung die Bestimmung der Lage des Feten.

Schnittebenen 0 bis 8

Abb. 11.**120** Die Beurteilung des oberen Abdomens steht am Anfang einer fetalen echokardiographischen Untersuchung. Nach Lokalisation der Wirbelsäule und der Feststellung der Lage des Feten orientiert man sich über die linke und die rechte Seite des Abdomens. Mittels einer fiktiven Linie von der Wirbelsäule zur Bauchwand wird der Transversalschnitt des oberen Abdomens in 2 Hälften geteilt: Links findet man den Magen (Ma) und direkt vor der Wirbelsäule die Aorta abdominalis. Auf der rechten Seite findet man die Leber mit den Lebervenen (Lv) sowie die rechts ventral der Aorta liegende V. cava inferior.

Abb. 11.**121** Apikale Einstellung des Vierkammerblicks. Im Vierkammerblick werden beide Vorhöfe und Ventrikel, das interventrikuläre und das interatriale Septum und die Aorta descendens eingesehen. Aus dem Vierkammerblick ist viel Information zu gewinnen, weshalb eine systematische Beurteilung nach einer Checkliste erfolgen sollte. Diese Ebene hat den Vorteil, dass sie bei verschiedenen fetalen Lagen einstellbar ist.

Abb. 11.**122** Der apikale Vierkammerblick (entsprechend Ebene 1) mit Darstellung des rechten und linken Ventrikels, des rechten und linken Vorhofs (Atriums), der Trikuspidal- und Mitralklappe, des interventrikulären Septums (IVS) und des Foramen ovale (FO) im interatrialen Septum (IAS).

Abb. 11.**123** Apikaler Vierkammerblick in der Diastole (offene atroventrikuläre Klappen) und in der Systole (geschlossene Klappen). Die Cine-Loop-Technik ermöglicht die Herzphasen optimal zu analysieren. Zu beachten ist die Klappe des Foramen ovale, die sich hier gut abbildet.

Abb. 11.**124** Drop-out-Effekt: Es handelt sich um einen Artefakt, bei dem durch eine apikale Einstellung des Ventrikelseptums die dünne Pars membranacea kein Echosignal wiedergibt, wodurch ein Septumdefekt vermutet wird. Ein etwas seitlicher Winkel ermöglicht die Darstellung der Kontinuität des Septums.

Abb. 11.**125** „White Spot" im linken Ventrikel. Der echogene Papillarmuskel ist in ca. 2–4% aller Schwangerschaften nachweisbar. Auch wenn das Phänomen hämodynamisch selten eine Bedeutung hat, sollte der Untersucher nach zusätzlichen Hinweiszeichen für kardiale und extrakardiale Anomalien (auch chromosomale) beim gezielten Ultraschall suchen.

Abb. 11.**126** Im sog. Fünfkammerblick ist der Abgang der Aorta aus dem linken Ventrikel zu sehen. Er entspricht der Ebene 2 in Abb. 11.**115**.

Abb. 11.**127** In der Ebene 3 stellt sich der Abgang des Truncus pulmonalis aus dem rechten Ventrikel dar. Rechts vom TP findet man quer angeschnitten die Aorta ascendens und die V. cava superior.

Abb. 11.**128** Apikale Einstellung der Ebene 5: In dieser Ebene konfluieren v-förmig der Truncus pulmonalis mit dem Ductus arteriosus und der Aortenbogen mit dem Isthmus links der Wirbelsäule. Rechts ist die V. cava superior im Querschnitt dargestellt. Diese Einstellung ist in der Farbdopplerbeurteilung sehr wichtig (vgl. Abb. 11.**116**).

Abb. 11.**129** In der kurzen Achse werden um die Aorta herum der rechtsventrikuläre Einflusstrakt mit rechtem Vorhof, Trikuspidalklappe und rechtem Ventrikel sowie der rechte Ausflusstrakt mit rechtem Ventrikel, Pulmonalklappe und Truncus pulmonalis mit seiner Teilung in rechte und linke Pulmonalarterie dargestellt (sog. „Circle and Sausage") (vgl. Skizze Abb. 11.**118**).

Abb. 11.**130** Eine der wichtigsten Längsschnittebenen ist die Einstellung des Aortenbogens mit dem Abgang des Truncus brachiocephalicus (1), der linken A. carotis communis (2) und der linken A. subclavia (3).

Abb. 11.**131** Die Einmündung der systemischen Venen V. cava inferior und superior in den rechten Vorhof wird in einem rechtsgelegenen Longitudinalschnitt beurteilt. Man sieht in dieser Ebene das Diaphragma (Pfeile) (D), das die Lunge (Lu) und die Leber (L) trennt.

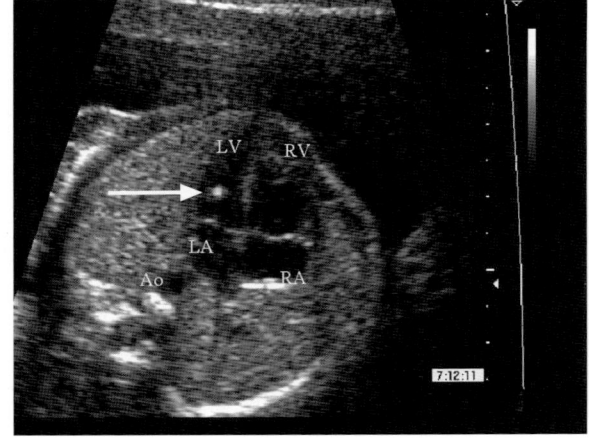

125

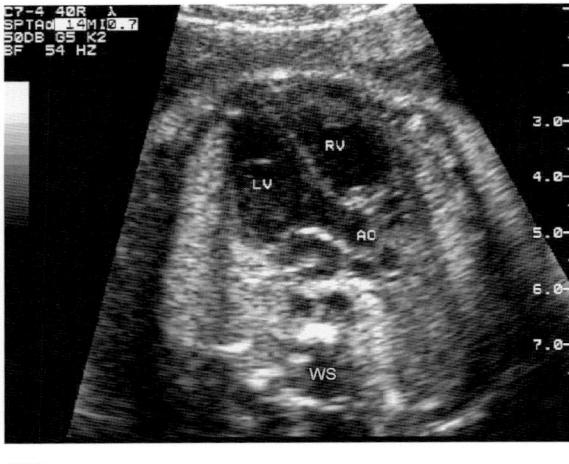

126

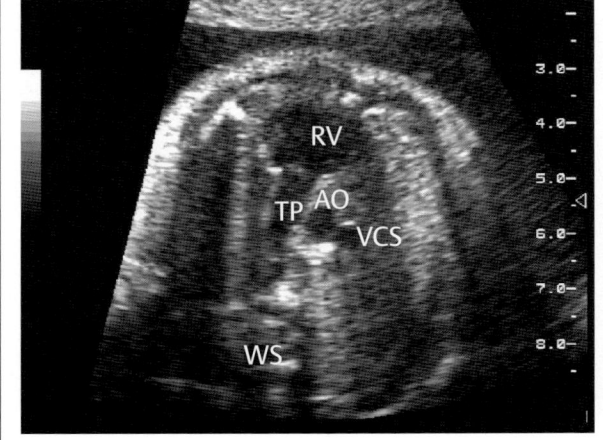

127

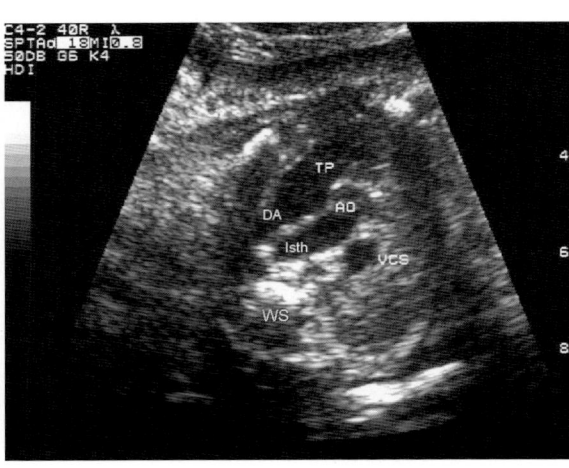

128

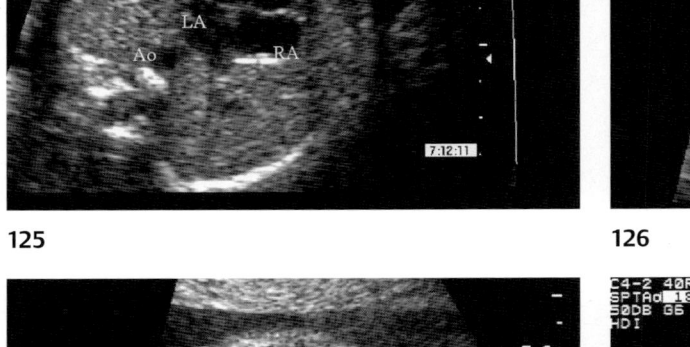

129

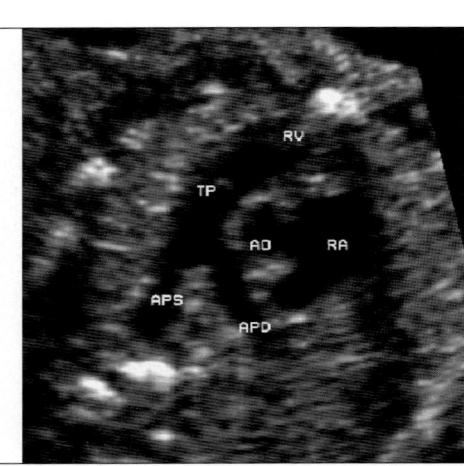

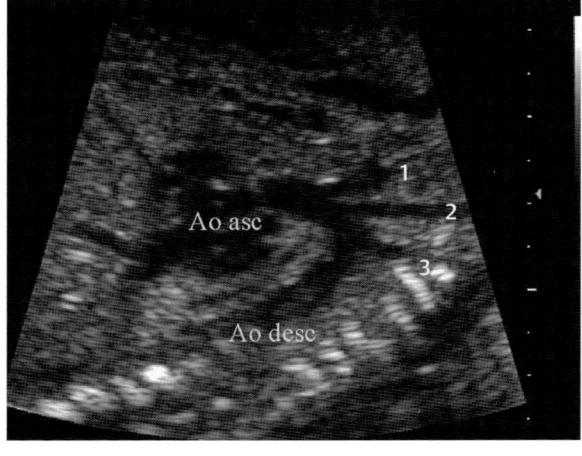

130

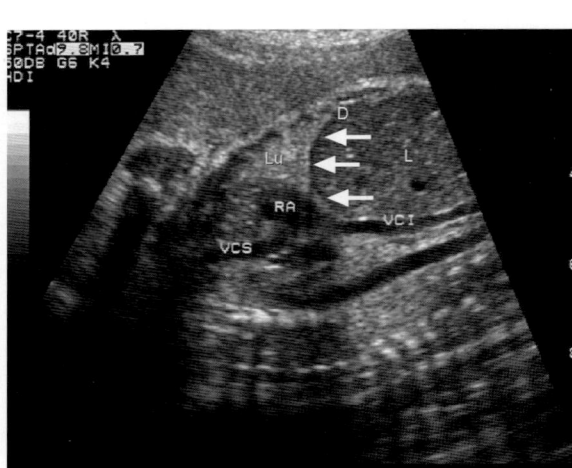

131

Nach der Beurteilung des Abdominalsitus wird der Schallkopf in kranialer Richtung gekippt und somit der Vierkammerblick eingestellt. Für die Differenzialdiagnose s. Tab. 25.**6**.

Vierkammerblickebene (Ebene 1)

Einstellung (Abb. 11.115, 11.119, 11.121–11.123)

Die Einstellung des Vierkammerblicks liegt in einer schrägen Ebene, die ventrodorsal von kaudal nach kranial verläuft. Pränatal lässt sich der Vierkammerblick nicht nur von apikal, sondern auch von der rechten oder linken Thoraxseite oder sogar von dorsal her, in Abhängigkeit von der Lage des Feten, einstellen. Um eine optimale Darstellung zu bekommen, muss diese schräge Ebene eingehalten werden. Der Vorteil dieser Ebene ist die gleichzeitige Darstellbarkeit beider Vorhöfe, beider Ventrikel, beider atrioventrikulären Klappen und des interventrikulären und interatrialen Septums mit Foramen ovale (Abb. 11.**122**). Die Einmündung der Pulmonalvenen in den linken Vorhof kann auch in vielen Fällen in dieser Ebene eingesehen werden. Herzfehler, die in dieser Ebene entdeckt werden können, sind in Tab. 11.**3** aufgelistet.

Allgemeine Beurteilung

Laut neueren Untersuchungen weist der Vierkammerblick nicht, wie anfangs vermutet (15), eine Trefferquote von 92% in der Entdeckung von Herzfehlern auf, sondern liegt eher im Bereich von 40% (21). Die Analyse des Vierkammerblicks sollte nach einer Checkliste vorgenommen werden (Tab. 11.**4**). Dabei sind bei jedem Punkt die möglichen oder häufigen Pathologien auszuschließen (Tab. 25.**7**–25.**10**).

Tabelle 11.3 Herzauffälligkeiten, die im Vierkammerblick entdeckt werden können

> ➤ Dextro-, Mesokardie
> ➤ Singulärer Ventrikel
> ➤ Ebstein-Anomalie/Dysplasie der Trikuspidalklappe
> ➤ Hypoplasie oder Hypertrophie des linken Ventrikels
> ➤ Hypoplasie oder Hypertrophie des rechten Ventrikels
> ➤ AV-Kanal
> ➤ Ventrikelseptumdefekt (groß)
> ➤ Vorhofseptumdefekt (groß)
> ➤ Aortenisthmusstenose
> ➤ Persistenz der linken V. cava superior
> ➤ Fallot-Tetralogie*, Double Outlet Ventricle* oder Truncus arteriosus* (nur bei großem VSD im Vierkammerblick)
> ➤ Lungenvenenfehlmündung*
> ➤ Hypertrophie des Myokards (unterschiedlicher Genese)
> ➤ Perikarderguss
> ➤ Arrhythmien
> ➤ Herztumoren
> ➤ Ectopia cordis
> ➤ Kardiomegalie sonstiger Genese
> ➤ Kardiomyopathie

* nur in einigen Fällen im Vierkammerblick möglich

Tabelle 11.4 Checkliste für den Vierkammerblick

> ➤ Lage des Herzens im Thorax und Herzachse 45°
> ➤ Größe des Herzens
> ➤ Rhythmik
> ➤ Kontraktilität
> ➤ Größe des linken und rechten Atriums
> ➤ Größe des linken und rechten Ventrikels
> ➤ Lage und Funktion der Trikuspidal- und Mitralklappe
> ➤ Kontinuität des interventrikulären Septums
> ➤ Position und Form des interatrialen Septums bzw. der Klappe des Foramen ovale
> ➤ Regelrechte Einmündung der Pulmonalvenen

Lage des Herzens im Thorax. Herzspitze und der darunter liegende Magen sollten auf der gleichen (linken) Seite liegen. Eine fiktive Linie von der Wirbelsäule zum Sternum zeigt, dass $1/3$ des Herzens in der rechten und $2/3$ in der linken Thoraxhälfte liegen.

Herzachse. Die Achse des Herzens (Septumrichtung) bildet mit der Mittellinie einen Winkel von 45° (±15°) nach links.

Größe des Herzens. Das Herz füllt ca. $1/3$ des Thoraxraumes aus. Mittels Biometrie (CT-Ratio [Herz-/Thoraxbreite] oder CTA-Ratio [Herz-/Thoraxfläche]) kann dies überprüft werden.

Herzrhythmik. Im Real-time-B-Bild werden die Herzaktionen überprüft.

Kontraktilität. Im Real-time-B-Bild wird die Kontraktionsfähigkeit von Ventrikeln und Vorhöfen überprüft.

Spezielle Beurteilung der Strukturen

Aorta descendens. Unmittelbar links vor der Wirbelsäule liegt die Aorta descendens im Querschnitt (Abb. 11.**121**). Vor der Aorta liegt der linke Vorhof. Dazwischen ist manchmal bei einer Schluckbewegung der (dilatierte) Ösophagus zu sehen.

Linker Vorhof. Im linken Vorhof schlägt charakteristisch die Klappe des Foramen ovale (Septum primum). Diese ist von apikal als Linie zu sehen, von der Seite oft als halbkreisförmige Vorwölbung. In den linken Vorhof münden die Lungenvenen. Vom linken Vorhof in Richtung Herzspitze gelangt man in den linken Ventrikel.

Linker Ventrikel. Dieser zeigt eine längsovale Form. 3 Charakteristika unterscheiden ihn morphologisch vom rechten Ventrikel:
● Das Lumen reicht bis zur Herzspitze,
● es ist keine typische Trabekulierung des Myokards nachweisbar (Abb. 11.**125**) und
● die Mitralklappe liegt etwas basaler als die Trikuspidalklappe.

Rechter Vorhof. Der linke Vorhof kommuniziert über das Foramen ovale mit dem rechten Vorhof. Dieser erscheint größer als der linke Vorhof, auch ist keine FO-Klappe nachweisbar. Etwas kaudal vom rechten Vorhof und dicht am interatrialen Septum sieht man ein rundliches Gefäß. Hierbei handelt es sich um die Einmündung der V. cava inferior (Eustachi-Klappe). Vom rechten Vorhof in Richtung Herzspitze gelangt man in den rechten Ventrikel.

Rechter Ventrikel. Dieser Ventrikel, der eher eine runde Form aufweist, hat 5 Charakteristika, die ihn kennzeichnen:
● Er liegt mit einer breiten Fläche dicht hinter dem Sternum,
● er hat eine typische verstärkte Trabekulierung,
● sein Lumen reicht nicht bis zur Herzspitze wie beim linken Ventrikel,
● die Trikuspidalklappe liegt etwas apikaler als die Mitralis,
● zwischen Herzspitze und Trikuspidalklappe ist ein dicker Papillarmuskel (das Moderatorband), der besser bei geschlossener AV-Klappe in einer seitlichen Einstellung einsehbar ist.

Mitral- und Trikuspidalklappe. Zwischen Vorhöfen und Ventrikeln sind das anteriore und posteriore Segel der Mitralis und das anteriore und (postero)septale Segel der Tricuspidalis gleichzeitig zu untersuchen. Die Trikuspidalklappe (rechts) und die Mitralklappe (links) inserieren am interventrikulären Septum, Erstere gering weiter apikalwärts als Letztere.

Ventrikelseptum. Das Ventrikelseptum weist im Querschnitt eine schmale v-förmige Struktur auf, deren breiter apikaler Ansatz sich bis zum Ansatz der atrioventrikulären Klappen verjüngt. Eine optimale Beurteilung des Septums erfolgt in der seitlichen Einstellung, in der die reale Dicke (2–4 mm) wie auch die Kontinuität des Septums erfasst werden können (vgl. Abb. 11.**124** mit Abb. 11.**122**).

Vorhofseptum. Dieses ist in seiner Mitte unterbrochen als Foramen ovale, und im linken Vorhof schlägt die „Klappe des Foramen ovale" (Septum primum) (Abb. 11.**123**).

Pulmonalvenen. Eine genaue Beobachtung des linken Vorhofs lässt oft die Einmündung der Pulmonalvenen erkennen. Bei einer basalen Einstellung sind die rechten Pulmonalvenen meistens gut einsehbar.

Perikard. Das Perikard ist oft als schmaler Rand erkennbar, wobei eine dezente Flüssigkeitssichel in Höhe der AV-Ebene einen unauffälligen Befund darstellt und nicht als Erguss fehlgedeutet werden darf.

Abgang der Aorta (Ebene 2) und des Truncus pulmonalis (Ebene 3)

Einstellung (Abb. 11.115, 11.126, 11.127)

In den Ebenen 2 und 3 soll die ventrikuloarterielle Konkordanz überprüft werden.

Fünfkammerblick. Im Bereich der AV-Klappen vom linken Ventrikel ausgehend und nach rechts ziehend, stellt man in der in kranialer Richtung folgenden Ebene den Abgang der Aorta aus dem linken Ventrikel ein (Abb. 11.**115**). Diese Ebene wird auch Fünfkammerblick genannt (Abb. 11.**126**).

Truncus pulmonalis. Um den Truncus pulmonalis darzustellen, wird von dieser Ebene der Schallkopf noch weiter in kranialer Richtung gekippt (Abb. 11.**115**). Dabei achtet der Untersucher auf die Entstehung der Verbindung zwischen dem rechten Ventrikel einerseits und der Aorta descendens andererseits. Der Truncus pulmonalis verläuft vom rechten Ventrikel in Richtung „Wirbelsäule" (Abb. 11.**127**) und verbindet sich mit der Aorta ascendens als Ductus arteriosus. In dieser Ebene ist der Truncus pulmonalis links im Bild. Rechts davon ist der mittlere Teil des Aortenbogens und noch weiter rechts die V. cava superior im Querschnitt zu sehen (Abb. 11.**127**).

Beurteilung (Tab. 11.5)

Ventrikuloarterielle Konkordanz. Bei der Einstellung der Ebenen 2 und 3 kann der Untersucher überprüfen, ob die Aorta aus dem linken und die Pulmonalis aus dem rechten Ventrikel abgehen und ob die Aorta und die Pulmonalis räumlich senkrecht zueinander stehen.

Gefäßkaliber. Der Pulmonalisstamm weist pränatal ein größeres Kaliber als die Aorta auf. Ein Kaliberunterschied kann Hinweis auf die Hypoplasie des einen Gefäßes (z. B. bei Klappenatresie) oder auf die Dilatation des anderen sein.

Septoaortale Kontinuität. Im Fünfkammerblick lässt sich die Kontinuität des Ventrikelseptums zur Aorta optimal beurteilen, um die meisten perimembranösen Ventrikelseptumdefekte auszuschließen und evtl. eine Dextropositio aortae (sog. reitende Aorta) zu entdecken.

Tabelle 11.**5** Checkliste für die Beurteilung der Abgänge der großen Gefäße (Ebene 2 und 3)

> ➤ Regelrechter Abgang
> ➤ Kreuzung der Gefäße
> ➤ Vergleich des Kalibers beider Gefäße
> ➤ Beurteilung der aortalen und pulmonalen Klappen
> ➤ Kontinuität des Ventrikelseptums

Quer- und Tangentialschnitt im Bereich der großen Gefäße und V. cava superior (Ebene 4 und 5)

Einstellung (Abb. 11.116)

Vom Vierkammerblick ausgehend, wird der Schallkopf parallel nach kranial verschoben, um einen transversalen Schnitt im oberen fetalen Thoraxbereich zu bekommen (Ebene 4) (Abb. 11.**116**). Von dieser Ebene wird der Schallkopf schräg nach kranial gekippt (Ebene 5), sodass man tangential den Aortenbogen mit Isthmus aortae (dorsal rechts) und den Truncus pulmonalis mit Ductus arteriosus (Botalli) und seiner Einmündung in die Aorta einsehen kann. Die beiden Gefäße erinnern an ein V, mit der Spitze zur linken seitlichen Thoraxwand zeigend (Abb. 11.**128**). Rechts davon findet man die Trachea quer angeschnitten mit echogenem Rand und vor ihr im Querschnitt die V. cava superior.

Beurteilung (Tab. 11.6)

Beurteilung der großen Gefäße. In diesen Ebenen werden die großen Gefäße in Verlauf und Form, ergänzend zu den Ebenen 2 und 3 beurteilt. Neben der Lage in einer Ebene (Transposition oder Malposition) werden die Kaliber überprüft sowie vor allem der Isthmus und der Ductus arteriosus. Für die Analyse im Farbdoppler ist diese Ebene von großer Bedeutung (s. dort). Findet man links direkt neben dem Truncus pulmonalis ein (viertes) Gefäß, so kann es sich um eine linkspersistierende obere Hohlvene handeln (vgl. Abb. 25.**48**), die häufig bei komplexen kardialen Fehlbildungen oder bei Drehungsanomalien zu finden ist.

Farbdoppler. Diese Ebene ist für die Beurteilung mittels Farbdoppler besonders wichtig, denn die Perfusion über die Aorta und Pulmonalis weisen die gleiche Farbe auf (Abb. 11.**143**). Dagegen findet man eine retrograde Perfusion in der Aorta bzw. im Truncus pulmonalis bei schweren links- bzw. rechtsventrikulären Ausflusstraktobstruktionen. Dabei können Fehlbildungen des Aortenbogens entdeckt werden, wie eine tubuläre Hypoplasie, eine ausgeprägte Isthmusstenose oder eine Aortenbogenunterbrechung. In der Ebene 5 gelingt weiterhin besonders gut die Beurteilung des Ductus arteriosus (z. B. vorzeitige Konstriktion des Ductus) oder eines rechtsseitigen Aortenbogens (Trachea links der Gefäße oder zwischen Aorta und Truncus pulmonalis).

Longitudinale Schnittebenen

Die longitudinalen Schnittebenen ergänzen die vollständige Beurteilung des fetalen Herzens.

Rechter Vorhof. Ein Sagittalschnitt im Bereich des rechten Vorhofs lässt bei guter Einstellung die regelrechte Einmündung der V. cava superior und der V. cava inferior erkennen (Abb. 11.**131**). Durch ein leichtes Kippen zur rechten fetalen Seite werden die V. umbilicalis, der Ductus venosus und die V. hepatica getroffen, sodass deren Einmündung in den rechten Vorhof eingesehen werden kann.

Aortenbogen. Der Aortenbogen wird in einem Parasagittalschnitt in einer leicht linksgekippten ventrodorsalen paravertebralen Ebene eingestellt (Abb. 11.**117**). Dabei müssen die 3 Hauptstammgefäße Truncus brachiocephalicus, A. carotis communis und A. subclavia sinistra zu sehen sein (Abb. 11.**130**). Leichter gelingt diese Einstellung bei einer dorsoanterioren Lage.

Tabelle 11.**6** Checkliste zur Beurteilung der großen Gefäße (Ebene 4 und 5)

> ➤ Regelrechter Verlauf und Kaliber der großen Gefäße sowie der V. cava superior
> ➤ Beurteilung von Isthmus aortae und Ductus arteriosus
> ➤ Nachweis atypischer Gefäße (z. B. linkspersistierende obere Hohlvene)

Truncus pulmonalis. Der Truncus pulmonalis kann in einem Parasagittalschnitt links von der Einstellung des Aortenbogens eingesehen werden (16) (Abb. 11.**129**). Dabei ist er mit dem Übergang zum Ductus arteriosus und dessen Einmündung in die Aorta descendens erkennbar. Hier lassen sich auch optimal Dopplerflussmessungen des Ductus arteriosus vornehmen.

Schlussfolgerung

Die komplizierte Herzanatomie und darüber hinaus die Vielfältigkeit der möglichen kongenitalen kardialen Anomalien erschweren dem in der Echokardiographie nicht geschulten Untersucher die adäquate Beurteilung des fetalen Herzens. Während die Einstellung des Vierkammerblicks relativ einfach abzuleiten ist und einen großen und vor allem raschen Erkenntnisgewinn ermöglicht, ist die genaue Beurteilung des gesamten Herzens nur durch ein systematisches Vorgehen zu erreichen. Es ist selbstverständlich, dass nicht alle Ebenen gleichzeitig bei jedem Feten einstellbar sind. Für den Untersucher ist es aber wichtig, die verschiedenen Einstellungen und ihre Aussagekraft zu kennen, um bei einer Lageänderung des Feten während der Untersuchung die entsprechenden optimalen Ebenen aufsuchen zu können. Nur durch solch eine Flexibilität kann trotz geringer Erfahrung ein gutes Ergebnis erzielt werden.

■ *Biometrie am fetalen Herzen*

Herzmaße. Biometrische Untersuchungen am fetalen Herzen können sehr zeitaufwendig sein und sind daher im Screeningultraschall nicht durchführbar. Die fetale Echokardiographie besteht aber nicht nur in der Einstellung des Vierkammerblicks oder des Abgangs der großen Gefäße, sondern auch in der Beurteilung der Herzmaße. Auch wenn in praxi die Herzgröße, die Herzkammern oder die großen Gefäße und das Verhältnis der einzelnen Strukturen zueinander von einem erfahrenen Untersucher visuell eingeschätzt werden, greift dieser auf Normkurven zurück, sobald er Auffälligkeiten vermutet (s. Kapitel 12). Somit gehören Messungen der Herzdurchmesser (z.B. Länge und Breite) zur erweiterten Biometrie, die z.B. bei fetalen Fehlbildungen und bei der intrauterinen Wachstumsretardierung durchzuführen ist.

Suche nach Fehlbildungen. Das Einsatzgebiet der kardialen Biometrie liegt hauptsächlich in der Suche nach Herzfehlern, aber sie kann auch in der Diagnostik der Lungenhypoplasie bei Oligo- bzw. Anhydramnie oder z.B. bei Feten mit Skelettdysplasien behilflich sein. Es muss an dieser Stelle klargestellt werden, dass auf der einen Seite Maße, die im Normbereich liegen, keinesfalls einen Herzfehler ausschließen und dass auf der anderen Seite pathologische Maße nicht unbedingt immer mit einer strukturellen Anomalie korrelieren müssen, sondern auch funktionell bedingt sein können.

Messungen im B-Bild-Modus. In der Literatur findet man eine Vielzahl von biometrischen Daten zur Analyse des Herzens, wovon wenige auch von einem in der fetalen Echokardiographie nicht erfahrenen Untersucher leicht ableitbar sind. In früheren Arbeiten sind die Biometriedaten am fetalen Herzen unter Anwendung des M-Mode-Verfahrens erhoben worden. Diese Technik tritt in der fetalen Echokardiographie für biometrische Messungen zunehmend in den Hintergrund zugunsten der Messungen im B-Bild-Modus. Wir führen inzwischen die Messungen im B-Bild in der Vierkammerblickebene bzw. für die Gefäßdurchmesser in der Fünfkammer- oder Pulmonalisblickebene durch.

CT-Ratio. Die CT-Ratio (Herz/Thorax) dient zur Beurteilung der Herzgröße in Proportion zum Thoraxraum, z.B. bei Kardiomegalie oder bei Verdacht auf Lungenhypoplasie. Die Gefäßdurchmesser werden bei ge-

Tabelle 11.**7** Hinweiszeichen im Rahmen der biometrischen Beurteilung des Herzens

Herzstruktur	Abweichung	Beispiele für Verdachtsdiagnosen
Aorta	dilatiert	Fallot-Tetralogie, Truncus communis, Pulmonalatresie mit Ventrikelseptumdefekt, Marfan-Syndrom, Double Outlet right Ventricle, AV-Block
	schmal	Aortenstenose, Aortenatresie, Coarctatio aortae
Truncus pulmonalis	dilatiert	Hypoplastisches-Linksherz-Syndrom (kompensatorisch), fehlende Pulmonalklappe, Marfan-Syndrom, AV-Block
	schmal	Pulmonalatresie, Pulmonalstenose
Linker Ventrikel	dilatiert	Endokardfibroelastose, kritische Aortenstenose, Aneurysma des linken Ventrikels, Aortenatresie mit offener Mitralklappe, dilatative Kardiomyopathie
	schmal	Hypoplastisches-Linksherz-Syndrom, Coarctatio aortae, Mitralatresie mit Ventrikelseptumdefekt
Rechter Ventrikel	dilatiert	Ebstein-Anomalie, Dysplasie der Trikuspidalklappe, Pulmonalatresie, Pulmonalstenose, Uhl-Anomalie, dilatative Kardiomyopathie
	schmal	Pulmonalatresie, Pulmonalstenose, Trikuspidalatresie mit Ventrikelseptumdefekt
Herzbreite	dilatiert	alle Vitien mit Trikuspidalinsuffizienz, Ebstein-Anomalie, Dysplasie der Trikuspidalklappe, Endokardfibroelastose, AV-Kanal, Kardiomyopathie, Coarctatio aortae, AV-Block, Tachykardie, bei Herzinsuffizienz
	schmal	intrathorakale Kompression z. B. bei Zwerchfelldefekt, Larynxatresie, zystische Malformation der Lunge

schlossener Semilunarklappe (endsystolisch) gemessen. Das Kaliber der Pulmonalklappe ist um den Faktor 1,2 größer als das der Aortenklappe.

In der Tab. 11.**7** sind die Auffälligkeiten aufgelistet, an die der Untersucher denken sollte, wenn die Biometrieparameter von der Norm abweichen.

■ *Spektraldopplerechokardiographie*

Hämodynamik. Die Spektraldopplersonographie ermöglicht die direkte Analyse der Perfusion über die verschiedenen Herzklappen und in den herznahen Gefäßen. Somit kann der Untersucher neben der Erkenntnis über die Morphologie (B-Bild) auch einen Einblick in die fetale intrakardiale Hämodynamik beim menschlichen Feten gewinnen. Der Einsatz erstreckt sich zum Teil auf die Messung von Absolutwerten, wie Geschwindigkeiten oder Schlag- bzw. Herzminutenvolumina, aber auch auf die Bildung von Blutflussquotienten zur Prüfung der diastolischen Funktion über die AV-Klappen (Tab. 11.**8** und 11.**9**). Mit der Einführung der Farbdopplersonographie ist der Einsatz des Spektraldopplers leichter geworden, denn man kann zunächst die Perfusion mit Farbe ableiten und dann gezielt die Messmarke (Sample Volume) einstellen (Abb. 11.**132**).

Tabelle 11.**8** Optimale Einstellung im pw-Spektraldoppler

> - Der Dopplerstrahl und der zu messende Blutfluss sollten einen nahezu parallelen Verlauf (Winkel 0°–15°) haben
> - Das „Sample Volume" sollte so schmal wie möglich (1–2 mm Breite) gewählt werden
> - Ein High-Pass-Filter (zwischen 150 und 200 Hz) sollte bei der Klappenbeurteilung eingestellt werden

Tabelle 11.**9**   Parameter, die in der intrakardialen Dopplerechokardiographie erfasst werden

Absolute Geschwindigkeiten
➤ V_{max}
➤ $V_{diast.v}$ (enddiastolisch)
➤ V_{max} der Diastole
Absolute Zeiten
➤ Akzelerationszeit (time to peak velocity)
➤ Ejektionszeit (z. B. Dauer der Systole)
Ausrechnen von Flächen, Integral und Volumina
➤ Mittlere Geschwindigkeit (cm/s)
➤ Time-Velocity-Integral (cm)
➤ Schlagvolumen (SV) = TVI · Gefäßfläche · d2/4 (ml)
➤ Herzminutenvolumen (cardiac output CO) = SV · Herzfrequenz (ml/min)
Ausrechnen von Quotienten
➤ E/A für AV-Klappen
➤ Pulsatilitätsindex
➤ Preload-Index und andere venöse Indizes

Quantifizierung von Blutflüssen. Der Hauptvorteil der Methode besteht in der Quantifizierung von Blutflüssen und somit in der besseren Vergleichbarkeit der Daten. Solche Messungen können dann viel besser für longitudinale Verlaufsbeobachtungen verwendet werden.

Aliasing-Effekt. Der Hauptnachteil des pw-Dopplers ist das Auftreten eines „Aliasing-Effekts" bei hohen Geschwindigkeiten (z. B. bei Insuffizienzen oder Stenosen). Eine Quantifizierung ist somit nur durch Verwendung eines cw-Dopplers möglich.

Einsatzbereiche. Der Einsatz der gepulsten Dopplerechokardiographie an den verschiedenen Klappen hat sich in den früheren Jahren entwickelt (3). In den letzten Jahren, vor allem mit der Einführung der Farbdopplersonographie, sind zusätzliche Einsatzgebiete hinzugekommen, wie z. B. die V. cava inferior (und superior), der Ductus arteriosus Botalli, die Pulmonalarterien und -venen sowie der Bereich des Foramen ovale.

Dopplermessungen im Bereich der atrioventrikulären Klappen

Einstellung. Die optimale Einstellung erfolgt im apikalen oder im basalen Vierkammerblick. Man wählt dazu eine schmale Messmarke (Sample Volume auf 1–2 mm Breite), die im Ventrikel unmittelbar distal der Trikuspidal- bzw. der Mitralklappe platziert wird (Abb. 11.**132**). Soll eine Insuffizienz der Klappe erfasst werden, so wird die Messmarke proximal im Bereich des Vorhofs platziert.

Doppelgipflige Form. Das Dopplerspektrum weist für die AV-Klappen im Sinusrhythmus eine typische diastolische doppelgipflige Form auf (Abb. 11.**132**). Der erste Gipfel spiegelt den passiven Bluteinstrom vom Vorhof in den Ventrikel während der frühen Diastole wider und wird mit E (early diastole) bezeichnet. Der zweite Gipfel wird durch die zum Ende der Diastole auftretende Vorhofkontraktion bedingt und wird mit A (atrial contraction) bezeichnet (9). In der Flussform lässt sich die Mitralklappe oft durch den im Gegenkanal darstellbaren Strom zur Aorta von der Tricuspidalis unterscheiden (3, 9). Im Gegensatz zur postnatalen Zeit ist pränatal die E-Welle kleiner als die A-Welle, wahrscheinlich durch die Steifheit des Myokards bedingt.

Messungen im Bereich der Semilunarklappen

Einstellung. Für die Durchführung von Messungen im Bereich der Aortenklappe wird am besten der apikale Fünfkammerblick eingestellt und die Messmarke gleich distal der Klappe gelegt (Abb. 11.**133**) (8). Diese Ebene ermöglicht somit einen Schall-Blutfluss-Winkel < 15°.

Für den Truncus pulmonalis (TP) kann die kurze Herzachse eingestellt werden oder die Pulmonalisblickebene, wie wir an anderer Stelle beschrieben haben (8). Unter Verwendung der Farbdopplertechnik ist die Positionierung des Sample Volumes wesentlich erleichtert (Abb. 11.**133**).

Parameter. Über beiden Gefäßen ist das Dopplerspektrum in seiner Hüllkurve ähnlich, mit meist höheren Maximalwerten und steilerem Abfall in der Aorta als in der Pulmonalis. Über beiden Gefäßen können die maximalen und die mittleren Geschwindigkeiten, die Time-to-peak-velocity u. a. gemessen werden und unter Kenntnis der Gefäßdurchmesser und der Herzfrequenz auch die Schlag- und Herzminutenvolumina. Die Relation des Schlagvolumens des rechten und linken Ventrikels steht in einem Verhältnis von 1,3 : 1, entsprechend der bereits im Tierexperiment und in Dopplerstudien nachgewiesenen fetalen rechtsventrikulären Dominanz.

Messungen im Ductus arteriosus

Hohe Blutflussgeschwindigkeit. Der Ductus arteriosus Botalli verbindet den Truncus pulmonalis mit der Aorta descendens. Er verläuft bogenförmig und ist in seinem Durchmesser sowohl etwas kleiner als der TP, aus dem er entspringt, als auch etwas kleiner als die Aorta descendens, in die er einmündet. Diese anatomischen Besonderheiten führen zu einem Anstieg der Blutflussgeschwindigkeit im Ductus, sodass hier beim Feten die höchsten Geschwindigkeiten gefunden werden. Die Spektralkurve des Ductus arteriosus erkennt man zum einen an der typischen hohen Maximalgeschwindigkeit (80–140 cm/s) in der zweiten Hälfte der Schwangerschaft, wie auch an der relativ langen Akzelerationszeit (V_{max} wird fast in der Mitte der Systole erreicht) und an den typischen diastolischen Gipfeln nach einer postsystolischen Inzisur (Abb. 11.**134**). Der Pulsatilitätsindex liegt im Normalfall über 2.

Einstellung. Die Einstellung des Ductus arteriosus erfolgt entweder im Längsschnitt des rechtsventrikulären Ausflusstrakts RV-TP-DA (rechter Ventrikel, Truncus pulmonalis, Ductus arteriosus) oder in der Ebene 5 (Abb. 11.**116**). Die Einstellung der Dopplermessmarke unter Farbdopplersicht ist am effektivsten; denn an der Stelle, an der hohe Geschwindigkeiten vermutet werden, leitet man das zuverlässigste Spektrum ab.

Messungen in der V. cava inferior

Einstellung. Die Einstellung der V. cava inferior erfolgt am besten im Längsschnitt in der Nähe des Herzens, aber vor der Einmündung des Ductus venosus (Abb. 11.**135**).

Dreigipfliger Flow. Obwohl bekannt ist, dass der mittels Doppler abgeleitete Flow im venösen System normalerweise ein kontinuierliches Spektrum aufweist, stellen die herznahen Venen eine Ausnahme dar. Sie unterliegen indirekt (fortgeleitet) den Veränderungen, die während der Systole und Diastole im Bereich der Vorhöfe stattfinden. Aus diesem Grund ist die Dopplerflussform in der V. cava inferior beim Sinusrhythmus durch 3 Spitzen charakterisiert (S, D und A) (Abb. 11.**136**). Der erste Gipfel ist durch den antegraden Flow zur Füllung der Vorhöfe während der ventrikulären Systole (daher S) bedingt. Auf ihn folgt der ebenfalls antegrade Flow nach Eröffnung der AV-Klappen als passive Füllung der Ventrikel während der frühen Diastole (daher D), der mit dem E der AV-Klappen (s. o.) korreliert. Dieser Phase folgt die Vorhofkontraktion, korrelierend mit dem A-Anteil der AV-Klappen (s. o.);

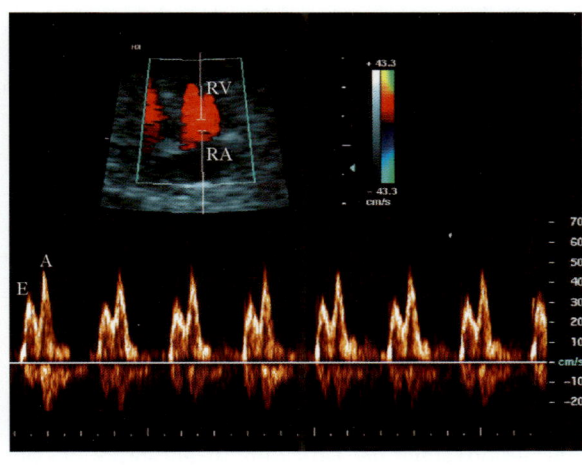

132

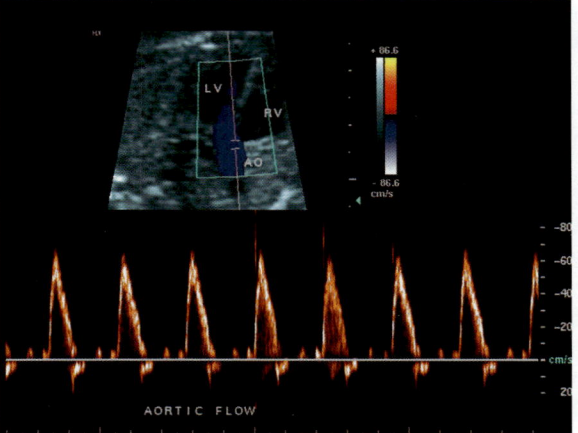

133

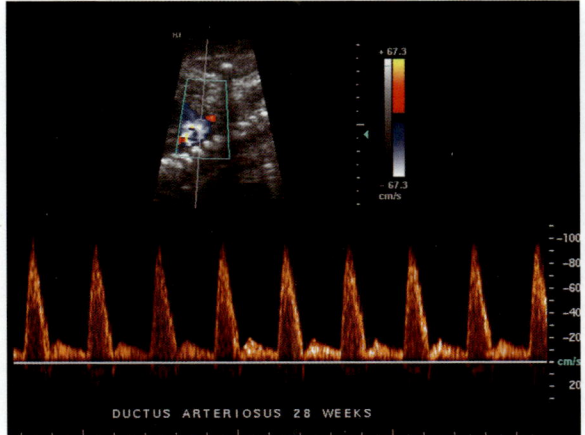

134

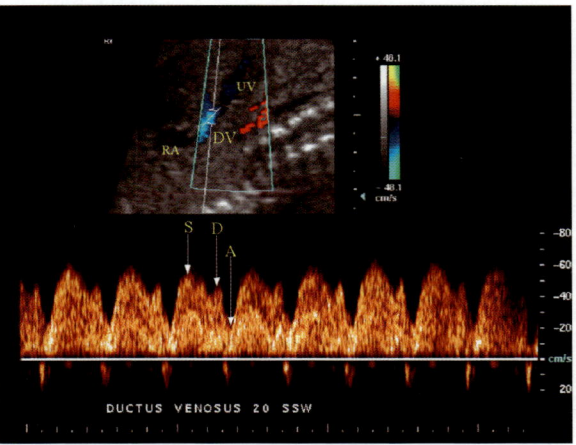

135

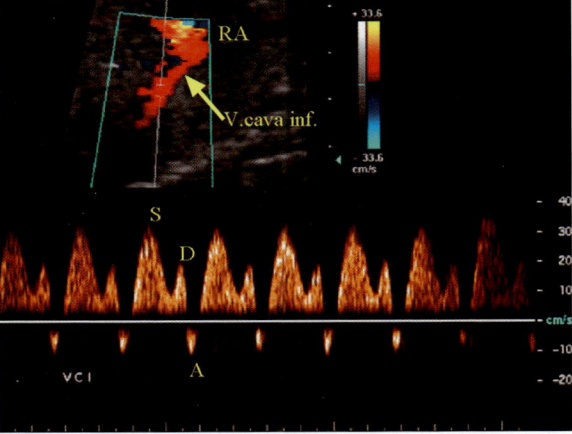

136

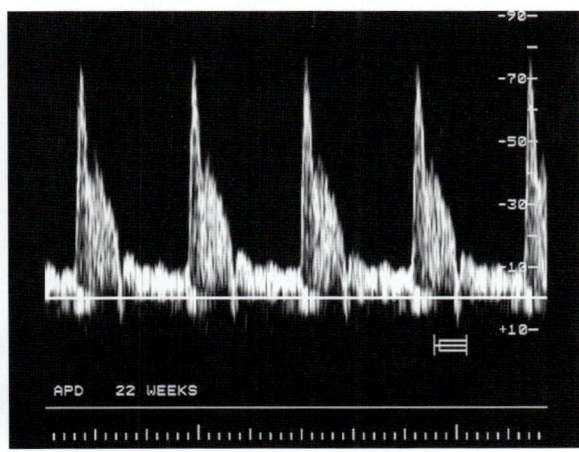

137

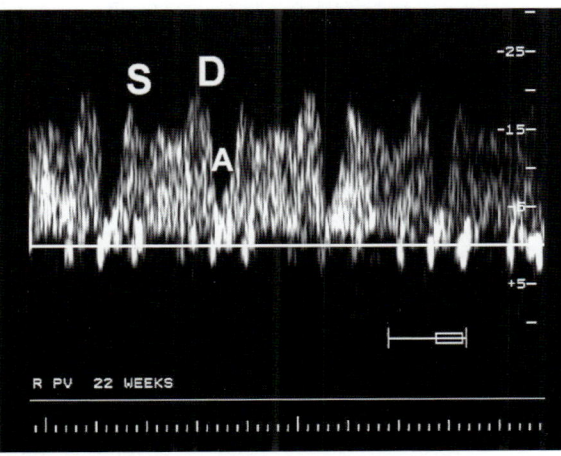

138

Spektraldoppler-echokardiographie

Abb. 11.**132** Dopplerspektrum der Trikuspidalklappe (zu beachten ist der Winkel < 10° zwischen AV-Perfusion und Dopplerlinie). Das Dopplerflussprofil über den AV-Klappen weist eine charakteristische doppelgipflige Form auf: die frühe diastolische Perfusion (E = early diastole) und die späte diastolische durch die Vorhofkontraktion bedingte Perfusion (A = atrial contraction).

Abb. 11.**133** Dopplerspektrum der Aortenklappe (26 SSW). Das Sample Volume ist direkt distal der Aortenklappe angelegt. In der Systole wird das typische Dopplerspektrum mit einem steilen Anstieg und Abfall abgeleitet (Spektrum invertiert). Vmax beträgt 65 cm/s.

Abb. 11.**134** Dopplerspektrum im Ductus arteriosus unter normalen Bedingungen mit der typischen langsamen Anstiegssteilheit und der diastolischen Perfusion. Vmax liegt bei 140 cm/s.

Abb. 11.**135** Dopplerprofil im Ductus venosus mit den typischen antegraden S-, D- und A-Wellen wie bei den herznahen Venen (20 SSW).

Abb. 11.**136** Dopplerprofil in der V. cava inferior mit den typischen antegraden S- und D-Wellen, 29 SSW (S = ventrikuläre Systole, D = frühe Diastole) und der dezenten retrograden A-Welle (A = Vorhofkontraktion) (Erläuterungen s. Text).

Abb. 11.**137** Spektraldopplerkurve einer A. pulmonalis (hier dextra) am Hauptstamm abgeleitet, 22 SSW.

Abb. 11.**138** Das normale Spektrum einer Pulmonalvene mit 26 SSW. Typische pulsatile Kurvenform mit 3 Gipfeln: S = ventrikuläre Systole, D = frühe Diastole, A = Vorhofkontraktion.

sie wird ebenfalls mit A bezeichnet. Im Flussspektrum der V. cava inferior ist sie entweder nicht nachweisbar oder stellt sich häufig als ein kleiner retrograder Peak dar.

Messungen in den Pulmonalarterien

Einstellung. Für eine optimale Doppleruntersuchung sollte die Einstellung der rechten oder linken Pulmonalarterie in einer Ebene erfolgen, in der die Gefäße parallel zur Schallwelle verlaufen. Für die Systematisierung der Untersuchung haben wir an anderer Stelle vorgeschlagen, die Lage des Feten in 3 Typen zu unterteilen: Beim Lagetyp 3 zeigt die linke, beim Lagetyp 2 die rechte und beim Lagetyp 1 die ventrale Seite des Feten zur Bauchwand der Mutter (d. h. zum Schallkopf) (10). In diesen Lagen fanden wir, dass die rechte und linke Arterie sich optimal (mit einem kleinen Winkel) für eine Doppleruntersuchung einstellen lassen, sodass in 88% der Fälle in mindestens einer Arterie ein Spektrum abgeleitet werden konnte.

Typische Dopplerflusskurve. Ähnlich wie die anderen kardialen Strukturen weisen die Pulmonalarterien eine typische Dopplerflussform auf (13). Dabei ist das Spektrum wesentlich vom Ort der Ableitung abhängig, sodass die Dopplerkurve des Hauptstamms sich von der eines peripheren Astes unterscheidet (11). Die Dopplerflusskurve (13) ist charakterisiert durch einen frühsystolischen steilen Anstieg bis zur maximalen Geschwindigkeit (Vmax). Nach dem Vmax-Gipfel fällt die Geschwindigkeit leicht auf einen zweiten mittsystolischen Gipfel ab. Das Ende der Systole ist durch eine Inzisur zu erkennen, die im Hauptstamm auch negative Werte erreichen kann. Anschließend beobachtet man, wahrscheinlich durch die Windkesselfunktion des Truncus pulmonalis bedingt, eine niedrige diastolische Perfusion während der gesamten Diastole (Abb. 11.**137**). Das Dopplerspektrum der peripheren Pulmonalarterien ähnelt im Wesentlichen dem der Hauptstämme. Man findet aber niedrigere Maximalgeschwindigkeiten mit einer typischen dünnen systolischen Spitze und eine gleichmäßig abflachende Diastole.

Flussgeschwindigkeiten. Die Maximalgeschwindigkeit erreicht im Hauptstamm der rechten Pulmonalarterie Werte um 60 cm/s in der 20. SSW, die bis 95 cm/s am Termin zunehmen. Die Acceleration Time (AT) beträgt in der A. pulmonalis dextra ca. 20–40 ms im Verlauf der zweiten Schwangerschaftshälfte (11), während die AT über der Pulmonalklappe in diesem Zeitraum 30–50 ms und im Ductus arteriosus 55–75 ms beträgt. Der Pulsalitätsindex (PI) in den zentralen und in den peripheren Pulmonalarterien fällt ab und kann durch die vaskulären Veränderungen im fetalen Lungenkreislauf bedingt sein. Die Analyse des klinischen Stellenwerts des Lungendopplers wird zurzeit noch erforscht.

Messungen in den Pulmonalvenen

Einstellung. Die beiden rechten Pulmonalvenen münden dicht am Septum primum und sind mittels Farbdoppler am besten in einer Ebene am Übergang vom Vier- zum Fünfkammerblick von apikal oder von basal her darstellbar. In dorsoposteriorer Lage des Feten ist die Darstellbarkeit besonders leicht. Oft lässt sich nur eine der beiden Venen erkennen, vor allem diejenige, die als Verlängerung des Septums verläuft (Abb. 11.**141**). Die linken Pulmonalvenen münden im linken Vorhof direkt gegenüber dem Foramen ovale und lassen sich demnach am besten durch eine seitliche Einstellung des Herzens einsehen. Auch hier ist diejenige Vene einfach darstellbar, die senkrecht in den linken Vorhof einmündet. Im B-Bild kann aber leicht eine sich verjüngende Pulmonalarterie mit einer Pulmonalvene verwechselt werden, sodass bei gezielter Fragestellung die direkte Verbindung der Venen mit dem linken Vorhof mittels Farbdoppler analysiert werden sollte.

Dreigipflige Kurve. Das Dopplerspektrum der fetalen Lungenvenen weist, wie das der anderen herznahen Venen (V. cava superior und inferior, Lebervenen, Ductus venosus), eine pulsatile Form auf, mit den typischen 3 Gipfeln S, D und A (1). Das Spektrum in den Pulmonalvenen ist am ehesten mit dem des Ductus venosus vergleichbar – mit einem antegraden Fluss während des ganzen Herzzyklus (Abb. 11.**138**). Tierexperimentell sowie durch direkte Druckmessungen am Menschen konnte gezeigt werden, dass der postnatale Pulmonalvenenfluss die Druckänderungen im linken Vorhof während der Herzaktion widerspiegelt. Der erste Gipfel der Spektraldopplerkurve entsteht während der ventrikulären Systole (S). Die Dopplerflusskurve zeigt dann einen zweiten Gipfel während der passiven Ventrikelfüllung in der frühen diastolischen Phase (D). Dieser diastolische Gipfel spiegelt die Relaxation des linken Ventrikels wider. Bei der anschließenden Vorhofkontraktion (A = atriale Kontraktion) steigt der Druck im linken Vorhof bei geschlossener Klappe des Foramen ovale an, und der Flow in den Lungenvenen sinkt leicht ab (A-Welle), bleibt aber im positiven Bereich.

■ *Farbdopplerechokardiographie*

Technische Grundlagen

Prinzip. Die Farbdopplertechnik ermöglicht die Darstellung der zeitlichen und räumlichen Verteilung des intrakardialen Blutflusses. Das Prinzip beruht auf einer farbkodierten Verarbeitung von Dopplersignalen. Der Farbdoppler ist als Erweiterung des konventionellen gepulsten Systems aufzufassen, denn es handelt sich um einen sog. Flächendoppler (multigated pulsed Doppler) (18): Im Bereich vieler entlang der Dopplerschallstrahlen gelegter (unsichtbarer) Messmarken werden die Dopplershiftfrequenzen abgeleitet und daraus dann die momentanen mittleren Geschwindigkeiten elektronisch errechnet. Die Wiedergabe dieser erfolgt dann farbkodiert und ist dem zweidimensionalen Real-Time-Bild aufgelagert (5, 6, 17).

Stellenwert. Obwohl erst am Ende der 80er-Jahre in die fetale Echokardiographie eingeführt, hat die Methode schnell einen festen Platz in der Pränataldiagnostik erobert und ist mittlerweile Bestandteil jeder fetalen echokardiographischen Untersuchung. Verglichen mit der Spektraldopplertechnik ist die Farbdopplersonographie in vielerlei Hinsicht leichter

Tabelle 11.10   Optimale Einstellung des Farbdopplers für die Untersuchung des fetalen Herzens

Einstellung des Gerätes
➤ Pulsrepetitionsfrequenz (PRF, syn. Geschwindigkeitsbereich) je nach Gebiet einstellen: hoher Bereich für AV- und Semilunarklappen (40 und 120 cm/s) und niedriger Bereich für Venen (10–30 cm/s)
➤ Schneller Bildaufbau: die „Persistenz" (oder das „smoothing") sollte auf ein Minimum reduziert werden
➤ Farbfilter und Farbempfindlichkeit je nach Gebiet einstellen: hoher Filter und niedrige Empfindlichkeit für die meisten Klappen und niedriger Filter und hohe Empfindlichkeit für die Bereiche mit langsamen Flüssen wie Pulmonalvenen
➤ Höhere Linienzahl und schnellerer Bildaufbau (sog. „high frame rate") einstellen
➤ Auflösung sollte auf die Farbe zuungunsten des B-Bildes konzentriert sein

Einstellung des Herzens
➤ Höchstmöglicher Bildaufbau: Bild in Real-Time bzw. „Kasten" im Farbdopplermodus schmal einstellen
➤ Kenntnis der anatomischen Bedingungen: zuerst Herz genau im B-Bild analysieren
➤ Optimales Farbdopplersignal (Vektorprinzip): möglichst paralleler Verlauf von Ultraschallbündeln und Blutfluss (Winkel nahe 0° bzw. 180°, z.B. AV-Klappen von apikal oder basal)
➤ Einsatz der Zoom- und Cine-loop-Technik

Tabelle 11.**11**   Interpretation des Farbdopplerbildes

> Blutflüsse in **Richtung** zum Schallkopf (positive Dopplershifts) werden in **Rot** dargestellt
> Blutflüsse in **Gegenrichtung** zum Schallkopf (negative Dopplershifts) werden in **Blau** dargestellt
> **Turbulenzen** werden durch eine Zumischung der Farbe Grün zu der Grundfarbe kenntlich gemacht. Es entsteht ein "Mosaikmuster" mit Türkiszusatz als Summe von Blau und Grün für die negativen und Gelbzusatz als Summe von Rot und Grün für die positiven Dopplershifts. Ist bei der Farbskala nicht die Varianz eingestellt, wird die Turbulenz als Aliasing wiedergegeben
> Die abgeleiteten **Geschwindigkeiten** sind proportional zu den **Helligkeitsstufen**, sodass mit zunehmender Geschwindigkeit die Farbe heller (Hellrot bzw. Hellblau) wird
> Übersteigt die abgeleitete Geschwindigkeit den eingestellten Geschwindigkeitsbereich, werden die hohen Geschwindigkeiten als **Aliasing** (s. u.) wiedergegeben

Tabelle 11.**12**   Wichtigste Aussagen des Farbdopplers in der fetalen Echokardiographie

> Nachweis der Perfusion einer Struktur: z. B. Perfusion eines hypoplastischen Ventrikels, Darstellung der Pulmonalvenen
> Darstellung der Blutflussrichtung (antegrad oder retrograd): z. B. im Bereich der großen Gefäße
> Entdeckung von Shunts und Jets: z. B. bei Ventrikelseptumdefekten
> Entdeckung oder Bestätigung von Klappenstenosen oder Insuffizienzen durch Turbulenzen
> Optimale Einstellung einer Klappe, um Spektraldopplermessungen vorzunehmen

zu handhaben (18). Sie verschafft eine sofortige Übersicht über die allgemeine Hämodynamik mit einem raschen Erkenntnisgewinn, sodass in kurzer Zeit eine Beantwortung der Fragestellung möglich ist (17).

Vorgehen. Der Untersucher muss eine gezielte Fragestellung haben, um mit der Farbe die optimale Antwort zu bekommen. Sollen die dargestellten Flüsse auch quantifiziert werden, muss der Untersucher zum Spektraldoppler greifen. Hier hilft die Farbeinstellung bei der Positionierung der Messmarke, um gezielt vom interessierenden Gebiet die Information zu bekommen. Eine der Vorbedingungen beim Umgang mit der Farbe ist neben der Kenntnis einiger physikalischer Grundlagen die optimale Programmierung des Gerätes („Preset") (Tab. 11.**10**) sowie die ideale Einstellung der interessierenden Herzstruktur(en). Über die Interpretationen des Farbdopplerbildes und die wichtigsten Aussagen in der fetalen Echokardiographie informieren Tab. 11.**11** und 11.**12**.

Aliasing-Effekt

Beim Farbdoppler besteht – ähnlich wie beim pw-Spektraldoppler – der Nachteil des Aliasing-Effekts bei hohen Geschwindigkeiten bzw., wenn die abzuleitenden Blutflüsse den eingestellten Geschwindigkeitsbereich überschreiten (5).

Vermeiden des Effektes. Unter verschiedenen Bedingungen kann der Aliasing-Effekt folgendermaßen umgangen werden:

● Kenntnis des Bereichs der abzuleitenden Geschwindigkeiten und entsprechende Einstellung der Pulse Repetition Frequency (PRF): Hohe PRF für schnelle Flüsse (z. B. Fluss durch Aorten- und Pulmonalklappe sowie Ductus arteriosus) und niedrige PRF für langsame Flüsse (Vv. pulmonales oder V. cava inferior).
● Die PRF wird wiederum durch die Tiefe des zu untersuchenden Objektes begrenzt, daher Schallköpfe mit niedrigen Frequenzen (2,5 oder 3,5 MHz anstelle von 5 MHz) verwenden.
● Nulllinie (Zero-Shift) so verschieben, dass nur die Flüsse in einer Richtung, aber mit doppeltem Geschwindigkeitsbereich dargestellt werden können.

Beurteilung des unauffälligen fetalen Herzens mit der Farbdopplersonographie

Die Untersuchung des fetalen Herzens mittels Farbdoppler unterscheidet sich im Wesentlichen nicht von der im B-Bild und kann auch unter Anwendung dieser Ebenen optimal vorgenommen werden. Dabei sollte der Untersucher darauf achten, dass der darzustellende Blutfluss möglichst in einem kleinen Winkel zum Schallstrahl zu liegen kommt.

Oberes Abdomen. Bei der segmentalen Analyse des oberen Abdomens kann die Aorta (links) von der V. cava inferior (rechts) bei ausreichendem Winkel anhand der Farbe durch die verschiedenen Blutflussrichtungen unterschieden werden. Stellt man von ventral her die Leber ein und kippt den Schallkopf nach kranial, so stellt sich die Konfiguration der Lebervenen mit ihrer Einmündung in die V. cava inferior sehr gut farbig dar. In einem Längsschnitt können der Verlauf der Umbilikalvene durch die Leber, der Übergang in die Ductus venosus und die Einmündung in die V. cava inferior gut verfolgt werden. Dabei hebt sich der Ductus venosus durch seine höheren Blutflussgeschwindigkeiten (hellere Farben) von den anderen Gefäßen ab. Im Längsschnitt kann die Einmündung der Vv. cavae superior und inferior in den rechten Vorhof leicht überprüft werden.

Vierkammerblick. Die Einstellung des apikalen oder basalen Vierkammerblicks in Farbe ermöglicht die beste Überprüfung der diastolischen Perfusion über die atrioventrikulären Klappen (Abb. 11.**139** und 11.**148**). Hier findet man eine separate Perfusion von den Vorhöfen in den rechten und linken Ventrikel mit einer deutlichen Trennung beider durch das interventrikuläre Septum. Im Vorhof ist in dieser Einstellung der physiologische Rechts-links-Shunt im Bereich des intrauterin noch offenen Foramen ovale einsehbar sowie unter Umständen (niedrige PRF) die regelrechte Einmündung der Pulmonalvenen in den linken Vorhof (Abb. 11.**141**).

Fünfkammerblick. Vom apikalen Vierkammerblick ausgehend, kann der Untersucher durch Kippen des Schallkopfes nach kranial den Abgang der Aorta im sog. Fünfkammerblick einstellen. Mit der Farbe können in dieser Ebene gleichzeitig der linksventrikuläre Einfluss- und Ausflusstrakt beurteilt werden. In der Systole findet eine Perfusion vom linken Ventrikel in die Aorta statt (Abb. 11.**140**), während in der Diastole die Perfusion vom linken Vorhof in den Ventrikel in der anderen Farbe zur Darstellung kommt. Diese Einstellung ermöglicht nicht nur die Überprüfung der regelrechten Perfusion über die Aortenklappe, sondern auch gleichzeitig den Nachweis der Kontinuität des Ventrikelseptums in der Pars membranacea subaortal (VSD?) mit dem entsprechenden Verlauf der Aorta (reitende Aorta?).

Truncus-pulmonalis-Abgang und kurze Achse. Von der Fünfkammerblickebene kippt der Untersucher den Schallkopf weiter nach kranial und stellt den Abgang des Truncus pulmonalis (TP) aus dem rechten Ventrikel bzw. durch Drehung die kurze Achse (Abb. 11.**129**) dar. In dieser Ebene lässt sich in der Systole der Fluss im rechtsventrikulären Ausflusstrakt über die Pulmonalklappe optimal beurteilen (11).

Dreigefäßblick. Die parallele Ebene zum Vierkammerblick nach kranial als sog. Dreigefäßblick ermöglicht die Darstellung von TP (links), Aorta (Mitte) und V. cava superior (rechts).

Aortenbogen- und TP-Verlauf. Durch weiteres Abkippen vom Dreigefäßblick nach kranial lässt sich der Verlauf des Aortenbogens mit dem Isthmus aortae und des TP mit dem Ductus arteriosus (Botalli) darstellen (Abb. 11.**143**). Bei Vorliegen einer Anomalie mit Beteiligung der großen Gefäße ist in dieser Ebene oft sofort eine Auffälligkeit erkennbar, entweder durch einen deutlichen Kaliberunterschied zwischen Aorta und TP oder durch das Fehlen der Darstellung eines Gefäßes oder

Farbdoppler-echokardiographie

Abb. 11.**139** Im apikalen Vierkammerblick wird die diastolische Perfusion in roter Farbe dargestellt (rot = Fluss zum Schallkopf hin), mit deutlicher Trennung des rechts- und linksventrikulären Einflusstraktes durch das intakte interventrikuläre Septum.

Abb. 11.**140** In der apikalen Einstellung des Fünfkammerblicks im Farbdoppler stellt sich in der Systole die Perfusion vom linken Ventrikel über die Aortenklappe in die Aorta ascendens dar (blau = Fluss weg vom Schallkopf) (28 SSW).

Abb. 11.**141** Basale Einstellung des Herzens im Farbdoppler. In diesem Winkel kann die regelrechte Einmündung einer Pulmonalvene genau eingesehen werden.

Abb. 11.**142** Darstellung des Aortenbogens im ventralen Längsschnitt mit Aorta ascendens und Aorta descendens (30 SSW). Das Blut fließt weg vom Schallkopf und wird in Blau dargestellt. Typisch für den Aortenbogen ist die Darstellung der Stammgefäße Truncus brachiocephalicus (1), A. carotis communis sinistra (2) und A. subclavia sinistra (3). Das Blut in diesen Gefäßen fließt dann in Richtung des Schallkopfes und wird daher im Bild in Rot dargestellt.

Abb. 11.**143** Dreigefäßblick in Farbe (Ebene 5 in Abb. 11.**116**): Herz eines Feten mit 23 SSW. Blick auf die Gefäße Aorta mit Isthmus sowie Truncus pulmonalis und Ductus arteriosus (Bild links). Bei einem Feten mit der linken Thoraxseite zum Schallkopf (Bild in der Mitte) werden die großen Gefäße tangential angeschnitten mit der typischen V-Form ähnlich wie im Bild links. Da das Blut über beide Gefäße in Richtung Aorta descendens fließt, stellt sich die Perfusion bei beiden Gefäßen in Rot dar (Bild rechts).

M-Mode-Verfahren

Abb. 11.**144** Für die Ableitung im M-Mode legt der Untersucher unter B-Bild-Sicht die M-Mode-Markierung, in diesem Falle durch rechten Ventrikel, Septum und linken Vorhof.

Abb. 11.**145** M-Mode: Abgeleitet werden die Bewegungen der korrespondierenden Strukturen als Funktion der Zeit.

Abb. 11.**146** Farbdoppler-M-Mode: Die M-Mode-Markierung liegt über der Trikuspidalklappe durch den rechten Vorhof und den rechten Ventrikel. Perfusion und Dauer der Diastole sind regelrecht, und in der Systole ist die Klappe nicht insuffizient (28 SSW).

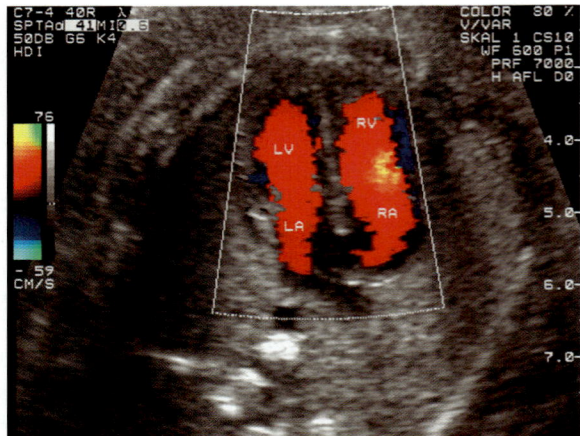

139

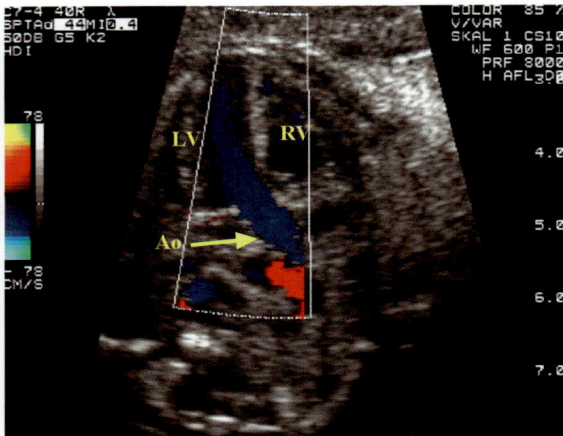

140

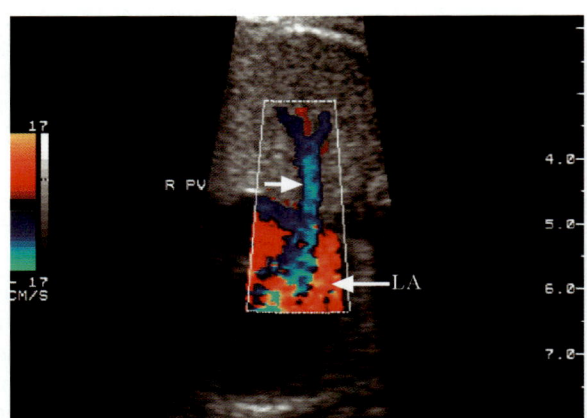

141

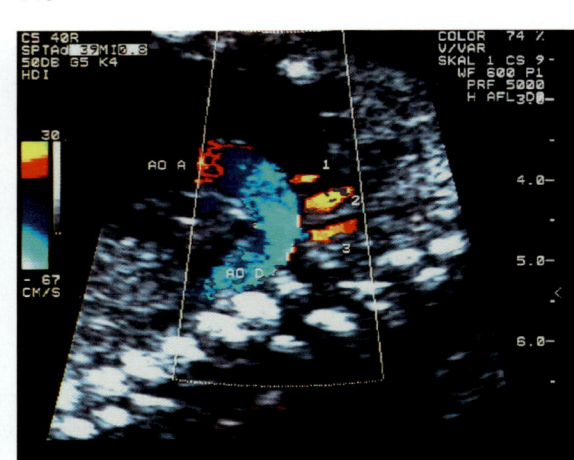

142

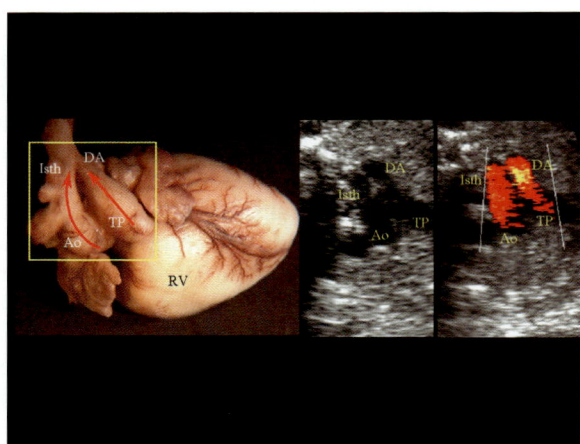

143

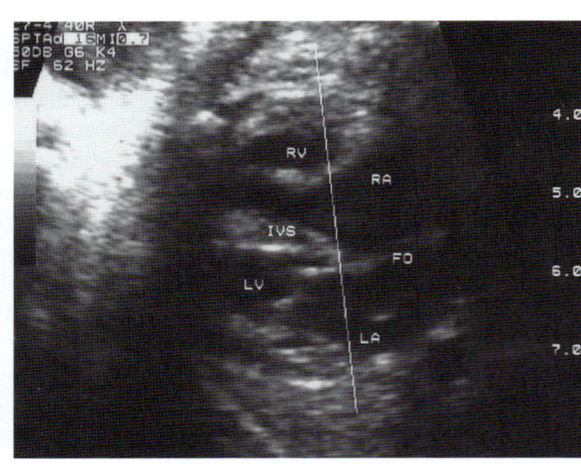

144

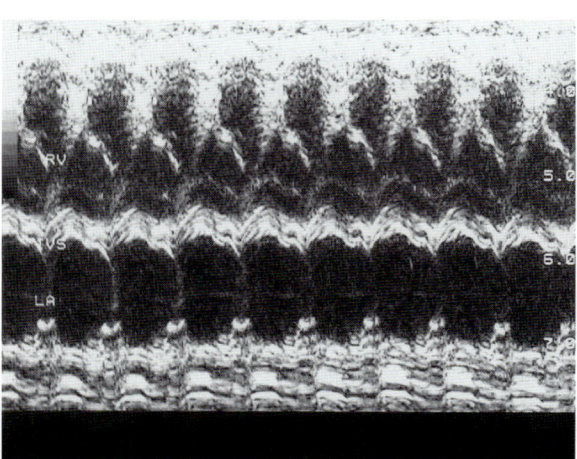

145

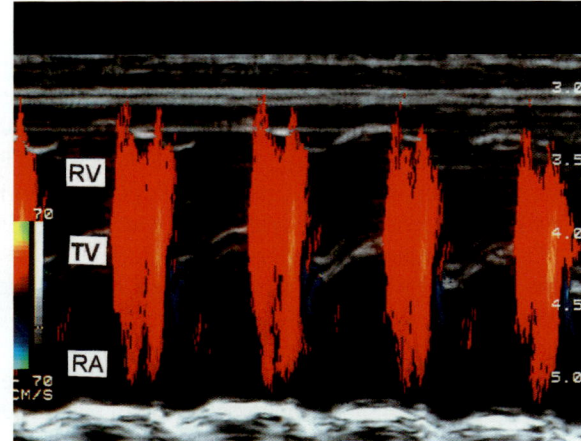

146

– besonders bei der Farbdopplersonographie – durch Turbulenzen oder retrograde Perfusionen, die bei Klappenstenosen oder -atresien zu finden sind (6). In der späten Schwangerschaft (ca. ab 33 SSW) findet man oft im Bereich des Ductus arteriosus einen turbulenten Fluss mit Mosaikmuster als Ausdruck der beginnenden Verengung in Vorbereitung auf den postnatalen Verschluss.

Die Einstellung des Aortenbogens gelingt in einem parasagittalen Längsschnitt links von der fetalen Wirbelsäule. Durch den Einsatz der Farbe lassen sich die 3 Stammgefäße in ihrem Abgang leicht darstellen (Abb. 11.**142**).

Die Befunde der Farbdopplersonographie bei den verschiedenen Herzvitien werden im Kapitel 25 erläutert.

■ M-Mode-Verfahren (Time Motion)

M-Mode-Echokardiographie

Prinzip. Da ein fetales Echokardiogramm schwierig abzuleiten ist, verwendet man die M-Mode-Technik, um aus den abgeleiteten mechanischen Ereignissen Rückschlüsse auf die elektrischen Signale, die sie verursacht haben, zu ziehen. In der Echokardiographie wurde das M-Mode-Verfahren sehr früh angewendet, lange vor der Darstellung des Herzens im B-Bild. Beim Feten konnte es erst eingesetzt werden, nachdem man die Markierung im B-Bild genau lokalisieren und dadurch die abgeleiteten „Kurven" den entsprechenden kardialen Strukturen zuordnen konnte.

Einsatzgebiete. Der Einsatz der Methode ist vielfältig, aber von wesentlich geringerer Bedeutung als in der Kardiologie. Messungen am fetalen Herzen, wie z. B. Septum- und Myokarddicke, die verschiedenen Lumina in Systole und Diastole, die Funktionen der atrioventrikulären Klappen, die Durchmesser der aortalen und pulmonalen Klappen und sogar die Prüfung des offenen Foramen ovale lassen sich im M-Mode optimal vornehmen. Um exakte Messungen und Befunde zu erheben, müssen bestimmte Schnittebenen eingestellt werden (senkrechter Winkel zwischen der M-Mode-Markierung und der langen Herzachse). Eine genaue Zuordnung von M-Mode-Mustern zum kardialen Zyklus ist jedoch aufgrund der fehlenden gleichzeitigen fetalen EKG-Ableitung nicht möglich. Die verminderte Kontraktilität, wie bei einer Endokardfibroelastose oder bei Kardiomyopathie, kann mittels M-Mode gut erfasst und dokumentiert werden. Die Analyse der fetalen Arrhythmien lässt sich ebenfalls am besten unter Einsatz des M-Mode-Verfahrens durchführen. Wird die Markierung so eingestellt, dass sie gleichzeitig einen Vorhof und einen Ventrikel durchquert (Abb. 11.**144** und 11.**145**), können fetale Rhythmusstörungen präzise eingestuft werden.

Für die fetale Echokardiographie hat die Analyse im M-Mode-Verfahren, ob bei der Erfassung der kardialen Funktion oder bei den biometrischen kardialen Messungen, in den letzten Jahren mit der Einführung der Dopplersonographie sowie der Cine-Loop-Analyse deutlich an Bedeutung verloren. Für die Diagnostik und Differenzialdiagnostik der Arrhythmien ist ihr Einsatz aber nach wie vor unerlässlich.

M-Mode-Farbdoppler-Echokardiographie

Prinzip. Bei der konventionellen M-Mode-(Time-motion-)Echokardiographie werden als Funktion der Zeit die Bewegungsabläufe entlang der vom Untersucher eingestellten M-Mode-Marke abgeleitet. Dies ermöglicht eine hohe zeitliche Auflösung der Darstellung der Herzkontraktionen. Schaltet man bei optimaler Einstellung der M-Mode-Messmarke gleichzeitig die Farbe ein, so lassen sich mit hoher zeitlicher Auflösung die hämodynamischen Veränderungen farbig, gleichzeitig mit den mechanischen Kontraktionen entlang der eingestellten Linie, ableiten (Abb. 11.**146**) (19).

Einsatzgebiete. Diese als farbkodierte M-Mode-Echokardiographie bezeichnete Technik eignet sich besonders in der Diagnostik der Arrhythmien für die Zuordnung der AV-Überleitungen, aber auch für die zeitliche Zuordnung der Flussereignisse, z. B. im Bereich der AV-Klappen bei Insuffizienzen, um zwischen dem Zeitpunkt und der Dauer des Auftretens der Insuffizienz zu differenzieren. Ein weiteres Einsatzgebiet ist auch die Analyse des zeitlichen Verhältnisses von systolischer und diastolischer Phase bei physiologischen (Foramen ovale) und pathologischen Shunts (VSD, ASD II) beim Feten. Obwohl über diese Methode in der Literatur zur fetalen Echokardiographie wenig berichtet wurde, ist sie für den Erfahrenen bei mehreren Fragestellungen in der fetalen Kardiologie unerlässlich geworden.

■ Neue diagnostische Methoden und Trends in der fetalen Echokardiographie

Transvaginale Sonographie

Gegen Ende der 80er-Jahre haben die Verbesserung der B-Bild-Auflösung sowie die Einführung des Farbdopplers in der Transvaginalsonographie (TVS) zur Entwicklung der transvaginalen fetalen Echokardiographie geführt (20).

Diagnostische Möglichkeiten. Die transvaginale Sonographie ermöglicht durch die hohe Schallkopffrequenz (bessere Auflösung) und das Fehlen einer langen Vorlaufstrecke (Nähe zum untersuchten Objekt) wesentlich früher in der Schwangerschaft als bisher, die Herzstrukturen gut darzustellen bzw. die regelrechte Hämodynamik (Farbdoppler) zu überprüfen. Die Analyse erfolgt zwischen 12 und 16 SSW. Mit 13–14 SSW ist in allen Fällen eine Analyse der kompletten Herzanatomie im B-Bild und im Farbdoppler möglich. Nicht nur die Vierkammerblick-Anatomie kann optimal beurteilt werden (Abb. 11.**147** und 11.**148**), sondern mithilfe der Farbe können auch die Abgänge und die Kreuzungen der großen Gefäße (Abb. 11.**149**) eingesehen werden. Bereits in diesem Frühstadium können komplexe Herzfehler entdeckt werden. In den meisten Fällen handelt es sich um große Septumdefekte (AV-Kanal) oder um komplexe konotrunkale Fehlbildungen. Die Indikation für eine so frühe Diagnostik bleibt wegen des hohen Aufwands vorerst dem Risikokollektiv vorbehalten, vor allem bei belasteter Anamnese, bei Entdeckung einer fetalen Auffälligkeit (z. B. Nackenödem, Bradykardie, Omphalozele) oder bei maternalem Risiko (Diabetes mellitus, Medikamente, Altersindikation).

Einschränkungen. Trotz der Zuverlässigkeit einer frühen Diagnostik hat die Methode auch ihre Grenzen. Zum einen ist der Untersucher bei ungünstiger fetaler Lage oder bei nicht optimalem Einfallswinkel in seinen Möglichkeiten eingeschränkt, nicht zuletzt wegen der geringen Bewegungsfreiheit des starren Schallkopfes. Zum anderen ist das untersuchte Organ noch sehr klein und kleine Defekte können dadurch schnell übersehen werden (Herzbreite ca. 5 mm mit 12 SSW, 6 mm mit 13 SSW und 7,5 mm mit 14 SSW!). Einer der Hauptnachteile der Methode besteht aber auch in der Tatsache, dass eine Reihe von „kongenitalen" Herzfehlern in dieser Phase noch nicht das vollständige pathologische Bild darbieten: Vor allem handelt es sich dabei um Vitien mit Ausflusstraktobstruktionen (Hypoplasie oder Hypertrophie der Ventrikel, Hypoplasie eines großen Gefäßes). Daher empfiehlt es sich immer, eine zweite Kontrolluntersuchung (transabdominal) um 20 SSW durchzuführen, um die kardiale Anatomie nochmals zu beurteilen. Der Unerfahrene sei deshalb an dieser Stelle vor schnellen Diagnosen und Konsequenzen gewarnt.

Zukünftige Entwicklung. Die „fetale transvaginale Echokardiographie" wird neben der frühen Diagnostik von Herzfehlern neue Erkenntnisse über die intrauterine „In-vivo"-Entwicklung der verschiedenen Herzfehler ermöglichen und Licht auf neue pathogenetische Aspekte der Hämodynamik werfen.

Color-Power-Angiographie

Prinzip. Die Color-Power-Angiographie (CPA) ist eine neue Methode in der vaskulären Diagnostik und basiert auf einer anderen Verarbeitung und Darstellung der Dopplersignale als die Farbdopplertechnik. Dabei werden vom Flusssignal nicht seine Dopplershifts (positive bzw. negative Shifts) erfasst, sondern seine Amplitude unabhängig von der Richtung.

Vor- und Nachteile. Hauptvorteile sind, dass langsame Flüsse erfasst werden können (kleine Gefäße) und vor allem, dass durch die Winkelunabhängigkeit Blutflüsse unabhängig vom Einfallswinkel (parallel zur Oberfläche) dargestellt werden können. Die Nachteile sind, dass keine Flussrichtung erkennbar ist (Arterien und Venen sind nicht unterscheidbar) und vor allem dass alle Flüsse (langsame und schnelle) gleichzeitig abgebildet werden, wobei die Wiedergabe – ähnlich wie im Farbdoppler – dem zweidimensionalen B-Bild aufgelagert, aber mit einer einzigen Farbe (meist orange-gelb) (14, 24) erfolgt und somit an eine „Angiographie" erinnert (daher der Name). Einer der Hauptnachteile ist die für eine kardiale Diagnostik erforderliche optimale Einstellung des Gerätes, die einiger Erfahrung bedarf.

Einsatzgebiete. Der Einsatz der CPA ist primär nicht für das fetale Herz vorgesehen, aber wir konnten beobachten, dass bei gezieltem Einsatz in vielen Fällen wichtige Erkenntnisse gewonnen werden können (Abb. 11.**150**–11.**152**). Vor allem bei ungünstigen Schallbedingungen mit einer seitlichen Lage des Feten hilft die CPA in der Darstellung einer Perfusion zweier separater Ventrikel, sodass eine Ventrikelhypoplasie oder ein kompletter AV-Kanal ausgeschlossen werden können (Abb. 11.**150**). Da bei der typischen fetalen Lage in utero die Aorta meistens parallel zur Oberfläche liegt (suboptimal für die Farbdopplertechnik), hilft hier die CPA bei der Darstellung der Kontinuität des ganzen Aortenbogens vom Herzen bis ins Abdomen hinein (Abb. 11.**151**). Ferner fanden wir, dass gerade bei kleinen muskulären Ventrikelseptumdefekten diese in einigen Fällen leichter mittels CPA entdeckt werden konnten. Da die Flüsse unabhängig von der Flussgeschwindigkeit dargestellt werden, kann bei Hypoplasie eines Gefäßes (z. B. bei Pulmonalatresie) dieses leicht neben einem anderen, dilatierten Gefäß abgebildet werden, sodass die gezielte Diagnostik erfolgen kann.

Mit der Methode können aber keine Turbulenzen, Insuffizienzen oder retrograde Perfusionen entdeckt werden, sodass sie in Zukunft nur in einigen Fällen als gute Ergänzung zur Farbdopplersonographie einen Platz gewinnen kann.

Dreidimensionale Darstellung des fetalen Herzens

Das Hauptproblem einer dreidimensionalen Herzdarstellung ist die vierte Dimension (Zeit). Während eines Herzzyklus nehmen alle kardialen Strukturen verschiedene Formen und räumliche Positionen an, sodass das Gerät einen 3-D-Aufbau nur in Abhängigkeit von der kardialen Phase (in Bezug zur Systole oder Diastole) vornehmen kann. In der Kardiologie können solche Phasen über eine EKG-Triggerung ziemlich genau definiert werden, eine Methode, die beim Feten noch nicht möglich ist. Postmortale 3-D-Untersuchungen wurden beim Feten durchgeführt, ebenso Untersuchungen, in denen mittels M-Mode die einzelnen kardialen Phasen erfasst wurden. In naher Zukunft kann mit einer Entwicklung in diesem Bereich gerechnet werden.

Mit einigen Geräten ist es möglich, mit Anwendung der CPA einen dreidimensionalen Aufbau des Gefäßbaums vorzunehmen, ohne das B-Bild mit abzubilden (14) (Abb. 11.**153**). Dies ermöglicht eine bessere Orientierung über die Lage des Gefäßbaums im Raum und kann in Zukunft ebenfalls eine Hilfe bei der kardialen Diagnostik sein (14) (Abb. 11.**154**).

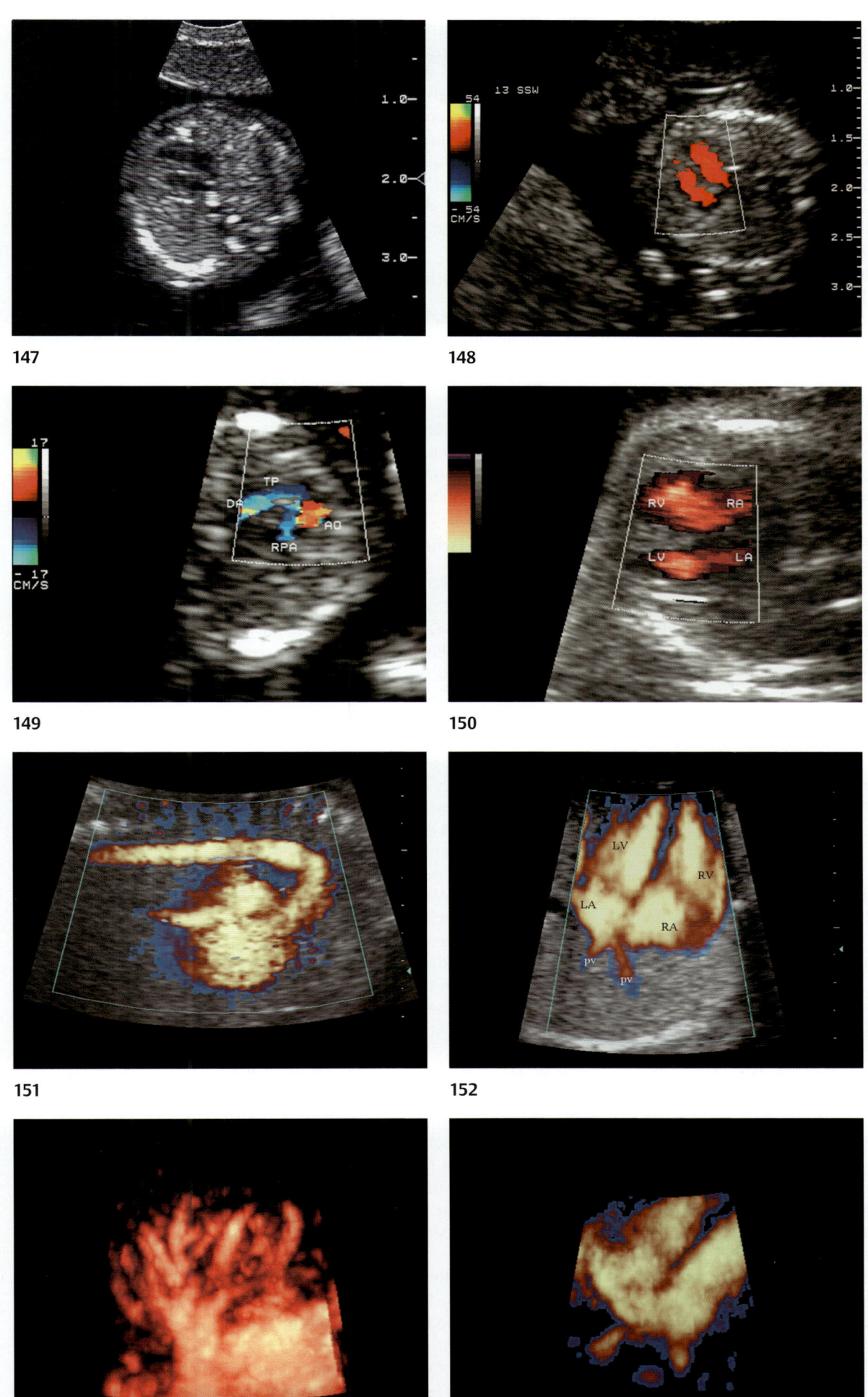

147

148

149

150

151

152

153

154

Transvaginale fetale Echokardiographie

Abb. 11.**147**   Darstellung des Vier-kammerblicks im B-Bild mit 13 SSW. Vorhöfe, Ventrikel und das interventri-kuläre Septum können gut beurteilt werden.

Abb. 11.**148**   Vierkammerblick mit 13 SSW. Im Farbdoppler Nachweis der diastolischen separaten Perfusion bei-der Ventrikel.

Abb. 11.**149**   Die kurze Herzachse im Farbdoppler mit 12+4 SSW. Dargestellt werden die Aorta im Querschnitt, der Truncus pulmonalis (TP), die rechte Pulmonalarterie (RPA) und der Ductus arteriosus (DA).

Color-Power-Angiographie

Abb. 11.**150**   Hauptvorteile der Color-Power-Angiographie sind die Sensiti-vität in der Darstellung der Flüsse so-wie die Winkelunabhängigkeit. Bei der adipösen Patientin war die Beurteilung des fetalen Herzens sehr schwierig (in 9 cm Tiefe!). In einer seitlichen Einstel-lung kann die Perfusion über beide Lu-mina unter Aussparen des Septums dargestellt werden. Somit konnten Ventrikelhypoplasien und große Sep-tumdefekte ausgeschlossen werden.

Abb. 11.**151**   In dieser Einstellung liegt die Aorta parallel zur Oberfläche und ist ungünstig mit dem Farbdoppler darstellbar. Mit der CPA kann die Aorta descendens über ihre gesamte Länge eingesehen werden.

Abb. 11.**152**   In dieser Vierkammer-blickebene stellt sich mit der CPA die Perfusion beider Ventrikel optimal dar. Gleichzeitig wird die Einmündung der Pulmonalvenen eingesehen.

Abb. 11.**153**   Der linke Lungengefäß-baum eines Feten mit 27 SSW mittels dreidimensionaler Color-Power-Angiographie aufgebaut. Diese neue Methode könnte in der Zukunft neue Informationen zur Entwicklung des Lungengefäßbettes liefern.

Abb. 11.**154**   Bei einem Feten mit 29 SSW wird im dreidimensionalen CPA-Mode das Herz mit beiden Ventri-keln und den Pulmonalvenen darge-stellt. Die Methode der 3-D-Angiogra-phie am Herzen ist noch in Entwicklung.

Abdomen

Embryologie (1, 3, 5)

Leber. Die Leber entwickelt sich in der 4. Embryonalwoche als Aussprossung aus dem Vorderdarm. Rechter und linker Leberlappen haben ursprünglich die gleiche Größe. Von der 6. Embryonalwoche an wächst jedoch der rechte Leberlappen aufgrund relativer Wachstumverschiebungen wesentlich stärker als der linke. Lobus caudatus und Lobus quadratus differenzieren sich dann später im Bereich des rechten Leberlappens. In der 6. Embryonalwoche beginnt die Leber mit der Blutbildung, die ihren Höhepunkt in der 12.–24. Embryonalwoche erreicht, aber dann zur Geburt hin allmählich wieder aufhört (1).

Gallenblase. Die Gallenblase entsteht in der 4. Embryonalwoche als kompakter Entodermspross aus der Leberanlage. Anfangs liegt die Gallenblase in der Mittellinie, später wird sie zunehmend nach lateral verlagert (1). Die Bildung der Gallenfarbstoffe beginnt in der 13.–16. Embryonalwoche (5).

Milz. Die Milz entwickelt sich aus dem Mesoderm, und zwar aus dem Bereich des dorsalen Mesogastriums (1). Die Erythropoese in der Milz endet etwa in der 28. Embryonalwoche. Die Erythropoese wird dann vom Knochenmark übernommen (5).

Pankreas. Das Pankreas entwickelt sich während der 5.–8. Embryonalwoche aus 2 epithelialen Knospen des Vorderdarms, einer dorsalen und einer ventralen entodermalen Knospe. Liegt eine zweigeteilte ventrale Pankrasanlage vor, kann diese um das Duodenum herumwachsen (Pancreas anulare) und zu einer Obstruktion des Duodenums führen (5). Die Entwicklung des exokrinen Drüsengewebes erfolgt in der 12. Embryonalwoche, Insulin wird von der 20. Woche an synthetisiert (1).

Darm. Der primitive Darm wird in 3 Abschnitte unterteilt:
- Vorderdarm,
- Mitteldarm und
- Enddarm.

Aus dem Vorderdarm entwickeln sich der Pharynx, die unteren Luftwege, der Ösophagus, der Magen und das Duodenum bis zur Mündung des Gallenganges.

Abkömmlinge des Mitteldarmes sind der Dünndarm mit Ausnahme des oberen Duodenalabschnittes, das Colon caecum und die Appendix, das Colon ascendens und die rechte Hälfte des Colon transversum. Die Abkömmlinge des Enddarmes sind die linke Hälfte des Colon transversum, das Colon descendens, das Colon sigmoideum, das Colon rectum, der obere Teil des Analkanals und die kaudalen Abschnitte des Urogenitalapparates (5).

Der Analkanal entsteht aus 2 Anlagen: Die oberen zwei Drittel entwickeln sich aus dem Kolon, das untere Drittel entsteht aus dem Proktodeum.

Physiologische Nabelhernie. Im Rahmen der Mitteldarmdrehung wird der schnell wachsende Dünndarm extraembryonal, d. h. in den Nabelstrang hinein verlagert. Diese "physiologische Nabelhernie" tritt in der 6. Embryonalwoche auf. Nach Rotation der Nabelschleife um 270° gegen den Uhrzeigersinn ziehen sich die Dünndarmschlingen mit 10 Embryonalwochen aus der physiologischen Nabelhernie wieder in die Leibeshöhle zurück (1, 5) (Abb. 11.**155**).

Sonoanatomie

Die zwischen 8 und 12 SSW mit der Vaginalsonographie zu beobachtende physiologische Nabelhernie (Abb. 11.**156**) ist zu Beginn des zweiten Trimesters normalerweise nicht mehr nachweisbar. Zeigt sich dennoch eine entsprechende Vorwölbung vor dem Abdomen, besteht der Verdacht auf eine Omphalozele.

Von den innerhalb des Abdomens sonographisch nachweisbaren Organen kommen der Leber mit der V. umbilicalis, dem Magen und dem Darm die größte Bedeutung zu.

Längsschnitte

Medianer sagittaler Längsschnitt. Im medianen sagittalen Längsschnitt zeigt sich die Abdominalwand als eine nach vorn konvex gebogene geschlossene Linie (Abb. 11.**157**), die nur durch den Ansatz der Nabelschnur unterbrochen wird (Abb. 11.**158**).

Parasagittaler Längsschnitt. Verschiebt man den Schallkopf nach links, erhält man einen parasagittalen Längsschnitt, der den Magen als längliche, nach ventral-kaudal verlaufende echoarme Struktur zur Darstellung bringt (Abb. 11.**159**).

Querschnitte

Leber. Im Querschnitt durch den Oberbauch zeigt sich die Leber, die als blutbildendes Organ beim Feten den größten intraabdominalen Raum einnimmt. Die Leberstruktur erscheint relativ homogen bei mittlerer Echogenität (Abb. 11.**160**). Innerhalb der Leber erkennt man die Einmündungsstelle der V. umbilicalis in den Sinus venae portae (Abb. 11.**160**). Diese Einmündungsstelle gilt als wichtiger Referenzpunkt für die Abdominometrie (4) (s. Kapitel 12).

Magen. Der Magen zeigt sich im Querschnitt als rundliches bis ovales meist echofreies Areal im linken Oberbauch (Abb. 11.**160**). Insbesondere im III. Trimenon kann man gelegentlich auch Mageninhalt beobachten (Abb. 11.**161**). Hierbei handelt es sich um Vernixflocken, die beim Schlucken in den Magen gelangt sind. Studien über Füllungs- und Entleerungszeiten des fetalen Magens wurden von Wladimiroff et al. (9) durchgeführt. Während die Zeit bis zur Füllung des Magens im Allgemeinen unter 45 Minuten lag, schwankten die Entleerungszeiten des Magens zwischen wenigen Minuten und 45 Minuten.

Wichtig ist, dass man bei der sonographischen Beurteilung der Fetalanatomie die topographische Lage des Magens überprüft. Im Querschnitt findet man ihn in Abhängigkeit von der Lage des Feten an unterschiedlicher Stelle auf dem Monitor (Abb. 11.**162**).

Gallenblase. Infolge der frühzeitigen Gallenproduktion kann die gefüllte Gallenblase bereits innerhalb des zweiten Trimesters bei leicht nach ventral gekippter transversaler Schnittebene als längliches, flüssigkeitsgefülltes Hohlorgan im Bereich des rechten Leberlappens nachgewiesen werden (Abb. 11.**163**). Aufgrund der länglichen Struktur kann sie mit der V. umbilicalis verwechselt werden. Im Gegensatz zur V. umbilicalis lässt sich die echoarme längliche Zone der Gallenblase jedoch nicht über die Leber hinaus verfolgen.

Milz. Die Milz findet sich im Querschnitt schräg hinter dem Magen (7, 8) (Abb. 11.**164**). Von der Leber lässt sie sich jedoch wegen ihrer ähnlichen Echodichte häufig nur schlecht abgrenzen.

Pseudoaszites. Gelegentlich kann man zwischen Leber und vorderer Bauchwand des Feten einen echoarmen Spalt sehen (Abb. 11.**165**). Rosenthal et al. (6) bezeichneten diese Auffälligkeit als Pseudoaszites, weil sie einen beginnenden Aszites vortäuscht. Ursächlich handelt es sich dabei um die Bauchwandmuskulatur (2) oder um eine ausgeprägtere Fettschicht.

Nabelschnuransatz. Verschiebt man die transversale Schallebene etwas nach kaudal, kommt der Nabelschnuransatz im Querschnitt zur Darstellung (Abb. 11.**166**).

Darm. Im Unterbauch zeigt sich der Darm als relativ homogenes Konvolut mittlerer Echogenität. Insbesondere in der Spätschwangerschaft können sowohl im Dünn- als auch im Dickdarm einzelne Flüssigkeits-

areale als echoarme längliche Zonen erkannt werden (Abb. 11.**167**). Teilweise findet man innerhalb dieser flüssigkeitsgefüllten Darmareale auch feine Binnenechos.

Einzelne flüssigkeitsgefüllte Darmschlingen sind, vor allem im III. Trimenon, als Normalbefund zu werten und sollten nicht ohne weitere Kontrolle als Darm- oder Analatresie gewertet werden (Abb. 11.**168**) .

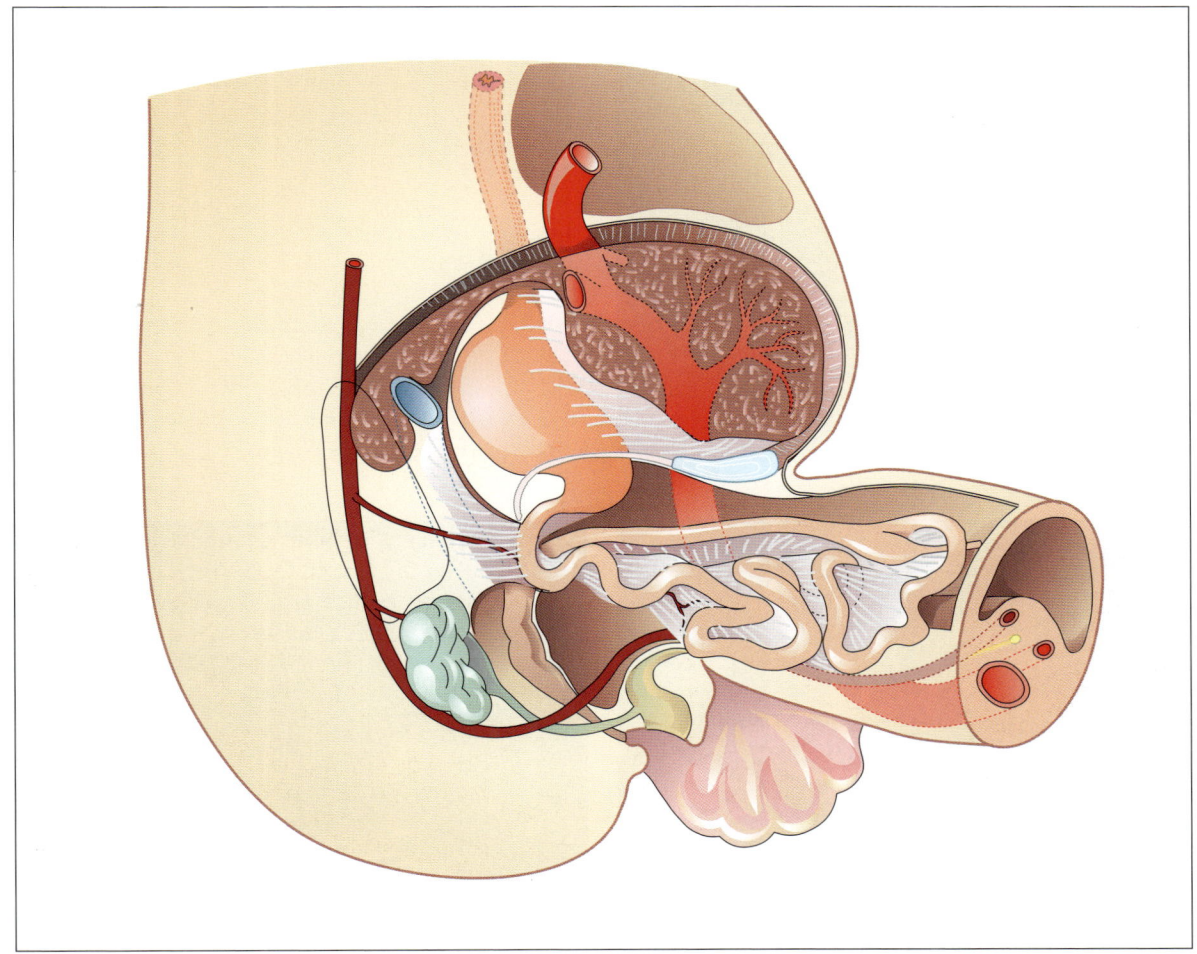

155

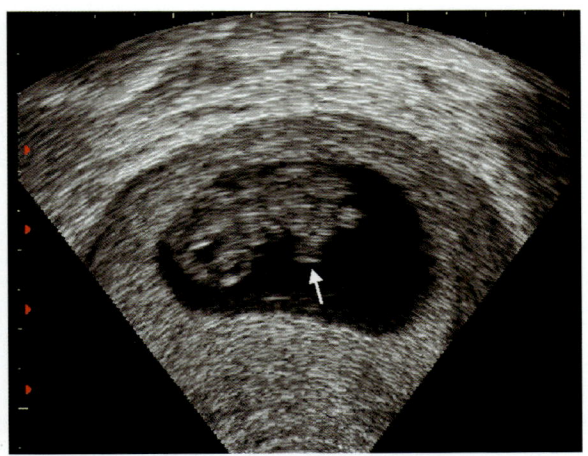

156

Sagittal- und Longitudinalschnitte

Abb. 11.**155** Schemazeichnung der physiologischen Nabelhernie (nach 2).

Abb. 11.**156** Embryo mit physiologischer Nabelhernie im Sagittalschnitt, 9 SSW.

Abb. 11.**157**   Darstellung des Abdomens im sagittalen Längsschnitt. Schädellage, 23 SSW. Der Darm kommt unterhalb der Leber und der Vena umbilicalis (Pfeil) als relativ echodichte Struktur mittlerer Echogenität zur Darstellung.

Abb. 11.**158**   Fetaler Längsschnitt mit Darstellung des Nabelschnuransatzes und der Umbilikalvene, die in einem Winkel von ca. 45° in kraniodorsaler Richtung zur Leber verläuft. Schädellage. Darm (1), V. umbilicalis (2), Leber (3), Herz (4).

Abb. 11.**159**   Magen im Längsschnitt, 29 SSW. Schädellage.

Querschnitte

Abb. 11.**160**   Querschnitt durch das fetale Abdomen, I. Schädellage. 1 = Leber, 2 = Magen, Pfeil = Einmündungsstelle der V. umbilicalis in den Sinus venae portae.

Abb. 11.**161**   Gefüllter Magen, 27+3 SSW.

Abb. 11.**162**   Lage des Magens in Abhängigkeit von der Kindslage (Photomontage). Transversalschnitte durch das fetale Abdomen, 22 SSW.
a I. Schädellage.
b II. Schädellage.
c I. Beckenendlage.
d II. Beckenendlage.

Abb. 11.**163**   Darstellung der fetalen Gallenblase (Pfeil) im Abdomenquerschnitt. I. Schädellage, 22 SSW.

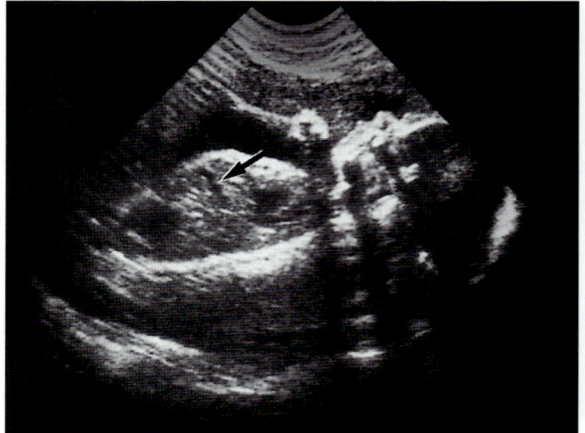

157

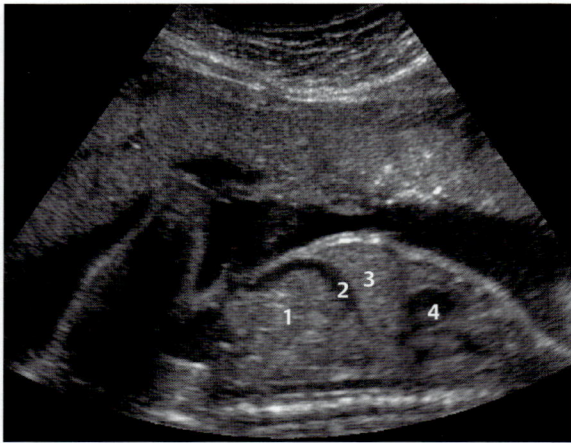

158

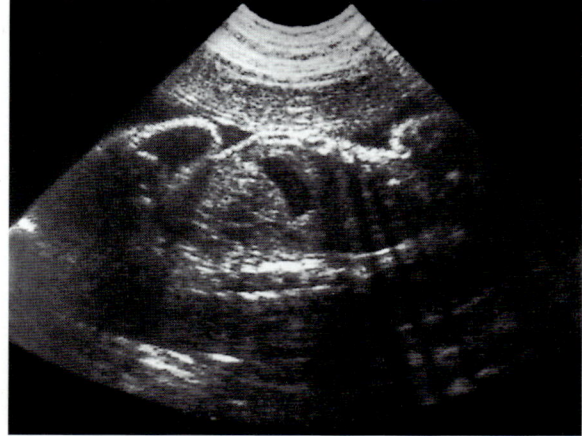

159

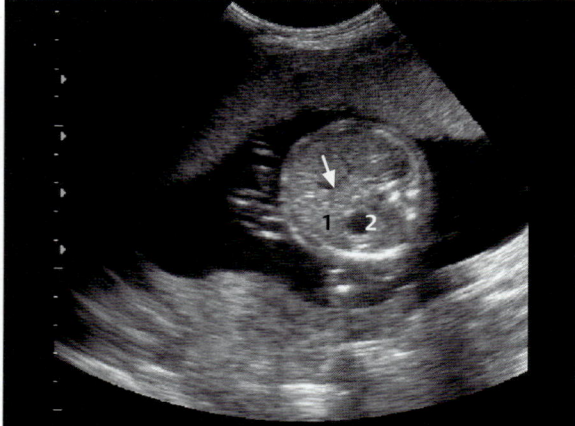

160

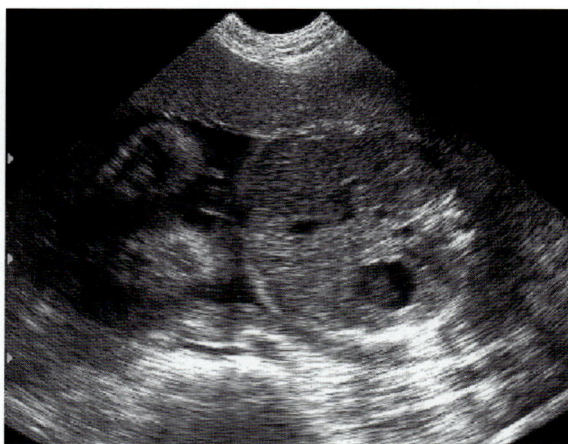

161

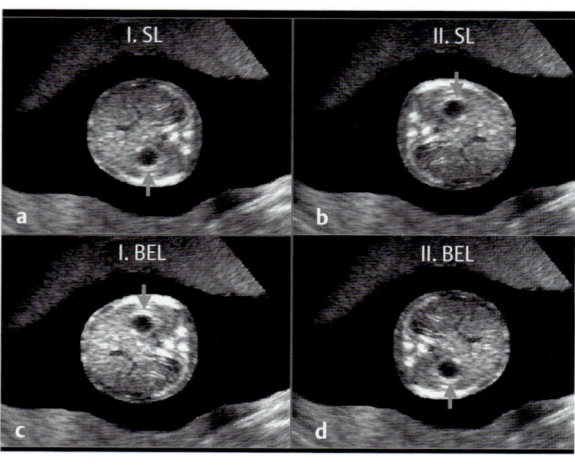

162

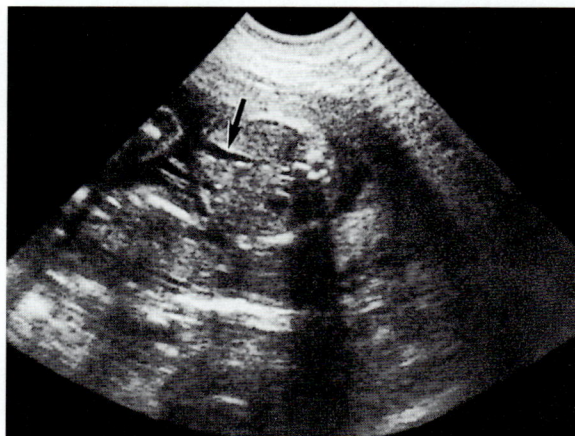

163

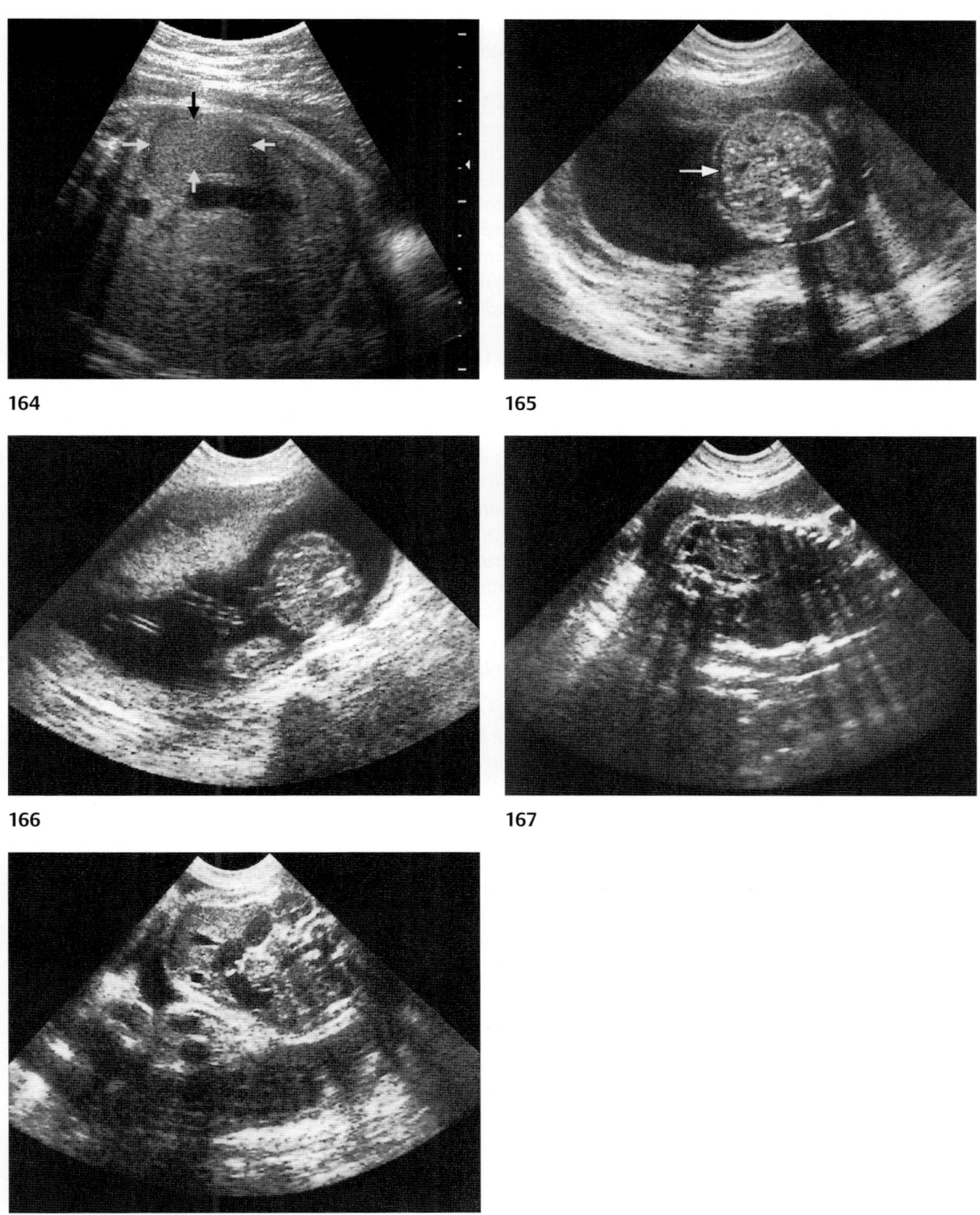

164

165

166

167

168

Abb. 11.**164**   Milz (Pfeil), 3,1 • 1,6 cm. 34 SSW, II. Schädellage.

Abb. 11.**165**   Pseudoaszites (Pfeil), 25 SSW. Abdomenquerschnitt.

Abb. 11.**166**   Querschnitt durch das fetale Abdomen in Höhe des Nabelschnurabganges, 22 SSW.

Abb. 11.**167**   Physiologische Flüssigkeitsansammlung im Bereich des Dünn- und Dickdarms, 33 SSW, Längsschnitt.

Abb. 11.**168**   Abdomenquerschnitt mit Darstellung des flüssigkeitsgefüllten Dickdarmes. Keine Analatresie! 39 SSW.

Harnableitendes System, Nebennieren und Becken

Embryologie

Nieren. Etwa in der 5. Embryonalwoche spaltet sich die Ureterknospe vom Urnierengang ab und wächst nach dorsal aus. Sie dringt mit ihrem blinden Ende in das metanephrogene Blastem ein, das sich dann kappenartig über die Ureterknospe legt. Aus dem Stiel der Ureterknospe gehen Ureter, Nierenbecken, Nierenkelche und Sammelrohre hervor, während sich die Nephrone aus dem metanephrogenen Gewebe differenzieren. Die Glomeruluskapillaren bilden sich in situ innerhalb der Bowman-Kapsel. Schon von der 8. Embryonalwoche an wird Urin gebildet und in die Amnionhöhle ausgeschieden (3).

Lagewechsel der Niere. Während der intrauterinen Entwicklung erfährt die Niere einen deutlichen Lagewechsel. Sie entwickelt sich in der 5. Embryonalwoche im kleinen Becken und wandert dann an der dorsalen Bauchwand nach kranial. In der 34.–36. Woche liegt sie etwa in Höhe von L2. Das Nierenbecken, das zunächst nach ventral gerichtet ist, dreht sich später nach medial. Der Aszensus der Niere ist dann beendet, wenn die Niere die Höhe der Nebenniere erreicht hat (3). Die Gefäßversorgung der Nieren wechselt während des Aszensus. Die endgültigen Nierenarterien entstehen nicht vor der 9. Embryonalwoche (7). Die ständig wechselnde Blutversorgung der Nieren während ihres Aszensus erklärt die realtiv häufig auftretenden Variationen der Nierenarterien.

Nebenniere. Die Nebenniere ensteht aus 2 Anlagen: das Mark entwickelt sich aus dem Neuroektoderm, die Rinde aus dem Mesoderm (3). Die fetale Nebenniere ist im Vergleich zur Niere sehr groß, da die Rinde stark wächst. Nach der Geburt verkleinern sich die Nebennieren schnell, was hauptsächlich auf die Rückbildung der fetalen Rinde zurückzuführen ist. Während der ersten 2–3 Wochen nach der Geburt verliert die Nebenniere etwa ein Drittel ihres Gewichtes (7).

Harnblase. Die Harnblase entsteht nach Teilung der entodermalen Kloake durch das Septum urorectale in den Sinus urogenitalis und das Rektum aus dem kranialen Abschnitt des Sinus urogenitalis.

Beckenknochen. In jedem Hüftbeinknorpel treten im 3., 4. und 5. Entwicklungsmonat nacheinander 3 Knochenkerne auf: zunächst für das Os ilium, dann für das Os ischium und schließlich für das Os pubis. Sie vergrößern sich auf Kosten des Knorpels und nähern sich damit einander an. Erst etwa im 20. Lebensjahr sind die 3 Knochen zum einheitlichen Hüftbein vereinigt. Bei Geburt sind die 3 Knochenkerne dagegen noch durch breite Knorpelzonen voneinander getrennt.

Sonoanatomie

Nieren

Querschnitt. Unter guten Bedingungen können die retroperitoneal gelegenen Nieren im Querschnitt erstmals mit ca. 13 SSW, verlässlich jedoch erst ab 17 SSW dargestellt werden. Lawson et al. (5) konnten vor 17 SSW (Abb. 11.**169**) in weniger als 50% der Fälle einen Nierennachweis erbringen; zwischen 17 und 22 SSW wurde ein Nachweis einer oder beider fetalen Nieren in 90% der untersuchten Fälle erzielt (Abb. 11.**170**).

Physiologische Nierenbeckenerweiterung. Gelegentlich kann im II. Trimenon eine diskrete Erweiterung des Nierenbeckens von bis zu 5 mm im a.p.-Durchmesser auftreten (Abb. 11.**171**). Hierbei handelt es sich in den meisten Fällen um eine physiologische Nierenbeckenerweiterung;

bei der doppelseitigen diskreten Nierenbeckenaufweitung kann in seltenen Fällen jedoch auch eine Trisomie 21 vorliegen.

Lage des Fetus. Im III. Trimenon sind die Nieren bei dorsoanteriorer oder dorsoposteriorer Lage des Fetus problemlos im Querschnitt beiderseits der Wirbelsäule zu erkennen (Abb. 11.**172**). Ein echoarmes, schlitzförmiges Lumen innerhalb des Nierenbeckens ist dabei ebenfalls als physiologisch zu werten und sollte ohne weitere Kontrolle nicht als Abflusshindernis gewertet werden. Bei seitlicher Lage des Fetus hingegen wird die vom Schallkopf entfernt liegende Niere durch den Schallschatten der Wirbelsäule verdeckt, wodurch eine Beurteilung dieser Niere nicht möglich ist (Abb. 11.**173**).

Paravertebraler Längsschnitt. Im paravertebralen Längsschnitt zeigen sich die Nieren in längsovaler, gut begrenzter Form mit einem echoarmen Parenchymsaum und einem deutlich echoreicheren Nierenbecken (Abb. 11.**174**).

Nierengröße. Im Verlauf der Schwangerschaft zeigen die Nieren ein lineares Wachstum (s. Kapitel 12) (1, 4). Für die Beurteilung einer regelrechten Nierengröße sollten nicht allein die Absolutmaße, sondern auch das Verhältnis zum Abdomenwachstum herangezogen werden (4). Das Verhältnis Nierenumfang zu Abdomenumfang bleibt mit 0,27–0,30 während der gesamten Schwangerschaft etwa gleich (4).

Nebennieren

Abgrenzung. Die Abgrenzung der Nebenniere von der Niere ist schwierig, da beide ein ähnliches Echomuster haben und die Nebenniere anatomisch gesehen direkt dem oberen Nierenpol aufliegt.

Größe. Während die Nebenniere im 2. Schwangerschaftsmonat noch wesentlich größer ist als die Niere, verschiebt sich das Verhältnis im Verlauf der weiteren Schwangerschaft allmählich zugunsten der Niere. Beim Neugeborenen beträgt dann das Gewichtsverhältnis Nebenniere zu Niere noch 1 : 3 (8). Im Abdomenquerschnitt oberhalb der Nieren zeigt sich die Nebenniere paravertebral als flach-ovales, diskusförmiges Organ mit echoarmer Rinde und echoreichem Mark (2) (Abb. 11.**175**).

Harnblase und Beckenknochen

Längs- und Frontalschnitte. Die fetale Harnblase kann ab ca. 12 SSW mit der transvaginalen Sonographie erkannt werden (Abb. 11.**176**). Im II. und III. Trimenon stellt sie sich bei der Abdominalsonographie im sagittalen Längsschnitt, je nach Füllungszustand, als zystische, echoleere, runde bis längsovale Struktur im kleinen Becken dar (Abb. 11.**177**). Im frontalen Längsschnitt werden gleichzeitig die echoreichen Beckenknochen lateral der Blase abgebildet (Abb. 11.**178**). Die ossifizierte Beckenschaufel erkennt man am besten im schrägen Frontalschnitt (Abb. 11.**179**).

Querschnitt. Im Querschnitt stellt sich die Blase in der ventralen Hälfte des kleinen Beckens dar (Abb. 11.**180**).

Fehlbildungsausschluss. Da sich die Harnblase in regelmäßigen Abständen entleert (2), gelingt ihr Nachweis nicht bei jeder Ultraschalluntersuchung. Kann die Blase jedoch auch bei einer oder zwei weiteren Kontrollultraschalluntersuchungen nicht nachgewiesen werden, muss eine Fehlbildung des harnableitenden Systems (z. B. Blasenekstrophie) gezielt ausgeschlossen werden.

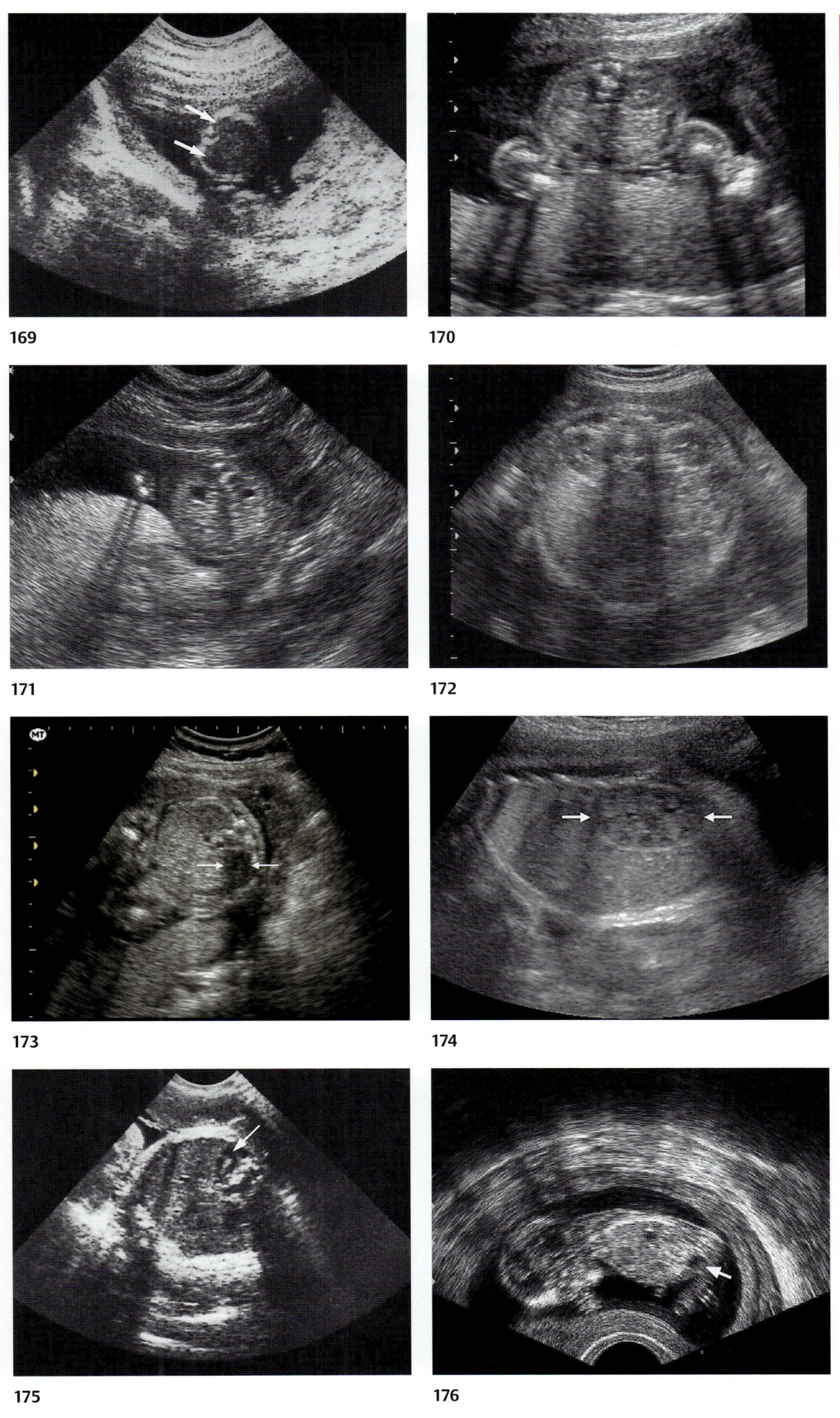

169

170

171

172

173

174

175

176

Nieren

Abb. 11.**169**　Fetale Nieren im Querschnitt (Pfeil), 15 SSW.

Abb. 11.**170**　Nieren quer bei dorsoanteriorer Lage des Feten, 20 SSW.

Abb. 11.**171**　Diskrete Erweiterung des fetalen Nierenbeckenkelchsystems im II. Trimenon.

Abb. 11.**172**　Diskrete Aufweitung des Nierenbeckenkelchsystems auf beiden Seiten, 36+4 SSW.

Abb. 11.**173**　In Seitenlage des Feten kann die distal gelegene Niere (hier linke Niere bei I. Schädellage) durch den Schallschatten der Wirbelsäule (Pfeile) nur ungenügend beurteilt werden. 23 SSW.

Abb. 11.**174**　Längsdarstellung der Niere (Pfeile) mit relativ echoarmer Rinde. Die angeschnittenen Calices renales zeigen sich als echofreie Zonen, 30 SSW.

Nebennieren und Harnblase

Abb. 11.**175**　Nebenniere im Querschnitt mit echoarmer Rinde und echoreichem Mark (Pfeil), 36 SSW.

Abb. 11.**176**　Transvaginalsonographische Darstellung der Harnblase (Pfeil) mit 12 SSW.

Abb. 11.**177**   Fetale Blase im sagittalen Längsschnitt, Schädellage, 29 SSW.

Abb. 11.**178**   Fetale Harnblase im frontalen Längsschnitt, Schädellage, 22 SSW.

Abb. 11.**179**   Im leicht schrägen Frontalschnitt erkennt man die ossifizierte Beckenschaufel (Pfeil), 22+4 SSW.

Abb. 11.**180**   Harnblase im Querschnitt, 24 SSW.

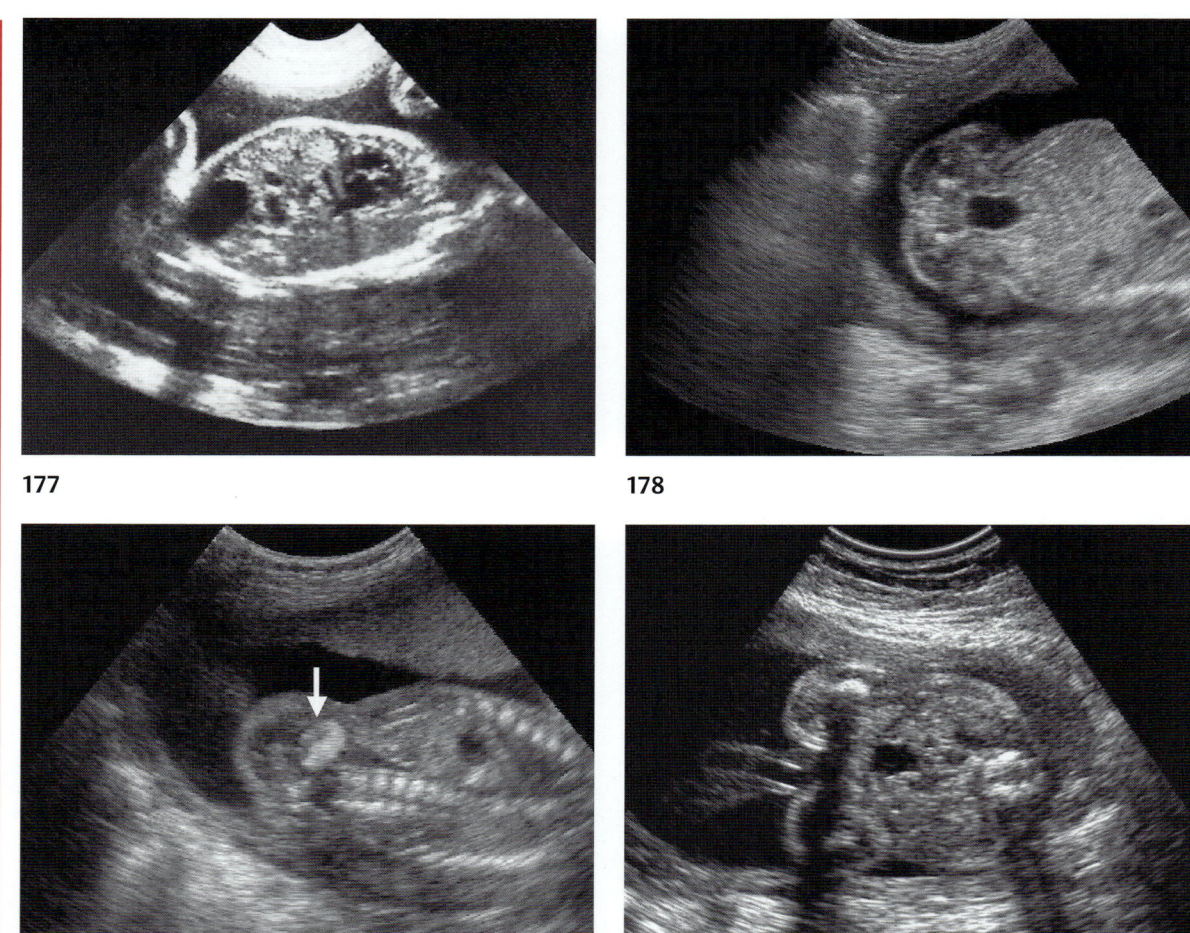

177

178

179

180

Genitale

Embryologie (4, 6, 12)

Äußere Genitalien. Die Frühentwicklung des äußeren Genitale ist zunächst bei beiden Geschlechtern gleich. Erst in der 9. Embryonalwoche beginnt die Differenzierung, die jedoch nicht vor der 12. Woche abgeschlossen ist (6). Die Maskulinisierung des Indifferenzstadiums wird durch Androgene hervorgerufen, die im Hoden gebildet werden. Dadurch verlängert sich der Phallus zum Penis. Bleibt eine ausreichende Androgenproduktion aus, so kommt es zu einer Feminisierung des Genitalapparates. Das anfangs rasche Wachstum des Phallus verlangsamt sich allmählich, wodurch die relativ kleine Klitoris gebildet wird. Der Skrotalsack entsteht durch Verwachsung der Geschlechtswülste miteinander. Die Labia minora bilden sich aus den Gechlechtsfalten, die Labia majora aus den Geschlechtswülsten (6).

Keimdrüsen. Ovarien und Hoden entwickeln sich aus den Keimdrüsenanlagen, die sich in Rinde und Mark gliedern. Das Y-Chromosom hat einen ausgeprägten hodenbestimmenden Einfluss auf das Mark der undifferenzierten Gonade. Das Fehlen eines Y-Chromosoms führt zur Bildung eines Ovars. Bei Embryonen mit einem XX-Chromosomenkomplex differenziert sich die Rinde normalerweise in ein Ovar, während sich das Mark zurückbildet. Bei Embryonen mit einem XY-Chromosomenkomplex differenziert sich das Mark zu einer männlichen Keimdrüse weiter, während umgekehrt hier die Rindenzone degeneriert (6).

Geschlechtswege. Seitens der Geschlechtswege entwickeln sich für den Genitalapparat bei beiden Geschlechtern zunächst zwei Schläuche beiderseits: der Urnieren- oder Wolffsche Gang und der Müllersche Gang. Bei männlichen Embryonen differenzieren sich die Wolffschen Gänge in den männlichen Genitaltrakt, während die Entwicklung der Müllerschen Gänge unterdrückt wird. Bei weiblichen Embryonen degenerieren die Wolffschen Gänge, während sich die Müllerschen Gänge zu den inneren Geschlechtsorganen weiterentwickeln (7) (Abb. 11.**181**).

Nach 18 Embryonalwochen ist bei weiblichen Feten der Uterus vollständig angelegt, und in der Vagina ist ein Lumen erkennbar. In der 20. Embryronalwoche beginnt beim männlichen Feten der Descensus testis. Die Hoden befinden sich in dieser Entwicklungsperiode aber immer noch an der hinteren Bauchwand (6).

Sonoanatomie

Geschlechtsdiagnostik

Die Geschlechtsdiagnostik dürfte in den meisten Fällen nur für die Eltern von Interesse sein. Klinische Bedeutung gewinnt die sonographische Darstellung des fetalen Geschlechtes allerdings bei geschlechtsgebundenen Erbkrankheiten (z. B. Hunter-Syndrom) oder bei zystischen fetalen Unterbauchtumoren (z. B. Ovarialzyste, Peritonealzyste, Prunebelly-Syndrom).

Zeitpunkt. Der Zeitpunkt, ab dem die sonographische Darstellung des fetalen Geschlechtes gelingen kann, wird zwischen 11 (5) und 12 SSW (7) angegeben. Ein früherer Nachweis dürfte nicht möglich sein, da sich vonseiten der morphologischen Entwicklung das äußere Genitale bei beiden Geschlechtern bis 11 SSW gleicht; erst danach tritt eine rasche Differenzierung zwischen den beiden Gechlechtern ein (1). Mielke et al. (5) geben zwischen 11 und 16 SSW eine Erkennungsrate beim fetalen Geschlecht von insgesamt 80,3% an. Allerdings zeigte sich in dieser Studie, dass die Erkennungsrate deutlich vom Gestationsalter abhängt: So gelang der Geschlechtsnachweis mit 11–12 SSW nur in 53% der Fälle (10/19), während er mit 15–16 SSW in 97% der Fälle (32/33) möglich war.

Natsuyama (7) gibt für den Zeitraum zwischen 12 und 40 SSW eine Gesamterkennungsrate für beide Geschlechter von 97,1% an. Die Treffsicherheit der richtigen Geschlechtsvoraussage wird bei Jungen zwischen 97% (8) und 100% (7), bei Mädchen zwischen 78% (9) und 99,9% (8) angegeben.

Mit dem sonographischen Geschlechtsnachweis haben sich noch mehrere Arbeitsgruppen beschäftigt (3, 8, 9, 10, 13). Die meisten dieser Studien wurden jedoch im mittleren oder späten II. Trimenon durchgeführt. Über eine frühe Geschlechtsbestimmung mittels transvaginaler Sonographie berichteten Bronshtein et al. 1990 (2).

Einflussfaktoren. Grundätzlich ist die fetale Geschlechtsdiagnostik von verschiedenen Punkten abhängig:
- von der Erfahrung des Untersuchers,
- der Qualität des Ultraschallgerätes,
- dem Gestationsalter und
- der Lage des Fetus.

Insbesondere bei Beckenendlage mit tief liegendem Steiß, bei dorsoanteriorer Lage oder bei überkreuzten Beinen des Fetus, wie auch beim Oligohydramnion, gelingt der Nachweis des Geschlechtes in den meisten Fällen nicht oder erst nach mehreren Untersuchungen.

Für die sonographische Unterscheidung der beiden Geschlechter lassen sich unterschiedliche Kriterien heranziehen.

Männliches Genitale

Beim Jungen können, je nach Lage, Penis oder Skrotum getrennt oder gemeinsam dargestellt werden (Abb. 11.**182**–11.**186**). Die Hoden lassen sich innerhalb des Hodensackes allerdings erst nach erfolgtem Deszensus, d. h. meist erst im III. Trimenon nachweisen (Abb. 11.**185**). Beobachtet man das Genitale des Feten bei gleichzeitig voller Harnblase über eine längere Zeit mit dem Farbdoppler, kann es gelingen, die Miktion optisch darzustellen (Abb. 11.**186**).

Ein männliches Geschlecht kann gelegentlich durch die zwischen den Oberschenkeln liegende Nabelschnur vorgetäuscht werden. In unklaren Situationen bringt hier die Farbdopplersonographie über den Nachweis der beiden Nabelschnurarterien und der Nabelschnurvene rasche Klärung.

Weibliches Genitale

Labien. Beim Mädchen zeigen sich die großen und kleinen Labien zunächst als 3 parallele, echoreiche Streifen (Abb. 11.**187**). In der Spätschwangerschaft kommen die großen Labien dann deutlicher zur Darstellung (Abb. 11.**188**). Am einfachsten gelingt die Geschlechtsdiagnostik bei Mädchen bei dorsoposteriorer Lage und gespreizten Beinen des Fetus.

Die Ovarien sind pränatal wegen ihrer geringen Größe normalerweise sonographisch nicht darstellbar. Ebenso lässt sich der Uterus wegen der geringen Größe und seiner mittleren Echogenität kaum von seiner Umgebung abgrenzen.

Differenzialdiagnostische Kriterien

Bei Mädchen muss berücksichtigt werden, dass im II. Trimenon die phallusähnliche Klitoris im Transversalschnitt einen Penis vortäuschen kann. Als differenzialdiagnostisches Kriterium wird hier von einzelnen Autoren (2, 5) empfohlen, die Richtung von Klitoris/Penis im sagittalen Längsschnitt zu berücksichtigen: Die Klitoris ist kaudalwärts (Abb. 11.**189**), der Penis kranialwärts (Abb. 11.**183**) gerichtet.

Auch die großen Labien können bei starker Ausprägung mit einem Skrotum verwechselt werden. Dies gilt insbesondere für den Zeitraum, in dem die Hoden noch nicht deszendiert sind (11). Differenzialdiagnostisch hilft hier ein kurzer Stoß mit dem Schallkopf auf die mütterliche Bauchdecke, worauf sich beim Jungen ein Pendeln des Skrotums beobachten lässt.

Entwicklung der Genitalorgane

Abb. 11.**181** Genitalentwicklung.
a Genitalorgane im indifferenten, bisexuellen Stadium.
b Männliche Differenzierung der Genitalorgane.
c Weibliche Differenzierung der Genitalorgane.
1 = Niere, 2 = Ureter, 3 = Zwerchfellband der Keimdrüse/Lig. suspensorium ovarii, 4 = Rete testis/Rete ovarii,
5 = Ductuli efferentes/Epoophoron,
6 = Appendix epididymis/Appendix vesicularis, 7 = Ductus aberrans inferior,
8 = Paradidymis/Paroophoron,
9 = Wolffscher Gang (Ductus deferens), 10 = Müllerscher Gang/Appendix testis (Tuba uterina), 11 = Urniere,
12 = Sinus urogenitalis, 13 = kaudales Keimdrüsenband/Gubernaculum/Lig. teres uteri, 14 = Uterus, 15 = Gartnerscher Gang, 16 = Vagina, 17 = Harnblase, 18 = Müllerscher Hügel/Utriculus prostaticus auf Colliculus seminalis,
19 = Mündung des Wolffschen Ganges (Ductus ejaculatorii), 20 = Prostata,
21 = Genitalhöcker/Penis/Klitoris,
22 = Öffnung des Sinus urogenitalis/ Urethra/Urethralöffnung,
23 = Vaginalöffnung, 24 = Anus (mod. nach 12).

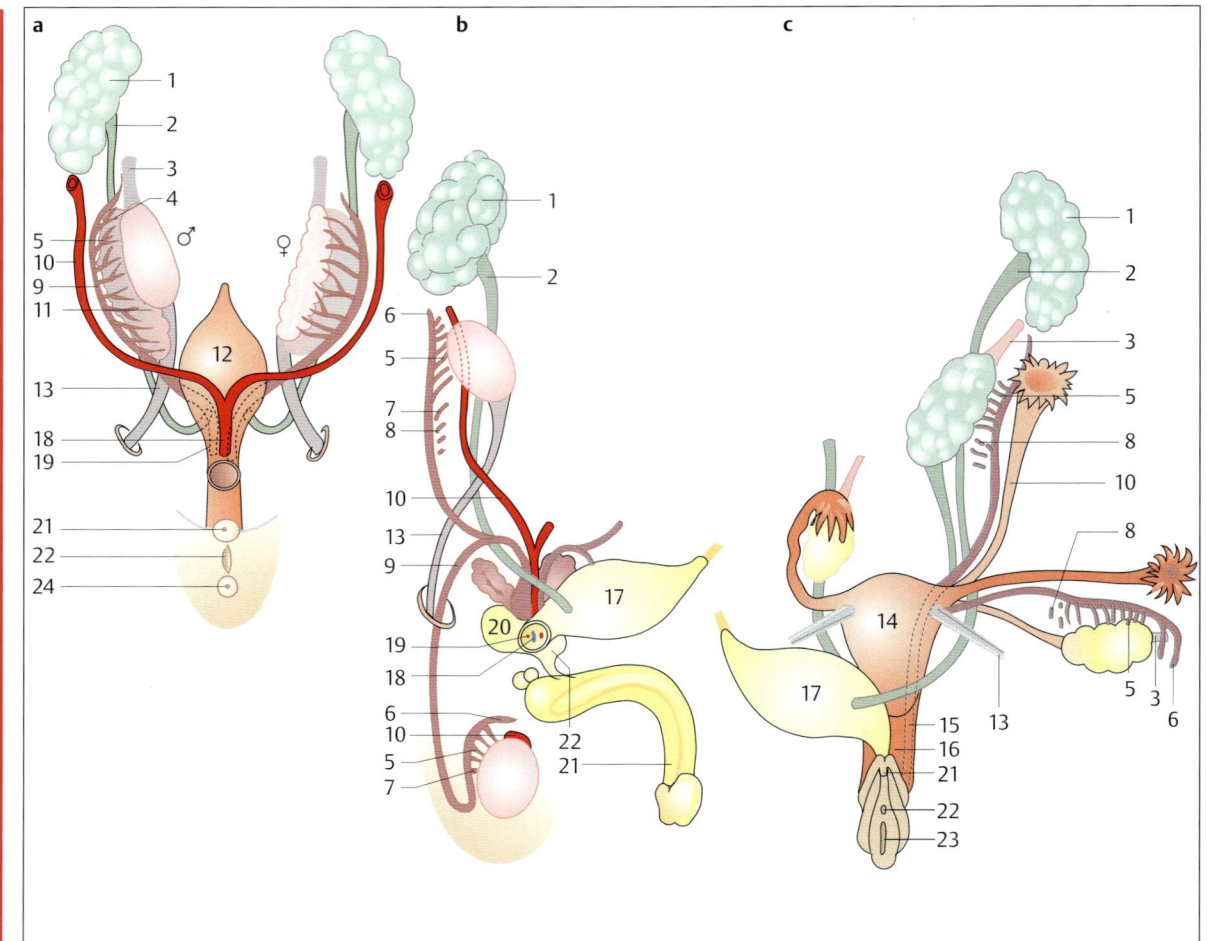

181

Männliches Genitale

Abb. 11.**182** Penisdarstellung mit der Transvaginalsonographie, Transversalschnitt durch das fetale Becken, 12+3 SSW.

Abb. 11.**183** Frühe Penisdarstellung mit der Abdominalsonographie, medianer Sagittalschnitt, 13+4 SSW. Der Penis ist kranialwärts gerichtet.

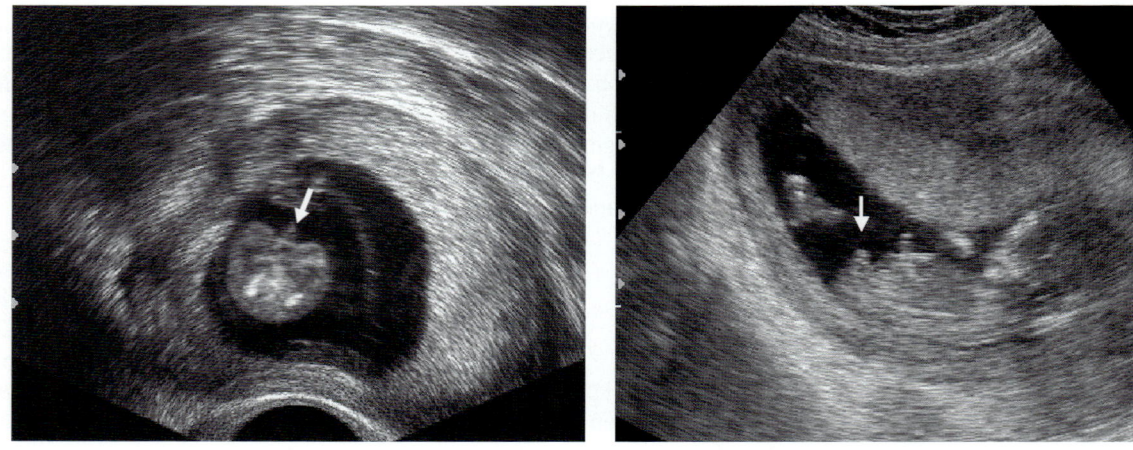

182   **183**

Abb. 11.**184** Männliches Geschlecht im sagittalen Längsschnitt, 39 SSW.

Abb. 11.**185** Hodensack mit Darstellung der deszendierten Hoden, 34 SSW.

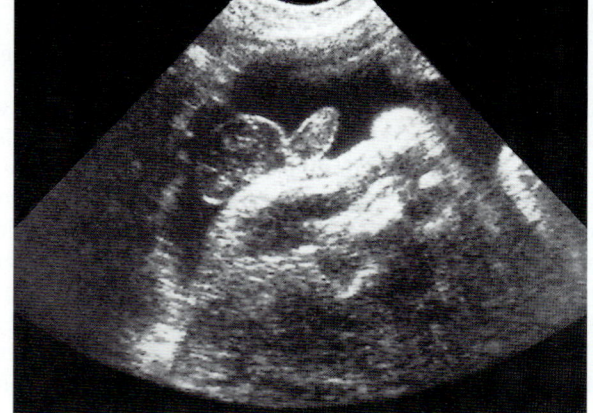
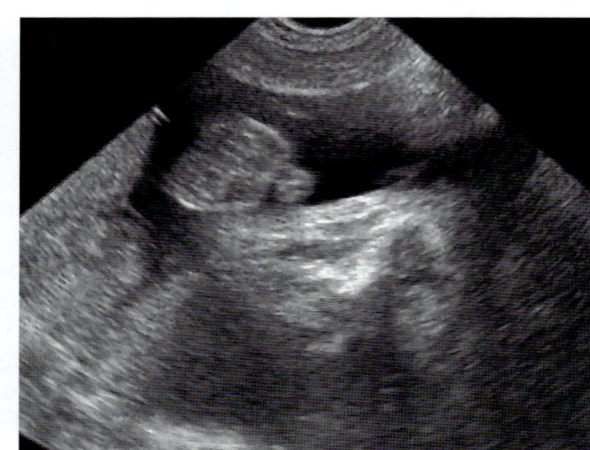

184   **185**

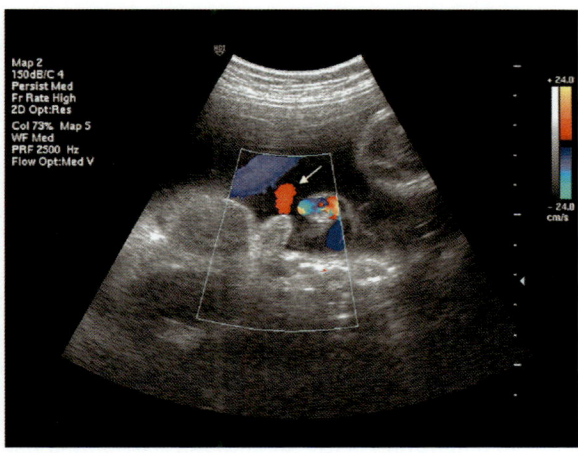

186

Abb. 11.**186** Darstellung des Miktionsstrahls mit der Farbdopplersonographie (Pfeil).

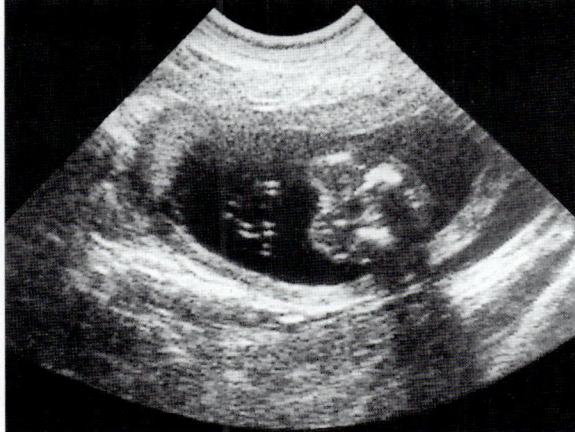

187

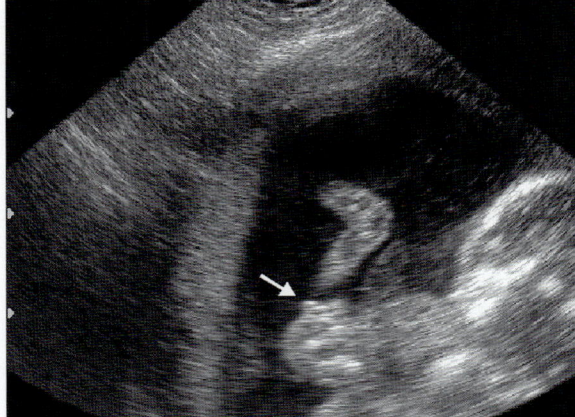

188

Weibliches Genitale

Abb. 11.**187** Weibliches Genitale, 18 SSW. Querschnitt durch das fetale Becken.

Abb. 11.**188** Weibliches Genitale (Labia majora et minora), 32 SSW. Frontaler Längsschnitt.

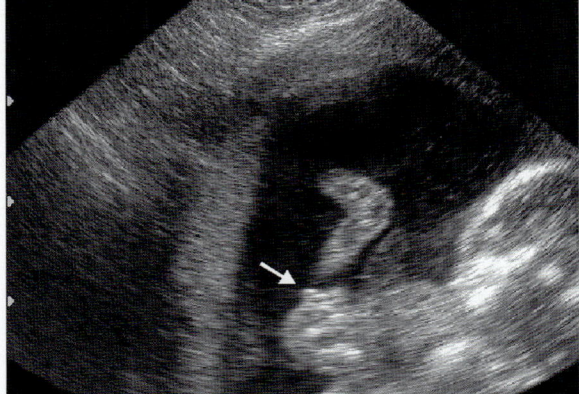

189

Abb. 11.**189** Weibliches Genitale im sagittalen Längsschnitt, Schädellage. 17+5 SSW. Im Gegensatz zum Penis ist die Klitoris kaudalwärts gerichtet (Pfeil).

Extremitäten

Embryologie (3, 5, 7, 12)

Extremitätenknospen. Die Entwicklung der Armanlage beginnt beim menschlichen Embryo am Ende des Carnegie-Stadiums 12 (ca. 26. Embryonaltag, 3–5 mm) als knospenähnlicher, zur Seite gerichteter Auswuchs der lateralen Körperwand. Die knospenartige Beinanlage beginnt sich dagegen erst im Stadium 13 (28. Tag, 5,5 mm) abzugrenzen. In der 6. Woche (Stadium 16 und 17) differenzieren sich die Extremitätenknospen stärker aus. Der obere Teil der oberen Extremitätenknospen entwickelt sich zur Schulter, der mittlere Teil zu Ober- und Unterarm und der untere Teil zur Hand. Entsprechend entwickelt sich aus dem oberen Teil der unteren Extremitätenknospen die Hüfte, aus dem mittleren Teil Ober- und Unterschenkel und aus dem unteren Teil der Fuß. Insgesamt differenziert sich die untere Extremität etwas später als die obere.

Knochengewebe. Knochengewebe entwickelt sich immer auf der Grundlage von Bindegewebe, entweder direkt aus dem Mesenchym oder durch Umwandlung bzw. Ersatz von Knorpelgewebe.

Desmale Ossifikation. Bei der desmalen Ossifikation wird mesenchymales Bindegewebe direkt in Knochengewebe umgewandelt. Beispiel für die desmale Ossifikation ist die Clavicula, die schon in der 6. Embryonalwoche verknöchert.

Enchondrale und perichondrale Ossifikation. Bei der enchondralen Ossifikation, die den überwiegenden Teil bei der Bildung des Extemitätenskeletts ausmacht, wird dagegen zunächst ein Knorpelmodell angelegt, das dann verknöchert.

Die Verknöcherung der freien Extremitäten findet auf zweierlei Art statt. Die kleinen kurzen Knochen von Hand und Fuß verknöchern durch eine reine Innenverknöcherung (enchondrale Ossifikation). Dagegen findet man bei den langen Röhrenknochen neben der enchondralen Ossifikation auch noch eine Anlagerung von außen (perichondrale Ossifikation).

Längenwachstum. Das Längenwachstum der langen Röhrenknochen wird von der Epiphysenfuge, d. h. von der schmalen Knorpelzone zwischen Dia- und Epiphyse aus unterhalten. Die im Inneren der Diaphyse gelegene Knochenbildungszone heißt primärer, diaphysärer Knochenkern. Die Diaphysen sind bei Geburt weitgehend verknöchert, während der größte Teil der Epiphysen noch knorpelig ist (Abb. 11.**190**). In den Epiphysen treten Ossifikationspunkte (= sekundäre epiphysäre Knochenkerne), abgesehen vom distalen Epiphysenkern des Femurs (= erster Epiphysenkern) und vom proximalen Epiphysenkern der Tibia, erst nach der Geburt auf (Abb. 11.**190**). Um das 20. Lebensjahr verknöchert dann die Epiphysenfuge, womit das Längenwachstum beendet ist.

Sonoanatomie

Lange Röhrenknochen. Die langen fetalen Extremitätenknochen werden im Ultraschall dann sichtbar, wenn sie ein primäres Ossifikationszentrum im Bereich der Diaphyse aufweisen. Erste Verknöcherungskerne werden mit der Transvaginalsonographie bereits mit 9 SSW nachgewiesen. Die Vermessung des ossifizierten Knochenschaftes gelingt mit der Transvaginalsonographie ab 9–10 SSW (Abb. 11.**191**).

Mit der abdominalen Sonographie lässt sich der ossifizierte Knochenschaft der großen Extremitätenknochen regelmäßig ab 12 SSW biometrisch erfassen (10, 13) (s. Kapitel 12).

Knorpelige Epiphysen. Sonographisch wird bei den großen Extremitätenknochen nur der verknöcherte Knochenschaft dargestellt, während das knorpelige Ende der Röhrenknochen normalerweise nicht erfasst wird. Hochauflösende Geräte ermöglichen jedoch, insbesondere im späten II. sowie im III. Trimenon, auch die Darstellung der knorpeligen Epiphysen. Diese zeigen sich im Vergleich zum echoreichen Knochenschaft echoarm (Abb. 11.**192**).

Einflussfaktoren. Die sonographische Darstellung der 4 Extremitäten hängt entscheidend vom Gestationsalter und von der Bewegungsaktivität des Feten ab. In der Frühgravidität können die Extremitäten häufig problemlos in ganzer Länge dargestellt werden (Abb. 11.**193** und 11.**194**). In der Spätschwangerschaft ist dies aufgrund der Gesamtlänge oder der Flexionshaltung der Extremitäten nur noch selten möglich. Befindet sich der Fetus in einer Ruhephase, bereitet die Darstellung der einzelnen Extremitätenabschnitte kaum Probleme. Dagegen gelingt die Einstellung der einzelnen Extremitätenabschnitte bei einem motorisch aktiven Kind aufgrund der teilweise raschen Bewegungsabläufe von Armen und Beinen nur bei entsprechend rascher Anpassung der sonographischen Schnittebene an die bewegte oder kurzfristig ruhende Extremität. Günstig ist hier ein großer Cine-Loop-Speicher, mit dem sich die Darstellung des jeweiligen Extremitätenabschnittes selbst bei aktiver Bewegung des Feten relativ einfach realisieren lässt.

Bein

Femurschaft. Von allen langen Extremitätenknochen lässt sich der Femurschaft am einfachsten erfassen, da der Oberschenkel die geringste Bewegungsfreiheit besitzt (Abb. 11.**191**–11.**197**). Je nach Flexions- oder Streckhaltung des Beines findet man den Knochen entweder vor dem Rumpf oder in dessen kaudaler Verlängerung. In Abhängigkeit von der Lage des fetalen Knochens zum Schallkopf ergibt sich eine unterschiedliche Biegung des Femurs (11) (Abb. 11.**196**). Diese wird jedoch bei der Messung der Knochenlänge nicht berücksichtigt (s. Kapitel 12).

Tibia und Fibula. Bei einer Streckstellung des Beines kommen die beiden Unterschenkelknochen Tibia und Fibula in direkter Verlängerung des distalen Femurendes zur Darstellung. Bei angewinkeltem Unterschenkel muss dagegen die Schallebene entsprechend dem Beugewinkel im Kniegelenk neu ausgerichtet werden (Abb. 11.**194** und 11.**198**). Tibia und Fibula lassen sich bei gleichzeitiger Abbildung durch ihre Lage und ihre Ossifikationsdicke unterscheiden. Die lateral gelegene Fibula ist etwas kürzer und dünner und liegt geringfügig distaler als die medial gelegene Tibia (7, 9).

Distaler Femur- und proximaler Tibiakern. Femur und Tibia sind die einzigen beiden Knochen, bei denen im III. Trimenon ein sekundärer Epiphysenkern sonographisch nachgewiesen werden kann. Der distale Femurkern (Abb. 11.**190** und 11.**197**) kann durchschnittlich ab 32–33 SSW (1, 2, 8), der proximale Tibiakern (Abb. 11.**199**) ab 36–37 SSW erkannt werden (1, 2).

Fuß. Die Darstellung des Fußes gelingt entweder in der direkten Verlängerung des Unterschenkels als Seitenaufsicht (Abb. 11.**200**) oder in der direkten Aufsicht von plantar (Abb. 11.**201**). Am übersichtlichsten ist der Fuß von plantar einzusehen, da hierbei auch alle 5 Zehen dargestellt werden können. Allerdings bedarf dies meist eines erheblichen Zeitaufwandes. Zur Darstellung des Fußes von plantar verfolgt man zunächst den Unterschenkel im Sagittalschnitt bis zum Fuß und dreht dort den Schallkopf um 90°. Hierdurch wird der Fuß in der plantaren Aufsicht getroffen, sofern keine Achsenabweichung vorliegt.

Etwa ab 22 SSW lassen sich die Verknöcherungskerne im Calcaneus, Talus, den Metatarsalia und den Phalangen nachweisen.

Arm

Auch für den Arm gilt, dass die Gesamtdarstellung meist nur in der Frühgravidität gelingt (Abb. 11.**202** und 11.**203**).

Humerus. Von den Armknochen ist der Humerus am einfachsten einstellbar, da die Bewegungsfreiheit des Oberarmes geringer ist als die des Unterarmes. Die Darstellung gelingt am schnellsten, wenn zunächst der Schultergürtel im Querschnitt eingestellt wird. Hiermit erhält man das proximale Humerusende im Querschnitt. Dreht man daraufhin den Schallkopf um 90°, so findet man bei adduziertem Arm den Humerusschaft in seiner Gesamtlänge parallel zum Thorax (Abb. 11.**204**). Ist der Arm abduziert, wird der Schallkopf, je nach Abduktionswinkel im Schultergelenk, so weit nachgeführt, bis der gesamte Oberarm erfasst ist.

Radius und Ulna. Bei gestrecktem Arm sieht man die beiden Knochen des Unterarmes, Radius und Ulna, in direkter Verlängerung des Oberarmes. Ist der Unterarm abgewinkelt, muss auch hier die Schallebene entsprechend dem Winkel im Ellbogengelenk neu ausgerichtet werden.

Bei einer Supinationsstellung des Unterarmes findet man beide Knochen parallel nebeneinander liegend (Abb. 11.**205**). Die Ulna stellt sich zum Ellbogen hin stets länger dar als der Radius. Nach distal hin enden beide Knochen meist auf gleicher Höhe. In Pronationsstellung überkreuzen sich beide Knochen (Abb. 11.**206**). Zur Demonstration des zweiten Unterarmknochens muss der Schallkopf um ca. 20° gedreht werden (Abb. 11.**206** und 11.**207**) (9).

Metakarpalia und Finger. Im Gegensatz zu den langen Armknochen erfordert die Darstellung der Hand mit den Metakarpalia und allen 5 Fingern einen meist erheblichen Zeitaufwand, sofern die Einstellung nicht direkt als Zufallsbefund gelingt. Im II. Trimenon kann die Hand noch relativ häufig mit ausgestreckten Fingern dargestellt werden (Abb. 11.**208**). Dagegen findet man sie in der Spätschwangerschaft mehr zur Faust geschlossen (Abb. 11.**209**). Dabei liegt der Daumen oft in Adduktionsstellung vor und wird somit nur ungenügend abgebildet.

Im Bereich der Hand können die ossifizierten Metakarpalia und Phalangen ab dem II. Trimenon sonographisch nachgewiesen werden. Dagegen verknöchern die Karpalia erst nach der Geburt, weshalb diese intrauterin nur als echoarme Strukturen zu sehen sind.

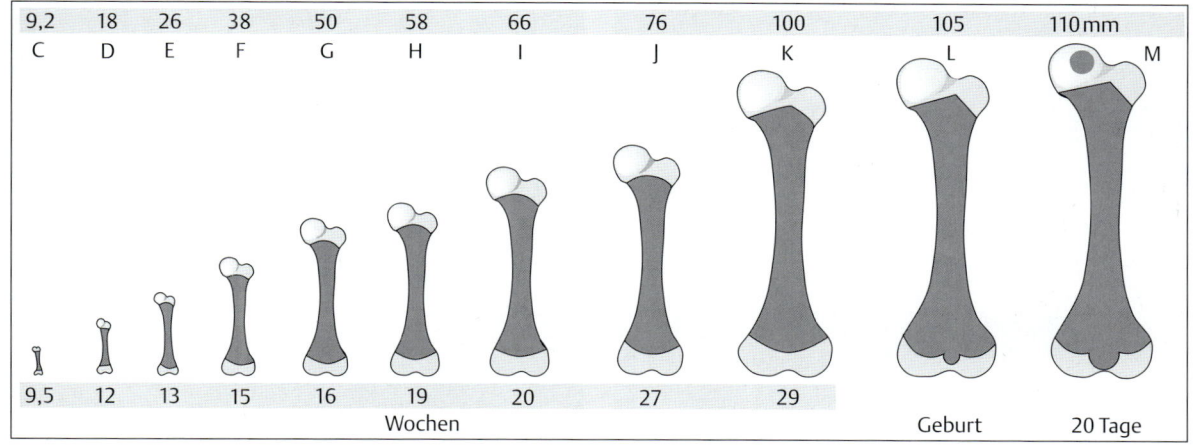

190

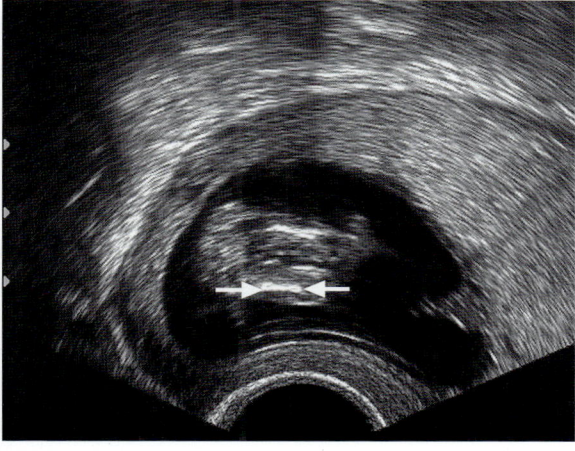

191

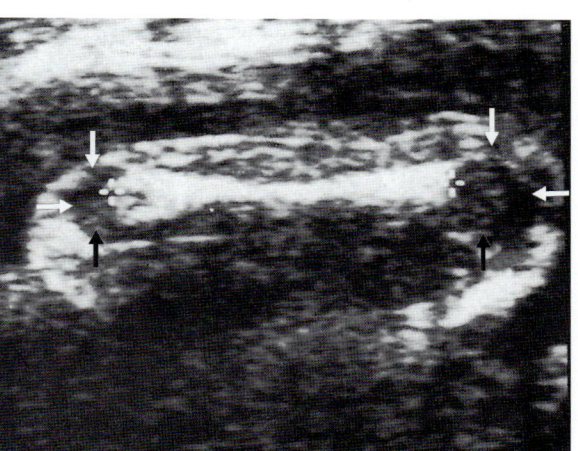

192

Ossifikation

Abb. 11.**190** Entwicklung des menschlichen Femurs bis zur Geburt (nach 6, Modifikation nach 4). Die Ossifikationskerne sind schwarz gezeichnet, die Epiphysen sind weiß.

Bein

Abb. 11.**191** Darstellung des ossifizierten Femurschaftes (Pfeile) mit der Transvaginalsonographie, 10+6 SSW.

Abb. 11.**192** Femur, 25 SSW. Die Länge des ossifizierten Knochenschaftes beträgt 4,3 cm. Seitlich der Markierungen kommen die knorpeligen Epiphysen als echoarme Zonen zur Darstellung (Pfeil).

Abb. 11.**193** Darstellung beider unterer Extremitäten in Streckstellung, 13 SSW.

Abb. 11.**194** Linkes Bein in Streckstellung, 19 SSW.
1 = Os ilium, 2 = Femur, 3 = Tibia, 4 = Fuß.

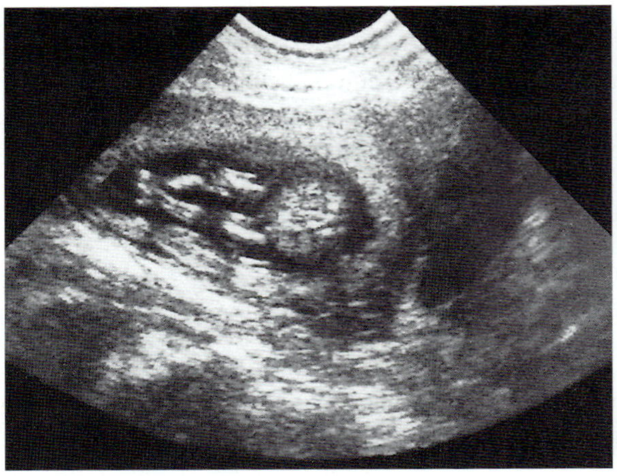

193

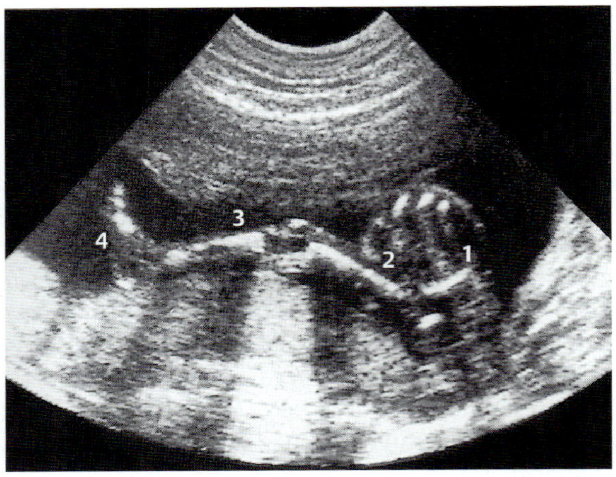

194

Abb. 11.**195** Ossifizierter Femurschaft, 27+4 SSW.

Abb. 11.**196** Anatomische und sonographische (im Wasserbad) Knochendarstellung im Vergleich (aus 11). Je nach Lage des Knochens zum Schallkopf erkennt man beim Femur eine mehr oder weniger starke physiologische Knochenkrümmung. Die stärkste Krümmung findet man, wenn der Knochen von dorsal oder medial getroffen wird.

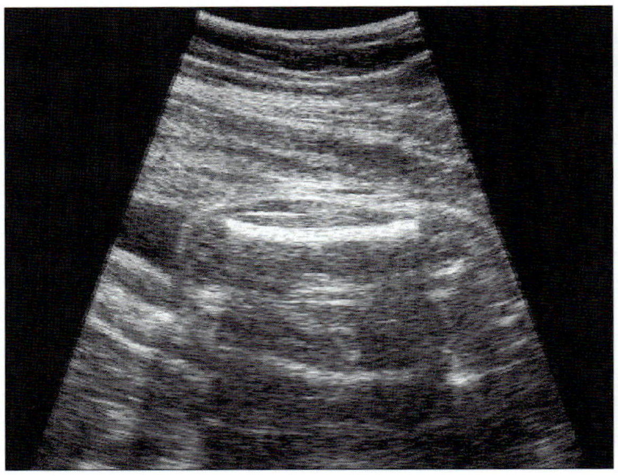

195

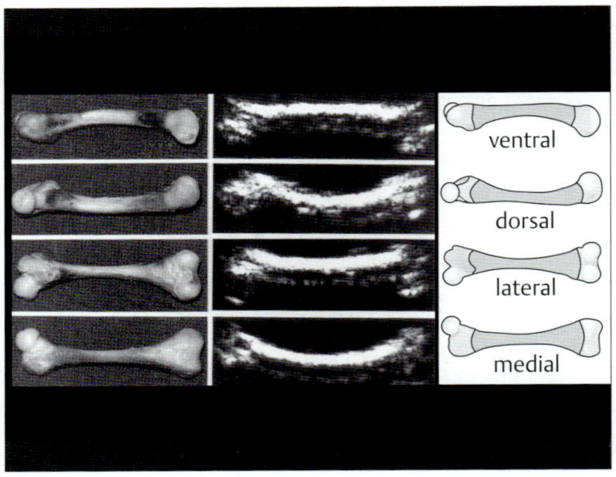

196

Abb. 11.**197** Femur mit Darstellung des distalen Femurkerns (Pfeil), 36+4 SSW.

Abb. 11.**198** Unterschenkel mit Tibia (1) und Fibula (2), 22+4 SSW.

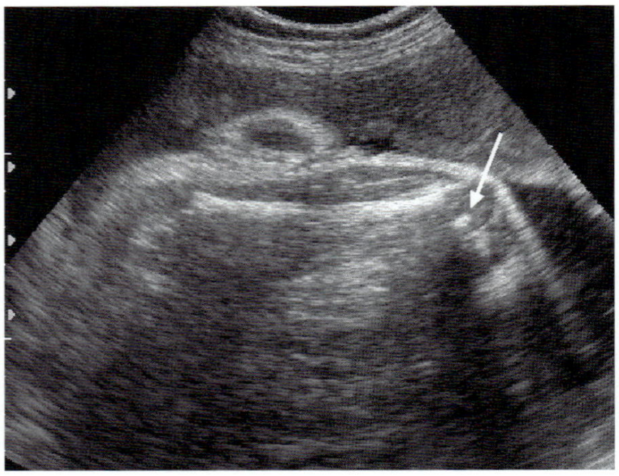

197

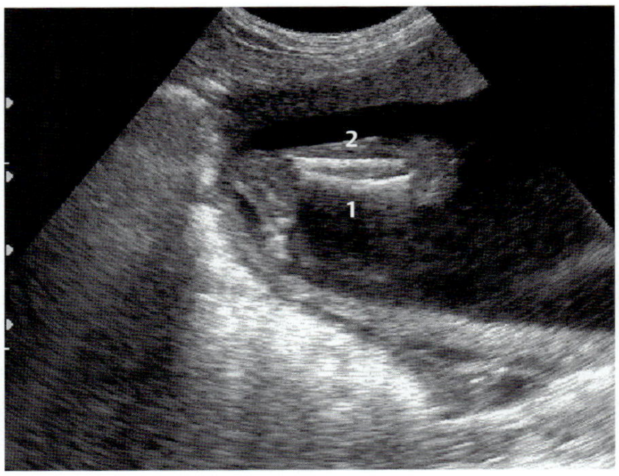

198

Abb. 11.**199** Proximaler Tibiakern, 36+2 SSW.

Abb. 11.**200** Seitenansicht des Fußes, 25 SSW.

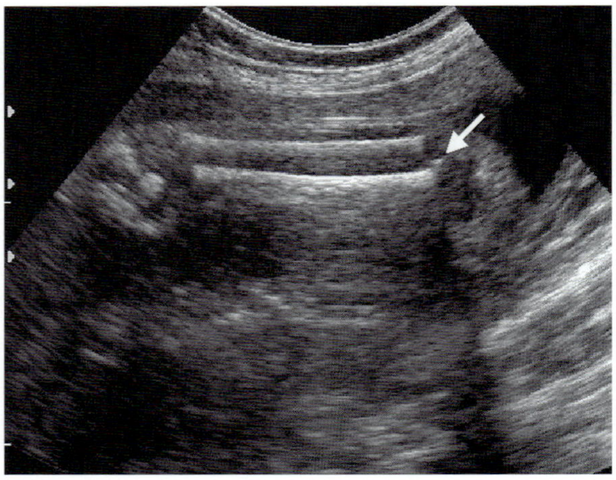

199

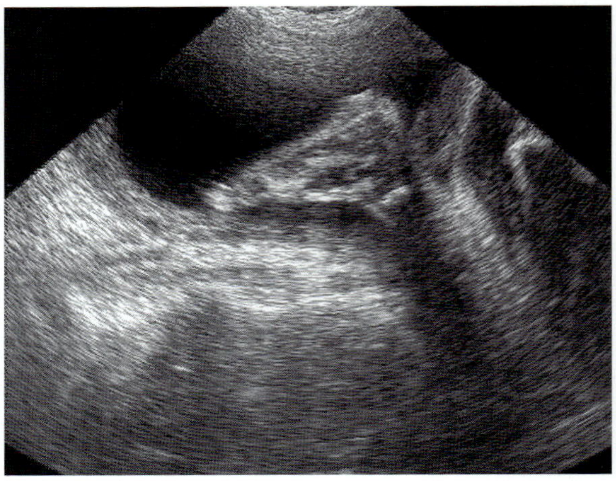

200

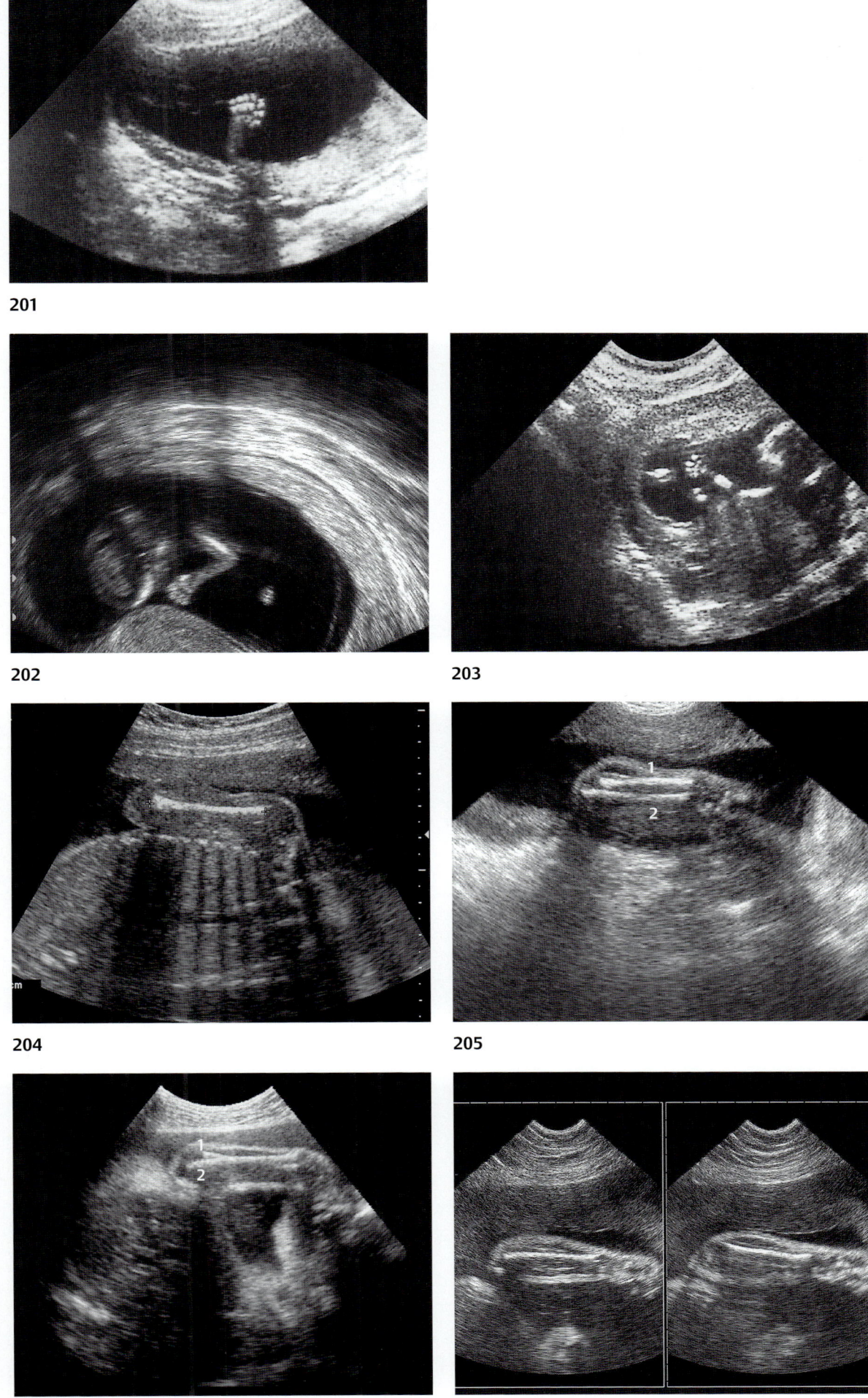

201

202

203

204

205

206

207

Abb. 11.**201**   Rechter Fuß, Ansicht von plantar, 19 SSW.

Arm

Abb. 11.**202**   Transvaginalsonographische Darstellung des gebeugten linken Armes, 12+3 SSW.

Abb. 11.**203**   Gesamtdarstellung der linken oberen Extremität, 13 SSW.

Abb. 11.**204**   Humerus, 20+3 SSW.

Abb. 11.**205**   Unterarm in Supinationsstellung, 26+4 SSW. Ulna und Radius liegen parallel zueinander. 1 = Radius, 2 = Ulna.

Abb. 11.**206**   Unterarm in Pronationsstellung, 31+3 SSW. Ulna und Radius überkreuzen sich. 1 = Radius, 2 = Ulna. Hand in Beugehaltung.

Abb. 11.**207**   Getrennte Darstellung von Ulna (links) und Radius (rechts). Um von der Längsachse der Ulna zu derjenigen des Radius zu gelangen, muss die Schallebene um ca. 20° gedreht werden.

Abb. 11.**208** Gestreckte linke Hand mit 17+6 SSW. Darstellung der Handwurzelknochen und der Ossifikationszentren der Finger.

Abb. 11.**209** Rechte Hand (Faust), 26 SSW. Daumen (Pfeil) in Adduktionsstellung.

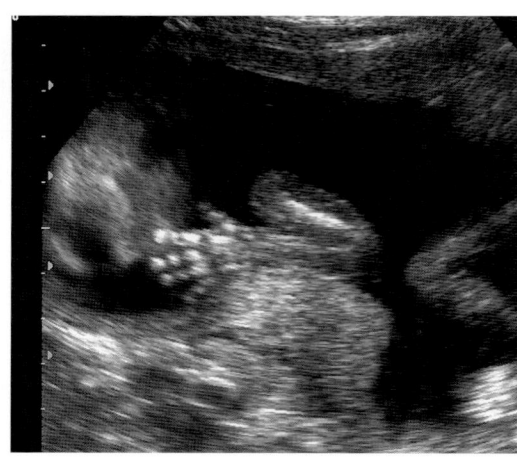

208

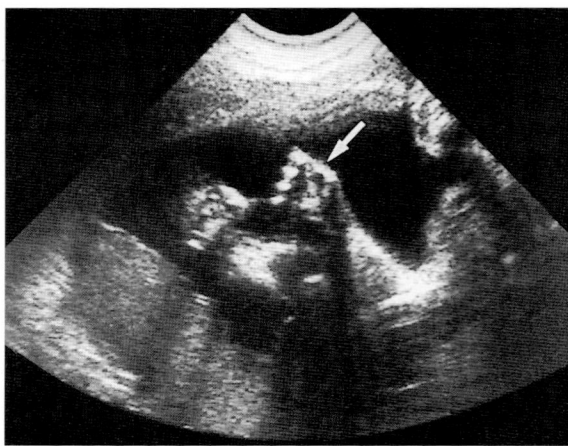

209

Literatur Kapitel 11

Kopf

1. Birnholz, J.C.: The development of human fetal eye movement patterns. Science 213 (1981) 679–681
2. Bowerman, R., DiPietro, M. Errorneous sonographic identification of fetal lateral ventricles: Relationship to the echogenic perventricular „blush". AJNR 8 (1987) 661–664
3. Denkhaus, H., Winsberg, F.: Ultrasonic measurement of the fetal ventricular system. Radiology 131 (1979) 781–787
4. England, M.A.: Farbatlas der Embryologie. Stuttgart: Schattauer 1985
5. Fiske, C.E., Filly, R.A.: Ultrasound evaluation of the normal and abnormal fetal neural axis. Radiol. Clin. N. Amer. 20 (1982) 285–296
6. Hadlock, F.P., Deter, R.L., Park, S.K.: Real-time sonography: Ventricular und vascular anatomy of the fetal brain in utero. Amer. J. Roentgenol. 136 (1981) 133–137
7. Hertzberg, B.S., Bowie, J.D., Burger, P.C., Marshburn, P.B., Djang, W.T.: The three lines: Origin of sonographic landmarks in the fetal head. AJR 149 (1987) 1009–1012
8. Hinrichsen, K.V.: Human-Embryologie. Berlin: Springer 1990
9. Johnson, M.L., Dunne, M.G., Mack, L.A., Rashbaum, C.L.: Evaluation of fetal intracranial anatomy by static and real-time ultrasound. J. clin. Ultrasound 8 (1980) 311–318
10. Kossoff, G., Garrett, W.J.: Intracranial detail in fetal echograms. Invest. Radiol. 7 (1972) 159–163
11. Moore, K.L.: Embryologie. Stuttgart: Schattauer 1985
12. Pigadas, A., Thompson, J.R., Grube, G.L.: Normal infant brain anatomy: Correlated real-time sonograms and brain specimens. Amer. J. Roentgenol. 137 (1981) 815–820
13. Romero, R., Pilu, G., Jeanty, P., Ghidini, A., Hobbins, J.C.: Prenatal diagnosis of congenital anomalies. Norwalk: Appleton & Lange, 1988
14. Staudach, A.: Fetale Anatomie im Ultraschall. Berlin: Springer 1986
15. Waldeyer, A.: Anatomie des Menschen II. Berlin: De Gruyter & Co 1970; S. 347

Wirbelsäule

1. England, M.A.: Farbatlas der Embryologie. Stuttgart: Schattauer 1985
2. Hinrichsen, K.V.: Human-Embryologie. Berlin: Springer 1990
3. Moore, K.L.: Embryologie. Stuttgart: Schattauer 1985
4. Sobotta, J., Becher, H.: Atlas der Anatomie des Menschen. 3. Teil. München: Urban & Schwarzenberg 1971
5. Staudach, A.: Fetale Anatomie im Ultraschall. Berlin: Springer 1986

Hals

1. Badalian, S.S., Chao, C., Fox, H., Timor-Tritsch, I.E.: Fetal breathing-related nasal fluid flow velocity in uncomplicated pregnancies. Am. J. Obstet. Gynecol. 169 (1993) 563–567
2. Badalian, S.S., Fox, H.E., Zimmer, E.Z., Fifer, W.P., Stark, R.I.: Patterns of perinasal fluid flow and contraction of the diaphragm in the human fetus. Ultrasound Obstet. Gynecol. 8 (1996) 109–113
3. Bowie, J.D., Clair, M.R.: Fetal swallowing and regurgitation: Observation of normal and abnormal activity: Radiology 44 (1982) 877–878
4. Cooper, C., Barry, S.M., Bowie, J.D., Albright, T.O., Callen, P.W.: Ultrasound evaluation of the normal fetal upper airway and esophagus. J. Ultrasound Med. 4 (1985) 343–345
5. Diamant, N.E.: Development of the esophageal function: Am. Rev. Respir. Dis. 131(suppl) (1985) 29–32
6. Isaacson, G., Birnholz, J.C.: Human fetal upper respiratory tract function as revealed by ultrasonography. Ann. Otol. Rhinol. Laryngol. 100 (1991)743–747
7. Kalache, K.D., Chaoui, R., Bollmann, R.: Doppler assessment of tracheal and nasal fluid flow during fetal breathing movements: preliminary observations. Ultrasound Obst. Gynecol. 9 (1997) 257–261
8. Kalache, K.D., Chaoui, R., Hartung, J., Bollmann, R.: Doppler assessment of tracheal fluid flow during fetal breathing movements in cases of congenital diaphragmatic hernia. Ultrasound Obstet. Gynecol. (1998) 27–32
9. Kalache, K.D., Franz, M., Chaoui, R., Bollmann, R.: Ultrasound measurements of the diameter of the fetal trachea, larynx and pharynx throughout gestation: applicability to prenatal diagnosis of obstructive anomalies of the upper respiratory-digestive tract. Prenatal Diagnosis 19 (1999) 211–218
10. López Ramón y Cajal, C.: Description of human laryngeal functions: phonation. Early Hum. Dev. 45 (1996) 63–72
11. Marsal, K., Gennser, G., Lindstrom, K.: Real-time ultrasonography for quantified analysis of fetal breathing movements. Lancet 2 (1976) 718–719
12. Moore, S.M., Laitman, J.T.: Development of the fetal upper respiratory tract during the second trimester. Am. J. Phys. Anthrop. 78 (1989) 274–275
13. O'Rahilly, R., Tucker, J.A.: The early development of the larynx in staged human embryos. Ann. Otol. Rhinol. Laryngol. 82 (Suppl 7) (1973) 1–27
14. O'Rahilly, R., Müller, F.: Respiratory and alimentary relations in staged human embryos. New embryological data and congenital anomalies. Ann. Otol. Rhinol. Laryngol. 93 (1984) 421–429
15. Petrikovsky, B.M., Kaplan, G.P., Pestrak, H.: The application of color doppler technology to the study of fetal swallowing. Obstet. Gynecol. 86 (1995) 605–608
16. Petrikovsky, B., Gross, B., Kaplan, G.: Fetal pharyngeal distention – Is it a normal component of fetal swallowing? Early Hum. Dev. 46 (1996) 77–81
17. Richards, D.S., Farah, L.A.: Sonographic visualization of the fetal upper airway. Ultrasound Obstet. Gynecol. 4 (1994) 21–23
18. Sherman, D.J., Ross, M.G., Day, L., Ervin, M.G.: Fetal swallowing: Correlation of electromyography and esophageal fluid flow. (1990). Am. J. Physiol. 258 (1990) R1386–1394
19. Wolfson, V.P., Laitman, J.T.: Ultrasound investigation of fetal human upper respiratory anatomy. The antomical record 227 (1990) 363–372

Thorax

1. Ahlfeld, F.: Über bisher noch nicht beschriebene intrauterine Bewegungen des Kindes. Verh. Dtsch. Ges. Gynäk. 2 (1888) 203–210
2. Benson, D.M., Waldroup, L.D., Kurtz, A.B., Rose, J.L., Rifkin, M.D., Goldberg, B.B.: Ultrasonic tissue characterization of fetal lung, liver and placenta for the purpose of assessing fetal maturity. J. Ultrasound Med. 2 (1983) 489–494
3. Bocking, A., Adamson, L., Cousin, A. et al.: Effects of intravenous glucose injections of human fetal breathing movements and gross fetal body movements at 38 to 40 weeks gestational age. Amer. J. Obstet. Gynecol. 142 (1982) 606–611
4. Boddy, K., Robinson, J.S.: External method for detection of fetal breathing in utero. Lancet 1971/II, 1231–1233
5. Boylan, P., Lewis, P.J.: Fetal breathing in labor. Obstet. Gynecol. 56 (1980) 35–38
6. Boylan, P., O'Donovan, P., Owens, O.J.: Fetal breathing movements and the diagnosis of labor: A prospective analysis of 100 cases. Obstet. Gynecol. 66 (1985) 517–520
7. Capman, R.L., Dawes, G.S., Rurak, D.W., Wilds, P.L.: Intermittent breathing before death in fetal lambs. Amer. J. Obstet. Gynecol. 131 (1978) 894–898
8. Carmichael, L., Campbell, K., Patrick, J.: Fetal breathing, gross fetal body movements, and maternal and fetal heart rates before spontaneous labor at term. Amer. J. Obstet. Gynecol. 148 (1984) 675–679
9. Dawes, G.S., Fox, H.E., Leduc, B. M., Liggins, G.C., Richards, R.T.: Respiratory movements and paradoxal sleep in the fetal lamb. J. Physiol. 210 (1970) 47P–48P
10. Devoe, L.D., Abduljabbar, H., Carmichael, L., Probert, C., Patrick, J.: The effects of maternal hyperoxia on fetal breathing movements in third-trimester pregnancies. Amer. J. Obstet. Gynecol. 148 (1984) 790–794
11. DeVore, G.R., Donnerstein, R.L., Kleinmann, C.D., Hobbins, J.C.: Fetal echocardiography. I. Normal anatomy as determined by real-time-directed M-mode ultrasound. Amer. J. Obstet. Gynec. 144 (1982) 249–260
12. England, M.A.: Farbatlas der Embryologie. Stuttgart: Schattauer 1985
13. Fendel, H., Fendel, M.: Ultraschallechographische Intensitätsänderung der fetalen Lunge im letzten Trimenon als möglicher Hinweis für die Lungenreife. Z. Geburtsh. Perinat. 188 (1984) 269–271
14. Fox, H.E., Hohler, C.W.: Fetal evaluation by real-time imaging. Clin. Obstet. Gynecol. 20 (1977) 339–349
15. Fox, H.E., Steinbrecher, M., Pessel, D., Inglis, J., Medvid, L., Angel, E.: Maternal ethanol ingestion and the occurence of human fetal breathing movements. Amer. J. Obstet. Gynecol. 132 (1978) 354–358
16. Fox, H.E., Hohler, C.W., Steinbrecher, M.: Human fetal breathing movements after carbohydrate ingestion in fasting and nonfasting subjects. Amer. J. Obstet. Gynecol. 144 (1982) 213–217
17. Gennser, G., Marsál, K., Brantmark, K.: Maternal smoking in fetal breathing movements. Amer. J. Obstet. Gynecol. 123 (1975) 861–867
18. Lewis, P.J., Boylan, P.: Alcohol and fetal breathing. Lancet 1979/I, 388
19. Luther, E.R., Gray, J., Stinson, D., Allen, A.: Characteristics of glucose-stimulated breathing movements in human fetuses with intrauterine growth retardation. Amer. J. Obstet. Gynecol. 148 (1984) 640–643
20. Manning, F.A., Pugh, E.W., Boddy, K.: Effect of cigarette smoking on fetal breathing movements in normal pregnancies. Brit. med. J. 1975/II, 552–553
21. Manning, F.A., Feyerabend, C.: Cigarette smoking and fetal breathing movements. Brit. J. Obstet. Gynaec. 83 (1976) 262–270
22. Manning, F.A., Platt, L.D.: Maternal hypoxaemia and fetal breathing movements. Obstet. Gynecol. 53 (1979) 758–760
23. Manning, F.A., Martin, C.M.jr., Murata, Y., Miyaki, K., Danzler, G.: Breathing movements before death in the primate fetus (Macaca mulatta). Amer. J. Obstet. Gynecol. 135 (1979) 71–76
24. Marsál, K., Gennser, G., Lindstrom, K.: Real-time ultrasonography for quantified analysis of fetal breathing movement. Lancet 1976/II, 718–719
25. Merlet, C., Hoerter, J., Devilleneuve, C., Tchobroutsky, C.: Mise en évidence de mouvements respiratoires chez le foetus d'agneau in utero au cours du dernier mois de la gestation. Comptes Rendus Hebd. Séances Acad. Sci. (Paris) (ser. D.) 270 (1970) 2462–2464
26. Moore, K.L.: Embryologie. Stuttgart: Schattauer 1985
27. Natale, R., Richardson, B., Patrick, J.: Effects of intravenous glucose infusion of human fetal breathing activity. Obstet. Gynecol. 59 (1981) 320–324
28. Neldam, S.: Fetal respiratory movements: A nomogram for fetal thoracic and abdominal respiratory movements. Amer. J. Obstet. Gynecol. 142 (1982) 867–869
29. Patrick, J.E., Dalton, K.J., Dawes, G.S.: Breathing patterns before death in fetal lambs. Amer. J. Obstet. Gynecol. 125 (1976) 73–78
30. Patrick, J., Natale, R., Richardson, B.: Patterns of human fetal breathing activity at 34 to 35 weeks gestational age. Amer. J. Obstet. Gynecol. 132 (1978) 507–513
31. Patrick, J., Fetherston, W., Vick, H., Voegelin, R.: Human fetal breathing movements and gross fetal body movements at weeks 34 to 35 of gestation. Amer. J. Obstet. Gynecol. 130 (1978) 693–699
32. Patrick, J., Campbell, K., Carmichael, L., Natale, R., Richardson, B.: Patterns of human breathing during the last 10 weeks of pregnancy. Obstet. and Gynecol. 56 (1980) 24–30
33. Platt, L.D., Manning, F.A., Lemay, M., Sipos, L.: Human fetal breathing: Relationship to fetal condition. Amer. J. Obstet. Gynecol. 132 (1978) 514–518
34. Richardson, B., Natale, R., Patrick, J.: Human fetal breathing activity during electivly induced labor at term. Amer. J. Obstet. Gynecol. 133 (1979) 247–255
35. Ritchie, J.W.K., Lakhani, K.: Fetal breathing movements on response to maternal inhalation of 5% carbon dioxide. Amer. J. Obstet. Gynecol. 136 (1980) 386–388
36. Ritchie, J.W., Lakhani, K.: Fetal breathing movements and maternal hyperoxia. Brit. J. Obstet. Gynaec. 97 (1980) 1084–1086
37. Trudinger, B.J., Knight, P.C.: Fetal age and patterns of human fetal breathing movements. Amer. J. Obstet. Gynecol. 137 (1980) 724–728
38. Van Weering, H.K., Wladimiroff, J.W., Roodenburg, P.J.: Effect of changes in maternal blood gases on fetal breathing movements. Contr. Gynecol. Obstet. 6 (1979) 88–91
39. Wladimiroff, J.W., Haller, U.: Fetale Atembewegungen. Swiss Med. 4 (1982) 131

Zirkulationssystem

1. Bernaschek, G., Dadak, C., Kratochwil, A.: Echographische Darstellung der großen fetalen Gefäße. Ultraschall 1 (1980) 101–105
2. England, M.A.: Farbatlas der Embryologie. Stuttgart: Schattauer 1985
3. Hansmann, M.: Ultraschallbiometrie im II. und III. Trimester der Schwangerschaft. Gynäkologe 9 (1976) 133
4. Kugener, H., Hansmann, M.: Zur Topographie einer Referenzebene für die Ultraschallthorakometrie. Z. Geburtsh. Perinat. 180 (1976) 313–319
5. Moore, K.L.: Embryologie. Stuttgart: Schattauer 1985
6. Morin, F.R., Winsberg, F.: Ultrasonic and radiographic study of the vessels of the fetal liver. J. clin. Ultrasound 6 (1978) 409–411
7. Starck, D.: Embryologie. Stuttgart: Thieme 1975

Herz

1. Better, D.J., Kaufman, S., Allan, L.D.: The normal pattern of pulmonary venous flow on pulsed Doppler examination of the human fetus. J Am Soc Echocardiol 9 (1996) 281–285
2. Chaoui, R., Bollmann, R., Hoffmann, H., Heling, K.S.: Sonoanatomie des fetalen Herzens – Vorschlag einfacher Schnittebenen für den Nichtkardiologen Ultraschall Klin Prax 6 (1991) 59–67
3. Chaoui, R., Heling, K.S., Bollmann, R., Kalache, K.: Die fetale Doppler-Echokardiographie. Ultraschall Klin Prax 8 (1993) 1–11
4. Chaoui, R., Heling, K.S., Bollmann, R.: Sonographische Messungen am fetalen Herzen in der Vierkammerblick-Ebene. Geburtsh Frauenheilk 54 (1994) 92–97
5. Chaoui, R., Bollmann, R.: Die fetale Farb-Doppler-Echokardiographie: Teil 1: Grundlagen und normale Befunde. Ultraschall Med. 15 (1994) 100–104
6. Chaoui, R., Bollmann, R.: Die fetale Farb-Doppler-Echokardiographie: Teil 2: Fehlbildungen des Herzens und der großen Gefäße. Ultraschall Med. 15 (1994) 105–112
7. Chaoui, R., Heling, K.S., Bollmann, R.: Sonographische Messungen der Durchmesser der Aorta und des Truncus pulmonalis beim Feten. Gynäkol. Geburtshilfliche Rundsch. 34 (1994) 145–151
8. Chaoui, R., Heling, K.S., Taddei, F., Bollmann, R.: Doppler-echokardiographische Analyse des Blutflusses über den fetalen Aorten- und Pulmonalklappen in der zweiten Hälfte der Schwangerschaft. Geburtsh. u. Frauenheilk. 55 (1995) 207–217
9. Chaoui, R., Heling, K.S., Taddei, F., Bollmann, R.: Fetale atrioventrikuläre Geschwindigkeiten in der zweiten Hälfte der Schwangerschaft: eine Doppler-echokardiographische Studie. Z Geburtsh u Neonat. 200 (1996) 13–20
10. Chaoui, R., Taddei, F., Bast, C. et al.: Standardisierte Ebenen zur Dopplersonographie der fetalen Lungenarterien. Ultraschall Klin Prax. 10 (1996) 118–123
11. Chaoui, R., Taddei, F., Bast, C. et al.: Sonographische Untersuchung des fetalen Lungenkreislaufs. Gynäkologe 30 (1997) 230–239
12. Chaoui, R., Heling, K.S., Bollmann, R.: B-Bild Sonographie des fetalen Herzens. In: Schmidt, W. (Hrsg.): Jahrbuch der Gynäkologie und Geburtshilfe 1997/1998. Biermann; S.103–113
13. Chaoui, R., Taddei, F., Rizzo, G., Bast, C., Lenz, F., Bollmann, R.: Doppler echocardiography of the main stems of the pulmonary arteries in the normal human fetus. Ultrasound Obstet Gynecol 11 (1998) 173–179
14. Chaoui, R., Kalache, K.: Three-Dimensional Color Power Imaging: Principles and First Experience in Prenatal Diagnosis. In: Merz, E. (Hrsg.): 3D Ultrasonography in Obstetrics and Gynecology. Philadelphia: Lippincot Williams & Wilkins 1998; pp.135–142
15. Copel, J.A., Pilu, G., Green, J., Hobbins, J.C., Kleinman, C.S.: Fetal echocardiographic screening for congenital heart disease: the importance of the four-chamber view. Am J Obstet Gynecol. 157 (1987) 648–655
16. DeVore, G.R.: The prenatal diagnosis of congenital heart disease – a practical approach for the fetal sonographer. J Clin Ultrasound 13 (1985) 229–245
17. DeVore, G.R.: The use of color Doppler imaging to examine the fetal heart. Normal and pathologic anatomy; In: Jaffe, R., Warsof, S.L. (eds.): Color Doppler imaging in obstetrics and gynecology. New York: McGraw-Hill Inc. 1992; pp. 121–154
18. Gembruch, U., Hansmann, M., Redel, D.A., Bald, R.: Zweidimensionale farbkodierte fetale Doppler-Echokardiographie – ihr Stellenwert in der pränatalen Diagnostik. Geburtsh Frauenheilk 48 (1988) 381–388
19. Gembruch, U., Bald, R., Hansmann, M.: Die farbkodierte M-Mode-Doppler-Echokardiographie bei der Diagnostik fetaler Arrhythmien. SO (1990) 286–290
20. Gembruch, U., Knöpfle, G., Bald, R., Hansmann, M.: Early diagnosis of fetal congenital heart disease by transvaginal echocardiography. Ultrasound Obstet. Gynecol. 3 (1993) 310–317
21. Gembruch, U., Chaoui, R.: Pränatale Diagnostik fetaler Herzfehler durch Untersuchung von „high-risk"- und „low-risk"-Kollektiven – Möglichkeiten und Grenzen eines Screening-Programms. Gynäkologe 30 (1997) 191–199
22. Henry, W.L., DeMaria, A., Gramiak, R. et al.: Report of the American Society of Echocardiography Committee on nomenclature and standards in two-dimensional echocardiography. Circulation 62 (1980) 212–217
23. Huhta, J.C., Smallhorn, J.F., McCartney, F.J.: Two-dimensional echocardiographic diagnosis of situs. Br. Heart J. 48 (1982) 97–103
24. Kalache, K.D, Nguyen-Dobinsky, T.N., Chaoui, R., Bollmarn, R.: CD-ROM Ultraschall Angiographie in der Geburtshilfe. Berlin: W. de Gruyter (1998)
25. Tegnander, E., Eik-Nes, S.H., Linker, D.T.: Incorporating the four-chamber view of the fetal heart into the second-trimester routine fetal examination. Ultrasound Obstet Gynecol 4 (1994) 24–28
26. Van Praagh, R.: The segmental approach to diagnosis in congenital heart disease. Birth Defects 8 (1972) 4–23

Abdomen

1. England, M.A.: Farbatlas der Embryologie. Stuttgart: Schattauer 1985
2. Hashimoto, B.E., Filly, R.A., Callen, P.W.: Fetal pseudoascites: further anatomic observations. J. Ultrasound Med. 5 (1986) 151–152
3. Hinrichsen, K.V.: Human-Embryologie. Berlin: Springer 1990

4. Kugener, H., Hansmann, M.: Zur Topographie einer Referenzebene für die Ultraschallthorakometrie. Z. Geburtsh. Perinat. 180 (1976) 313–319
5. Moore, K.L.: Embryologie. Stuttgart: Schattauer 1985
6. Rosenthal, S.J., Filly, R.A., Callen, P.W., Sommer, F.G.: Fetal pseudo-ascites. Radiology 131 (1979) 195–197
7. Schmidt, W., Yarkoni, S., Jeanty, P., Grannum, P., Hobbins, J.C.: Sonographic measurements of the fetal spleen: Clinical implications. J. Ultrasound Med. 4 (1985) 667
8. Staudach, A.: Fetale Anatomie im Ultraschall. Berlin: Springer 1986
9. Wladimiroff, J.W., Leijs, R., Smit, B.: Human fetal stomach profiles. In: Kurjak, A. (ed.): Recent advances in ultrasound diagnosis. 2. Excerpta Medica International Congress Series 498 (1980)

Harnableitendes System, Nebennieren und Becken

1. Bernaschek, G., Kratochwil, A.: Echographische Studie über das Wachstum der fetalen Niere in der zweiten Schwangerschaftshälfte. Geburtsh. u. Frauenheilk. 40 (1980) 1059–1064
2. Campbell, S., Wladimiroff, J.W., Dewhurst, C.J.: The antenatal measurement of fetal urine production. Brit. J. Obstet. Gynaec. 80 (1973) 680–686
3. England, M.A.: Farbatlas der Embryologie. Stuttgart: Schattauer 1985
4. Grannum, P., Bracken, M., Silverman, R., Hobbins, J.C.: Assessment of fetal kidney size in normal gestation by comparison of ratio or kidney circumference to abdominal circumference. Amer. J. Obstet. Gynec. 136 (1980) 249–254
5. Lawson, T.L., Foley, W.D., Berland, L.L., Clark, K.E.: Ultrasonic evaluation of fetal kidneys. Radiology 138 (1981) 153–156
6. Lewis, E., Kurtz, A.B., Dubbins, P.A., Wapner, R.J., Goldberg, B.B.: Real-time ultrasonographic evaluation of normal fetal adrenal glands. J. Ultrasound Med. 1 (1982) 265–270
7. Moore, K.L.: Embryologie. Stuttgart: Schattauer 1985
8. Starck, D.: Embryologie. Stuttgart: Thieme 1975

Genitale

1. Ammini, A.C., Pandey, J., Vijyaraghavan, M., Sabherwal, U.: Human female phenotypic development: role of fetal ovaries. J. Clin. Endocrinol. Metab. 79 (1994) 604–608
2. Bronsthein, M., Rottem, S., Yoffe, N., Blumenfeld, Z., Brandes, J.M.: Early determination of fetal sex using transvaginal sonography: technique and pitfalls. J. Clin. Ultrasound 18 (1990) 302–306
3. Elejalde, B.R., de Elejalde, M.M., Heitman, T.: Visualization of the fetal genitalia by ultrasonography: A review of the literature and analysis of its accuracy and ethical implication. J. Ultrasound Med. 4 (1985) 633–639
4. England, M. A.: Farbatlas der Embryologie. Stuttgart: Schattauer 1985
5. Mielke, G., Kiesel, L., Backsch, C., Erz, W., Gonser, M.: Fetal sex determination by high resolution ultrasound in early pregnancy. Europ. J. Obstet. Gynecol. & Reprod. Biol. 7 (1998) 109–114
6. Moore, K.L.: Embryologie. Stuttgart: Schattauer 1985
7. Natsuyama, E.: Sonographic determination of fetal sex from twelve weeks of gestation. Amer. J. Obstet. Gynec. 149 (1984) 748–757
8. Schotten, A., Giese, C.: Fetale Geschlechtsdiagnostik mit Ultraschall. Ultraschall 2 (1981) 262–263
9. Shalev, E., Weiner, E., Zuckerman, H.: Ultrasound determination of fetal sex. Amer. J. Obstet. Gynec. 141 (1981) 582–583
10. Smulian, J.C., Feeney, L.D., Fabbri, E.L., Rodis, J.F., Campbell, W.A.: Second trimester sonographic prediction of fetal gender. J. Mat. Fetal Invest. 6 (1996) 67–69
11. Starck, D.: Embryologie. Stuttgart: Thieme 1975
12. Wartenberg, H.: Entwicklung der Genitalorgane und Bildung der Gameten. In: Hinrichsen, K.V. (Hrsg.): Human-Embryologie. Berlin: Springer 1990; S. 745–822
13. Watson, W.J.: Early-second-trimester fetal sex determination with ultrasound. J. Reprod. Med. 35 (1990) 247–249

Extremitäten

1. Bernaschek, G.: Die Besonderheiten einer neuartigen echographischen Bestimmung der Kniegelenkskerne des Feten. Geburtsh. u. Frauenheilk. 42 (1982) 94–97
2. Bernaschek, G., Bartl, W., Wolf, G.: Epiphysenzentren im Kniebereich – ein sonographisch-radiologischer Vergleich. Z. Geburtsh. Perinat. 187 (1983) 250–253
3. England, M.A.: Farbatlas der Embryologie. Stuttgart: Schattauer 1985
4. Felts, W.J.L.: The prenatal development of the human femur. Am. J. Anat. 94 (1954) 1–44
5. Hinrichsen, K.V.: Human-Embryologie. Berlin: Springer 1990
6. Knese, K.H.: Handbuch der mikroskopischen Anatomie des Menschen. Stützgewebe und Skelettsystem II/5. Berlin: Springer 1979
7. Langmann, J.: Medizinische Embryologie. 2. Aufl. Stuttgart: Thieme 1972; S. 216
8. Mahony, B.S., Callen, P.W., Filly, R.A.: The distal femoral epiphyseal ossification center in the assessment of third-trimester menstrual age: Sonographic identification and measurement. Radiology 155 (1985) 201–204
9. Merz, E., Pehl, S., Goldhofer, W., Hoffmann, G.: Biometrie der großen fetalen Extremitätenknochen im III. Trimenon. Ultraschall 5 (1984) 136–143
10. Merz, E., Kim-Kern, M.S., Pehl, S.: Ultrasonic mensuration of fetal limb bones in the second and third trimesters. J. Clin. Ultrasound 15 (1987) 175–183
11. Merz, E.: Sonographische Überwachung der fetalen Knochenentwicklung im II. und III. Trimenon. Eine Studie über das Wachstum der langen Röhrenknochen im Vergleich zum Kopf- und Rumpfwachstum sowie über die Verwendungsmöglichkeiten der fetalen Knochenlänge im Rahmen der geburtshilflichen Ultraschalluntersuchung. Habilitationsschrift, Universitäts-Frauenklinik Mainz (1988)
12. Moore, K.L.: Embryologie. Stuttgart: Schattauer 1985
13. Schlensker, K.H.: Die sonographische Darstellung der fetalen Extremitäten im mittleren Trimenon. Geburtsh. u. Frauenheilk. 41 (1981) 366–373
14. Starck, D.: Embryologie. Stuttgart: Thieme 1975

12 Biometrie des Fetus im II. und III. Trimenon

Seit der Einführung der Sonographie in die Geburtshilfe hat sich die Fetalbiometrie zu einem festen Bestandteil der pränatalen Diagnostik etabliert. Die exakte biometrische Erfassung und Dokumentation von fetalen Messparametern im II. und III. Trimenon sind unabdingbare Voraussetzungen für die Beurteilung des fetalen Wachstums. Neben der Bestätigung einer regelrechten Fetalentwicklung lassen sich durch den Vergleich der erhobenen Messdaten mit bekannten Normkurven frühzeitig Abweichungen des fetalen Wachstums erkennen. Wachstumsstörungen (Retardierung, Makrosomie) wie auch verschiedene Fehlbildungen (z.B. Hydrozephalus oder Zwergwuchsformen) können konkret erfasst und seitens ihrer Ausprägung beurteilt werden.

Indikationen. Neben der Wachstumskontrolle und der Erfassung von Fehlbildungen dienen die erhobenen Messparameter auch als Grundlage für eine „späte" Schätzung des Gestationsalters wie auch für die Gewichtsschätzung des Feten (Tab. 12.**1**).

Tabelle 12.1 Einsatzgebiete der Biometrie im II. und III. Trimenon

> ➤ Wachstumskontrolle des Fetus zur Bestätigung des normalen Wachstums oder zur frühzeitigen Erfassung von Wachstumsdiskrepanzen (Retardierung, Makrosomie)
> ➤ Fehlbildungsdiagnostik
> ➤ Späte Schätzung des Gestationsalters
> ➤ Fetale Gewichtsschätzung

Wichtige Voraussetzungen

Voraussetzung für eine exakte biometrische Erfassung der verschiedenen Messparameter ist, dass verschiedene Punkte berücksichtigt werden (Tab. 12.**2**).

Tabelle 12.2 Parameter, die bei der Biometrie von Bedeutung sind

> ➤ Definition des Gestationsalters (abgeschlossene SSW)
> ➤ Geräteeinstellung (Schallgeschwindigkeit, Gain)
> ➤ Definition der Referenzebene
> ➤ Definition des Messstreckenabgriffs
> ➤ Definition der verwendeten Normkurven

■ Gestationsalter

Abgeschlossene oder begonnene SSW. Für den Vergleich von Messdaten mit bekannten Normkurven gilt, dass immer darauf geachtet wird, dass das Gestationsalter einheitlich definiert ist. Dies bedeutet, dass bei einem Vergleich mit Normkurven stets geklärt werden muss, ob sich die für die jeweilige Schwangerschaftswoche geltenden Normwerte auf die abgeschlossene SSW oder auf die begonnene SSW beziehen. Wird dies nicht berücksichtigt, kann der Unterschied, der durch eine halbe Woche zustande kommt, unter Umständen zu einer Fehleinschätzung des fetalen Wachstums führen. International wird empfohlen, nur vollendete Wochen zu verwenden (22, 125).

Korrekturen. Eine Korrektur des Gestationsalters aufgrund von Ultraschallmessdaten sollte, wenn überhaupt, nur in der Frühgravidität und nur ein einziges Mal erfolgen. Mehrfachkorrekturen führen hingegen

zu einer nicht mehr überschaubaren Situation, wodurch Wachstumsstörungen nicht mehr oder zu spät erkannt werden.

■ Geräteeinstellung

Schallgeschwindigkeit. Im Gegensatz zu der von der European Study Group 1975 in Dubrovnik ausgesprochenen Empfehlung, Ultraschallgeräte für die Messung des biparietalen Durchmessers im A-Bild auf eine Schallgeschwindigkeit von 1600 m/s zu eichen, sind die heutigen Real-Time-Ultraschallgeräte auf eine Schallgeschwindigkeit von 1540 m/s geeicht. Diese entspricht der mittleren Ausbreitungsgeschwindigkeit im menschlichen Gewebe bei 37°C.

Da das Messresultat von der Schallgeschwindigkeit abhängt (eine mit 1540 m/s gemessene Strecke von 8,0 cm wird bei einer Schallgeschwindigkeit von 1600 m/s mit 8,3 cm deutlich größer gemessen), konnten früher Messwerte, die mit unterschiedlichen Schallgeschwindigkeiten erhoben worden waren, nicht direkt miteinander verglichen werden, sondern mussten zunächst nach der nachfolgenden Formel umgerechnet werden:

$$\frac{\text{Schallgeschwindigkeit Eigengerät}}{\text{Schallgeschwindigkeit Fremdgerät}} \cdot \text{Fremdmessung} = \text{Eigenmessung}$$

Da die Schallgeschwindigkeiten in den heutigen Ultraschallgeräten gleich sind, hat dieser Punkt heute keine Bedeutung mehr.

Echoverstärkung. Im Gegensatz zur Schallgeschwindigkeit hat die Echoverstärkung nach wie vor Bedeutung. Je höher diese gewählt wird, desto breiter werden die Konturen und desto größer fällt die Messung aus. So konnten Hughey und Sabbagha (57) bei Außen-außen-Messungen am Schädel einen Unterschied von durchschnittlich 3 mm zwischen mittlerer und hoher Verstärkung feststellen. Deshalb empfiehlt es sich, bei jeder Messung eine mittlere Echoverstärkung zu wählen.

Maßstabseichung. Systemfehler können in einem Ultraschallgerät aufgrund einer falschen Maßstabseichung auftreten. Diese werden allerdings nur dann erkannt, wenn ein entsprechendes Prüfprogramm für das betreffende Ultraschallgerät zur Verfügung steht.

■ Definierte Referenzebene

Zur gezielten Erfassung der verschiedenen Messparameter muss der Untersucher die jeweilige gültige Referenzebene kennen. Messungen, die oberhalb oder unterhalb der erforderlichen Referenzebene liegen, führen zu Abweichungen und damit zu Fehleinschätzungen. Gleiches gilt auch für Schrägmessungen. Erkennt man, dass die jeweilige Referenzebene nicht exakt getroffen wurde, sollte vor jeder Wiederholungsmessung versucht werden, die schräge Schnittebene zunächst zu korrigieren.

■ Definierter Messstreckenabgriff

Der Messstreckenabgriff erfolgt mit den heutigen Geräten üblicherweise mittels elektronischer Markierungspunkte am gespeicherten Bild. Dabei ist von entscheidender Bedeutung, wo genau die jeweiligen Kaliper angelegt werden. Dies kann derart erfolgen, dass eine Messung entweder als Außen-außen-, Außen-innen- oder Innen-innen-Messung durchgeführt wird.

Außen-innen- und Außen-außen-Messungen. So beruhen die Messdaten des biparietalen Durchmessers im angloamerikanischen Raum vorwiegend auf Außen-innen-Messungen, d. h. die Messung erfolgt von der proximalen Außenwand bis zur distalen Innenwand des Schädels, während im europäischen Sprachraum weitgehend die von Holländer (55, 56) und Hansmann (41) empfohlene Außen-außen-Messung, also von Außenrand zu Außenrand der Schädelkalotte, vorgenommen wird. Hughey und Sabbagha (57) konnten bei Kindern, die durch eine Schnittentbindung geboren wurden, zeigen, dass die Außen-außen-Messung bei einer Schallgeschwindigkeit von 1540 m/s am genauesten dem wahren anatomischen biparietalen Durchmesser entspricht.

Messungen in der Spätschwangerschaft. Für diese ist von Bedeutung, dass mit dem Schallkopf Messstrecken bis zu einer Länge von 12 cm erfasst werden können. Nur dann ist gewährleistet, dass z.B. Messungen des frontookzipitalen Durchmessers noch durchgeführt werden können.

■ Verwendung von Normkurven

Kritik an Normkurven. Für eine Vielzahl von Wachstumsparametern stehen heute eine oder mehrere Normkurven unterschiedlicher Autoren zur Verfügung (10, 12, 17, 18, 20, 24, 28, 35, 37, 38, 39, 40, 49, 55, 80, 84, 115). In Bezug auf Biomtriestudien wiesen Altman und Chitty (4) in einer 1993 publizierten Stellungnahme darauf hin, dass eine Vielzahl von publizierten fetalen Normkurven nicht den gewünschten Ansprüchen gerecht wird. Die kritisierten Mängel betreffen dabei sowohl das Studiendesign als auch die Datenauswertung:

1. Die Methode ist bezüglich der Patientenselektion ungeeignet (oder unklar),
2. einige Feten wurden mehr als einmal gemessen (bzw. es ist unklar, wie oft sie gemessen wurden),
3. die Einschluss- bzw. Ausschlusskriterien sind unangemessen (oder unklar),
4. die Fallzahl ist zu klein,
5. die Methode der Schwangerschaftsaltersbestimmung ist unklar,
6. es ist nicht erkennbar, ob es sich um Einfachmessungen oder um gemittelte Werte aus Mehrfachmessungen gehandelt hat.

Ein klares Ergebnis wird man letztlich nur dann erwarten können, wenn die Studie von vornherein so ausgelegt ist, dass die Erstellung von Normkurven das primäre Ziel darstellt.

Querschnitt- und Longitudinalstudien. Prinzipiell kann eine solche Studie sowohl als Querschnitt- (80, 82, 83, 84) als auch als Longitudinalstudie (19, 27, 104) angelegt werden. Letztere hat den Vorteil, dass damit typische Wachstumsmuster während der Schwangerschaft erkannt werden können. Nachteil eines solchen Studiendesigns ist jedoch, dass dabei meist zu wenige Patientinnen zur Verfügung stehen. Deshalb ist dieses Vorgehen zur Gewinnung von Normkurven beim Feten weniger geeignet. Im Rahmen einer groß angelegten Querschnittstudie können hingegen wesentlich mehr Daten berücksichtigt werden, sodass dieses Studiendesign für die Erstellung von Normkurven vorteilhafter ist. Allerdings sollte auch hierbei darauf geachtet werden, dass zwischen den einzelnen Altersklassen keine gravierende Imbalance bezüglich der Fallzahlen vorliegt.

Polynome und Wachstumsmodelle. Als gängige statistische Methode der Kurvenanpassung an eine Punktewolke und der Kurvenglättung gilt der Einsatz höhergradiger Polynome. Diese haben jedoch den Nachteil, dass hierbei irrelevante Schwankungen innerhalb der Daten zu stark gewichtet werden. Auch zeigen die Polynome nicht generell einen monotonen Verlauf über den gesamten Beobachtungszeitraum. Aus diesem Grund wird von verschiedenen Autoren die Verwendung eines Wachstumsmodells (3, 82, 83, 84, 103) bevorzugt. Dieses bietet im Vergleich zu den höhergradigen Polynomen verschiedene Vorteile:

- Mit einer einzigen Modellfunktion kann der Größenverlauf mehrerer Fetalparameter präzise beschrieben werden.
- Es werden für alle Biometrieparameter ausgewogene Kurven gewonnen.
- Ober- und Untergrenzen sind für alle Messgrößen nach einem einheitlichen Verfahren berechnet (123).
- Die derart gewonnenen Normkurven können problemlos in handelsübliche Ultraschallgeräte integriert werden.

Ober- und Untergrenzen. Ober- und Untergrenzen von Normkurven werden entweder in Form der doppelten Standardabweichung (±2s) oder in Form von Perzentilkurven angegeben. Bei den Perzentilkurven werden als Obergrenze meist die 95%- und als Untergrenze die 5%-Werte angegeben. Damit wird ein Normalkollektiv von 90% erfasst, d. h. dass damit noch 5% der gesunden Kinder oberhalb der Obergrenze und weitere 5% unterhalb der Untergrenze liegen.

■ Dokumentation

Jede biometrische Datenerfassung sollte mit einer entsprechenden Dokumentation der Daten verbunden sein. Je ausführlicher diese durchgeführt wird, desto leichter lassen sich Wachstumsstörungen bei späteren Kontrolluntersuchungen erkennen. Von großem Vorteil sind hierbei Computerprogramme, die nicht nur einen direkten Vergleich mit entsprechenden Normkurven, sondern auch eine direkte Verlaufsbeobachtung durch das gleichzeitige Anzeigen früherer Messdaten gestatten.

Basisbiometrie

Zur Basisbiometrie, die bei Screeninguntersuchungen im II. und III. Trimenon zur Anwendung kommt, gehören die in Tab. 12.**3** aufgeführten Parameter. Alle weiteren Messparameter werden zur erweiterten Biometrie gezählt.

Tabelle 12.**3**   Messparameter bei der Basisbiometrie

Kopf	Biparietaler Durchmesser (BPD) Frontookzipitaler Durchmesser (FOD) Kopfumfang (KU)
Abdomen	Abdominaler Transversaldurchmesser (ATD) Abdominaler Sagittaldurchmesser (ASD) Abdomenumfang (AU)
Extremitäten	Femur- oder Humeruslänge (FL und HL)

■ Kephalometrie

Parameter. Zur Vermessung des kindlichen Schädels stehen der biparietale Durchmesser (BPD), der frontookzipitale Durchmesser (FOD) und der Kopfumfang (KU) zur Verfügung. Alle 3 Parameter können, sofern die exakte anatomische Referenzebene vorliegt, gleichzeitig abgegriffen werden.

Referenzebene. Als richtige Referenzebene gilt das Planum frontooccipitale, das dann eingestellt ist, wenn sich der Schädel als symmetrisches Ovoid mit klarem Mittelecho und sichtbarem Cavum septi pellucidi im vorderen Schädeldrittel darstellt (12, 38) (Abb. 12.**1**–12.**3**). Diese Ebene führt zugleich durch die beiden Thalamuskerne, die beiderseits des Mittelechos als echoarme Struktur in Schädelmitte erkennbar sind.

Durchführung. Sowohl die Messung des BPD als auch die des FOD erfolgen als Außen-außen-Messung von Cutis zu Cutis. Der Kopfumfang kann bei modernen Geräten entweder mit dem Lichtgriffel durch Umfahren der Schädelkalotte ermittelt oder indirekt nach der von Hansmann (42) empfohlenen adaptierten Ellipsenformel aus BPD und FOD errechnet werden:

$$KU = 2{,}325 \times \sqrt{BPD^2 + FOD^2}$$

Für die praktische Anwendung stehen im Anhang Tabellen zur Verfügung, die ein direktes Ablesen des Kopfumfanges aus BPD und FOD ermöglichen.

Dolichozephale Kopfform. Die Berücksichtigung des Kopfumfanges ist insbesondere dann zu empfehlen, wenn eine dolichozephale Kopfform vorliegt (Abb. 12.**3**). Da bei dieser Kopfform der BPD häufig unter der 5. Perzentile liegt – der frontookzipitale Kopfdurchmesser fällt dagegen zu groß aus – könnte bei alleiniger Betrachtung des BPD fälschlicherweise ein mangelhaftes Kopfwachstum angenommen werden. Verwendet man dagegen den Kopfumfang, in den beide Durchmesser bei der Berechnung eingehen, so zeigt dieser das normale Kopfwachstum an.

Wachstumskurven. Innerhalb der letzten Jahre wurde eine Reihe von Wachstumskurven für den BPD (10, 38, 41, 53, 55, 72, 80, 105, 115, 124, 127), den FOD (41, 53, 72, 80, 115) und den KU (18, 37, 41, 53, 80, 96, 115) veröffentlicht. Unterschiede finden sich in der untersuchten Fallzahl, in der verwendeten Schallgeschwindigkeit und im Messstreckenabgriff.

Die in Abb. 12.**4** aufgeführten Normkurven für die Kopfparameter wurden im Rahmen einer prospektiven Querschnittstudie (2032 gesunde Patientinnen mit sonographisch gesichertem Gestationsalter und unkompliziertem Schwangerschaftsverlauf) erstellt (84). Der Beobachtungszeitraum betrug 12–41 abgeschlossene SSW. Alle Messungen erfolgten als Außen-außen-Messungen.

Anhand dieses Normkollektivs wurde ein Wachstumsmodell entwickelt, das es ermöglicht, das Wachstum aller gemessenen Parameter durch Konstruktion eines 90%-Referenzbandes mittels einer einzigen Basisformel zu charakterisieren und somit Normkurven mit einheitlichen und glatten Normgrenzen zu liefern. Alle untersuchten Parameter zeigen ein nichtlineares Wachstum mit Abflachung im III. Trimenon.

Die der jeweiligen SSW entsprechenden Normmaße (5., 50. und 95. Perzentile) sind im Anhang tabellarisch aufgeführt.

◼ *Abdominometrie*

Referenzebene. Nach Hansmann (41) gilt als Referenzebene für Rumpfmessungen die Einmündungsstelle der V. umbilicalis in den Sinus venae portae. Hansmann (41, 68) ging davon aus, dass sich der Rumpf des Fetus im vereinfachten Modell mit 2 über ihrer Basis einander zugewandten Kegelstümpfen vergleichen lässt, zwischen denen ein unterschiedlich hoher, annähernd zylindrischer Abschnitt liegt (Abb. 12.**5**). Dabei repräsentieren der kraniale Kegelstumpf den Thorax mit Herz, Thymus, Lunge und Leberkuppe, der zylindrische Abschnitt den Oberbauch mit Leber, Milz und Pankreas und der kaudale Kegelstumpf den Mittel- und Unterbauch mit dem Darmkonvolut, den Nieren und der Harnblase. Da der Rumpfdurchmesser im Bereich des zylindrischen Anteils am größten ist und sich bei Verschiebung in kraniokaudaler Richtung kaum ändert (Abb. 12.**5**), bietet sich dieser Bereich an, um stabile und reproduzierbare Rumpfmessungen zu erhalten. Anatomisches Zielgebiet ist somit die Leber, die infolge der Nichtentfaltung der fetalen Lungen partiell intrathorakal liegt (41). Als stabilsten Referenzpunkt innerhalb der Leber wiederum fanden Kugener und Hansmann (68), wie auch später Morin und Winsberg (89), die Einmündungsstelle der V. umbilicalis in den Sinus venae portae, die beim Fetus in Höhe der kaudalen Thoraxapertur liegt (Abb. 12.**6**). Somit wurde die kaudale Thoraxapertur von Hansmann (41) als Referenzebene für die „Thorakometrie" empfohlen. Anstelle des Terminus „Thorakometrie" ist heute international der Terminus „Abdominometrie" getreten, da es sich eigentlich um eine Oberbauchmessung handelt. Der Terminus „Thorako-

metrie" wird dagegen nur noch für Thoraxmessungen im Bereich der Herzklappenebene gebraucht.

Auffinden der Referenzebene. Für das praktische Auffinden der Referenzebene wird zunächst der fetale Rumpf im Querschnitt senkrecht zur Längsachse dargestellt, sodass Leber, Magen und V. umbilicalis sichtbar sind. Danach verschiebt man die Schnittebene geringfügig in kranialer Richtung, bis sich der Rumpf möglichst kreisrund und die V. umbilicalis nur noch als kurzer Gefäßabschnitt relativ weit dorsal innerhalb der Leber darstellen (Abb. 12.**7**). Dies entspricht der Einmündungsstelle der V. umbilicalis in den Sinus venae portae (41, 68, 89) und somit der gewünschten Referenzebene für Rumpfmessungen.

Fehlmessungen. Kommt dagegen das Gefäßband der V. umbilicalis auf voller Länge zur Darstellung (Abb. 12.**7**), so kann aufgrund des anatomischen Verlaufes der Umbilikalvene (Abb. 12.**6**) diese Ebene nicht senkrecht zur Körperlängsachse stehen, d. h. es liegt ein Schrägschnitt – nach Hansmann sog. „Salamischnitt" (41) – vor, bei dem der a.p.-Abdomendurchmesser zu groß ausfällt.

Zu einer Fehlmessung kommt es auch, wenn der Schallkopf zu stark auf das mütterliche Abdomen gepresst wird, was zu einer Deformierung des fetalen Abdomens führt.

Parameter. Bei regelrechter Einstellung der Referenzebene werden die beiden Rumpfdurchmesser ATD und ASD als Außen-außen-Messung erfasst (Abb. 12.**7** und 12.**8**). Der Abdomenumfang (AU) lässt sich entweder durch Umfahren der Kontur mit dem Lichtgriffel auf dem Bildschirm ermitteln oder aus ATD und ASD nach der Ellipsenformel berechnen (84) (Abb. 12.**8**):

$$AU = \frac{ATD + ASD}{2} \times 3{,}142$$

Wachstumskurven. Auch für die einzelnen Abdomenmaße gibt es in der Literatur unterschiedliche Wachstumskurven (18, 40, 41, 53, 55, 56, 80, 84, 115, 118), die unterschiedliche Fallzahlen und Verläufe aufweisen.

Die in Abb. 12.**4** aufgeführten Normkurven für die Abdomenparameter wurden im Rahmen einer prospektiven Querschnittstudie (2032 gesunde Patientinnen mit sonographisch gesichertem Gestationsalter und unkompliziertem Schwangerschaftsverlauf, 12–41 abgeschlossene SSW) mittels des vorbeschriebenen Wachstumsmodells erstellt (84). Alle Messungen erfolgten als Außen-außen-Messungen.

Im Gegensatz zu einer früheren Studie, die ein eher lineares Wachstum der Abdomenparameter ergab (80), fand sich in der neueren, größeren Studie wie bei den Kopfparametern eine Wachstumsabflachung im III. Trimenon.

Die der jeweiligen Schwangerschaftswoche entsprechenden Normmaße (5., 50. und 95. Perzentile) sind im Anhang tabellarisch aufgeführt.

Kopf-Rumpf-Index. Zur Demonstration eines proportionierten bzw. disproportionierten Mangelwachstums, wie auch zur Demonstration einer makro- oder mikrozephalen Entwicklung kann der Kopf-Rumpf-Index entweder als Quotient aus BPD und ATD (41) oder aus KU und AU (81) (Abb. 12.**9**) herangezogen werden.

◼ *Messung der langen Röhrenknochen*

Indikationen. Neben dem Nachweis einer regelrechten Fetalentwicklung dient die sonographische Vermessung der großen fetalen Extremitätenknochen (23, 25, 26, 51, 61, 62, 84, 108, 115, 119) in erster Linie dem frühzeitigen Ausschluss wie auch der Früherkennung von Skelettdysplasien. Zudem hat sich die Knochenbiometrie neben der Kephalo- und Abdominometrie auch als nützliche Zusatzmethode zur Gestationsaltersbestimmung erwiesen (39, 63, 81, 94, 109) und kann im Vergleich mit dem biparietalen Durchmesser bei der Diagnose eines Mikrozephalus hilfreich sein (54). Außerdem kann beim intrauterinen Fruchttod mit bereits deformiertem fetalem Schädel die Länge der Extremitätenknochen dazu herangezogen werden, das Alter des Fetus noch ungefähr zu ermitteln, sofern keine ausgeprägte Wachstumsretardierung oder Skelettdysplasie vorliegt.

Parameter. Gemessen wird der ossifizierte Knochenschaft der einzelnen langen Röhrenknochen, bestehend aus Diaphyse und Metaphyse, während die proximale und distale Epiphyse nicht berücksichtigt werden (Abb. 12.**10**). Die Knochenkrümmung, die beim Femur am stärksten ausgeprägt ist, bleibt bei der Messung unberücksichtigt.

Durchführung. Die Messung sollte möglichst am quer zur Schallrichtung liegenden Knochen vorgenommen werden (Abb. 12.**11**–12.**15**), da bei einer Messung in Schallrichtung wegen der hohen Schallleitungsgeschwindigkeit im Knochen von ca. 3360 m/s eine Abbildungsverkürzung auftreten kann (51). Schrägschnitte führen ebenfalls zu einer zu kurzen Längenmessung, weshalb stets darauf geachtet werden sollte, dass der Knochen in seiner exakten Achsenlänge erfasst wird. Weiterhin sollten für die Messung beide Enden des Knochenschaftes scharf begrenzt und das Knochenende nicht durch einen anderen Knochen überlagert sein. Beim Femur kann die Überlagerung durch das Os ischii und beim Humerus durch die Ulna fälschlicherweise zu einem zu großen Messergebnis führen. Ebenso werden Femur und Tibia zu lang gemessen, wenn der distale bzw. proximale Epiphysenkern in die Messung mit einbezogen wird.

Wachstumskurven. Von allen langen Röhrenknochen weist das Femur den größten Knochenschaft auf. Entsprechend liegen hierfür auch die meisten Wachstumskurven vor (24, 53, 95, 100, 109, 115, 119, 122), wohingegen andere Extremitätenknochen (24, 100, 108, 119, 131) eher seltener gemessen wurden.

Während die Femur- oder Humerusmessung zum festen Bestandteil von Screeninguntersuchungen geworden ist, bleibt das Vermessen der übrigen langen Röhrenknochen der erweiterten Biometrie vorbehalten. Über systematische Messungen aller 6 langen Röhrenknochen berichteten Jeanty et al. (59, 61, 62), Merz et al. (78, 79, 81, 84) und Exacoustos et al. (23).

Entsprechend des für die Kopf- und Rumpfmaße entwickelten Wachstumsmodells erstellten wir auch für alle großen Extremitätenknochen Normkurven (Abb. 12.**16**) (84). Die entsprechenden Normdaten sind wiederum im Anhang tabellarisch als 5., 50. und 95. Perzentile aufgeführt. Wie die Kopfparameter zeigen alle 6 gemessenen Extremitätenknochen im II. Trimenon zunächst ein nahezu lineares Wachstum, das dann im III. Trimenon deutlich abflacht.

Knochenerkrankungen. Durch die gezielte sonographische Darstellung aller großen Röhrenknochen kann anhand des jeweiligen Wachstumsmusters bereits intrauterin eine differenzialdiagnostische Abklärung verschiedener Knochenerkrankungen gelingen. Umgekehrt lässt sich bei einem hohen Wiederholungsrisiko für eine bestimmte Knochenfehlbildung eine solche durch die gezielte Darstellung einer normalen Knochenlänge und -struktur mit hoher Wahrscheinlichkeit ausschließen.

Erweiterte Biometrie (Organbiometrie)

Im Gegensatz zur Basisbiometrie handelt es sich bei der erweiterten Biometrie um die Messung von detaillierten Parametern zur Klärung spezieller Fragestellungen. Auch die Messungen der distalen langen Röhrenknochen (Tibia, Fibula, Radius, Ulna), die bereits zuvor abgehandelt wurden, werden zur erweiterten Biometrie gezählt.

◼ *Kopf und Hals*

Hirnseitenventrikel

Messstellen. Über den Nachweis einer beginnenden Ventrikelerweiterung kann ein Hydrozephalus sonographisch bereits im Frühstadium erfasst werden. Messungen der Seitenventrikel werden im Bereich der Vorderhörner (Abb. 12.**17** und 12.**19**) der Pars centralis oder im Bereich der Hinterhörner (Abb. 12.**18** und 12.**19**), durchgeführt (17, 99, 65, 115, 126), wobei das Ausmessen im Bereich der Vorderhörner am einfachsten ist.

Durchführung. Früher wurde die Vermessung des Vorderhorns, der Pars centralis, wie auch des Hinterhorns vom Mittelecho bis zur seitlichen Ventrikelbegrenzung vorgenommen (Abb. 12.**17**). Heute können aufgrund der besseren Schallauflösung der Ultraschallgeräte die Hirnseitenventrikel direkt ausgemessen werden (Abb. 12.**18**).

Normwerte. Nach den von Johnson et al. (65) erhobenen Normwerten sollten bei der normalen fetalen Entwicklung die Seitenventrikel (Pars centralis) zu keinem Zeitpunkt der Schwangerschaft die Weite von 1,3 cm überschreiten (Tab. s. Anhang). Denkhaus und Winsberg (17) haben beide Frontalhörner zusammen vermessen. Für die normale bifrontale Ventrikelweite fanden sie einen Durchschnittswert von 1,1 cm mit 13 SSW; dieser stieg bis zum Termin auf 2,4 cm an. Der Quotient bifrontale Ventrikelweite/BPD betrug dabei mit 13 SSW 0,48 und fiel bis zum Termin auf 0,25 ab. Über Messungen der Hinter- und Unterhörner des Ventrikelsystems berichteten Prenzlau und Bildge 1985 (99). Neuere Normdaten der Vorder- und Hinterhornweite wurden von Snijders und Nicolaides (115) publiziert.

Großhirnhemisphäre

Hemisphärenweite. Messungen der Hemisphärenweite (HW) wurden von Johnson et al. (65) und von Snijders und Nicolaides (115) publiziert (Abb. 12.**19**). Gemessen wird dabei die Distanz vom Mittelecho bis zur inneren Begrenzung der Schädelkalotte (Abb. 12.**17**).

V/H-Index. Verschiedene Autoren (13, 28, 65, 115) haben die Ventrikelweite im Bereich der Pars centralis in Relation zur Hemisphärenweite (Abstand Mittelecho – Innenrand Schädelkalotte) (Abb. 12.**17**) gesetzt und den Ventrikel-Hemisphären-Index (V/H-Index) für die einzelnen Gestationswochen berechnet (Abb. 12.**20**). Nach Johnson et al. (65) nimmt der normale Ventrikel-Hemisphären-Index durchschnittlich von 0,56 mit 15 SSW bis auf 0,28 am Termin ab. Ein Ventrikel-Hemisphären-Index von über 0,5 nach 18 SSW gilt nach Garrett (28) als Beweis für einen Hydrozephalus. Nach den Daten von Johnson et al. (65) kann ein Hydrozephalus bei einer solchen Ventrikelweite jedoch erst ab 21 SSW mit Sicherheit angenommen werden.

Cavum septi pellucidi

Das Cavum septi pellucidi ist ein schlitzförmiger echoarmer Hohlraum, der median im vorderen Hirnbereich kaudal des Corpus callosum liegt und von den beiden Lamellen des Septum pellucidi begrenzt wird. Das Septum pellucidum trennt die beiden Seitenventrikel (Abb. 12.**21**).

Normwerte. Messungen des Cavum septi pellucidi wurden von Jou et al. (67) an 608 Feten zwischen 19 und 42 SSW vorgenommen. Zwischen 19 und 27 SSW wurde eine gleichmäßige Zunahme des Cavum septi pellucidi beobachtet, während danach bis zum Geburtstermin ein plateauförmiger Verlauf gefunden wurde (Abb. 12.**19** und 12.**21**).

Zerebrale Dysfunktion. Ein weites Cavum septi pellucidi (>10 mm) stellt im Kindesalter ein Hinweiszeichen für eine zerebrale Dysfunktion dar und kann mit einem erhöhten Risiko einer mentalen Retardierung, einer Entwicklungsverzögerung und neuropsychiatrischen Störungen einhergehen (9, 74, 106). Inwieweit ein bereits intrauterin nachgewiesenes erweitertes Cavum septi pellucidi als ein solches Hinweiszeichen gesehen werden kann, ist derzeit noch unklar.

Zerebellum

Transversaler Zerebellumdurchmesser. Messungen des transversalen Zerebellumdurchmessers (TCD) (Abb. 12.**19**, 12.**22**, 12.**23**) wurden von verschiedenen Autoren publiziert (29, 47, 50, 88, 114, 115).

Referenzebene. Für die Messung wird die frontookzipitale Messebene okzipital so weit abgesenkt, bis man in der Fossa posterior das Zerebellum als doppelweckähnliche Struktur sieht. Im vorderen Schädelbereich bleibt dabei nach wie vor das Cavum septi pellucidi erkennbar. Goldstein et al. (29) fanden eine nichtlineare Beziehung zwischen dem TCD und dem Gestationsalter, während die anderen Autoren eher eine lineare Beziehung feststellten. Da zwischen 14 und 22 SSW der Wert des TCD praktisch identisch mit der jeweiligen SSW ist, eignet sich dieser Parameter auch gut für die Gestationsalterschätzung.

Cisterna magna

Die Cisterna magna wird in derselben Ebene wie das Zerebellum vermessen (Abb. 12.**24**). Die Verlaufskurve zeigt zunächst ein lineares Wachstum, das dann gegen Ende der Schwangerschaft wieder abfällt. Abb. 12.**19** gibt die Daten von Snijders und Nicolaides (115) wieder. Eine Erweiterung der Cisterna magna kann als Hinweiszeichen für eine Trisomie 18 (116) oder Trisomie 13 (70) angesehen werden. Differenzialdiagnostisch kommt eine Dandy-Walker-Malformation infrage.

Nackenfalte im II. Trimenon

Das als sog. „Nackenfalte" bezeichnete Gewebe im Nackenbereich (Haut und Subkutis) sollte zwischen 15 und 20 SSW einen Durchmesser von 5 mm nicht überschreiten. Andernfalls besteht ein erhöhtes Risiko für eine Trisomie 21 (6). Nicht verwechselt werden darf die Nackenfalte mit der sog. Nackentransparenz am Ende des ersten Trimesters (= nuchale Transparenz), bei dem es sich um eine Flüssigkeitsansammlung handelt. Gemessen wird die Nackenfalte im nach dorsal gekippten Transversalschnitt durch den fetalen Kopf, der auch zur Darstellung und Vermessung des Zerebellums dient (Abb. 12.**25** und 12.**26**).

Orbitae, innerer und äußerer Orbitaabstand

Messebenen. Die Orbitae wie auch der innere und äußere Augenabstand können bereits ab 13 SSW im Frontalschnitt, im gekippten Frontalschnitt oder im Horizontalschnitt gemessen werden (Abb. 12.**27**). Für den Nachweis oder Ausschluss bestimmter Syndrome, die mit einer Gesichtsdysmorphie im Sinne einer Orbitaasymmetrie oder einem Hypo- oder Hypertelorismus einhergehen, ist die Kenntnis des normalen Wachstums der einzelnen Orbitaparameter in Abhängigkeit vom Schwangerschaftsalter unerlässlich.

Normkurven. Normkurven für die Orbitae oder die Orbitaabstände wurden von Mayden et al. (75), Jeanty et al. (60) wie auch von Merz et al. (82) publiziert. Abb. 12.**28** zeigt die von Merz et al. (82) an 1090 normalen Feten zwischen 12 und 41 SSW etablierten Normkurven für den Orbitadurchmesser sowie den inneren und äußeren Orbitaabstand. Insgesamt konnte für alle Orbitamaße ein nichtlineares Wachstum gefunden werden.

Ohr

Ohrlänge. Eine Normkurve für die fetale Ohrlänge wurde 1993 von Lettieri et al. (71) publiziert (Abb. 12.**29** und 12.**30**). Eine Ohrlänge im Bereich der 10. Perzentile oder darunter kann als Hinweiszeichen für einen aneuploiden Fetus angesehen werden (71).

Schilddrüse

Bei der Schilddrüse handelt es sich um ein relativ kleines Organ, für dessen genaue Darstellung man ein hochauflösendes Gerät mit einem entsprechenden Zoom benötigt (Abb. 12.**31**).

Durchführung. Meinel und Döring (76) empfehlen zur Einstellung der Schilddrüsenebene folgendes Vorgehen: Zunächst wird ein Längsschnitt durch den fetalen Hals mit Abbildung des Pharynx, des Larynx und der oberen Trachea eingestellt. Über der Trachea wird dann der Schallkopf um 90° gedreht. Es erscheint ein kreisrunder Horizontalschnitt des Halses mit den dorsalen markanten Ossifikationszentren der Wirbel. Durch Parallelverschiebung des Schallkopfes nach kranial oder kaudal wird ein Horizontalschnitt des Halses eingestellt, der folgende Referenzbedingungen erfüllen muss:
- ventral in Halsmitte Abbildung der kreisrunden echoleeren Trachea,
- lateral der Trachea Darstellung der beiden Schilddrüsenlappen in ihrer größten Querausdehnung,
- lateral, dorsal der Schilddrüse beidseits Abbildung der echoleeren Gefäßquerschnitte der beiden Karotiden und Jugularisvenen, die im Farbdoppler leicht zu lokalisieren sind.

Normwerte. Die Maße der Querdurchmesser beider Schilddrüsenlappen (einschließlich Trachea), des Querdurchmessers von Lobus dexter et sinister sowie des a.p.-Durchmessers von Lobus dexter et sinister in Abhängigkeit vom Gestationsalter sind im Anhang nach Daten von Meinel und Döring (76) tabellarisch aufgeführt.

Als einfache Faustregel für die Routinediagnostik kann gelten, dass das Quermaß beider Schilddrüsenlappen, einschließlich der Trachea, von 10 mm (20 SSW) auf 20 mm am Ende der Tragzeit zunimmt (76).

Früherkennung. Die Schilddrüsenmessung kann der Früherkennung von fetalen Schilddrüsenveränderungen dienen. Beim Auftreten einer hypothyreoten Struma gibt es erste pränatale Therapieansätze.

▬ *Thorax*

Thorakometrie

Die Thorakometrie im Bereich der Herzebene wurde nur von wenigen Autoren wie Schlensker (107), Stöger und Kratochwil (117), Levi und Erbsman (72) und Merz et al. (83) (Abb. 12.**32**) vorgenommen. Diese Thorakometrie darf nicht verwechselt werden mit der früher als „Thorakometrie" bezeichneten Abdomenmessung nach Hansmann (41).

Normkurven. Abb. 12.**33** gibt die von Merz et al. (83) publizierten Normkurven für den knöchernen Thorax und den schrägen Lungendurchmesser wieder. Die knöchernen Thoraxparameter zeigen zunächst ein lineares Wachstum, das dann im III. Trimenon abflacht. Dagegen findet man beim schrägen Lungendurchmesser bereits ab 12 abgeschlossenen SSW einen leicht abflachenden Verlauf.

Lungenhypoplasie. Mittels der Thorakometrie und der Lungenmessung kann eine Lungenhypoplasie bereits vor 24 SSW entdeckt werden (85). Bei Skelettdysplasien (z. B. thanatophore Dysplasie) und bei Fällen mit doppelseitiger Nierenagenesie kann eine Lungenhypoplasie sowohl mit der Thorax- als auch der Lungenbiometrie erkannt werden, während bei

Fällen mit einer Zwerchfellhernie oder einem Hydrothorax die Lungen-hypoplasie nur anhand der Lungenbiometrie gestellt werden kann (85).

Herz

Parameter. Herzgröße wie auch -ventrikelweite lassen sich im Real-Time-Bild bereits beim Einstellen des sog. Vierkammerblickes orientierend beurteilen. Der Herzquerdurchmesser kann in Höhe der Klappenebene vermessen und in Relation zum Thoraxquerdurchmesser gesetzt werden. Nach Garrett (28) beträgt beim normalen Fetus das Verhältnis Herzquerdurchmesser zu Thoraxquerdurchmesser 0,52.

Time-Motion- oder Cine-Loop-Technik. Für eine exakte Beurteilung der Ventrikelweite während der Diastole und der Systole ist entweder die Time-Motion-Technik oder eine Cine-Loop-Technik erforderlich. Bei beiden Techniken wird zunächst das Herz mit allen 4 Kammern im zweidimensionalen Real-Time-Bild eingestellt. Bei der Time-Motion-Technik erfolgt die Registrierung des Herzens in Höhe der Atrioventrikularklappen senkrecht zum interventrikulären Septum (20, 129, 130). Bei der Cine-Loop-Technik sucht man zunächst die Vierkammerebene auf, zoomt diese und friert dann das Bild ein. Mittels der Cine-Loop-Technik wird dann die Herzphase ausgesucht, bei der die AV-Klappen am Ende der Diastole geschlossen sind (Abb. 12.**34**).

Normwerte für Durchmesser. Nach Wladimiroff et al. (129, 130) nimmt der enddiastolische Querdurchmesser im rechten Herzventrikel von 11 mm mit 28 SSW auf 18 mm mit 40 SSW und der endsystolische Querdurchmesser entsprechend von 8 auf 14 mm zu. Gleichermaßen verhalten sich auch der enddiastolische und endsystolische Durchmesser im linken Herzventrikel (Ventrikelmaße s. Anhang), sodass eine Rechts-links-Ratio von 1 : 1 besteht. Das gleiche konstante Rechts-links-Verhältnis (0,98 ± 0,08 [s]) konnten De Vore et al. (20) bei normalen Feten bereits ab 18 SSW finden.

Herzminutenvolumen. Nach Wladimiroff et al. (130) gelingt es, durch die gleichzeitige Erfassung des Quer- und Längsdurchmessers des linken Ventrikels im zweidimensionalen Real-Time-Bild, das Ventrikelvolumen in der enddiastolischen und endsystolischen Phase zu erfassen und aus der Differenz (= Schlagvolumen) sowie der Herzfrequenz das Herzminutenvolumen zu errechnen.

Andere Herzgrößen. Über andere Herzgrößen, wie die Wanddicke der Ventrikel oder M-Mode-Messungen im Bereich des Aortenbogens, berichteten De Vore et al. (20, 21).

Abb. 12.**35** gibt die von Chaoui et al. (15, 16) publizierten Normkurven für die Herzlänge, die Herzbreite und den Herz/Thorax-Quotienten wie auch für den Durchmesser der Aorta (Abb. 12.**36**) und des Truncus pulmonalis (Abb. 12.**37**) und den Quotienten aus Truncus pulmonalis und Aorta wieder. Weitere Normkurven bezüglich des fetalen Herzens wurden von Sharland und Allan (112) 1992 publiziert.

■ *Abdomen und Becken*

Leber

Wachstumskurven. Wachstumskurven für die Leber wurden von Vintzileos et al. (120), Murao et al. (90) wie auch von Roberts et al. (102) publiziert. Gemessen wird der rechte Leberlappen vom Diaphragma an der rechten Herz-Lungen-Grenze bis zum Unterrand der Leber (Abb. 12.**38**). Nach Roberts et al. (102) zeigt die Leberlänge eine Abflachung im III. Trimenon. Murao et al. (90) beobachteten dagegen ein lineares Wachstum. Die in Abb. 12.**39** aufgeführte Verlaufskurve der fetalen Leberlänge wurde anhand der von Vintzileos et al. (120) publizierten Normdaten erstellt. Normdaten für den linken Leberlappen wurden von Murao et al. (90) publiziert.

Gallenblase

Die Gallenblase findet man am Unterrand des rechten Leberlappens seitlich der Eintrittspforte der V. umbilicalis (Abb. 12.**40**). Längen- und Breitenmessungen der Gallenblase wurden von Goldstein et al. (33) wie auch von Hata et al. (44) durchgeführt. Die von Goldstein et al. (33) 1994 publizierten Normdaten für den longitudinalen und transversalen Gallenblasendurchmesser sind tabellarisch im Anhang aufgeführt.

Milz

Normkurven. Milzmessungen wurden von Hobbins (52), Schmidt et al. (110) wie auch von Hata et al. (48) publiziert. Abb. 12.**39** zeigt Normkurven für den Längs-, Sagittal- und Transversaldurchmesser sowie für den Umfang und das Volumen der Milz nach Daten von Schmidt et al. (110).

Durchführung. Zu finden ist die Milz seitlich hinter dem flüssigkeitsgefüllten Magen. Der Längsdurchmesser der Milz wird im Abdomenquerschnitt von der Spitze des höchsten Anteils seitlich der Wirbelsäule zum höchsten Areal neben der Abdomenwand gemessen (Abb. 12.**41**). Der transversale Milzdurchmesser wird senkrecht dazu gemessen, wobei der größte Durchmesser verwendet wird. Der sagittale Milzdurchmesser wird nach Drehen des Schallkopfes um 90° (Abdomenlängsschnitt) senkrecht zum transversalen Milzdurchmesser gemessen (110).

Splenomegalie. Eine Splenomegalie wird bei hämolytischen Anämien, chronischen intrauterinen Infektionen und auch bei verschiedenen Stoffwechselerkrankungen, wie z. B. Morbus Gaucher oder Morbus Niemann-Pick, gefunden.

Pankreas

Hata et al. (45) untersuchten die Länge des fetalen Pankreas vom Kopf bis zum Schwanz zwischen 20 und 40 SSW. Die Messungen wurden in einem leicht schrägen Transversaldurchmesser durch das fetale Abdomen vorgenommen (Abb. 12.**42**). Die Pankreaslänge zeigte ein nahezu lineares Wachstum während der Schwangerschaft.

Magen

Der Magen ist im linken Oberbauch als echoarme Strkuktur zu erkennen. Im Längsschnitt hat er eine elliptische Form, im Transversalschnitt ist er eher rund bis oval (Abb. 12.**43**).

Wachstumskurven. Messungen des fetalen Magens wurden von Goldstein et al. (30), Nagata et al. (91) sowie auch von Wilhelm et. al. (126) vorgenommen. Goldstein et al. (30) untersuchten den Längs-, a.p.- und den Querdurchmesser des fetalen Magens zwischen 9 und 40 SSW und fanden ein lineares Wachstum für diese Parameter. Dagegen fanden Nagata et al. (91), die den Längs- und a.p.-Durchmesser des Magens untersuchten, ein Wachstum dieser Parameter zwischen 16–17 und 26–27 SSW; zwischen 26–27 und 32–33 SSW beobachteten sie einen Wachstumsstillstand, zwischen 32–33 und 36–37 ein erneutes Wachstum und ab 36–37 SSW eine Abnahme der Parameter.

Insgesamt sind Messungen des Magens von untergeordneter Bedeutung, da der Magen, je nach Tageszeit, ein unterschiedliches Füllungsvermögen haben kann und damit unterschiedlich groß gemessen wird. Goldstein et al. (30) geben jedoch an, dass sie innerhalb einer Beobachtungszeit von über 3 Stunden kaum eine Größenveränderung erkennen konnten.

Darm

Dünndarmschlingen. Über die Vermessung von Dünndarmschlingen berichteten Nyberg et al. (93). Sie fanden nach 34 SSW keine Dünndarmschlingen, die größer als 7 mm im Durchmesser waren.

Dickdarmschlingen. Insbesondere im III. Trimenon findet man nicht selten durch Flüssigkeitsansammlungen dilatierte Dickdarmschlingen (Abb. 12.**44**), die als physiologisch anzusehen sind. Der Kolondurchmesser wurde von verschiedenen Autoren gemessen (5, 31, 93). Goldstein et al. (31) nahmen die Messung als Außen-außen-Messung vor, während Nyberg et al. (93) und Aoki et al. (5) eine Innen-innen-Messung durchführten. Die von Goldstein et al. (31) erhobenen Querkolondurchmesser (mm) in Abhängigkeit vom Gestationsalter sind tabellarisch im Anhang aufgeführt.

Nieren

Nierendurchmesser. Messungen der verschiedenen Nierendurchmesser wurden von Grannum et al. (35) wie auch von Bernaschek und Kratochwil (7) durchgeführt. Beide Arbeitsgruppen fanden ein kontinuierliches Wachstum aller 3 Nierendurchmesser bis zum Termin. Dabei nimmt nach Bernaschek und Kratochwil (7) im Zeitraum zwischen der 20. und 40. SSW der Längsdurchmesser der fetalen Niere von 22 mm auf 44 mm, der Querdurchmesser von 15 mm auf 31 mm und der a.p.-Durchmesser von 10 auf 22 mm im Durchschnitt zu.

Durchführung. Die Messung des Nierenlängsdurchmessers erfolgt im paravertebralen Längsschnitt (Abb. 12.**45**), die des Quer- und a.p.-Durchmessers im Transversalschnitt (Abb. 12.**46**).

Normkurven. Die in Abb. 12.**39** aufgeführten Normkurven für den Längs- und a.p.-Durchmesser der fetalen Niere wurden anhand der von Bertagnoli et al. (8) publizierten Normdaten erstellt.

Nierenumfang. Grannum et al. (35) setzten zusätzlich den Nierenumfang in Relation zum Abdomenumfang und fanden ein konstantes Verhältnis von 0,27–0,30 für den gesamten Zeitraum der Schwangerschaft.

Nebennieren

Die Nebennieren erscheinen im transversalen Querschnitt (Abb. 12.**47**) als echoarme, scheibenförmige Gebilde mit echoreichem Zentrum medial der Nieren. Im Längsschnitt (Abb. 12.**47**) erkennt man sie lateral der Wirbelsäule und medial kranial der Nieren an ihrer herzförmigen Struktur. Messungen der fetalen Nebennieren wurden von Lewis et al. (73), Jeanty (64) und Hata (43, 46) publiziert.

Harnblase

Blasenvolumen. Das Füllungsvermögen der fetalen Harnblase nimmt mit fortschreitendem Gestationsalter zu. Mit 32 SSW liegt das maximale Blasenvolumen noch bei ca. 10 ml, während es mit 40 SSW etwa 35 ml beträgt (11). Das Blasenvolumen (BV) (Abb. 12.**48**) wird aus maximaler Blasenlänge, Blasen-a.p.-Durchmesser und transversalem Blasendurchmesser nach der nachfolgenden Formel für einen ellipsoiden Körper bestimmt:

$$BV = \tfrac{4}{3}\,\pi \times \text{Längsdurchmesser}/2 \times \text{a.p.-Durchmesser}/2 \times \text{Transversaldurchmesser}/2$$

Stündliche Urinproduktionsrate. Messungen der fetalen Harnblase können zur Kalkulation der stündlichen Urinproduktionsrate herangezogen werden (11, 69, 92, 101, 113, 128). Werden mehrere Volumenmessungen im Abstand von 15–30 Minuten vorgenommen, kann aus

Tabelle 12.**4** Stündliche fetale Urinproduktionsrate in Abhängigkeit vom Gestationsalter. Synopsis mehrerer Untersuchungen (nach 49)

SSW	Campbell et al. (11) ml/h	Wladimiroff et al. (128) ml/h	Kurjak et al. (69) ml/h	Nakai (92) ml/h	Shin et al. (113) ml/h	Rabinowitz et al. (101) ml/h
20	–	–	–	2	2	5
21	–	–	–	2	–	–
22	–	–	2	3	–	–
23	–	–	3	3	–	–
24	–	–	4	4	–	9
25	–	–	5	4	–	–
26	–	–	6	5	–	–
27	–	–	7	6	–	–
28	–	–	8	7	11	14
29	–	–	8	8	–	–
30	–	10	10	9	–	18
31	–	11	11	10	–	–
32	12	12	12	12	–	22
33	14	14	13	14	–	–
34	15	15	14	16	–	27
35	17	18	18	18	32	–
36	18	18	19	21	–	33
37	21	21	21	24	42	–
38	23	24	24	28	43	41
39	25	26	25	33	–	–
40	28	27	26	38	35	51
41	26	26	27	44	34	–

der Differenz zwischen leerer und gefüllter Blase die pro Stunde produzierte Urinmenge berechnet werden. Die mittlere Blasenfüllung erfolgt kontinuierlich und dauert im Durchschnitt 110 Minuten (50–155 Minuten) (11).

Die stündliche Urinproduktion steigt mit zunehmendem Gestationsalter von durchschnittlich 9,6 ml pro Stunde mit 30 SSW bis auf 27,3 ml pro Stunde mit 40 SSW an (128). Tab. 12.**4** zeigt eine Synopsis der von verschiedenen Arbeitsgruppen ermittelten stündlichen Urinproduktion in Abhängigkeit vom Gestationsalter. Dabei fällt auf, dass die von Shin et al. (113) wie auch die von Rabinowitz et al. (101) ermittelten Werte deutlich höher liegen als die der anderen Autoren (11, 69, 92, 128).

Mangelentwicklung. Wladimiroff und Campbell (128) verglichen die stündliche Urinproduktion normal entwickelter Feten mit derjenigen mangelentwickelter Kinder und konnten dabei feststellen, dass die fetale Urinproduktion pro Stunde bei den wachstumsretardierten Kindern deutlich niedriger ist.

Blasenentleerung. Die Blasenentleerung verläuft unterschiedlich und kann entweder in wenigen Sekunden oder in einzelnen Schritten über eine Periode von einer halben Stunde stattfinden (11). Meist entleert sich die Blase dabei nicht vollständig, sondern zeigt noch ein kleines Restvolumen. Nach Visser et al. (121) findet die Blasenentleerung in 95% der Fälle zu Beginn einer Phase großer Oszillationsfrequenz der fetalen Herztätigkeit statt.

■ *Spezielle Knochenmessungen*

Klavikula

Normkurven. Normkurven für die Klavikula (Abb. 12.**49**) wurden von Yarkoni et al. (132) publiziert. Sie fanden ein lineares Wachstum zwischen 15 und 40 SSW. Abb. 12.**50** zeigt die Wachstumskurve für die Klavikula, erstellt nach den Normdaten von Yarkoni et al.

Krankheitsbilder. Die Messung der Klavikulalänge ist von Bedeutung bei verschiedenen, pränatal entdeckbaren Krankheitsbildern, wie der

Dysplasia cleidocranialis, dem Holt-Oram-Syndrom oder auch dem Goltz- und dem Melnick-Needles-Syndrom.

Rippenlänge

Normwerte. Normdaten zur Rippenlänge in Höhe des Vierkammerblickes wurden 1996 von Abuhamad et al. (1) publiziert. Für den Zeitraum 14–40 SSW konnten die Autoren ein lineares Wachstum beobachten. Die anhand dieser Studie ermittelten Normdaten dienten als Grundlage für die in Abb. 12.**50** aufgeführte Normkurve. Die entsprechenden Normdaten sind im Anhang tabellarisch aufgeführt.

Durchführung. Die Vermessung der Rippenlänge erfolgt im Transversalschnitt durch den Thorax in Höhe des Vierkammerblickes (Abb. 12.**51**). Hierbei wird die Rippe gemessen, die am nächsten zum Schallkopf liegt. Beginnend am distalen Ende der ossifizierten Rippe wird der Kaliper unter Berücksichtigung der Knochenbiegung über das proximale sichtbare Ende der Rippe bis hin zur seitlichen Begrenzung des thorakalen Wirbelkörpers geführt.

Skelettdysplasien. Die fetale Rippenlänge kann bei der Diagnostik von Skelettdysplasien, wie z.B. dem Kurzripp-Polydaktylie-Syndrom, verwendet werden.

Wirbelkörper

Normkurven. Eine Vermessung mehrerer Wirbel wurde von Issel (58) 1989 publiziert. Gemessen wurde die Höhe der 5 Lendenwirbel und dazu die Höhe des 12. Brustwirbelkörpers bei 2088 Feten zwischen 13 und 41 SSW (Abb. 12.**52**). Hierbei konnte gezeigt werden, dass die Höhe der 6 Wirbelkörper ziemlich gleichmäßig von 1,3 cm mit 13 SSW auf 6,3 cm mit 41 SSW zunimmt. Abb. 12.**50** gibt die von Issel erhobenen Normdaten wieder.

Knochendysplasie. Die Vermessung dieser 6 Wirbelkörper könnte bei solchen Feten Bedeutung gewinnen, bei denen aufgrund einer Knochendysplasie auch die Ossifikation der Wirbelsäule gestört ist.

Fuß

Der fetale Fuß kann entweder in der Seitensicht oder in der Sicht von plantar aus vermessen werden (Abb. 12.**53**).

Normkurven. Für den fetalen Fuß liegen unterschiedliche sonographische Wachstumsstudien vor, die in den 80er-Jahren publiziert wurden (32, 66, 77, 87, 97). Die meisten umfassen lediglich relativ kleine Kollektive oder sind aufgrund methodischer Unterschiede nur eingeschränkt miteinander vergleichbar. Die in Abb. 12.**50** vorgestellte Normkurve für die fetale Fußlänge zeigt die von Merz et al. (86) 2000 publizierten Normdaten, die im Rahmen einer prospektiven Querschnittstudie bei 610 Schwangeren mit sonographisch gesichertem Gestationsalter zwischen 12 und 41 abgeschlossenen SSW erfasst wurden. Dabei zeigt das Wachstum des Fußes bis 24 SSW zunächst eine leichte Abflachung, danach bleibt das Fußwachstum nahezu linear.

Vergleichsparameter. Die Fußlänge eignet sich gut als Vergleichsparameter zur fetalen Femurlänge, da diese eine ähnliche Wachstumstendenz zeigt (Abb. 12.**54**). Findet man bei zeitgerechtem Fußwert einen verkürzten Femurwert, gilt dies als Hinweis für eine Knochenwachstumsstörung. Auch bietet die fetale Fußlänge eine sehr zuverlässige Möglichkeit zur Bestimmung des Schwangerschaftsalters (111).

Femur/Fuß-Quotient. Der Quotient aus Femur und Fuß ergibt bis 28 SSW im Mittel einen Wert von ca. 1. Danach findet ein zunächst leichter, dann stärkerer Abfall statt (Abb. 12.**50**) (86). Insgesamt finden sich in der Literatur nur wenige Publikationen über Quotienten zwischen Femur und Fuß (14, 32, 86, 97). Campbell et al. (14), die Knochendysplasiefälle untersuchten, geben für pathologische Fälle einen Femur/Fuß-Quotienten < 1 an. Über einen Fuß/Femur-Quotienten berichteten Goldstein et al. (32) sowie Platt et al. (97).

■ Sonstige Messungen

Neben den aufgeführten Normkurven wurden innerhalb der letzten Jahre auch noch andere fetale Wachstumsparameter, wie z. B. die Nasenbreite (34), die knöcherne Nasenlänge (36), der Zungenumfang (2), die Schulter-Steiß-Länge (53, 98) oder der Umfang und die Länge des Ober- und Unterschenkels (53) usw. publiziert. Für gezielte Fragestellungen können solche Parameter von Bedeutung sein. Im Vergleich zu den vorgenannten Messparametern spielen sie jedoch eher eine untergeordnete Rolle.

Literatur

1. Abuhamad, A.Z., Sedule-Murphy, S.J., Dolm, P., Youssef, H., Warsof, S.L., Evans, A.T.: Prenatal ultrasonographic fetal rib length measurement: correlation with gestational age. Ultrasound Obstet. Gynecol. 7 (1996) 193–196
2. Achiron, R., Ben Arie, A., Gabbay, U., Mashiach, S., Roststein, Z., Lipitz, S.: Development of fetal tongue between 14 and 26 weeks of gestation: in utero ultrasonographic measurements. Ultrasound Obstet. Gynecol. 9 (1997) 39–41
3. Altman, D.G.: Constructing age-related reference centiles using absolute residuals. Stat. Med. 12 (1993) 917–924
4. Altman, D.G., Chitty, L.S.: Design and analysis of studies to derive charts of fetal size. Ultrasound Obstet. Gynecol. 3 (1993) 378–383
5. Aoki, S., Hata, T., Senoh, D. et al.: Ultrasonographic measurement of fetal colon. Acta Neanatol. Jpn. 25 (1989) 559–562
6. Benacerraf, B.R., Gelman, R., Frigoletto, F.D.: Sonographic identification of second trimester fetuses with Down's syndrome. N. Engl. J. Med. 317 (1987) 1371–1376
7. Bernaschek, G., Kratochwil, A.: Echographische Studie über das Wachstum der fetalen Niere in der zweiten Schwangerschaftshälfte. Geburtsh. u. Frauenheilk. 40 (1980) 1059–1064
8. Bertagnoli, L., Lalatta, F., Galliechio, R. et al.: Quantitative characterization of the growth of the fetal kidney. J. clin. Ultrasound 11 (1983) 349–356
9. Bodensteiner, J.B., Schaefer, G.B., Craft, J.M.: Cavum septi pellucidi and cavum vergae in normal and developmentally delayed populations. J. Child. Neurol. 13 (1998) 120–121
10. Campbell, S., Newman, G.B.: Growth of the fetal biparietal diameter during normal pregnancy. J. Obstet. Gynaec. Brit. Cwlth 78 (1971) 513–519
11. Campbell, S., Wladimiroff, J.W., Dewhurst, C.J.: The antenatal measurement of fetal urine production. J. Obstet. Gynaec. Brit. Cwlth 80 (1973) 680–686
12. Campbell, S., Thoms, A.: Ultrasound measurement of the fetal head to abdomen circumference ratio in the assessment of growth retardation. Brit. J. Obstet. Gynaec. 84 (1977) 165–174
13. Campbell, S.: Early prenatal diagnosis of fetal abnormality by ultrasound scanning. In Murken, J.D., Rutkowski, S., Schwinger, E.: Prenatal Diagnosis. Stuttgart: Enke 1979; p. 183
14. Campbell, J., Henderson, A., Campbell, S.: The fetal femur/foot length ratio: a new parameter to assess dysplastic limb reduction. Obstet. Gynecol. 72 (1988) 181–184
15. Chaoui, R., Heling, K.S., Bollmann, R.: Sonographische Messungen am fetalen Herzen in der Vierkammerblick-Ebene. Geburtsh. Frauenheilk. 54 (1994) 92–97
16. Chaoui, R., Heling, K.S., Bollmann, R.: Sonographische Messungen der Durchmesser der Aorta und des Truncus pulmonalis beim Feten. Gynäkol. Geburtshilfl. Rundschau 34 (1994) 145–151
17. Denkhaus, H., Winsberg, F.: Ultrasonic measurement of the fetal ventricular system. Radiology 131 (1979) 781–787
18. Deter, R.L., Harrist, R.B., Hadlock, F.P., Carpenter, R.J.: Fetal head and abdominal circumferences: II. A critical re-evaluation of the relationship to menstrual age. J. clin. Ultrasound 10 (1982) 365–372
19. Deter, R.L., Harrist, R.B.: Growth standards for anatomic measurements and growth rates derived from longitudinal studies of normal fetal growth. J. clin. Ultrasound 20 (1992) 381–388
20. DeVore, G.R., Siassi, B., Platt, L.D.: Fetal echocardiography IV. M-mode assessment of ventricular size and contractility during the second and third trimesters of pregnancy in the normal fetus. Amer. J. Obstet. Gynec. 150 (1984) 981–988
21. DeVore, G.R., Siassi, B., Platt, L.D.: Fetal echocardiography I. M-mode measurements of the aortic root and aortic valve in second- and third-trimester normal human fetus. Amer. J. Obstet. Gynec. 152 (1985) 543–550
22. European Congress on Perinatal Medicine: Suggestions concerning the nomenclature of birthweight and gestational age. Acta Paediatr. Scand. 59 (1970) 480
23. Exacoustos, C., Rosati, P., Rizzo, G., Arduini, D.: Ultrasound measurements of fetal limb bones. Ultrasound Obstet. Gynecol. 1 (1991) 325–330
24. Farrant, P., Meire, H.B.: Ultrasound measurement of fetal limb length. Brit. J. Radiol. 54 (1981) 660–664
25. Filly, R.A., Golbus, M.S., Carey, J.C. Hall, J.G.: Short-limbed dwarfism: Ultrasonographic diagnosis by mensuration of fetal femoral length. Radiology 138 (1981) 653–656

Fortsetzung S. 159

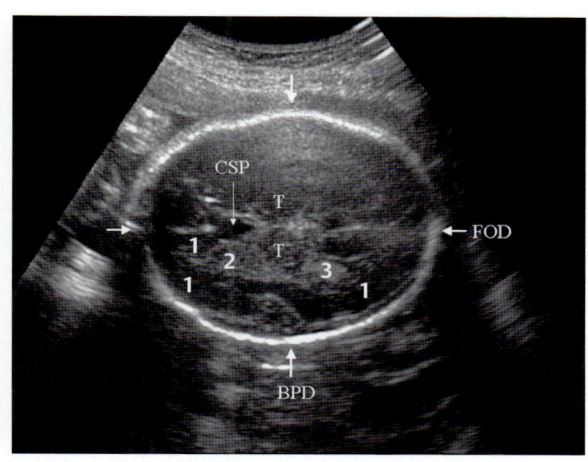

1

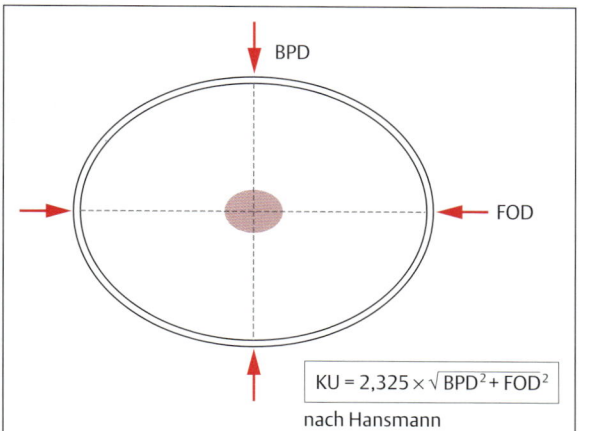

$$KU = 2{,}325 \times \sqrt{BPD^2 + FOD^2}$$

nach Hansmann

2

Kephalometrie

Abb. 12.**1** Exakte Schnittebene zur Messung des biparietalen und frontookzipitalen Kopfdurchmessers. Außen-außen-Messung (= Cutis-Cutis) (BPD 66 mm, FOD 78 mm). 25 SSW, I. Schädellage. CSP = Cavum septi pellucidi, T = Thalamus, 1 = Hirnmantel, 2 = Cornu anterius ventriculi lateralis, 3 = Cornu posterius ventriculi lateralis.

Abb. 12.**2** Bestimmung des Kopfumfanges durch Berechnung aus BPD und FOD (nach 42).

Abb. 12.**3** Dolichozephale Kopfform bei I. BEL (BPD (1) 44 mm, FOD (1) 70 mm), 22+1 SSW.

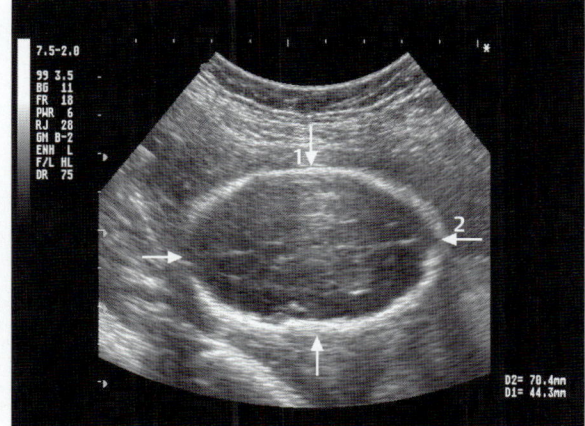

3

Abb. 12.**4** Normkurven für das fetale Kopf- und Abdomenwachstum in Abhängigkeit vom Gestationsalter (abgeschlossene SSW). Darstellung der Kurven in Perzentilform (5., 50., 95. Perzentile) (nach 84).

a Biparietaler Kopfdurchmesser (BPD).
b Frontookzipitaler Durchmesser (FOD).
c Kopfumfang (KU).
d Abdominaler Transversaldurchmesser (ATD).
e Abdominaler Sagittaldurchmesser (ASD).
f Abdomenumfang (AU).

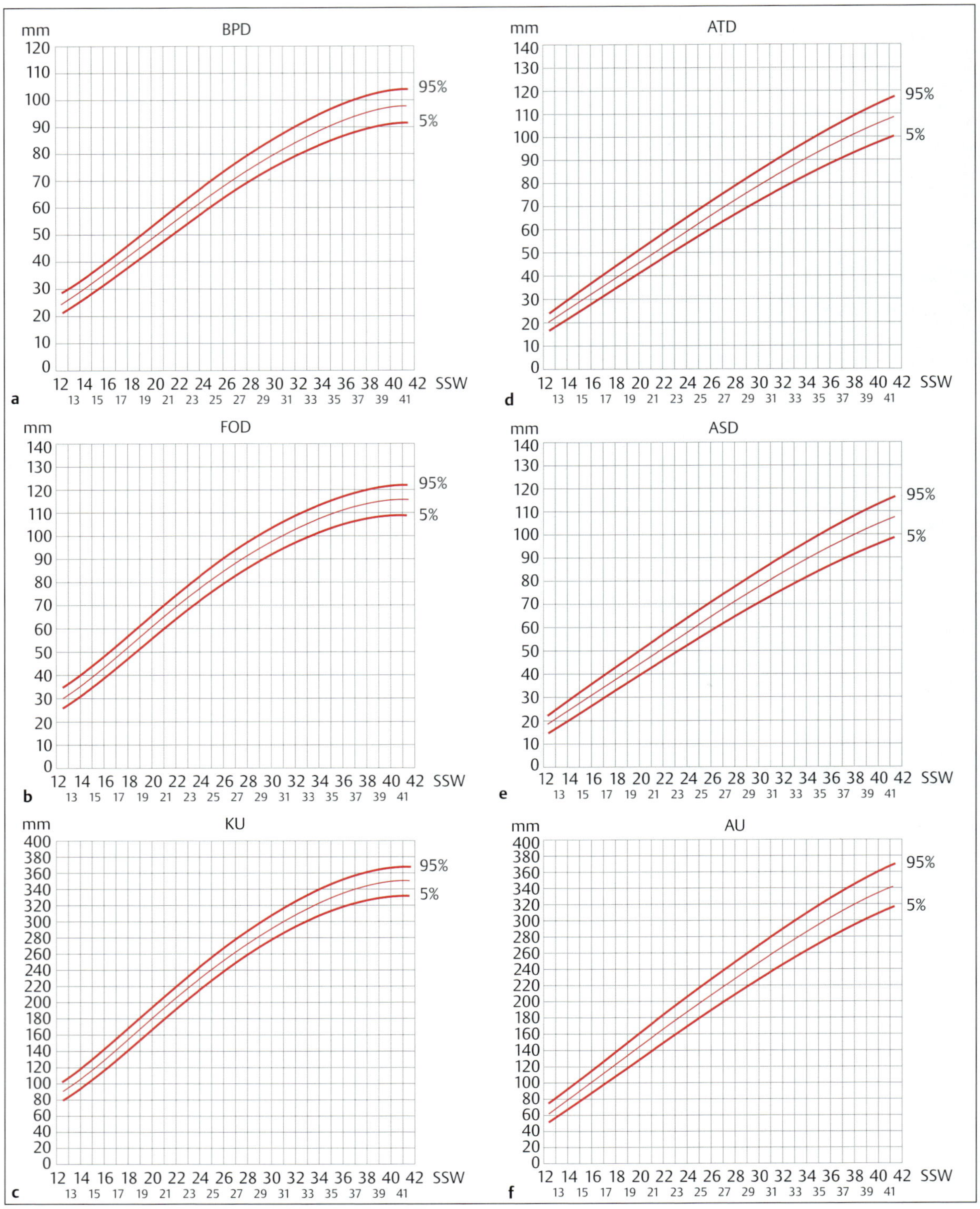

4

Abdominometrie

Abb. 12.**5** Röntgenaufnahme eines fetalen Rumpfes mit schematischer Einzeichnung des kranialen und des kaudalen Kegels sowie des dazwischen liegenden Oberbauchzylinders (nach 68).

Abb. 12.**6** Schnittebene 1 = regelrechte Referenzebene für die Abdominometrie. → = Einmündungsstelle der V. umbilicalis in den Sinus venae portae. Schnittebene 2 gibt die Verlängerung des intraabdominalen Verlaufes der V. umbilicalis an (ca. 45–60°, sog. „Salamischnitt"). Schädellage des Feten.

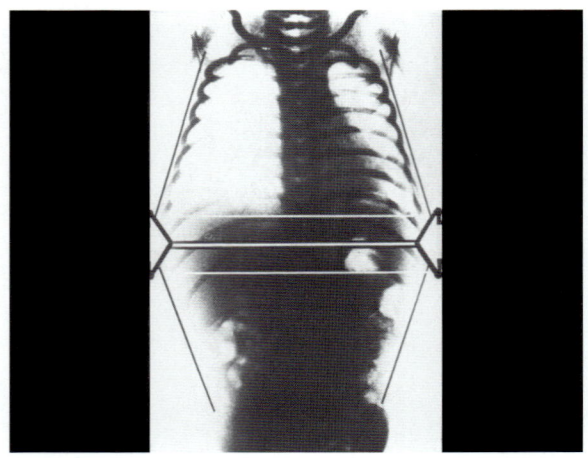

5

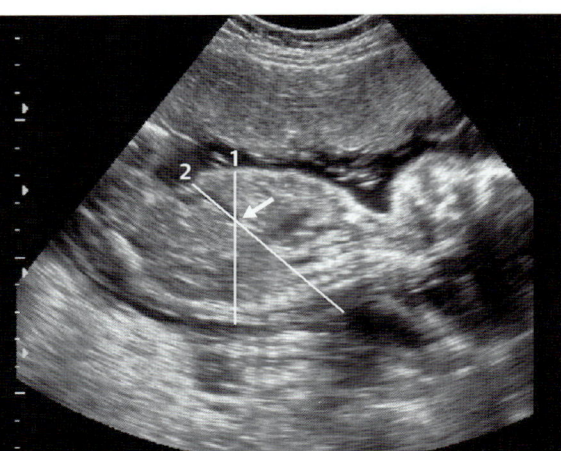

6

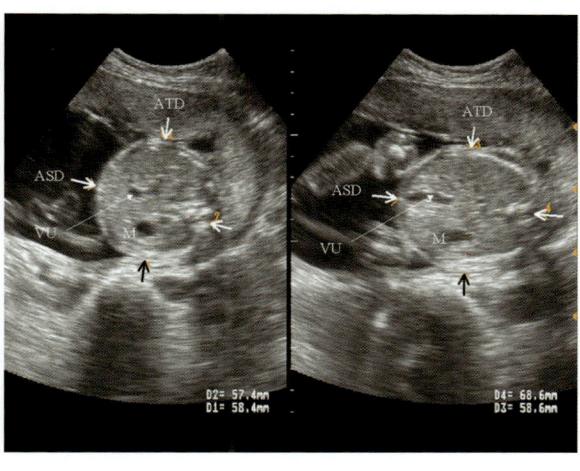

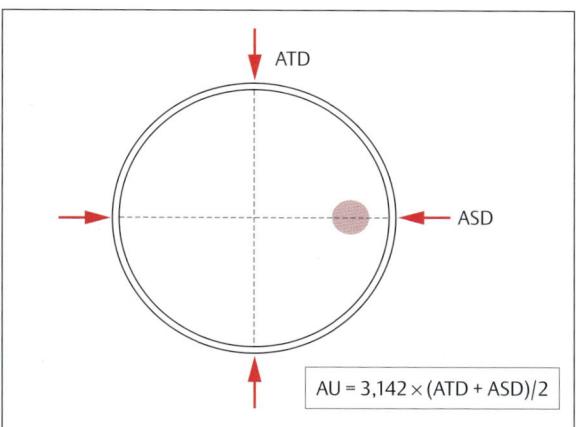

7

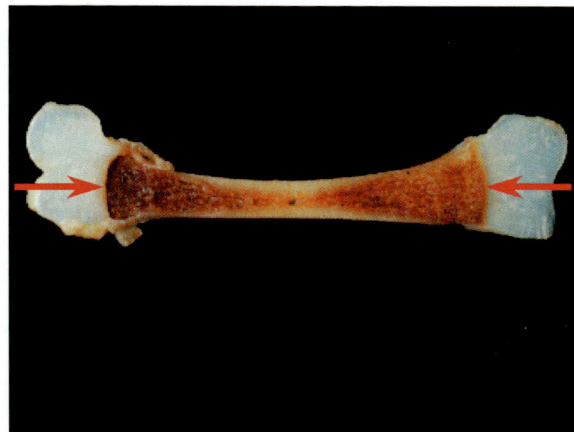

8

Kopf-Rumpf-Index (KU/AU)

(graph with axes 0–2 on vertical, 10–42 SSW on horizontal; curves labeled +2s and –2s)

9

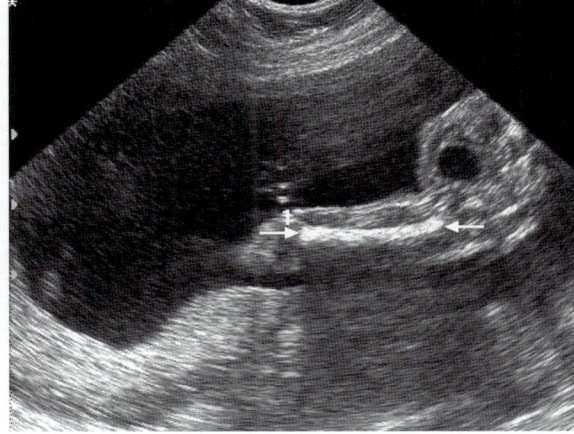

10

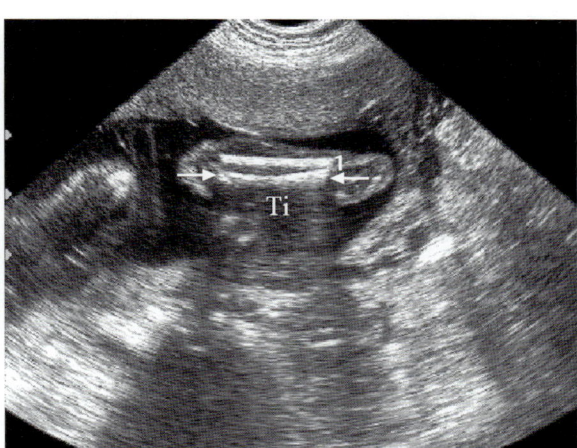

11

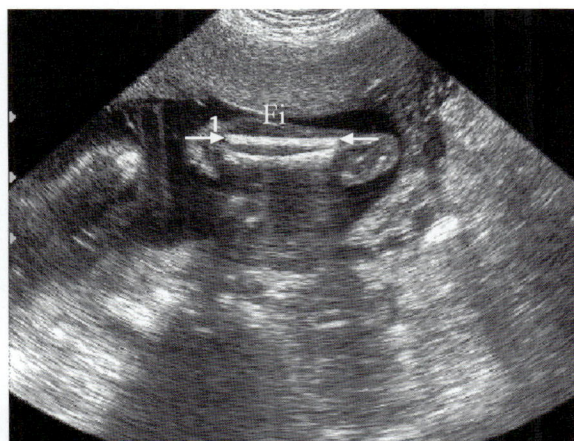

12

13

14

Abb. 12.**7**   Links: regelrechte Referenzebene für die Abdominometrie. Kreisförmige Darstellung des Abdomens. Die V. umbilicalis (VU) ist nur im Bereich eines kurzen Abschnittes innerhalb des Abdomens zu sehen.
M = Magen. ATD 58 mm, ASD 57 mm. 24 SSW.
Rechts: falsche Abdomenmessung bei schräger Schnittebene. Die V. umbilicalis (VU) ist von ihrer Eintrittspforte bis zur Einmündung in den Sinus venae portae auf ganzer Länge zu sehen (Salamischnitt). Hierdurch wird der sagittale Abdomendurchmesser deutlich zu groß gemessen (ATD 59 mm, ASD 69 mm).

Abb. 12.**8**   Berechnen des Abdomenumfanges aus den beiden Abdomendurchmessern ATD und ASD mittels der Ellipsenformel.

Abb. 12.**9**   Kopf-Rumpf-Index in Abhängigkeit vom Gestationsalter. Abgeschlossene SSW (nach 81).

Lange Röhrenknochen

Abb. 12.**10**   Fetales Femur. Bei der Vermessung der langen Röhrenknochen wird der ossifizierte Knochenschaft, bestehend aus Diaphyse und Metaphyse, vermessen. Die nicht verknöcherten Epiphysen werden bei der Messung nicht berücksichtigt.

Abb. 12.**11**   Messung des ossifizierten Femurschaftes. Femurlänge 37 mm, 22 SSW. Gemessen wird der längste ossifizierte Knochenanteil ohne Berücksichtigung der Knochenbiegung. Auch der im III. Trimenon auftretende Femurkern wird nicht mitgemessen.

Abb. 12.**12**   Tibialänge 34 mm, 21+6 SSW.

Abb. 12.**13**   Fibulalänge 33 mm, 21+6 SSW. Der Fibulaschaft ist insgesamt etwas dünner als der Tibiaschaft.

Abb. 12.**14**   Messung der Humeruslänge (34 mm), 21+2 SSW.

Abb. 12.**15**   Messung von Radius- und Ulnalänge, 31+3 SSW. Der Radius ist mit 44 mm deutlich kürzer als die Ulna mit 50 mm.

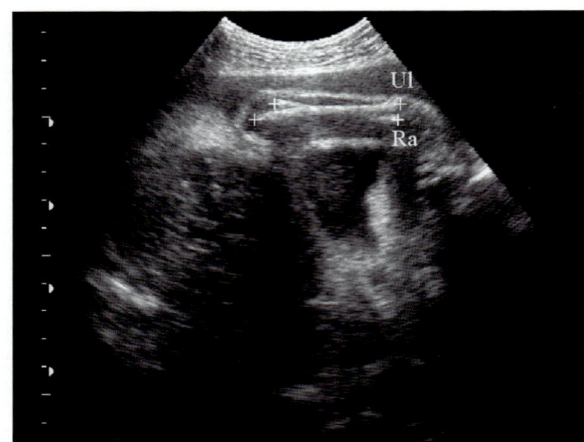

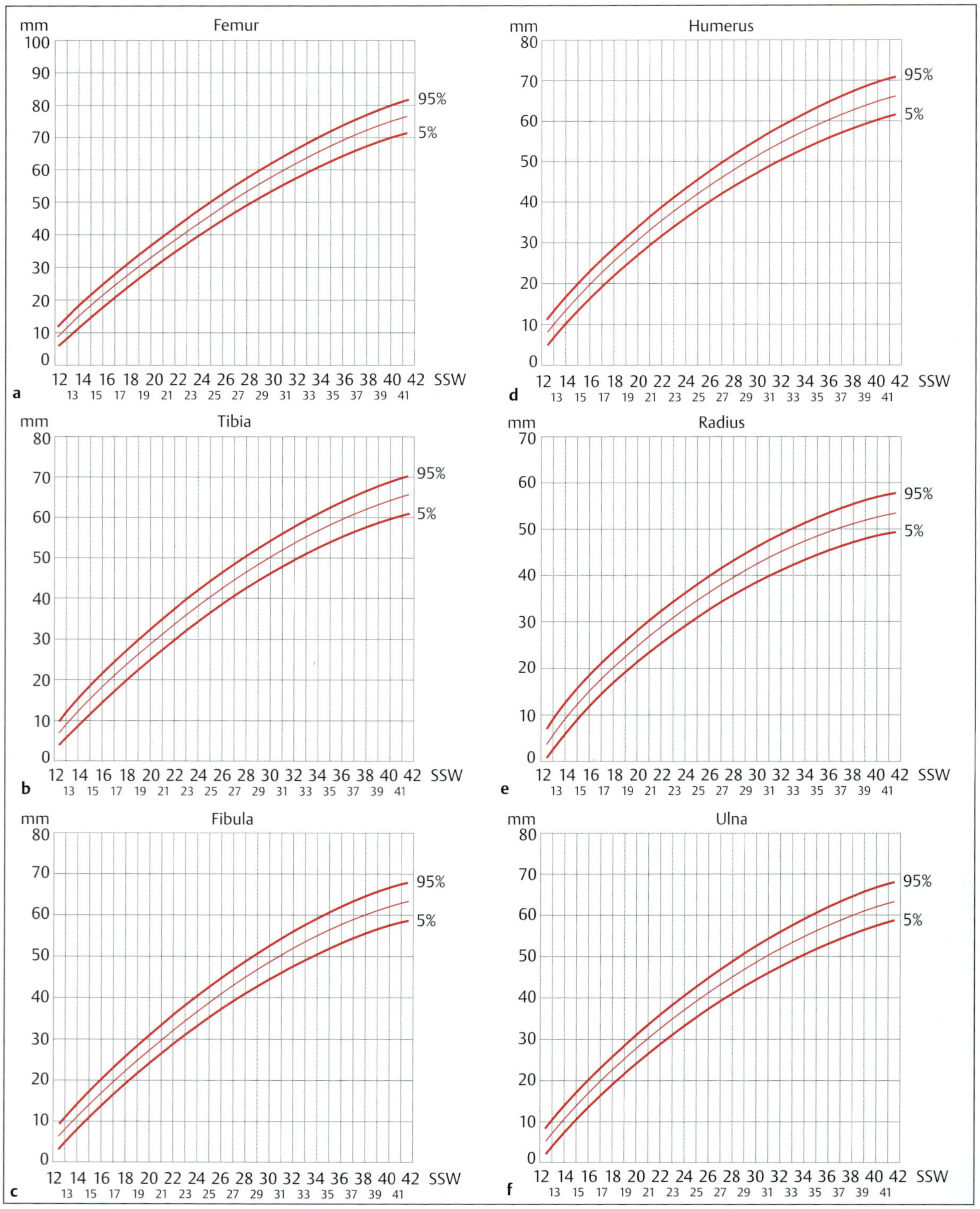

15

Abb. 12.**16**   Normkurven für das Wachstum der langen Extremitätenknochen in Abhängigkeit vom Gestationsalter (abgeschlossene SSW). Angaben in Perzentilform (5., 50., 95. Perzentile) (nach 84).
a   Femur.
b   Tibia.
c   Fibula.
d   Humerus.
e   Radius.
f   Ulna.

16

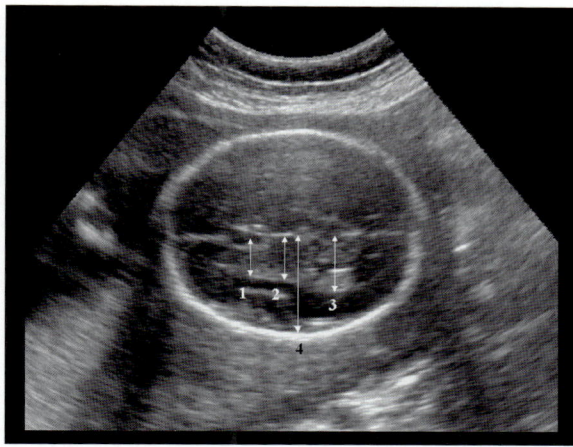

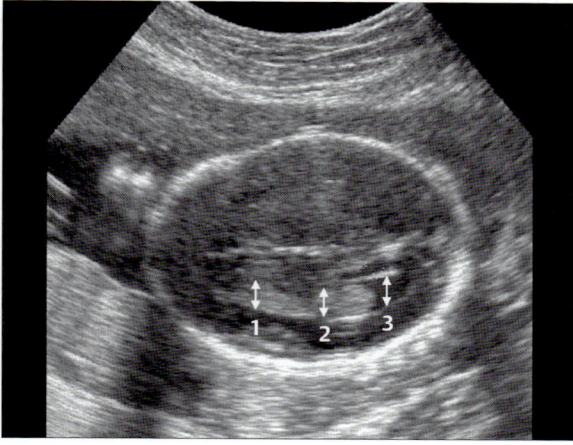

17

18

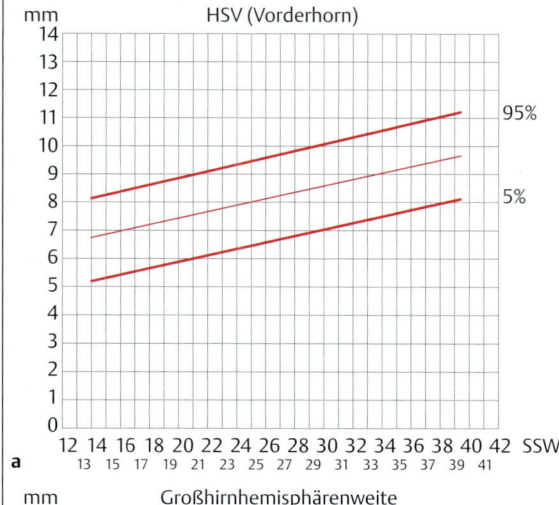

a

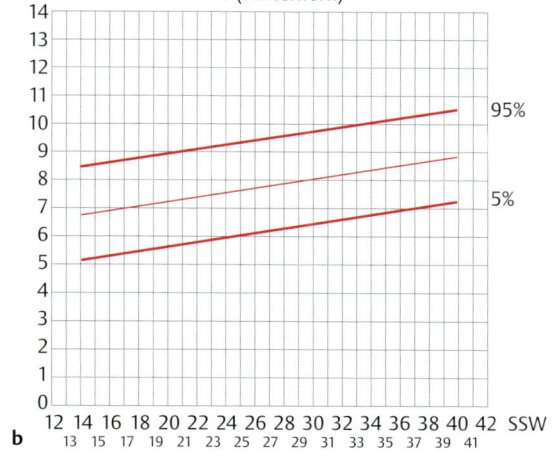

b

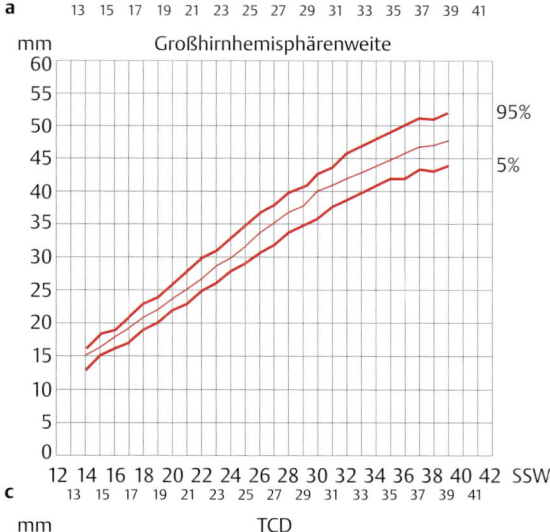

c

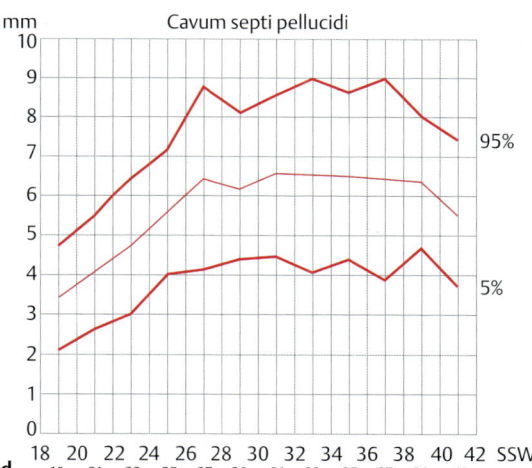

d

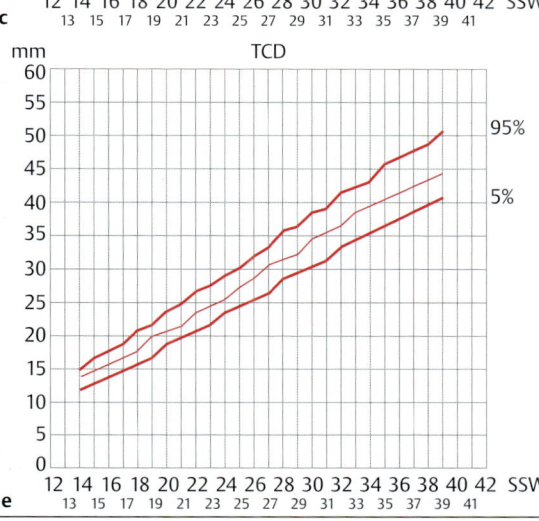

e

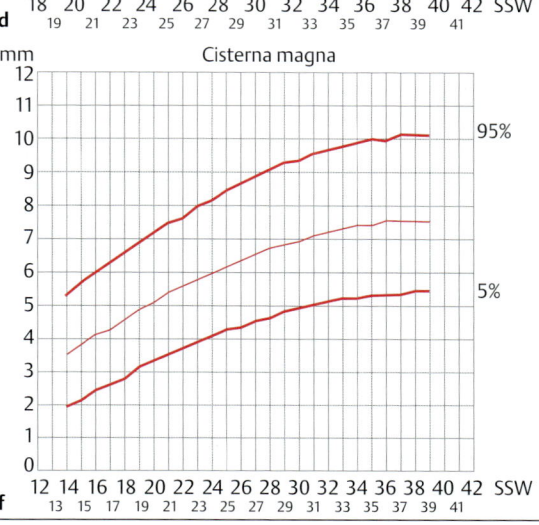

f

19

Organbiometrie – Kopf und Hals

Abb. 12.**17** Messung der Hirnseitenventrikelweite (HSV) vom Mittelecho aus an unterschiedlichen Stellen: (1) Vorderhorn, (2) Pars centralis, (3) Hinterhorn. Die Hemisphärenweite (HW) wird vom Mittelecho bis zur inneren Begrenzung der Schädelkalotte gemessen (4).

Abb. 12.**18** Messung der anatomisch exakten Hirnseitenventrikelweite: (1) Vorderhorn, (2) Pars centralis, (3) Hinterhorn (7 mm). 20+5 SSW.

Abb. 12.**19** Organbiometrie im Kopfbereich. Normkurven in Abhängigkeit vom Gestationsalter (abgeschlossene SSW). Angabe in Perzentilform (5., 50., 95. Perzentile) (a–c und e–f nach Daten von 115, d nach Daten von 67).
a Hirnseitenventrikel (Vorderhorn).
b Hirnseitenventrikel (Hinterhorn).
c Großhirnhemisphäre.
d Cavum septi pellucidi (Querdurchmesser).
e Transversaler Zerebellumdurchmesser.
f Cisterna-magna-Weite (a.p.-Durchmesser).

Abb. 12.**20**   Normkurve für den Ventrikel-Hemisphären-Index in Abhängigkeit vom Gestationsalter (abgeschlossene SSW). LVW = laterale Ventrikelweite, HW = Hemisphärenweite. Mittelwerte ± 2s-Grenze (nach Daten von 65).

Abb. 12.**21**   Messung des Cavum septi pellucidi als Innen-innen-Messung (5 mm). 28+1 SSW.

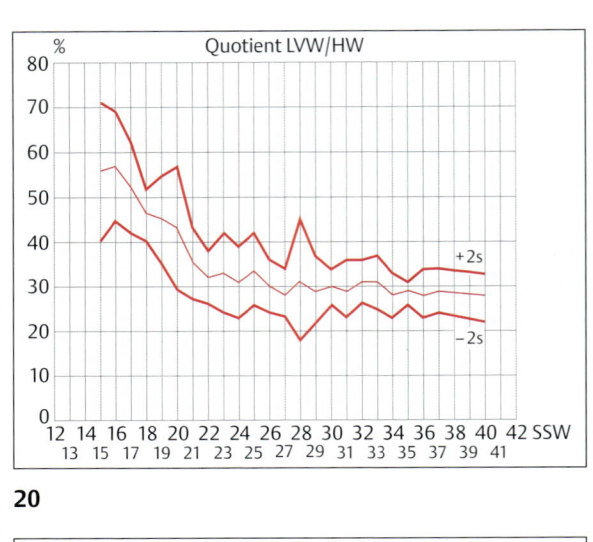

20

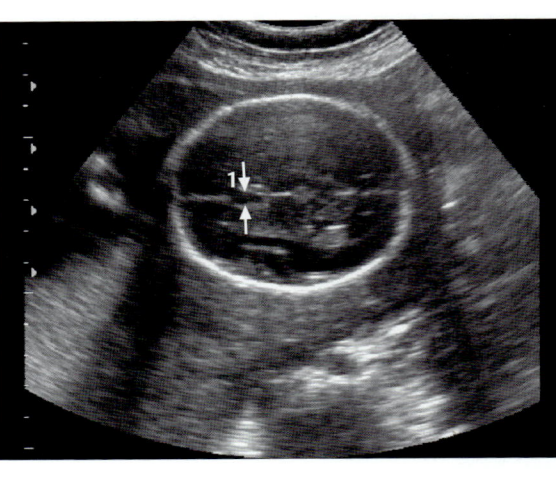

21

Abb. 12.**22**   Schematische Darstellung der Messung des transversalen Zerebellumdurchmessers (TCD).

Abb. 12.**23**   Messung des transversalen (1) und des sagittalen Zerebellumdurchmessers (2). 25 SSW.

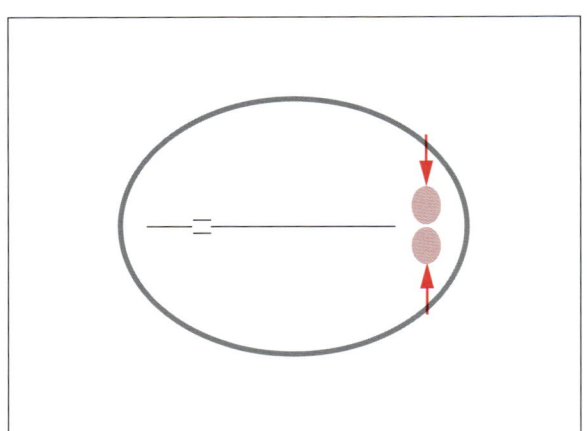

22

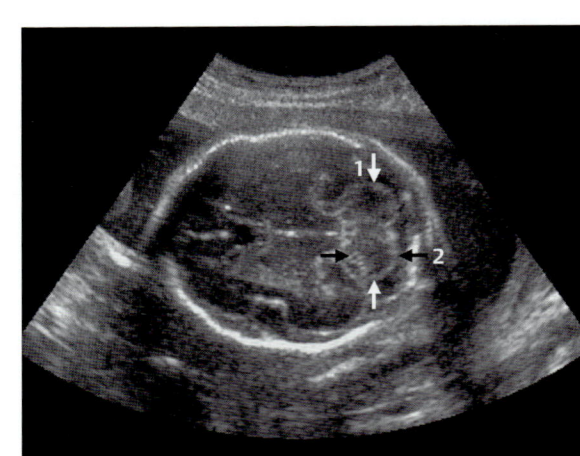

23

Abb. 12.**24**   Messung der Cisterna magna (6 mm) in der gekippten Schnittebene VII (s. Abb. 11.**6**). 26+3 SSW.

Abb. 12.**25**   Schemazeichnung zur Messung der sog. „Nackenfalte" im II. Trimenon. Gemessen wird in Schnittebene VII (s. Abb. 11.**6**). Hierbei stellen sich im hinteren Schädelbereich das Zerebellum und im vorderen Anteil das Cavum septi pellucidi dar.

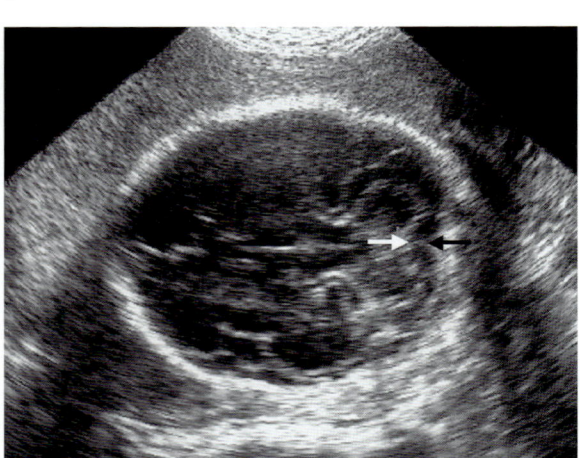

24

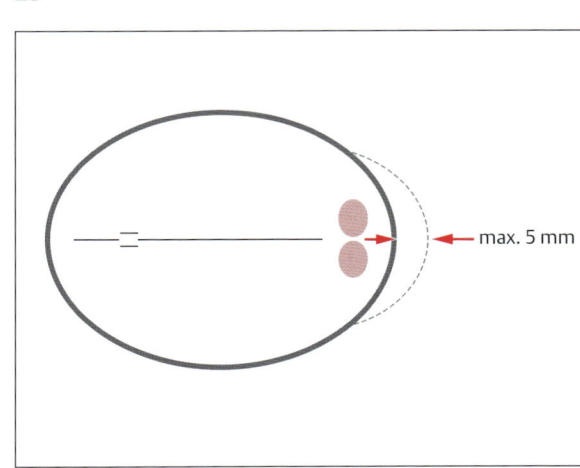

25

Abb. 12.**26**   Messung der "Nackenfalte" zwischen Schädelkalotte und äußerer Hautbegrenzung. Bis zu einer Dicke von 5 mm handelt es sich um einen Normalbefund.

Abb. 12.**27**   Messung des Orbitadurchmessers (D1) = 15 mm, des inneren Orbitaabstandes (D2) = 15 mm und des äußeren Orbitaabstandes (D3) = 45 mm. 28+1 SSW.

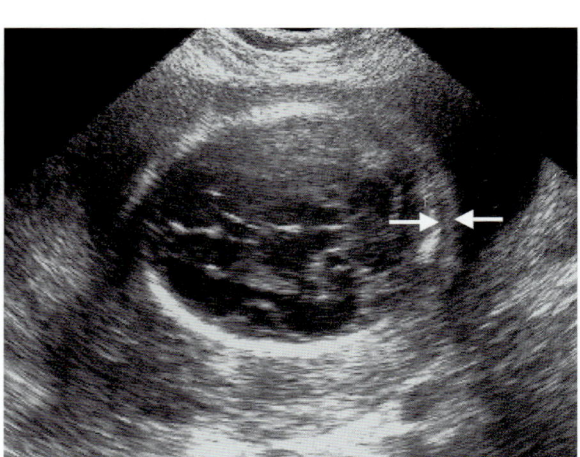

26

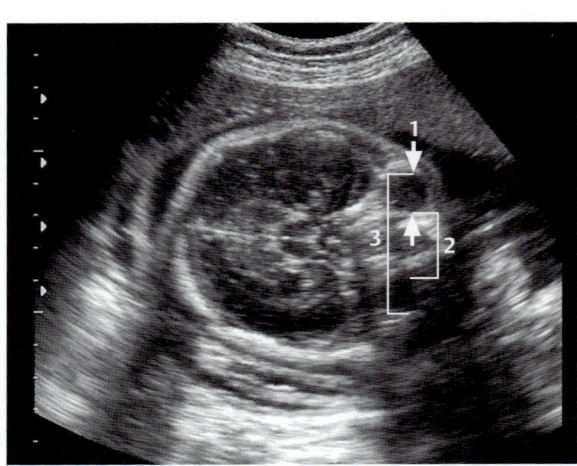

27

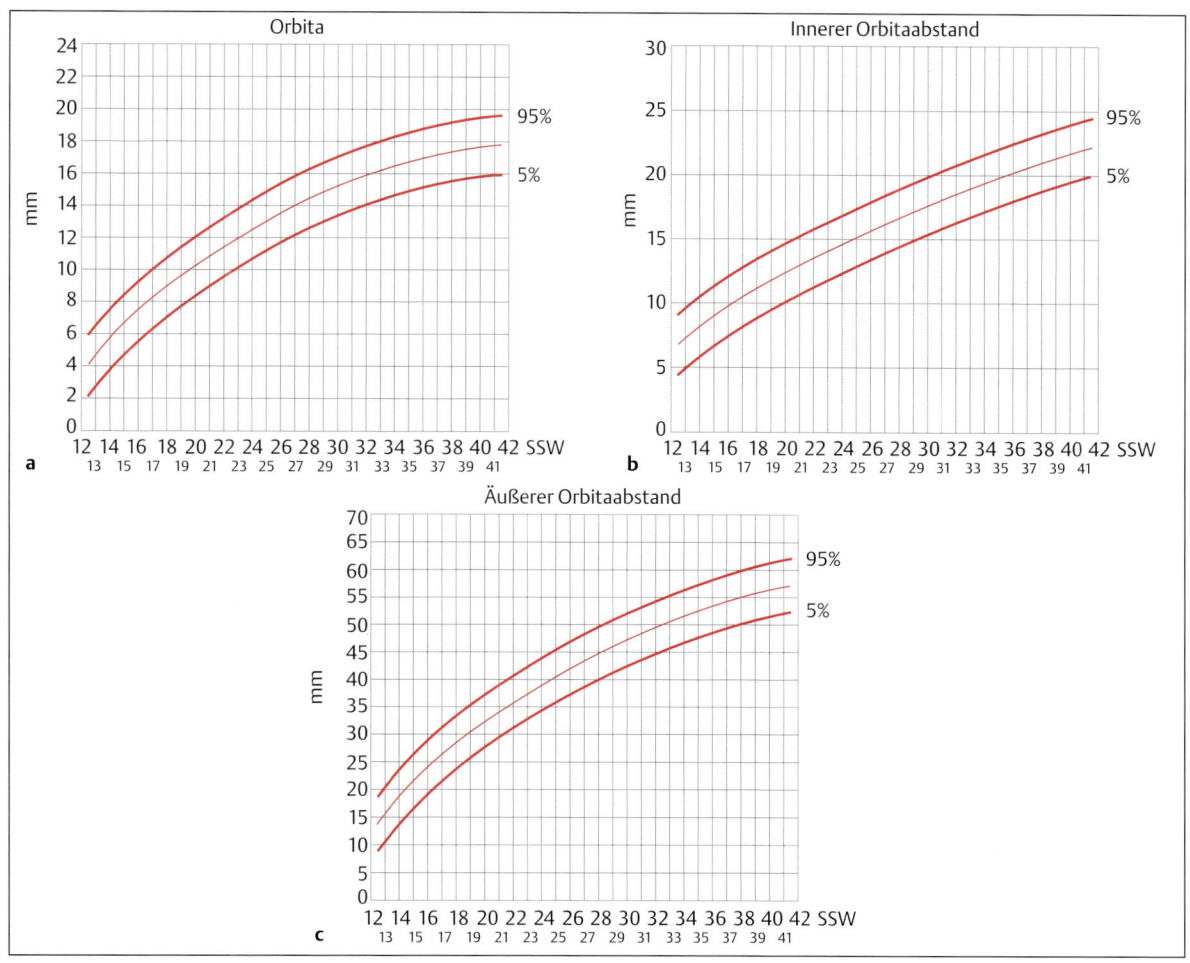

28

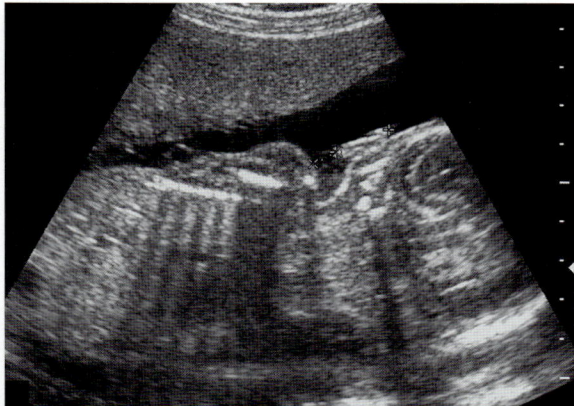

29

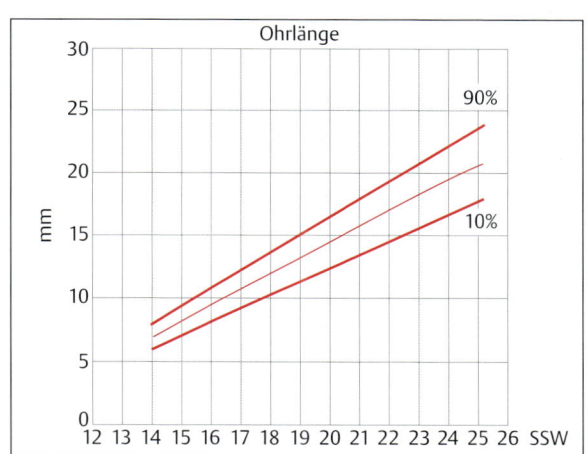

30

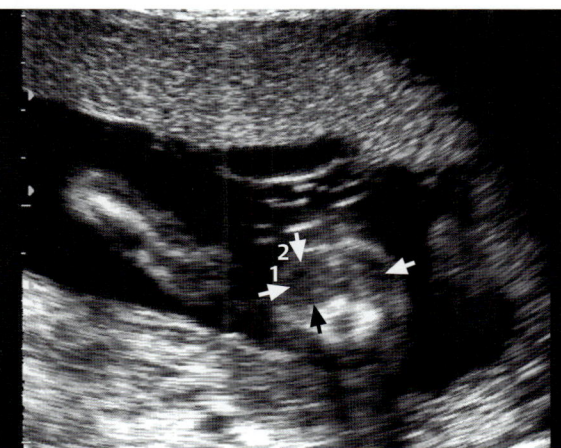

31

32

Abb. 12.**28** Normkurven für das Wachstum der Orbita (**a**), des inneren (**b**) und des äußeren Orbitaabstandes (**c**) in Abhängigkeit vom Gestationsalter (Angabe in abgeschlossenen SSW). Darstellung der Normkurven in Perzentilform (5., 50., 95. Perzentile) (nach 82).

Abb. 12.**29** Messung der fetalen Ohrlänge in Seitenlage des Feten (15 mm). 20+6 SSW.

Abb. 12.**30** Normkurve für das Wachstum der fetalen Ohrlänge in Abhängigkeit vom Gestationsalter (abgeschlossene SSW). Angabe in Perzentilform (10., 50., 90. Perzentile) (nach 71).

Abb. 12.**31** Messung des transversalen Durchmessers beider Schilddrüsenlappen (1) (D = 21 mm) und des a.p.-Durchmessers des Lobus sinister (2) (D = 10 mm) bei einem Fetus in dorsoposteriorer Schädellage. 20+4 SSW.

Thorakometrie

Abb. 12.**32** Messung der beiden knöchernen Thoraxdurchmesser (KTTD [1] = 41 mm, KTSD [2] = 42 mm) und des schrägen Lungendurchmessers in Verlängerung der langen Herzachse (LD [3] = 16 mm), 20+5 SSW. I. BEL.

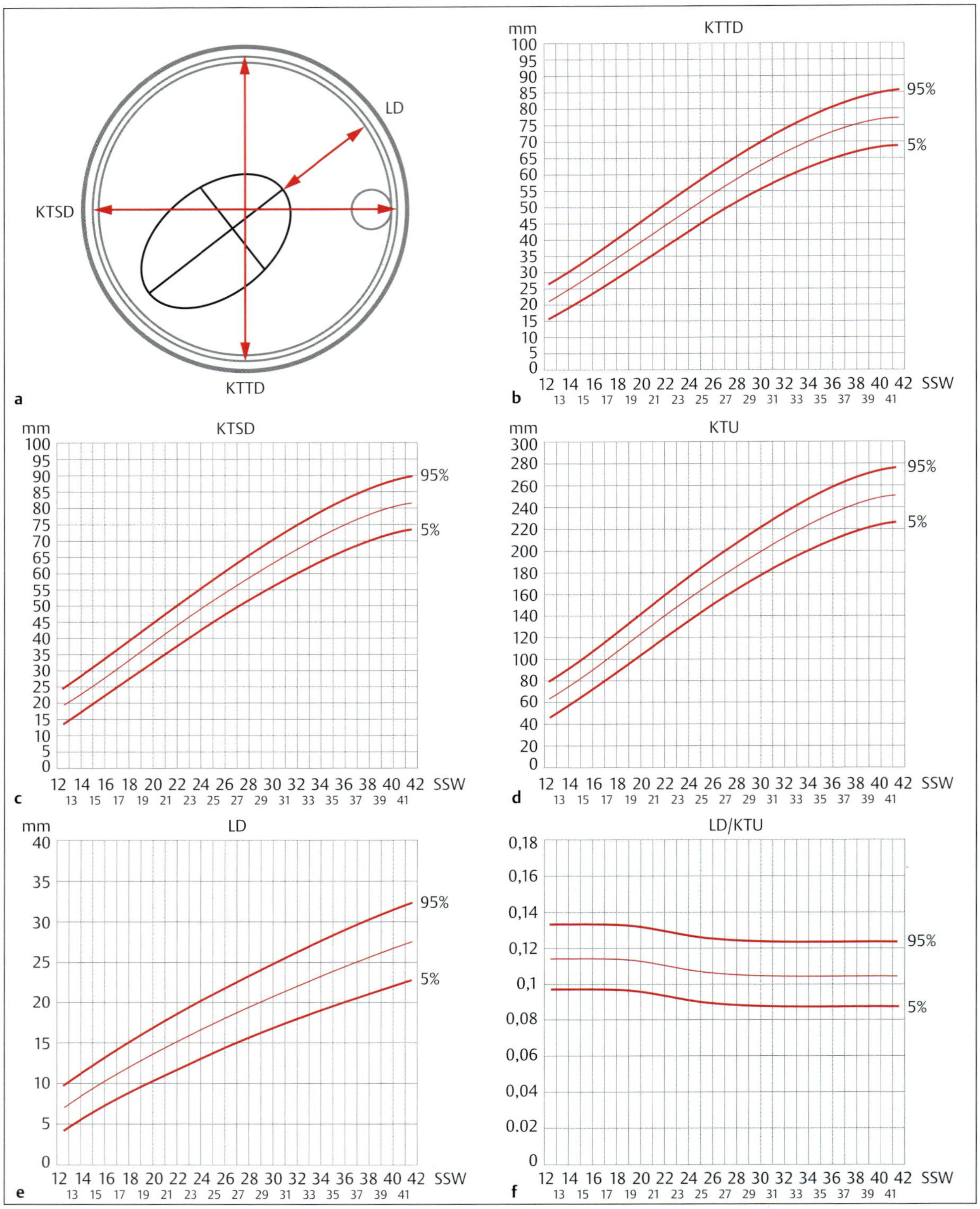

Abb. 12.**33** Thorakometrie.
a Schemazeichnung zum korrekten Vermessen des knöchernen Thoraxtransversaldurchmessers (KTTD), des knöchernen Thoraxsagittaldurchmessers (KTSD) und des schrägen Lungendurchmessers (LD).
b–f Normkurven für das Wachstum des knöchernen Thoraxtransversaldurchmessers (**b**), des knöchernen Thoraxsagittaldurchmessers (**c**), des knöchernen Thoraxumfanges (**d**), des schrägen Lungendurchmessers (**e**) sowie Normkurve für die Entwicklung des Quotienten aus LD und KTU (**f**). Angaben in abgeschlossenen SSW und in Perzentilform (5., 50., 95. Perzentile) (nach 83).

33

Abb. 12.**34** Messung von Herzlänge (D1) und Herzbreite (D2) im Vierkammerblick bei geschlossenen AV-Klappen.

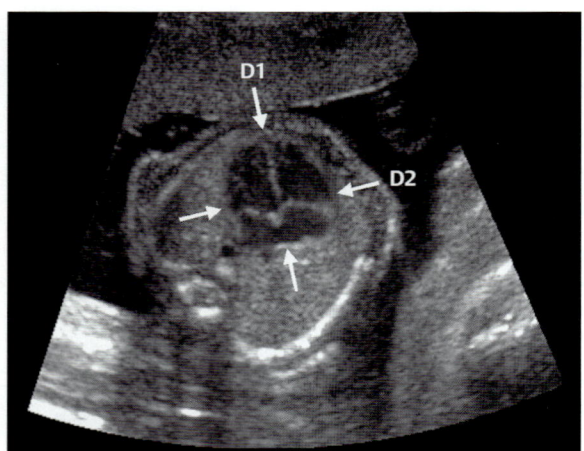

34

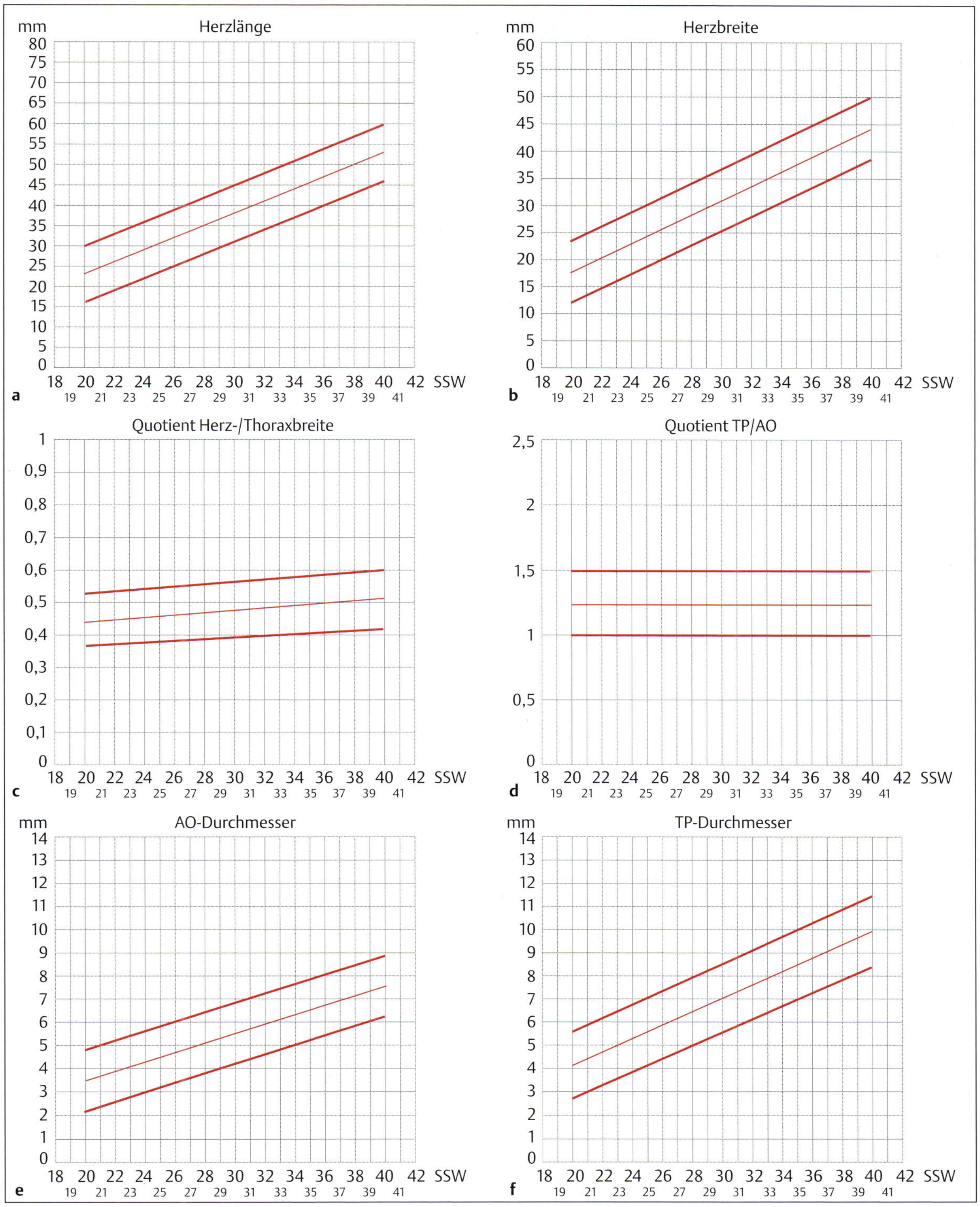

Herzlänge

(a)

Herzbreite

(b)

Quotient Herz-/Thoraxbreite

(c)

Quotient TP/AO

(d)

AO-Durchmesser

(e)

TP-Durchmesser

(f)

35

Abb. 12.**35** Normkurven für verschiedene Herzparameter in Abhängigkeit vom Gestationsalter (abgeschlossene SSW). Angabe als 95% Vertrauensbereich (**a–c** nach Daten von 15, **d–f** nach Daten von 16).
a Herzlänge.
b Herzbreite.
c Quotient Herzbreite/Thoraxbreite.
d Quotient Truncus-pulmonalis-Durchmesser (TP)/Aortendurchmesser (AO).
e Aorten-(AO-)Durchmesser.
f Truncus-pulmonalis-(TP-)Durchmesser.

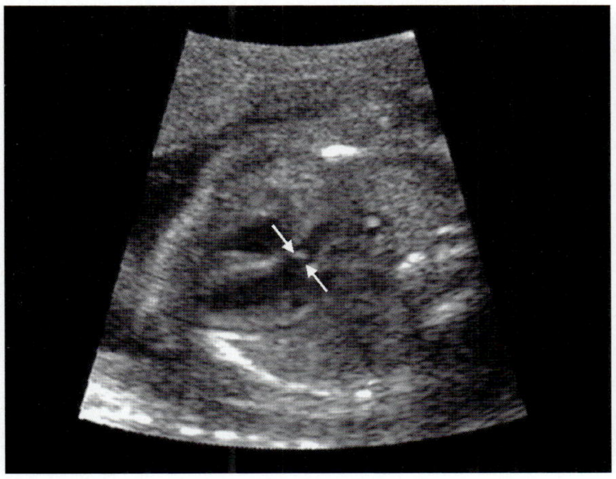

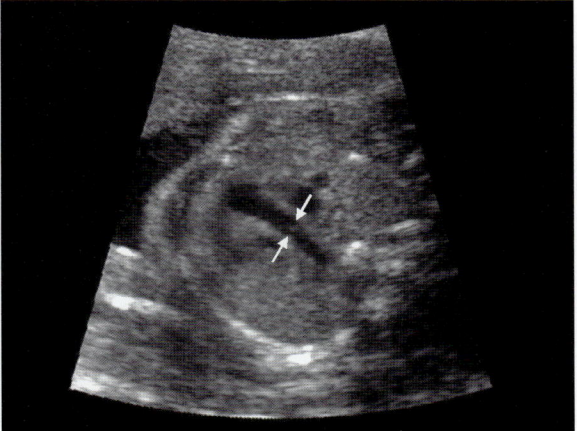

36

37

Abb. 12.**36** Messung des Aortendurchmessers als Innen-innen-Messung des Gefäßes (4,5 mm), 23 SSW. Die Messung erfolgt am besten zu Beginn der Diastole bei geschlossener Aortenklappe.

Abb. 12.**37** Messung des Durchmessers des Truncus pulmonalis (5,6 mm), 23 SSW. Wie bei der Aorta erfolgt die Messung als Innen-innen-Messung zu Beginn der Diastole bei geschlossener Klappe.

Organbiometrie – Abdomen und Becken

Abb. 12.38 Messung der Leberlänge (rechter Leberlappen) vom Diaphragma bis zum Unterrand der Leber. Bei 34 SSW liegt eine Leberlänge von 45 mm in der Mitte der Normkurve.

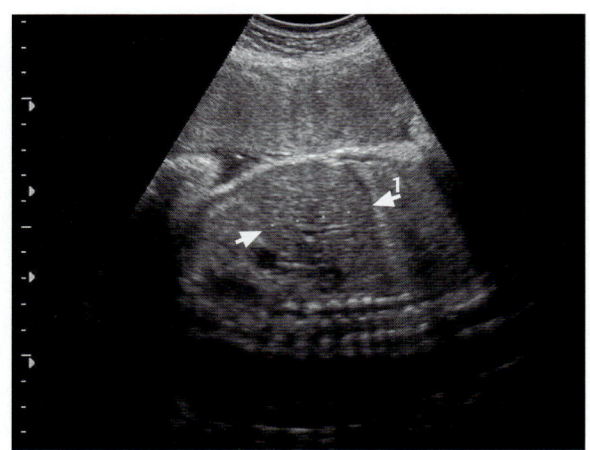

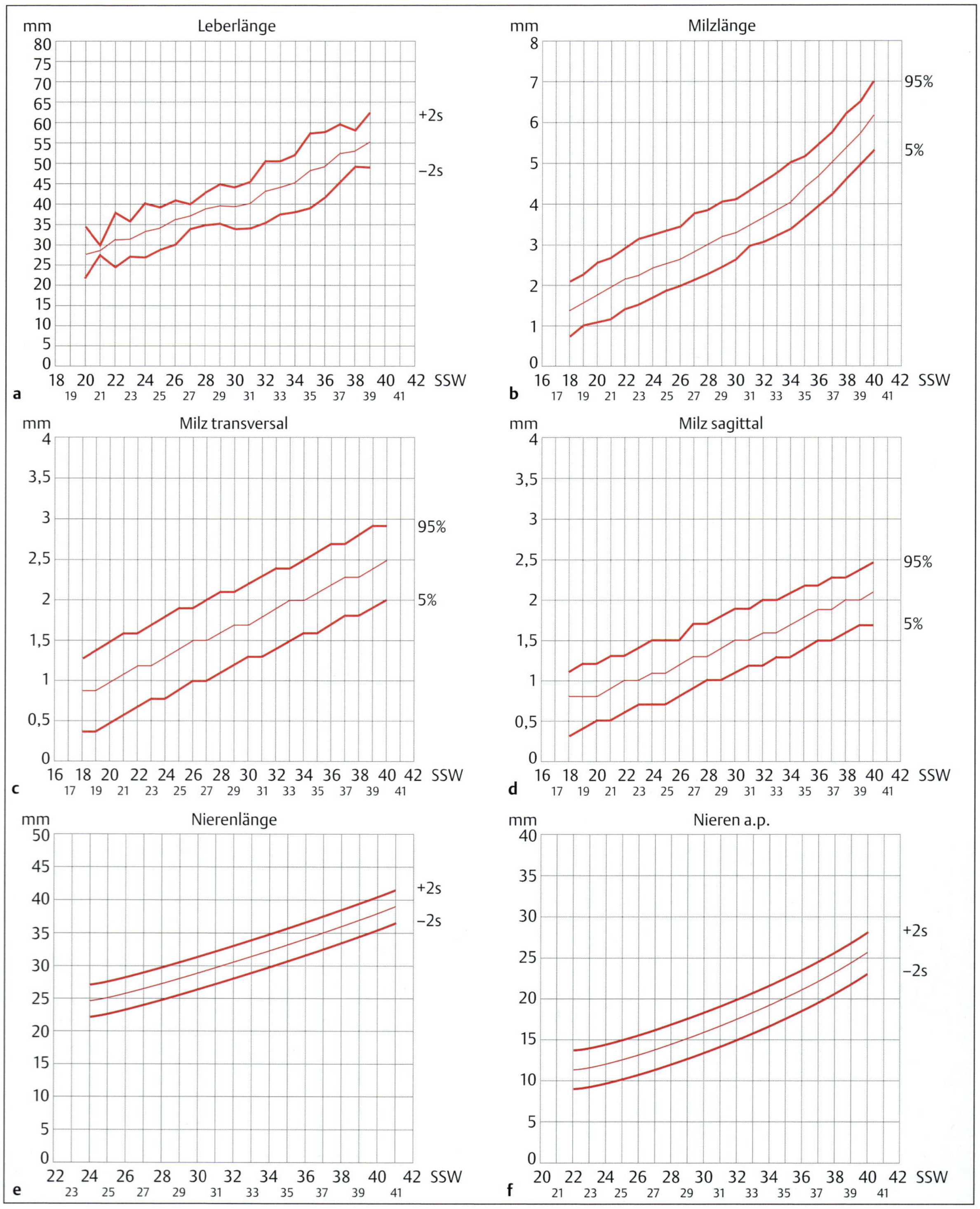

38

Abb. 12.39 Normkurven für das Wachstum der Leberlänge (**a**), der Milzlänge (**b**), des transversalen Milzdurchmessers (**c**), des sagittalen Milzdurchmessers (**d**), der Nierenlänge (**e**) und des Nieren-a.p.-Durchmessers (**f**) in Abhängigkeit vom Gestationsalter (abgeschlossene SSW). Angabe der Normkurven in Perzentilform (5., 50., 95. Perzentile) oder als Mittelwert und doppelter Standardabweichung (a nach Daten von 120, b–d nach Daten von 110 und e–f nach Daten von 8).

39

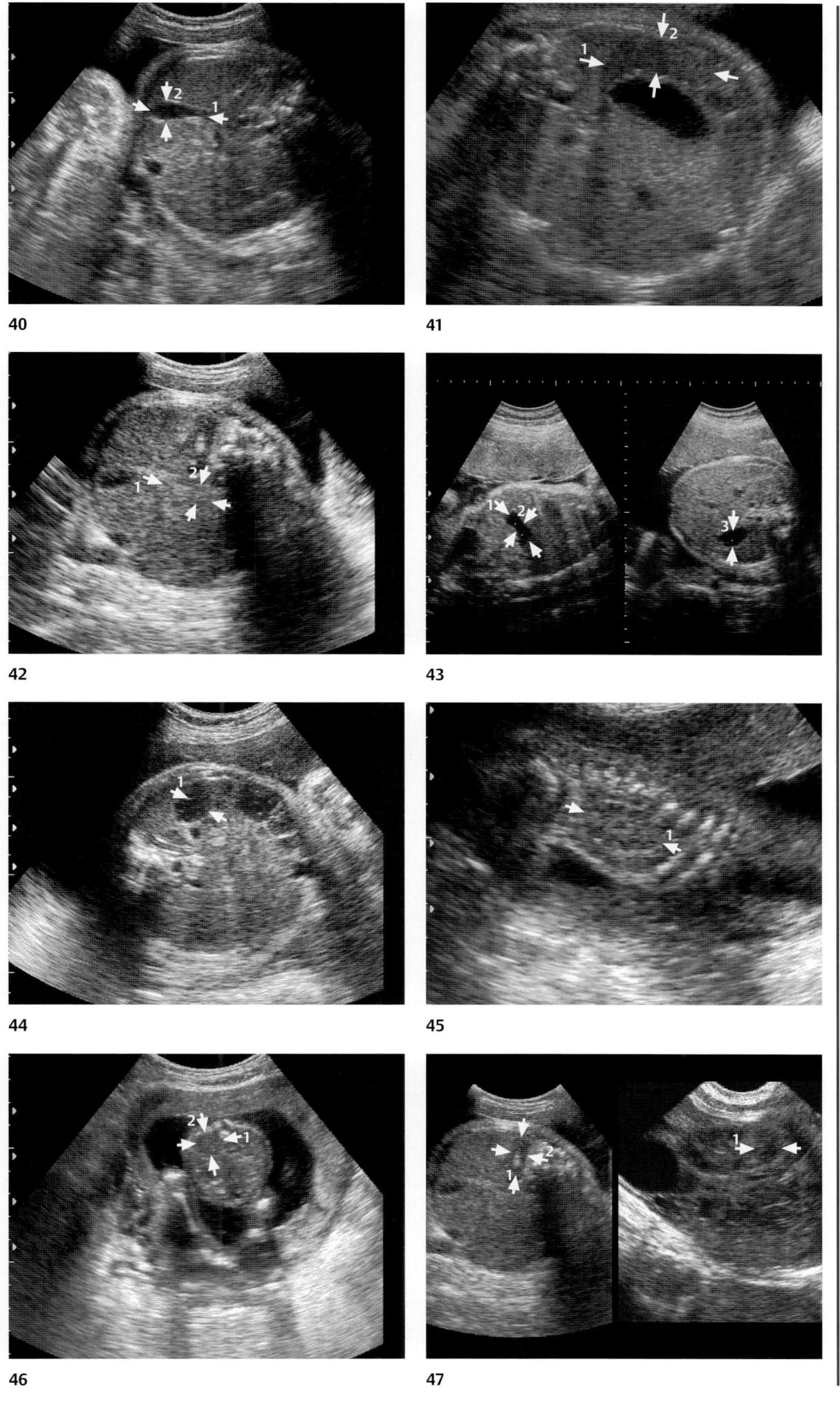

40

41

42

43

44

45

46

47

Abb. 12.**40** Längen- und Breitenmessung der Gallenblase im Bereich der inneren Begrenzung (Länge: 28 mm, Breite: 10 mm). 35+4 SSW. II. Schädellage.

Abb. 12.**41** Längen- und Breitenmessung der fetalen Milz im Abdomenquerschnitt (Länge: 35 mm, Breite: 13 mm). Der sagittale Milzdurchmesser wird hingegen im Abdomenlängsschnitt abgegriffen. 35 SSW.

Abb. 12.**42** Messung der Pankreaslänge und -breite im leicht schrägen Transversaldurchmesser (Länge: 26 mm, Breite: 9 mm). 35 SSW.

Abb. 12.**43** Messung des fetalen Magens im Abdomenlängsschnitt (linke Bildhälfte) und -querschnitt (rechte Bildhälfte), 32+5 SSW. Magenvolumen 2,3 ml.

Abb. 12.**44** Die Vermessung flüssigkeitsgefüllter Dickdarmschlingen erfolgt als Innen-innen-Messung (Lumenweite 17 mm).

Abb. 12.**45** Messung des Nierenlängsdurchmessers im paravertebralen Längsschnitt (25 mm). 22+3 SSW.

Abb. 12.**46** Messung des Nierenquer- und -a.p.-Durchmessers im Transversalschnitt. Nierenquerdurchmesser links (1): 11 mm, Nieren-a.p.-Durchmesser links (2): 10 mm. Dorsoanteriore Beckenendlage. 17+6 SSW.

Abb. 12.**47** Links: Messung der rechten Nebenniere im transversalen Querschnitt (21 x 11 mm). 35+4 SSW. Rechts: Längenmessung der Nebenniere am Oberrand der Niere (Pfeile).

Abb. 12.**48** Messen der 3 senkrecht aufeinander stehenden Harnblasendurchmesser. Links: Frontalschnitt mit Erfassen des Längs- (25 mm) und Querdurchmessers (19 mm). Rechts: Erfassen des a.p.-Durchmessers (17 mm) im Transversalschnitt. Aus den 3 Durchmessern ergibt sich ein Blasenvolumen von 4,2 ml. 30+2 SSW.

Spezielle Knochenmessungen

Abb. 12.**49** Messung der Klavikulalänge (20 mm), 17+6 SSW. Die Knochenbiegung wird nicht berücksichtigt.

Abb. 12.**50** Normkurven für die Klavikulalänge (**a**), die Rippenlänge (**b**), die Distanz von 6 Wirbelkörpern (**c**), die Fußlänge (**d**) und den Quotienten aus Femur und Fuß (**e**) in Abhängigkeit vom Gestationsalter (abgeschlossene SSW). Angaben in Perzentilform (5., 50., 95. Perzentile) bzw. als Mittelwerte und doppelte Standardabweichung (**a** nach Daten von 132, **b** nach Daten von 1, **c** nach Daten von 58, **d** und **e** nach Daten von 86).

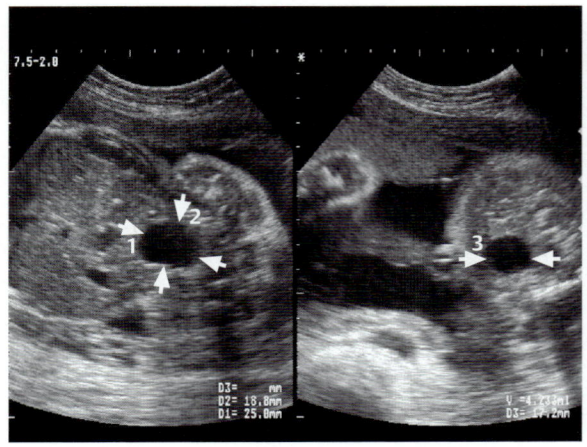

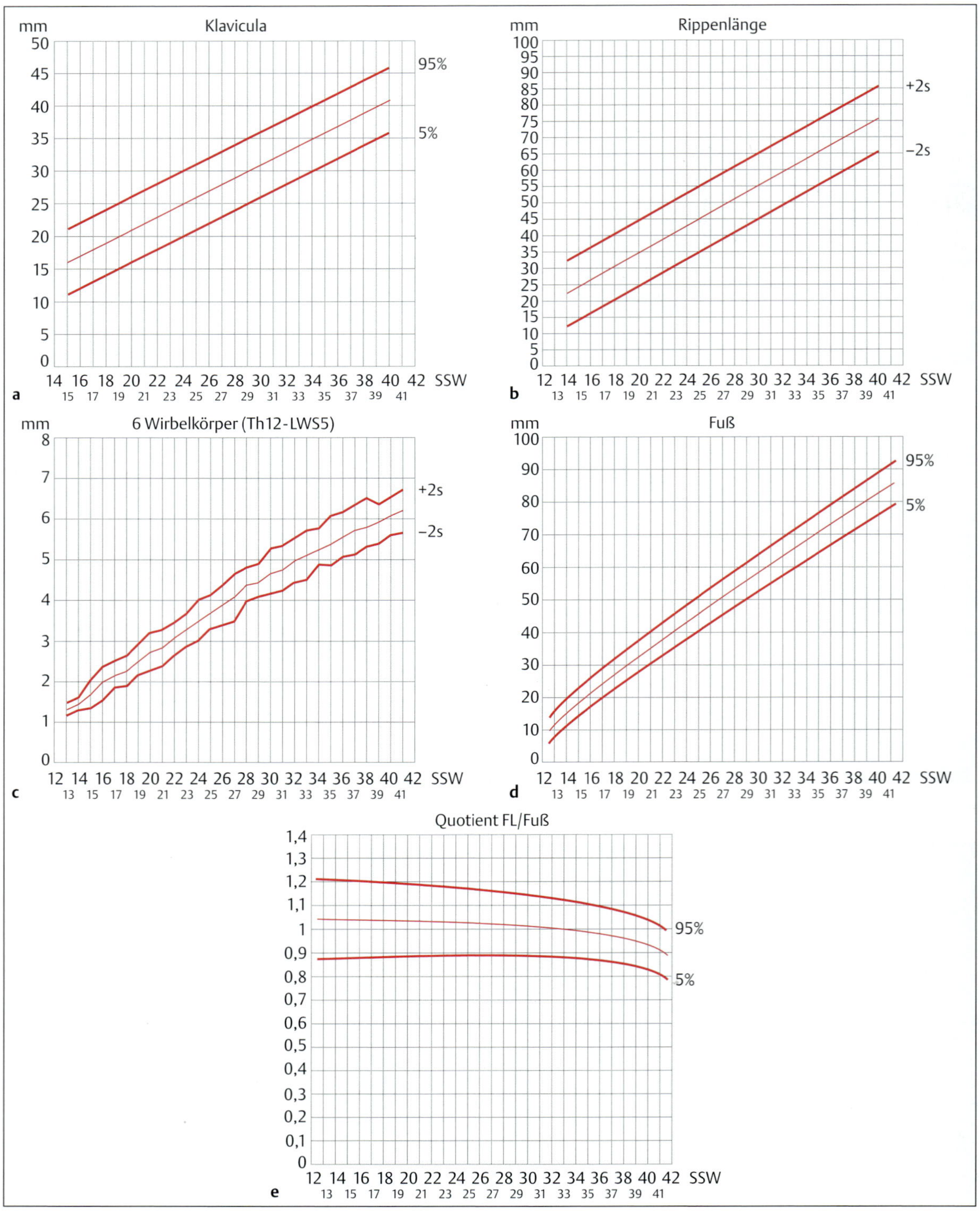

48

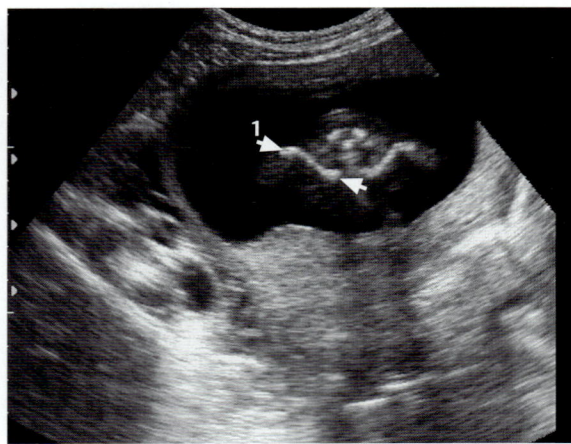

49

50

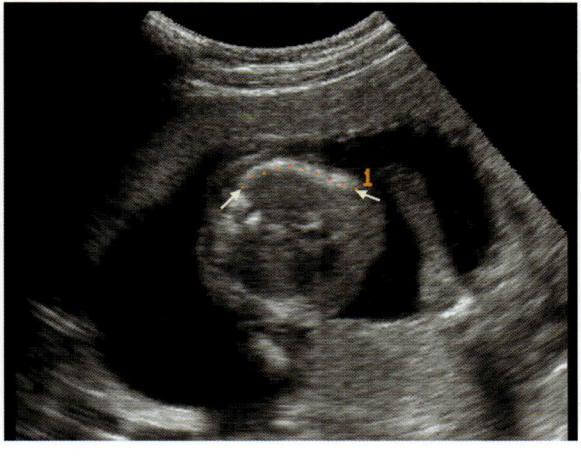
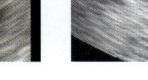
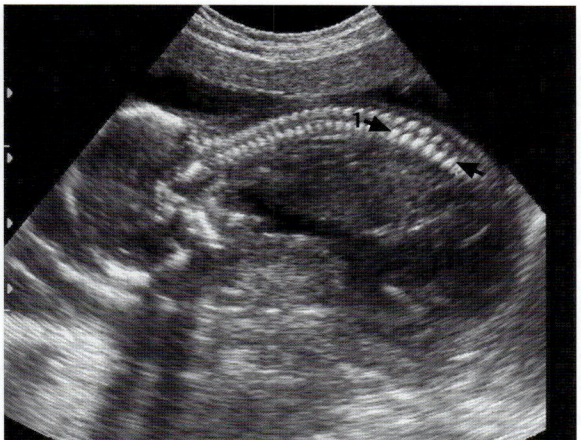

51
52

Abb. 12.**51** Messung der Rippenlänge im Thoraxquerschnitt in Höhe des Vierkammerblickes. Die Messung beginnt am distalen Ende der ossifizierten Rippe und wird unter Berücksichtigung der Rippenbiegung bis zur seitlichen Begrenzung des thorakalen Wirbelkörpers geführt. Wirbellänge 28 mm, 18 SSW.

Abb. 12.**52** Wirbelvermessung nach Issel (58). Gemessen werden die 5 Lendenwirbel und der 12. Brustwirbel. Distanz 22 mm, 17 SSW.

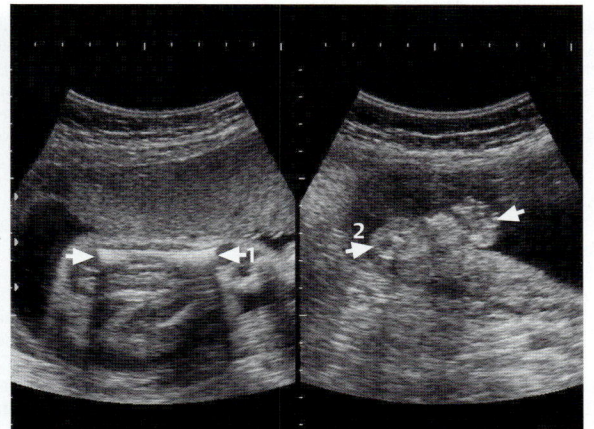

53
54

Abb. 12.**53** Fußmessung von plantar. Fußlänge 47 mm. 28+1 SSW.

Abb. 12.**54** Fuß- und Femurmessung im Vergleich (28 + 0 SSW). Beim normalen Wachstum finden sich bei beiden Parametern bis 28 SSW ähnliche Messwerte. Femur 44 mm, Fuß 49 mm.

Fortsetzung der Literatur von S. 146

26. Filly, R.A., Golbus, M.S.: Ultrasonography of the normal and the pathologic fetal skeleton. Radiol. clin. N. Amer. 20 (1982) 311–323
27. Gallivan, S., Robson, S.C., Chang, T.C., Vaughan, J., Spencer, J.A.D.: An investigation of fetal growth using serial ultrasound data. Ultrasound Obstet. Gynecol. 3 (1993) 109–114
28. Garrett, W.J.: Ultrasound in discerning normal fetal anatomy. In: Hobbins, J.C. (ed.): Diagnostik Ultrasound in Obstetrics. New York: Churchill Livingstone 1979; p. 57
29. Goldstein, I., Reece, E.A., Pilu, G., Bovicelli, L., Hobbins, J.C.: Cerebellar measurements with ultrasonography in the evaluation of fetal growth and development. Am. J. Obstet. Gynecol. 156 (1987)1065–1069
30. Goldstein, I., Reece, E.A., Yarkoni, S., Wan, M., Green, J.L.J., Hobbins, J.C.: Growth of the fetal stomach in normal pregnancies. Obstet. Gynecol. 70 (1987) 641–644
31. Goldstein, I., Lockwood, C., Hobins, J.C.: Ultrasound assessment of fetal intestinal development in the evaluation of gestational age. Obstet. Gynecol. 70 (1987) 682–686
32. Goldstein, I., Reece, E.A., Hobbins, J.C.: Sonographic appearance of the fetal heel ossification centers and foot length measurements provide independent markers for gestational age estimation. Amer. J. Obstet. Gynecol. 159(4) (1988) 923–926
33. Goldstein, I., Tamir, A., Weisman, A., Jakobi, P. Copel, J.A.: Growth of the fetal gall bladder in normal pregnancies. Ultrasound Obstet. Gynecol. 4 (1994) 289–293
34. Goldstein, I., Tamir, A., Itskovitz-Eldor, J., Zimmer, E.Z.: Growth of the fetal nose width and nostril distance in normal pregnancies. Ultrasound Obstet. Gynecol. 9 (1997) 35–38
35. Grannum, P., Bracken, M., Silverman, R., Hobbins, J.C.: Assessment of fetal kidney size in normal gestation by comparison of ratio of kidney circumference to abdominal circumference. Amer. J. Obstet. Gynec. 136 (1980) 249–254
36. Guis, F., Ville, Y., Vincent, Y., Doumerc, S., Pons, J.C., Frydman, R.: Ultrasound evaluation of the length of the fetal nasal bones throughout gestation. Ultrasound Obstet. Gynecol. 5 (1995) 304–307
37. Hadlock, F.P., Deter, R.L., Harrist, R.B., Park, S.K.: Fetal head circumference: Relation to menstrual age. Amer. J. Roentgenol. 138 (1982) 649–653
38. Hadlock, F.P., Deter, R.L., Harrist, R.B., Park, S.K.: Fetal biparietal diameter: Rational choice of plane of section for sonographic measurement. Amer. J. Roentgenol. 138 (1982) 871–874
39. Hadlock, F.P., Harrist, R.B., Deter, R.L., Park, S.K.: Fetal femur length as a predictor of menstrual age: Sonographically measured. Amer. J. Roentgenol. 138 (1982) 875–878
40. Hadlock, F.P., Deter, R.L., Harrist, R.B., Park, S.K.: Fetal abdominal circumference as a predictor of menstrual age. Amer. J. Roentgenol. 139 (1982) 367–370
41. Hansmann, M.: Ultraschallbiometrie im II. und III. Trimester der Schwangerschaft. Gynäkologe 9 (1976) 133–155
42. Hansmann, M.: Bestimmung des Gestationsalters und -gewichts und die Bedeutung für das klinische Management. In: Huch, A., Huch, R., Duc, G., Rooth, G.: Klinisches Management des kleinen Frühgeborenen. Stuttgart: Thieme 1982; S. 31
43. Hata, K., Hata, T., Kitao, M.: Ultrasonographic identification and measurement of the human fetal adrenal gland in utero. Int. J. Gynecol. Obstet. 23 (1985) 355–359
44. Hata, K., Aoki, S., Hata, T., Murao, F., Kitao, M.: Ultrasonographic identification of the human fetal gallbladder in utero. Gynecol. Obstet. Invest. 23 (1987) 79–83
45. Hata, K., Hata, T., Kitao, M.: Ultrasonographic identification and measurement of the human fetal pancreas in utero. Int. J. Gynecol. Obstet. 26 (1988) 61–64
46. Hata, K., Hata, T., Kitao, M.: Ultrasonographic identification and measurement of the human fetal adrenal gland in utero: Clinical application. Gynecol. Obstet. Invest. 25 (1988) 16–22
47. Hata, K., Hata, T., Senoh, D. et al.: Ultrasonographic measurement of the fetal transverse cerebellum in utero. Gynecol. Obstet. Invest. 28 (1989) 111–112
48. Hata, T., Aoki, S., Takamori, H., Hata, K., Murao, F., Kitao, M.: Ultrasonographic in utero identification and measurement of the normal fetal spleen. Gynecol. Obstet. Invest. 23 (1987) 124–128
49. Hata, T., Deter, R.L.: A review of fetal organ measurements obtained with ultrasound: normal growth. J. clin. Ultrasound 20 (1992) 155–174
50. Hill, L.M., Guzick, D., Fries, J., Hixson, J., Rivello, D.: The transverse cerebellar diameter in estimating gestational age in the large for gestational age fetus. Obstet. Gynecol. 75 (1990) 981–985
51. Hobbins, J.C., Bracken, M.B., Mahoney, M.J.: Diagnosis of fetal skeletal dysplasias with ultrasound. Amer. J. Obstet. Gynec.142 (1982) 306–312
52. Hobbins, J.C.: Sonographic measurements of the fetal spleen: Clinical implications. J. Ultrasound Med. 4 (1985) 667–672
53. Hoffbauer, H., Arabin, B., Pachaly, J.: Über die sonographische Messung multipler fetaler Körperparameter. Ultraschall 1 (1980) 84–100
54. Hohler, C.W., Quetel, T.A.: Comparison of ultrasound femur length and biparietal diameter in late pregnancy. Amer. J. Obstet. Gynec. 141 (1981) 759–760
55. Holländer, H.J.: Die Ultraschalldiagnostik in der Schwangerschaft. München: Urban & Schwarzenberg 1972
56. Holländer, H.J.: Die Ultraschalldiagnostik in der Schwangerschaft. München: Urban & Schwarzenberg 1984
57. Hughey, M., Sabbagha, R.E.: Cephalometry by real-time imaging: A critical evaluation. Amer. J. Obstet. Gynec. 131 (1978) 825–830
58. Issel, E.P.: Die Messung der Höhe von 6 Wirbelkörpern als neuer Parameter in der Fetometrie. Ultraschall Klin. Prax. 4 (1989) 21–25
59. Jeanty, P., Kirkpatrick, C., Dramaix-Wilmet, M., Struyven, J.: Ultrasonic evaluation of fetal limb growth. Radiology 140 (1981) 165–168
60. Jeanty, P., Dramaix-Wilmet, M., van Gansbeke, D., van Regemorter, M., Roedesch, F.: Fetal ocular biometry by ultrasound. Radiology 142 (1982) 513–516

61. Jeanty, P., Dramaix-Wilmet, M., van Kerkem, J., Petroons, P., Schwers, J.: Ultrasonic evaluation of fetal limb growth. Radiology 143 (1982) 751–754
62. Jeanty, P.: Fetal limb biometry. Radiology 147 (1983) 601–602
63. Jeanty, P., Rodesch, F., Delbeke, D., Dumont, J.E.: Estimation of gestational age from measurement of fetal long bones. J. Ultrasound Med. 3 (1984) 75–79
64. Jeanty, P., Chervenak, F., Grannum, P., Hobbins; J.C.: Normal ultrasonic size and characteristics of the fetal adrenal glands. Prenat. Diagn. 4 (1984) 21–28
65. Johnson, M.L., Dunne, M.G., Mack, L.A., Rashbaum, C.L.: Evaluation of fetal intracranial anatomy by static and real-time ultrasound. J. clin. Ultrasound 8 (1980) 311–318
66. Jordaan, H.V.: Fetal foot length. S. Afr. Med. J. 62(14) (1982) 473–475
67. Jou, H.-J., Shyu, M.-K., Wu, S.-C., Chen, S.-M., Su, C.-H., Hsieh, F.-J.: Ultrasound measurement of the fetal cavum septi pellucidi. Ultrasound Obstet. Gynecol. 12 (1998) 419–421
68. Kugener, H., Hansmann, M.: Zur Topographie einer Referenzebene für die Ultraschallthorakometrie. Z. Geburtsh. Perinat. 180 (1976) 313–319
69. Kurjak, A., Kirkinen, P., Latin, V., Ivankovic, D.: Ultrasonic assessment of fetal kidney function in normal and complicated pregnancies. Amer. J. Obstet. Gynecol. 141 (1981) 266–270
70. Lehman, C.D., Nyberg, D.A., Winter, T.C.3rd, Kapur, R.P., Resta, R.G., Luthy, D.A.: Trisomy 13 syndrome: prenatal US findings in a review of 33 cases. Radiology 194 (1995) 217–222
71. Lettieri, L., Rodis, J.F., Vintzileos, A.M., Feeney, L., Ciarleglio, L., Craffey, A.: Ear length in second-trimester aneuploid fetuses. Obstet. Gynecol. 81 (1993) 57–60
72. Levi, S., Erbsman, F.: Antenatal fetal growth from the nineteenth week. Amer. J. Obstet. Gynec. 121 (1975) 262–268
73. Lewis, E., Jurtz, A.B., Dubbins, P.A., Wapner, R.J., Goldberg, B.B.: Real-time ultrasonographic evaluation of normal fetal adrenal glands. J. Ultrasound Med. 1 (1982) 265–270
74. Lewis, S.W., Mezey, G.C.: Clinical correlates of septum pellucidum cavities: an unusual association with psychosis. Psychol. Med. 15 (1985) 43–54
75. Mayden, K.L., Tortora, M., Berkowitz, R.L., Bracken, M., Hobbins, J.C.: Orbital diameters: A new parameter for prenatal diagnosis and dating. Amer. J. Obstet. Gynec. 144 (1982) 289–297
76. Meinel, K., Döring, K.: Wachstum der fetalen Schilddrüse in der II. Schwangerschaftshälfte – Sonographisch-biometrische Untersuchungen. Ultraschall in Med. 18 (1997) 258–261
77. Mercer, B.M., Sklar, S., Shariatmadar, A., Gillieson, M.S., D'Alton, M.E.: Fetal foot length as a predicator of gestational age. Amer. J. Obstet. Gynecol. 156(2) (1987) 350–355
78. Merz, E., Pehl, S., Goldhofer, W., Hoffmann, G.: Biometrie der großen Extremitätenknochen im III. Trimenon. Ultraschall 5 (1984) 136–143
79. Merz, E., Kim-Kern, M.S., Pehl, S.: Ultrasonic mensuration of fetal limb bones in the second and third trimesters. J. Clin. Ultrasound 15 (1987) 175–183
80. Merz, E., Grüssner, A., Kern, F.: Entwicklung eines Wachstumsmodells für fetale Kopf- und Rumpfmaße. Geburtsh. u. Frauenheilk. 47 (1987) 738–741
81. Merz, E.: Habilitationsschrift: Sonographische Überwachung der fetalen Knochenentwicklung im II. und III.Trimenon. Eine Studie über das Wachstum der langen Röhrenknochen im Vergleich zum Kopf- und Rumpfwachstum sowie über die Verwendungsmöglichkeiten der fetalen Knochenlänge im Rahmen der geburtshilflichen Ultraschalluntersuchung. Mainz (1988)
82. Merz, E., Wellek, S., Püttmann, S., Bahlmann, F., Weber, G.: Orbitadurchmesser, innerer und äußerer Orbitaabstand. Ein Wachstumsmodell für die fetalen Orbitamaße. Ultraschall in Med. 16 (1995) 12–17
83. Merz, E., Wellek, S., Bahlmann, F., Weber, G.: Sonographische Normkurven des fetalen knöchernen Thorax und der fetalen Lunge. Geburtsh. u. Frauenheilk. 55 (1995) 77–82
84. Merz, E., Wellek, S.: Das normale fetale Wachstumsprofil – ein einheitliches Modell zur Berechnung von Normkurven für die gängigen Kopf- und Abdomenparameter sowie die großen Extremitätenknochen. Ultraschall in Med. 17 (1996) 153–162
85. Merz, E., Miric-Tesanic, D., Bahlmann, F., Weber, G., Hallermann, C.: Prenatal sonographic chest and lung measurements for predicting severe pulmonary hypoplasia. Prenatal Diagnosis 19 (1999) 614–619
86. Merz, E., Oberstein, A., Wellek, S.: Age-related reference ranges for the fetal footlength. Ultraschall in Med. 21 (2000) 79–85
87. Mhaskar, R., Agarwal, N., Takkar, D. et al.: Fetal foot length – a new parameter for assesment of gestational age. Int. J. Gynaecol. Obstet. 29(1) (1989) 35–38
88. Montenegro, N.A., Leite, L.P.: Fetal cerebellar measurements in second trimester ultrasonography: Clinical value. J. Perinat. Med. 17 (1989) 365–369
89. Morin, F., Winsberg, F.: Ultrasonic and radiographic study of the vessels of the fetal liver. J. clin. Ultrasound 6 (1978) 409–411
90. Murao, F., Takamori, H., Hata, X., Hata, T., Kitao, M.: Fetal liver measurements by ultrasonography. Int. J. Gynecol. Obstet. 25 (1987) 381–385
91. Nagata, S., Koyanagi, T., Horimoto, N., Satoh. S., Nakano, H.: Chronological development of the fetal stomach assessed using real-time ultrasound. Early Hum. Dev. 22 (1990) 15–20
92. Nakai, A.: Ultrasonographic evaluation of fetal renal function. Acta Neonatol. Jpn. 22 (1986) 887–895
93. Nyberg, D.A., Mack, L.A., Patten, R.M., Cyr, D.R.: Fetal bowel – Normal sonographic findings. J. Ultrasound Med. 6 (1987) 3–6
94. O'Brien, G.D., Queenan, J.T., Campbell, S.: Assessment of gestational age in the second trimester by real-time ultrasound measurement of the femur length. Amer. J. Obstet. Gynec. 139 (1981) 540–545
95. O'Brien, G.D., Queenan, J.T.: Ultrasound fetal femur length in relation to intrauterine growth retardation. Amer. J. Obstet. Gynec. 144 (1982) 35–39
96. Ott, W.J.: The use of ultrasonic fetal head circumference for predicting expected date of confinement. J. Clin. Ultrasound 12 (1984) 411–415
97. Platt, L.D., Medearis, A.L., DeVore, G.R., Horenstein, J.M., Carlson, D.E., Brar, H.S.: Fetal foot length: relationship to menstrual age and fetal measurements in the second trimester. Obstet. Gynecol. 71 (1988) 526–531
98. Prenzlau, P., Issel, E.P.: Die praktische Bedeutung der Messung der Schulter-Steiß-Länge (Trunkometrie) beim Feten mittels Ultraschall. Zbl. Gynäk. 95 (1973) 1421–1426
99. Prenzlau, P., Bildge, M.: Die Entwicklung der fetalen Lateralventrikel und ihre Identifizierung im Laufe der Schwangerschaft durch Sonographie – I. Mitteilung. Ultraschall 6 (1985) 215–220
100. Queenan, J.T., O'Brien, G.D., Campbell, S.: Ultrasound measurement of fetal limb bones. Amer. J. Obstet. Gynec. 138 (1980) 297–302
101. Rabinowitz, R., Peters, M.T., Vyas, S., Campbell, S., Nicolaides, K.H.: Measurement of fetal urine production in normal pregnancy by real-time ultrasonography. Amer. J. Obstet. Gynecol. 161 (1989) 1264–1266
102. Roberts, A.B., Mitchell, J.M., Pattison, N.S.: Fetal liver length in normal and isoimmunized pregnancies. Amer. J. Obstet. Gynecol. 161 (1989) 42–46
103. Rossavik, I.K., Deter, R.L.: Mathematical modeling of fetal growth: I. Basic principles. J. clin. Ultrasound 12 (1984) 529–533
104. Royston, P., Altmann, D.G.: Design and analysis of longitudinal studies of fetal size. Ultrasound Obstet. Gynecol. 6 (1995) 307–312
105. Sabbagha, R.E., Barton, F.B., Barton, B.A.: Sonar biparietal diameter. I. Analysis of percentile growth differences in two normal populations using same methodology. Amer. J. Obstet. Gynec. 126 (1976) 479–484
106. Schaefer, G.B., Bodensteiner, J.B., Thompson, J.N.: Subtle anomalies of the septum pellucidum and neurodevelopmental deficits. Dev. Med. Child. Neurol. 36 (1994) 554–559
107. Schlensker, K.H.: Eine Ultraschallmethodik zur Thorakometrie beim Feten. Geburtsh. u. Frauenheilk. 33 (1973) 440–446
108. Schlensker, K.H.: Die sonographische Darstellung der fetalen Extremitäten im mittleren Trimenon. Geburtsh. u. Frauenheilk. 41 (1981) 366–373
109. Schmidt, W., Hendrik, H.: Fetale Femurlänge im zweiten und dritten Schwangerschaftstrimenon. Geburtsh. u. Frauenheilk. 45 (1985) 91–97
110. Schmidt, W., Yarkoni, S., Jeanty, P., Grannum, P., Hobbins, J.C.: Sonographic measurements of the fetal spleen: Clinical implications. J. Ultrasound Med. 4 (1985) 667–672
111. Shalev, E., Weiner, E., Zuckermann, H., Megory, E.: Reliability of sonographic measurement of the fetal foot. J. Ultrasound Med. 8 (1989) 259–262
112. Sharland, G.K., Allan, L.D.: Normal fetal cardiac measurements derived by cross-sectional echocardiography. Ultrasound Obstet. Gynecol. 2 (1992) 175–181
113. Shin, T., Koyanagi, T., Hara, K., Kubota, S., Nakano, H.: Development of urine production and urination in the human fetus assessed by real-time ultrasound. Asia-Oceania J. Obstet. Gynaecol. 13 (1987) 473–479
114. Smith, P.A., Johansson, D., Tzannatos, C., Campbell, S.: Prenatal measurement of the fetal cerebellum and cisterna cerebellomedullaris by ultrasound. Prenat. Diagn. 6 (1986) 133–141
115. Snijders, R.J.M., Nicolaides, K.H.: Fetal biometry at 14-40 weeks' gestation. Ultrasound Obstet. Gynecol. 4 (1994) 34–48
116. Steiger, R.M., Porto, M., Lagrew, D.C., Randall, R.: Biometry of the fetal cisterna magna: estimates of the ability to detect trisomy 18. Ultrasound Obstet. Gynecol. 5 (1995) 384–390
117. Stöger, H., Kratochwil, A.: Ultraschallbiometrie des fetalen Wachstums. Geburtsh. u. Frauenheilk. 34 (1974) 611–616
118. Tamura, R.K., Sabbagha, R.E.: Percentile ranks of sonor fetal abdominal circumference measurements. Amer. J. Obstet. Gynec. 138 (1980) 475–479
119. Terinde, R., Driedger, E., Müller, J.E.A., Kozlowski, P., Schadewaldt, L.: Extremitätenwachstum, Gestationsalterschätzung und Mißbildungsdiagnostik durch Ultraschall-Vermessung fetaler Knochen im II. Trimenon. Z. Geburtsh. Perinat. 186 (1982) 125–132
120. Vintzileos, A.M., Neckles, S., Campbell, W.A., Andreoli, J.W.jr., Kaplan, B.M., Nochimson, D.J.: Fetal liver ultrasound measurements during normal pregnancy. Obstet. and Gynec. 66 (1985) 477–480
121. Visser, G.H., Goodman, J.D., Levine, D.H., Dawes, G.S.: Micturition and the heart period cycle in the human fetus. Brit. J. Obstet. Gynaecol. 88 (1981) 803–805
122. Warda, A.H., Deter, R.L., Rossavik, I.K., Carpenter, R.J., Hadlock, F.P.: Fetal femur length: A critical reevaluation of the relationship to menstrual age. Obstet. and Gynecol. 66 (1985) 69–75
123. Wellek, S., Merz, E.: Age-related reference ranges for growth parameters. Meth. Inform. Med. 34 (1995) 523–528
124. Wexler, S, Fuchs, C., Golan, A., David, M.P.: Tolerance interval for standards in ultrasound measurements: Determination of BPD standards. J. Clin. Ultrasound 14 (1986) 243–250
125. WHO Manual of the International Statistical Classification of Diseases, Injuries and Causes of Death, Geneva (1967)
126. Wilhelm, C., Prömpeler, H., Räfle, P., Schillinger, H.: Sonographische Biometrie fetaler Organe. Z. Geburtsh. u. Perinat. 195 (1991) 123–130
127. Willocks, J., Donald, I., Duggan, T.C., Day, N.: Foetal cephalometry by ultrasound. Brit. J. Obstet. Gynaec. 71 (1964) 11–20
128. Wladimiroff, J.W., Campbell, S.: Fetal urine production rates in normal and complicated pregnancy. Lancet I (1974) 151–154
129. Wladimiroff, J.W.: Ultraschalluntersuchung des fetalen und neonatalen Herzens und des kardiovaskulären Systems. Ultraschall 2 (1981) 221–225
130. Wladimiroff, J.W., Vosters, R., McGhie, J.S.: Normal cardiac ventricular geometry and function during the last trimesters of pregnancy and early neonatal period. Brit. J. Obstet. Gynaec. 89 (1982) 839–844
131. Wladimiroff, J.W., Niermeijer, M.F., Laar, J., Jahoda, M., Stewart, P.A.: Prenatal diagnosis of skeletal dysplasia by real-time ultrasound. Obstet. and Gynec. 63 (1984) 360–364
132. Yarkoni, S., Schmidt, W., Jeanty, P., Reece, E., Hobbins, J.C.: Clavicular measurement: a new biometric parameter for fetal evaluation. J. Ultrasound Med. 4 (1985) 467–470

13 Gestationsaltersschätzung im II. und III. Trimenon

Bedeutung der Gestationsaltersschätzung

Schwangerschaftsüberwachung. Die frühzeitige, exakte Festlegung des Gestationsalters ist eine unabdingbare Voraussetzung für die weitere Überwachung jeder Schwangerschaft. Das fetale Wachstum sowie bestimmte Laborbefunde (z. B. AFP im Serum oder Fruchtwasser, Triple-Test [28]) lassen sich nur dann richtig beurteilen, wenn sie dem tatsächlichen Gestationsalter zugeordnet werden können.

Ist das Gestationsalter bereits in der Frühgravidität gesichert, kann eine frühe Wachstumsretardierung im II. Trimenon rechtzeitig erkannt werden, sodass noch genügend Zeit für eine Karyotypisierung besteht. Weiterhin können bei rechnerischer Terminüberschreitung nicht nur eine echte Übertragung mit hoher Sicherheit erkannt, sondern auch unnötige Geburtseinleitungen bei fraglicher Terminüberschreitung vermieden werden.

Sonographische Schätzung. Bei etwa 20% (17–22% [2, 13, 16]) aller Patientinnen ist das Gestationsalter aus den anamnestischen Angaben nicht zu ermitteln. Gerade bei diesen Fällen kommt der sonographischen Schätzung des Schwangerschaftalters eine enorme Bedeutung zu. Für die sonographische Gestationsaltersschätzung stehen, je nach Schwangerschaftsalter, verschiedene Messparameter zur Verfügung (Tab. 13.**1**, Abb. 13.**1**).

Kurven für die Gestationsaltersschätzung

Bei jeder Gestationsaltersschätzung ist darauf zu achten, dass das Gestationsalter nicht einfach aus der normalen Wachstumskurve des jeweiligen Parameters abgelesen wird. Stattdessen sollten spezielle Kurven verwendet werden, bei denen der jeweilige Wachstumsparameter als unabhängige Variable auf der X-Achse und die Zeit als abhängige Variable auf der Y-Achse aufgetragen sind. Im Vergleich zur Wachstumskurve ist somit ein Koordinatensystem mit vertauschten Achsen notwendig (1, 10, 15, 19) (Abb. 13.**1**). Nur so erhält man einen statistisch exakten Mittelwert und Streubereich für das Schwangerschaftsalter (s. auch Tabellen im Anhang).

■ II. Trimenon

Kopf- und Femurmaße. Ab dem II. Trimenon ist die Scheitel-Steiß-Länge weniger zur Gestationsaltersschätzung geeignet, da der Fetus häufig

eine gekrümmte Haltung aufweist. Dadurch treten Messschwierigkeiten und Messfehler auf. Als Messparameter zur Gestationsaltersschätzung im II. Trimenon können stattdessen alle in Tab. 13.1 unter II. und III. Trimenon genannten Parameter verwendet werden. Vorrangige Parameter stellen jedoch der biparietale Kopfdurchmesser, der Kopfumfang und die Femurlänge dar. In der ersten Hälfte des zweiten Trimesters lässt sich das Schwangerschaftsalter mit dem biparietalen Durchmesser (8, 24) und dem Femur (5, 17, 26) auf ± 7 bis ± 10 Tage (2s) schätzen. Für den Kopfumfang werden Werte von ± 10 Tagen (2s) (4) und für den Abdomenumfang Werte von ± 13 Tagen (2s) (6) innerhalb dieses Zeitraumes angegeben.

Bei allen Messparametern ist Voraussetzung, dass bei der Messung die jeweilige Referenzebene exakt eingestellt wird.

Abdomenmaße. Die Abdomenmaße unterliegen wegen der stärkeren Verformbarkeit des Rumpfes einer höheren Messfehlerquote und sind deshalb weniger zur Überprüfung des Schwangerschaftsalters geeignet.

Transversaler Zerebellumdurchmesser. Bei unklarem Gestationsalter ist die zusätzliche Vermessung des transversalen Zerebellumdurchmessers von praktischem Interesse. Zwischen einer Größe von 17 und 22 mm stimmt der transversale Zerebellumdurchmesser mit dem Mittelwert der jeweiligen SSW überein (s. Tabelle im Anhang [1]).

■ III. Trimenon

Geringere Genauigkeit. Im III. Trimenon wird die Schätzung des Schwangerschaftsalters insgesamt wesentlich ungenauer. Sowohl anhand des biparietalen Durchmessers (8, 24), als auch des Kopfumfanges (4), des Abdomenumfanges (6) und des Femurs (5, 26) ergibt die Gestationsalterschätzung eine durchschnittliche Streuung von etwa ± 3 Wochen (2s). Im eigenen Patientenkollektiv (14) konnte zwar anhand der beiden Einzelparameter Kopfumfang und Femur eine etwas größere Schätzgenauigkeit mit ± 17 Tagen (2s) innerhalb dieses Zeitraumes erzielt werden, jedoch lag die Streuung beim biparietalen Durchmesser ebenfalls bei ± 20 Tagen. Die Verwendung des Kopfumfanges zur Gestationsaltersschätzung ist insbesondere dann von Vorteil gegenüber dem biparietalen Durchmesser, wenn eine Abweichung der Kopfform (Dolichozephalie, Brachyzephalie) vorliegt (3, 18).

Femurlänge. Bei tief liegendem Kopf nach Blasensprung oder bei schräger Kopfhaltung in Beckenendlage ist sowohl die Messung des biparietalen Kopfdurchmessers als auch die des Kopfumfanges erschwert oder nicht möglich. In solchen Fällen lässt sich das Gestationsalter dann noch anhand der Femurlänge schätzen.

Mehrparametrige Schätzung. Obwohl sich mit einer mehrparametrigen Schätzung (7) das Gestationsalter im III. Trimenon noch etwas genauer als mit den Einzelparametern schätzen lässt, wird dennoch eine Schätzgenauigkeit, wie sie mit der Scheitel-Steiß-Länge innerhalb des ersten Trimesters zu erzielen ist, in der Spätschwangerschaft wegen der zunehmenden biologischen Variabilität der einzelnen Parameter nicht mehr erreicht. Deshalb sollte bei Terminunklarheiten die erste Ultraschalluntersuchung so früh wie möglich, d. h. am besten innerhalb der ersten 10 SSW, durchgeführt werden, um den Schätzfehler so klein wie möglich zu halten.

Tabelle 13.**1**   Sonographische Messparameter zur Gestationsaltersschätzung

I. Trimenon
➤ Mittlerer Fruchtsackdurchmesser (10, 16,19)
➤ Scheitel-Steiß-Länge (9, 16, 19, 20, 21,25, 29)

II. und III. Trimenon
➤ Scheitel-Steiß-Länge (nur bis zur Mitte des zweiten Trimesters (9, 16, 25)
➤ Kopfmaße (BPD, FOD, KU) (1, 4, 7, 8, 11, 12, 14, 15, 16, 18, 22, 23, 24)
➤ Abdomenmaße (ATD, AAP, AU) (6, 7, 15, 16)
➤ Extremitätenknochen (vorwiegend Femur) (1, 5, 7, 14, 15, 17, 26, 27, 30)
➤ Zerebellum (1)

Abb. 13.**1** Gestationsaltersschätzung. Jeweils 5., 50., 95. Perzentile (nach Daten von 15).

a Mittels BPD.
b Mittels KU.
c Mittels AU.
d Mittels FL.

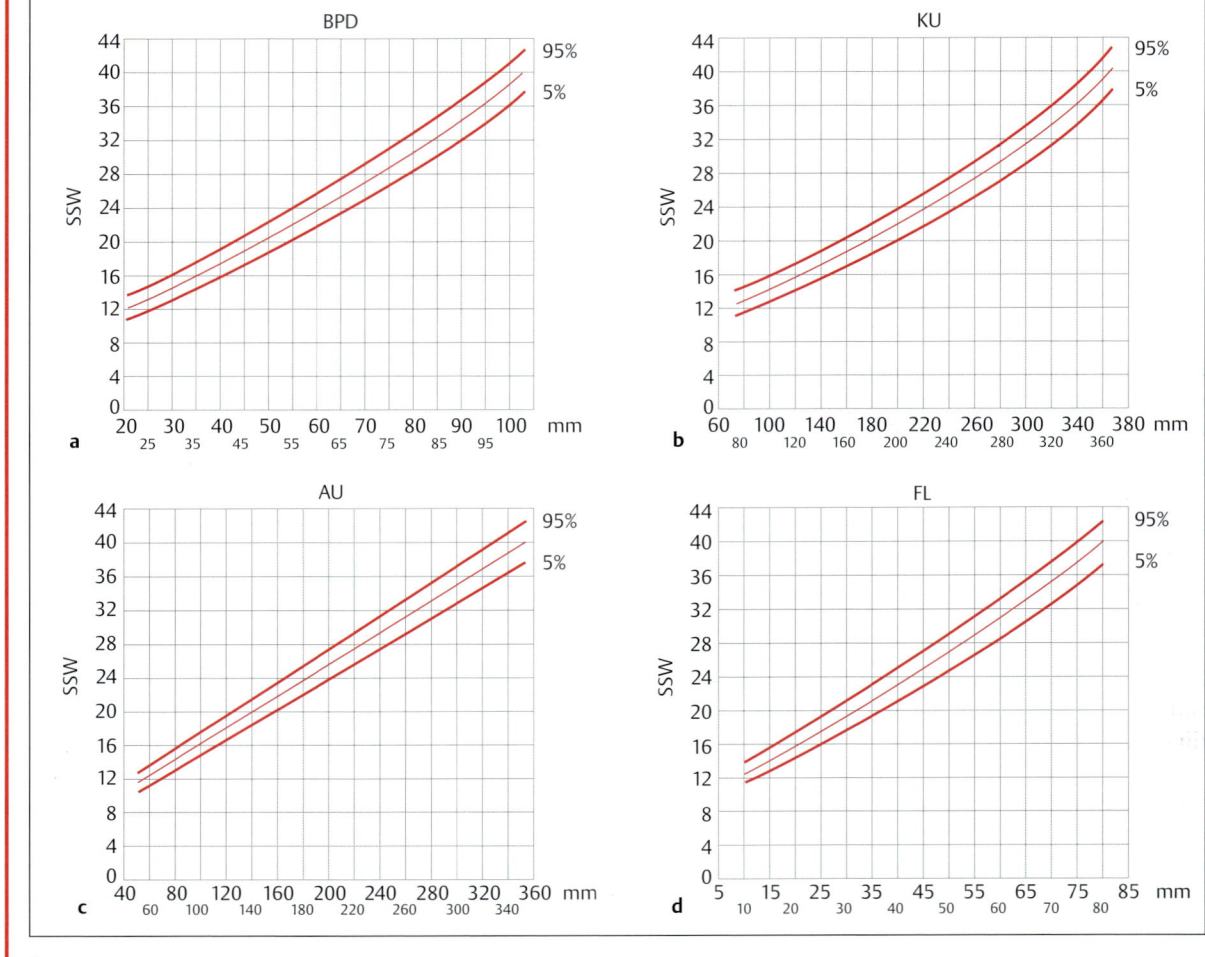

Literatur

1. Altman, D.G., Chitty, L.S.: New charts for ultrasound dating of pregnancy. Ultrasound Obstet. Gynecol. 10 (1997) 174–191
2. Dewhurst, C.J., Beazley, J.M., Campbell, S.: Assessment of fetal maturity and dysmaturity. Amer. J. Obstet. Gynec. 113 (1972) 141–149
3. Hadlock, F.P., Deter, R.L., Carpenter, R.J., Park, S.K.: Estimating fetal age: Effect of head shape on BPD. Amer. J. Roentgenol.137 (1981) 83–85
4. Hadlock, F.P., Deter, R., Harrist, R.B., Park, S.K.: Fetal head circumference: Relation to menstrual age. Amer. J. Roentgenol. 138 (1982) 649–653
5. Hadlock, F.P., Harrist, R.B., Deter, R.L., Park, S.K.: Fetal femur length as a predictor of menstrual age: Sonographically measured. Amer. J. Roentgenol. 138 (1982) 875–878
6. Hadlock, F.P., Deter, R.L. , Harrist, R.B., Park, S.K.: Fetal abdominal circumference as a predictor of menstrual age. Amer. J. Roentgenol. 139 (1982) 367–370
7. Hadlock, F.P., Deter, R.L. , Harrist, R.B., Park, S.K.: Computer assisted analysis of fetal age in the third trimester using multiple fetal growth parameters. J. Clin. Ultrasound 11 (1983) 313–316
8. Hansmann, M.: Ultraschallbiometrie im II. und III. Trimester der Schwangerschaft. Gynäkologe 9 (1976) 133–155
9. Hansmann, M., Schuhmacher, H., Foebus, J.: Ultraschallbiometrie der fetalen Scheitelsteißlänge in der ersten Schwangerschaftshälfte. Geburtsh. u. Frauenheilk. 39 (1979) 656–666
10. Holländer, H.J.: Die Ultraschalldiagnostik in der Schwangerschaft. München: Urban & Schwarzenberg 1972
11. Kopta, M.M., May, R.R., Crane, J.P.: A comparison of the reliability of the estimated date of confinement predicted by crown rump length and biparietal diameter. Amer. J. Obstet. Gynec. 145 (1983) 562–565
12. Kurtz, A.B., Wapner, R.J., Kurtz, R.J. et al.: Analysis of biparietal diameter as an accurate indicator of gestational age. J. clin. Ultrasound 8 (1980) 319–326
13. Lind, T., Billewicz, W.Z.: A point-scoring system for estimating gestational age from examination of amniotic fluid. Brit. J. Hosp. Med. 4 (1971) 681–685
14. Merz, E., Pehl, S., Goldhofer, W., Hoffmann, G.: Sonographische Vermessung fetaler Extremitätenknochen zur Gestationsalterschätzung im III. Trimenon. Arch. Gynec. 238 (1985) 190
15. Merz, E.: Standardisierung der fetalen Biometrie. Gynäkologie u. Geburtshilfe 1 (1991) 29–35
16. Müller, J.E.A.: Erstellung und Nutzung von Ultraschallkurven und Ultraschalltabellen an der Universitäts-Frauenklinik Düsseldorf. Inauguraldissertation, Düsseldorf 1980

17. O'Brien, G.D., Queenan, J.T., Campbell, S.: Assessment of gestational age in the second trimester by real-time ultrasound measurement of the femur length. Amer. J. Obstet. Gynec. 139 (1981) 540–545
18. Ott, W.J.: The use of ultrasonic fetal head circumference for predicting expected date of confinement. J. clin. Ultrasound 12 (1984) 411–415
19. Rempen, A.: Biometrie in der Frühgravidität (I. Trimenon). Gynäkologie u. Geburtshilfe 1 (1991) 23–28
20. Rempen, A.: Vaginale Sonographie im I. Trimenon. II. Quantitative Parameter. Z. Geburtsh. u. Perinat. 195 (1991) 163–171
21. Robinson, H.P., Fleming, J.E.E.: A critical evaluation of sonar crown-rump-length-measurements. Brit. J. Obstet. Gynaec. 82 (1975) 702–710
22. Sabbagha, R.E., Barton, F.B., Barton, B.A.: Sonar biparietal diameter. I. Analysis of percentile growth differences in two normal populations using same methology. Amer. J. Obstet. Gynec. 126 (1976) 479–484
23. Sabbagha, R.E., Barton, B.A., Barton, F.B., Kingas, E., Orgill, J., Turner, J.H.: Sonar biparietal diameter. II. Predictive of three fetal growth pattern leading to a closer assessment of gestational age and neonatal weight. Amer. J. Obstet. Gynec. 126 (1976) 485–490
24. Sabbagha, R.E., Hughey, M.: Standardization of sonar cephalometry and gestational age. Obstet. and Gynec. 52 (1978) 402–406
25. Schmidt, W., Hendrik, H.J., Kubli, F.: Ultraschallfetometrie – die Scheitel-Steißlänge in der ersten Schwangerschaftshälfte. Z. Geburtsh. Perinat. 185 (1981) 327–335
26. Schmidt, W., Hendrik, H.J.: Fetale Femurlänge im zweiten und dritten Schwangerschaftstrimenon. Geburtsh. u. Frauenheilk. 45 (1985) 91–97
27. Terinde, R., Driedger, E., Müller, J.E.A., Kozlowski, P., Schadewaldt, I.: Extremitätenwachstum, Gestationsalter-Schätzung und Mißbildungsdiagnostik durch Ultraschall-Vermessung fetaler Knochen im II. Trimenon. Z. Geburtsh. Perinat. 186 (1982) 125–132
28. Wald, N.J., Cuckle, H.S., Densem, J.W, Kennard, A., Smith, D.: Maternal serum screening for Down's syndrome: the effect of routine ultrasound scan determination of gestational age and adjustment for maternal weight. Br. J. Obstet. Gynaecol. 99 (1992) 144–149
29. Wisser, J., Dirschedl, P., Krone, S.: Estimation of gestational age by tranvaginal sonogrphic measurement of greatest embryonic length in dated human embryos. Ultrasound Obstet. Gynecol. 4 (1994) 457–462
30. Yeh, M.N., Bracero, L., Reilly, K.B., Murtha, L., Aboulafia, M., Barron, B.A.: Ultrasonic measurement of the femur length as an index of fetal gestational age. Amer. J. Obstet. Gynec. 144 (1982) 519–522

14 Fetale Gewichtsschätzung

Bedeutung der fetalen Gewichtsschätzung

Geburtsmanagement. Im Rahmen der modernen Geburtshilfe gewinnt die Kenntnis des Fetalgewichts eine immer größere Bedeutung. Dies gilt vor allem für das klinische Management bei der drohenden Frühgeburt, bei der fetalen Wachstumsretardierung, aber auch bei der fetalen Makrosomie.

Da die Sterblichkeitsrate Neugeborener umso höher ausfällt, je niedriger das Geburtsgewicht ist (4, 64), wird man versuchen, eine Frühgeburt – sofern dies möglich und klinisch vertretbar ist – so lange hinauszuzögern, bis die Lebensfähigkeit des Kindes in hohem Maße gesichert ist.

Umgekehrt kann durch das Erkennen eines makrosomen Wachstums, das ebenfalls mit einer erhöhten Sterblichkeitsrate und Morbidität des Neugeborenen einhergeht (47), eine gezielte Sectio caesarea durchgeführt werden, wodurch das Risiko einer Schulterdystokie oder einer Plexuslähmung gezielt reduziert wird. Als Alternative bietet sich eine vorzeitige Geburtseinleitung bei bereits ausreichender Fetalreife, aber noch niedrigerem Schätzgewicht des Fetus an.

Normkurven und Definitionen

Einflussfaktoren. Das intrauterine Wachstumsverhalten und die Gewichtsentwicklung des Feten werden von verschiedenen Faktoren beeinflusst. Hierzu gehören vor allem genetische, ethnische, klimatische und sozioökonomische Faktoren.

Ausgehend von anthropometrischen Erfassungen an Neugeborenen wurden unterschiedliche Normkurven in USA (20, 21, 41) und Europa (England und Schottland (12, 60), Frankreich (19), Italien (17), Schweden (16, 59) Österreich (26), Schweiz (66), Ungarn (5) und Deutschland (27, 34, 37, 65)) publiziert. Aufgrund unterschiedlicher Zusammensetzung der jeweiligen Kollektive (unterschiedliche Populationen, teilweise inhomogene Verteilung, Einbeziehung toter oder fehlgebildeter Kinder, kein gesichertes Gestationsalter) fand sich eine große Variationsbreite bei den als Norm definierten Geburtsgewichten. Auch zeigte sich ganz deutlich, dass entsprechende Normkurven nicht unkritisch von einem Kontinent auf den anderen übertragen werden dürfen. So fielen die Geburtsgewichte, die an Colorado-Babys als Norm erhoben wurden (41) insgesamt deutlich niedriger aus als diejenige, die in Europa erhoben wurden (s. o.). Erklärt wurden diese niedrigen Geburtsgewichte durch die Höhenlage von Denver (1584 m über Meeresspiegel).

Fetalgewicht. Abb. 14.1 gibt eine Normkurve für das fetale Gewicht wieder. Diese wurde anhand der von Gallivan et al. (18) 1993 publizierten Daten erstellt. Die Arbeitsgruppe führte bei 67 kaukasischen Frauen serielle Ultraschalluntersuchungen durch und berechnete unter Zugrundelegung der Hadlock-Formel (23) und eines mathematischen Modells Normdaten für das Fetalgewicht. Zu berücksichtigen ist bei dieser sonographischen Gewichtskalkulation allerdings, dass der biparietale Durchmesser als „Außen-innen-Messung" in die Berechnung mit einging.

Gewicht und Kindslänge. Abb. 14.2–14.4 geben die 1992 in der Bundesrepublik Deutschland an 563 480 Einlingsschwangerschaften erhobenen Normwerte für das Gewicht und die Kindslänge zwischen 23 und 43 SSW wieder (Voigt et al. [65]). Die Auswertung erfolgte geschlechtsbezogen. Im direkten Vergleich zeigte sich, dass das Geburtsgewicht von Mädchen durchweg etwas geringer ausfiel als das von Jungen (Abb. 14.2).

Phasen der Gewichtsentwicklung. Insgesamt können bei der fetalen Gewichtsentwicklung 4 unterschiedliche Phasen beobachtet werden (11):
1. eine langsame Phase,
2. eine beschleunigte Phase,
3. ein maximales Wachstum und
4. ein abfallendes Wachstum.

Definitionen. Ein eutrophes Kind liegt per definitionem dann vor, wenn sich sein Gewicht zwischen der 10. und 90. Perzentilkurve befindet. Die Perzentilkurve stellt die Trennlinie dar, die angibt, wie viel Prozent der Bevölkerung unterhalb dieser Linie liegen.

Kinder unterhalb der 10. Perzentilkurve werden allgemein als SGA (= small for gestational age), Kinder oberhalb der 90. Perzentilkurve als hypertroph bezeichnet.

Als Frühgeborene sind dagegen Kinder < 37 SSW definiert; bei > 42 SSW spricht man von Übertragung.

Gewichtsschätzung mittels Ultraschall

Mit der Einführung des Ultraschalls in die Geburtshilfe gab es erstmals eine Methode, mit der anhand von definierten fetalen Wachstumsparametern eine Gewichtsschätzung vorgenommen werden konnte.

Biparietaler Durchmesser. Erste sonographische Gewichtsschätzungen, die nur anhand des biparietalen Durchmessers durchgeführt wurden (28, 30, 35, 36, 39, 52, 62, 68), brachten gegenüber der klinischen Gewichtsschätzung aufgrund von Inspektion und Palpation keine wesentlich besseren Ergebnisse. So konnte mit der klinischen Gewichtsschätzung das Schätzgewicht in 79,9% (40) bzw. in 82,5% (49) innerhalb ±500g des tatsächlichen Gewichtes ermittelt werden. Mit der sonographischen Gewichtsschätzung lag die mittlere Gewichtsabweichung je nach verwendeter Formel zwischen ±350g und ±500g. Deshalb beschränkte man sich zunächst auf die Angabe, ab welchem biparietalen Durchmesser mit einem bestimmten Geburtsgewicht zu rechnen ist. So fand Holländer (28), dass ab einem BPD von 9,2 cm in 98,5% der Fälle mit einem Geburtsgewicht von 2500g gerechnet werden kann. Schlensker und Decker (53) konnten ein solches Geburtsgewicht erst ab einem BPD von mindestens 9,4 cm beobachten.

Kopf- und Rumpfparameter. Erst durch die Berücksichtigung der Abdominometrie bzw. durch die kombinierte Verwendung von Kopf- und Rumpfparametern gelang es, den Schätzfehler bei der Bestimmung des Fetalgewichtes auf Werte unter ± 300 g zu senken. Allein mithilfe des Abdomenumfanges konnten Campbell und Wilkin (10) wie auch Higginbottom et al. (25) bereits günstigere Schätzwerte als mit dem biparietalen Durchmesser erzielen. Hansmann (24) verwendete zur fetalen Gewichtsbestimmung den BPD und den Abdomenquerdurchmesser und konnte damit den mittleren absoluten Fehler auf ± 240 g begrenzen. Schillinger et al. (52) führten eine Gewichtsschätzung sowohl mithilfe des biparietalen Durchmessers und des mittleren Abdomendurchmessers (AM = [ATD + ASD]/2) als auch mithilfe des Kopf- und Abdomenumfanges sowie der entsprechenden Querschnittsflächen durch. Dabei konnten sie das günstigste Ergebnis mittels der planimetrischen Flächenmessung (Kopffläche und Abdomenfläche) erzielen (Standardabweichung 233 g).

Andere Ansätze. Auch andere Ansatzpunkte wurden gewählt: Issel und Prenzlau (30) wie auch Miller (46) bezogen zusätzlich die Trunkuslänge in die Gewichtsschätzung mit ein. Morrison und McLennan (48) bestimmten das Fetalgewicht über eine planimetrische Volumenbestimmung, Brinkley et al. (9) über eine dreidimensionale Kopf- und Rumpfrekonstruktion.

Ein von der Kephalo- und Abdominometrie völlig unabhängiges Verfahren zur fetalen Gewichtsschätzung wurde von Bernaschek und Kratochwil (6) angegeben. Sie ermittelten das Gewicht anhand des fetalen Nierenvolumens.

Neuere Formeln beziehen andere Parameter, wie den Oberschenkelumfang (3), den Thorax (69) oder die Wangen-Wangen-Distanz (1) in die Gewichtsschätzung mit ein.

Gewichtsschätzungsformeln. Die meisten sonographischen Gewichtsschätzungsformeln basieren jedoch vorwiegend auf der Kephalo- und Abdominometrie (14, 24, 29, 33, 43, 50, 57, 58, 63, 67). Einzelne Formeln beziehen zusätzlich auch noch die Femurlänge in die Berechnung mit ein (23, 50). Schuhmacher (54) berücksichtigte außerdem das Gestationsalter. Seeds et al. (56) verwendeten anstelle des biparietalen Durchmessers die Femurlänge zur fetalen Gewichtsschätzung.

Tab. 14.1 gibt einen Überblick über verschiedene Formeln, die bei der fetalen Gewichtsschätzung zum Einsatz kommen. Hierbei zeigt

sich das gesamte Spektrum von der einfachen bis zur komplizierten Formel. Bei Formeln, in die bis zu zwei Parameter eingehen, lässt sich das Schätzgewicht relativ einfach berechnen, wobei auch das Ergebnis problemlos in einer Tabelle abgelesen werden kann. Formeln, die hingegen mehr als zwei Parameter einbeziehen, bedürfen einer Computerberechnung.

Schätzzuverlässigkeit und Schätzgenauigkeit. Für die Bewertung, wie gut eine Gewichtsschätzung ist, kann sowohl die Schätzzuverlässigkeit (Prozentsatz der Fälle, bei denen das Realgewicht innerhalb der ± 10%-Grenze des Schätzgewichtes liegt) als auch die Schätzgenauigkeit (Prozentsatz der Fälle, bei denen das Schätzgewicht innerhalb der ± 10%-Grenze des Realgewichtes liegt) verwendet werden. Als Maß der Verschätzung können zudem die mittlere absolute Differenz zwischen Schätz- und Realgewicht sowie auch der Prozentsatz der Extremverschätzung um mehr als 500 g oder 1000 g angegeben werden (43).

Keine optimale Formel. Sowohl die Vielfalt der unterschiedlichen Formeln als auch immer wieder neue Überprüfungen von Gewichtsschätzungen (13, 31, 44, 51) zeigen deutlich, dass es keine Formel gibt, die dem Wunsch nach einer absolut verlässlichen Gewichtsschätzung in allen Fällen gerecht wird. Dies belegen auch Vergleichsuntersuchungen von Bernaschek und Kratochwil (7) wie auch von Merz et al. (43), die zeigen konnten, dass es kaum eine Formel gibt, die ein optimales Schätzgewicht für alle fetalen Gewichtsklassen liefert. Hinzu kommt, dass je nach Fruchtwasserverhältnissen, wie z. B. beim Oligohydramnion, die Abdomendurchmesser nicht immer exakt erfasst werden können, wodurch der hieraus resultierende Fehler in die Gewichtsschätzung mit eingeht. Meyer et al. (44) kamen allerdings zu dem Ergebnis, dass die Fruchtwassermenge (Amniotic-fluid-Index) die fetale Gewichtsschätzung nicht beeinflusst.

■ Gewichtsschätzung bei normalgewichtigen Kindern

Bernaschek und Kratochwil (7) fanden bei der Überprüfung der Formeln von Hansmann (24), Campbell und Wilkin (10) sowie Schillinger et al. (52) heraus, dass bei normalgewichtigen Kindern am Termin die durchschnittliche Abweichung des Schätzgewichtes vom tatsächlichen Geburtsgewicht bei der Verwendung der Schätzmethode nach Hansmann (24) am geringsten ist (mittlere Abweichung 139,97 g).

Bei unserer eigenen Überprüfung von normalgewichtigen Kindern (2500–3499 g) (43) ergab sich für die Formel von Shepard et al. (57) eine Schätzzuverlässigkeit von 72,6%, für die von Hansmann (24) eine von 67,9% und für die von Merz (43) eine von 61,9%.

Überschlagsmäßige Schätzung. Die von Merz (43) verwendete Formel:

$$G \text{ (g)} = 0{,}1 \times AU^3 \text{ (cm)}$$

eignet sich wegen ihrer Einfachheit zur schnellen überschlagsmäßigen Schätzung des Gewichtes bei Kindern zwischen 1200 und 3800 g (= AU 22,9–33,6 cm). Innerhalb dieses Bereiches verlaufen Schätzgewichtskurve und Realgewichtskurve nahezu identisch, während unter 1200 g mit dieser Formel eine Gewichtsunterschätzung und oberhalb 3800 g eine Gewichtsüberschätzung erfolgt.

■ Gewichtsschätzung bei untergewichtigen Kindern

Formel nach Campbell und Wilkin. Nach Bernaschek und Kratochwil (7) werden bei Frühgeborenen und Small-for-date-Kindern die günstigsten Ergebnisse unter alleiniger Verwendung des Abdomenumfanges nach der Gewichtsschätzungsmethode von Campbell und Wilkin (10) mit einer durchschnittlichen Abweichung von 152,5 g erreicht.

Tabelle 14.1 Übersicht über verschiedene Formeln zur präpartalen Gewichtsschätzung

Campbell und Wilkin (10)	$\log_e G = -4{,}564 + 0{,}282 \times AU - 0{,}00331 \times AU^2$ (cm, kg)
Eik-Nes (14)	$G = BPD^{1{,}85628} \times ATD^{1{,}34008} \times 1{,}43149 \times 10^{-3}$ (mm, g)
Hadlock et al. (23)	$G = 1{,}5622 - 0{,}01080 \times KU + 0{,}04680 \times AU + 0{,}171 \times FL + 0{,}00034 \times KU^2 - 0{,}003685 \times AU \times FL$ (cm, kg)
Hansmann (24)	$G = -1{,}05775 \times BPD + 0{,}649145 \times ATD + 0{,}0930707 \times BPD^2 - 0{,}020562 \times ATD^2 + 0{,}515263$ (cm, kg)
Higginbottom et al. (25)	$G = 0{,}0816 \times AU^3$ (cm, g)
Holländer (29)	$G = 7{,}344 \times BPD + 55{,}056 \times AM - 3270$ (mm, g)
Merz (43)	$G = 0{,}1 \times AU^3$ (cm, g)
Merz et al. (43)	$G = -3200{,}40479 + 157{,}07186 \times AU + 15{,}90391 \times BPD^2$ (cm, g)
Ott et al. (50)	$G = 2{,}0660 + 0{,}04355 \times KU + 0{,}05394 \times AU - 0{,}000858 \times KU \times AU + 1{,}2594 \times FL/AU$ (cm, kg)
Schillinger et al. (52)	$G = 397{,}7 \times (BPD + AM/2) - 4387$ (cm, g)
Schuhmacher (54)	$G = -0{,}001665958 \times ATD^3 + 0{,}4133629 \times ATD^2 - 0{,}5580294 \times ATD - 0{,}01231535 \times BPD^3 + 3{,}702 \times BPD^2 - 330{,}18110 \times BPD - 0{,}49371990 \times SSW^3 + 55{,}958061 \times SSW^2 - 2034{,}3901 \times SSW + 32768{,}19$ (mm, g)
Shepard et al. (57)	$\log_{10} G = -1{,}7492 + 0{,}166 \times BPD + 0{,}046 \times AU - 2{,}646 \times (AU \times BPD)/1000$ (cm, kg)
Thurnau et al. (63)	$G = (BPD \times AU \times 9{,}337) - 299{,}076$ (cm, g)
Warsof et al. (67)	$\log_{10} G = -1{,}599 + 0{,}144 \times BPD + 0{,}032 \times AU - 0{,}111 \times (BPD^2 \times AU)/1000$ (cm, kg)

BPD = biparietaler Kopfdurchmesser, KU = Kopfumfang, ATD = abdominaler Transversaldurchmesser, ASD = abdominaler Sagittaldurchmesser, AM = mittlerer Abdomendurchmesser (AM = [ATD+ASD]/2), AU = Abdomenumfang, FL = Femurlänge, SSW = Schwangerschaftswoche

Formel nach Shepard. Bei der von Merz et al. (43) durchgeführten prospektiven Überprüfung verschiedener Fremdformeln (Hansmann [24], Schillinger et al. [52], Campbell und Wilkin [10], Warsof et al. [67], Shepard et al. [57], Higginbottom et al. [25], Thurnau et al. [63]) wie auch einer Eigenformel (Merz 1982 [43]) (Formeln s. Tab. 14.**1**) anhand von 196 Feten zwischen 610 und 4520 g zeigte sich, dass mindergewichtige Kinder < 2500 g mit der höchsten Schätzzuverlässigkeit (72%) nach der Formel von Shepard et al. (57) geschätzt werden, d. h. in 72% der Fälle lag das Geburtsgewicht innerhalb der ± 10%-Grenze des Schätzgewichtes.

Widersprüchliche Ergebnisse. Neuere Vergleichsuntersuchungen ergeben gerade bei den mindergewichtigen Kindern < 2500 g widersprüchliche Aussagen bezüglich der günstigsten Formel: Larsen et al. (38) fanden bei der Überprüfung der Formeln von Warsof (67), Shepard (57) und Hadlock (23), dass nur die Formel von Warsof verlässliche Ergebnisse liefert, während mit den Formeln nach Shepard und Hadlock die untergewichtigen Kinder deutlich überschätzt werden (121). Dagegen kamen Scott et al. (55) zu dem Ergebnis, dass die Warsof-Formel für mindergewichtige Kinder < 1000 g nicht geeignet ist, da damit in ihrer Studie 80% aller Kinder unterschätzt wurden und nur 61% der Fälle innerhalb des Schätzgewichtes ± 15% lagen.

Retardierte und extrem unreife Feten. Bei retardierten Kindern werden nach Guidetti et. al. (22) die besten Ergebnisse durch Einbeziehung der Femurlänge erzielt. Über eine Gewichtsschätzungsformel, die speziell für extrem unreife Kinder geeignet sein soll, berichteten Mielke et al. (45).

◼ *Gewichtsschätzung bei makrosomen Kindern*

Formel nach Schillinger. Bei den makrosomen Kindern können nach den Vergleichsuntersuchungen von Bernaschek und Kratochwil (7) die besten Resultate mithilfe der Schädel- und Abdomenumfangsmessung nach Schillinger et al. (52) erzielt werden; hierbei ergab sich eine durchschnittliche Unterschätzung von 286,2 g. Auch bei der Vergleichsuntersuchung von Merz et al. (43) wurde bei Kindern > 3500 g die höchste Schätzzuverlässigkeit von 91,9% mit der Formel von Schillinger et al. (BPD und mittlerer Abdomendurchmesser) (52) gefunden, gefolgt von der Hansmann-Formel (24) mit 83,9%, der Formel von Shepard et al. (57) mit 72,6% und der Fomel von Merz (43) mit 69,4%. Über gute Ergebnisse bei makrosomen Kindern berichteten Smith et al. 1997 (58) mit der Hadlock-Formel (23).

Fetales Körperfett. Absulyman et al. (2) kommen zu dem Ergebnis, dass die fetale Gewichtsschätzung bei Kindern ≥ 4500 g ungenauer ist als bei Kindern mit einem geringeren Geburtsgewicht. Bernstein und Catalano (8) weisen darauf hin, dass bei Kindern diabetischer Mütter das fetale Körperfett zu einer Überschätzung des Fetalgewichtes führt.

◼ *Gewichtsschätzung bei allen Gewichtsklassen*

Bei der Überprüfung mehrerer Gewichtschätzungsformeln (43) ergab lediglich der Rechenansatz von Shepard et al. (57) akzeptale Ergebnisse für alle drei untersuchten Gewichtsklassen gemeinsam.

Formel nach Merz für alle Gewichtsklassen. Auf der Suche nach einer vom Gestationsalter unabhängigen Schätzformel, die ein zuverlässiges Schätzgewicht (d. h. ein Schätzgewicht, von dem das Realgewicht nicht mehr als ± 10% abweicht) in allen Gewichtsklassen gleichermaßen erbringt, führten wir eine Computeranalyse mit den gemessenen Ultraschalldaten und Geburtsgewichten von 167 Feten zwischen 2000 und 4520 g durch (43). Durch Korrelationsberechnungen und den Vergleich linearer, logarithmischer und polynomialer Ansätze konnte nachfolgende Formel als günstigste Schätzgleichung zur Ermittlung des Fetalgewichtes herausgefunden werden:

$$G \text{ (g)} = -3200{,}40479 + 157{,}07186 \times AU \text{ (cm)} + 15{,}90391 \times BPD^2 \text{ (cm)}.$$

Mit dieser Formel konnte für das Gesamtkollektiv eine Schätzzuverlässigkeit von 71,4% mit einer mittleren absoluten Gewichtsverschätzung von 221 g erzielt werden. Obwohl diese Formel nur anhand von Fetalgewichten zwischen 2000 und 4520 g (= BPD 8–10,5 cm, AU 26,4–36,5 cm) ermittelt wurde, lässt sie sich auch für Mindergewichtige bis etwa 1000 g (= BPD 7,0 cm, AU 21,8 cm) verwenden; darunter wird das Fetalgewicht unterschätzt.

Tabellen im Anhang. Zur einfachen Ermittlung des Fetalgewichtes aus BPD und AU ist diese Formel im Anhang in Tabellenform abgedruckt. Weiterhin finden sich im Anhang eine Gewichtstabelle für mindergewichtige Feten, beruhend auf der Formel von Shepard et al. (57), sowie eine Gewichtstabelle für makrosome Kinder, beruhend auf der Formel von Schillinger et al. (52).

3-D-Sonographie. Neue Ansätze der fetalen Gewichtsschätzung ergeben sich mit der 3-D-Sonographie, die aufgrund der Bestimmung von Volumina erstmals eine weitere Verbesserung der Gewichtsschätzung in Aussicht stellt. Über eine 3-D-Gewichtsschätzung mit dem Oberschenkelvolumen berichteten Chang et al. (12). Eine Gewichtsschätzung mittels des Arm- und Beinumfangs, die mit 3-D-Ultraschall bestimmt werden, wurde von Favre et al. (15) publiziert.

◼ *Gewichtsschätzung bei Mehrlingen*

Über Gewichtsschätzungen bei Zwillingen berichteten Jensen et al. (32) und Lynch et al. (42), über eine Schätzung bei Drillingen Lynch et al. (42).

Abb. 14.**1** Perzentilkurven des Fetalgewichts (5., 10., 50., 90., 95. Perzentile), errechnet mittels eines mathematischen Modells anhand sonographischer Messparameter (nach Daten von
18).

Abb. 14.**2** Fetalgewicht bei männlichen und weiblichen Neugeborenen in
der BRD im Vergleich (10., 50., 90.
Perzentile) (nach Voigt et al. [65]).

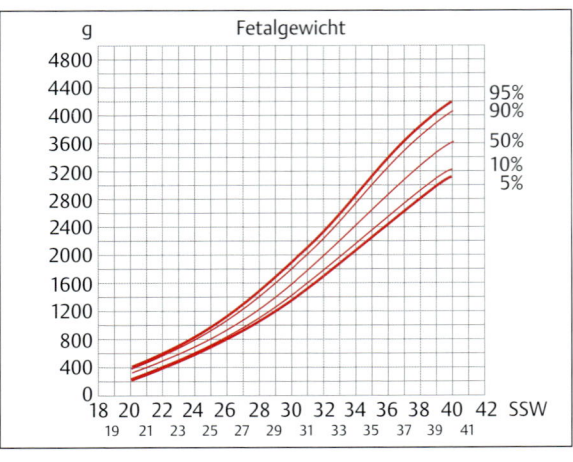

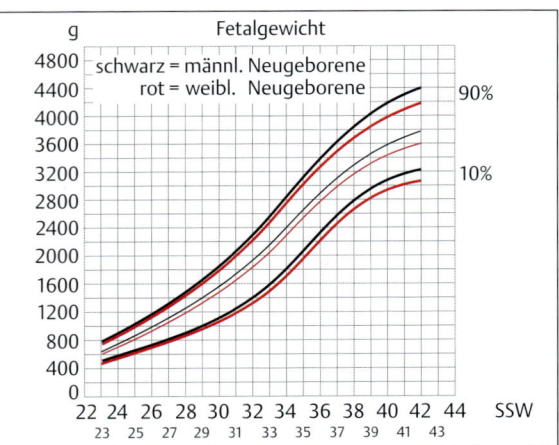

1 2

Abb. 14.**3** Perzentilkurven des Geburtsgewichtes (5., 10., 25., 50., 75.,
90., 95.Perzentile) nach dem Geschlecht, BRD,1992 (nach 65).
a Männliche Neugeborene.
b Weibliche Neugeborene.

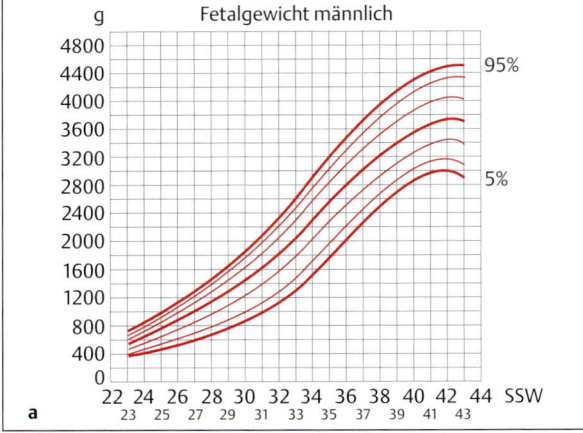

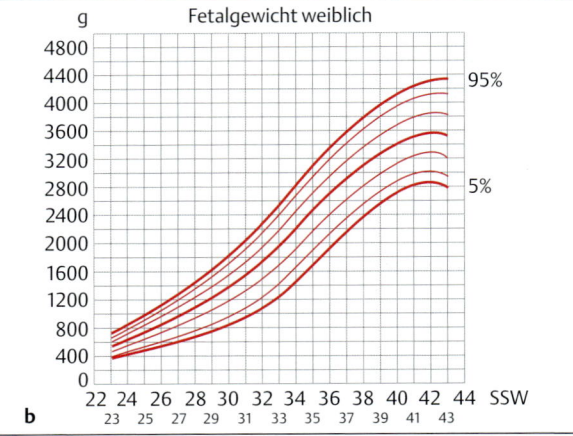

3

Abb. 14.**4** Perzentilwerte der Länge
Neugeborener (Einlinge), BRD 1992
(nach 65).
a Männliche Neugeborene.
b Weibliche Neugeborene.

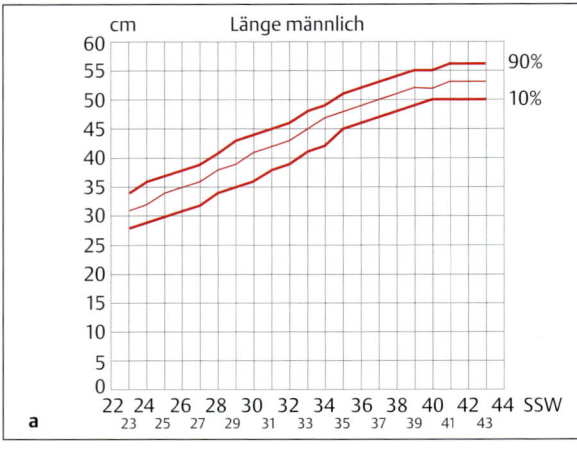

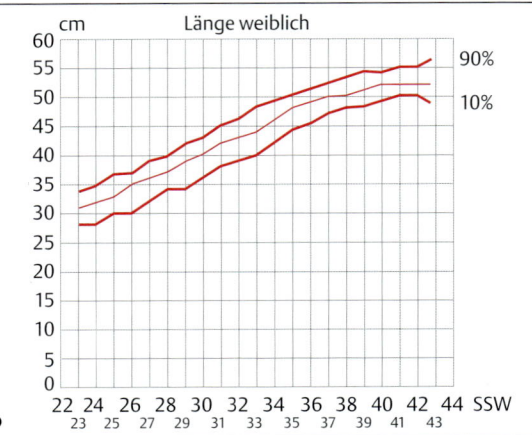

4

Literatur

1. Abramowicz, J.S., Robischon, K., Cox, C.: Incorporating sonographic cheek-to-cheek diameter, biparietal diameter and abdominal circumference improves weight estimation in the macrosomic fetus. Ultrasound Obstet. Gynecol. 9 (1997) 409–413
2. Alsulyman, O.M., Ouzounian, J.G., Kjos, S.L.: The accuracy of intrapartum ultrasonographic fetal weight estimation in diabetic pregnancies. Amer. J. Obstet. Gynecol. 177 (1997) 503–506
3. Balouet, P., Hamel, P., Domessent, D. et al.: Estimation du poids foetal par la mesure de la graisse des membres. Application au diagnostic de l'hypotrophie. J. Gynecol. Obstet. Biol. Reprod. Paris 23 (1994) 64–68
4. Battaglia, F.C., Lubchenco, L.O.: A practical classification of newborn infants by weight and gestational age. J. Pediat. 71 (1967) 159–163
5. Bazso, J., Vachter, J., Lnyi, I.: Die Schätzung der fetalen Gewichtszunahme und ihre Variationen aus dem Geburtsgewicht bei ungarischen Neugeborenen. Geburtsh. u. Frauenheilk. 29 (1969) 845–852
6. Bernaschek, G., Kratochwil, A.: Die Möglichkeit der intrauterinen Gewichtsschätzung aus dem fetalen Nierenvolumen. Ultraschall 1 (1980) 223–227
7. Bernaschek, G., Kratochwil, A.: Vergleich von Gewichtsschätzungsmethoden aus Kephalo- und Abdominometrie. Geburtsh. u. Frauenheilk. 41 (1981) 114–117
8. Bernstein, I.M., Catalano, P.M.: Influence of fetal fat on the ultrasound estimation of fetal weight in diabetic mothers. Obstet. Gynecol. 79 (1992) 561–563
9. Brinkley, J.F., McCallum, W.D., Liu, D.Y.: Fetal weight estimation from ultrasonic three-dimensional head and trunk reconstructions: Evaluation in vitro. Amer. J. Obstet. Gynec. 144 (1982) 715–721
10. Campbell, S., Wilkin, D.: Ultrasonic measurement of fetal abdomen circumference in the estimation of fetal weight. Brit. J. Obstet. Gynaec. 82 (1975) 689–697
11. Carrera, J.M., Devesa, R., Carrera, M.: Dynamics of fetal growth. In: Kurjak, A. (ed.): Textbook of Perinatal Medicine. Vol. 2 (1998) 1140–1147
12. Chang, F.M., Liang, R.I., Ko, H.C., Yao, B.L., Chang, C.H., Yu, C.H.: Three-dimensional ultrasound-assessed fetal thigh volumetry in predicting birth weight. Obstet. Gynecol. (90) 1997 331–339
13. Dudley, N.J.: Selection of appropriate ultrasound methods for the estimation of fetal weight. Br. J. Radiol. 68 (1995) 385–388
14. Eik-Nes, S.H.: Ultrasonic assessment of human fetal weight, growth and blood flow. Habilitationsschrift, Malmö 1980
15. Favre, R., Bader, A.M., Nisand, G.: Prospective study on fetal weight estimation using limb circumferences obtained by three-dimensional ultrasound. Ultrasound Obstet. Gynecol. 6 (1995) 140–144
16. Finnström, O.: Studies on maturity in newborn infants. Acta pediat. Scand. 60 (1971) 685–694
17. Fraccaro, M.: A contribution to the study of birth weight based on an Italian sample. Ann. Hum. Genet. 20 (1956) 282–298
18. Gallivan, S., Robson, S.C., Chang, T.C., Vaugham, J., Spencer, J.A.D.: An investigation of fetal growth using serial ultrasound data. Ultrasound Obstet. Gynecol. 3 (1993) 109–114
19. Goujard, J., Kaminski, M., Rumeau-Rougette, C.: Moyenne pondèrale et age gestationnel en relation avec quelques caractèristiques maternelles. Arch. Franc. Ped. 30 (1973) 341
20. Gruenwald, P.: The fetus in prolonged pregnancy. Amer. J. Obstet. Gynecol. 1964 (1964) 503–509
21. Gruenwald, P.: Infants of low birth weight among 5000 deliveries. Pediatrics 34 (1964) 157–162
22. Guidetti, D.A., Divon, M.Y., Braverman, J.J., Langer, O., Merkatz, I.R.: Sonographic estimates of fetal weight in the intrauterine growth retardation population. Amer. J. Perinatol. 7 (1990) 5–7
23. Hadlock, F.P., Harrist, R.B., Martinez-Poyer, J.: In utero analysis of fetal growth: a sonographic weight standard. Radiology 181 (1991) 129–133
24. Hansmann, M.: Ultraschallbiometrie im II. und III. Trimester der Schwangerschaft. Gynäkologe 9 (1976) 133–155
25. Higginbottom, J., Slater, J., Porter, G., Whitfield, C.R.: Estimation of fetal weight from ultrasound measurement of trunk circumference. Brit. J. Obstet. Gynaec. 82 (1975) 698–701
26. Hohenauer, L.: Intrauterines Längen- und Gewichtswachstum. Pädiatr. Pädol. 8 (1973) 195–205
27. Hohenauer, L.: Intrauterine Wachtumskurven für den Deutschen Sprachraum. Z. Geburtsh. u. Perinat. 184 (1980) 167–179
28. Holländer, H.J.: Die Ultraschalldiagnostik in der Schwangerschaft. München: Urban & Schwarzenberg 1972
29. Holländer, H.J.: Die Ultraschalldiagnostik in der Schwangerschaft. München: Urban & Schwarzenberg 1984
30. Issel, E.P., Prenzlau, P.: Eine neue Methode zur Berechnung des fetalen Gewichtes mittels Ultraschall-B-Bild Technik. Zbl. Gynäk. 96 (1974) 419–429
31. Jackson, D.W., Pitts, D.K., Kushner, R.: Estimation of fetal weight by means of ultrasound: a comparison of methods. J. Am. Osteopath. Assoc. 90 (1990) 1071–1080
32. Jensen, O.H., Jenssen, H.: Prediction of fetal weights in twins. Acta Obstet. Gynecol. Scand. 74 (1995) 177–180
33. Jordan, H.B.F.: Estimation of fetal weight by ultrasound. J. Clin. Ultrasound 11 (1983) 59–66
34. Kattner, E., Metze, B., Keen, D.V., Pearse, R.G., Dudenhausen, J.W.: Perzentilenkurven für Geburtsgewicht, Länge und Kopfumfang unter besonderer Berücksichtigung sehr unreifer Frühgeborener. Perinatalmedizin 4 (1992) 118–121
35. Kohorn, E.I.: An evaluation of ultrasonic fetal cephalometry. Amer. J. Obstet. Gynec. 97 (1967) 553–559
36. Kratochwil, A.: Ultraschalldiagnostik in Geburtshilfe und Gynäkologie. Stuttgart: Thieme 1968
37. Kyank, H., Kruse, H.J., Adomszent, S., Plesse, R.: Standardwerte für Geburtsgewichte und Geburtslängen von Neugeborenen in der DDR. Zentralbl. Gynäkol. 99 (1977) 461–465
38. Larsen, T., Petersen, S., Greisen, G., Larsen, J.F.: Normal fetal growth evaluated by longitudinal ultrasound examinations. Early Hum. Dev. 24 (1990) 37–45
39. Levi, S.: Ultrasonodiagnostic en obstétrique: Intéret clinique de la mesure du diamètre biparétal du foetus. Gynéc. et Obstét. 69 (1970) 227–238
40. Loeffler, F.E.: Clinical foetal weight prediction. Brit. J. Obstet. Gynaec. 74 (1967) 657–677
41. Lubchenco, L.O., Hansman, C., Dressler, M., Boyd, E.: Intrauterine growth as estimated from live-born weight data at 24–42 weeks of gestation. Pediatrics 32 (1963) 793–801
42. Lynch, L., Lapinski, R., Alvarez, M., Lockwood, C.J.: Accuracy of ultrasound estimation of fetal weight in multiple pregnancies. Ultrasound Obstet. Gynecol. 6 (1995) 349–352
43. Merz, E., Lieser, H., Schicketanz, K.H., Härle, J.: Intrauterine Gewichtsschätzung mittels Ultraschall. Ein Vergleich mehrerer Gewichtsschätzungsmethoden sowie die Entwicklung einer neuen Formel zur Bestimmung des Fetalgewichtes. Ultraschall 9 (1988) 15–24
44. Meyer, W.J., Font, G.E., Gauthier, D.W., Myles, T.D., Bieniarz, A., Rodriguez, A.: Effect of amniotic fluid volume on ultrasonic fetal weight estimation. J. Ultrasound Med. 14 (1995) 193–197
45. Mielke, G., Pietsch-Breitfeld, B., Salinass, R., Risse, T., Marzusch, K.: A new formula for prenatal ultrasonographic weight estimation in extremely preterm fetuses. Gynecol. Obstet. Invest. 40 (1995) 84–88
46. Miller, E.C.: Zum Problem der Gewichtsbestimmung des Feten durch Ultraschallbiometrie. Zbl. Gynäk. 5 (1980) 272–282
47. Modanlou, H.D., Dorchester, W.L., Thorosian, A., Freeman, R.K.: Macrosomia – Maternal, fetal, and neonatal implications. Obstet. Gynec. 55 (1980) 420–424
48. Morrison, J., McLennan, M.J.: The theory, feasibility and accuracy of an ultrasonic method of estimating fetal weight. Brit. J. Obstet. Gynaec. 83 (1976) 833–837
49. Ong, H.C., Sen, D.K.: Clinical estimation of fetal weight. Amer. J. Obstet. Gynec. 112 (1972) 877–880
50. Ott, W.J.: Clinical application of fetal weight determination by real-time ultrasound measurement. Obstet. and Gynec. 57 (1981) 758–762
51. Pedersen, J.F., Molsted-Pedersen, L.: Sonographic estimation of fetal weight in diabetic pregnancy. Brit J. Obstet. Gynaecol. 99 (1992) 475–478
52. Schillinger, H., Müller, R., Kretzschmar, M., Wode, J.: Gewichtsbestimmung des Feten durch Ultraschall. Geburtsh. u. Frauenheilk. 35 (1975) 858–865
53. Schlensker, K.H., Decker, I.: Voraussagen des kindlichen Geburtsgewichtes auf Grund der Ultraschallkephalometrie und -thorakometrie am Feten. Geburtsh. u. Frauenheilk. 33 (1973) 859–867
54. Schuhmacher, H.: Mehrparametrische nichtlineare fetale Gewichtsschätzung aus Ultraschallmeßwerten unter Berücksichtigung des Gestationsalters. Inaugural-Dissertation, Bonn 1979
55. Scott, F., Beeby, P., Abbott, J.: Accuracy of estimated fetal weight below 1000 g. Aust. N. Z. J. Obstet. Gynaecol. 36 (1996) 129–132
56. Seeds, J.W., Cefalo, R.C., Bowes, W.A.: Femur length in the estimation of fetal weight less than 1500 grams. Amer. J. Obstet. Gynec. 149 (1984) 233–235
57. Shepard, M.J., Richards, V.A., Berkowitz, R.L., Warsof, S.L., Hobbins, J.C.: An evaluation of two equations for predicting fetal weight by ultrasound. Amer. J. Obstet. Gynec. 142 (1982) 47–54
58. Smith, G.C., Smith, M.F., McNay, M.B., Fleming, J.E.: The relation between fetal abdominal circumference and birthweight: findings in 3512 pregnancies. Brit. J. Obstet. Gynaecol. 104 (1997) 186–190
59. Sterky, G.: Swedish standard curves for intrauterine growth. Pediatrics 46 (1970) 7–8
60. Tanner, J.M.: Standards for birth weight or intrauterine growth. Pediatrics 46 (1970) 1–6
61. Thomson, A.M., Billewicz, W.Z., Hytten, F.E.: The assessment of fetal growth. J. Obstet. Gynaec. Brit. Cwlth. 75 (1968) 903–916
62. Thompson, H.E., Holmes, J.H., Gottesfeld, K.R., Taylor, E.S.: Fetal development as determined by ultrasonic pulse echo techniques. Amer. J. Obstet. Gynec. 92 (1965) 44–52
63. Thurnau, G.E., Tamura, R.K., Sabbagha, R. et al.: A simple estimated fetal weight equation based on real-time ultrasound measurements of fetuses less than thirty-four weeks gestation. Amer. J. Obstet. Gynec. 145 (1983) 557–561
64. Usher, R.H., McLean, F.H.: Normal fetal growth and the significance of fetal growth retardation. In Davis, J.A., Dobbing, J.: Scientific Foundations of Paediatrics. London: Heinemann 1974; p. 69
65. Voigt, M., Schneider, K.T.M., Jährig, K.: Analyse des Geburtengutes des Jahrganges 1992 der Bundesrepublik Deutschland. Teil 1: Neue Perzentilwerte für die Körpermaße bei Neugeborenen. Geburtsh. u. Frauenheilk. 56 (1996) 550–558
66. Wälli, R.: Gewicht, Länge und Kopfumfang neugeborener Kinder (Einlinge und Zwillinge) und ihre Abhängigkeit von mütterlichen Faktoren. Inauguraldissertation Med. Fakultät der Univ. Zürich 1978
67. Warsof, S.L., Gohari, P., Berkowitz, R.L., Hobbins, J.C.: The estimate of fetal weight by computer-assisted analysis. Amer. J. Obstet. Gynec. 128 (1977) 881–892
68. Willocks, J., Donald, I., Duggan, T.C., Day, N.: Foetal cephalometry by ultrasound. J. Obstet. Gynaec. Brit. Cwlth 71 (1964) 11–20
69. Winn, H.N., Rauk, P.N., Petrie, R.H.: Use of the fetal chest in estimating fetal weight. Amer. J. Obstet. Gynecol. 167 (1992) 448–450

15 Fetales Verhalten

Ultraschall in der Geburtshilfe begann mit der Einführung des Compound-Verfahrens, wobei die Vermessung des Feten das erste Ziel war. Mit der Verbesserung der Bildauflösung und der Einführung der Real-Time-Sonographie rückten auch fetale Bewegungsabläufe ins Blickfeld des Interesses. Beschreibungen fetaler Bewegungen nahmen noch einmal enorm zu, als das Konzept von fetalem Verhalten und fetalen Verhaltensweisen vorgestellt wurde. Dies löste sozusagen eine Lawine in der fetalen Verhaltensforschung aus (44).

Einflussfaktoren. Es wurde jedoch auch sehr schnell klar, dass fetales Verhalten nur unter standardisierten Bedingungen beurteilt werden kann, denn viele Variablen, wie Tageszeit, Nahrungsaufnahme, Rauchen etc., beeinflussen das fetale Verhalten signifikant. Der wichtigste Faktor schien jedoch das Gestationsalter zu sein. So wurde klar, dass das fetale Verhalten mit 20 SSW kaum mit dem eines Kindes am Geburtstermin verglichen werden kann.

Fetales Verhalten kann als Ergebnis der Aktivität des fetalen zentralen Nervensystems (ZNS) angesehen werden. Deshalb lässt sich bei manchem schwer hirngeschädigten Feten ein abnormes fetales Verhaltensmuster beobachten. Es wurde offensichtlich, dass das intrauterine Milieu nicht immer einen 100%igen Schutz gewährleistet: „Demnach ist der Fetus nichts anderes als ein menschliches Lebewesen, genauso empfindlich gegenüber einem Unfall, einer Krankheit oder einem iatrogenen Problem wie ein Kind oder ein Erwachsener" (45)!

In diesem Kapitel wollen wir zunächst einen Überblick über die wichtigsten Erkenntnisse der einzelnen fetalen Verhaltensweisen, wie Körper-, Augen- und Mundbewegungen, geben, wie auch die fetalen Verhaltenszustände beschreiben. Sodann werden die Konsequenzen, die für die klinische Praxis aus dem fetalen Verhalten resultieren, diskutiert.

Fetale Verhaltensweisen und -zustände im Einzelnen

■ Fetale Körperbewegungen

Bewegungen während der ersten Hälfte der Schwangerschaft

Eine der allerersten Beschreibungen fetaler Bewegungen findet sich in der Bibel: „Und die Kinder stießen sich miteinander in ihrem Leibe" (1. Mose 25,22). Allerdings dauerte es bis 1976, bis Reinold (53) zeigen konnte, dass der Fetus sich tatsächlich schon im I. Trimenon der Schwangerschaft spontan bewegt. Reinold zeigte auch, dass das Fehlen von Körperbewegungen auf den bevorstehenden fetalen Tod hinweisen kann, während die Anwesenheit von fetalen Körperbewegungen dagegen sehr beruhigend ist.

Kategorisierung. 1982 veröffentlichten de Vries et al. (74) ihre Ergebnisse über die Beobachtung der fetalen somatischen Aktivität in der ersten Schwangerschaftshälfte. Die Arbeitsgruppe führte eine Kategorisierung der Verhaltensmuster ein und beschrieb, wie die einzelnen Bewegungen in Bezug auf Schnelligkeit, Kraft und Ausdauer ausgeführt wurden.

„Startles". Diese kurzen ruckartigen Bewegungen des Fetus beschreiben de Vries et al. (74) folgendermaßen: „Plötzliche, gleichzeitige Beugung und/oder Streckung sowohl der Arme als auch der Beine. Die Ausdehnung der Bewegung ist meist groß, kann aber auch klein oder nur gerade noch wahrnehmbar sein".

Erstes Auftreten. Diese Forschergruppe zeigte auch ganz klar, dass die Mehrheit der Bewegungsmuster, die man im dritten Trimester und nach der Geburt unterscheiden kann, bereits mit 14 SSW vorhanden ist. In Tab. 15.1 ist das erstmalige Auftreten einzelner fetaler Bewegungen dargestellt.

Ruhephasen. Nicht nur die unterschiedlichen Bewegungen sind von großer Bedeutung, sondern auch die Ruhephasen dazwischen. So dauert die längste Ruhephase 260 Sekunden (108–780 s) mit 8 SSW und 127 Sekunden (77–306 s) mit 19 SSW (77). In der zweiten Hälfte der Schwangerschaft vergrößern sich diese Ruhephasen mit zunehmendem Gestationsalter (Abb. 15.1).

Bewegungen während der zweiten Hälfte der Schwangerschaft

Längere Phasen. Im zweiten und dritten Trimester wurde den groben Körperbewegungen viel Aufmerksamkeit entgegengebracht (69). Allerdings zeigt der Fetus erst in den letzten Wochen der Schwangerschaft wirklich deutlich verlängerte Phasen der An- oder Abwesenheit fetaler Bewegungen. Mit Fortschreiten der Schwangerschaft häufen sich die Zeiträume, in denen fetale Bewegungen fehlen, dramatisch. Bei einem reifen Feten können Kindsbewegungen bis zu 45 Minuten ausbleiben (Abb. 15.1). Diese Beobachtung betont noch einmal, dass das Schwangerschaftsalter unbedingt mit in Betracht gezogen werden muss. Was bei einem 20 Wochen alten Feten noch normal erscheint, kann beim gleichen Feten mit 38 SSW pathologisch sein!

Qualitätsbeurteilung. In den letzten 10 Jahren wurde auch klar, dass das Auszählen der einzelnen Bewegungen unter klinischen Bedingungen nicht sehr hilfreich ist. Selbst der leicht hypoxische, wachstumsretardierte Fetus wird weiterhin Körperbewegungen ausführen. Von viel größerer Bedeutung scheint der Blick auf Qualität, Schnelligkeit und Größe der Bewegungen zu sein. De Vries et al. (74, 75) begannen daher, dem Konzept der Qualitätsbeurteilung im ersten Trimester zu folgen. Bekedam et al. (8) untersuchten unter diesem Aspekt 10 wachstumsretardierte Feten zwischen 29 und 35 SSW.

Es ist jedoch nach wie vor nicht möglich, die Qualität der fetalen Bewegungen als klinische Entscheidungshilfe im Einzelfall zu verwenden.

■ Fetale Atembewegungen und Schluckauf

Die erste Beobachtung fetaler Atembewegungen wurde von Ahlfeld 1888 (1) in Deutschland veröffentlicht. Zu dieser Zeit wurde ihm kein Glauben geschenkt, und seine Beobachtungen blieben beinahe einhellig unberücksichtigt, bis schließlich Dawes et al. (15) 1970 Atembewegungen bei fetalen Lämmern beschrieben. Beobachtungen am menschlichen Feten folgten dann durch Boddy und Robinson 1971 (10).

Paradoxe Atembewegungen. Eine detaillierte M-Mode-Analyse der menschlichen fetalen Atembewegungen wurde 1978 von Bots et al. (11) veröffentlicht. Sie beschrieben die Atembewegungen als „paradox", da der Brustkorb während der „Inspiration" eine Einwärtsbewegung durchführte und das Zwerchfell sich nach unten bewegte.

Einflussfaktoren. Mit modernen Ultraschallgeräten können Atembewegungen leicht ab 11 SSW beobachtet werden (Tab. 15.1). Sofort nach ihrer Entdeckung hoffte man, dass Atembewegungen als sensitiver Parameter zur Aufdeckung einer fetalen Stresssituation dienen könnten. Es zeigte sich jedoch schon bald, dass Atembewegungen nicht kontinuierlich vorhanden sind und durch verschiedene Faktoren beeinflusst werden:

- So wurde ein postprandialer Anstieg der Atembewegungen bereits ab 20–22 SSW von de Vries et al. (76) beschrieben.
- Nijhuis et al. (39) zeigten ebenfalls einen Anstieg der Atembewegungen nach Glucoseaufnahme der Mutter mit 24 SSW.
- Außerdem verringert Rauchen die Inzidenz fetaler Atembewegungen (31).
- Während fetaler Ruhephasen ist es nicht nur wahrscheinlich, dass fetale Atembewegungen eher ausbleiben (71), sondern auch, dass sie viel regelmäßiger sind (37, 63).
- Die Dauer der Perioden, während der Atembewegungen fehlen können, verlängert sich während der Schwangerschaft enorm. So ist es am Geburtstermin nicht ungewöhnlich, dass Atembewegungen bis zu 120 Minuten ausbleiben (50).

Generell sollte bei Verhaltensstudien die fetale Atmung nicht als eine unabhängige Variable, sondern immer in Kombination mit anderen Variablen gesehen werden. Gleichzeitig sollten solche Studien unter hochstandardisierten Bedingungen durchgeführt werden.

Abnahme gegen Ende der Schwangerschaft. Während der letzten SSW nimmt die Inzidenz der fetalen Atmung ab und Atembewegungen fehlen während der Wehentätigkeit (14). Basierend auf diesen Beobachtungen wurde das Fehlen der kindlichen Atmung als ein Hinweiszeichen für eine drohende Frühgeburt gesehen. Allerdings scheint diese Annahme nicht spezifisch genug zu sein.

Fetaler Schluckauf. Dieser kann ebenfalls ab 8–10 SSW beobachtet werden (Tab. 15.1). Die kurzen und kräftigen Kontraktionen des Zwerchfells können leicht von Atembewegungen unterschieden werden. Phasen mit Schluckauf alle 2–3 s können im ersten Trimester mit hoher Regelmäßigkeit beobachtet werden. Im dritten Trimester werden dagegen lediglich 2–4 Episoden pro 24 Stunden beschrieben.

■ Fetale Mundbewegungen

Saug- und Schluckbewegungen. Mit modernen Ultraschallgeräten kann der fetale Mund einfach dargestellt werden, und Saug- und Schluckbewegungen können ab 12 SSW beobachtet werden (Tab. 15.1). Spezifisches Mund- und Saugverhalten kann so beschrieben werden: Wiederkehrende Abschnitte regulärer Mundbewegungen können während

Ruhephasen (Stadium 1F) beobachtet werden, wohingegen während des Stadiums 3F kräftigere Saugbewegungen nachweisbar sind (Überblick bei van Woerden und van Geijn [80]). Beide Aktivitäten, sowohl reguläre Mund- als auch Saugbewegungen, sind in der Lage, sinusoidale fetale Herzfrequenzmuster hervorzurufen, die den Kliniker verwirren können (38, 78).

Magenfüllung. Der Fetus schluckt Fruchtwasser. Eine normale Fruchtwassermenge stellt das Ergebnis aus fetalem Schlucken und fetaler Miktion dar. Als Folge des fetalen Schluckvorganges lässt sich mittels Ultraschall eine Füllung des Magens mit Flüssigkeit darstellen (65). Demgegenüber kommt dem Nichtvorhandensein einer fetalen Magenfüllung Bedeutung zu, wenn bestimmte Anomalien, wie z. B. eine Ösophagusatresie, vermutet werden. Berechnungsformeln zur Bestimmung des fetalen Magenvolumens fanden keinen Einzug in die klinische Praxis (siehe auch Kapitel 12).

■ Fetale Augenbewegungen

Langsame und schnelle Augenbewegungen. 1981 veröffentlichten Bots et al. (12) ihre ersten Beobachtungen bezüglich fetaler Augenbewegungen mittels Ultraschall, die sie im M-Mode-Verfahren aufzeichneten. Im gleichen Jahr beschrieb auch Birnholz (9) Augenbewegungen. Er unterschied zwischen langsamen Augenbewegungen, welche ab 16 SSW beobachtet werden können, und schnellen Augenbewegungen, die ab 23 SSW nachweisbar sind. Die Möglichkeit, Augenbewegungen zu beobachten und aufzuzeichnen, veränderte das Studium fetaler Bewegungsabläufe in Bezug auf diese neue Variable. Beobachtungen bei Feten und Neugeborenen schienen zu diesem Zeitpunkt ähnlich. Es ist jedoch nicht immer möglich, Ergebnisse beim Feten mit denen beim Neugeborenen zu vergleichen, da bei Verhaltensstudien an Neugeborenen nicht die Augenbewegungen herangezogen werden, sondern eher das Kriterium Augen auf/Augen zu (52).

Verhaltenstudien. Der Nachweis bzw. das Fehlen fetaler Augenbewegungen wurde bislang – außer im Rahmen von Verhaltensstudien – nicht zur Beurteilung der fetalen Situation herangezogen. Bei wachstumsretardierten Feten, wie auch bei Feten mit Hydrozephalus, fanden Arduini et al. (4, 5) weniger schnelle Augenbewegungen als bei normalen Feten.

■ Fetale Harnproduktion

Lineare Zunahme. Die fetale Harnblase kann bereits ab 10–11 SSW sonographisch dargestellt werden. Basierend auf sonographischen Messungen der Harnblasenfüllung scheint die Harnproduktion des Feten im Verlaufe der Schwangerschaft linear von wenigen ml/h bis auf 25–50 ml/h beim reifen Kind anzusteigen. Dagegen kann man beim übertragenen Kind eine Abnahme der Harnproduktion beobachten. Visser et al. (67) zeigten, dass eine Blasenentleerung häufig kurz nach einem Übergang des fetalen Verhaltenszustandes von 1F auf 2F eintritt. In der klinischen Routine ist vorwiegend der Nachweis bzw. das Fehlen einer Blasenfüllung von Bedeutung, während das exakte Blasenvolumen oder die Füllungsrate eher seltener gemessen werden.

■ Fetale Herzfrequenzmuster

Der fetale Herzschlag ist in der Tat das erste Lebenszeichen, das mittels Ultraschall, vorrangig mit der Transvaginalsonographie, beobachtet werden kann. Herzbewegungen können bereits mit 5–6 SSW dargestellt werden. Die anfängliche Herzfrequenz von 100 Schlägen pro Minute steigt mit 9 SSW auf durchschnittlich 167 Schläge/min an, um dann wieder auf eine mittlere Herzfrequenz von 156 Schläge/min mit 12 SSW abzusinken (22).

Tabelle 15.1   Erstes Auftreten verschiedener Bewegungen während des ersten Trimesters (Angabe in abgeschlossenen SSW)

Bewegungsart	SSW
Fetale Herzaktion*	5,5–6,5
Gerade erkennbare Bewegung	7,5–8,5
„Startles" (= kurze ruckartige Bewegungen)	8,0–9,5
Generelle Bewegung	8,5–9,5
Streckbewegung	10,5–15,5
Rotationsbewegung	10,0–11,0
Isolierte Arm-/Beinbewegung	9,5–10,5
Mundöffnung	10,5–12,5
Saugen und Schlucken	12,5–14,5
Gähnen	11,5–15,5
Atembewegungen	10,5–11,5
Schluckauf	8,5–10,5
Augenbewegungen**	
- langsame	16,0
- schnelle	23,0

Adaptiert nach De Vries 1992 (77), * nach van Heesvvijk 1990 (22), ** nach Birnholz 1981 (9)

CTG. Die elektronische Überwachung der fetalen Herzfrequenz, kombiniert mit den mütterlichen Wehen (Kardiotokographie, CTG), wurde 1966 von Caldeyro-Barcia et al. (13) sowie Hammacher und Werners (21) und Hon (24) zur Anwendung unter der Geburt eingeführt. 1969 stellten Kubli et al. (28) diese Technik auch für die vorgeburtliche Anwendung vor. Verschiedene Scores kamen zur Anwendung, wobei große Intra- und Interobserver-Abweichungen beobachtet wurden. Die Spezifität ist jedoch so hoch, dass der Kliniker sich auf diese Methode verlässt (30, 64). Die Sensitivität zur Vorhersage einer fetalen Notsituation ist dagegen eher niedrig. Möglicherweise ist die fetale Herztonüberwachung auch in Ermangelung eines besseren Mittels zum „gold standard" der fetalen Überwachung erhoben worden.

Variabilität und Akzelerationen. Im Allgemeinen sind eine gute Bandbreite der Herzfrequenzvariabilität wie auch der Herzfrequenzakzelerationen Hinweiszeichen für einen guten fetalen Zustand. Ein silentes Herztonmuster (kleine Bandbreite, keine Akzelerationen) weist hingegen auf eine fetale Stresssituation hin, erst recht in Kombination mit schweren variablen oder späten Herztondezelerationen.

Abhängigkeit vom Schwangerschaftsalter. Eines der Probleme ist, dass viele Scores, die zur besseren Beurteilung des CTG entwickelt wurden, das Alter der Feten nicht berücksichtigen, obwohl Visser et al. (66) einen klaren Trend in der Entwicklung von Amplitude und Dauer der Akzelerationen während der Schwangerschaft zeigen konnten. Um Inter- und Intraobserver-Variabilität zu verringern, wurde die Computeranalyse eingeführt, die eine objektive numerische Analyse der basalen Herzfrequenz, der Herzfrequenzvariabilität, der Akzelerationen und Dezelerationen erlaubt (Sonicaid System; Dawes et al. [16]).

Bei unauffälligen Feten findet sich mit zunehmendem Schwangerschaftsalter eine Abnahme der basalen Herzfrequenz, während die Langzeit- und Kurzzeitherzfrequenzvariabilität zunehmen (46, 54, 58). Am Geburtstermin variiert die fetale Baseline zwischen 110 und 150 Schlägen/min (46, 57). Bei einer Beobachtungszeit von einer Stunde steigt die untere Grenze (p = 2,5) der normalen Bandbreite der fetalen Herzfrequenzvariabilität bis 30 SSW an und stabilisiert sich anschließend bei ca. 30 Millisekunden in der Langzeit- und 5,5 Millisekunden in der Kurzzeitvariabilität, trotz einer Gesamtzunahme der Herzfrequenzvariabilität und der Bandbreite (46).

Fetal heart rate pattern A–D. Timor-Tritsch et al. (62) machten 1979 darauf aufmerksam, dass das fetale Herzschlagmuster (Fetal heart rate pattern = FHRP) auch vom kindlichen Verhaltenszustand abhängig ist. 1982 wurden dann definierte unterschiedliche Herzschlagmuster (FHRP A, B, C, D) eingeführt, um Verhaltenszustände in Verbindung mit nachweisbaren oder fehlenden Körper- und Augenbewegungen zu beschreiben (36) (Abb. 15.**2**).

Auf dieser Basis konnten die folgenden Veränderungen im Schwangerschaftsverlauf beschrieben werden:
- Man fand heraus, dass sich nicht nur die Form der Akzelerationen während der Schwangerschaft veränderte, sondern dass auch die Dauer silenter Herzschlagmuster (FHRP A) mit Fortschreiten der Schwangerschaft zunahm, ohne dass sich Zeichen einer kindlichen Notsituation fanden (36, 42).
- Weiterhin zeigte sich, dass im Verlauf der Schwangerschaft die basale Herzfrequenz beim FHRP A wie auch beim FHPR B abnimmt.
- Langzeit- und Kurzzeitvariabilität steigen während des FHRP B an und nehmen beim FHRP A zum Geburtstermin hin eher leicht ab (47).
- Während des FHRP A zeigte sich die Herztonvariabilität in 50% der Fälle unterhalb der Norm, was zu einer Behinderung der adäquaten Beurteilung der kindlichen Situation führte. Aus diesem Grunde ist es wichtig, dass das FHRP B in die Beurteilung mit einbezogen wird.

Mithilfe des Sonicaid System 8002 erschien es nicht möglich, FHRP A und FHRP B richtig zu erkennen. Nijhuis et al. (47) beschrieben 1998 Techniken, mit denen eine computerunterstützte Erkennung der Muster A und B möglich erscheint.

■ *Fetale Verhaltenszustände*

Definitionen

Beurteilung des fetalen Verhaltens. Die Kombination aus Beobachtung der fetalen Aktivität mittels Ultraschall und gleichzeitiger Aufzeichnung des fetalen Herzfrequenzmusters wird als Beurteilung des fetalen Verhaltens bezeichnet.

In der ersten Hälfte der Schwangerschaft scheinen alle Bewegungen mehr oder weniger unabhängig voneinander aufzutreten, und sie rufen keine speziellen Herzfrequenzmuster hervor.

Verhaltenszustände. Um „Verhaltenszustände" zu erkennen, ist die Verknüpfung verschiedener Variablen, wie das Fehlen von Kindsbewegungen, das Fehlen von Augenbewegungen und FHRP A unbedingt notwendig (43). Eine solche gemeinsame Betrachtung mehrerer Variablen wurde zwischen 25 und 30 SSW beschrieben (17), ebenso zwischen 30 und 32 SSW (68).

Verhaltenszustände am Geburtstermin. Am Geburtstermin können „fetale Verhaltenszustände" wie folgt beschrieben werden: Zusammentreffen von physiologischen Variablen und Verhaltensvariablen (d. h. keine Augenbewegungen, keine Körperbewegungen und FHRP A), die über einen Zeitraum konstant sind und wiederkehrend auftreten, und zwar nicht nur bei demselben Kind, sondern in ähnlicher Form auch bei allen anderen Kindern (abgewandelt nach Prechtl et al. 1969 [52]).

Bedingungen

Drei große Anforderungen müssen erfüllt sein, bevor ein Verhaltenszustand erkannt werden kann:

Koinzidenz, Kombination. Zuallererst muss eine bestimmte Anzahl einzelner Variablen zur gleichen Zeit auftreten („Koinzidenz", „Kombination").

3-Minuten-Grenze. Zweitens sollte eine solche Kombination, um sie zu erkennen, über einen längeren Zeitraum vorhanden sein (per definitionem: mindestens 3 Minuten).

Zustandsänderung. Drittens muss eine deutliche Veränderung beim Übergang von einem Verhaltenszustand zum anderen zu sehen sein, d. h. eine „Zustandsänderung". Per definitionem sollte diese Zustandsänderung sich innerhalb von 3 Minuten vollziehen.

Verhaltenszustände 1F bis 4F

Basierend auf Untersuchungen des fetalen Verhaltens mit zwei Ultraschallgeräten und einer gleichzeitigen Aufzeichnung der FHRP, konnten insgesamt 4 Verhaltenszustände, 1F bis 4F, definiert werden. Der Zusatz „F" für „fetal" wurde hinzugefügt, um die enge Beziehung mit den Verhaltensmustern bei Neugeborenen aufzuzeigen.
- **Stadium 1F** (gleichzusetzen mit dem Stadium 1 oder dem NON-REM-Schlaf des Neugeborenen): Körperliche Ruhe, die regelmäßig durch kurze, grobe Körperbewegungen – zumeist „Startles" – unterbrochen sein kann. Augenbewegungen sind nicht vorhanden. Das FHRP A ist konstant vorhanden mit einer geringen Oszillationsbandbreite. Akzelerationen fehlen, ausgenommen im Zusammenhang mit „Startles" (Abb. 15.**2**).
- **Stadium 2F** (gleichzusetzen mit dem Stadium 2 oder dem REM-Schlaf des Neugeborenen): Häufige, periodisch wiederkehrende, grobe Rumpfbewegungen – überwiegend Streck- und Beugebewegun-

gen – sowie Bewegungen der Extremitäten. Augenbewegungen sind vorhanden. Das FHRP B weist eine größere Bandbreite und wiederkehrende Akzelerationen während der Bewegungen auf (Abb. 15.2).

- **Stadium 3F** (gleichzusetzen mit dem Stadium 3 oder dem ruhigen Wachsein des Neugeborenen): Grobe Rumpfbewegungen fehlen. Augenbewegungen sind vorhanden. FHRP C ist konstant, jedoch besteht eine größere Oszillationsbreite als beim FHRP A. Akzelerationen fehlen (Abb. 15.2).
- **Stadium 4F** (gleichzusetzen mit dem Stadium 4 oder dem aktiven Wachsein des Neugeborenen): Kräftige, kontinuierliche Bewegungen, die viele Rumpfdrehungen beinhalten. Augenbewegungen sind vorhanden. FHRP D ist instabil, große und lang anhaltende Akzelerationen gehen in länger anhaltende Tachykardiephasen über (Abb. 15.2).

Studienergebnisse. Nach der Einführung dieser Definitionen konnten verschiedene andere Forschergruppen über gleiche Beobachtungen berichten (van Vliet et al. 1985 (72), van Woerden et al. 1989 (79), Arduini et al. 1985 (3)). Die Einführung solcher definierter Verhaltenszustände hatte großen Einfluss auf die Forschung an Tier und Mensch. Beispielsweise trat der Fall ein, dass Atembewegungen während des Stadiums 1F fehlten (71); waren sie jedoch vorhanden, so traten sie viel regelmäßiger auf (37). In vielen Studien wurden Verhaltensänderungen bei wachstumsretardierten Feten (7, 8, 73) untersucht, bei Feten diabetischer Mütter (33) und bei Feten von Müttern, die Antiepileptika (19), Cocain (25), Methadon (2) und Corticosteroide (34, 35) einnahmen. Übersichtsarbeiten finden sich bei Nijhuis 1992 (44), Richardson 1992 (55), Groome und Watson 1992 (20), Koyanagi et al. 1995 (27), Romanini und Rizzo 1995 (56) und James 1997 (26).

Bei übertragenen Feten zeigten van de Pas et al. (49) einen prozentualen Anstieg der Zeit, die der Fetus im Stadium 3F und 4F verbringt, hauptsächlich zulasten des Stadiums 2F. Dies lässt darauf schließen, dass der Fetus sich in utero in einem wacheren Zustand befindet.

Doppleruntersuchungen an verschiedenen fetalen Blutgefäßen scheinen stadienabhängig zu sein, obwohl bei gefährdeten Feten diese Stadienabhängigkeit eher eine geringere Rolle spielt (18).

■ *Biophysikalisches Profil*

5 Kriterien. Das biophysikalische Profil wurde 1980 von Manning et al. (32) als ein klinisches Hilfsmittel zur Beurteilung des fetalen Wohlbefindens eingeführt. Das Profil besteht aus 5 Kriterien (fetale Bewegungen, fetaler Tonus, fetale Atmung, reaktive fetale Herzfrequenz, Fruchtwassermenge), die über einen Zeitraum von 30 Minuten untersucht werden sollten. Jedes Kriterium kann mit 0 oder 2 Punkten bewertet werden, sodass eine Höchstpunktzahl von 10 Punkten erreicht werden kann. Jeweils 2 Punkte werden für den Nachweis eines der 5 Kriterien vergeben (Tab. 15.2).

Guter fetaler Zustand. Von einem guten fetalen Zustand kann ausgegangen werden, wenn eine Punktzahl von 8–10 erreicht wird.

Fetale Asphyxie. Bei 4–6 Punkten kann mit hoher Wahrscheinlichkeit mit einer fetalen Asphyxie gerechnet werden, mit einer Punktzahl von 0 oder 2 ist die fetale Asphyxie praktisch sicher.

Einfluss des Schwangerschaftsalters. Wird das biophysikalische Profil angewendet, so ist wichtig, dass das Schwangerschaftsalter in die Betrachtung mit einbezogen wird. Ein gesunder Fetus mit 40 SSW würde somit im Stadium 1F 2 Punkte für eine normale Fruchtwassermenge bekommen.

Akute und chronische Kriterien. Außerdem muss klar sein, dass es sich bei den ersten 4 der genannten Kriterien um Parameter „akuter Natur"und bei der Fruchtwassermenge um einen Parameter „chronischer Natur" handelt.

Tabelle 15.2 Biophysikalisches nach Manning et al. (32)

Punkte	2	0
Fetale Bewegungen	≥ 3 Episoden von Rumpf- und Extremitätenbewegungen, einzeln oder gemeinsam auftretend (in 30 min)	≤ 2 Episoden in 30 min
Fetaler Tonus	≥ 1 Episode von Streck- und Beugebewegungen der Extremitäten oder Nachweis des Handöffnens oder -schließens	nur langsame Extension mit anschließend teilweiser Flexion; fehlende Bewegungen
Fetale Atembewegungen	≥ 1 Episode von Brust- und Bauchwandbewegungen, die mindestens 30 s anhalten sollte (in 30 min)	fehlende Episode oder < 30 s (in 30 min)
Reaktive fetale Herzfrequenz	≥ 2 Episoden fetaler Herztonakzelerationen von ≥ 15 Schlägen/min und einer Dauer von mehr als 15 s (in 20 min)	< 2 Episoden mit Akzelerationen oder Akzelerationen < 15 Schläge/min (in 20 min)
Fruchtwassermenge	Nachweis mindestens eines Fruchtwasserdepots, das ein Ausmaß von 1 cm in zwei senkrecht aufeinander stehenden Ebenen hat	kein Nachweis eines Fruchtwasserdepots oder eines Fruchtwasserdepots mit einem Ausmaß von < 1 cm in zwei senkrecht aufeinander stehenden Ebenen

Klinische Anwendungen

Silentes und sinusoidales Herztonmuster. Die Einblicke in das Fetalverhalten und die fetale Physiologie haben auch die Interpretation des CTG beeinflusst. Die zwei wichtigsten Beispiele sind das „silente" und das „sinusoidale" Herztonmuster im CTG. Es ist offensichtlich, dass ein silentes CTG auf eine fetale Stresssituation hinweisen kann, es kann aber auch ein physiologisches Stadium 1F widerspiegeln. Es ist aus diesem Grunde von entscheidender Bedeutung, dass man differenzialdiagnostisch eine solche Möglichkeit in Betracht zieht, wenn eine silente Herztonkurve aufgezeichnet wird (42) (Tab. 15.3).

Intrauterines Hirntod-Syndrom. Das wohl extremste Beispiel eines silenten Herztonmusters wird beim intrauterinen Hirntod-Syndrom gefunden, das als Folge einer schweren Hypoxämie mit nachfolgender fetaler Erholung angesehen wird. Das fetale Herzfrequenzmuster ist gleichbleibend silent, mit einer leicht erhöhten Baseline; fetale Bewegungen fehlen (Abb. 15.3). Das Fehlen von Dezelerationen schließt eine fetale Asphyxie aus, und eine Kordozentese würde einen normalen pH-Wert ergeben. Bei der Geburt – meistens durch Kaiserschnitt wegen des unklaren fetalen Zustandes – zeigt sich dann ein völlig schlaffes Kind, das einer künstlichen Beatmung bedarf. Das EEG offenbart eine Nulllinie und letztlich muss die Diagnose des Hirntodes gestellt werden (40, 41).

Differenzialdiagnosen. Wie bereits erwähnt, können regelmäßige Saug- und Schluckbewegungen ein „sinusoidales" Herzfrequenzmuster hervorrufen, wie es auch in Zusammenhang mit einer schweren fetalen Anämie beobachtet wird. Differenzialdiagnostische Überlegungen zu diesem Herztonmuster sind in Tab. 15.3 aufgeführt.

Effekt von Corticoiden. Für den klinischen Alltag sind die Studien von Mulder et al. (34) sehr wichtig. Sie zeigten einen klaren Effekt von Betamethason auf das fetale Verhalten. Dieses Medikament, das zur Stimulation der fetalen Lungenreife eingesetzt wird, vermindert die Herzfrequenzvariabilität und die Anzahl der Bewegungen. Dexamethason, das zum gleichen Zweck verwendet wird, scheint besonders die Kurzzeitherzfrequenzvariabilität zu steigern (35).

Tabelle 15.**3** Differenzialdiagnose und Managementvorschlag bei Nachweis eines silenten oder eines sinusoidalen Herzfrequenzmusters

Silentes Herzfrequenzmuster	
Differenzialdiagnose	**Management**
Stadium 1F	Ausdehnung der Überwachungszeit
Drogeneffekt	Ausschluss von Drogenmissbrauch
Tachykardie	Beobachtung der Baseline
Anomalien	Ultraschalluntersuchung, Beobachtung des Fetalverhaltens
Hypoxie	Kontraktions-Stress-Test (CST)
Hirntod	Kordozentese
Sinusoidales Herzfrequenzmuster	
Differenzialdiagnose	**Management**
Fetale Mundbewegungen	Beobachtung des Fetalverhaltens
- Saugen ("ausgedehnt oder deutlich")	
- Reguläre Mundbewegungen ("geringgradig")	
Drogeneffekt	Ausschluss von Drogenmissbrauch
Kongenitale Anomalien	Ultraschalluntersuchung, Beobachtung des Fetalverhaltens
Fetale Asphyxie	Biophysikalisches Profil
Fetale Anämie	Kordozentese

Folgeveränderungen. Letztlich haben sich Visser et al. (70) mit den Folgeveränderungen des Fetalverhaltens beschäftigt. Die Arbeitsgruppe weist darauf hin, dass Veränderungen im Fetalverhalten und in der Qualität der fetalen Bewegungen zu den ersten Anzeichen gehören, die bei einer Verschlechterung des Fetalzustandes auftreten, wohingegen ein terminales Herzfrequenzmuster die letzte Veränderung darstellt.

Fetale Neurologie

Das fetale Verhalten spiegelt auch die Aktivität des fetalen ZNS wider. Hauptziele müssen deshalb ein direkterer Einblick in das fetale Gehirn wie auch die Entwicklung einer intrauterinen neurologischen Untersuchungsmethode sein.

Beobachtungen und Tests. Feten mit kongenitalen Anomalien können ein bizarres Verhalten (51) oder eine Dissoziation von Herzfrequenz und Bewegungsmuster aufweisen (60). Andere Gruppen untersuchten eher Zustandsveränderungen als Verhaltensmuster (6, 48). Dennoch ist es immer noch schwer, einen Schluss aus einer einzigen Verhaltensbeobachtung bei einem Feten zu ziehen. Tas et al. (59) waren in der Lage, einen Interkostal-zu-Zwerchfell-Hemmreflex auszulösen: Die Kompression des Oberkörpers hatte eine Apnoe zur Folge. Dies schien ein interessanter Ansatz zu sein. Allerdings konnten die Autoren bei einer Gruppe wachstumsretardierter Feten kein anderes Ergebnis finden (61).

Fetale Gewöhnung. Hierbei handelt es sich um einen weiteren Test, unter dem im Allgemeinen das Nachlassen einer Antwort auf einen wiederholten Reiz verstanden wird. So konnten Hepper und Shahidullah (23) zeigen, dass Feten mit einem Down-Syndrom mehr Zeit benötigen als normale Feten, um sich an einen solchen Reiz zu gewöhnen.

Neurologische Untersuchung des Feten. Bezüglich einer neurologischen Untersuchung des Feten äußerte Leader (29) in einem Kommentar: „Es scheint wahrscheinlich, dass sich nicht ein einzelner, isolierter Verhaltensaspekt herauskristallisieren wird, sondern es wird vielmehr eine Kombination aus Verhaltensmustern sein, die als Basis für eine pränatale, neurologische Untersuchung herangezogen werden kann".

Zusammenfassung

Stellenwert der Verhaltensbeobachtung. Einblicke in das fetale Verhalten sind unabdingbar für das Verständnis des fetalen Wohlergehens wie auch für die Beurteilung eines möglicherweise gefährdeten Feten. Hierdurch bietet sich eine völlig neue Art der Betrachtung der menschlichen Entwicklung. Es ist aber ebenso klar, dass kein einziger Test in der Lage ist, mit Sicherheit vorherzusagen, ob ein Fetus gefährdet ist, und/oder wann der optimale Zeitpunkt für die Entbindung sein wird. Von viel größerer Bedeutung ist zudem, dass wir keine Methode haben, mit der wir feststellen können, ob ein Fetus eine kleinere oder größere Behinderung nach der Geburt aufweisen wird.

Ziel. Das Studium des fetalen Verhaltens ist nach wie vor sehr zeitaufwendig und wird deswegen überwiegend im Rahmen von Forschungsprotokollen durchgeführt. In den kommenden Jahren sollten wir unser Ziel dahingehend ausrichten, geeignetere Beurteilungsmethoden für das fetale Verhalten zu etablieren, um einen besseren Einblick in den Zustand von Risikofeten zu bekommen. Um weitere Einblicke in das fetale ZNS gewinnen zu können, sollte der Entwicklung einer sensitiven und praktikablen intrauterinen neurologischen Untersuchungsmethode eine hohe Priorität in der klinischen Perinatologie zukommen.

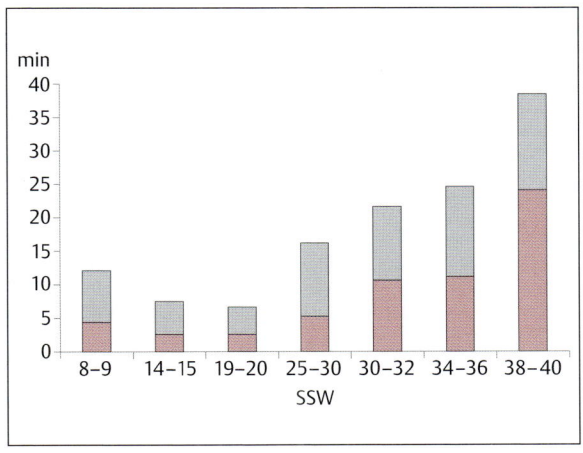

1

Abb. 15.**1** Maximale und mittlere Dauer (in Minuten) der Perioden, in denen Körperbewegungen in einem bestimmten Gestationsalter ausbleiben können.

	Kriterien			
	FHRP	Körperbewegungen	Augenbewegungen	Atembewegungen
Verhaltenszustand 1F	A	– –	– –	regelmäßig
Verhaltenszustand 2F	B	++	++	unregelmäßig
Verhaltenszustand 3F	C	– –	++	regelmäßig
Verhaltenszustand 4F	D	++	++	unregelmäßig

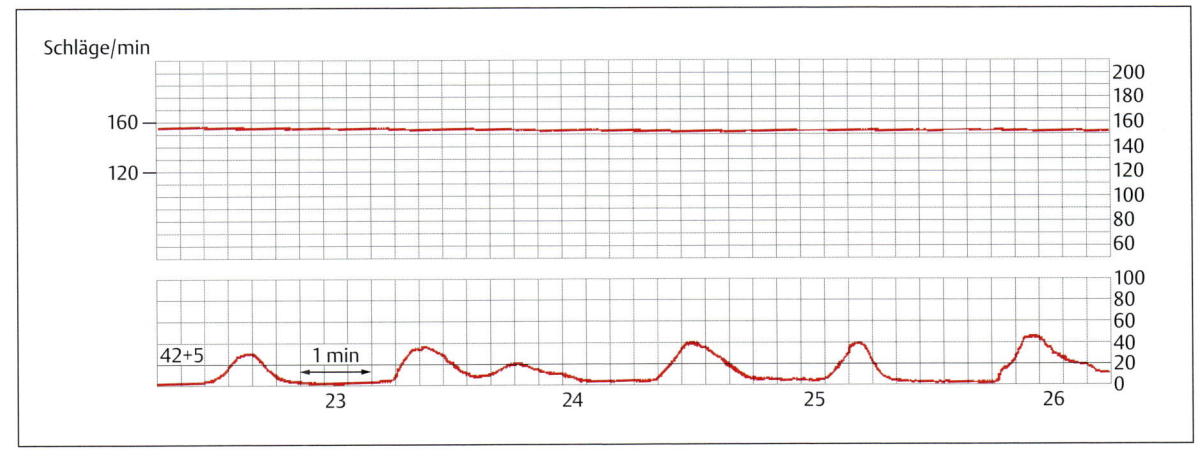

2

Abb. 15.**2** Schematische Darstellung der Definition der 4 Verhaltenszustände und deren Bezug zur Atmung (sofern vorhanden). Im unteren Teil findet man ein Beispiel für jedes der Herzfrequenzmuster A bis D, jeweils mit einer Aufnahmegeschwindigkeit von 3 cm/min. FHRP = Fetal heart rate pattern.

3

Abb. 15.**3** Beispiel eines persistierenden, absolut silenten fetalen Herzfrequenzmusters bei gleichzeitigem Fehlen einer fetalen Aktivität. Zu beachten ist die relativ hohe Baseline von 155 Schlägen/min. Diese Aufzeichnung zeigt den fetalen Hirntod an (mit freundlicher Erlaubnis von Tas und Nijhuis 1992).

Literatur

1. Ahlfeld, F.: Über intrauterine Atembewegungen des Kindes. Ver. Dsch. Ges. Gynäk., 2 (1888) 203–210
2. Archie, C.L., Milton, I.L., Sokol, R.J., Norman, G.: The effects of Methadone treatment on the reactivity of the nonstress test. Obstet. Gynecol. 74 (1989) 254–255
3. Arduini, D., Rizzo, G., Giorlandino, C., Vizzone, A., Nava, S., Dell'Aqua, S.: The fetal behavioural states: an ultrasonic study. Prenatal Diagnosis 5 (1985) 269–276
4. Arduini, D., Rizzo, G., Caforio, L., Mancuso, S.: Development of behavioural states in hydrocephalic fetuses. Fetal Ther. 2 (1987) 135–143
5. Arduini, D., Rizzo, G., Caforio, L., Boccolini, M.R., Romanini, C., Mancuso, S.: Behavioural state transitions in healthy and growth retarded fetuses. Early Hum. Dev., 19 (1989) 155–165
6. Arduini, D., Rizzo G., Massacesi M., Boccolini M.R., Romanini, C., Mancuso, S.: Longitudinal assessment of behavioural transitions in healthy fetuses during the last trimester of pregnancy. J Perinat. Med. 1 (1991) 67–72
7. Arduini, D., Rizzo, G., Romanini, C.: Growth retardation. In: Nijhuis, J.G. (ed.): Fetal behaviour, developmental and perinatal aspects. Oxford: Oxford University Press 1992; pp 181–208
8. Bekedam, D.J., Visser, G.H.A., de Vries, J.J., Prechtl, H.F.R.: Motor behaviour in the growth-retarded fetus. Early Hum. Dev. 12 (1985) 155–165
9. Birnholz, J.C.: The development of human fetal eye movement patterns. Science 213 (1981) 679–681
10. Boddy, K., Robinson, J.S.: External method for detection of fetal breathing in utero. Lancet, 2 (1971) 1231–1233
11. Bots, R.S.G.M., Broeders, G.H.B., Farman, D.J., Haverkorn, M.J., Stolte, L.A.M.: Fetal breathing movements in the normal and growth-retarded fetus: a multiscan/M-mode echofetographic study. Eur. J. Obstet. Gynaecol. Reprod. Biol. 8 (1978) 21–29
12. Bots, R.S.G.M., Nijhuis, J.G., Martin Jr., C.B., Prechtl, H.F.R.: Human fetal eye movements: detection in utero by ultrasonography. Early Hum. Dev. 5 (1981) 87–94
13. Caldeyro-Barcia, R., Mendez-Bauer, C., Poseiro, J.J. et al.: Control of human fetal heart rate during labor. In: Cassels, D.E. (ed.): The heart rate and circulation in the newborn and infant. New York: Grune and Stratton 1966

14. Carmichael, L., Campbell, K., Patrick, J.: Fetal breathing, gross fetal body movements, and maternal and fetal heart rates before spontaneous labor at term. Amer. J. Obstet. Gynecol. 148 (1984) 675–679

15. Dawes, G.S., Leduc, H.E., Liggins, G.C., Richards, R.T.: Respiratory movements and paradoxal sleep in the foetal lamb. J. Physiol. 21 (1970) 47p–48p

16. Dawes, G.S., Moulden, M., Redman, C.W.G.: System 8000. Computerized antenatal FHR analysis. J. Perinat. Med. 19 (1991) 47–51

17. Drogtrop, A.P., Ubels, R., Nijhuis, J.G.: The association between fetal body movements, eye movements, and heart rate patterns between 25 and 30 weeks of gestation. Early Hum. Dev. 23 (1990) 67–73

18. Eyck, J. van, Wladimiroff, J.W.: Doppler flow measurements. In: Nijhuis, J.G. (ed.): Fetal behaviour, developmental and perinatal aspects. Oxford: Oxford University Press 1992; pp 227–241

19. Geijn, H.P. van, Swartjes, J.M., van Woerden, E.E., Caron, F.J.M., Brons, J.T.J., Arts, N.F.T.: Fetal behavioural states in epileptic pregnancies. Europ. J. Obstet. Gynecol. Reprod. Biol. 21 (1986) 309–314

20. Groome, L.J., Watson, J.E.: Assessment of in utero neurobehavioural development. I. Fetal behavioural states. J. Matern. Fetal Invest. 2 (1992) 183–194

21. Hamm-Macher, K., Werners, P.H.: Über die Auswertung und Dokumentation von CTG-Ergebnissen. Gynaecologia 166 (1968) 410–423

22. Heeswijk, M. van, Nijhuis, J.G., Hollanders, H.M.G.: Fetal heart rate in early pregnancy. Early Hum. Dev. 22 (1990) 151–156

23. Hepper, P., Shahidullah, S.: Abnormal fetal behaviour in Down's syndrome fetuses. Quarterly J. Clin. Psych. 44B (1992) 305–317

24. Hon, E.H.: An atlas of fetal heart rate patterns. New Haven, USA: Harty Press Inc. 1968

25. Hume, R.F.jr., O'Donnell, K.J., Stanger, C.L., Killam, A.P., Gingras, J.L.: In utero cocaine exposure: observations of fetal behavioural state may predict neonatal outcome. Amer. J. Obstet. Gynecol. 161 (1989) 685–690

26. James, D.: Fetal behaviour. Current Obstet. Gynaecol. 7 (1997) 30–35

27. Koyanagi, T., Nabekura, J., Nakano, H.: Brain function in utero unique to the developing fetus. Fetal and Maternal Med. Rev. 7 (1995) 129–141

28. Kubli, F.W., Käser, O., Hinselmann, M.: Diagnostic management of chronic placental insufficiency. In: Pecile, A., Finzi, C. (eds.): The foeto-placental unit. Excerpta Medica Foundation, Amsterdam (1969) 323–339

29. Leader, LR.: Studies in fetal behaviour. Brit. J. Obstet. Gynaecol. 102 (1995) 595–597

30. Lotgering, F.K., Wallenburg, H.C.S., Schouten, H.J.A.: Interobserver and intraobserver variation in the assessment of antepartum cardiotocograms. Amer. J. Obstet. Gynecol. 144 (1982) 701–705

31. Manning, F.A., Pugh, E.W., Boddy, K.: Effect of cigarette smoking on fetal breathing movements in normal pregnancies. Brit. J. Obstet. Gynaecol. 82 (1975) 552–555

32. Manning, F.A., Platt, L.D., Sipos, L.: Antepartum evaluation: development of a fetal biophysical profile scoring. Amer. J. Obstet. Gynecol. 136 (1980) 787–795

33. Mulder, E.J.H., Visser, G.H.A., Bekedam, D.J., Prechtl, H.F.R.: Emergence of behavioural states in fetuses of type-I diabetic women. Early Hum. Dev. 15 (1987) 231–252

34. Mulder, E.J.H., Derks, J.B., Zonneveld, M.F., Bruinse, H.W., Visser, G.H.A.: Transient reduction in fetal activity and heart rate variation after maternal betamethasone administration. Early Hum. Dev. 36 (1994) 49–60

35. Mulder, E.J.H., Derks, J.B., Visser, G.H.A.: Antenatal corticosteroid therapy and fetal behaviour: a randomised study of the effects of betamethasone and dexamethasone. Brit. J. Obstet. Gynaecol. 104 (1997) 1239–1247

36. Nijhuis, J.G., Bots, R.S.G.M., Martin, C.B. jr., Prechtl, H.F.R.: Are there behavioural states in the human fetus? Early Hum. Dev. 6 (1982) 177–195

37. Nijhuis, J.G., Martin, Jr. C.B., Gommers, S., Bouws, P., Bots, R.S.G.M., Jongsma, H.W.: The rhythmicity of fetal breathing varies with behavioural state in the human fetus. Early Hum. Dev. 9 (1983) 1–7

38. Nijhuis, J.G., Staisch, K.J., Martin, C.B.jr., Prechtl, H.F.R: A sinusoidal-like fetal heart-rate pattern in association with fetal sucking – report of 2 cases. Europ. J. Obstet. Gynecol. Reprod. Biol. 16 (1984) 353–358

39. Nijhuis, J.G., Jongsma, H.W., Crijns, I.J.M.J., Valk, I.M.G.M. de, Velden, J.W.H.J. van der: Effects of maternal glucose ingestion on human fetal breathing movements at weeks 24, and 28 of gestation. Early Hum. Dev. 13 (1986) 183–188

40. Nijhuis, J.G., Kruyt, N., Wijck, J.A.M. van: Fetal brain death. Two case reports. Brit. J. Obstet. Gynaecol. 95 (1988) 197–200

41. Nijhuis, J.G., Crevels, A.J., Dongen, P.W.J. van: Fetal brain death: The definition of a fetal heart rate pattern and its clinical consequenses. Obstet. Gynecol. Survey 46 (1990) 229–232

42. Nijhuis, J.G., Tas, B.A.P.J.: Physiological and clinical aspects of the development of fetal behaviour. In: Hanson, M.A. (ed.): The fetal and neonatal brainstem, developmental and clinical issues. Cambridge: Cambridge University Press 1991; pp. 268–281

43. Nijhuis, J.G., Pas, M. van de: Behavioural states and their ontogeny. Human studies. Seminars in Perinatology 16 (1992) 206–210

44. Nijhuis, J.G. (ed.): Fetal behaviour, developmental and perinatal aspects. Oxford: Oxford University Press 1992

45. Nijhuis, J.G.: Physiological and clinical consequences in relation to the development of fetal behaviour and fetal behavioural states. In: Krasnegor, N.A., Lecanuet, P., Fifer, W.P., Smotherman W.P. (eds.): Fetal Development: A psychobiological perspective. Hillsdale, New Jersey, USA: Lawrence Erlbaum Ass. Publishers 1995; pp. 67–82

46. Nijhuis, I.J.M., Ten Hof, J., Mulder, E.J.H. et al.: Numerical fetal heart rate analysis: normograms, minimal duration of recording and intrafetal consistency. Prenat. Neonat. Med. 3 (1998) 314–322

47. Nijhuis, I.J.M., Ten Hof, J., Mulder, E.J.H. et al.: Fetal Heart Rate (FHR) parameters during FHR patterns A and B: a longitudinal study from 24 weeks' gestation. Prenat. Neonat. Med. 3 (1998) 383–399

48. Nijhuis, J.G., Pas, M. van de, Jongsma, H.W.: Fetal behavioural state transitions in uncomplicated pregnancies after 41 weeks of gestation. Early Hum. Dev. 52 (1998) 125–133

49. Pas, M. van de, Niihuis, J.G., Jongsma, H.W.: Fetal behaviour in uncomplicated pregnancies after 41 weeks of gestation. Early Hum. Dev. 40 (1994) 29–38

50. Patrick, J., Campbell, K., Carmichael, L., Natale, R., Richardson, B.: Patterns of human fetal breathing during the last 10 weeks of pregnancy. Obstet. Gynecol. 56 (1980) 24–30

51. Pillai, M., Garrett, C., James, D.: Bizarre fetal behaviour associated with lethal congenital anomalies: a case report. Europ. J. Obstet. Gynecol. Reprod. Biol. 39 (1991) 215–218

52. Prechtl, H.F.R., Weinmann, H.M., Akiyama, Y.: Organization of physiological parameters in normal and neurologically abnormal infants. Neuropädiatrie 1 (1969) 101–129

53. Reinold, E.: Beobachtung fetaler Aktivität in der ersten Hälfte der Gravidität mit dem Ultraschall. Pädiatr. Pädol. 6 (1976) 274–279

54. Ribbert, L.S.M., Fidier, V., Visser, G.H.A.: Computer-assisted analysis of normal second trimester fetal heart rate patterns. J. Perinat. Med. 19 (1991) 53–59

55. Richardson, B.S.: (Guest editor) Fetal behavioural states. Seminars in Perinatology 16 (1992) 4

56. Romanini, C., Rizzo, G.: Fetal behaviour in normal and compromised fetuses. An overview. Early Hum. Dev. 43 (1995) 117–131

57. Rooth, G., Huch, A., Huch, R.: Guidelines for the use of fetal monitoring. Int. J. of Gynecol. Obstet. 25 (1987) 159–167

58. Snijders, R.J.M., Ribbert, L.S.M., Visser, G.H.A., Mulder, E.J.H.: Numeric analysis of heart rate variation in intrauterine growth-retarded fetuses: A longitudinal study. Amer. J. Obstet. Gynecol. 166 (1992) 22–27

59. Tas, B.A.P.J., Nijhuis, J.G., Lucas, A.J. et al.: The intercostal-to-phrenic inhibitory reflex in the human fetus near term. Early Hum. Dev. 22 (1991) 145–149

60. Tas, B.A.P.J., Nijhuis, J.G.: Consequences for fetal monitoring. In: Nijhuis, J.G. (ed.): Fetal behaviour, developmental and perinatal aspects. Oxford: Oxford University Press 1992; pp. 258–269

61. Tas, B.A.P.J., Nijhuis, J.G., Nelen, W., Willems, E.: The intercostal-to-phrenic inhibitory reflex in normal and intra-uterine growth-retarded (IUGR) human fetuses from 26 to 40 weeks of gestation. Early Hum. Dev. 32 (1993) 177–182

62. Timor-Tritsch, I.E., Dierker, L.J., Hertz, R.H., Deagan, C., Rosen, M.G.: Studies of antepartum behavioural states in the human fetus at term. Amer. J. Obstet. Gynecol. 132 (1979) 524–528

63. Timor-Tritsch, I.E., Dierker, L.J., Hertz, R.H., Chik, L., Rosen, M.G.: Regular and irregular human fetal respiratory movements. Early Hum. Dev. 4 (1980) 315–324

64. Trimbos, J.B., Keirse, M.J.C.N.: Observer variability in assessment of antepartum cardiotocograms. Brit. J. Obstet. Gynaecol. 85 (1978) 900–906

65. Vandenberghe, K, de Wolf, K.: Intrauterine assessment of fetal stomach function. Physiology and clinic. In: Kurjak, A. (ed.): Recent advances in Ultrasound Diagnosis. 2nd ed. Excerpta Medica, Amsterdam. Internat. Congress Series 498 (1980) 417–421

66. Visser, G.H.A., Dawes, G.S., Redman, C.W.G.: Numerical analysis of the normal human antenatal fetal heart rate. Brit. J. Obstet. Gynaecol. 88 (1981) 792–802

67. Visser, G.H.A., Goodman, J.D.S., Levine, D.H. et al.: Micturition and the heart rate period cycle in the human fetus. Brit. J. Obstet. Gynaecol. 153 (1981) 803–805

68. Visser, G.H.A., Poelman-Weesjes, G., Cohen, T.M.N. et al.: Fetal behaviour at 30 to 32 weeks of gestation. Ped. Res. 22 (1987) 655–658

69. Visser, G.H.A.: The second trimester. In: Nijhuis, J.G. (ed.): Fetal behaviour, developmental and perinatal aspects. Oxford: Oxford University Press 1992; pp. 17–26

70. Visser, G.H.A., Ribbert, L.S.M., Bekedam, D.J.: Sequential changes in Doppler waveform, fetal heart rate and movements patterns in IUGR fetuses. In: van Geijn, H.P., Copray, F.J.A. (eds.): A critical appraisal of fetal surveillance. Amsterdam: Elsevier Science b.v. 1994; pp. 193–200

71. Vliet M.A.T. van, Martin, C.B. jr., Nijhuis, J.G., Prechtl, H.F.: The relationship between fetal activity, and behavioural states and fetal breathing movements in normal and growth-retarded fetuses. Amer. J. Obstet. Gynecol. 153 (1985) 582–588

72. Vliet, M.A. van, Martin, C.B. jr., Nijhuis, J.G., Prechtl, H.F.: Behavioural states in fetuses of nulliparous women. Early Hum. Dev. 12 (1985) 121–135

73. Vliet, M.A.. van, Martin, C.B. jr., Nijhuis, J.G., Prechtl, H.F.: Behavioural states in growth retarded human fetuses. Early Hum. Dev. 12 (1985) 183–197

74. Vries, J.I.P. de, Visser, G.H.A., Prechtl, H.F.R.: The emergence of fetal behaviour. I. Qualitative aspects. Early Hum. Dev. 7 (1982) 301–322

75. Vries, J.I.P. de, Visser, G.H.A., Prechtl, H.F.R.: The emergence of fetal behaviour. II. Quantitative aspects. Early Hum. Dev. 12 (1985) 99–120

76. Vries, J.I.P. de, Visser, G.H.A., Mulder, E.J.H., Prechtl, H.F.R.: Diurnal and other variations in fetal movement, and heart rate patterns at 20–22 weeks. Early Hum. Dev. 15 (1987) 333–348

77. Vries J.I.P, de: The first trimester. In: Nijhuis, J.G. (ed.): Fetal behaviour, developmental and perinatal aspects. Oxford: Oxford University Press 1992; pp. 3–16

78. Woerden, E.E. van, Geijn, H.P. van, Svvartjes, J.M., Caron, F.J.M., Brons, J.T.J., Arts, N.F.Th.: Fetal heart rhythms during behavioural state 1F. Europ. J. Obstet. Gynecol. Reprod. Biol. 28 (1988) 29–38

79. Woerden, E.E. van, Geijn, H.P. van, Caron, F.J.M., Mantel, R., Swartjes, J.M., Arts, N.F.Th.: Automated assignment of fetal behavioural states near term. Hum. Dev. 19 (1989) 137–146

80. Woerden, E.E. van, Geijn, H.P. van: Heart-rate patterns and fetal movements. In: Nijhuis, J.G. (ed.): Fetal behaviour, developmental and perinatal aspects. Oxford: Oxford University Press 1992; pp 41–56

16 Fetale Wachstumsstörungen im II. und III. Trimenon

Biometrie. Wie bereits in Kapitel 12 aufgeführt, sind die exakte biometrische Erfassung und Dokumentation von fetalen Messparametern im II. und III. Trimenon unabdingbare Voraussetzungen für die Beurteilung des fetalen Wachstums. Durch den Vergleich der erhobenen Messdaten mit bekannten Normkurven lassen sich sowohl eine regelrechte Fetalentwicklung (Abb. 16.**1**) als auch eine Abweichung des fetalen Wachstums frühzeitig erkennen. Voraussetzung ist jedoch, dass das Gestationsalter als gesichert gelten kann bzw. dass das Gestationsalter im I. Trimenon sonographisch gesichert wurde.

Späte Erstuntersuchung. Wird die erste Ultraschalluntersuchung erst mit 20 SSW oder später durchgeführt, ist bei nicht sicherem Gestationsalter eine sichere Einschätzung des fetalen Wachstums aufgrund einer einzigen Untersuchung nicht möglich (Abb. 16.**3**). Hier ist zum einen eine Verlaufsbeobachtung notwendig und zum anderen ein gezielter Vergleich, inwieweit die einzelnen Messparameter zu dem angenommenen Schwangerschaftsalter passen.

Mehrfachkorrektur. Auf eine Mehrfachkorrektur des Gestationsalters wegen "nicht normgerechter sonographischer Messdaten" sollte auf jeden Fall verzichtet werden, da damit das frühzeitige Erkennen einer Wachstumsstörung nicht mehr möglich ist.

Terminverschiebung

Findet man bei unklarem Gestationsalter und sonographischer Erstuntersuchung im II. Trimenon sowohl das Kopf- als auch das Abdomenwachstum unterhalb der 5. Perzentile, handelt es sich entweder um eine Verschiebung des Schwangerschaftsalters um Tage bis Wochen (Abb. 16.**2**) oder um eine frühe proportionierte Wachstumsretardierung.

Kennzeichen. Die Terminverschiebung erkennt man – sofern das Gestationsalter nicht korrigiert wird – daran, dass bei der Verlaufsbeobachtung alle Messparameter stets in der gleichen Weise, d. h. immer mit dem gleichen zeitlichen Abstand, zurückbleiben. Dies kann zwar auch für ein genetisch kleines Kind zutreffen, jedoch hatte dieses im I. Trimenon ein zeitgerechtes Wachstum (Abb. 16.**3**), während bei der tatsächlichen Terminverschiebung bereits im I. Trimenon eine Wachstumsdiskrepanz bestand.

Wachstumsretardierung

Prognose. Die intrauterine Mangelentwicklung oder Wachstumsretardierung (= Small for gestational age [SGA]) geht mit einer deutlich erhöhten perinatalen Mortalität und Morbidität einher. Wie verschiedene Untersucher nachweisen konnten, liegt die Mortalitätsrate bei Mangelgeborenen 3- bis 8fach höher als bei normalgewichtigen Neugeborenen (46, 67, 83). Bei den Lebendgeborenen fallen vermehrt Adaptations- und Entwicklungsstörungen auf (6, 20, 21), die z. T. nicht wieder ausgeglichen werden können, wie Verlaufsbeobachtungen insbesondere bei Zwillingen gezeigt haben (1, 6, 36). Da sich nach Usher und McLean (73) 70% der Todesfälle bei retardierten Feten vermeiden lassen, wenn die Diagnose bereits mit 34 SSW gestellt wird, gilt das

besondere Interesse der frühzeitigen Erkennung einer Wachstumsretardierung, um entsprechende weitere diagnostische oder therapeutische Maßnahmen ergreifen zu können.

Diagnostik. Die Diagnose einer intrauterinen Wachstumsretardierung wird heute vornehmlich mithilfe der Ultraschalluntersuchung (17) gestellt, während andere Untersuchungsmethoden, wie die Palpation, die Messung des Bauchumfanges (78) oder des Symphysen-Fundus-Abstandes (7, 78), deutlich in den Hintergrund gerückt sind. Insbesondere bei adipösen Patientinnen oder bei Vorliegen einer pathologischen Fruchtwassermenge (Oligo-, Polyhydramnion) ist die sonographische Beurteilung des fetalen Wachstums der klinischen Beurteilung deutlich überlegen.

Definitionen und Messparameter. Per definitionem gilt ein Kind als mangelgeboren, wenn das Geburtsgewicht unterhalb der 10. Perzentile des zu erwartenden Gewichtes für die entsprechende Schwangerschaftsdauer liegt (6, 24). Da das Fetalgewicht bei der pränatalen Ultraschalluntersuchung nur indirekt über einzelne Messparameter geschätzt werden kann und damit auch Messfehler in die Berechnung mit eingehen, ist es sinnvoller, die einzelnen sonographisch gemessenen Körperparameter (biparietaler Kopfdurchmesser, Kopfumfang, Abdomenquerdurchmesser, Abdomenumfang) direkt zur Beurteilung eines Mangelwachstums heranzuziehen.

Als untere Normgrenze wird bei sonographischen Messparametern meist die 5. Perzentilkurve angegeben (49). Eine Wachstumsretardierung liegt somit dann vor, wenn sich der jeweilige fetale Messparameter unterhalb der 5. Perzentilkurve befindet. Von einzelnen Autoren wird als untere Normgrenze auch der untere 2s-Bereich oder, eher selten, die 10. Perzentilkurve verwendet.

■ *Formen der Wachstumsretardierung*

Grundformen. Bei der fetalen Wachtumsretardierung werden aufgrund des unterschiedlichen sonographischen Wachstumsmusters zwei Grundformen unterschieden (8, 19, 31, 32):
1. die proportionierte oder symmetrische Wachstumsretardierung (Abb. 16.**4** und 16.**14**),
2. die disproportionierte oder asymmetrische Wachtumsretardierung (Abb. 16.**5**, 16.**6** und 16.**15**).

Abhängigkeit von Wachstumsphasen. Welche Wachstumsretardierung sich entwickelt, scheint von der Dauer und dem Zeitpunkt der Störung abzuhängen, d. h. ob das Zellwachstum der einzelnen Organe im Abschnitt der reinen Proliferation, im Abschnitt der Proliferation mit Hyperplasie und Hypertrophie oder im Abschnitt der Hypertrophie bei gleichbleibender Zellzahl beeinträchtigt wird.

Erfolgt eine Mangelernährung während der Proliferationsphase, so führt dies infolge einer langsameren Zellteilung zu einem kleineren Organ mit weniger Zellen, wobei diese Veränderungen irreversibel sind. Findet dagegen die Unterernährung während der Hypertrophiephase des Zellwachstums statt, so wird die Größenzunahme der Zellen beeinträchtigt. Diese Veränderungen sind hingegen reversibel (82). Ein chronisch nutritiver Mangel produziert eine symmetrische Reduktion in Bezug auf Gewicht und Länge, während eine „akute" Substratlimitierung in der Spätschwangerschaft einen wesentlich größeren Effekt auf das Gewicht als auf die Länge hat (63).

Tabelle 16.**1**   Ursachen für eine fetale Wachstumsretardierung (63)

Extrinsische Faktoren	Intrinsische Faktoren
➤ Mütterliches Hungern/chronische Malnutrition	➤ Chromosomale Anomalien
➤ Malabsorptionssyndrome	➤ Nichtchromosomale Anomalien
➤ Exzessiver Energieaufwand	➤ Zwergwuchssyndrome
➤ Rauchen	➤ Fetale Infektionen
➤ Alkohol	➤ Teratogene Medikamente/ chemische Produkte
➤ Marihuana, Cocain, Heroin	➤ Ionisierende Strahlung
➤ Kardiale Erkrankungen	➤ Konstitutionell bedingt
➤ Erkrankungen des Respirationstraktes	
➤ Extreme Höhenlage	
➤ Proteinurische Hypertension	
➤ Sichelzellanämie, Kollagenerkrankungen	
➤ Nierenerkrankungen	
➤ Wiederholte uterine Blutungen	
➤ Plazentare Gefäßanomalien/ Tumoren	

Ursachen. Die Ursachen für eine fetale Wachstumsretardierung sind vielfältig und können im Wesentlichen in mütterliche, plazentare und fetale Ursachen unterteilt werden. Tab. 16.1 gibt die von Robson und Chang (63) zusammengestellte Übersicht bezüglich intrinsischer und extrinsischer Faktoren wieder. Liegt eine Mangeldurchblutung von Uterus und/oder Plazenta vor, bietet die Doppler-/Farbdopplersonographie gute Zusatzinformationen (12, 23, 28, 64, 71) zur biometrischen Diagnose der fetalen Wachstumsretardierung.

Proportionierte Wachstumsretardierung

Kennzeichen. Bei der proportionierten Wachstumsretardierung fällt bereits in der ersten Hälfte des II. Trimesters ein mehr oder weniger ausgeprägter Wachstumsrückstand am ganzen Körper auf (Abb. 16.4 und 16.14), sodass sowohl Kopf- als auch Rumpfparameter gleichermaßen für das Gestationsalter zu klein sind. Campbell (8) spricht in diesem Zusammenhang beim Kopfwachstum von einem „low growth profile pattern".

Ursachen. Als Ursache kommen fetale Fehlbildungen, Chromosomenaberrationen, Virusinfektionen (Röteln, Zytomegalie) oder exogene Noxen (Alkohol, Nikotin, Heroin, ionisierende Strahlen) infrage (Tab. 16.1). Allerdings können auch genetisch kleine, aber gesunde Kinder kleiner Eltern ein Wachstum zeigen, das unterhalb der 5. Perzentilkurve verläuft (8, 19, 31,59).

Weiterführende Diagnostik. Wird bei gesichertem Schwangerschaftsalter bereits vor 20 SSW eine proportionierte Retardierung nachgewiesen, sollte immer an eine fetale Fehlbildung oder Chromosomenanomalie gedacht und eine entsprechende weitere Diagnostik (gezielte sonographische Fehlbildungsdiagnostik, Chromosomenanalyse) veranlasst werden.

Chromosomenaberrationen und Fehlbildungen. Bis zu 38% der Kinder mit Chromosomenaberration zeigen ein intrauterines Mangelwachstum (40). So ist bei Kindern mit einer Trisomie 21 und einer Trisomie 13 das mittlere Geburtsgewicht um 20% reduziert, bei Trisomie 18 um 38% (57). Auch die Triploidie ist mit einer schweren und bereits früh auftretenden Mangelentwicklung verbunden (3). Von den Fehlbildungen, die nicht mit einer chromosomalen Störung einhergehen, weisen 22% der Fälle ebenfalls eine Wachstumsretardierung auf (40).

Disproportionierte Wachstumsretardierung

Kennzeichen. Bei der disproportionierten Wachstumsretardierung findet, nach einer anfänglich normalen Wachstumsphase, eine Wachstums-

verzögerung erst im Laufe des dritten Trimesters statt. Diese ist vorwiegend durch eine mangelhafte Rumpfentwicklung gekennzeichnet, während der Kopf nur einen geringen oder keinen Wachstumsrückstand zeigt (Abb. 16.5 und 16.15). Die Wachstumsverzögerung beim Kopf tritt teilweise erst 2–3 Wochen später als beim Abdomen auf. Campbell (8) spricht in Bezug auf das Kopfwachstum von einem „late flattening growth profile pattern".

Ursachen. Die disproportionierte oder asymmetrische Form der Wachstumsretardierung wird als Folge einer plazentaren Mangelversorgung, z. B. bei Hypertonie, EPH-Gestose oder Diabetes mellitus, angesehen (8, 16, 32) (Tab. 16.1), wobei sich die Retardierung mehr auf das Gewicht als auf die Länge auswirkt. Von der Gewichtsabnahme sind dabei vorrangig die inneren Organe (Leber, Lunge, Thymus) des Fetus betroffen, während das Hirngewicht stabil bleibt (26).

Prognose. Für die prognostische Beurteilung einer Wachstumsretardierung dürfte von Bedeutung sein, dass Fancourt et al. (21) bei der Nachuntersuchung von Small-for-date-Kindern im Alter von 4 Jahren nur bei den Kindern einen geistigen Entwicklungsrückstand fanden, bei denen bereits vor 27 SSW ein verlangsamtes Schädelwachstum vorgelegen hatte. Langzeituntersuchungen von Low et al. (47) ergaben, dass frühgeborene SGA-Babies im Kindesalter mit 9–11 Jahren einen höheren Anteil an größeren Handikaps und Lerndefiziten haben als frühgeborene AGA-Babies (AGA = appropriate for gestational age) (47).

Diagnostik. Wie von verschiedenen Untersuchern gezeigt werden konnte, lassen sich bei alleiniger Vermessung des biparietalen Durchmessers nur etwa 60% der Retardierungen erkennen (43, 45, 58, 79), während dies bei Einbeziehung des Rumpfes in 80 und mehr Prozent der Fälle gelingt (13, 31, 43, 45, 75). Deshalb ist es wichtig, dass Kopf- und Abdomenmaße bei der Ultraschalluntersuchung erfasst werden.

Differenzialdiagnosen

Terminverschiebung. Problematisch wird die Diagnose einer Wachstumsretardierung dann, wenn die Patientin erstmals im III. Trimenon zu einer Ultraschalluntersuchung kommt und dabei ein Fetalwachstum unterhalb der Norm festgestellt wird (Abb. 16.7). Hierbei kann es sich um eine echte späte Wachstumsretardierung oder auch nur um eine Terminverschiebung bei nicht gesichertem Gestationsalter handeln. Diagnostische Probleme können weiterhin auftreten, wenn die fetalen Messparameter zwar innerhalb der Norm liegen, aber in der Verlaufsbeobachtung eine deutliche Abflachung aufweisen (Abb. 16.6). Hierbei kann es sich ebenfalls um eine fetale Wachstumsretardierung handeln, sofern die Schwangerschaft bereits weiter fortgeschritten ist als angenommen.

Weiterführende Diagnostik und Therapie

Sonographische Verlaufskontrollen. Eine sonographische Kontrolluntersuchung bei Verdacht auf Retardierung ist frühestens nach Ablauf einer Woche zu empfehlen, da bei kürzerem Intervall der Messfehler größer sein kann als die Wachstumsrate. Vorteilhaft ist zudem, wenn die Kontrolluntersuchung von demselben Untersucher durchgeführt wird, damit der interpersonelle Fehler vermieden wird.

Doppler- und CTG-Kontrollen. Besteht aufgrund der sonographischen Verlaufsbeobachtung der Verdacht einer disproportionierten Wachstumsretardierung und damit einer Plazentainsuffizienz im III. Trimenon, so sind regelmäßige Doppler- und CTG-Kontrollen erforderlich. Kann durch Bettruhe, am besten unter stationären Bedingungen, kein Aufholwachstum des Fetus erzielt werden, ist, insbesondere wenn zusätzliche Auffälligkeiten bei der Doppleruntersuchung (0-Flow, Reverse-Flow) auftreten, eine vorzeitige Entbindung angezeigt.

Medikamentöse Therapie. Über ein Aufholwachstum des Fetus unter materner parenteraler Infusionstherapie (62) oder oraler Protein- und Allylestrenol-Gabe (39) wurde berichtet. Ergebnisse über die intraamniale Instillation von Aminosäuren wurden von Renaud et al. (61) publiziert.

Kontroverse Ergebnisse wurden bei der Aspirin-Therapie (50–100 mg/d) der Mutter zur Prävention und Therapie der intrauterinen Wachtumsretardierung (IUGR) gefunden. Während verschiedene Arbeitsgruppen über einen günstigen Therapieeffekt bei der Wachtumsretardierung berichteten (44, 74, 77), ergab die 1994 publizierte CLASP-Studie keinen signifikanten Effekt bei der IUGR. Eine Übersicht über die unterschiedlichsten Therapieversuche bei wachtumsretardierten Feten findet sich bei Carrera et al. (11). Alles in allem wurde die medikamentöse Therapie des wachstumsretardierten Feten bislang immer wieder hinterfragt (33) und steht bisher deutlich hinter der Erwartung, die in eine solche Therapie gesetzt wird.

■ Differenzierung und Quantifizierung einer Wachstumsretardierung

Kopf-Rumpf-Index

Die Differenzierung einer Wachstumsretardierung (proportioniert – disproportioniert) wie auch eine Quantifizierung des Ausmaßes der Retardierung gelingt mit dem Kopf-Rumpf-Index. Dieser kann entweder als Quotient aus BPD und ATD (31) oder aus KU und AU (9, 16) angegeben werden (siehe Kapitel 12). Handelt es sich um eine proportionierte Wachstumsretardierung, ist der Kopf-Rumpf-Index normal, während er bei der disproportionierten Wachstumsretardierung erhöht ist.

Gesichertes Gestationsalter. Auch für die Beurteilung des Kopf-Rumpf-Indexes muss allerdings das Gestationsalter gesichert sein. Ist dies nicht der Fall, kann bei einem unterschiedlichen Kopf- und Rumpfwachstum mit erhöhtem Kopf-Rumpf-Index nicht beurteilt werden, ob eine Retardierung bei regelrechtem Gestationsalter oder ein makrosomes Kopfwachstum bei ansonsten normalem Rumpf, aber jüngerem Gestationsalter, vorliegt.

Zweifelhaftes Gestationsalter. Bei zweifelhaftem Gestationsalter sollten zusätzliche Messparameter, wie z. B. die Femurlänge oder der bei der Mangelentwicklung kaum oder nur wenig beeinträchtigte transversale Zerebellumdurchmesser (50, 60), in die Beurteilung mit einbezogen werden. Die Bedeutung des Zerebellumdurchmessers zur Erkennung einer Wachstumsretardierung wird allerdings in der Literatur kontrovers diskutiert. Hill et al. (34, 35) kamen zu dem Ergebnis, dass der Zerebellumdurchmesser bei 60% der wachtumsretardierten Kinder unterhalb der unteren 2s-Grenze liegt.

Isoliertes geringes Kopfwachstum

Ein zu geringes Kopfwachstum basiert, sofern nicht gleichzeitig ein auffällig geringes Rumpfwachstum vorliegt, nicht auf einer Plazentainsuffizienz.

Mikrozephalus. Bei einem auffällig kleinen biparietalen Kopfdurchmesser (Abb. 16.**8**) bei gleichzeitig auffällig niedrigem Kopfumfang, aber normalen Abdomenmaßen, handelt es sich um ein isoliertes mikrozephales Wachstum. Zur Erhärtung der Diagnose eines Mikrozephalus kann zusätzlich das Wachstum der langen Extremitätenknochen herangezogen werden (37). Während der Kopfumfang für das betreffenden Gestationsalter deutlich zu klein ist, findet man bei der Knochenlänge ein zeitgerechtes Wachstum.

Spina bifida. Ein nur wenig unter der Norm liegendes Kopfwachstum lässt sich bei Fällen mit Spina bifida beobachten (76). Durch die Ausbildung eines Hydrozephalus kommt es bei diesen Feten dann im weiteren Schwangerschaftsverlauf zu einer Zunahme des biparietalen Kopfdurchmessers, wodurch die Kopfmaße dann wieder innerhalb der Normkurve gefunden werden (siehe Kapitel 23).

Dolichozephale Kopfform. Die alleinige Vermessung des biparietalen Durchmessers birgt die Gefahr, das Feten mit einer dolichozephalen Kopfform, wie sie häufig bei einer Beckenendlage gefunden wird (Abb. 16.**9a**), fälschlicherweise als retardiert eingestuft werden. Bezieht man dagegen den Kopfumfang und die Abdomenmaße in die Beurteilung ein, so erkennt man das normale fetale Wachstum (Abb. 16.**9**b).

Isoliertes auffälliges Extremitätenwachstum

Zwergwuchs. Ist bei normalem Kopfwachstum das Wachstum der Extremitätenknochen im Vergleich deutlich zurück, liegt eine Zwergwuchsform vor (Abb. 16.**10**), die weiter abgeklärt werden muss.

Makrosomes Wachstum, Makrozephalie

Definition. Eine Makrosomie liegt dann vor, wenn das Geburtsgewicht 4000 g oder mehr beträgt. Ab 4500 g spricht man von einer ausgeprägten Makrosomie. Die Häufigkeit einer Makrosomie beträgt ca. 10% aller Kinder mit einem Geburtsgewicht > 2500 g (5).

Eine Makrozephalie liegt dann vor, wenn die Kopfmaße oberhalb der 95. Perzentilkurve liegen.

Prognose. Ebenso wie die Retardierung geht auch das makrosome fetale Wachstum (= large for gestational age [LGA]) mit einer erhöhten perinatalen Morbidität und Mortalität einher (2, 5, 30, 69). Modanlou et al. (51) fanden bei Kindern mit einem Geburtsgewicht über 4500 g eine doppelt so hohe Mortalität wie bei normal großen Kindern. Unter der Geburt können sowohl ein großer Kopf als auch ein voluminöser Rumpf geburtsmechanische Probleme hervorrufen. Liegt bereits ein relatives Missverhältnis vor, ist eine Sectio caesarea unumgänglich. Bei rechtzeitiger Erfassung eines akzelerierten fetalen Wachstums kann durch eine gezielte vorzeitige Geburtseinleitung mit ca. 38 SSW eine Sectio caesarea, wie sie sonst am Termin erforderlich wäre, vermieden werden.

Sonographische Diagnostik. Die Entwicklung einer Makrosomie, wie auch die einer Makrozephalie, lassen sich sonographisch erkennen. Manuelle Untersuchungen hingegen unterschätzen meist die fetale Größe. Der Symphysen-Fundus-Abstand kann durch ein Hydramnion verfälscht sein (69).

Der sonographische Nachweis eines makrosomen Wachtums gelingt entweder über eine intrauterine Gewichtsschätzung (22) (Fetalgewicht > 90. Perzentile) oder über die Bestimmung des Abdomenumfangs (18, 29, 70). Zur Früherkennung eines akzelerierten Abdomenwachstums empfehlen Hadlock et al. (29) die Verwendung des Femur/Abdomenumfang-Quotientens. Nachteil der Gewichtsschätzung ist, dass gerade beim makrosomen Wachstum das Gewicht häufig überschätzt wird. Dies hängt mit der ausgeprägten Fettzunahme beim Feten zusammen (4). Fett führt zu einer deutlichen Zunahme des Abdomens, hat aber eine geringere Dichte als Muskelgewebe.

Als Obergrenze der sonographischen Abdomenumfangskurve gilt die 95. Perzentilkurve (49). Einzelne Autoren verwenden als obere Normgrenze noch den +2s-Bereich oder selten die 90. Perzentilkurve.

Differenzierung. Von einer Makrosomie wird dann ausgegangen, wenn die bei der Abdominometrie erhobenen Werte oberhalb der 95. Perzentilkurve liegen. Ergeben sich dagegen nur beim Kopf Messwerte oberhalb der 95. Perzentile, handelt es sich um eine Makrozephalie.

Proportioniertes makrosomes Wachstum. Liegen Kopf- und Rumpfwerte gleichermaßen oberhalb des Normbereiches, besteht ein proportioniertes makrosomes Wachstum. Findet man Werte an der oberen Normgrenze oder geringfügig darüber, muss differenzialdiagnostisch auch ein genetisch großes Kind bei großen Eltern in Erwägung gezogen werden (Abb. 16.**11**).

Disproportioniertes makrosomes Wachstum. Ist in erster Linie nur das Rumpfwachstum akzeleriert, liegt ein disproportioniertes makrosomes Wachstum vor (Abb. 16.**12** und 16.**16**). Ein auffälliges Abdomenwachstum bei noch relativ normalem Kopfumfang findet man z. B. bei der diabetischen Makrosomie. Das Ausmaß der Disproportion kann dabei wiederum über den Kopf-Rumpf-Index erfasst werden (s. Kapitel 12). Ist nur der Rumpf vergrößert, so zeigt sich ein auffällig niedriger Kopf-Rumpf-Index, während die proportionierte Makrosomie einen unveränderten Kopf-Rumpf-Index erkennen lässt.

Makrozephalie. Bei der Makrozephalie oder beim makrozephalen Kopfwachstum aufgrund eines fortgeschrittenen Hydrozephalus (Abb. 16.**13**) fällt neben dem biparietalen Kopfdurchmesser grundsätzlich auch der Kopfumfang immer zu hoch aus. Da die Abdomenmaße innerhalb der Normkurve liegen, zeigt auch der Kopf-Rumpf-Index entsprechend hohe Werte.

Ursachen des makrosomen Wachstums. Die Ursachen für ein makrosomes Wachstum sind größtenteils unklar (Tab. 16.**2**). Empirische Faktoren, die einen Hinweis auf die Entwicklung einer Makrosomie geben können, sind das mütterliche Geburtsgewicht (41), Multiparität (41), ein makrosomes Kind in der Geburtsanamnese (68), mütterliche Adipositas (54), extreme Gewichtszunahme in der Schwangerschaft (72) und große Eltern. Teilweise kann ein makrosomes fetales Wachstum bestimmten Syndromen, wie z. B. dem Wiedemann-Beckwith-Syndrom, dem Sotos-Syndrom oder dem Weaver-Syndrom (81) zugeordnet werden. Eine gesicherte Ursache des makrosomen Wachstums stellt der mütterliche Diabetes mellitus dar, der jedoch für weniger als 10% der makrosomen Kinder verantwortlich gemacht werden kann (51).

Makrosomie bei mütterlichem Diabetes mellitus

Pathophysiologie. Beim Diabetes mellitus führt die materne Hyperglykämie zu einer kompensatorischen Hypertrophie des fetalen Inselapparates mit gesteigerter Insulinproduktion, die eine Vermehrung des subkutanen Fettgewebes und eine Vergrößerung der inneren Organe (Herz, Leber, Milz) zur Folge hat (Insulinmast). Das Gehirn ist von der Größenzunahme ausgeschlossen (10, 27, 66, 69, 80).

Ultraschallbefunde. Somit ergibt sich im Ultraschall ein abnormes fetales Wachstum vorwiegend am Rumpf und weniger am Schädel (25, 30, 53), d. h. es resultiert ein disproportioniertes makrosomes Wachstum mit einem niedrigen Kopf-Rumpf-Index (30) (Abb. 16.**12**).

Gelegentlich kann jedoch beim Diabetes mellitus bei entsprechender plazentarer Mangelversorgung auch ein disproportioniertes Mangel-

wachstum des Feten mit Abdomenwerten < 5. Perzentile beobachtet werden.

Kommt es im Rahmen der diabetischen Makrosomie zu einer Zunahme des subkutanen Fettgewebes auch im Kopfbereich, so kann auch ein proportioniertes makrosomes Wachstum resultieren. Sonographisch fällt hierbei die Verdickung der Kopfschwarte durch eine typische Doppelkontur (38) am Schädel auf (Abb. 16.**17**), wie sie sonst in ähnlicher Form nur beim Hydrops fetalis oder zum Teil auch beim intrauterinen Fruchttod gesehen wird. Beim Hydrops zeigt sich jedoch meist außer einer ödematösen Schwellung der Kopfschwarte zusätzlich ein Aszites, Hydrothorax oder Perikarderguss.

Das makrosome fetale Wachstum beim mütterlichen Diabetes mellitus geht häufig mit einem Polyhydramnion einher (56). Gleichzeitig kann eine Zunahme der Plazentadicke beobachtet werden (65).

Glucosetoleranztest. Fällt bereits bei der zweiten Screeninguntersuchung ein akzeleriertes fetales Wachstum bei gesichertem Gestationsalter auf, ist eine Überprüfung der maternen Stoffwechselanlage mittels eines oralen Glucosetoleranztestes angezeigt.

Sonographische Verlaufskontrollen. Bei Schwangeren mit bekanntem manifesten Diabetes mellitus werden ab 20 SSW regelmäßige sonographische Kontrolluntersuchungen in zweiwöchigem Abstand empfohlen, damit rechtzeitig ein beschleunigtes Fetalwachstum erkannt und durch eine entsprechende straffere Insulinführung eine weitere makrosome Entwicklung verhindert werden können. Auch beim Gestationsdiabetes lässt sich die Inzidenz der Makrosomie durch den frühzeitigen Einsatz von Insulin deutlich reduzieren (15).

Fehlbildungen. Da ein manifester Diabetes mellitus mit einer erhöhten Fehlbildungsrate (4,5–16,8%) (2, 42, 48, 55) einhergeht, sollte bei diesen Patientinnen eine sorgfältige sonographische Fehlbildungsdiagnostik vor 22 SSW erfolgen. Die gefundenen Fehlbildungen betreffen vorwiegend das Herz, die Wirbelsäule, die Nieren und den kaudalen Pol des Fetus (kaudales Regressionssyndrom) (2, 42, 48, 52). Wegen der Möglichkeit eines fetalen Neuralrohrdefektes empfiehlt sich zusätzlich bei jeder schwangeren Diabetikerin die Bestimmung des AFP-Wertes im Serum.

Tabelle 16.**2** Ursachen für eine fetale Makrosomie

> Mütterliches Geburtsgewicht
> Multiparität
> Makrosomes Kind in der Geburtsanamnese
> Alter der Mutter > 35 Jahre
> Größe der Mutter > 169 cm
> Adipositas (mütterliches Ausgangsgewicht > 70 kg)
> Extreme Gewichtszunahme in der Schwangerschaft
> Entbindung 7 Tage nach dem Termin oder später
> Diabetes mellitus
> Fetales Syndrom (Wiedemann-Beckwith-Syndrom, Sotos-Syndrom, Weaver-Syndrom)

Literatur

1. Babson, S.G., Phillips, D.S.: Growth and development of twins dissimilar in size and birth. New Engl. J. Med. 289 (1973) 937–940
2. Ballard, J.L., Holroyde, J., Tsang, R.C., Chan, G., Sutherland, J.M., Knowles, H.C.: High malformation rates and decreased mortality in infants of diabetic mothers managed after the first trimester of pregnancy (1956–1978). Amer. J. Obstet. Gynec. 148 (1984) 1111–1118
3. Benacerraf, B.R.: Intrauterine growth retardation in the first trimester associated with triploidy. J. Ultrasound Med. 7 (1988) 153–154
4. Bernstein, I.M., Catalano, P.M.: Influence of fetal fat on the ultrasound estimation of fetal weight in diabetic mothers. Obstet. Gynecol. 79 (1992) 561–563
5. Boyd, M.E., Usher, R.H., McLean, F.H.: Fetal macrosomia: Prediction, risks, proposed management. Obstet. Gynecol. 61 (1983) 715–722
6. Brandt, I.: Postnatale Entwicklung von Früh-Mangelgeborenen. Gynäkologe 8 (1975) 219–233
7. Calvert, J.P., Crean, E.E., Newcombe, R.G., Pearson, J.F.: Antenatal screening by measurement of symphysis-fundus height. Brit. med. J. 285 (1982) 846–849
8. Campbell, S.: The assessment of fetal development by diagnostic ultrasound. In: Milunsky, A.: Clinics in Perinatology, Vol. 1. Philadelphia: Saunders 1974 p. 507
9. Campbell, S., Thoms, A.: Ultrasound measurement of the fetal head to abdomen circumference ratio in the assessment of growth retardation. Brit. J. Obstet. Gynaec. 84 (1977) 165–174
10. Cardell, B.S.: The infants of diabetic mothers. J. Obstet. Gynaec. Brit. Emp. 60 (1953) 834–853
11. Carrera, J.M., Devesa, R., Mallafré, J., Lopez-Rodo, V., Ruiz, J.: Management of intrauterine growth retardation: antenatal and intrapartum strategies. In: Kurjak, A. (ed.): Textbook of Perinatal Medicine. London: Parthenon Publishing Group 1998
12. Chambers, S.E., Hoskins, P.R., Haddad, N.G., Johnstone, F.D., McDicken, W.N., Muir, B.B.: A comparison of fetal abdominal circumference measurements and Doppler ultrasound in the prediction of small-for-dates babies and fetal compromise. Brit. J. Obstet. Gynaecol. 96 (1989) 803–808
13. Chang, T.C., Robson, S.C., Boys, R.J., Spencer, J.A.D.: Prediction of the small for gestational age infant: which ultrasonic measurement is best? Obstet. Gynecol. 80 (1992) 1030–1038
Fortsetzung S. 183

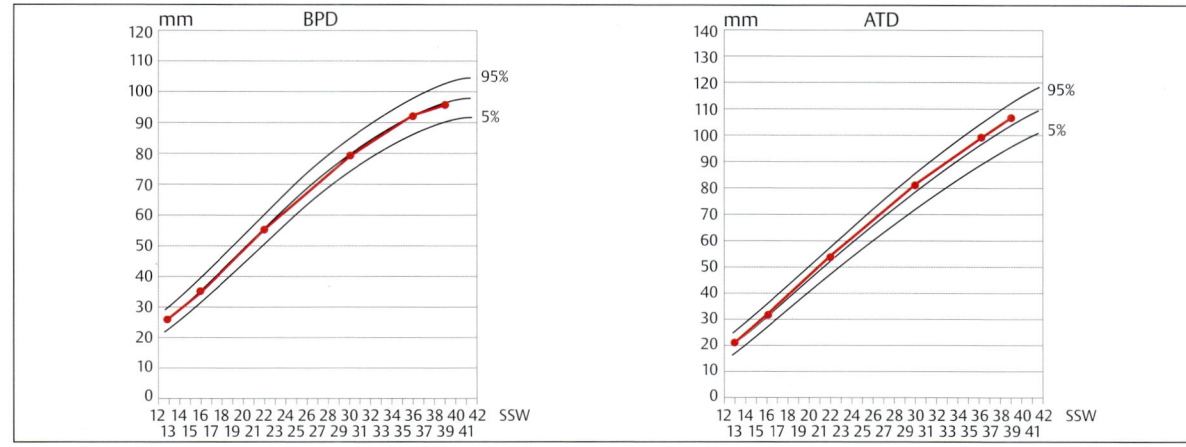

1

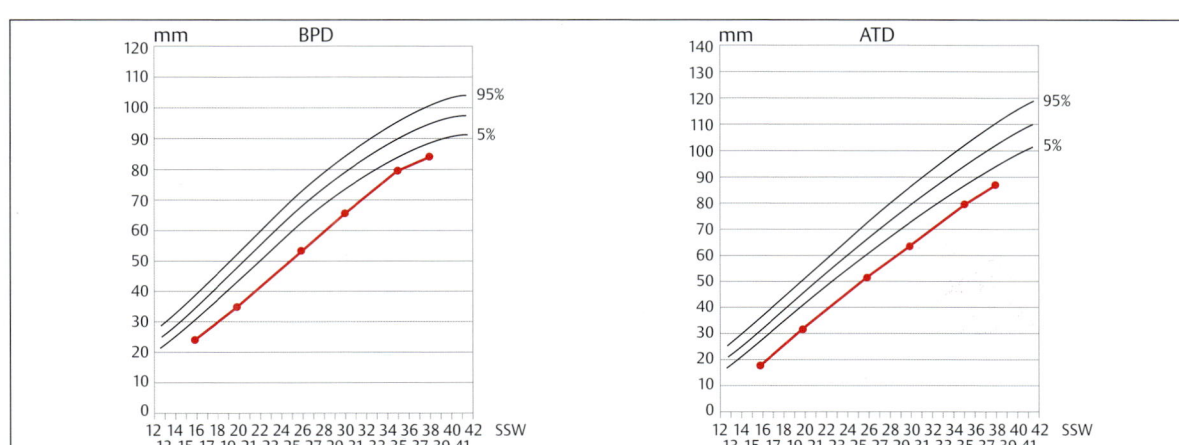

2

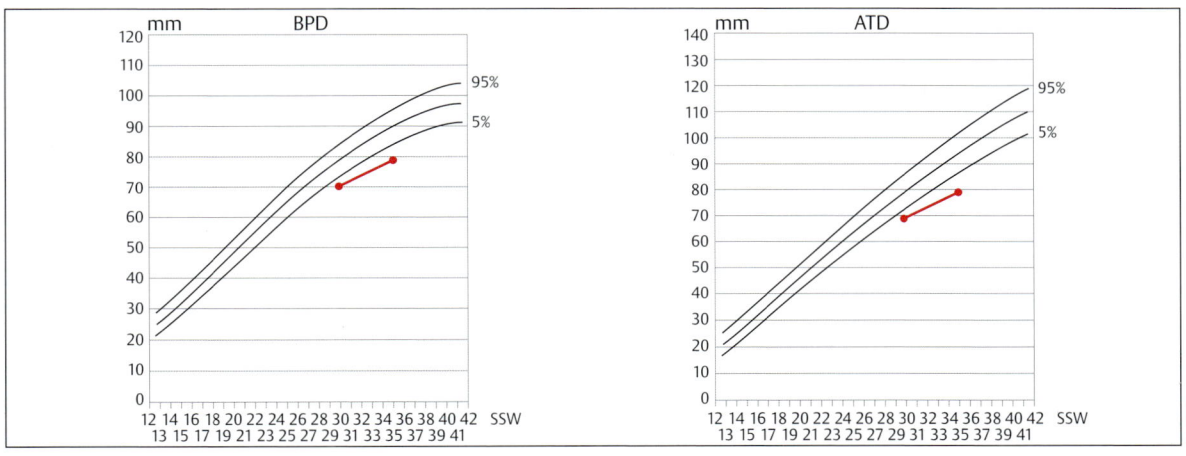

3

4

Normales Wachstum und Terminverschiebung

Abb. 16.**1** Normales fetales Wachstum. BPD und ATD verlaufen in der Mitte der jeweiligen Normkurve. Normkurve mit 5., 50. und 95. Perzentile (nach 49).

Abb. 16.**2** Fetale Entwicklung bei Terminverschiebung um 4 Wochen. Die Verlaufsbeobachtung zeigt ein regelrechtes fetales Wachstum mit gleichbleibender Diskrepanz zum rechnerischen Gestationsalter.

Abb. 16.**3** Proportioniertes fetales Wachstum bei genetisch kleinem Kind. Kopf- und Abdomenumfang liegen im Bereich der 5. Perzentilkurve.

Verschiedene Wachstumsstörungen

Abb. 16.**4** Schweres proportioniertes Mangelwachstum im II. Trimenon bei fetaler Chromosomenfehlbildung (Trisomie 18). Der Verlauf zeigt ein frühes Unterschreiten der Messwerte unter die 5. Perzentile.

Abb. 16.**5** Disproportioniertes Mangelwachstum bei Plazentainsuffizenz. Auffällig ist die späte Wachstumsabflachung des Abdomenquerdurchmessers im III. Trimenon. Partus mit 37 SSW. Geschlecht männlich, Gewicht 1780 g, Länge 43 cm.

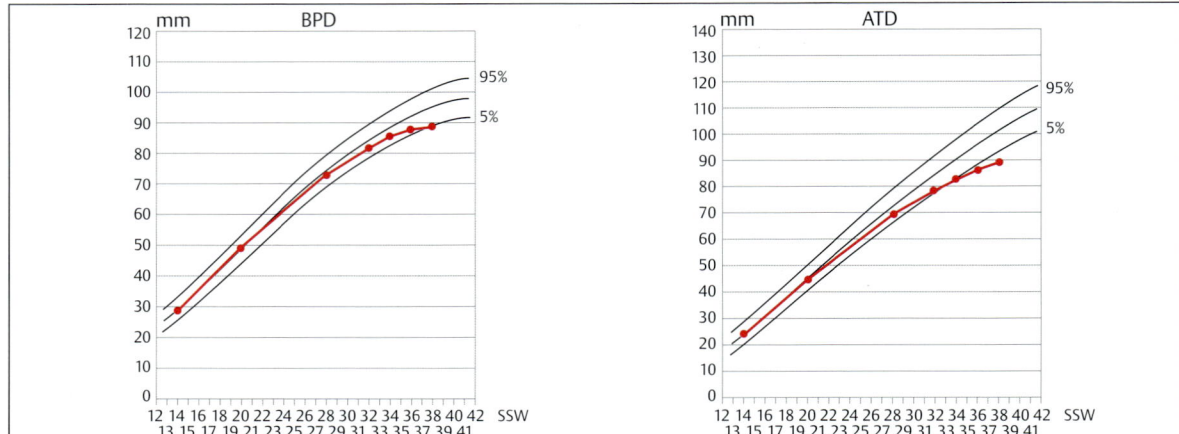

5

Abb. 16.**6** Disproportioniertes Mangelwachstum bei Plazentainsuffizienz und gleichzeitiger Terminverschiebung. Da die Patientin zwei Wochen früher schwanger wurde, als rechnerisch angenommen, fällt nur die Wachstumsabflachung bei der Verlaufsbeobachtung auf; die Werte selbst liegen alle noch innerhalb der Normkurve.

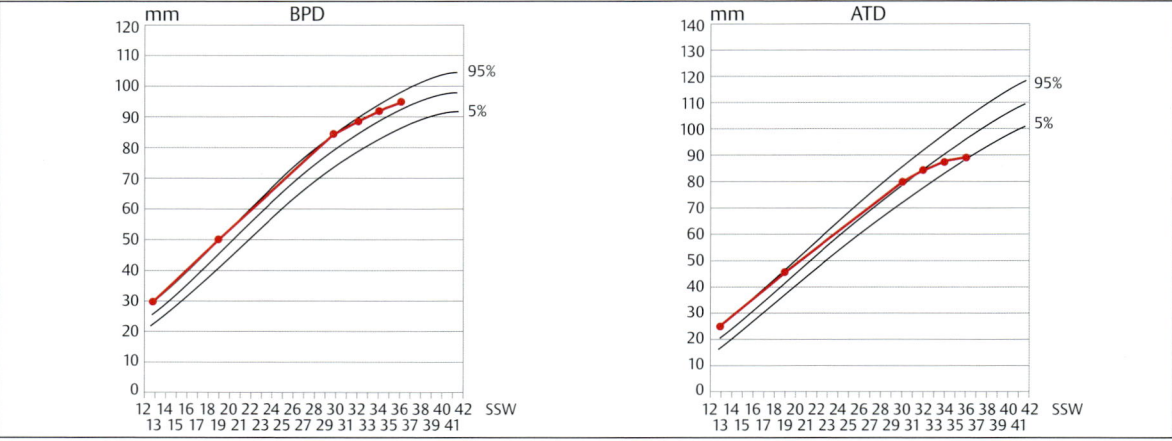

6

Abb. 16.**7** Terminverschiebung oder proportionierte Wachstumsretardierung? Sofern keine sonographischen Vorbefunde vorliegen, kann hier nur eine Ultraschallverlaufsbeobachtung oder die Einbeziehung weiterer Messparameter zur Klärung führen.

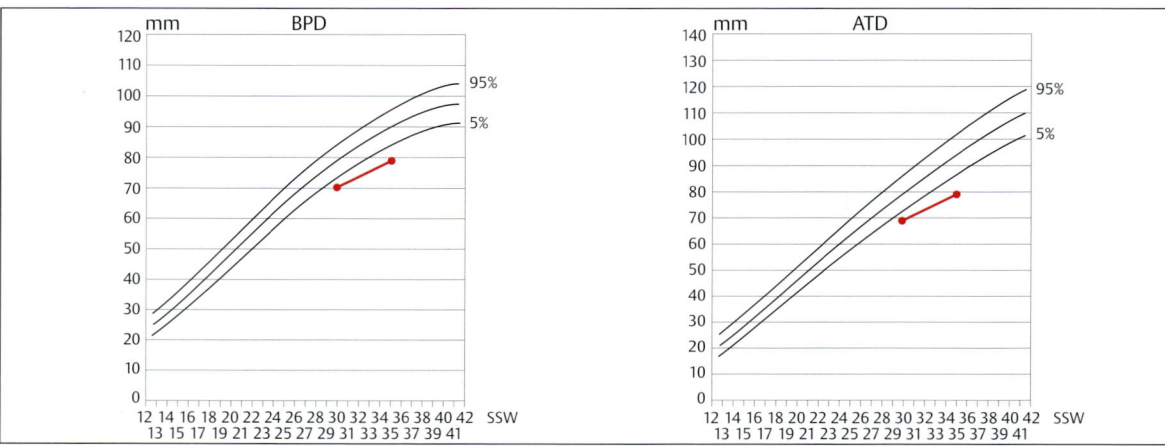

7

Abb. 16.**8** Mikrozephale Kopfentwicklung bei einem Kind mit Seckel-Syndrom. Der BPD zeigt ein auffälliges Kopfwachstum deutlich unterhalb der Normkurve, während der Abdomendurchmesser normale Werte aufweist. Entsprechendes gilt auch für KU und AU.

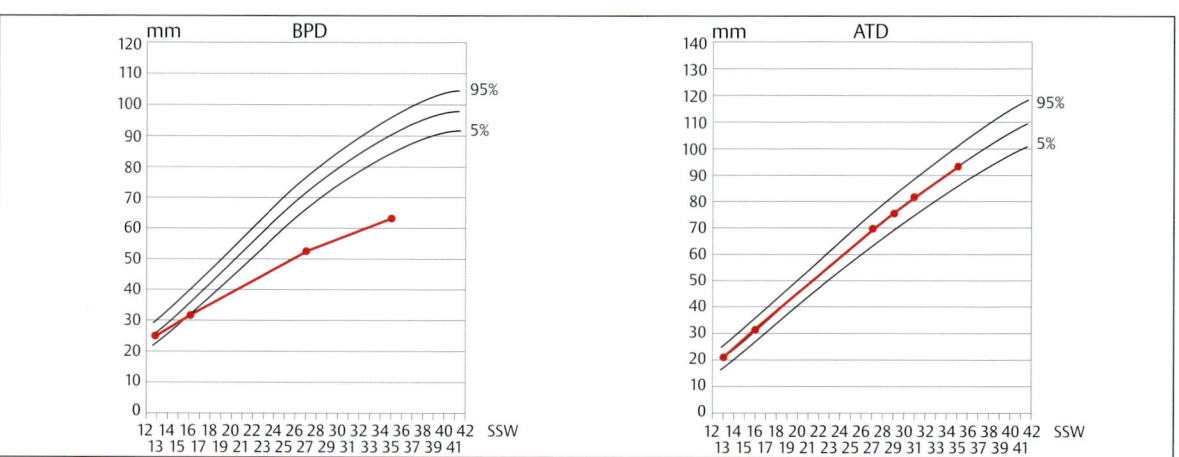

8

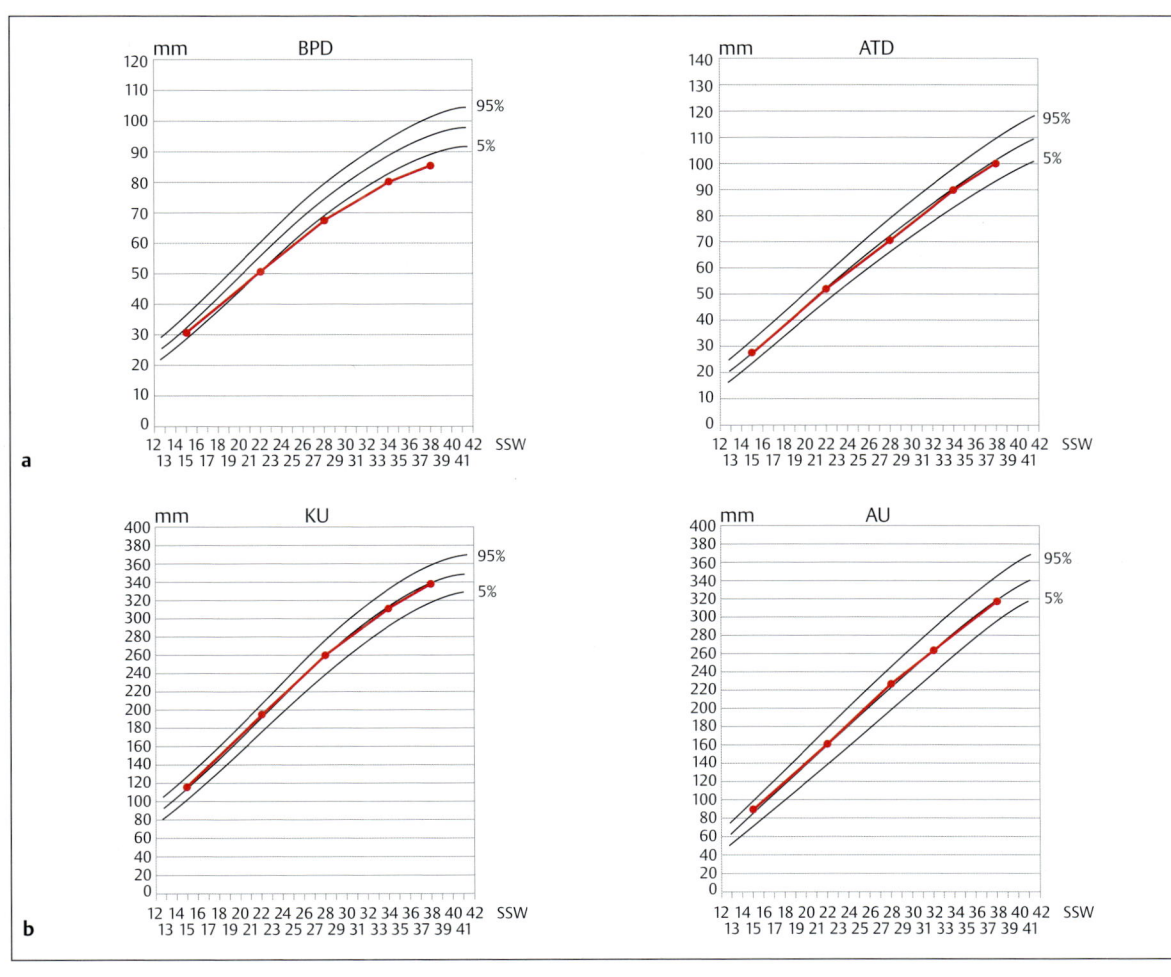

9

Abb. 16.9 Einflussfaktor Kopfform.
a Vortäuschung einer Wachstums-retardierung bei Fetus in BEL mit dolichozephaler Kopfform. Die BPD-Werte liegen im III. Trimenon unterhalb der 5. Perzentile.
b Wird an Stelle des BPD der KU berücksichtigt, erkennt man die regelrechte Kopfentwicklung.

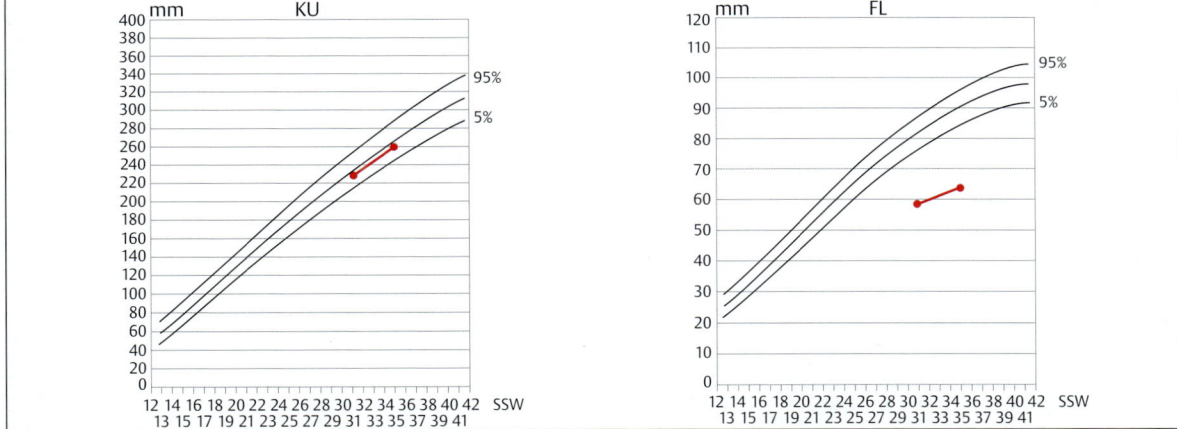

10

Abb. 16.10 KU und Femurlänge bei Kind mit einer Zwergwuchsform. Während die Entwicklung des Schädels einen normalen Kopfumfang zeigt, fällt das Femurwachstum deutlich aus der Normkurve heraus.

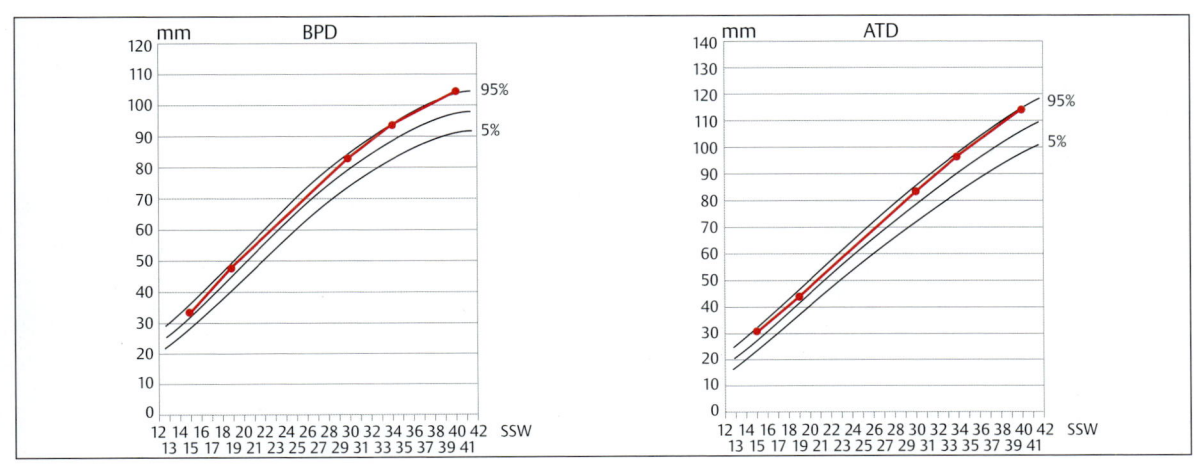

11

Abb. 16.11 Normales fetales Wachstum im Bereich der oberen Normgrenze bei genetisch großem Kind. Geburtsgewicht 4090 g, Länge 54 cm.

Abb. 16.**12**   Vorwiegend disproportioniertes makrosomes fetales Wachstum bei schlecht eingestelltem insulinpflichtigem Diabetes mellitus. Geburtsgewicht 4820 g (36 SSW).

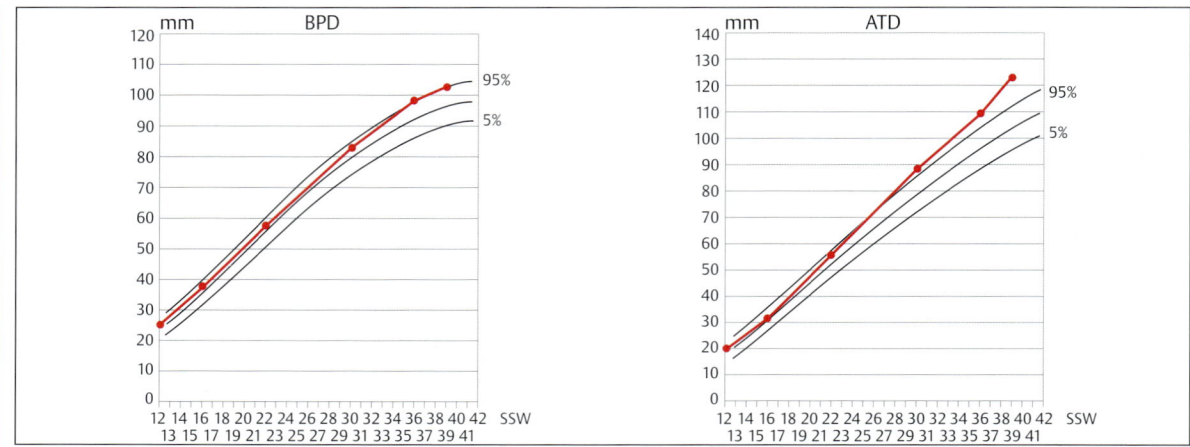

12

Abb. 16.**13**   Deutlich makrozephale Entwicklung (BPD > 95. Perzentile) bei ausgeprägtem Hydrozephalus.

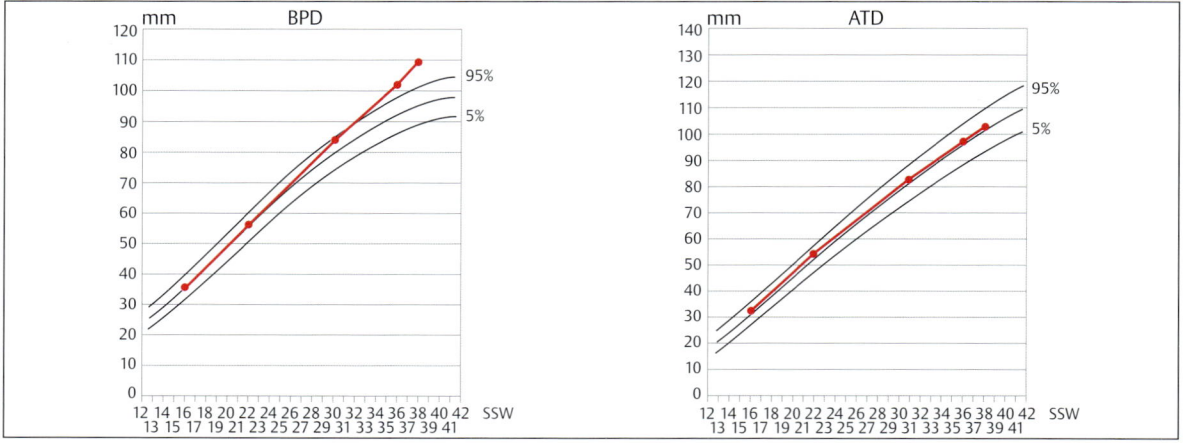

13

Abb. 16.**14**   Frühes proportioniertes Mangelwachstum bei Chromosomenaberration (Trisomie 18), 21 SSW. Kopf und Rumpf liegen gleichermaßen im Wachstum zurück. BPD(1) 5,0 cm, FOD(2) 5,8 cm, ATD(3) 4,8 cm, ASD(4) 5,0 cm.

Abb. 16.**15**   Disproportioniertes Mangelwachstum bei fetaler Infektion mit Verkalkung im Bereich der Leber. 32 SSW. BPD(1) 7,1 cm, FOD(2) 9,2 cm, ATD(3) 6,0 cm, ASD(4) 6,3 cm.

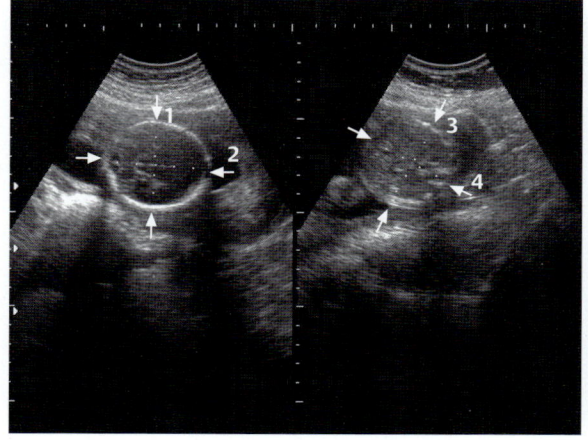
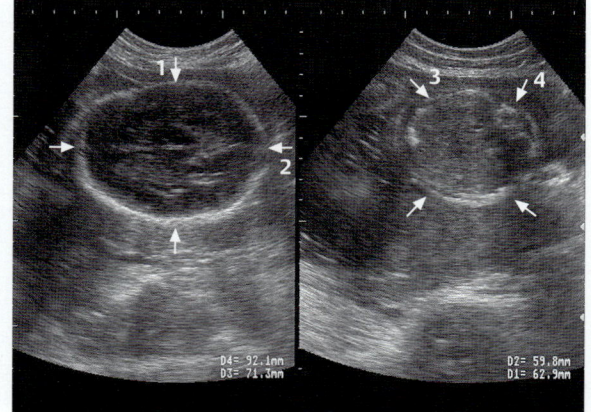

14   **15**

Abb. 16.**16**   Makrosomes Wachstum bei Diabetes mellitus, 36 SSW. ATD 12,1 cm, ASD 11,9 cm.

Abb. 16.**17**   Fetales Profil mit Doppelkontur am Schädel (Pfeil) bei proportioniertem makrosomem fetalem Wachstum bei schlecht eingestelltem Diabetes mellitus, 34 SSW.

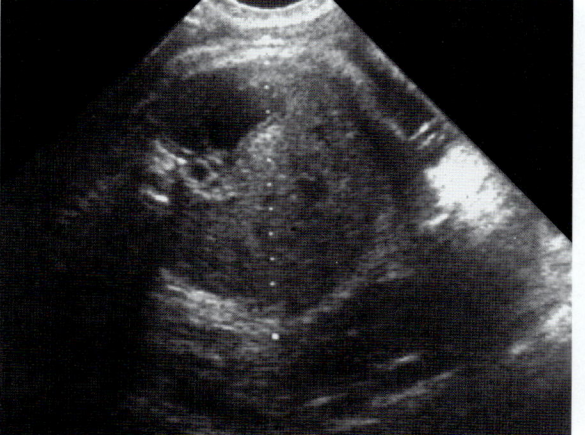
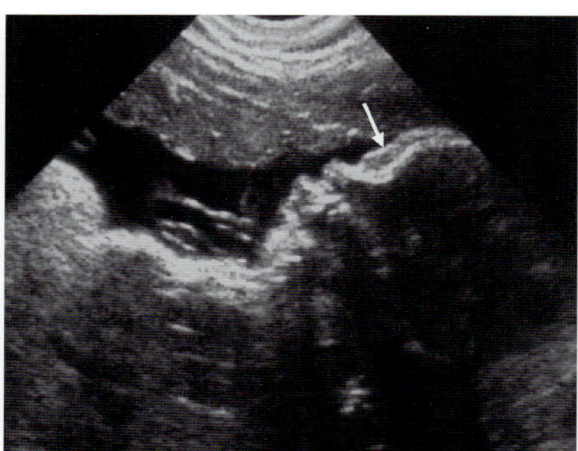

16   **17**

Fortsetzung der Literatur von S. 178

14. CLASP (Collaborative Low-dose Aspirin Study in Pregnancy): CLASP: a randomised trial of low-dose aspirin for the prevention and treatment of pre-eclampsia among 9364 pregnant women. Lancet 343 (1994) 619–629

15. Coustan, D.R., Imarah, J.: Prophylactic insulin treatment of gestational diabetes reduces the incidence of macrosomia, operative delivery, and birth trauma. Amer. J. Obstet. Gynec. 150 (1984) 836–842

16. Crane, J.P., Kopta, M.M.: Prediction of intrauterine growth retardation via ultrasonographic measurement of head/abdominal circumference ratios. Obstet. Gynec. 54 (1979) 597–601

17. Deter, R.L., Harrist, R.B., Hadlock, F.P., Carpenter, R.J.: The use of ultrasound in the detection of intrauterine growth retardation. J. Clin. Ultrasound 10 (1982) 9–16

18. Deter, R.L., Hadlock, F.P.: Use of ultrasound in the detection of macrosomia: A review. J. Clin. Ultrasound 13 (1985) 519–524

19. DeVore, G., Hobbins, J.C.: Fetal growth and development: The diagnosis of intrauterine growth retardation. In: Hobbins, J.C.: Diagnostic Ultrasound in Obstetrics. New York: Churchill Livingstone 1979

20. Drillien, C.M.: Prognosis of infants of very low birth weight. Lancet I (1971) 697

21. Fancourt, R., Campbell, S., Harvey, D., Norman, A.P.: Follow-up study of small-for-dates babies. Brit. med. J. 1 (1976) 1435–1437

22. Farmer, R.M., Medearis, A.L., Hirata, G.I., Platt, L.D.: The use of a neural network for the ultrasonographic estimation of fetal weight in the macrosomic fetus. Amer. J. Obstet. Gynecol. 166 (1992) 1467–1472

23. Fok, R.Y., Pavlova, Z., Benirschke, K., Paul, R.H., Platt, L.D.: The correlation of arterial lesions with umbilical artery Doppler velocimetry in the placentas of small-for-dates pregnancies. Obstet. Gynecol. 75 (1990) 578–583

24. Frigoletto, F.D., Rothschild, S.B.: Altered fetal growth: an overview. Clin. Obstet. Gynec. 20 (1977) 915–923

25. Grandjean, H., Sarramon, M.F., Reme, J.M., Pontonnier, G.: Detection of gestational diabetes by means of ultrasonic diagnosis of excessive fetal growth. Amer. J. Obstet. Gynec. 138 (1980) 790–792

26. Gruenwald, P.: Chronic fetal distress and placental insufficiency. Biol. Neonat. 5 (1963) 215–265

27. Gruenwald, P.: Growth of the human fetus. II. Abnormal growth in twins and infants of mothers with diabetes, hypertension, or isoimmunization. Amer. J. Obstet. Gynec. 94 (1966) 1120–1132

28. Gudmundsson, S., Marsal, K.: Umbilical and uteroplacental blood flow velocity waveforms in pregnancies with fetal growth retardation. Eur. J. Obstet. Gynecol. Reprod. Biol. 27 (1988) 187–196

29. Hadlock, F.P., Harrist, R.B., Fearneyhough, T.C., Deter, R.L., Park, S.K., Rossavik, I.K.: Use of femur length/abdominal circumference ratio in detecting the macrosomic fetus. Radiology 154 (1985) 503–505

30. Hansmann, M., Hinckers, H.J.: Das große Kind. Gynäkologe 7 (1974) 81–94

31. Hansmann, M.: Ultraschallbiometrie im II. und III. Trimester der Schwangerschaft. Gynäkologe 9 (1976) 133–155

32. Hansmann, M.: Bestimmung des Gestationsalters und -gewichts und die Bedeutung für das klinische Management. In: Huch, A., Huch, R., Duc, G., Rooth, G.: Klinisches Management des kleinen Frühgeborenen. Stuttgart: Thieme 1982; S. 31–54

33. Harding, J., Owens, J., Robison, J.: Should we try to supplement the growth retarded fetus? A cautionary tale. Brit. J. Obstet. Gynaecol. 99 (1992) 707–710

34. Hill, L.M., Guzick, D., Rivello, D., Hixon, J., Peterson, C.: The transverse cerebellar diameter cannot be used to assess gestational age in the small for gestational age fetus. Obstet. Gynecol., 75 (1990) 329–333

35. Hill, L.M., Guzick, D., DiNofrio, D., Maloney, J., Merolillo, C., Nedzesky, P.: Ratios between the abdominal circumference, head circumference, or femur length and the transverse cerebellar diameter of the growth-retarded and macrosomic fetus. Amer. J. Perinatol. 11 (1994) 144–148

36. Hohenauer, L.: Studien zur intrauterinen Dystrophie. II. Folgen intrauteriner Mangelernährung beim Menschen. Eine vergleichende Studie von Zwillingspaaren mit unterschiedlichem Geburtsgewicht. Pädiatr. Pädol. 6 (1971) 17–30

37. Hohler, C.W., Quetel, T.A.: Comparison of ultrasound femur length and biparietal diameter in late pregnancy. Amer. J. Obstet. Gynec. 141 (1981) 759–760

38. Holländer, H.J.: Die Ultraschalldiagnostik während der Schwangerschaft. In: Döderlein, G., Wulf, K.H.: Klinik der Frauenheilkunde und Geburtshilfe, Bd. VI. München: Urban & Schwarzenberg 1975

39. Kaneoka, T., Taguchi, S., Shimizu, H., Shirakawa, K.: Prenatal diagnosis and treatment of intrauterine growth retardation. J. perinat. Med. 11 (1983) 204–212

40. Khoury, M.J., Erickson, J.D., Cordero, J.F., McCarthy, B.J.: Congenital malformations and intrauterine growth retardation: a population study. Pediatrics 82 (1988) 83–90

41. Klebanoff, M.A., Mills, J.L., Berendes, H.W.: Mother's birth weight as a predictor of macrosomia. Amer. J. Obstet. Gynec. 153 (1985) 253–257

42. Kucera, J.: Rate and type of congenital anomalies among offspring of diabetic women. J. reprod. Med. 7 (1971) 73–82

43. Lang, J., Bellmann, O., Hansmann, M., Nocke, W., Niesen, M.: Klinik und Diagnostik der intrauterinen Mangelentwicklung. Fortschr. Med. 95 (1977) 482–494

44. Leitich, H., Egarter, C., Husslein, P., Kaider, A., Schemper, M.: A meta-analysis of low dose aspirin for the prevention of intrauterine growth retardation. Brit. J. Obstet. Gynaecol. 104 (1997) 450–459

45. Little D., Campbell, S.: Ultrasonic evaluation of intrauterine growth retardation. Radiol. Clin. N. Amer. 20 (1982) 335–351

46. Low, J.A., Galbraith, R.S.: Pregnancy characteristics of IUGR. Obstet. Gynec. 44 (1974) 122–126

47. Low, J.A., Handley-Derry, M.H., Burke, S.O. et al.: Association of intrauterine growth retardation and learning deficits at age 9 to 11 years. Amer. J. Obstet. Gynecol. 167 (1992) 1499–1505

48. Malins, J.M.: Congenital malformations and fetal mortality in diabetic pregnancy. J. R. Soc. Med. 71 (1979) 205–207

49. Merz, E., Wellek, S: Das normale fetale Wachstumsprofil – ein einheitliches Modell zur Berechnung von Normkurven für die gängigen Kopf- und Abdomenparameter sowie die großen Extremitätenknochen. Ultraschall in Med. 17 (1996) 153–162

50. Meyer, W.J., Gauthier, D., Ramakrishnan, V., Sipos, J.: Ultrasonographic detection of abnormal fetal growth with the gestational age-independent, transverse cerebellar diameter/abdominal circumference ratio. Amer. J. Obstet. Gynecol. 171 (1994) 1057–1063

51. Modanlou, H.D., Dorchester, W.L., Thorosian, A., Freeman, R.K.: Macrosomia – maternal, fetal, and neonatal implications. Obstet. Gynec. 55 (1980) 420–424

52. Molsted-Petersen, L., Tygstrup, I., Pedersen, J.: Congenital malformations in newborn infants of diabetic women – correlation with maternal diabetic vascular complications. Lancet I (1964) 1124–1126

53. Ogata, E.S., Sabbagha, R., Metzger, B.E., Phelps, R.L., Depp, R., Freinkel, N.: Serial ultrasonography to assess evolving fetal macrosomia. Studies in 23 pregnant diabetic women. J. Amer. med. Ass. 243 (1980) 2405–2408

54. Parks, D.G., Ziel, H.K.: Macrosomia, a proposed indication for primary cesarean section. Obstet. and Gynec. 52 (1978) 407–409

55. Pedersen, J.F., Molsted-Pedersen, L.: Early fetal growth delay detected by ultrasound marks increased risk of congenital malformation in diabetic pregnancy. Brit. med. J. 283 (1981) 269–271

56. Peters, F.D., Roemer, V.M.: Diabetes mellitus und Schwangerschaft. Geburtsh. und Frauenheilk. 37 (1977) 557–565

57. Polani, P.E.: Chromosomal and other genetic influences on birthweight variation, in size at birth. Amsterdam: Elsevier 1974; pp. 127–159

58. Queenan, J.T., Kabarych, S.F., Cook, L.B., Anderson, G.D., Griffin, L.P.: Diagnostic ultrasound for detection of intrauterine growth retardation. Amer. J. Obstet. Gynec. 124 (1976) 865–873

59. Ramzin, M.S., Meudt, R.O., Hinselmann, M.: Prognostic significance of abnormal ultrasonographic findings during the second trimester of gestation. J. perinat. Med. 1 (1973) 60–64

60. Reece, E.A., Goldstein, I., Pilu, G., Hobbins, J.C.: Fetal cerebellar growth unaffected by intrauterine growth retardation: A new parameter for prenatal diagnosis. Amer. J. Obstet. Gynecol. 157 (1987) 632–638

61. Renaud, R., Vincendon, G., Boog, G. et al.: Injections intra-amniotiques d'acides amines dans les cas de malnutrition foetales: premiers resultats. J. Gynecol. Obstet. Biol. Reprod. 1 (1972) 231–244

62. Rivera-Alsina, M.E., Saldana, L.R., Stringer, C.A.: Fetal growth sustained by parenteral nutrition in pregnancy. Obstet. and Gynec. 64 (1984) 138–141

63. Robson, S.C., Chang, T.C.: Intrauterine growth retardation. In: Reed, G.B., Cllaireaux, A.E., Cockburn, F. (eds.): Diseases of the Fetus and Newborn. London: Chapman & Hall 1995; pp. 275–283

64. Rotmensch, S., Liberati, M., Luo, J.S. et al.: Color Doppler flow patterns and flow velocity waveforms of the intraplacental fetal circulation in growth retarded fetuses. Amer. J. Obstet. Gynecol. 171 (1994) 1257–1264

65. Schlensker, K.H.: Ultraschallplazentographie. Gynäkologe 9 (1976) 156–165

66. Schwartz, R., Susa, J.: Fetal macrosomia – animal models. Diabetes Care 3 (1980) 430–432

67. Scott, K.E., Usher, R.: Fetal malnutrition: its incidence, causes and effects. Amer. J. Obstet. Gynec. 94 (1966) 951–953

68. Stallone, L.A., Ziel, H.K.: Management of gestational diabetes. Amer. J. Obstet. Gynec. 119 (1974) 1091–1094

69. Stevenson, D.K., Hopper, A.O., Cohen, R.S., Bucalo, L.R., Kerner, J.A., Sunshine, P.: Macrosomia: Causes and consequences. J. Paediat. 100 (1982) 515–520

70. Tamura, R.K., Sabbagha, R.E., Depp, R., Dooley, S.L., Socol, M.L.: Diabetic macrosomia. Accuracy of third trimester ultrasound. Obstet. Gynecol. 67 (1986) 826–832

71. Trudinger, B.J.: Intrauterine growth retardation. In: Copell, J.A., Reed, K.L. (eds.): Doppler Ultrasound in Obstetrics and Gynecology. New York: Raven Press 1995; pp. 179–185

72. Udal, J.N., Harrison, G.G., Vaucher, Y., Walson, P.D., Morrow, G. III: Interaction of maternal and neonatal obesity. Pediatrics 62 (1978) 17–21

73. Usher, R.H., McLean, F.H.: Normal fetal growth and the significance of fetal growth retardation. In: Davis, J.A., Dobbing, J.: Scientific foundations of paediatrics. London: Heinemann 1974

74. Uzan, S., Beaufils, M., Bréart, G., Bazin, B., Capitant, C., Paris, J.: Prevention of fetal growth retardation with low-dose aspirin: findings of the EPREDA trial. Lancet 337 (1991) 1427–1431

75. Varma, T.R., Taylor, H., Bridges, C.: Ultrasonic assessment of fetal growth. Brit. J. Obstet. Gynaec. 86 (1979) 623–632

76. Wald, N., Cuckle, H., Boreham, J., Stirrat, G.: Small biparietal diameter of fetuses with spina bifida: implications for antenatal screening. Brit. J. Obstet. Gynaec. 87 (1980) 219–221

77. Wallenburg, H.C.S., Rothmans, N.: Prevention of recurrent idiopathic fetal growth retardation by low-dose aspirin and dipyridamol. Amer. J. Obstet. Gynecol. 157 (1987) 1230–1235

78. Westin, B.: Schwangerschaftsüberwachung mittels Gravidogramm. Zbl. Gynäk. 102 (1980) 257–271

79. Whetham, J.C.G., Muggah, H., Davidson, S.: Assessment of intrauterine growth retardation by diagnostic ultrasound. Amer. J. Obstet. Gynec. 125 (1976) 577–580

80. Whitelaw, A.: Subcutaneous fat in newborn infants of diabetic mothers: An indication of quality of diabetic control. Lancet I (1977) 15–18

81. Wiedemann, H.R., Grosse, F.R., Dibbern, H.: Das charakteristische Syndrom. Stuttgart: Schattauer 1982

82. Winick, M.: Fehlernährung und das Nervensystem bei Tieren und Menschen. In: Dudenhausen, J.M., Saling, E.: Perinatale Medizin IV. Stuttgart: Thieme 1973; S. 295

83. Yerushalmy, J.: Relation of birth weight, gestational age and the rate of IUGR to perinatal mortality. Clin. Obstet. Gynec. 13 (1970) 107–129

17 Immunologischer Hydrops fetalis bei Rhesusinkompatibilität

Vorkommen, Pathogenese und sonographische Merkmale

■ Definition

Beim immunologischen Hydrops fetalis handelt es sich um die schwerste Manifestation eines Morbus haemolyticus fetalis. Hervorgerufen wird die fetale hämolytische Anämie durch maternale IgG-Antikörper bei fetomaternaler Blutgruppeninkompatibilität (Rhesus-, Kell-, seltener andere). Der immunologische Hydrops fetalis universalis tritt erst ab einem fetalen Hämatokrit < 15% (Hb < 5 g/dl) auf (normaler Hkt: 34–42%; normaler Hb: 11,5–14,4 g/dl). Infolge der Anämie kommt es zu Wassereinlagerungen im Bereich der Subkutis (generalisiertes Hautödem), der Peritonealhöhle (Aszites), der Pleurahöhle (Pleuraerguss) und/oder des Perikards (Perikarderguss); häufig findet sich eine Vergrößerung des Herzens (Kardiomegalie), der Leber und/oder der fetalen Milz. Unbehandelt führt der Hydrops fetalis universalis bei Rhesusinkompatibilität meist zum Tod des Feten oder Neugeborenen (hämolytische Anämie, Gewebehypoxie, Azidose).

■ Inzidenz

Eine pränatal manifeste fetomaternale Blutgruppeninkompatibilität mit fetaler Anämie findet man in 1/1000 Schwangerschaften bezogen auf Mitteleuropa (3).

Die Inzidenz des Morbus haemolyticus mit Hydrops fetalis universalis hängt eng mit der Schwangerenbetreuung und der Verfügbarkeit und Inanspruchnahme pränataler Zentren mit ausreichender Erfahrung in der pränatalen Diagnostik und Therapie bei Rhesusinkompatibilität zusammen. Bei unauffälliger Anamnese der Mutter, konsequenter Überwachung sowie bedarfsweise intrauteriner Behandlung der fetalen Anämie ist das Risiko eines fetalen Hydrops gering (2–3% aller Schwangerschaften mit fetomaternaler Rhesus- oder Kell-Inkompatibilität und maternalen Alloantikörpern) (3).

■ Ätiopathogenese

Sensibilisierung. Die Sensibilisierung des maternalen Immunsystems gegen fetale Erythrozytenantigene erfolgt meistens während einer Schwangerschaft oder Geburt (Plazentalösung) durch fetomaternale Mikrotransfusion(en). Die Anti-D-(Rhesus)Inkompatibilität ist trotz Einführung der Anti-D-Prophylaxe vor über 30 Jahren nach wie vor die häufigste Form der fetomaternalen Blutgruppeninkompatibilität. Hierzu kommt es, wenn die Rhesusprophylaxe beispielsweise nach einer Geburt vergessen wurde oder unzureichend dosiert war (Makrotransfusion bei vorzeitiger, evtl. partieller und daher unbemerkter Plazentalösung), seltener nach Frühaborten, Tuben- oder Molenschwangerschaften. Daneben spielen Unverträglichkeitsreaktionen gegen „Non-D-Antigene" (Kell, Duffy, Kidd etc.) nach Sensibilisierung etwa bei Bluttransfusionen eine immer größere Rolle (Tab. 17.1).

„Rhesusfamilie". Trotz der zahlreichen Blutgruppenantigene, die theoretisch eine fetomaternale Inkompatibilitätsreaktion mit konsekutiver fetaler Hämolyse verursachen könnten, wird die überwiegende Mehrzahl der klinisch manifesten und transfusionsbedürftigen Fälle durch die Antigene der Rhesusfamilie (insbesondere durch das D-Antigen) sowie durch das Kell-Antigen verursacht (in Folge vereinfacht unter

Tabelle 17.1 Fetale Blutgruppenantigene, die eine pränatal therapiebedürftige Inkompatibilitätsreaktion mit fetaler Hämolyse verursachen können

Häufigkeit	Blutgruppenantigene
Häufig	Rhesusfamilie: D, C, E, c, e Kell
Weniger häufig	Jk^a (Kidd) Fy^a (Duffy) $Kp^{a,b}$ K S
Selten	Do^a, $Di^{a,b}$, Fy^b, Hutch, Jk^b, Lu^a, M, N, s, U, Yt^a
Nie	$Le^{a,b}$, P

dem Überbegriff der „Rhesusinkompatibilität" zusammengefasst).

Kompensationsmechanismen. Bei der manifesten Rhesus-(Kell-)Inkompatibilität zerstören maternale, plazentagängige Immunglobuline (Anti-D-/Anti-Kell-IgG) die antigenpositiven fetalen Erythrozyten. Der Fetus kompensiert die hämolytische Anämie zunächst durch Steigerung der fetalen Erythropoese in Leber und Milz (ab dem III. Trimenon auch im Knochenmark) sowie durch vermehrte Ausschwemmung junger, unreifer Erythrozyten (fetale Retikulozytose). Fetale Erythrozyten enthalten vorwiegend Hämoglobin F, das eine höhere Sauerstoffaffinität als adultes Hämoglobin A besitzt; außerdem nutzt der Fetus den Bohr-Effekt (Rechtsverschiebung der O_2-Dissoziationskurve bei Anstieg des pCO_2).

Hypoxie. Ab einer 50%igen Reduktion des fetalen Hämatokrits führt die Anämie dann zur Gewebehypoxie und Azidose. Nun wird die Perfusion zentralisiert, d. h. lebenswichtige Organe, wie ZNS, Myokard, Nieren und Nebennieren, werden bevorzugt durchblutet, die Perfusion peripherer Organe und Körperregionen gedrosselt. Die Hypoxie schädigt das Endothel; es kommt zum Wasseraustritt in die Bauchhöhle, zur Ausbildung eines generalisierten Hautödems, schließlich auch zum Wasseraustritt in die Pleura- und Perikardhöhle (Hydrops fetalis universalis). Kardiale Insuffizienz (Myokardschädigung durch O_2-Mangel und frustraner Versuch, die Hypoxie durch Anhebung des Cardiac Output zu kompensieren), Gewebehypoxie und Azidose können bei aggressiv verlaufender fetomaternaler Rhesusinkompatibilität innerhalb weniger Wochen zum intrauterinen Fruchttod führen (4).

■ Sonographische Auffälligkeiten

Unspezifische Anzeichen. Sonographische Auffälligkeiten, die der Ausbildung des Hydrops fetalis vorangehen können, umfassen eine meist diskrete Vermehrung der Fruchtwassermenge, Zunahme der Lebergröße, Verplumpung der Plazenta (Plazentaödem) sowie eine Zunahme des kardialen biventrikulären Durchmessers (reaktive Kardiomegalie).

Anämiezeichen. Die maximale Blutflussgeschwindigkeit im Fetalkreislauf (fetale Aorta, A. cerebri media, Ductus venosus) ist infolge der Anämie erhöht; eine signifikante Korrelation mit dem Grad der Anämie lässt sich insbesondere in der fetalen Aorta nachweisen.

Schweregrad und Verlauf. Aufgrund der relativ geringen Treffsicherheit ist die klinische Relevanz von Dopplerströmungsmessungen zur Beurteilung des Schweregrades der fetalen Anämie sowie zur Planung invasiver Eingriffe jedoch gering bis fraglich (2, 5, 8). Auf der Basis des sonographischen Befundes allein ist weder eine Einschätzung des Schweregrades der fetalen Anämie vor Ausbildung eines Hydrops noch eine Vorhersage über den weiteren Verlauf der Erkrankung, bzw. über den voraussichtlichen Zeitpunkt des Auftretens eines Hydrops fetalis möglich: Zum einen, weil die genannten „prähydropischen" sonographischen Auffälligkeiten nur bei einem geringen Prozentsatz der Feten vor Ausbildung des Hydrops nachweisbar sind, zum anderen, weil sich ein fetaler Hydrops – evtl. sogar bei konstanten maternalen Antikörpertitern – bei aggressiver Hämolyse auch innerhalb weniger Tage ausbilden kann.

Vollbild. Beim Hydrops fetalis finden sich sonographisch Wassereinlagerungen in der Subkutis (generalisiertes Hautödem) sowie – per definitionem in mindestens einer Körperhöhle – in der Peritonealhöhle (Aszites; teilweise Aszitessichel zwischen vorderem Leberrand und Innenseite der Bauchwand im Abdomenquerschnitt), im Pleuraspalt (meist bilateraler Pleuraerguss) und/oder im Herzbeutel (Perikarderguss). Da der Fetus die hämolytische Anämie sowohl durch Steigerung der Hämatopoese als auch durch Anheben des Cardiac Output zu kompensieren versucht, findet sich zusätzlich oft eine sonographisch darstellbare Vergrößerung von Leber und Milz (Hepatosplenomegalie) wie auch eine Vergrößerung des Herzens (Kardiomegalie).

Diagnostik

◼ Differenzialdiagnose

Immunologischer Hydrops fetalis. Ursächlich bedingt durch fetomaternale Inkompatibilität im Rhesus- oder Kell-Blutgruppensystem (andere Blutgruppenantigene führen selten zum fetalen Hydrops; Tab. 17.**1**) (3).

Nichtimmunologischer Hydrops fetalis (s. Kapitel 18). Ursächlich findet sich hier eine Vielzahl an Störungen. Die nachfolgende Liste gibt einen groben Überblick, erhebt jedoch keinen Anpruch auf Vollständigkeit:

- idiopathisch,
- Anämie ohne Alloimmunisierung, z. B. bei α-Thalassämie,
- intrauterine Infektion: Parvovirus B19, CMV, HSV, Lues, Toxoplasmose u. a.,
- kardiovaskulär: bei kongenitalen Vitien (Ebstein-Anomalie, Fallot-Tetralogie, AV-Kanal u. a.), bei fetalen Tachy- oder Bradyarrhythmien, intrakardialen Tumoren, fetaler Myokarditis oder Kardiomyopathie,
- pulmonal: zystisch-adenomatoide Malformation (CAM), Zwerchfellhernie, seltener bronchogene Zysten oder Sequester, kongenitaler Hydro- oder Chylothorax,
- renal: Prune-Belly-Syndrom, sehr selten bei Obstruktion der harnableitenden Wege,
- hepatisch: kongenitale Hepatitis, biliäre Atresie u. a.,

- Aneuploidien: Trisomien, Turner-Syndrom, seltener Triploidie,
- Gemini: feto-fetales Transfusionssyndrom (Rezipient),
- zystisches Hygrom mit und ohne Aneuploidie,
- Steißbeinteratom,
- Mekoniumperitonitis.

◼ Invasive Diagnostik

Indirekte Prognoseparameter. Die pränatale Betreuung bei Rhesusinkompatibilität zielt darauf ab, eine evtl. sich entwickelnde fetale Anämie vor dem Stadium der Hypoxie zu erfassen und zu behandeln. Indirekte Prognoseparameter wie der Verlauf früherer Schwangerschaften (intrauterin transfusionsbedürftige Anämie ja/nein), Homo- oder Heterozygotie des Kindsvaters für das betreffende Antigen (Vererbungswahrscheinlichkeit), Ultraschall (Hydropszeichen ja/nein) und Dopplersonographie (Hinweise auf Zentralisierung der Perfusion ja/nein) dienen der ungefähren Einschätzung des fetalen Anämierisikos. Der mütterliche Antikörpertiter und dessen Dynamik im Verlauf der Schwangerschaft sind insbesondere bei erstmals von einer pränatal manifesten Rhesusinkompatibilität betroffenen Schwangeren zur Terminierung der Erstkordozentese von Bedeutung. In weiteren, durch Rhesusinkompatibilität komplizierten Schwangerschaften ist der Antikörpertiter oft schon zu Beginn der Schwangerschaft erhöht und daher von geringerer Aussagekraft.

Kordozentese

Keiner dieser indirekten Prognoseparameter ersetzt die invasive Diagnostik mittels Nabelschnurpunktion. Einzig und allein durch die Kordozentese kann das Blutbild des Feten bestimmt und bedarfsweise mittels anschließender Transfusion korrigiert werden.

Absolute Indikationen. Die absoluten Indikationen zur Kordozentese zum frühestmöglichen Zeitpunkt – im Regelfall ab 18–19 SSW, bei Hinterwandplazenta oder sehr adipösen Schwangeren evtl. erst ab 20–21 SSW – umfassen:

- **Anamnestische Indikation.** Rhesusinkompatibilität mit transfusionsbedürftiger fetaler Anämie mit oder ohne Hydrops fetalis, intrauterinem/neonatalem Tod eines Feten/Neugeborenen bei stark erhöhten maternalen Rhesusantikörpertitern (hochgradiger Verdacht auf Todesfall durch Rhesusinkompatibilität).
- **Sonographische Indikation.** Hydrops fetalis oder sog. „beginnende Hydropszeichen", wie Kardiomegalie oder Aszitessichel bei positivem maternalem Rhesusantikörpernachweis.
- **Serologische Indikation.** Hoher maternaler Rhesusantikörpertiter (> 1:16 im II. Trimenon, > 1:32 im III. Trimenon), rascher Titeranstieg (hochgradiger Verdacht auf Boosterung der maternalen Antikörpersynthese durch fetomaternale Mikrotransfusion).

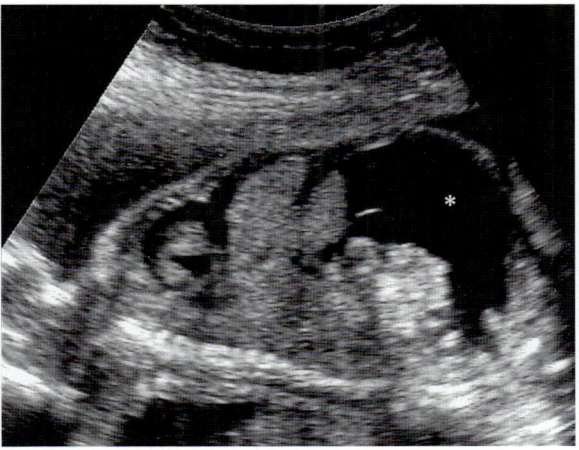

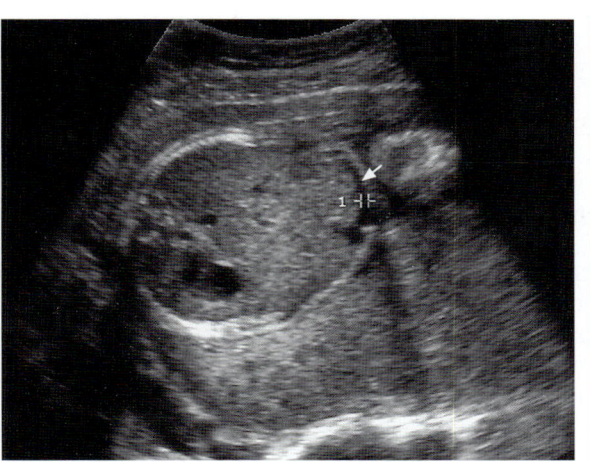

1

2

Abb. 17.**1** Hydrops fetalis bei Rhesusinkompatibilität vor Transfusionsbehandlung. Massiver Aszites (*)

Abb. 17.**2** Derselbe Fetus nach Transfusionsbehandlung. Geringgradige perihepatische echoarme Sichel als Zeichen eines noch bestehenden Restaszites (Pfeil).

Elektive Kordozentese. Eine elektive Kordozentese zu einem späteren Zeitpunkt der Schwangerschaft kann dann geplant werden, wenn die maternalen Antikörpertiter (wöchentliche Kontrollen ab 16 SSW!) konstant zwischen 1:8 und 1:32 betragen, die sonographischen Befunde unauffällig sind und keinen beginnenden Hydrops vermuten lassen (ebenfalls wöchentliche Kontrollen erforderlich!) sowie bei Heterozygotie des Kindsvaters für das betreffende Allel (D- oder Kell-Antigen).

Vorzeitige Geburtseinleitung. Die letzten 4–6 Wochen vor dem errechneten Geburtstermin stellen in gewisser Weise eine Ausnahmesituation dar; in den meisten Fällen wird bei Erstvorstellung der Schwangeren nach 34 SSW auch bei hohen maternalen Antikörpertitern oder anamnestischen Hinweisen auf ein möglicherweise hohes Risiko einer fetalen hämolytischen Anämie durch Rhesusinkompatibilität die vorzeitige Geburtseinleitung der Kordozentese vorgezogen. Lediglich bei Hydrops fetalis ist bis kurz vor dem errechneten Geburtstermin – nach Rücksprache mit den Neonatologen – eine Kordozentese mit intrauteriner Transfusion die Therapie der Wahl.

Durchführung. Die Kordozentese wird unter Lokalanästhesie transabdominal durchgeführt. Die Punktion gelingt am einfachsten am plazentaren Nabelschnuransatz, ansonsten an einer der Punktion leicht zugänglichen freien Nabelschnurschlinge. Aus der Nabelschnurvene – Punktionen der Aa. umbilicales sind wegen des höheren Komplikationsrisikos zu vermeiden – werden bei liegender Kordozentesenadel 1–2 ml Fetalblut entnommen, woraus sofort der fetale Hämatokrit bestimmt wird. Per definitionem besteht bei einem fetalen Hämatokrit > 30% keine transfusionsbedürftige Anämie, sodass nach der Entnahme weiterer 1–2 ml venösen Fetalblutes zur Bestimmung der fetalen Blutgruppe die Kordozentese als diagnostischer Eingriff abgeschlossen werden kann. Bei einem fetalen Hämatokrit unter 30% wird in derselben Sitzung eine intrauterine Transfusion durchgeführt (s. „Pränatales Management") (1, 7, 9).

Chorionbiopsie und Amniozentese. In Einzelfällen, in denen der Kindsvater für das betreffende Allel heterozygot ist und entweder eine zusätzliche Indikation zur pränatalen Karyotypisierung (etwa erhöhtes maternales Alter oder strukturelle Auffälligkeiten des Feten) besteht oder eine belastete Anamnese (vorangegangene Schwangerschaft mit besonders aggressiv verlaufener Rhesusinkompatibilität) vorliegt, kann bei entsprechendem Wunsch der Eltern eine frühe invasive Diagnostik mittels Chorionbiopsie oder Amniozentese erwogen werden. In diesen Fällen wird der Gennachweis (D-Allel vorhanden oder fehlend) mittels PCR direkt aus der DNA durchgeführt. Der Vorteil des direkten Gennachweises zu einem früheren Zeitpunkt der Schwangerschaft (frühe Gewissheit, ob der Fetus überhaupt von der maternalen Alloimmunisierung betroffen sein kann) muss jedoch sorgfältig gegen das Risiko der iatrogenen Boosterung der Immunreaktion durch transplazentare Einschwemmung fetaler Erythrozyten in die maternale Blutbahn (insbesondere bei der Chorionbiopsie) abgewogen werden.

Prognose und Therapie

■ Prognose/Wiederholungsrisiko

Die Prognose der Rhesusinkompatibilität bei transfusionsbedürftiger fetaler Anämie ohne Hydrops fetalis ist als ausgezeichnet einzustufen (ca. 95%ige Überlebensrate). Nach Ausbildung eines fetalen Hydrops verschlechtert sich die Prognose deutlich (Überlebensraten zwischen 60 und 75%), insbesondere bei noch nicht lebensfähigen Feten vor Ablauf von 24 SSW.

Risikoabschätzung. Indirekte Hinweise auf den Grad der fetalen Gefährdung durch maternale Rhesus- oder Kell-Antikörper ergeben sich aus der mütterlichen Anamnese (hohe Gefährdung bei vorangegangenen Schwangerschaften mit fetalem Hydrops oder intrauterinem/neonatalem Tod durch maternale Alloimmunisierung), aus dem maternalen Antikörpertiter bzw. aus dessen Verlauf (hohe Gefährdung bei hohen, bzw. rasch ansteigenden Titern) sowie aus der Homo- oder Heterozygotie des Kindsvaters für das betreffende Blutgruppenantigen (hohe Gefährdung bei Homozygotie; bei Heterozygotie 50%ige Chance, dass der Fetus das antigenkodierende Allel nicht geerbt hat). Eine Prognoseabschätzung mittels Ultraschall, Dopplersonographie oder Kardiotokographie ohne invasive Diagnostik (Kordozentese) ist nicht zulässig, da alle 3 Verfahren erst kurz vor oder bei Ausbildung des fetalen Hydrops auffällige Befunde ergeben (s. „Sonographische Auffälligkeiten").

Wiederholungsrisiko. Das Wiederholungsrisiko nach einer Schwangerschaft mit pränatal manifester Rhesusinkompatibilität (transfusionsbedürftige fetale Anämie) ist bei einem für das betreffende Antigen homozygotem Kindsvater sehr hoch. Als Faustregel gilt, dass sich der Verlauf des Morbus haemolyticus bei jeder weiteren Schwangerschaft aggraviert. Typischerweise findet sich in späteren Schwangerschaften ein früherer Beginn des mütterlichen Antikörpertiteranstieges (bzw. ein a priori höherer Titer als bei den vorangegangenen Schwangerschaften) mit früher ausgeprägter fetaler Anämie. Dies bedeutet, dass nach einer Schwangerschaft mit transfusionsbedürftiger fetaler Anämie in den darauf folgenden Schwangerschaften zu einem möglichst frühen Zeitpunkt die Erstkordozentese in Transfusionsbereitschaft durchgeführt werden sollte.

Liegt eine Heterozygotie des Kindsvaters für das betreffende Alloantigen (Rhesus, Kell) vor, beträgt das Wiederholungsrisiko etwa 50%. Auch in diesen Fällen sollte jedoch auf eine möglichst frühzeitige Erstkordozentese nicht verzichtet werden, da nur mittels invasiver Diagnostik festgestellt werden kann, ob der Fetus das Antigen überhaupt besitzt (und daher gefährdet ist) oder nicht (und daher keiner weiteren spezifischen Kontrollen mehr bedarf) (s. „Invasive Diagnostik").

■ *Pränatales Management*

Rhesusprophylaxe. Im Rahmen der Schwangerenvorsorgeuntersuchung im I. Trimenon erfolgt die Bestimmung der mütterlichen Blutgruppe und des Rhesusfaktors. Außerdem wird ein Antikörpersuchtest (indirekter Coombs-Test) durchgeführt. Finden sich keine irregulären Blutgruppen-AK, sind bei Rhesus-D-negativen Frauen weitere Kontrollen bis zur Geburt in 2-monatigen Intervallen empfehlenswert. In vielen Ländern (wie z. B. in Deutschland, nicht in Österreich) ist die antenatale Rhesusprophylaxe bei rhesusnegativen Schwangeren ohne Antikörper obligat: entweder 300 μg einmalig in der 28. SSW oder je 100 μg in der 28. und 34. SSW. Postpartal erhalten rhesusnegative Mütter rhesuspositiver Neugeborener innerhalb von 72 Stunden post partum eine Anti-D-IgG-Rhesusprophylaxe, um die Sensibilisierung zu verhindern.

Verlaufskontrollen. Finden sich im maternalen Serum irreguläre Blutgruppenantikörper, so bestimmen deren Titer und der Titerverlauf das weitere Vorgehen: rasch ansteigende Titer zwingen früher zu einem invasiven Vorgehen als konstant niedrige Titer. Ab einem AK-Titer von 1:16 sollte die Schwangere zur weiterführenden Diagnostik und ggf. Therapie einem Pränatalzentrum zugewiesen werden. Ab 16/17 SSW werden wöchentliche sonographische Kontrollen (Suche nach Hydropszeichen) und serologische Kontrollen (maternaler Antikörpertiter) durchgeführt.

Kordozentese. Die Erstkordozentese in Transfusionsbereitschaft erfolgt in der Regel zwischen 18 und 24 SSW (Indikationen s. o.). Stellt man bei dieser ersten Punktion keine fetale Anämie fest (fetaler Hämatokrit > 30%), werden weitere diagnostische Kordozentesen – immer in Transfusionsbereitschaft! – bei rhesuspositiven Feten in etwa 4- bis 6-wöchigen Intervallen durchgeführt.

Serologische Kontrollen. Serologische Prognoseparameter aus dem Fetalblut (Bilirubin, freies Hämoglobin, Retikulozyten, maternale Rhesus-AK im fetalen Kreislauf u.a.) können zur individuellen Intervallplanung zwischen den einzelnen Kordozentesen herangezogen werden. Zwischenzeitlich ist strengstens darauf zu achten, dass die wöchentlichen sonographischen und serologischen Kontrollen eingehalten werden, da keinerlei Vorhersage über den Verlauf und den Zeitpunkt des Auftretens eines Hydrops fetalis getroffen werden kann.

Top-up- und Austauschtransfusion. Liegt bei der Kordozentese der fetale Hämatokrit unter 30%, besteht eine transfusionsbedürftige fetale Anämie. Der Fetus erhält dann – via Kordozentesenadel – eine langsame Transfusion eines CMV- und HIV-negativen, bestrahlten und filtrierten Erythrozytenkonzentrates der Blutgruppe 0 Rh negativ mit einem Hämatokrit von ca. 75–80%; durch das Konzentrat können Transfusionsmenge und -dauer gering gehalten werden. Nach jeder Transfusion wird der erreichte Endhämatokrit bestimmt. Dieser sollte bei nichthydropischen Feten im günstigsten Fall etwa 35–40% betragen. Liegt ein fetaler Hydrops vor (Hämatokrit nahezu immer unter 15%), wählt man bei den ersten 1–2 Transfusionen im Allgemeinen einen etwas niedrigeren Endhämatokrit, um eine Volumenüberlastung des ohnehin schon kardiovaskulär instabilen fetalen Kreislaufes zu vermeiden. Eine mögliche Alternative zu den klassischen Top-up-Transfusionen bei Hydrops fetalis stellt die echte Austauschtransfusion dar. Hierbei wird vor der Gabe rhesusnegativer Spendererythrozyten ein Teil der fetalen rhesuspositiven Erythrozyten entfernt. Damit wird eine geringere Volumenbelastung im Fetalkreislauf durch die Transfusion bewirkt.

Transfusionsintervalle. Trotz Transfusion 0-negativer Erythrozytenkonzentrate werden jedoch weder die fetale Erythropoese noch die mütterliche AK-Produktion gestoppt. Zudem weisen die transfundierten Erythrozyten nur eine mittlere Lebensdauer von etwa 4 Wochen auf – d.h. 28–30 Tage nach einer intrauterinen Transfusion befindet sich der fetale Hämatokrit (bei Vernachlässigung der weiter voranschreitenden Hämolyse der fetalen Erythrozyten) höchstens noch auf dem vorhergehenden Ausgangswert, wenn nicht sogar darunter (bei Boosterung der maternalen AK-Synthese durch die Punktion). Bei manifester Rhesinkompatibilität muss daher zunächst alle 2–3 Wochen eine neue intrauterine Transfusion erfolgen; erst wenn das fetale Blut nahezu gänzlich durch die transfundierten rhesusnegativen Spendererythrozyten ausgetauscht wurde (nach 3–4 Transfusionen), können längere Intervalle vom Feten ohne dramatische Hämatokriteinbrüche toleriert werden. Hydropische Feten werden zunächst in kleinen Etappen (s.o.) bis zur Resorption des Hydrops in 4- bis 7-tägigen Intervallen auftransfundiert; danach kann zum üblichen Transfusionsschema (2- bis 3-wöchige Intervalle) übergegangen werden (1, 6, 7, 9).

■ *Geburt und postpartales Management*

Im Regelfall wird die intrauterine Transfusionstherapie bis ca. 36 SSW fortgeführt; danach kann die Geburt eingeleitet werden. Reife Neugeborene unterscheiden sich von Frühgeborenen u. a. durch eine für Bilirubin wesentlich undurchlässigere Blut-Hirn-Schranke. Intrauterin geben Feten das durch die Hämolyse freigesetzte Bilirubin über die Plazenta in den maternalen Kreislauf ab. Durch die Geburt wird die transplazentare Bilirubin-Clearance unterbrochen, weshalb engmaschige Kontrollen in den ersten Lebenstagen und -wochen wie auch evtl. eine Phototherapie notwendig sind. Andererseits erfolgt nun auch kein Transfer maternaler Rhesusantikörper in den kindlichen Kreislauf mehr. Da die mütterlichen Alloantikörper bis zu 6 Wochen im Blut des Neugeborenen persistieren, kann es in diesem Zeitraum weiterhin zu einer signifikanten Hämolyse kommen, wodurch dann weitere Transfusionen notwendig sind.

Literatur

1. Ghidin, A., Sepulveda, W., Lockwood, C.J., Romero, R.: Complications of fetal blood sampling. Amer. J. Obstet. Gynecol. 168 (1993) 1339–1344
2. Hecher, K., Snijders, R., Campbell, S., Nicolaides, K.: Fetal venous, arterial, and intracardiac blood flows in red blood cell isoimmunization. Obstet. Gynecol. 85 (1995) 122–128
3. James, D., Smoleniec, J., Weiner, C.P.: Fetal Hydrops. In: James, D.K., Steer, P.J., Weiner, C.P., Gonik, B. (eds.): High Risk Pregnancy. Management Options. London: WB Saunders 1996; pp. 803–812
4. Nicolaides, K.H., Rodeck, C.H., Millar, D.S., Mibashan, R.S.: Fetal haematology in rhesus isoimmunization. Brit. Med. J. 290 (1985) 661–663
5. Oepkes, D., Brand, R., Vandenbussche, F.P., Meerman, R.U., Kanhai, H.H.: The use of ultrasonography and Doppler in the prediction of fetal haemolytic anaemia: a multivariate analysis. Brit. J. Obstet. Gynaecol. 101 (1994) 680–684
6. Radunovic, N., Lockwood, C.J., Alvarez, M., Plecas, D., Chitkara, U., Berkowitz, R.L.: The severely anemic and hydropic isoimmune fetus: changes in fetal hematocrit associated with intrauterine death. Obstet. Gynecol. 79 (1992) 390–393
7. Schumacher, B., Moise, K.J.: Fetal transfusion for red blood cell alloimmunization in pregnancy. Obstet. Gynecol. 88 (1996) 137–150
8. Steiner, H., Schaffer, H., Spitzer, D., Batka, M., Graf, A.H., Staudach, A:. The relationship between peak velocity in the fetal descending aorta and hematocrit in rhesus isoimmunization. Obstet. Gynecol. 85 (1995) 659–662
9. Weiner, C.P., Williamson, R.A., Wenstrom, K.D., Sipes, S.L., Grant, S.S., Widness, J.A.: Management of fetal hemolytic disease by cordocentesis. I. Prediction of fetal anemia. Amer. J. Obstet. Gynecol. 165 (1991) 546–553

18 Nichtimmunologischer Hydrops fetalis (NIHF)

Vorkommen, Pathogenese und sonographische Merkmale

■ Definition

Die Bezeichnung „Hydrops fetalis" beschreibt eine pathologisch vermehrte Flüssigkeitsansammlung in fetalen serösen Körperhöhlen und Weichteilen (Abb. 18.**1**). Liegt kein Hinweis auf eine Blutgruppenunverträglichkeit als Ursache vor, so spricht man allgemein von einem nichtimmunologischen Hydrops fetalis, abgekürzt NIHF.

Die erste Beschreibung findet sich bei Ballantyne 1892 (6), die Diagnose jedoch erstmals 1943 in einer Arbeit von E. L. Potter (56). Die sonographische Darstellung eines fetalen Hydrops gelang erstmalig 1967 (30). Mithilfe der modernen hochauflösenden Ultraschallgeräte kann die Diagnose relativ einfach gestellt werden. Die außerordentliche Vielfalt der Ursachen macht den NIHF jedoch zu einem besonderen diagnostischen und therapeutischen Problem.

■ Inzidenz

Durch die allgemeine Einführung der Prophylaxe einer Rhesusimmunisierung Rh-negativer Frauen mit Anti-D-Globulinen hat die Inzidenz des immunologischen Hydrops fetalis deutlich abgenommen, sodass heute dem NIHF die weitaus größere Bedeutung zukommt. Die Inzidenz liegt in großen Untersuchungen bei etwa 1 : 2500 bis 1 : 3500 Schwangerschaften (33, 49).

■ Sonographische Auffälligkeiten

Typische sonographische Zeichen. Die typischen Zeichen des NIHF im Ultraschall sind: meist generalisiertes, subkutanes Ödem (19), Aszites, Pleuraerguss, Perikarderguss und hydropische Plazenta (Abb. 18.**2**–18.**4**, Tab. 18.**1**). In 50–75% der Fälle besteht ein Polyhydramnion (30, 46), seltener ein Oligohydramnion (31). Die Diagnose gilt als gesichert, wenn nicht nur in einem Kompartiment Flüssigkeitsansammlungen nachweisbar sind, wie dies bei einem isolierten Hydrothorax oder Aszites, Perikarderguss und zystischen Nackenhygrom oder Nackenödem der Fall ist, obwohl eine scharfe Trennung oft nicht möglich ist und fließende Übergänge bestehen.

Tabelle 18.**1** Sonographische Diagnose des NIHF

Hautödem	subkutane Flüssigkeitsansammlung > 5 mm, Nachweis meist im Kopf- und Nackenbereich	Abb. 18.**3** und 18.**4**
Pleuraerguss/ Hydrothorax	meist bilaterale Flüssigkeitsansammlung im Thorax, Darstellung der oft klein erscheinenden Lungen, häufig Verschiebung der Herzachse	Abb.18.**5** und 18.**6**
Perikarderguss	perikardiale Flüssigkeitsansammlung > 2 mm	Abb. 18.**7** und 18.**8**
Aszites	Flüssigkeitsansammlung im Abdomen, bei geringen Mengen am Leberrand und zwischen den Darmschlingen	Abb. 18.**9** und 18.**10**
Hydropische Plazenta	verdickte (> 5 cm), oft echodichte Plazenta	
Polyhydramnion	größter Fruchtwasserpool > 8 cm, AFI > 18	

Frühzeichen. Sehr geringe oder isoliert in einer Körperhöhle auftretende Flüssigkeitsmengen können frühzeitig als Ausdruck einer beginnenden hydropischen Entwicklung diagnostiziert werden (26, 71), z. B. bei einem Aszites als Flüssigkeitsansammlung am Leberrand oder zwischen den Darmschlingen. Das Auftreten eines Pleura- (Abb. 18.**5** und 18.**6**) oder eines Perikardergusses (Abb. 18.**7** und 18.**8**) ist zwar meist Ausdruck einer schweren hydropischen Entwicklung, in Einzelfällen ist aber auch ein isolierter Perikarderguss (Abb. 18.**8**) als Frühzeichen beobachtet worden.

Generalisierung. Die Ausbildung des Hautödems, besonders im Kopfbereich (Abb. 18.**3**), ist ein Zeichen der Generalisierung und tritt oft erst im Spätstadium des NIHF auf.

Heterogenität der Befunde. Bedingt durch die Heterogenität der Erkrankung sind auch die sonographischen Zeichen oft nicht typisch. Beispielsweise ist ein Aszites (Abb. 18.**9** und 18.**10**) zwar die häufigste Manifestation, er kann aber selbst in schweren Fällen völlig fehlen. Der fetale Aszites als Zeichen des NIHF sollte von einem isolierten Aszites differenzialdiagnostisch abgegrenzt werden (zur Differenzialdiagnose des fetalen Aszites s. u.; Abb. 18.**11**). Bei männlichen Feten gelingt als zusätzliches Zeichen häufig die Darstellung eines Skrotalödems (Abb. 18.**12**).

Zusätzliche Auffälligkeiten. Für die Beurteilung des Hydrops fetalis ist differenzialdiagnostisch bedeutsam, ob als Ursache eine generalisierte fetale Erkrankung, z. B. eine Infektion, oder eine Malformation, wie ein Herzfehler oder eine Zwerchfellhernie, zugrunde liegt. Daher kommt der genauen sonographischen Suche auch nach subtilen Fehlbildungen die größte Bedeutung zu. Die häufigsten zusätzlichen sonographischen Auffälligkeiten beim NIHF sind (59):
- zystisches Nackenhygrom,
- Herzanomalien und
- multiple Fehlbildungen.

Seltener kommen vor:
- Plazentaanomalien sowie
- intrathorakale und intraabdominale Raumforderungen.

Neben der Untersuchung der fetalen Anatomie sind eine Beurteilung der fetalen Hämodynamik durch die Echokardiographie und die Doppleruntersuchung des arteriellen und besonders des venösen Gefäßsystems für die Differenzialdiagnose, Therapie und die Prognoseeinschätzung unerlässlich.

■ Pathogenese

Das Verständnis der Pathophysiologie des Hydrops fetalis ist für die Differenzialdiagnose von entscheidender Bedeutung. Oft ist keiner der folgenden Mechanismen allein für die hydropische Entwicklung verantwortlich; es steht jedoch meist eine Störung im Vordergrund, von der die Prognose und mögliche Therapie abhängt. In vielen Fällen ist eine kausale Verbindung des Hydrops mit einer Fehlbildung oder Erkrankung nicht möglich, sodass eher von einer Assoziation als von einer Ursache gesprochen werden sollte.

Flüssigkeitsretention. Der NIHF ist ein Spätsymptom fetaler Erkrankungen oder Fehlbildungen, die zu einer Flüssigkeitsretention aus den intravaskulären, intrazellulären und interstitiellen Kompartimenten führen. Ursache ist eine pathologische Verschiebung des hydrostatischen Kapillardruckes, des onkotischen Druckes im Plasma und der Kapillarpermeabilität (16). Für das Grundverständnis eignet sich das von Im et al. 1984 vorgestellte Schema von 6 wesentlichen Faktoren (34) (Tab. 18.**2**).

Herzinsuffizienz. In experimentellen Untersuchungen wurde die Entwicklung des NIHF nach artefizieller Tachykardie und Anämie gezeigt. Ursache ist der Anstieg des venösen Druckes durch ein primäres oder sekundäres Herzversagen. Durch das Rückwärtsversagen bei einer Herzinsuffizienz vergrößert sich die Vorlast im venösen Schenkel, der zentralvenöse Druck steigt an, ebenso der Druck in der V. umbilicalis (35, 68). Der hohe venöse Druck führt zur Erhöhung des hydrostatischen Kapillardruckes und als letztes Zeichen der Dekompensation zum generalisierten Hydrops fetalis (Abb. 18.**13** und 18.**14**). Nach erfolgreicher Therapie kann der venöse Druck wieder abfallen (68). Dopplersonographisch lässt sich der hohe Druck im venösen Schenkel durch eine verminderte diastolische Strömungsgeschwindigkeit im Ductus venosus und später durch Pulsationen in der V. umbilicalis (23) darstellen.

ANP. Der erhöhte Druck in den Vorhöfen führt zu einer vermehrten Ausschüttung von ANP (atrial natriuretic peptide) und zur verstärkten fetalen Diurese, einer möglichen Ursache des häufig beobachteten Polyhydramnions.

Beurteilung der kardialen Leistung. Aus diesen pathophysiologischen Überlegungen folgt, dass der Beurteilung des fetalen Herzens bei der Differenzialdiagnostik des NIHF eine zentrale Rolle zukommt. Der Untersucher eines Feten mit einem NIHF sollte primär einschätzen, ob die kardiale Leistung beeinträchtigt ist, und wenn dies der Fall ist, ob das die Folge oder die Ursache des NIHF sein könnte. Nach dieser Einschätzung richten sich die gesamten weiteren differenzialdiagnostischen Überlegungen.

Erkrankungen, die mit einem NIHF assoziiert sind

Die Ätiologie des NIHF ist heterogen, die Häufigkeiten werden in den verschiedenen Untersuchungen sehr unterschiedlich angegeben. Eine umfangreiche Metaanalyse von Norton (1994) erbrachte für die wichtigsten Diagnosen die in Tab. 18.**3** aufgeführte Verteilung (54). Idiopathisch heißt in diesem Falle zumeist, dass keine abschließende Diagnose zu stellen war. Durch verbesserte prä- und postnatale Untersuchungsmöglichkeiten in den letzten Jahren wird dieser Anteil beständig kleiner. Eine ausführliche Auflistung möglicher Ursachen wird in Tab. 18.**4** gegeben.

■ *Kardiale Erkrankungen*

Die primär kardialen Erkrankungen stellen in Mitteleuropa und Nordamerika die größte Gruppe der Ursachen für einen NIHF dar. Sie lassen sich in zwei Gruppen unterteilen:
- die Arrhythmien ohne angeborene Herzfehler und
- die kongenitalen Herzfehler.

Oft lässt sich nicht sagen, ob der Herzfehler die tatsächliche Ursache ist oder eine dem NIHF assoziierte Fehlbildung darstellt. Angeborene Herzfehler, die zu einer hydropischen Entwicklung führen, haben eine besonders schlechte Prognose mit einer Letalität von über 80% (2, 26, 50). Es handelt sich zumeist um komplexe strukturelle Anomalien, um

Tabelle 18.2 Pathogenese des NIHF (nach 34)

1. **Primäres, myokardiales Herzversagen bzw. Herzinsuffizienz,** z. B. durch kongenitale Herzfehler, Arrhythmien, Myokarditis (Abb. 18.**16** und 18.**17**)

2. **Sekundäres Herzversagen bzw. Herzinsuffizienz,** z. B. durch schwere Anämie, AV-Shunts, Plazentatumoren, fetofetales Transfusionssyndrom

3. **Herabgesetzter onkotischer Druck,** z. B. durch verminderte Produktion von Proteinen bei kongenitaler Zirrhose oder Hepatitis (Infektionen) bzw. durch vermehrte Ausscheidung bei kongenitaler Nephropathie. Eine Hypoproteinämie mit der Folge eines herabgesetzten onkotischen Druckes ist durch den sekundären Kapillarschaden und dadurch bedingten Proteinverlust in nahezu allen Fällen eines NIHF nachweisbar (53)

4. **Erhöhte Kapillarpermeabilität** durch schwere Hypoxie, Infektionen, schwere Anämien oder andere Ursachen

5. **Obstruktion oder Störung des Lymphabflusses,** z. B. bei Turner-Syndrom, Chylothorax, Chylaskos

6. **Obstruktion des venösen Rückflusses,** z. B. bei raumfordernden Prozessen wie der CCAM oder Zwerchfelldefekten

Tabelle 18.3 Differenzialdiagnose beim NIHF

➤ Kardiovaskuläre Ursachen 17–35%	➤ Infektionen 1,5–5,3%
➤ Chromosomale Aberrationen 13,5–15,7%	➤ Pulmonale Erkrankungen 3–6%
	➤ Skelettdysplasien 3–4%
➤ Hämatologische Erkrankungen 4,2–12%	➤ Gastrointestinale Ursachen 2–3,7%
➤ Multiple Malformationen (Syndrome) 3–15%	➤ Urogenitale Ursachen 2,2–3%
	➤ Tumoren 2,5–3%
➤ Fetofetale Transfusionssyndrome 3–10,3%	➤ Stoffwechselstörungen 1%
	➤ Idiopathische Fälle 15,5–40%

einen vorzeitigen Verschluss der physiologischen Shunts, um Klappenatresien bzw. -stenosen oder um große Septumdefekte. Die mit einem NIHF assoziierten Herzfehler unseres Kollektivs über einen 7-jährigen Untersuchungszeitraum zeigt Tab. 18.**5**. Daneben wurden 7 Feten mit einer Arrhythmie und 6 mit einem vorzeitigen Verschluss des Ductus Botalli oder Foramen ovale beobachtet.

Fetale Arrhythmien

Die Ätiologie der fetalen Arrhythmien ist heterogen (11). Sowohl Tachyals auch Bradyarrhythmien können zur Verminderung der kardialen Auswurfleistung und damit zum NIHF führen. Arrhythmien können oft erfolgreich pharmakologisch direkt oder transplazentar behandelt werden und sich in Einzelfällen auch ohne Therapie spontan zurückbilden.

Tachykarde Rhythmusstörungen. Diese sprechen deutlich besser auf eine intrauterine Therapie an und haben selbst dann eine gute Prognose, wenn sich schon eine hydropische Entwicklung zeigt (1). Meist handelt es sich um eine supraventrikuläre Tachykardie (Abb. 18.**15** und 18.**16**), seltener um Vorhofflattern. Durch die insuffiziente Vorhoffüllung steigt die kardiale Vorlast und führt so zum NIHF.

Bradykarde Rhythmusstörungen. Diese Rhythmusstörungen entstehen meist auf der Grundlage eines kongenitalen Herzfehlers oder einer maternalen Autoimmunerkrankung (z. B. systemischer Lupus erythematodes, Sjögren-Syndrom). Die Prognose eines NIHF bei schwerer bradykarder Rhythmusstörung, z. B. einem kompletten AV-Block, ist schlecht (60). Der komplette AV-Block (AV-Block III°) des Feten ist bis zu 90% Folge eines kongenitalen Herzfehlers (20).

Therapie. Bei der Therapie der Rhythmusstörungen ist zu bedenken, dass die Erfolgsaussichten einer medikamentösen transplazentaren Behandlung nach Ausbildung eines Hydrops durch die schlechte fetale Bioverfügbarkeit geringer sind. Es ist also eine rechtzeitige, ggf. direkte Therapie indiziert.

Tabelle 18.**4** NIHF-assoziierte Fehlbildungen und Erkrankungen (Zusammenstellung aus 18, 29, 67, 69 und eigenen Ergebnissen)

Kardiale Ursachen

Herzfehler
➢ Linksherzhypoplasie
➢ AV-Kanal
➢ Transposition der großen Gefäße
➢ Fallot-Tetralogie
➢ Klappenatresien, -dysplasien, -stenosen
➢ Ebstein-Anomalie
➢ Große Ventrikelseptumdefekte
➢ Singulärer Ventrikel
➢ Verschluss des Ductus arteriosus Botalli oder Foramen ovale

Arrhythmien
➢ Tachyarrhythmie
➢ Supraventrikuläre paroxysmale Tachykardie (PSVT)
➢ Vorhofflattern
➢ WPW-Syndrom
➢ Bradyarrhythmie
➢ AV-Block
➢ „Sick Sinus"

Herztumoren
➢ Rhabdomyome
➢ Teratome

Kardiomyopathie
AV-Shunts
➢ Steißbeinteratom
➢ Chorangiom
➢ Aneurysma der V. Galenii

Herzinsuffizienz
➢ Chorangiom
➢ Steißbeinteratom
➢ Aneurysma der V. Galenii
➢ Fetofetales Transfusionssyndrom (Akzeptor)

Chromosomale Aberrationen
➢ Monosomie X (Turner-Syndrom)
➢ Trisomie 21
➢ Triploidie
➢ Andere Trisomien (z. B. 13, 18)

Anämien
➢ α-Thalassämie
➢ Parvovirus-B19-Infektion
➢ G6PD-Mangel
➢ Fetomaternale Blutung
➢ Fetofetale Blutung (Donor)
➢ Fetale Blutungen

Infektionen
➢ CMV
➢ Parvovirus B19
➢ Syphilis
➢ Herpes simplex Typ 1
➢ Coxsackievirus

Monochoriale Gemini
➢ Fetofetales Transfusionssyndrom
➢ Twin reversed arterial perfusion (TRAP)

Erkrankungen im Halsbereich
➢ Zystisches Nackenhygrom
➢ CHAOS (z. B. Larynxatresie)

Thorakale Erkrankungen
➢ CCAM
➢ Zwerchfellhernie
➢ Lungensequester
➢ Lungenzysten, bronchogene Zysten
➢ Tumoren: Lungenhamartom, -adenom, mediastinales Teratom

Nierenerkrankungen
➢ Kongenitales nephrotisches Syndrom (finnischer Typ)
➢ (Prune-Belly-Syndrom)
➢ (Polyzystische Nieren)

Gastrointestinale Erkrankungen
➢ Leberzirrhose, -fibrose, -nekrose
➢ Polyzystische Lebererkrankung
➢ Leberhämangiom
➢ Gallengangsatresie
➢ Hepatitis

Stoffwechselerkrankungen
➢ Morbus Gaucher
➢ Gangliosidose
➢ Mucopolysacharidose
➢ Hurler-Syndrom
➢ Morbus Niemann-Pick

Skelettdysplasien
➢ Achondroplasie
➢ Osteogenesis imperfecta
➢ Thanatophorer Zwergwuchs
➢ Thorakale Dystrophie
➢ Polydaktylie und Kurzrippensyndrom
➢ Arthrogryposis

Neoplasien
➢ Teratome
➢ Neuroblastome
➢ Hämangioendotheliome
➢ Kongenitale Leukämie

Seltene Syndrome
➢ Kongenitale myotone Dystrophie
➢ Noonan-Syndrom
➢ Pterygium-Syndrom
➢ „Yellow-Nail"-Syndrom
➢ Kongenitale Lymphangiektasie
➢ Pena-Shokeir-Syndrom
➢ Neu-Laxova-Syndrom

Plazenta- und Nabelschnurerkrankungen
➢ Chorangiome
➢ Hämorrhagische Endovaskulitis
➢ Nabelarterienaneurysma
➢ Nabelvenenthrombose
➢ Nabelschnurtorsion, -knoten

Maternale Erkrankungen
➢ Diabetes mellitus (?)
➢ Anämie
➢ Sjögren-Syndrom
➢ Lupus erythematodes
➢ Morbus Bourneville-Pringle
➢ Medikamente (Indometacin, Tokolytika, Antiarrhythmika etc.)

Tabelle 18.**5** NIHF und assoziierte Herzfehler (eigene Ergebnisse)

Aortenisthmusstenose	n = 8
Kardiomyopathie	n = 5
Single Ventricle	n = 2
Ebstein-Anomalie	n = 3
TK-Dysplasie	n = 2
Endokardfibroelastose	n = 1
Aortenstenose mit EFE	n = 1
Kompletter AV-Kanal	n = 3
Aortenstenose + VSD, CoA	n = 2
Herzblock + l-TGA	n = 1
pCFO	n = 2
DORV	n = 1
VSD	n = 2
Unterbrechung des Aortenbogens	n = 1
TP-LA-Fistel	n = 1
Pulmonalatresie mit und ohne VSD	n = 3
Trikuspidalatresie + VSD	n = 1
Gesamtanzahl der Herzfehler	n = 39

Herztumoren und Kardiomyopathie

Eine seltene kardiale Ursache des NIHF sind Rhabdomyome oder Teratome des fetalen Herzens. Rhabdomyome sind sehr häufig mit der tuberösen Hirnsklerose Morbus Bourneville-Pringle assoziiert. Ebenfalls selten findet sich eine intrauterine Kardiomyopathie als Ursache des NIHF, deren Ätiologie Infektionen oder Stoffwechselerkrankungen sein können (Abb. 18.**17** und 18.**18**). Ihre Prognose ist schlecht (12).

Unterbrechung der fetalen Zirkulation

Der intrauterine Verschluss des Ductus arteriosus Botalli mit nachfolgender Ausbildung eines NIHF ist in einzelnen Fällen beobachtet worden (13, 38). Eine Duktuskonstriktion kann unter tokolytischer Therapie mit Prostaglandinsynthesehemmern (z. B. Indometacin) auftreten. Diese sollte daher nur unter regelmäßiger sonographischer Kontrolle erfolgen. Die Unterbrechung der fetalen Zirkulation im venösen System, z. B. durch Verschluss oder Fehlen des Ductus venosus Arantii, wurde in Assoziation mit dem NIHF beobachtet.

Volumenbelastung des Herzens

Als heterogene Gruppe sind die Fälle von NIHF zu nennen, die offensichtlich Folge einer Herzinsuffizienz aufgrund einer chronischen Volumenbelastung sind. Hierzu gehören die Feten mit arteriovenösen Shunts, einer fetalen Anämie (s. Anämie) oder einer Hypervolämie, z. B. bei dem Akzeptor eines fetofetalen Transfusionssyndroms (s. Gemini). Typische Beispiele für AV-Shunts sind Feten mit einem Steißbeinteratom, mit einem Aneurysma der V. Galeni oder mit einem Chorangiom. Es wird ersichtlich, dass zur Differenzialdiagnose des NIHF die fetale Echokardiographie unabdingbar ist (s. Management).

■ *Chromosomale Aberrationen*

Turner-Syndrom und Trisomie 21

Das Turner-Syndrom (Monosomie X) und die Trisomie 21 (Abb. 18.**3**) sind die am häufigsten mit einem NIHF assoziierten Aneuploidien (10, 31, 67).

Zystisches Nackenhygrom. Das häufige Auftreten eines zystischen Nackenhygroms (25) wird als Ursache des NIHF beim Turner-Syndrom angesehen, da hierbei die Verbindung von lymphatischem und venösem System unterbrochen ist und somit eine Lymphdrainage erschwert wird. Beim Auftreten eines Chylothorax sollte also auch an ein Turner-Syndrom gedacht werden. Treten Flüssigkeitsansammlungen im Nackenbereich auf, so sollten das zystische Nackenhygrom und das Nackenödem unterschieden werden. Zystische Hygrome sind bilateral auftretende, septierte Strukturen, die häufig mit dem Turner-Syndrom assoziiert sind; das Nackenödem hingegen ist wahrscheinlich oft ein Frühzeichen einer beginnenden hydropischen Entwicklung.

Nuchal Translucency. Neueste Untersuchungen zeigen, dass eine verdickte Nackentransparenz in der Frühschwangerschaft, die sog. „nuchal translucency", der sensitivste Marker für die Früherkennung der Trisomie 21 ist.

Andere Trisomien

Ein NIHF wurde weiterhin bei anderen Trisomien, wie 18 und 13 beobachtet, meist – wie auch bei der Trisomie 21 – auf der Grundlage eines Herzfehlers. In einzelnen Fällen eines Down-Syndroms wurde ein NIHF auch ohne Herzfehler diagnostiziert. Ursächlich wird hier eine transiente myeloproliferative Erkrankung diskutiert, die über den Nachweis einer fetalen Hepatosplenomegalie pränatal diagnostiziert werden kann (28, 48).

■ Anämien

Fetale Anämien entstehen entweder auf der Grundlage einer Hämoglobinopathie, eines chronischen Blutverlustes oder einer Infektion, zumeist mit Parvovirus B19. Als Pathogenese für den NIHF wird einerseits die chronische Belastung mit sekundärer Herzinsuffizienz diskutiert, andererseits auch eine chronische Kapillarhypoxie, die zu einem Proteinverlust führt.

α-Thalassämie

Die autosomal rezessiv vererbte α-Thalassämie ist die häufigste Ursache des NIHF in Südostasien und dem mediterranen Raum (4, 37, 44) mit einer Inzidenz von bis zu 80%, in anderen Populationen liegt die Häufigkeit um 10% (31, 59). Homozygote Feten bilden keine α-Globulin-Ketten und somit auch kein Hämoglobin F, sondern das sog. Bart-Hämoglobin. Dieses hat eine so hohe Sauerstoffaffinität, dass eine schwere chronische Gewebehypoxie resultiert (65).

Diagnostik. Obwohl der NIHF meist erst im frühen III. Trimenon auftritt, ist heute eine frühzeitige Diagnose möglich: Eltern aus Risikokollektiven können in Screeninguntersuchungen (z. B. erniedrigtes MCV) untersucht werden und bei entsprechender Konstellation ist die antenatale Sicherung aus dem Fetalblut über DNA-Analyse möglich (43). Dies erscheint umso wichtiger, wenn man bedenkt, dass homozygote Feten, die einen NIHF ausbilden, kaum überleben und Mütter dieser Feten ein hohes Risiko für die Entwicklung einer Präeklampsie haben und zumeist unter einer mikrozytären Anämie leiden.

Fetaler Blutverlust

Eine fetale Blutung ist entweder Folge einer fetomaternalen oder fetofetalen Transfusion. Über NIHF bei fetomaternaler Transfusion ist bisher nur selten berichtet worden (16, 66); dies liegt daran, dass ein geringer Übertritt fetaler Erythrozyten in den mütterlichen Kreislauf normal ist, ein massiver Übertritt jedoch meist zum akuten intrauterinen Distress führt. Eine rechtzeitige Diagnose (z. B. mit dem Kleihauer-Bethke-Test zum Nachweis fetaler Erythrozyten im mütterlichen Blut)

und die intrauterine Transfusion können in Einzelfällen den Feten retten (17, 66). Blutungen in den Feten selbst können offensichtlich auch zu schweren Anämien und NIHF führen, wie der Fall einer intrakraniellen Blutung zeigt (15).

Enzymdefekte

In Einzelfällen wurde die Assoziation eines Glucose-6-Phosphat-Dehydrogenasemangels (Favismus), des häufigsten pathogenen Enzymdefektes, und NIHF beschrieben. Ist die Mutter als Trägerin bekannt, muss sie die Aufnahme oxidativer Substanzen vermeiden. Andere Enzyme, deren Mangel theoretisch zur intrauterinen Hämolyse und NIHF führen kann, sind: Glucose-Phosphat-Isomerase, Pyruvatkinase, Triphosphatisomerase.

■ Infektionen

Eine Reihe von kongenitalen Infektionen ist in Assoziation mit einem NIHF genannt worden. Treten diese Infektionen generalisiert auf, so können sie zu einem intrauterinen „Multiorganversagen" mit herabgesetzter Proteinproduktion durch eine Leberbeteiligung und zu Proteinverlust durch einen Kapillarschaden führen. Leider sind kongenitale Infektionen als Ursache des NIHF sonographisch oft nicht von anderen Erkrankungen zu differenzieren; das Auftreten von echodichten Tüpfelungen oder Bereichen in der fetalen Leber oder dem Gehirn sowie echogene Darmschlingen können jedoch ein Hinweiszeichen sein.

Humane Parvoviren B19 (sog. Ringelröteln)

Parvoviren B19 sind häufige kongenitale Erreger. Etwa 50% aller Schwangeren sind als immun anzusehen; bei Erstinfektionen muss in ca. einem Drittel der Fälle mit einer vertikalen Transmission gerechnet werden. Fetale Todesfälle sind fast immer mit einem NIHF verbunden, der etwa 4–6 Wochen nach maternaler Exposition auftritt; Frühmanifestationen sind jedoch schon nach einer Woche beschrieben.

Pathogenese. Als Ursache des Hydrops wird eine Anämie oder eine Herzinsuffizienz als Folge einer Myokarditis angesehen. Parvoviren B19 befallen in erster Linie Vorstufen der roten Blutkörperchen und können zu einer Knochenmarksdepression mit schwerer Anämie oder Panzytopenie führen (3, 31). Kompensatorisch findet eine ausgeprägte extramedulläre Blutbildung in anderen retikuloendothelialen Organen wie Leber und Milz statt, sodass oft auch pränatal eine Hepatosplenomegalie diagnostiziert werden kann. Besonders anfällig für Parvoviren ist das fetale Knochenmark zwischen 17 und 22 SSW.

Diagnostik und Therapie. Besteht der serologische Verdacht auf eine Parvovirusinfektion der Mutter, so sollte eine sehr engmaschige sonographische Kontrolle erfolgen, denn bei Auftreten einer hydropischen Entwicklung ist die intrauterine Diagnose aus dem Fetalblut (39) möglich und die Therapie durch Bluttransfusionen Erfolg versprechend (64). Wie intensiv die Therapie erfolgen muss, ist noch unklar, da auch Spontanremissionen beschrieben wurden (57). Die fetale Mortalität liegt etwa bei 2,5%. In der Arbeit von Sheikh et al. (64) wird ein gutes Diagnostik- und Therapieschema für die Parvovirusinfektion vorgeschlagen, das modifiziert auch in unserer Abteilung Anwendung findet. Eine Therapie der Mutter oder des Feten durch Hyperimmunglobulingaben wird bisher nicht empfohlen, da noch kein spezifisches B19-Immunglobulin erhältlich ist. Aufgrund der günstigen Prognose stellt die Parvovirus-B19-Infektion keine Indikation zur Schwangerschaftsbeendigung dar.

Zytomegalieviren (CMV)

CMV aus der Gruppe der Herpesviren ist der häufigste Erreger intrauteriner Infektionen in der westlichen Welt. Eine kongenitale Infektion ist in 20–30% der Erstinfektionen zu erwarten.

Symptome. Nur etwa 10% der infizierten Feten entwickeln Symptome wie Hepatosplenomegalie mit Verkalkungsherden, Mikrozephalie, Wachstumsretardierung, Oligohydramnion, zerebrale Kalzifikationen, Hydrozephalus und hämolytische Anämie. Die Ausbildung eines isolierten Aszites oder NIHF ist sehr selten.

Prognose. Etwa 30% der schwer erkrankten Kinder versterben, meist an einer disseminierten intravaskulären Gerinnung, Leberversagen oder bakteriellen Superinfektion. Bis zu 15% der bei Geburt unauffälligen Kinder entwickeln später Symptome wie einen Hörverlust.

Diagnostik. Aufgrund von Kreuzreaktionen ist die IgM-Bestimmung im Fetalblut nicht sicher. Die Verdachtsdiagnose sollte durch Virusanzucht oder PCR aus dem Fruchtwasser bestätigt werden. Dabei sollte die Amniozentese etwa 6 Wochen nach der maternalen Infektion, aber nicht vor 20 SSW erfolgen.

Toxoplasmose und Syphilis

Konnatale Toxoplasmose- und Syphilisinfektionen wurden ebenfalls in Zusammenhang mit NIHF beschrieben (5, 7, 46). Beide Infektionen können zu schweren Folgeschäden führen und sind einer erfolgreichen transplazentaren Antibiotikatherapie zugänglich. Wir empfehlen daher auch für die Toxoplasmose ein maternales Serumscreening in der Schwangerschaft, wie es für die Syphilis üblich ist.

■ Gemini

Das Risiko, eine schwere hämodynamische Belastungssituation zu entwickeln, ist bei Bestehen einer monochorialen Geminigravidität hoch. Dies betrifft zum einen das fetofetale Transfusionssyndrom, zum anderen die als „TRAP" (twin reversed arterial perfusion) bezeichnete Erkrankung bei Vorliegen eines Akardius.

Fetofetales Transfusionssyndrom. Interessant hinsichtlich des NIHF ist besonders das fetofetale Transfusionssyndrom, da beide Feten ein Risiko für die hydropische Entwicklung haben (49, 67), obwohl in den meisten Fällen der Akzeptor betroffen ist. Der Donor erscheint hauptsächlich durch die Hypovolämie belastet, der Akzeptor durch erhöhtes Volumen, Polyzythämie und Hyperalbuminämie, die bei längerer Dauer zur sekundären Herzinsuffizienz führen können (69). Gerade bei akuten Verläufen beobachtet man eine rasche hydropische Entwicklung beim Akzeptor, die ohne Therapie zum intrauterinen Tode binnen weniger Stunden oder Tage führt.

„TRAP"-Sequenz. Im Falle eines normalen Feten, des sog. „pump twin", und eines Akardius besteht ein hohes Risiko für den gesunden Zwilling, der die Plazenta und den Akardius perfundiert, durch diese chronische Belastung eine sekundäre Herzinsuffizienz mit einem NIHF zu entwickeln.

Diagnostik. Zeigt ein Zwilling eine hydropische Entwicklung, so muss man bedenken, dass Gemini eine erhöhte Fehlbildungsrate haben, somit also eine besonders intensive sonographische Beurteilung erfolgen muss, bevor eine reine fetofetale Transfusion angenommen wird.

■ Erkrankungen im Halsbereich

Neben dem zystischen Nackenhygrom, das zu den häufigsten sonographischen Befunden bei NIHF gehört, sind auch die sehr seltenen Obstruktionen des oberen Respirationstraktes oft mit einem NIHF assoziiert. In der internationalen Literatur wird diese Fehlbildungsgruppe mit dem Akronym CHAOS (congenital high airway obstruction syndrome) bezeichnet (27). In unserem Kollektiv gelang die antenatale Diagnose von zwei Fällen einer Larynxatresie; in beiden Fällen bestand ein ausgeprägter Hydrops fetalis (36).

■ Thorakale, insbesondere pulmonale Erkrankungen

Hydro- und Chylothorax. Differenzialdiagnostisch muss der Pleuraerguss bei NIHF vom isolierten Hydro- oder Chylothorax unterschieden werden. Eine Obstruktion der Lymphbahnen ist die häufigste Ursache für einen isolierten Pleuraerguss, der bei ausgeprägtem Befund und frühem Auftreten eine uni- oder bilaterale Lungenhypoplasie zur Folge hat. Im Falle eines ausgeprägten Chylothorax, besonders wenn eine Mediastinalverschiebung vorliegt, kann der Fetus einen NIHF entwickeln (Abb. 18.**5**, 18.**19** und 18.**20**). Im Punktat der Thoraxflüssigkeit findet man hier massenhaft Lymphozyten.

Raumforderungen. Ausgedehnte Raumforderungen im Thorakalbereich können zur Erhöhung des intrathorakalen Druckes und über eine Obstruktion des venösen oder lymphatischen Systems zu einem NIHF führen (46). Es handelt sich dabei um Chylothoraces, zystische adenomatoide Lungenmalformationen (CCAM), Lungensequester (70), Zwerchfellhernien (9), Lungenzysten oder Tumoren. Tumoren im Thorakalbereich sind selten. Differenzialdiagnostisch muss an Hamartome, Adenome und Teratome gedacht werden.

Lungensequester. Ein extralobarer Lungensequester kann auch über einen anderen interessanten Weg einen NIHF bedingen: Der Sequester wird durch ein abnormes Gefäß aus dem arteriellen System versorgt. Erfolgt der Abfluss über die Pulmonalvenen, so tritt ein Shunt zwischen Systemarterien und Pulmonalvenen auf, der zu einer chronischen Linksherzbelastung führt. Ein solcher „Links-links-Shunt" ist bei keiner anderen Fehlbildung bekannt.

Kongenitale adenomatoide Lungenmalformation (CCAM). Die häufigste pulmonale Ursache für einen NIHF ist die CCAM (22, 58). Bei einseitigem Befall ist die Prognose gut. Nach Auftreten einer hydropischen Entwicklung verschlechtert sich die Prognose. Eine erfolgreiche intrauterine Therapie wurde aber auch nach Ausbildung eines NIHF beschrieben (41, 58). Die Prognose hängt speziell vom Typ der CCAM ab. Die Typ-III-CCAM tritt besonders häufig in Assoziation mit einem NIHF auf und hat dann eine schlechte Prognose mit pulmonalem und kardialem Versagen des Neugeborenen.

In unserem Kollektiv stellten wir in 20 Fällen die Diagnose einer CCAM, 7 zeigten eine hydropische Entwicklung. In 7 Fällen von bronchogenen bzw. Lungenzysten und 4 Fällen von Lungensequestern beobachteten wir in jeweils einem Fall die Entwicklung eines NIHF. Besteht der Verdacht auf eine CCAM, so muss eine sehr sorgfältige sonographische Beurteilung der Läsion erfolgen, die nicht nur die Größe und Anzahl der Zysten, sondern auch die Suche nach subtilen Zeichen für einen NIHF beinhaltet.

■ Abdominale Erkrankungen

Gastrointestinale Störungen wie Stenosen und Atresien des Darms, Malrotationen, Volvulus und Mekoniumperitonitis führen meist zu einem isolierten Aszites, nicht zum NIHF (26, 59) und haben oft eine bessere Prognose.

Lebererkrankungen

Lebererkrankungen, die in Zusammenhang mit einem NIHF beschrieben wurden, sind (31, 33, 67):

- Zirrhose,
- Nekrose,
- polyzystische Lebererkrankung,
- Atresie der Gallengänge und
- Leberhämangiom.

In unserem Kollektiv gelang die pränatale Diagnose einer Hepatitis des Feten bei NIHF.

Stoffwechselstörungen

Stoffwechselerkrankungen können einerseits eine Hepatomegalie und damit einen venösen Rückstau auslösen, andererseits auch zu einer Anämie und Hypoproteinämie führen.

Vermutlich auf der gleichen Grundlage findet man bei den folgenden metabolischen Erkrankungen bisweilen einen NIHF (45, 51, 52):

- Morbus Gaucher,
- Gangliosidose,
- Mucopolysaccharidose,
- Hurler-Syndrom und
- Niemann-Pick-Erkrankung.

In unklaren Fällen kann eine postnatale Diagnostik bei Verdacht auf eine dieser Erkrankungen sinnvoll sein, da sie mit einem hohen Wiederholungsrisiko einhergehen können.

Nierenerkrankungen

Nierenerkrankungen, die mit einem NIHF assoziiert sind, kommen selten vor. Ein Urinaszites (Abb. 18.**11**) als Folge eines Flüssigkeitsaustritts bei Obstruktion muss vom NIHF unterschieden werden. Die autosomal rezessiv vererbte, kongenitale Nephrose (finnischer Typ) kann durch exzessiven Proteinverlust mit einem NIHF assoziiert sein (24).

■ Skelettdysplasien

Alle schweren Skelettdysplasien wurden auch in Assoziation mit einem NIHF beschrieben, ohne dass der Pathomechanismus immer klar ist.

Im Falle der Skelettdysplasie mit Thoraxhypoplasie (z.B. Kurzrippen-Polydaktylie-Syndrom) sind die Thorakalorgane eingeengt und führen im Wachstumsprozess zum erhöhten intrathorakalen Druck. Eine genaue Beurteilung der fetalen Röhrenknochen (Länge, Mineralisierung etc.) ist Bestandteil der Diagnostik bei Vorliegen eines NIHF.

■ Neoplasien

Teratome. Teratome sind in über 30% mit einem NIHF assoziiert (18). Meist befinden sie sich im Nacken- oder Steißbeinbereich. Erreichen sie eine bestimmte Ausdehnung und Vaskularisation, so ist die fetale kardiale Belastung zu groß, es resultiert eine Herzinsuffizienz, deren Prognose schlecht ist (40).

Neuroblastome. Diese sind ebenfalls in Zusammenhang mit NIHF beschrieben worden: Zum einen können Neuroblastome das Knochenmark befallen und so eine Anämie auslösen, zum anderen können sie bei entsprechender Lokalisation die V. cava komprimieren und so einen NIHF begünstigen.

■ Seltene Syndrome

Myotone Dystrophie. Eine Reihe von sehr seltenen Syndromen ist in Zusammenhang mit einem NIHF kasuistisch beschrieben worden. So z.B. die myotone Dystrophie, die autosomal dominant vererbt wird (1). Hinweise auf das Vorliegen dieser Erkrankung können durch mütterliche Symptome gewonnen werden.

Einige weitere Erkrankungen, die besonders das Lymphsystem betreffen, sind:

- Noonan Syndrom (8),
- Pterygium-Syndrom (14),
- „Yellow-Nail"-Syndrom und
- die kongenitale Lymphangiektasie (61).

Bei Auftreten eines NIHF ohne erkennbare Ursache kann auch nach Störungen im Lymphsystem der Eltern gesucht werden, um solche seltenen Syndrome aufzufinden.

■ Plazenta und Nabelschnur

Chorangiome. Chorangiome der Plazenta sind häufig, meist jedoch ohne pathologische Bedeutung. Erst wenn ihre arteriovenösen Shunts hämodynamisch wirksam werden (ab ca. 5 cm), können sie auch eine schwere hydropische Entwicklung bedingen. Zur sicheren Diagnostik können der Farbdoppler (29) und evtl. das Color-Power-Imaging eingesetzt werden.

Hämorrhagische Endovaskulitis. In einigen Fällen von NIHF ohne erkennbare Ursache fand sich postpartal in der Plazentahistologie eine hämorrhagische Endovaskulitis (55), deren Bedeutung bisher nicht sicher geklärt ist.

Veränderungen der Nabelschnur. Im Bereich der Nabelschnur sind Erkrankungen, die zur Verminderung des Blutflusses führen, wie Aneurysmen, Thrombosen, Torsionen und echte Knoten, als Befunde bei NIHF gefunden worden.

■ Maternale Erkrankungen und Komplikationen

Mütterliche Erkrankungen. In der Literatur wird die Assoziation von NIHF und maternalem Diabetes kontrovers diskutiert (46, 67). Schwere maternale Anämien wurden bei NIHF beobachtet. Bereits oben wurde die Assoziation maternaler Autoimmunerkrankungen, wie dem Sjögren-Syndrom oder dem SLE, und fetaler Arrhythmien erwähnt, ebenso der Morbus Bourneville-Pringle und Stoffwechselerkrankungen wie der Glucose-6-Phosphat-Dehydrogenasemangel. Die Anamnese und Antikörperuntersuchungen können zu der Verdachtsdiagnose führen.

Schwangerschaftskomplikationen. Unbestritten ist die erhöhte Inzidenz von Schwangerschaftskomplikationen, wie Präeklampsie, Anämie, postpartaler Blutung und Plazentaretention (21, 33), bei Hydrops fetalis – sowohl bei immunologischer als auch bei nichtimmunologischer Genese. Die hohe Komplikationsrate scheint in engem Zusammenhang mit der Trophoblaststörung zu stehen und Folge des Polyhydramnion und der oftmals unreifen, ödematösen Plazenta zu sein.

Maternales Hydropssyndrom. Einige Untersuchungen zeigen Unterschiede zwischen der „klassischen" und der dem Hydrops assoziierten Präeklampsie (maternale Anämie, niedriger Hämatokrit bei Hydrops fetalis), sodass eher von einem „maternalen Hydropssyndrom", auch Ballantyne-Syndrome oder „mirror-syndrome" genannt, gesprochen werden sollte (21). Bei Auftreten einer gestoseähnlichen Symptomatik der Mutter und fetalem NIHF muss an ein maternales Hydropssyndrom gedacht werden, da hier schwere Komplikationen wie das Auftreten eines Hirnödems beobachtet wurden. Die Symptome können im Einzelfall so schwerwiegend sein, dass die Schwangerschaft aus maternaler Indikation beendet werden muss. In unserer Abteilung ist ein so akuter Verlauf bei NIHF durch Infektion mit Parvovirus B19 mit 23 SSW aufgetreten.

Tabelle 18.**6** Schrittweises diagnostisches Vorgehen beim NIHF

I. Ausschluss einer immunologischen Ursache als erster diagnostischer Schritt
➤ Anamnese mit Familienanamnese
➤ Indirekter Coombs-Test, Blutgruppe mit Rh-Antigen, Antikörperscreening
II. Weitere Untersuchungen aus dem mütterlichen Venenblut, die häufige Differenzialdiagnosen einschließen
➤ Hb, Hkt, MCV, Thrombozyten (sog. „kleines Blutbild")
➤ Hb-Elektophorese bei speziellem Verdacht auf Hämoglobinopathien
➤ Kleihauer-Bethke-Test
➤ Antikörperscreening für häufige Infektionen (Toxoplasmose, Parvovirus B19, CMV)
➤ Lues-Serologie (VDLR)
➤ Maternales AFP
III. Entscheidend ist die genaue
➤ sonographische B-Bild-Untersuchung des Feten, der Plazenta, Nabelschnur und der Fruchtwassermenge
➤ Echokardiographie im B-Bild mit Herzbiometrie und Beurteilung der Kontraktilität des Myokards (Insuffizienz?), im M-Mode (Abb. 18.**18**) die Beurteilung des Rhythmus, im Farb- und Spektraldoppler Beurteilung der Klappenfunktion etc. Als Grundregel könnte man sagen: Beim NIHF werden primär die Herzanatomie, Herzgröße, der Rhythmus und die myokardiale Kontraktilität beurteilt. Im Rahmen der Echokardiographie können so Rückschlüsse auf den Schweregrad der Herzinsuffizienz gewonnen werden
➤ Doppleruntersuchung maternaler und fetaler Gefäße einschließlich des venösen Systems (s. auch Abb. 18.**13** und 18.**14**)
Die Sonographie ist von größter Bedeutung, nicht nur, um spezielle invasive Untersuchungen vorzubereiten, sondern weil aufgrund der Schwere des Krankheitsbildes oft eine Entscheidung über das weitere Management vor Erhalt der Laborparameter einschließlich des Karyotyps und der Infektionsparameter erfolgen muss
IV. Im Anschluss durchzuführende invasive fetale Untersuchungen
Die Standarduntersuchungen werden um Bestimmungen, die sich aus den Voruntersuchungen ergeben, erweitert. Da nur eine begrenzte Menge Fetalblut zur Verfügung steht, müssen die Untersuchungen gezielt festgelegt werden. Wenn möglich, sollte stets die Amnio- und Kordozentese erfolgen, nicht zuletzt um eine möglichst schnelle und sichere Karyotypisierung zu erhalten. Bei speziellem Verdacht kann heute mit der sog. FISH-Technik eine numerische Chromosomenaberration relativ schnell auch aus dem Fruchtwasser diagnostiziert werden
Kordozentese
➤ Karyotypisierung
➤ Hb, Hkt
➤ Fetale Blutgruppe, Coombs-Test
➤ Bei Verdacht: Hb-Elektrophorese
➤ Plasmaalbumin
➤ Antikörperscreening (gezielt), Virus- PCR
➤ Gezielte genetische Untersuchungen
Bei der Kordozentese empfiehlt es sich, sofort einen Hb-Schnelltest durchzuführen. Wenn sich eine schwere fetale Anämie herausstellt, kann eine intrauterine Bluttransfusion mit 0 Rhesus-negativem Spenderblut erfolgen
Amniozentese
➤ Bei Verdacht: Viruskulturen, PCR
➤ AFP

Tabelle 18.**7** Therapeutische Möglichkeiten beim NIHF

Allgemeine Therapiemöglichkeiten
➤ Bluttransfusion
➤ Humanalbumingabe
➤ Digitalisierung
Spezielle Therapiemöglichkeiten
➤ Antiarrhythmika
➤ Antibiotika
➤ Punktion betroffener Körperhöhlen

Maternale Medikamenteneinnahme. Tokolytika (Sympathomimetika) können fetale Tachyarrhythmien auslösen, Prostaglandinsynthesehemmer zu einem vorzeitigen Verschluss des Ductus arteriosus führen.

Diagnostik

Die hydropische Entwicklung des Feten ist zumeist ein Spätsymptom einer pathologischen Entwicklung, deren Ursache eine schwere fetale Fehlbildung oder Erkrankung, selten eine maternale Grunderkrankung, ist. Dabei korreliert oft der Schweregrad der hydropischen Entwicklung nicht mit der Schwere des Grundleidens. Eine frühzeitige Erkennung und Diagnostik sind von entscheidender Bedeutung für die weitere Planung der Schwangerschaft und für das geburtshilfliche Management.

Untersuchungsgang. Der Untersuchungsgang ergibt sich aus den häufigsten Ursachen: kardiovaskuläre, chromosomale, infektiöse, anämiebedingte, thorakale oder abdominale Erkrankungen und monochoriale Gemini. Durch Erkennen von individuellen Risiken ist heute in einzelnen Fällen die Prävention oder therapeutische Intervention möglich. Die große Vielfalt an Differenzialdiagnosen macht ein diagnostisches Schema (Tab. 18.**6**, Abb. 18.**21**) notwendig. Viele der seltenen Ursachen können erst postnatal gesichert werden.

Prognose und Therapie

■ Prognose

Das geburtshilfliche Management und die Beratung der Eltern richten sich nach der individuellen Diagnose, aber auch nach dem Schwangerschaftsalter. Die Prognose des NIHF insgesamt ist kritisch und wird mit einer Mortalität zwischen 40% und 90% (33, 34, 47) angegeben. Tritt der NIHF vor 24 SSW auf, so überleben nur wenige Feten (4% lt. 26), nach 24 SSW aber fast 30%. In unserer Untersuchung an Feten mit kardiovaskulärer Ätiologie des NIHF überlebten 11% bei Diagnosestellung vor und 35% bei Diagnosestellung nach 24 SSW. Aus diesen Zahlen wird ersichtlich, dass bei Auftreten des NIHF vor 24 SSW mit schwereren Fehlbildungen und Erkrankungen zu rechnen ist. In diesem Fall sollte mit den Eltern auch die Möglichkeit der Schwangerschaftsbeendigung diskutiert werden. Die langfristige Prognose hängt wesentlich von der Grunderkrankung und ggf. von der Schwere der Herzinsuffizienz ab, weniger vom Schweregrad des Hydrops fetalis. Es gibt zudem Hinweise, dass Feten unter hydropischen Bedingungen hypoxische Hirnläsionen erleiden (42).

In seltenen Fällen können auch schwere maternale Komplikationen (s. o.) eine Intervention erforderlich machen.

■ Therapie

Verschiedene therapeutische Optionen kommen in Betracht (Tab. 18.**7**).

Intrauterine Bluttransfusion. Bei anämischen Feten ist die intrauterine Bluttransfusion mit gerichtetem und ungerichtetem Spenderblut die Therapie der Wahl. Humanalbumin zum Ausgleich einer Hypoproteinämie, die theoretisch bei den meisten Feten primär oder sekundär auftritt, halten wir zusätzlich für indiziert, obwohl bisher gesicherte Daten fehlen.

Medikamentöse Therapie. Ergibt sich sonographisch der Hinweis auf eine Herzinsuffizienz, ist die direkte und indirekte Digitalisierung auch ohne Vorliegen einer Arrhythmie anzuraten. Bei gesicherter Diagnose ist, wenn möglich, eine gezielte Therapie einzuleiten, z. B. Antiarrhythmika bei Arrhythmie, Antibiotika bei bestimmten Infektionen u.a.

Punktion von Körperhöhlen. Liegt ein ausgeprägter Hydrothorax in der ersten Schwangerschaftshälfte mit der Gefahr einer sekundären Lungenhypoplasie vor, so kann der Versuch einer intrauterinen Punktion und Entlastung in Einzelfällen unternommen werden. Es sollte besonders in höheren Schwangerschaftswochen aber bedacht werden, dass die Lungenflügel sonographisch komprimiert erscheinen, aber nicht hypoplastisch sind. Die gewonnene Flüssigkeit sollte auf Lymphozytengehalt und Proteinkonzentration untersucht werden, um Hydro- und Chylothorax zu unterscheiden. Unbedingt sollte der Hydrothorax kurz vor der Entbindung punktiert werden, um die Möglichkeiten der Beatmung zu verbessern. Generell kann die Punktion der Körperhöhlen nur in seltenen, schweren Fällen empfohlen werden, da die Flüssigkeit erfahrungsgemäß schnell wieder nachläuft. Der Punktion von Körperhöhlen kommt also meist eine diagnostische, seltener eine therapeutische Bedeutung zu, wie sich aus der Ätiologie der Erkrankung NIHF ergibt.

Fetaler Aszites

Aus ätiologischen und prognostischen Erwägungen erscheint es sinnvoll, den isolierten fetalen Aszites vom generalisierten NIHF zu unterscheiden. Jeder Nachweis eines Aszites muss engmaschig sonographisch verfolgt werden, um eine hydropische Entwicklung frühzeitig zu erkennen oder auszuschließen.

Differenzialdiagnose. Differenzialdiagnostisch muss der isolierte Aszites von einer Frühmanifestation eines beginnenden NIHF, von einem Urinaszites (Abb. 18.**11**), einem Chylaskos und dem sog. „Pseudo-Aszites" abgegrenzt werden.

Pseudo-Aszites. So wird der Nachweis eines schmalen, hypoechogenen Streifens im Bereich der Abdominalwand bezeichnet, der der normalen Abdominalmuskulatur entspricht.

Urinaszites. Erkrankungen, die zu einer massiven Stauung von fetaler Harnblase, Ureteren oder Nieren führen, können durch Transsudation oder Ruptur Ursache eines sog. Urinaszites sein. Häufige urogenitale Ursachen für einen Urinaszites sind in Tab. 18.**8** aufgeführt. Daraus ergibt sich, dass bei fetalem Aszites eine sorgfältige Beurteilung des Urogenitaltraktes erfolgen muss.

Tabelle 18.**8**   Isolierter fetaler Aszites: assoziierte Fehlbildungen und Erkrankungen

Urogenitale Ursachen (DD: Urinaszites)
➢ Urethrovesikale Obstruktion
➢ Prävesikale Obstruktion
➢ Nierenhypoplasie
➢ Zystische Nierenerkrankungen
➢ Ovarialzysten
➢ Kloakenbildung
Gastrointestinale Ursachen
➢ Mekoniumperitonitis
➢ Volvulus
➢ Dünndarmatresie
➢ Zwerchfellhernie
Lebererkrankungen
➢ Hepatitis
➢ Fibrose/Nekrose
➢ Gallengangsatresie
➢ Tumoren
Stoffwechselerkrankungen
➢ Morbus Gaucher
➢ Gangliosidose

Gastrointestinale Erkrankungen. Diese können durch eine chronische Entzündung der Darmserosa mit Exsudation oder Stauung des venösen und lymphatischen Systems zu einem isolierten Aszites führen. Häufigste Ursache scheint die Mekoniumperitonitis zu sein, die sich sonographisch durch echogene Plaques auf dem Peritoneum zeigen kann. Andere häufige Ursachen sind in Tab. 18.**8** zusammengefasst.

Lebererkrankungen. Lebererkrankungen, die zu einer Obstruktion des venösen Systems führen, können nicht nur einen NIHF bedingen (s. o.), sondern auch einen isolierten Aszites. Verschiedene Stoffwechselerkrankungen sind ebenfalls in Zusammenhang mit Aszites beschrieben worden, die genaue Ursache ist jedoch noch unbekannt.

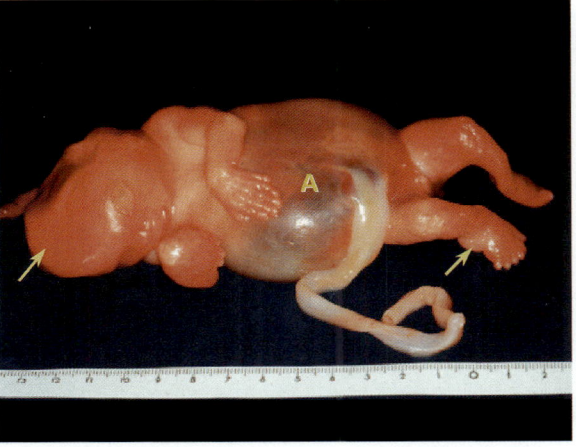

1

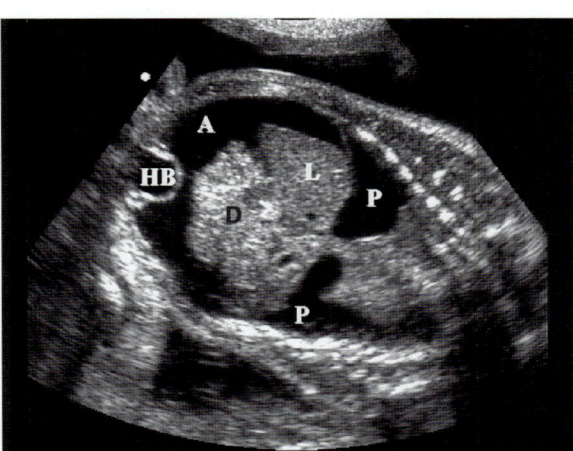

2

Klinische und sonographische Befunde bei NIHF

Abb. 18.**1**   Generalisierter Hydrops fetalis. Realbild eines Feten mit 12 SSW und NIHF. Ausgeprägtes Hautödem im Bereich des Kopfes und der Extremitäten (Pfeile), Aszites (A). Diagnose: Turner-Syndrom.

Abb. 18.**2**   Generalisierter Hydrops fetalis. Ausgeprägter Pleuraerguss (P) und Aszites (A) eines Feten mit schwerer Anämie als Folge einer Parvovirus-B19-Infektion. Die Abdominalorgane wie Leber (L) und Harnblase (HB) lassen sich durch die Flüssigkeit gut abgrenzen. Die Darmschlingen (D) stellen sich frei in der Aszitesflüssigkeit dar.

Abb. 18.**3** Hautödem. Deutliches Hautödem im Kopfbereich bei NIHF (Pfeile) mit 13 SSW. Intrahepatisch fand sich eine arteriovenöse Fistel. Diagnose: Trisomie 21.

Abb. 18.**4** Hautödem. Querschnitt durch den Thorax in Höhe der Leber (L) mit Darstellung des subkutanen Ödems (Pfeile). Diagnose: Generalisierter NIHF des Akzeptors bei Geminigravidität und fetofetalem Transfusionssyndrom. WS = Wirbelsäule.

Abb. 18.**5** Pleuraerguss. Querschnitt durch den Thorax in Höhe des Vierkammerblickes eines Feten mit bilateralen Pleuraergüssen (P). Ursächlich fand sich ein Chylothorax. Die Lungen (L) erscheinen gut abgrenzbar und komprimiert. Postnatal wurde das Kind beatmet und die Ergüsse wurden drainiert; der Chylothorax bildete sich darunter ohne chirurgische Intervention zurück. WS = Wirbelsäule, H = Herz.

Abb. 18.**6** Pleuraerguss. Querschnitt durch den Thorax. Darstellung bilateraler Pleuraergüsse (P) bei NIHF als Folge einer supraventrikulären Tachyarrhythmie. Das Mesenterium und die großen Gefäße lassen sich abgrenzen. Nach Kardioversion durch maternale Digitalisierung wurde eine Rhythmisierung erreicht, und der NIHF bildete sich zurück.

Abb. 18.**7** Perikarderguss. Darstellung eines isolierten Perikardergusses (Pfeile) mit 24 SSW. Mit 32 SSW stellte sich ein ausgeprägter NIHF dar. Postpartal (Entbindung mit 34 SSW nach Thoraxpunktion) bildete sich der Hydrops unter Diuretikatherapie zurück. Eine Ursache konnte nicht gefunden werden.

Abb. 18.**8** Perikarderguss. In Höhe des Vierkammerblickes stellt sich ein dezenter Perikarderguss mit 16 SSW und generalisiertem NIHF dar (Pfeile). Die Ursache konnte nicht ermittelt werden. In frühen SSW ist es besonders schwierig, zwischen einer physiologischen Flüssigkeitsansammlung im Perikard und einem pathologischen Perikarderguss zu differenzieren.

Abb. 18.**9** Aszites. Querschnitt des Abdomens in Höhe der Leber (L). Die Darmschlingen (D) und die Bursa omentalis (Pfeil) scheinen in der Flüssigkeit zu „schwimmen".

Abb. 18.**10** Aszites. Deutliche Dilatation der Lebervenen (Pfeile) bei Aszites als Folge einer sekundären Herzinsuffizienz bei supraventrikulärer Tachyarrhythmie. L = Leber, H = Herz.

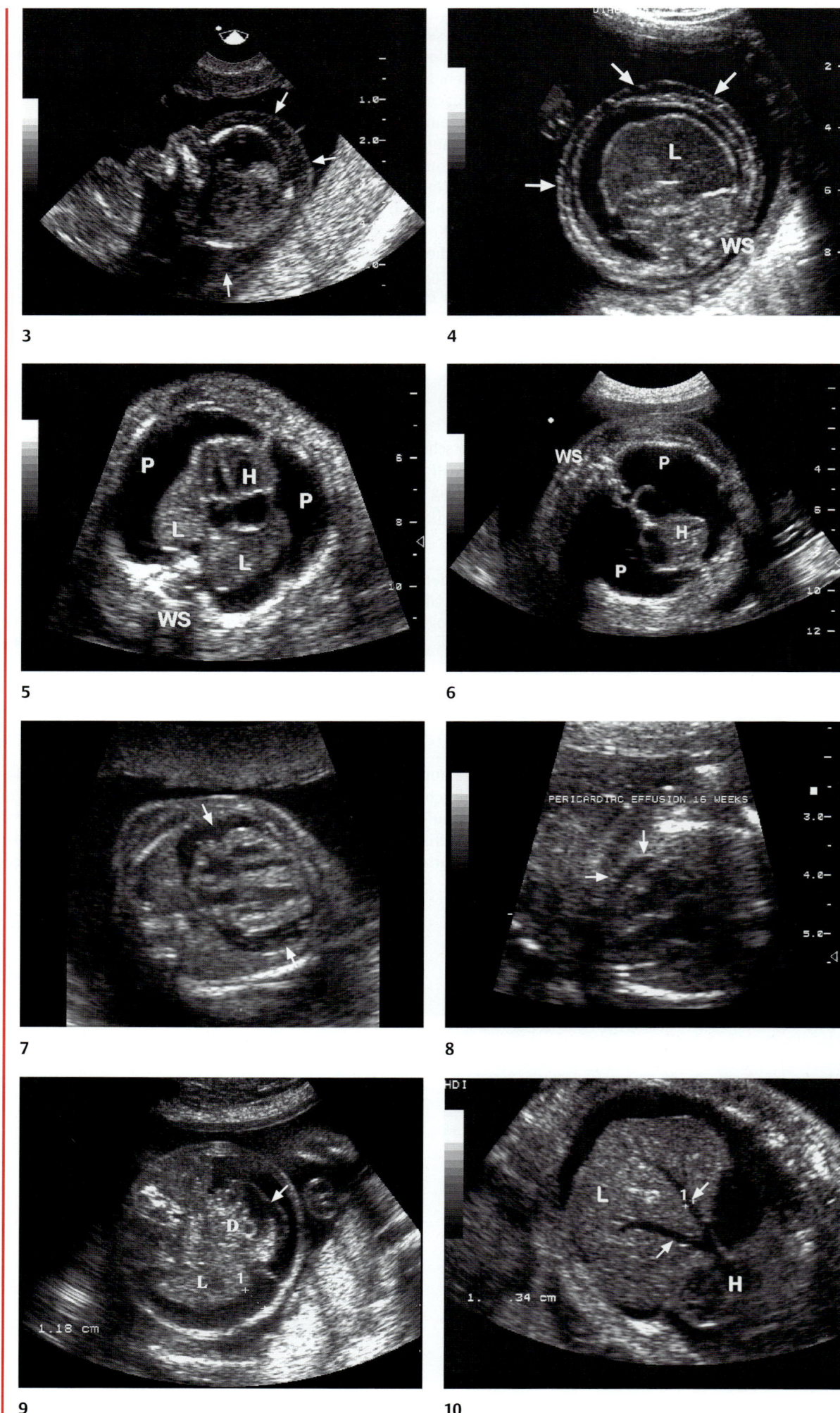

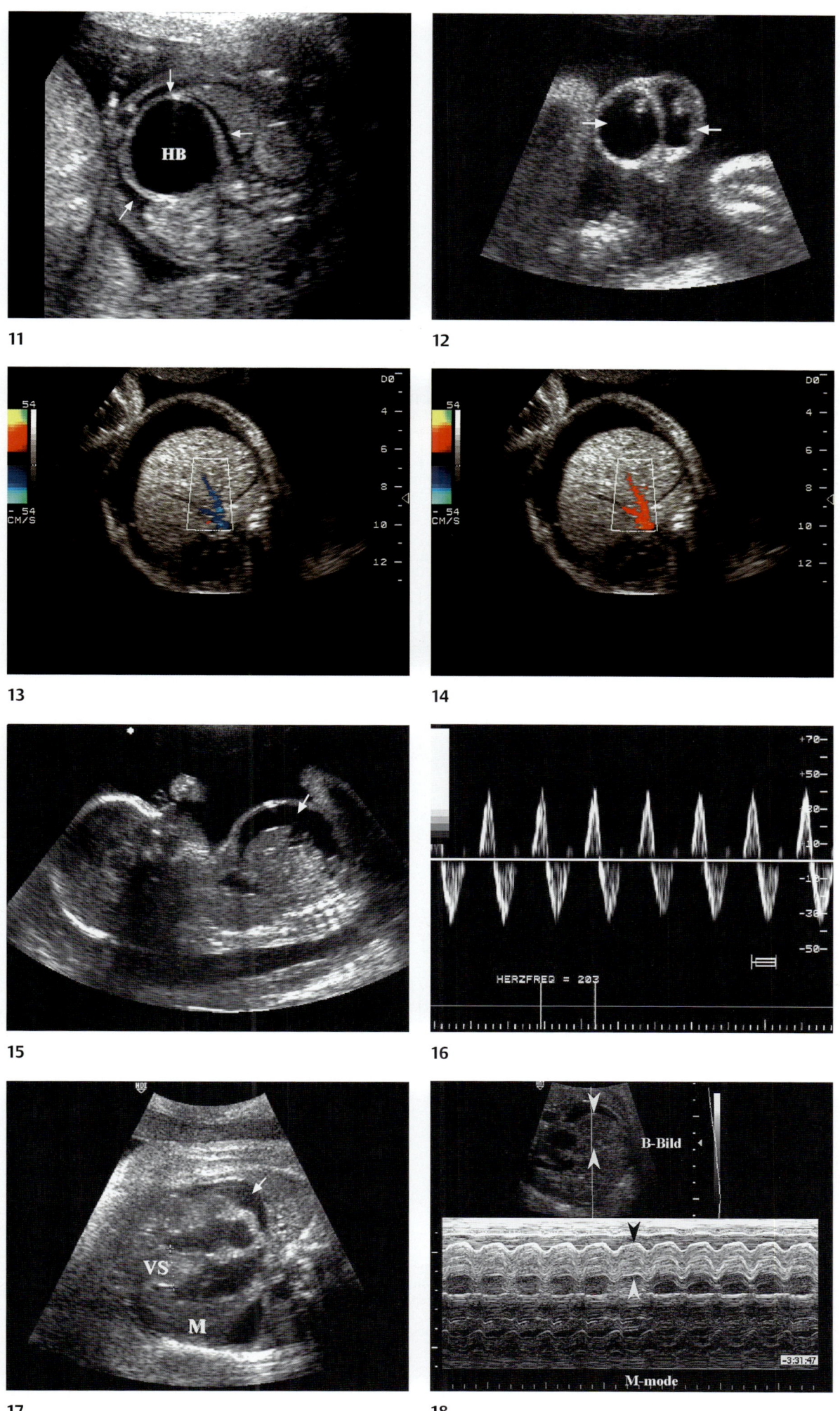

11

12

13

14

15

16

17

18

Abb. 18.**11** Urinaszites. Darstellung einer geringen intraabdominellen Flüssigkeitsansammlung (Pfeile) bei Megazystis. Es handelt sich hierbei um Urin (sog. „Urinaszites") nach Transsudation oder Blasenruptur und nicht um einen NIHF. HB = Harnblase.

Abb. 18.**12** Skrotalödem. Bei generalisiertem NIHF gelingt bei männlichen Fetus häufig die Darstellung von Flüssigkeit innerhalb des Skrotums (Pfeile).

NIHF bei Herzerkrankungen

Abb. 18.**13** Querschnitt des Abdomens in Höhe der Leber mit Darstellung von Aszites.

Abb. 18.**14** Gleicher Fetus wie in Abb. 18.**13**. Mit der Farbdopplersonographie kann das in den Lebervenen pendelnde Blut (in Rot retrograd und in Blau antegrad) bei Herzinsuffizienz (z. B. Kardiomyopathie) dargestellt werden.

Abb. 18.**15** NIHF bei fetaler Tachykardie. Längsschnitt eines Feten mit 22 SSW mit Nachweis eines Aszites (Pfeil). Als Ursache fand sich eine paroxysmale supraventrikuläre Tachykardie, die zu einer erheblichen Klappeninsuffizienz führte. Nach Kardioversion durch Digitalisierung der Mutter bildete sich der NIHF zurück.

Abb. 18.**16** NIHF bei fetaler Tachykardie. Derselbe Fetus wie in Abb. 18.**13**. Dopplersonographie in der V. cava bei supraventrikulärer Tachykardie mit einer Frequenz von über 200 Schlägen pro Minute. Der ausgeprägte Rückwärtsstrom deutet auf die Herzinsuffizienz als Ursache für den NIHF hin.

Abb. 18.**17** NIHF bei fetaler Kardiomyopathie. Thoraxquerschnitt in Höhe des Vierkammerblickes eines Feten mit NIHF (29 SSW). Das Herz nimmt fast den gesamten Thoraxraum ein. Das Myokard (M) und das Septum interventriculare (VS) sind hypertrophiert, die Lumina der Ventrikel erscheinen eingeengt. Es handelt sich um eine hypertrophe Kardiomyopathie, vermutlich aufgrund einer Stoffwechselstörung (V. a. L-Carnithin-Mangel).

Abb. 18.**18** NIHF bei fetaler Kardiomyopathie. Derselbe Fetus wie in Abb. 18.**17**. Mit dem M-Mode-Verfahren können die Wanddicke (Pfeile) und die Myokardkontraktilität beurteilt werden. Im vorliegenden Fall erscheint das Myokard verdickt und hypokinetisch.

NIHF bei Chylothorax

Abb. 18.**19**   NIHF bei Chylothorax. Realbild eines Kindes mit ausgeprägtem Hydrops fetalis als Folge eines Chylothorax unmittelbar post natum.

Abb. 18.**20**   NIHF bei Chylothorax. Realbild desselben Kindes 6 Wochen post natum nach Drainage der Pleura und Diuretikatherapie. Das Kind konnte gesund entlassen werden.

Diagnostik bei NIHF

Abb. 18.**21**   Diagnostisches Fließschema bei Hydrops fetalis.

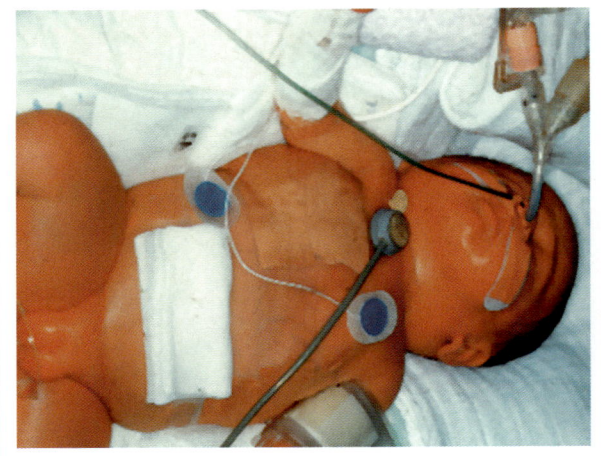

19

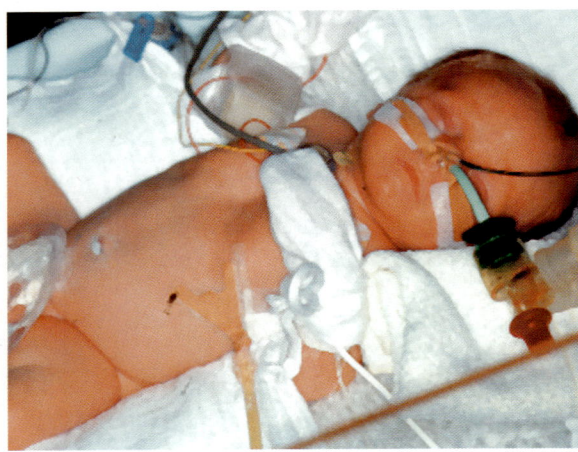

20

Sonographische Hinweiszeichen
(Hautödem. Perikard- oder Pleuraerguss, Aszites, Plazentaverdickung, Polyhydramnion)

Maternale Untersuchungen

Blutgruppe (AB0, Rh-Faktor)
Hb mit Elektrophorese
Kleihauer-Bethke-Test
Antikörperscreening (mit Verlauf)
– Indirekter Coombs-Test, AB0, Rh, Kell, Duffy etc.
– Infektionen (TORCH, VDRL, HPV, B19 u.a.)

Immunologischer Hydrops

NIHF

Fetale Untersuchungen

Invasiv:

Nichtinvasiv:

Kordozentese:
Karyotypisierung
Hb (Typisierung), pH etc.
Blutgruppe
direkter Coombs-Test
Albumin
spez. IgM
spez. Tests
Amniozentese:
ggf. Karyotypisierung
Virusanzucht, PCR

Sonographie:
Organdiagnostik
Echokardiographie
B-Bild
M-Mode
Farbdoppler
Gefäßdoppler
CTG

Entscheidung
(nach Schwangerschaftswoche, Prognose etc.)

Schwangerschaftsabbruch
Geburtseinleitung

Therapie
Intrauterine Bluttransfusion (ggf. seriell)
Albumingabe (ggf. seriell)
Digitalisierung
Spezielle Therapie (Antibiotika, Antiarrhythmika etc.)

engmaschige Kontrollen
Sonographie, Doppler, CTG
fetales Hb
maternaler Zustand

21

Literatur

1. Afifi, A.M., Bahtia, A.R., Eyal, F.: Hydrops fetalis associated with congenital myotonic dystrophy. Amer. J. Obstet. Gynecol. 166 (1992) 929–930
2. Allan, L.D., Crawford, D.C., Sheridan, R.: Aetiology of non-immune hydrops: The value of echocardiography. Brit. J. Obstet. Gynecol. 93 (1986) 223–225
3. Anand, A., Gray, E.S., Brown, T.: Human parvovirus infection in pregnancy and hydrops fetalis. New Engl. J. Med. 316 (1987) 183–186
4. Anandakumar, C., Biswas, A., Wong, Y.C. et al.: Management of non-immune hydrops: 8 years' experience. Ultrasound Obstet. Gynecol. 8 (1996) 196–200
5. Bain, A.D., Bowie, J.H., Flint, W.F.: Congenital toxoplasmosis simulating haemolytic disease of the newborn. J. Obstet. Gynecol. Br. Commonw. 63 (1956) 826–831
6. Ballantyne, J.W.: The Diseases and Deformities of the Fetus. Edinburgh: Oliver & Boyd 1892
7. Barton, J.R., Thorpe, E.M., Shaver, D.C.: Nonimmune hydrops fetalis associated with maternal infection with syphilis. Amer. J. Obstet. Gynecol. 167 (1992) 56–58
8. Bawle, E.V., Black, V.: Nonimmune hydrops fetalis in Noonan's syndrome. Amer. J. Dis. Child. 140 (1986) 758–760
9. Benacerraf, B.R., Frigoletto, F.D.: In utero treatment of a fetus with diaphragmatic hernia complicated by hydrops. Amer. J. Obstet. Gynecol. 155 (1986) 817–818
10. Bernstein, H.S., Filly, R.A., Goldberg, J.D.: Prognosis of fetuses with cystic hygroma. Prenat. Diagn. 11 (1991) 349–355
11. Bollmann, R., Chaoui, R., Schilling, H.: Pränatale Diagnostik und Management der fetalen Arrhythmien. Z. Geburtshilfe Perinatol. 192 (1988) 266–272
12. Chaoui, R., Bollmann, R., Göllner, B.: Fetal cardiomegaly: echocardiographic findings and outcome in 19 cases. Fet. Diagn. Ther. 9 (1994) 92–104
13. Chaoui, R., Hoffmann, H., Bollmann, R., Wauer, R.: Pränatale Diagnose eines vorzeitigen Verschlusses des Ductus arteriosus mit nachfolgender Entwicklung eines nichtimmunologischen Hydrops fetalis (NIHF). Geburtsh. Frauenhk. 49 (1989) 1096–1098
14. Chen, H., Immken., L, Lachman., R.: Syndrome of multiple pterygia, camptodactyly, facial anomalies, hypoplastic lungs and heart, cystic hygroma and skeletal anomalies: Delineation of a new entity and review of lethal forms of multiple pterygium syndrome. Amer. J. Med. Genet. 17 (1984) 809–826
15. Coulson, C.C., Kuller, J.A., Sweeney, W.J.: Nonimmune hydrops and hydrocephalus secondary to fetal intracranial hemorrhage. Amer. J. Perinatol. 11 (1994) 253–254
16. Fadne, H.O., Oian, P.: Transcapillary fluid balance and plasma volume regulation: a review. Obstet. Gynecol. Surv. 44 (1989) 769–773
17. Fischer, R.I., Kuhlmann, K., Grover, J.: Chronic, massive fetomaternal hemorrhage treated with repeated fetal intravascular transfusion. Amer. J. Obstet. Gynecol. 162 (1990) 203–204
18. Flake, A.W., Harrison, M.R., Adzick, N.S.: Fetal sacrococcygeal teratoma. J. Pediatr. Surg. 11 (1987) 563–565
19. Fleischer, A.C., Killam, A.P., Boehm, F.H.: Hydrops fetalis: Sonographic evaluation and clinical implications. Radiology 141 (1981) 163
20. Gembruch, U., Hansmann, M., Bald, R.: Direct intrauterine fetal treatment of tachyarrhythmia with severe hydrops fetalis by antiarrythmic drugs. Fetal Ther. 3 (1988) 210–215
21. Gough, J.D., Keeling, J.W., Castle, B.: The obstetric management of non-immunological hydrops. Brit. J. Obstet. Gynaecol. 93 (1986) 226–239
22. Graham, D., Winn, K., Dex, W.: Prenatal diagnosis of cystic adenomatoid malformation of the lung. J. Ultrasound Med. 1 (1982) 9–12
23. Gudmundsson, S., Huhta, J.C., Wood, D.C., Tulzer, G., Cohen, A.W., Weiner, S.: Venous Doppler ultrasonography in the fetus with nonimmune hydrops. Amer. J. Obstet. Gynecol. 164 (1991) 33–37
24. Hallmenn, N., Norio, R., Rapola, J.: Congenital nephrotic syndrome. Nephron 11 (1973) 101
25. Hansmann, M., Arabin, B.: Nonimmune Hydrops Fetalis. In: Chervenak, Isaacson, Campell (eds.) Ultrasound in Obstetrics and Gynecology (1993) 1027–1048
26. Hansmann, M., Gembruch, U., Bald, R.: New therapeutic aspects in nonimmune hydrops fetalis based on four hundred and two prenatally diagnosed cases. Fetal Therapy 4 (1989) 29–37
27. Hedrick, M.H., Ferro, M.M., Filly, R.A., Flake, A.W., Harrison, M.R., Adzick, N.S.: Congenital high airway obstruction syndrome (CHAOS): a potential for perinatal intervention. J. Pediatr. Surg. 29 (1994) 271–274
28. Hendricks, S., Sorensen, S., Baker, E.: Trisomy 21, fetal hydrops, and anemia: prenatal diagnosis of transient myeloproliferative disorder? Obstet. Gynecol. 82 (1993) 703–705
29. Hirata, G.I., Masaki, D.I., O'Toole, M.: Color flow mapping and doppler velocimetry in the diagnosis and management of a placental chorangioma: a case report. J. Reprod. Med. 31(1993) 520–522
30. Hoffmann, D., Holländer, H.J., Weiser, P.: The gynecological and obstetrical importance of ultrasonic diagnosis. Gynaecologia 164 (1967) 24–36
31. Holzgreve, W., Curry, C.J.R., Golbus, M.S., Callen, P.W., Filly, R.A., Smith, J.C.: Investigation of nonimmune hydrops fetalis. Amer. J. Obstet. Gynecol. 150 (1984) 805–812
32. Holzgreve, W.: The fetus with nonimmune hydrops In: Harrison, Golbus, Filly (eds.): The unborn patient: prenatal diagnosis and treatment. W.B. Saunders Company (1991) 228–245
33. Hutchinson, A.A., Drew, J.H., Yu, V.Y.H.: Nonimmunologic hydrops fetalis: a review of 61 cases. Obstet. Gynecol. 59 (1982) 347–352
34. Im, S.S., Rizos, N., Joutsi, P., Shime, J., Benzie, R.J.: Nonimmunologic hydrops fetalis. Amer. J. Obstet. Gynecol. 148 (1984) 566–569
35. Johnson, P., Sharland, G., Allan, L.D., Tynan, M.J., Maxwell, D.: Umbilical venous pressure in nonimmune hydrops fetalis: Correlation with cardiac size. Amer. J. Obstet. Gynecol. 167 (1992) 1309–1313
36. Kalache, K.D., Tennstedt, C., Chaoui, R., Bollmann, R.: Prenatal Diagnosis of laryngeal atresia: a report of two cases. Ultrasound Obstet. Gynecol. 8 (1996) 140 (Abstract)
37. Kattamis, C., Metaxotu-Mavromati, A., Tsiarta, E.: Haemoglobin Bart's syndrome in Greece. Brit. Med. J. 281 (1980) 268–270
38. Kohler, H.G.: Premature closure of the ductus arteriosus (PCDA): a possible cause of intrauterine circulatory failure. Early Hum. Dev. 2 (1978) 15–20
39. Kovacs, B.W., Carlson, D.E., Shachbarami, B., Platt, L.D.: Prenatal Diagnosis of human parvovirus B19 in nonimmune hydrops fetalis by polymerase chain reaction. Amer. J. Obstet. Gynecol. 167 (1992) 461–466
40. Kuhlmann, R.S., Warsof, S.L., Lavy, D.L.: Fetal sacrococcygeal teratoma. Fetal Therapy 2 (1987) 95–100
41. Kuller, J.A., Yankowitz, J., Goldberg, Harrison, M.R. et al.: Outcome of antenatally diagnosed cystic adenomatoid malformations. Amer. J. Obstet. Gynecol. 167 (1992) 1038–1041
42. Laroche, J.C., Aubry, M.C., Narcy, F.: Intrauterine brain damage in nonimmune hydrops fetalis. Biol. Neonat. 61 (1992) 273–280
43. Lebo, R.V., Saiki, R.K., Swanson, K.: Prenatal diagnosis of alpha thalassemia by polymerase chain reaction and dual restriction enzyme analysis. Hum. Genet. 85 (1990) 293–299
44. Liang, S.T., Wong, V.C.W., So, W.W.K.: Homozygous alpha-thalassemia: Clinical presentation, diagnosis and management. A review of 46 cases. Brit. J. Obstet. Gynecol. 92 (1985) 680–684
45. Lissens, W., Dedobbeleer, G., Foulon, W.: Beta-glucuronidase deficiency as cause of prenatally diagnosed non-immune hydrops fetalis. Prenat. Diagn. 11 (1991) 405–410
46. Macafee, C.A., Fortune, D.W., Beischer, N.A.: Non-immunological hydrops fetalis. J. Obstet. Gynaecol. Br. Commonw. 77 (1970) 226–237
47. Machin, G.A.: Hydrops revisited: Literature review of 1414 cases published in the 1980s. Amer. J. Med. Gen. 34 (1989) 366–390
48. Macones, G.A., Johnson, A., Tilley, D., Wade, R., Wapner, R.: Fetal hepatosplenomegaly associated with transient myeloproliferative disorder in Trisomy 21. Fetal Diagn. Ther. 10 (1995) 131–133
49. Maidman, J.E., Yaeger, C., Anderson, V.: Prenatal diagnosis and management of nonimmunologic hydrops fetalis. Obstet. Gynecol. 56 (1980) 571–576
50. McCoy, M.C., Katz, V., Gould, N., Kuller, J.: Non-immune hydrops after 20 weeks' gestation: Review of 10 years' experience with suggestion for management. Obstet. Gynecol. 85 (1995) 578–582
51. Meizner, I., Levy, A., Carmi, R.: Niemann-Pick disease associated with nonimmune hydrops fetalis. Amer. J. Obstet. Gynecol. 163 (1990) 128–129
52. Nelson, J., Kenny, B., O'Hara, D.: Foamy changes of placenta cells in probable beta-glucuronidase deficiency associated with hydrops fetalis. J. Clin. Pathol. 46 (1993) 370–371
53. Nicolaides, K.: Fetoscopy in the assessment of unexplained fetal hydrops. Brit. J. Obstet. Gynaecol. 92 (1985) 671–679
54. Norton, M.E.: Nonimmune Hydrops Fetalis. Sem. Perinatol. Vol. 18 (1994) 321–332
55. Novak, P.M., Sander, C.M., Yang, S.: Report of fourteen cases of nonimmune hydrops fetalis in association with hemorrhagic endovasculitis of the placenta. Amer. J. Obstet. Gynecol. 165 (1991) 945–950
56. Potter, E.L.: Universal edema of the fetus unassociated with erythroblastosis. Amer. J. Obstet. Gynecol. 43 (1943) 130–134
57. Pryde, P.G., Nugent, C.E., Pridjian, G., Barr, M., Faix, R.: Spontaneous resolution of nonimmune hydrops fetalis secondary to human parvovirus B19 infection. Obstet. Gynecol. 79 (1992) 859–861
58. Revillon, Y., Jan, D., Platner, V.: Congenital cystic adenomatoid malformation of the lung: Prenatal management and prognosis. J. Pediatr. Surg. 28 (1993) 1009–1011
59. Santolaya, J., Alley, D., Jaffe, R., Warsof, S.: Antenatal classification of hydrops fetalis. Obstet. Gynecol. 79 (1992) 256–259
60. Schmidt, K.G., Ulmer, H.E., Silverman, N.H.: Perinatal outcome of fetal complete atrioventricular block: A multicenter experience. J. Amer. Coll. Cardiol. 17 (1991) 1360–1366
61. Scott-Emuakpor, A.B., Warren, S.T., Kapur, S.: Familial occurrence of congenital pulmonary lymphangiectasie. Amer. J. Dis. Child. 135 (1981) 532–534
62. Selm, M.V., Kanhai, H.H.H., Gravenhorst, J.B.: Maternal hydrops syndrome: a review. Obstet. Gynecol. Surv. 46 (1991) 785–788
63. Shah, Y., Hadlock, F.P.: Hydrops and Aszites. In: Nyberg, Mahony, Pretorius (eds.): Diagnostic Ultrasound of Fetal Anomalies. Mosby Year Book (1990) 563–591
64. Sheikh, A.U., Ernest, J.M., O'Shea, M.: Long term outcome in fetal hydrops from parvovirus B19 infection. Amer. J. Obstet. Gynecol. 167 (1992) 337–341
65. Thomson, M.W., McInnes, R.R., Williard, H.F. (eds.): The molecular and biochemical basis of genetic diseases. In: Thomson & Thomson: Genetics in Medicine (ed 5). Philadelphia, PA: Saunders (1991) 298
66. Thorp, J.A., Cohen, G.R., Yeast, J.D.: Nonimmune hydrops caused by massive fetomaternal hemorrhage and treated by intravascular transfusion. Amer. J. Perinatol. 9 (1992) 22–24
67. Turkel, S.B.: Conditions associated with hydrops fetalis. Clin. Perinatol. 9 (1982) 613–625
68. Weiner, C.P.: Umbilical pressure measurement in the evaluation of nonimmune hydrops fetalis. Amer. J. Obstet. Gynecol. 168 (1992) 817–823
69. Weiner, C.P., Ludomirski, A.: Diagnosis, patophysiology, and treatment of chronic twin-to-twin transfusion syndrome. Fetal Diagn. Ther. 9 (1993) 283–290
70. Weiner, C.P., Warner, M., Pringle, K.: Antenatal diagnosis and palliative treatment of nonimmune hydrops fetalis secondary to pulmonary extralobar sequestration. Obstet. Gynecol. 68 (1996) 275–280
71. Winn, H.N., Stiller, R., Grannum, P.A.T.: Isolated fetal Aszites: Prenatal diagnosis and management. Amer. J. Perinat. 7 (1990) 370–373

19 Intrauteriner Fruchttod

■ *Ursachen*

Die Ursachen eines intrauterinen Fruchttodes können sowohl vonseiten der Mutter, des Kindes als auch vonseiten der Plazenta ausgehen (Tab. 19.**1** und Tab. 19.**2**). Nach Völker (20), der 487 Totgeburten mit den dazugehörigen Plazenten der 13. bis 41. SSW untersucht hat, wird der intrauterine Fruchttod bei knapp der Hälfte der Fälle plazentar, bei $1/4$ der Fälle fetal und bei $1/8$ der Fälle kombiniert plazentar-fetal verursacht.

In 13,7% der Fälle lässt sich die Ursache des intrauterinen Fruchttodes nicht klären (7).

Bei einer Zusammenstellung von 71 intrauterinen Todesfällen waren 37 (= 52%) der Patientinnen Erstgebärende, 17 hatten bereits ein Kind, 10 zwei Kinder und 7 drei und mehr Kinder geboren (21). 55% der Patientinnen hatten dabei ein Alter zwischen 20 und 29 Jahren.

Mütterliche Ursachen. Als mütterliche Ursachen werden angesehen:
- EPH-Gestose (Eschler et al. (7) fanden in ihrem Kollektiv 30% der Mütter mit EPH-Gestosen vorbelastet),
- Stoffwechselerkrankungen (Diabetes mellitus, Thyreosen),
- Blutgruppenunverträglichkeit und
- intrauterine Infektionen (Zytomegalie, Listeriose) (11, 19).

Fetale Ursachen. Als fetale Ursachen findet man schwere Fehlbildungen und Nabelschnurkomplikationen (Umschlingung, echter Knoten, Torsion) (7, 11, 20).

Plazentare Ursachen. Bei den plazentaren Ursachen des intrauterinen Fruchttodes handelt es sich in 50% der Fälle um eine chronische Plazentainsuffizienz bei Maturitas retardata placentae, Endangitis obliterans der Stammzottengefäße, Verödungen und kombinierten Plazentaschädigungen. Die Maturitas retardata placentae führt zumeist trotz kleiner und leichter Plazenten zu einer latenten Plazentainsuffizienz, die oft erst spät (perinatal) dekompensiert und dann akut gefährdend für das Kind wird. Die Endangitis obliterans der Stammzottengefäße hat eine frühe kindliche Retardierung zur Folge, wobei Plazentahaftfläche und -gewicht in vielen Fällen unter den altersentsprechenden Perzentilen liegen. Plazentare Verödungen bleiben lange kompensiert, führen zur subakuten Plazentainsuffizienz und sind oft mit kleinen und leichten Plazenten assoziiert (20).

Sonographischer Nachweis

Fehlende Herzaktion. Der Nachweis eines intrauterinen Fruchttodes gelingt mithilfe der Real-Time-Sonographie schnell und sicher. Bei Einstellung der fetalen Herzebene lässt sich der Herzstillstand direkt durch den Nachweis der fehlenden Herzaktionen verifizieren. Wenn es unklar ist, ob bereits ein vollständiger Herzstillstand vorliegt, hilft das Time-Motion- oder Dopplerverfahren, dies zu klären. Eine solche Klärung ist insbesondere bei einer akuten Notsituation im Kreißsaal von Bedeutung, wenn im Kardiotokogramm unklar bleibt, ob es sich um eine fetale Bradykardie oder um den übergeleiteten Puls der Mutter bei bereits eingetretenem intrauterinem Fruchttod handelt (13).

Tabelle 19.**1** Ursachen des intrauterinen Fruchttodes bei Spontangeburten (modifiziert nach 20)

Plazentare Ursachen	48,4%
Fetale Ursachen	22,0%
➢ Fetale Fehlbildungen	10,8%
➢ Nabelschnurveränderungen	2,8%
➢ Andere fetale Ursachen	8,3%
Mütterliche Ursachen	2,3%
Plazentare und mütterliche Ursachen	1,0%
Plazentare und fetale Ursachen	12,8%
➢ Plazentare Ursachen und fetale Fehlbildungen	4,9%
Ungeklärte Ursache	13,7%

Tabelle 19.**2** Plazentare Ursachen des intrauterinen Fruchttodes bei Spontangeburten (modifiziert nach 20)

Chronische Plazentainsuffizienz	54,0%
➢ Maturitas retardata placentae	14,9%
➢ Endangitis obliterans	11,8%
➢ Verödungen	5,9%
➢ Kombinationen	21,4%
Vorzeitige Plazentalösung	24,5%
Chorioamnionitis	24,5%
Chroioamnionitis und vorzeitige Lösung	4,3%
Subklinische Intervillositis	2,1%
Andere Ursachen und Kombinationen	3,2%

Schädelsymptome. Liegt der Fruchttod bereits einige Tage zurück, dann können die von der Röntgendiagnostik bekannten Schädelsymptome (3, 5, 6, 15) wie Klingelbeutel-Zeichen (Abb. 19.**1**), Spalding-Zeichen (Abb. 19.**2** und 19.**3**), Heiligenschein (Abb. 19.**3**) und Abknickung der Wirbelsäule (Abb. 19.**4**) beobachtet werden. Auch am Thorax lässt sich wie beim Schädel eine Deformierung erkennen (10), jedoch ist diese nicht so deutlich ausgeprägt wie am Kopf.

Alle diese Zeichen sind jedoch nur Hinweiszeichen auf einen bereits einige Tage zurückliegenden intrauterinen Fruchttod; beweisend ist allein der sonographisch nachgewiesene Herzstillstand.

Todeszeitpunkt. Ist unklar, wann der intrauterine Fruchttod eingetreten ist, so kann anhand des Wachstums des Fetus eine ungefähre Bestimmung des Todeszeitpunktes vorgenommen werden. Da Kopf und Rumpf post mortem mehr oder weniger stark verformt sind, ist die Kopf- oder Abdomenbiometrie weniger für eine Altersschätzung des Fetus geeignet. Vorteilhafter sind hier die großen Extremitätenknochen, die einer solchen Deformierung nicht unterliegen. Sofern als Grunderkrankung eine Zwergwuchsform oder eine schwere Mangelentwicklung des Feten vorliegt, ist das Gestationsalter zum Zeitpunkt des fetalen Absterbens nur noch vage zu ermitteln. Eventuell kann in einem solchen Fall noch die Zerebellumbiometrie hilfreich sein.

Mazeration. Bei fortgeschrittener Mazeration (II. Grades) findet man infolge der Autolyse eine blasige Abhebung der Haut im Ultraschall (Abb. 19.**5**). Vor dem 6. Schwangerschaftsmonat können Mazerationserscheinungen jedoch ausbleiben (11).

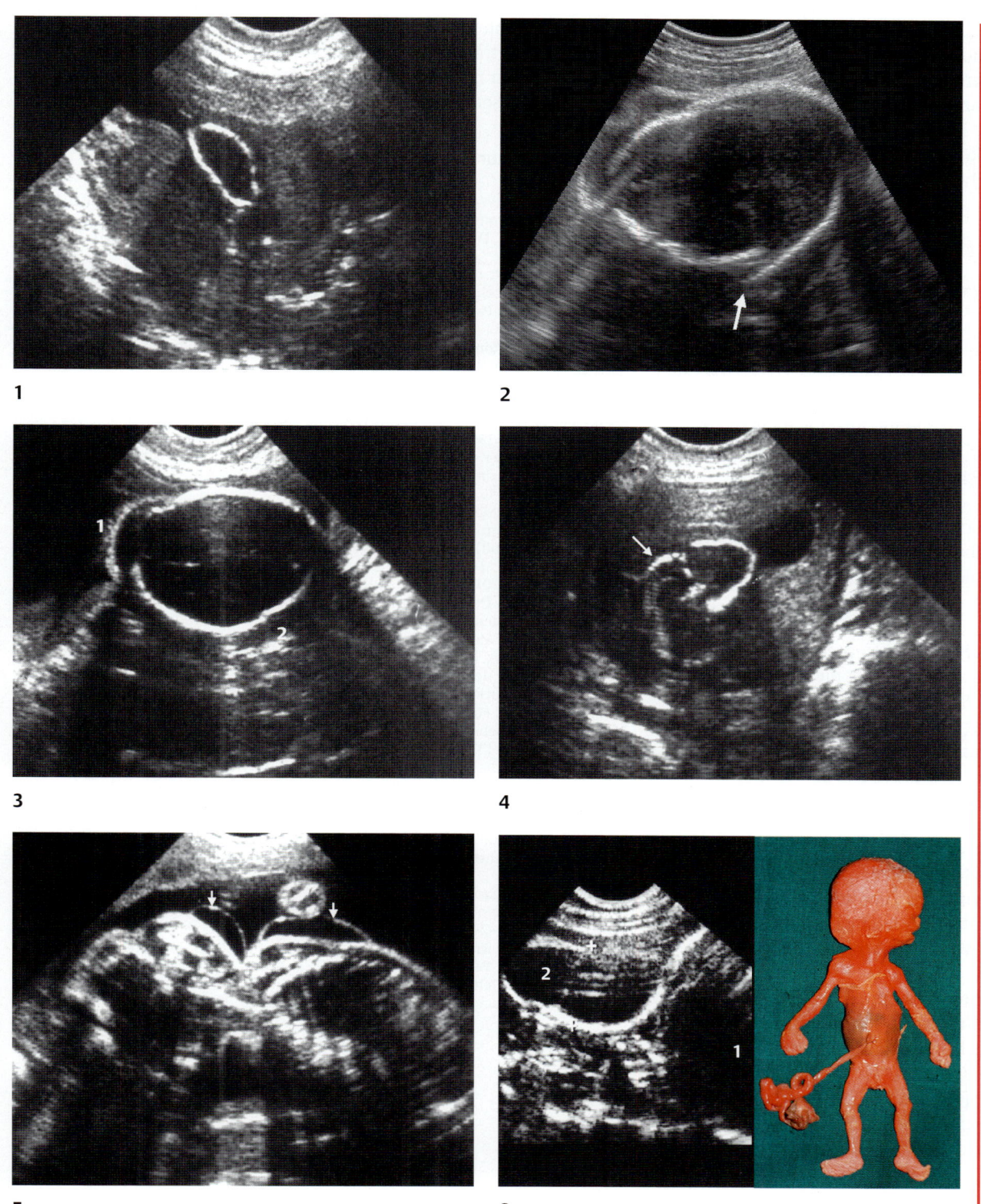

Abb. 19.**1**   Intrauteriner Fruchttod, beim Schädel Klingelbeutel-Zeichen, 16 SSW, Längsschnitt.

Abb. 19.**2**   Intrauteriner Fruchttod, 29 SSW. Spalding-Zeichen (Pfeil), Querschnitt.

Abb. 19.**3**   Intrauteriner Fruchttod, 33 SSW. Gleichzeitige Darstellung des Heiligenscheins (1) und des Spalding-Zeichens (2). Querschnitt.

Abb. 19.**4**   Intrauteriner Fruchttod, 16 SSW. Auffällige Abknickung der Wirbelsäule (Pfeil).

Abb. 19.**5**   Intrauteriner Fruchttod, 26 SSW. Blasige Abhebung der Haut im Kopf- und Thoraxbereich (Pfeile), Längsschnitt.

Abb. 19.**6**   Fetofetales Transfusionssyndrom mit abgestorbenem 2. Zwilling. Regelrechter Schädel des 1. Zwillings (1), deformierter ovaler Schädel des abgestorbenen 2. Zwillings (2). Querschnitt, 30 SSW. Rechts im Bild der korrespondierende Fetus compressus nach der Geburt.

Nachweis der Ursache. In einem Teil der Fälle gelingt es, die Ursache für den intrauterinen Fruchttod sonographisch nachzuweisen. Hierzu zählen auffällige makroskopisch erkennbare Veränderungen im Bereich der Plazenta, wie ein großes retroplazentares Hämatom oder eine partielle/vollständige Plazentalösung (s. Kapitel 34), ein auffälliger Nabelschnurbefund (echter Nabelschnurknoten) oder eine schwere fetale Fehlbildung bzw. eine ausgeprägte Hydropsentwicklung des Feten.

Intrauteriner Fruchttod bei Mehrlingsschwangerschaft

Häufigkeit. Bei Mehrlingsgraviditäten besteht zumindest bei einem der Kinder ein erhöhtes Risiko eines intrauterinen Fruchttodes. Nach Litschgi und Stucki (14) kommt es bei 1,5% aller Zwillingsgeburten zum vorzeitigen Absterben eines Zwillings mit Ausbildung eines Fetus papyraceus. Bei monochorialen Plazenten ist der intrauterine Fruchttod eines Zwillings dreimal häufiger als bei dichorialen Plazenten (2).

Ursache. Während bei monochorialen monoamnialen Zwillingen als vorwiegende Todesursache die Nabelschnurumschlingung gefunden wird (4, 12), ist dies bei monochorialen diamnialen Zwillingen das fetofetale Transfusionssyndrom (1, 9).

Weiterer Verlauf der Schwangerschaft. Das Absterben eines Zwillings innerhalb des II. oder III. Trimesters muss jedoch nicht zwangsläufig zur Frühgeburt führen. Litschgi und Stucki (14), die ein vorzeitiges intrauterines Absterben eines Zwillings bei Fortdauer der Schwangerschaft in 6,8% ihrer Zwillingsschwangerschaften vorfanden, konnten bis zur Geburt ein Zeitintervall von 12 Stunden bis 20 Wochen beobachten. Feiks et al. (8) berichteten über zwei Fälle, bei denen zwischen dem intrauterinen Absterben eines Zwillings und der Geburt des lebenden Zwillings ein Beobachtungszeitraum von 19 bzw. 16 Wochen lag. Im eigenen Patientengut konnte bei 6 Fällen, bei denen es im Rahmen eines fetofetalen Transfusionssyndroms zum intrauterinen Fruchttodes eines Zwillings gekommen war, die Schwangerschaft unter entsprechenden Kontrollen noch 6–16 Wochen fortgeführt werden.

Mumifikation. Der tote Zwilling geht im Laufe der weiteren Schwangerschaft unter Resorption des Fruchtwassers in den Zustand der Mumifikation über, wird durch den Druck, der in der Amnionhöhle des lebenden Zwillings herrscht, an die Gebärmutterwand oder Plazenta gedrückt (Abb. 19.**6**) und verändert sich so zum Fetus papyraceus oder compressus. Bei Geburt findet man ihn dann im Bereich der Plazenta oder in den Eihäuten des überlebenden Zwillings (17) (Abb. 19.**6**).

Geburtshilfiches Management und Folgeschwangerschaft

Gerinnungsstörung. Eine materne Gerinnungsstörung in Form einer Hypofibrinogenämie ist nach Pritchard und Ratnoff (18) nicht vor der 5. Woche nach einem intrauterinen Fruchttod zu erwarten. Bei den von uns selbst über mehrere Wochen (6–16 Woche) überwachten 6 Fällen konnte bei regelmäßigen Gerinnungskontrollen kein Abfall der Gerinnungsfaktoren beobachtet werden. Pritchard und Ratnoff (18) empfehlen, die Geburt dann einzuleiten, wenn der mütterliche Fibrinogenspiegel unter 150 mg/dl fällt.

Folgeschwangerschaft. Patientinnen, die bereits eine Totgeburt hatten, bedürfen, je nach Ursache für den intrauterinen Fruchttod, einer sorgfältigen sonographischen Überwachung (Biometrie, Doppler) in der Folgeschwangerschaft. Insbesondere bei einer plazentaren Ursache besteht ein erhöhtes Risiko für einen nochmaligen intrauterinen Fruchttod. Monnier et al. (16), die in einer Studie das weitere Schicksal von 62 Patientinnen mit einer Totgeburt untersuchten, fanden heraus, dass bei 8 (13%) dieser Patientinnen in der Folgezeit eine erneute Totgeburt auftrat.

Literatur

1. Bebbington, M.W., Wittmann, B.K.: Fetal transfusion syndrome: Antenatal factors predicting outcome. Amer. J. Obstet. Gynecol. 160 (1989) 913–915
2. Benirschke, K.: Twin placenta in perinatal mortality. N.Y. State J. Med. 61 (1961) 1499–1508
3. Borell, U., Fernström, I., Ohlson, L.: The halo sign in the living and dead fetus. Amer. J. Obstet. Gynecol. 87 (1963) 906–911
4. Colburn, D.W., Pasquale, S.A.: Monoamniotic twin pregnancy. J. reprod. Med. 27 (1982) 165–168
5. Deuel, H.: Zur Röntgendiagnose des intrauterinen Fruchttodes. Schweiz. med. Wschr. 77 (1947) 1003–1005
6. Donat, H., Heinz, W.: Beitrag zur röntgenologischen Diagnose des intrauterinen Fruchttodes. Zbl. Gynäk. 94 (1972) 402–407
7. Eschler, G., Heidegger, H., Krone, H.A.: Die Totgeburt – eine Analyse von 354 Fällen aus den Jahren 1966–1988. Geburtsh. u. Frauenheilk. 51 (1991) 293–297
8. Feiks, A., Scholler, J., Rehcek, G., Grünberger, W.: Der vorzeitig abgestorbene Mehrling – Geburtsmedizinische Implikation und Literaturübersicht. Z. Geburtsh. u. Perinat. 196 (1992) 44–46
9. Gonsoulin, W., Moise, K.J.Jr., Kirshon, B., Cotton, D.B., Wheeler, J.M., Carpenter, R.J.Jr.: Outcome of twin-twin transfusion diagnosed before 28 weeks of gestation. Obstet. Gynecol. 75 (1990) 214–216
10. Gottesfeld, K.R.: The ultrasonic diagnosis of intrauterine fetal death. Amer. J. Obstet. Gynec. 108 (1970) 623–634
11. Hindemann, P.: Der intrauterine Fruchttod. In: Käser, O., Friedberg, V. (Hrsg.): Gynäkologie und Geburtshilfe Bd. II/1. Stuttgart: Thieme 1981; S. 1202
12. Holländer, H.J.: Monoamniotische Zwillinge. Z. Geburtsh. 171 (1969) 292–300
13. Hutson, J.M., Fox, H.E.: Real-time ultrasonography for the differential diagnosis of intrapartum fetal death. Amer. J. Obstet. Gynecol. 142 (1982) 1057–1059
14. Litschgi, M., Stucki, D.: Verlauf von Zwillingsschwangerschaften nach intrauterinem Fruchttod eines Föten. Z. Geburtsh. Perinat. 184 (1980) 227–230
15. Möbius, W.: Geburtshilfliche Strahlen- und Röntgendiagnostik. Berlin: Akademie Verlag 1967; S. 137
16. Monnier, J.C., Patey-Savatier, P., Dognin, C. et al.: Avenir obstetrical des femmes ayant un antécédent de mort in utero. Rev. Franc. Gyn. Obstet. 78 (1983) 781–784
17. Ottow, B.: Die Mehrlingsschwangerschaft und die Mehrlingsgeburt. In: Stoeckel, W.: Lehrbuch der Geburtshilfe. 10. Aufl. Jena: Fischer 1948; S. 254
18. Pritchard, J.A., Ratnoff, O.P.: Studies of fibrinogen and other hemostatic factors in women with intrauterine death and delayed delivery. Surg. Gynec. Obstet. 101 (1955) 467–477
19. Quinn, P.A., Butany, J., Chipman, M., Taylor, J., Hannah, W.: A prospective study of microbial infection in stillbirth and early neonatal death. Amer. J. Obstet. Gynecol. 151 (1985) 238–249
20. Völker, U.: Gewichts- und Größenvergleich von Plazenten und Feten bei intrauterinem Fruchttod. Perinatalmedizin 4 (1992) 8–16
21. Wessel, J., Lichtenegger, W., Gerold, W., Schönegg, W.: Zum Geburtsverlauf bei intrauterinem Fruchttod. Geburtsh. u. Frauenheilk. 52 (1992) 103–108

Sonographie
fetaler Fehlbildungen

20 Allgemeine Fehlbildungsdiagnostik

Grundlagen der Fehlbildungsdiagnostik

■ Definitionen und Grundbegriffe

Definition fetaler Fehlbildungen

Abweichung vom Normalen. Fehlbildungen sind definiert als Fehlentwicklungen, die außerhalb der Variationsbreite des „Normalen" liegen. Nach der klassischen Definition von Schwalbe (1906) (24) ist jede Abweichung vom „normalen Bereich" in der formalen Genese eine Fehlbildung. Leichtere formale Schäden (kleine Fehlbildungen, Anomalien) und Entwicklungsstörungen im mikroskopischen, molekularen und funktionellen Bereich zeigen im Einzelfall oft fließende Grenzen gegenüber nicht schädigungsbedingten Varianten der Norm.

Kleine und große Fehlbildungen. Nach der Definition von Eurocat [EUROCAT = European Registration of Congenital Anomalies and Twins] (5, 6) unterscheidet man kleine und große Fehlbildungen:
- Als „kleine Fehlbildungen" werden eindeutige, aber minimale und funktionell meistens unbedeutende Formabweichungen bezeichnet (z. B. Aurikularanhänge).
- „Große Fehlbildungen" sind definiert als Fehlbildungen, die die Lebensfähigkeit und/oder die Lebensqualität beeinflussen und interventionsbedürftig sind.

Teratologische Grundbegriffe

Teratogener Schaden. Von den vorgeburtlichen Entwicklungsstörungen eines werdenden Menschen stellen die Abweichungen von der formalen Genese nur einen kleinen Teil dar. Der ursprünglich von den als „Terata" (Wunder, Unbegreifliches) bezeichneten monströsen Fehlbildungen abgeleitete Begriff „Teratologie" wird heute deshalb längst nicht mehr in seiner wörtlichen Ursprungsbedeutung verstanden.

Unter „teratogenen Schäden" werden heute oft schon Fruchtschäden jeglicher Art verstanden, also auch Funktions- und Regulationsstörungen, die vielfach erst während der postnatalen Entwicklung manifest werden. Um dieser Entwicklung Rechnung zu tragen, wird im englischen Sprachraum der Begriff „congenital anomalies" ebenso wie der Begriff „birth defects" häufig als Bezeichnung für alle strukturellen, funktionellen und biochemischen Veränderungen verwendet.

Embryotoxischer Schaden. Unter dem Oberbegriff „embryotoxischer Schaden" werden alle exogen bedingten Störungen der Fruchtentwicklung vom reversiblen ausheilbaren Schaden bis zum irreversiblen letalen Schaden zusammengefasst. Nur ein kleiner Teil dieser embryo- oder fetotoxischen Einflüsse manifestiert sich in einer Störung der Morphogenese und kann demzufolge als „teratogen" im engeren Sinne bezeichnet werden.

Fehlbildungen. Dies sind während der intrauterinen Entwicklung zustande gekommene Veränderungen der Morphologie eines oder mehrerer Organe oder Organsysteme oder des gesamten Körpers, die außerhalb der Variationsbreite der Spezies gelegen sind (Abb. 20.1).

Anomalien. Hierunter versteht man Formabweichungen ohne scharfe Grenzen gegenüber dem Normbereich (z. B. Hypertelorismus) (Abb. 20.1).

Dysplasien. Dysplasien sind in der Teratologie durch fehlerhafte Teilorganisation (Dysplasiogenese) bedingte, generalisierte oder lokale mikroskopische Texturstörungen (Abb. 20.1). Sie sind ihrem Wesen nach dynamische Störungen, die erst mit dem Abschluss des Körperwachstums nach der Pubertät ihr endgültiges Ausmaß erreichen. Sie sind deshalb begrifflich von den mit Abschluss des Entwicklungswachstums zum Zeitpunkt der Geburt bereits statisch gewordenen Fehlbildungen und Anomalien zu unterscheiden.

■ Klassifikationen

Fehlbildungen, Anomalien und Dysplasien lassen sich in Bezug auf ihre Entstehungsphase, ihre Morphogenese oder ihre Ätiologie während der Ontogenese wie folgt klassifizieren (19):

■ Ontogenetische Klassifikation

Die Individualentwicklung (Ontogenese) umfasst die Progenese, in der die Ei- und Samenzellen entstehen (Gametogenese) und sich nach einer Zeit der Wanderung zur Zygote vereinigen, und die eigentliche Keimentwicklung (Kyematogenese) mit Furchungs- und Blastozystenstadium (Blastogenese), Embryonalentwicklung (Embryogenese), Fetalentwicklung (Fetogenese) und postfetaler Entwicklung.

In Abhängigkeit vom Zeitabschnitt während der Ontogenese unterscheidet man folgende Störungen:
- **Gametopathien:** Fehlbildungen, die auf abnorme Ei- oder Samenzellen (Gameten) zurückzuführen sind.
- **Blastopathien:** Fehlbildungen, die auf einer Störung der Entwicklung während der Blastogenese (0.–16., längstens 18. Embryonaltag) beruhen.
- **Embryopathien:** Fehlbildungen, die durch Entwicklungsstörungen während der Embryogenese (3.–8. Embryonalwoche bzw. 5.–10. SSW) hervorgerufen werden.
- **Fetopathien:** Krankheiten des Fetus (ab 9. Embryonalwoche), die intrauterin und auch noch postnatal zu allgemeinen oder örtlichen Wachstumsstörungen oder zu örtlichen Defektheilungen führen können.

Teratologische Determinationsperiode. Das aus Experimenten abgeleitete Gesetz von der Phasenspezifität der Fehlbildungen besagt, dass genetische Defekte und die unterschiedlichsten peristatischen Faktoren jeweils zu einem bestimmten Zeitabschnitt wirksam werden müssen, um ein bestimmtes Schädigungsmuster hervorzurufen. Diese Erkenntnis kann man auf den Menschen zwar nicht uneingeschränkt übertragen, doch ergeben sich aufgrund der pathologischen Anatomie und der Kenntnis der Embryologie Hinweise auf den Gesamtzeitraum, in dem eine Fehlbildung angelegt sein kann. Dieser wird nach Schwalbe (24) als teratologische Determinationsperiode bezeichnet. Der teratogenetische Determinationspunkt ist der letztmögliche Termin dieser Periode, zu dem eine (genetische oder exogene) Ursache wirksam werden muss, um die Normalentwicklung noch in die Richtung der Fehlbildung ablenken zu können.

Kritische Phasen. Darunter versteht man Zeiträume, in denen generell eine erhöhte „Unfallgefahr" im Ablauf des ständigen zeitlichen und örtlichen Wechsels erhöhter biochemischer und biomorphischer Aktivität besteht. Diese kritischen Phasen sind nicht zu verwechseln mit den sensiblen Phasen, die sich durch eine besonders starke Empfindlichkeit gegen (bestimmte?) exogene Noxen auszeichnen. Beide können, müssen aber keineswegs zusammenfallen.

Organotropismus. Zusätzlich zur phasenabhängigen Wirksamkeit kann man bei einer Reihe von teratogenen exogenen Noxen eine bevorzugte Schädigung bestimmter Organanlagen beobachten. Es besteht also ein gewisser Organotropismus. Der manchmal zur Beschreibung dieses Phänomens gebrauchte Begriff der Noxenspezifität trifft aber für den Menschen ebenso wenig zu wie der Begriff der Phasenspezifität. So können z. B. Zwillinge mit Thalidomid-Embryopathie ein vollkommen unterschiedliches Muster an Fehlbildungen aufweisen, obwohl sie doch in demselben Uterus zum gleichen Zeitpunkt derselben organotropen Noxe ausgesetzt waren.

Außer dem Zeitpunkt der Einwirkung einer teratogenen Noxe sind also auch die Art der Noxe und der genetische Hintergrund sowie ökologische Faktoren der uterinen Umwelt von entscheidender Bedeutung für die resultierende Fehlbildung. Anhand einer Zeittafel ist beim Menschen deshalb die Zuordnung einzelner Fehlbildungen zu bestimmten teratogenen Noxen nur selten, die Bestimmung des Zeitpunktes der Einwirkung eines teratogenen Agens aber niemals sicher möglich. Allgemein gilt jedoch die Regel, dass Fehlbildungen umso schwerwiegender sind, je früher umweltbedingte (peristatische) Noxen eingewirkt haben.

■ *Morphogenetische Klassifikation*

Mit den enormen Fortschritten, welche die Pränataldiagnostik, Humangenetik, Geburtshilfe und Pädiatrie und damit auch die teratologische Präventivmedizin in den letzten Jahren zu verzeichnen hatten, ist das Bedürfnis nach einer eindeutigen, möglichst über die reine Deskription hinausgehenden Terminologie als dringende Voraussetzung einer interdisziplinären Verständigung noch gewachsen. Die formale Pathogenese der jeweiligen Fehlbildung ist von entscheidender Bedeutung für die Wertigkeit und die Prognose derselben. Sofern die Analyse Aufschlüsse gibt, werden folgende Begriffe verwendet:

- **Agenesie:** Fehlen eines Organs oder eines Körperteiles infolge einer nie vorhanden gewesenen Organanlage (z. B. einseitige oder doppelseitige Nierenagenesie).
- **Aplasie:** Fehlen eines Organs oder Körperteiles infolge ausgebliebener Entwicklung einer noch an Rudimenten erkennbaren, also vorhanden gewesenen Anlage (z. B. Nierenaplasie).
- **Atresie:** Sonderform einer Aplasie mit Fehlen eines physiologischen Ostiums oder Fehlen der Lichtung eines Hohlkörpers (z. B. Analatresie, Ösophagusatresie).
- **Hypoplasie:** Abnorme Kleinheit eines Organs oder eines Körperteils infolge vorzeitigen Wachstumsstillstandes (z. B. Nierenhypoplasie).
- **Stenose:** Sonderform der Hypoplasie mit Enge eines Ostiums oder einer Hohlkörperlichtung (z. B. Pulmonalstenose, Aortenisthmusstenose).
- **Dysrhaphie:** Spaltbildung infolge gestörter Vereinigung embryonaler Verwachsungslinien (z. B. Neuralrohrdefekte).
- **Vestigium:** Sonderform der Hemmungsfehlbildung mit Persistenz von Organen oder Organteilen, die normalerweise im Laufe der intrauterinen Entwicklung rückgebildet werden (z. B. mediane Halsfistel, Nabelfistel bei Persistenz des Ductus omphaloentericus).
- **Hamartie:** Lokale Fehlentwicklung einer Gewebestruktur, also lokale Dysplasie. Ist sie tumorartig formiert, spricht man auch von einem Hamartom. Hamartien sind Derivate eines Keimblattes (z. B. kavernöses Hämangiom).
- **Choristie:** Unphysiologisch strukturiertes, heterotopes, d. h. ortsfremdes Gewebe, das wahrscheinlich durch Versprengung bereits differenzierter Gewebe („Keime") in ein anderes Keimblatt entstanden ist (z. B. versprengter Nebennierenrindenkeim). Choristien sind auch noch nach Abschluss des Entwicklungswachstums möglich (z. B. traumatische Epidermiszyste).

- **Zyste:** Von Epithel ausgekleidete Hohlraumbildung infolge überschießender Epithelproliferation oder infolge Retention von Substanzen, die physiologischerweise an innere oder äußere Oberflächen abgegeben werden (z. B. Nierenzysten, Dermoidzyste als Retentionszyste in einer Choristie, laterale Halszyste als Retentionszyste in einem Vestigium).
- **Überschussbildung:** Allgemeiner oder partieller Riesenwuchs des Organismus bzw. einzelner Organe oder in Form akzessorischer Organe bzw. Organteile.
- **Atavismus:** Wiederauftreten stammesgeschichtlich (phylogenetisch) primitiver Formbildungen (z. B. Polymastie).

Mehrfache Fehlbildungen. Sie können in einem Individuum zufällig als voneinander unabhängige Einzelfehlbildungen oder in bestimmten Kombinationen auftreten, die eine gemeinsame Ursache oder pathogenetische Abhängigkeit voneinander erkennen lassen. Darüber hinaus findet man das statistisch gesehen überzufällig häufige Zusammentreffen bestimmter, meist zahlreicher Einzelfehlbildungen ohne – bis jetzt – erkennbaren Zusammenhang. Zur Benennung dieser unterschiedlichen Manifestationsformen multipler Fehlbildungen werden folgende Begriffe verwendet:

- **Felddefekt:** Gruppen von Fehlbildungen, die durch Störungen im Bereich eines einzelnen embryonalen Entwicklungsfeldes entstanden sind. Ursächlich sind sie auf nur eine Störung zurückzuführen, die primärer (Anlagestörung) oder sekundärer (Disruptur) Natur sein kann (z. B. Holoprosenzephalie).
- **Sequenz:** Muster multipler Fehlbildungen, die in Form einer Kettenreaktion auf dem Boden einer einzigen primären oder sekundären Entwicklungsstörung entstanden sind (z. B. Myelomeningozele-Sequenz, Potter-Sequenz).
- **Syndrom:** Muster multipler Fehlbildungen, die offenbar auf eine gemeinsame primäre oder sekundäre Störung in mehr als einem embryonalen Entwicklungsfeld entstanden sind (z. B. Down-Syndrom, Marfan-Syndrom, Rötelnsyndrom).
- **Assoziation:** Statistisch gesehen überzufällig häufiges Zusammentreffen von Fehlbildungen, die nach dem aktuellen Wissensstand (noch) nicht als Felddefekt, Sequenz oder Syndrom klassifizierbar sind (z. B. VATER-Assoziation).
- **Kongenitale Krankheit:** Anomalie mit konditionierter Progression und Tendenz zur Verschlechterung (z. B. Glykogenspeicherkrankheit).

■ *Ätiologische Klassifikation*

Die folgenden Begriffe setzen die Kenntnis der jeweiligen kausalen Pathogenese einer Fehlbildung voraus. Da dies aber nur bei wenigen Fällen zum Zeitpunkt der Befunderhebung (phenotypic mapping) zutrifft, können sie den umfassenden Begriff der Fehlbildung nicht ersetzen:

- **Primäre Fehlbildung (Malformation):** Durch primären Anlagefehler, also genetisch bedingte Formabweichung eines Organs bzw. Organ- oder Körperteiles im Sinne einer Entwicklungshemmung, einer Überschussentwicklung oder einer Heterotopie.
- **Sekundäre Fehlbildung (Disruption):** Durch sekundäre, exogene Schädigung einer intakten Fruchtanlage bedingte Formanomalie eines Organs bzw. eines Organ- oder Körperteiles.
- **Deformation:** Durch lokale mechanische Einflüsse in utero bedingte Form-, Größen- oder Lageanomalie eines Organs bzw. eines Organ- oder Körperteiles (z. B. bei Potter-Sequenz).

Allgemeine Ätiologie

Nur bei einem kleinen Teil der Kinder mit Fehlbildungen lässt sich im Einzelfall die Ursache sicher feststellen. Statistisch kann man davon ausgehen, dass bei Lebendgeborenen etwa 20% der Fehlbildungen auf krankhafte Gene, 10% auf Chromosomenaberrationen sowie 10% fast ausschließlich auf exogene Schädigungen der Frucht zurückzuführen sind. 60% aller angeborenen Fehlbildungen kommen wahrscheinlich durch das Zusammenspiel von ungünstigem Erbgefüge und Umweltfaktoren zustande (Tab. 20.**1**).

Genetische Ursachen

Chromosomenaberrationen. Relativ sicher zu diagnostizieren sind die Chromosomenaberrationen, da sie morphologisch am Karyotypus erkennbar sind. Sie treten fast immer sporadisch auf. Vererbung im üblichen Sinne ist die Ausnahme.

Monogene Erbleiden. Eine zweite Gruppe sind die monogenen Erbleiden. Für diese ist familiäres Vorkommen charakteristisch, wobei das Wiederholungsrisiko für Verwandte 1. Grades oft bei 25% oder 50% liegt.

Sporadische Neumutationen. Schwierigkeiten in der Beurteilung treten vor allem dann auf, wenn eine dominante Fehlbildung so schwerwiegend ist, dass sie eine Fortpflanzung ausschließt. Alle diese Fälle sind sporadische Neumutationen. Hinweise für eine genetische Ätiologie ergeben sich dann nur aus dem Fehlen jeden Hinweises auf äußere Ursachen, aus dem konkordanten Auftreten bei eineiigen Zwillingen und evtl. noch aus der statistisch erfassbaren Abhängigkeit der Neumutationen vom Lebensalter des Vaters.

Problemfälle. Problematisch wird die genetische Analyse auch bei den Fehlbildungen, bei denen zwischen Genotypus und Phänotypus keine eindeutige Beziehung besteht. Viele dominante Gene manifestieren sich nämlich bei verschiedenen Trägern in quantitativ und qualitativ unterschiedlicher Weise. Ihre Manifestation hängt offenbar vorwiegend von den übrigen Erbanlagen des Trägers ab, wahrscheinlich aber zusätzlich auch von Umweltwirkungen.

Multifaktoriell bedingte Fehlbildungen. Die Hypothese, dass bekannte oder noch unbekannte exogene Faktoren auch bei der dritten Gruppe der genetischen Schäden, den multifaktoriell bedingten Fehlbildungen, eine Rolle spielen, ist umstritten; die überragend gleich bleibende Häufigkeit dieser Fehlbildungen in verschiedenen Ländern und Zeiten spricht eher dagegen.

Exogene Ursachen

An der Tatsache, dass sowohl bei genetisch vollkommen gesunden als auch bei genetisch prädisponierten Fruchtanlagen durch Umwelteinflüsse intrauterine Schäden und Fehlbildungen verursacht werden können, besteht heute kein Zweifel mehr. Allerdings ist die Zahl der Umweltfaktoren, die in dieser Hinsicht einer kritischen Bewertung standhalten, vergleichsweise sehr gering.

Teratogene Noxen im engeren Sinne. Hierunter versteht man Noxen, die bereits in der Embryonalzeit ihre schädigende Wirkung entfalten können; dazu gehören hochdosierte ionisierende Strahlen, Zytostatika (z. B. Aminopterin), Thalidomid, Rötelnvirus und schwere Verlaufsformen von mütterlichem Diabetes mellitus. Viele andere Faktoren gelten als suspekt; Beweise für ihre teratogene Wirkung sind für den Menschen bis heute aber nicht erbracht worden (z. B. Sauerstoffmangel, gering dosierte Röntgenstrahlen bei diagnostischer Applikation).

Allerdings führt nur ein Teil der Schädigungen zu Fehlbildungen und ist somit definitionsgemäß teratogen (Abb. 20.**2**).

Embryopathien. Die Embryogenese ist im Wesentlichen mit der Vollendung der 8. Embryonalwoche bzw. der 10. SSW vollzogen, doch sind die Grenzen zur Phase der Fetogenese fließend. Da in dieser Phase die Mehrheit der embryonalen Zellen bereits differenziert ist, die Pluripotenz der frühen Tochterzellen der Zygote also erloschen ist, können im Falle einer Entwicklungsstörung nunmehr keine Doppelbildungen, sondern nur noch Einzelindividuen mit Fehlbildungen (sog. Einzelmissbildungen) entstehen. Je frühzeitiger durch Gendefekte oder peristatische Einflüsse die Embryogenese gestört wird, umso schwerwiegender sind die resultierenden Schäden.

Obwohl der überwiegende Anteil der Embryogenesestörungen ganz oder teilweise genetisch bedingt ist, verwendet man den Begriff der Embryopathien im allgemeinen klinischen Sprachgebrauch heute fast nur noch für Fehlbildungen mit bekannter exogener Ursache.

Alkohol und Diabetes mellitus

Alkohol und diabetische Stoffwechsellage der Mutter führen über ihre teratogene Wirkung hinaus regelmäßig auch noch während der Fetalperiode zu Schädigungen der Frucht; diese Faktoren können also sowohl Embryopathien als auch Fetopathien verursachen.

Infektionen

Neben dem Rötelnvirus haben sich das Zytomegalievirus, das Protozoon Toxoplasma gondii, das Bakterium Listeria monocytogenes und das Treponema pallidum als Ursache schwerer formaler Defekte des Neugeborenen erwiesen.

Während die frühe Rötelninfektion zu der typischen Rötelnembryopathie mit Gregg-Syndrom (Kataraktbildung, Innenohrschwerhörigkeit, Herzfehler) führt, schädigen die anderen Erreger die Frucht in der Re-

Grundlagen der Fehlbildungsdiagnostik

Abb. 20.**1**   Das Ideal-Normale ist nur das Mittelmaß aus einer natürlichen Variationsbreite des Gesunden. Die Manifestation der einzelnen Merkmale folgt dabei einer Gauß-Verteilungskurve. Fehlbildungen sind Abweichungen von der Norm, die außerhalb der für die Spezies typischen Erscheinungsformen liegen (aus 19).

Abb. 20.**2**   Folgen exogener Schädigungen der Frucht während der embryonalen Entwicklungen. Nur ein kleiner Teil derselben führt zu Fehlbildungen und ist somit definitionsgemäß teratogen (aus 19).

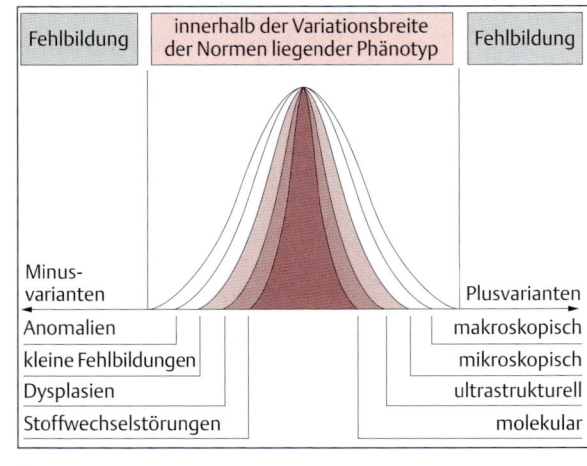

1

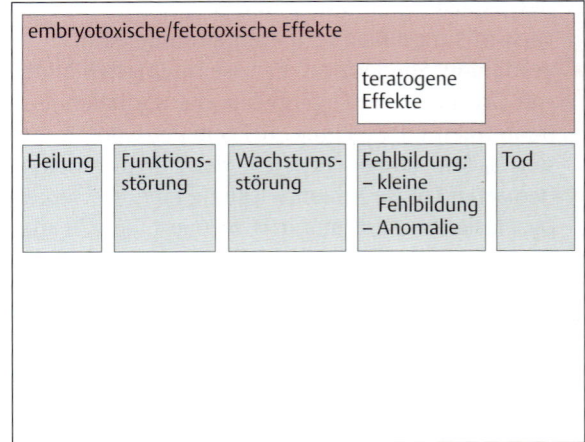

2

gel erst in der Fetalperiode. Die daraus resultierenden Fetalerkrankungen führen jedoch oft zu so tiefgreifenden Störungen des Entwicklungswachstums, besonders des Gehirns, dass sie gemeinsam mit dem Rötelnvirus als teratogene Erreger eingestuft werden.

Strahlenembryopathie (29)

Experimentelle Ergebnisse. Der teratogene Effekt von ionisierenden Strahlen wurde bereits 1907, also wenige Jahre nach ihrer Entdeckung durch Röntgen, an Kaninchen beobachtet, deren Muttertiere in der Frühphase der Trächtigkeit bestrahlt worden waren. Die Tiere wiesen Fehlbildungen der Augen mit Mikrophthalmie, Katarakt und mangelhaft entwickelten Augenlidern auf. Seitdem haben die ionisierenden Strahlen einen hohen Stellenwert in der experimentellen Teratologie, insbesondere in der Neuroteratologie, denn im embryonalen Zellgefüge zeigen besonders die Neuroblasten eine hochgradige Strahlensensibilität. Es sind dies kleine, runde, besonders stoffwechselaktive, noch begrenzt teilungsfähige Zellen, die sich unter Bildung von Fortsätzen in Neurone umwandeln. Bestrahlungen haben hier so schwere Folgen, weil die zerstörten Zellen nicht wieder ersetzt werden. Bei der Ratte treten die ersten Neuroblasten am 7. Entwicklungstag auf; am 9. Tag genügen 25–40 rad, um diese primitiven Neuroblasten zu zerstören. Am 12. Tag benötigt man für eine gleiche Schädigung schon eine Dosis von 200–300 rad. Mit zunehmender Reife nimmt also die Empfindlichkeit gegenüber Röntgenstrahlen ab.

Strahlenempfindlichkeit beim Menschen. Beim Menschen erscheinen die ersten Neuroblasten am 23. Tag nach der Befruchtung; die größte Empfindlichkeit besteht zwischen der 5. und der 13. Embryonalwoche. Das Gehirn des Menschen bleibt jedoch bei extrem hohen Strahlendosen möglicherweise bis über die Geburt hinaus verletzlich. Die Untersuchungsbefunde an Überlebenden der Atombombenkatastrophe in Hiroshima stehen in Übereinstimmung mit den Erfahrungen aus Tierexperimenten und bestätigen die besonders strahlenempfindliche Phase zwischen der 5. und der 13. Embryonalwoche ebenso wie die Dosisabhängigkeit der resultierenden Schäden.

Schädigungen. Aus der Frühzeit der Röntgen-Ära sind eine Reihe von Schädigungen menschlicher Embryonen durch Röntgenstrahlen bekannt. Die betroffenen Kinder zeigten Mikrozephalie, geistige Retardierung, Augenschädigungen und Minderwuchs, vereinzelt auch Skelettfehlbildungen. Viele der Beobachtungen betrafen Fälle, in denen die Strahlenexposition in Unkenntnis der möglichen Schädigung oder bei unbekannter Gravidität erfolgt war.

Röntgenstrahlenbelastung. Die heutigen Erfahrungen gehen dahin, dass eine für diagnostische Zwecke angewendete Röntgenstrahlenbelastung der Mutter von 5 rad oder weniger keine ernst zu nehmende Gefahr für eine Entwicklungsstörung darstellt.

Intrauterin wirksame Umweltfaktoren

Der beschränkten Anzahl sicher teratogener Noxen steht eine große Zahl von Faktoren gegenüber, die zwar keine Embryopathie im engeren Sinne hervorrufen, aber dennoch Entwicklung und Wachstum des Fetus nachhaltig stören können. Die Skala reicht von enzymopathischen Stoffwechselstörungen, Mangelkrankheiten, hormonellen Dysregulationen der Mutter über antifetale Immunreaktionen und amniogene oder transplazentare Infektionen bis hin zu transplazentaren akuten oder chronischen Intoxikationen. Da sich die Entwicklung vom Fetus zum reifen, extrauterin lebensfähigen Neugeborenen stufenlos vollzieht, verläuft ein Teil der Fetalerkrankungen ähnlich wie in der postnatalen Phase. Ein Teil der Fetopathien zeigt dagegen Züge, die nur für diese Entwicklungsphase charakteristisch sind.

Multifaktoriell ausgelöste Fehlbildungen

Eine Reihe von Fehlbildungen kommt durch das Zusammenwirken mehrerer teratogener Noxen zustande. Zu diesen Fehlbildungen mit multifaktorieller Ätiologie gehören Neuralrohrdefekte, Extremitätenfehlbildungen, Störungen der Geschlechtsdifferenzierung und Drehungsanomalien.

■ Inzidenz fetaler Fehlbildungen

Berücksichtigt man nur die lebendgeborenen Kinder, so muss in 1,3–4,5% der Fälle mit angeborenen Fehlbildungen gerechnet werden (14, 27). Werden zusätzlich auch die totgeborenen Kinder mit einem Körpergewicht über 1000 g in die Betrachtung mit einbezogen, so steigt der Prozentsatz fetaler Fehlbildungen um das 2- bis 3fache an (7, 23, 28).

Neuere Studien, bei denen im Gegensatz zu den vorgenannten passiven Erfassungssystemen ein aktives Erfassungssystem zugrunde liegt, geben Inzidenzwerte für fetale Fehlbildungen bis 7,3% (Hüftgelenksdysplasie einbezogen) (20) an.

Allgemeine sonographische Fehlbildungsdiagnostik

■ Fehlbildungsnachweis

Voraussetzung für eine effektive sonographische Suche nach fetalen Fehlbildungen sind fundierte Kenntnisse der normalen Sonoanatomie des Fetus sowie die Kenntnis der häufigsten fetalen Fehlbildungen und Fehlbildungssequenzen, um sonographische Auffälligkeiten richtig bewerten zu können.

Mehrstufenkonzept. Da eine entsprechende Erfahrung nur bei häufiger Beobachtung pathologischer Befunde gewonnen werden kann, hat Hansmann (9, 10) bereits 1981 auf die Notwendigkeit eines Mehrstufenkonzeptes (Qualifikationsstufe I–III) zum Nachweis bzw. Ausschluss von fetalen Fehlbildungen hingewiesen. Danach hat jeder Arzt, der bei Schwangeren ein Ultraschallscreening (s. Kapitel 2) durchführt (Stufe I), eine sog. Filterfunktion, um verdächtige Befunde herauszufinden. Zur Bestätigung bzw. zum Ausschluss einer Fehlbildung sollte dann eine weiterführende Untersuchung durch die Stufe II veranlasst werden. Als

Tabelle 20.1 Ursache fetaler Fehlbildungen (13, 19, 31)

Vererbbare Erkrankung	20%
Chromosomale Anomalien	10%
Umweltbedingt	10%
Unklare Ursache bzw. mulitfaktoriell	60%

Tabelle 20.2 Sonographische Hinweiszeichen für das Vorliegen einer fetalen Fehlbildung

I. Trimenon

> Nuchale Transparenz (nuchal translucency) ≥3mm

II. und III. Trimenon

> Auffällige Fruchtwassermenge (Poly- oder Oligohydramnion, Anhydramnie)
> Wachstumsstörung des Feten (frühe Retardierung, Makrosomie)
> Disproportion einzelner Körperteile (auffälliges Kopf-Rumpf- bzw. Kopf-Extremitäten-Verhältnis)
> Auffällige Körperoberfläche (Defekt, Aussackung, auffällige Kopfform [Lemon-Sign, Strawberry-Schädel])
> Auffällige Strukturen im Körperinneren (Flüssigkeit, Hohlraum, atypischer Vierkammerblick, auffällige Zerebellumform [Banana-Sign])
> Kardiale Dysrhythmien (insbesondere Bradyarrhythmie)
> Auffälliges Bewegungsverhalten des Feten (Hypo- oder Hypermotorik)
> Fehlen einer Nabelschnurarterie
> Auffällige Plazentastruktur (vakuolige Plazenta)

endgültige Problemlöser sind die Zentren der Stufe III anzusehen. Dieses System ist jedoch nur dann praktikabel, wenn entsprechende sonographische Auffälligkeiten bereits bei der Screeninguntersuchung an der Basis erkannt werden. Nur wenige Fehlbildungen, wie ein Anenzephalus oder ein ausgeprägter Hydrozephalus, werden auch vom Ungeübten leicht erkannt. Die überwiegende Mehrzahl der Fehlbildungen bedarf bis zur exakten Diagnose einer ausführlichen und meist zeitintensiven sonographischen Untersuchung, die zudem eine weitreichende Erfahrung des Untersuchers und eine entsprechende apparative Ausrüstung voraussetzt.

Günstige Zeiträume für die Fehlbildungsdiagnostik und sonographische Hinweiszeichen

Diagnostische Fenster. Für die Fehlbildungsdiagnostik gibt es im Wesentlichen zwei wichtige diagnostische Fenster, in denen man die sog. Hinweiszeichen für eine fetale Fehlbildung (Tab. 20.**2**) am günstigsten erkennen kann. Das erste Fenster ist der Zeitraum zwischen 10 und 14 SSW, das zweite Fenster liegt zwischen 18 und 22 SSW.

Innerhalb des ersten Zeitraumes kommt dem Nachweis einer auffälligen Nackentransparenz (25) die wichtigste Bedeutung zu (Abb. 20.**3**). Dieses Zeichen ist nicht nur als Hinweiszeichen für eine chromosomale Aberration, sondern auch für Herzfehler oder andere morphologische Störungen zu werten (s. Kapitel 2) (25, 26).

Innerhalb des zweiten Zeitraumes kann man unterschiedliche Hinweiszeichen für eine fetale Fehlbildung finden (Tab. 20.**2**). Auch sind die fetalen Organe dann bereits so weit ausgereift, dass eine Vielzahl von Fehlbildungen direkt zu erkennen ist.

Anomale Fruchtwassermenge. Unter den Hinweiszeichen im II. und III. Trimenon kommt der anomalen Fruchtwassermenge eine vorrangige Bedeutung zu. Sowohl eine deutliche Vermehrung der Fruchtwassermenge (Polyhydramnion) (Abb. 20.**4**) als auch eine reduzierte Fruchtwassermenge (Oligohydramnion) oder das völlige Fehlen von Fruchtwasser (Anhydramnie) (Abb. 20.**5**) sind mit einer erhöhten Fehlbildungsrate vergesellschaftet. Diese liegt beim Polyhydramnion zwischen 7,9 (34) und 18% (11) und beim Oligohydramnion zwischen 7 (17) und 13% (1, 21). Ein Polyhydramnion tritt vorwiegend bei Fehlbildungen des Neuralrohres, des Verdauungstraktes und bei fetalen Herz-Kreislauf-Störungen auf (30). Ein Oligohydramnion wird dagegen bei fetalen Nierenfehlbildungen oder bei Obstruktion der ableitenden Harnwege gefunden. Die Anhydramnie geht meist mit einem originären Potter-Syndrom (beidseitige Nierenagenesie) einher.

Bei Nachweis einer reduzierten Fruchtwassermenge sollte vor Durchführung weiterer Maßnahmen ein Blasensprung ausgeschlossen werden.

Wachstumsstörungen. Bei den Wachstumsstörungen sind die frühe Wachstumsretardierung wie auch ein makrosomes Wachstum als Hinweis auf eine fetale Fehlbildung zu werten (s. Kapitel 12 und 16). Ramzin et al. (22) geben bei Auftreten einer Retardierung vor 28 SSW eine Fehlbildungsrate von 11%, bei Auftreten eines makrosomen Wachstums eine Rate von 17% an. Eine frühe Retardierung ist vor allem auch ein Hinweiszeichen für eine Chromosomenanomalie (3, 9, 15).

Disproportioniertes Wachstum. Ein disproportioniertes Wachstum zwischen Kopf und Rumpf wird beim fortgeschrittenen Hydrozephalus, beim Mikrozephalus und beim ausgeprägten Prune-Belly-Syndrom, eine Disproportion zwischen Kopf und Extremitätenknochen bei den Zwergwuchsformen gefunden.

Ungewöhnliche Körpersilhouette. Eine ungewöhnliche Körpersilhouette lässt sich bei einem Defekt (Anenzephalus), bei einer Verformung (Lemon-Sign) (Abb. 20.**6**) oder Ausstülpung (Omphalozele, Myelomeningozele, Hygroma colli) im Bereich der Körperoberfläche beobachten.

Auffällige Strukturen im Körperinneren. In diesem Fall kann es sich um Flüssigkeitsansammlungen, eine zusätzliche Hohlraum- oder Tumorbildung, eine Organverdrängung oder eine auffällige Organstruktur handeln.

Zystische intrafetale Raumforderungen geben je nach Lage einen Hinweis auf eine Magen-Darm-Obstruktion oder eine Harnstauung. Eine Organverdrängung, wie z. B. eine Dextrokardie, wird bei der Zwerchfellhernie gefunden. Flüssigkeitsansammlungen im fetalen Abdomen oder Thorax weisen stets auf eine schwere Störung hin und bedürfen einer raschen Abklärung. Auffällige Organstrukturen, wie z. B. ein auffälliger Vierkammerblick (Abb. 20.**7**) sind grundsätzlich verdächtig auf eine Fehlanlage des betroffenen Organs.

Kardiale Dysrhythmien. Bei kardialen Dysrhythmien, insbesondere bei einer Bradykardie/-arrhythmie (Abb. 20.**8**) ist eine sorgfältige Überprüfung des Herzens notwendig, da ursächlich nicht selten ein Vitium cordis vorliegt.

Hypo- und Hypermotorik. Bei der Beobachtung fetaler Bewegungsabläufe müssen sowohl eine Hypo- als auch eine Hypermotorik berücksichtigt werden. Zackige oder hektische Bewegungen findet man bei ZNS-Defekten (Anenzephalus); eine Hypomotorik kann dagegen entweder auf einer passiven Bewegungseinschränkung (Oligohydramnion) oder auf einer motorischen Störung (Myelomeningozele, Arthrogryposis multiplex congenita) basieren.

Singuläre Nabelschnurarterie. Bei Betrachtung der Nabelschnur kann in etwa 1% aller Fälle (8) nur eine Nabelschnurarterie gesehen werden (Abb. 20.**9**). Diesem Fehlen einer Nabelschnurarterie muss eine besondere Beachtung geschenkt werden, weil dabei eine erhöhte Fehlbildungsrate von 7% (4) bis 50% (2) gefunden wird.

Plazenta. Auch eine auffällige Plazentadicke oder -struktur stellen Hinweiszeichen für eine fetale Fehlbildung oder fetale Störung dar. So ist eine deutliche Dickenzunahme der Plazenta auf über 5 cm ein Hinweiszeichen für einen Morbus haemolyticus (12), eine hypervoluminöse und vakuolige Plazenta ein Hinweiszeichen für eine Triploidie (3) (Abb. 20.**10**).

■ *Fehlbildungsausschluss*

Wiederholungsrisiko. Die Aufgabe der sonographischen Pränataldiagnostik besteht nicht nur im frühzeitigen Nachweis einer fetalen Fehlbildung, sondern in den meisten Fällen im gezielten Ausschluss einer solchen. Dies gilt insbesondere für Fälle mit einem erhöhten Wiederholungsrisiko.

Durch eine intensive pränatale Ultraschalldiagnostik wird heute vielen Eltern die Angst vor einem fehlgebildeten Kind genommen. Insbesondere können dadurch Eltern, denen früher wegen des familiär erhöhten Wiederholungsrisikos einer bestimmten Fehlbildung von einer weiteren Schwangerschaft abgeraten werden musste, im Einzelfall doch noch zu einem weiteren Kind ermutigt werden.

Nicht nachweisbare Defekte. Gewarnt werden muss allerdings vor dem Anspruchsdenken mancher Patientinnen, die die Ultraschalluntersuchung als „Garantiekarte" für ein gesundes Kind sehen möchten. Trotz ausführlicher sonographischer Untersuchungen können verschiedene Defekte (Chromosomendefekte, Stoffwechselstörungen) sonographisch nicht nachgewiesen oder lediglich indirekt über bestimmte Ultraschallmarker vermutet werden. Vor allem kann es nicht Aufgabe einer Screeninguntersuchung sein, alle Fehlbildungen auszuschließen. Eine solche kann nur als Filter für auffällige Befunde dienen, die dann allerdings Anlass zu einer weiteren Abklärung sein sollten.

Konsequenzen bei nachgewiesenem(n) Hinweiszeichen für eine Fehlbildung oder bei nachgewiesener fetaler Fehlbildung

Wird eines der in Tab. 20.**2** aufgeführten Hinweiszeichen gefunden, so bedeutet dies, dass eine fetale Fehlbildung vorliegen kann, aber nicht vorliegen muss. Um dies abzuklären, ist eine entsprechende intensive Ultraschalluntersuchung in einem Zentrum der Stufe II oder III notwendig.

Kann letztlich eine fetale Fehlbildung sonographisch gesichert werden, so resultieren, je nach Art und Schweregrad der Fehlbildung (Tab. 20.**3** und 20.**4**), Schwangerschaftsalter und Ansicht der Eltern, daraus verschiedene Konsequenzen.

Eingruppierung. Eine Eingruppierung der sonographisch nachgewiesenen fetalen Fehlbildung/Erkrankung wird im Allgemeinen entweder nach der Therapierbarkeit (Tab. 20.**3**) oder nach der Überlebensfähigkeit des Feten/Neugeborenen (Tab. 20.**4**) vorgenommen. Dabei sind beide Einteilungen miteinander eng verzahnt.

■ Fehlbildungen/Erkrankungen, die postpartal nicht mit dem Leben vereinbar sind

Bei Fehlbildungen, die postpartal nicht mit dem Leben vereinbar sind (Anenzephalus, thanatophorer Zwerg, originäres Potter-Syndrom), obliegt es der Patientin, zu entscheiden, ob eine Schwangerschaftsunterbrechung vorgenommen werden soll oder nicht. Diese Entscheidung kann unabhängig vom Schwangerschaftsalter getroffen werden. Wird eine solche Fehlbildung erst im III. Trimenon entdeckt, so hat man, sofern die Patientin keine vorzeitige Schwangerschaftsbeendigung wünscht, die Möglichkeit, auf Maßnahmen, die die Mutter zusätzlich belasten würden, wie z. B. eine länger dauernde Tokolyse oder eine Sectio caesarea, zu verzichten.

■ Fetale Fehlbildungen/Erkrankungen mit bedingter bzw. unsicherer/fraglicher/zweifelhafter Überlebensfähigkeit nach der Geburt

Zu dieser Gruppe gehören Störungen, bei denen aufgrund der Art oder Ausprägung der Störung eine längere Überlebensfähigkeit angezweifelt werden muss (z. B. Potter-I-Nieren beidseits). Im weiteren Sinne gehören in diese Gruppe auch Fehlbildungen, die post partum zwar operativ angehbar sind, jedoch keine Restitutio ad integrum erwarten lassen (z. B. ausgedehnte Spina bifida).

Tabelle 20.3 Eingruppierung von fetalen Fehlbildungen/Erkrankungen in Abhängigkeit von der Therapierbarkeit

1. Fehlbildungen, die post partum nicht therapierbar sind
2. Fehlbildungen, die post partum operativ therapierbar sind, bei denen jedoch keine Restitutio ad integrum zu erwarten ist
3. Fehlbildungen, die post partum operativ therapierbar sind, und für die eine Restitutio ad integrum angenommen werden kann
4. Fehlbildungen bzw. Störungen, die bereits intrauterin therapierbar sind

Tabelle 20.4 Eingruppierung von fetalen Fehlbildungen/Erkrankungen in Abhängigkeit von der Überlebensfähigkeit

1. Fetale Fehlbildungen/Erkrankungen ohne Überlebensfähigkeit des Kindes nach der Geburt
2. Fetale Fehlbildungen/Erkrankungen mit bedingter bzw. unsicherer/fraglicher/zweifelhafter Überlebensfähigkeit des Kindes nach der Geburt
3. Fetale Fehlbildungen/Erkrankungen mit der hohen Wahrscheinlichkeit einer Überlebensfähigkeit des Kindes nach der Geburt

Diagnose vor Erreichen der Lebensfähigkeit. Wird eine Fehlbildung, deren Ausgang unklar ist, vor Erreichen der Lebensfähigkeit des Kindes nachgewiesen – dies gilt im Wesentlichen bis zum Zeitpunkt von 24 abgeschlossenen SSW –, so ist es von der Zumutbarkeit für die Patientin abhängig, ob hier eine Schwangerschaftsunterbrechung infrage kommt oder nicht. Nach diesem Zeitpunkt ist eine vorzeitige Geburtseinleitung nicht mehr zu empfehlen, da das Kind überleben könnte und dann mit einem zusätzlichen Frühgeburtsschaden gerechnet werden muss.

Diagnose nach Erreichen der Lebensfähigkeit. Wird die Diagnose erst nach Erreichen der Lebensfähigkeit gestellt und begehrt die Schwangere eine Schwangerschaftsbeendigung nach § 218a Abs. 2 (Medizinische Indikation), so sollen (18)
1. alle Möglichkeiten für die Erhaltung des Lebens des Kindes wahrgenommen werden,
2. eine Diagnosesicherung über Einholen einer zweiten qualifizierten Meinung (z. B. DEGUM-, ÖGUM-, SGUM-Stufe II/III) bezüglich der Entwicklungsstörung (Fehlbildung/Erkrankung) des Feten erfolgen,
3. ein interdisziplinärer Konsens über das Vorgehen im speziellen Fall an der betroffenen Institution erreicht werden.

Sollte ausnahmsweise die Indikation für einen so späten Schwangerschaftsabbruch gestellt werden, kann gemeinsam mit der Schwangeren beziehungsweise den Eltern des Kindes erwogen werden, ob ein Fetozid vor Einleitung des Schwangerschaftsabbruches vorgenommen wird. Der Fetozid erfolgt dann nur, um dem Kind das Leiden, das durch das Verfahren des Schwangerschaftsabbruches verursacht werden kann – nicht etwa das krankheits- oder behinderungsbedingte Leiden –, zu ersparen (32).

■ Fetale Fehlbildungen/Erkrankungen mit der hohen Wahrscheinlichkeit einer Überlebensfähigkeit nach der Geburt

Zu dieser Gruppe gehören zum einen Fehlbildungen bzw. Störungen, die bereits intrauterin therapierbar sind, zum anderen auch Fehlbildungen, die post partum operativ gut zu therapieren sind und für die eine Restitutio ad integrum angenommen werden kann.

Intrauterin therapierbare Fehlbildungen. Therapeutische Maßnahmen an Fehlbildungen bzw. Störungen, die bereits intrauterin therapierbar sind, sollten möglichst in einem pränatalen Zentrum mit entsprechender Erfahrung durchgeführt werden, um das Risiko für den Feten so gering wie möglich zu halten. Wichtig ist dabei auch, dass eine interdisziplinäre Kooperation und alle Möglichkeiten der neonatalen Intensivversorgung gewährleistet sind.

Post partum therapierbare Fehlbildungen. Bei frühem Nachweis einer Fehlbildung, die post partum operativ normalerweise gut therapierbar ist und bei der eine Restitutio ad integrum zu erwarten ist (z. B. Omphalozele), sollte stets noch nach weiteren Fehlbildungen gesucht und ggf. eine invasive Diagnostik (Amniozentese, Kordozentese) zur Bestimmung des Karyotyps durchgeführt werden. Werden zusätzliche Fehlbildungen oder eine Chromosomenstörung gefunden, muss die Entscheidung, ob die Schwangerschaft beendet oder fortgeführt wird, wiederum von der Zumutbarkeit für die Patientin abhängig gemacht werden. Dabei kann nur eine gewissenhafte interdisziplinäre Zusammenarbeit zu einer verantwortlichen und effektiven Beratung der Eltern führen.

Geburtshilfliches und neonatales Management. Werden keine weiteren prognostisch ungünstigen Fehlbildungen gefunden, so kann durch die gezielte Auswahl des Entbindungsortes, des Entbindungszeitpunktes und des Entbindungsmodus sowie durch ein geplantes neonatales Management die Prognose für das Neugeborene günstig beeinflusst werden. Insbesondere durch die rechtzeitige Verlegung der Mutter in ein

Tabelle 20.**5** Aufklärungsinformationen für die Schwangere vor pränataler Diagnostik (nach 33)

> ➤ Anlass für die Untersuchung
> ➤ Ziel der Untersuchung
> ➤ Risiko der Untersuchung
> ➤ Grenzen der pränatalen diagnostischen Möglichkeiten (pränatal nicht erfassbare Störungen)
> ➤ Sicherheit des Untersuchungsergebnisses
> ➤ Art und Schweregrad möglicher oder vermuteter Störungen
> ➤ Möglichkeiten des Vorgehens bei einem pathologischen Befund
> ➤ Psychologisches und ethisches Konfliktpotenzial bei Vorliegen eines pathologischen Befundes
> ➤ Alternativen zur Nichtinanspruchnahme der invasiven pränatalen Diagnostik

Tabelle 20.**6** Aufklärungsinformationen für die Schwangere bei nachgewiesener fetaler Fehlbildung (nach 33)

> ➤ Bedeutung des Befundes
> ➤ Ursache, Art und Prognose der Erkrankung oder Entwicklungsstörung des Kindes
> ➤ Mögliche Komplikationen
> ➤ Prä- und postnatale Therapie- und Förderungsmöglichkeiten
> ➤ Konsequenzen für die Geburtsleitung (Modus, Zeit und Ort)
> ➤ Alternativen: Fortführung oder Abbruch der Schwangerschaft
> ➤ Kontaktmöglichkeiten zu gleichartig Betroffenen und Selbsthilfegruppen
> ➤ Möglichkeiten der Inanspruchnahme medizinischer und sozialer Hilfe

ausgewiesenes Perinatalzentrum mit angegliederter Kinder- oder Neurochirurgie kann der risikoreiche und belastende Transport des Neugeborenen vermieden werden (16).

Aufklärung vor und nach pränataler Diagnose

Aufklärung vor pränataler Diagnose

Beratung und Information. Die Komplexität der pränatalen Diagnostik erfordert es, dass die Schwangere ab dem Zeitpunkt, an dem sie ärztliche Hilfe in Anspruch nimmt, beratend und informierend begleitet wird (32). Dies betrifft nicht allein die gezielte Fehlbildungsdiagnostik, sondern auch die ungezielte pränatale Diagnostik, wie z. B. die im Mutterpass verankerten Ultraschalluntersuchungen. Dabei muss der Beratungs- und Informationsbedarf dem jeweiligen Zeitpunkt der Untersuchung in Bezug auf das Schwangerschaftsalter angepasst werden.

Als Beratungsinhalt sollten die in Tab. 20.**5** genannten Informationspunkte Berücksichtigung finden.

Einwilligung. Die Einwilligung der Schwangeren nach Aufklärung ist eine unverzichtbare Voraussetzung für jede Maßnahme der pränatalen Diagnostik. Deshalb wird von der Deutschen Gesellschaft für Ultraschall in der Medizin (DEGUM) empfohlen, sich von jeder Schwangeren, die insbesondere eine gezielte pränatale Ultraschalluntersuchung wünscht, ein Aufklärungsblatt unterschreiben zu lassen, in dem die Ziele wie auch die Grenzen der pränatalen Diagnostik erläutert werden.

Aufklärung nach pränataler Diagnose

Mitteilung des Befundes. Bei Nachweis einer fetalen Fehlbildung gehört die Mitteilung des pathologischen Befundes an die Schwangere zu den Aufgaben des behandelnden und/oder beratenden Arztes. Das Aufklärungsgespräch sollte dabei die in Tab. 20.**6** aufgeführten Punkte berücksichtigen.

Beratung durch Spezialisten. Im Zuge des ersten Beratungsgespräches durch den Pränataldiagnostiker sollte eine weiterführende fachkompetente Beratung angeboten werden (18). Je nach Problemstellung können als Berater der Neonatologe/Pädiater, der Humangenetiker, der Kinderchirurg, der Neurochirurg, der Kinderkardiologe, der Kinderurologe oder

sonstige Spezialisten infrage kommen. Dabei ist grundsätzlich zu berücksichtigen, dass alle nachfolgenden Berater nur diejenige Information verwenden können, die sie vom Pränataldiagnostiker erhalten.

Nach Information und Beratung muss den Eltern bis zur definitiven Entscheidung eine angemessene Bedenkzeit zur Verfügung stehen.

Literatur

1. Bastide, A., Manning, F., Harman, C., Lnage, I., Morrsion, I.: Ultrasound evaluation of amniotic fluid: Outcome of pregnancies with severe oligohydramnios. Amer. J. Obstet. Gynecol. 154 (1986) 895–900
2. Catanzarite, V.A., Hendricks, S.K., Maida, C., Westbrook, C., Cousins, L., Schrimmer, D.: Prenatal diagnosis of the two-vessel cord: implications for patient counseling and obstetric management. Ultrasound Obstet. Gynecol. 5 (1995) 98–105
3. Claussen, U., Hansmann, M.: Die Pipettenmethode zur schnellen Karyotypisierung bei sonographischen Verdachtskriterien für eine Chromosomenanomalie. Gynäkologe 17 (1984) 33–40
4. Csecsi, K., Kovacs, T., Hinchliffe, S.A., Papp, Z.: Incidence and associations of single umbilical artery in prenatally diagnosed malformed midtrimester fetuses: a review of 62 cases. Amer. J. Med. Genet. 43 (1992) 524–530
5. EUROCAT report: Surveillance of Congenital Anomalies 1980–1988. Eurocat Central registry, Department of Epidemiology, Catholic University of Louvain, Brussels 1991
6. EUROCAT report 6: Surveillance of Congenital Anomalies in Europe 1980–1992, Brussels: EUROCAT Central Registry, Institute of Hygiene and Epidemiology (1995)
7. Födisch, H.J., Knöpfle, G.: Patho-anatomische Teratologie. Eine aktuelle Herausforderung. Gynäkologe 17 (1984) 2–12
8. Froehlich, L.A., Fujikura, T.: Significance of a single umbilical artery. Report from the collaborative study of cerebral palsy. Amer. J. Obstet. Gynec. 94 (1966) 274–279
9. Hansmann, M.: Nachweis und Ausschluß fetaler Entwicklungsstörungen mittels Ultraschallscreening und gezielter Untersuchung – ein Mehrstufenkonzept. Ultraschall 2 (1981) 206–220
10. Hansmann, M.: Ultraschallscreening in der Schwangerschaft – Vorsicht vor übertriebenen Forderungen. Geburtsh. u. Frauenheilk. 41 (1981) 725–728
11. Hobbins, J.C., Grannum, P.A.T., Berkowitz, R.L., Silverman, R., Mathoney, M.: Ultrasound in the diagnosis of congenital anomalies. Amer. J. Obstet. Gynec. 134 (1979) 331–345
12. Holländer, H.J.: Die Ultraschalldiagnostik während der Schwangerschaft. In: Döderlein, G., Wulf, K.H.: Klinik der Frauenheilkunde und Geburtshilfe, Bd. VI. München: Urban & Schwarzenberg 1975; S. 736
13. Kalter, H., Warkany, J.: Congenital malformations. New Engl. J. Med. 308 (1983) 424–431
14. Kennedy, W.P.: Epidemiological aspects of the problem of congenital malformations. Birth Defects Orig. 3 (1967) 1
15. Kurjak, A., Kirkinen, P., Latin, V., Raijhvajn, B.: Diagnosis and assessment of fetal malformations and abnormalities. J. perinat. Med. 8 (1980) 219–235
16. Lamont, R.F., Dunlop, P.D.M., Crowley, P., Levene, M.I., Elder, M.G.: Comparative mortality and morbidity of infants transferred in utero or postnatally. J. perinat. Med. 11 (1983) 200–203
17. Mercer, L.J., Brown, L.G., Petres, R.E., Messer, R.H.: A survey of pregnancies complicated by decreased amniotic fluid. Amer. J. Obstet. Gynecol. 149 (1984) 355–361
18. Merz, E., Hackelöer, B.J., Wisser, J. et al.: Stellungnahme der Sektion Gynäkologie und Geburtshilfe der Deutschen Gesellschaft für Ultraschall in der Medizin (DEGUM), der Deutschen Gesellschaft für Pränatal- und Geburtsmedizin, der Arbeitsgemeinschaft für Ultraschalldiagnostik in der Deutschen Gesellschaft für Gynäkologie und Geburtshilfe und der Arbeitsgemeinschaft für Dopplersonographie und materno-fetale Medizin zu der im Frauenarzt 2/98 publizierten Erklärung zum Schwangerschaftsabbruch nach Pränataldiagnostik. Frauenarzt 39 (1998) 650–652
19. Müntefering, H.: Fehlbildungen. In: Riede, U.N., Wehner, H. (Hrsg.): Allgemeine und spezielle Pathologie. Stuttgart: Thieme 1986; S. 256–278
20. Queisser-Luft, A., Stopfkuchen, H., Stolz, G., Schlaefer, K., Merz, E.: Prenatal diagnosis of major malformations: Quality control of routine ultrasound examinations based on a five-year study of 20 248 newborn fetuses and infants. Prenat. Diagn. 18 (1998) 567–576
21. Rabe, D., Leucht, W., Hendrik, H.J., Boos, R., Schmidt, W.: Sonographische Beurteilung der Fruchtwassermenge. II. Oligohydramnion – Bedeutung für den Schwangerschafts- u. Geburtsverlauf. Geburtsh. u. Frauenheilk. 46 (1986) 422–426
22. Ramzin, M.S., Meudt, R.O., Hinselmann, M.J.: Prognostic significance of abnormal ultrasonic findings during the second trimester of gestation. J. perinat. Med. 1 (1973) 60–64
23. Richards, I.D.: Fetal and infant mortality associated with congenital malformations. Brit. J. prev. soc. Med. 27 (1973) 85–90
24. Schwalbe, E.: Die Morphologie der Mißbildungen des Menschen und der Tiere. 1. Teil: Allgemeine Mißbildungslehre (Teratologie). Jena: Gustav Fischer 1906
25. Snijders, R.J.M., Noble, P., Sebire, N., Souka, A., Nicolaides, K.H. for the Fetal Medicine Foundation First Trimester Screening Group. UK multicentre project on assessment of risk of trisomy 21 by maternal age and fetal nuchal-translucency thickness at 10–14 weeks of gestation. Lancet 351 (1998) 343–346
26. Souka, A.P., Nicolaides, K.H.: Diagnosis of fetal abnormalities at the 10–14-week scan. Ultrasound Obstet. Gynecol. 10 (1997) 429–442
27. Stevenson, A.C., Johnston, H.A., Stewart, M.I., Golding, D.R.: Congenital malformations: A report of a series of consecutive birth in 24 centers. Bull. WHO, Suppl. 34 (1966) 9–127
28. Stocks, P.: Incidence of congenital malformations in the region of England and Wales. Brit. J. prev. soc. Med. 24 (1970) 67–77
29. Töndury, G.: Formen der wichtigsten Embryopathien. AMI-Berichte 1 (1978) 36–42
30. Wallenburg, H.C., Wladimiroff, J.W.: The amniotic fluid. II. Polyhydramnios and oligohydramnios. J. perinat. Med. 6 (1977) 233–243
31. Wilson, J.G.: Environment and Birth Defects. New York: Academic Press 1973
32. Wissenschaftlicher Beirat der Bundesärztekammer – Bekanntmachungen: Erklärung zum Schwangerschaftsabbruch nach Pränataldiagnostik. Dtsch. Ärztebl. 95, Heft 47 (1998) A3013–3016
33. Wissenschaftlicher Beirat der Bundesärztekammer – Bekanntmachungen: Richtlinien zur pränatalen Diagnostik von Krankheiten und Krankheitsdispositionen. Dtsch. Ärztebl. 95, Heft 50 (1998) A3236–3242
34. Zamah, N.M., Gillieson, M.S., Walters, J.H., Hall, P.F.: Sonographic detection of polyhydramnios: A five-year experience. Amer. J. Obstet. Gynec. 143 (1982) 523–527

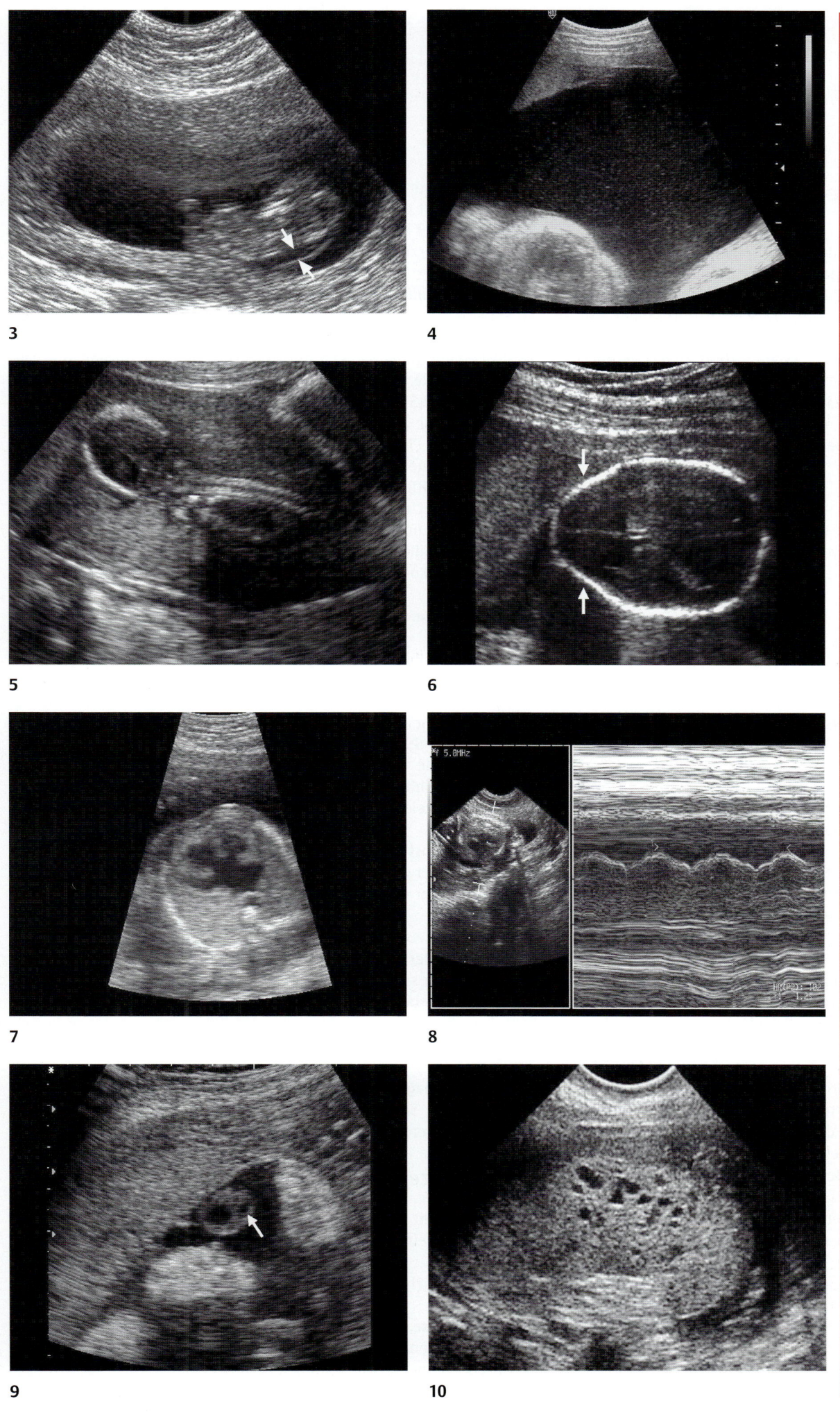

3

4

5

6

7

8

9

10

Allgemeine sonographische Fehlbildungsdiagnostik

Abb. 20.**3** Auffällige nuchale Transparenz (Pfeile, 4 mm). Karyotyp: Trisomie 21. 11+0 SSW.

Abb. 20.**4** Massives Polyhydramnion. 33 SSW.

Abb. 20.**5** Anhydramnie. 16+5 SSW.

Abb. 20.**6** Lemon-Sign bei Spina bifida und beginnendem Hydrozephalus. Infolge der seitlichen Eindellung des Kopfes im vorderen Anteil (Pfeile) erhält der fetale Kopf eine zitronenförmige Form.

Abb. 20.**7** Auffälliger Vierkammerblick bei AV-Kanal. 20+3 SSW.

Abb. 20.**8** Auffällige Bradykardie von 102 Schlägen/min (Time Motion) bei AV-Kanal. 19+2 SSW.

Abb. 20.**9** Singuläre Nabelschnurarterie. 29+3 SSW. Im Nabelschnurquerschnitt findet man neben der dicklumigeren Vene nur eine Arterie (Pfeil).

Abb. 20.**10** Auffällige vakuolige Hinterwandplazenta bei Triploidie. 18+1 SSW.

21 Kopffehlbildungen

Neuralrohrdefekte

Zu den Neuralrohrdefekten werden der Anenzephalus, die Exenzephalie, die Enzephalozele, die Inienzephalie und die Spina bifida gezählt. Nach Untersuchungen der EUROCAT Working Group wird die Häufigkeit von Neuralrohrdefekten in Europa mit 11,5 auf 10 000 Kinder (Lebendgeborene, Totgeborene und Aborte) angegeben. In Irland und England ist das Risiko nach wie vor mit 24–38 auf 10 000 Kinder deutlich höher (12).

Im Folgenden wird auf den Anenzaphalus, die Exenzephalie, die Enzephalozele und die Inienzephalie eingegangen, während die Spina bifida bei den Fehlbildungen der Wirbelsäule abgehandelt wird.

■ Anenzephalus

Definition. Fehlen des Hirnschädels und des Großhirns. Der Anenzephalus stellt die häufigste und schwerste Fehlbildung des Zentralnervensystems, zugleich aber auch die sonographisch am einfachsten zu diagnostizierende Fehlbildung dar.

Inzidenz. Die Inzidenz wird mit 1 auf 1000 Geburten angegeben, wobei das weibliche Geschlecht 4-mal häufiger betroffen ist als das männliche (8).

Ätiopathogenese. Multifaktoriell. Verschiedene teratogene Substanzen, wie Salicylate (49) oder Sulfonamide (45) konnten den Defekt im Tiermodell hervorrufen.

Embryologie. Das Krankheitsbild beruht auf einer dorsalen Schlussstörung des Neuralrohres, die zwischen der 2. und 3. Embryonalwoche, d. h. der 4. und 5. SSW, auftritt.

Pathologisch-anatomischer Befund. Pathologisch-anatomisch fehlen der Hirnschädel und das Großhirn, während der Hirnstamm und Teile des Mittelhirns angelegt sind.

Sonographische Auffälligkeiten. Robinson (35) wie auch Kurjak (25) berichteten bereits 1979 über die sichere sonographische Diagnose der Anenzephalie. Auffällig sind das fehlende Schädeldach und die fehlenden intrakraniellen Strukturen (Abb. 21.**1**–21.**6**). Die obere Begrenzung wird durch die großen, vorstehenden Augen (Froschaugen) (Abb. 21.**2** und 21.**5**) gebildet. Das normale Kopfoval wie auch das Mittelecho können nicht dargestellt werden. Betrachtet man die gesamte Körpersilhouette (Abb. 21.**1**–21.**6**), so fällt die Disproportion zwischen Kopf und Rumpf auf. Aufgrund des Hirndefektes lässt sich nicht selten auch ein plötzlich auftretendes zackiges Bewegungsverhalten beobachten.

Diagnostische Probleme. Liegt der fetale Kopf tief im kleinen Becken, kann ein Anenzephalus, sofern sich nur die ovoide Schädelbasis und nicht der gesamte Kopf darstellen lässt, übersehen werden. Umgekehrt kann ein Anenzephalus aber auch bei einem normalen Kind vorgetäuscht werden, nämlich dann, wenn der fetale Kopf wiederum sehr tief im kleinen Becken liegt und die Schädelkalotte von abdominal aus nicht eingestellt werden kann. Lässt sich der fetale Kopf trotz gefüllter Harnblase der Mutter nicht richtig einsehen, kann man sich dadurch behelfen, dass man von vaginal aus den Uterus mit der Hand etwas hochschiebt, worauf sich dann auch die zuvor verdeckte obere Kopfhälfte meist gut einsehen lässt. Alternativ bietet sich die transvaginale Sonographie bei leerer Harnblase an, womit meist eine rasche Klärung des Befundes erzielt wird.

Nachweiszeitpunkt. Der früheste sonographische Nachweis gelingt mit 11 SSW (4, 37, 39). Allerdings berichteten Bronshtein und Ornoy (4) auch über einen Fall, bei dem mit 9 und 11 SSW ein Normalbefund, mit 12 SSW eine Akranie und erst mit 14 SSW dann ein Anenzephalus diagnostiziert wurde. Goldstein et al. (16) publizierten einen ähnlichen Fall, bei dem mit 12,5 SSW ein Anenzephalus übersehen wurde.

Johnson et al. (21) berichteten über eine Multizenterstudie, bei der in einer ersten Phase 53 435 Einlinge und 901 Zwillinge gescreent und 47 Fälle mit einem Anenzephalus beobachtet wurden. 39 davon wurden zwischen 10 und 14 SSW entdeckt, die übrigen 8 zwischen 16 und 22 SSW. Mit der Erfahrung aus der ersten Studie wurden dann in einer zweiten Phase nochmals 20 407 Feten untersucht. Hierbei wurden 16 Anenzephalusfälle beobachtet, die alle zwischen 10 und 14 SSW erkannt werden konnten.

Differenzialdiagnose. Exenzephalus (1), Amnionbänder-Syndrom (15).

Assoziierte Fehlbildungen/Chromosomenaberrationen. In 40–50% der Fälle liegt ein Polyhydramnion vor, obwohl gelegentlich auch ein Oligohydramnion festgestellt wird (13). Kurjak (25) fand bei der Überprüfung von 30 Anenzephalusfällen die Entwicklung eines Polyhydramnions erst ab 25 SSW. Häufig ist die Fehlbildung mit einer Spaltbildung der Wirbelsäule vergesellschaftet (Kraniorachischisis). Als weitere assoziierte Fehlbildungen können eine Lippen-Kiefer-Gaumen-Spalte und eine Omphalozele auftreten.

Invasive Diagnostik. α-Fetoprotein (AFP) ist bei mehr als 90% der Fälle im Fruchtwasser erhöht (46). Mit dem Acetylcholinesterase-Test (AChE) im Fruchtwasser werden 98% (48) bis 100% (27) der Anenzephalusfälle entdeckt.

Prognose/Wiederholungsrisiko. Die Prognose ist infaust. Die lebendgeborenen Kinder sterben innerhalb weniger Stunden oder Tage nach der Geburt. Wurde bereits ein Kind mit einem Anenzephalus geboren, so liegt das Wiederholungsrisiko bei ca. 4% (29), nach zwei vorausgegangenen Anenzephali bei 10% (8).

Pränatales Management. Aufgrund des Schweregrades des Krankheitsbildes ist eine Schwangerschaftsbeendigung jederzeit, d. h. auch im III. Trimenon, gerechtfertigt.

■ Exenzephalus

Definition. Beim Exenzephalus (Akranie) fehlt das Schädeldach vollständig oder weitgehend, während Hirngewebe vorhanden ist.

Inzidenz. Deutlich geringere Häufigkeit als der Anezephalus (7).

Ätiopathogenese. Von Tierversuchen ist bekannt, dass einzelne teratogene Substanzen, wie z. B. das Antiepileptikum Valproinsäure, eine Exenezephalie hervorrufen können (33, 44).

Embryologie. Man nimmt an, dass es sich bei diesem Krankheitsbild um ein Vorstadium des Anenzephalus handelt (19, 52).

Pathologisch-anatomischer Befund. Fehlen des Schädeldachs. Das Hirngewebe ist weitgehend vorhanden, jedoch abnormal.

Sonographische Auffälligkeiten. Das Schädeldach fehlt, das Hirngewebe ist direkt dem Fruchtwasser ausgesetzt (Abb. 21.**7**) (7, 19, 22, 47). Über den frühen sonographischen Nachweis mit 10 SSW berichteten Kennedy et al. (22).

Differenzialdiagnose. Anenzephalus, Amnionbänder-Syndrom.

Assoziierte Fehlbildungen. Spina bifida, Lippen-Kiefer-Gaumen-Spalte und Klumpfuß (19).

Invasive Diagnostik. AFP im Fruchtwasser ist deutlich erhöht.

Prognose. Infaust.

Pränatales Management. Aufgrund des Schweregrades der Fehlbildung ist, wie beim Anenzephalus, eine Schwangerschaftsbeendigung jederzeit gerechtfertigt.

◼ *Kephalozele*

Definition. Defekt im Bereich des knöchernen Schädels, durch den sich Meningen (kraniale Meningozele) und auch Hirnsubstanz (Enzephalomeningozele) vorwölben können (51).

Inzidenz. Die Häufigkeit dieses Krankheitsbildes wird mit 1 auf 2000 Lebendgeburten angegeben (40). Frontoethmoidale Meningomyelozelen sind mit einer geschätzten Häufigkeit von 1 auf 40000 Lebendgeborene wesentlich seltener (11).

Ätiopathogenese. Die Entstehung einer Kephalozele wird als Verschlussdefekt des Neuralrohres in der 6. SSW, in einem Teil der Fälle auch als Folge eines Amnionbänder-Syndroms mit Abschnürung von Hirnteilen erklärt (6).

Pathologisch-anatomischer Befund. In 75% der Fälle tritt der Defekt in der Mitte des Okziputs auf, in 13% im Frontoethmoidalbereich und in 12% im Parietalbereich (36). Der ossäre Defekt ist meist klein, verglichen mit dem Bruchsack (51).

Sonographische Auffälligkeiten. Sonographisch erscheint die Kephalozele als sackförmige Vorwölbung im hinteren Schädelbereich (Abb. 21.**8**–21.**12**). Sind nur die Meningen prolabiert, so findet man einen rein zystischen Bruchsack im Schädelbereich (Abb. 21.**8**), wohingegen bei der Enzephalomeningozele je nach Anteil des prolabierten Hirns auch solide Strukturen innerhalb des Bruchsackes gefunden werden (Abb. 21.**9**–21.**12**). Bei der frontoethmoidalen Meningomyelozele (21.**14** und 21.**15**) erkennt man einen Bruchsack zwischen den Orbitae (11). Eine sichere Diagnose kann nur dann gestellt werden, wenn sich neben dem Bruchsack auch der Schädeldefekt gezielt sonographisch nachweisen lässt (6). Befindet sich der fetale Kopf tief im Becken, ist die Transvaginalsonographie bei der weiteren Abklärung hilfreich (Abb. 21.**12**).

Budorick et al. (5) konnten in einer Serie von 26 Kephalozelen 24 pränatal erkennen. Bei 14 der 26 Fälle beobachteten sie auffällige Fruchtwasserverhältnisse: Bei 5 Fällen lag ein Oligohydramnion, bei 7 Fällen ein Polyhydramnion vor.

Weitere Diagnostik. AFP im mütterlichen Serum ist häufig erhöht (5), muss aber nicht erhöht sein (43). Auffällig hohe AFP-Werte werden bei der Punktion einer Enzephalozele gefunden.

Differenzialdiagnose. Differenzialdiagnostisch müssen ein Hygroma colli, ein Hämangiom, ein Teratom oder ein Amnionbänder-Syndrom (Abb. 21.**11**) in Erwägung gezogen werden. Letzteres ist dann zu vermuten, wenn es sich um einen Defekt handelt, der nicht exakt in der Mitte des Okziputs liegt. Bei wenig Fruchtwasser kann ein Nabelschnurkonglomerat im Bereich des Hinterkopfes eine Enzephalozele vortäuschen (Abb. 21.**13**). Rasche Klärung bringt hier die Farbdopplersonographie, die den Blutfluss rasch erkennen lässt (Abb. 21.**13**). Bei frontaler Zystenbildung muss differenzialdiagnostisch auch an eine Tränengangszyste gedacht werden.

Assoziierte Fehlbildungen. Hydrozephalus, Mikrozephalie, Spina bifida (5, 6, 17). In der Studie von Budorick et al. (5) wurden bei insgesamt 17 von 26 Fällen (65%) zusätzliche Fehlbildungen entdeckt. Eine Mikrozephalie wurde in 50% der Fälle beobachtet. Die Kombination Enzephalozele und Oligohydramnion hatte mit 80% den höchsten Anteil an zusätzlichen strukturellen Anomalien.

Sonderformen. Kephalozelen können isoliert oder als Teil verschiedener Syndrome auftreten.

Meckel-Gruber-Syndrom. Das wichtigste dürfte das Meckel-Gruber-Syndrom sein (30) (Abb. 21.**10** und 21.**16**), das autosomal rezessiv vererbt wird (Wiederholungsrisiko 25%) und durch das gleichzeitige Vorkommen von polyzystischen Nieren, Kephalozele und postaxialer Polydaktylie gekennzeichnet ist. Einzelne Fälle sind sonographisch beschrieben (10, 26, 38).

Roberts-Syndrom. Eine frontoethmoidale Meningomyelozele kann in Verbindung mit dem Roberts-Syndrom (Tetraphokomelie-Syndrom) gefunden werden, das durch eine Wachstumsstörung, schwere Extremitätenfehlbildungen, LKG-Spalte und weitere assoziierte Fehlbildungen charakterisiert ist (11).

Prognose. Die Prognose der Kephalozelen ist abhängig von der Lage, dem Ausmaß des prolabierten Hirnanteils sowie von den Begleitfehlbildungen. Grundsätzlich sollte deshalb sonographisch nach weiteren Defekten gesucht werden. Können ein Hydrozephalus oder ein Mikrozephalus gefunden werden, ist die Prognose allgemein schlecht (6). Nach Guthkelch (17) liegt die Mortalitätsrate für Kinder mit einer Enzephalozele bei 71%, für Kinder mit einer Meningozele bei 11%. Kinder mit einem Meckel-Gruber-Syndrom sind nicht lebensfähig.

Liegt eine isolierte Meningozele vor, so zeigt nahezu die Hälfte der Kinder nach der operativen Versorgung eine normale Entwicklung (28). Im Vergleich dazu ist die geistige Entwicklung bei Kindern mit Enzephalozele deutlich reduziert (17).

Pränatales Management. Bei ausgeprägtem Befund sowie auch bei zusätzlichen Fehlbildungen und frühzeitigem Nachweis vor Erreichen der Lebensfähigkeit besteht die Option der Schwangerschaftsbeendigung. Dagegen ist bei spätem Nachweis oder bei isolierter Meningozele mit größerem Bruchsack die gezielte Schnittentbindung in Terminnähe angebracht, um eine potenzielle Ruptur der Zele mit nachfolgender Meningitis zu vermeiden (11).

◼ *Inienzephalus*

Definition. Fehlbildung mit Enzephalozele, ausgeprägter Deflexionshaltung des Kopfes und zervikaler Rachischisis.

Inzidenz. Sehr seltene Fehlbildung.

Ätiopathogenese. Unklare Ätiologie. Von Tierversuchen ist bekannt, dass die Fehlbildung durch Verabreichung von bestimmten Substanzen, wie z. B. Streptonigrin (50), hervorgerufen werden kann.

Pathologisch-anatomischer Befund. Infolge einer Verbreiterung des Foramen magnum und des Fehlens von Halswirbeln kommt es zu einer ausgeprägten Deflexion des Kopfes und bei einer Spaltbildung im Bereich des Hinterhauptes zum Austritt von Gehirn (20). Wegen der extremen Lordose der Wirbelsäule im Nackenbereich schaut das Gesicht nach oben (34) („Sterngucker").

Sonographische Auffälligkeiten. Die sonographische Diagnose beruht auf dem Nachweis einer Kraniorachischisis mit kurzer Wirbelsäule und auffälliger Dorsalflexion des fetalen Kopfes (Abb. 21.**17**) (32). In der Literatur sind einzelne pränatal nachgewiesene Fälle beschrieben (3, 14, 18, 24, 31). Über die frühe sonographische Diagnose eines Inienzephalus mit 13 SSW berichteten Sherer et al. (41).

Differenzialdiagnose. Differenzialdiagnostisch müssen eine zervikale Myelomeningozele und ein Klippel-Feil-Syndrom ausgeschlossen werden. Letzteres ist gekennzeichnet durch eine Verkürzung und Fehlbildungen der Halswirbelsäule (23).

Assoziierte Fehlbildungen. 48% der Fälle weisen weitere Fehlbildungen auf (9). Hierzu zählen Anenzephalie, Holoprosenzephalie, Polymikrogyrie, Vermisagenesie, Hydrozephalus, Zyklopie, Lippen-Kiefer-Gaumen-Spalte, kardiovaskuläre Erkrankungen, Zwerchfellhernie, Defekte der Abdominalwand, Situs inversus, Analatresie, polyzystische Nieren, Arthrogryposis multiplex congenita, Klumpfuß und singuläre Nabelschnurarterie (2, 9).

Invasive Diagnostik. Das Fruchtwasser-AFP ist aufgrund der zervikalen Rachischisis deutlich erhöht (42).

Prognose. Die Kinder sind nicht lebensfähig.

Pränatales Management. Option der Schwangerschaftsbeendigung.

Anenzephalus

Abb. 21.**1** Anenzephalus, 17 SSW, Längsschnitt. Auffallend sind die fehlende Schädelkalotte (Pfeil) und die prominenten „Froschaugen".

Abb. 21.**2** Postmortales Korrelat, korrespondierend zu Abb. 21.**1**. Der Fetus befindet sich noch in der geschlossenen Fruchtblase.

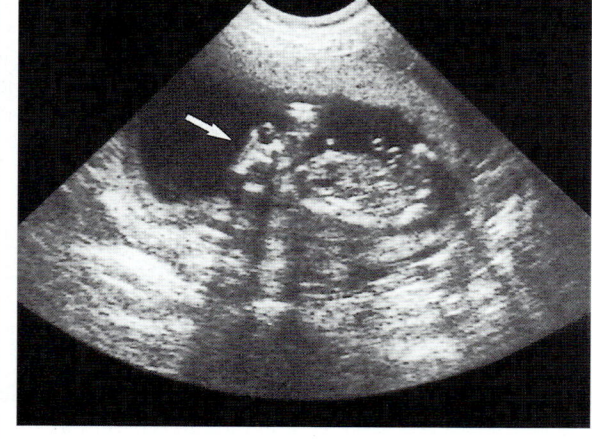

1

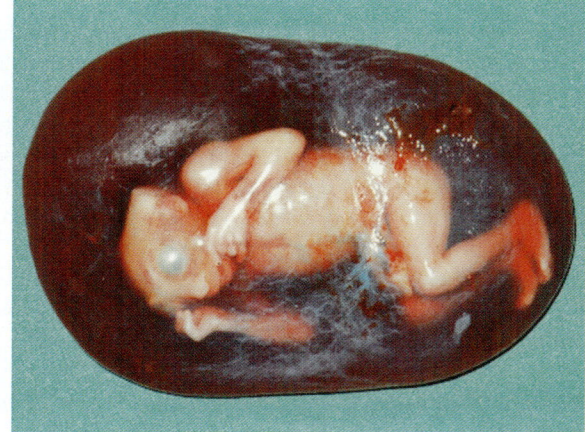

2

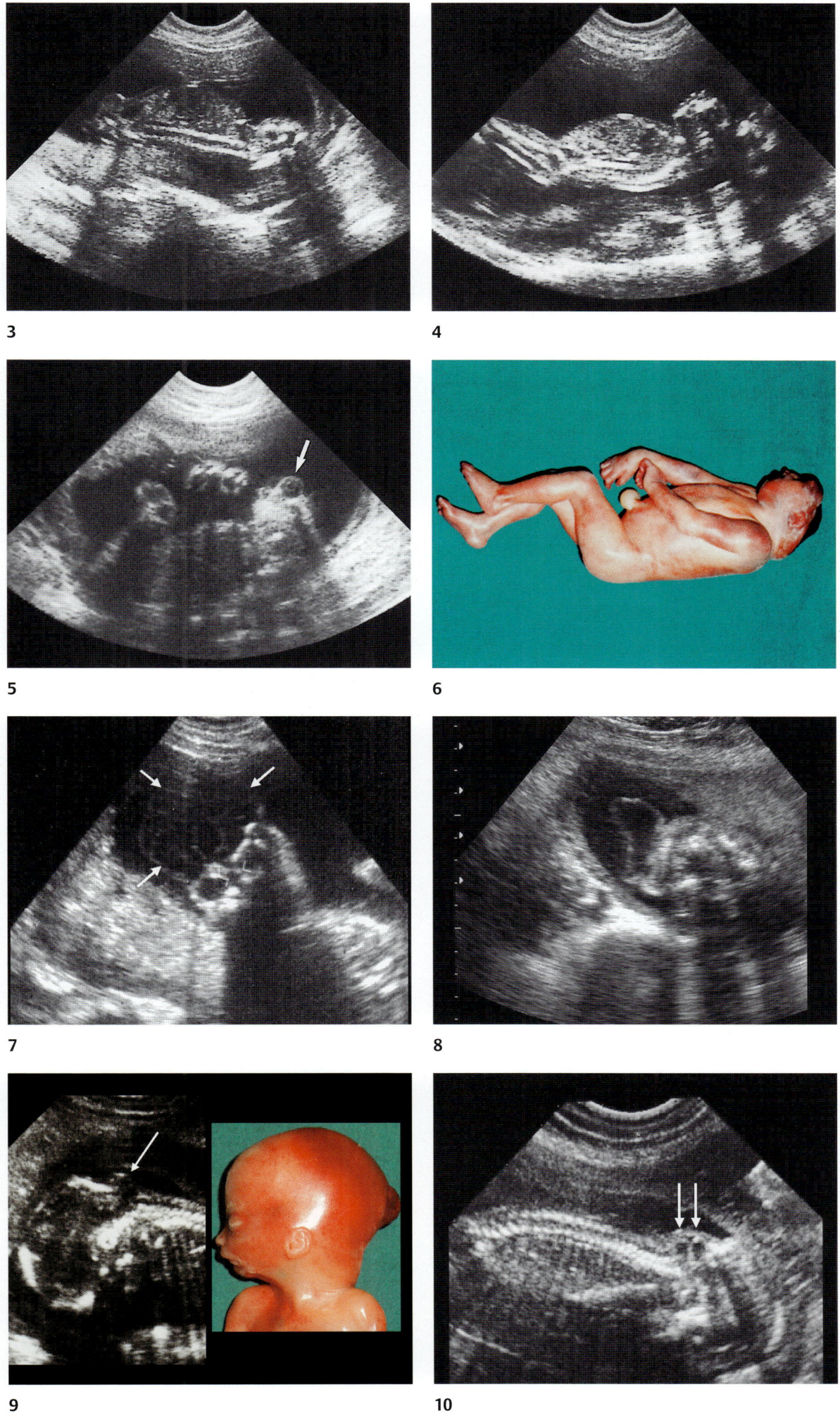

3

4

Abb. 21.**3** Anenzephalus, 17 SSW, Längsschnitt. Anstelle des normalen Schädels findet sich oberhalb der Wirbelsäule nur ein unregelmäßig konfigurierter Höcker.

Abb. 21.**4** Anenzephalus, 17 SSW, Längsschnitt.

5

6

Abb. 21.**5** Anenzephalus, 23 SSW. Fehlendes Schädeldach und prominentes „Froschauge" (Pfeil).

Abb. 21.**6** Postmortales Korrelat zu Abb. 21.**5**.

Exenzephalus und Kephalozele

Abb. 21.**7** Exenzephalus, 19 SSW. Oberhalb der Orbitae erkennt man nur Hirngewebe (Pfeile), das Schädeldach fehlt.

Abb. 21.**8** Kephalozele am Okziput mit rein zystischem Bruchsack (Meningozele), 20+5 SSW. Zustand nach Punktion des Zelensackes.

7

8

9

10

Abb. 21.**9** Kleine Enzephalozele (1,5 cm) (Pfeil) am Hinterkopf, 22 SSW. Rechts im Bild das postmortale Korrelat.

Abb. 21.**10** Kleine doppelt angelegte Enzephalozele bei Meckel-Gruber-Syndrom (Pfeile), 19+4 SSW.

Abb. 21.**11** Enzephalozele infolge Abschnürung bei Amnionbänder-Syndrom, 20 SSW. Querschnitt in Höhe des Schädeldefektes. Innerhalb des Zystensackes kommt ein Teil des Gehirns als echoreiche Struktur zur Darstellung. Rechts im Bild das postmortale Korrelat (Foto: Dr. Doetsch, Bischofsheim).

Abb. 21.**12** Enzephalozele mit großem zentralem Schädeldefekt im Okziputbereich (Pfeile) und reichlich Hirngewebe innerhalb des Bruchsackes. Transvaginale Darstellung, 15 SSW.

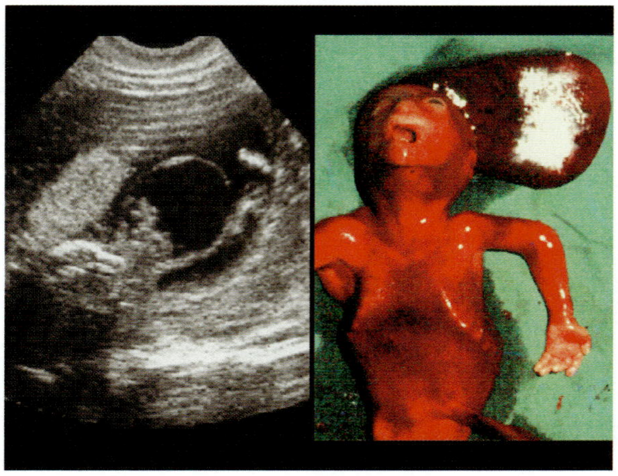

Abb. 21.**13** Links: Vortäuschung einer echoarmen Enzephalozele durch eine Nabelschnurschlinge am Hinterkopf. 34+2 SSW. Rechts: bei der Farbdoppleruntersuchung erkennt man direkt, dass es sich um eine Nabelschnurschlinge handelt.

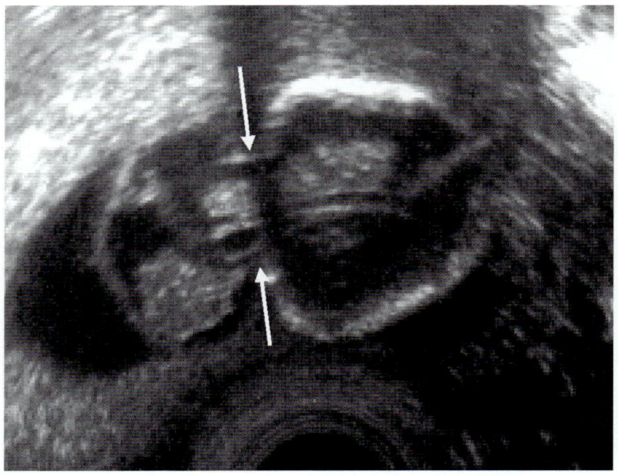

Abb. 21.**14** Links: Frontoethmoidale Enzephalozele. Rechts: Pathologisches Korrelat (Bilder: Prof. Dr. Bollmann, Univ. Frauenklinik Charité, Berlin).

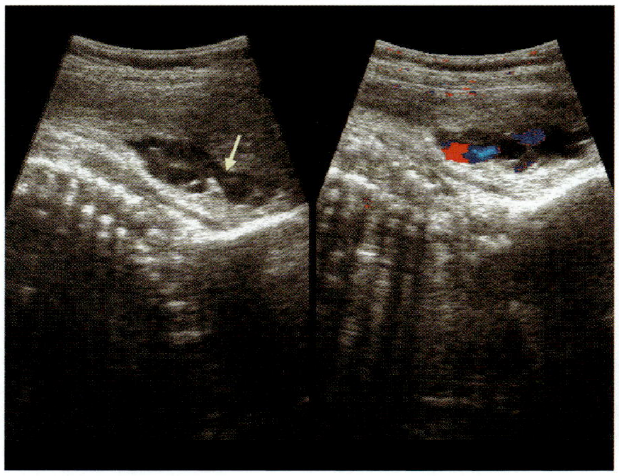

Abb. 21.**15** Dieselbe Zele wie auf Abb. 21.**14** im Transversalschnitt (Pfeile) (Bild: Prof. Dr. Bollmann, Univ. Frauenklinik Charité, Berlin).

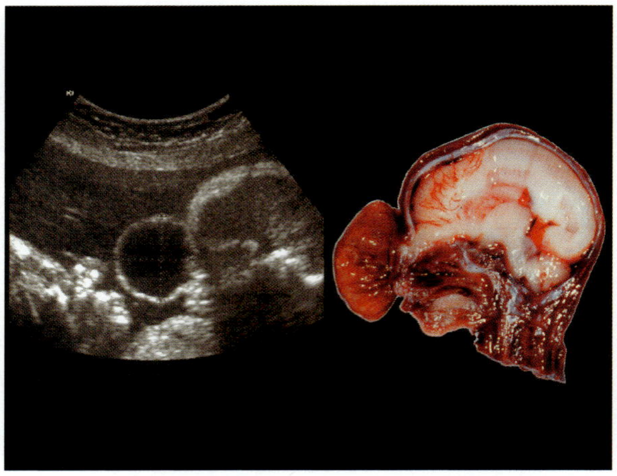

Abb. 21.**16** Links oben: Mikrozephalus (BPD 5,3 cm) mit kleiner Enzephalozele am Hinterkopf (Pfeil) bei Meckel-Gruber-Syndrom, 28 SSW. Links unten: riesige zystische Nieren beidseits mit Auftreibung des Abdomens (1 = linke Niere, 2 = rechte Niere, 3 = Wirbelsäule). Rechts: korrespondierendes postmortales Bild.

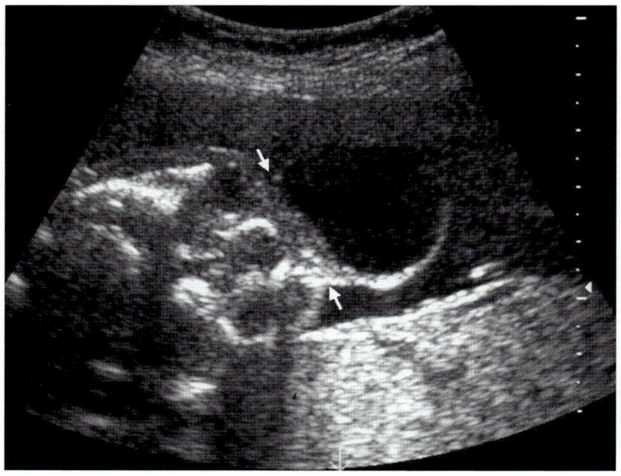

Inienzephalus

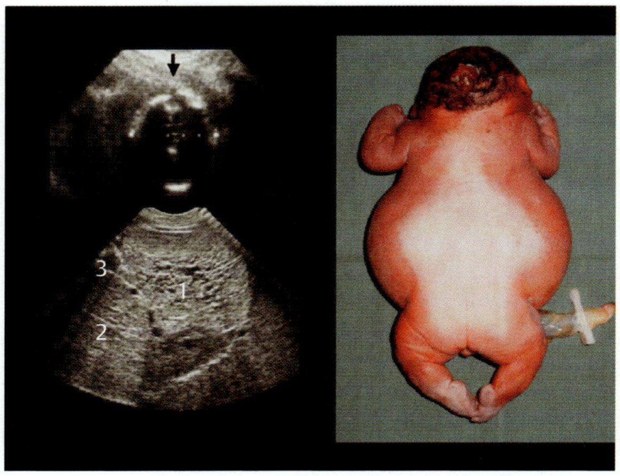

Abb. 21.**17** Links: Inienzephalus mit ausgeprägter Deflexionshaltung des Schädels und zervikaler Rachischisis, 28 SSW. Rechts: korrespondierendes postmortales Bild.

11

12

13

14

15

16

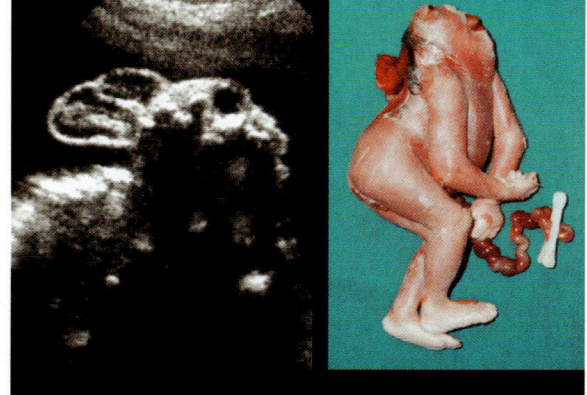

17

ZNS-Fehlbildungen

■ *Hydrozephalus*

Definition. Vermehrte intrakranielle Ansammlung von zerebrospinaler Flüssigkeit mit Erweiterung der Liquorräume.

Formen.
- *Hydrocephalus internus.* Erweiterung des Ventrikelsystems.
- *Hydrocephalus externus.* Erweiterung des Subarachnoidalraumes.
- *Hydrocephalus communicans.* Hydrocephalus internus und externus mit erhaltener Verbindung zwischen den inneren und äußeren Liquorräumen (132, 149).

Inzidenz. Die Inzidenz eines Hydrozephalus wird mit 0,5–3 auf 1000 Geburten angegeben (38, 88).

Ätiopathogenese. Die Ursachen für einen Hydrozephalus können entweder eine Obstruktion im Bereich des zerebrospinalen Flusses (obstruktiver Hydrozephalus) oder in einer Überproduktion der zerebrospinalen Flüssigkeit (Hydrocephalus hypersecretorius) liegen. Letzterer kann bei Plexuspapillomen beobachtet werden (s. Abb. 21.**57**) .

Hydrocephalus internus. Bei den pränatal erkennbaren Fällen handelt es sich vorwiegend um einen nichtkommunizierenden Hydrozephalus, bei dem es aufgrund einer Obstruktion im Bereich des Ventrikelsystems zu einer abnormen Erweiterung der Hirnseitenventrikel mit Druckatrophie des Hirnmantels (Hydrocephalus internus) kommt. Als Ursache kommen in Frage: Infektionen, wie Zytomegalie und Toxoplasmose, intrakranielle Fehlbildungen, wie die Aquäduktstenose (X-chromosomal rezessive Vererbung) oder der Verschluss des Foramen Magendii (Dandy-Walker-Syndrom, autosomal rezessive Vererbung) (47).

Hydrocephalus e vacuo. Es gibt jedoch auch Fälle, bei denen die Erweiterung der Hirnventrikel nicht durch eine Obstruktion der zerbrospinalen Wege zustande kommt, sondern als Folge von Markprozessen (Hydrocephalus e vacuo).

Kommunizierender Hydrozephalus. Beim kommunizierenden Hydrozephalus liegt die Ursache für die Ventrikelerweiterung außerhalb des Ventrikelsystems. Hierzu zählen z. B. der posthämorrhagische Hydrozephalus. In einigen Fällen bleibt die Ätiologie jedoch unklar.
   Tab. 21.**1** gibt einen Überblick über die verschiedenen Krankheitsbilder, die bei einer Ventrikulomegalie zugrunde liegen können.

Pathologisch-anatomischer Befund. Dieser hängt von der zugrunde liegenden Störung ab (s. nachfolgende Kranheitsbilder).

Sonographische Auffälligkeiten. In der Anfangszeit des Ultraschalls konnte ein Hydrozephalus nur durch das übermäßige Kopfwachstum am Ende der Schwangerschaft entdeckt werden. Mit den heutigen Ultraschallgeräten lässt sich dagegen ein Hydrozephalus frühzeitig, d. h. lange bevor es zu einer Größenzunahme des Schädels kommt, erkennen.

Schweregrad. Bei ausgedehntem Befund ist die Diagnose einfach zu stellen. Hierbei handelt es sich um eine Blickdiagnose. Innerhalb der Hemisphären findet man die deutlich erweiterten Hirnseitenventrikel als große längliche, echoarme zystische Areale, die den Hirnmantel verdrängen (Abb. 21.**18** und 21.**19**). Problematisch wird es dagegen, wenn es sich um einen Anfangsbefund handelt (Abb. 21.**20**) oder wenn die Ventrikelweite von Untersuchung zu Untersuchung schwankt. Auch sind Einzelfälle beschrieben, bei denen sich der Hydrozephalus wieder spontan zurückgebildet hat (33, 134). Gerade bei grenzwertigen Befunden sind exakte biometrische Messungen gefragt, wobei Messfehler

Tabelle 21.1 Fehlbildungen/Störungen, die mit einer Ventrikulomegalie einhergehen

Aquäduktstenose	➢ sporadisch ➢ postentzündlich ➢ X-chromosomal rezessive Form ➢ autosomal rezessive Form
ZNS-Fehlbildungen	➢ Dandy-Walker-Malformation ➢ Corpus-callosum-Agenesie ➢ Holoprosenzephalie ➢ Porenzephalie ➢ Lissenzephalie
Vaskuläre Fehlbildung	➢ Aneurysma der V. Galeni ➢ intrazerebrale Einblutung
Neuralrohrdefekt	➢ Enzephalozele ➢ Spina bifida ➢ Arnold-Chiari-Syndrom
Tumoren	➢ Arachnoidalzyste ➢ Neoplasma
Syndrome	➢ Apert-Syndrom ➢ Fragiles-X-Syndrom ➢ Roberts-Syndrom ➢ Smith-Lemli-Opitz-Syndrom
Chromosomenanomalien	➢ Trisomie 13 ➢ Trisomie 18

vermieden werden sollten, da diese zu falsch positiven Diagnosen führen können (62).

Ventrikel-Hemisphären-Index und *Ventrikelweite.* Mit dem von mehreren Autoren (17, 34, 47) angegebenen Ventrikel-Hemisphären-Index und den von Johnson et al. (69) angegebenen Normwerten für die Ventrikelweite (s. Kapitel 12) lassen sich pathologische Weitstellungen der Hirnseitenventrikel bereits Mitte des zweiten Trimesters nachweisen. Wegen der relativ großen Streubreite dieser Werte sollte man jedoch vor allem im II. Trimenon nur dann von einem beginnenden Hydrozephalus sprechen, wenn bei der Verlaufskontrolle eine deutliche Zunahme der Ventrikelweite beobachtet werden kann. Voraussetzung ist natürlich, dass jeweils in der gleichen Messebene und an der gleichen Stelle gemessen wird und kein Schrägschnitt vorliegt. Nach Hansmann (60) kann eine beginnende Hydrozephalusentwicklung am frühesten an der Erweiterung der Hinter- oder Vorderhornbereiche bemerkt werden (Abb. 21.**20**). Pilu et al. (117) empfehlen die Vermessung der Vorderhornweite, die unabhängig vom Schwangerschaftsalter einen Mittelwert von 7,6 ± 0,6 mm bei normalen Verhältnissen hat. Nach den von Johnson et al. (69) erhobenen Normwerten kann dann von einem Hydrozephalus ausgegangen werden, wenn der Seitenventrikel die Weite von 1,3 cm überschreitet.

III. Trimenon. Eine exzessive Zunahme der Ventrikelweite, vielfach mit Verschiebung und teilweise auch Undulation des Mittelechos, wird meist erst im III. Trimenon beobachtet (Abb. 21.**21** und 21.**22**). Bei fortgeschrittenen Fällen kann es auch zu einer Ruptur der medialen Ventrikelwand kommen (Abb. 21.**23**). Eine pathologische Zunahme des Kopfwachstums lässt sich erst dann beobachten, wenn sich das Ventrikelsystem hochgradig erweitert hat (Abb. 21.**24**).

Sonographische Fehldiagnosen. Je nach Gestationsalter und Lage des fetalen Kopfes kann ein Hydrozephalus vorgetäuscht oder übersehen werden. Die Vortäuschung eines Hydrozephalus kann durch den hypoechogenen Kortex zustande kommen (Abb. 21.**25**) (130), der jedoch stets lateral des Plexus chorioideus gefunden wird. Zum Übersehen eines Hydrozephalus kann es dann kommen, wenn ein einseitiger Hydrozephalus auf der schallkopfnahen Seite vorliegt und dieser durch Wiederholungsechos im Nahbereich verdeckt wird. Gleichermaßen können solche Wiederholungsechos im Nahbereich beim bilateralen Hydrozephalus zu der Fehldiagnose „einseitiger" Hydrozephalus führen

(Abb. 21.**18** und 21.**20**). Bei diagnostischen Unklarheiten sollte sowohl der Schallkopf verschoben als auch der Insonationswinkel verändert werden, wodurch sich Artefakte meist gut erkennen lassen. Sofern einstellbar, sind auch Koronarschnitte bei der Abklärung unsicherer Befunde hilfreich. Bei ungünstigen Ultraschallbedingungen und Schädellage des Feten führt die transvaginale Sonographie häufig rascher zum Ziel als die abdominale Sonographie.

Assoziierte Fehlbildungen. Der kongenitale Hydrozephalus kann isoliert auftreten, wird jedoch auch gehäuft in Verbindung mit chromosomalen Störungen (Trisomie 13, 18) oder einer Spina bifida cystica gefunden (47). Pretorius et al. (122) fanden bei 70% der Fälle Begleitfehlbildungen. Hierzu zählen Neuralrohrdefekte, Herzfehler, gastrointestinale Anomalien, Nierenfehlbildungen, Lippen-Kiefer-Gaumen-Spalte, thanatophore Dysplasie, Trisomie 21 und Trisomie 18 (114, 122). Grundsätzlich muss bei einem Hydrozephalus auch an ein Syndrom gedacht werden (u. a. Meckel-Gruber-Syndrom, Apert-Syndrom, Smith-Lemli-Opitz-Syndrom, Fragiles-X-Syndrom).

Prognose. Die Prognose ist beim Hydrozephalus von verschiedenen Fakten abhängig. Zum einen hängt sie von der Ursache und vom Ausmaß des Hydrozephalus ab, zum anderen aber auch von der weiteren Entwicklung und den jeweiligen Begleitfehlbildungen (122).

Schweregrad. Zur Beurteilung des Schweregrades wird neben der Ventrikelweite der noch verbliebene Resthirnmantel herangezogen. Als prognostisch ungünstig wird ein Restkortex von < 1 cm angesehen (146); die residuale Dicke des Hirnmantels kann jedoch nicht als zuverlässiger Parameter angesehen werden. Auch ist der Nachweis von relativ viel Hirnmantel kein Kriterium für eine günstige Prognose, da weitere zerebrale oder sonstige Fehlbildungen vorliegen können, die selbst vom Experten nicht erfassbar sind. Der asymmetrische Hydrozephalus zeigt im Vergleich zum symmetrischen Hydrozephalus eine ungünstigere Prognose.

Entwicklungsstörungen. Pretorius et al. (122) fanden bei einer Verlaufsbeobachtung von 40 pränatal diagnostizierten Fällen, dass nach 13 Monaten nur noch 6 Kinder (15%) lebten, wovon lediglich 3 normal entwickelt waren; 9 der Schwangerschaften waren allerdings unterbrochen worden. Bei geringgradiger Ventrikulomegalie (Vorderhornweite zwischen 10 und 15 mm) ist in 9% mit einer kognitiven oder motorischen Verzögerung zu rechnen (145).

Pränatales Management. Unabhängig vom Ausmaß der auffälligen Ventrikelweite sollte versucht werden, die Ursache des Hydrozephalus herauszufinden.

Zum einen muss nach weiteren Hirnauffälligkeiten und nach sonstigen Begleitfehlbildungen gesucht werden, zum anderen müssen Infektionen (Toxoplasmose, Zytomegalie) und Chromosomenaberrationen abgeklärt werden. Insbesondere beim frühen Nachweis eines Hydrozephalus zwischen 18 und 22 SSW ist eine rasche Karyotypisierung mittels einer Kordozentese oder einer Plazentapunktion angebracht. In Abhängigkeit vom Ausmaß des Hydrozephalus und der Begleitfehlbildungen kann eine Schwangerschaftsbeendigung in Erwägung gezogen werden.

Verlaufsbeobachtungen. Entwickelt sich der Hydrozephalus erst im späten II. oder III. Trimenon, so sind sonographische Verlaufsbeobachtungen in 1- bis 2-wöchigen Abständen empfehlenswert. Die Kontrollintervalle wie auch der Entbindungszeitpunkt und der Entbindungsmodus hängen eng mit der weiteren Entwicklung des Hydrozephalus zusammen. Um ein optimales perinatales Management zu gewährleisten, sollten sowohl der Pädiater als auch der Neurochirurg frühzeitig in das weitere klinische Management einbezogen werden.

Geburtszeitpunkt. Bei mäßig ausgeprägtem Hydrozephalus wird von neurochirurgischer Seite die Entbindung bei reifem Kind bevorzugt, um das operative Risiko bei der postnatalen Shuntversorgung so gering wie möglich zu halten. Ein rasch progredienter Hydrozephalus kann hingegen eine vorzeitige Schnittentbindung erforderlich machen, um durch eine gezielte Shuntoperation die Prognose des Kindes zu verbessern. Zur Bestimmung des optimalen Entbindungszeitpunktes empfiehlt Voigt (148) dopplersonographische Untersuchungen der A. cerebri media. Während bei normalen Pulsatilitätswerten auch bei zunehmendem Hydrozephalus noch abgewartet werden kann, können erhöhte Werte als Entscheidungskriterium für eine vorzeitige Entbindung herangezogen werden. Hohe Pulsatilitätswerte zerebraler Gefäße weisen auf einen erhöhten intrazerebralen Druck und somit auf eine mögliche zerebrale Perfusionsstörung mit drohender ischämischer Schädigung des Hirngewebes hin.

Entbindungsmodus. Die Frage der Geburtsleitung hängt vom Schwangerschaftsalter und vom Zustand des Feten wie auch vom Kopfumfang ab. Findet sich bereits ein Kopfumfang von über 35 cm, ist der Sectio caesarea der Vorzug zu geben, um Geburtskomplikationen zu vermeiden.

Intrauterine Therapieversuche. Intrauterine Therapieversuche in Form einer Ventrikulozentese (11) oder eines ventrikuloamnialen Shunts (24, 45, 48, 71) konnten keine Verbesserung der Prognose erzielen, da damit letztlich nur die Ventrikulomegalie therapiert wurde, während die häufig bestehenden Begleitfehlbildungen unberücksichtigt blieben. Beim ventrikuloamnialen Shunt traten außerdem Komplikationen, wie Infektion (12), Fehlfunktion des Ventils (24) oder Dislokation des Shuntsystems (12, 71), auf. Insgesamt dürfte die Zahl der Hydrozephalusfälle, bei denen eine intrauterine Shunttherapie von Nutzen wäre, unter 5% liegen (48).

Eine Zephalozentese unter der Geburt ist eher als destruktives Verfahren anzusehen, da sie mit einer hohen Inzidenz an fetaler Morbidität und Mortalität assoziiert ist (22). Sie kann deshalb bei einem Kind mit günstiger Prognose nicht empfohlen werden.

Aqäduktstenose

Definition. Obstruktiver Hydrozephalus infolge einer Stenose im Bereich des Aquaeductus Sylvii mit Erweiterung des Seitenventrikels und des 3. Ventrikels.

Sonderform. X-gebundene Aquäduktstenose (150).

Inzidenz. Pretorius et al. (122) fanden bei 17% der beobachteten 40 Hydrozephalusfälle eine Aquäduktstenose.

Ätiopathogenese. Insgesamt handelt es sich um ein Krankheitsbild mit unterschiedlichen Ursachen. Es kann sich um Entzündungen (Toxoplasmose, Zytomegalie, Mumps, Influenza [72, 141]), um eine Malformation oder um eine genetische Ursache (10, 150) handeln.

Embryologie. Frühembryonale Einengung des Aquäduktes, der den 3. mit dem 4. Ventrikel verbindet.

Pathologisch-anatomischer Befund. Bei der Aquäduktstenose findet man eine Erweiterung der beiden Hirnseitenventrikel und des 3. Ventrikels.

Sonographische Auffälligkeiten. Abhängig vom Ausmaß des Hydrozephalus findet man eine mehr oder weniger ausgeprägte Dilatation der Hirnseitenventrikel und des 3. Ventrikels (Abb. 21.**26** und 21.**27**). Je nachdem, ob es sich ursächlich um eine kongenitale Fehlbildung oder um eine postentzündliche Veränderung handelt, wird ein Hydrozephalus bereits im II. oder auch erst im III. Trimenon gefunden.

Assoziierte Fehlbildungen. Bei der X-gebundenen Aquäduktstenose werden typischerweise Flexionsanomalien der Daumen gefunden (153).

Prognose. Diese ist abhängig von der Ursache der Stenosierung (s. Hydrozephalus).

Pränatales Management. S. Hydrozephalus.

Kommunizierender Hydrozephalus

Definition. Erweiterung der Hirnseitenventrikel und des Subarachnoidalraumes.

Inzidenz. Pränatal selten.

Ätiopathogenese. Bei dieser Störung handelt es sich entweder um eine Obstruktion des zerebrospinalen Systems außerhalb des Ventrikelbereiches oder um eine gestörte Resorption der zerebrospinalen Flüssigkeit (87). Die Ursache dieser Störung kann eine Hirnblutung sein, in den meisten Fällen ist sie jedoch unklar.

Pathologisch-anatomischer Befund. Erweiterung des Subarachnoidalraumes, der Hirnseitenventrikel, des 3. und des 4. Ventrikels.

Sonographische Auffälligkeiten. Neben der Dilatation der Hirnseitenventrikel, des 3. und des 4. Ventrikels lässt sich eine Dilatation des Subarachnoidalraumes seitlich des Interhemisphärenspaltes erkennen (Abb. 21.**28** und 21.**29**) (115).

Prognose. Die Prognose scheint günstiger zu sein als bei anderen Hydrozephalusformen (55).

Pränatales Management. S. Hydrozephalus.

■ *Hydranenzephalie*

Definition. Schwere kongenitale Hirnfehlbildung, bei der die Großhirnhemisphären vollständig oder nahezu vollständig fehlen und durch einen mit Flüssigkeit gefüllten Sack ersetzt sind. Das Mittelhirn, die Stammganglien und das Zerebellum sind angelegt.

Inzidenz. Sporadisch auftretende Störung.

Ätiopathogenese. Ursächlich wird ein Gefäßverschluss im Bereich der Aa. carotis internae angenommen (98). Auch entzündliche Prozesse in Form einer Toxoplasmose wurden als Ursache beschrieben (1).

Pathologisch-anatomischer Befund. Die Großhirnhemisphären fehlen vollständig oder nahezu vollständig. Rudimente im Bereich des temporalen oder okzipitalen Kortex wurden beobachtet (57, 58).

Sonographische Auffälligkeiten. Es handelt sich um die Extremform einer intrazerebralen Flüssigkeitsansammlung, wobei im Gegensatz zum Hydrozephalus der Hirnmantel fehlt (Abb. 21.**30** und 21.**31**). Die Falx cerebri lässt sich nur unvollständig darstellen oder fehlt (65, 139). Im Frontalschnitt durch die Schädelmitte wölbt sich der Hirnstamm mehr oder weniger zapfenförmig in den flüssigkeitsgefüllten Hirnschädel vor (Abb. 21.**31**). Über einen frühen Nachweis einer Hydranenzephalie mit 12 SSW, bei der kein Mittelecho nachweisbar war, berichteten Lin et al. (79).

Differenzialdiagnose. Differenzialdiagnostische Schwierigkeiten bestehen gegenüber einem ausgeprägten Hydrozephalus oder einer alobären Holoprosenzephalie.

Assoziierte Fehlbildungen. Keine typischen Begleitfehlbildungen, auch kein erhöhtes Risiko einer Chromosomenaberration.

Prognose. Infaust.

Pränatales Management. Bei früher Diagnose besteht die Option des Schwangerschaftsabbruchs. Bei später Diagnose im III. Trimenon kann eine vorzeitige Geburtseinleitung in Erwägung gezogen werden. Bei gleichzeitigem Nachweis einer Makrozephalie lässt sich der Kopfumfang mittels einer Zephalozentese verkleinern, sodass damit eine Spontangeburt noch möglich ist.

■ *Holoprosenzephalie*

Definition. Schwere Gehirn- und Gesichtsfehlbildung.

Formen. Man unterscheidet 3 unterschiedliche Formen (40):
- *Alobäre Holoprosenzephalie.* Monoventrikuläre Hirnkammer mit Fusion der Thalami.
- *Semilobäre Holoprosenzephalie.* Partielle Trennung der Ventrikel und der hinteren Hirnhemisphären mit inkompletter Fusion der Thalami.
- *Lobäre Holoprosenzephalie.* Normale Trennung der Hirnseitenventrikel und Thalami, wobei das Septum pellucidum fehlt.

Inzidenz. Ca. 1 auf 16 000 Lebendgeburten (25).

Ätiopathogenese. Die Ursachen sind heterogen; das Auftreten ist meist sporadisch. Das Krankheitsbild wird in Verbindung mit Chromosomenaberrationen (meist Trisomie 13) oder als autosomal rezessive Erkrankung gefunden (Meckel-Gruber-Syndrom). In den meisten Fällen ist die Ursache unbekannt (25).

Embryologie. Die komplexe zerebrale Entwicklungsfehlbildung beruht auf einer gestörten Trennung des Prosenzephalons. Hierdurch kommt es nicht nur zu einer Fehlbildung des Gehirns, sondern auch zu verschiedenen Gesichtsfehlbildungen.

Pathologisch-anatomischer Befund (32).

Alobäre Holoprosenzephalie. Bei der alobären Holoprosenzephalie liegt ein singulärer Ventrikel vor. Der Hemisphärenspalt, das Corpus callosum und der 3. Ventrikel fehlen, die beiden Thalami sind verschmolzen.

Semilobäre Holoprosenzephalie. Bei der semilobären Holoprosenzephalie findet man im vorderen Schädelbereich einen singulären Ventrikel. Die zerebralen Hemisphären sind im hinteren Bereich teilweise getrennt, die Thalami weisen eine inkomplette Fusion auf.

Lobäre Holoprosenzephalie. Die lobäre Holoprosenzephalie ist die am wenigsten ausgeprägte Form und lässt eine Trennung der Hirnseitenventrikel und der Thalami erkennen. Der Interhemisphärenspalt ist normal ausgebildet, jedoch fehlen das Septum pellucidum und der olfaktorische Trakt.
Die unterschiedlichen Formen sind schematisch in Abb. 21.**32** dargestellt.

Sonographische Auffälligkeiten.

Alobäre und semilobäre Form. Sowohl die alobäre (Abb. 21.**33**) als auch die semilobäre Form (Abb. 21.**34** und 21.**35**) fallen sonographisch durch einen singulären zystischen Hohlraum zwischen den beiden Hemisphären im vorderen Schädelbereich auf. Im Gegensatz zum Hydrozephalus fehlen das Mittelecho (20, 51, 105, 117) und das Cavum septi pellucidi. Im Frontalschnitt durch den Kopf erkennt man je nach vorliegender Form die mehr oder weniger vereinten Thalami (Abb. 21.**33**).

Lobäre Form. Im Vergleich zu den beiden vorgenannten Formen ist der sonographische Nachweis der lobären Form (67, 121) eher schwierig. Neben dem Fehlen des Septum pellucidum findet man eine weite Verbindung zwischen den Vorderhörnern und dem 3. Ventrikel (121). Als zusätzliches Zeichen führen Pilu et al. (121) den Nachweis einer echoreichen linearen Struktur innerhalb des 3. Ventrikels auf (Abb. 21.**36**).

Differenzialdiagnose. Je nach Ausmaß des Befundes müssen differenzialdiagnostisch ein ausgeprägter Hydrozephalus, eine Hydranenzephalie, eine Porenzephalie und eine große Aarachnoidalzyste ausgeschlossen werden. Eine Differenzierungsmöglichkeit in Abhängigkeit von der Lage des zystischen Areals gibt Tab. 21.**2** wieder.

Assoziierte Fehlbildungen. Bei der Holoprosenzephalie gilt nach DeMyer et al. (31): „The face predicts the brain", da eine Vielzahl von Gesichtsfehlbildungen in Assoziation mit der Holoprosenzaphlie auftreten:

- Zyklopie (verschmolzene Orbitae, Arrhinie mit Proboszis),
- Ethmozephalie (extreme Form des Hypotelorismus, Arrhinie mit Proboszis),
- Zebozephalie (Hypotelorismus mit proboszisähnlicher Nase) und
- mediane Gesichtsspalte (s. Abb. 21.**71**).

Jede Auffälligkeit im Gesichtsbereich, wie Zyklopie, Hypotelorismus, Fehlen der Nase oder Lippen-Kiefer-Gaumen-Spalte, sollte deshalb als Hinweis auf eine Holoprosenzephalie gewertet werden.

Als weitere assoziierte Kopffehlbildungen wurden ein mikrozephales Kopfwachstum (20, 31) bzw. ein Meckel-Syndrom (68) beobachtet.

Extrakranielle Fehlbildungen. Auch extrakranielle Fehlbildungen (Omphalozele, Nierenfehlbildungen und kardiale Fehlbildungen) wurden bei der alobären und semilobären Form gefunden. Häufig bestehen Chromosomstörungen: Trisomie 13, 18, 13q-, 18p- und Triploidie (25, 51, 105).

Prognose. Die Prognose der Holoprosenzephalie hängt vom jeweiligen Typ ab. Die alobäre Form ist als infaust einzustufen. Die semilobäre Form ist zumindest bis zum Kindesalter mit dem Leben vereinbar, bei der lobären Form besteht eine normale Lebensfähigkeit. Beide Formen gehen jedoch mit einer deutlich reduzierten geistigen Entwicklung einher (33).

Pränatales Management. Bei frühem Nachweis einer intrazerebralen zystischen Raumforderung ist in jedem Fall eine fetale Karyotypisierung ratsam. Wird sonographisch eine schwere Hirnfehlbildung nachgewiesen, ist ein Schwangerschaftsabbruch in Erwägung zu ziehen. Bei lebensfähigem Kind muss die weitere Entscheidung vom Gesamtausmaß der Störung abhängig gemacht werden.

■ Porenzephalie

Definition. Ein- oder beidseitige zystische Defekte der Hirnsubstanz, die mit dem Ventrikelsystem kommunizieren können.

Inzidenz. Extrem selten.

Ätiopathognese. Angenommen wird, dass es sich um vaskuläre oder infektbedingte Nekrosen im Bereich der grauen und weißen Substanz mit konsekutiver Zystenbildung im Bereich des Zerebralparenchyms handelt (18, 41). Über eine Porenzephalie in Verbindung mit einer Zytomegalieinfektion berichteten Navin und Angevine (101). Eller und Kuller (39) publizierten einen Fall, bei dem die Porenzephalie als Folge einer Nadelpenetration des fetalen Schädels bei der Amniozentese auftrat. Eine familiäre Häufung ist nicht bekannt.

Pathologisch-anatomischer Befund. Die unterschiedlich großen Zysten werden typischerweise im Bereich der Fissura Sylvii gefunden. Zudem

Tabelle 21.**2** Differenzialdiagnose bei zystischen Hirnstrukturen in Abhängigkeit von der Lage des zystischen Areals

Mittelliniendefekt	Asymmetrischer Defekt
➢ Holoprosenzephalie	➢ Porenzephalie
➢ Corpus-callosum-Agenesie	➢ Plexus-chorioideus-Zyste
➢ Arachnoidalzyste	➢ Arachnoidalzyste
➢ Aneurysma der V. Galeni	➢ einseitiger Hydrozephalus
➢ Dandy-Walker-Malformation	➢ zystischer Hirntumor
	➢ Hirnblutung

können eine Mikropolygyrie und eine Corpus-callosum-Hypoplasie/-Aplasie bestehen (52). Bei einseitigen zystischen Erweichungsherden finden sich histologisch Zeichen einer Entzündungsreaktion oder eine Ischämie (52).

Sonographische Auffälligkeiten. Die sonographische Diagnose beruht auf dem Nachweis zystischer Areale, die beidseitig oder einseitig auftreten können (Abb. 21.**37**). Die Zysten können Anschluss an das Ventrikelsystem finden. Die auffällige asymmetrische Ventrikeldilatation mit Verschiebung des Mittelechos ist ein entscheidendes Hinweiszeichen (19, 114).

Assoziierte Fehlbildungen. Mikrozephalie.

Differenzialdiagnose. Arachnoidalzyste, zystischer Hirntumor, intrazerebrale Einblutung.

Prognose. Diese hängt vom Ausmaß der Defektbildung ab. Da keine Therapiemöglichkeit besteht, ist die Prognose eher ungünstig. Die Defektbildung kann zu Lähmungen beim Neugeborenen führen (129).

Pränatales Management. Option des Schwangerschaftsabbruchs bei früher Diagnose vor Erreichen der Lebensfähigkeit. Bei später Diagnose Vorgehen wie beim Hydrozephalus.

■ *Lissenzephalie*

Definition. Agyrie.

Inzidenz. Selten.

Ätiopathogenese. Bei familiärem Auftreten wird ein autosomal rezessives Krankheitsbild angenommen.

Embryologie. Infolge einer mangelhaften neuronalen Zellmigration bleibt die Gyrierung aus (27).

Pathologisch-anatomischer Befund. Die Großhirnoberfläche fällt durch eine fehlende Gyrierung auf (27).

Sonographische Auffälligkeiten. Der pränatale Nachweis ist ohne familiäre Belastung extrem schwierig. Er beruht auf dem Erkennen einer fehlenden Gyrierung (Abb. 21.**38**). Da die Gyri aufgrund der anatomischen Ausbildung jedoch erst im III. Trimenon sonographisch nachweisbar sind (s. Abb. 11.**3**), ist eine frühere Diagnosestellung praktisch nicht möglich. Am ehesten kann das Krankheitsbild vermutet werden, wenn entweder ein familiäres Risiko besteht (127) und sich assoziierte Fehlbildungen sonographisch nachweisen lassen (Abb. 21.**38**). Motte et al. (96) beschreiben bei der pädiatrischen Sonographie eine Dilatation der Hinterhörner und eine große dreiecksförmige Darstellung der Fissura Sylvii. In 50% der Fälle soll ein Polyhydramnion vorliegen (109).

Assoziierte Fehlbildungen. Hydrozephalus, Mikrozephalie, Corpus-callosum-Agenesie. Als nichtzerebrale Begleitfehlbildungen treten kardiale und gastrointestinale Fehlbildungen wie auch Fehlbildungen des Harntraktes und der Extremitäten auf (109).

Prognose. Äußerst ungünstig. Bei schweren Formen sterben die Kinder in den ersten Lebensmonaten.

Pränatales Management. Aufgrund der unsicheren pränatalen Diagnostik Management wie bei Hydrozephalus.

■ *Arachnoidalzyste*

Definition. Raumfordernde, intrakranielle Zyste, von der Arachnoidea ausgehend.

Formen. Primäre Arachnoidalzyste und sekundäre Arachnoidalzyste.

Inzidenz. Selten.

Ätiopathogenese (3, 23). Bei der primären Arachnoidalzyste handelt es sich um eine Entwicklungsanomalie, bei der sekundären Arachnoidalzyste um einen erworbenen Prozess. Dieser kann postentzündlich oder posttraumatisch bedingt sein oder als Folge einer intrazerebralen Blutung auftreten.

Pathologisch-anatomischer Befund. Die Zysten befinden sich gewöhnlich im Bereich der Fissura Sylvii, des Interhemisphärenspaltes oder der Cisterna magna (59).

Sonographische Auffälligkeiten. Die Arachnoidalzyste erkennt man als flüssigkeitsgefüllte Zyste, die entweder in der Mittellinie oder asymmetrisch liegen kann (Abb. 21.**39** und 21.**40**). Solange der zerebrospinale Fluss durch die Zyste nicht gestört wird, tritt kein Hydrozephalus auf.

Assoziierte Fehlbildungen. Keine spezifischen assoziierten Fehlbildungen.

Differenzialdiagnose. Porenzephalie, einseitiger Hydrozephalus, zystisches Neoplasma, Holoprosenzephalie, Dandy-Walker-Malformation, Aneurysma der V. Galeni, Corpus-callosum-Agenesie (Tab. 21.**2**).

Prognose. Im Allgemeinen sehr gute Prognose bei entsprechender neurochirurgischer Versorgung.

Pränatales Management. Vaginale Entbindung in Perinatalzentrum mit anschließender neurochirurgischer Versorgung.

■ *Agenesie des Corpus callosum*

Definition. Fehlen des Corpus callosum (partielle oder totale Aplasie).

Inzidenz. Seltene sporadische Fehlbildung. Häufigkeit im unselektierten Autopsiegut 1 : 19 000 (44).

Ätiopathogenese. Die Störung kann sporadisch oder im Rahmen eines Chromosomendefektes (z. B. Trisomie 13) auftreten (53).

Embryologie. Das Corpus callosum ist eine querverlaufende Faserverbindung zwischen den beiden Hemisphären am Grund der Fissura longitudinalis cerebri. Es ist erst mit 18–20 SSW ausgeformt (54). Die Corpus-callosum-Agenesie ist das Resultat eines völligen Fehlens der Callosum-Fasern oder ihres Unvermögens, die Mittellinie zu überqueren (40). Man geht davon aus, dass es sich um einen fehlerhaften Verschluss des rostralen Neuralrohres handelt. Je nachdem, wann die Entwicklung des Corpus callosum gehemmt wird, kommt es zu einer partiellen oder totalen Aplasie.

Pathologisch-anatomischer Befund. Aufgrund pneumoenzephalographischer Untersuchungen konnten Davidoff und Dyke (29) 6 charakteristische Auffälligkeiten finden:
- Lateralisierung der Hirnseitenventrikel,
- Abknickung der Frontalhörner nach innen,
- Anhebung und Erweiterung des 3. Ventrikels,
- Dilatation der Hinterhörner,
- konkave Begrenzung der inneren Wand der Seitenventrikel und
- abnorme Gyrierung.

Sonographische Auffälligkeiten. Der sonographische Nachweis eines Corpus-callosum-Defektes (9, 54, 61, 89) ist schwierig und bedarf einer sehr detaillierten Untersuchung. Durch die relativ späte Ausreifung des normalen Corpus callosum ist ein Defekt sonographisch erst nach 20 SSW erkennbar. Der Defekt kann im exakt medianen Längsschnitt (Abb. 21.**41**) wie auch im Koronarschnitt (Abb. 21.**42**) nachgewiesen werden. Abb. 21.**43** gibt die von Pilu et al. (120) publizierten Schemazeichnungen der Auffälligkeiten wieder, die bei einer Corpus-callosum-Agenesie gefunden werden können. Im Transversalschnitt durch den Schädel sind nach Bertino et al. (9) 3 Zeichen auf eine Corpus-callosum-Agenesie verdächtig:
- Lateralisierung der Seitenventrikel,
- disproportionierte Erweiterung der Hinterhörner und
- variable Dilatation des 3. Ventrikels.

Assoziierte Fehlbildungen. Die Fehlbildung kann entweder isoliert oder in Kombination mit genetischen Syndromen (Aicardi-Syndrom, x-rezessiv) und Chromosomenaberrationen auftreten (144). Bei den Chromosomenstörungen wurden Fälle mit Trisomie 8 (9), Trisomie 13 (61, 144) wie auch mit Trisomie 18 (136) beobachtet. Bertino et al. (9) fanden bei 5 von 7 Fällen (71%) nach der Geburt zusätzliche Fehlbildungen. Bei der Holoprosenzephalie ist die Balkenagenesie Bestandteil des Krankheitsbildes. Nach Parrish et al. (111) bestehen in 85% der Fälle ZNS- und in 62 % der Fälle andere nichtzerebrale Fehlbildungen.

Differenzialdiagnose. Mediane Arachnoidalzyste ohne Corpus-callosum-Agnesie.

Prognose. Die Prognose ist abhängig von den Begleitfehlbildungen. Die mentale Entwicklung ist reduziert. Es besteht kein signifikant erhöhtes Wiederholungsrisiko.

Pränatales Management. Fetale Karyotypisierung. Gezielte weiterführende Ultraschalldiagnostik. Weiteres Management wie bei Hydrozephalus.

■ *Aneurysma der V. Galeni*

Definition. Arteriovenöse Fehlbildung mit Erweiterung der Galen-Vene, verbunden mit einem erhöhten Blutfluss.

Inzidenz. Selten.

Ätiopathogenese. Frühe Defektbildung während der Differenzierungsphase der Angioblasten (108).

Pathologisch-anatomischer Befund. Auffällige Dilatation der V. cerebri magna (V. Galeni), die aus der Vereinigung der beiden Vv. cerebri internae entsteht, oberhalb der Thalami verläuft und dorsal in den Sinus recti mündet.

Sonographische Auffälligkeiten. Sonographisch erkennt man eine mittelständige tubulär-zystische echoarme Struktur (85, 147), die bei der Doppler-/Farbdopplersonographie einen deutlichen, teilweise turbulenten venösen oder arteriellen Blutfluss zeigt (66) (Abb. 21.**44**).

Assoziierte Fehlbildungen. Keine spezifischen assoziierten Fehlbildungen. Aufgrund der kardialen Belastung (75) kann es jedoch zum Auftreten einer Kardiomegalie, eines Hydrops und einer Hepatomegalie kommen. Auch ein Polyhydramnion kann beobachtet werden.

Differenzialdiagnose. Andere mittelständige zystische Strukturen, wie Arachnoidalzyste, Corpus-callosum-Agenesie, Holoprosenzephalie.

Prognose. Die Prognose hängt im Wesentlichen von der kardialen Belastung ab. Watson et al. (151) berichteten über 40 Fälle mit einem Aneurysma der V. Galeni und kongestivem Herzversagen. Hiervon überlebten lediglich 7 Kinder, 2 davon entwickelten einen Hydrozephalus.

Pränatales Management. Engmaschige Beobachtung. Vaginale Entbindung am Termin in einem Perinatalzentrum.

■ Plexus-chorioideus-Zyste(n)

Definition. Ein- oder beidseitige Zystenbildung innerhalb des Plexus chorioideus.

Inzidenz. Asymptomatische Zysten des Plexus chorioideus wurden bei Autopsien in bis zu 57% der Fälle gefunden (133). Im Rahmen von Ultraschalluntersuchungen werden Plexus-chorioideus-Zysten in ca. 1% der Feten zwischen 16 und 24 SSW entdeckt (134).

Ätiopathogenese. Es wird angenommen, dass sich die Zysten in neuroepithelialen Falten innerhalb des Plexus chorioideus bilden (134).

Pathologisch-anatomischer Befund. Die Zysten befinden sich innerhalb des Plexus chorioideus, wobei die meisten einen Durchmesser von weniger als 1 cm haben (134).

Sonographische Auffälligkeiten. Plexus-chorioideus-Zysten werden im Ultraschall als echoarme, meist runde Strukturen innerhalb des Plexus chorioideus gefunden (64, 99, 100, 135). Die Zysten können ein- oder beiseitig auftreten, wobei die meisten der zwischen 16 und 24 SSW beobachteten Zysten mit 26–28 SSW nicht mehr nachweisbar sind (136) (Abb. 21.**45** und 21.**46**).

Assoziierte Fehlbildungen. Innerhalb der letzten Jahre beschäftigten sich verschiedene Arbeitsgruppen mit der Frage, ob Plexus-chorioideus-Zysten als Marker für Chromosomenaberrationen von Bedeutung sind (13, 46, 64, 99, 100, 135). In einer Übersichtsdarstellung von 1806 aus der Literatur erfassten Fällen (14–38 SSW) konnten Snijders et al. (136) zeigen, dass bei 8% der Fälle mit einer Chromosomenstörung zu rechnen ist. Am häufigsten fand sich eine Trisomie 18 (121/1806 Fälle [= 6,7%]) und eine Trisomie 21 (18/1806 Fälle [= 1%]). Andere Chromosomenfehlbildungen wurden mit 0,6% (11/1806) deutlich seltener beobachtet. Entscheidend ist der Faktor, ob es sich um eine isolierte Störung handelt oder ob weitere Auffälligkeiten nachzuweisen sind. Handelt es sich um ein isoliertes Auftreten einer Plexus-chorioideus-Zyste, liegt das Risiko einer Chromosomenaberration bei 1%; werden zusätzliche Fehlbildungen gefunden, beträgt das Risiko 46% (136).

Prognose. Insgesamt gute Prognose, sofern keine zusätzlichen Fehlbildungen vorliegen.

Pränatales Management. Bei isoliertem Nachweis einer Plexus-chorioideus-Zyste vor 20 SSW ist eine fetale Karyotypisierung als optional anzusehen, solange keine weiteren sonographischen Auffälligkeiten nachzuweisen sind. Gezielt sollten Fehlbildungen, wie sie bei der Trisomie 18 beobachtet werden können (Lippen-Kiefer-Gaumen-Spalte, Ohrfehlbildung, Myelomeningozele, Herzfehler, Nierenfehlbildungen, Extremi-

tätenfehlbildungen), ausgeschlossen werden. Wird eine weitere sonographische Auffälligkeit erkannt, sollte der fetale Chromosomensatz mittels einer raschen Karyotypisierung abgeklärt werden. Bei normalem Chromsomensatz sind sonographische Verlaufskontrollen angezeigt.

■ Dandy-Walker-Syndrom

Definition. Hydrozephalus, partielles oder komplettes Fehlen des Kleinhirnwurms (Vermis cerebelli) mit einer Zyste im Bereich der Fossa posterior mit direktem Übergang zum 4. Ventrikel (28, 61).

Inzidenz. Ca. 10% der Hydrozephalusfälle.

Ätiopathogenese. Unklar. Ursprünglich wurde eine Atresie der Foramina Magendii und Luschkae angenommen (28). Da jedoch auch Fälle beobachtet wurden, bei denen die Foramina Magendii und Luschkae nicht atretisch waren (8), nimmt man heute an, dass es sich um eine komplexere Entwicklungsstörung im Bereich des Daches des 4. Ventrikels handelt (61, 124).

Pathologie. Der Hydrozephalus betrifft üblicherweise alle Ventrikel. Die zystische Dilatation des 4. Ventrikels ist mit einer inkompletten Trennung der zerebellaren Hemisphären verbunden. Der Kleinhirnwurm fehlt teilweise; der kaudale Anteil fehlt immer (78).

Sonographische Auffälligkeiten. Sonographische Hauptauffälligkeiten sind eine zystische Resistenz in der hinteren Schädelgrube und eine auffällige Zerebellumform (106, 116, 126) (Abb. 21.**47**–21.**49**). Die Kleinhirnhemisphären sind unterentwickelt (30) und, je nach Ausmaß des Zerebellumdefektes, mehr oder weniger stark auseinander gewichen (Abb. 21.**48** und 21.**49**). Neben der zystischen Erweiterung in der hinteren Schädelgrube wird auch eine Erweiterung der Seitenventrikel beobachtet.

Differenzialdiagnose. Vom Dandy-Walker-Syndrom abzugrenzende Krankheitsbilder sind eine erweiterte Cisterna magna bei sonstiger Atrophie der Vermis cerebelli und eine Arachnoidalzyste, wobei jedoch die sonographische Unterscheidung sehr schwierig sein kann.

Assoziierte Fehlbildungen. Nach Murray et al. (97) ist das Krankheitsbild mit einer Vielzahl von anderen Störungen assoziiert. Hierbei handelt es sich um Syndrome (z. B. Ellis-van-Creveld-Syndrom, Meckel-Gruber-Syndrom, Walker-Warburg-Syndrom), Chromosomenstörungen (45X, Triploidie, Trisomie, u. a.) und sporadische Fehlbildungen (u. a. Nierenfehlbildungen, Gesichtshämangiome). Auch wird das Krankheitsbild im Rahmen von Infektionserkrankungen (Röteln, Zytomegalie), Diabetes mellitus und Alkoholabusus beobachtet. Ulm et al. (143) berichteten über den sonographischen Nachweis eines Dandy-Walker-Syndroms mit 14 SSW, wobei gleichzeitig eine Triploidie bestand.

Insgesamt kann davon ausgegangen werden, dass in über 50% der Fälle zusätzliche Defekte vorliegen (61, 128). Hierbei handelt es sich teilweise um zerebrale Fehlbildungen (Agyrie, Mikrogyrie, Agenesie des Corpus callosum), die sonographisch nur schwer bzw. pränatal nicht entdeckbar sind.

Prognose. Die Prognose bei diesem Krankheitsbild ist schwierig und wird eher als ungünstig angesehen (55, 126). Russ et al. (126) geben eine Gesamtmortalitätsrate von 55% an. Bestehen Begleitfehlbildungen, steigt die Mortalitätsrate auf 83% an.

Pränatales Management. Da die Fehlbildung in Kombination mit Chromosomenaberrationen vorkommt, ist eine fetale Karyotypisierung angezeigt. Wird ein ausgeprägter Befund vor Erreichen der Lebensfähigkeit gefunden, kann eine Schwangerschaftsbeendigung in Erwägung gezogen werden. Wird das Krankheitsbild dagegen erst zu einem späteren Zeitpunkt entdeckt, so sind sonographische Kontrolluntersuchungen und eine frühzeitige interdisziplinäre Absprache mit Pädiater und Neurochirurg empfehlenswert.

■ Arnold-Chiari-Syndrom (Typ II)

Definition. Hemmungsfehlbildung des Kleinhirns, die sekundär zu einer zapfenartigen Verschiebung des dorsalen Teiles der Medulla oblongata nach unten sowie zu Störungen der Liquordynamik und Hydrozephalie führt. Gleichzeitig besteht eine Myelomeningozele.

Formen.
- Typ I. Ohne Meningozele, Manifestation erst im Schulalter.
- Typ II. Mit Myelomeningozele.

Inzidenz. Nach Pretorius et al. (122) liegt in 26% der Hydrozephalusfälle eine Arnold-Chiari-II-Fehlbildung zugrunde.

Ätiopathogenese. Es handelt sich um eine Hemmungsfehlbildung des Kleinhirns, die sekundär zu einer zapfenartigen Verschiebung des dorsalen Anteils der Medulla oblongata nach unten führt und bei der über eine Störung der Liquorzirkulation Teile des Kleinhirns, des 4. Ventrikels sowie der Pons und Medulla oblongata in den Spinalkanal hinein verlagert sind. Zur Pathogenese gibt es verschiedene Theorien (92, 132), wobei unklar ist, welcher Defekt zuerst vorgelegen hat.

Pathologisch-anatomischer Befund. Neben einem Hydrozephalus wird beim Typ II eine Myelomeningozele gefunden (16).

Sonographische Auffälligkeiten. Sonographisch fallen ein bilateraler Hydrozephalus und eine Myelomeningozele auf (49) (Abb. 21.**50**).

Lemon- und Banana-Sign. Daneben können die für eine Spina bifida typischen Kopfzeichen beobachtet werden. Dies ist zum einen die zitronenförmige Verformung des Schädels mit Eindellung vorn seitlich („Lemon-Sign") (Abb. 21.**50** und 21.**51**) (103, 107) und zum anderen die bananenförmige Verformung des Zerebellums („Banana-Sign") (Abb. 21.**52**) (7, 103), die durch die Verlagerung des Zerebellums in den Spinalkanal zustande kommt.

Obliteration der Cisterna magna. Da die Zerebellumbeurteilung in solchen Fällen häufig schwierig ist, nehmen andere Autoren die Obliteration der Cisterna magna als auffälliges Zeichen (50, 119). Von einer Obliteration der Cisterna magna kann dann ausgegangen werden, wenn die normalerweise als echoarmer Spalt erkennbare Cisterna magna nicht mehr nachzuweisen ist (Abb. 21.**53**).

Assoziierte Fehlbildungen. Bei sonographischem Nachweis einer Zele im Wirbelsäulenbereich sollte das Augenmerk auch auf die Füße zur Abklärung von Klumpfüßen gerichtet werden.

Prognose. Bei den schweren Formen sterben die Kinder in den ersten Lebensmonaten (94).

Pränatales Management. Wie bei Hydrozephalus und Myelomeningozele.

■ Intrauterine Hirnblutung

Definition. Einblutung in das Hirnparenchym.

Inzidenz. Unklar. Nach CT-Untersuchungen von Burstein et al. (15) liegt die Inzidenz intrakranieller Blutungen bei unreifen Neugeborenen < 32 SSW bei 40%.

Ätiopathogenese. Ursächlich können hypoxische Ereignisse, Veränderungen im Blutdruck oder eine Alloimmunthrombozytopenie zugrunde liegen (63, 95).

Pathologisch-anatomischer Befund. Die Blutung tritt gewöhnlich in der subependymalen Schicht der Germinalmatrix im Nucleus caudatus auf, die in Nachbarschaft zu den Seitenventrikeln liegt. Die Blutung kann sich in die Ventrikel oder in das Hirnparenchym ausbreiten.

Sonographische Auffälligkeiten. Publikationen über den sonographischen Nachweis intrauteriner Hirnblutungen (63, 73, 82, 83, 93) sind eher selten. Je nach Blutungslokalisation imponiert die intrakranielle Blutung als echoreiches Areal innerhalb des Parenchyms. Befindet sich das Hämatom innerhalb des Ventrikels und lagert es sich dem Plexus chorioideus an, zeigt sich dieser in einer auffälligen Größe (Abb. 21.**54**). Bei Verlaufsbeobachtungen können die Einblutungen dann mehr zystischen Charakter annehmen. Beim Neugeborenen eignen sich nach Johnson et al. (70) vor allem die Koronar- und Sagittalschnitte am besten, um einen Blutungsherd nachzuweisen. Diese Schnittebenen lassen sich bei einer Schädellage in der Spätschwangerschaft jedoch nur mit der transvaginalen Sonographie oder mit der 3-D-Sonographie erzielen. Tab. 21.3 gibt einen Überblick über die Gradeinteilung von Hirnblutungen (110), wie sie beim unreifen Neugeborenen vorgenommen wird.

Tabelle 21.**3** Klassifikationsschema der Hirnblutung bei unreifen Neugeborenen (nach 110)

Grad	Art der Blutung
I	Isolierte Subependymalblutung
II	Ventrikeleinbruchsblutung ohne Ventrikelerweiterung
III	Ventrikeleinbruchsblutung mit Ventrikelerweiterung
IV	Ventrikeleinbruchsblutung mit Einblutung ins Hirnparenchym

Assoziierte Fehlbildungen. Nicht bekannt.

Differenzialdiagnose. Hirntumor.

Prognose. Die Prognose hängt vom Schweregrad der intrazerebralen Blutung ab. Nach Fogarty et al. (43) sterben fast 50% der Feten mit einer Hirnblutung intrauterin ab.

Pränatales Management. Bei reifem Kind und beginnendem Hydrozephalus vorzeitige Geburtseinleitung.

■ Intrakranielle Tumoren

Definition. Intrakranielle Neoplasien, die zu einer Verdrängung der Hirnstrukturen führen.

Formen. Astrozytome, Ependymome, Medulloblastome, Plexuspapillome, Teratome, Kraniopharyngeome, Lipome und Phakomatosen (2, 140).

Inzidenz. Selten. Etwa die Hälfte der Tumoren im Neugeborenenalter sind Teratome. Astrozytome sind die häufigsten Tumoren im Säuglingsalter, gefolgt von den Ependymomen und den Medulloblastomen.

Ätiopathogenese. Abhängig vom Tumor.

Pathologisch-anatomischer Befund. Die Lage des Tumors kann supratentoriell, infratentoriell oder beides sein (140). Beim Plexuspapillom kann ein Hydrocephalus hypersecretorius resultieren.

Sonographische Auffälligkeiten. Die meisten fetalen Hirntumoren wurden bislang erst im III. Trimenon diagnostiziert. Hirntumoren sind meist echodicht und von heterogener Struktur und unterschiedlicher Echogenität (Abb. 21.**55**–21.**57**) (26, 36, 80, 137, 152). Tumornekrosen können zu echoarmen Arealen führen (Abb. 21.**56**). Verkalkungen, wie sie in Teratomen auftreten (26, 80), können einen entsprechenden Schallschatten hervorrufen. Eine sonographische Differenzierung von fetalen Hirntumoren ist nicht möglich. Allenfalls kann bei sehr inhomogener Struktur davon ausgegangen werden, dass es sich um ein Malignom handelt. Das infiltrative Tumorwachstum führt häufig zu einer Obstruktion der liquorableitenden Wege wie auch zu einer Verlagerung der Falx cerebri. Bei großen, schnell wachsenden Tumoren kann auch eine Vergrößerung des Schädels beobachtet werden.

Assoziierte Fehlbildungen. Keine.

Differenzialdiagnose. Arachnoidalzyste, Hirnblutung.

Prognose. Die Prognose ist meist als ungünstig anzusehen; sie hängt ganz entscheidend vom Tumortyp und vom Differenzierungsgrad des Tumors ab (2). Eine günstige Prognose zeigen die Lipome und das Plexuspapillom.

Pränatales Management. Dieses hängt ab von der Größe des Tumors, der Wachstumsgeschwindigkeit und den sekundären Veränderungen wie Hydrozephalus oder Makrozephalie. Das weitere Management sollte in Absprache mit dem Pädiater und dem Neurochirurgen erfolgen. Die Entbindung sollte in jedem Fall in einem Perinatalzentrum durchgeführt werden.

■ *Makrozephalie*

Definition. Unter Makrozephalie versteht man eine abnorme Größe des fetalen Kopfes im Vergleich zu den übrigen zeitgerecht entwickelten Maßen.

Ätiopathogenese. Bei der Makrozephalie handelt es sich um kein eigenständiges Krankheitsbild, sondern um ein Symptom, das im Rahmen verschiedener Fehlbildungen auftreten kann.
Eine Übersicht über Krankheitsbilder, die mit einer Makrozephalie einhergehen können, gibt Tab. 21.**4**.

Sonographische Auffälligkeiten. Die sonographische Diagnose einer Makrozephalie wird dann gestellt, wenn sich der Kopfumfang oberhalb der 95. Perzentile befindet (91), die übrigen Körpermaße jedoch zeitgerecht entwickelt sind. Neben den Biometriemaßen kann bei der Profildarstellung eine frontale Vorwölbung der Stirn (Abb. 21.**58**) oder bei verstärktem Unterhautfettgewebe eine Doppelkontur am Schädel nachgewiesen werden.

Prognose. Diese ist abhängig von der Grunderkrankung. Erkrankungen wie die thanatophore Dysplasie haben eine infauste Prognose.

Pränatales Management. Dieses richtet sich entscheidend nach der fetalen Grunderkrankung. Bei frühzeitigem Nachweis einer makroze-

Tabelle 21.**4** Krankheitsbilder, bei denen ein makrozephales Wachstum gefunden wird

Knochendysplasien	➤ Achondroplasie ➤ Hypochondroplasie ➤ Thanatophore Dysplasie
Hydrozephalus	➤ Spätform
Chromosenaberrationen	➤ Tetrasomie 8p
Syndrome	➤ Bannayan-Riley-Ruvalcaba-Syndrom ➤ CCC-Syndrom (Cranio-cerebello-cardiac syndrome) ➤ Sotos-Syndrom

phalen Entwicklung sollte in Erwägung gezogen werden, ob durch eine vorzeitige Geburtseinleitung mit 38 SSW eine Schnittentbindung am Termin vermieden werden kann.

■ *Kleeblattschädel*

Definition. Exzessive buckelförmige Vortreibung der Schädelhöhe nach oben und der beiderseitigen Temporalregionen nach lateral.

Inzidenz. Äußerst selten, nur wenige Fälle in der Weltliteratur.

Ätiopathogenese. Der Kleeblattschädel wird gefunden im Rahmen
● des *Holtermüller-Wiedemann-Syndroms* (Schädeldeformität mit exzessivem Hydrozephalus und Mikromelie),
● der *thanatophoren Dysplasie* (84) (s. Extremitätenfehlbildungen) und
● des *Guérin-Stern-Syndroms* (gehört zum Formenkreis der Arthrogryposis multiplex congenita: multiple symmetrische Streck- oder Beugekontrakturen von Gelenken, Gesichtsdysmorphie).

Als Ursache werden Differenzierungs- und Entwicklungsstörungen im Bereich der Verbindungsstellen der Knochen angenommen, die zur Synostosenbildung führen (154).

Sonographische Auffälligkeiten. Die erste Publikation über eine intrauterine Diagnose eines Kleeblattschädels stammt aus dem Jahr 1979 (14). Zwischenzeitig wurden nur wenige intrauterin nachgewiesene Fälle publiziert (84, 138). Auffällig ist die kleeblattartige Verformung des Schädels, die am besten im Koronarschnitt zum Vorschein kommt (Abb. 21.**59**).

Prognose. Bei ausgeprägtem Hydrozephalus ungünstige Prognose durch zunehmenden Schädelinnendruck. Bei Auftreten in Zusammenhang mit der thanatophoren Dysplasie infaust.

Pränatales Management. Bei frühem Nachweis und infauster Prognose Schwangerschaftsunterbrechung. Bei spätem Nachweis und ausgeprägtem Hydrozephalus Option der Zephalozentese zur Vermeidung einer Sectio caesarea.

■ *Mikrozephalie*

Definition. Fehlbildung, bei welcher der Kopf eine abnorm kleine Größe aufweist.

Inzidenz. Mit einer Häufigkeit von 1 auf 8500 Geburten (74) relativ selten.

Ätiopathogenese. Ursächlich kommen eine autosomal rezessiv vererbbare Form bei Blutsverwandtschaft, ein Meckel-Gruber-Syndrom, ein Seckel-Syndrom, eine Chromosomenanomalie (Trisomie 13) und exogene Noxen, wie z. B. Alkohol oder Cocain (56), oder auch Infektionen, wie Zytomegalie (112), Röteln oder Toxplasmose, in Betracht.

Pathologisch-anatomischer Befund. Bei der Mikrozephalie ist nicht nur der Schädel zu klein, sondern auch die Hirnmasse reduziert (Mikroenzephalie).

Sonographische Auffälligkeiten. Die sonographische Diagnose beruht auf dem Nachweis eines auffällig kleinen Schädels (Abb. 21.**60** und 21.**61**) (21, 77, 102). Entscheidend ist dabei, dass die biometrisch auffälligen Maße nicht nur bei einer einzigen Untersuchung, sondern auch bei der Verlaufsbeobachtung als zu klein beurteilt werden (s. Kapitel 16).

3s-Bereich. Untersuchungen von Kurtz et al. (77) wie auch von Chervenak et al. (21) lassen darauf schließen, dass eine echte Mikrozephalie nur dann angenommen werden darf, wenn die Kopfmaße (biparietaler Durchmesser, frontookzipitaler Durchmesser, Kopfumfang) unterhalb des 3s-Bereiches liegen.

Relative und Pseudomikrozephalie. Für die Fälle, die ein Kopfwachstum zwischen dem 1s- und 3s-Bereich unterhalb der Mittelwertskurve zeigen, empfahlen Kurtz et al. (77) den Terminus „relative Mikrozephalie" und für die Fälle, bei denen der biparietale Durchmesser nur aufgrund einer ungewöhnlichen Kopfform zu klein erscheint, den Begriff „Pseudomikrozephalie".

Bedingungen. Bevor die Diagnose eines Mikrozephalus geäußert wird, müssen 3 Bedingungen erfüllt sein:
- Es muss ein gesichertes Gestationsalter vorliegen (sonographische Sicherung in der Frühgravidität),
- die Kopfgröße darf nicht nur anhand des biparietalen Durchmessers (Fehldiagnose bei dolichozephaler Kopfform), sondern muss auch anhand des Kopfumfanges deutlich auffällig sein und
- die Kopfgröße muss in Relation zur Rumpfgröße und zur Länge der Extremitätenknochen deutlich zurück sein.

Nach Kurjak et al. (76) ist in der Spätschwangerschaft der Verdacht einer Mikrozephalie dann gegeben, wenn das Verhältnis Kopfumfang zu Abdomenumfang 1 : 2 beträgt.

Passageres „mikrozephales" Wachstum. Ein passageres „mikrozephales" Wachstum wurde von Hansmann (60) bei 5 Feten mit einer Spina bifida beobachtet. Durch die Entwicklung eines Hydrozephalus kam es dann in der Spätschwangerschaft zu einem „Aufholwachstum" (s. Kapitel 16).

Assoziierte Fehlbildungen. Ein Mikrozephalus kann mit einer Vielzahl von weiteren Fehlbildungen, Chromosomenanomalien und Syndromen assoziiert sein (Tab. 21.5).

Differenzialdiagnose. Anenzephalie, Exenzephalie.

Prognose/Wiederholungsrisiko. Die klinische Bedeutung dieser Fehlbildung liegt vor allem darin, dass sie in der Mehrzahl der Fälle mit einer geistigen Retardierung einhergeht (86). Beim Meckel-Gruber-Syndrom besteht ein Wiederholungsrisiko von 25%.

Tabelle 21.5 Krankheitsbilder, die mit einem Mikrozephalus assoziiert sind

ZNS-Fehlbildungen	➤ Enzephalozele ➤ Holoprosenzephalie ➤ Lissenzephalie
Chromosomendefekte	➤ Trisomie 13 ➤ Trisomie 18 ➤ Trisomie 22 ➤ Tetrasomie 9p
Syndrome	➤ De Lange-Syndrom ➤ Dubowitz-Syndrom ➤ Lenz-Syndrom ➤ Meckel-Gruber-Syndrom ➤ Roberts-Syndrom ➤ Rubinstein-Taybi-Syndrom ➤ Seckel-Syndrom ➤ Smith-Lemli-Opitz-Syndrom ➤ Walker-Warburg-Syndrom
Infektionen	➤ Zytomegalie ➤ Röteln ➤ Toxoplasmose
Noxen	➤ Alkohol ➤ Cocain
Stoffwechselstörungen	➤ Phenylalanin-Embryopathie (= materne Phenylketonurie)

Pränatales Management. Bei Verdacht auf eine Mikrozephalie wird grundsätzlich die Abklärung des fetalen Karyotyps empfohlen. Die sonographische Suche nach weiteren Fehlbildungen ist obligat.

■ *Brachyzephalie*

Definition. Kurzschädel mit auffällig reduziertem frontookzipitalem Durchmesser.

Ätiopathogenese. Ursächlich kann es sich um eine Kraniosynostose handeln, bei der der vorzeitige Verschluss der Kranznaht (Sutura coronaria) zu einer auffällig kurzen Kopfform führt. Die Brachyzephalie wird auch als charakteristisches Zeichen bei verschiedenen Syndromen (z. B. Apert-Sydnrom, Carpenter-Syndrom), bei der Dysostosis cleidocranialis wie auch bei mehreren Chromosomenaberrationen (Chromosom 3p-, Chromosom 4q-, Chromosom 9p-, Tetrasomie 12p) gesehen.

Pathologisch-anatomischer Befund. Anthropologisch wird dann von einer Brachyzephalie ausgegangen, wenn der Kephalindex (Quotient aus größtem biparietalem und größtem frontookzipitalen Durchmesser x 100) über 80 ist.

Sonographische Auffälligkeiten. Im Gegensatz zur anthropologischen Definition bei Kindern und Erwachsenen geht man bei der pränatalen Ultraschalldiagnostik von einem auffälligen Kephalindex im Sinne einer Brachyzephalie dann aus, wenn dieser > 85 beträgt (Abb. 21.**61**). Bei der pränatalen Untersuchung von 451 Feten mit Chromosomendefekten wurde eine Brachzephalie bei 15% der Feten mit einer Trisomie 21, bei 28% mit einer Trisomie 18 oder 13, bei 10% mit einer Triploidie und bei 32% mit einem Turner-Syndrom gefunden (136). Untersuchungen von Perry et al. (113), Shah et al. (131) wie auch eigene Untersuchungen (90) haben jedoch gezeigt, dass der Großteil der Trisomie-21-Fälle im II. Trimenon noch einen normalen Kephalindex aufweist. Somit kann ein normaler Kopfindex nicht als Kriterium für ein gesundes Kind gewertet werden.

Assoziierte Fehlbildungen. Je nach vorliegender Grunderkrankung können eine Mikrozephalie, Gesichtsdysmorphien, Polydaktylien, eine Claviculahypoplasie oder -aplasie beobachtet werden.

Prognose. Die Prognose ist im Wesentlichen von eventuellen Begleitfehlbildungen abhängig.

Pränatales Management. Grundsätzlich sollte der Nachweis einer Brachyzephalie immer Anlass für eine weitere sorgfältige Ultraschalluntersuchung wie auch für eine fetale Karyotypisierung sein.

■ *Erdbeerschädel*

Definition. Kurzer breiter Schädel mit Einengung der Frontalregion und Abflachung der Okziputregion.

Ätiopathogenese. Als wahrscheinlichste Erklärung für die enge Frontalregion wird eine Hypoplasie des Gesichtes und des Frontalhirns angenommen; ebenso vermutet man als Ursache für die Abflachung im Okziputbereich eine Hypoplasie des Hinterhirns.

Sonographische Auffälligkeiten. Charakteristischer brachyzephaler breiter Kopf mit erdbeerähnlicher Form (Abb. 21.**62**).

Assoziierte Fehlbildungen. Nicolaides et al. (104) fanden in einer Serie von 54 Feten mit erdbeerähnlicher Kopfform bei allen eine zusätzliche Fehlbildung. 44 der 54 Feten (81%) wiesen einen Chromosomendefekt auf (z. B. Trisomie 18).

Prognose. Die Prognose hängt von den zusätzlichen Fehlbildungen ab.

Pränatales Management. Grundsätzlich sollte der Nachweis einer solchen Kopfform immer Anlass für eine weitere sorgfältige Ultraschalluntersuchung sein. Wegen des hohen Anteils an Chromosomendefekten ist auch immer eine fetale Karyotypisierung angezeigt.

■ Dolichozephalie

Definition. Langschädel mit einem auffällig vergrößerten frontookzipitalen Durchmesser.

Ätiopathogenese. Ursächlich kann es sich auch hier um eine Kraniosynostose handeln, bei der der vorzeitige Verschluss der Sagittalnaht (Sutura sagittalis) zu einer auffällig langen Kopfform (Kahnschädel) führt. Es kann sich jedoch auch um eine physiologische Kopfvariante bei einem Fetus in Beckenendlage handeln.

Pathologisch-anatomischer Befund. Anthropologisch wird dann von einer Dolichozephalie ausgegangen, wenn der Kephalindex (Quotient aus größtem biparietalem und größtem frontookzipitalem Durchmesser x 100) unter 75 ist.

Sonographische Auffälligkeiten. Abgesehen von der Blickdiagnose (Abb. 21.**63**) kann auch hier der Kephalindex aus biparietalem und frontookzipitalem Kopfdurchmesser genau berechnet werden. Bei der pränatalen Ultraschalldiagnostik geht man dann von einem auffälligen Kephalindex i. S. einer Dolichozephalie aus, wenn dieser < 75 ausfällt. Der sonographische Nachweis einer dolichozephalen Kopfform gelingt relativ häufig bei Feten in Beckenendlage und ist dann als physiologisch anzusehen.

Assoziierte Fehlbildungen. Bei Nachweis eines Dolicho-Mikrozephalus kann eine Chromosomenstörung (Trisomie10p) vorliegen.

Prognose. Bei physiologischer Kopfvariante keine Beeinträchtigung.

Pränatales Management. Sonographische Verlaufsbeobachtung in Abhängigkeit von der Kindslage (Messung des Kopfumfangs). Eine Chromosomenanalyse ist nicht notwendig, sofern keine weiteren sonomorphologischen Auffälligkeiten entdeckt werden.

■ Verdickte Nackenfalte

Definition. Auffällig dickes Subkutangewebe im Nackenbereich.

Inzidenz. 0,06% der normalen Kinder zwischen 15 und 20 SSW (4, 5) und 37,5 (90) bis 45% (4, 5) der Feten mit einem Down-Syndrom im II. Trimenon. Neonaten mit einer Trisomie 21 weisen in 80% der Fälle eine verdickte Nackenfalte auf (123).

Sonographische Auffälligkeit. Zwischen 15 und 20 SSW wird das als sog. „Nackenfalte" bezeichnete Gewebe im Nackenbereich (Haut und Subkutis) beim gesunden Feten in einer Dicke zwischen 1 und 5 mm gefunden (4). Gemessen wird die Nackenfalte im nach dorsal gekippten Transversalschnitt durch den fetalen Kopf, der auch zur Darstellung und Vermessung des Zerebellums dient (s. Kapitel 12, Abb. 12.**25** und 12.**26**).

Trisomie 21. Bei Nachweis einer verdickten Nackenfalte (> 5 mm) sollte an eine Trisomie 21 gedacht werden (4, 5, 6, 90) (Abb. 21.**64**). Es gibt jedoch auch wenige Fälle, bei denen eine verdickte Nackenfalte > 5 mm gefunden wurde, gleichzeitig der Chromosomenbefund aber unauffällig war. Diese Rate eines falsch positiven Befundes wird von Benacerraf et al. (6) mit 0,1% und von Donnenfeld et al. (35) mit 1,2% angegeben.

Nuchale Transparenz. Die sog. „Nackenfalte" darf nicht mit der „Nackentransparenz" am Ende des ersten Trimesters (= nuchale Transparenz) verwechselt werden, bei dem es sich um eine Flüssigkeitsansammlung handelt.

Prognose. Sofern keine weiteren Auffälligkeiten festzustellen sind und ein normaler fetaler Chromosomensatz vorliegt, ist der Nachweis einer verdickten Nackenfalte unerheblich.

Pränatales Management. Sonographische Suche nach weiteren Auffälligkeiten und fetale Chromosomenanalyse.

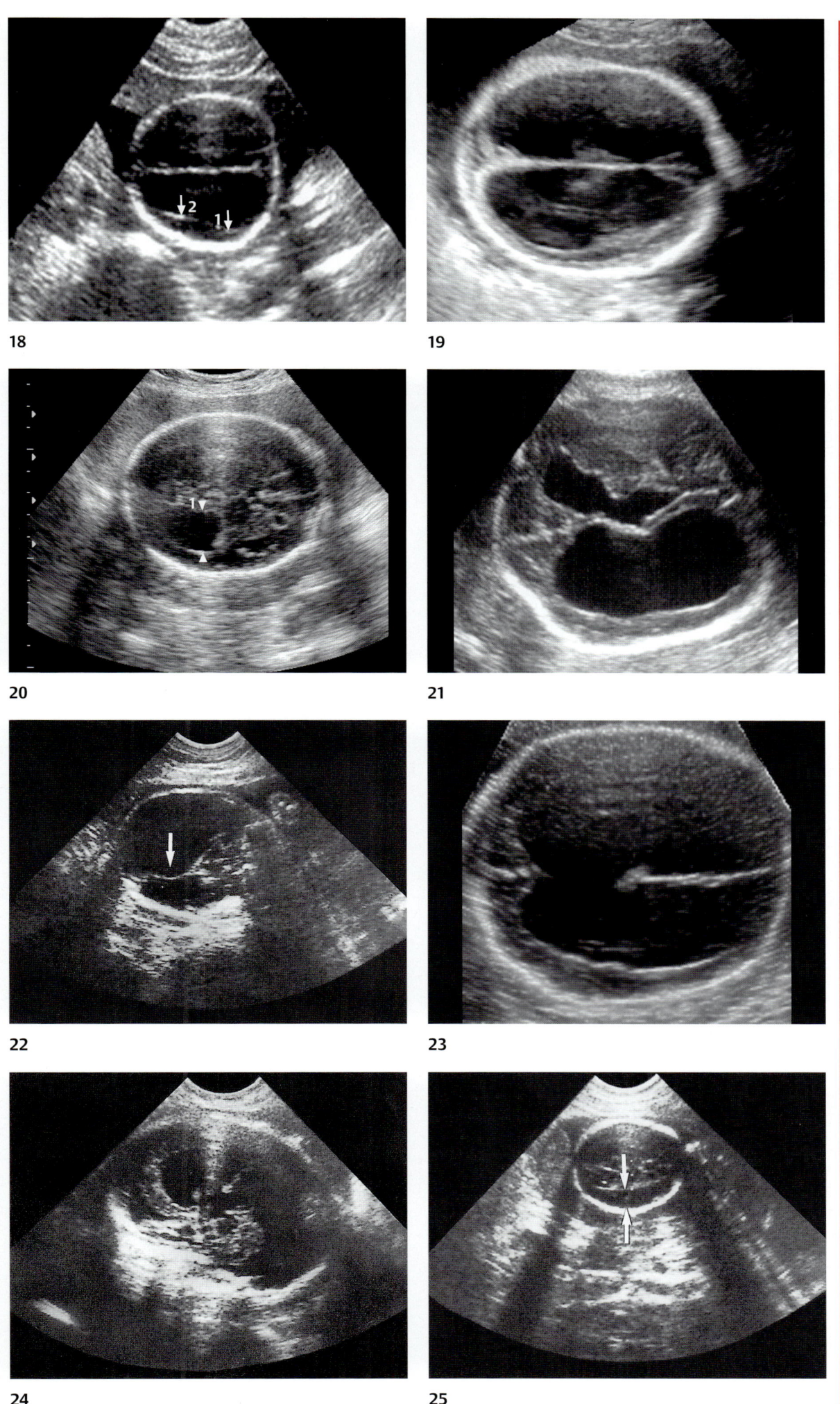

18

19

20

21

22

23

24

25

Hydrozephalus und Hydranenzephalie

Abb. 21.**18** Früher bilateraler Hydrocephalus internus, 19+3 SSW. Hirnseitenventrikel auf 1,7 cm aufgeweitet. Resthirnmantel 4 mm (1) bzw. 6 mm (2). Auf der schallkopfnahen Seite wird der Hydrozephalus durch Wiederholungsechos verdeckt!

Abb. 21.**19** Ausgedehnter Hydrocephalus internus bei II. SL, 26 SSW. Hirnseitenventrikel auf 1,7 cm aufgeweitet. Hirnmantel 4 mm.

Abb. 21.**20** Früher bilateraler Hydrocephalus internus bei II. SL. Die Erweiterung der Hirnseitenventrikel betrifft vorrangig die Hinterhörner (19 mm). 29+3 SSW.

Abb. 21.**21** Ausgedehnter ungleichmäßiger Hydrocephalus bilateralis mit undulierendem Mittelecho, 31 SSW.

Abb. 21.**22** Massiver, asymmetrischer, mehr linksseitiger Hydrocephalus internus, 28 SSW. Linker Hirnseitenventrikel 56 mm Durchmesser, rechter Hirnseitenventrikel 16 mm Durchmesser. Deutliche Verlagerung des Mittelechos nach rechts (Pfeil). Im Bereich des linken Hirnseitenventrikels lässt sich kein Resthirnmantel mehr nachweisen. Frontalschnitt.

Abb. 21.**23** Ausgedehnter Hydrozephalus mit Ruptur der medialen Ventrikelwand, wodurch beide Ventrikel über eine große Öffnung miteinander kommunizieren. 34 SSW.

Abb. 21.**24** Ausgeprägter Hydrozephalus im Sagittalschnitt, 29 SSW, BPD 10,7 cm.

Abb. 21.**25** Vortäuschung eines Hydrozephalus durch den echoarmen Hirnmantel im Bereich der schallkopfabgewandten Schädelseite (Pfeile). Querschnitt bei II. SL, 25 SSW.

Abb. 21.**26** Schematische Darstellung der Liquorzirkulation. **a.** Normalbefund. **b.** Aquäduktstenose. Die Einengung im Bereich des Aquaeductus Sylvii (schwarze Pfeile) führt zu einer Erweiterung der Hirnseitenventrikel (LV) und des 3. Ventrikels (3V). 4V = 4. Ventrikel, SS = Sinus sagittalis superior (mod. nach 125).

Abb. 21.**27** Hydrozephalus bei Aquäduktstenose. Deutliche Erweiterung der Hirnseitenventrikel im Vorder- und Hinterhornbereich wie auch Erweiterung des 3. Ventrikels (Pfeil). Trisomie 18, 32 SSW.

Abb. 21.**28** Schematische Darstellung eines kommunizierenden Hydrozephalus, entstanden infolge einer Blockade der Liquorreabsorption im Bereich des Sinus sagittalis superior (schwarze Pfeile). Die vermehrte Liquormenge führt sowohl zu einer Erweiterung der Hirnventrikel wie auch des Subarachnoidalraumes (mod. nach 125).

Abb. 21.**29** Kommunizierender Hydrozephalus mit Dilatation sowohl der Hirnseitenventrikel als auch des Sinus sagittalis superior (Pfeile). Links: Sagittalschnitt, rechts: Koronarschnitt. 34 SSW.

Abb. 21.**30** Hydranenzephalie bei I. SL, 17+4 SSW. Innerhalb des Schädels erkennt man nur eine echoarme Flüssigkeitsansammlung ohne Hirnstrukturen. Das Mittelecho fehlt!

Abb. 21.**31** Hydranenzephalie, 30 SSW. Im Frontalschnitt wölbt sich der Hirnstamm (Pfeil) je nach Ausprägung mehr oder weniger zapfenartig in den flüssigkeitsgefüllten Schädel vor.

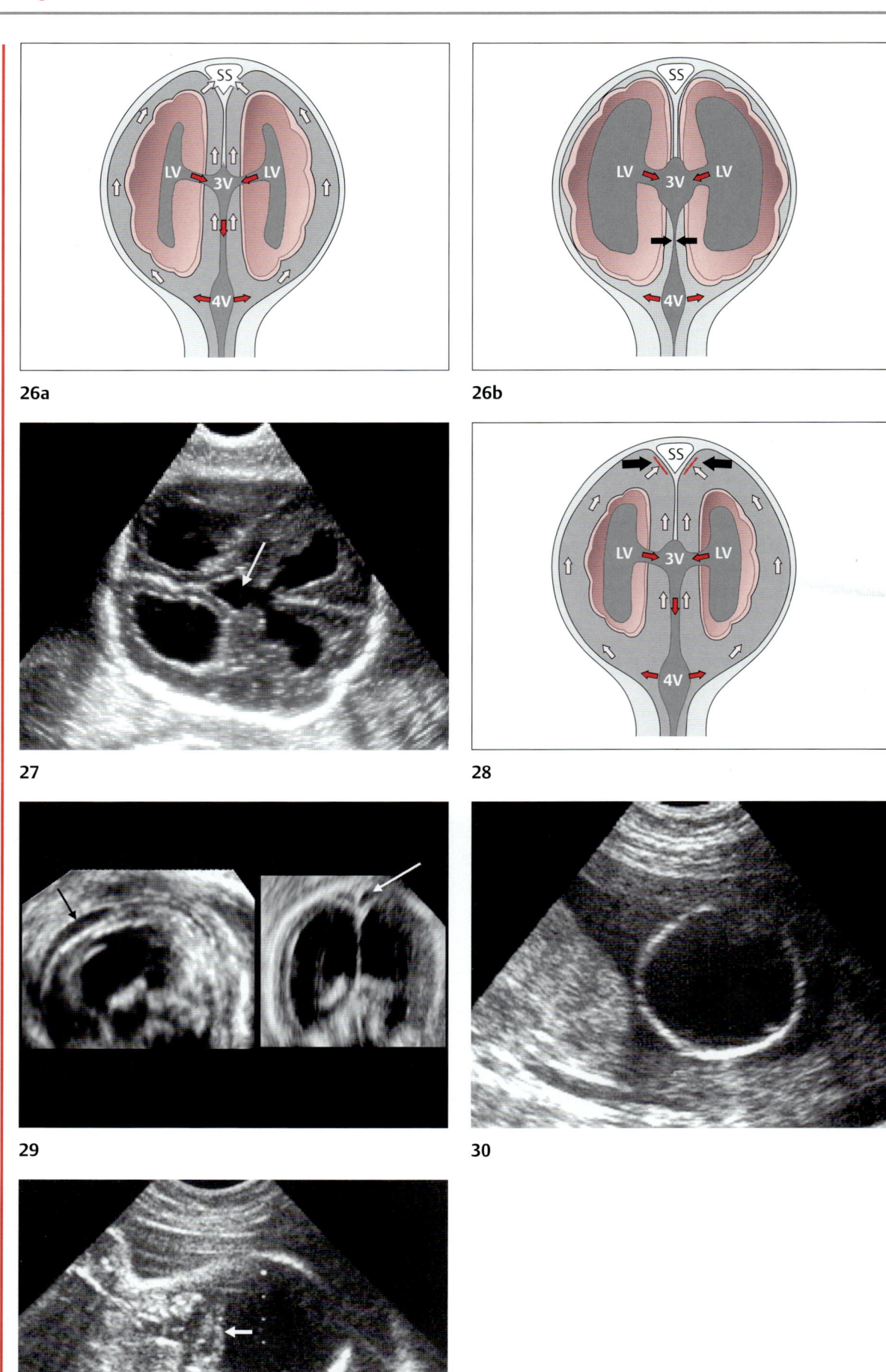

26a

26b

27

28

29

30

31

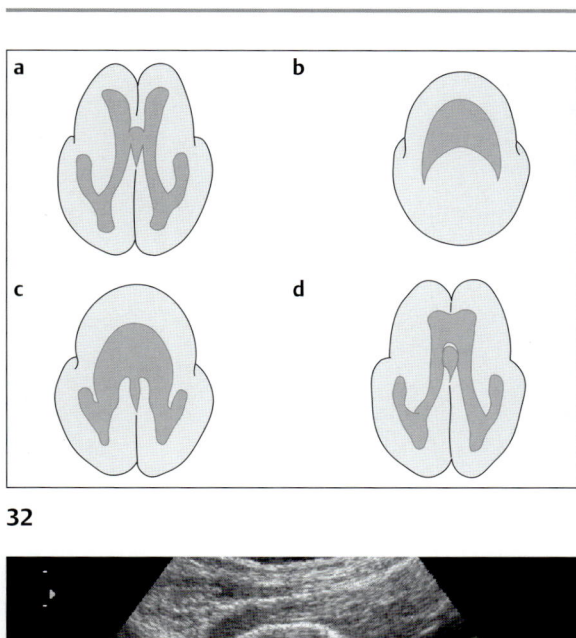

32

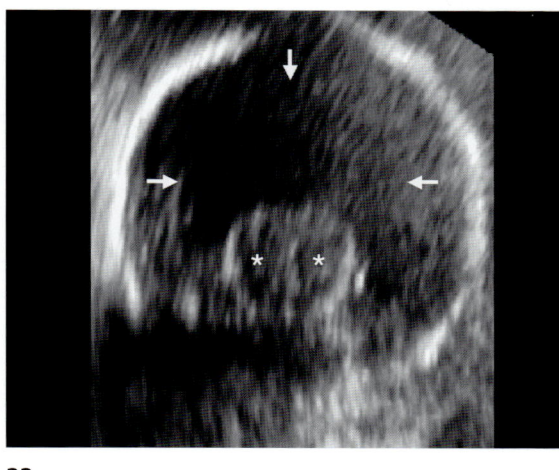

33

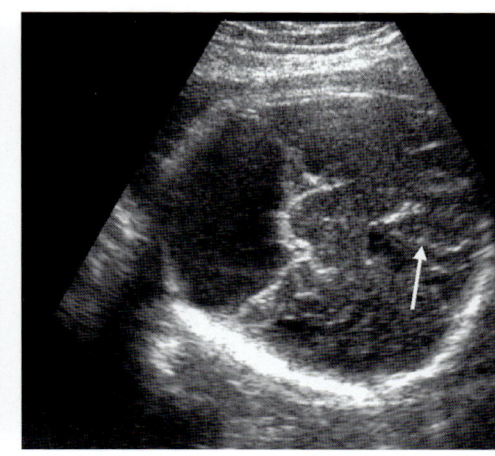

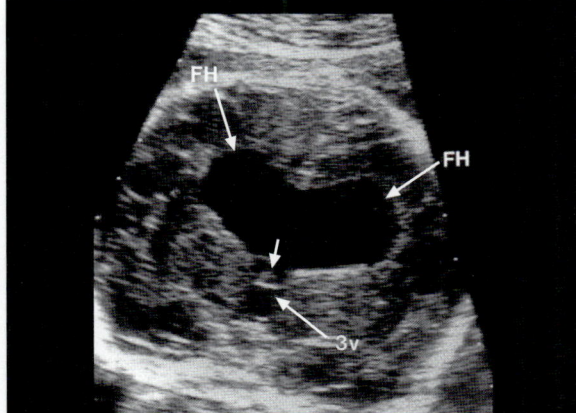

34

35

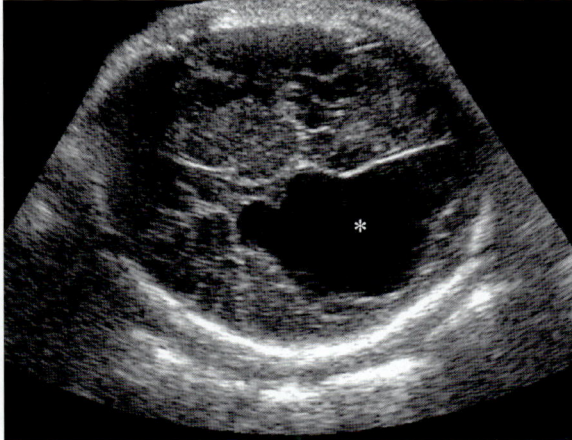

36

Holoprosenzephalie

Abb. 21.**32** Schemazeichnung der verschiedenen Formen der Holoprosenzephalie.
a Normales Gehirn.
b Alobäre Holoprosenzephalie.
c Semilobäre Holoprosenzephalie.
d Lobäre Holoprosenzephalie (mod. nach Pilu [117]).

Abb. 21.**33** Alobäre Holoprosenzephalie, 23 SSW. Im vorderen Schädelbereich zeigt sich ein singulärer dilatierter Ventrikel (Pfeile). Die Thalami (∗) sind verschmolzen. Schräger Koronarschnitt.

Abb. 21.**34** Semilobäre Holoprosenzephalie, 21+5 SSW. Neben den normal angelegten Hirnseitenventrikeln im hinteren Schädelbereich findet man im vorderen Schädelbereich einen gemeinsamen Ventrikel (Pfeile). I. SL.
V = ventral, D = dorsal.

Abb. 21.**35** Semilobäre Holoprosenzephalie, 31 SSW. Im vorderen Schädelbereich stellt sich der gemeinsame Ventrikel dar. Im hinteren Schädelbereich sind die zerebralen Hemisphären durch das Mittelecho getrennt (Pfeil). I. SL.

Abb. 21.**36** Lobäre Holoprosenzephalie. Mittlerer Koronarschnitt durch das fetale Gehirn bei einem Fetus mit 30 SSW. Fehlendes Septum pellucidum, fusionierte Frontalhörner (FH), die mit dem 3. Ventrikel (3v) kommunizieren. Eine echoreiche Struktur (dicker kurzer Pfeil) ist innerhalb des 3. Ventrikels zu beobachten. Aus Pilu et al. (121).

Porenzephalie, Lissenzephalie und Arachnoidalzysten

Abb. 21.**37** Porenzephalie, 30 SSW. Charakteristisch sind ein- (∗) oder beidseitige Defekte der Hirnsubstanz, die mit dem Ventrikelsystem kommunizieren können.

Abb. 21.**38** Lissenzephalie, 37 SSW. Auffällig ist die fehlende Gyrierung der Großhirnoberfläche. Transvaginalsonographie (vergleiche Abb. 11.**3**).

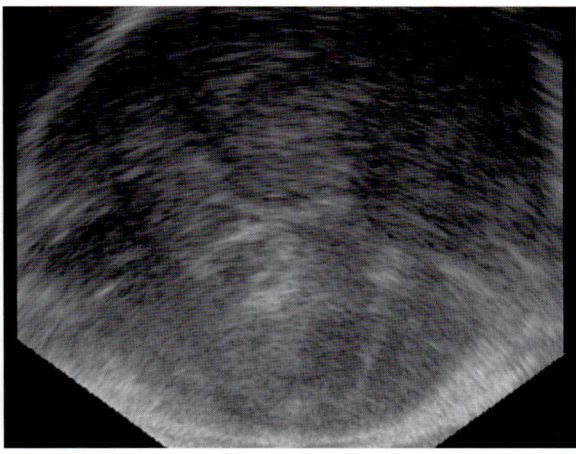

37

38

Abb. 21.**39**   Zentrale Arachnoidalzyste (39 × 38 mm). 33 SSW.

Abb. 21.**40**   Gekammerte Arachnoidalzyste rechts hinten (45 × 36 mm). 38 SSW. Sagittalschnitt.

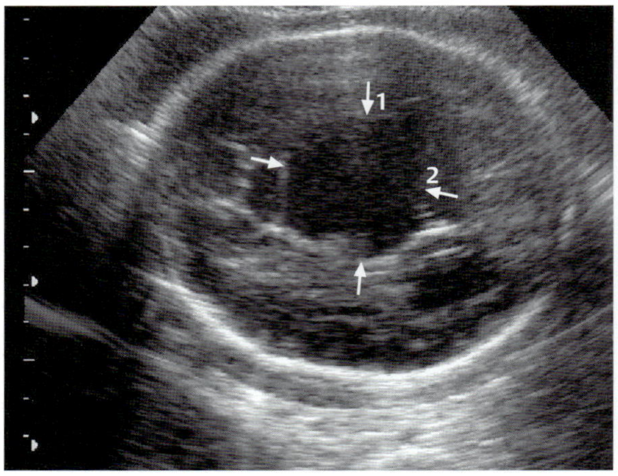

Corpus-callosum-Agenesie und Aneurysma der V. Galeni

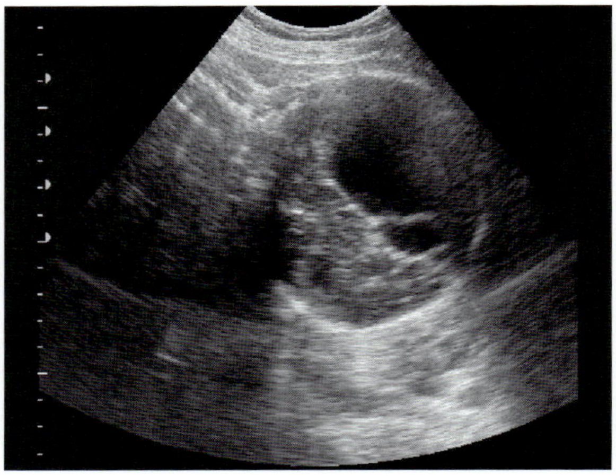

Abb. 21.**41**   Corpus-callosum-Agenesie (Pfeil) mit dilatiertem 3. Ventrikel im mediosagittalen Längsschnitt (Ausschnittvergrößerung). Trisomie 18. 32 SSW.

Abb. 21.**42**   Corpus-callosum-Agenesie im Frontalschnitt. 34 SSW. Oberhalb des fehlenden Corpus callosum findet sich eine deutlich verbreiterte Fissura longitudinalis cerebralis (Pfeile).

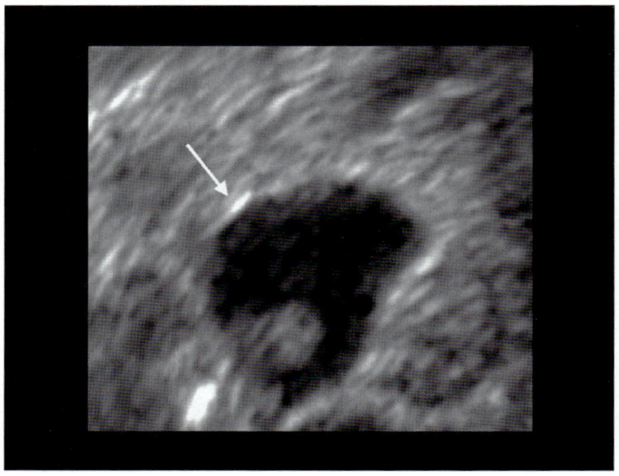

Abb. 21.**43 a** Lateralisierung der Hirnseitenventrikel, Dilatation der Hinterhörner bei Corpus-callosum-Agenesie **b** Schemazeichnung mit Darstellung der Auffälligkeiten, die bei einer Corpus-callosum-Agenesie gefunden werden können. Nach Pilu et al. (120).

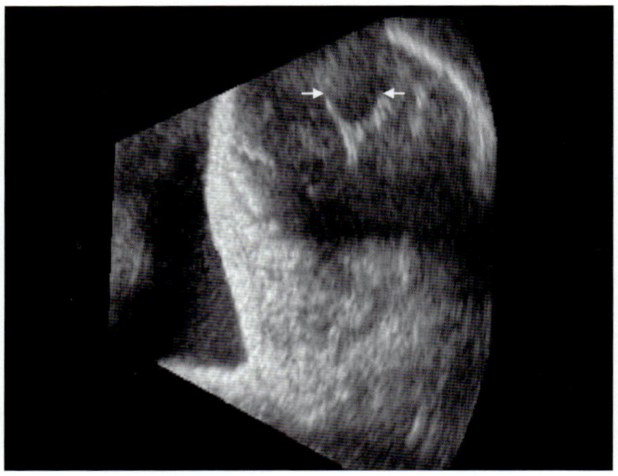

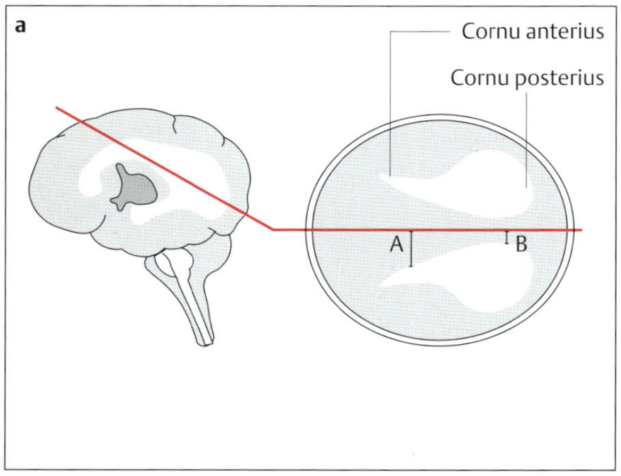

Abb. 21.**44**   Aneurysma der V. Galeni, 29 SSW. Innerhalb der mittelständigen echoarmen tubulären Struktur erkennt man mit der Farbdopplersonographie einen deutlichen Blutfluss.

39

40

41

42

43a

Cornu anterius
Cornu posterius
A   B

43b

Corpus callosum
Cavum septi pellucidi
verbreiterte Fissura longitudinalis cerebralis
Anhebung des 3. Ventrikels
nicht verbundene Seitenventrikel

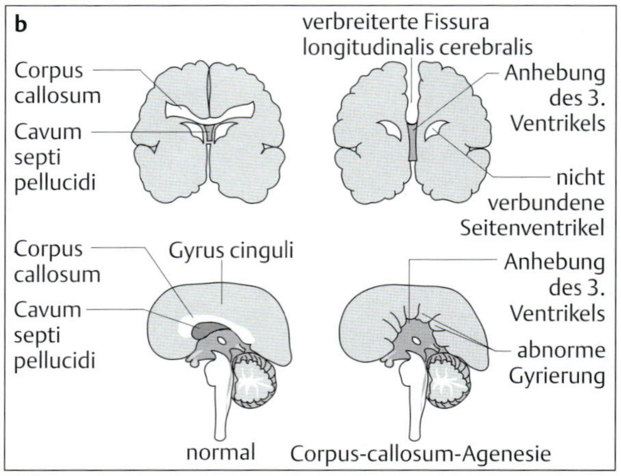

Corpus callosum
Cavum septi pellucidi
Gyrus cinguli
Anhebung des 3. Ventrikels
abnorme Gyrierung

normal   Corpus-callosum-Agenesie

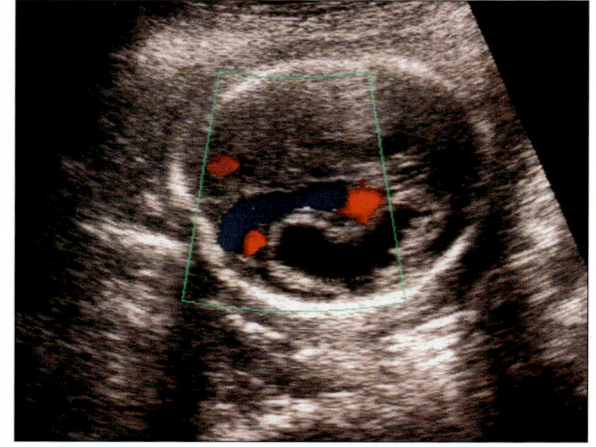

44

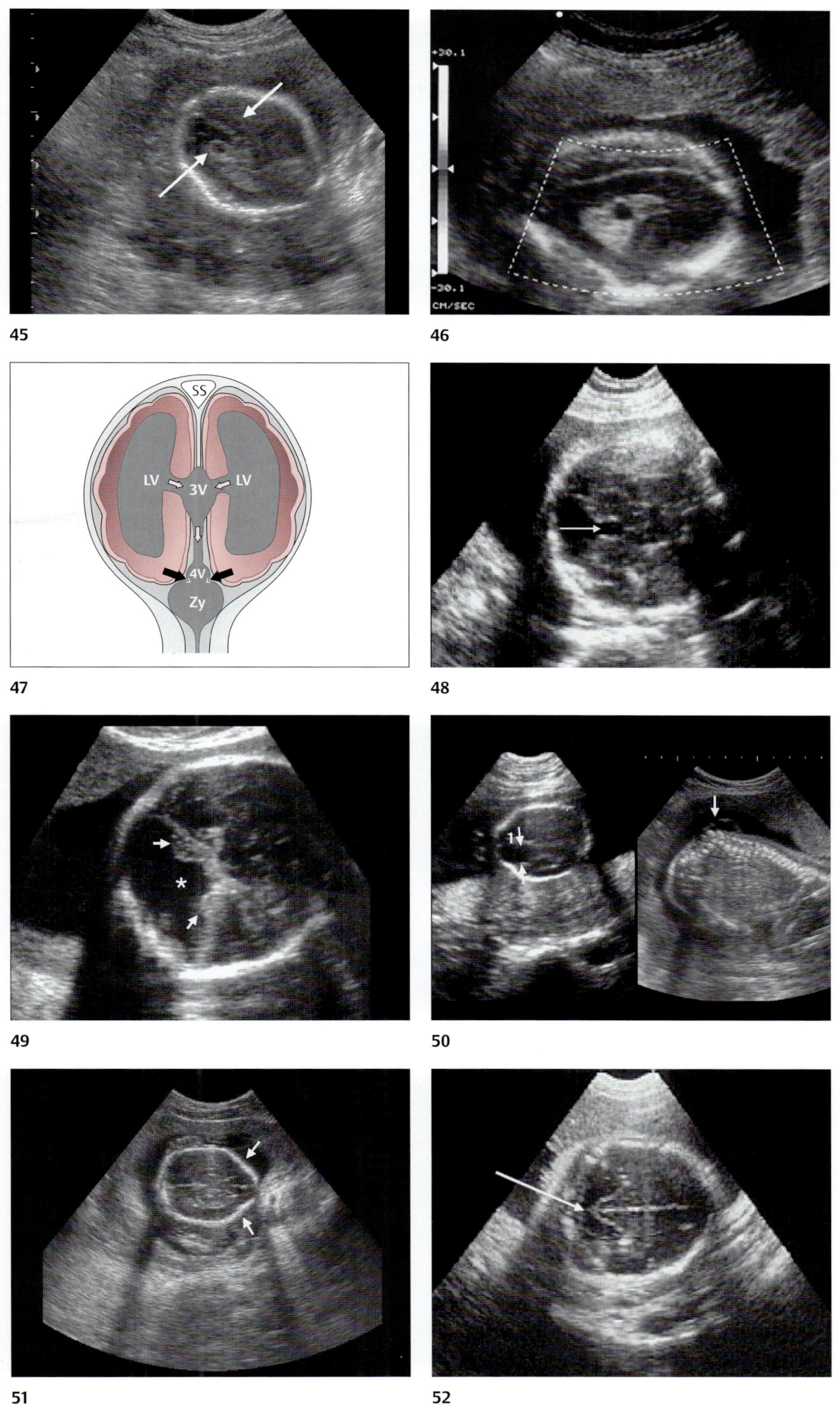

45

46

47

48

49

50

51

52

Plexus chorioideus-Zysten

Abb. 21.**45** Beidseitige Plexus-chorioideus-Zyste (Pfeile), 23 SSW. In der schallkopfnahen Hemisphäre wird die Zyste nicht selten durch Wiederholungsechos verdeckt.

Abb. 21.**46** Plexus-chorioideus-Zyste im seitlichen Sagittalschnitt, 20 SSW.

Dandy-Walker-Malformation und Arnold-Chiari-Syndrom

Abb. 21.**47** Schematische Darstellung einer Dandy-Walker-Malformation. Der 4. Ventrikel (4v) kommuniziert mit einer Fossa-posterior-Zyste (Zy). Eine Blockierung der zerebrospinalen Flüssigkeit im Bereich der Foramina Luschkae und Magendii (schwarze Pfeile) führt zu einer Erweiterung des 4. Ventrikels, des 3. Ventrikels und der Seitenventrikel. SS = Sinus sagittalis superior (mod. nach 125).

Abb. 21.**48** Beginnende Dandy-Walker-Malformation mit geringgradiger Erweiterung der Cisterna magna und inkompletter Teilung der zerebellaren Hemisphären (Pfeil). 25 SSW.

Abb. 21.**49** Ausgeprägte Dandy-Walker-Malformation mit deutlicher Erweiterung der Cisterna magna (∗) und deutlichem Auseinanderweichen der kaum noch erkennbaren zerebellaren Hemisphären (Pfeile). 33 SSW.

Abb. 21.**50** Arnold-Chiari-Syndrom Typ II mit erweiterten Vorderhörnern (Pfeile) und Lemon-Sign (linke Bildhälfte) bei Myelomeningozele im Lumbosakralbereich (rechte Bildhälfte). 23 SSW.

Abb. 21.**51** Arnold-Chiari-Syndrom, 23 SSW. Auffällig ist hier am Kopf nur die bilaterale Eindellung des vorderen Schädelbereichs (Lemon-Sign) (Pfeile).

Abb. 21.**52** Arnold-Chiari-Syndrom, 21 SSW. Auffällig ist hier am Kopf die bananenförmige Verformung des Zerebellums (Pfeil), II. SL.

Abb. 21.**53** Links: normale Weite der Cisterna magna. Rechts: Obliteration der Cisterna magna und Lemon-Sign bei Arnold-Chiari-Syndrom, 22 SSW.

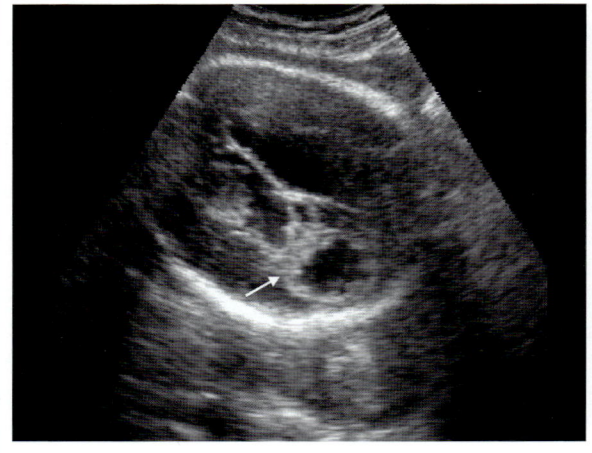

53

Hirnblutungen und Hirntumoren

Abb. 21.**54** Ausgeprägte, teils echoreiche, teils echoarme fetale Hirnblutung (Pfeil) mit Einbruch ins linke Ventrikelsystem und konsekutiver Ventrikelerweiterung. 32 SSW.

Abb. 21.**55** Teils echoreicher, teils echoarmer Hirntumor im vorderen Schädelbereich mit vorwiegend linksseitiger Hydrozephalusbildung im hinteren Schädelbereich. I. SL. 33 SSW. Histopathologisch: primitiver neuroektodermaler Hirntumor.

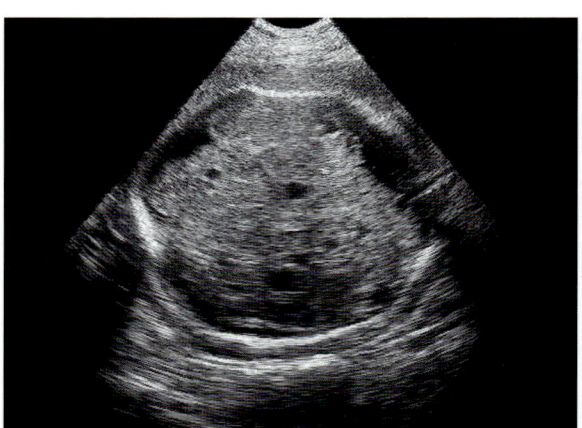

54

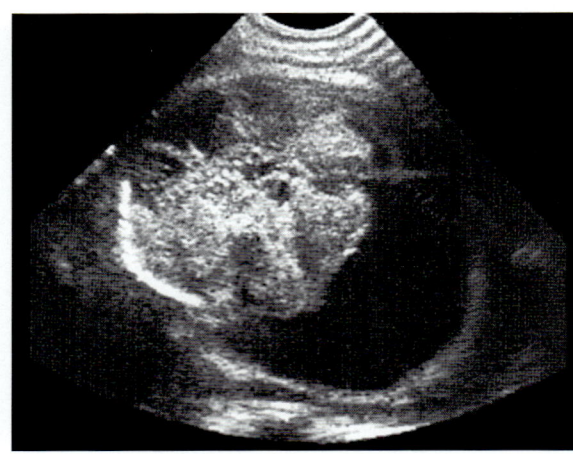

55

Abb. 21.**56** Rasant wachsender Hirntumor mit unregelmäßiger Struktur. 27 SSW. Tumornekrosen führen zu echoarmen Arealen. Die neuropathologische Untersuchung ergab ein hochmalignes Teratom.

Abb. 21.**57** Hydrocephalus hypersecretorius bei Plexuspapillom (Pfeil), 31 SSW. Das Plexuspapillom imponiert als echoreicher Tumor und geht vom Plexus chorioideus aus.

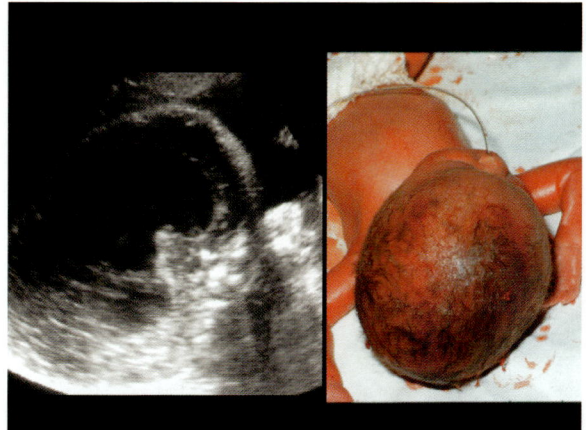

56

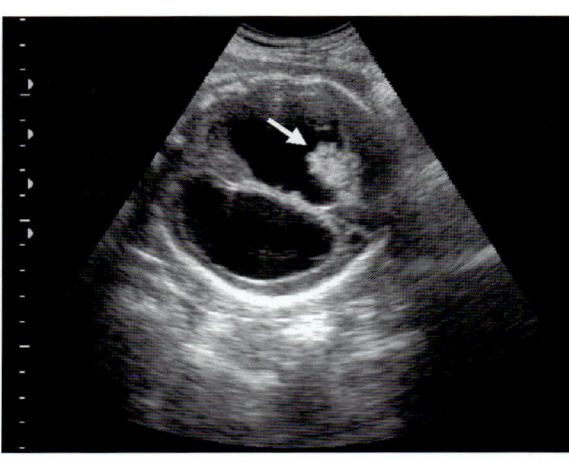

57

Makro- und Mikrozephalie, verschiedene Schädeldeformierungen

Abb. 21.**58** Makrozephales Kopfwachstum bei exzessivem Hydrozephalus, 29 SSW. Sagittalschnitt. Rechts: korrespondierendes Nativbild post partum (Sectio caesarea).

Abb. 21.**59** Thanatophore Dysplasie mit Kleeblattschädel, 21 SSW. Im Transversalschnitt (links) fällt die unregelmäßige Konfiguration der Schädelkalotte auf, im Koronarschnitt (rechts) erkennt man die kleeblattförmige Verformung des Schädels.

58

59

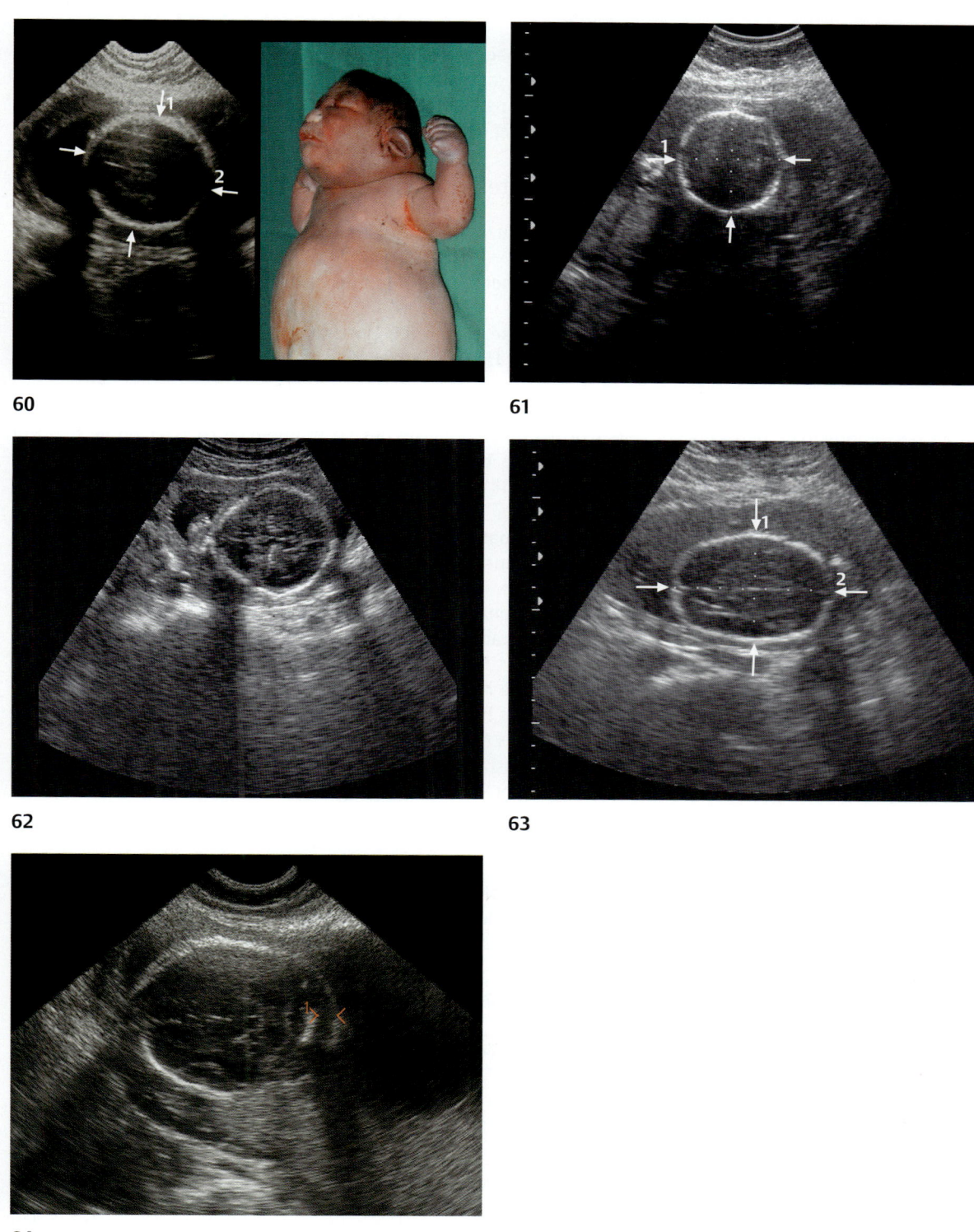

60

61

62

63

64

Abb. 21.**60**   Mikrozephalus (BPD [1] 5,3 cm, FOD [2] 6,0 cm) bei Meckel-Gruber-Syndrom, 28 SSW. Rechts: korrespondierendes postmortales Bild.

Abb. 21.**61**   Mikrozephalus, 23 SSW. Auffälliger kleiner, runder Schädel (BPD 5,2 cm, FOD 5,2 cm).

Abb. 21.**62**   Erdbeerschädel mit vorne konisch zulaufender und hinten abgeflachter Form. 23 SSW.

Abb. 21.**63**   Dolichozephalie bei BEL. 22 SSW. BPD 5,0 cm, FOD 7,3 cm. Kephalindex 58.

Abb. 21.**64**   Verdickte Nackenfalte (Pfeile) (7 mm) bei Trisomie 21. 19 SSW.

Gesichtsfehlbildungen

■ *Orbitaanomalien*

Hypertelorismus (orbitaler)

Definition. Erweiterter interorbitaler Abstand.

Inzidenz. Selten.

Ätiopathogenese. Ein Hypertelorismus kann sporadisch als isolierte Auffälligkeit oder in Verbindung mit verschiedenen Syndromen sowie auch im Rahmen einer frontalen Enzephalozele oder einem Hämangiom auftreten (Tab. 21.**6**)(17).

Embryologie. Die Augen erfahren während der embryologischen Entwicklung eine Medialverlagerung. Kommt es während dieses Vorganges zu einer Hemmung, resultiert ein Hypertelorismus (18).

Pathologisch-anatomischer Befund. Grundsätzlich wird zwischen einem *okulären* und einem *orbitalen Hypertelorismus* unterschieden. Beim okulären Hypertelorismus findet man einen mit der Ausbildung einer breiten, flachen Nasenwurzel verknüpften, überdurchschnittlich großen Abstand der inneren Augenwinkel (26). Der orbitale Hypertelorismus beschreibt einen vergrößerten Abstand zwischen den medialen Orbitawänden (31).

Sonographische Auffälligkeiten. Die pränatale Diagnose des orbitalen Hypertelorismus erfolgt über die Messung des interorbitalen Abstandes (= innerer Orbitaabstand) (Abb. 21.**65**). Es kann aber auch der äußere Orbitaabstand gemessen werden. Von einem Hypertelorismus wird dann gesprochen, wenn die 95. Perzentilkurve überschritten wird (44). Über die pränatale Diagnose eines Hypertelorismus in Verbindung mit einer frontalen Enzephalozele berichteten Chervenak et al. (8) wie auch Donnenfeld et al. (19).

Assoziierte Fehlbildungen. Neben unterschiedlichen Syndromen finden sich auch verschiedene Chromosomenaberrationen (Tab. 21.**6**).

Tabelle 21.**6** Beispiele für Fehlbildungen, die mit einem Hypertelorismus einhergehen

Chromosomenstörungen	➢ X0 (Turner-Syndrom) ➢ Trisomie 9 ➢ Trisomie 13 ➢ Trisomie 14 ➢ Trisomie 21 ➢ Trisomie 22 ➢ Chromosom-4p-Syndrom ➢ Chromosom-5p-Syndrom ➢ Chromosom-18p-Syndrom
Syndrome	➢ Apert-Syndrom ➢ C-Syndrom ➢ Conradi-Huenermann-Syndrom ➢ Crouzon-Syndrom ➢ DeMyer-Syndrom ➢ Dubowitz-Syndrom ➢ Ehlers-Danlos-Syndrom ➢ Lange-Syndrom ➢ Larsen-Syndrom ➢ Noonan-Syndrom ➢ Potter-Syndrom ➢ Russel-Syndrom ➢ Secker-Syndrom ➢ Sotos-Syndrom
Hypertelorismus in Kombination mit anderen Fehlbildungen im Augenbereich	➢ frontale/ethmoidale Enzephalozele
Tumoren	➢ Hämangiom

Pränatales Management. Beim Nachweis eines auffällig großen Interorbitalabstandes sollte eine sorgfältige sonographische Suche nach weiteren Fehlbildungen folgen. Gleichermaßen ist eine invasive Diagnostik zur Bestimmung des fetalen Karyotyps zu empfehlen.

Hypotelorismus (orbitaler)

Definition. Reduzierter interorbitaler Abstand.

Inzidenz. Seltener als der Hypertelorismus.

Ätiopathogenese. Der Hypotelorismus tritt am häufigsten in Verbindung mit einer Holoprosenzephalie auf (12).

Embryologie. Es ist unklar, ob der orbitale Hypotelorismus das Resultat einer primären Hypoplasie des Os ethmoidale ist oder ob es sich um eine sekundäre Veränderung aufgrund anderer grundsätzlicher Ursachen handelt (14).

Pathologisch-anatomischer Befund. Wie beim Hypertelorismus unterscheidet man auch hier zwischen einem *okulären* und einem *orbitalen Hypotelorismus*. Beim okulären Hypotelorismus findet man einen reduzierten Augenabstand, beim orbitalen Hypotelorismus einen verminderten Abstand zwischen den medialen Orbitawänden (31).

Sonographische Auffälligkeiten. Die pränatale Diagnose des orbitalen Hypotelorismus beruht auf dem Nachweis eines reduzierten interorbitalen Abstandes (< 5. Perzentilkurve [44]) (Abb. 21.**66**). Neben dem inneren Orbitaabstand kann auch der äußere Orbitaabstand zum Nachweis des Hypotelorismus herangezogen werden. Über die pränatale Diagnose eines Hypotelorismus in Verbindung mit einer Holoprosenzephalie berichteten Pilu et al. (52) und Chervenak et al. (6).

Assoziierte Fehlbildungen. Neben der Holoprosenzephalie gibt es einige Syndrome und Chromosomenfehlbildungen, die mit einem Hypotelorismus einhergehen (Tab. 21.**7**).

Tabelle 21.**7** Beispiele für Fehlbildungen, die mit einem Hypotelorismus einhergehen

Chromosomenstörungen	➢ Trisomie 13 ➢ Trisomie 21 ➢ Trisomie 18p-
ZNS-Fehlbildungen	➢ Holoprosenzephalie ➢ Mikrozephalie
Syndrome	➢ Meckel-Syndrom

Pränatales Management. Wie beim Hypertelorismus gilt auch für den Hypotelorismus, dass eine sorgfältige sonographische Suche nach weiteren Fehlbildungen folgen sollte und eine invasive Diagnostik zur fetalen Karyotypisierung durchgeführt wird.

Mikrophthalmie

Definition. Reduzierte Größe des Auges.

Inzidenz. Äußerst selten.

Ätiopathogenese. Die Mikrophthalmie kann als isolierte Störung oder im Rahmen von Syndromen oder Chromosomenstörungen auftreten. Als X-rezessiv gebundene Erkrankung wird sie beim *Mikrophthalmie-Mikrozephalie-Syndrom* (21), als autosomal dominant vererbtes mandibulofaziales Dysmorphiesyndrom beim *Treacher-Collins(-Franceschetti)-Syndrom* (23) gefunden. Auch exogene Einflüsse werden als Ursache angenommen.

Tabelle 21.8 Beispiele für Fehlbildungen, die mit einer Mikrophthalmie einhergehen

Chromosomenstörungen	➢ Trisomie 13 ➢ Trisomie-14-Mosaik ➢ Triploidie
ZNS-Fehlbildungen	➢ Holoprosenzephalie
Syndrome	➢ Aicardi-Syndrom ➢ Alkoholismus-Syndrom (37) ➢ Fraser-Syndrom (55) ➢ Lenz-Syndrom (38) ➢ Mikrophthalmie-Mikrozephalie-Syndrom ➢ Pierre-Robin-Syndrom ➢ Treacher-Collins-Syndrom

Pathologisch-anatomischer Befund. Der Befund kann einseitig oder doppelseitig auftreten. Fehlt die gesamte Augenanlage, liegt ein Anophthalmus vor. Sowohl beim *Mikrophthalmus* als auch beim Anophthalmus findet man meist ein Zurückbleiben des Orbitawachstums (65).

Sonographische Auffälligkeiten. Die Diagnose beruht auf dem Nachweis einer zu kleinen Orbita mit Werten unterhalb der 5. Perzentilkurve (44) sowie dem Nachweis eines auffällig kleinen Augapfels. Wichtig ist der Vergleich mit der kontralateralen Seite, wodurch nicht nur unterschiedliche Orbitamaße, sondern auch Auffälligkeiten im Bereich des Augapfels erkannt werden (Abb. 21.**67**).

Assoziierte Fehlbildungen. Je nach Basiserkrankung (Tab. 21.**8**) können weitere kraniofaziale, kardiale und andere Fehlbildungen beobachtet werden. Beim *Aicardi-Syndrom* (20) ist die Mikrophthalmie mit einer Balkenagenesie verknüpft, beim *Pierre-Robin-Syndrom* können zusätzliche Extremitätenfehlbildungen auftreten (9).

Prognose. Diese wird durch die assoziierten Fehlbildungen definiert.

Pränatales Management. Bei frühem Nachweis sollte der fetale Karyotyp bestimmt werden.

Synophthalmie, Zyklopie

Definition. Gesichtsfehlbildung mit einer gemeinsamen Orbita und zwei nahe nebeneinander liegenden Augäpfeln (*Synophthalmie*) bzw. nur einem Auge (*Zyklopie*).

Inzidenz. Sehr selten.

Ätiopathogenese. Die Störung wird überwiegend in Verbindung mit einer Holoprosenzephalie gefunden.

Embryologie. Die zyklopen Fehlbildungen sind durch mangelhafte Ausbildung des prächordalen Schädelabschnittes (vor der Sella turcica), durch Unterentwicklung der Mund-Nasen-Höhle und Störungen am Vorderhirn gekennzeichnet (60). Infolge einer schweren Fehldifferenzierung des Prosenzephalons kommt es zu einer partiellen (Synophthalmie) oder kompletten (Zyklopie) Fusion der Augenbläschen. Bleiben die Augen in der Mitte verbunden, bildet sich anstelle der Nase nur ein Weichteilbürzel (Proboszis) (28).

Pathologisch-anatomischer Befund. Innerhalb der gemeinsamen Orbita wird eine oder eine geteilte Augenanlage beobachtet. Gleichzeitig bestehen eine Arrhinie und ein Proboszis, der oberhalb der Orbita ansetzt.

Sonographische Auffälligkeiten. Die gezielte sonographische Darstellung des Gesichtes lässt die Fehlbildung erkennen (40). Am besten erkennt man eine gemeinsame Orbita im Transversalschnitt durch die obere Gesichtshälfte (Abb. 21.**68**).

Assoziierte Fehlbildungen. Hirnfehlbildungen.

Prognose. Da der Defekt meist mit einer Holoprosenzephalie einhergeht, ist die Prognose infaust.

Pränatales Management. Bei frühem Nachweis Schwangerschaftsunterbrechung.

■ *Nasenanomalien*

Arrhinie

Definition. Fehlen der Nase.

Inzidenz. Sehr selten.

Ätiopathogenese. Die Fehlbildung kann als isolierter Defekt auftreten. Meist wird sie jedoch in Verbindung mit einer Holoprosenzephalie (64) gefunden.

Pathologisch-anatomischer Befund. Neben Defekten am Zwischenkiefer kann auch ein Fehlen des Riechhirns (*Arrhinenzephalie*) beobachtet werden.

Sonographische Auffälligkeiten. Die sonographische Diagnose lässt sich relativ einfach bei der Profildarstellung stellen (Abb. 21.**69**). Lässt sich das Profil des Feten aufgrund einer ungünstigen Lage nicht einstellen, gelingt die Diagnose auch im Querschnitt (Abb. 21.**70**).

Assoziierte Fehlbildungen. Trisomie 13.

Prognose. Insgesamt eher ungünstig. Sie hängt im Wesentlichen von den Begleitfehlbildungen ab.

Pränatales Management. Sonographische Suche nach weiteren Fehlbildungen und Chromosomenanalyse.

Proboszis

Definition. Rüsselförmiger Bürzel im Gesicht, meist mit einer Öffnung.

Inzidenz. Sehr selten.

Ätiopathogenese. Die Störung wird überwiegend bei der Holoprosenzaphalie gefunden.

Pathologisch-anatomischer Befund. Bei der Zyklopie setzt der rüsselförmige Fortsatz oberhalb der Augenanlage an, bei der Ethmozephalie zwischen den Augen und bei der Zebozephalie wird er unterhalb der Augen als rudimentäre Nase gefunden (Abb. 21.**71**).

Sonographische Auffälligkeiten. Im medianen Sagittalschnitt durch das fetale Gesicht, aber auch im Frontal- oder Transversalschnitt, findet man die rüsselförmige Vorwölbung, die, je nachdem, ob es sich um eine Zyklopie, Ethmozephalie oder eine Zebozephalie handelt, in unterschiedlicher Gesichtshöhe dargestellt wird (Abb. 21.**72** und 21.**73**).

Prognose. Die Prognose ist infaust, da der Defekt meist mit einer Holoprosenzephalie einhergeht.

Pränatales Management. Bei frühem Nachweis Schwangerschaftsunterbrechung.

▪ Tumoren im Gesichtsbereich

Definition. Raumforderung im Gesichtsbereich.

Inzidenz. Sehr selten.

Ätiopathogenese. Bei einem Gesichtstumor kann es sich um eine Tränengangszyste (16), ein periorbitales Hämangiom oder ein Dermoid handeln.

Pathologisch-anatomischer Befund. Tränengangszysten liegen medial unterhalb der Orbita.

Sonographische Auffälligkeiten. Je nachdem, ob es sich um einen rein zystischen Befund oder um einen echodichten Tumor handelt, ergibt sich ein unterschiedliches sonographisches Bild (Abb. 21.**74** und 21.**75**). Zur Differenzierung zwischen einem Dermoid und einem Hämangiom (43, 36) kann zusätzlich die Dopplersonographie herangezogen werden.

Differenzialdiagnose. Frontale Enzephalozele.

Prognose. Hängt vom Tumortyp, der Lokalisation und der Tumorgröße ab.

Pränatales Management. Bei ausgedehntem Befund kann der Tumor ein Geburtshindernis darstellen, sodass ein Kaiserschnitt notwendig ist.

▪ Spaltbildungen im Gesichtsbereich

Lippen-Kiefer-Gaumen-Spalte

Definition. Spaltbildung im Bereich der Lippe und/oder des Oberkiefers und/oder des Gaumens.

Formen. Laterale und mediane Spaltbildung.

Inzidenz. Spalten der Oberlippe und des Gaumens sind relativ häufig (ca. 1 : 1000) (29). Der Defekt tritt in 13% aller Fehlbildungen auf (25).

Ätiopathogenese. Störungen der Gesichtsentwicklung können genetisch bedingt oder exogen (z. B. durch Medikamente) verursacht sein. Spaltbildungen werden auch im Rahmen verschiedener Syndrome (13) wie auch bei Chromosomenstörungen, vor allem der Trisomie 13 oder 18, gefunden.

Embryologie. Aus der Vielfalt der Vorgänge bei Fusionen und Verstreichungen der Gesichtswülste und -furchen ergibt sich, dass es keine einfache und einheitliche Erklärung für die Spaltbildung im Gesichtsbereich gibt. Es können zwei Möglichkeiten in Betracht gezogen werden:
1. eine schon gebildete Epithelmauer wird wieder aufgelöst (Nichtfusionsfähigkeit des Epithels) oder
2. es kommt gar nicht zur Kontaktbildung der Gesichtswülste (Hypoplasie oder falsche Wachstumsrichtung).

Kritische Entwicklungsperiode ist der 36.–42. Tag der Embryonalentwicklung (28).

Vordere und hintere Spalten. Nach Moore (47) werden die vorderen Spalten durch eine Fehlentwicklung des primären Gaumens aufgrund eines Mangels an Mesenchym im Oberkieferfortsatz und Zwischenkiefersegment verursacht. Die hinteren Spalten entstehen durch die Fehlentwicklung des sekundären Gaumens, d. h. durch Wachstumsstörungen der lateralen Gaumenfortsätze, die dann nicht miteinander verschmelzen.

Einseitige Lippenspalten. Diese entstehen dadurch, dass der Oberkieferansatz den medialen Nasenfortsatz nicht erreicht und nicht mit ihm verwächst.

Bilaterale Lippenspalten. Bilaterale Lippenspalten bilden sich, wenn sich die Oberkieferfortsätze beider Seiten nicht mit dem mittleren Nasenfortsatz vereinigen. Der Grad der Spaltbildung kann auf beiden Seiten gleich oder verschieden sein.

Mediane Lippenspalte. Die mediane Lippenspalte wird wahrscheinlich durch einen Mesenchymmangel im mittleren Abschnitt der Oberlippe hervorgerufen (47).

Pathologisch-anatomischer Befund.

Vordere Spalten. Diese schließen die Lippenspalte mit oder ohne Spalte des alveolären Teils des Oberkiefers ein. Eine komplette vordere Spaltbildung erstreckt sich durch die Lippen und den alveolären Teil des Oberkiefers zum Foramen incisivum und trennt den primären vom sekundären Gaumen.

Hintere Spaltbildungen. Diese betreffen den sekundären (hinteren) Gaumen. Sie gehen durch den weichen und harten Gaumen bis zum Foramen incisivum und trennen den sekundären Gaumen vom primären. Der laterale Defekt kann einseitig oder doppelseitig sein. Die mögliche Ursache für das Auftreten von Gaumenspalten besteht darin, dass die lateralen Gaumenfortsätze nicht miteinander, mit dem Nasenseptum und/oder mit dem Hinterrand des primären Gaumens verschmelzen (47).

Sonographische Auffälligkeiten. Der sonographische Nachweis der Lippen-Kiefer-Gaumen-Spalte (3, 29, 54, 59) gelingt sowohl im Frontal- als auch im Sagittalschnitt durch das Gesicht oder im Querschnitt in Oberkieferhöhe (Abb. 21.**76**–21.**82**). Während große Spaltbildungen relativ rasch auffallen, kann eine kleine Spaltbildung leicht übersehen werden. Für die Differenzierung der einzelnen Spalten sind der Frontalschnitt und der Transversalschnitt am geeignetsten (Abb. 21.**76**–21.**79** und 21.**82**). Bei einer kleinen Lippenspalte findet man im Frontalschnitt lediglich einen schmalen Defekt im Bereich der Oberlippe (Abb. 21.**79**). Im Sagittalschnitt gewinnt man bei exaktem Schnitt durch den Defekt den Eindruck eines permanent offenen Mundes (Abb. 21.**80**). Bei beiderseitiger Spaltbildung zeigt sich die mittelständige Gewebebrücke im medianen Sagittalschnitt als vorstehender Zapfen (Abb. 21.**81**).

Kieferdefekt. Ein Kieferdefekt lässt sich im Querschnitt als Ausbuchtung nachweisen (Abb. 21.**82**). Der sonographische Nachweis einer isolierten Gaumenspalte dürfte dagegen äußerst schwierig sein. Eine tomographisch exakte Untersuchung von Lippenspalten ist heute mit der dreidimensionalen Sonographie möglich (45).

Assoziierte Fehlbildungen. Spaltbildungen treten als Teil von Syndromen oder bei Chromosomenstörungen auf (Tab. 21.**9**). Snijders et al. (59) untersuchten 111 Fälle mit einer Gesichtsspalte. In 37% dieser Fälle trat die Gesichtsspalte als isolierter Defekt auf, in 63% der Fälle zeigten sich zusätzliche Fehlbildungen. Alle Feten mit isolierter Gesichtsspalte waren chromosomal normal, während 39 der 70 Fälle (35%) mit zusätzlichen Fehlbildungen Chromosomendefekte aufwiesen. Im Einzelnen waren dies: Trisomie 18 (n = 7), Trisomie 13 (n = 22), unbalancierte Translokation zwischen Chromosom 13 und 14 (n = 3), Trisomie 21 (n = 1), Trisomie 22 (n = 1), partielle Trisomie 4q (n = 1), Deletion 21q (n = 1), Deletion 4p (n = 1), Inversion von Chromosom 9 (n = 1) und Triploidie (n = 1).

Tabelle 21.9 Beispiele für Fehlbildungen, die mit einer LKG-Spalte einhergehen

Chromosomenstörungen	➤ Trisomie 13 ➤ Trisomie 18 ➤ Trisomie 21 ➤ Tetrasomie 9p ➤ Chromosom 4p-
ZNS-Fehlbildungen	➤ Holoprosenzephalie
Syndrome	➤ DeMyer-Syndrom (mediane oder bilaterale Spalte) ➤ Roberts-Syndrom (bilaterale Spalte) ➤ Mohr-Syndrom (mediane Spalte) ➤ Smith-Lemli-Opitz-Syndrom (Gaumenspalte) ➤ Amnionband-Syndrom

Mohr-Syndrom. Die mediane Oberlippenspalte ist ein charakteristisches Symptom des Mohr-Syndroms (Orofaziodigitales Syndrom II) (34), das zusätzlich durch Extremitätenfehlbildungen (Syndaktylie, Polydaktylie), eine Wachstumsretardierung und Hirnfehlbildungen charakterisiert ist.

Prognose. Entscheidend für die Prognose ist, ob es sich um eine isolierte Störung handelt oder ob weitere Fehlbildungen vorliegen. Bei isoliertem kleinen Defekt ist die Prognose sehr günstig. Größere Defekte erfordern aufwendigere kieferchirurgische Eingriffe. Das empirische Wiederholungsrisiko für maxillofaziale Spalten hängt von unterschiedlichen Faktoren ab und kann, sofern bereits 2 Kinder mit einer Spalte geboren wurden und auch beide Elternteile bereits eine Spaltbildung hatten, bis auf 50% ansteigen (61).

Pränatales Management. Aufgrund des hohen Anteils von Chromosomendefekten sollte bei jeder sonographisch nachgewiesenen Spaltbildung eine fetale Karyotypisierung vorgenommen werden. Bei ausgeschlossenem Chromosomendefekt ist eine frühzeitige Beratung der Eltern durch und einen Kieferchirurgen wie auch durch einen Humangenetiker empfehlenswert.

Epignathus

Definition. Beim Epignathus handelt es sich um einen teratoiden Tumor, welcher der Mundhöhle oder dem Pharynx entspringt.

Inzidenz. Epignathi repräsentieren 2% aller kongenitalen Teratome (24).

Ätiopathogenese. Während man früher davon ausging, dass es sich beim Epignathus um eine parasitäre (asymmetrische) Zwillingsfehlbildung handelt, gehen neuere Vorstellungen davon aus, dass ein desorganisiertes Wachstum pluripotenter Zellen aus der Rathke-Tasche für die Tumorentwicklung verantwortlich ist (30).

Pathologisch-anatomischer Befund. Im eigentlichen Sinne bedeutet Epignathus ein Tumor des Oberkiefers. Meist gehen diese Tumoren jedoch vom Os sphenoidale oder vom Gaumen aus und wachsen in den Mund oder Pharynx, seltener in den Schädel (22, 64). Histologisch enthalten die Tumoren Anteile aller 3 Keimblätter.

Sonographische Auffälligkeiten. Sonographisch stellt sich vor dem Gesicht ein komplexer Tumor dar. Dieser kann echoarme und echoreiche Bezirke enthalten (7, 32, 58) (Abb. 21.**83**).

Häufig wird ein Polyhydramnion gefunden, wahrscheinlich weil der Schluckvorgang beim Fetus gestört ist.

Prognose. Obwohl es sich meist um gutartige Tumoren handelt, wird die Prognose eher als ungünstig eingeschätzt, da die Tumoren zu einer Verlegung der Atemwege führen und die Kinder post partum sterben. Entscheidend sind die Größe und die Operabilität des Tumors. Einzelfälle mit chirurgischer Intervention und einem Überleben der Kinder sind beschrieben (5, 41, 50).

Pränatales Management. Bei ausgedehntem Befund und früher Diagnose im II. Trimenon Option des Schwangerschaftsabbruchs. Bei später Diagnose und ausgedehntem Befund kann der Tumor ein Geburtshindernis darstellen und deshalb eine Sectio caesarea erforderlich machen. In diesem Fall ist eine enge interdisziplinäre Absprache mit dem Pädiater, Anästhesisten und Mund-Kiefer-Chirurgen ratsam.

Makroglossie

Definition. Abnorme Größe der Zunge.

Inzidenz. Selten.

Ätiopathogenese. Eine Makroglossie kann auftreten
- beim *Beckwith-Wiedemann-Syndrom* (Exomphalus-Makroglossie-Gigantismus-Syndrom) (34) und
- beim *Cornelia-de-Lange-Syndrom II* (Muskelhyperplasie mit zerebralem Schaden) (35),
- aber auch bei der *Trisomie 21* (48).

Sonographische Auffälligkeiten. Die große, zwischen Ober- und Unterlippe vorstehende Zunge stellt sich am besten im Sagittalschnitt dar (Abb. 21.**84**). Für den Nachweis einer Makroglossie können möglicherweise Zungenumfangsmessungen, wie sie von Achiron et al. (1) durchgeführt wurden, hilfreich sein.

Trisomie 21. Besteht gleichzeitig ein flaches Profil, sollte an eine Trisomie 21 gedacht werden (Abb. 21.**84**). Nicolaides et al. (48) untersuchten 69 Feten mit einer Trisomie 21 und fanden eine Makroglossie bei 10% der Fälle, die vor 28 SSW beobachtet wurden, und bei 20% der Fälle, die ein Gestationsalter ≥ 28 SSW hatten.

Beckwith-Wiedemann-Syndrom. Auch über einzelne pränatal entdeckte Fälle eines Beckwith-Wiedemann-Syndroms wurde berichtet (27, 63, 67). Hier führt der gleichzeitige sonographische Nachweis des Bauchwanddefektes zur Diagnose. Diagnostische Probleme treten jedoch auf, wenn kein Bauchwanddefekt vorliegt (49).

Assoziierte Fehlbildungen. Beim Beckwith-Wiedemann-Syndrom werden gleichzeitig Abdominaldefekte und eine Viszeromegalie gefunden (67). Beim Cornelia-de-Lange-Syndrom kann zusätzlich eine Porenzephalie gefunden werden.

Differenzialdiagnose. Bilaterale Lippen-Kiefer-Gaumen-Spalte mit vorstehender medianer Gewebebrücke.

Prognose. Diese hängt von der Grunderkrankung ab.

Pränatales Management. Zum Nachweis bzw. Ausschluss einer Trisomie 21 ist eine fetale Chromosomenanalyse zu empfehlen.

Mikro-/Retrognathie

Definition. Zu kleiner, fliehender Unterkiefer.

Inzidenz. Selten.

Ätiopathogenese. Eine Mikrognathie wird in Verbindung mit einzelnen Syndromen beobachtet (Tab. 21.**10**). Hierzu zählen:
- das *Pierre-Robin-Syndrom* (Mikrogenie, Glossoptose und Gaumenspalte) (51, 53),
- das *Treacher-Collins(-Franceschetti)-Syndrom* (autosomal dominant vererbtes mandibulofaziales Dysmorphiesyndrom mit charakteristischer Fazies) (23),

Tabelle 21.**10** Fehlbildungen, die mit einer Mikro-/Retrognathie einhergehen

Chromosomenstörungen	➤ Trisomie 13 ➤ Trisomie 18 ➤ Trisomie 10p
Syndrome	➤ Kousseff-Syndrom ➤ Nager-Syndrom ➤ Pierre-Robin-Syndrom ➤ Oroakrales Syndrom ➤ Smith-Lemli-Opitz-Sydnrom II ➤ Treacher-Collins-Syndrom

- das *Smith-Lemli-Opitz-Syndrom II* (autosomal rezessiv vererbliches Krankheitsbild mit Mikrozephalie, typischen kraniofazialen Dysmorphien, Herzfehler und Pseudohermaphroditismus im männlichen Geschlecht) (15) wie auch
- das *Kousseff-Syndrom* (sakrale Meningomyelozele, komplexes Herzvitium, kraniofaziale Dysmorphie) (33).

Sonographische Auffälligkeiten. Bei der Profildarstellung ergibt sich ein auffällig fliehendes und zu kleines Kinn (Abb. 21.**85**). Chitty et al. (10) publizierten Normdaten für die Mandibula zwischen 12 und 27 SSW, womit möglicherweise eine objektivere Beurteilung einer Mikrognathie möglich ist. Über den pränatalen Nachweis eines Treacher-Collins-Syndroms berichteten Cohen et al. (11).

Assoziierte Fehlbildungen. Turner und Twining (62) fanden beim sonographischen Nachweis einer Mikrognathie in 38% der Fälle einen auffälligen Karyotyp (Tab. 21.**10**). Als häufigster Chromosomendefekt wird eine Trisomie 18 beobachtet (24, 48).

Prognose. Die Prognose hängt von der Grunderkrankung ab.

Pränatales Management. Bei sonographischem Nachweis einer Mikro-/Retrognathie sollte sorgfältig nach weiteren Fehlbildungen gesucht und auch der fetale Karyotyp bestimmt werden.

■ *Anomalien des Ohrs und des Ohransatzes*

Definition. Fehlbildungen der Ohrmuschel sowie auffälliger Ohransatz.

Ätiopathogenese. Ohrmuscheldysplasien werden im Rahmen verschiedener Syndrome gefunden (Tab. 21.**11**), wie z.B.
- dem *Treacher-Collins(-Franceschetti)-Syndrom* (autosomal dominant vererbtes mandibulofaziales Dysmorphiesyndrom mit charakteristischer Fazies und Reduktionsfehlbildungen des äußeren Ohres) (23),
- dem *Seckel-Syndrom* (Vogelkopf-Zwergwuchs mit Mikrozephalie,

Tabelle 21.**11** Fehlbildungen, die mit einem tiefen Ohransatz, einer Ohrmuscheldysplasie, einem kleinen Ohr oder einem präaurikulären Anhängsel einhergehen

Tiefer Ohransatz	➤ Kleeblattschädel-Syndrom ➤ Kousseff-Syndrom ➤ Smith-Lemli-Opitz-Syndrom ➤ Treacher-Collins-Syndrom
Ohrmuscheldysplasie	➤ Chromosom 9p- ➤ Trisomie 18 ➤ Seckel-Syndrom ➤ Smith-Lemli-Opitz-Syndrom Typ I
Kleines Ohr	➤ Trisomie 21
Präaurikuläres Anhängsel	➤ Trisomie 10p ➤ Goldenhaar-Syndrom

Vogelgesicht mit schnabelförmiger Nase, fliehendem Kinn, intrauteriner Wachstumsretardierung, tief stehenden und dysplastischen Ohren, Klinodaktylie, Klumpfuß) (66) oder
- dem *Smith-Lemli-Opitz-Syndrom* (Wachstumsretardierung, Mikrozephalie, tiefer Ohransatz, Mikrognathie, Hypospadie, kleines Membrum, Syndaktylie der 2. und 3. Zehen).

Chromosomendefekte. Dysplastische Ohren werden auch bei Chromosomendefekten, wie der Trisomie 18 (66), gefunden (Tab. 21.**11**).

Embryologie. Die Anlage des äußeren Ohres liegt in den frühen Stadien seitlich am Hals. Bei Unterentwicklung des Unterkiefers unterbleibt die Aszension des äußeren Ohres weitgehend und die Ohren verharren in ihrer „embryonalen" Stellung am Hals-Kopf-Übergang (28).

Pathologisch-anatomischer Befund. Anomalien der Ohrmuschel wie auch des Ohransatzes können vielgestaltig sein. Ohrmuschelanhänge liegen meist vor dem äußeren Gehörgang (47).

Sonographische Auffälligkeiten. Das Erkennen eines tiefen Ohransatzes gelingt bei der sonographischen Diagnostik am besten im frontalen Längsschnitt (Abb. 21.**86**). Störungen der Ohrmuschel lassen sich dagegen im tangentialen Schnitt durch das Ohr erkennen (Abb. 21.**87**). Eine reduzierte Länge des fetalen Ohrs kann nach verschiedenen Autoren (2, 4, 39, 57) als Hinweiszeichen für eine Chromosomenstörung gewertet werden. Für die gezielte Darstellung der Ohrmuschel eignet sich besonders die dreidimensionale Sonographie, mit der zusätzlich eine plastische Oberflächendarstellung möglich ist (46, 56).

Pränatales Management. Bei Nachweis eines tiefen Ohransatzes wie auch einer Ohrmuscheldysplasie sollte sorgfältig nach weiteren Fehlbildungen gesucht und der fetale Karyotyp bestimmt werden.

Orbitaanomalien

Abb. 21.**65** Hypertelorismus mit deutlicher Erweiterung des interorbitalen Abstandes (30 mm). 32 SSW.

Abb. 21.**66** Hypotelorismus bei Holoprosenzephalie. Innerer Orbitaabstand mit 7 mm deutlich verringert. 31 SSW.

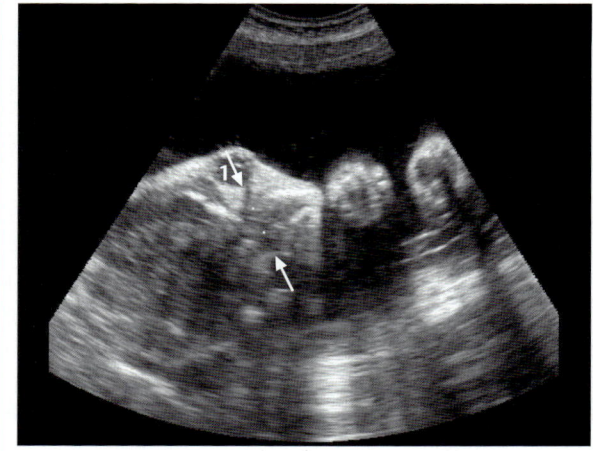

65

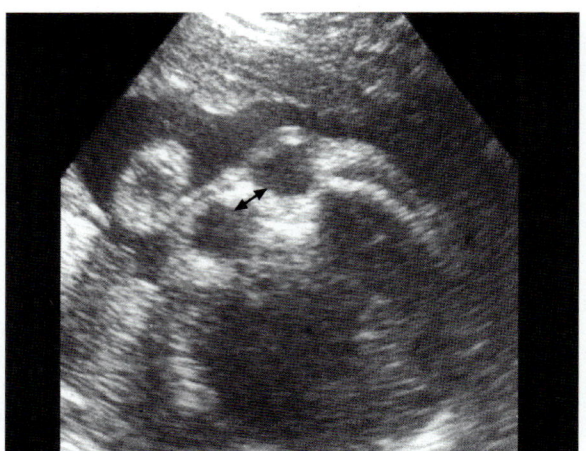

66

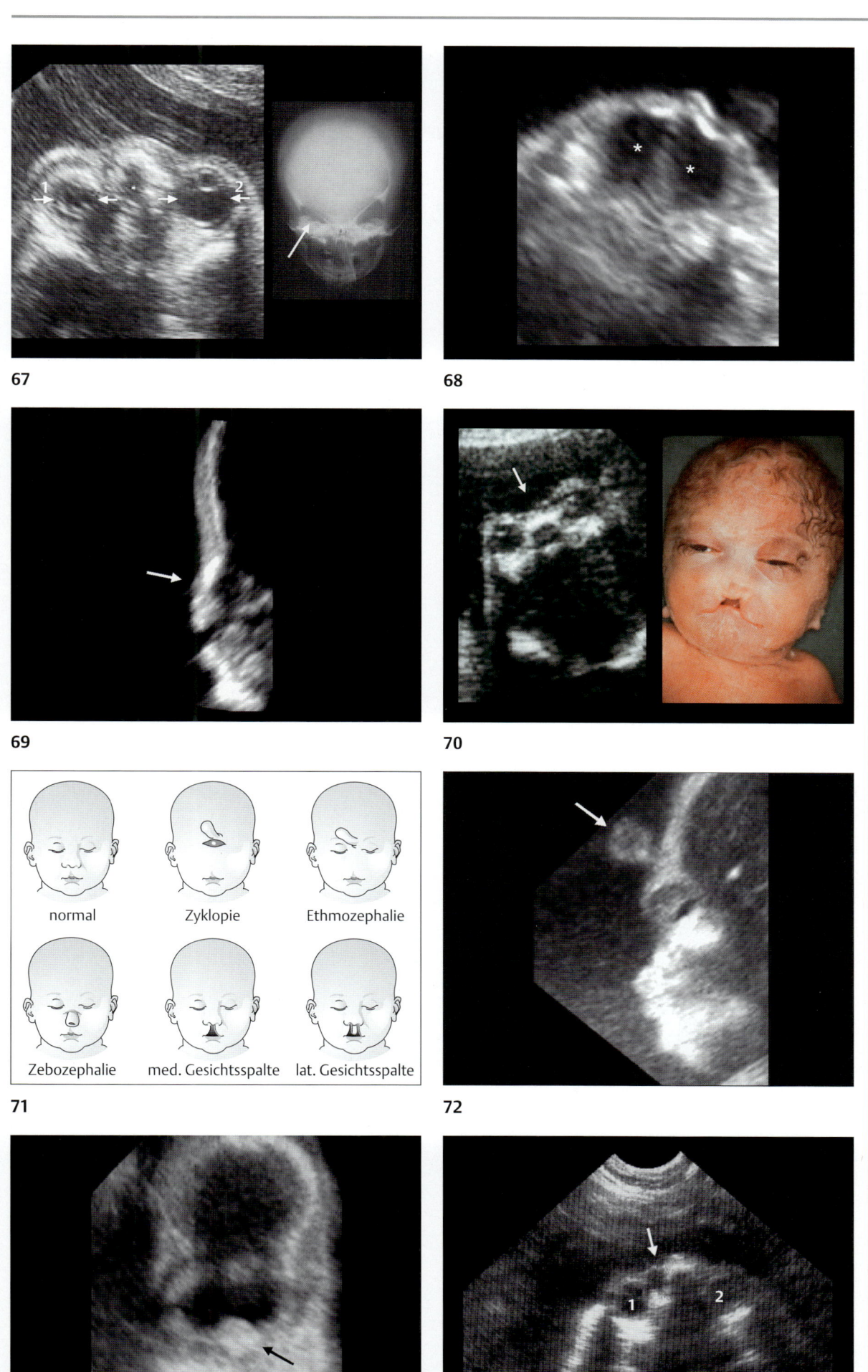

67

68

69

70

71

72

73

74

Abb. 21.**67**   Orbitahypoplasie rechts bei Trisomie 13, BEL. Orbitadurchmesser rechts (1) 9 mm mit rudimentärer Augenanlage. Orbitadurchmesser links (2) 13 mm mit normalem Auge. 27+6 SSW. Rechts im Bild das korrespondierende Röntgenbild post partum mit Darstellung der deutlich zu kleinen rechten Orbita (Pfeil).

Abb. 21.**68**   Synophthalmie, 26 SSW. Innerhalb einer gemeinsamen Orbita erkennt man zwei nebeneinander liegende Augenanlagen (∗).

Nasenanomalien und Tumoren im Gesichtsbereich

Abb. 21.**69**   Nasenaplasie (Pfeil) bei gleichzeitiger Arrhinenzephalie, 21 SSW. Im medianen Sagittalschnitt erkennt man ein auffällig flaches Profil, die Nase ist nicht darstellbar.

Abb. 21.**70**   Links: Fehlende Nase (Pfeil) und Arrhinenzephalie bei Holoprosenzephalie (Schrägschnitt). 22 SSW. Rechts: korrespondierendes postmortales Bild.

Abb. 21.**71**   Die verschiedenen Gesichtsauffälligkeiten bei der Holoprosenzephalie (nach 42).

Abb. 21.**72**   Proboszis (Pfeil) oberhalb der Augenanlage bei Zyklopie. Medianer Sagittalschnitt. 25 SSW.

Abb. 21.**73**   Zebozephalie in der Aufsicht. Der rüsselförmige Fortsatz setzt unterhalb der fusionierten Orbitae an (Pfeil). 26 SSW.

Abb. 21.**74**   Zystische Aussackung des Saccus lacrimalis links, 8 · 11 mm (Pfeil). SL, 29 SSW. 1 = linke Orbita, 2 = rechte Orbita. Schädellage.

Abb. 21.**75** Dermoid im Bereich der rechten Wange (Durchmesser 54 mm), 25 SSW. Lateraler Sagittalschnitt.

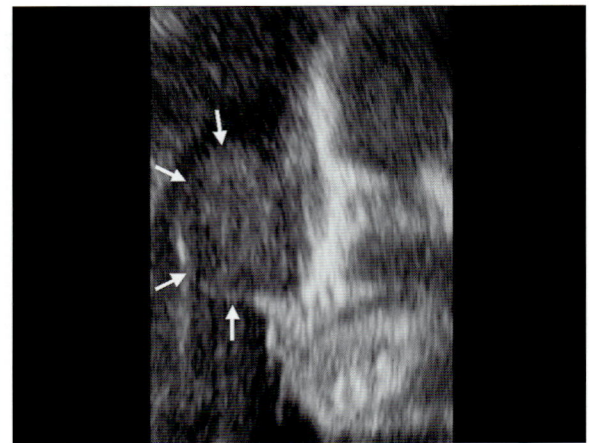

75

Lippen-Kiefer-Gaumen-Anomalien

Abb. 21.**76** Links: Rechtsseitige Lippen-Kiefer-Gaumen-Spalte in der Aufsicht. Trisomie 13, 23 SSW. Rechts: korrespondierendes postmortales Bild.

Abb. 21.**77** Links: Isolierte linksseitige Lippen-Kiefer-Gaumen-Spalte in der Aufsicht. Normaler Karyotyp, 33 SSW. Rechts: korrespondierendes Bild post partum mit 40 SSW.

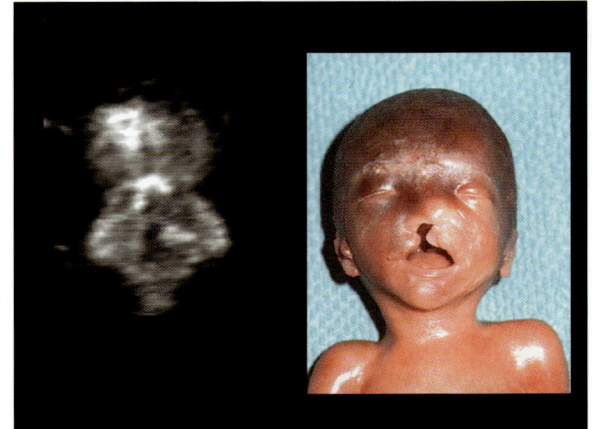

76

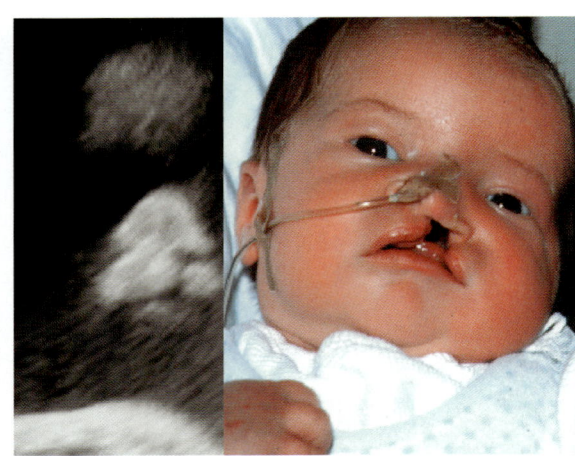

77

Abb. 21.**78** Links: Doppelseitige Lippen-Kiefer-Gaumen-Spalte in der Aufsicht. Trisomie 18, 22 SSW. Rechts: korrespondierendes postmortales Bild.

Abb. 21.**79** Kleine Lippen-Kiefer-Spalte (Pfeil), 36 SSW.

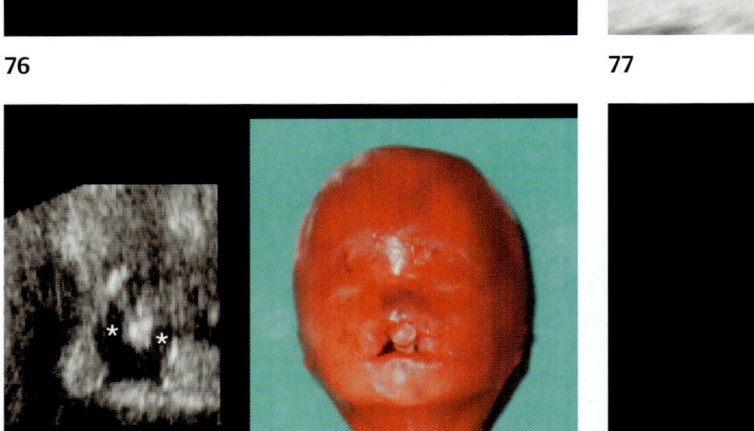

78

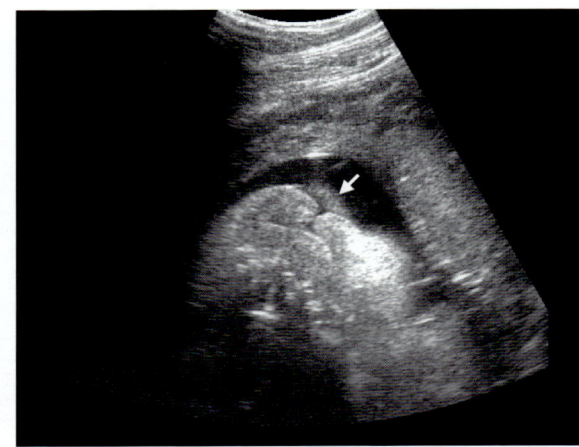

79

Abb. 21.**80** Links: Große mediane Lippen-Kiefer-Gaumen-Spalte in der Profildarstellung. Partielle Tetrasomie 9, 30 SSW. Auffällig ist der offene Mund, der sich auch bei längerer Beobachtung nicht schließt. Rechts: korrespondierendes postmortales Bild.

Abb. 21.**81** Links: Doppelseitige Lippen-Kiefer-Gaumen-Spalte in der Profildarstellung, 22 SSW. Die zwischen den beiden Spalten liegende Gewebebrücke der Oberlippe imponiert als vorstehender Zapfen unterhalb der Nase (Pfeil). Rechts: korrespondierendes postmortales Bild.

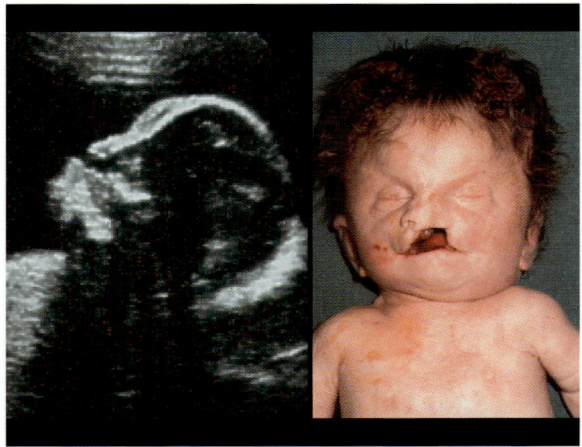

80

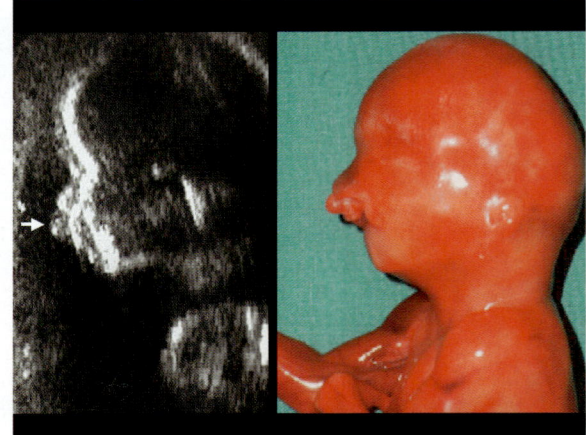

81

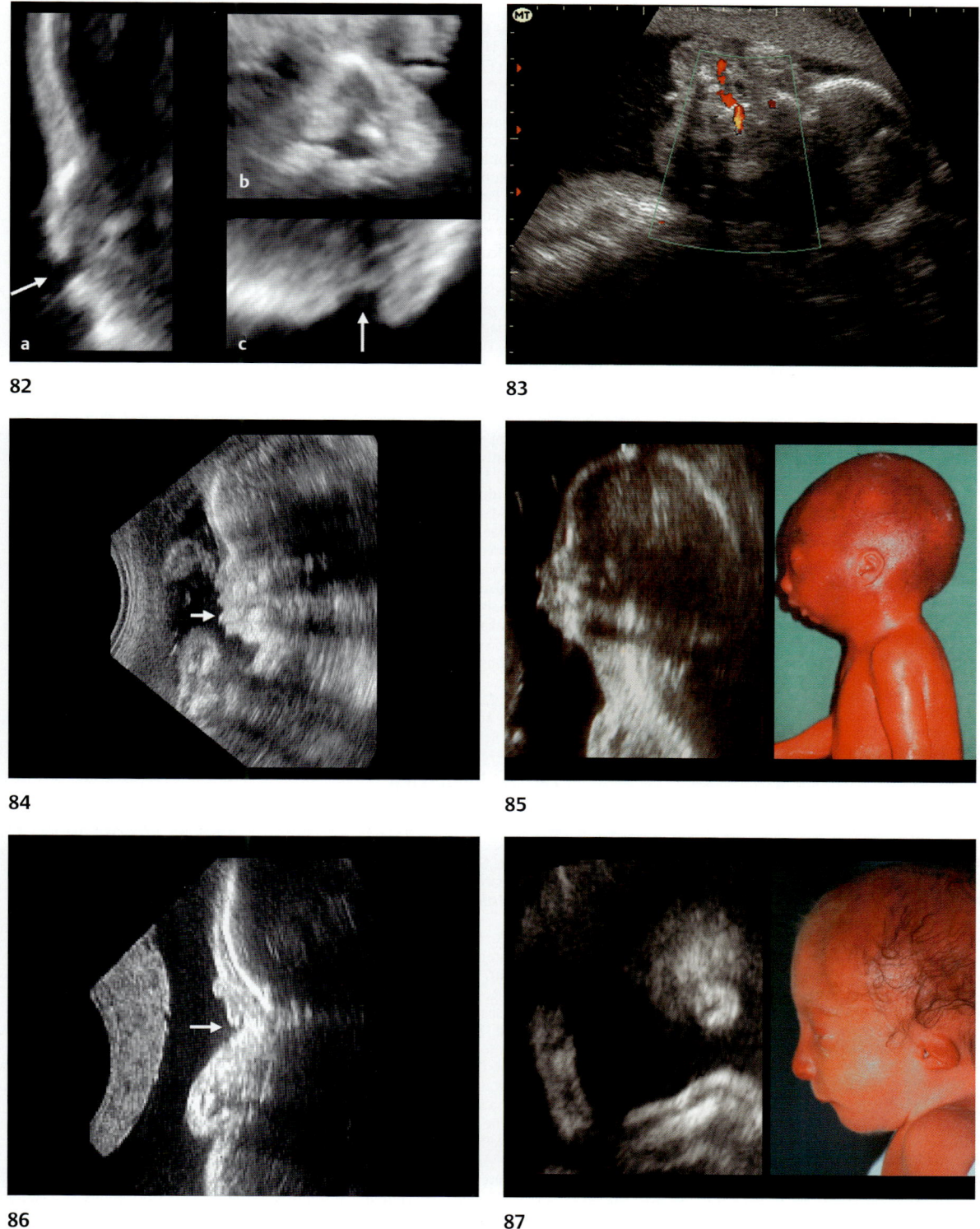

82

83

84

85

86

87

Abb. 21.**82** Mediane Lippen-Kiefer-Gaumen-Spalte bei Holoprosenzephalie, 29 SSW.
a Profildarstellung (Pfeil).
b Aufsicht.
c Transversalschnitt. Der Kiefer-Gaumen-Defekt kommt in dieser Ebene als Ausbuchtung zur Darstellung (Pfeil).

Abb. 21.**83** Epignathus in der Seitenansicht, 22 SSW. Im Farbdoppler erkennt man die Gefäßversorgung des Tumors.

Abb. 21.**84** Makroglossie (Pfeil) bei Trisomie 21, 30 SSW. In der Profildarstellung erkennt man neben dem flachen Gesicht den offenen Mund mit der vorstehenden vergrößerten Zunge.

Abb. 21.**85** Mikro-/Retrognathie bei Trisomie 18. Profildarstellung, 23 SSW. Rechts: korrespondierendes postmortales Bild.

Ohrfehlbildungen

Abb. 21.**86** Tiefer Ohransatz bei Pena-Shokeir-Syndrom, 28 SSW. Der untere Teil des linken Ohrläppchens berührt beinahe die Schulter (Pfeil).

Abb. 21.**87** Dysplastische Ohrmuschel bei Trisomie 18 (Tangentialschnitt), 33 SSW. Rechts: korrespondierendes Bild post partum.

Literatur

Neuralrohrdefekte

1. Achiron, R., Malinger, G., Tadmor, O. et al.: Exencephaly and anencephaly: a distinct anomaly or an embryologic precursor: in utero study by transvaginal sonography. Israel. J. Obstet. Gynecol. 1 (1990) 60–63
2. Aleksic, S., Budzilovich, G., Greco, M.A., Feigin, I., Epstein, F., Pearson, J.: Iniencephaly: Neuropathologic study. Clin. Neuropathol. 2 (1983) 55–61
3. Boos, R., Rabe, D., Schmidt, W.: Pränatale Diagnose eines schweren Neuralrohrdefektes bei negativen biochemischen Befunden. Z. Geburtsh. Perinat. 188 (1984) 244–247
4. Bronshtein, M., Ornoy, A.: Acrania: anencephaly resulting from secondary degeneration of a closed neural tube: two cases in the same family. J. Clin. Ultrasound, 19 (1991) 230–234
5. Budorick, N.E., Pretorius, D.H., MacGahan, J.P., Grafe, M.R., James, H.E., Slivka, J.: Cephalocele detection in utero: sonographic and clinical features. Ultrasound Obstet. Gynecol. 5 (1995) 77–85
6. Chervenak, F.A., Isaacson, G., Mahoney, M.J., Berkowitz, R.L., Tortora, M., Hobbins, J.C.: Diagnosis and management of fetal cephalocele. Obstet. Gynecol. 64 (1984) 86–91
7. Cox, G.G., Rosenthall, S.J., Holsapple, J.W.: Exencephaly: Sonographic findings and radiologic-pathologic correlation. Radiology 155 (1985) 755–756
8. Cunningham, M.E., Walls, W.I.: Ultrasound in the evaluation of anencephaly. Radiology 118 (1976) 165–167
9. David, T.J., Nixon, A.: Congenital malformations associated with anencephaly and iniencephaly. J. Med. Genet. 13 (1976) 263–265
10. Degenhardt, F., Mühlhaus, K.: Pränatale Diagnostik eines Meckel-Syndroms bei einer vorbelasteten Familie. Ultraschall 6 (1985) 226–228
11. Donnenfeld, A.E., Hughes, H., Weiner, S.: Prenatal diagnosis and perinatal management of frontoethmoidal meningoencephalocele. Amer J. Perinatology 5 (1988) 51–53
12. EUROCAT Working Group. Prevalence of neural tube defects in 20 regions of Europe and the impact of prenatal diagnosis, 1980–1986. J. Epidemiol. Community Health 45 (1991) 52–58
13. Fiske, C.E., Filly, R.A.: Ultrasound evaluation of the normal and abnormal fetal neural axis. Radiol. Clin. N. Amer. 20 (1982) 285–296
14. Foderaro, A.E., Abu-Yosef, M.M., Benda, J.A., Williamson, R.A., Smith, W.L.: Antenatal diagnosis of iniencephaly. J. Clin. Ultrasound 15 (1988) 550–554
15. Goldstein, R.B., Filly, R.A.: Prenatal diagnosis of anencephaly: Spectrum of sonographic appearances and distinction from the amniotic band syndrome. Amer. J. Roentgenol. 151 (1988) 547–550
16. Goldstein, R.B., Filly, R.A., Callen, P.W.: Sonography of anencephaly: pitfalls in early diagnosis. J. Clin. Ultrasound 17 (1989) 397–402
17. Guthkelch, A.N.: Occipital cranium bifidum. Arch. Dis. Child 45 (1970) 104–109
18. Hackelöer, B.J., Nitschke, S.: Frühdiagnose des Anencephalus und Iniencephalus durch Ultraschall. Geburtsh. u. Frauenheilk. 35 (1975) 866–871
19. Hendricks, S.K., Cyr, D.R., Nyberg, D.A., Raabe, R., Mack, L.A.: Exencephaly – Clinical and ultrasonic correlation to anencephaly. Obstet. Gynecol. 72 (1988) 898–901
20. Howkins, J., Lawrie, R.S.: Inienzephalus. J. Obstet. Gynaec. Brit. Emp. 46 (1939) 25–31
21. Johnson, S.P., Sebire, N.J., Snijders, R.J.M., Tunkei, S., Nicolaides, K.H.: Ultrasound screening for anencephaly at 10–14 weeks of gestation. Ultrasound Obstet. Gynecol. 9 (1997) 14–16
22. Kennedy, K.A., Flick, K.J., Thurmond, A.S.: First-trimester diagnosis of exencephaly. Amer. J. Obstet. Gynecol. 162 (1990) 461–463
23. Klippel, M., Feil, A.: Un cas d'absence des vérèbres cervicales. Nouv. Iconogr. Salpêtrière 25 (1912) 223–250
24. Kossoff, G., Garrett, W.J., Radovanovich, G.: Grey scale echography in obstetrics and gynaecology. Aust. Radiol. 18 (1974) 62–111
25. Kurjak, A.: Direct ultrasonic diagnosis of fetal malformations and abnormalities. In: Murken, J.D., Stengel-Rutkowski, S., Schwinger, E.: Prenatal Diagnosis. Stuttgart: Enke 1979; p. 175
26. Leucht, W., Heyes, H., Müller, E., Schmidt, W.: Das Meckel-Syndrom. Seine Bedeutung für die pränatale Diagnostik und für den Frauenarzt. Geburtsh. u. Frauenheilk. 41 (1981) 765–768
27. Loft, A.G., Hogdall, E., Larsen, S.O., Norgaard-Pedersen, B.: A comparison of amniotic fluid alpha-fetoprotein and acetylcholinesterase in the prenatal diagnosis of open neural tube defects and anterior abdominal wall defects. Prenat. Diagn. 13 (1993) 93–109
28. Lorber, J., Schofield, J.K.: The prognosis of occipital encephalocele. Z. Kinderchir. Grenzgeb. 28 (1979) 347–351
29. Masterson, J.G.: Empiric risk, genetic counseling and preventive measures in anencephaly. Acta genet. (Basel) 12 (1962) 219–229
30. Mecke, S., Passarge, E.: Encephalocele, polycystic kidneys, and polydactyly as an autosomal recessive trait simulating certain other disorders. The Meckel syndrome. Ann. Genet. 14 (1971) 97–103
31. Meizner, I., Bar-Ziv, J.: Preantal ultrasonic diagnosis of a rare case of iniencephaly apertus. J. Clin. Ultrasound 15 (1987) 200–203
32. Mórocz, I., Szeifert, G.T., Molnár, P., Tóth, Z., Csécsei, Papp, Z.: Prenatal diagnosis and pathoanatomy of iniencephaly. Clin. Genetics 30 (1986) 81–86
33. Nau, H., Hauck, R.S., Ehlers, K.: Valproic acid-induced neural tube defects in mouse and human: aspects of chirality, alternative drug development, pharmacocinetics and possible mechanisms. Pharmacol. Toxicol. 69 (1991) 310–321
34. Patt, V., Niesen, M.: Dystokie durch fetale Mißbildungen und Anomalien des mütterlichen Genitale. Gynäkologe 7 (1974) 106–115
35. Robinson, H.P.: The role of ultrasound in the prenatal diagnosis of neural tube defects. In: Murken, J.D., Stengel-Rutkowski, S., Schwinger, E.: Prenatal Diagnosis. Stuttgart: Enke 1979; p. 179
36. Robinson, H.P., Hood, V.D., Adam, A.H., Gibson, A.A., Ferguson-Smith, M.A.: Diagnostic ultrasound: Early detection of fetal neural tube defects. Obstet. Gynec. 56 (1980) 705–710
37. Rottem, S., Bronshtein, M., Thaler, I., Brandes, J. M.: First trimester transvaginal sonographic diagnosis of fetal anomalies. Lancet 1 (1989) 444–445
38. Schmidt, W., von Host, T., Schröder, T., Kubli, F.: Pränatale Diagnose des Meckel-Gruber-Syndroms durch Ultraschall. Z. Geburtsh. Perinat. 185 (1981) 67–71
39. Schmidt, W., Kubli, F.: Early diagnosis of severe congenital malformations by ultrasonography. J. Perinat. Med. 10 (1982) 233–241
40. Schulman, K.: Encephalocele. In: Bergsma, D., Alan, R.: Birth Defects Compendium. 2nd ed. Liss 1979; p. 390
41. Sherer, D.M., Hearn-Stebbins, B., Harvey, W., Metlay, L.A., Abramowicz, J.S.: Endovaginal sonographic diagnosis of iniencephaly apertus and craniorachischisis at 13 weeks' menstrual age. J. Clin. Ultrasound 21 (1993) 124–127
42. Shoham, Z., Caspi, B., Chemke, J., Dgani, R., Lancet, M.: Iniencephaly: prenatal ultrasonographic diagnosis – case report. J. Perinat. Med. 16 (1988) 139–143
43. Simpson, D.A., David, D.J., White, J.: Cephaloceles: Treatment, outcome, and antenatal diagnosis. Neurosurgery 15 (1984) 14–21
44. Sonoda, T., Ohdo, S, Ohba, K., Okishima, T., Hayakawa, K.: Teratogenic effects of sodium valproate in the Jcl: ICR mouse fetus. Acta Paediatr. Jpn. 32 (1990) 502–507
45. Tuchmann-Duplessis, H., Mercier-Parot, L.: Sur l'action teratogene d'un sulfamide hypoglycemiant, etude experimentale chez la ratte. J. Physiol. 51 (1959) 65–83
46. U. K. Collaborative study on alpha-1-fetoprotein in relation to neural tube defects. Lancet I (1977) 1323–1332
47. Vergani, P., Ghidini, A., Sirtori, M., Roncaglia, N.: Antenatal diagnosis of fetal acrania. J. Ultrasound Med. 6 (1987) 715–717
48. Wald, N., Cuckle, H., Nanchahal, K.: Amniotic fluid acetylcholinesterase measurement in the prenatal diagnosis of open neural tube defects. Second report of the Collaborative Acetylcholinesterase Study. Prenat. Diagn. 9 (1989) 813–829
49. Warkany, J., Takacs, E.: Experimental production of congenital malformations in rats by salicylate poisoning. Amer. J. Pathol. 35 (1959) 315–331
50. Warkany, J., Takacs, E.: Congenital malformations in rats from streptonigrin. Arch. Pathol. 79 (1965) 65–79
51. Warkany, J.: Congenital Malformations. Year Book Medical Publishers, Chicago 1971; p. 414
52. Wilkins-Haug, L., Freedman, W.: Progression of exencephaly to anencephaly in the human fetus – an ultrasound perspective. Prenat. Diagn. 11 (1991) 227–233

ZNS-Fehlbildungen

1. Altshuler, G.: Toxoplasmosis as a cause of hydranencephaly. Amer. J. Dis. Child. 125 (1973) 251–252
2. Alvord, E.C., Jr., Shaw, C.M.: Neoplasmas of the nervous system. In: Ducket, S.: Pediatric Neuropathology. Baltimore: Williams and Wilkins 1995; pp. 640–718
3. Anderson, F., Landing, B:. Cerebral arachnoid cysts in infants. J. Pediatr. 69 (1966) 88–96
4. Benacerraf, B.R., Barss, V.A., Laboda, L.A.: A sonographic sign for the detection in the second trimester of the fetus with Down syndrome. Amer. J. Obstet. Gynecol. 151 (1985) 1078–1079
5. Benacerraf, B.R., Gelman, R., Frigoletto, F.D.: Sonographic identification of second trimester fetuses with Down's syndrome. New Engl. J. Med. 317 (1987) 1371–1376
6. Benacerraf, B.R., Frigoletto, F.D.Jr.: Soft tissue nuchal fold in the second-trimester fetus: Standards for normal measurements compared with those in Down syndrome. Amer. J. Obstet. Gynecol. 157 (1987) 1146–1149
7. Benacerraf, B.R., Stryker, J., Frigoletto, F.D.Jr.: Abnormal US appearance of the cerebellum (banana sign): indirect sign of spina bifida. Radiology 171 (1989) 151–153
8. Benda, C.E.: The Dandy-Walker syndrome or the socalled atresia of the foramen Magendie. J. Neuropathol. Exp. Neurol. 13 (1954) 14–29
9. Bertino, R.E., Nyberg, D.A., Cyr, D.R., Mack, L.A.: Prenatal diagnosis of agenesis of the corpus callosum. J. Ultrasound Med. 7 (1988) 251–260
10. Bickers, D.S., Adams, R.D.: Hereditary stenosis of the aqueduct of Sylvius as a cause of congenital hydrocephalus. Brain 72 (1949) 246–262
11. Birnholz, J.C., Frigoletto, F.D.: Antenatal treatment of hydrocephalus. New Engl. J. Med. 304 (1981) 1021–1023
12. Bland, R.S., Nelson, L.H., Meis, P.J., Weaver, R.L., Abramson, J.S.: Gonococcal ventriculitis associated with ventruculoamniotic shunt placement. Amer. J. Obstet. Gynecol. 147 (1983) 781–784
13. Bollmann, R., Chaoui, R, Zienert, A., Körner, H.: Plexus chorioideus-Zysten im II. Trimenon – ein Hinweiszeichen für eine Trisomie 18. Zentralbl. Gynäkol. 114 (1992) 171–174
14. Brahman, S., Jenna, R., Wittenauer, H.J.: Sonographic in utero appearance of Kleeblattschädel syndrome. J. Clin. Ultrasound 7 (1979) 481–484
15. Burstein, J., Papile, L., Burstein, R.: Intraventicular hemorrhage and hydrocephalus in premature newborns: A prospective study with CT. Amer. J. Roentgenol. 132 (1979) 631–635
16. Cameron, A.H.: Arnold-Chiari and other neuro-anatomical malformations associated with spina bifida. J. Path. Bact. 73 (1957) 195–211
17. Campbell, S.: Early prenatal diagnosis of fetal abnormality by ultrasound B-scanning. In: Murken, J.D., Rutkowski, S., Schwinger, E.: Prenatal Diagnosis. Stuttgart: Enke 1979; S. 183
18. Cantu, R.C., LeMay, M.: Porencephaly caused by intracerebral hemorrhage. Radiology 88 (1967) 526–530
19. Chervenak, F.A., Berkowitz, R.L., Romero, R. et al.: The diagnosis of fetal hydrocephalus. Amer. J. Obstet. Gynecol. 147 (1983) 703–716

20. Chervenak, F.A., Isaacson, G., Mahoney, M.J., Tortora, M., Mesologites, T., Hobbins, J.: The obstetric significance of holoprosencephaly. Obstet. Gynecol. 63 (1984) 115–121
21. Chervenak, F.A., Jeanty, P., Cantraine, F. et al.: The diagnosis of fetal microcephaly. Amer. J. Obstet. Gynec. 149 (1984) 512–517
22. Chervenak, F.A., McCullough, L.B.: Ethical challenges in prenatal medicine: the intrapartum management of pregnancy complicated by fetal hydrocephalus with macrocephaly. Semin. Perinatol. 1 (1987) 232–239
23. Chuang, S., Harwood-Nash, D.: Tumors and cysts. Neuroradiology 28 (1986) 436–475
24. Clewell, M.H., Johnson, M.L., Meier, P.R. et al.: A surgical approach to the treatment of fetal hydrocephalus. New. Engl. J. Med. 306 (1982) 1320–1325
25. Cohen, M.M.: An update on the holoprosencephalic disorders. J. Pediat. 101 (1982) 865–869
26. Crade, M.: Ultrasonic demonstration in utero of an intracranial teratoma. JAMA 247 (1982) 1173
27. Dambska, M., Wisniewski, K., Sher, J.H.: Lissencephaly: Two distinct clinico-pathologic types. Brain Dev. 5 (1983) 302–310
28. Dandy, W.E.: The diagnosis and treatment of hydrocephalus due to occlusion of the foramina of Magendie and Luschka. Surg. Gynecol. Obstet. 32 (1921) 112–124
29. Davidoff, L.M., Dyke, C.G.: Agenesis of the corpus callosum: Its diagnosis by encephalography. AJR 32 (1934) 1–10
30. Dempsey, P.J., Koch, H.: In utero diagnosis of the Dandy-Walker syndrome: Differentiation from extra-axial posterior fossa cyst. J. clin. Ultrasound 9 (1981) 403–405
31. DeMyer, W., Zeman, W., Palmer, C.: The face predicts the brain: Diagnostic significance of median facial anomalies for holoprosencephaly (arhinencephaly). Pediatrics 34 (1964) 256–263
32. DeMyer, W: Classification of cerebral malformations. Birth Defects 7 (1971) 78–93
33. DeMyer, W.: Holoprosencephaly (cyclopia-arhinencephaly). In: Vinken, P.J., Bruyn, G.W. (eds.): Handbook of Clinical Neurology. Vol. 30. Amsterdam: Elsevier/North Holland Biomedical Press 1977; pp. 431–478
34. Denkhaus, H., Winsberg, F.: Ultrasonic measurement of the fetal ventricular system. Radiology 131 (1979) 781–787
35. Donnenfeld, A.E., Carlson, D.E., Palomaki, G.E., Librizzi, R.J., Weiner, S., Platt, L.: Prospective multicenter study of second-trimester nuchal skinfold thickness in unaffected and Down syndrome pregnancies. Obstet. Gynecol. 84 (1994) 844–847
36. Doren, M., Tercanli, S., Gulotta, F., Holzgreve, W.: Prenatal diagnosis of highly undifferentiated brain tumour: a case report and review of the literature. Prenat. Diagn. 17 (1997) 967–971
37. Dreazen, E., Tessler, F., Sarti, D., Crandall, B.F.: Spontaneous resolution of fetal hydrocephalus. J. Ultrasound Med. 8 (1989) 155–157
38. Edwards, J.H.: Congenital malformations of the nervous system in Scotland. Brit. J. prev. soc. Med. 12 (1958) 115–130
39. Eller, K.M., Kuller, J.A.: Porencephaly secondary to fetal trauma during amniocentesis. Obstet. Gynecol. 85 (1995) 865–867
40. Encha-Razavi, F.: Fetal neuropathology. In: Duckett, S.: Pediatric neuropathology. Baltimore: Williams & Wilkins 1995 108–122
41. Evrard, P., Kadhim, H.J., de Saint-Georges, P., Gadisseau, J.F.: Abnormal development and destructive processes of the human brain during the second half of gestation. In: Evrard, P., Minkowski, A. (eds.): Developmental Neurobiology. Nestlé Nutrition Workshop Series Vol. 12. New York: Vevey/Raven Press 1989; pp.153–176
42. Findlay, J.W.: The choroid plexuses of the lateral ventricles of the brain, their histology, normal and pathological (in relation specially to insanity). Brain 22 (1899) 161
43. Fogarty, K., Cohen, H.L., Haller, J.O.: Sonography of fetal intracranial hemorrhage: Unusual causes and a review of the literature. J. Clin. Ultrasound 17 (1989) 366–370
44. Freytag, E., Lindenberg, R: Neuropathic findings in patients of a hospital for the mentally deficient. A survey of 359 cases. Hopkins Med. J. 121 (1967) 379–392
45. Frigoletto, F.D.jr., Birnholz, J.C., Greene, M.F.: Antenatal treatment of hydrocephalus by ventriculoamniotic shunting. J. Amer. med. Ass. (1982) 2496–2497
46. Gabrielli, S., Reece, A.R., Pilu, G. et al.: The significance of prenatally diagnosed choroid plexus cysts. Amer. J. Obstet. Gynecol. 160 (1989) 1207–1210
47. Garrett, W.J.: Ultrasound in discerning normal fetal anatomy. In: Hobbins, J.C.: Diagnostic Ultrasound in Obstetrics. New York: Churchill Livingstone 1979; p. 57
48. Golbus, M.S., Holzgreve, W., Harrison, M.R.: Intrauterine Direktbehandlung des Feten. Gynäkologe 17 (1984) 62–71
49. Goldhofer, W., Merz, E., Ackermann, R., Al-Hami, S.: Pränatale Ultraschallbefunde bei der Arnold-Chiarischen Missbildung. Z. Geburtsh. Perinat. 189 (1985) 42–44
50. Goldstein, R.B., Podrasky, A.E., Filly, R.A., Callen, P.W.: Effacement of the fetal cisterna magna in association with myelomeningocele. Radiology 172 (1989) 409–413
51. Green, M.F., Benacerraf, B.R., Frigoletto, F.D.jr.: Reliable criteria for the prenatal diagnosis of alobar holoprosencephaly. Amer. J. Obstet. Gynecol. 156 (1987) 687–689
52. Gross, H., Jellinger, K.: Morphologische Aspekte cerebraler Mißbildungen. Wien. Z. Nervenheilk. 27 (1969) 9–37
53. Grouchy de, J., Turleau, C.: Atlas des maladies chromosomiques. Deuxième édition. Paris, Expansion Scietnifique Francaise (1982)
54. Guibert-Tranier, F., Piton, J., Billerey, J., Caillé, J.M.: Agenesis of the corpus callosum. J. Neuroradiology 9 (1982) 135–160
55. Guthkelch, A.N., Riley, N.A.: Influence of aetiology on prognosis in surgically treated infantile hydrocephalus. Arch. Dis. Child. 44 (1969) 29–35
56. Hadeed, A.J., Siegel, S.R.: Maternal cocaine use during pregnancy: effect on the newborn infant. Pediatrics 84 (1989) 205–210
57. Halsey, J.H., Allen, N., Chamberlin, H.R.: Hydranencephaly. In: Vinken, P.J., Bruyn, G.W. (eds.): Handbook of Clinical Neurology. Vol. 30. Amsterdam: Elsevier/North Holland Biomedical Press 1977; 661–680
58. Hamby, W.B., Krauss, R.F., Beswick, W.F.: Hydranencephaly: Clinical diagnosis. Presentation of 7 cases. Pediatrics 6 (1950) 371–383
59. Hanieh, A., Simpson, D.A., North, J.B.: Arachnoid cyst: A ctitical survey of 41 cases. Childs Nerv. Syst. 4 (1988) 92–96
60. Hansmann, M.: Nachweis und Ausschluß fetaler Entwicklungsstörungen mittels Ultraschallscreening und gezielter Untersuchung – ein Mehrstufenkonzept. Ultraschall 2 (1981) 206–220
61. Hart, M.N., Malamud, N., Ellis, W.G.: The Dandy-Walker syndrome: A clinicopathological study bases on 28 cases. Neurology 22 (1972) 771–780
62. Heiserman, J., Filly, R.A., Goldstein, R.B.: Effect of measurement errors on sonographic evaluation of ventriculomegaly. J. Ultrasound Med. 4 1991) 121–124
63. Herman, J.H., Jumbelic, M., Ancona, R., Kickler, T.S.: In utero cerebral hemorrhage in alloimmune thrombocytopenia. Amer. J. Pediatr. Hematol. Oncol. 8 (1986) 312–317
64. Hertzberg, B.S., Kay, H.H., Bowie, J.D.: Fetal choroid plexus lesions. Relationship of antenatal sonographic appearance to clinical outcome. J. Ultrasound Med. 8 (1989) 77–82
65. Hidalgo, H., Bowie, J., Rosenberg, E.R., Ram, P.C., Ford, K., Lipsit, E.: In utero sonographic diagnosis of fetal cerebral anomalies. Amer. J. Roentgenol. 139 (1982) 143–148
66. Hirsch, J.H., Cyr, D., Eberhardt, H., Zunkel, D.: Ultrasonographic diagnosis of an aneurysm of the vein of Galen in utero by duplex scanning. J. Ultrasound Med. 2 (1983) 231–233
67. Hofman-Tretin, J.C., Horoupian, D.S., Koenisberg, M., Schnur, M.J., Liena, J.F.: Lobar holoprosencephaly with hydrocephalus: antenatal demonstration and differential diagnosis. J. Ultrasound Med. 5 (1986) 691–697
68. Hsia, Y.E., Bratu, M., Herbordt, A.: Genetics of the Meckel syndrome (dysencephalia splanchnocystica). Pediatrics 48 (1971) 237–247
69. Johnson, M.L., Dunne, M.G., Mack, L.A., Rashbaum, C.L.: Evaluation of fetal intracranial anatomy by static and real-time ultrasound. J. Clin. Ultrasound 8 (1980) 311–318
70. Johnson, M.L., Rumack, C.M., Mannes, E.J., Appareti, K.E.: Detecting of neonatal intracranial hemorrhage utilizing real-time and static ultrasound. J. Clin. Ultrasound 9 (1981) 427–433
71. Johnson, M.L., Pretorius, D., Clewell, W.H., Meier, P.R., Manchester, D.: Fetal hydrocephalus. Diagnosis and management. Semin. Perinat. 7 (1983) 83–89
72. Johnson, R.T., Johnson, K.P., Edmonds,C.J.: Virus-induced hydrocephalus: Development of aqueductal stenosis in hamsters after mumps infection. Science 157 (1967) 1066–1067
73. Kim, M., Elyaderani, M.K.: Sonographic diagnosis of cerebroventricular hemorrhage in utero. Radiology 142 (1982) 479–480
74. Koch, G.: Genetics of microcephaly in man. Acta. Genet. med. (Roma) 8 (1959) 75–86
75. Koh, A., Grundy, H.: Fetal heart rate tracing with congenital aneurysm of the great vein of Galen. Amer. J. Perinatol. 5 (1988) 98–100
76. Kurjak, A., Kirkinen, P., Latin, V., Raijhvajn, B.: Diagnosis and assessment of fetal malformations and abnormalities. J. perinat. Med. 8 (1980) 219–235
77. Kurtz, A.B., Wapner, R.J., Rubin, C.S., Cole-Beuglet, C., Ross, R.D., Goldberg, B.B.: Ultrasound criteria for in utero diagnosis of microcephaly. J. clin. Ultrasound 8 (1980) 11–16
78. Lemire, R.J., Loeser, J.D., Leech, R.W., Alvord, E.C.: Normal and abnormal development of the human nervous system. New York: Harper & Row 1975
79. Lin, Y., Chang, F., Liu, C.: Antenatal detection of hydranencephaly at 12 weeks' menstrual age. J. Clin. Ultrasound 20 (1992) 62–64
80. Lipman, S.R, Pretorius, D., Rumack, C., Manco-Johnson, M.L.: Fetal intracranial teratoma: US diagnosis of three cases and a review of the literature. Radiology 157 (1985) 491–494
81. Lockwood, C.J., Ghidini, A., Aggarwal, R., Hobbins, J.: Antenatal diagnosis of partial agenesis of the corpus callosum: a benign cause of ventriculomegaly. Amer. J. Obstet. Gynecol. 159 (1988) 184–186
82. Lustig-Gillman, I., Young, B.K., Silverman, F. et al.: Fetal intraventricular hemorrhage: Sonographic diagnosis and clinical implications. J. Clin. Ultrasound 11 (1983) 277–280
83. MacGahan, J.P, Haesslein, H.C, Meyers, M., Ford, K.B.: Sonographic recognition of in utero intraventricular hemorrhage. AJR 142 (1984) 171–173
84. Mahony, B.S., Filly, R.A., Callen, P.W., Golbus, M.S.: Thanatophoric dwarfism with the cloverleaf skull: A specific antenatal diagnosis. J. Ultraosund Med. 4 (1985) 151–154
85. Mao, K., Adams, J.: Antenatal diagnosis of intracranial arteriovenous fistula by ultrasonography. Case report. Brit. J. Obstet. Gynaecol. 90 (1983) 872–873
86. Martin, H.: Microcephaly and mental retardation. Amer. J. Dis. Child 119 (1970) 128–131
87. McComb, J.G.: Recent research into the nature of cerebrospinal fluid formation and absorption. J. Neurosurg. 59 (1983) 369–383
88. McIntosh, R., Merritt, K.K., Richards, M.R., Samuels, M.H., Bellows, M.T.: The incidence of congenital malformations: a study of 5.964 pregnancies. Pediatrics 14 (1954) 505–521
89. Meizner, I., Barki, Y., Hertzanu, Y.: Prenatal sonographic diagnosis of agenesis of corpus callosum. J. Clin. Ultrasound 15 (1987) 262–264
90. Merz, E.: Hinweisende Diagnostik durch Ultraschalluntersuchung. In: Dudenhausen, J.W. (Hrsg.): Down-Syndrom: Früherkennung und therapeutische Hilfen. Frankfurt: Umwelt & Medizin 1992; S. 24–30
91. Merz, E., Wellek, S.: Das normale fetale Wachstumsprofil – ein einheitliches Modell zur Berechnung von Normkurven für die gängigen Kopf- und Abdomenparameter sowie die großen Extremitätenknochen. Ultraschall in Med. 17 (1996) 153–162
92. Milhorat, T.H.: Hydrocephalus and the cerebrospinal fluid. Baltimore: Williams & Wilkins (1972) 97–102
93. Mintz, M.C., Arger, P.H., Coleman, B.G.: In utero sonographic diagnosis of intracerebral hemorrhage. J. Ultrasound Med. 4 (1985) 375–376
94. Montserrat, J.M., Picado, C., Austi-Vidal, A.: Arnold-Chiari malformation and paralysis of the diaphragm. Respiration 53 (1992) 128–131
95. Morales, W., Stroup, M.: Intracranial hemorrhage in utero due to isoimmune neonatal thrombocytopenia. Obstet. Gynecol. 65 (1985) 20S–21S
96. Motte, J., Gomes, H., Morville, P., Cymbalista, M.: Sonographic diagnosis of lissencephaly. Pediatr. Radiol. 17 (1987) 362–364
97. Murray, J., Johnson, J., Bird, T.: Dandy-Walker malformation: Etiologic heterogenity and empiric recurrence risks. Clin. Genet. 28 (1985) 272–283

98. Myers, R.E.: Brain pathology following fetal vascular occlusion: An experimental study. Invest. Ophthalmol. 8 (1969) 41–50
99. Nadel, A.S., Bromley, B.S., Frigoletto, F.D.jr., Estroff, J.A., Benacerraf, B.R.: Isolated choroid plexus cysts in the second-trimester fetus: is amniocentesis really indicated? Radiology 185 (1992) 545–548
100. Nava, S., Godmilow, L., Reeser, S., Ludominky, A., Donnenfeld, A.E.: Significance of sonographically detected second trimester choroid plexus cysts: a series of 211 cases and a review of the literature. Ultrasound Obstet. Gynecol. 4 (1994) 448–451
101. Navin, J.J., Angevine, J.M.: Congenital cytomegalic inclusion disease with porencephaly. Neurology (Minneap.) 18 (1968) 470–472
102. Nguyen, T.H., Pescia, G., Deonna, T. et al.: Early prenatal diagnosis of genetic microcephaly. Prenat. Diagn. 5 (1985) 345–347
103. Nicolaides, K.H., Campbell, S., Gabbe, S.G.: Ultrasound screening for spina bifida: cranial and cerebellar signs Lancet 2 (1986) 72–74
104. Nicolaides, K.H., Salvesen, D., Snijders, R.J.M., Gosden, C.M.: Strawberry shaped skull: associated malformations and chromosomal defects. Fetal Diagn. Ther. 7 (1992) 132–197
105. Nyberg, D.A., Mack, L.A., Bronstein, A., Hirsch, J., Pagon, R.A.: Holoprosencephaly: prenatal sonographic diagnosis. Amer. J. Roentgenol. 49 (1987) 1050–1058
106. Nyberg, D.A., Xyr, D.R., Mack, L., Fitzsimmons, J., Hickok, D., Mahony, B.S.: The Dandy-Walker malformation. Prenatal sonographic diagnosis and its clinical significance. J. Ultrasound Med. 7 (1988) 65–71
107. Nyberg, D.A., Mack, L.A., Hirsch, J., Mahony, J.S.: Abnormalities of fetal cranial contour in sonographic detection of spina bifida: Evaluation of the "lemon" sign. Radiology 167 (1988) 387–392
108. Olivecrona, H., Ladenheim, J.: Congenital arterioveneous aneurysmas of the carotid and vertebral arterial systems. Berlin: Springer 1957
109. Opitz, J.M.: Lissencephaly syndrome. In: Bergsma, D. (ed.): Birth Defects Compendium, 2 ed., New York: Alan R. Liss 1979; p. 658
110. Papile, L., Burstein, J., Burstein, R., Kofer, H.: Incidence and evolution of subependymal and intraventricular hemorrhage. A study of infants with birth weight less than 1500 grams. J. Pediatr. 92 (1978) 529–534
111. Parrish, M., Roessmann, U., Levinsohn, M.: Agenesis of the corpus callosum: A study of the frequency of associated malformations. Ann. Neurol. 6 (1979) 349–354
112. Perlman, J.M., Argyle, C.: Lethal cytomegalovirus infection in preterm infants: clinical, radiological, and neuropathological findings. Ann. Neurol. 31 (1992) 64–68
113. Perry, T.B., Benzie, R.J., Cassar, N.: Fetal cephalometry by ultrasound as a screening procedure for the prenatal detection of Down syndrome. Brit. J. Obstet. Gynaecol. 91 (1984) 138–143
114. Pilu, G., Rizzo, N., Orsini, L.F., Bovicelli, L.: Antenatal detection of fetal cerebral anomalies. Ultrasound Med. Biol. 12 (1986) 319–326
115. Pilu, G., DePalma, L., Romero, R., Bovicelli, L, Hobbins, J.C.: The fetal subarachnoid cisterns: An ultrasound study. With report of a case of communicating hydrocephalus. J. Ultrasound Med. 5 (1986) 365–372
116. Pilu, G., Romero, R., De Palma, L. et al.: Antenatal diagnosis and obstetrical management of Dandy-Walker syndrome. J. Reprod. Med. 31 (1986) 1017–1022
117. Pilu, G., Romero, R., Rizzo, N., Jeanty, P., Bovicelli, L., Hobbins, J.C.: Criteria for the prenatal diagnosis of holoprosencephaly. Amer. J. Perinatol. 4 (1987) 41–49
118. Pilu, G.L., Reece, E.A., Goldstein, I.: Sonographic evaluation of the normal developmental anatomy of the fetal cerebral ventricles: II. The atria. Obstet. Gynecol. 73 (1988) 250–257
119. Pilu, G., Romero, R., Reece, A., Goldstein, I., Hobbins, J.C., Bovicelli, L.: Subnormal cerebellum in fetuses with spina bifida. Amer. J. Obstet. Gynecol. 158 (1988) 1052–1056
120. Pilu, G., Sandri, F., Perolo, A. et al.: Sonography of fetal agenesis of the corpus callosum: a survey of 35 cases. Ultrasound Obstet. Gynecol. 3 (1993) 318–329
121. Pilu, G., Arnbrosetto, P., Sandri, T. et al.: Intraventricular fused fornices: a specific sign of fetal lobar holoprosencephaly. Ultrasound Obstet. Gynecol. 4 (1994) 65–67
122. Pretorius, D.H., Davis, K., Manco-Johnson, M.L., Manchester, D., Meier, P.R., Clewell, W.H.: Clinical course of fetal hydrocephalus: 40 cases. Amer. J. Roentgenol. 144 (1985) 827–831
123. Rex, A.P., Preuss, M.: A diagnostic index for Down syndrome. J. Pediatr. 100 (1982) 903–906
124. Roesmann, U.: Congenital malformations. In: Duckett, S.: Pediatric neuropathology. Baltimore: Williams & Wilkins 1995; pp. 123–148
125. Romero, R., Pilu, G., Jeanty, P., Ghidini, A., Hobbins, J.C.: Prenatal diagnosis of congenital anomalies. Norwalk: Appleton & Lange 1988
126. Russ, P.D., Pretorius, D.H., Johnson, M.J.: Dandy-Walker-syndrome: a review of fifteen cases evaluated by prenatal sonography. Amer. J. Obstet. Gynecol. 161 (1989) 401–406
127. Saltzman, D.H., Krauss, C.M., Goldman, J.M., Benacerraf, B.R.: Prenatal diagnosis of lissencephaly. Prenat. Diagn. 11 (1991) 139–143
128. Sawaya, R., McLaurin, R.L. Dandy-Walker syndrome: Clinical analysis of 23 cases. J. Neurosurg. 55 (1981) 89–98
129. Scher, M.S., Belfar, H., Martin, J., Painer, M.J.: Destructive brain lesions of presumed fetal onset: antepartum causes of cerebral palsy. Pediatrics 88 (1991) 898–906
130. Schoenecker, S.A., Pretorius, D.H., Manco-Johnson, M.L.: Artifacts seen commonly on ultrasonography of the fetal cranium. J. Reprod. Med. 30 (1985) 541–544
131. Shah, Y.G., Eckl, C.J., Stinson, S.K., Woods, J.R.: Biparietal diameter/femur length ratio, cephalic index, and femur length measurements: not reliable screening techniques for Down syndrome Obstet. Gynecol. 75 (1990) 186–188
132. Shaw, C.M., Alvord, E.C.jr.: Hydrocephalus. In: Duckett, S.: Pediatric neuropathology. Baltimore: Williams & Wilkins 1995; pp. 149–211
133. Shuangshoti, S., Netsky, M.G.: Neuroepithelial (colloid) cysts of the nervous system: Further observations on pathogenesis, location, incidence and histochemistry. Neurology 16 (1966) 887
134. Shuangshoti, S., Netsky, M.G.: Histogenesis of choroid plexus in man. Amer. J. Anat. 118 (1966) 283–316
135. Snijders, R.J.M., Shawwa, L., Nicolaides, K.H.: Fetal choroid plexus cysts and trisomy 18: assessment of risk based on ultrasound findings and maternal age. Prenatal Diagn. 14 (1994) 1119–1127
136. Snijders, R.J.M., Farrias, M., von Kaisenberg, C., Nicolaides, K.H.: Fetal abnormalities. In: Snijders, R.J.M., Nicolaides, K.H.(eds.): Ultrasound markers for fetal chromosomal defects. New York: The Parthenon Publishing Group 1996; pp. 1–62
137. Snyder, J.R., Lustig-Gillman, I., Milio, L. et al.: Antenatal ultrasound diagnosis of an intracranial neoplasm (craniopharyngioma). J. Clin. Ultrasound 14 (1986) 304–306
138. Stamm, E.R., Pretorius, D.H., Rumack, C.M., Manco-Johnson, M.L.: Kleeblattschadel anomaly: In utero sonographic appearance. J. Ultrasound Med. 6 (1987) 319–324
139. Strauss, S., Bouzouki, M., Goldfarb, H., Uppal, V., Costales, F.: Antenatal ultrasound diagnosis of an unusual case of hydranencephaly. J. clin. Ultrasound 12 (1984) 420–422
140. Takaku, A., Kodama, N., Ohara, H. et al.: Brain tumor in newborn babies. Child's Brain 4 (1973) 365–375
141. Timmons, G.D., Johnson, K.P.: Aqueductual stenosis and hydrocephalus after mumps encephalitis. New Engl. J. Med. 283 (1970) 1505–1507
142. Toi, A.: Spontaneous resolution of fetal ventriculomegaly in a diabetic patient. J. Ultrasound Med. 6 (1987) 37–39
143. Ulm, B., Ulm, M.R., Deutinger, J., Bernaschek, G.: Dandy-Walker malformation diagnosed before 21 weeks of gestation: associated malformations and chromosomal abnormalities. Ultrasound Obstet. Gynecol. 10 (1997)167–170
144. Vergani, P., Ghidini, A., Strobelt, N. et al.: Prognostic indicators in the prenatal diagnosis of agenesis of corpus callosum. Amer. J. Obstet. Gynecol. 170 (1994) 753–758
145. Vergani, P., Locatelli, A., Strobelt, N. et al.: Clinical outcome of mild ventriculomegaly. Amer. J. Obstet. Gynecol. 178 (1998) 18–22
146. Vintzileos, A.M., Ingardia, C.J., Nochimson, D.J.: Congenital hydrocephalus: A review and protocol for perinatal management. Obstet. Gynecol. 62 (1983) 539–549
147. Vintzileos, A.M., Eisenfeld, L.I., Campbell, W.A., Herson, V.C., DiLeo, P.E., Chameides, L.: Prenatal ultrasonic diagnosis of arteriovenous malformation of the vein of Galen. Amer. J. Perinatol. 3 (1986) 209–211
148. Voigt, H.J.: Diagnostisch-therapeutisches Konzept bei Hydrozephalus. Gynäkologe 28 (1995) 346–355
149. Voth, D., Schwarz, M.: Hydrozephalus im Kindesalter. In: Hopf, H.C., Deuschl, G., Diener, H.C., Reichmann, H. (Hrsg.): Neurologie in Klinik und Praxis, Band 2. Stuttgart: Thieme 1997
150. Warren, M.C., Lu, A.T., Ziering, W.H.: Sex-linked hydrocephalus with aqueductal stenosis. J. Pediatr. 63 (1963) 1104–1110
151. Watson, D., Smith, R., Brann, A.: Ateriovenous malformation of the vein of Galen. Amer. J. Dis. Child 130 (1976) 520–525
152. Weber, G., Macchiella, D., Bahlmann, F., Merz, E.: Pränatale Diagnose intrakranieller Hirntumoren. Ultraschall Klin. Prax. 6 (1991) 92–95
153. Willems, P.J., Brouwer, O.F., Dijkstra, I., Wilmink, J.: X-linked hydrocephalus. Amer. J. Med. Genet. 27 (1987) 921–928
154. Witt, P.D., Hardesty, R.A., Zuppan, C., Rouse, G., Hasso, A.N., Boyne, P.: Fetal kleeblattschadel cranium: morphologic, radiographic, and histologic analysis. Cleft Palate Craniofac. J. 29 (1992) 363–368

Gesichtsfehlbildungen

1. Achiron, R., Ben-Arie, A., Gabbay, U., Mashiach, S., Rotstein, Z., Lipitz, S.: Development of the fetal tongue between 14 and 26 weeks of gestation: in utero ultrasonographic measurements. Ultrasound Obstet. Gynecol. 9 (1997) 39–41
2. Awwad, J.T., Azar, G.B., Karam, K.S., Nicolaides, K.H.: Ear length: a potential sonographic marker for Down syndrome. Int. J. Gynecol. Obstet. 44 (1994) 233–238
3. Babcook, C.J., McGahan, J.P.: Axial ultrasound imaging of the fetal maxilla for accurate characterization of facial clefts. J. Ultrasound Med. 16 (1997) 619–625
4. Birnholz, J.C., Farell, E.E.: Fetal ear length. Pediatrics 81 (1988) 555–558
5. Catalano, P.J., Urken, M.L., Alvarez, M. et al.: New approach to the management of airway obstruction in "high risk" neonates. Head Neck Surg. 118 (1992) 306–309
6. Chervenak, F.A., Berkowitz, R.L., Romero, R. et al.: The diagnosis of fetal hydrocephalus. Amer. J. Obstet. Gynecol. 147 (1983) 703–716
7. Chervenak, F.A., Tortora, M., Moya, F.R. et al.: Antenatal sonographic diagnosis of epignathus. J. Ultrasound Med. 3 (1984) 235–237
8. Chervenak, F.A., Isaacson, G., Rosenberg, J.C., Kardon, N.B.: Antenatal diagnosis of frontal cephalocele in a fetus with atelosteogenesis. J. Ultrasound Med. 5 (1986) 111–113
9. Chitayat, D., Meunier, C.M., Hodkonson, K.A., Azouz, M.E.: Robinson sequence with facial and digital anomalies in two half-brothers by the same mother. Amer. J. Med. Genet. 40 (1991) 167–172
10. Chitty, L.S., Campbell, S., Altman, D.G.: Measurement of the fetal mandible: feasibility and construction of a centile chart. Prenat. Diagn. 13 (1993) 749–756
11. Cohen, J., Ghezzi, G., Goncalves, L., Fuentes, J.D., Paulyson, K.J., Sherer, D.M.: Prenatal sonographic diagnosis of Treacher Collins syndrome: a case report and review of the literature. Amer. J. Perinatol. 12 (1995) 416–419
12. Cohen, M.M.jr., Jirasek, J.E., Guzman, R.T., Gorlin, R.J., Peterson, M.Q.: Holoprosencephaly and facial dysmorphia: Nosology, etiology and pathogenesis. Birth Defects 7 (1971) 125–135
13. Cohen, M.M.jr.: Syndromes with cleft lip and cleft palate. Cleft Palate J. 15 (1978) 306–328
14. Currarino, G., Silverman, F.N.: Orbital hypotelorism, arhinencephaly trigonocephaly. Radiology 74 (1960) 206–217
15. Curry, C.J., Carey, J.C., Holland, J.S. et al.: Smith-Lemli-Opitz-syndrome II: Multiple congenital anomalies wtih male pseudohermaphroditism and frequent early lethality. Amer. J. Med. Genet. 26 (1987) 45–57
16. Davis, W.K., Mahony, B.S., Carroll, B.A., Bowie, J.D.: Antenatal sonographic detection of benign dacrocystoceles (lacrimal duct cysts). J. Ultrasound Med. 6 (1987) 641–645

17. DeMyer, W.: Median facial malformations and their implications for brain malformations. Birth Defects 11 (1975) 155–181
18. DeMyer, W.: Orbital hypertelorism. In: Vinken, P.J., Bruyn, G.W. (eds.): Handbook of Clinical Neurology. Vol. 30. Amsterdam: Elsevier/North Holland Biomedical Press 1977; pp. 235–255
19. Donnenfeld, A.E., Hughes, H., Weiner, S.: Prenatal diagnosis and perinatal management of frontoethmoidal meningoencephalocele. Amer. J. Perinatol. 5 (1988) 51–53
20. Donnenfeld, A.E., Packer, R.J., Zackai, E.H., Chee, C.M., Sellinger, B., Emanuel, B.S.: Clinical, cytogenetic , and pedigree findings in 18 cases of Aicardi syndrome. Amer. J. Med. Genet. 32 (1989) 461–467
21. Duker, J.S., Weiss, J.S., Siber, M., Bieber, F.R., Albert, D.M.: Ocular findings in a new heritable syndrome of brain, eye, and urogenital abnormalities. Amer. J. Ophthalmol. 99 (1985) 51–55
22. Ehrich, W.E.: Teratoid parasites of the mouth. Amer. J. Orthodont. 31 (1945) 650–659
23. Franceschetti, A., Klein, D.: The mandibulo-facial dysostosis. A new hereditary syndrome. Acta ophtal. Kbl. 27 (1949) 143–224
24. Gilman, P.A.: Epidemiology of human teratomas. In: Damjarov, I., Knowles, B.B., Solter, D. (eds.): The human teratomas. Experimental and clinical biology. Clifton, New Jersey: Humana Press 1985; pp. 94–105
25. Gorlin, R.J., Cervenka, J., Pruzansky, S.: Facial clefting and its syndromes. Birth Defects Orig. Artic. Ser. 7 (1971) 3–49
26. Greig, D.: Hypertelorism: A hitherto undifferentiated congenital cranio-facial deformity. Edinburgh Med. J. 31 (1924) 560–593
27. Harker, C.P., Winter, T. 3rd, Mack, L.: Prenatal diagnosis of Beckwith-Wiedemann syndrome. Amer. J. Roentgenol. 168 (1997) 520–522
28. Hinrichsen, K.V.: Gesichtsentwicklung. In: Hinrichsen, K.V. (Hrsg.): Humanembryologie. Berlin: Springer 1993; S. 650–692
29. Houze, de l'Aulnoit, D., Ellart, D., Furby, F., Ghazi, D., Brabant, G., Delcroix, M.: Diagnostic echographique antenatal des fentes labiales et labio-palatines. A propos de 10 observations. J. Gynecol. Obstet. Biolo. Reprod. Paris 20 (1991) 325–331
30. Isaacs, H. jr.: Tumors of the fetus and the newborn. Philadelphia: Saunders 1997
31. Judisch, G.F., Kraft, S.P., Bartley, J.A., Jacoby, C.G.: Orbital hypotelorism. An isolated autosomal dominant trait. Arch. Ophthalmol. 102 (1984) 995–997
32. Kang, K.W., Hissong, S.L., Langer, A.: Prenatal ultrasonic diagnosis of epignathus. J. clin. Ultrasound 6 (1978) 330–331
33. Kousseff, B.G.: Sacral meningocele with conotruncal heart defects: a possible autosomal recessive trait. Pediatrics 74 (1984) 395–398
34. Kunze, J., Wiedemann, H.R.: Das Wiedemann-Beckwith-Syndrom. Ergeb. Inn. Med. Kinderheilk. 61 (1993) 303–338
35. Lange de, C.: Congenital hypertrophy of the muscles, extra-pyramidal motor disturbances and mental deficiency. Amer. J. Dis. Child. 48 (1934) 243
36. Lasser, D., Preis, O., Dor, N. et al.: Antenatal diagnosis of giant cystic cavernous hemangioma by Doppler velocimetry. Obstet. Gynecol. 72 (1988) 476–477
37. Lemoine, P., Harousseau, H., Boteyru, J.P., Menuet, J.C.: Les enfants de parents alcooliques; anomalies observées. Apropos de 127 cas. Quest. Med. 25 (1968) 477
38. Lenz, W.: Rezessiv-geschlechtsgebunden Mikrophthalmie mit multiplen Fehlbildungen. Kinderheilk. 77 (1955) 384–390
39. Lettieri, L., Rodis, J.F., Vintzileos, A.M., Feeney, L., Ciarleglio, L., Craffey, A.: Ear length in second-trimester aneuploid fetuses. Obstet. Gynecol. 81 (1993) 57–60
40. Lev-Gur, M., Maklad, N.F., Patel, S.: Ultrasonic findings in fetal cyclopia. A case report. J. Reprod. Med. 28 (1983) 554–557
41. Levine, A.B., Alvarez, M., Wedgewood, J. et al.: Contemporary management of a potentially lethal fetal anomaly: a successful perinatal approach to epignathus. Obstet. Gynecol. 76 (1990) 962–966
42. Mahoney, B.S., Hegge, F.N.: The face and the neck. In: Nyberg, D.A., Mahony, B.S., Pretorius, D.H. (eds.): Diagnostic ultrasound of fetal anomalies. St. Louis: Mosby Year Book 1990; S. 212
43. Meizner, I., Bar-Ziv, J., Holcberg, G. et al.: In utero prenatal diagnosis of fetal facial tumor-hemangioma. J. Clin. Ultrasound 13 (1985) 435–437
44. Merz, E., Wellek, S., Püttmann, S., Bahlmann, F., Weber, G.: Orbitadurchmesser, innerer und äußerer Orbitaabstand. Ein Wachstumsmodell für die fetalen Orbitamaße. Ultraschall in Med. 16 (1995) 12–17
45. Merz, E., Weber, G., Bahlmann, F., Miric-Tesanic, D.: Application of transvaginal and abdominal three-dimensional ultrasound for the detection or exclusion of malformations of the fetal face. Ultrasound Obstet. Gynecol. 9 (1997) 237–243
46. Merz, E., Bahlmann, F., Weber, G., Miric-Tesanic, D.: Fetal malformations: Assessment by three-dimensional ultrasound in the surface mode. In: Merz, E. (ed.): 3-D ultrasound in Obstetrics and Gynecology. Philadelphia: Lippincott, William and Wilkins 1998
47. Moore, K.L.: Embryologie. Stuttgart: Schattauer 1985
48. Nicolaides, K.H., Salvesen, D.R., Snijders, R.J.M., Gosden, C.M.: Fetal facial defects: associated malformations and chromosomal abnormalities. Fetal Diagn. Ther. 8 (1993) 1–9
49. Nowotny, T., Bollmann, R., Pfeifer, L., Windt, W.: Beckwith-Wiedemann syndrome: difficulties with prenatal diagnosis. Fetal Diagn. Ther. 9 (1994) 256–260
50. Oliveira-Filho, A.G., Carvalho, M.H., Bustorff-Silva, J.M., Sbragia-Neto, L., Miyabara, S., Oliveira, E.R.: Epignathus: report of a case with successful outcome. J. Pediatr. Surg. 33 (1998) 520–521
51. Pilu, G., Romero, R., Reece, E.A., Jeanty, P., Hobbins, J.C.: The prenatal diagnosis of Robin anomalad. Amer. J. Obstet. Gynecol. 154 (1986) 630–632
52. Pilu, G., Romero, R., Rizzo, N., Jeanty, P., Bovicelli, L., Hobbins, J.C.: Criteria for the prenatal diagnosis of holoprosencephaly. Amer. J. Perinatol. 4 (1987) 41–49
53. Robin, P.: Glossoptosis due to atresia and hypotrophy of the mandible. Amer. J. Dis. Child 48 (1934) 541
54. Savoldelli, G., Schmid, W., Schinzel, A.: Prenatal diagnosis of cleft lip and palate by ultrasound. Prenat. Diagn. 2 (1982) 313–317
55. Schauer, G.M., Dunn, L.K., Godmilow, L., Eagle, R.C.jr., Knisely, A.S.: Prenatal diagnosis of Fraser syndrome at 18.5 weeks gestation, with autopsy findings at 19 weeks. Amer. J. Med. Genet. 37 (1990) 583–591
56. Shi, J.C., Shyu, M.K., Lee, C.N., Wu, C.H., Lin, G.J., Hsieh, F.J.: Antenatal depiction of the ear with three-dimensional ultrasonography. Obstet. Gynecol. 91 (1998) 500–505
57. Shimidzu, T., Salvador, L., Hughes-Benzie, R., Dawson, L., Nimrod, C., Allanson, J.: The role of reduced ear size in the prenatal detection of chromosomal abnormalities. Prenat. Diagn. 17 (1997) 545–549
58. Smith, N.M., Chambers, S.E., Billson, V.R., Laing, I., West, C.P., Bell, J.E.: Oral teratoma (epignathus) with intracranial extension: a report of two cases. Prenat. Diagn. 13 (1993) 945–952
59. Snijders, R.J.M., Sebire, N.J., Psara, N., Souka, A., Nicolaides, K.H.: Prevalence of fetal facial cleft at different stages of pregnancy. Ultrasound Obstet. Gynecol. 6 (1995) 327–329
60. Starck, D.: Embryologie. Stuttgart: Thieme 1975
61. Tolarova, M.: Empirical recurrence rsik for genetical counseling of clefts. Acta Chri. Plast (Praha) 14 (1972) 204–235
62. Turner, G.M., Twining, P.: The facial profile in the diagnosis of fetal abnormalities. Clin. Radiol. 47 (1993) 389–395
63. Viljoen, D.L., Jaquire, Z., Woods, D.L.: Prenatal diagnosis in autosomal dominant Beckwith-Wiedemann syndrome. Prenat. Diagn. 11 (1991) 167–175
64. Warkany, J.: Congenital Malformations. Year Book Medical Publishers Inc., Chicago 1971; p. 414
65. Wessely, K.: Beiträge zu den Wachstumsbeziehungen zwischen dem Augapfel und seinen Nebenorganen. Arch. Ophthal. 105 (1921) 491–501
66. Wiedemann, H.R., Grosse, F.R., Dibbern, H.: Das charakteristische Syndrom. Stuttgart: Schattauer 1982; 60–61
67. Whisson, C.C., Wyte, A., Ziesing, P.: Beckwith-Wiedemann syndrome: antenatal diagnosis. Australas. Radiol. 38 (1994) 130–131

22 Fehlbildungen der Halsregion

Bedeutung. Zahlreiche Berichte aus der Literatur haben bewiesen, dass die rechtzeitige pränatale Diagnose von Weichteilfehlbildungen der fetalen Halsregion das postnatale Outcome der betroffenen Feten bedeutend beeinflussen kann. Eine ganze Reihe von morphologischen Normabweichungen kann bereits intrauterin zu einer Störung normaler funktioneller Abläufe (Atmung, Schluckakt) führen und damit den Fetus bzw. das Neugeborene vital gefährden (Tab. 22.**1** und 22.**2**). Die sonographische Beurteilung der fetalen Halsregion sollte daher bei jeder geburtshilflichen Ultraschalluntersuchung versucht werden.

Neubildungen

■ *Zystisches Hygroma colli*

Definition. Es handelt sich um Anomalien des Lymphsystems, die sich als ein- oder mehrkammerige, dünnwandige, zystische Strukturen darstellen. Die Zysten entstehen in 80% der Fälle in der fetalen posteriolateralen Halsregion. Weitere häufige Lokalisationen sind Achselhöhle, Mediastinum und vordere Thoraxwand.

Inzidenz. 0,3–2% (2, 33). Die Häufigkeit ist abhängig vom untersuchten Kollektiv und vom betrachteten Gestationsalter.

Ätiopathogenese. Je nach Zeitpunkt der Entwicklung unterscheidet man zwischen zwei verschiedenen Typen, einer frühen Form (Entstehungszeit 8–29 SSW) und einer späten Form (nach 30 SSW bzw. erst postnatal sich ausbildend). Die Ursache der frühen Form ist wahrscheinlich eine Anlagestörung des Ductus thoracicus. Die Ätiologie der

späten Form ist dagegen nicht bekannt. Die Entwicklung des Lymphsystems ist am Ende der 8. SSW abgeschlossen. Die Lymphsäckchen drainieren über den Ductus thoracicus in die Verbindungsstelle zwischen linker V. jugularis interna und V. subclavia. Bei Störungen der Verbindung zwischen venösem und lymphatischem System kommt es zur Ausbildung lymphgefüllter Zysten (10, 38).

Sonographischer Befund. Die Lymphzysten stellen sich in der fetalen Halsregion als dünnwandige, zystische Strukturen mit echoleerem Inhalt dar (Abb. 22.**1**). Ein typisches Merkmal ist das sog. Nackenligament, das im Transversalschnitt als dorsaler Strang sichtbar ist (Abb. 22.**2** und 22.**3**). Stellt sich die Verbindung zwischen venösem und lymphatischem System wieder her, so kommt es zu einer Regredienz mit Rückbildung der Zysten. Ein Pterygium colli kann als Residualzustand der überdehnten Haut verbleiben. Besteht der Verschluss dagegen weiter, können die Zysten monströse Ausmaße annehmen. Diese Riesenzysten füllen die gesamte Fruchthöhle aus und können daher leicht als Fruchtwasser fehlinterpretiert und damit übersehen werden (Abb. 22.**3** und 22.**4**). Bei persistierenden Lymphzysten entwickeln sich in der Folge häufig periphere Lymphödeme bzw. ein nichtimmunologischer Hydrops fetalis mit resultierendem intrauterinem Fruchttod. Differenzialdiagnostisch müssen zervikale Meningo- und Meningomyelozelen sowie Hämangiome ausgeschlossen werden.

Assoziierte Fehlbildungen. Zystische Hygrome sind in 50–80% (2, 3, 8, 27, 33) mit chromosomalen Anomalien assoziiert. An erster Stelle (65% der Fälle) steht die Monosomie X0 (Turner-Syndrom), aber auch die Trisomien 18, 21, 22 und 8 sowie chromosomale Strukturanomalien spielen eine Rolle. Das zystische Hygroma colli kann im Falle eines normalen Karyotyps Leitsymptom verschiedener nichtgenetischer Syndro-

Tabelle 22.1 Sonographische Zeichen der Neubildungen im Bereich der fetalen Halsregion, die unter Umständen ohne Störung der funktionellen Abläufe auftreten können

Tumor	Inzidenz	Sonographische Merkmale Echotextur	Typisches Zeichen	Prognose
Anteriore Halsregion				
➢ Struma	selten	solide	bilobäre Form	gut
➢ Zysten des Ductus thyroglossus	häufig	zystisch	–	gut
Anterolaterale Halsregion				
➢ Teratome	selten	teils zystisch, teils solide	gut abgrenzbar mit Kalkstrukturen	offen
➢ Neuroblastome	selten	solide	Kalkstrukturen	schlecht
➢ Hämangiome	häufig	zystisch	schwer abgrenzbar, selten Flow-Nachweis	offen
Laterale Halsregion				
➢ Branchiogene Zysten	häufig	zystisch	–	gut

Tabelle 22.2 Sonographische Zeichen von Fehlbildungen, die zu einer Störung der funktionellen Abläufe im Bereich des fetalen Halses führen

Anomalie	Inzidenz	Sonographische Merkmale Indirekte Zeichen	Direkte Zeichen	Prognose
Ösophagusatresie	häufig	➢ kleine bzw. nicht darstellbare Magenblase ➢ Polyhydramnion	rhythmische Füllung und Entleerung einer Zyste im lateralen Halsbereich während der Schluckbewegungen	gut
Larynxatresie	selten	C-H-A-O-Syndrom: ➢ vergrößerte echogene Lungenflügel ➢ dilatierte Trachea ➢ Hydrops	Nachweis des fehlenden Flows in der Trachea während der fetalen Atembewegungen	schlecht

me sein. In Betracht gezogen werden sollten u. a. das Noonan-Syndrom (Turner-like Syndrome), das Roberts-Syndrom, das fetale Alkoholsyndrom und das letale multiple Pterygium-Syndrom (10, 21). Das zystische Hygroma colli kann in bis zu 90% mit einem Herzfehler assoziiert sein. Insbesondere Stenosen der aortalen Ausstrombahn sowie konotrunkale Anomalien sind in diesem Zusammenhang beobachtet worden (22).

Prognose. Insgesamt ungünstig. Häufig entwickelt sich konsekutiv ein generalisierter Hydrops fetalis. In vielen Fällen kommt es zum intrauterinen Fruchttod.

Pränatales Management. Eine invasive Diagnostik zur Karyotypisierung sollte unbedingt angeboten werden. Bei normalem Karyotyp sind weitere Ultraschalluntersuchungen unter Einbeziehung der fetalen Echokardiographie zu empfehlen. Wenn der Verdacht auf ein isoliertes Hygroma besteht und die Schwangerschaft fortgeführt wird, kann zur Vermeidung von Komplikationen ggf. eine primäre Sectio caesarea in Terminnähe in Erwägung gezogen werden. Das späte zystische Hygroma colli kann sich rasant vergrößern und sollte daher engmaschig überwacht werden (12). Die Entbindung sollte in einem Perinatalzentrum erfolgen, da eine Kompression der oberen Atemwege zu postnatalen Komplikationen führen kann.

◼ *Struma*

Definition. Vergrößerung der fetalen Schilddrüse.

Inzidenz. Selten.

Ätiopathogenese. Eine Struma kann im Zusammenhang mit einer fetalen Hypo- oder Hyperthyreose entstehen. Bei einer Schwangerschaft ist in 0,2% der Fälle mit einer maternalen Hyperthyreose zu rechnen (6).

Fetale Hyperthyreose. Die häufigste Ursache für die maternale Schilddrüsenüberfunktion sind zirkulierende schilddrüsenstimulierende Autoantikörper (Thyroid stimulating Immunoglobulin = TSI). Die Substanzen führen wegen ihrer Plazentagängigkeit in 2–12% der Fälle zu einer fetalen Hyperthyreose mit Strumabildung (37). Die Gefahr der fetalen Schilddrüsenüberstimulation besteht auch nach der Normalisierung des mütterlichen Schilddrüsenstatus weiter.

Fetale Hypothyreose. Eine fetale Hypothyreose ist dagegen extrem selten. Die 3 häufigsten Ursachen sind:
1. die Behandlung einer maternalen Hyperthyreose mittels Thyreostatika oder jodhaltiger Medikamente; aufgrund ihrer Plazentagängigkeit führen die Medikamente zu einer Hemmung der fetalen Schilddrüsenfunktion (23),
2. zirkulierende, gegen die Schilddrüse gerichtete maternale plazentagängige Antikörper (Thyrotropin binding inhibitory Immunoglobulin = TBII),
3. eine primäre Störung des fetalen Schilddrüsenmetabolismus.

Pathologisch-anatomischer Befund. Es kommt in beiden Fällen (fetale Hyper- oder Hypothyreose) zu einer massiven Vergrößerung der fetalen Schilddrüse.

Sonographische Auffälligkeiten. Die vergrößerte Schilddrüse stellt sich im Ultraschall als eine bilobäre, meist echodichte Struktur im vorderen Halsbereich dar (Abb. 22.**5**). Der fetale Kopf nimmt eine Hyperdeflexionsstellung ein (Abb. 22.**6**). Die vergrößerte Schilddrüse kann zu einer Beeinträchtigung der fetalen Schluckfunktion und damit zu einem Polyhydramnion führen. Häufig kommt es zu einer Verschiebung der A. carotis communis nach dorsal. Eine Kompression der oberen Atemwege wurde dagegen bisher nicht beschrieben.

Weitere Diagnostik. Die sicherste Methode zur Unterscheidung zwischen einer Hypo- und Hyperthyreose bleibt die Bestimmung des fetalen Schilddrüsenhormonstatus (T3, T4, TSH, TSI, TBII) im fetalen Blut nach Kordozentese; Standardwerte für diese Substanzen wurden bereits erstellt (32). Die Spiegelbestimmung der Schilddrüsenhormone im Fruchtwasser ist dagegen umstritten (14). Der Nachweis einer verstärkten Durchblutung der fetalen Struma sollte ebenfalls als unsicheres Zeichen für eine Hyperthyreose gewertet werden; entgegen unseren Erwartungen konnten wir mittels Ultraschall-Angiographie eine Hypervaskularisation auch bei einem Fall fetaler Hypothyreose nachweisen (Abb. 22.**7**).

Assoziierte Fehlbildungen. Nicht beschrieben.

Prognose. Die Prognose der fetalen Struma ist bei rechtzeitiger Einleitung der medikamentösen Behandlung allgemein als gut einzuschätzen. Bleibt eine fetale Hypothyreose unbehandelt, besteht die Gefahr einer schweren morphologischen und geistigen Retardierung. Eine Hyperthyreose kann zur Tachykardie mit konsekutivem Hydrops fetalis sowie zur vorzeitigen Knochenreifung oder Kraniostenose führen.

Pränatales Management. Kordozentese zur Bestimmung des fetalen Schilddrüsenhormonstatus (T3, T4, TSH, TSI, TBII) im Fetalblut. Um den Therapieerfolg pränatal einschätzen zu können, sind serielle Fetalblutanalysen notwendig.

◼ *Teratome*

Definition. Keimzelltumoren der fetalen Halsregion.

Inzidenz. Teratome sind relativ seltene kongenitale Tumoren (1 : 40 000 Lebendgeburten). Die fetale Halsregion stellt mit 5% aller Teratome eine seltene Lokalisation dar (15, 30, 31). Es wird in der Regel zwischen „echten" zervikalen Teratomen und solchen, die im Oro- oder Nasopharynx ihren Ursprung haben (Epignathus), unterschieden.

Ätiopathogenese. Nicht bekannt.

Sonographische Auffälligkeiten. Zervikale Teratome treten am häufigsten in der anterolateralen Halsregion auf (Abb. 22.**8**, Abb. 22.**9**). Sonographisch stellen sie sich als gut vom umliegenden Gewebe abgrenzbare, zystisch-solide Strukturen dar. Kalkbeläge mit dorsalem Schallschatten sowie das Vorhandensein von Geweben unterschiedlicher Echogenität gelten als charakteristisch (36). Häufig kommt es zu einem Polyhydramnion, das durch die Kompression des Ösophagus bzw. durch eine Beeinträchtigung des fetalen Schluckaktes zu erklären ist. Eine hydropische Entwicklung kann durch eine Kompression des Herzens ausgelöst werden.

Assoziierte Fehlbildungen. Teratome treten meist isoliert auf. In einem Kollektiv von 7 Fällen (2 kraniozervikale und 5 sakrokozygeale Teratome) konnten wir keine Begleitfehlbildungen feststellen (1).

Prognose. Postnatal ist das Überleben von der raschen Intubation abhängig. Levine et al. (20) berichteten über einen Fall, bei dem während der Schnittentbindung – bei noch liegender Plazenta – eine lebensrettende Tracheostomie durchgeführt wurde. Das Teratom wurde mehrere Stunden später erfolgreich entfernt. Bei den meisten Fällen handelt es sich um eine benigne Neubildung (15). Allerdings korreliert die Dignität keineswegs mit dem sonographischen Bild. Eine genaue Unterscheidung gelingt letztendlich nur durch die postnatale histologische Untersuchung. Wenn die Atemproblematik behoben wurde, lassen sich die meist gut vom umliegenden Gewebe abgrenzbaren Halsteratome problemlos entfernen. Es kann mit einem zufriedenstellenden kosmetischen und funktionellen Ergebnis gerechnet werden (19).

Pränatales Management. Bei großen Halsteratomen kann es wegen der Hyperdeflexion des Kopfes unter der Geburt zu einer Dystokie kommen. Eine Sectio caesarea sollte daher bevorzugt werden. Die antenatale Punktion der zystischen Anteile zur Volumenreduktion ist wegen der Blutungsgefahr streng kontraindiziert.

■ Hämangiome

Definition. Hämangiome werden als eine abnorme reversible Proliferation der Endothelzellen definiert.

Inzidenz. Hämangiome sind die häufigsten kongenitalen Läsionen der kraniozervikalen Region (29).

Ätiopathogenese. Nicht bekannt.

Sonographische Auffälligkeiten. Sonographisch stellt sich ein Halshämangiom als zystisch-solide Struktur in der anterolateralen Halsregion dar (Abb. 22.**10**). Die Echotextur ähnelt meist der der Plazenta. Ein arteriovenöses Gefäßgeflecht ist im Gegensatz zur bisherigen Annahme nur selten darstellbar. Das typische sonographische Merkmal ist die schlechte Abgrenzbarkeit vom umliegenden Gewebe. Die Ausdehnung kann monströs sein und die Thoraxregion erreichen (Abb. 22.**11**). Häufig kommt es zu einer hydropischen Entwicklung, die auf eine Herzdekompensation zurückzuführen ist (4). Hämangiome wachsen meistens exophytisch, sodass eine Kompression der Nachbarorgane nur selten vorkommt.

Assoziierte Fehlbildungen. Begleitfehlbildungen sowie Chromosomenanomalien sind nicht zu erwarten.

Prognose. Hämangiome sind durch ein anfänglich schnelles Wachstum (Proliferationsphase), gefolgt von langsamer, über 5–8 Jahre anhaltender, spontaner Regression (Regressionsphase) charakterisiert (29). Eine chirurgische Intervention kann unter Umständen bei schnell wachsenden Tumoren oder bei drohender funktioneller Schädigung notwendig sein. Nicht selten kommt es postchirurgisch zu gefürchteten iatrogenen Komplikationen (Blutungen, Sepsis, Nekrosen). Durch die Entwicklung nichtinvasiver Therapiemethoden (Cortisol, Interferon) könnte in Zukunft die Überlebenschance betroffener Feten verbessert werden (28).

Pränatales Management. Eine Sectio caesarea in Terminnähe sollte wegen der Gefahr der Gefäßruptur bevorzugt werden. Die antenatale Punktion zystischer Anteile zur Volumenreduktion ist auch hier wegen der Blutungsgefahr streng kontraindiziert.

■ Zysten des Ductus thyroglossus und branchiogene Zysten

Definitionen.

Zysten des Ductus thyroglossus. Diese zählen im Kindesalter zu den häufigsten zystischen Läsionen im Halsbereich (25). Sie können im Bereich der gesamten Länge des Ductus thyroglossus vom Foramen caecum bis zur Schilddrüse entstehen.

Laterale branchiogene Halszysten. Hierbei handelt es sich um Überreste des Sinus cervicalis, der 2. Kiemenfurche oder der 2. Schlundtasche. Derartige Zysten werden oft erst im Erwachsenenalter entdeckt, wenn es zu einer langsam zunehmenden, meist schmerzlosen Schwellung im Halsbereich kommt.

Inzidenz. Selten.

Ätiopathogenese. Nicht bekannt.

Sonographische Auffälligkeiten. Zysten des Ductus thyroglossus stellen sich als median im vorderen Halsbereich gelegene, echoleere Strukturen dar. Bei branchiogenen Zysten findet sich zumeist eine isolierte echoleere Struktur im anterolateralen Halsbereich unmittelbar unter dem M. sternocleidomastoideus (Abb. 22.**12**).

Assoziierte Fehlbildungen. Nicht beschrieben.

Prognose. Eine genaue Aussage über die Herkunft sowie die Unterscheidung von anderen zystischen Anomalien der oberen Atemwege ist erst postnatal möglich.

■ Maligne Tumoren

Definition. Zu den malignen Tumoren im Fetalalter zählen Lymphadenopathien sowie zervikale Tumoren und Neuroblastome, die durch Metastasierung eines anderen primären fetalen Tumors entstehen. Sarkome (5) und Melanome (7) gelten als Raritäten.

Inzidenz. Wurden selten pränatal beschrieben.

Halsneuroblastom

Sonographische Auffälligkeiten. Das Halsneuroblastom stellt sich sonographisch als solide, echodichte und im lateralen Halsbereich lokalisierte Struktur dar. Kalkbeläge mit dorsalem Schallschatten können, wie bei den Teratomen beschrieben, vorhanden sein. Eine Unterscheidung zwischen beiden Tumoren ist dennoch möglich. Teratome beinhalten zystische Anteile und sind meist im vorderen Halsbereich lokalisiert.

Der Primärtumor, das fetale Neuroblastom, lässt sich in Höhe der Nebenniere als ein überwiegend zystischer Tumor darstellen (11). Die transplazentare Passage der durch ein fetales Neuroblastom synthetisierten Katecholamine kann zu einer eindrucksvollen maternalen Symptomatik mit Tachykardie, Hypertonus, Erbrechen und Schweißausbrüchen führen.

Prognose. Sehr schlecht.

Gestörte funktionelle Abläufe

■ Ösophagusatresie

Inzidenz. Die Ösophagusatresie ist eine relativ häufige Anomalie mit einer Inzidenz von ca. 1 : 3000–3500 Lebendgeburten.

Pathologisch-anatomischer Befund. Die unterschiedlichen Formen der Ösophagusatresie können nach Vogt (35) in 6 Typen eingeteilt werden (Abb. 22.**13**).

Sonographische Auffälligkeiten. Pränatal ist der kollabierte obere Abschnitt des Ösophagus im Ultraschall normalerweise nicht darstellbar.

Indirekte Zeichen. Der Verdacht auf eine Ösophagusatresie basiert pränatal hauptsächlich auf zwei indirekten Zeichen: einem Polyhydramnion und einer kleinen bzw. nicht darstellbaren fetalen Magenblase.

Atresie ohne Fistel. Bei Vorkommen einer Atresie ohne proximale Ösophagotrachealfistel (Typ II und IIIb nach Vogt) kann man die Verdachtsdiagnose durch eine sorgfältige Untersuchung der fetalen Halsregion unter Umständen bestätigen. Eine leichte Bewegung des Schallkopfes von der koronaren Schnittebene (in der Pharynx, Larynx und Trachea in einer Ebene dargestellt sind) nach dorsal stellt die Region des Ösophagus dar. Während der fetalen Schluckbewegungen kann die rhythmische Füllung und Entleerung des blind endenden proximalen Ösophagus dargestellt werden (Abb. 22.**14**). Der anomal erweiterte Ösophagus kann auch in einem Querschnitt in Höhe der Schilddrüse gesichtet werden (Abb. 22.**15**).

Schluckaktionen. Wenn pränatal der Verdacht auf eine Ösophagusatresie besteht, sollte die genaue Halsbeurteilung einer der ersten weiteren diagnostischen Schritte sein. Fetale Schluckaktionen sollten abgewartet werden, um einen evtl. abnormen Ablauf zu erfassen. Die direkte Darstellung des proximalen, sich abwechselnd füllenden und entleerenden, blind endenden Ösophagus gilt als ein pathognomonisches Zeichen für eine Ösophagusatresie (9, 17, 26, 34).

Assoziierte Fehlbildungen. Begleitfehlbildungen sind bei Feten mit einer Ösophagusatresie keine Seltenheit (50%) und sollten weitgehend ausgeschlossen werden (39). Am häufigsten betroffen sind das kardiovaskuläre System, gefolgt vom Gastrointestinaltrakt. Chromosomenanomalien, insbesondere die Trisomie 21, sollten ebenfalls ausgeschlossen werden. Das VACTERL-Syndrom verweist auf eine Assoziation von Wirbelkörperdefekten (vertebral), anorektalen (anorectal) und kardialen (cardiac) Anomalien, tracheoösophagealer Fistel, Ösophagusatresie (esophageal atresia), Nierenanomalien (renal) und Extremitätenfehlbildungen (limbs).

Prognose. Die Prognose hat sich in den letzten Jahren durch die Entwicklung der chirurgischen Techniken deutlich gebessert. Sie hängt hauptsächlich vom Schweregrad der Begleitfehlbildungen ab und nur noch sekundär von der Höhe der Ösophagusatresie.

Pränatales Management. Es sollte die Spontangeburt in Terminnähe am Perinatalzentrum angestrebt werden.

■ *Larynxatresie*

Definition. Fehlbildung mit komplettem Verschluss der oberen fetalen Atemwege.

Inzidenz. Extrem selten.

Ätiopathogenese. Nicht bekannt.

Pathologisch-anatomischer Befund. Bei Verschluss der oberen Atemwege kann die in der Lunge sezernierte Flüssigkeit nicht nach außen gelangen. Dieser Flüssigkeitsstau führt zu einer bereits gut definierten klinischen Entität, die als CHAOS (Congenital High Airway Obstruction Syndrome) bezeichnet wurde (13).

Sonographische Auffälligkeiten. Die sonographischen Zeichen sind charakteristisch:
- bilaterale vergrößerte echogene Lungenflügel,
- dilatierte Trachea und
- durch Herzkompression verursachter Aszites und/oder Hydrops.

Das Auftreten dieser Zeichen sollte Anlass für eine akkurate Untersuchung der fetalen Halsregion sein. Normalerweise kommt es während der fetalen Atembewegungen zu einer Öffnungs- und Schließbewegung des Larynx. Bei Larynxatresie zeigt die Darstellung der oberen Atemwege in einem koronaren bzw. sagittalen Schnitt einen geschlossenen stenotischen Larynx (Abb. 22.**16** – 22.**18**). Während der Atembewegungen bleiben die typischen Schließ- und Öffnungsbewegungen des Larynx aus. In der extrem dilatierten Trachea (16) lässt sich bei den betroffenen Feten kein Fluss ableiten (18).

Assoziierte Fehlbildungen. Fraser-Syndrom.

Tabelle 22.3 Hinweiszeichen, die für eine Störung/Fehlbildung im Halsbereich sprechen

> Polyhydramnion
> Hyperdeflexion des fetalen Kopfes
> Magen nicht oder nur klein darstellbar
> Aszites und/oder Hydrops

Prognose. Neugeborene mit CHAO-Syndrom haben kaum eine Überlebenschance. Die Prognose ist extrem schlecht.

Pränatales Management. Bei frühzeitigem Nachweis der Fehlbildung ist eine Schwangerschaftsbeendigung in Erwägung zu ziehen. Wird dies seitens der Eltern nicht gewünscht, sollten zur Geburt alle Vorbereitungen für eine Tracheostomie getroffen werden. Eine Überlebenschance besteht nur dann, wenn die Stenose bei noch liegender Plazenta behoben wird, sog. EXIT-Operation (24).

Fazit

Insgesamt ermöglicht die moderne Ultraschalltechnik eine detaillierte Untersuchung der fetalen Halsregion. Dies ist allerdings nicht im Rahmen der allgemeinen Ultraschalluntersuchung, wie sie in der Schwangerschaftsvorsorge ausgeführt wird, möglich.

Besondere Aufmerksamkeit sollte der fetalen Halsregion jedoch unbedingt dann gewidmet werden, wenn eines oder mehrere der in Tab. 22.**3** aufgeführten Zeichen entdeckt bzw. dargestellt werden. Die weitere Differenzierung, Prognoseeinschätzung und Therapie sollten dann an einem spezialisierten Zentrum durchgeführt werden.

Literatur

1. Bloechle, M., Bollmann, R., Ziener, A. et al.: Fetale Teratome – Diagnostik und Management. Zbl. Gynäkol. 114 (1992) 175–180
2. Bronshtein, M., Bar-Hava, I., Blumenfeld, I., Bejar, J., Toder, V., Blumenfeld, Z.: The difference between septated and nonseptated nuchal cystic hygroma in the early second trimester. Obstet. Gynecol. 81 (1993) 683–687
3. Brumfield, C.G., Wenstrom, K.D., Davis, R.O., Owen, J., Cosper, P.: Second-trimester cystic hygroma: prognosis of septated and nonseptated lesions. Obstet. Gynecol. 88 (1996) 979–982
4. Bulas, D.I., Johnson, D., Allen, J.F. et al.: Fetal Hemangioma. Sonographic and color flow finding. J. Ultrasound Med. 11 (1992) 499–501
5. Bulic, M., Urbanke, A., Ciglar, S., Dominis, M.: Bösartiger Tumor (Sarkom) am Hals eines Fetus, durch Ultraschall während der Gravidität festgestellt. Zbl. Gynäkol. 97 (1975) 747–753
6. Burrow, G.N.: The management of thyreotoxicosis in pregnancy. New Engl. J. Med. 313 (1985) 562–565
7. Campbell, W.A., Storlazzi, E., Vintzileos, A.M., Wu, A., Schneiderman, H., Nochimson, D.J.: Fetal malignant melanoma: Ultrasound presentation and review of the literature. Obstet. Gynecol. 70 (1987) 434–439
8. Chervenak, F.A., Isaacson, G., Blakemore, K.J. et al.: Fetal cystic hygroma. Cause and natural history. New Engl. J. Med. 309 (1983) 822–825
9. Eyeremnedy, E., Pfister, M.: Antenatal real-time diagnosis of esophageal atresias. J. Clin. Ultrasound 11 (1983) 395–397
10. Fryns, J.P., Vandenberghe, K., Moerman, P., van den Berghe, H.: Cystic hygroma and multiple pterygium syndrome. Ann. Genet. 27 (1984) 252–253
11. Gadwood, K.A., Reynes, C.J.: Prenatal sonography of metastatic neuroblastoma. J. Clin. Ultrasound 11 (1983) 512–515
12. Gonzales, R., Sommer, F.G., Taylor, K.J.: Prenatal Diagnosis of fetal cystic hygroma. Rev. Interam. Radiol. 5 (1980) 121
13. Hedrick, M.H., Ferro, M.M., Filly, R.A., Flake, A.W., Harrison, M.R., Adzick, N.S.: Congenital high airway obstruction syndrome (CHAOS): a potential for perinatal intervention. J. Pediatr. Surg. 29 (1994) 271–274
14. Hollingsworth, D.R., Alexander, N.M.: Amniotic fluid concentration of iodothyronine and thyrotropin do not reliably predict fetal thyroid status in pregnancy complicated by maternal thyroid disorders or anencephaly. J. Clin. Endocrin. Metab. 57 (1983) 349–355
15. Jordan, R.B., Gauderer, M.W.: Cervical teratomas: An analysis, literature review and proposed classification. J. Pediatr. Surg. 23 (1988) 583–591
16. Kalache, K.D., Franz, M.F., Chaoui, R., Bollmann, R.: Ultrasound measurements of the diameter of the fetal trachea, larynx and pharynx throughout gestation and applicability to prenatal diagnosis of obstructive anomalies of the upper respiratory-digestive tract. Prenat. Diag. 19 (1999) 211–218
17. Kalache, K.D., Chaoui, R., Bollmann, R.: The „upper neck pouch": a prenatal sonogra-

phic sign for congenital esophageal atresia. Ultrasound Obst. Gynecol. 11 (1998) 138–140

18. Kalache, K.D., Chaoui, R., Tennstedt, C., Bollmann, R.: Prenatal diagnosis of laryngeal atresia in two cases with Congenital High Airway obstruction Syndrome (CHAOS). Prenat. Diag. 17 (1997) 577–581

19. Kerner, B., Flaum, E., Matwews, H. et al.: Cervical teratoma: Prenatal diagnosis and long-term follow-up. Prenat. Diag. 8 (1998) 51–59

20. Levine, A.B., Alvarez, M., Wedgwood, J., Berkowitz, R.L., Holzman, I.: Contemporary management of a potentially lethal anomaly: A successfull perinatal approach to epignathus. Obstet. Gynecol. 76 (1990) 962–966

21. Moerman, P., Fryns, J.P., Cornelis, A., Bergmans, G., Vandenberghe, K., Lauweryns, J.M.: Pathogenesis of the lethal multiple pterygium syndrome. Amer. J. Med. Genet. 35 (1990) 415–421

22. Miyabara, S., Sugihara, H., Maehara, N. et al.: Significance of cardiovascular malformations in cystic hygroma: a new interpretation of the pathogenesis. Amer. J. Med. Genet. 34 (1989) 489–501

23. Nicolini, U., Venegoni, E., Acaia, B., Cortelazzi, D., Beck-Peccoz, P.: Prenatal treatment of fetal hypothyroidism: is there more than one option? Prenat. Diag. 16 (1996) 443–448

24. Richards, D.S., Yancey, M.K., Duff, P., Stieg, F.H.: The perinatal management of severe laryngeal stenosis. Obstet. Gynecol. 80 (1992) 537–540

25. Santiago, W., Ryback, L.P., Bass, R.M.: Thyreoglossal duct cyst of the tongue. J. Otolaryngol. 14 (1985) 261–264

26. Satoh, S., Takashima, T., Takeuchi, H., Koyanagi, T., Nakano, H.: Antenatal sonographic detection of the proximal esophageal segment: specific evidence for congenital esophageal atresia. J. Clin. Ultrasound 23 (1995) 419–423

27. Schwanitz, G., Zerres, K., Gembruch, U., Bald, R., Hansmann, M.: Rate of chromosomal aberrations in prenatally detected hydrops fetalis and hygroma colli. Hum. Genet. 84 (1989) 81–82

28. Soumeck, B., Adams, G.L., Shapiro, R.S.: Treatment of head and neck hemangiomas with recombinant interferon alpha 2B. Ann. Otol. Rhinol. Laryngol. 105 (1996) 201–205

29. Stal, S., Hamilton, S., Spira, M.: Haemangioma, Lymphangioma and vascular malformations of the head and neck. Otolaryngol. Clin. North Amer. 19 (1986) 769–796

30. Tapper, D., Lack, E.E.: Teratomas in infancy and childhood. A 54-years experience at the Childrens Hospital Medical center. Ann. Surg. 13 (1983) 1079–1084

31. Teal, L.N., Augtuaco, T.L., Jimenez, J.F., Quirk, J.G.: Fetal teratomas: antenatal diagnosis and clinical management. J. Clin. Ultrasound 16 (1988) 329–336

32. Thorpe-Beeston, J.G., Nicolaides, K.H., McGregor, A.M.: Fetal thyroid function. Thyroid 2 (1992) 207–217

33. Trauffer, P.M.L., Anderson, C.E., Johnson, A., Heeger, S., Morgan, P., Wapner, R.J.: The natural history of euploid pregnancies with first-trimester cystic hygromas. Amer. J. Obstet. Gynecol. 170 (1994) 1279–1284

34. Vijayaraghavan, S.B.: Antenatal diagnosis of esophageal atresia with tracheoesophageal fistula. J. Ultrasound Med. 15 (1996) 417–419

35. Vogt, E.C.: Congenital esophageal atresia. Amer. J. Roentgenol. 22 (1929) 463

36. Weber, G., Macchiella, D., Bahlmann, F., Merz, E.: Pränatale Diagnose fetaler Teratome. Ultraschall in Med. 14 (1993) 187–192

37. Wenstrom, K.D., Weiner, C.P., Williamson, R.A., Grant, S.S.: Prenatal diagnosis of fetal hyperthyroidism using funipuncture. Obstet. Gynecol. 76 (1990) 513–517

38. Zadvinskis, D.P., Benson, M.T., Kerr, H.H. et al.: Congenital malformations of the cervicothoracic lymphatic system: embryology and pathogenesis. Radiographics 12 (1992) 1175–1189

39. Zienert, A., Chaoui, R., Bollmann, R.: Die Trachealatresie – eine besondere Assoziation bei Ösophagusatresie und Hydramnion. Ultraschall Med. 12 (1991) 22–24

Neubildungen

Abb. 22.**1** Hygroma colli. Horizontalschnitt durch den Hals bei einem Fetus mit 15 SSW. Die Lymphzysten (∗) stellen sich in der hinteren und seitlichen Halsregion als dünnwandige, zystische Strukturen mit echoleerem Inhalt dar. H = Hände. WK = Wirbelkörper.

Abb. 22.**2** Hygroma colli. Transversalschnitt mit Darstellung der hinteren Kopf-/Halsregion beim gleichen Fetus wie auf Abb. 22.**1**. Das sog. Nackenligament, ein typisches Merkmal für das Hygroma colli, ist als dorsaler Strang (Pfeile) sichtbar.

Abb. 22.**3** Ausgedehntes Hygroma colli (Karyotyp X0) und Oligohydramnion, 20 SSW. Querschnitt in Höhe des fetalen Halses (1) bei 1. BEL. Die großen echoarmen Lymphzysten (2) können als Fruchtwasserareale, das sog. Nackenligament (Pfeil) als Amnionstrang fehlgedeutet werden (Beobachtung Prof. Merz).

Abb. 22.**4** Ausgedehntes Hygroma colli, 20 SSW. Korrespondierender postmortaler Befund zu Abb. 22.**3** (Beobachtung Prof. Merz).

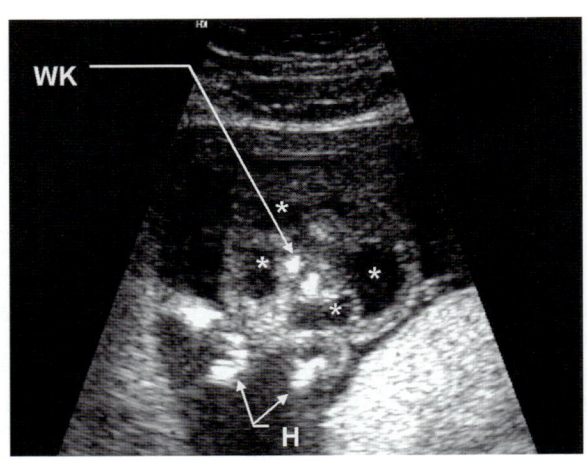

1

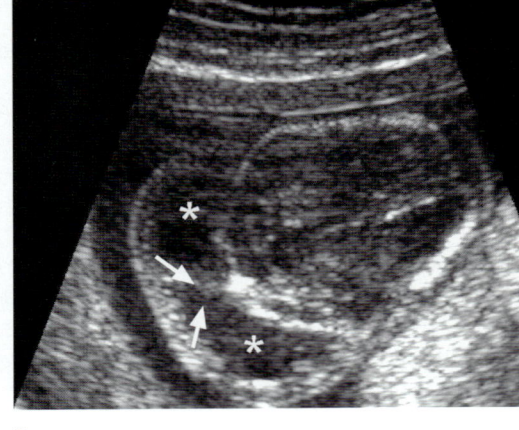

2

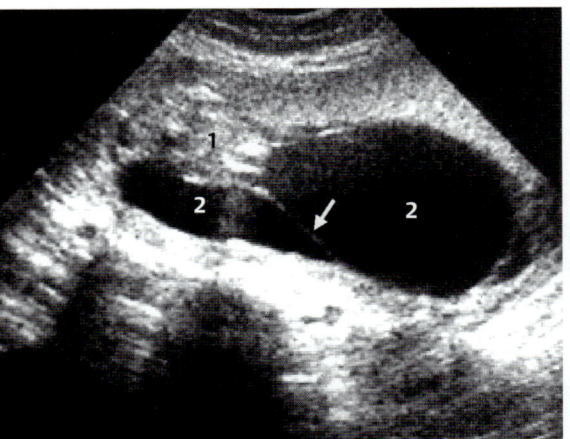

3

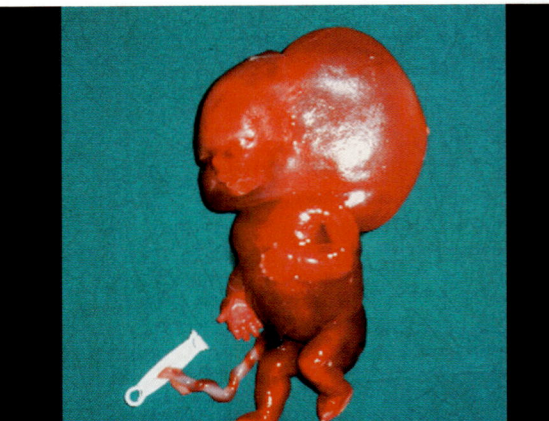

4

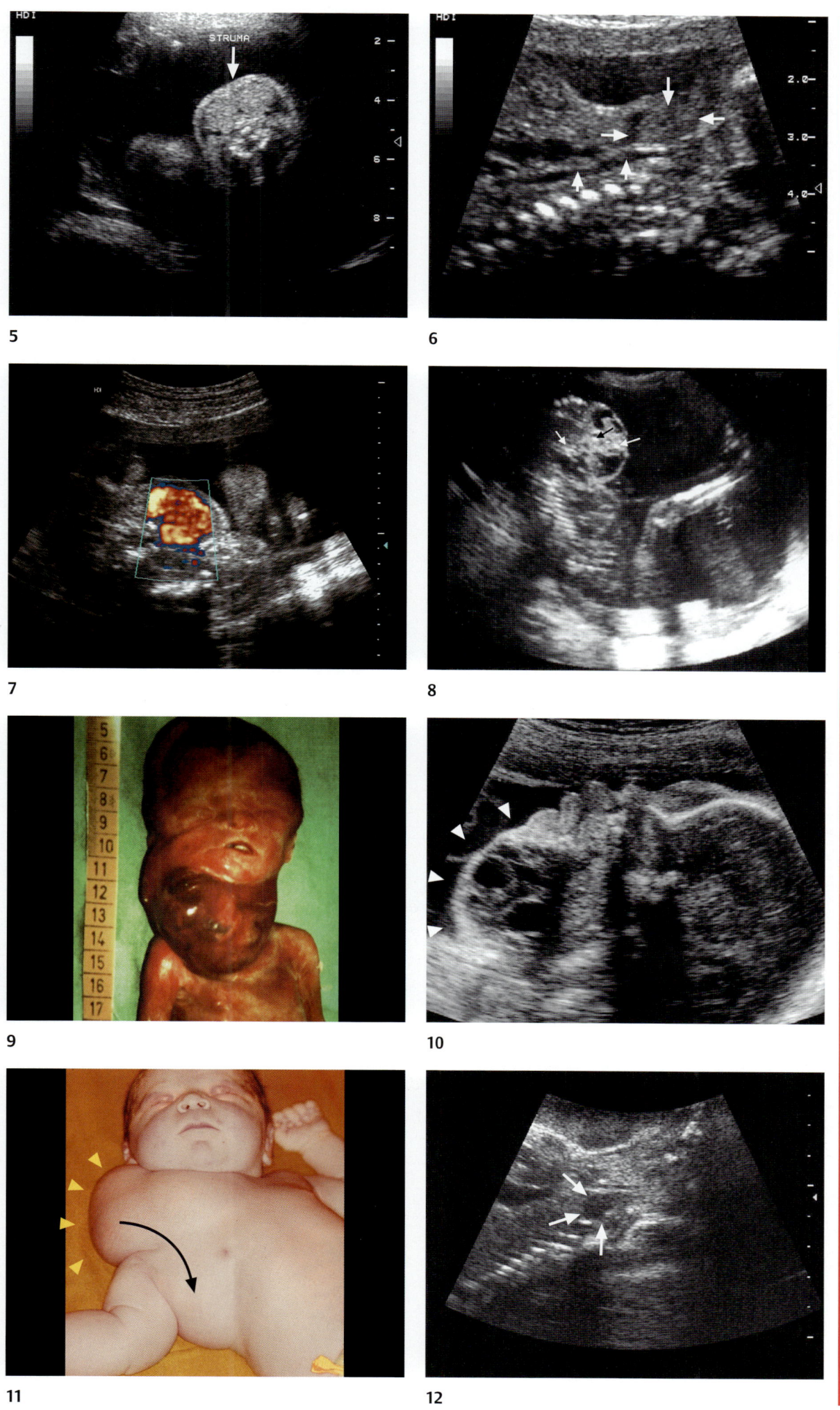

Abb. 22.5 Fetale Struma. Horizontalschnitt durch den Hals in Höhe der Schilddrüse bei einem Fetus mit Hypothyreose, 23 SSW. Die vergrößerte Schilddrüse stellt sich als eine bilobäre echodichte Struktur (Pfeil) im vorderen Halsbereich dar.

Abb. 22.6 Fetale Struma. Sagittalschnitt durch den Hals beim gleichen Feten wie auf Abb. 22.5. Die Trachea (kleine Pfeile) ist durch die Struma (große Pfeile) nach dorsal verschoben.

Abb. 22.7 Fetale Struma. Horizontalschnitt durch den Hals in Höhe der Schilddrüse. Derselbe Fetus wie auf Abb. 22.5 und Abb. 22.6 (23 SSW). Nachweis einer Hypervaskularisation mittels Color-Power-Angiographie.

Abb. 22.8 Fetales Halsteratom. Gut abgegrenzte, teils zystische, teils solide, echodichte Struktur im vorderen Halsbereich eines Feten mit 21 SSW. Beachtenswert sind die für Teratome charakteristischen echoreichen Kalkbeläge (Pfeile).

Abb. 22.9 Fetales Halsteratom, 21 SSW. Korrespondierender postmortaler Befund zu Abb. 22.8.

Abb. 22.10 Fetales Halshämangiom. Sagittalschnitt bei einem Feten mit 27 SSW. Im vorderen Halsbereich stellt sich eine teils zystische, teils solide, schwer abgrenzbare Struktur dar (Pfeile).

Abb. 22.11 Korrespondierender postnataler Befund zu Abb. 22.10. Monströses, bis in die rechte obere Thoraxhälfte ausgedehntes Halshämangiom.

Abb. 22.12 Branchiogene Zyste. Sagittalschnitt durch den Hals eines Feten, 27 SSW. Es stellt sich eine isolierte glattwandige Zyste dar (Pfeile). Die „Tropfenform" bei lateraler Lokalisation ist typisch für eine branchiogene Zyste.

Gestörte funktionelle Abläufe

Abb. 22.**13** Schemazeichnung der verschiedenen Ösophagusatresieformen. Einteilung nach Vogt (1929) (35) (aus: Richter, Ernst: Radiologische Anatomie des Neugeborenen, 1990). Der Typ IIIb (blind endender Ösophagus mit distaler Ösophagotrachealfistel) ist die häufigste Form. Eine antenatale Dilatation des oberen Blindsackes wurde bisher nur bei Typ II und IIIb beobachtet.

Abb. 22.**14** Ösophagusatresie. Frontalschnitt durch den Hals eines Feten mit einer Ösophagusatresie Typ II nach Vogt – der Schallkopf wurde wenige mm dorsalwärts bewegt, 27 SSW. Während der fetalen Schluckbewegungen kommt es zu einer rhythmischen Füllung und Entleerung des blind endenden proximalen Ösophagus (OE). PH = Pharynx. Aus Kalache et al. 1998 (17).

Abb. 22.**15** Ösophagusatresie. Horizontalschnitt durch den Hals in Höhe der Schilddrüse bei demselben Fetus wie auf Abb. 22.**14**. Proximal dilatierter Ösophagus (Pfeile) lateral der Trachea (T). Aus Kalache et al. 1998 (17).

Abb. 22.**16** Larynxatresie. Sagittalschnitt bei einem Fetus mit 21 SSW. Der geschlossene stenotische Larynx (LA) verhindert den normalen Abfluss der in der fetalen Lunge produzierten Flüssigkeit. In diesem Fall kam es trotz Vorliegen einer Ösophageotrachealfistel (Pfeil) zu einer Dilatation der Trachea (T). Der Grund dafür war, dass eine assoziierte komplette Duodenalatresie zu einem Flüssigkeitsstau im oberen Magen-Darm-Trakt führte (vgl. Abb. 22.**13**). OE = Ösophagus. AO = Aorta. Aus Kalache et al. 1997 (18).

Abb. 22.**17** Schematische Darstellung des in Abb. 22.**16** dargestellten Falles. Es lag die Kombination von einer Larynxatresie mit einer Ösophagusatresie sowie einer Duodenalatresie vor.

Abb. 22.**18** Larynxatresie. Korrespondierender pathologisch-anatomischer Befund zu den Abb. 22.**16** und 22.**17** mit Darstellung des knorpligen Larynxverschlusses. Aus Kalache et al. 1998 (18).

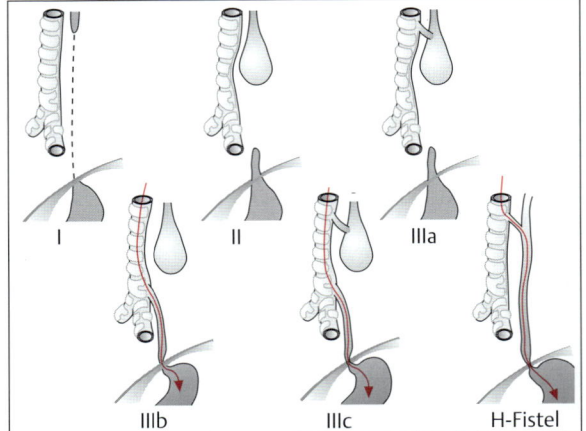

13

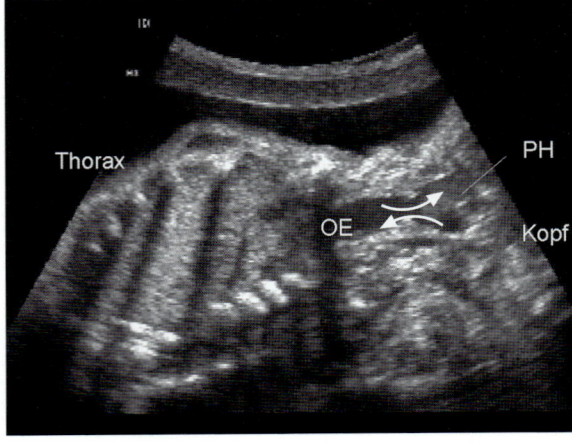

14

15

16

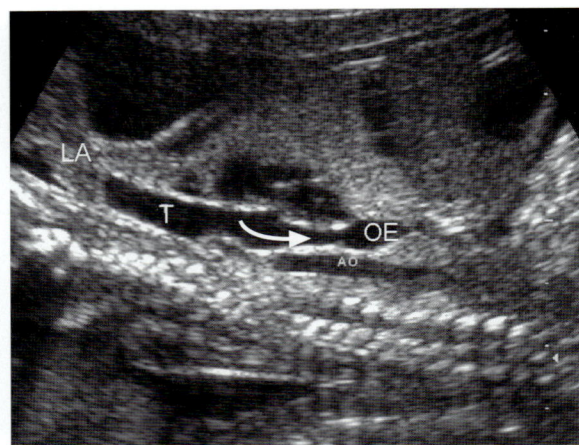

17

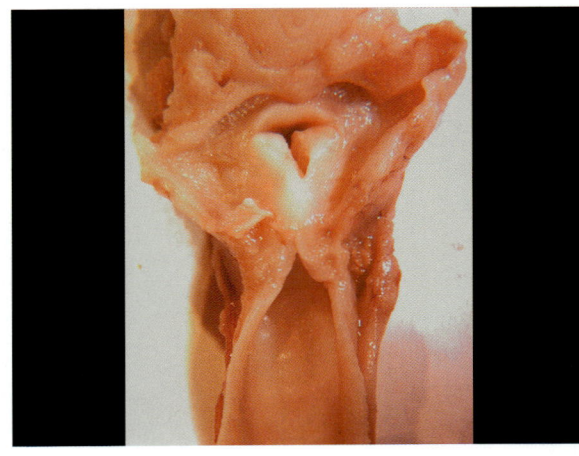

18

23 Spaltbildungen der Wirbelsäule (Spina bifida)

Vorkommen, Ätiopathogenese und sonographische Merkmale

Definition

Unter Spina bifida verstehen wir eine kombinierte Hemmungsmissbildung im Bereich des Wirbelkanals und seines Inhalts, wobei die Wirbelbögen oder Teile derselben fehlen. Je nach der Beteiligung des Rückenmarkes, der Rückenmarkshäute und der Kutis werden verschiedene Formen unterschieden (14):

1. Spina bifida totalis (Rachischisis)
2. Spina bifida partialis
   a) Spina bifida occulta
   b) Spina bifida aperta
      • Myelozele
      • Spina bifida cystica (Meningozele, Myelomeningozele).

Offene und gedeckte Formen. Je nachdem, ob der Defekt mit Haut bedeckt ist oder nicht, unterscheidet man zwischen offenen und gedeckten Formen der Spina bifida partialis (14).

Anteriore und posteriore Form. Nach der Lage des Knochendefektes (ventral, dorsal) wird zwischen einer Spina bifida anterior und einer Spina bifida posterior unterschieden (39).

Inzidenz

Die dorsalen Verschlussstörungen des Neuralrohres gehören zu den häufigsten fetalen Entwicklungsstörungen. Die Inzidenz der für die Pränataldiagnostik besonders wichtigen Form der Spina bifida aperta schwankt je nach Land beachtlich. Sie wird für Deutschland mit durchschnittlich 1,7‰ aller Lebendgeburten (18) angegeben, während sie in England mit 5‰ (24) deutlich höher liegt. Bei den meisten Fällen handelt es sich dabei um eine dorsale Verschlussstörung, während die Spina bifida anterior ein sehr seltenes Ereignis darstellt.

Ätiopathogenese

Seitens der Entstehung einer Spina bifida wird eine primäre Hemmung des Schließungsvorganges der hinteren Wirbelbögen in einem oder mehreren Wirbelsäulensegmenten angenommen (14, 54).

Endogene und exogene Faktoren. Von tierexperimentellen Untersuchungen ist bekannt, dass Neuralrohrdefekte letztlich darauf beruhen, dass bestimmte Musterkontrollgene, wie das Hox-1.6-Gen, nicht adäquat exprimiert werden. Beim Menschen dürfte dies durch endogene Faktoren (Gendeletion) und/oder exogene (teratogene) Faktoren, z. B. Valproinsäure und Carbamazepin (48), sowie durch einen Mangel an physiologischen Wirkstoffen (Vitamine) hervorgerufen werden (46).

Embryologie

Arrhaphien und Dysrhaphien. Entwicklungsgeschichtlich wird die primäre Hemmung des Schließungsvorganges des Neuralrohres vor Ende der 6. SSW angenommen (56). Je nachdem, wie ausgeprägt die unvollständige Fusion der hinteren Wirbelbögen ausfällt, kann sich der Defekt auf nur wenige Wirbelsäulensegmente bis hin zur gesamten Wirbelsäule beziehen. Diejenigen Formen, bei denen die Neuralrinne offen bleibt, werden als Arrhaphien bezeichnet. Ihnen gegenüber stehen die Dysrhaphien, bei denen es wohl zur Bildung eines Neuralrohres gekommen ist, die Umbildungsvorgänge im Bereich der dorsalen Verschlusslinie aber fehlerhaft abgelaufen sind (14). Formalgenetisch liegt die teratogenetische Terminationsperiode bei den Arrhaphien früher als bei den Dysrhaphien (14).

Die Prädilektionsstelle der Spaltbildung liegt im Lumbosakralbereich (fast 80% der Fälle), seltener kommen sie im Zervikal- und noch seltener im Thorakalbereich vor (14, 50).

Pathologisch-anatomischer Befund (39)

Spina bifida occulta. Diese stellt die harmloseste Spaltbildung der Wirbelsäule ohne Vortreten von Rückenmark oder Rückenmarkshäuten dar. Aufgrund von gleichzeitigen Entwicklungsstörungen an der Haut kommt es über dem Defekt zu einer verstärkten lokalen Behaarung, Pigmentierung, Angiombildung wie auch Hauteinziehung (14) (Abb. 23.**1a**).

Spina bifida aperta. Bei der Spina bifida aperta (Myelozele und Spina bifida cystica) liegt im Gegensatz zur Spina bifida occulta ein offener Wirbelspalt vor.

Bei der *Myelozele* findet man eine offene Spina bifida mit freiliegender Neuralplatte (Abb. 23.**1b**).

Bei der *Spina bifida cystica* kommt es zum Vorfall von Rückenmarkshäuten (Meningozele) (27) (Abb. 23.**1c**) oder von Rückenmarkshäuten und Rückenmark (Myelomeningozele) (40) (Abb. 23.**1d**). Der Anteil der reinen Meningozelen beträgt dabei lediglich ca. 10%; bei den übrigen Fällen handelt es sich um Myelomeningozelen (50).

Rachischisis totalis. Diese ist sehr selten und stellt den schwersten Grad einer Spaltbildung dar. Die Medullarplatte oder -rinne liegt dabei als flacher dunkelroter Streifen (Area medullovasculosa) in ausgedehnter Länge in der offenen Wirbelrinne.

Sonographische Auffälligkeiten

Spaltbildungen im Bereich der Wirbelsäule gehören zu den Defekten, die eine große Erfahrung und Sorgfalt bei der sonographischen Untersuchung erfordern. Im Gegensatz zum Anenzephalus wird auch heute noch ein Großteil der Wirbelsäulendefekte bei der normalen Screeninguntersuchung im Rahmen der Mutterschaftsvorsorge übersehen. Nach einer 1993 publizierten Umfrage von Carstens und Niethard (9) waren von insgesamt 488 Myelozelen nur 27% vor der Entbindung entdeckt worden. 83% dieser Fälle wurden zwischen 30 und 40 Wochen erkannt.

AFP- und AChE-Bestimmung. Als Suchmethode für Wirbelsäulendefekte werden deshalb nach wie vor die α-Fetoprotein(AFP)-Bestimmung im mütterlichen Serum (13, 30, 53) bevorzugt. In der Frühgravidität können auch erhöhte Acetylcholinesterase(AChE)-Werte im mütterlichen Serum einen Hinweis auf eine Spina bifida geben (2).

Berücksichtigung des Gestationsalters. Bei nachgewiesenem erhöhtem Serum-AFP-Wert lässt sich durch eine Ultraschalluntersuchung ein Wirbelsäulendefekt gezielt nachweisen oder ausschließen. Mittels der sonographischen Gestationsaltersschätzung können dabei auch diejenigen Fälle herausgefiltert werden, bei denen infolge der fälschlichen Annahme eines jüngeren Gestationsalters die AFP-Werte als zu hoch eingestuft wurden. Liegen die AFP-Werte nach Korrektur des Gestationsalters im Normbereich und findet sich bei der gezielten Ultraschalluntersuchung kein Anhalt für eine Spina bifida, kann bei diesen Patientinnen auf eine Amniozentese verzichtet werden.

Amniozentese. Wird trotz eines unauffälligen Ultraschallbefundes bei der Serum-AFP-Kontrolle erneut ein erhöhter Wert gefunden oder besteht eine erhöhte familiäre Belastung, so sollten eine Fruchtwasserpunktion mit Bestimmung des AFP-Spiegels und der ZNS-spezifischen Acetylcholinesterase (3, 51) und/oder eine gezielte ausführliche sonographische Untersuchung in einem Zentrum für pränatale Diagnostik veranlasst werden.

Wichtigste Punkte. Mit der gezielten Ultraschalluntersuchung lassen sich 3 wesentliche Punkte klären:
- In den meisten Fällen gelingt der direkte Nachweis des Wirbelsäulendefektes (6, 7, 8, 17, 44, 45), wobei Größe und Lage des Defektes eine gewisse prognostische Beurteilung erlauben.
- Sofern der erhöhte AFP-Wert durch eine andere Fehlbildung, wie z. B. eine Omphalozele oder Gastroschisis (35), verursacht wird, lässt sich dieser Defekt konkret nachweisen.
- Es können auch, insbesondere bei Risikofällen, die überhäuteten Wirbelsäulendefekte erkannt werden (19, 25). Diese würden bei der alleinigen biochemischen Kontrolle unentdeckt bleiben, sofern sie mit normalen Serum- und Fruchtwasser-AFP-Werten einhergehen (31, 32).

Zeitraum. Der für die sonographische Wirbelsäulendiagnostik günstigste Zeitraum liegt nach Ansicht von Campbell (7) zwischen 16 und 20 SSW, da während dieser Zeit die Wirbelsäule in ihrer vollen Länge übersichtlich eingesehen werden kann. Eine detaillierte Beurteilung der Wirbelsäule ist mit der transvaginalen Sonographie heute bei günstiger Lage des Feten bereits ab ca. 10 SSW möglich.

Schnittebenen. Zum sicheren Nachweis oder Ausschluss eines Wirbelsäulendefektes sollte die Wirbelsäule sowohl im sagittalen als auch im frontalen Längsschnitt und im Querschnitt betrachtet werden. Nur wenn sich die Knochenkerne der einzelnen Wirbel über die gesamte Länge der Wirbelsäule nachweisen lassen und auch im Sagittalschnitt kein Defekt der Körperoberfläche zu erkennen ist, kann ein Wirbelsäulendefekt mit hoher Wahrscheinlichkeit ausgeschlossen werden.

Fruchtwassermenge und Beckenendlage. Eine verminderte Fruchtwassermenge erschwert die Diagnostik erheblich. Der fetale Rücken liegt dann meist der Uteruswand an, wodurch die Spaltbildung verdeckt wird. Aber auch bei normaler Fruchtwassermenge kann die Diagnostik einer Spaltbildung erschwert sein, nämlich dann, wenn es sich um eine lumbosakrale Spaltbildung handelt und sich der Fetus in einer Beckenendlage befindet. Hier kann der gelegentlich tief im kleinen Becken steckende Steiß nur ungenügend von abdominal her eingesehen werden. Bei unklaren Fällen sollte die abdominale Untersuchung deshalb durch eine transvaginale Ultraschalluntersuchung ergänzt werden.

Sonographische Formen

◾ *Spina bifida occulta*

Bei dieser Form der Spaltbildung wird sonographisch lediglich eine lokal begrenzte Erweiterung des Spinalkanals gefunden, die Körperoberfläche selbst ist intakt (28) (Abb. 23.**1a** und 23.**2**).

◾ *Spina bifida aperta*

Je nachdem, an welcher Stelle der Defekt sitzt und um welchen Defekt es sich handelt (Defektbildung der Wirbelsäule mit oder ohne Zystenbildung), zeigt sich bei der Ultraschalluntersuchung ein unterschiedliches Bild.

Differenzierung. Die Differenzierung zwischen einer Myelozele und einer Myelomeningozele kann schwierig oder unmöglich sein, wenn der Zystensack relativ flach dem Wirbelsäulendefekt aufliegt. Gleiches gilt auch für die Abgrenzung einer Meningozele von einer Myelomeningozele. So kann der Befund vom sonographischen Bild her als Meningozele imponieren; wird jedoch der Zystensack post partum einer kritischen histologischen Untersuchung unterzogen, kann dabei Rückenmarksgewebe im Bruchsack gefunden werden, sodass der Befund dann als Myelomeningozele eingestuft werden muss.

Myelozele/offener Wirbelkanal

Schnittebenen. Gerade die Spaltbildungen ohne eindeutigen Zystensack gehören zu den Defekten, die bei der Ultraschalluntersuchung leicht übersehen werden können. Wie wichtig dabei die Betrachtung der Wirbelsäule in unterschiedlichen Schnittebenen und -winkeln ist, verdeutlicht Abb. 23.**3**.

Schräger Sagittalschnitt. Im Schrägschnitt können die seitlichen Ossifikationspunkte der einzelnen Wirbel so getroffen werden, dass man zunächst den Eindruck einer geschlossenen Wirbelsäule hat und nur durch eine leichte Unregelmäßigkeit im Bereich der Lenden- und Sakralwirbel einen Defekt erahnen kann (Abb. 23.**3a**).

Medianer Sagittalschnitt. Wird die Wirbelsäule dann bei exakt dorsoanteriorer Lage des Fetus beobachtet, so fällt der Defekt im Bereich des lumbosakralen Überganges auf (Abb. 23.**3b**). Die Betrachtung der Wirbelsäule in dorsoanteriorer Lage des Fetus hat den Vorteil, dass sowohl der Knochen- als auch der Oberflächendefekt gleichzeitig nachgewiesen werden können. Zu beachten ist jedoch, dass selbst in dieser Position eine Spina bifida leicht übersehen werden kann, wenn es sich um einen sehr flachen Defekt (Abb. 23.**4** und 23.**5**) oder um einen porusartigen kleinen Defekt im Sakralbereich (Abb. 23.**6**) handelt.

Frontalschnitt. Bei Seitenlage des Fetus lässt sich im frontalen Längsschnitt der Wirbelsäulendefekt als mehr oder weniger große spindelförmige Aufweitung des Wirbelkanals erkennen (Abb. 23.**7**).

„Pseudodefekt". Handelt es sich um einen umschriebenen Defekt in der Lumbalregion, so kann er bei Seitenlage des Fetus vom Schallschatten der schallkopfnahen Beckenschaufel überlagert werden. Dieser durch die Beckenschaufel verursachte Schallschatten kann auch beim gesunden Kind gelegentlich eine Spina bifida vortäuschen (Abb. 23.**8**). Dieser „Pseudodefekt" entspricht jedoch stets exakt der Breite des verursachten Schallschattens und lässt sich im Sagittal- oder Transversalschnitt durch die Wirbelsäule ausschließen.

Querschnitt. Wird die Wirbelsäule bei einem Spinadefekt im Querschnitt betrachtet, so findet man die Wirbelsäule nicht in der üblichen Ringstruktur, sondern in einer nach dorsal V- oder U-förmig (7) geöffneten Form (Abb. 23.**9** und 23.**10**).

Rachischisis

Bei der Extremform der Spina bifida, der Rachischisis totalis, ist der Großteil des Wirbelkanals spindelförmig auseinander gewichen (Abb. 23.**11**). Bei der Kraniorachischisis, wie sie teilweise beim Anenzephalus beobachtet wird, findet sich im frontalen Längsschnitt eine dreieckförmige Aufweitung des Spinalkanals am kraniozervikalen Übergang (Abb. 23.**12**).

Spina bifida cystica

Meningozele. Bei der Meningozele wird eine kleinere, sackförmige, flüssigkeitsgefüllte Ausstülpung hinter dem Wirbelsäulendefekt beobachtet (Abb. 23.**13**). Trotz des echoleeren Bruchsackes ist eine sichere sonographische Abgrenzung von einer Myelomeningozele kaum möglich, da wandständige Rückenmarksfasern vorliegen können, die sonographisch nicht einsehbar sind.

Myelomeningozele. Bei der Myelomeningozele lassen sich bei der Ultraschalluntersuchung je nach Schnittebene und Größe des Zystensackes punktförmige bis strangförmige echoreiche Binnenechos innerhalb des Zystensackes nachweisen (Abb. 23.**14**–23.**20**). Eine sichere Unterscheidung zwischen einer flachen Myelomeningozele und einer Myelozele ist sonographisch nicht möglich, da der Zystensack dem Defekt eng anliegen kann (Abb. 23.**15** und 23.**16**).

Arnold-Chiari-Syndrom Typ II. Der Nachweis einer Myelomeningozele sollte automatisch eine sorgfältige Untersuchung des fetalen Kopfes (Hirnseitenventrikel, Zerebellum) nach sich ziehen, um ein Arnold-Chiari-Syndrom Typ II nachzuweisen (Abb. 23.**21**) oder auszuschließen. Das Arnold-Chiari-Syndrom ist gekennzeichnet durch eine Hemmungsfehlbildung des Kleinhirns mit Verlagerung des dorsalen Teiles der Medulla oblongata nach kaudal sowie durch eine Hydrozephalie und eine Myelomeningozele (4, 47) (s. Kapitel 21).

Diagnostik

Sonographische Hinweiszeichen für eine Spina bifida

Kopfbiometrie. Berücksichtigt man bei der sonographischen Untersuchung das Wachstum der Spina-bifida-Kinder, so fällt ein vermindertes Kopfwachstum bei normalem Rumpfwachstum auf. Wald et al. (54) fanden bei 20 Feten mit Spina bifida im II. Trimenon einen um durchschnittlich 16% kleineren biparietalen Kopfdurchmesser als beim Normalkollektiv. Auch Hansmann (17) konnte bei Verlaufsbeobachtungen von 5 Feten mit Spina bifida ein passageres mikrozephales Wachstum finden. Gegen Ende der Schwangerschaft zeigte sich dann ein „Aufholwachstum", das aus der Entwicklung eines Hydrozephalus resultierte. Abb. 23.**22** zeigt einen entsprechenden Fall eines solchen Aufholwachstums aus dem eigenen Patientenkollektiv. Ein vermindertes Kopfwachstum darf jedoch nur dann angenommen werden, wenn gleichzeitig die Parameter Abdomenumfang und Femur ein normales, zeitgerechtes Wachstum zeigen.

Lemon- und Banana-Sign. Neben dem zu kleinen biparietalen Kopfdurchmesser oder dem Nachweis eines Hydrozephalus spielen zwei weitere Kopfparameter eine bedeutende Rolle als Hinweiszeichen für einen Wirbelsäulendefekt (Tab. 23.**1**). Dies sind das Lemon-Sign (36, 37), bei dem es sich um eine zitronenförmige Verformung des Kopfes mit Eindellung vorn seitlich handelt (s. Abb. 21.**50** und 21.**51**), und das Banana-Sign (1, 36), eine bananenförmige Verformung des Zerebellums (s. Abb. 21.**52**), die durch die Verlagerung des Zerebellums in den Spinalkanal zustande kommt.

Insbesondere das Lemon-Sign hat sich als sehr sensibles Zeichen für eine Spina bifida im II. Trimenon gezeigt. In einer retrospektiven Studie konnten Nicolaides et al. (36) dieses Zeichen bei allen 54 Fällen mit einer Spina bifida vor 24 SSW nachweisen. Allerdings wird eine ähnliche Kopfauffälligkeit auch in 1% der gesunden Feten gefunden (5, 37).

Im Gegensatz zum klar erkennbaren Lemon-Sign bietet das Banana-Sign häufiger diagnostische Schwierigkeiten. Pilu et al. (42) fanden bei

Tabelle 23.**1**   Sonographische Auffälligkeiten, die einen Hinweis auf eine Spina bifida geben

Kopfauffälligkeiten	➤ Erweiterung der Hirnseitenventrikel ➤ Kopfwachstum an der unteren Normgrenze ➤ auffällige Kopfform (Lemon-Sign) ➤ auffällige Zerebellumform (Banana-Sign) ➤ reduzierter Zerebellumdurchmesser (12, 42) ➤ Obliteration der Cisterna magna
Sonstige Wirbelsäulenauffälligkeit	➤ Abknickung der Wirbelsäule
Fuß-/Beinauffälligkeiten	➤ Pes equinovarus ➤ fehlende Bewegung der unteren Extremität

19 Feten mit Spina bifida einen reduzierten Zerebellumdurchmesser; bei weiteren 7 Feten gelang die sonographische Darstellung des Zerebellums nicht. Aus diesem Grund wird statt des Banana-Signs von einzelnen Autoren die Obliteration der Cisterna magna als Hinweiszeichen für eine Spina bifida verwendet (15, 42).

Fußdeformitäten. Neben den in Tab. 23.**1** aufgelisteten Kopfauffälligkeiten findet man bei der Spina bifida vor allem Fußdeformitäten im Sinne eines Pes equinovarus wie auch eine gestörte Beinmotorik.

Abknickung der Wirbelsäule. Auch eine Abknickung der Wirbelsäule (Abb. 23.**13**) sollte stets Anlass für eine detaillierte Untersuchung der gesamten Wirbelsäule sein.

Trotz der genannten Hinweiszeichen und trotz einer gezielten Suche bei entsprechender Expertise des Untersuchers (7, 17, 44) kann der sonographische Nachweis einer Spina bifida fehlschlagen. Ursache sind meist reduzierte Sichtverhältnisse oder eine ungünstige Lage des Feten.

Assoziierte Fehlbildungen

Vintzileos et al. (52) konnten bei insgesamt 80% der Spina-bifida-Fälle einen Hydrozephalus feststellen. Als weitere assoziierte Fehlbildungen können z. B. Herzfehler, Lippen-Kiefer-Gaumen-Spalten, Abdominalwanddefekte oder Extremitätenfehlbildungen vorkommen (21, 43). Höher liegende Spinadefekte sind dabei häufiger mit nichtneuralen Fehlbildungen assoziiert als tiefer liegende Spinadefekte (21). Nichtneuralrohrbezogene Defekte werden in 14,5% der Spina-bifida-Fälle gefunden (49).

Eine Rachischisis ist fast immer mit anderen Fehlbildungen, wie Kranioschisis, Anenzephalie oder Bauchspalte, kombiniert (39).

Chromosomenstörung. Nyberg et al. (38) konnten bei der Untersuchung von ZNS-Fehlbildungen bei Feten mit Hydrozephalus und Spina bifida in 8% und bei Feten mit einer alleinigen Spina bifida in 33% der Fälle eine Chromosomenstörung nachweisen. Als häufigste Chromosomenaberration findet sich bei Neuralrohrdefekten die Trisomie 18 (20).

Differenzialdiagnose

Steißbeinteratom und Lipom. Bei zystischer Struktur im Lumbosakralbereich kommen neben einer Spina bifida cystica ein zystisches Steißbeinteratom (Wirbelsäule geschlossen!) und ein lumbosakrales Lipom (41) differenzialdiagnostisch infrage. Findet sich die zystische Struktur im Thorakalbereich und kann ein Wirbelsäulendefekt ausgeschlossen werden, ist ein Lipom anzunehmen (Abb. 23.**23** und 23.**24**).

Sonstige Nachweismethoden

Bei unklaren sonographischen Befunden empfiehlt sich die Durchführung einer Amniozentese zur Bestimmung der AFP- und Acethylcholinesterase(AChE)-Konzentration im Fruchtwasser.

Prognose und pränatales Management

Prognose

Die Prognose einer Spina bifida hängt von mehreren Faktoren ab. Hierzu zählen die Lage, Art und Größe des Defektes. Eventuelle Begleitfehlbildungen spielen zusätzlich eine bedeutende Rolle.

Lähmungen. Während die Spina bifida occulta harmlos ist, kommt es bei den Myelomeningozelen meist zu schlaffen Lähmungen. Störungen oberhalb des 3. Lendenwirbelkörpers können je nach Ausmaß zur totalen Paraplegie führen, Störungen in Höhe des 4. Lendenwirbelkörpers und tiefer lassen motorische Beinlähmungen, Blasen- und Mastdarmlähmungen erwarten. Störungen von S3 und tiefer beschränken sich vorwiegend auf Blasen- und Darmentleerungsstörungen (39) (Tab. 23.**2**).

Gestörte Beinmotorik. Wird sonographisch bei ausreichender Fruchtwassermenge eine absolute Bewegungslosigkeit der unteren Extremitäten über einen längeren Zeitraum beobachtet, kann dies als Zeichen einer gestörten Beinmotorik gewertet werden. Der Verdacht wird verstärkt, wenn zusätzlich eine Fußfehlstellung nachgewiesen wird. Andererseits darf bei einem Feten mit Spina bifida eine sonographisch zu beobachtende geringe Beinmotorik nicht unbedingt als prognostisch günstiges Kriterium gewertet werden, da trotz intrauterin nachgewiesener Bewegungen der unteren Extremitäten postnatal eine motorische Störung der Beine gefunden wurde (7, 28).

Defekthöhe. Die exakte sonographische Festlegung der Defekthöhe ist mit der zweidimensionalen Sonographie nicht immer einfach. So berichteten Kollias et al. (22) sowohl über Fälle mit einer sonographischen Unterschätzung des tatsächlichen Befundes (die Höhe des Defektes wurde sonographisch kaudaler eingestuft als dem pathologischen Befund entsprach) als auch über Fälle mit einer Überschätzung (die Höhe des Defektes wurde sonographisch kranialer eingestuft als dem pathologischen Befund entsprach). Möglicherweise bringt hier die dreidimensionale Sonographie, die eine exakte tomographische Untersuchung von Wirbelsäulendefekten zulässt (29), künftig bessere Ergebnisse.

Wiederholungsrisiko

Wurde bereits ein Kind mit einer Spina bifida geboren, so liegt das Wiederholungsrisiko wie beim Anenzephalus bei etwa 4% (26).

Pränatales Management

Bei Nachweis einer Spina bifida vor Erreichen der Lebensfähigkeit kann in Abhängigkeit von der Lage und Größe des Defektes, wie auch von eventuellen weiteren Fehlbildungen, eine Schwangerschaftsunterbrechung in Erwägung gezogen werden (10). Wünschen die Eltern die Fortsetzung der Schwangerschaft, empfiehlt sich auf jeden Fall die Bestimmung des fetalen Karyotyps, um eine Chromosomenstörung, wie z. B. eine Trisomie 18 (55), auszuschließen.

Interdisziplinäres Management. Im Hinblick auf eine optimale Versorgung des Neugeborenen ist vor allem bei einer großen Spina bifida cystica ein optimales interdisziplinäres Management wichtig. Durch eine geplante schonende Geburtsleitung in Form einer elektiven Sectio caesarea (10) können nicht nur eine Ruptur der Zele verhindert, sondern auch das Neugeborene gezielt einer pädiatrischen und anschließenden neurochirurgischen Versorgung zugeführt werden.

Follow-up-Resultate von 137 Spina-bifida-Fällen publizierten Gressens et al. (16) 1998.

Prospektives Management

Folsäure. Verschiedene prospektive Studien (11, 33, 34) konnten überzeugend die Effektivität einer Folsäuresupplement-Therapie zur Prävention eines Neuralrohrdefektes in genetischen und/oder geographischen Risikogruppen belegen. Je nach Studie konnte eine Risikoreduktion um bis zu 72% erzielt werden. Aus diesem Grund wird Frauen, die bereits ein Kind mit einem Neuraldefekt geboren haben, bei weiterem Kinderwunsch empfohlen, präkonzeptionell und in den ersten 3 Monaten der Schwangerschaft Folsäure in einer Dosis von 4 mg täglich einzunehmen (23).

Literatur

1. Benacerraf, B.R., Stryker, J., Figoletto, J.D.jr.: Abnormal US appearance of the cerebellum (banana sign): indirect sign of spina bifida. Radiology 171 (1989) 151–153
2. Brennand, D.M., Jehanli, A.M., Wood, P.J., Smith, J.L.: Raised levels of maternal serum secretory acetylcholinesterase may be indicative of fetal neural tube defects in early pregnancy. Acta Obstet. Gynecol. Scand. 77 (1998) 8–13
3. Brock, D.J., Hayward, C.: Gel electrophoresis of amniotic fluid acetylcholinesterase as an aid to the prenatal diagnosis of fetal defects. Clin. chim. Acta 108 (1980) 135–141
4. Cameron, A.H.: Arnold-Chiari and other neuro-anatomical malformations associated with spina bifida. J. Path. Bact. 73 (1957) 195–211
5. Campbell, J., Gilbert, W.M., Nicolaides, K.H., Campbell, S.: Ultrasound screening for spina bifida: cranial and cerebellar signs in a high-risk population. Obstet. Gynecol. 70 (1987) 247–250
6. Campbell, S., Pryse-Davies, J., Coltart, T.M., Seller, M.J., Singer, J.D.: Ultrasound in the diagnosis of spina bifida. Lancet 1 (1975) 1065–1068
7. Campbell, S.: Early prenatal diagnosis of neural tube defects by ultrasound. Clin. Obstet. Gynec. 20 (1977) 351–359
8. Campbell, S.: Early prenatal diagnosis of fetal abnormality by ultrasound B-scanning. In: Murken, J.D., Stengel-Rutkowski, S., Schwinger, E.: Prenatal Diagnosis. Stuttgart: Enke 1979; p. 183
9. Carstens, C., Niethard, F.U.: Der gegenwärtige Stand der pränatalen Diagnostik einer Myelomeningozele: Ergebnisse einer Fragenbogenaktion. Geburtsh. Frauenheilkd. 53 (1993) 182–185
10. Chervenak, F.A., Duncan, C., Ment, L.R., Tortora, M., McClure, M., Hobbins, J.C.: Perinatal management of meningomyelocele. Obstet. Gynecol. 63 (1984) 376–380
11. Czeizel, A.E., Dudas, I.: Prevention of the first occurrence of neural tube defects by periconceptional vitamin supplementation. New Engl. J. Med. 327 (1992) 1832–1835
12. De Courcy-Wheeler, R.H., Pomeranz, M.M., Wald, N.J., Nicolaides, K.H.: Small fetal transverse cerebellar diameter: a screening test for spina bifida. Brit. J. Obstet. Gynaecol. 101 (1994) 904–905
13. Fuhrmann, W.: Die Alpha-Fetoproteinbestimmung in der pränatalen Diagnostik und Vorsorge. Diagn. Intensivther. 6 (1983) 1–7
14. Gerlach, J., Jensen, H.P.: Mißbildungen des Rückenmarks – B. Verschlußstörungen. In: Handbuch der Neurochirurgie, Band VII/I., Springer 1967, S. 308 ff
15. Goldstein, R.B., Podrasky, A.E., Filly, R.A., Callen, P.W.: Effacement of the fetal cisterna magna in association with myelomeningocele. Radiology 172 (1989) 409–413
16. Gressens, P., Collin, P., Lebarbier, P. et al.: Le diagnostic prenatal et le devenir des patients atteints de spina bifida. Arch. Pediatr. 5 (1998) 1004–1008
17. Hansmann, M.: Nachweis und Ausschluß fetaler Entwicklungsstörungen mittels Ultraschallscreening und gezielter Untersuchung – ein Mehrstufenkonzept. Ultraschall 2 (1981) 206–220
18. Harnack von, G.A., Kirsten, B.: Meningo- und Myelomeningocele. Nachuntersuchungen über 103 Kinder, die 1946–1956 behandelt wurden. Dtsch. med. Wschr. 83 (1958) 2122–2126
19. Hood, V.D., Robinson, H.P.: Diagnosis of closed neural tube defects by ultrasound in the second trimester of pregnancy. Brit. med. J. 2 (1978) 931
20. Hume, R.F.jr., Drugan, A., Reichler, A. et al.: Aneuploidy among prenatally detected neural tube defects. Amer. J. Med. Genet. 61 (1996) 171–173
21. Kalien, B., Robert, E., Harris, J.: Associated malformations in infants and fetuses with upper or lower neural tube defects. Teratology 57 (1998) 56–63
22. Kollias, S.S., Goldstein, R.B., Cogen, P.H., Filly, R.A.: Prenatally detected myelomeningoceles: sonographic accuracy in estimation of the spinal level. Radiology 185 (1992) 109–112

Tabelle 23.2 Klinische Symptomatologie der dysrhaphischen Myelodysplasien (39)

1. Störungen über dem 3. Lendenwirbel	totale Paraplegie
2. Störungen in Höhe von L4 und tiefer	Ausfall von Hüftstreckung und Kniebeugung sowie totale Fußschlaffheit, dazu Inkontinenz von Blase und Dickdarm
3. Störungen im 1. Sakralsegment und tiefer	Schwäche von Hüftstreckung und Kniebeugung, Ausfall der Fußbeuger, Schwäche der Pro- und Supination des Fußes, Ausfall der Zehenspreizer, Blasen- und Mastdarmlähmung
4. Störungen von S3 und tiefer	keine motorischen Ausfälle, wohl aber Blasen- und Mastdarmlähmung

23. Kries von, R., Lenard, H.G.: Anmerkung zur Prävention von Neuralrohrdefekten (NRD) durch Folsäure. Monatsschr. Kinderheilk. 142 (1994) 705–711
24. Lawrence, K.M., David, P.A.: The incidence of major central nervous system malformations in South Wales. Arch. Dis. Childh. 38 (1963) 98
25. Leucht, W., Müller, E., Heyes, H., Töllner, U., Jonatha, W.: Probleme bei der pränatalen Diagnose von Neuralrohrdefekten. Z. Geburtsh. Perinat. 183 (1979) 434–437
26. Masterson, J.G.: Empiric risk, genetic counseling and preventive measures in anencephaly. Acta genet. (Basel) 12 (1962) 219–229
27. McComb, J.G.: Spinal meningoceles. In: Albright, L., Pollack, I., Adelson, D. (eds.): Principles and practice of pediatric neurosurgery. New York: Thieme 1999; pp. 271–289
28. Merz, E.: Prenatal diagnosis of neural tube defects by ultrasound. In: Voth, D., Glees, P.: Spina bifida – Neural Tube Defects. In collaboration with L. Lorber. Berlin: de Gruyter 1986; p. 159
29. Merz, E., Bahlmann, F., Weber, G.: Volume scanning in the evaluation of fetal malformations: A new dimension in prenatal diagnosis. Ultrasound Obstet. Gynecol. 5 (1995) 222–227
30. Milunsky, A., Alpert, E.: The value of alpha-fetoprotein in prenatal diagnosis of neural tube defects. J. Pediat. 84 (1974) 889–893
31. Milunsky, A., Alpert, E.: Prenatal diagnosis of neural tube defects. I. Problems and pitfalls: analysis of 2495 cases using the alphafetoprotein assay. Obstet. Gynec. 48 (1976) 1–5
32. Milunsky, A., Alpert, E.: Pranatal diagnosis of neural tube defects. II. Analysis of false positive and false negative alpha-fetoprotein results. Obstet. Gynec. 48 (1976) 6–12
33. Milunsky, A., Jick, H., Jick, S.S. et al.: Multivitamin/folic acid supplementation in early pregnancy reduces the prevalence of neural tube defects. JAMA 262 (1989) 2847–2852
34. MRC Vitamin Study Research Group: Prevention of neural tube defects: results of medical research council vitamin study. Lancet 338 (1991) 131–137
35. Mühlhaus, K., Weitzel, H.K., Schneider, J.: Pränatale Diagnostik von Neuralrohr- und Bauchwanddefekten im II. Trimenon. Geburtsh. u. Frauenheilk. 45 (1985) 98–100
36. Nicolaides, K.H., Campbell, S., Gabbe, S.G.: Ultrasound screening for spina bifida: cranial and cerebellar signs. Lancet 2 (1986) 72–74
37. Nyberg, D.A., Mack, L.A., Hirsch, J., Mahony, J.S.: Abnormalities of fetal cranial contour in sonographic detection of spina bifida: Evaluation of the „lemon" sign. Radiology 167 (1988) 387–392
38. Nyberg, D.A., Shepard, T., Mack, L.A., Hirsch, J., Luthy, D., Fitzsimmons, J.: Significance of a single umbilical artery in fetuses with central nervous system malformations. J. Ultrasound Med. 9 (1988) 265–273
39. Pache, H.D.: Die Dysraphien des Rückenmarks. In: Opitz, H., Schmid, F. (Hrsg.): Handbuch der Kinderheilkunde, VIII/1. Berlin: Springer 1969; S. 169
40. Park, T.S.: Myelomeningocele. Mahony, J.S.: Abnormalities of fetal cranial contour in sonographic detection of spina bifida: Evaluation of the „lemon" sign. Radiology 167 (1988) 291–320
41. Pierre-Kahn, A., Zerah, M., Renier, D. et al.: Congenital lumbosacral lipomas. Childs Nerv. Syst. 13 (1997) 298–334
42. Pilu, G., Romero, R., Reece, A., Goldstein, I., Hobbins, J.C., Bovicelli, L.: Subnormal cerebellum in fetuses with spina bifida. Amer. J. Obstet. Gynecol. 158 (1988) 1052–1056
43. Record, R.G., McKeown, T.: Congenital malformations of the central nervous system. II. Brit. J. soc. Med. 4 (1950) 26
44. Robinson, H.P.: The role of ultrasound in the prenatal diagnosis of neural tube defects. In: Murken, J.D., Stengel-Rutkowski, S., Schwinger, E.: Prenatal Diagnosis. Stuttgart: Enke 1979; p. 179
45. Robinson, H.P., Hood, V.A., Adam, A.H., Gibson, A.A.M., Ferguson-Smith, M.A.: Diagnostic ultrasound: Early detection of fetal neural tube defects. Obstet. and Gynec. 56 (1980) 705–710
46. Schlote, W., Riede, U.N., Wiestler, O.D.: Nervensystem. In: Riede, U.N., Schaefer, H.E.: Allgemeine und spezielle Pathologie. Stuttgart: Thieme 1995; S. 1021–1094
47. Shaw, C.M., Alvord, E.C.jr.: Hydrocephalus. In: Duckett, S.: Pediatric neuropathology. Baltimore: Williams & Wilkins 1995; pp. 149–211
48. Shurtleff, D.B., Lemire, R.J.: Epidemiology, etiologic factors, and prenatal diagnosis of open spinal dysraphism. Neurosurg. Clin. N. Amer. 6 (1995) 183–193
49. Simpson, J.L., Mills, J., Rhoads, G.G., Cunningham, G.C., Conley, M.R., Hoffman, H.J.: Genetic heterogeneity in neural tube defects. Ann. Genet. 34 (1991) 279–286
50. Stauffer, U.G.: Mißbildungen im Bereich der Wirbelsäule. In: Rickham, P.P., Soper, R.T., Stauffer, U.G.: Kinderchirurgie. Stuttgart: Thieme 1975; S. 115
51. U.K. Collaborative acethylcholinesterase study. Amniotic fluid acetylcholinesterase electrophoresis as a secondary test in the diagnosis of anencephaly and open spina bifida in early pregnancy. Lancet 2 (1981) 321–324
52. Vintzileos, A.M., Ingardia, C.J., Nochimson, D.J.: Congenital hydrocephalus: A review and protocol for perinatal management. Obstet. and Gynec. 62 (1983) 539–549
53. Wald, N.J., Cuckle, H., Brock, J.H., Peto, R., Polani, P.E., Woodford, F.P.: Maternal serum-alpha-fetoprotein measurement in antenatal screening for anencephaly and spina bifida in early pregnancy. Report of U.K. collaborative study on alpha-fetoprotein in relation to neural-tube defects. Lancet 1 (1977) 1323–1332
54. Wald, N., Cuckle, H., Boreham, J., Stirrat, G.: Small biparietal diameter of fetuses with spina bifida: implications for antenatal screening. Brit. J. Obstet. Gynaec. 87 (1980) 219–221
55. Warkany, J., Passarge, E., Smith, L.B.: Congenital malformations in autosomal trisomy syndromes. Amer. J. Dis. Child. 112 (1966) 502–517
56. Warkany, J.: Congenital Malformations: Spina bifida. Year Book Medical Publishers Inc., Chicago 1971; p. 272

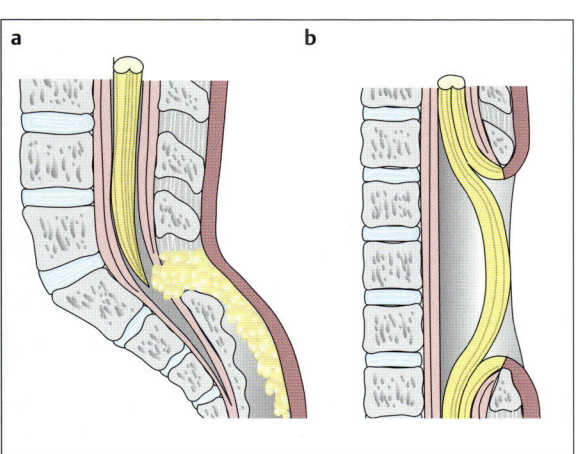
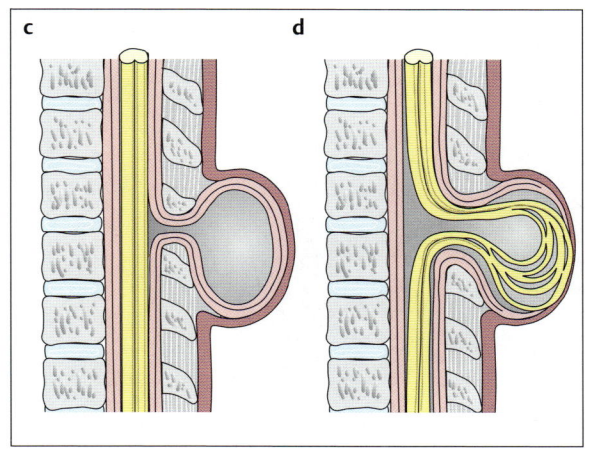

Abb. 23.**1** Schematische Darstellung der spinalen Dysrhaphien (mod. nach 46).
a Spina bifida occulta mit Lipom.
b Myelozele.
c Meningozele.
d Myelomeningozele.

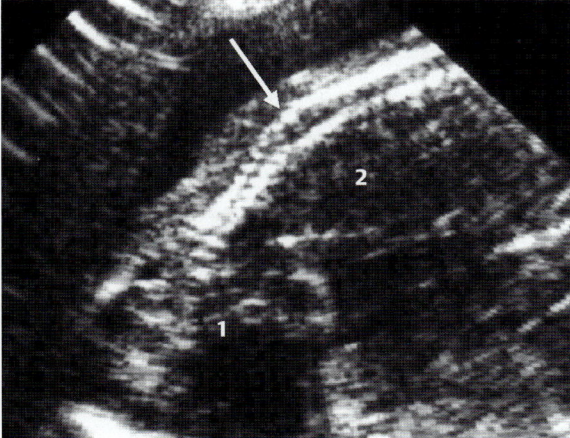

Spina bifida occulta

Abb. 23.**2** Spina bifida occulta im Thorakalbereich (Pfeil), BEL, 22 SSW. Auffällig ist lediglich eine geringgradige spindelförmige Aufweitung des Spinalkanals. Die Körperoberfläche selbst ist intakt. 1 = Kopf, 2 = Rumpf.

Spina bifida aperta Myelozele

Abb. 23.**3** Spina bifida (Myelozele) im Lumbosakralbereich (Pfeile), 26 SSW.

a Im schrägen Längsschnitt erscheint die Wirbelsäule geschlossen.

b Bei exakter dorsoanteriorer Einstellung erkennt man den Defekt eindeutig an der unterbrochenen Oberflächenkontur.

Abb. 23.**4** Spina bifida im Lumbosakralbereich, 22 SSW. Ein flacher Defekt (Ober- und Untergrenze sind mit einem Pfeil markiert) kann leicht übersehen werden.

Abb. 23.**5** Korrespondierender Befund zu Abb. 23.**4**.

Abb. 23.**6** Links: Spina bifida im Sakralbereich mit nur porusförmiger Öffnung (Pfeil), 22 SSW. Karyotyp: Trisomie 18. Rechts: postmortales Korrelat.

Abb. 23.**7** Links: Spina bifida im LWS-Bereich, 20 SSW. Karyotyp: Trisomie 18. Im frontalen Längsschnitt durch die Wirbelsäule liegt der Defekt exakt im Schallschatten der schallkopfnahen Beckenschaufel (Pfeil), der Wirbelkanal selbst ist an dieser Stelle jedoch aufgeweitet. Rechts: postmortales Korrelat.

Abb. 23.**8** Normale Wirbelsäule im frontalen Längsschnitt, 20 SSW. Infolge des Schallschattens der schallkopfnahen Beckenschaufel wird in dem darunter liegenden Wirbelsäulenareal eine Spina bifida vorgetäuscht (Pfeil). Der „Pseudodefekt" entspricht exakt der Breite des Schallschattens.

Abb. 23.**9** Spina bifida im Querschnitt, 27 SSW. V-förmige Aufweitung der Wirbelsäule nach dorsal (Pfeil).

Abb. 23.**10** Spina bifida im Querschnitt, 25 SSW. Mehr U-förmige Aufweitung der Wirbelsäule nach dorsal (Pfeil).

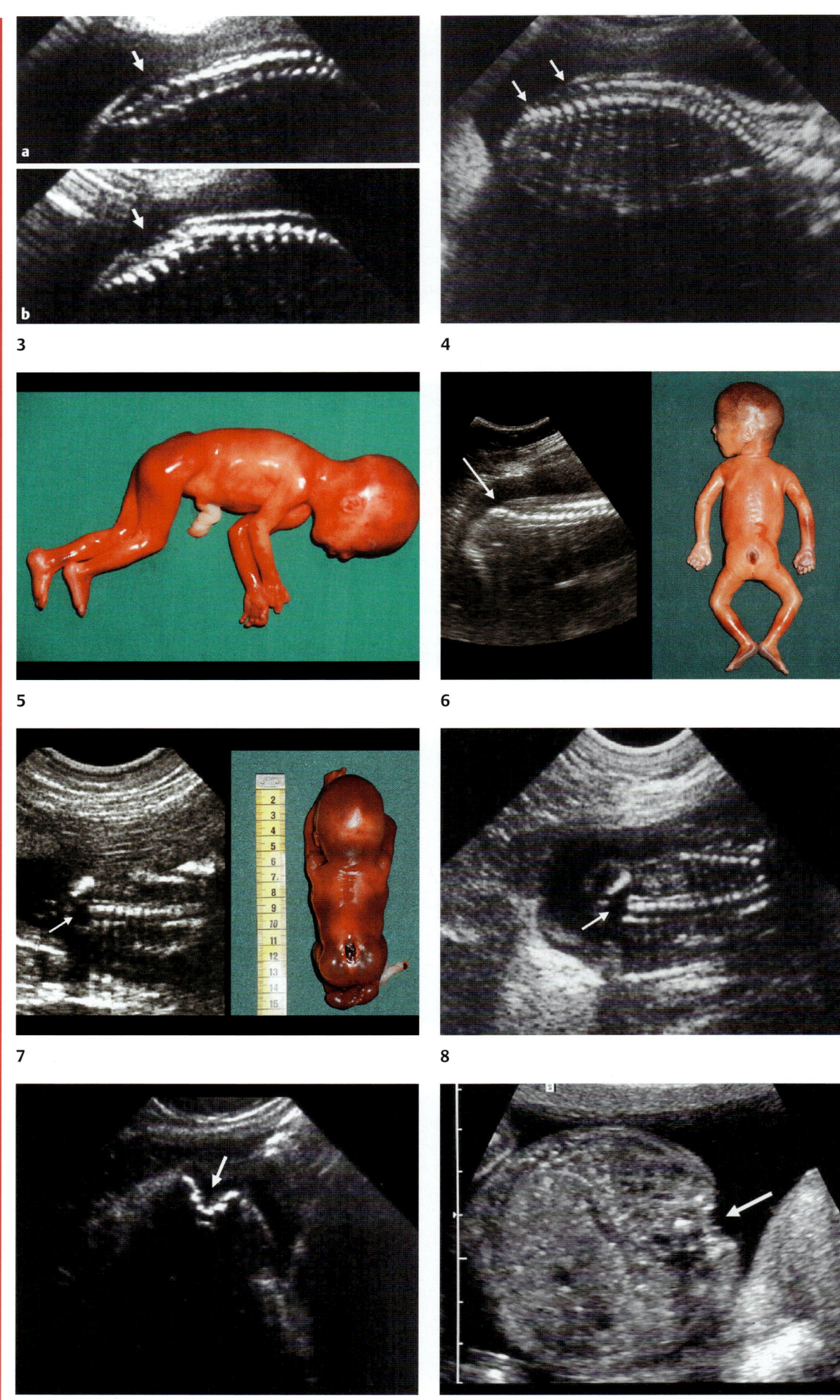

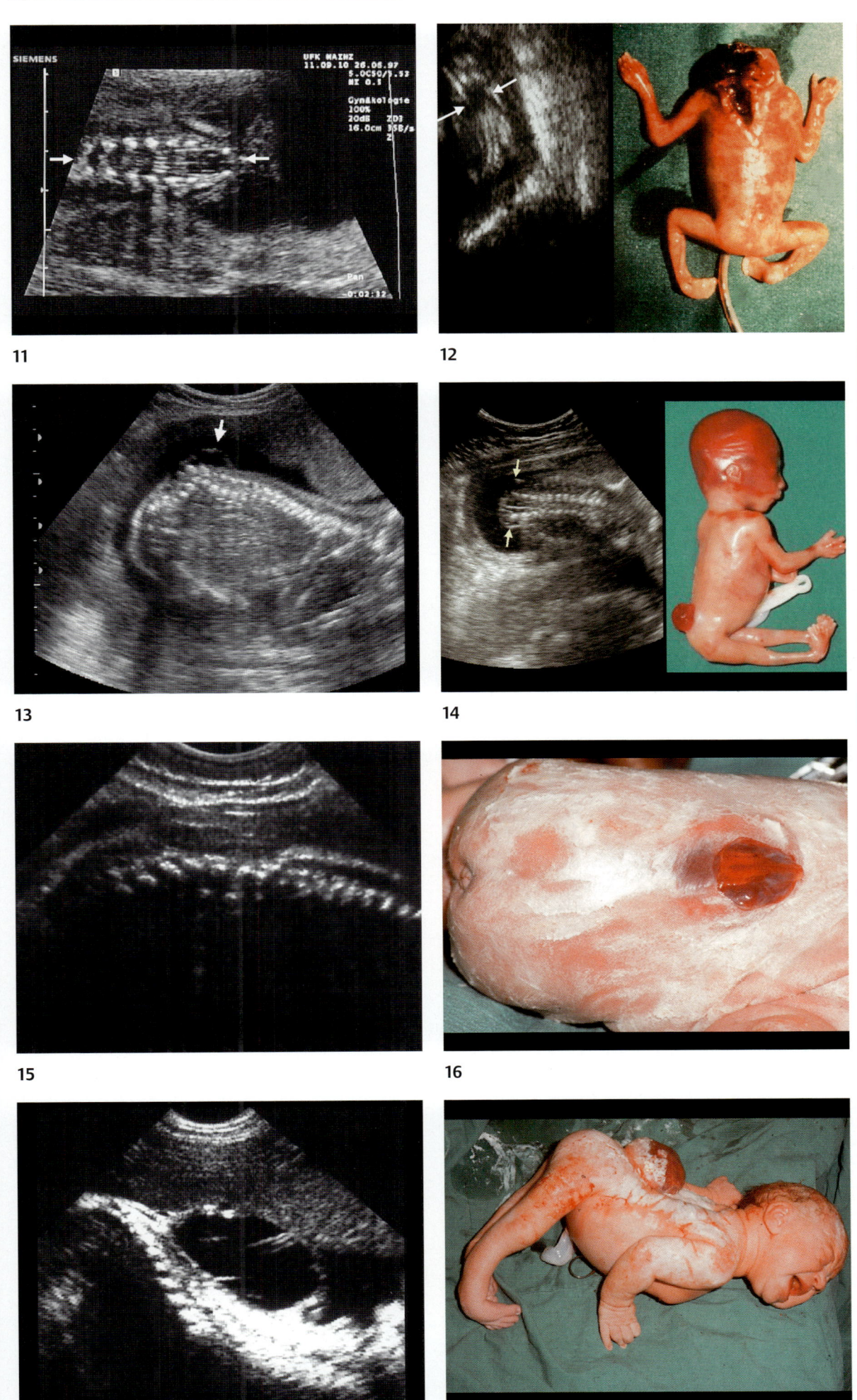

11

12

13

14

15

16

17

18

Rachischisis

Abb. 23.**11** Rachischisis totalis, 25 SSW. Spindelförmiges Auseinanderweichen des gesamten Spinalkanals (Pfeile), der nach dorsal hin offen liegt. Frontaler Längsschnitt bei II. BEL.

Abb. 23.**12** Links: Kraniorachischisis bei Anenzephalus, 13 SSW. Der frontale Längsschnitt durch die Wirbelsäule zeigt einen dreieckförmigen Defekt am kraniozervikalen Übergang. Rechts: korrespondierender postmortaler Befund.

Spina bifida cystica

Abb. 23.**13** Kleine Meningozele im Lumbalbereich (Pfeil) bei gleichzeitiger Abknickung der Wirbelsäule, 23 SSW. Die Zele selbst erscheint echoleer.

Abb. 23.**14** Kleine Myelomeningozele im Lumbosakralbereich (Pfeile), II. SL, 21 SSW. Im Nativbild rechts erkennt man neben der Zele auch die Streckkontraktur der Beine und die Klumpfüße.

Abb. 23.**15** Thorakale Spina bifida mit flacher Myelomeningozele, SL, 36 SSW. Im sagittalen Längsschnitt erkennt man den Defekt als Ausbuchtung. Eine sichere Differenzierung zwischen Myelozele und Myelomeningozele ist bei relativ eng anliegender Zelenmembran nicht möglich.

Abb. 23.**16** Korrespondierendes Nativbild zu Abb. 23.**15**.

Abb. 23.**17** Große Myelomeningozele im Lumbalbereich, 37 SSW. Innerhalb der Zele erkennt man vom Wirbelkanal zur Peripherie hin ziehende Nervenfasern. Sagittaler Längsschnitt bei SL.

Abb. 23.**18** Korrespondierendes Nativbild zu Abb. 23.**17**.

Abb. 23.**19** Große, gut überhäutete Myelomeningozele (7,6 · 5,0 · 8,1 cm) im Querschnitt bei II. SL. Vom offenen Wirbelkanal ziehen mehrere feine Nervenstränge zur Peripherie des Zystensackes.

Abb. 23.**20** Korrespondierender Nativbefund zu Abb. 23.**19** nach Sectio caesarea.

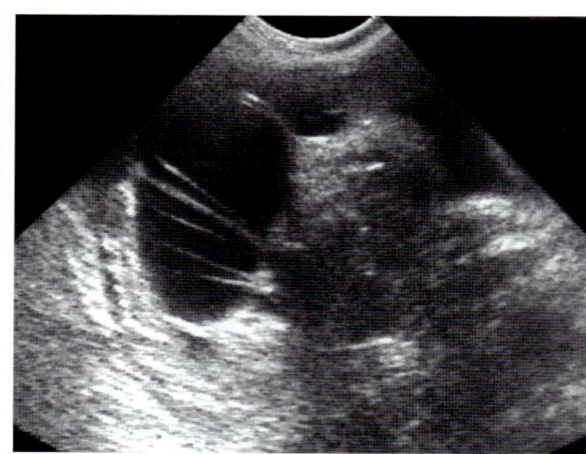

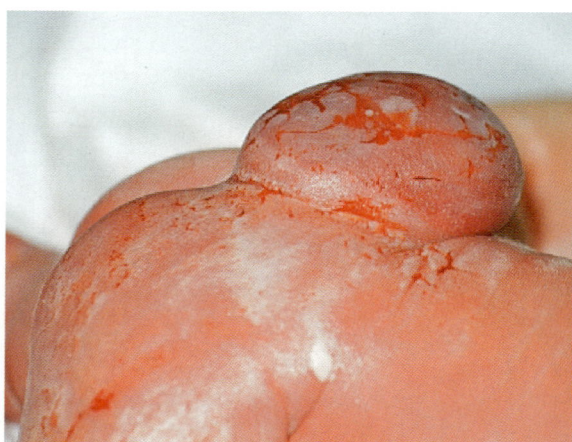

19   **20**

Abb. 23.**21** Links: Arnold-Chiari-Syndrom (19 SSW) mit Myelomeningozele im Bereich des thorakolumbalen Überganges (Einzelpfeil rechts) und gleichzeitiger Verlagerung des Zerebellums in den Spinalkanal (2 Pfeile links). Rechts: korrespondierender Nativbefund.

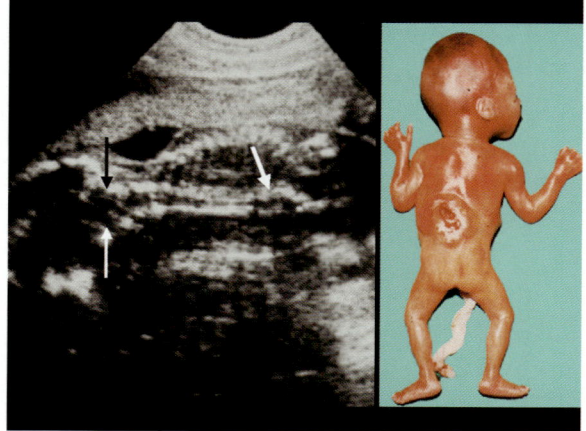

21

Abb. 23.**22** Kopf- und Rumpfwachstum bei einem Fetus mit Spina bifida in Schädellage. Während der abdominale Transversaldurchmesser stets innerhalb der Normkurve liegt, fällt der biparietale Durchmesser ab 22 SSW unter die 5. Perzentile („pseudomikrozephales Wachstum"). Erst mit der Entwicklung eines Hydrozephalus (Pfeil) (HSV 2,1 cm) kommt es dann zu einem „Aufholwachstum", wodurch der biparietale Durchmesser wieder innerhalb der Normkurve liegt.

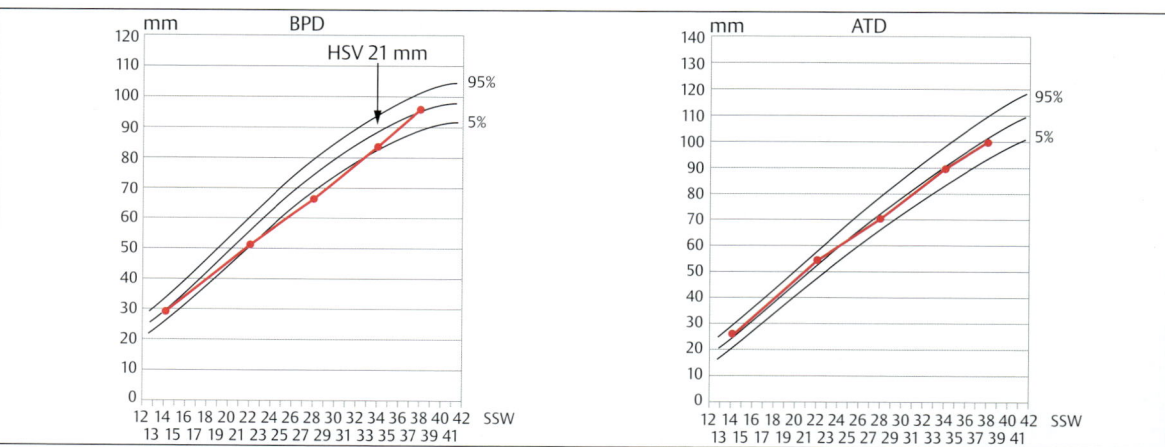

22

Differenzialdiagnose Lipom

Abb. 23.**23** Echoarmer, zystisch imponierender Befund am Übergang HWS/BWS (3,8 · 1,5 · 3,4 cm) ohne erkennbaren Defekt der Wirbelsäule. BEL, 36 SSW. Histopathologie: Lipom.

Abb. 23.**24** Korrespondierender Nativbefund zu Abb. 23.**23**. Das Lipom zeigt eine gute Überhäutung, der Fetus selbst weist eine normale Motorik auf.

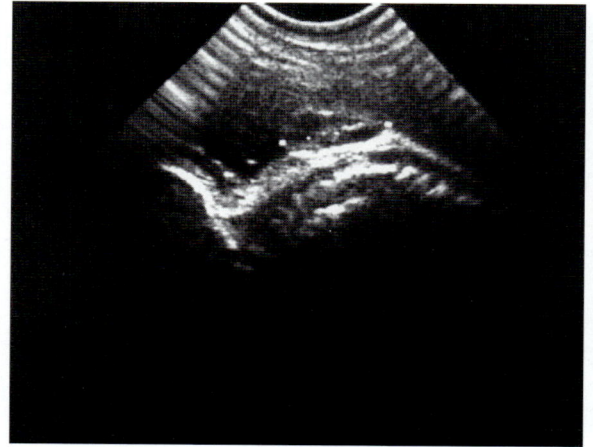

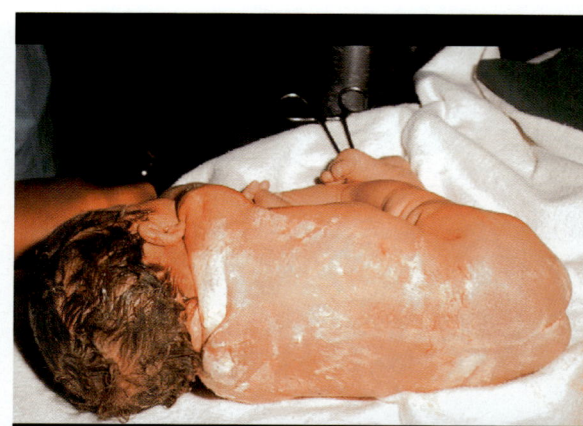

23   **24**

24 Thoraxanomalien

Lungenhypoplasie

Definition. Mangelentwicklung der Lungen mit reduzierter Organgröße infolge einer geringeren Anzahl oder Größe der Acini.

Inzidenz. 1,4% aller Lebendgeborenen (38).

Ätiopathogenese. Die normale Lungenentwicklung hängt von verschiedenen Faktoren ab. Hierzu zählen ein adäquater intrathorakaler Raum, normale fetale Atembewegungen, ein ausreichender Druck in der Trachea und eine normale Flüssigkeitsbalance (54). Von großer Bedeutung ist dabei die Lungenflüssigkeit. So konnte im Tiermodell gezeigt werden, dass die kontinuierliche Entfernung dieser Flüssigkeit zu einer Lungenhypoplasie führt (4).

Insgesamt sind es verschiedene Faktoren, die zu einer Lungenhypoplasie führen können: ein langfristiger Blasensprung, Skelettdysplasien mit engem Thorax, Nierenfehlbildungen mit ausgeprägtem Oligohydramnion, eine Zwerchfellhernie und ein ausgeprägter Hydrothorax (16, 50, 53, 55, 61, 80) (Tab. 24.**1**).

Embryologie. Eine gestörte Lungenentwicklung tritt gewöhnlich nach 16 SSW auf, wenn die Bronchialbaumentwicklung nahezu komplett ist. Bei Störungen, die vor 16 SSW auftreten, sind auch Fehlentwicklungen der Bronchien zu beobachten.

Pathologisch-anatomischer Befund. Die pathologisch-anatomische Diagnose beruht auf einem niedrigen Quotienten Lungengewicht/Körpergewicht und auf dem Nachweis eines niedrigen RAC-Wertes (RAC = radial alveolar count) (6).

Sonographische Auffälligkeiten. Ausgeprägte Lungenhypoplasien, die im Rahmen von Skelettdysplasien auftreten, können bereits in Form einer Blickdiagnose durch den auffällig engen, häufig glockenförmigen Thorax erkannt werden (Abb. 24.**1**). Bei weniger ausgeprägten Fällen können für den intrauterinen Nachweis einer fetalen Lungenhypoplasie Thorax- wie auch Lungenmessungen beim Feten herangezogen werden (24, 36, 50, 54, 55, 61, 63, 72, 80) (Abb. 24.**2**). Dabei ist wichtig, dass eine definierte Messebene verwendet wird (s. Kapitel 12) (49), da sonst zu große Schwankungen bei den jeweiligen Messungen auftreten.

Schräger Lungendurchmesser. In einer prospektiven Studie konnten Merz et al. (50) an 32 Feten mit einer Lungenhypoplasie zeigen, dass die Diagnose, unabhängig von der Grunderkrankung, am sichersten mit dem schrägen Lungendurchmesser (LD) gestellt werden kann. Bei

allen 32 Fällen (= 100%) lag der Lungendurchmesser unterhalb der 5. Perzentilkurve (Abb. 24.**3**).

Thoraxmessungen. Mit dem Thoraxtransversaldurchmesser (TTD < 5%) in Höhe der Herzklappenebene gelang die Diagnose Lungenhypoplasie lediglich in 53,1% der Fälle, mit dem Thoraxsagittaldurchmesser (TSD < 5%) und dem Thoraxumfang (TU < 5%) in 46,8% und mit dem Quotienten LD/TU (< 5%) in 78,1% der Fälle. Möglicherweise wird die Bestimmung des Lungenvolumens mithilfe der dreidimensionalen Ultraschalldiagnostik (41, 59) zusätzliche diagnostische Sicherheiten liefern.

Assoziierte Fehlbildungen. Da die Lungenhypoplasie meist im Rahmen unterschiedlicher Grunderkrankungen auftritt (Tab. 24.**1**), ist grundsätzlich eine sorgfältige Suche nach weiteren Fehlbildungen, die im Rahmen dieser Grunderkrankungen auftreten, erforderlich.

Prognose. Unabhängig von der Grunderkrankung des Feten ist die Mortalitätsrate bei Nachweis einer Lungenhypoplasie hoch (80–100%) (50, 55, 75). Bei grenzwertigen Lungenmaßen im Bereich der 5. Perzentilkurve hängt die Prognose ganz entscheidend von der Grunderkrankung ab.

Pränatales Management. Bei Nachweis einer fetalen Lungenhypoplasie wird das weitere Vorgehen im Wesentlichen von der Art der Grunderkrankung und dem Gestationsalter bestimmt. Liegt ein ausgedehnter Pleuraerguss vor, kann versucht werden, durch eine Pleuradrainage (64) die Entwicklung einer Lungenhypoplasie zu verhindern. Beim ausgeprägten Oligohydramnion bietet sich zur Vermeidung einer Lungenhypoplasie ggf. die serielle artifizielle Amnionauffüllung an. Zuvor sollte jedoch eine Chromosomenstörung ausgeschlossen sein.

Hydro-/Chylothorax

Definition. Ein- oder beidseitige Ergüsse innerhalb der Pleurahöhle.

Inzidenz. Die Häufigkeit eines Chylothorax wird mit 1 auf 10.000 Entbindungen angegeben (35).

Ätiopathogenese.

Hydrothorax. Ein Hydrothorax kann isoliert, bei Infektionen oder in Zusammenhang mit einem immunologischen oder nichtimmunologischen Hydrops fetalis, einer fetalen Herzinsuffizienz bei Tachyarrhythmie wie auch im Rahmen von Chromosomenstörungen (X0, Trisomie 21) vorkommen. Meist beiderseitiges Auftreten.

Chylothorax. Beim Chylothorax handelt es sich entweder um eine Fehlanlage des Ductus thoracicus oder um eine Obstruktion von Lymphbahnen. Der Chylothorax tritt meist einseitig, vorwiegend rechts, auf. Aber auch ein beiderseitiges Vorkommen ist beschrieben (20).

Sonographische Auffälligkeiten. Flüssigkeitsansammlungen innerhalb des Thorax lassen sich sonographisch gut erkennen (40, 43, 47, 62). Eine beginnende Flüssigkeitsansammlung im Bereich des Pleuraspaltes erkennt man als sichelförmige echoarme Zone zwischen Lunge und knöchernem Thorax (Abb. 24.**4**). Bei zunehmendem Hydro-/Chylothorax zeigt sich die Pleurahöhle mehr und mehr mit echoarmer Flüssigkeit

Tabelle 24.1 Mögliche Ursachen einer Lungenhypoplasie

Ausgeprägtes Oligohydramnion	➢ renale Störung (Potter-Sequenz, bilaterale zystische Nierenmalformation) ➢ länger anhaltender Blasensprung > 8 Wochen
Enger Thorax	➢ Skelettdysplasien
Intrathorakale Raumforderung	➢ Hydro-/Chylothorax ➢ Diaphragmahernie ➢ zystisch adenomatoide Lungendysplasie ➢ Kardiomegalie
Syndrome	➢ Pena-Shokeir-Syndrom
Chromosomen-aberrationen	➢ Trisomie 13, 18, 21

gefüllt (Abb. 24.**5**–24.**7** und 24.**13**). Hierdurch kommt es zu einer deutlichen Kompression des Lungengewebes. Große einseitige Flüssigkeitsansammlungen führen zu einer Mediastinalverlagerung und Kompression des Herzens.

Differenzialdiagnose/weitere Diagnostik. Hydrothorax und Chylothorax lassen sich pränatal nicht durch die Farbe unterscheiden. Das Punktat weist bei beiden Störungen eine klar-gelbliche Farbe auf. Zur Differenzierung zwischen Hydrothorax und Chylothorax bestimmt man den Lymphozytengehalt im Punktat, wobei sich beim Chylothorax reichlich Lymphozyten finden. Der Nachweis von Chylomikronen gelingt beim Chylothorax erst mit der Nahrungsaufnahme des Neugeborenen. Erst dann zeigt sich im Punktat auch die typische milchig trübe Farbe.

Assoziierte Fehlbildungen. Der kongenitale Chylothorax kann in Kombination mit einer Chromosomenstörung (Trisomie 21) (79, 84) wie auch in Verbindung mit Gefäß- oder Lymphgefäßanomalien gefunden werden (67, 83). Meist geht er mit einem Polyhydramnion einher (40).

Prognose. Bei frühzeitigem Auftreten und ausgeprägter intrathorakaler Flüssigkeitsansammlung mit längerem Bestehen eines erhöhten intrathorakalen Druckes kann sich eine Lungenhypoplasie ausbilden (16, 50). Liegt eine Erkrankung vor, die pränatal therapierbar ist (z. B. Tachyarrhythmie), kann nach Beseitigung der zugrunde liegenden Störung eine komplette Rückbildung der Wassereinlagerung beobachtet werden. In Einzelfällen wurde auch über eine Spontanremission eines Pleuraergusses berichtet (42).

Pränatales Management. Bei Nachweis eines Pleuraergusses ist in jedem Fall eine weiterführende Diagnostik notwendig. Hierzu gehört insbesondere auch die Infektionsabklärung. Vor Erreichen der Lebensfähigkeit sollte auch der fetale Karyotyp abgeklärt werden.

Pleurapunktion direkt vor Entbindung. Flüssigkeitsansammlungen im Thoraxraum führen, je nach Lokalisation und Ausprägung, post partum meist zu einer akuten Atemnot des Neugeborenen. Infolge der mangelhaften Belüftung der Lungen kam es deshalb in der Vergangenheit teilweise zum Absterben des Neugeborenen. Um dies zu vermeiden, werden direkt vor der Entbindung (aus Gründen der Steuerbarkeit: Sectio caesarea) beide Pleurahöhlen gezielt unter Ultraschallsicht punktiert und die Flüssigkeit abgesaugt (34, 57). Damit lassen sich die Lungen beim Neugeborenen gut belüften.

Thorakoamnialer Shunt. Um beim frühzeitigen und ausgedehnten Erguss die Entwicklung einer Lungenhypoplasie zu vermeiden, wurde von Rodeck et al. (64) die intrauterine Anlage eines thorakoamnialen Shunts empfohlen. Das frühzeitige einmalige Abpunktieren der Pleuraergüsse ist wenig Erfolg versprechend, da es zum raschen Nachlaufen der Flüssigkeit kommt. Als Alternative kämen somit nur serielle Entlastungspunktionen infrage.

Wegen der Notwendigkeit der Fetaltherapie wie auch der neonatalen Komplikationsmöglichkeiten sollte die Entbindung in einem Perinatalzentrum erfolgen.

■ Zystische adenomatoide Lungendysplasie (Congenital cystic adenomatoid lung malformation, CCAM)

Definition. Die zystische adenomatoide Lungendysplasie stellt eine einseitige hamartöse Fehlbildung der Lunge dar.

Inzidenz. Selten.

Pathologisch-anatomischer Befund. Histologisch handelt es sich um eine Überschussbildung von ductulus- und bronchiolusartigen Strukturen (71). Nach Stocker (73) werden unterschieden:

- ein großzystischer Typ mit Zysten > 2 cm Durchmesser (Typ I),
- ein kleinzystischer Typ mit Zysten von < 1 cm Durchmesser (Typ II) und
- ein vorwiegend solider Typ mit Mikrozysten (Typ III) (Abb. 24.**8**).

Sonographische Auffälligkeiten. Entsprechend den pathologisch-anatomischen Veränderungen lässt sich auch sonographisch eine Eingruppierung in den großzystischen Typ I (Abb. 24.**9**), den kleinzystischen Typ II (Abb. 24.**10** und 24.**11**) und den vorwiegend soliden Typ III (Abb. 24.**12**) vornehmen (18, 21, 29, 37, 44, 46, 52, 58).

Die betroffene Lunge ist bei allen 3 Typen deutlich vergrößert, sodass das Mediastinum auf die kontralaterale Seite verdrängt wird. Infolge der Kompression der normalen Lungenanteile kommt es zur Entwicklung einer Lungenhypoplasie. Die Kompression des Herzens und der V. cava inferior kann über einen gestörten venösen Rückfluss zur Entwicklung eines Hydrops fetalis führen.

Differenzialdiagnose. Isolierte bronchogene Zyste, Lungensequestration (Abb. 24.**13**).

Assoziierte Fehlbildungen. Als Begleitfehlbildungen können ein Hydrops fetalis, Herz- und Skelettfehlbildungen, ein Potter-Syndrom und Atresien im Magen-Darm-Trakt beobachtet werden. Diese Fehlbildungen treten vorwiegend beim Typ II, seltener beim Typ I auf. Bei Typ III fehlen Fehlbildungen regelmäßig (56, 81).

Polyhydramnion. Sowohl die Hypersekretion der anomalen Lunge als auch die Hyporesorption der hypoplastischen Lunge werden, zusammen mit der Kompression des Ösophagus, als Ursache für die Entwicklung eines häufig dabei auftretenden Polyhydramnions diskutiert (81). Die Häufigkeitsangaben bezüglich des Polyhydramnions schwanken je nach Studie zwischen 30% (51) und 80% (56) der Fälle.

Prognose. Die Prognose des Krankheitsbildes ist abhängig vom histologischen Typ.

Typ I. Dieser stellt die häufigste Form der adenomatoiden Lungendysplasie dar und weist mit einer Überlebensrate von 69% (73) die beste Prognose von allen 3 Formen auf.

Typ II und Typ III. Diese beiden zeigen dagegen durchweg eine schlechte Prognose. Stocker (73) berichtete bei beiden Typen über eine Mortalitätsrate von 100%. Beim Typ II wurde dies vorwiegend durch schwere Begleitfehlbildungen beeinflusst (56).

Weitere Faktoren. Als zusätzliche prognostische Faktoren müssen das Auftreten eines Hydrops fetalis, der Schweregrad der Lungenhypoplasie der kontralateralen Seite sowie der Zeitpunkt der Diagnose und die frühzeitige chirurgische Intervention (2, 23) angesehen werden.

Pränatales Management. Bei Nachweis eines ausgedehnten Befundes vom Typ II oder III vor Erreichen der Lebensfähigkeit kann aufgrund der schlechten Prognose des Krankheitsbildes (pulmonale und kardiale Insuffizienz beim Neugeborenen) eine Schwangerschaftsunterbrechung diskutiert werden. Bei späterem Nachweis wie auch beim Nachweis einer Veränderung vom Typ I sollte die Patientin in einem Perinatalzentrum überwacht werden, sodass – je nach Befund – der Entbindungszeitpunkt geplant und eine optimale Neonatalversorgung des Kindes gewährleistet werden können.

Bronchogene Zysten

Definition. Bei den bronchogenen Zysten handelt es sich um isolierte Zysten innerhalb des Thorax.

Inzidenz. Selten.

Ätiopathogenese. Angenommen wird, dass die Zysten im Rahmen einer fehlerhaften Aussprossung des Bronchialbaumes entstehen.

Pathologisch-anatomischer Befund. Die mit Bronchialepithel ausgekleideten Zysten können unterschiedliche Größen sowie unterschiedliche Lokalisationen aufweisen. Sie sind mit Flüssigkeit gefüllt und können nach der Geburt auch belüftet werden, sofern sie Anschluss an das Bronchialsystem haben (39).

Sonographische Auffälligkeiten. Die sonographische Diagnose einer bronchogenen Zyste (5, 46, 69) kann dann gestellt werden, wenn man eine isolierte, echoarme, glatt begrenzte Struktur im Bereich der Lungen findet (Abb. 24.**14**). Meist liegen die Zysten im Bereich des Mediastinums, seltener innerhalb des Lungenparenchyms (26).

Differenzialdiagnose. Bei den differenzialdiagnostischen Überlegungen (Abb. 24.**13**) muss vorrangig an eine Zwerchfellhernie (intrathorakal: flüssigkeitsgefüllter Magen oder flüssigkeitsgefülltes Darmareal!) gedacht werden. Alternativ kommen noch eine zystische adenomatoide Lungendysplasie oder ein intrathorakales Teratom infrage.

Assoziierte Fehlbildungen. Selten (22). Möglich ist eine Kombination mit anderen Fehlbildungen, die embryologisch von denselben Strukturen ausgehen. Dies können Fehlbildungen im Bereich der Wirbelsäule, der Trachea, des Ösophagus oder der Lunge sein.

Prognose. In Abhängigkeit von der Größe kann eine solche Zyste intrauterin zu einer Mediastinalverlagerung oder zu einer Obstruktion des Brochialbaumes führen.

Pränatales Management. Empfohlen wird eine pränatale Intervallüberwachung zur Beurteilung der Größenentwicklung der Zyste. Die Entbindung sollte wegen der eventuellen Notwendigkeit einer Operation in der Neonatalphase in einem Perinatalzentrum erfolgen.

Lungensequestration

Definition. Eine Lungensequestration (nicht zu verwechseln mit einem Sequester = demarkierte und abgestorbene Gewebenekrose!) ist definiert als eine angeborene Entwicklungsstörung eines Lungenteiles, der erstens seine Verbindung zum Bronchialbaum des übrigen Lungengewebes verloren hat und zweitens direkt aus der Aorta oder aus ihren Seitenästen mit Blut versorgt wird (12). Man unterscheidet zwei Formen der Lungensequestration:
- eine intralobäre und
- eine extralobäre.

Inzidenz. Selten. Die extralobäre Form wird beim männlichen Geschlecht 3-mal häufiger als beim weiblichen Geschlecht beobachtet (15).

Ätiopathogenese. Zwei unterschiedliche Theorien werden diskutiert: die Traktionstheorie und die Exzesstheorie.

Traktionstheorie. Nach dieser Theorie hat sich die Pulmonalarterie nicht richtig entwickelt, wodurch anomale Arterienverbindungen persistieren, die einen kaudalwärts gerichteten Zug auf das von ihnen versorgte Lungengewebe ausüben. So sollen vor allem die abdominal gelegenen Lungensequestrationen zustande kommen.

Exzesstheorie. Diese geht von einer hamartösen Überschussfehlbildung der Lunge aus. Sie stützt sich vor allem auf die Tatsache, dass häufig andere assoziierte Fehlbildungen, wie Zwerchfelllücken und -hernien, Herzfehler u. a., vorliegen und dass die Sequestration nicht selten eine Gewebebrücke zum Ösophagus oder Magen aufweist (12).

Embryologie. Die Lungensequestration zählt zu den bronchopulmonalen „Foregut"-Malformationen, einer Gruppe von Fehlbildungen, die den Respirations- und Gastrointestinaltrakt betreffen und embryologisch von der Vorderdarmanlage ausgehen. Bei der intralobären Lungensequestration werden Lunge und Lungensequestration von einer gemeinsamen Pleura umgeben, da sich das akzessorische Lungenareal zeitlich vor der Pleura gebildet hat. Bei der extralobären Lungensequestration besitzt die Lungensequestration eine eigene Pleura, da sich das akzessorische Lungenareal erst nach der Pleura gebildet hat (13, 66).

Pathologisch-anatomischer Befund. Bei der *intralobären* Form ist das sequestrierte Lungengewebe in einem sonst normalen Lungenlappen eingeschlossen; der venöse Abfluss erfolgt gewöhnlich über eine Lungenvene. Bei der *extralobären* Form liegt das betroffene Lungengewebe getrennt von der übrigen Lunge und ist von einer eigenen Pleura umgeben. Der Abfluss des Venenblutes erfolgt gewöhnlich über die Körpervenen (V. cava superior oder inferior, V. azygos oder hemiazygos oder Interkostalvenen) (12). Die Konsistenz der Lungensequestration ist fest und elastisch (12).

Sonographische Auffälligkeiten. Die extralobäre Lungensequestration imponiert sonographisch als isolierte echoreiche intrathorakale Struktur (Abb. 24.**13** und 24.**15**) (37, 45, 46, 65, 76). Mit der Farbdopplersonographie gelingt es, die getrennte Gefäßversorgung der Lungensequestration nachzuweisen.

Differenzialdiagnose. Zystische adenomatoide Lungenmalformation, Nierentumor, neuronaler Tumor, Lungenhamartom (46).

Assoziierte Fehlbildungen. Assoziierte Fehlbildungen können Organe betreffen, die ebenfalls aus dem Vorderdarm entstehen: Ösohagotrachealfistel, Ösophagusdivertikel, Ösophaguszyste, bronchogene Zyste. Als weitere Fehlbildungen werden Zwerchfellhernien, Skelettdysplasien, Herzfehler, Nierenfehlbildungen, ein Hydrozephalus und ein nichtimmunologischer Hydrops beobachtet (68, 74, 76).

Prognose. Die Prognose ist unsicher. Sie hängt von der Ausdehnung und eventuellen Begleitfehlbildungen ab. Assoziierte Fehlbildungen sind als prognostisch ungünstig zu werten. Hier ist mit einer hohen Mortalitätsrate zu rechnen (68).

Pränatales Management. Die Entbindung (vaginale Entbindung) sollte in einem Perinatalzentrum erfolgen, da mit der Notwendigkeit einer neonatalen Intensivversorgung gerechnet werden muss. Nach der Geburt besteht die Therapie in einer operativen Entfernung des sequestrierten Lungenareals.

Zwerchfellhernie

Definition. Ein- oder beidseitiger Zwerchfelldefekt mit Verlagerung von Abdominalorganen in den Thoraxraum.

Inzidenz: Relativ häufige Fehlbildung; 1 : 2500 Lebendgeburten (7).

Ätiopathogenese. Mangelnder Verschluss des Ductus pleuroperitonealis.

Pathologisch-anatomischer Befund. In 90% der Fälle liegt eine dorsolaterale Hernie vor (30). Durch den meist großen Zwerchfelldefekt, der in 75% der Fälle linksseitig auftritt (17), kommt es zu einer Verlagerung der Abdominalorgane in den Thoraxraum mit Verdrängung und Kompression der Thoraxorgane (Abb. 24.**13**).

Sonographische Auffälligkeiten. Die pränatale sonographische Diagnose (9, 48) beruht auf dem Nachweis des flüssigkeitsgefüllten Magens oder Darmes im Thoraxraum (Abb. 24.**16**–24.**19**), wobei im Längsschnitt bei dorsoposteriorer Lage des Fetus eine Unterbrechung der Zwerchfellkontur im wirbelsäulennahen Bereich beobachtet werden kann (Abb. 24.**16**). Im Thoraxquerschnitt fällt beim großen linksseitigen Zwerchfelldefekt mit Teilverlagerung auch der Leber in den Thoraxraum eine Verdrängung des Herzens nach rechts auf (Abb. 24.**17**) (48). Bei rechtsseitigem Defekt (Abb. 24.**19**) ist meist der rechte Leberlappen in den Thoraxraum hineinverlagert. Hierdurch ergibt sich eine Verlagerung des Herzens nach links.

Assoziierte Fehlbildungen. Die kongenitale Zwerchfellhernie kann sowohl isoliert als auch in Kombination mit anderen Defekten wie Hydrozephalus, Spina bifida, Meningozele, Vitium cordis, Omphalozele oder einer Nierenfehlbildung auftreten (9, 82). In 18% der Fälle werden chromosomale Defekte, vorwiegend Trisomie 18, gefunden. Handelt es sich um eine isolierte Zwerchfellhernie, liegt die Prävalenz für eine Chromosomenstörung bei 2%, während bei Nachweis von zusätzlichen Fehlbildungen die Prävalenz auf 34% ansteigt (70). Teilweise wird auch ein Polyhydramnion beobachtet (33, 48).

Prognose. Die Prognose einer Zwerchfellhernie ist vom Ausmaß des Defektes, von den Begleitmissbildungen wie auch von der frühzeitigen pränatalen Diagnose abhängig.

Herzinsuffizienz. Eine länger andauernde Erhöhung des intrathorakalen Druckes mit Kompression von Herz und Lunge kann zu einer Herzinsuffizienz mit Bildung von Aszites (37) und auch zu einer schweren Lungenhypoplasie (60) führen. Letztere ist beim Neugeborenen für die respiratorische Insuffizienz mit nachfolgendem Tod verantwortlich. Die in der Literatur angegebenen Mortalitätsraten schwanken im Wesentlichen zwischen 60 und 80% (1, 3, 10, 19, 77). In einer von Harrsion et al. (31) publizierten prospektiven Studie lag die Mortalitätsrate bei isolierten Zwerchfellhernien, die vor 24 SSW diagnostiziert worden waren und bei denen in der Folgezeit ein optimales interdiziplinäres Management gewährleistet war, bei 58%. Können bereits pränatal zusätzliche Auffälligkeiten, wie z. B. eine Lungenhypoplasie, diagnostiziert werden, steigt die Mortalitätsrate auf 100% an (8).

Folgen. Bei den Überlebenden findet sich eine hohe Inzidenz an gastroösophagealem Reflux, an Schluckdysfunktionen und bronchopulmonärer Dysplasie (11).

Bei der Zwerchfellhernie besteht kein erhöhtes Wiederholungsrisiko.

Pränatales Management. Insbesondere kann bei rechtzeitigem Nachweis die Entbindung in einem perinatologischen Zentrum veranlasst und eine gezielte kinderchirurgische Versorgung des Neugeborenen geplant werden.

▄ *Cantrell-Pentalogie*

Definition. Die Cantrell-Pentalogie ist gekennzeichnet durch die folgenden 5 Merkmale:
- Ectopia cordis,
- Omphalozele,
- Diaphragmadefekt im vorderen Anteil,
- Defektbildung des unteren Sternums und
- Defektbildung des Perikards (14).

Inzidenz. Selten.

Ätiopathogenese/Embryologie. Defektbildung der vorderen Thorax-/ Bauchwand wie auch des Zwerchfells infolge einer mangelhaften Ausbildung und Differenzierung der lateralen Mesodermplatten im Zeitraum vom 14.–18. Tag der Embryonalentwicklung.

Pathologisch-anatomischer Befund. Beim Bauchwanddefekt handelt es sich um einen supraumbilikalen Defekt, der sich als Omphalozele, Gastroschisis oder nur in Form einer Rektusdiastase zeigen kann. Am Herzen werden neben der Ektopie verschiedene Vitien gefunden: Atriumseptumdefekte, Ventrikelseptumdefekte, Fallot-Tetralogie und Pulmonalstenose.

Sonographische Auffälligkeiten. Neben der deutlich erkennbaren Omphalozele fällt vor allem die dystope Lage des Herzens auf. Das Herz kann dabei nur teilweise oder vollständig außerhalb des Thorax liegen (Abb. 24.**20** und 24.**21**). Der früheste Nachweis gelang uns in einem Fall bereits mit 12+5 SSW mittels Transvaginalsonographie (Abb. 24.**22**). Bestehen diagnostische Unsicherheiten bezüglich der Herztopographie, bringen Zusatzverfahren, wie M-Mode, Farbdopplersonographie oder Angio-Mode, Klarheit.

Assoziierte Fehlbildungen. Wirbelsäulendeformitäten, kraniofaziale Anomalien, Aszites und chromosomale Anomalien (Trisomie 13, 18 und Turner-Syndrom) (25, 78).

Differenzialdiagnose. Isolierte Ectopia cordis, Amnionbänder-Syndrom.

Prognose. Die ausgeprägten Formen weisen eine sehr schlechte Prognose auf (28, 85).

Pränatales Management. Bei ausgeprägten Formen und Diagnose vor Erreichen der Lebensfähigkeit sollte aufgrund der schlechten Prognose eine Schwangerschaftsunterbrechung diskutiert werden. Wegen der potenziellen Möglichkeit eines zusätzlichen Chromosomendefektes ist in jedem Fall eine fetale Karyotypisierung ratsam. Bei späterem Nachweis, wie auch bei den leichteren Fällen, sollte die Entbindung in einem Perinatalzentrum stattfinden, von dem aus dann die weitere kinder-/kardiochirurgische Versorgung gewährleistet werden kann.

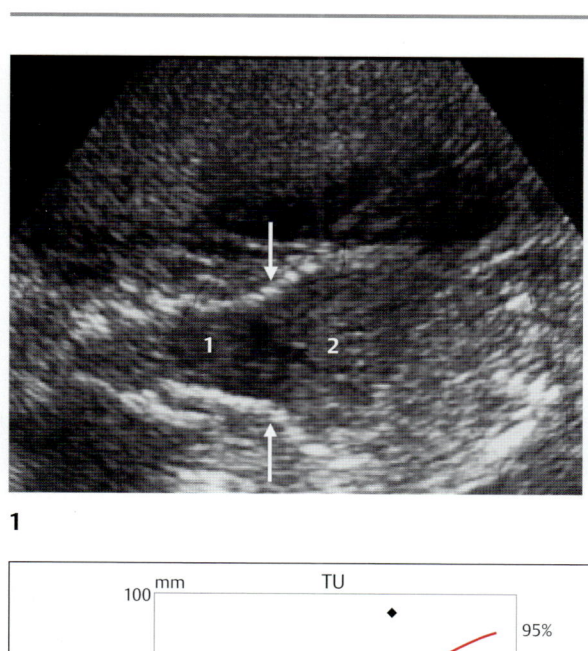

1

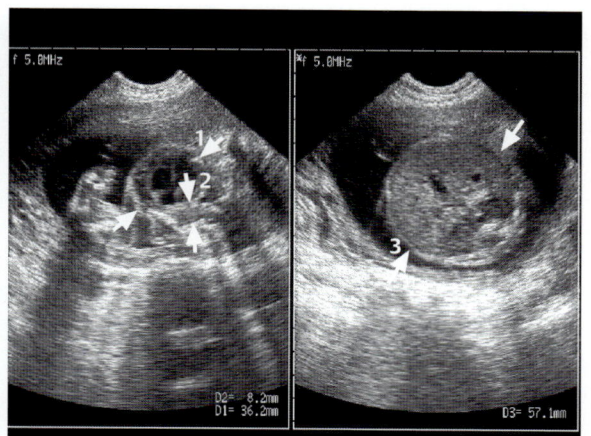

2

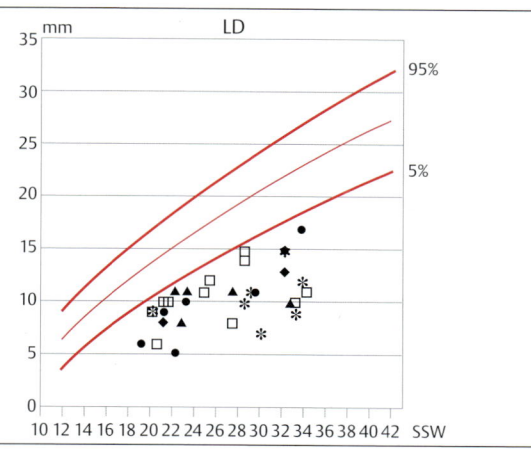

3

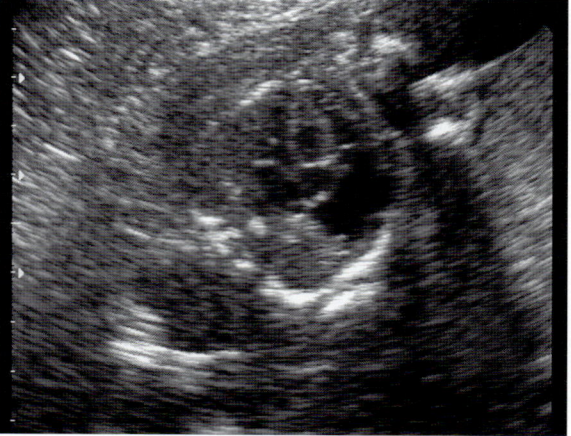

4

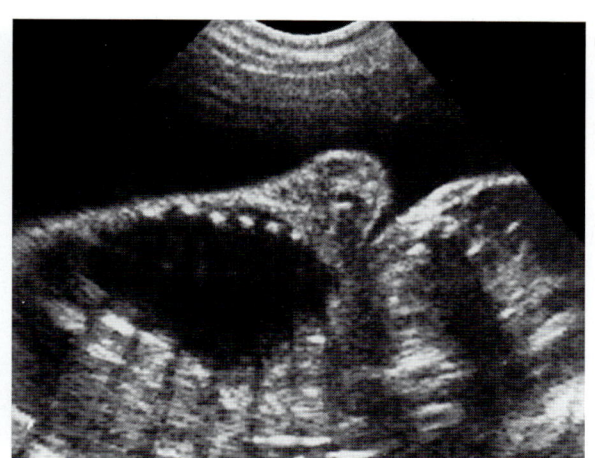

5

6

7

Lungenhypoplasie

Abb. 24.1 Fetus mit auffällig engem, glockenförmigem Thorax und Lungenhypoplasie (1). Grunderkrankung: Thanatophore Dysplasie, 23 SSW. Auffällig ist die Stufenbildung (Pfeile) am Übergang zum Abdomen (2).

Abb. 24.2 Lungenhypoplasie bei Osteogenesis imperfecta, 29 SSW. Links: Thoraxbiometrie: Transversaldurchmesser des knöchernen Thorax (1) 36 mm, Lungendurchmesser (2) 8 mm. Rechts: Abdomenbiometrie: transversaler Abdomendurchmesser (3) 57 mm.

Abb. 24.3 Biometriemaße des knöchernen Thoraxumfanges (TU) und des schrägen Lungendurchmessers (LD) bei 32 Feten mit Lungenhypoplasie bei unterschiedlicher Grunderkrankung.
∗ = Skelettdysplasie, □ = Nierenagenesie, ● = Zwerchfellhernie, ◆ = Hydrothorax, ▲ = sonstige Erkrankung.

Hydro-/Chylothorax

Abb. 24.4 Beginnender Hydrothorax beidseits, 36 SSW. Transversalschnitt, I. SL. Hinter der rechten Lunge erkennt man eine schmale echoarme Flüssigkeitssichel (Pfeil). Die Gegenseite ist vom Schallschatten der Wirbelsäule überlagert.

Abb. 24.5 Einseitiger rechtsseitiger Chylothorax, 21 SSW. Transversalschnitt, II. SL.

Abb. 24.6 Beidseitiger Hydrothorax (∗) bei Turner-Syndrom, 19 SSW. Längsschnitt, BEL. Die Lunge ist als kleine, dreieckförmige, echodichte Struktur zu erkennen (Pfeil).

Abb. 24.7 Massiver Chylothorax, der die gesamte linke Pleurahöhle ausfüllt, 26+4 SSW.

CCAM

Abb. 24.**8** Klassifikation der kongenitalen adenomatoiden Lungenfehlbildung. Einteilung nach Stocker (73).

Abb. 24.**9** Adenomatoide Lungendysplasie Typ I, 24 SSW. Links: Längsschnitt bei SL. Rechts: Transversalschnitt. Auf beiden Schnitten erkennt man die hyperechogene Lunge mit über 2 cm großen Zysten.

Abb. 24.**10** Adenomatoide Lungendysplasie Typ II, 24 SSW, SL. Innerhalb der Lunge (1) randständige Zysten mit bis zu 1 cm Durchmesser. 2 = Aszites, 3 = Darm.

Abb. 24.**11** Korrespondierendes makroskopisches Präparat zu Abb. 24.**10** (Aufnahme Prof. Müntefering, Abteilung für Kinderpathologie, Universität Mainz).

Abb. 24.**12** Adenomatoide Lungendysplasie Typ III links, 21 SSW, SL. Die Lunge fällt durch ihre echodichte und hyperechogene Struktur auf. Größere Zysten fehlen.

Abb. 24.**13** Schematische Darstellung unterschiedlicher fetaler Lungenbefunde. Mod. nach Hilpert und Pretorius (32).
a = Normalbefund,
b = Hydrothorax,

c = zystische adenomatoide Lungendysplasie,
d = extralobäre Sequestration,
e = Zwerchfellhernie (Rechtsverlagerung des Herzens [H], Magen- [M] und Darmverlagerung [D] in den Thorax),
f = bronchogene Zyste (Lage nahe des Mediastinums).

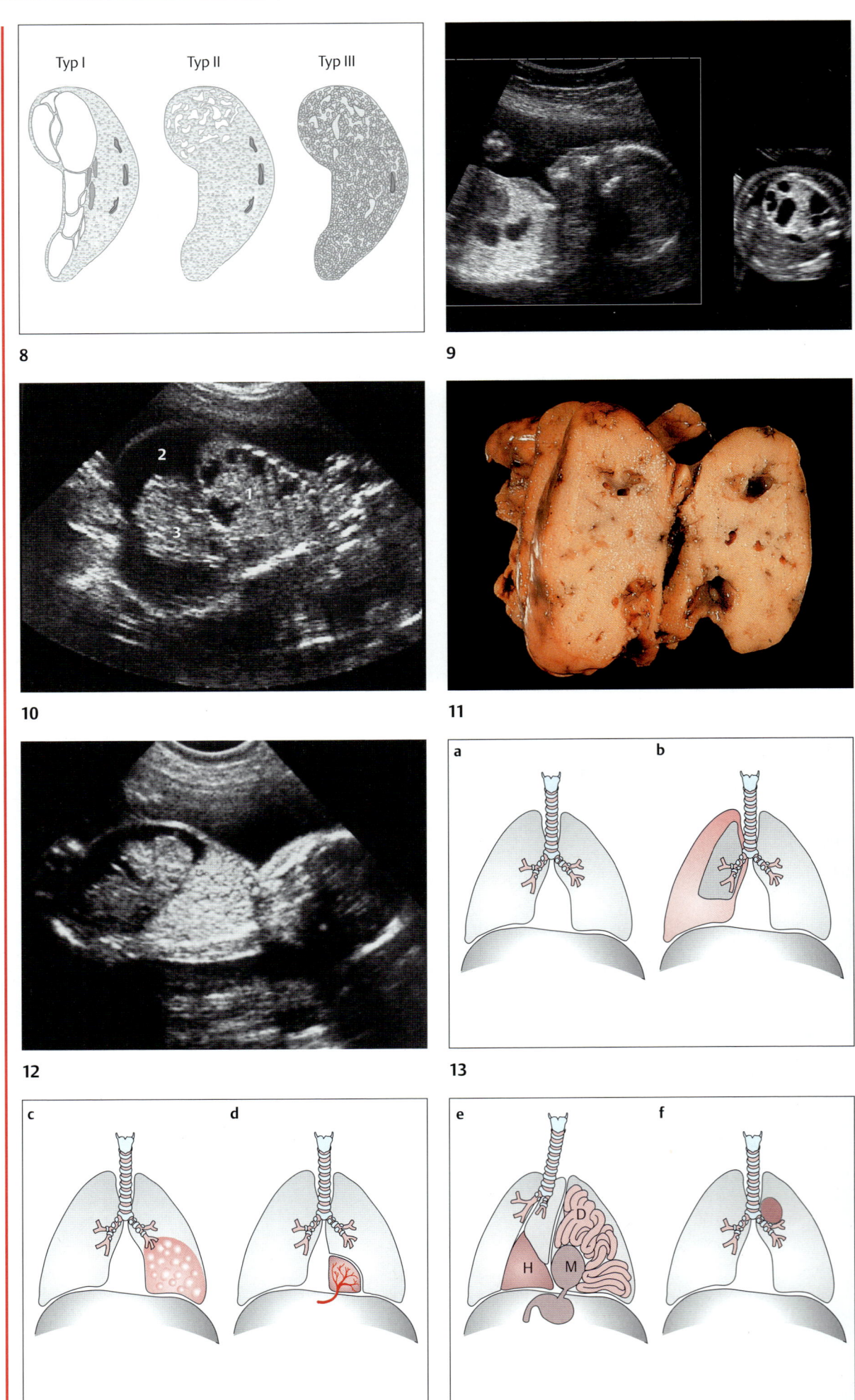

8

9

10

11

12

13

13

13

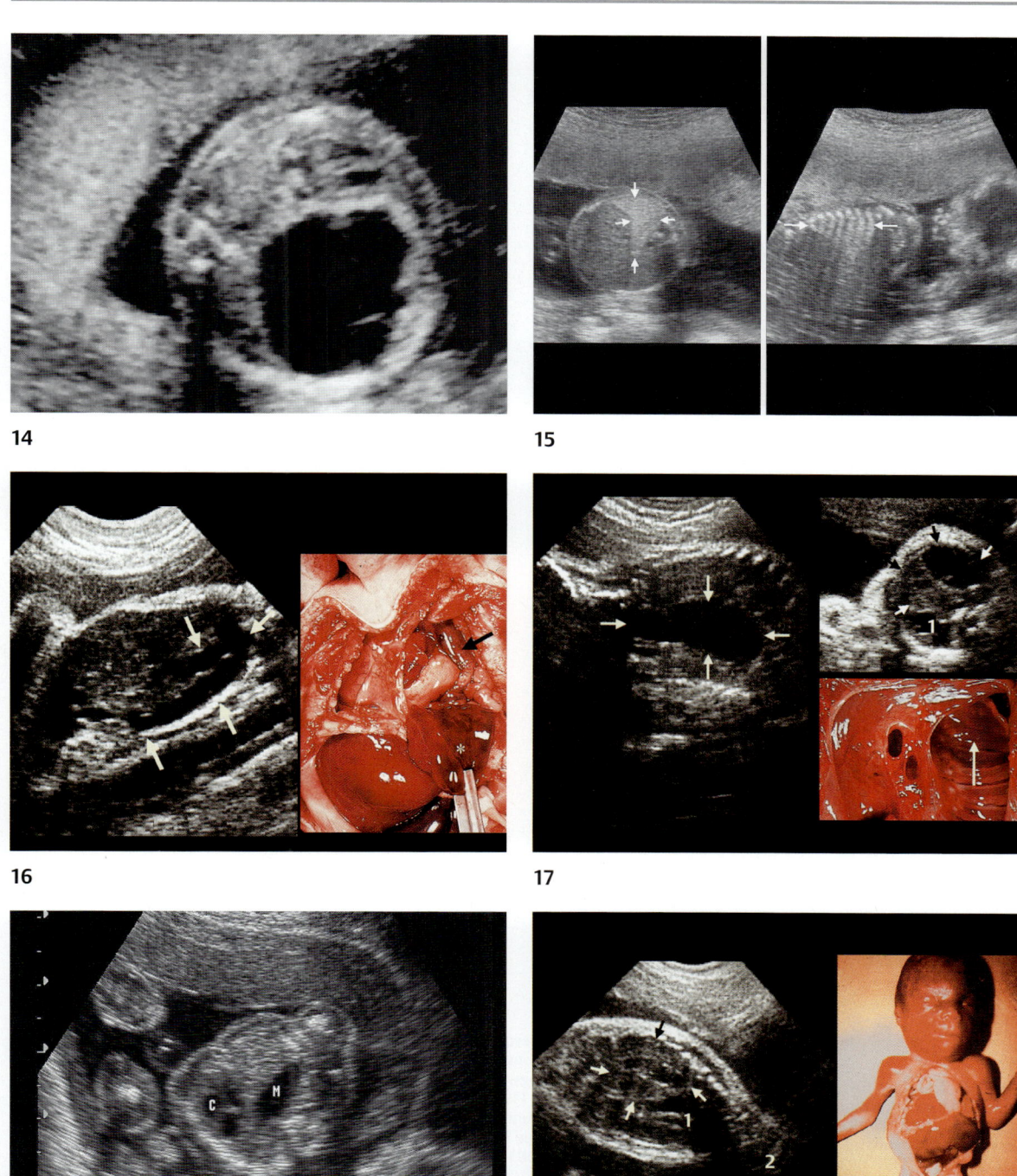

14

15

16

17

18

19

Bronchogene Zyste/ Lungensequestration

Abb. 24.**14** Bronchogene Zyste, 27 SSW. Isolierter solitärer zystischer Befund im Thoraxbereich (Beobachtung: Prof. Bernaschek, Wien).

Abb. 24.**15** Lungensequestration 25 SSW. Das sequestrierte Lungenareal fällt durch seine hyperechogene Struktur auf (Pfeile) (Beobachtung: Prof. Bernaschek, Wien).

Zwerchfellhernie

Abb. 24.**16** Links: Zwerchfellhernie, 33 SSW. Längsschnitt, SL. Im dorsalen Körperbereich zieht der flüssigkeitsgefüllte Darm (Pfeile) schlauchförmig vom Abdomen in den Thorax und von dort aus wieder zurück. Rechts: korrespondierender pathologisch-anatomischer Situs mit Darstellung des großen linksseitigen Zwerchfelldefektes und Verlagerung von Magen, Darm (Pfeil), Milz, Pankreas und linkem Leberlappen (∗) in den linken Thoraxraum (Aufnahme Fr. Dr. Röhrig, Abt. für Kinderpathologie, Universität Mainz).
Abb. 24.**17** Große Zwerchfellhernie links mit Verlagerung des kompletten Magens und der Leber in den Thoraxraum (Pfeile) sowie Verlagerung des Herzens (1) nach rechts (Dextrocardie). I. BEL, 32 SSW. Links: Längsschnitt. Rechts oben: Transversalschnitt. Rechts unten: korrespondierender pathologisch-anatomischer Situs mit Darstellung des großen linksseitigen Zwerchfelldefektes (Aufnahme Prof. Müntefering, Abteilung für Kinderpathologie, Universität Mainz).

Abb. 24.**18** Zwerchfellhernie links mit Dextrocardie, 23+2 SSW. Transversalschnitt bei I. BEL. C = Cor, M = Magen.
Abb. 24.**19** Links: Zwerchfellhernie rechts, 30 SSW. Längsschnitt bei SL. Rechts seitlich des Herzens erkennt man den in den Thoraxraum hineinragenden rechten Leberlappen wie auch eine flüssigkeitsgefüllte Darmschlinge (Pfeile). 1 = rechte Thoraxhälfte, 2 = Caput. Rechts: korrespondierender pathologisch-anatomischer Situs mit Darstellung des großen rechtsseitigen Zwerchfelldefektes (Aufnahme Prof. Müntefering, Abteilung für Kinderpathologie, Universität Mainz).

Cantrell-Pentalogie

Abb. 24.20   Cantrell-Pentalogie mit Omphalozele und partieller Ectopia cordis (Pfeil), BEL, 19+3 SSW.

Abb. 24.21   Links: Cantrell-Pentalogie mit kompletter Ectopia cordis (Pfeil), Transversalschnitt. Rechts: deutliche Darstellung des Herzens mit dem Angio-Mode.

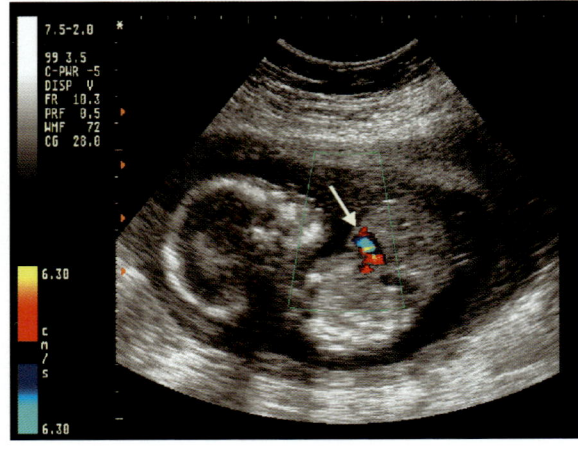
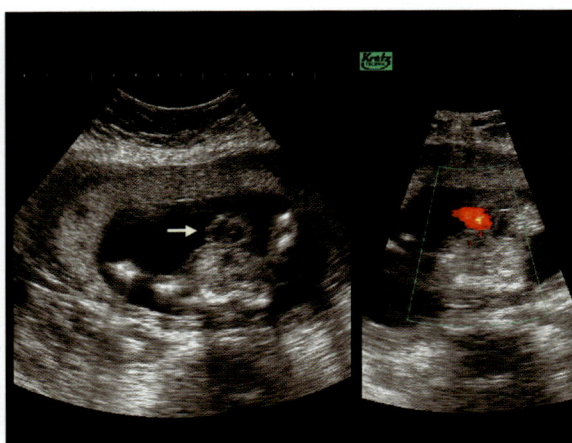

20

21

Abb. 24.22   Links: Cantrell-Pentalogie mit Omphalozele und partieller Ectopia cordis (Pfeil), II. BEL, 12+5 SSW. Transvaginale Darstellung des dystopen Herzens im Time-Motion-Verfahren. Rechts: postmortales Korrelat.

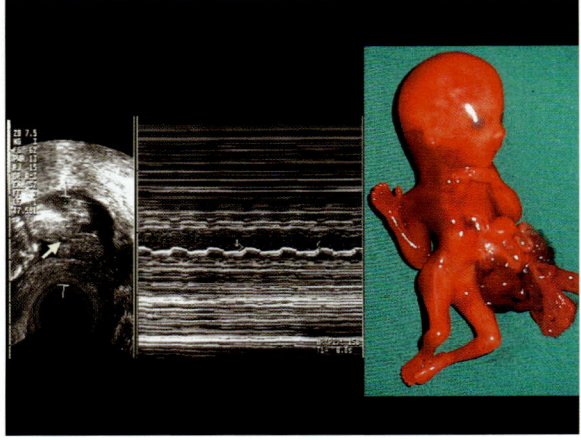

22

Literatur

1. Adzick, N.S., Harrison, M.R., Glick, P.L., Nakayama, D.K., Manning, F.A., Lorimier de, A.: Diaphragmatic hernia in the fetus: prenatal diagnosis and outcome in 94 cases. J. Pediatr. Surg. 20 (1985) 357–361
2. Adzick, N.S., Harrison, M.R., Glick, P.L. et al.: Fetal cystic adenomatoid malformation: prenatal diagnosis and natural history. J. Pediatr. Surg. 20 (1985) 483–488
3. Adzick, N.S., Vacanti, J.P., Lillehei, C.W., O'Rourke, P.P., Crone, R.K., Wilson, J.M.: Fetal diaphragmatic hernia: ultrasound diagnosis and clinical outcome in 38 cases. J. Pediatr. Surg. 24 (1989) 654–658
4. Alcorn, D., Adamson, T.M., Lambert, T.F., Maloney, J.E., Ritchie, B.C., Robinson, P.M.: Effects of chronic tracheal ligation and drainage in the fetal lamb. J. Anat. 123 (1977) 649–660
5. Asher, J.B., Sabbagha, R.E., Tamura, R.K., Luck, S., Gerbie, A.B.: Fetal pulmonary cyst: Intrauterine diagnosis and management. Amer. J. Obstet. Gynec. 151 (1985) 97–98
6. Askenazi, S.S., Pearlman, M.: Pulmonary hypoplasia: lung weight and radial alveolar count as criteria of diagnosis. Arch. Dis. Child. 54 (1979) 614–618
7. Askin, F.B.: Diaphragm-congenital anomalies. In: Kissane, J.M.: Pathology of Infancy and Childhood. St. Louis: Mosby 1975; p. 560
8. Bahlmann, F., Merz, E., Hallermann, C., Stopfkuchen, H., Krämer, W., Hofmann, M.: Congenital diagphragmatic hernia: ultrasonic measurement of fetal lungs to predict pulmonary hypoplasia. Ultrasound Obstet. Gynecol. 14 (1999) 1–7
9. Bell, M.J., Ternberg, J.L.: Antenatal diagnosis of diaphragmatic hernia. Pediatrics 60 (1977) 738–740
10. Benacerraf, B.R., Adzick, N.S.: Fetal diaphragmatic hernia: ultrasound diagnosis and clinical outcome in 19 cases. Amer. J. Obstet. Gynecol. 156 (1987) 573–576
11. Bernbaum, J., Schwartz, I., Gerdes, M., D'Agostini, J., Coburn, C., Polin, R.: Survivors of extracorporal membrane oxygenation at 1 year of age: the relationship of primary diagnosis with health and neurodevelopmental sequelae. Pediatrics 96 (1995) 907–913
12. Böhm, N.: Kinderpathologie. Stuttgart: Schattauer 1984
13. Boiskin, I., Brunner, J.S., Jeanty, P.: Extralobar intrathoracic sequestration of the lung. Fetus 2 (1991) 74–85
14. Cantrell, J.R., Haller, J.A., Ravitch, M.M.: A syndrome of congenital defects involving the abdominal wall, sternum, diaphragma, pericardium and heart. Surg. Gynecol. Obstet. 107 (1958) 602–614
15. Carter, R.: Pulmonary sequestration. Ann. Thorac. Surg. 7 (1969) 68–88

16. Castillo, R.A., Devoe, L.D., Falls, G., Holzmann, G.B., Hadi, H.A., Fadel, H.E.: Pleural effusions and pulmonary hypoplasia. Amer. J. Obstet. Gynecol. 1547 (1987) 1252–1255
17. David, T.J., Illingworth, C.A.: Diaphragmatic hernia in the southwest of England. J. Med. Genet. 13 (1976) 253–262
18. Diwan, R.V., Brennan, J.N., Philipson, E.H., Jain, S., Bellon, E.M.: Ultrasonic prenatal diagnosis of type III congenital cystic adenomatoid malformation of lung. J. clin. Ultrasound 11 (1983) 218–221
19. Dommergues, M., Louis-Sylvestre, C., Mandelbrot, L. et al.: Congenital diaphragmatic hernia: can prenatal ultrasonography predict outcome? Amer. J. Obstet. Gynecol. 74 (1996) 1377–1381
20. Doolittle, W.M., Ohmart, D., Egan, E.A.: Congenital bilateral pleural effusions: A cause for respiratory failure in the newborn. Amer. J. Dis. Child. 125 (1973) 435–437
21. Dumez, Y., Mandelbrot, L., Radunovic, N. et al.: Prenatal management of congenital cystic adenomatoid malformation of the lung. J. Pediatr. Surg. 28 (1993) 36–41
22. DuMontier, C., Graviss, E.R., Silberstein, M.J., McAlister, W.H.: Bronchogenic cysts in children. Clin. Radiol. 36 (1985) 431–436
23. Fine, C., Adzick, N.S., Doubilet, P.M.: Decreasing size of a congenital cystic adenomatoid malformation in utero. J. Ultrasound Med. 7 (1988) 405–408
24. Fong, K., Ohlsson, A., Zalev, A.: Fetal thoracic circumference: A prospective cross-sectional study with real-time ultrasound. Amer. J. Obstet. Gynecol. 158 (1988) 1154–1160
25. Fox, J.E., Gloster, E.S., Mirchandani, R.: Trisomy 18 with Cantrell pentalogy in a stillborn infant. Amer. J. Med. Genet. 31 (1988) 391–394
26. Fraser, R.G., Pare, J.A.P.: Pulmonary abnormalities of developmental origin. In: Pare, P.D., Fraser, R.S., Bernereux, G.P. (eds): Diagnosis of Diseases of the Chest. 3rd ed. Philadelphia: Saunders 1989; pp. 695–773
27. Geary, M.P., Chitty, L.S., Morrison, J.J., Wright, V., Pierro, A., Rodeck, C.H.: Perinatal outcome and prognostic factors in prenatally diagnosed congenital diaphragmatic hernia. Ultrasound Obstet. Gynecol. 12 (1998) 107–111
28. Ghidini, A., Sirtori, M., Romero, R., Hobbins, J.C.: Prenatal diagnosis of pentalogy of Cantrell. J. Ultrasound Med. 7 (1988) 567–572
29. Glaves, J., Baker, J.L.: Spontaneous resolution of maternal hydramnios in congenital cystic adenomatoid malformation of the lung. Antenatal ultrasound features. Case report. Brit. J. Obstet. Gynaecol. 90 (1983) 1065–1068
30. Gross, R.E.: The Surgery of Infancy and Childhood. Philadelphia: Saunders 1953; p. 428
31. Harrison, M.R., Adzick, N.S., Estes, J.M., Howell, L.J.: A prospective study of the outcome for fetuses with diaphragmatic hernia. J. Amer. Med. Assoc. 271 (1994) 82–84

32. Hilpert, P.L., Pretorius, D.: The Thorax. In: Nyberg, D.A, Mahony, B.S., Pretorius, D.H. (eds.): Diagnostic Ultrasound of Fetal Anomalies. St. Louis: Mosby Year-Book 1990; pp. 262–299

33. Hobbins, J.C., Grannum, P.A.T., Berkowitz, R.L., Silverman, R., Mahoney, M.J.: Ultrasound in the diagnosis of congenital anomalies. Amer. J. Obstet. Gynec. 134 (1979) 331–345

34. Holländer, H.J.: Die Ultraschalldiagnostik in der Schwangerschaft. München: Urban & Schwarzenberg 1984; S. 149

35. John, E.: Pleural effusion in the newborn. Med. J. Aust. 1 (1974) 102–103

36. Johnson, A., Callan, N.A., Bhutani, V.K., Colmorgen, G.H., Weiner, S., Bolognese, R.J.: Ultrasonic ratio of fetal thoracic to abdominal circumference: an association with fetal pulmonary hypoplasia. Amer. J. Obstet. Gynecol. 157 (1987) 764–769

37. Knochel, J.Q., Lee, T.G., Melendez, M.G., Henderson, S.C.: Fetal anomalies involving the thorax and abdomen. Radiol. Clin. N. Amer. 20 (1982) 297–310

38. Knox, W.F., Barson, A.J.: Pulmonary hypoplasia in a regional perinatal unit. Early Hum. Dev. 14 (1986) 1433–1442

39. Landing, B.H.: Anomalies of the respiratory tract. In: Nelson, E.D. (ed.): Pediatrics clinics of North America, Symposium on respiratory disorders. Philadelphia: Saunders 1957; pp. 73–102

40. Lange, I.R., Manning, F.A.: Antenatal diagnosis of congenital pleural effusions. Amer. J. Obstet. Gynec. 140 (1981) 839–840

41. Lee, A., Kratochwil, A., Stümpflen, I., Deutinger, J., Bernaschek, G.: Fetal lung volume determination by three-dimensional ultrasonography. Amer. J. Obstet. Gynecol. 175 (1996) 588–592

42. Lien, J.M., Colmorgen, G.H., Gebret, J.F., Evantash, A.B.: Spontaneous resolution of fetal pleural effusion diagnosed during the second trimester. JCU 18 (1990) 54–56

43. Linder, R., Grumbrecht, C., Stosiek, U., Maier, W.A., Wolkewitz, W.U.: Behandlung des pränatal diagnostizierten fetalen Chylothorax. Geburtsh. u. Frauenheilk. 42 (1982) 720–722

44. Macchiella, D., Merz, E.: Pränatale Diagnose der adenomatoiden Lungendysplasie Typ II. Geburtsh. u. Frauenheilk. 50 (1990) 495–498

45. Mariona, F., McAlpin, G., Zador, I., Phillipart, A., Jafri, S.Z.: Sonographic detection of fetal extrathoracic pulmonary sequestration. J. Clin. Ultrasound 5 (1986) 283–285

46. Mayden, K.L., Tortora, M., Chervenak, F.A., Hobbins, J.C.: The antenatal sonographic detection of lung masses. Amer. J. Obstet. Gyn. 148 (1984) 349–351

47. Meizner, I., Carmi, R., Bar-Ziv, J.: Congenital chylothorax – Prenatal ultrasonic diagnosis and successful post partum management. Prenat. Diagn. 6 (1986) 217–221

48. Merz, E., Goldhofer, W., Friese, K., Rörig, R.: Intrauteriner Nachweis der dorsolateralen Zwerchfellhernie mittels Ultraschall. Geburtsh. u. Frauenheilk. 47 (1987) 54–56

49. Merz, E., Wellek, S., Bahlmann, F., Weber, G.: Sonographische Normkurven des fetalen knöchernen Thorax und der fetalen Lunge. Geburtsh. u. Frauenheilk. 55 (1995) 77–82

50. Merz, E., Miric-Tesanic, D., Bahlmann, F., Weber, G., Hallermann, C.: Prenatal sonographic chest and lung measurements for predicting severe pulmonary hypoplasia. Prenat. Diagn. 19 (1999) 614–619

51. Miller, H.K., Sieber, W.K., Yunis, E.J.: Congenital adenomatoid malformation of the lung. Pathol. Annual Part 1, 15 (1980) 387–402

52. Morcos, S.F., Lobb, M.O.: The antenatal diagnosis by ultrasonography of type III congenital cystic adenomatoid malformation of the lung. Case report. Brit. J. Obstet. Gynaecol. 93 (1986) 1002–1005

53. Nicolini, U., Fisk, N.M., Rodeck, C.H., Talbert, D.G., Wigglesworth, J.S.: Low amniotic pressure in oligohydramnios – is this the cause of pulmonary hypoplasia? Amer. J. Obstet. Gynecol. 161 (1989) 1098–1101

54. Nimrod, C., Davies, D., Iwanicki, S., Harder, J., Persaud, D., Nicholson, S.: Ultrasound prediction of pulmonary hypoplasia. Obstet. Gynecol. 68 (1986) 495–498

55. Nimrod, C., Nicholson, S., Davies, D., Harder, J., Dodd, G., Sauve, R.: Pulmonary hypoplasia testing in clinical obstetrics. Amer. J. Obstet. Gynecol. 158 (1988) 277–280

56. Östör, A.G., Fortune, D.W.: Congenital cystic adenomatoid malformation of lung. Amer. J. clin. Path. 70 (1978) 595–604

57. Petres, R.E., Redwine, J.P., Cruikshank, J.P.: Congenital bilateral chylothorax. J. Amer. med. Ass. 248 (1982) 1360–1361

58. Pezzuti, R.T., Isler, R.J.: Antenatal ultrasound detection of cystic adenomatoid malformation of lung: Report of a case and review of the recent literature. J. clin. Ultrasound 11 (1983) 342–346

59. Pöhls, U.G., Rempen, A.: Fetal lung volumentry by three-dimensional ultrasound. Ultrasound Obstet. Gynecol. 11 (1998) 6–12

60. Potter, E.L.: Diaphragmatic and abdominal hernias: In: Pathology of the Fetus and Infant: Year Book Medical Publishers, Chicago 1962; p. 370

61. Quinlan, R.W., Cruz, A.C., Huddleston, J.F.: Sonographic detection of fetal urinary tract anomalies. Obstet. Gynecol. 67 (1986) 558–565

62. Rempen, A., Dame, W., Jorch, G., Pfefferkorn, J.: Pränatale Diagnostik und Therapie des Hydro-/Chylothorax mit Hydrops fetalis. Z. Geburtsh. u. Perinat. 188 (1984) 90–93

63. Roberts, A.B., Mitchell, J.M.: Direct ultrasonographic measurements of fetal lung length in normal pregnancies and pregnancies complicated by prolonged rupture of membranes. Amer. J. Obstet Gynecol. 163 (1990) 1560–1566

64. Rodeck, C.H., Fisk, N.M., Fraser, D.I., Nicolini, U.: Long-term in utero drainage of fetal hydrothorax. New Engl. J. Med. 319 (1988) 1135–1138

65. Romero, R., Chervenak, F.A., Kotzen, J., Berkowitz, R.L., Hobbins, J.C.: Antenatal sonographic findings of extralobular pulmonary sequestration. J. Ultrasound Med. 1 (1982) 131–132

66. Sade, R.M., Clouse, M., Ellis, F.H.jr.: The spectrum of pulmonary sequestration. Ann. Thorac. Surg. 18 (1974) 644–658

67. Samuel, N., Sirotta, L., Bar-Ziv, J., Dicker, D., Feldberg, D., Goldman, J.A.: The ultrasonic appearance of common pulmonary vein atresia in utero. J. Ultrasound Med. 7 (1988) 25–28

68. Savic, B., Birtel, F.J., Tholen, W., Funke, H.D., Knoche, R.: Lung sequestration: report of seven cases and review of 540 published cases. Thorax 34 (1979) 96–101

69. Schramm, T., Brusis, E.: Ultrasonographische Diagnostik einer fetalen Lungenzyste. Geburtsh. u. Frauenheilk. 46 (1986) 118–120

70. Snijders, R.J.M., Farrias, M., von Kaisenberg, C., Nicolaides, K.H.: Fetal abnormalities. In: Snijders, R.J.M., Nicolaides, K.H. (eds.): Ultrasound markers for fetal chromosomal defects. New York: Parthenon Publ. 1996; pp. 1–62

71. Spencer, H.: Pathology of the lungs. Oxford: Pergamon 1977; 976 ff

72. Songster, G.S., Gray, D.L., Crane, J.P.: Prenatal prediction of lethal pulmonary hypoplasia using ultrasonic fetal chest circumference. Obstet. Gynecol. 73 (1989) 261–266

73. Stocker, J.T., Madewell, J.E., Drake, R.M.: Congenital cystic adenomatoid malformation of the lung. Classification and morphologic spectrum. Hum. Path. 8 (1977) 155–171

74. Stocker, J.T., Kagan-Hallet, K.: Extralobular pulmonary sequestration. Analysis of 15 cases. Amer. J. Clin. Pathol. 72 (1979) 917–925

75. Swischuk, L.E., Richardson, C.J., Nichols, M.M., Ingman, M.J.: Primary pulmonary hypoplasia in the neonate. J. Pediatr. 95 (1979) 573–577

76. Thomas, C.S., Leopold, G.R., Hilton, S., Key, T., Coen, R., Lynch, F.: Fetal hydrops associated with extralobular pulmonary sequestration. J. Ultrasound Med. 5 (1986) 668–671

77. Tibboel, D., Bos, A.P., Hazebroeck, W.J., Lachmann, B., Molenaar, J.C.: Changing concepts in the treatment of congenital diaphragmatic hernia. Klin. Paediatr. 205 (1993) 67–70

78. Toyama, W.M.: Combined congenital defects of the anterior abdominal wall, sternum diaphragm, pericardium and heart: A case report and review of the syndrome. Pediatrics 50 (1972) 778–792

79. Van Aerde, J., Campbell, A.N., Smyth, J.A., Lloyd, D., Bryan, M.H.: Spontaneous chylothorax in newborns. Amer. J. Dis. Child. 138 (1984) 961–964

80. Vintzileos, A.M., Campbell, W.A., Rodis, J.F., Nochimson, D.J., Pinette, M.G., Petrikovsky, B.M.: Comparison of six different ultrasonographic methods for predicting lethal fetal pulmonary hypoplasia. Amer. J. Obstet. Gynecol. 161 (1989) 606–612

81. Vogel, M.: Mißbildungen und Anomalien der Lunge. In: Doerr, W., Seifert, G., Uehlinger, E. (Hrsg.): Spezielle pathologische Anatomie. Pathologie der Lunge. Bd. 16/1. Berlin: Springer 1970; S. 157

82. Warkany, J.: Congenital diaphragmatic hernias. In: Congenital Malformations. Year Book Medical Publishers, Chicago 1971; S. 751

83. Wilson, R.H.J., Duncan, A., Hume, R., Bain, A.D.: Prenatal pleural effusion associated with congenital pulmonary lymphangiectasia. Prenat. Diagn. 5 (1985) 73–76

84. Yoss, B.S., Lipsitz, P.J.: Chylothorax in two mongoloid infants. Clin. Genet. 12 (1977) 357–360

85. Zachariou, Z., Daum, R., Roth, H., Benz, G.: Cantrell's syndrome. Z. Kinderchir. 42 (1987) 255–259

25 Fehlbildungen und Erkrankungen des fetalen Herzens

Epidemiologie und Indikationen zur fetalen Echokardiographie

■ Epidemiologische Aspekte

Es ist allgemein bekannt, dass ca. 15–20% der Schwangerschaften im II. Trimenon als Spontanabort enden und dass ein Teil dieser Graviditäten mit Fehlbildungen, insbesondere des Herzens, assoziiert ist. Dem Pränataldiagnostiker begegnet somit eine höhere Rate an Herzfehlern bei den Feten im II. Trimenon als zum Zeitpunkt der Geburt, zu dem die Herzfehlerrate mit 5 auf 1000 angegeben wird (12).

Perinatale Mortalität. Auch unter den heutigen, verbesserten Behandlungsmöglichkeiten verstirbt jedes 5. Kind mit einem Herzfehler im ersten Lebensjahr (Tab. 25.**5**). Die Mortalität steht eng in Korrelation mit dem Schweregrad des Herzfehlers und der frühen klinischen Manifestation. Unter den Kindern mit Herzfehlern, die in der ersten Lebenswoche auffallen, versterben ca. 40% im ersten Lebensjahr, gegenüber nur 5% bei den Kindern, die erst nach 12 Lebenswochen klinisch manifest werden (20). Man kann heute davon ausgehen, dass in der ersten Gruppe die Herzfehler eingeschlossen sind, die bereits mit der fetalen Echokardiographie gut entdeckbar sind, sodass man durch die pränatale Diagnosestellung die perinatale Morbidität und Mortalität senken könnte.

■ Fetale Echokardiographie: Wer, wen, wann und wie?

Wer?

Grundsätzlich stellt sich die Frage, wie man am effektivsten pränatal Herzfehler entdeckt. In Deutschland werden jährlich bei ca. 800 000 Schwangeren sonographische Screeninguntersuchungen durchgeführt. Zweifelsohne bleibt der Geburtshelfer der Hauptuntersucher, der die gesamte fetale Anatomie (inkl. Herz) untersucht (22). Nur durch intensives Training können die Erfahrungen der Untersucher gesteigert werden, sodass die Entdeckungsrate im Screening um 20 SSW an Zentren der DEGUM Stufe II erhöht wird. Bei der fetalen Echokardiographie findet die engste interdisziplinäre Zusammenarbeit mit den Kinderkardiologen statt (21). Diese können bei Entdeckung eines Herzfehlers hinzugezogen werden, um vor allem bei der Präzisierung der Diagnose und der Einschätzung der Prognose zu helfen.

Wen?

Low- und High-Risk-Gruppe. Es ist wichtig, im Rahmen einer Ultraschalluntersuchung von Schwangeren zwischen einer Low-Risk- und einer High-Risk-Gruppe für angeborene Herzfehler zu unterscheiden. Während bei der ersten Gruppe das Risiko < 0,5% beträgt, liegt es bei der letztgenannten um 10%! Daher sollten Feten mit einem hohen Risiko für eine Herzfehlbildung direkt einem in der fetalen Echokardiographie erfahrenen Untersucher vorgestellt werden.

Indikationen zur fetalen Echokardiographie. Diese sind in Tab. 25.**2** zusammengefasst. In der Gruppe mit belasteter Anamnese ist eine Wiederholung zwar selten (cave Linksherzhypoplasie!), die fetale Echo-

kardiographie trägt jedoch ganz entscheidend zur Beruhigung der Schwangeren bei und wird als sehr positiv empfunden. Die wichtigsten Gruppen, in denen eine hohe „Ausbeute" an Herzfehlern zu verzeichnen ist, sind die sonographischen Indikationen, wie der „auffällige Vierkammerblick im Screening", das Vorliegen von „extrakardialen Anomalien", der „nichtimmunologische Hydrops fetalis" und der „AV-Block" unter den Arrhythmien (11).

Verbesserung des Screenings. Da die Ätiopathogenese der meisten Herzfehler multifaktoriell bedingt ist, findet man a priori die meisten

Tabelle 25.1 Im Text, in den Tabellen und den Abbildungen verwendete Abkürzungen

Ao	=	Aorta
AoV	=	Aortenklappe
AS	=	Aortenstenose
ASD I	=	Vorhofseptumdefekt (Primum-Typ) = inkompletter AV-Kanal
ASD II	=	Vorhofseptumdefekt (Sekundum-Typ)
AV-Block III°	=	atrioventrikulärer Block III°
AVSD	=	AV-Kanal = atrioventrikulärer Kanal oder Septumdefekt
CCHB	=	kongenitaler kompletter Herzblock (= AV-Block III°)
CMP	=	Kardiomyopathie
CoA	=	Coarctatio aortae = Aortenisthmusstenose
d-TGA	=	komplette Transposition der großen Gefäße
DA	=	Ductus arteriosus
DAP	=	Ductus arteriosus persistens
DOLV	=	Double Outlet left Ventricle
DORV	=	Double Outlet right Ventricle
EFE	=	Endokardfibroelastose
FKB	=	Fünfkammerblick
FO	=	Foramen ovale
Heterotaxie	=	Links- und Rechtsisomerie, Poly- und Asplenie-Syndrom
HLHS	=	Hypoplastisches-Linksherz-Syndrom
IAS	=	interatriales Septum
ISTA	=	Aortenisthmusstenose
IUGR	=	intrauterine Wachstumsretardierung
IVS	=	interventrikuläres Septum
l-TGA	=	anatomisch korrigierte Transposition der großen Gefäße
LA	=	linker Vorhof
LPOH	=	linkspersistierende obere Hohlvene
LV	=	linker Ventrikel
LVCS	=	linkspersistierende V. cava superior
LVOT	=	linksventrikulärer Ausflusstrakt
MK, MV	=	Mitralklappe
PA/IVS	=	Pulmonalatresie mit intaktem Ventrikelseptum
PAPVD	=	partielle anomale Pulmonalvenendrainage
PS	=	Pulmonalstenose
PSVT	=	paroxysmale supraventrikuläre Tachykardie
PV	=	Pulmonalklappe
RA	=	rechter Vorhof
RV	=	rechter Ventrikel
RVOT	=	rechtsventrikulärer Ausflusstrakt
Sp	=	Wirbelsäule
SVES	=	supraventrikuläre Extrasystolie
TA	=	Trikuspidalatresie
TAC	=	Truncus arteriosus communis
TAPVD	=	totale anomale Pulmonalvenendrainage
TK, TV	=	Trikuspidalklappe
TOF	=	Fallot-Tetralogie
TP	=	Truncus pulmonalis
VCI	=	V. cava inferior
VCS	=	V. cava superior
VKB	=	Vierkammerblick
VSD	=	Ventrikelseptumdefekt
Vv. pulm.	=	Pulmonalvenen

nicht im High-Risk-Kollektiv. Ein höheres Niveau kann daher nur über eine Verbesserung des Screenings erreicht werden (22). Neuere Untersuchungen haben gezeigt, dass eine auffällige Nackentransparenz in der Frühschwangerschaft nicht nur einen Hinweis auf eine Chromosomenstörung darstellt, sondern auch für das Vorliegen eines Herzfehlers (26). Diese Auffälligkeit soll einer aktuelleren Studie zufolge sogar eine Sensitivität von 60% bzgl. der Entdeckung von Herzfehlern aufweisen (26).

Wann?

Der optimale Zeitpunkt zur Durchführung einer Screeninguntersuchung ist der Zeitraum 20–22 SSW. In der Vergangenheit wurde der Zeitraum 16–18 SSW angegeben, neuere Ergebnisse sprechen jedoch für den späteren Zeitraum, da dann die kardialen Strukturen in mehr als 90% der Fälle im Screening zuverlässiger eingestellt werden können (30). Für die Untersuchung sollte der Untersucher einen 5,0-MHz-Schallkopf verwenden, der eine entsprechend hohe Auflösung bietet.

Wie?

Systematische Untersuchung. Wie man bei der Einstellung eines auffälligen Herzens zu der Diagnose kommt, ist gewiss vorerst schwierig. Nur durch ein systematisches Vorgehen (s. Kapitel 11 „Untersuchung des Herzens") kann der Untersucher die kardialen Strukturen einzeln identifizieren und durch Beschreibung der Auffälligkeiten seine erste Verdachtsdiagnose stellen. In den meisten Fällen sollte dies sogar ohne Farbdoppler möglich sein. Mithilfe der Farbdopplersonographie kann dann der Befund in seinen Einzelheiten beschrieben werden.

„Vom Symptom zur Diagnose". In diesem Abschnitt dieses Kapitels sind die wichtigsten Hinweiszeichen bei der systematischen Analyse der kardialen Strukturen aufgelistet. Dadurch kann der Leser bei jedem diagnostischen Schritt nicht nur das Normale erkennen, sondern möglichen Auffälligkeiten die entsprechenden Differenzialdiagnosen zuordnen.

„Die Herzfehler und -erkrankungen im Einzelnen". In diesem Teil des Kapitels werden die einzelnen Herzfehler zu Diagnosegruppen zusammengefasst dargestellt, sodass der Untersucher bei Verdacht auf einen fetalen Herzfehler die im B-Bild und im Farbdoppler zu erwartenden Auffälligkeiten – unter Berücksichtigung der wichtigsten Differenzialdiagnosen – nachschlagen kann. Bei der Zusammenstellung der „wichtigsten" Herzfehler werden zuerst die „rechtsseitigen" (Tab. 25.**9**), dann die „linksseitigen" (Tab. 25.**10**) Herzvitien aufgeführt, gefolgt von denjenigen mit Fehlbildungen der großen Gefäße, Septumdefekten und Drehungsanomalien sowie den fetalen Arrhythmien (Tab. 25.**11**–25.**19**).

Abkürzungen. Bezüglich der Erläuterung der in diesem Kapitel aufgeführten Abkürzungen sei auf Tab. 25.**1** verwiesen.

Prognose von Herzfehlern

Bewusst wird in den einzelnen Abschnitten nicht ausführlich auf die Prognose der kongenitalen Herzfehler eingegangen, da jeder Fall einzeln betrachtet werden muss. Die neonatalen Daten, die in der Literatur zur Verfügung stehen, berichten häufig über wesentlich bessere Prognosen als man sie bei den Fällen findet, die pränatal entdeckt werden. Die Ursache liegt vor allem darin, dass pränatal einerseits hauptsächlich die schweren Anomalien entdeckt werden und andererseits die Assoziation mit extrakardialen Fehlbildungen bei den pränatalen Diagnosen höher ist als bei den postnatalen (50% vs. 28%). Zur Orientierung wurden einige Eckdaten aus der Baltimore-Washington-Studie (20) zu Überlebensraten und zur Assoziation mit extrakardialen Anomalien in den Tab. 25.**3**–25.**5** dargestellt.

Tabelle 25.2 Indikationen zur fetalen Echokardiographie

Anamnestische Belastungen
➤ Familiäre Belastungen:
• kardiale Vitien
• andere mit kardialen Vitien gehäuft assoziierte Malformationen bzw. Syndrome
➤ Einflüsse in der Schwangerschaft durch:
• spezielle Substanzen (z. B. Antiepileptika, Lithium, Alkohol)
• maternale Erkrankungen (z. B. Diabetes mellitus, Phenylketonurie)
• Infektionen (z. B. Röteln, Zytomegalie, Coxsackie)
• hohe Dosen ionisierender Strahlen

Nachgewiesene Auffälligkeiten beim Feten
➤ Sonographischer Verdacht auf Herzfehler (z. B. suspekter Vierkammerblick)
➤ Kardiovaskuläre Symptome:
• Arrhythmien
• nichtimmunologisch bedingter Hydrops (NIHF)
• frühe auffällige Nackentransparenz oder Hygroma colli
➤ Frühe (vor 32 SSW) und/oder mehr symmetrische Wachstumsretardierung
➤ Gehäuft mit kardialen Fehlbildungen assoziierte Anomalien:
• abnorme Herzlage
• ZNS-Fehlbildungen (Hydrozephalie, Mikrozephalus, Balkenagenesie, Enzephalozele)
• Mediastinum (Ösophagusatresie, Zwerchfellhernie)
• Gastrointestinaltrakt (Duodenalatresie, Situs inversus visceralis)
• Bauchwand (Omphalozele, Ectopia cordis)
• Nieren (dysplastische Nieren)
• Syndrome mit obligat oder fakultativ auftretenden Herzfehlern
• singuläre Umbilikalarterie
➤ Nachgewiesene Chromosomenstörungen (z. B. Turner-Syndrom)
➤ Zwillingsschwangerschaften:
• Monozygote Zwillinge
• Siamesische Zwillinge

Verzicht auf invasive Diagnostik zur Karyotypisierung bei
➤ entsprechender Risikoerhöhung aufgrund eines fortgeschrittenen maternalen Alters
➤ suspekten biochemischen Parametern im maternalen Blut (AFP, HCG, uE3)
➤ familiären Risiken

Tabelle 25.3 Prozentuale Verteilung der Herzfehler bei 4390 Kindern (Baltimore-Washington-Infant-Study 1981–1989) (mod. nach 20)

Diagnostische Gruppe	Prozent	Diagnostische Gruppe	Prozent
VSD	32,1	CMP	1,9
PS	9,0	PA/IVS	1,7
ASD II	7,7	Periphere PS	1,5
AVSD	7,4	TAPVD	1,4
TOF	6,8	TAC	1,2
d-TGA	4,7	l-TGA	1,1
CoA	4,6	Ebstein-Anomalie	1,0
HLHS	3,8	TA	0,7
AS	2,9	Aortenbogenunterbrechung	0,7
DAP	2,4	Sonstige „linksseitige" Defekte	0,6
Heterotaxie	2,3	Double Inlet Ventricle	0,4
DORV	2,0	Sonstige „rechtsseitige" Defekte	0,2
Bikuspide Aortenklappe	1,9	Cor triatriatum	0,1

Vom Symptom zur Diagnose

Der systematische Untersucher analysiert, wie im Abschnitt „Herzuntersuchung" (Kapitel 11) beschrieben, die einzelnen kardialen Strukturen Schritt für Schritt. Die exakte Diagnose kann aber erst gestellt werden, wenn ein auffälliger Befund richtig interpretiert wird und die dazugehörigen Zusatzbefunde und Differenzialdiagnosen berücksichtigt werden.

Systematik auffälliger Befunde. Da in diesem Kapitel die typischen Befunde unter den einzelnen Vitien geschildert werden, ist es das Ziel der Tab. 25.**6**–25.**12**, den Weg vom auffälligen Befund zur ersten Verdachtsdiagnose zu erleichtern. Mit der gleichen Systematik wie bei der Untersuchung werden die möglichen Auffälligkeiten dargestellt.

Tabelle 25.**4** Verteilung der Assoziation mit nichtkardialen Fehlbildungen nach Diagnosegruppen (Baltimore-Washington-Infant-Study 1981–1989) (mod. nach 20)

Diagnostische Gruppe	n	Assoziation mit Syndromen Major-Organanomalien und Deformationen in %
I-TGA	47	32
Heterotaxie	99	80
d-TGA	208	11
TAC	51	37
DORV	86	40
TOF	297	35
Double Inlet Ventricle	18	11
AVSD	326	80
TAPVD	60	23
TA	32	12
PA/IVS	73	10
Cor triatriatum	5	0
HLHS	167	17
Aortenbogenunterbrechung	31	48
Ebstein-Anomalie	43	23
PS	395	13
AS	128	19
CoA	203	26
Bikuspide Aortenklappe	84	21
Periphere PS	65	35
VSD	1411	18
ASD II	340	30
DAP	104	32
CMP	82	37
Sonstige	35	74
Alle Fälle	4390	28

Tabelle 25.**5** Überlebensrate bei angeborenen Herzfehlern: Überlebende mit und ohne chirurgische Versorgung innerhalb des ersten Lebensjahrs. n = 4390 Kinder (Baltimore-Washington-Infant-Study 1981--1989) (mod. nach 20)

Diagnostische Gruppe	Überlebende mit und ohne Operation in %
I-TGA	64
Heterotaxie	48
d-TGA	72
TAC	35
DORV	56
TOF	78
Double Inlet Ventricle	61
AVSD	71
TAPVD	60
TA	69
PA/IVS	57
Cor triatriatum	25
HLHS	15
Aortenbogenunterbrechung	35
Ebstein-Anomalie	70
PS	98
AS	82
CoA	82
Bikuspide Aortenklappe	95
Periphere PS	92
VSD	95
ASD II	94
DAP	94
CMP	77
Sonstige	91
Alle Fälle	82

Tabelle 25.**6** Wichtigste Auffälligkeiten bei der Beurteilung des oberen Abdomens

Normal	Suspekt
Magen links, gefüllt	➤ Magen nicht nachweisbar oder klein: Ösophagusatresie, Zwerchfelldefekt oder Magen rechts ➤ Magen rechts oder in der Mitte: Drehungsanomalie wie Isomerismus (Situs ambiguus) oder Situs inversus abdominalis ➤ Magen im Thorax: Zwerchfelldefekt
Leber rechts	➤ Leber links oder zentral: Drehungsanomalien ➤ Leber vorverlagert: Omphalozele
Aorta links	➤ Aorta rechts oder zentral: Drehungsanomalien oder Herzfehler mit rechtsseitigem Aortenbogen
V. cava inferior ventral und rechts der Aorta	➤ V. cava inferior und Lebervenen konfluieren nicht: Azygospersistenz bei Linksisomerie ➤ V. cava inferior und Aorta auf der gleichen Seite: Rechtsisomerie ➤ V. cava inferior dilatiert: schwere Herzinsuffizienz oder schwere Hypoxie bei IUGR

Tabelle 25.**8** Wichtigste Differenzialdiagnosen bei Verdacht auf abnorme Lage des Herzens

Normal	Suspekt
Herz füllt ca. ⅓ des Thoraxraums aus (s. Kurven für Herzmaße)	➤ Pseudokardiomegalie: normales Herz bei intrauteriner Wachstumsretardierung (CT-Ratio pathologisch bei normaler Herzbreite oder Herzfläche) ➤ Extreme Kardiomegalie: dilatative Kardiomyopathie (alle Kammern dilatiert und hypokinetisch), Ebstein-Anomalie bzw. TK-Dysplasie (vor allem rechter Vorhof extrem dilatiert) ➤ Großes Herz bei Herzfehler: meistens mit Trikuspidalinsuffizienz, z. B. möglich bei AV-Kanal, Pulmonalatresie, Pulmonalstenose u. a. ➤ Bei Volumenbelastungen (s. unter „Trikuspidalinsuffizienz")

Tabelle 25.**7** Wichtigste Differenzialdiagnosen bei Verdacht auf abnorme Lage des Herzens

Normal	Suspekt
➤ Herz liegt zu ⅔ in der linken Thoraxhälfte ➤ Herzachse weist nach links	➤ Herz liegt partiell oder total außerhalb des Thorax: Ectopia cordis ➤ Herz ist nach rechts verschoben mit Herzspitze nach links: Dextropositio cordis (Zwerchfelldefekt, intrathorakale Raumforderung, unilaterale Lungenagenesie rechts, einseitiger Pleuraerguss) ➤ Herz ist extrem nach links im Thorax verschoben: Levokardie bei intrathorakalen Raumforderungen von der rechten Seite (Zwerchfelldefekt rechts, Lungenzysten rechts etc.) oder auch durch Abdominalverschiebungen, z. B. bei Gastroschisis ➤ Herz liegt links, Magen rechts: Situs inversus mit Levokardie ➤ Herz liegt in der Mitte: Mesokardie ➤ Herz ist spiegelbildlich verdreht: „mirror dextrocardia" bei Situs inversus; der rechte Ventrikel liegt vorne im Thorax ➤ Herz ist einfach nach rechts rotiert: Dextroversio cordis; der linke Ventrikel liegt vorne im Thorax

Tabelle 25.**9** Differenzialdiagnose der wichtigsten Rechtsherzerkrankungen im Vierkammerblick

Normal	Suspekt
➤ Lumen des rechten Ventrikels (RV) ist etwas kürzer als das des linken ➤ RV weist eine Trabekulierung auf ➤ Moderatorband ist darstellbar ➤ Kontraktilität ist regelrecht	➤ Ansatz der Tricuspidalis liegt tief im RV, rechter Vorhof ist stark dilatiert: Ebstein-Anomalie (oft mit Kardiomegalie bei schwerer Trikuspidalinsuffizienz) ➤ Ansatz der Tricuspidalis regelrecht, aber Segel dysplastisch, rechter Vorhof ist stark dilatiert: TK-Dysplasie (oft mit Kardiomegalie bei schwerer Trikuspidalinsuffizienz) ➤ rechter Vorhof nachweisbar, aber RV nicht nachweisbar, singulärer Ventrikel wird vom linken Vorhof perfundiert: Trikuspidalatresie bei Single Ventricle ➤ RV sehr klein mit echogener Wand, Tricuspidalis zeigt frustrane Bewegungen, hypertrophiertes Myokard mit interventrikulärem Septum leicht nach links verschoben: Pulmonalatresie mit intaktem Septum (PA/IVS) („hypoplastisches Rechtsherz") ➤ RV sehr klein, keine Tricuspidalis nachweisbar, aber ein VSD liegt vor: TK-Atresie mit VSD ➤ Lumen des RV klein mit hypertrophiertem Myokard und Hypokinesie: schwere Pulmonalstenose ➤ RV extrem dilatiert mit sehr dünner Wand: Uhl-Anomalie (pränatale Fälle extrem selten)

Tabelle 25.10 Differenzialdiagnose der wichtigsten Linksherzerkrankungen im Vierkammerblick

Normal	Suspekt
➤ Lumen des linken Ventrikels (LV) ist etwas länger als das des rechten ➤ Kontraktilität regelrecht	➤ LV nicht und linker Vorhof nur mit Mühe nachweisbar, nur ein Ventrikel wird vom rechten Vorhof perfundiert: Mitralatresie und Aortenatresie bei HLHS ➤ LV-Lumen sichtbar, aber extrem klein mit echogener Wand, Mitralis zeigt frustrane Bewegungen, oft hypertrophiertes Myokard: Aortenatresie mit Mitraldysplasie bei HLHS ➤ LV sehr klein, keine Mitralis nachweisbar, aber es liegt ein VSD vor: Mitralklappenatresie mit VSD ➤ LV dilatiert mit Hypokinesie der Wand und oft mit echogenem Myokard: Endokardfibroelastose bei kritischer Aortenstenose ➤ LV wesentlich schmaler als RV, aber mit erhaltener Kontraktilität (manchmal mit VSD): Aortenisthmusstenose, Aortenbogenhypoplasie, tubuläre Hypoplasie oder Unterbrechung des Aortenbogens ➤ LV dilatiert, linker Vorhof extrem dilatiert: isolierte Aortenatresie mit offener (aber insuffizienter) Mitralis

Tabelle 25.11 Differenzialdiagnose bei reitender Aorta

Normal	Suspekt
➤ Aorta und Septum zeigen eine Kontinuität	➤ Aorta reitet, Pulmonalis ist offen mit normalem Kaliber: Malalignement VSD ➤ Aorta reitet, Pulmonalis ist schmal mit offener (separater) Klappe: Fallot-Tetralogie ➤ Aorta reitet, Pulmonalis ist schmal und schwer einstellbar, atretische Pulmonalklappe: Pulmonalatresie mit VSD (früher: extreme Fallot-Tetralogie) ➤ Pulmonalarterien entspringen aus der Aorta: Truncus arteriosus communis ➤ Aorta zu mehr als 50% vom RV abgehend mit unterschiedlicher Lage der Gefäße zueinander (regelrecht, in d- oder l-Malposition): Double Outlet right Ventricle

Tabelle 25.12 Wichtigste Differenzialdiagnosen bei Trikuspidalinsuffizienz

Leichte TK-Regurgitation	➤ physiologisch durch die Unreife der Lunge beim Feten (oft mit Pulmonalregurgitation) oder durch die Unreife des Myokards
Herzfehler mit primärer Dysplasie der TK Herzfehler mit „fakultativer" Trikuspidalinsuffizienz	➤ Ebstein-Anomalie ➤ Dysplasie der Trikuspidalklappe ➤ AV-Kanal ➤ Linksherzhypoplasie ➤ Mitralatresie mit DORV ➤ Aortenisthmusstenose
Herzfehler und -erkrankungen mit rechtsventrikulärer Obstruktion	➤ Pulmonalatresie ➤ Pulmonalstenose ➤ Konstriktion des Ductus arteriosus (mittelschwere bis schwere Trikuspidalinsuffizienz)
Volumenbelastung (oft Trikuspidal- mit Mitralinsuffizienz)	➤ fetale Anämie: Rhesusimmunisierung, Parvo-Virus ➤ periphere arteriovenöse Fistel: Vv. Galeni, Steißbeinteratom, Chorangiom ➤ Akzeptor beim fetofetalen Transfusionssyndrom ➤ kardiales Rezirkulationsvitium ➤ schwere Arrhythmie: Tachykardie, Bradykardie
Myokardfunktionsstörung (oft Trikuspidal- mit Mitralinsuffizienz)	➤ Myokarditis: Infektion, Kollagenose ➤ Kardiomyopathie: dilatative KMP, nach schwerer Arrhythmie oder Volumenbelastung ➤ Myokardschaden bei Hypoxie: schwere IUGR mit pathologischen Dopplerbefunden in der Peripherie

Die Herzfehler und -erkrankungen im Einzelnen

■ *Trikuspidalatresie (TA)*

Definition. Bei diesem Herzfehler fehlt die Verbindung zwischen dem rechten Vorhof und dem rechten Ventrikel. Liegt gleichzeitig ein Ventrikelseptumdefekt (VSD) vor, ist ein rechter (hypoplastischer) Ventrikel nachweisbar (TA mit VSD) (Abb. 25.**1**). Ansonsten erscheint das Herz mit nur einem singulären (linken) Ventrikel. Bei der TA unterscheidet man je nach Lage der großen Gefäße zwischen
- einem Typ I (ventrikuloarterielle Konkordanz, 70% der Fälle) und
- einem Typ II (Diskordanz, 30% der Fälle).

Typ I und II werden wiederum je nach Morphologie der Pulmonalklappe in eine offene, eine stenotische und eine atretische Form untergliedert (18).

Inzidenz. Eine TA kommt bei 0,7% aller Lebendgeborenen mit einem Herzfehler vor.

Assoziierte Fehlbildungen und chromosomale Aberrationen. Neben den mit den verschiedenen Typen assoziierten kardialen Fehlbildungen findet man bei einer TA häufig einen Vorhofseptumdefekt. Typische extrakardiale Fehlbildungen sind nicht bekannt und kommen eher selten vor. Vor allem sollte der Untersucher Drehungsanomalien (Links- und Rechtsisomerie) ausschließen.

Ultraschalldiagnostik

B-Bild. Man findet im Vierkammerblick einen fehlenden oder hypoplastischen rechten Ventrikel und in der Diastole lediglich eine sich öffnende AV-Klappe links (Valvula mitralis), die den linken Vorhof mit dem Ventrikel verbindet. Lässt sich das Lumen des rechten Ventrikels einstellen, ist das Vorhandensein eines darstellbaren VSD (unterschiedlicher Größe) obligat (Abb. 25.**2**). Durch die Beurteilung der großen Gefäße (z. B. kurze Achse) kann ein regelrechter Abgang von einer Malposition der großen Gefäße differenzialdiagnostisch unterschieden werden. Bei einer Pulmonalatresie findet man oft einen hypoplastischen TP.

Farb- und Spektraldoppler. Im Farbdoppler (Abb. 25.**3**) ist kein Blutfluss vom rechten Vorhof zum „rechten" Ventrikel nachweisbar. Das Blut fließt aus dem rechten Vorhof durch das Foramen ovale zum linken Vorhof, um von dort in der Diastole in den linken Ventrikel zu gelangen (Abb. 25.**3**). Über einen gleichzeitig vorhandenen VSD lässt sich der unidirektionale Links-rechts-Shunt in Farbe optimal darstellen (Abb. 25.**4**). Bei der Beurteilung der großen Gefäße hilft die Farbe bei der Differenzierung von Aorta und TP sowie bei der Einschätzung einer rechtsventrikulären Obstruktion (s. o.). Mittels Farbdoppler lassen sich hier eine antegrade Perfusion bei offener Pulmonalklappe oder eine retrograde Perfusion über den Ductus arteriosus bei Pulmonalatresie feststellen.

Differenzialdiagnose. Bei Vorhandensein einer singulären Kammer sind die anderen Formen des univentrikulären Herzens zu berücksichtigen. Bei Hypoplasie des rechten Ventrikels sollten vor allem die Pulmonalatresie mit intaktem Ventrikelseptum und die schwere Pulmonalstenose differenzialdiagnostisch in Erwägung gezogen werden. Liegt ein Isomerismus (s. u.) vor, kann die genaue Differenzierung problematisch werden (Mitralatresie mit VSD?).

Intrauteriner Verlauf und Prognose. Bei diesem Herzfehler kann es intrauterin zu einer Herzinsuffizienz kommen. Aus diesem Grund sind bei Austragen der Schwangerschaft Verlaufskontrollen indiziert, vor

Trikuspidalatresie

Abb. 25.1   Skizze einer Trikuspidal-atresie mit einem VSD (mod. nach 30).

Abb. 25.2   Trikuspidalatresie mit VSD im apikalen Vierkammerblick, 25 SSW. Die atretische Trikuspidalklappe erscheint wie ein echodichtes Gewebe-band, und das Lumen des rechten Ventrikels (RV) ist hypoplastisch, denn dieser wird nur über den VSD vom linken Ventrikel (LV) aus gefüllt (L-R-Shunt) (vgl. Abb. 25.3 und 25.4). Der kleine rechte Ventrikel zeigt eine gute Kontraktilität.

Abb. 25.3   TA + VSD (vgl. Abb. 25.1 und 25.2). Mit dem Farbdoppler sieht man, wie das Blut vom linken Vorhof (LA) über den LV (rot) und den VSD (blau) den RV erreicht.

Abb. 25.4   Ableitung des Doppler-spektrums über dem Ventrikelseptum-defekt bei einem Feten mit einer TA + VSD (vgl. Abb. 25.1–25.3). Man findet einen unidirektionalen Links-rechts-Shunt, denn durch die Atresie der Tri-cuspidalis kann sich der rechte Ventri-kel nur in der Spätdiastole über den VSD füllen.

Pulmonalatresie

Abb. 25.5   Hypoplasie des rechten Ventrikels bei einer Pulmonalatresie mit einem intakten Ventrikelseptum (PA/IVS). Das Lumen des rechten Ven-trikels ist hypoplastisch im Vergleich zum linken, die Muskulatur zeigt eine Hypertrophie, und der Ventrikel ist in der Real-Time-Darstellung hypokine-tisch. Die Trikuspidalklappe ist dyspla-stisch. Die Einstellung des Truncus pul-monalis würde die Diagnose der Pulmonalatresie ermöglichen.

Abb. 25.6   Pulmonalatresie, 25 SSW. Tangentiale Einstellung des Aortenbo-gens (blau) und des Truncus pulmona-lis in einem Längsschnitt. Anstelle ei-nes Blutflusses in die gleiche Richtung über beiden Gefäßen (in dieser Einstel-lung in Blau) findet man bei der Pul-monalatresie eine retrograde Perfusion des Truncus pulmonalis über den offe-nen Ductus arteriosus (DA) (im Bild in Rot).

Abb. 25.7   Bei einem Feten mit einer Pulmonalatresie sind die rechten und linken Pulmonalarterien (Apd, Aps) so-wie der Truncus pulmonalis (TP) hypo-plastisch. Dagegen erscheint die Aorta ascendens (Aoa) dilatiert. 33 SSW. Aod = Aorta descendens.

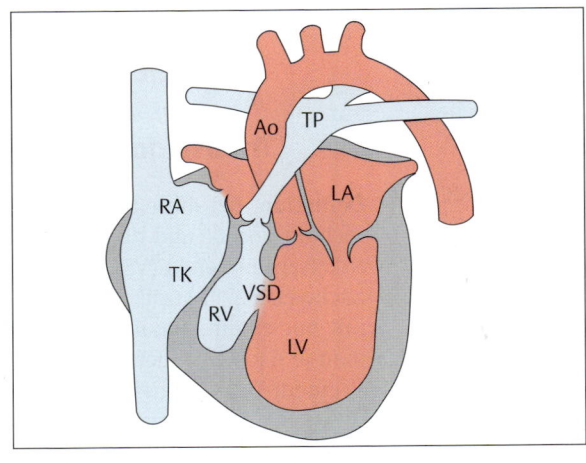

1

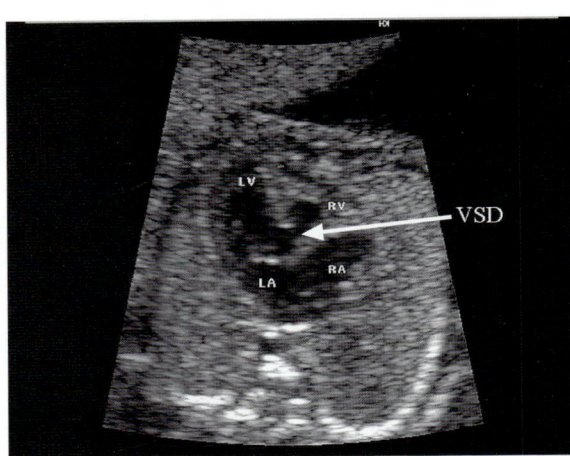

2

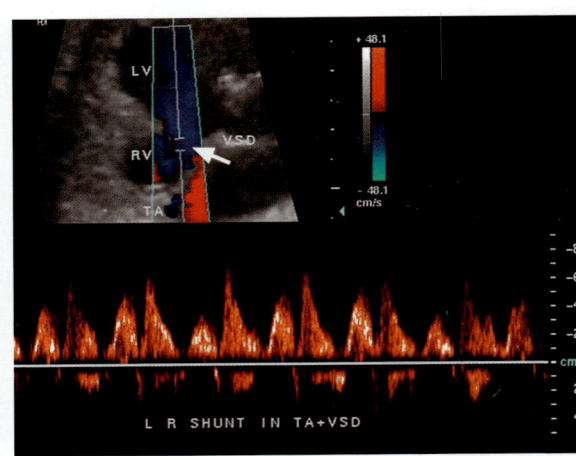

3

4

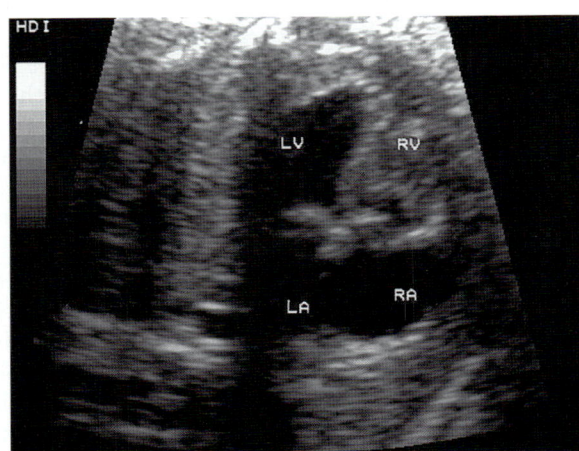

5

6

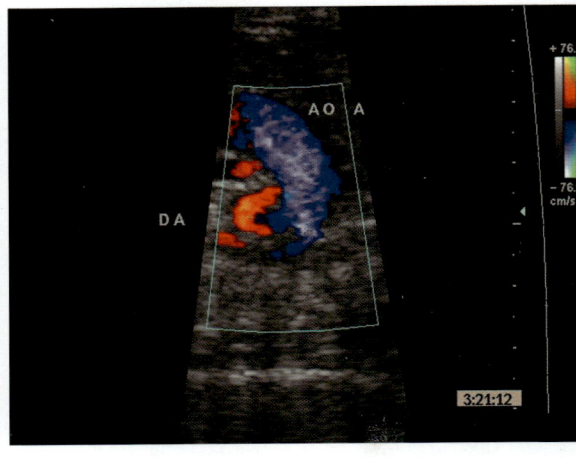

7

allem an der einzigen AV-Klappe (Mitralis), ob Insuffizienzzeichen nachweisbar sind. Weiterhin helfen Doppleruntersuchungen der Lebervenen, der V. cava sowie des Ductus venosus (24, 26) bei der Einschätzung einer Volumenbelastung im Vorhofbereich.

Pulmonalatresie mit intaktem Ventrikelseptum (PA/IVS)

Definition. Dabei handelt es sich um eine Reihe von Herzfehlern, bei denen die Pulmonalklappe atretisch und das interventrikuläre Septum intakt ist. Eine Atresie der Pulmonalis kommt aber außerdem auch bei einigen komplexen Herzfehlern vor (DORV, „extreme" Fallot-Tetralogie). Man findet bei dieser Fehlbildung als Folge der Atresie der Pulmonalklappe einen hypoplastischen RV mit einem stark hypertrophierten Myokard und eine sekundär dysplastische Trikuspidalklappe (Abb. 25.5). Es gibt jedoch auch seltenere Formen mit einem normalgroßen oder sogar vergrößerten rechten Ventrikel und dysplastischer Trikuspidalklappe. Diese letztere Gruppe wird aber heute zunehmend der primären TK-Dysplasie (s. u.) zugeordnet.

Inzidenz. Eine PA/IVS kommt bei ca. 1–2% aller Lebendgeborenen mit einem Herzfehler vor.

Assoziierte Fehlbildungen und chromosomale Aberrationen. Extrakardiale Anomalien sind bei dieser Fehlbildung eher selten. Als assoziierte kardiale Anomalie ist oft ein Vorhofseptumdefekt vorhanden. Des Weiteren findet man gelegentlich Verbindungen zwischen dem Lumen des rechten Ventrikels und den Koronargefäßen sog. ventrikulokoronare Verbindungen, die wir auch bereits in utero diagnostiziert haben (14). Diese Verbindungen verschlechtern die Prognose des Kindes.

Ultraschalldiagnostik

B-Bild. Im Vierkammerblick fallen die Hypoplasie, die Myokardhypertrophie und die Hypokinesie des rechten Ventrikels auf. Nicht selten ist eine dezente Endokardfibrose in Form eines echogenen Randsaums zu finden, und der rechte Ventrikel wölbt sich nach links vor. Die Trikuspidalklappe weist eingeschränkte Öffnungsbewegungen auf. Die Pulmonalis ist verglichen mit der Aorta unterentwickelt (Abb. 25.7) (Biometrie des TP oder Ao/TP-Ratio; s. Kapitel 12), und man findet keine typischen Öffnungsbewegungen der Pulmonalklappe. Die Aufzweigung der Pulmonalarterien muss darstellbar sein, wobei die Pulmonalarterien aber oft hypoplastisch sind (Abb. 25.7).

Farb- und Spektraldoppler. Im Vierkammerblick ist in der Diastole eine – je nach Hypoplasie des RV – fehlende oder stark verminderte Perfusion der Tricuspidalis nachweisbar. In der Systole kann eine Regurgitation über die Tricuspidalis gefunden werden. Bei der Beurteilung des Truncus pulmonalis zeigt sich ein retrograder Flow über den Ductus arteriosus (Abb. 25.6). Mittels Farbdopplersonographie können schließlich auch mögliche ventrikulokoronare Fisteln nachgewiesen werden. Bei Feten mit anderen Formen einer Pulmonalatresie, wie z. B. PA mit VSD oder bei einem DORV, sollte der Untersucher daran denken, dass atypische Pulmonalarterien direkt aus der Aorta entstammen können und diese nur mittels Farbdoppler nachweisbar sind.

Differenzialdiagnose. Bei Hypoplasie des rechten Ventrikels ist zuerst die Abgrenzung von einer Trikuspidalatresie mit VSD notwendig (s. o.). Da die Hypoplasie auch leicht sein kann, sollte man auch die Pulmonalstenose in die Differenzialdiagnose miteinbeziehen (Doppler der Pulmonalis). Die Hypokinesie des Ventrikels sollte auch an Kardiomyopathien oder an hämodynamische Veränderungen (z. B. Akzeptor bei fetofetaler Transfusion) denken lassen. Nicht zuletzt kann der weniger Erfahrene bei „Seitenverwechslung" den Befund für ein hypoplastisches Linksherzsyndrom halten. Ferner sollte bei diesem Vitium die

Pulmonalatresie mit VSD abgegrenzt werden, bei der aber selten der rechte Ventrikel extrem klein und hypokinetisch ist.

Intrauteriner Verlauf und Prognose. Die Beurteilung im intrauterinen Follow-up dient hauptsächlich der rechtzeitigen Erkennung einer Herzinsuffizienz. Hier ist auf die retrograde Perfusion in den systemischen Venen zu achten. Ferner wird auf die Entwicklung des Lumens des rechten Ventrikels Wert gelegt, denn bei einer gut entwickelten Kammer sind die Aussichten für eine neonatale Klappeneröffnung mittels Katheterintervention besser.

Ductus arteriosus. Da in der frühen neonatalen Phase bei beginnendem Verschluss des Ductus arteriosus eine Zyanose einsetzt, sollten bei diesem Herzfehler auch pränatal die Größe, der Verlauf und die Perfusion des Ductus arteriosus beurteilt werden. Der Kinderkardiologe kann diese Information benötigen, wenn neonatal interventionell ein Stent in den Ductus eingelegt werden soll oder eine Prostaglandin-Therapie notwendig ist. Auf keinen Fall darf in der Schwangerschaft Indometacin zur Wehenhemmung eingesetzt werden.

Trikuspidalklappen(TK)-Dysplasie, Ebstein-Anomalie

Definition. Diese beiden Fehlbildungen der TK gehören klinisch und hämodynamisch in eine Gruppe, die oft fälschlicherweise einfach unter „Ebstein-Anomalie" klassifiziert wird. Bei der TK-Dysplasie ist die Klappe auffällig verdickt und schlaff, setzt aber an richtiger Stelle an (Abb. 25.8). Bei der Ebstein-Anomalie findet man dagegen eine mehr oder weniger ausgeprägte Verschiebung des Ansatzes der Klappe apikalwärts in den rechten Ventrikel mit eingeschränkten Bewegungen (Abb. 25.11). Gemeinsam ist beiden Anomalien die oft ausgeprägte Insuffizienz der dysplastischen Klappe (Abb. 25.9–25.11), die oft zu einer Dilatation des rechten Vorhofs und zur fetalen Kardiomegalie führt.

Inzidenz. Diese seltenen Anomalien kommen bei 1% aller Lebendgeborenen mit einem Herzfehler vor.

Assoziierte Fehlbildungen und chromosomale Aberrationen. Unter den assoziierten kardialen Anomalien findet man bei der Ebstein-Anomalie in 30% und bei der TK-Dysplasie in 80% eine rechtsventrikuläre Ausflusstraktobstruktion (Pulmonalstenose oder -atresie). Extrakardiale Anomalien sind eher selten, Skelettfehlbildungen sowie Chromosomenstörungen (z. B. Trisomie 13) wurden aber von mehreren Autoren beobachtet. Als Komplikation der Kardiomegalie kann es zum einen zum Hydrops fetalis kommen, zum anderen droht in den ausgeprägten Fällen durch den chronisch erhöhten intrathorakalen Druck die Lungenhypoplasie. In der Diagnostik helfen hier Messungen der CTA-Ratio (9), die bei einem Wert von > 0,6 dringend für eine Lungenhypoplasie sprechen (10).

Ultraschalldiagnostik

B-Bild. Im Vierkammerblick fallen bei diesen beiden Fehlbildungen meistens eine Kardiomegalie und eine Dilatation des rechten Vorhofs auf. Daher ist die Entdeckung im Screening relativ einfach. In den nächsten Ebenen wird bei diesen Herzfehlern vor allem der rechtsventrikuläre Ausflusstrakt beurteilt und auf die Öffnungsbewegung der Pulmonalklappe sowie auf das Kaliber des TP geachtet.

Farb- und Spektraldoppler. Mittels Farbdoppler kann die Insuffizienz der Tricuspidalis eindrucksvoll dargestellt werden. Ferner hilft die Farbe bei der Beurteilung der Perfusion in den Truncus pulmonalis, um eine rechtsventrikuläre Obstruktion zu entdecken. An dieser Stelle sei aber auf die eingeschränkte Aussagekraft des Dopplers bei der korrekten Differenzierung einer RVOT-Obstruktion in Fällen mit schwerer TK-

TK-Dysplasie

Abb. 25.**8** Trikuspidalklappendysplasie mit extremer Kardiomegalie, 32 SSW. Links: Die Tricuspidalis (TV) sitzt an der richtigen Stelle (Differenzialdiagnose Morbus Ebstein), ist aber verdickt und dysplastisch (rechter Pfeil). Die Kardiomegalie ist durch die schwere Trikuspidalinsuffizienz bedingt. Rechts im Bild ist die schwere Trikuspidalinsuffizienz im cw-Doppler dokumentiert mit einer Maximalgeschwindigkeit bis 3 m/s.

Abb. 25.**9** Bei dem gleichen Feten wie in Abb. 25.**8** erkennt man im Farbdoppler die schwere Klappeninsuffizienz an einem retrograden Flow mit Mosaikmuster. Postnatal wies das Kind auch eine Lungenhypoplasie auf und verstarb am 2. Lebenstag.

Abb. 25.**10** Gleicher Fetus wie in Abb. 25.**8** und 25.**9**. Im Farbdoppler-M-Mode kann man die diastolische und systolische Perfusion im Bereich der Klappe ableiten und eine holosystolische Trikuspidalinsuffizienz beobachten.

Abb. 25.**11** Ebstein-Anomalie im Farbdoppler, 32 SSW. Bei der Ebstein-Anomalie ist die Trikuspidalklappe tiefer in den rechten Ventrikel verlagert (langer Pfeil) im Vergleich zur Insertion der Mitralis (2 kleine Pfeile). Im Farbdoppler findet man eine schwere Trikuspidalinsuffizienz (turbulenter Flow mit Mosaikmuster!).

Pulmonalstenose

Abb. 25.**12** Isolierte Pulmonalstenose, 31 SSW. Stellt man bei der Pulmonalstenose einen Längsschnitt über der Pulmonalis ein, zeigt sich im Farbdoppler eine Turbulenz über der Pulmonalklappe.

Abb. 25.**13** Isolierte Pulmonalstenose wie in Abb. 25.**12**. Im cw-Doppler zeigen sich Geschwindigkeiten bis 3,5 m/s!

Hypoplastisches-Links-herz-Syndrom

Abb. 25.**14** Skizze eines HLHS bei einer Aortenatresie und Mitralklappendysplasie. Hier ist der linke Ventrikel nachweisbar und hypoplastisch (nach 30).

Abb. 25.**15** Der pathologisch-anatomische Befund eines Herzens mit einer Linksherzhypoplasie nach Schwangerschaftsbeendigung mit 19 SSW. Man achte auf die hypoplastische Aorta ascendens (Ao).

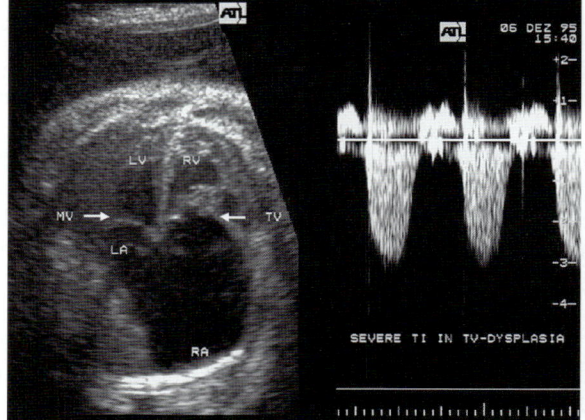

8

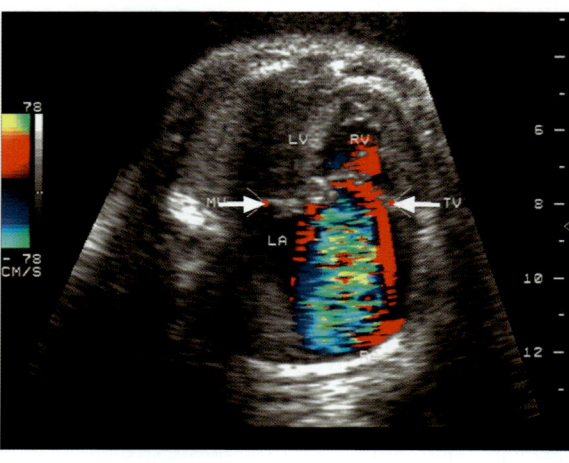

9

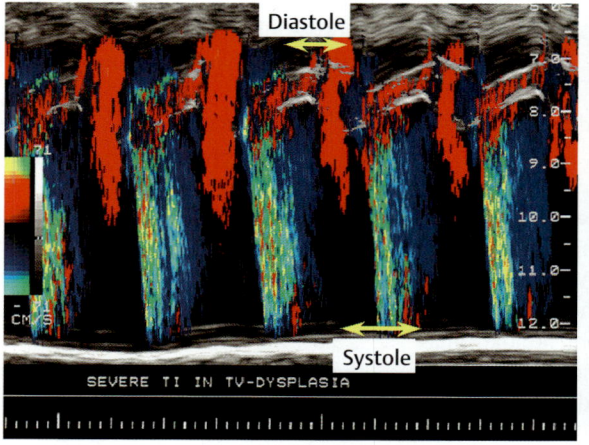

10

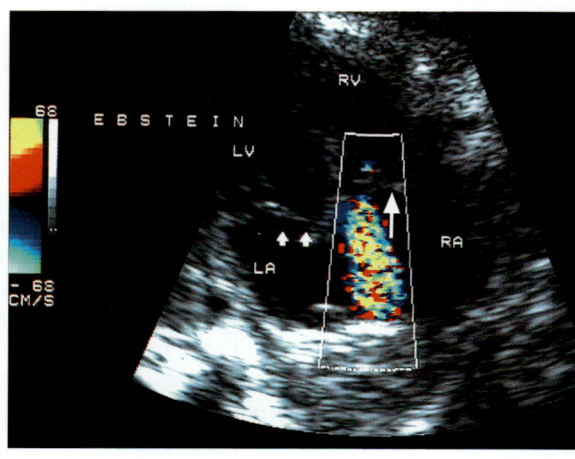

11

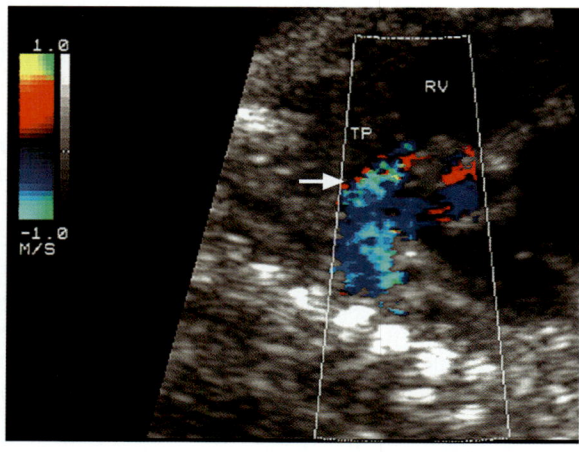

12

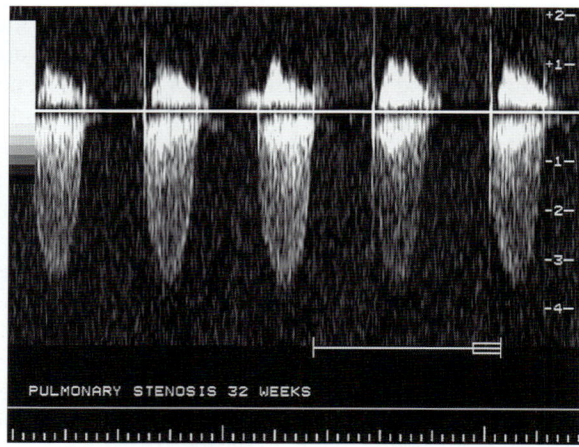

13

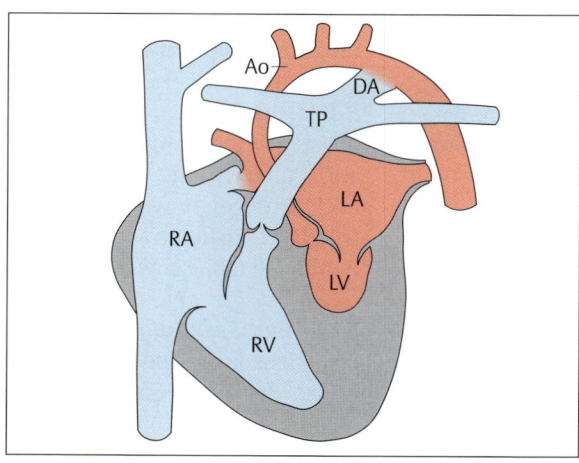

14

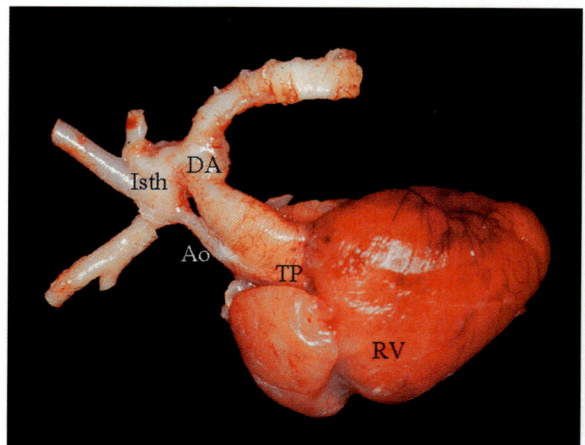

15

Insuffizienz hingewiesen (10): Auch wenn im B-Bild die Pulmonalklappe geschlossen erscheint und in Farbe nur ein retrograder Fluss über den Truncus pulmonalis nachweisbar ist, kann die Pulmonalklappe „offen" sein, denn durch die schwere TK-Insuffizienz fließt das Blut in der Systole in den Vorhof zurück, und es wird kein Druck aufgebaut, um die Pulmonalklappe zu öffnen, was eine Atresie simuliert (10). Der Nachweis einer Pulmonalinsuffizienz spricht für eine offene Pulmonalklappe.

Differenzialdiagnose. Die Differenzialdiagnosen bei Kardiomegalie sind vielfältig und in Tab. 25.**8** aufgelistet. Ferner sind die differenzialdiagnostischen Möglichkeiten bei einer TK-Insuffizienz ebenfalls zahlreich und reichen von den funktionellen Störungen über rheologische Störungen bis hin zu den komplexen Herzfehlern (Tab. 25.**12**). Eine logische und systematische Vorgehensweise ermöglicht aber eine gute Abgrenzung, wobei anhand des Follow-up in der Schwangerschaft oft eine genaue Diagnose gestellt werden kann.

Intrauteriner Verlauf und Prognose. Der natürliche Verlauf bei diesen Herzfehlern ist ungünstig. Serielle Beobachtungen in der Schwangerschaft ermöglichen vor allem, eine Verschlechterung bei TK-Insuffizienz zu erkennen. Der Untersucher sollte auch auf die Erfassung der Fortleitung des Blutflusses in das venöse System (Lebervenen, Ductus venosus und V. cava inferior) Wert legen. Die Entwicklung eines NIHF verschlechtert die Prognose erheblich; ein intruteriner Fruchttod kommt in solchen Fällen in > 50% der Fälle vor (10).

■ Pulmonalstenose (PS)

Definition. Bei diesem Herzfehler liegt eine Einengung im rechtsventrikulären Ausflusstrakt im „Bereich" der Pulmonalklappe vor. Je nach Lokalisation unterscheidet man:
- die valvuläre (isolierte),
- die subvalvuläre (infundibuläre und subinfundibuläre) und
- die supravalvuläre Pulmonalstenose.

In diesem Abschnitt wird vor allem auf die isolierte valvuläre Pulmonalstenose eingegangen.

Inzidenz. Nach dem VSD ist die PS mit einem Vorkommen bei 9% aller Lebendgeborenen mit einem Herzfehler die zweithäufigste Herzfehlbildung.

Assoziierte Fehlbildungen und chromosomale Aberrationen

Extrakardiale Anomalien. Diese sind mit 12% eher selten (20). Im Rahmen von genetischen Syndromen kommt eine PS häufig beim Noonan-Syndrom vor. Mit Chromosomenstörungen ist sie zwar selten assoziiert, man sollte aber eine invasive Diagnostik empfehlen.

Intrakardiale Anomalien. Eine PS kommt häufig isoliert, aber auch als assoziierte kardiale Anomalie vor, z.B. mit einem ASD II oder einer Lungenvenenfehlmündung. Oft findet man die PS aber auch als einen Teil komplexer Herzfehler, insbesondere mit VSD und konotrunkalen Anomalien (z. B. TOF, DORV, TGA).

Ultraschalldiagnostik

B-Bild. Eine isolierte Pulmonalstenose lässt sich pränatal im B-Bild selten bzw. schwer diagnostizieren. Aus diesem Grund findet man in pränatalen Studien selten Pulmonalstenosen (6). Im Vierkammerblick ist die Diagnose lediglich in den ausgeprägten Fällen möglich, in denen der rechte Ventrikel bereits eine Hypokinesie zeigt, oder im III. Trimenon, wenn oft eine rechtsventrikuläre Hypertrophie oder eine durch Trikuspidalinsuffizienz verursachte Dilatation des rechten Vorhofs

nachweisbar ist. Eine proximale Dilatation des Truncus pulmonalis sowie eine starre domartige Öffnungsbewegung der Pulmonalklappe können wichtige Hinweiszeichen sein. Im Screening kann die Pulmonalstenose aber meistens erst durch den Routineeinsatz des Farbdopplers (Turbulenzen) entdeckt werden.

Farb- und Spektraldoppler. Im Farbdoppler findet man im Vierkammerblick eine Trikuspidalinsuffizienz, diese ist aber eher im letzten Trimenon nachweisbar. Die Insuffizienz kann jedoch so ausgeprägt sein, dass die daraus resultierende Dilatation des rechten Vorhofs das Leitsymptom für eine Überweisung zur fetalen echokardiographischen Untersuchung ist.

Die Diagnose einer Pulmonalstenose erfolgt dann jedoch durch den Nachweis eines antegraden turbulenten Flows mit typischem Mosaikmuster poststenotisch über der Pulmonalklappe (Abb. 25.**12**). Im Spektraldoppler (Einsatz von cw-Doppler) lassen sich Maximalgeschwindigkeiten von über 2 m/s ableiten (Abb. 25.**13**).

Differenzialdiagnose. Die Diagnose dürfte bei den isolierten Formen nach Einsatz des Farbdopplers unproblematisch sein. Differenzialdiagnostische Schwierigkeiten ergeben sich aus unserer Erfahrung nur gegenüber der Pulmonalatresie bei Fällen mit schwerer Trikuspidalinsuffizienz und Herzdilatation (10, 28).

Intrauteriner Verlauf und Prognose. Die Pulmonalstenose gehört als Klappenobstruktion zu den Herzfehlern, die sich intrauterin entwickeln können. Auch bei einem unauffälligen Herzen im II. Trimenon kann am Ende der Schwangerschaft eine Pulmonalstenose vorhanden sein. Bei Vorliegen einer PS kann sich der Befund auch intrauterin verschlechtern. Sharland et al. (28) untersuchten den natürlichen Verlauf bei Feten mit schwerer TK-Insuffizienz und Kardiomegalie und konnten mehrmals beobachten, wie eine Pulmonalstenose im II. Trimenon in eine Atresie der Klappe am Ende der Tragezeit überging.

Überwachung. Zur Überwachung von Feten mit einer PS gehören neben der Kontrolle des Druckgradienten der stenotischen Klappe auch der Nachweis und evtl. das Festhalten der Zunahme der Trikuspidalinsuffizienz. Ferner sollte man auch die retrograde Perfusion in den systemischen Venen überprüfen. Bei Verschlechterung dieser Befunde leiten wir die Geburt spätestens mit 36 SSW ein, um beim Kind die Ballonvalvuloplastie durchführen zu lassen. Ist dagegen die Funktion des rechten Ventrikels nicht beeinträchtigt, kann gewartet werden. Die Prognose ist bei der isolierten Pulmonalstenose sehr gut.

■ Hypoplastisches-Linksherz-Syndrom (HLHS)

Definition. Es handelt sich um eine Gruppe von Herzfehlern, bei denen man einen extrem hypoplastischen bis kaum nachweisbaren linken Ventrikel als Folge einer Aortenatresie und einer Mitralatresie bzw. -dysplasie (-stenose) findet (Abb. 25.**14**).

Inzidenz. Ein HLHS kommt bei 4% aller Lebendgeborenen mit einem Herzfehler vor.

Assoziierte Fehlbildungen und chromosomale Aberrationen. Assoziierte extrakardiale Anomalien sind eher nicht typisch. In ca. 10% findet man assoziierte Chromosomenstörungen, vor allem eine Trisomie 13, 18 oder ein Turner-Syndrom.

Ultraschalldiagnostik

B-Bild. Die Entdeckung eines HLHS kann im Screening im B-Bild erfolgen, denn bei den schweren Formen ist schon im II. Trimenon der Vierkammerblick pathologisch. Dem Untersucher fällt auf, dass das Lumen des LV entweder extrem klein oder kaum nachweisbar ist (Abb. 25.**16**).

Im B-Bild können dann im Fünfkammerblick der Abgang und der Verlauf der oft extrem hypoplastischen Aorta (Abb. 25.15) häufig nur mit Mühe dargestellt werden. Der RV und TP erscheinen kompensatorisch dilatiert.

Farb- und Spektraldoppler. Im Farbdoppler fällt die fehlende oder stark verminderte diastolische Füllung des linken Ventrikels sofort auf (Abb. 25.17). Das Bild der einseitigen, über den rechtsventrikulären Einflusstrakt erfolgenden Perfusion ist dabei charakteristisch. Durch vermehrte Perfusion des rechten Ventrikels findet man in einigen Fällen eine relativ geringgradige Regurgitation der TK. Beim HLHS erfolgt die Perfusion der brachiozephalen Arterien und der Koronararterien retrograd vom TP und Ductus arteriosus über den Isthmus aortae. Im Farbdoppler kann im Aortenbogen und im Bereich der Aorta ascendens der Nachweis dieser retrograden Perfusion auf die Aortenklappe zu erbracht werden (Abb. 25.18).

Differenzialdiagnose. Differenzialdiagnostisch sind die anderen Formen der linksventrikulären Obstruktion zu erwähnen. Bei gut erhaltener Kontraktilität des linken Ventrikels darf eine Aortenisthmusstenose wegen der unterschiedlichen Prognosen nicht mit einem HLHS verwechselt werden.

Intrauteriner Verlauf und Prognose. Neuere Theorien zur Ätiopathogenese der Herzfehler reihen einige Herzfehler, u. a. die Aortenstenose, das HLHS und die Aortenisthmusstenose, in die Gruppe der Herzfehler „mit einem gestörten intrakardialen Blutfluss" ein. Der Herzfehler ist also nicht bereits beim Embryo in seiner späteren Form angelegt, wie z. B. ein AV-Kanal mit Fehlen eines Teils des Septums, sondern es kommt durch einen „gestörten intrakardialen Blutfluss" vor allem im Bereich des Foramen ovale zu einer abnehmenden Perfusion der linksventrikulären Einfluss- und Ausflusstrakte. Mit anderen Worten ist das intrauterine Leben unter schonenden Kreislaufverhältnissen Zeuge der zunehmenden „Entwicklung" solcher Obstruktionen. Allan et al. (2) berichteten über einen Fetus, der in der 20. SSW einen noch gut entwickelten linken Ventrikel aufwies, welcher dann am Termin als schwere Form eines HLHS imponierte. Solche Beobachtungen wurden mittlerweile von vielen Untersuchern gemacht. Somit könnten im II. Trimenon einige Fälle von HLHS nicht entdeckt werden, weil der Vierkammerblick im Screeningultraschall zu diesem Zeitpunkt noch unauffällig erscheint.

■ *Aortenstenose*

Definition. Bei der Aortenstenose kann die Einengung entweder die Aortenklappe selbst betreffen (valvuläre Form ca. 80%), unterhalb (ca. 15%) oder oberhalb (ca. 5%) der Klappe liegen. Man sollte wegen der unterschiedlichen Prognose unterscheiden zwischen
- der „einfachen" Aortenstenose und
- der „kritischen" Aortenstenose.

Letztere ist eine schwerwiegende Form mit bereits pränatal schweren Veränderungen in der Wand des LV im Sinne der Endokardfibroelastose (Abb. 25.19).

Inzidenz. Eine AS kommt bei 3% der Lebendgeborenen mit einem Herzfehler vor.

Assoziierte Fehlbildungen und chromosomale Aberrationen. Extrakardiale Anomalien sind bei der Aortenstenose eher selten. Bei der kritischen Aortenstenose kann es intrauterin zu einer Herzinsuffizienz kommen, sodass bei einem NIHF auch an eine kritische Aortenstenose gedacht werden sollte. Eine Chromosomenbestimmung sollte vorgenommen werden.

Ultraschalldiagnostik

B-Bild. Die milden Formen einer *„einfachen" Aortenstenose* sind pränatal sehr schwer diagnostizierbar. Eine Hypertrophie oder eine Dilatation des linken Ventrikels tritt, wenn überhaupt, erst im III. Trimenon auf. Die milden Formen können dem (sehr) aufmerksamen Untersucher durch die eingeschränkten Öffnungsbewegungen der Klappe (domartige Vorwölbung) und die poststenotische Dilatation im Bereich der Aorta ascendens auffallen. Leichter ist die Entdeckung, wenn die Farbdopplersonographie zum Einsatz kommt.

Bei einer *„kritischen" Aortenstenose* findet man dagegen im B-Bild im Vierkammerblick oft einen dilatierten linken Ventrikel, häufig mit einer echogenen Wand im Sinne einer (beginnenden) Endokardfibroelastose (Abb. 25.19). Dabei ist neben der Dilatation des Ventrikels und der Abrundung der Herzspitze die Hypokinesie des Ventrikels typisch. Im Fünfkammerblick erscheint die Aortenwurzel normal groß bis schmal, zeigt aber oft eine poststenotische Dilatation.

Farb- und Spektraldoppler. Die *„einfache" Aortenstenose* kann mittels Farbdoppler entdeckt werden. Im Fünfkammerblick fällt sofort ein antegrader turbulenter Blutfluss mit Mosaikmuster auf (Abb. 25.20). Die Spektraldopplermessung der Maximalgeschwindigkeiten zeigt Werte (pw- bzw. cw-Doppler) von > 2 m/s (Abb. 25.21).

Bei der *„kritischen" Aortenstenose* gelingt über der Aortenklappe der Nachweis einer antegraden Perfusion mit turbulentem Flow, wobei dieser bei Vorliegen einer schweren Endokardfibroelastose weniger ausgeprägt sein kann. Durch den erhöhten Druck im linken Ventrikel findet man in der Systole oft eine nachweisbare Mitralinsuffizienz, sogar mit L-R-Shunt über dem Foramen ovale. In schweren Fällen zeigt sich eine retrograde Perfusion im Aortenbogen.

Differenzialdiagnose. Bei einer Dilatation des linken Ventrikels muss differenzialdiagnostisch an die dilatative Kardiomyopathie gedacht werden, bei der aber alle Herzkammern betroffen sind. Ferner müssen bei schmaler Aortenklappe mit oder ohne Turbulenzen im Doppler die linksventrikulären Obstruktionen mit Beteiligung des Aortenbogens beachtet werden. Vor allem ist bei gleichzeitigem Vorliegen eines VSD die Assoziation einer Aortenstenose mit Hypoplasie des Aortenbogens möglich (Tab. 25.10).

Intrauteriner Verlauf und Prognose. Sharland et al. (29) untersuchten in einer interessanten retrospektiven Analyse die Daten von 30 Feten mit einer kritischen Aortenstenose und linksventrikulärer Dysfunktion. Eine der wichtigsten Beobachtungen war, dass in 5 Fällen die Aortenklappe pränatal eindeutig offen (aber stenotisch) war, aber bei der Autopsie einige Wochen später in diesen Fällen eine Atresie der Aortenklappe festgestellt wurde. In 5 Fällen konnten die Autoren ferner beobachten, wie sich intrauterin aus einem dilatierten linken Ventrikel bei fehlendem Wachstum der Kammer eine Linksherzhypoplasie entwickelte.

Intrauterine Entwicklung. Die Autoren unterstreichen diese Beobachtung, die für die intrauterine Entwicklung von Klappenobstruktionen spricht. Daher kann eine kritische Stenose bzw. eine Linksherzhypoplasie mit einem unauffälligen Vierkammerblick mit 18 SSW einhergehen und somit übersehen werden. Ferner ist die Prognoseeinschätzung bei Entdeckung einer linksventrikulären Dysfunktion nicht zuverlässig, da der intrauterine Verlauf nicht vorhersehbar ist.

Kontrollen. Aus diesem Grund sollten bei diesem Herzfehler im Verlauf der Schwangerschaft serielle Kontrollen durchgeführt werden und auf die Entwicklung einer Endokardfibroelastose oder eines NIHF geachtet werden.

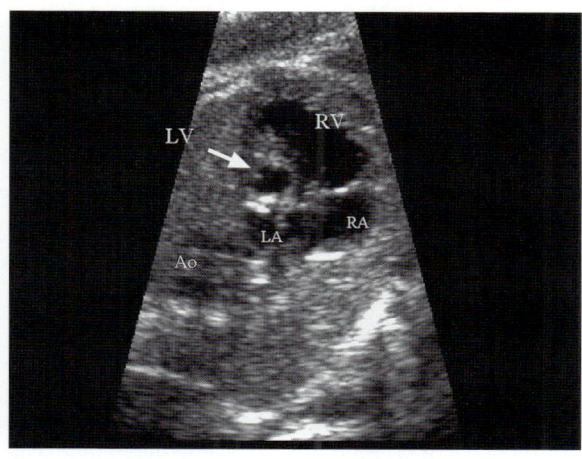

16

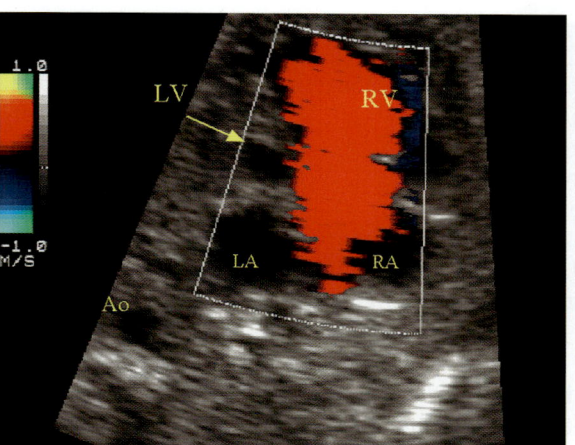

17

Abb. 25.**16** Hypoplastisches-Links-herz-Syndrom, 28 SSW. Im B-Bild findet man im apikalen Vierkammerblick einen hypoplastischen linken Ventrikel (Pfeil). In der Real-Time-Darstellung sieht man eine Hypokinesie des linken Ventrikels.

Abb. 25.**17** Im Farbdoppler wird der Befund aus Abb. 25.**16** durch die einseitige Perfusion über den rechtsventrikulären Einflusstrakt bestätigt.

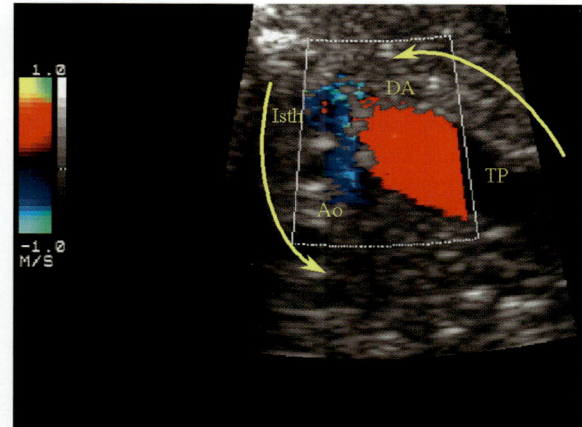

18

Abb. 25.**18** Einstellung im Bereich der großen Gefäße im Farbdoppler bei einem HLHS. Im B-Bild ist der Aortenbogen oft nicht einsehbar, aber im Farbdoppler lässt sich die retrograde Perfusion über den Isthmus aortae in Richtung Aorta ascendens gut darstellen.

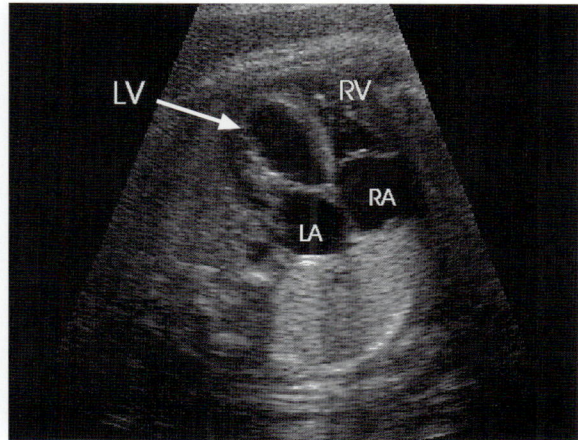

19

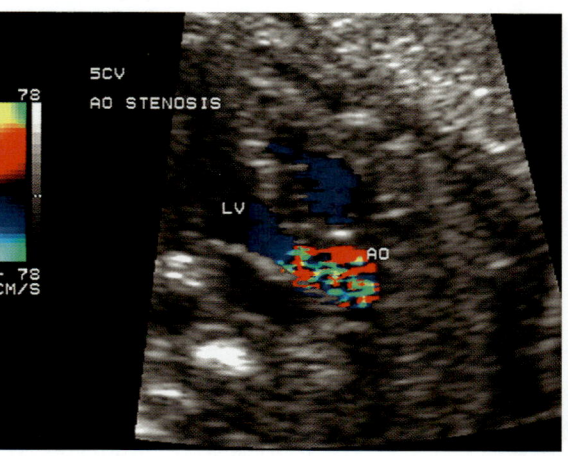

20

Aortenstenose

Abb. 25.**19** Endokardfibroelastose im apikalen Vierkammerblick, 31 SSW. Der linke Ventrikel (LV) ist dilatiert, seine Wand stark echogen („porzellanartig") und seine Kontraktilität extrem vermindert. Es liegt eine kritische Aortenstenose vor.

Abb. 25.**20** Valvuläre Aortenstenose, 26 SSW. Im apikalen Fünfkammerblick findet man im Farbdoppler die typischen Turbulenzen (Mosaikmuster) über der Aortenklappe.

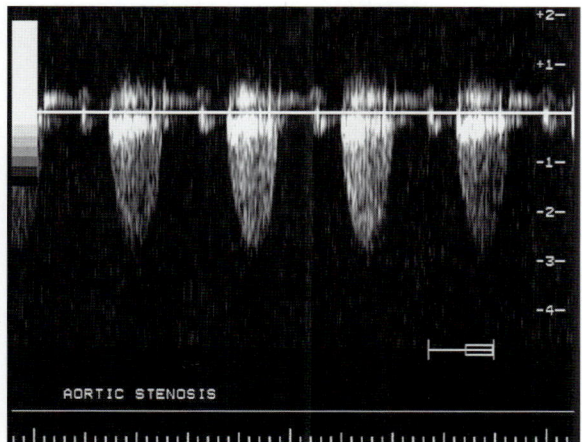

21

Abb. 25.**21** Valvuläre Aortenstenose im cw-Doppler, 26 SSW. Hier wird der Continuous-Wave-Doppler eingesetzt um den Aliasing-Effekt bei den hohen Geschwindigkeiten zu vermeiden. Die Vmax beträgt ca. 280 cm/s!

■ *Fehlbildungen des Aortenbogens*

Definition. In die Gruppe der Fehlbildungen des Aortenbogens reihen sich im Wesentlichen folgende Anomalien ein:

- die Unterbrechung des Aortenbogens,
- die tubuläre Hypoplasie des Aortenbogens,
- die tubuläre Aortenisthmusstenose und
- die „einfache" Aortenisthmusstenose (Coarctatio aortae = CoA) (Abb. 25.**22**) als Einengung des Abschnitts gegenüber der Einmündung des Ductus arteriosus in die Aorta descendens (sog. juxtaduktale Form) (13).

Inzidenz. Eine Aortenisthmusstenose kommt bei ca. 5% und eine Unterbrechung des Aortenbogens bei 0,7% aller Lebendgeborenen mit einem Herzfehler vor.

Assoziierte Fehlbildungen und chromosomale Aberrationen

Intrakardiale Anomalien. Hierzu gehören vor allem der Ventrikelseptumdefekt, der AV-Kanal, der Double Outlet right Ventricle und eine dysplastische Aortenklappe. Diese Fehlbildungen spielen auch mit hoher Wahrscheinlichkeit in der Ätiopathogenese eine wesentliche Rolle: Durch den Druckausgleich zwischen links und rechts im Rahmen des fetalen Kreislaufs kommt es beim Vorhandensein dieser Vitien zu einer „chronischen" Minderperfusion im Isthmusbereich und somit zu seiner Unterentwicklung. Dafür spricht auch die Tatsache, dass Vitien mit einem höheren Aortendurchfluss wie eine TOF und eine TAC kaum mit einer CoA assoziiert sind.

Extrakardiale Anomalien. Eine CoA ist in 26% der Fälle und eine Unterbrechung des Aortenbogens in 50% mit extrakardialen Anomalien assoziiert. In pränatalen Studien ist die Rate viel höher, nicht zuletzt, weil vor allem die Fälle entdeckt werden, die durch die extrakardialen Fehlbildungen auffallen. Unter den typischen Fehlbildungen findet man solche, die sich embryologisch örtlich oder zeitlich mit dem Aortenbogen zusammen entwickeln, so z.B. Fehlbildungen im Bereich des oberen Gastrointestinaltraktes (Ösophagusatresie, Zwerchfelldefekt).

Bei einer Unterbrechung des Aortenbogens sollte man unbedingt an die Gruppe der velokardialen Anomalien (Di-George-, Sphrintzen-Syndrom u.a.) denken und bei der Chromosomenanalyse gezielt nach einer Deletion am Chromosom 22 (sog. CATCH-22) mittels FISH-Technik suchen.

Ultraschalldiagnostik

B-Bild. Eine einfache Aortenisthmusstenose ist pränatal sehr schwer zu diagnostizieren (1, 13). Die anderen Anomalien des Aortenbogens, wie die tubuläre Hypoplasie, die Aortenbogenhypoplasie oder die Unterbrechung des Aortenbogens, können dagegen pränatal entdeckt werden. In vielen Fällen ist aber die pränatale Diagnostik in diesem Bereich schwierig und manchmal nicht zuverlässig (25). Die Einstellung des Aortenbogens im Längsschnitt ist für die pränatale Diagnostik von geringerer Bedeutung. Der Untersucher sollte vor allem auf Disproportionen des linken und rechten Ventrikels sowie des Aortenbogens und des Truncus pulmonalis achten (Abb. 25.**24**) (1, 25). Dabei zeigt der „kleine" linke Ventrikel eine unauffällige Kontraktilität, ein wichtiges Zeichen zur pränatalen Differenzierung von Linksherzhypoplasien (Abb. 25.**23**, Tab. 25.**10**). Im III. Trimenon findet man jedoch auch bei einigen gesunden Feten eine Diskrepanz von LV zu RV, sodass hier die sichere Abgrenzung zwischen normal und pathologisch erschwert wird.

Farb- und Spektraldoppler. Der Beitrag des Spektral- und Farbdopplers in der Diagnostik der CoA ist nicht zufriedenstellend. Auch wenn es sich um eine „Stenose" handelt, findet man keine Turbulenzen im Isthmusbereich. Allan et al. (1) beobachteten, dass Feten mit einer CoA ein niedriges Flussvolumen über der Aortenklappe aufweisen sowie eine doppelt höhere Perfusion durch die Trikuspidalklappe als durch die Mitralklappe haben. Bei den Fällen, bei denen sich ein ausgeprägter Befund zeigt, z.B. bei gleichzeitigem Vorliegen eines VSD oder einer Aortenstenose, kann im Farbdoppler eine retrograde Perfusion im Isthmus nachweisbar sein.

Differenzialdiagnose. Auch wenn mehrere sonographische Zeichen für die Aortenisthmusstenose beschrieben wurden, weisen alle Autoren auf die Unzuverlässigkeit der Diagnostik hin und betonen die Möglichkeit von falsch positiven und falsch negativen Befunden (25). Differenzialdiagnostisch muss also auch das normale Herz in Erwägung gezogen werden. In einigen Fällen kann auch der erfahrene Untersucher die Diagnose nicht mit Sicherheit stellen. Bei kleinerem linkem Ventrikel sollte auch an das HLHS gedacht werden, das aber eine hypokinetische Kammer aufweist und keine offene Aortenklappe (Tab. 25.**10**).

Intrauteriner Verlauf und Prognose. Die Verlaufskontrollen sollten vor allem der Beobachtung der Entwicklung des Aortenbogens dienen, von der Aortenklappe bis hin zur Einmündungsstelle des Ductus. Bei den Fällen, die früh entdeckt werden, kann der Untersucher im Verlauf der Schwangerschaft die Diskrepanz RV/LV sowie TP/Aorta ascendens (25) (s. Kurven Kapitel 12) als wichtige Parameter zur Verlaufsbeobachtung verwenden.

■ *Vorhofseptumdefekt (ASD)*

Definition. In pränatalen Studien ist dieser Herzfehler kaum vertreten, denn er ist nur in Ausnahmefällen antenatal diagnostizierbar. Es handelt sich um einen Defekt im Bereich des Vorhofseptums. Dabei unterscheidet man zwischen

- einem Sinus-venosus-Defekt,
- einem Ostium-secundum-Defekt (ASD II),
- einem Septum-primum-Defekt und
- einem Common Atrium.

Inzidenz. Ein ASD II kommt isoliert bei ca. 7–8% aller Lebendgeborenen mit einem Herzfehler vor.

Assoziierte Fehlbildungen und chromosomale Aberrationen. Ein ASD II kommt zwar isoliert vor, ist aber auch häufig Teil von komplexen Herzfehlern (TGA, PS, Fallot, TAPVD, LVCS etc.). Man findet ihn weiterhin mit extrakardialen Fehlbildungen (Rechts- und Linksisomerie, Holt-Oram-Syndrom) assoziiert sowie bei chromosomalen Aberrationen.

Ultraschalldiagnostik

B-Bild. Ein Vorhofseptumdefekt ist pränatal sehr schwer zu diagnostizieren. Der ASD I (Abb. 25.**25**) und das Common Atrium sind mit Erfahrung jedoch durchaus diagnostizierbar, während ein Sinus-venosus-Defekt und ein ASD II sich einer pränatalen Diagnostik meistens entziehen.

Farbdoppler. Der Stellenwert des Farbdopplers ist bei diesen Vitien weniger bedeutend als die Beurteilung im B-Bild. Besteht der Verdacht auf einen großen ASD II, sollte dies mittels Farbdoppler bewiesen werden: Zusätzlich zum physiologischen R-L-Shunt findet man dabei einen L-R-Shunt. Beim Septum-primum-Defekt kann der Untersucher seine Verdachtsdiagnose mittels Farbe erhärten. Eine Verbindung zwischen rechtem Vorhof und linkem Ventrikel oder zwischen linkem Vorhof und rechtem Ventrikel kann dabei eingesehen werden.

Differenzialdiagnose. Differenzialdiagnostische Probleme ergeben sich bei diesen Vitien selten. Bei Feten, bei denen eine linkspersistierende obere Hohlvene gefunden wird (LVCS), mündet diese in den meisten

Fällen in einen dilatierten Sulcus coronarius. In einer Ebene leicht kaudal vom Vierkammerblick kann die Einmündung des Sulcus coronarius für einen ASD gehalten werden. In einer Ebene etwas kranial davon sind aber Septum primum und secundum einsehbar.

Intrauteriner Verlauf und Prognose. Die Prognose bei ASD kann als sehr gut eingeschätzt werden, soweit der Defekt nicht mit kardialen und extrakardialen Anomalien assoziiert ist. Diese stehen dann meistens im Vordergrund. Eine invasive Diagnostik ist dringend indiziert bei Fällen mit einem ASD I und II, vor allem um eine chromosomale Aberration auszuschließen.

■ *Ventrikelseptumdefekt (VSD)*

Definition. Man unterscheidet
- den perimembranösen VSD in der Pars membranacea (80% der VSD) und
- den muskulären VSD in der Pars muscularis (20%).

Inzidenz. Der Ventrikelseptumdefekt ist der häufigste Herzfehler und kommt bei 30% der Herzfehler bei Lebendgeborenen vor.

Assoziierte Fehlbildungen und chromosomale Aberrationen

Komplexe Vitien. Ein VSD kommt zwar häufig allein vor, kann aber auch Teil vieler komplexer Herzfehler sein, bei denen die Ventrikel und großen Gefäße einbezogen sind (Tab. 25.**13**). Dazu gehören folgende Vitien: Trikuspidalatresie, Mitralatresie, Pulmonalatresie, Fallot-Tetralogie, DORV, TAC, TGA, tubuläre Hypoplasie des Aortenbogens, Aortenbogenunterbrechung usw. Aus diesem Grund sollte, wenn ein VSD pränatal entdeckt wird, immer eine erweiterte kardiale Diagnostik erfolgen, vor allem unter Einbeziehung der genauen Beurteilung der großen Gefäße.

Extrakardiale Anomalien. Der VSD kommt auch bei einer Reihe von extrakardialen Anomalien und als Teil von Syndromen vor. Auch der isolierte VSD kann pränatal ein Hinweis auf eine Chromosomenstörung, wie eine Trisomie 21, 18 und 13 sein (4). Die Wahrscheinlichkeit einer Aneuploidie steigt wesentlich an bei Vorliegen von extrakardialen Fehlbildungen oder Auffälligkeiten.

Ultraschalldiagnostik

B-Bild. Da der Defekt unterschiedlich groß sein kann, ist er pränatal nur bedingt diagnostizierbar. Es empfiehlt sich, immer in mehreren benachbarten Schnittebenen und von unterschiedlichen Seiten nach einem VSD zu suchen. Auch unter optimalen Untersuchungsbedingungen kann aber ein VSD nicht ausgeschlossen werden. Während größere VSD mittels B-Bild bereits mit 13 SSW zu entdecken sind, können kleine muskuläre Defekte sich der Diagnostik entziehen und im III. Trimenon evtl. mithilfe des Farbdopplers entdeckt werden (Abb. 25.**26**).

Die meisten (perimembranösen) VSD liegen aber subaortal und lassen sich besser im Fünfkammerblick darstellen (Abb. 25.**27**), sodass trotz eines unauffälligen Vierkammerblicks ein großer perimembranöser VSD vorliegen kann.

Farb- und Spektraldoppler. Große VSD (> 5–6 mm) können im B-Bild rasch entdeckt werden. Der Farbdoppler bietet aber eine diagnostische Bereicherung zur Entdeckung oder Bestätigung vor allem kleiner VSD (< 2 mm) (Abb. 25.**28**). Auch wenn die Entdeckung in der seitlichen Einstellung leichter ist, findet man bei kleineren Defekten beim Shunt nicht selten hohe Geschwindigkeiten mit Turbulenzen, die eine Darstellung auch in einem apikalen Schnitt (d. h. ungünstigem Winkel) ermöglichen (Abb. 25.**26**). Während postnatal ein unidirektionaler

Tabelle 25.**13** Einige mit einem Ventrikelseptumdefekt assoziierte Herzfehler

> Trikuspidalatresie
> Mitralatresie
> Pulmonalatresie
> Fallot-Tetralogie
> DORV
> TAC
> TGA
> Tubuläre Hypoplasie des Aortenbogens
> Aortenbogenunterbrechung

L-R-Shunt dem Druckgradienten folgend vorliegt, findet man pränatal bei den isolierten Defekten einen bidirektionalen Shunt (Abb. 25.**26**). Dieser ist in der Systole und frühen Diastole von rechts nach links gerichtet und anschließend umgekehrt. Liegt dagegen eine komplexe Herzfehlbildung mit Obstruktion im Bereich des Einfluss- oder Ausflusstraktes vor, dann findet man vorwiegend einen unidirektionalen Shunt: Einen L-R-Shunt findet man z. B. bei Obstruktion des linksventrikulären Ausflusstraktes, bei Trikuspidalatresie und beim DORV, während ein R-L-Shunt bei Mitralatresie, Pulmonalatresie oder -stenose vorliegt.

Bei den perimembranösen Defekten kann ebenfalls mittels Farbdoppler, am besten in der seitlichen Einstellung des Fünfkammerblicks oder in der kurzen Herzachse, der Shunt über dem VSD dargestellt werden.

Color-Power-Angiographie. Neuere eigene Beobachtungen lassen annehmen, dass die neue Technik der Color-Power-Angiographie in Zukunft bei der Entdeckung von kleinen muskulären VSD Einsatz finden kann. Das Problem der optimalen Geräteeinstellung sei hier am Rande erwähnt.

Differenzialdiagnose. Im B-Bild lässt sich mit den hochauflösenden Geräten ein VSD ab einer Größe von 2 mm entdecken.

Drop-out-Effekte. Bei einer apikalen Einstellung des Herzens können Drop-out-Effekte einen VSD vortäuschen (typisch bis 20 SSW oder unter ungünstigen Schallbedingungen). Durch eine seitliche Einstellung, in der die Schallwellen senkrecht auf das Septum fallen, kann der Untersucher seine Verdachtsdiagnose erhärten oder widerlegen. Im Vierkammerblick werden die Inlet- und trabekulären Teile des Septums dargestellt. Auf die möglichen falsch positiven Befunde bei der Diagnosestellung wurde bereits hingewiesen.

AV-Kanal. Die wichtigste Differenzialdiagnose ist die Abgrenzung vom AV-Kanal, an den bei jedem VSD gedacht werden sollte.

Inkomplette Diagnose. Das Hauptproblem in der pränatalen Diagnostik des VSD ist vor allem die inkomplette Diagnose, denn oft liegen assoziierte kardiale Anomalien, z. B. im Bereich der großen Gefäße, vor. Eine tubuläre Hypoplasie oder eine Unterbrechung des Aortenbogens ist oft mit einem VSD assoziiert und kann nur durch die gezielte Beurteilung des Aortenbogens entdeckt werden (s. o.). Auf die Schwierigkeit bei der Entdeckung und Beschreibung von Malpositionen der großen Gefäße (ventrikuloarterielle Diskordanz) sei an dieser Stelle ebenfalls hingewiesen.

Intrauteriner Verlauf und Prognose. Kleine VSD können sich sowohl pränatal als auch postnatal spontan verschließen und haben meist eine gute Prognose, wenn sie nicht mit anderen kardialen und extrakardialen Anomalien assoziiert sind. Größere VSD können interventionell mittels „Schirm" verschlossen werden bzw. durch operative Korrektur. Eine Operation sollte rechtzeitig erfolgen, bevor die Lungengefäße durch den postnatalen L-R-Shunt geschädigt werden.

Fehlbildungen des Aortenbogens

Abb. 25.22 Skizze einer Aortenisthmusstenose.

Abb. 25.23 Aortenisthmusstenose im Vierkammerblick, 21 SSW. Man findet einen kleinen linken Ventrikel mit erhaltener Kontraktilität. Dies ist ein wichtiges Hinweiszeichen für eine Aortenisthmusstenose.

Abb. 25.24 Tubuläre Hypoplasie des Aortenbogens (Ebene 5). Neben dem regelrecht entwickelten Truncus pulmonalis (TP) mit Ductus arteriosus (DA) findet man einen hypoplastischen Aortenbogen tangential angeschnitten.

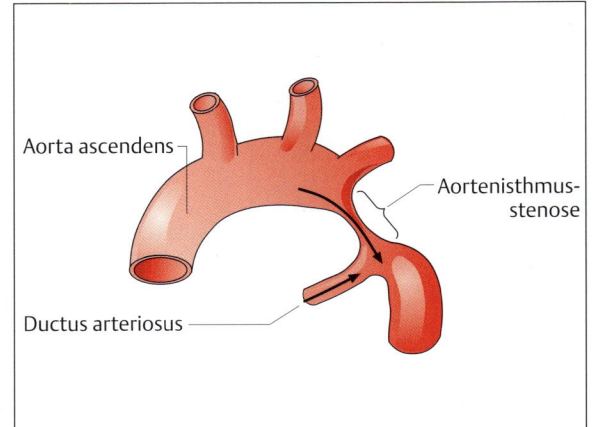

22

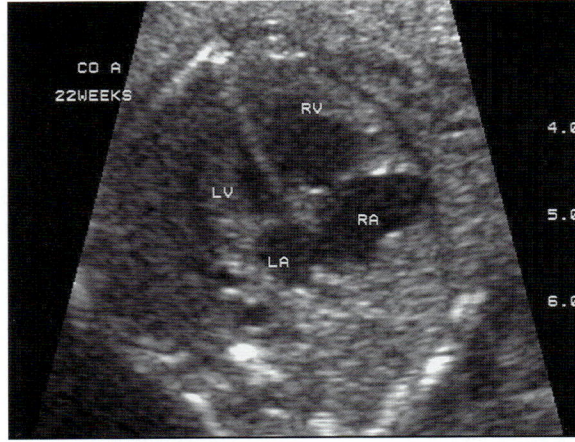

23

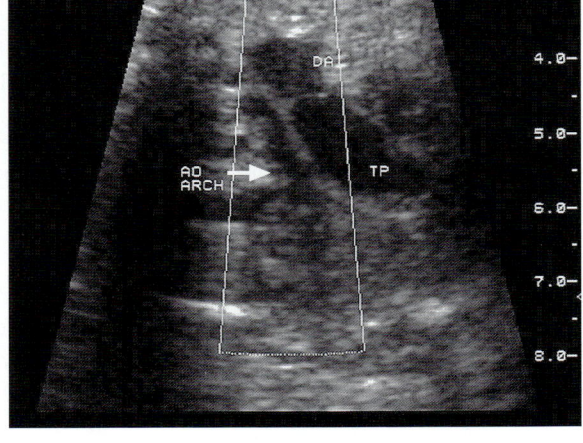

24

Septumdefekte

Abb. 25.25 Vorhofseptumdefekt (Pfeil) im Bereich des Septum primum bei einem Feten mit einer Mitralatresie und einem hypoplastischen linken Ventrikel, 33 SSW.

Abb. 25.26 Ventrikelseptumdefekt (VSD), 33 SSW. Im muskulären Anteil in der Mitte des Ventrikelseptums mit dem Farbdoppler nachweisbarer bidirektionaler Shunt. Der VSD war im B-Bild nicht darstellbar und konnte nur anhand des Shunts mittels Farbdoppler diagnostiziert werden.

Abb. 25.27 Kleiner perimembranöser Ventrikelseptumdefekt in einer seitlichen Einstellung des Fünfkammerblicks, 28 SSW. Oft sind diese VSD nur subaortal gut einsehbar. Die Aorta zeigt sich als Verlängerung des Ventrikelseptums und „reitet" nicht (vgl. Abb. 25.33).

Abb. 25.28 VSD der Abb. 25.27 im Farbdoppler. Hier findet man einen Rechts-links-Shunt, der den Befund bestätigt.

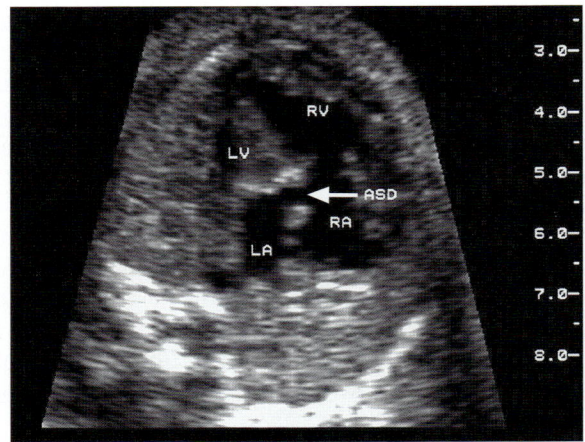

25

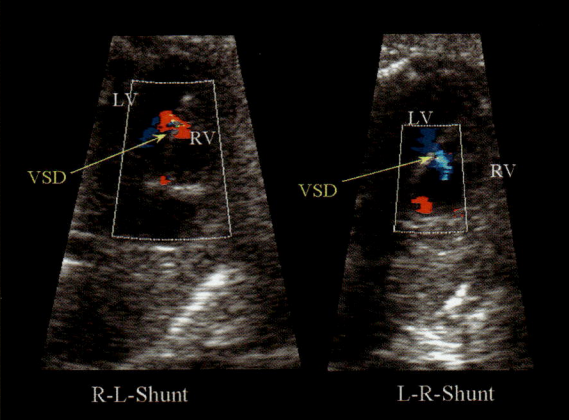

26

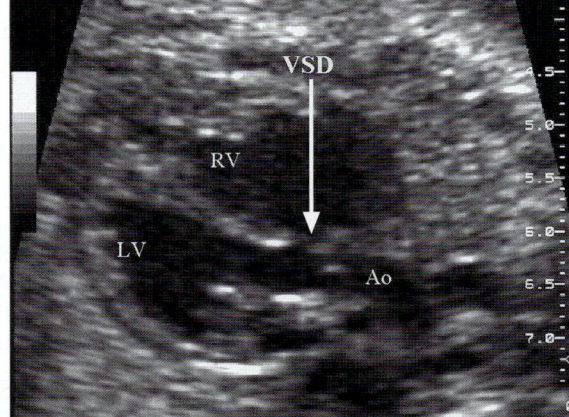

27

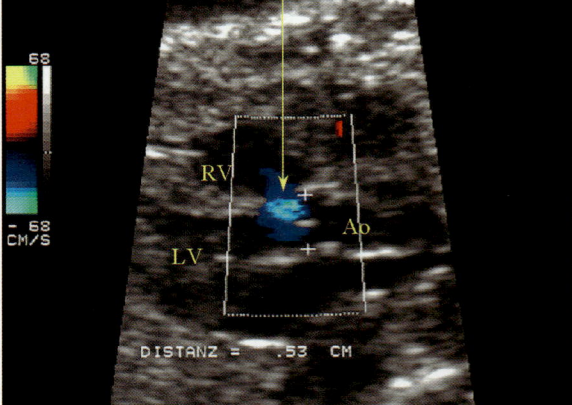

28

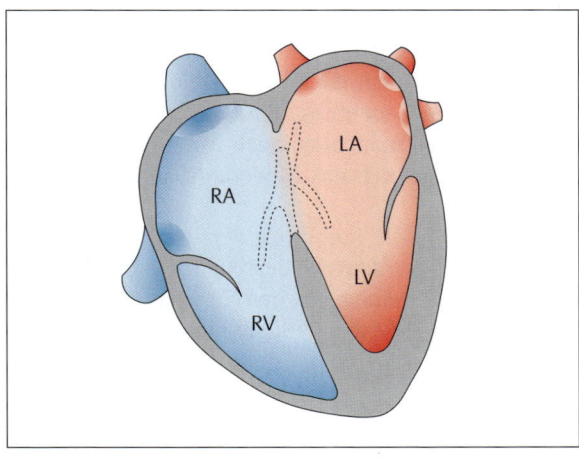

29

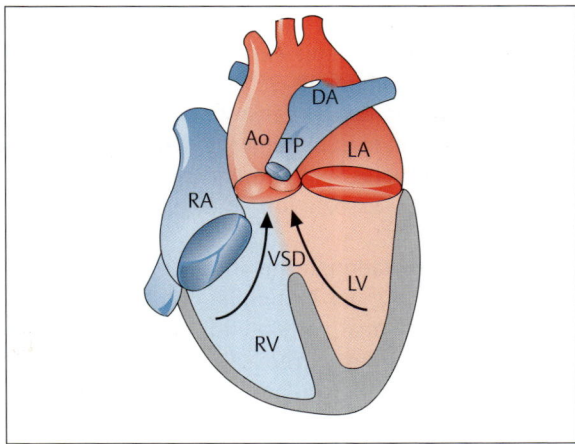

31

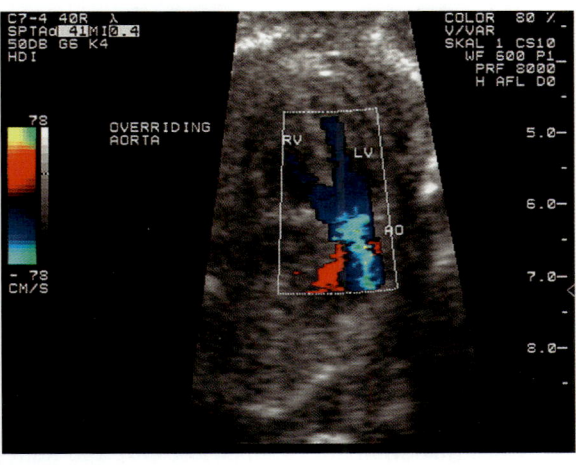

34

Abb. 25.**29** Skizze eines kompletten atrioventrikulären Septumdefekts („AV-Kanal"). Die fehlenden Strukturen sind gestrichelt dargestellt (mod. nach 31).

Abb. 25.**30** Kompletter AV-Kanal, 31 SSW. Im Vierkammerblick fällt das komplette Fehlen des Endokardkissens auf. Ein kombinierter Ventrikel- und Vorhofseptumdefekt und nur zwei AV-Klappensegel sind charakteristisch. Ein AV-Kanal ist in mehr als 50% der Fälle mit einem Down-Syndrom assoziiert, wie es auch bei diesem Feten der Fall war!

Abb. 25.**31** Kompletter AV-Kanal mit Mischung des Blutes beider Einflusstrakte über den Vorhof- und Ventrikelseptumdefekt während der Diastole. Typische „H-Form", 33 SSW.

Fallot-Tetralogie

Abb. 25.**32** Skizze einer Fallot-Tetralogie. Von den 4 Zeichen Ventrikelseptumdefekt (VSD), reitende Aorta, Pulmonalstenose und rechtsventrikuläre Hypertrophie sind pränatal nur die ersten beiden nachweisbar (mod. aus 31).

Abb. 25.**33** Fallot-Tetralogie, 31 SSW. Im apikalen Fünfkammerblick stellt sich über dem Ventrikelseptumdefekt (langer Pfeil) die dilatierte reitende Aorta dar (kurze Pfeile). Die Hypertrophie des rechten Ventrikels ist pränatal selten nachweisbar.

Abb. 25.**34** Fallot-Tetralogie im apikalen Fünfkammerblick im Farbdoppler, 31 SSW. In der Systole fließt das Blut vom linken und vom rechten Ventrikel über den VSD und schließlich über die Aortenklappe in die Aorta ascendens. Typische Y-Form.

■ *Atrioventrikulärer Septumdefekt (AVSD, AV-Kanal)*

Definition. Bei diesen Defekten handelt es sich um Kombinationen aus Vorhof- und Ventrikelseptumdefekten. Man unterscheidet zwischen
- einem inkompletten (sog. Atriumseptumdefekt I, ASD I) und
- einem kompletten AV-Septumdefekt (CAVSD, AV-Kanal).

Inzidenz. Ein AV-Kanal kommt bei 7,4% aller Lebendgeborenen mit einem Herzfehler vor.

Assoziierte Fehlbildungen und chromosomale Aberrationen

Extrakardiale Fehlbildungen. Beim AV-Kanal sind assoziierte extrakardiale Fehlbildungen eher die Regel als die Ausnahme und sollten bei Entdeckung immer ausgeschlossen werden. Vor allem sind es chromosomale Störungen wie das Down-Syndrom, das in mindestens 50% aller Fälle vorkommt (4). Des Weiteren findet man einen AV-Kanal häufig bei Lageanomalien des Herzens, wie beim links- oder rechtsseitigen Isomerismus. Diese Formen sind dagegen extrem selten mit einem Down-Syndrom oder anderen Chromosomenstörungen assoziiert.

Intrakardiale Fehlbildungen. Diese sind in allen kardialen Strukturen möglich. Auf Vorhofebene kann zusätzlich zum Septum primum auch das Septum secundum betroffen sein, und im Extremfall kann ein Common Atrium vorliegen. Auf Ventrikelebene findet man manchmal eine Hypoplasie des linken Ventrikels (diese Form ist ebenfalls seltener mit einem Down-Syndrom assoziiert). Im Bereich der großen Gefäße können folgende Anomalien gefunden werden: eine Fallot-Tetralogie, ein DORV, eine Pulmonalatresie bzw. -stenose sowie eine TGA, ein TAC oder eine Aortenisthmusstenose, vor allem in den Fällen mit einer Isomerie. Durch mögliche anatomische Beeinträchtigungen des Reizleitungssystems können mit dem AV-Kanal Herzrhythmusstörungen (insbesondere AV-Block) gekoppelt sein (23).

Ultraschalldiagnostik

B-Bild. Ein ASD I ist deutlich schwieriger zu diagnostizieren als ein kompletter AV-Kanal. An einen ASD I sollte man immer denken, wenn ein Defekt im AV-klappennahen Anteil des Vorhofseptums (Septum primum) im Vierkammerblick entdeckt wird (Abb. 25.**25**).

Der große *komplette AV-Kanal* fällt im Vierkammerblick vor allem in der Diastole bei geöffneter Klappe auf. Das Herz erscheint dann in seiner Mitte wie ausgestanzt (Abb. 25.**29**). In der Systole sieht man oberhalb und unterhalb der geschlossenen AV-Klappen den Vorhof- bzw. den Ventrikelseptumdefekt (Abb. 25.**30** und 25.**44**). Die Diagnose eines AV-Kanals kann bereits im späten I. Trimenon erfolgen, denn dieses Vitium ist bereits beim Embryo vollkommen ausgebildet. Dabei hilft die Farbdopplersonographie bei der Diagnosestellung enorm.

Da auch beim *Isomerismus* ein AV-Kanal vorkommen kann, sollte bei der Entdeckung dieses Herzfehlers auch eine segmentale Analyse des oberen Abdomens vorgenommen werden (Abb. 25.**43** und 25.**44**), vor allem wenn zusätzlich ein Herzblock vorliegt.

Farbdoppler. Beim Einsatz des Farbdopplers ist im Vierkammerblick die fehlende separate Darstellung eines rechts- und linksventrikulären Einflusstraktes in der Diastole charakteristisch. In der Diastole imponiert die Farbe als eine typische „H-Form" (Abb. 25.**31**). Dabei werden die Blutmischungen im Bereich des Septum-primum-Defekts, im Bereich der dysplastischen AV-Klappen sowie im Bereich des Ventrikelseptumdefektes farbig dargestellt. Die Farbe ist bei dieser Diagnose weiterhin notwendig, um das Ausmaß der in der Systole oft nachweisbaren Insuffizienz der dysplastischen AV-Klappe zu beurteilen. Die Insuffizienz der AV-Klappe kann so ausgeprägt sein, dass sie pränatal zu einer Herzinsuffizienz und Aszitesbildung führt.

Differenzialdiagnose. Differenzialdiagnostische Fragen ergeben sich vor allem bei der Unterscheidung zwischen dem inkompletten und dem kompletten AV-Kanal. Ferner ist auch die Differenzialdiagnose gegenüber einem einfachen VSD von Bedeutung. Eine Linksherzhypoplasie oder ein Single Ventricle können manchmal auch mit einem AV-Kanal verwechselt werden, vor allem durch das Moderatorband im rechten Ventrikel.

Mittels Farbdoppler kann durch Erhöhung der „Farb-Gain"-Skala eine Vermischung des Blutes über dem AV-Bereich vorgetäuscht werden (falsch positiver Befund). Bei einem solchen Verdacht müssen immer die B-Bild-Untersuchung sowie die seitliche Einstellung des Herzens hinzugezogen werden!

Intrauteriner Verlauf und Prognose. Aufgrund der Klappeninsuffizienz kann es pränatal zum NIHF kommen. Die Herzbiometrie, die Insuffizienz der Klappen und die dopplersonographischen Befunde der venösen Gefäße sollten im Verlauf überprüft werden. Die Prognose hängt beim AV-Kanal im Wesentlichen von den extrakardialen Fehlbildungen ab.

■ *Fallot-Tetralogie*

Definition. Die Fallot-Tetralogie (TOF) (Abb. 25.**32**) wird definiert durch
- einen großen Ventrikelseptumdefekt (VSD),
- eine darüber reitende Aorta (sog. Dextropositio aortae),
- eine infundibuläre Pulmonalstenose und
- eine (sekundär bedingte) rechtsventrikuläre Hypertrophie.

Inzidenz. Eine TOF kommt bei ca. 6–7% aller Lebendgeborenen mit einem Vitium cordis vor.

Assoziierte Fehlbildungen und chromosomale Aberrationen

Extrakardiale Anomalien. Eine TOF ist als konotrunkale kardiale Anomalie relativ häufig (ca. 30%–50%) mit extrakardialen Anomalien vergesellschaftet (5). Darunter sind in 10–25% auch chromosomale Aberrationen zu finden (4). Unter den Organsystemen, die von den Fehlbildungen betroffen sind, findet man mit einer hohen Rate den Gastrointestinaltrakt; darüber hinaus sind Spaltbildungen oder Assoziationen mit Syndromen (z. B. VACTERL-Assoziation) häufig.

Intrakardiale Fehlbildungen. Assoziationen mit intrakardialen Fehlbildungen sind oft mit einer Änderung der Einteilung des Krankheitsbildes verbunden. Liegt z. B. ein AV-Kanal vor, so wird der Herzfehler in diese Gruppe eingeordnet. Eine weitere, extrem selten mit dem TOF assoziierte Fehlbildung ist das Fehlen der Pulmonalklappe (absent pulmonary valve syndrome), das mit einer massiven Dilatation und Insuffizienz der Pulmonalis verbunden ist. Meistens ist pathogenetisch eine Agenesie des Ductus arteriosus zu verzeichnen.

Ultraschalldiagnostik

B-Bild. Von den 4 „Auffälligkeiten" einer TOF sind beim Feten nur der VSD und die reitende Aorta eindeutig nachweisbar. Die Pulmonalstenose ist meist die Folge der Minderperfusion der Klappe und „entwickelt" sich intrauterin und postnatal. Die (sekundäre) rechtsventrikuläre Hypertrophie ist eine Folge der Mehrarbeit des RV und ist erst postnatal, in wenigen Fällen evtl. schon in den späten SSW, zu finden.

Bei einer TOF lässt sich im Vierkammerblick manchmal und im Fünfkammerblick immer der VSD nachweisen, wobei auch hier (s. o.) die seitliche Einstellung des Herzens zu bevorzugen ist. Die Verdachtsdiagnose einer TOF erfolgt im Fünfkammerblick durch die Darstellung der über einem VSD *reitenden Aorta* (Abb. 25.**33**). Die Aorta weist häufig eine auffallende (typische) Dilatation auf (Biometrie!) (16). Die Komplettierung der Diagnose erfolgt dann durch die Beurteilung des *Trun-*

cus pulmonalis. Typisch ist dabei ein im Kaliber schmaleres Gefäß als die Aorta. Eine reitende Aorta bietet allerdings eine Reihe von Differenzialdiagnosen (Tab. 25.**11**), wobei die Fallot-Tetralogie am häufigsten vorkommt.

Farb- und Spektraldoppler. Die Farbdopplersonographie ist bei der Fallot-Tetralogie und ihrer Differenzialdiagnostik von großer Bedeutung. Neben der „leichten" Darstellbarkeit des VSD mittels Farbdoppler ist das typische Bild der reitenden Aorta im Fünfkammerblick zu finden. Hierbei wird die Aorta ascendens gleichzeitig von beiden Ventrikeln aus perfundiert (Abb. 25.**34**). Bei der apikalen Einstellung erinnert das an die Form eines Y. Für die Differenzialdiagnostik wird in der nächsten Ebene die Perfusion des TP überprüft. Dabei können eine Pulmonalatresie mit VSD bzw. ein Truncus arteriosus communis abgegrenzt werden. Die Differenzialdiagnose zu einem DORV bleibt trotz Farbdoppler in vielen Fällen problematisch.

Differenzialdiagnose. Im Fünfkammerblick muss zuerst zwischen einem einfachen VSD, einer reitenden Aorta und einem Abgang vorwiegend aus dem rechten Ventrikel (Double Outlet right Ventricle) unterschieden werden. Bei einer reitenden Aorta kann die Differenzierung der verschiedenen Formen (Tab. 25.**11**) in manchen Fällen schwierig sein. Dazu muss die Pulmonalis im B-Bild biometrisch und mittels Doppler beurteilt werden, um einen VSD im Rahmen einer Fallot-Tetralogie von einer Pulmonalatresie mit VSD, einem Truncus arteriosus communis und einem Absent-pulmonary-Valve-Syndrom abzugrenzen.

Intrauteriner Verlauf und Prognose. Bei der Diagnose einer Fallot-Tetralogie wird im intrauterinen Follow-up vorwiegend auf die Entwicklung des Truncus pulmonalis geachtet, wovon auch die neonatale Versorgung abhängt. Die Entwicklung einer Herzinsuffizienz mit Hydrops ist bei der Fallot-Tetralogie unwahrscheinlich, aber möglich, vor allem beim Fehlen der Pulmonalklappe. Allan und Sharland (5) analysierten die Prognose von 23 Feten mit einer TOF und fanden unter den 16 fortgeführten Schwangerschaften eine Mortalität von 75%. Daher sollten bei dem Herzfehler mit sonst „guter" Prognose immer zuerst extrakardiale Anomalien, insbesondere Aneuploidien ausgeschlossen werden.

■ *Double Outlet right Ventricle (DORV)*

Definition. Bei einem DORV entspringen Aorta und Truncus pulmonalis aus dem rechten Ventrikel (Abb. 25.**35**). Diese Gefäße liegen in den meisten Fällen parallel zueinander im Sinne einer l- oder d-Malpositionsstellung. Die Formen der DORV sind demnach vielfältig.

Inzidenz. Dieser Herzfehler kommt bei 2% der Lebendgeborenen mit einer Herzfehlbildung vor.

Assoziierte Fehlbildungen und chromosomale Aberrationen

Intrakardiale Anomalien. Häufig assoziiert sind Anomalien der AV-Ebene, wie ein AV-Kanal oder eine Mitralatresie. Im Bereich der großen Gefäße kann man eine Aortenisthmusstenose oder eine Pulmonalstenose bzw. -atresie finden. Der VSD kann auch sehr groß sein, sodass das Herz dem Bild eines singulären Ventrikels ähnelt.

Extrakardiale Anomalien. Assoziierte extrakardiale Anomalien sind vor allem Drehungsanomalien (Poly- oder Asplenie-Syndrom), Magen-Darm-Trakt-Fehlbildungen, z. B. Ösophagusatresie, Zwerchfelldefekt und Omphalozele, sowie Gesichtsfehlbildungen (Di-George-, Charge-Syndrom u. a.). Ferner findet man einen DORV bei Feten mit Chromosomenaberrationen (z. B. bei der Trisomie 18) und bei Feten von Diabetikerinnen (11, 19).

Ultraschalldiagnostik

B-Bild. Wegen der Vielfalt der Formen eines DORV existiert das „typische" Bild eines DORV im Ultraschall nicht. Die Einstellung der Vierkammerebene kann in Fällen mit einem großen VSD, einem Single Ventricle oder bei gleichzeitigem Vorliegen einer Mitralatresie (Abb. 25.**25**) (kleiner linker Ventrikel!) eine Auffälligkeit aufweisen. Erst die akkurate Beurteilung der großen Gefäße ermöglicht jedoch eine Verdachtsdiagnose (Abb. 25.**36**). Oft fällt eine Malposition der großen Gefäße auf, wobei eine Diskrepanz in den Kalibern von Aorta und Truncus pulmonalis gefunden wird. Gelegentlich wird bei der Erstuntersuchung eine Fallot-Tetralogie diagnostiziert und die Diagnose später korrigiert. Da ein DORV nicht selten mit einem Heterotaxie-Syndrom (Rechts- und Linksisomerie) vorkommt, sollte immer die segmentale Beurteilung der kardialen Anatomie erfolgen.

Farb- und Spektraldoppler. Mit dem Farbdoppler lässt sich im Vierkammerblick der (meist) große VSD darstellen. Bei gleichzeitiger Mitralatresie fällt die fehlende Perfusion zwischen linkem Vorhof und kleinem linken Ventrikel direkt auf, und der VSD weist einen R-L-Shunt auf. Nicht selten zeigt die Tricuspidalis aufgrund der Volumenbelastung eine relative Insuffizienz.

Die Darstellung des Abgangs der beiden großen Gefäße aus dem rechten Ventrikel ist mittels Farbdoppler oft einfacher und eindrucksvoller (Abb. 25.**37**) als mit dem B-Bild und unterstützt die Verdachtsdiagnose. Mittels Farbdoppler ist der parallele Verlauf der beiden großen Arterien in Fällen mit einer Malposition oft leichter darzustellen. Vor allem bei unklarer Gefäßanatomie kann die Differenzierung der beiden Gefäße durch die Darstellung der Aufzweigung beider Pulmonalarterien oder des Abgangs der Stammgefäße erleichtert werden.

Differenzialdiagnose. Die Differenzialdiagnostik beim DORV kann sich je nach Befund und Erfahrung des Untersuchers sehr schwierig gestalten. Man sollte aber zwischen den „echten" Schwierigkeiten und den „akademischen" Problemen unterscheiden. Zu den echten Schwierigkeiten sind vor allem die Fragen zu zählen, ob die Gefäße in l- oder d-Malposition zueinander stehen und ob das hypoplastische Gefäß die Aorta oder der Hauptstamm der Pulmonalis ist. Als „akademische" Probleme einzustufen sind vor allem die Fragen der Nomenklatur und der Einschätzung, ob es sich noch um eine Fallot-Tetralogie bzw. um eine Pulmonalatresie mit VSD handelt oder ob schon eine Form des DORV vorliegt. Insbesondere bei Mitralatresie kann der kleine linke Ventrikel ein HLHS vortäuschen. Bei Verdacht auf eine l- und d-TGA mit VSD sollten auch ein DORV oder DOLV ausgeschlossen werden.

Intrauteriner Verlauf und Prognose. Im intrauterinen Follow-up sollte vor allem auf Insuffizienzzeichen der AV-Klappen Wert gelegt werden, um rechtzeitig eine Herzinsuffizienz zu erfassen. Dabei ist die Beurteilung der Lebervenen in Bezug auf eine retrograde Perfusion besonders hilfreich. Die Assoziation dieses komplexen Herzfehlers mit anderen Anomalien (inklusive Aneuploidien) erklärt auch die hohe intrauterine Fruchttodrate von 60%, die wir in unserem Kollektiv beobachten konnten. Liegt eine Pulmonalstenose oder -atresie vor, sollte Indometacin in der Schwangerschaft zur Wehenhemmung nicht angewendet werden.

■ *Komplette Transposition der großen Gefäße (d-TGA)*

Definition. Es handelt sich um eine Fehlbildung, bei der die Aorta aus dem rechten Ventrikel und der Truncus pulmonalis aus dem linken Ventrikel entspringt (sog. ventrikuloarterielle Diskordanz) bei sonst normaler Vorhof-Ventrikel-Verbindung (atrioventrikuläre Konkordanz) (Abb. 25.**41b**).

Inzidenz. Die d-TGA ist eine relativ häufige Herzfehlbildung und kommt bei ca. 5–7% aller Lebendgeburten mit einem Herzfehler vor.

Assoziierte Fehlbildungen und chromosomale Aberrationen. Die häufig assoziierten intrakardialen Anomalien können in 25% eine Pulmonalstenose oder ein Ventrikel- bzw. Vorhofseptumdefekt sein.

Extrakardiale assoziierte Anomalien sind mit < 10% der Fälle eher selten. Chromosomenstörungen, wie Trisomien, sind bei dieser Herzfehlbildung sehr selten (4).

Ultraschalldiagnostik

B-Bild. Im B-Bild erfolgt die Entdeckung der d-TGA nicht im Vierkammerblick, sondern in der systematischen Beurteilung des Abgangs und Verlaufs der beiden großen Gefäße. Die Vierkammerebene ist bis auf die Fälle mit einem VSD unauffällig. Auch bei der Einstellung des Fünfkammerblicks kann die d-TGA übersehen werden. Der Versuch, das aus dem rechten Ventrikel abgehende Gefäß darzustellen, ermöglicht die Diagnose. Denn dieses (die Aorta) kreuzt nicht wie üblich das andere Gefäß (Truncus pulmonalis), sondern verläuft rechts (daher „d"-Transposition) und parallel davon. Die Darstellung des Verlaufs der beiden Gefäße in paralleler Form in einer Ebene, gleichzeitig mit beiden Klappen, ist charakteristisch für die d-TGA (Abb. 25.**38**). Die Untersucher, die die kurze Achse bevorzugen, finden auch dort die Aorta ventral des TP (Abb. 25.**40**) und vermissen das typische „circle and sausage sign".

Farb- und Spektraldoppler. Die Farbdopplersonographie hilft vor allem bei der schnellen Darstellung des parallelen Verlaufs beider Gefäße (Abb. 25.**39**) sowie bei der schnellen Unterscheidung zwischen Truncus pulmonalis und Aorta. Nach der Sicherung der Diagnose hilft die Methode weiterhin beim Ausschluss der möglicherweise assoziierten kardialen Fehlbildungen, wie eines VSD oder einer Pulmonalstenose.

Intrauteriner Verlauf und Prognose. In den meisten Fällen bleibt die d-TGA klinisch unauffällig und wird erst mit der Kreislaufumstellung postnatal manifest. In Fällen, bei denen eine Pulmonalstenose oder ein VSD vorliegt, sollte pränatal auf den Verlauf geachtet werden. Ferner wird auch empfohlen, in den letzten Wochen der Schwangerschaft auf eine Konstriktion des Foramen ovale zu achten, die zu einer akuten neonatalen Intervention (Rashkind-Ballon-Atrioseptostomie) zwingen kann.

■ Anatomisch „korrigierte" Transposition der großen Gefäße (l-TGA)

Definition. Bei dieser anderen Form der TGA, die man anatomisch korrigierte TGA nennt, liegt neben der ventrikuloarteriellen Diskordanz auch eine atrioventrikuläre Diskordanz vor. Dabei ist der rechte Vorhof mit dem morphologisch linken Ventrikel verbunden, aus dem dann der Truncus pulmonalis abgeht. Der linke Vorhof ist mit dem morphologisch rechten Ventrikel verbunden, und aus diesem entspringt die Aorta (Abb. 25.**41c**). Auch wenn anatomisch eine Transpositionsstellung der Gefäße vorliegt, ist der Kreislauf letztendlich nicht beeinträchtigt, was den Namen „anatomisch korrigiert" begründet.

Inzidenz. Eine l-TGA kommt bei 1% aller Lebendgeburten mit Herzfehlern vor.

Assoziierte Fehlbildungen und chromosomale Aberrationen. Dieser Herzfehler ist oft mit einem AV-Block III°assoziiert (23). Ferner findet man eine l-Malposition der großen Gefäße bei ventrikuloarterieller Diskordanz nicht selten bei einem Heterotaxie-Syndrom oder bei anderen komplexen kardialen Fehlbildungen (Trikuspidalatresie, Double

Outlet right Ventricle, Single Ventricle etc.). Extrakardiale Fehlbildungen und Chromosomenstörungen sind bei der „klassischen" l-TGA selten.

Ultraschalldiagnostik

B-Bild. Abgesehen von den Fällen, die mit einem AV-Block III° einhergehen, ist die Diagnose einer „isolierten" l-TGA nur dem sehr erfahrenen Untersucher zugänglich. Bereits in der Vierkammerblick-Einstellung kann er den morphologisch linken Ventrikel rechts und den rechten Ventrikel mit Moderatorband und Trabekulierung links lokalisieren. Der Abgang der Gefäße ist dem Erfahrenen sofort suspekt, denn beim Kippen des Schallkopfes zur Fünfkammerblickebene entdeckt man, dass der Truncus pulmonalis aus dem rechts gelegenen (anatomisch linken) Ventrikel zuerst abgeht. In der nächsten Ebene findet man die Aorta ventral und links des Truncus (daher l-Malposition). Die beiden Gefäße verlaufen parallel. Die Nichteinstellbarkeit einer typischen kurzen Achse unterstützt die Diagnose.

Farb- und Spektraldoppler. Obwohl die Diagnose im B-Bild gestellt wird, kann der Einsatz der Farbe die Diagnose unterstützen. Mithilfe der Farbe kann der Untersucher die Gefäße besser differenzieren und weitere Defekte, wie VSD oder Pulmonalstenose, entdecken.

Differenzialdiagnose. Differenzialdiagnostische Schwierigkeiten bestehen in Bezug auf die d-TGA. Bei komplexen Vitien mit einer l-Malpositionsstellung der großen Gefäße kann die Differenzierung von einer d-Malposition problematisch sein.

Intrauteriner Verlauf und Prognose. Die meisten l-TGA, die in der pränatalen Diagnostik entdeckt werden, gehören zu der Gruppe mit Isomerismus und/oder sind mit einem AV-Block III° assoziiert. Beide Konditionen weisen eine hohe Rate an intrauterinem Fruchttod auf, sodass beim Follow-up auf die Entwicklung eines Hydrops fetalis als prognostisch ungünstiges Zeichen geachtet werden sollte (23). Liegt dies nicht vor und findet man keine nennenswerten intrakardialen Anomalien, so ist die Prognose sehr günstig. Einige Kinder brauchen sogar neonatal keine kinderkardiologische Behandlung.

■ *Truncus arteriosus communis*

Definition. Bei dieser Fehlbildung entspringt aus dem Herzen nur ein großes Stammgefäß (Truncus), aus dem dann die systemischen (Aorta) und die pulmonalen Arterien sowie die Koronararterien abgehen (Abb. 25.**42**). Beim TAC findet man mehrere Typen, wobei die Einteilung nach Collett und Edwards (15) in Typ I–IV, je nach Abgang der Pulmonalarterien, häufig verwendet wird.

Inzidenz. Ein TAC kommt bei ca. 1–1,5% aller Lebendgeburten mit einem Herzfehler vor.

Assoziierte Fehlbildungen und chromosomale Aberrationen. Als mögliche kardiale Fehlbildungen können eine Mitralatresie, Fehlbildungen des Aortenbogens sowie ein fast fehlendes IVS im Sinne eines singulären Ventrikels assoziiert sein. Ein TAC kommt häufiger bei Kindern von Diabetikerinnen vor (19). Extrakardiale Anomalien werden in 30% der Fälle gefunden, häufig in Zusammenhang mit einem Syndrom, vor allem mit einem Di-George-Syndrom (Molekulargenetik!) oder mit Mittliniendefekten. Beim Truncus communis sollte also nicht nur die übliche Chromosomenbestimmung erfolgen, sondern man sollte auch nach seltenen molekulargenetischen Anomalien (CATCH-22) mittels FISH-Technik fahnden.

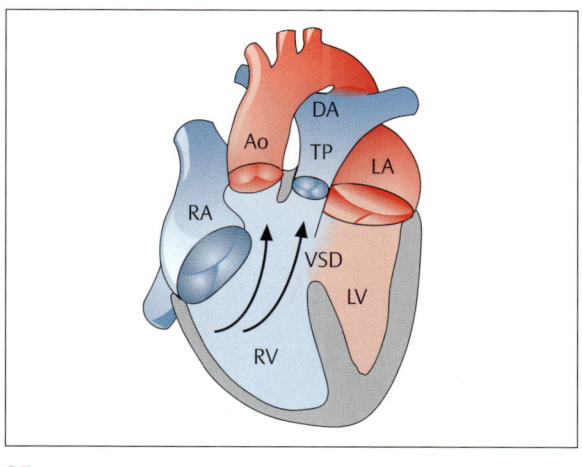

35

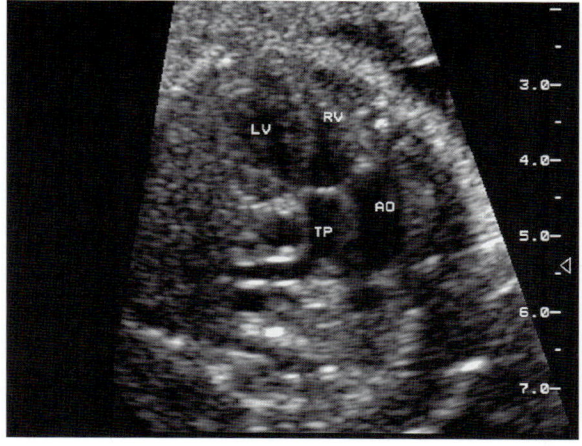

36

Double Outlet right Ventricle

Abb. 25.**35** Beim Double Outlet right Ventricle gehen Aorta und Truncus pulmonalis aus dem rechten Ventrikel ab. Die Lage der Gefäße zueinander kann sehr verschieden sein (mod. aus 31).

Abb. 25.**36** Double Outlet right Ventricle (DORV), 26 SSW. Im apikalen Blick gehen sowohl Truncus pulmonalis als auch Aorta aus dem rechten Ventrikel ab und verlaufen parallel.

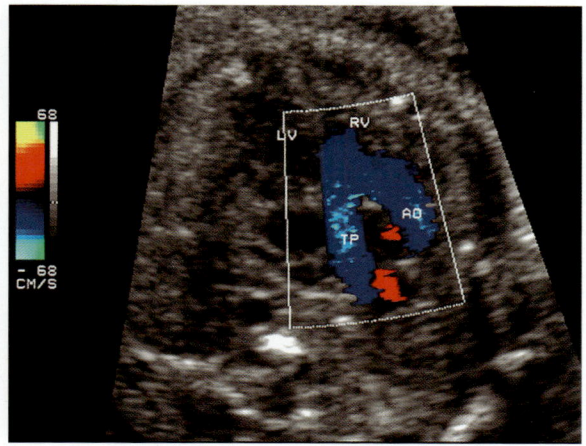

37

Abb. 25.**37** Double Outlet right Ventricle (DORV). Im Farbdoppler zeigt sich der parallele Abgang beider Gefäße aus dem rechten Ventrikel.

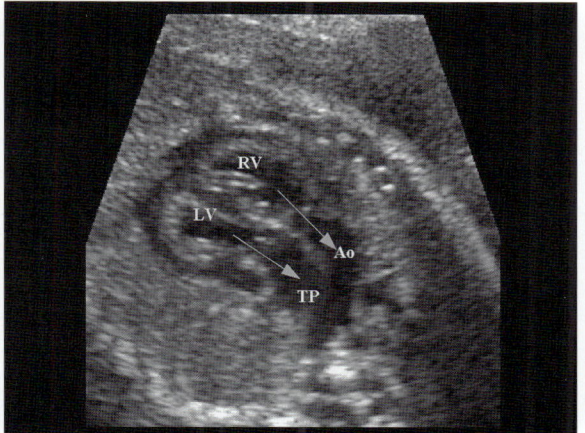

38

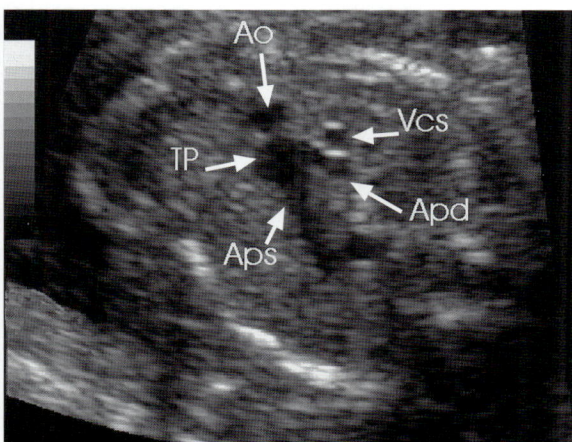

39

40

Transposition der großen Gefäße

Abb. 25.**38** Komplette Transposition der großen Arterien (d-TGA), 25 SSW. Bei der seitlichen Einstellung findet man bei der Beurteilung der ventrikuloarteriellen Verbindung den typischen parallelen Verlauf beider Gefäße, der wie eine „Doppelflinte" aussieht. Die Aorta entspringt aus dem rechten und die Pulmonalis aus dem linken Ventrikel. Beide Semilunarklappen sind in einer Ebene gleichzeitig darstellbar.

Abb. 25.**39** Komplette Transposition der großen Gefäße (d-TGA), 25 SSW. Man erkennt im Farbdoppler das typische Bild des parallelen Verlaufes der beiden großen Gefäße.

Abb. 25.**40** Aufzweigung der Pulmonalarterien bei einem Feten mit einer d-TGA, 25 SSW. Die „typische kurze Achse" ist nicht darstellbar, und die Aorta liegt ventral des Truncus pulmonalis. Apd und Aps = rechte und linke Pulmonalarterie.

Abb. 25.**41** Schematische Darstellung der d-TGA und der l-TGA.
a Skizze eines normalen fetalen Herzens (Ductus arteriosus offen) mit regelrechter Verbindung des rechten (bzw. linken) Vorhofs mit dem rechten (bzw. linken) Ventrikel, der wiederum mit dem Truncus pulmonalis (bzw. der Aorta) verbunden ist. „Normal" bedeutet somit atrioventrikuläre (AV) und ventrikuloarterielle Konkordanz. Blau wurde schematisch für die anatomisch rechten Strukturen und rot für die linken verwendet.

b Bei einer d-TGA sind die Vorhöfe mit den Ventrikeln normal verbunden, aber die großen Gefäße entspringen aus den falschen Ventrikeln (Aorta aus RV und TP aus LV). Somit liegen eine AV-Konkordanz und eine ventrikuloarterielle Diskordanz vor.

c Bei einer l-TGA ist der rechte Vorhof mit dem LV und der linke Vorhof mit dem RV verbunden, wobei wiederum der LV mit dem Truncus pulmonalis und der RV mit der Aorta in Verbindung steht. Somit liegen eine AV- und eine ventrikuloarterielle Diskordanz vor. Aorta und TP verlaufen parallel (adaptiert und modifiziert aus 30).

Truncus arteriosus communis

Abb. 25.**42** Skizze eines Truncus arteriosus communis (Typ I). Über dem VSD reitet ein breites Stammgefäß (TAC = Truncus arteriosus communis). Dieses gibt dann die Aorta und den Truncus pulmonalis ab.

Heterotaxie-Syndrome

Abb. 25.**43** Heterotaxie-Syndrom. Im oberen Abdomen dieses Feten liegt der Magen (ST) rechts. Die Aorta befindet sich links von der Wirbelsäule und direkt rechts neben ihr (und nicht ventrolateral!) liegt die Persistenz der V. cava inferior als V. azygos (AZ). Der Befund entspricht einem Polysplenie-Syndrom (Linksisomerie).

Abb. 25.**44** Beim gleichen Feten wie in Abb. 25.**43** findet man im Vierkammerblick einen kompletten AV-Kanal (gebogene Pfeile). Hinter dem Herzen ist nicht nur die Aorta links zu sehen, sondern rechts daneben auch die dilatierte V. azygos (vgl. Abb. 25.**45**).

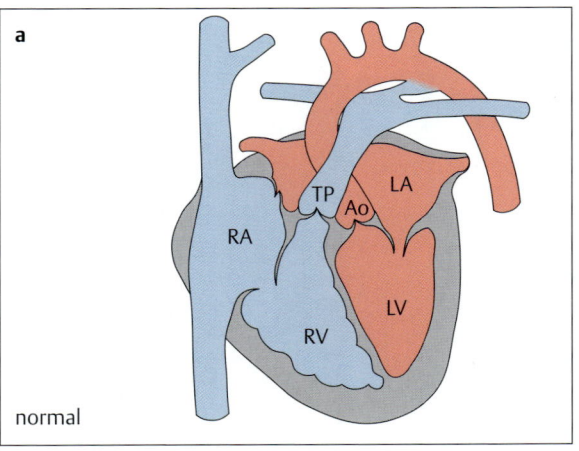

41 a

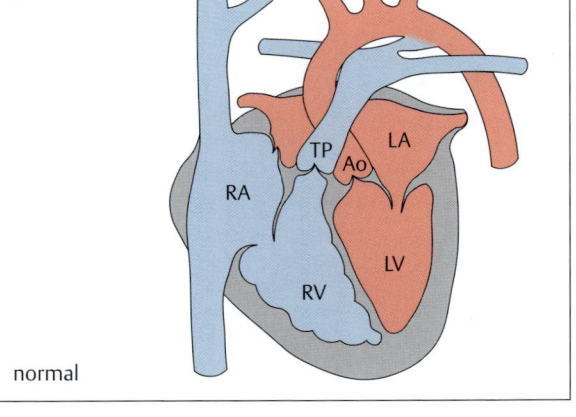

41 b

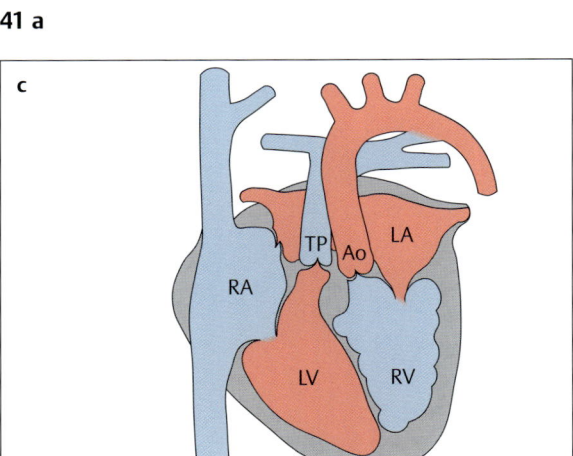

41 c

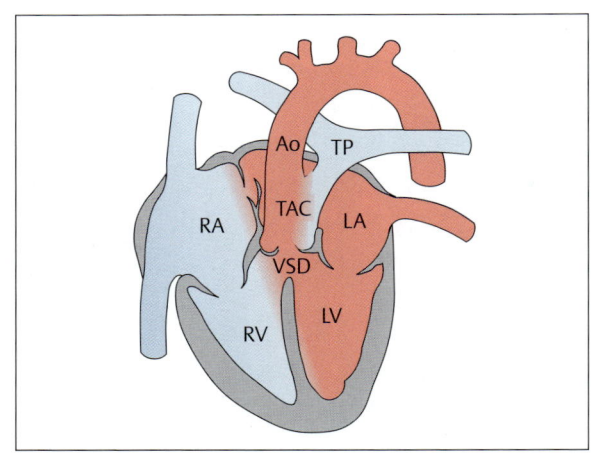

42

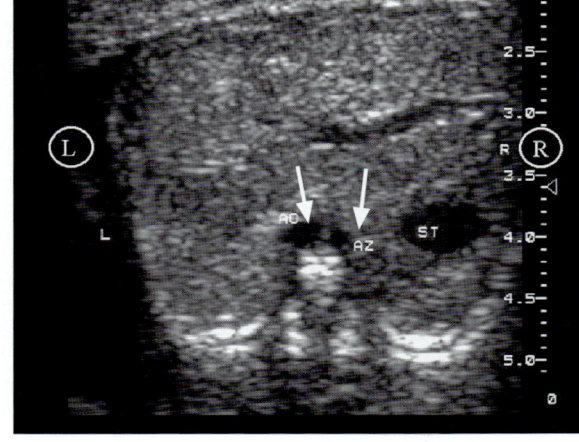

43

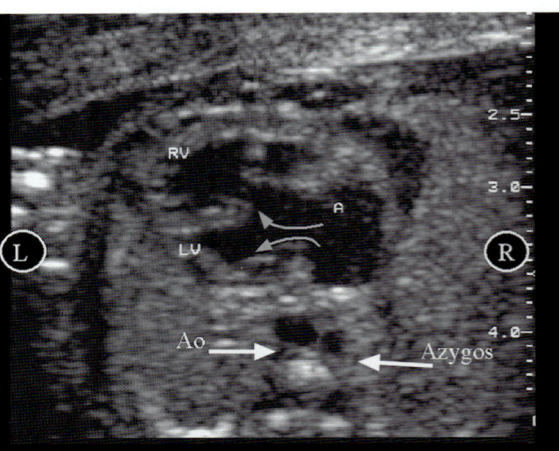

44

Ultraschalldiagnostik

B-Bild. Im B-Bild ist die Diagnose eines TAC durch die Einstellung des Abgangs der großen Gefäße (Ebene 2 und 3) möglich, aber dennoch schwierig. Im Vierkammerblick fallen entweder der VSD oder die möglicherweise assoziierten Anomalien auf. Bei der Einstellung des Fünfkammerblicks ist dann sofort das dilatierte Gefäß (zuerst als Aorta vermutet), das über dem VSD reitet, auffällig (8). Eine minutiöse Suche nach dem TP in der Ebene 3 oder 4 wird differenzialdiagnostisch die häufigere Diagnose Pulmonalatresie mit VSD vermuten lassen. Dem geduldigen Untersucher gelingt aber die Einstellung des Abgangs eines schmalen TP aus dem Truncus arteriosus (beim Typ I). Dies wird mittels Farbdoppler bestätigt.

Farb- und Spektraldoppler. Bei dieser Fehlbildung ist der Farbdoppler von großer Bedeutung. Zuerst ähneln die Befunde denen der Fallot-Tetralogie (Y-Form s. o.), mit dem wesentlichen Unterschied, dass beim Typ I die Darstellung des Abgangs des TP aus dem gemeinsamen Truncus und eines antegraden Flows möglich ist. Im Fünfkammerblick sind oft Turbulenzen über der Klappe des Truncus und ggf. sogar bereits intrauterin eine Insuffizienz der Klappe zu sehen.

Differenzialdiagnose. Die Hauptdifferenzialdiagnosen sind die Vitien mit einer reitenden Aorta, wie die Fallot-Tetralogie, die Pulmonalatresie mit VSD oder der Double Outlet right Ventricle mit Pulmonalatresie (Tab. 25.**11**).

Intrauteriner Verlauf und Prognose. Da die Klappe des Truncus pulmonalis dysplastisch ist und oft eine Regurgitation aufweist, sollte man im Follow-up eine beginnende Herzinsuffizienz ausschließen.

■ *Isomerismus, Situs inversus (Heterotaxie-Syndrome)*

Definition. In diese Gruppe gehören:
- der partielle Situs inversus,
- der komplette Situs inversus,
- die Linksisomerie (frühere Bezeichnung: Polysplenie-Syndrom) (32, 33) und
- die Rechtsisomerie (frühere Bezeichnung: Asplenie-Syndrom) (32, 33).

Man findet bei diesen Krankheitsbildern als Gemeinsamkeit eine Tendenz zur symmetrischen Anordnung der asymmetrisch angelegten Organe. Im Thorax und Abdomen findet man dabei zwei Hälften, die spiegelbildlich die gleiche Seite aufweisen.

Inzidenz. Eine Drehungsanomalie liegt bei ca. 4% aller Lebendgeborenen mit einem Herzfehler vor.

Assoziierte kardiale und extrakardiale Anomalien. Bei der Gruppe der Isomerie findet man per definitionem eine Reihe von assoziierten kardialen und extrakardialen (z. B. viszeralen) Fehlbildungen (Tab. 25.**14** und 25.**15**). Bei Feten mit einer Heterotaxie (Rechts- und Linksisomerie) ist die Assoziation mit einer Aneuploidie sehr selten (4). Gelegentlich zeigten sich Drehungsanomalien bei Kindern mit einer Trisomie 13. Eine autosomal rezessive Vererbung (25% Wiederholungsrisiko) wird bei manchen Formen angenommen, und man findet daher eine Häufung von Drehungsanomalien bei Verwandtenehen. Bei Feten von diabetischen Schwangeren kommt eine Drehungsanomalie ebenfalls häufiger vor.

Ultraschalldiagnostik

B-Bild. Eine Drehungsanomalie ist meistens einfach zu entdecken, denn bei einer systematischen Analyse kann der Untersucher die häu-

Tabelle 25.**14** Häufigste Befunde bei einer Rechtsisomerie (adaptiert aus 32)

Rechtsisomerie (Asplenie)	
Assoziation mit einem Herzfehler	fast 100%
Magen	links, rechts oder zentral
Leber	oft in Zentralposition, unsymmetrisch
Aorta und V. cava inferior	verlaufen meist auf der gleichen Seite (links oder rechts)
Dextrokardie	40%
Lungenvenenfehlmündung	fast 100%
Beidseitige V. cava superior	fast 100%
AV-Kanal	85%
Singulärer Ventrikel	50%
TGA	60%
Pulmonalstenose, -atresie	70%

Tabelle 25.**15** Häufigste Befunde bei einer Linksisomerie (adaptiert aus 32)

Linksisomerie (Polysplenie)	
Assoziation mit AV-Block (Bradykardie)	häufig
Unterbrechung der V. cava inferior und persistens als V. azygos (oder hemiazygos)	70%
V. azygos (oder V. hemiazygos) dilatiert	verläuft dorsal der Aorta
Aorta	verläuft in der Mitte
Magen und Leber	links oder rechts
ASD	35%
AV-Kanal	43%
TGA, DORV	20%
Dextrokardie	35%
Beidseitige Vv. cavae superiores	50%

fig assoziierten Fehllagen von Herz und Magen schnell erkennen (Tab. 25.**6** und 25.**7**). Das Vorliegen einer Bradykardie (AV-Block) kann ebenfalls einen Hinweis auf eine Linksisomerie geben.

Die wichtigste Einstellung zur Diagnostizierung einer Drehungsanomalie ist die Beurteilung des oberen Abdomens mit dem Verlauf der Lebervenen und der V. cava inferior.
- Beim *Situs solitus* liegt die Aorta links und die V. cava inferior (VCI) rechts der Wirbelsäule.
- Beim *Situs inversus* liegen beide Gefäße spiegelbildlich verkehrt.
- Bei der *Rechtsisomerie* (Asplenie) liegen Aorta und VCI immer auf derselben Seite, die VCI meistens ventral der Aorta.
- Bei der *Linksisomerie* (Polysplenie) fehlt dagegen oft die VCI und das venöse Blut aus der Peripherie fließt über die V. azygos (sog. Azygospersistenz) oder die V. hemiazygos links oder rechts der Wirbelsäule (Abb. 25.**43** und Abb. 25.**44**) dorsal der Aorta und mündet in die links oder rechts gelegene V. cava superior (Abb. 25.**45**) oder direkt in den Vorhof. Dabei münden häufig die Lebervenen direkt in den rechten Vorhof.

Obwohl diese Befunde nicht regelmäßig bei allen Heterotaxie-Syndromen oder Drehungsanomalien zu finden sind, stellen sie trotzdem in der Echokardiographie die zuverlässigsten Orientierungshinweise dar. In den nächsten Ebenen sollte der Untersucher streng nach der segmentalen Analyse vorgehen, denn ein typischer Herzfehler existiert in dieser Gruppe nicht (Tab. 25.**14** und 25.**15**). Die genaue Differenzierung eines Herzfehlers bei einem Isomerismus gehört nach wie vor zu den größten Herausforderungen der fetalen Echokardiographie.

Farb- und Spektraldoppler. Der Farbdoppler ist vor allem bei der Beurteilung der Gefäße von großer Bedeutung. Bei nicht nachweisbarer VCI kann die Azygospersistenz mit Farbdoppler parallel zur Aorta bis hin zur Einmündungsstelle dargestellt werden (Abb. 25.45). Die Lebervenen und ihre Einmündung können ebenso gut eingesehen werden wie die Pulmonalvenen. Bei Malpositionsstellung können die großen Gefäße leichter in Aorta und Truncus pulmonalis differenziert und Stenosen oder Atresien diagnostiziert werden.

Differenzialdiagnose. Die häufigsten Ursachen für eine Fehldiagnose bei Verdacht auf Situs inversus sind das falsche Halten des Schallkopfes oder eine Verwechselung der Seiten bei Beckenendlage und Schädellage. Ferner sollte bei einer Lageanomalien der Organe immer an intrathorakale Raumforderungen gedacht werden (Zwerchfelldefekt, einseitige Lungenagenesie, Lungenzysten etc.) (Tab. 25.6 und 25.7).

Eine Differenzierung zwischen einem Situs inversus partialis (Abb. 25.46) oder totalis und einem Isomerismus kann schwierig sein, ist aber wegen der besseren Prognose des ersteren wichtig. Hier ist vor allem die Fehlbildung der venoatrialen Verbindung ausschlaggebend. Auf die Differenzierung zwischen den Isomerismusformen wurde bereits oben eingegangen.

Intrauteriner Verlauf und Prognose. Der Verlauf ist je nach Fehlbildung unterschiedlich. Beim kompletten Situs inversus können pränatal und postnatal keine hämodynamischen Beeinträchtigungen nachgewiesen werden. Dagegen kann eine Linksisomerie mit komplexer Herzfehlbildung und AV-Block bereits intrauterin mit Hydrops und Fruchttod einhergehen. Eine detaillierte Analyse ist daher von großer Bedeutung, und die venöse Dopplersonographie kann bei der pränatalen Verlaufsbeobachtung sehr hilfreich sein.

■ Anomalien des Körper- und Lungenvenenrückflusses

Totale und partielle Lungenvenenfehlmündung

Definition. Eine totale oder partielle Lungenvenenfehlmündung (totale oder partielle anomale Pulmonalvenendrainage = TAPVD oder PAPVD) liegt vor, wenn alle oder einzelne Lungenvenen in den rechten Vorhof bzw. in die in den rechten Vorhof führenden Hohlvenen münden.

Inzidenz. Diese Anomalien kommen bei ca. 1,5% aller Lebendgeborenen mit einem Herzfehler vor.

Assoziierte Fehlbildungen und chromosomale Aberrationen. Die Anomalie kann isoliert vorkommen, ist aber häufig mit Rechts- und Linksisomerismus assoziiert (ca. 100% beim Asplenie- und 70% beim Polysplenie-Syndrom). Weiterhin ist sie häufig bei Vorhofseptumdefekten oder beim AV-Kanal zu finden. Wichtige assoziierte kardiale Anomalien sind auch die Stenosen der Pulmonalvenen. Extrakardiale Fehlbildungen sind vor allem im Bereich der Lunge und des Magen-Darm-Traktes zu suchen.

Ultraschalldiagnostik

B-Bild. Eine pränatale Diagnose ist bei den Fällen ohne zusätzliche kardiale Anomalien extrem schwierig. Hinweiszeichen könnten z.B. ein im Vergleich zum rechten Vorhof etwas kleinerer linker Vorhof sein oder das Vorliegen einer linkspersistierenden V. cava superior (Abb. 25.47 und 25.48). Im B-Bild sind im Vierkammerblick die Pulmonalvenen manchmal sehr gut einsehbar (Abb. 25.49), ansonsten sollte der Untersucher die Farbdopplersonographie einsetzen.

Farb- und Spektraldoppler. Mit dem Farbdoppler lassen sich bei der Einstellung eines langsamen Geschwindigkeitsbereiches (niedrige PRF) die Pulmonalvenen oft problemlos darstellen. Somit sind auch die unterschiedlichen Typen diagnostizierbar. Bedingung ist eine große Erfahrung des Untersuchers mit dezenten Befunden und der Dopplerdarstellung langsamer Flüsse. Man hofft, dass diese Anomalien durch die regelmäßige, systematische Einstellung der Lungenvenen im Farbdoppler entdeckt werden können (17).

Differenzialdiagnose. Im B-Bild können dicht an den Vorhöfen Pulmonalarterien und -venen verwechselt werden, sodass man die Diagnostik nur mittels Farbdoppler durchführen sollte. Bei der Beurteilung der rechten Pulmonalvenen kann durch die Einstellung schräger Ebenen leicht eine Verwechslung mit den Lebervenen erfolgen. Ferner ist bei einem Isomerismus die anatomische Orientierung oft sehr kompliziert, sodass sich die Beurteilung der Pulmonalvenen dann schwierig gestaltet.

Intrauteriner Verlauf und Prognose. Die Verlaufsbeobachtung der assoziierten kardialen Anomalien steht im Vordergrund. Erfahrungen mit isolierten Formen von fetalen TAPVD liegen nicht vor. Da sich aber der Pulmonalkreislauf des Feten nicht als Ganzes an der Hämodynamik beteiligt, dürften pränatal keine Beeinträchtigungen zu erwarten sein.

Linkspersistierende obere Hohlvene (LPOH, LVCS)

Definition. Bei dieser Auffälligkeit, auch linke V. cava superior (LVCS) genannt, handelt es sich um die häufigste Venenanomalie. Sie entsteht durch eine fehlende Obliteration der linken Kardinalvene. Das Gefäß verläuft vor dem Aortenbogen, häufig links vor dem Ductus arteriosus (Abb. 25.48), geht am linken Vorhof vorbei (Abb. 25.47), mündet von kaudal her in den Sinus coronarius und dann direkt in den rechten Vorhof. In seltenen Fällen mündet es direkt in den linken Vorhof ein, und in ca. 20% der Fälle ist die rechte V. cava superior nicht angelegt.

Assoziierte Fehlbildungen. Diese Anomalie kann mit anderen Herzfehlbildungen assoziiert sein (z.B. Heterotaxie-Syndromen oder Lungenvenenfehlmündung), kommt aber nicht selten isoliert vor.

Ultraschalldiagnostik. In der fetalen Echokardiographie ist die Diagnose relativ leicht zu stellen (wenn man daran denkt) und zwar durch den Nachweis eines venösen Gefäßes an der linken seitlichen Wand des linken Vorhofs in der Vierkammerblickebene (Abb. 25.47) bzw. durch den Nachweis eines „vierten" Gefäßes mit venösem Fluss neben dem Ductus arteriosus im Dreigefäßblick (Ebene 5) (Abb. 25.48). Nicht selten erscheint der rechte Vorhof im Vierkammerblick etwas breiter als der linke.

■ Kardiomyopathien

Definition. In dieser Gruppe werden eine Reihe von Herzerkrankungen geführt, die als Gemeinsamkeit eine Störung der Kontraktilität des Herzmuskels aufweisen.

Ätiopathogenese. Ätiologisch findet man ein breites Spektrum, von der infektiösen Genese bis zu den angeborenen Stoffwechselspeicherkrankheiten. In den meisten Fällen bleiben aber die Ursachen ungeklärt und man spricht von einer „idiopathischen" Kardiomyopathie.

Formen. In der Pränataldiagnostik findet man nicht selten im Zusammenhang mit einem Hydrops fetalis (immunologisch oder nichtimmunologisch) eine verminderte Kontraktilität des Myokards, die als *sekundäre Kardiomyopathie* das Ausmaß des Hydrops durch die Herzinsuffizienz verstärken kann. Von diesen Formen sollte der Untersucher die primären idiopathischen Formen abgrenzen, die entweder als *hypertrophe* oder als *dilatative Kardiomyopathie* imponieren können. Während bei der hypertrophen Form das Myokard verdickt ist

Extrasystolie (Abb. 25.**51**). Nur in wenigen Fällen liegt eine ventrikuläre Extrasystolie vor. Ätiologisch wird meist die Unreife des Reizbildungs- bzw. Reizleitungssystems dafür verantwortlich gemacht. Diese Unreife macht das Herz auch für exogene Noxen (cave Betamimetika!) anfällig. Sinusarrhythmien sind auch in Zusammenhang mit fetalen Bewegungen (auch beim Singultus) beobachtet worden. Obwohl es sich bei den Extrasystolen um einen harmlosen Befund handelt, wird in 1–2% eine morphologische Ursache gefunden.

Prognose. Diese Form der Arrhythmie weist (bis auf die Fälle mit einem Vitium cordis) eine sehr gute Prognose auf. Bei den meisten Kindern kommt es zu einem spontanen Sistieren während der Schwangerschaft, bei den übrigen Kindern in den ersten Wochen post natum.

In 1–2% kann diese harmlose Arrhythmie jedoch, wahrscheinlich über den Reentry-Mechanismus, in eine anhaltende paroxysmale Tachykardie übergehen (58). Dann besteht die Gefahr der Herzdekompensation mit der Entwicklung eines NIHF. Aus diesem Grund sollten Feten mit einer Extrasystolie in regelmäßigen Abständen kontrolliert werden. Aufgrund der guten Prognose ist pränatal keine Therapie erforderlich, und die Kontrollen können ambulant erfolgen.

■ Bradykarde Herzrhythmusstörungen

Die 3 wichtigen Subgruppen, die man pränatal voneinander unterscheiden muss, sind:
- die blockierte Vorhofextrasystolie,
- die Sinusbradykardie und
- der kongenitale Herzblock (AV-Block II° oder III°).

Blockierte Vorhofextrasystolie

Trifft nach einem regelrechten Erregungsmuster eine atriale Extrasystole auf einen noch in der Refraktärzeit befindlichen AV-Knoten, so wird die Erregungswelle auf die Ventrikel nicht übergeleitet. Erst mit der nächsten regulären Erregungswelle können die Ventrikel wieder zu einer Systole erregt werden (Abb. 25.**52**). Wenn solche Extrasystolen mit jedem Sinusschlag alternieren, scheint das Herz bradykard zu schlagen. Auch wenn sie akustisch als Bradykardie imponiert, gehört diese Form der Arrhythmie vom elektrophysiologischen Gesichtspunkt eher in die Gruppe der Extrasystolen. Sie kommt jedenfalls selten vor, sistiert meistens spontan, zeigt eine gute Prognose, und nur bei Persistenz wäre eine Digitalis-Therapie über die Mutter (transplazentare Therapie) in Erwägung zu ziehen.

Sinusbradykardie

Die häufigste Form ist die vorübergehende harmlose Bradykardie im II. Trimenon als Ausdruck des betonten Vagotonus. Als anhaltende dauernde Bradykardie ist die Sinusbradykardie sehr selten zu finden; sie spricht in den meisten Fällen für eine hypoxische Genese und kommt in präfinalen Stadien vor. Dazu würden auch die Bradykardien, die unter der Geburt zur Sectio caesarea zwingen, zählen. Gelegentlich wurde die Sinusbradykardie aber auch bei Feten mit Heterotaxie-Syndromen (z. B. Polysplenie) gefunden. Eine kurzzeitige Sinusbradykardie kann durch Schädel- bzw. Nabelschnurkompression zustande kommen. Nicht selten konnten wir bei starken Raucherinnen eine niedrige fetale Basalfrequenz zwischen 90 und 110 Schlägen pro Minute finden.

Kongenitaler Herzblock (CCHB, AV-Block II° oder III°)

Definition. Bei Fällen mit einem AV-Block III° schlagen die Vorhöfe mit einer normalen Frequenz (120–160 Spm), während die Ventrikel eine eigene (bradykarde) Frequenz ohne Zeichen der AV-Überleitung aufweisen (Abb. 25.**53**). Beim viel selteneren AV-Block II° findet man bei jeder 2. Vorhofkontraktion (die in gleichen Abständen vorkommen) eine Überleitung auf die Ventrikel (Abb. 25.**54**). Oft gehen diese Formen in einen AV-Block III° über.

Assoziation mit Herzfehlern. Die Gruppe der AV-Blockierung weist unter den Arrhythmien mit bis zu 40% (!) die höchste Rate an Herzfehlern auf (7). Dabei handelt es sich vor allem um Herzfehler, bei denen die AV-Ebene morphologisch in Mitleidenschaft gezogen ist. Dies sind insbesondere der AV-Kanal, die AV-Diskordanz bei korrigierter Transposition der großen Arterien und das Heterotaxie-Syndrom (z. B. Polysplenie-Syndrom).

Assoziation mit mütterlicher Kollagenose. Findet man dagegen keinen strukturellen Herzfehler im B-Bild, muss dringend nach einer Kollagenkrankheit der Schwangeren (connective tissue disease) gefahndet werden. Am häufigsten findet man einen systemischen Lupus erythematodes (SLE) oder ein Sjögren-Syndrom. Dabei werden im maternalen Serum die Anti-Ro- bzw. Anti-La-Antikörper (sog. SSA- oder SSB-Antikörper) nachgewiesen (7). Ätiologisch ist inzwischen bekannt, dass diese plazentagängigen IgG-Autoantikörper zum Feten übergehen und sich an das Leitungssystem in der AV-Ebene binden. Die dort stattfindende unspezifische Entzündung endet mit einer Abheilung und einem lokalen bindegewebigen Umbau, dessen Ergebnis die irreversible Trennung des Reizleitungssystems ist. Es ist interessant, dass die Schwangeren oft (noch) symptomfrei sind, sodass der Nachweis des CCHB beim Feten und der Autoantikörper bei der Mutter zur Diagnose eines SLE führt.

Prognose. Die Prognose des CCHB hängt von der Ätiologie ab: Feten mit einer kardialen Malformation neigen intrauterin zur Herzdekompensation mit der Entwicklung eines NIHF; sie sterben dann intrauterin bzw. neonatal ab. Die Feten mit einem CCHB auf dem Boden eines SLE der Mutter zeigen dagegen eine gute Prognose, vorausgesetzt, dass sich kein von der Kollagenose verursachter NIHF entwickelt.

Therapie. Es ist umstritten, ob man den CCHB pränatal medikamentös mit Orciprenalin oder anderen Betamimetika behandeln sollte. Zu überlegen ist dabei vor allem, ob die Ventrikelfrequenz angehoben werden soll. Bei den Fällen mit einer maternalen Kollagenose haben wir gute Erfahrungen mit seriellen Plasmapheresen und Corticosteroidgaben gemacht.

■ Tachykarde Herzrhythmusstörungen

Die 3 wichtigsten Subgruppen, die man unterscheiden muss, sind die
- Sinustachykardie,
- die paroxysmale supraventrikuläre Tachykardie und
- das Vorhofflattern.
  Eine ventrikuläre Tachykardie kommt extrem selten vor.

Sinustachykardie

Bei einer Basalfrequenz zwischen 180 und 205 Spm kann noch ein CTG mit einer guten Variabilität abgeleitet werden.

Ätiologie. Eine Sinustachykardie findet man als Folge von exogenen Einflüssen, wie einer Tokolyse mit Betamimetika, einer Infektion (Fieber, Chorionamnionitis!), oder bei einer Hyperthyreose. Gelegentlich kann es sich um persistierende Akzelerationen im CTG bei besonders mobilen Feten handeln.

Therapie. Die kausale Therapie bringt in solchen Fällen eine Remission. Verlaufsbeobachtungen sind aber trotzdem notwendig, um mögliche Komplikationen bzw. Rezidive rechtzeitig zu erfassen. Eine antiarrhythmische Therapie ist in diesen Fällen nicht indiziert, und die Prognose aus der Sicht der „Arrhythmie" ist günstig.

Paroxysmale supraventrikuläre Tachykardie

Ätiologie. Der paroxysmalen supraventrikulären Tachykardie (Herzfrequenz 210–300 Spm) liegt in den meisten Fällen ein sog. Reentry-Mechanismus zugrunde: Extrasystolien, meist supraventrikulären Ursprungs, rufen über akzessorische Leitungsbahnen oder über den AV-Knoten selbst kreisende Erregungen hervor, und da das Herz auf den schnellsten Schrittmacher reagiert, wird es durch die häufigen kreisenden Erregungen in eine Tachykardie getrieben. Der typische Bereich für eine paroxysmale supraventrikuläre Tachykardie liegt zwischen 220 und 260 Schlägen pro Minute. Dem Untersucher fällt oft ein plötzliches Einsetzen und manchmal auch ein spontanes Sistieren der Reentry-Tachykardie auf. Mittels M-Mode kann diese Form der Arrhythmie gut dokumentiert werden und lässt sich dadurch leicht von den anderen Formen unterscheiden (Abb. 25.**55**).

Prognose. Prognostisch ist diese Gruppe von Feten sehr gefährdet, denn bei einer Persistenz der Tachykardie kann es zu einer Herzinsuffizienz mit Entwicklung eines nichtimmunologischen Hydrops fetalis (NIHF) kommen. Nicht selten wird aber die Tachykardie erst bei der Abklärung eines NIHF entdeckt. Es wird angenommen, dass sich eine Herzinsuffizienz nicht entwickelt, wenn Phasen normaler Frequenz die Tachykardie auch nur für Minuten unterbrechen.

Therapie. Insgesamt besteht für diese stark gefährdeten Feten ein dringender Handlungsbedarf. Mit einer intrauterinen Therapie im Sinne der medikamentösen Kardioversion und der Ausschwemmung von Flüssigkeitseinlagerungen sollte rasch begonnen werden. Da die Erfolgschancen einer Therapie umso größer sind, je früher mit der Behandlung angefangen wird, sollten diese Feten umgehend zum nächsten Pränatalzentrum mit Erfahrung auf diesem Gebiet überwiesen werden. Die Prognose ist dann sehr gut. Die Letalität liegt unter 10%, und die fetale Tachykardie gehört mittlerweile zu den Erkrankungen, die pränatal mit großem Erfolg behandelt werden können.

Das applizierte Antiarrhythmikum soll, um die kreisenden Erregungen zu unterbrechen, die Neigung zur Extrasystolie unterdrücken, die AV-Leitung verzögern und die Refraktärzeit des AV-Knotens verlängern. Pränatal ist Digoxin das Mittel der Wahl, das außerdem durch seinen positiv inotropen Effekt die Kontraktilität des Myokards verbessert.

Als Mittel der 2. Wahl ist eine Reihe von Antiarrhythmika zusätzlich angewandt worden, von denen vor allem Verapamil und Flecainid (z. B. beim NIHF) favorisiert werden (3). Eine ausführliche Abhandlung der Therapie der fetalen Arrhythmien sollte der speziellen Literatur entnommen werden (3, 7) (Abb. 25.**57**) (s. a. Kapitel 47).

Vorhofflattern

Ätiologie. Ein Vorhofflattern (> 300 Spm) kommt, verglichen mit den beiden anderen Tachykardien, wesentlich seltener vor. Kreisende Erregungen im Vorhofbereich liegen dieser Tachykardieform zugrunde. Eine Frequenz der Vorhöfe zwischen 400 und 480 Spm wird häufig in Assoziation mit einer 2 : 1 bis 4 : 1 AV-Blockierung beobachtet, sodass die Ventrikel mit einer Frequenz von 200–240 Spm oder langsamer schlagen können (Abb. 25.**56**). Eine Differenzierung von der PSVT kann nicht im B-Bild erfolgen, sodass mittels M-Mode die Frequenzen der Vorhöfe und der Ventrikel gezählt und die AV-Überleitung überprüft werden müssen.

Prognose und Therapie. Auch beim Vorhofflattern kann sich ein NIHF entwickeln, der zum intrauterinen Fruchttod führt. Liegt keine komplexe Herzfehlbildung vor, sollte auch hier ohne Verzögerung mit der fetalen Therapie begonnen werden, die sich bis auf wenige Ausnahmen wie die der PSVT (s. o.) gestaltet.

■ *Schlussfolgerungen*

Abschließend ist zu sagen, dass nur die Kenntnis der pathophysiologischen Grundlagen der fetalen Arrhythmien und der optimale Einsatz der Sonographie im Rahmen der fetalen Echokardiographie eine präzise Diagnose und Differenzialdiagnose ermöglichen. Das entsprechende Management wird stets erst nach der Klassifizierung der Arrhythmie entschieden. Eine zusammenfassende Darstellung ist nochmals in den Tab. 25.**16**–25.**19** zu finden. Über Indikation und Art und Weise der Therapie muss individuell entschieden werden. Das Nichtansprechen vieler sonst effizienter Kardiaka beim Feten lässt zum Schluss die Frage nach der Entwicklung neuer, dem fetalen Herzen angepasster Pharmaka stellen.

Tabelle 25.16 Vorgehen bei der Diagnose „fetale Arrhythmie"

> - Überprüfung der fetalen Anatomie
> - Ausschluss eines Vitium cordis
> - Ausschluss eines NIHF
> - Im M-Mode Diagnose und Klassifizierung der Arrhythmie
> - Ausschluss von mütterlichen Erkrankungen, Medikamenteneinnahme oder Noxen
> - Überweisung an Zentrum mit spezieller Erfahrung

Tabelle 25.17 Management bei unregelmäßigen Herzrhythmusstörungen

> - Supraventrikuläre oder ventrikuläre Extrasystolie?
> - Ausschluss von Herzfehlern (u. a. Foramen-ovale-Prolaps)
> - Absetzen von Koffein, Nikotin, Alkohol und „Herzmedikamenten"
> - Wöchentliche Kontrolle, um die möglichen Komplikationen einer Tachykardie zu erfassen (Reentry!)

Tabelle 25.18 Management bei bradykarden Arrhythmien

Im M-Mode Prüfung der atrioventrikulären Überleitung

Management nach Diagnosestellung
> - Sinusbradykardie
>   - intermittierend? Vagus, Unreife
>   - persisitierend? evtl. Hypoxie? Doppler, CTG, Geburtseinleitung?
> - Blockierte Vorhofextrasystolie (wie Extrasystolien s. Tab. 25.17)
>   - selten transplazentare Digoxin-Therapie notwendig
> - Kompletter kongenitaler Herzblock (AV-Block III°)
>   - Herzfehlerausschluss !!! (Isomerismus mit AV-Diskordanz, AV-Kanal usw.)
>   - mütterliche Kollagenose? (Anti-Ro-Antikörper?)

Wöchentliche Kontrolle in Bezug auf NIHF (schlechte Prognose)

Evtl. prophylaktisch Betamimetikum, Corticosteroide

Tabelle 25.19 Management bei tachykarden Arrhythmien

> - Klassifikation der Tachykardie im M-Mode
> - Stationäre Aufnahme
> - Ausschluss eines NIHF

> - Sinustachykardie? Ursache (mütterlich oder fetal) suchen und kausal behandeln

> - Paroxysmale supraventrikuläre Tachykardie oder Vorhofflattern (mit oder ohne AV-Blockierung)
>   - Indikation zur intrauterinen Therapie prüfen
>   - Konsilium mit Kinderkardiologen und Neonatologen
>   - Induktion der Lungenreife
>   - Pharmakon wählen: 1. Wahl Digoxin, bei fehlendem Effekt Zusatzmedikament einsetzen (s. Kapitel 47)
>   - Weg der Therapie wählen: transplazentar, bei NIHF direkte Therapie + Plasmaspiegelbestimmung (selten noch indiziert)

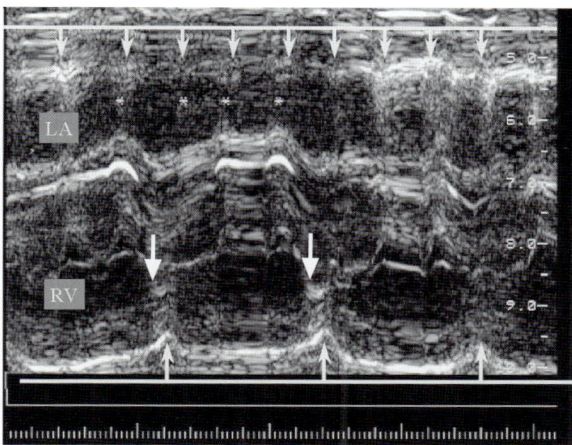

53

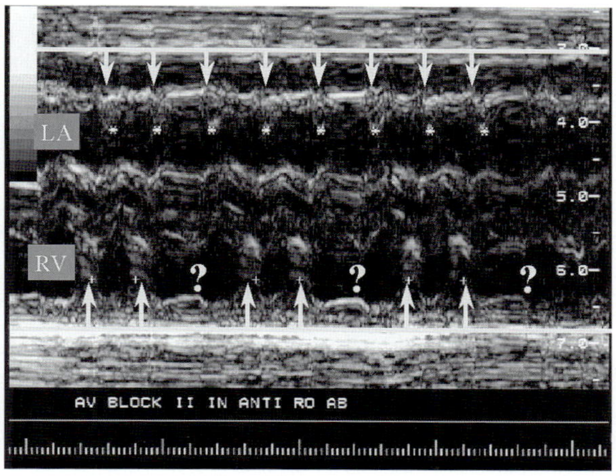

54

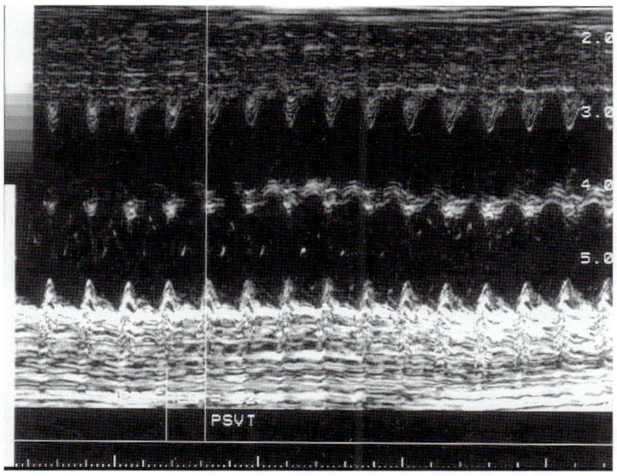

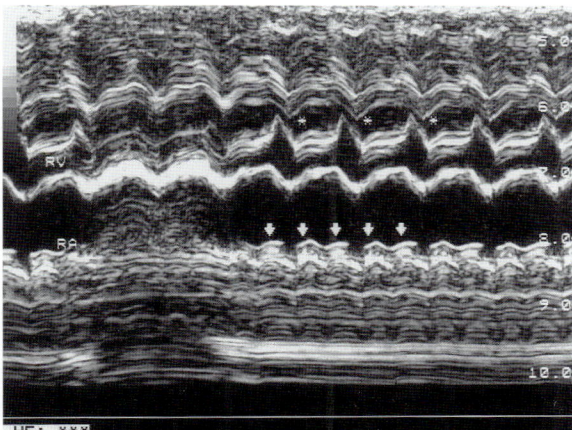

55 a

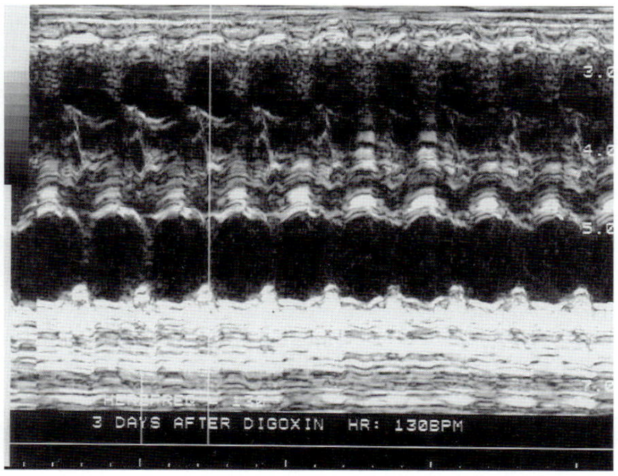

55 b

56

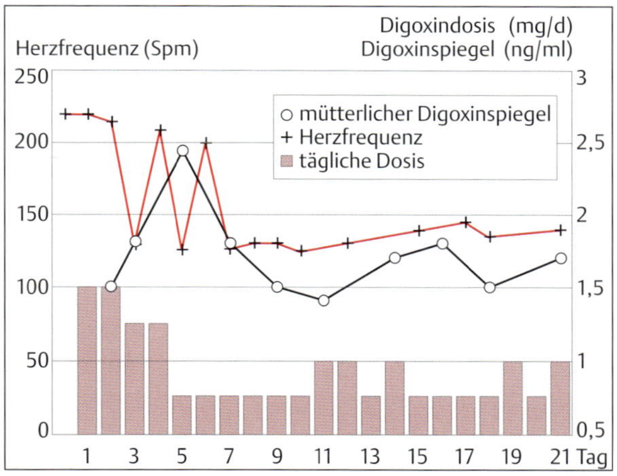

57

Abb. 25.53 Kongenitaler kompletter Herzblock. Beim atrioventrikulären Block III° schlagen Vorhöfe und Ventrikel unabhängig voneinander. Die M-Mode-Markierung durchquert einen Ventrikel (unten) und einen Vorhof (oben). Die Vorhöfe (A) weisen eine Frequenz von 130 Spm und die Ventrikel (V) eine Frequenz von nur 60 Schlägen pro Minute auf. In diesem Falle lag bei der Schwangeren ein bislang unbekannter Lupus erythematodes visceralis vor (Nachweis von Anti-Ro-Antikörpern).

Abb. 25.54 Kongenitaler Herzblock II°. Bei regelmäßiger Kontraktion des linken Vorhofs (LA) fällt die Ventrikelkontraktion nach jeder zweiten Vorhofkontraktion aus.

Abb. 25.55 Paroxysmale supraventrikuläre Tachykardie (PSVT), 30 SSW.
a M-Mode-Markierung durch Vorhof (unten) und Ventrikel. Bei diesem Feten schlagen Vorhöfe und Ventrikel mit einer Frequenz von 222/min. Bevor es zur Entwicklung eines Hydrops kam, wurde dieser Fetus über die Mutter rasch mit Digoxin behandelt.
b Drei Tage später konnten eine Kardioversion und eine Frequenz von 133/min erreicht werden.

Abb. 25.56 Vorhofflattern mit 2 : 1-Blockierung, 30 SSW. Die Überweisung erfolgte wegen einer persistierenden Tachykardie. Nur mittels M-Mode (Ventrikel oben, Vorhof unten) kann die Tachykardie als ein Vorhofflattern mit 2 : 1-Blockierung klassifiziert werden. Die Vorhöfe schlagen mit einer Frequenz von 460 Spm (RA und Pfeile) und die Ventrikel mit einer Frequenz von 230 Spm (RV und *). Mittels intrauteriner direkter Therapie mit Digoxin konnte die Kardioversion erzielt werden.

Abb. 25.57 Beispiel einer intrauterinen Therapie bei einer paroxysmalen supraventrikulären Tachykardie, 27 SSW. In der Abszisse sind die Tage ab Behandlungsbeginn dargestellt. Auf der linken Koordinatenachse wird die Herzfrequenz in Schlägen pro Minute (Spm) wiedergegeben. Auf der rechten Koordinatenachse werden die Serumspiegel (ng/ml) sowie die täglichen Digoxindosen (mg/d) abgebildet (aus 23).

Literatur

1. Allan, L.D., Chita, S.K., Anderson, R.H., Fagg, N., Crawford, D.C., Tynan, M.J.: Coarctation of the aorta in prenatal life: an echocardiographic, anatomical, and functional study. Brit. Heart J. 59 (1988) 356–360
2. Allan, L.D., Sharland, G.K., Tynan, M.J.: The natural history of the hypoplastic left heart syndrome. Int. J. Cardiol. 25 (1989) 341–343
3. Allan, L.D., Chita, S.K., Sharland, G.K., Maxwell, D., Priestley, K.: Flecainide in the treatment of fetal tachycardias. Brit. Heart J. 65 (1991) 46–48
4. Allan, L.D., Sharland, G.K., Chita, S.K., Lockhart, S., Maxwell, D.J.: Chromosomal anomalies in fetal congenital heart disease. Ultrasound Obstet. Gynecol. 1 (1991) 8–11
5. Allan, L.D., Sharland, G.K.: Prognosis in fetal tetralogy of Fallot. Pediatr. Cardiol. 13 (1992) 1–4
6. Allan, L.D., Sharland, G.K., Milburn, A. et al.: Prospective diagnosis of 1006 consecutive cases of congenital heart disease in the fetus. J. Amer. Coll. Cardiol. 23 (1994) 1452–1458
7. Chaoui, R., Bollmann, R., Hoffmann, H., Göldner, B.: Fetale Echokardiographie: Teil III. Die fetalen Arrhythmien. Zentbl. Gynäkol. 113 (1991) 1335–1350
8. Chaoui, R., Bollmann, R., Zienert, A., Weichold, K., Göldner, B., Semmler, K.: Pränatale Diagnose eines Truncus arteriosus communis (Typ I) bei einer diabetischen Schwangerschaft. Zentbl. Gynäkol. 114 (1992) 198–200
9. Chaoui, R., Heling, K.S., Bollmann, R.: Sonographische Messungen am fetalen Herzen in der Vierkammerblick-Ebene. Geburtsh. Frauenheilk. 54 (1994) 92–97
10. Chaoui, R., Bollmann, R., Göldner, B., Heling, K.S., Tennstedt, C.: Fetal cardiomegaly: echocardiographic findings and outcome in 19 cases. Fetal Diagn. Ther. 92 (1994) 92–104
11. Chaoui, R., Kalache, K., Heling, K.S. et al.: Einsatzmöglichkeiten der fetalen Echokardiographie. In: Schmidt, W. (Hrsg.): Jahrbuch der Gynäkologie und Geburtshilfe 1995/1996. Zülpich: Biermann 1995; S. 51–72
12. Chaoui, R., Gembruch, U.: Zur Epidemiologie der kongenitalen Herzfehler beim Feten und Neugeborenen. Gynäkologe 30 (1997) 165–169
13. Chaoui, R., Tennstedt, C., Göldner, B., Heling, K.S., Awwadeh, H., Bollmann, R.: Pränatale Diagnostik von Herzfehlbildungen mit linksventrikulärer Ausflußtraktobstruktion. Gynäkologe 30 (1997) 240–248
14. Chaoui, R., Tennstedt, C., Göldner, B., Bollmann, R.: Prenatal diagnosis of ventriculocoronary communications in a second trimester fetus using transvaginal and transabdominal Color-Doppler-sonography. Ultrasound Obstet. Gynecol. 9 (1997) 194–197
15. Collett, R.W., Edwards, J.E.: Persistent truncus arteriosus: a classification according to anatomic types. Surg. Clin. North Amer. 29 (1949) 1245–1255
16. DeVore, G.R., Siassi, B., Platt, L.D.: Fetal echocardiography. VIII. Aortic root dilatation – a marker for tetralogy of Fallot. Amer. J. Obstet. Gynecol. 159 (1988) 129–136
17. DiSessa, T.G., Emerson, D.S., Felker, R.E., Brown, D.L., Cartier, M.S., Becker, J.A.: Anomalous systemic and pulmonary venous pathways diagnosed in utero by ultrasound. J. Ultrasound Med. 9 (1990) 311–317

18. Edwards, J.E., Burchell, H.B.: Congenital tricuspid atresia: a classification. Med. Clin. North Amer. 33 (1947) 1177–1196
19. Ferencz, C., Rubin, J.D., McCarter, R.J., Clark, E.: Maternal diabetes and cardiovascular malformations: Predominance of double outlet right ventricle and truncus arteriosus. Teratology 41 (1990) 319–326
20. Ferencz, C., Rubin, J.D., Loffredo, C.A., Magee, C.A.: Epidemiology of congenital heart disease. The Baltimore-Washington Infant Study 1981–1989. Perspectives in pediatric cardiology. vol. 4. Mount Kisco: Futura Publishing Company 1993
21. Fermont, L., De Geeter, B., Aubry, M.C.: A close collaboration between obstetricians and pediatric cardiologists allows antenatal detection of severe cardiac malformations by two-dimensional echocardiography. In: Doyle, E.F. et al. (eds.): Pediatric cardiology: Proceedings of the Second World Congress. New York (1985), Springer (1985)
22. Fermont, L., Kachaner, J., Sidi, D.: Detection of congenital heart disease: Who and why to screen a population. In: Chervenak, F.A., Isaacson, G.C., Campbell, S. (eds.): Ultrasound in obstetrics and gynecology. Boston: Little, Brown 1993; pp. 1115–1122
23. Gembruch, U., Hansmann, M., Redel, D.A., Bald, R., Knöpfle, G.: Fetal complete heart block: Antenatal diagnosis, significance and management. Eur. J. Obstet. Gynecol. Reprod. Biol. 31 (1989) 9–22
24. Hecher, K.: Was sagen venöse Blutflußkurven über die Funktion des fetalen Herzens aus. Gynäkologe 30 (1997) 222–229
25. Hornberger, L.K., Weintraub, R.G., Pesonen, E. et al.: Echocardiographic study of the morphology and growth of the aortic arch in the human fetus – Observations related to the prenatal diagnosis of coarctation. Circulation 86 (1992) 741–747
26. Hyett, J., Perdu, M., Sharland, G., Snijders, R., Nicolaides, K.: Using fetal nuchal translucency to screen for major congenital cardiac defects at 10–14 weeks of gestation: population based cohort study. BMJ 318 (1999) 81–85
27. Kanzaki, T., Chiba, Y.: Evaluation of the preload condition of the fetus by inferior vena caval blood flow pattern. Fetal Diagn. Ther. 5 (1990) 168–174
28. Sharland, G., Chita, S., Allan, L.: Tricuspid valve dysplasia and displacement in intrauterine life. J. Amer. Coll. Cardiol. 17 (1991) 944–949
29. Sharland, G.K., Chita, S.K., Fagg, N.L. et al.: Left ventricular dysfunction in the fetus: relation to aortic valve anomalies and endocardial fibroelastosis. Brit. Heart J. 66 (1991) 419–424
30. Schumacher, G., Bühlmeyer, K. (Hrsg.): Diagnostik angeborener Herzfehler. Erlangen: Perimed 1989
31. Soto, B., Kassner, G., Baxley, W. (Hrsg.): Imaging of cardiac disorders. New York: Gower Medical Publishing 1992
32. Van Mierop, L.H.S., Gessner, I.H., Schiebler, G.L.: Asplenia and polysplenia syndrome. Birth Defects 8 (1972) 36
33. Van Praagh, R.: The segmental approach to diagnosis in congenital heart disease. Birth Defects 8 (1972) 4–23

26 Fehlbildungen des Gastrointestinaltraktes und der vorderen Bauchwand

Atresien

■ Ösophagusatresie

Definition. Bei der Ösophagusatresie handelt es sich um einen Verschluss der Speiseröhre mit oder ohne Verbindung zum Bronchialsystem. Nach Vogt (137) wird die Ösophagusatresie in die Typen I–IV klassifiziert (Tab. 26.1, vgl. Abb. 22.**13**).

Inzidenz. Die Häufigkeitsangaben einer Ösophagusatresie schwanken zwischen 1 : 1500 (116) und 1 : 5000 (51) Lebendgeborene.

Embryologie. Es handelt sich um eine Differenzierungsstörung des primären Vorderdarms in Ösophagus, Trachea und Lunge. Zeitlich gesehen tritt die Störung zwischen der 4. und 6. Gestationswoche auf. Bei fehlerhafter Entwicklung des Septum ösophagotracheale resultieren unterschiedliche Formen der Ösophagusatresie mit oder ohne Fistel zur Trachea (13).

Pathologisch-anatomischer Befund. In etwa 90% aller Fälle liegt eine untere Ösophagotrachealfistel vor (129).

Sonographische Auffälligkeiten. Die pränatale sonographische Diagnose ist schwierig. Zwar stellen ein Polyhydramnion und ein wiederholt fehlender Nachweis des fetalen Magens (30, 45, 46) einen Hinweis auf das Vorliegen einer Ösophagusatresie dar (Abb. 26.1). Umgekehrt kann jedoch der Nachweis einer mit Flüssigkeit gefüllten Magenblase eine solche Fehlbildung nicht ausschließen, da über die meist bestehende untere Ösophagotrachealfistel eine Flüssigkeitspassage in den Magen möglich ist.

Kleiner Magen und Polyhydramnion. Der wiederholt darstellbare kleine Magen in Kombination mit einem Polyhydramnion muss jedoch als Hinweiszeichen für eine Ösophagusatresie gewertet werden (79, 96, 127). Aber auch beim gesunden Fetus lässt sich gelegentlich der Magen nicht darstellen, sodass hier eine Kontrolluntersuchung erforderlich ist.

Upper Neck Pouch Sign. Der direkte Nachweis einer Ösophagusatresie gelingt im Einzelfall durch die Darstellung des von kranial her flüssigkeitsgefüllten und dilatierten Ösophagusblindrohres (sog. Upper neck pouch sign) (30) (s. Kapitel 22). Die sonographische Erkennungsrate einer Ösophagusatresie wird zwischen 12,2% (4) und 42% (127) angegeben.

Differenzialdiagnose. Leerer Magen bei gesundem Kind.

Tabelle 26.1 Klassifikation der Ösophagusatresie nach Vogt (137)

Typ	Auffälligkeiten
I	totale Atresie ohne Fistel
II	segmentäre Atresie ohne Fistel
III	segmentäre Atresie mit Ösophagotrachealfistel
IV	Ösophagotrachealfistel ohne Atresie (sog. H-Fistel)

Assoziierte Fehlbildungen.

Polyhydramnion. Das für die Ösophagusatresie als typisch geltende Polyhydramnion ist insgesamt wenig sensitiv, da es meist erst nach 24 SSW auftritt (96) und außerdem bei einer Vielzahl anderer Störungen ebenfalls vorkommt.

In 64% der Fälle (28) geht eine Ösophagusatresie mit anderen Fehlbildungen des Magen-Darm-Traktes, des Herzens, des Urogenitaltraktes, des Skelettsystems, wie auch des ZNS einher (28, 35, 108), weshalb bei Verdacht auf eine solche Atresie immer nach weiteren Fehlbildungen gesucht werden sollte.

VACTERL-Syndrom. Die Ösophagusatresie ist auch Bestandteil des VACTERL-Syndroms (vertebral defects, anal atresia, cardiac anomalies, T-E fistula with esophageal atresia, renal dysplasia, limb anomalies [5]).

Chromosomenstörung. Bei einem Teil der Ösophagusatresiefälle wird ein pathologischer Karyotyp (Trisomie 18) gefunden (86, 110, 127). Einen abnormen Karyotyp fanden McKenna et al. (79) bei nicht darstellbarem Magen in 38% und bei Nachweis eines kleinen Magens in 4% der Fälle.

Invasive Diagnostik. Zum Ausschluss einer Chromosomenfehlbildung werden je nach Schwangerschaftsalter eine Amniozentese oder Kordozentese empfohlen.

Prognose. Die Prognose einer Ösophagusatresie wird von mehreren Faktoren beeinflusst. Hierzu gehören in erster Linie die Begleitfehlbildungen, aber auch das Geburtsgewicht (28, 35, 96, 127). Die Überlebensrate (17% [79] bis 97% [126]) hängt ganz entscheidend von den Begleitfehlbildungen und vom Geburtsgewicht ab.

Pränatales Management. Beim ausgeprägten Polyhydramnion mit Abdominalbeschwerden bringt eine Fruchtwasserentlastungspunktion der Patientin Erleichterung. Als Entbindungsmodus ist eine Spontangeburt anzustreben. Die Entbindung sollte in einem Perinatalzentrum erfolgen.

■ Darmatresien

Definition. Angeborener Verschluss eines Darmabschnittes.

Inzidenz. Die Inzidenz intestinaler Atresien wird von Ravitch und Barton (99) mit 1 : 2710 Lebendgeborene angegeben.

Ätiologie. Je nach Lage der Atresie liegen unterschiedliche Entstehungsmechanismen vor.

Sonographische Auffälligkeiten. Obstruktionen des Intestinaltraktes zeigen sich meist erst nach 20 SSW. Dabei fallen innerhalb des Abdomens außergewöhnliche zystische Strukturen auf, die je nach Höhe der Atresie an unterschiedlichen Stellen beobachtet werden (Abb. 26.**2**–26.**8**). Das Auftreten eines Polyhydramnions hängt von der Höhe des Verschlusses ab.

Duodenalatresie

Definition. Kongenitaler Verschluss des Duodenums.

Inzidenz. Das Auftreten dieser Störung wird mit 1 : 10 000 Lebendgeborene angegeben (32).

Embryologie. Die Duodenalatresie ist auf eine gestörte frühembryonale Entwicklung mit ausbleibender Rekanalisierung des Duodenums zurückzuführen (130).

Pathologisch-anatomischer Befund. Insgesamt unterscheidet man 3 Typen:
- Typ I: membranöse Atresie,
- Typ II: blind endende Darmschlingen, die durch ein fibröses Band verbunden sind und
- Typ III: komplette Trennung der Darmschlingen.

Am häufigsten kommt die membranöse Atresie vor. In 20–30% der Duodenalatresien findet man ein Pancreas anulare (32, 101). Hierbei ist das Pankreas um das Duodenum herumgewachsen und komprimiert das Duodenum, wodurch letztlich ein kompletter Verschluss des Darmlumens zustande kommt. Ursächlich liegt eine gestörte Drehung des Duodenums mit Fusion der ventralen und dorsalen Pankreasanlage vor.

Sonographische Auffälligkeiten. Sonographisches Kennzeichen einer Duodenalatresie ist das „Double-Bubble-Phänomen" (44, 45, 52, 74, 84) (Abb. 26.**2a**). Hierbei handelt es sich um zwei nebeneinander liegende flüssigkeitsgefüllte Hohlräume im Oberbauch, von denen der meist etwas größere laterale Hohlraum dem dilatierten Magen und der mediale dem aufgetriebenen proximalen Duodenum zwischen Pylorus und Stenose entspricht. Da ein Mehrfachanschnitt des gekrümmten Magens den gleichen Befund simulieren kann (45), sollte der Verdacht nur dann geäußert werden, wenn sich der Befund in 2 Ebenen (Quer- und Längsschnitt) nachweisen lässt und auch bei Kontrolle unverändert dargestellt werden kann. Bei gleichzeitig gefüllter Harnblase des Feten fallen im Längsschnitt insgesamt 3 zystische Areale innerhalb des Abdomens auf (Abb. 26.**3**). Ein Polyhydramnion wird bei der Duodenalatresie in 53% der Fälle gefunden (107).

Differenzialdiagnose. Gefüllter Magen und Leber- (63), Choledochus- (22), Nieren-, Ovarial- oder Peritonealzyste. Eine doppelseitige Hydronephrose kann ein ähnliches Bild bieten (Abb. 26.**2b**); allerdings finden sich die zystischen Hohlräume im fetalen Querschnitt mehr dorsal gelegen. In Einzelfällen kann es sich auch um ein funktionelles Phänomen handeln, wobei eine Duodenalatresie durch die Darmperistaltik vorgetäuscht wird (145). Die Diagnose Duodenalatresie sollte nur dann gestellt werden, wenn sich der Befund auch bei den nachfolgenden Kontrollen noch beobachten lässt.

Assoziierte Fehlbildungen. Mehr als die Hälfte der Kinder mit Duodenalatresie weist assoziierte Fehlbildungen auf (Herzfehler, Nierenfehlbildungen, Störungen des Muskel- und Skelettsystems, ZNS-Anomalien) (107, 144). Atwell und Klidjian (2) konnten in 37% der Fälle Wirbelsäulenveränderungen beobachten. In 30–43% aller Fälle liegt eine Trisomie 21 vor (32, 44, 86, 88, 133).

Invasive Diagnostik. Bei Nachweis des Double-Bubble-Phänomens ist eine Amniozentese zur Chromosomenanalyse angezeigt.

Prognose. Die Überlebensrate von Kindern mit Duodenalatresie wird mit 91% (143) bzw. 95% (107) angegeben. Insgesamt zeigt die Mortalität eine engere Beziehung zu den assoziierten Fehlbildungen als zum Geburtsgewicht (143). Liegt eine kombinierte Ösophagus-Duodenum-Atresie vor, ergibt sich eine hohe Mortalitätsrate von über 60% (126).

Pränatales Management. Infolge des Polyhydramnions kommt es in 43% der Fälle zu einer Frühgeburt (54). Zur Vermeidung einer solchen sind bei ausgeprägtem Polyhydramnion serielle Entlastungspunktionen zu empfehlen. Als Geburtsmodus ist die vaginale Entbindung in einem Perinatalzentrum mit kinderchirurgischer Versorgung anzustreben.

Jejunalatresie/Ileumatresie

Definition. Distaler vollständiger Verschluss des Dünndarmlumens im Jejunum- bzw. Ileumbereich.

Inzidenz. 1 : 6000 Fälle. Meist handelt es sich um Jejunalatresien (40).
Embryologie und Ätiopathogenese. Neben einer unvollständigen Revakuolisierung während der Darmentwicklung sind für Jejunum- und Ileum- sowie Kolonatresien sekundäre Schädigungen die Ursache: Ischämien infolge Embolie/Thrombose, Volvulus oder Invagination (13, 107, 133).

Pathologisch-anatomischer Befund. Ähnlich wie bei der Duodenalatresie werden auch hier je nach Form der Atresie unterschiedliche Typen pathomorphologisch unterschieden.

Sonographische Auffälligkeiten. Atresien im Bereich des Jejunums und des Ileums (31, 138) lassen meist mehrere zystische Areale innerhalb des fetalen Abdomens erkennen (Abb. 26.**4**–26.**6**), die sich im Laufe eines längeren Beobachtungszeitraumes infolge der gesteigerten Darmperistaltik in ihrer Form jedoch verändern können. Die Diagnosestellung erfolgt meist erst im dritten Trimester.

Differenzialdiagnose. Besteht sonographisch der Verdacht auf eine distale Darmatresie, sollten differenzialdiagnostisch andere zystische Fehlbildungen, die von den verschiedenen angrenzenden Organen des Intra- oder Retroperitonealraumes ausgehen können, je nach anatomischer Lage abgegrenzt werden:
- eine Mesenterialzyste (62),
- Nierenzysten oder eine Hydronephrose,
- eine Ovarialzyste (128) oder
- ein zystisches Steißbeinteratom mit retroperitonealer Ausbreitung (37).
- Eine nichtobstruktive Dilatation des Dünndarmes wird bei der kongenitalen Chloriddiarrhö gefunden (66) und kann letztlich auch beim präfinalen Fetus beobachtet werden.

Assoziierte Fehlbildungen. Im Gegensatz zur Duodenalatresie kommen jejunale Atresien deutlich seltener (15%) mit assoziierten Fehlbildungen vor (133). Diese betreffen vorwiegend den Gastrointestinaltrakt (73). In 1% der Fälle findet man eine Trisomie 21 (107). Ileum- und Jejunalatresien können mit einem Polyhydramnion einhergehen; dies muss aber nicht der Fall sein, wenn eine ausreichende Darmlänge zur Resorption der geschluckten Amnionflüssigkeit zur Verfügung steht (71). Je distaler der Verschluss sitzt, desto seltener wird ein Polyhydramnion beobachtet. Bei einer Atresie im proximalen Jejunum konnte in 32% der Fälle ein Polyhydramnion beobachtet werden, bei einer Atresie im distalen Ileum in 17% der Fälle (73).

Invasive Diagnostik. Obwohl eine assoziierte Chromosomenanomalie äußerst selten ist, kann bei früher Diagnose einer Ileum- bzw. Jejunalatresie eine Chromosomenanalyse in Erwägung gezogen werden.

Prognose. Wie bei der Duodenalatresie hängt auch bei den distalen Dünndarmatresien die Prognose vom Geburtsgewicht, den assoziierten Fehlbildungen bzw. den auftretenden Komplikationen ab. In seltenen Fällen kann es bereits intrauterin zu einer Ruptur des Darmes mit Entwicklung einer Mekoniumperitonitis (11, 114) kommen, wodurch die

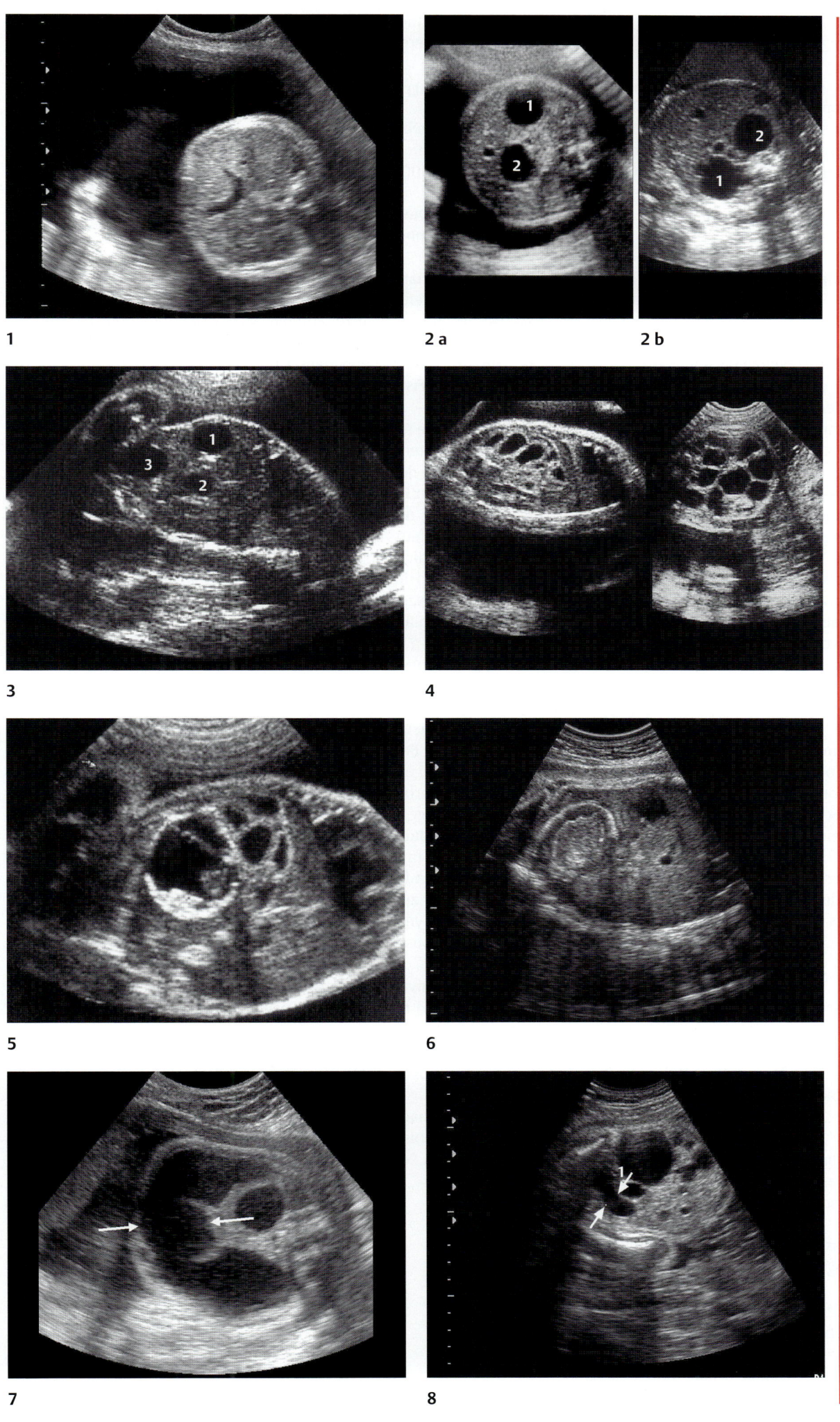

1

2 a   2 b

3

4

5

6

7

8

Atresien

Abb. 26.**1** Ösophagusatresie, 29 SSW, I. SL. Polyhydramnion und fehlende Magendarstellung.

Abb. 26.**2** Duodenalatresie.
a Fetaler Querschnitt durch das Abdomen mit Double-Bubble-Zeichen bei Duodenalatresie, 28 SSW, I. BEL. 1 = Magen, 2 = Duodenum.
b Hydronephrose beidseits, 27 SSW, I. SL. 1 = linkes Nierenbecken, 2 = rechtes Nierenbecken.

Abb. 26.**3** Duodenalatresie, 27 SSW, Längsschnitt, SL. Intraabdominal lassen sich Magen (1) und Duodenum (2) als 2 nebeneinander liegende zystische Strukturen (Double-Bubble-Zeichen) darstellen. Im Unterbauch findet man die Harnblase (3) als weitere zystische Struktur.

Abb. 26.**4** Auffällig flüssigkeitsgefüllte Dünndarmschlingen bei Jejunalatresie, 36 SSW. Links: Längsschnitt bei SL; rechts: Querschnitt bei II. Lage. Polyhydramnion.

Abb. 26.**5** Ileumatresie mit Volvulus, SL, 34 SSW, Längsschnitt. Neben einigen wenigen Dünndarmschlingen erkennt man einen großen zystischen Tumor mit echoreichem Randsaum. Normale Fruchtwasserverhältnisse.

Abb. 26.**6** Ileumatresie mit Volvulus, SL, 29 SSW, Längsschnitt. Schneckenartig aufgerollter Dünndarm bei distalem Volvulus. Kein Nachweis eines Polyhydramnions.

Abb. 26.**7** Massiv dilatierter Dickdarm bei Morbus Hirschsprung (Durchmesser 25 mm), 35 SSW, Querschnitt bei I. SL.

Abb. 26.**8** Analatresie mit dilatiertem Rektum (Pfeile) (Durchmesser 12 mm) und multizystischer Niere links bei VACTERL-Syndrom, 27 SSW, Längsschnitt.

Überlebensrate deutlich verschlechtert wird. Noch 1966 wurde hierfür eine Gesamtmortalität von 80% angegeben (23).

Pränatales Management. Da es sich grundsätzlich um operativ korrigierbare Fehlbildungen handelt, kann durch die intrauterine Diagnose das peripartale Management konkret geplant werden. Kommt es im Zuge einer distalen Dünndarmobstruktion zu einer Darmperforation mit nachfolgender Mekoniumperitonitis, erfordert dies meist eine vorzeitige Entbindung.

Kolonatresie

Definition. Bei der Kolonatresie handelt es sich um einen angeborenen Verschluss im Dickdarmbereich.

Inzidenz. Atresien des Kolons sind selten (14). Angenommen wird eine Häufigkeit von 1 : 10 000 bis 1 : 20 000 Lebendgeburten (55).

Ätiopathogenese. Als Ursache für den Defekt werden Durchblutungsstörungen und entzündliche Schädigungen verantwortlich gemacht (92).

Morbus Hirschsprung. Beim Morbus Hirschsprung (Megacolon congenitum) wird das Einwandern von parasympathischen Neuroblasten in der 9.–12. Embryonalwoche gehemmt, sodass es – je nach Zeitpunkt der Störung – zu einem kurzen oder langen terminalen Kolonsegment kommt, bei dem die modulierende Wirkung des intramuralen parasympathischen Plexus auf den extramuralen Plexus fehlt (105). Das Überwiegen der extramuralen parasympathischen Innervation im aganglionären Segment hat eine Dauerkontraktion der Ringmuskulatur zur Folge (= funktionelle Stenose), wobei sich der prästenotische Dickdarmabschnitt auf das 2- bis 3fache erweitert.

Pathologisch-anatomischer Befund. Als sekundäre Veränderung findet sich eine drastische prästenotische Kolonerweiterung. Beim Morbus Hirschsprung wird morphologisch ein aganglionäres Kolonsegment gefunden, das makroskopisch normal oder verengt sein kann und histologisch keine Ganglienzellen der submukösen und myenterischen Plexus enthält (105). In über 90% erstreckt sich das aganglionäre Segment nur auf das Rektum und distale Sigmoid.

Sonographische Auffälligkeiten. Innerhalb des Abdomens erkennt man im Kolonbereich den auffällig dilatierten Dickdarm (Abb. 26.**7**). Über die pränatale Diagnose eines Morbus Hirschsprung berichten Wrobleski und Wesselhoeft 1979 (141).

Differenzialdiagnose. Sonographisch ist eine weitere Differenzierung von dilatierten Dickdarmschlingen nicht möglich. Insbesondere im III. Trimenon findet man auch beim gesunden Kind gelegentlich deutlich erweiterte und mit Flüssigkeit gefüllte Darmareale (s. Kapitel 11). Über die Vortäuschung einer gastrointestinalen Atresie durch flüssigkeitsgefüllte Darmschlingen berichteten Skovbo und Smith-Jensen bereits 1981 (122).

Assoziierte Fehlbildungen. Diese sind selten und betreffen andere Störungen des Gastrointestinaltraktes. Beim Morbus Hirschsprung ist eine Assoziation mit Trisomie 21 beschrieben (9).

Invasive Diagnostik. Zum Ausschluss einer Chromosomenfehlbildung des Feten wird eine Karyotypisierung empfohlen.

Prognose. Bei isolierter Kolonatresie besteht eine gute Prognose, da die Störung mit der Entfernung des atretischen Darmanteils behoben ist.

Pränatales Management. Während der Schwangerschaft sollte eine sonographische Verlaufsbeobachtung erfolgen, um eventuelle Komplikationen zu erkennen. Als Entbindungort ist ein Perinatalzentrum mit assoziierter Kinderchirurgie zu empfehlen.

Analatresie

Definition. Angeborener Verschluss des Anus.

Inzidenz. 1 : 2000 bis 1 : 3000 Geburten (81).

Embryologie. Die Ursache wird in einem Nichtperforieren der embryonalen Analmembran gesehen (106).

Pathologisch-anatomischer Befund. Pathologisch-anatomisch zeigen sich verschiedene Befunde. Diese können vom einfachen membranösen Verschluss des Anus bis hin zur komplexen Kloakenfehlbildung reichen. Das Rektum endet entweder oberhalb (40%) oder in der Höhe (15%) oder unterhalb (40%) des Beckenbodens. Oft bildet in diesen letzteren Fällen der Enddarm eine Fistel in die Harnblase, Urethra oder Vagina (106).

Sonographische Auffälligkeiten. Bei der Analatresie sind bei einem Teil der Fälle erweiterte flüssigkeitsgefüllte Dickdarmschlingen nachweisbar (6) (Abb. 26.**8**), der andere Teil zeigt keine auffälligen Dickdarmschlingen. Im eigenen Patientenkollektiv konnten insgesamt 5 Fälle beobachtet werden, bei denen keine auffällige Dickdarmdilatation nachweisbar war. Der Ausschluss einer Analatresie ist somit sonographisch nicht mit Sicherheit möglich.

Als weiteres Hinweiszeichen für eine anorektale Atresie kann der sonographische Nachweis von kalzifiziertem, echoreichem, intraluminärem Mekonium angesehen werden (119).

Differenzialdiagnose. Ovarialzyste, Mesenterialzyste, Ureterdilatation.

Assoziierte Fehlbildungen. Die Analatresie geht oft mit weiteren Fehlbildungen einher. Häufig handelt es sich dabei um Störungen im Urogenitalbereich. Beim Nachweis eines auffällig dilatierten Rektums sollte stets auch an ein VACTERL-Syndrom (Abb. 26.**8**) gedacht werden, das durch eine Wirbelsäulenanomalie, Analatresie, eine kardiovaskuläre, tracheoösophageale und renale Störung wie auch durch eine Extremitätenfehlbildung gekennzeichnet ist.

Gewöhnlich findet man bei der Analatresie kein Polyhydramnion, da eine ausreichende Darmlänge zur Resorption der geschluckten Amnionflüssigkeit zur Verfügung steht (3). Handelt es sich hingegen um ein VACTERL-Syndrom mit Ösophagusatresie, ist das Auftreten eines Polyhydramnions wiederum möglich.

Sonstige nichtinvasive Diagnostik. Bei Feten mit Analatresie fanden Van Rijn et al. (135) signifikant niedrigere Serum-AFP-Werte als bei Feten mit einer höher liegenden Obstruktion.

Invasive Diagnostik. Fetale Karyotypisierung optional.

Pränatales Management. Bei Nachweis eines dilatierten Rektums ist eine sonographische Verlaufsbeobachtung sinnvoll. Die Entbindung sollte in einem Perinatalzentrum durchgeführt weden.

Mekoniumbedingte Erkrankungen

■ *Mekoniumileus*

Definition. Darmverschluss im distalen Dünndarmbereich durch eingedicktes Mekonium.

Inzidenz. 1 : 1500–1 : 2000 Lebendgeborene (124).

Ätiopathogenese. Häufigste Ursache ist die zystische Fibrose (Mukoviszidose). Dieser autosomal rezessiv vererbten Störung der exokrinen Sekretion mit visköser Schleimbildung liegt ein Defekt eines Chloridionen transportierenden Anionenkanals zugrunde. Im Bereich des Darmes führt die Funktionsstörung intestinaler Drüsenepithelien zu einer hohen Viskosität des Darmschleims.

Sonographische Auffälligkeiten. Als charakteristische Zeichen für einen Mekoniumileus gelten ein dilatiertes Ileum mit dichten Binnenechos (29). Aber auch ein echoreicher Darm mit Schallschattenbildung kann im dritten Trimester ein Hinweis auf einen Mekoniumileus sein, ohne dass ein dilatierter Darm nachgewiesen werden muss (7) (Abb. 26.**9**).

Differenzialdiagnose. Echoreiche intraabdominale Verkalkungsherde finden sich auch bei Virusinfektionen. Ein echoreicher Darm wird ebenso bei Trisomie 21 gefunden (Abb. 26.**10**). Im II. Trimenon beobachteten Yaron et al. (142) bei 79 Feten mit einem echoreichen Darm in 6,3% der Fälle eine Virusinfektion (Zytomegalie, Herpes-simplex-Virus, Varizella-Zoster-Virus, Parvovirus B12) und in 6,3% der Fälle eine Chromosomenaberration. Im III. Trimenon kann echoreiches Mekonium als isolierte Auffälligkeit einen Normalbefund darstellen, es wird jedoch auch in Verbindung mit einem Mekoniumileus, einer Mekoniumperitonitis und einer anorektalen Fehlbildung gesehen (91).

Assoziierte Fehlbildungen. Keine.

Invasive Diagnostik. Der Nachweis bzw. Ausschluss einer Mukoviszidose gelingt mittels DNA-Analyse aus Chorionzotten.

Prognose. Ca. die Hälfte der Kinder mit einem Mekoniumileus entwickelt andere gastrointestinale Komplikationen, wie Volvulus, Darmperforation und eine Mekoniumperitonitis. Insgesamt besteht eine hohe Mortalitätsrate bei den Neugeborenen. Todesursache ist fast immer eine schwere Lungenkomplikation.

Pränatales Management. Sofern keine Darmruptur auftritt, besteht kein Grund für eine Geburtseinleitung. Zum Ausschluss einer Chromosomenfehlbildung kann eine fetale Chromosomenanalyse in Erwägung gezogen werden.

■ *Mekoniumperitonitis*

Definition. Sterile Entzündung des Peritoneums nach Darmperforation mit Austritt von Mekonium.

Inzidenz. 1 : 35 000 Lebendgeborene (33).

Ätiopathogenese. Infolge eines Dünndarmileus, eines Volvulus, einer Invagination oder einer Thrombose im Mesenterialarterienbereich kommt es zu einer lokalen vaskulären Störung der Darmwand mit konsekutiver Nekrose und Perforation der Darmwand mit Austritt von Mekonium. Die Folge ist eine ausgeprägte chemische Reizung und Entzündung des Peritoneums. Angenommen wird, dass die Stimulation der peritonealen Makrophagen durch das Mekonium zu einer massiven Entzündungsreaktion führt (65).

Pathologisch-anatomischer Befund. Die intrauterine Perforation tritt meist im Dünndarmbereich (Ileum) auf (47), wird aber auch im Bereich des Kolons beobachtet (114).

Sonographische Auffälligkeiten. Das sonographische Bild hängt von der Grunderkrankung, vom Gestationsalter, von der Größe des Defektes und vom zeitlichen Intervall seit der Darmruptur ab. Nach Perforation von dilatierten Darmschlingen wird meist ein geringerer Lumendurchmesser gefunden (47, 102). Als charakteristische sonographische Zeichen werden Aszites und intraabdominale Verdichtungsherde bzw. Verkalkungen (Schallschatten!) beobachtet (11, 82, 114) (Abb. 26.**11**). Die Aszitesmenge hängt vermutlich von der Menge des ausgetretenen Mekoniums und der Intensität der peritonealen Entzündungsreaktion ab. Besteht die Darmperforation bereits seit mehreren Tagen, können neben echoreichen Verkalkungsherden im Abdominalbereich auch verdickte Darmschlingen beobachtet werden.

Über eine Mekoniumperitonitis in Zusammenhang mit einer Parvovirus-B19-Infektion berichteten Schild et al. (113).

Differenzialdiagnose. Aszites beim nichtimmunologischen Hydrops fetalis, Urinaszites, Mekoniumileus, Virusinfektion.

Verkalkungsherde. Diese werden im Rahmen von TORCH-Infektionen (Toxoplasmose, Röteln, Zytomegalie, Herpes-simplex-Virus), aber auch als isolierte Leerbefunde, die möglicherweise keine klinische Bedeutung haben (49), gefunden.

Invasive Diagnostik. Bei Punktion des Aszites fällt eine bräunlich-grünliche Farbe auf (Abb. 26.**11**).

Prognose. Die Prognose hängt von der Grunderkrankung, dem Gestationsalter und der zeitlichen Dauer der Mekoniumperitonitis ab. 1966 wurde noch eine Mortalitätsrate von 80% angegeben (23), heute beträgt die Mortalitätsrate zwischen 40% (65) und 62% (124).

Pränatales Management. Bei einem reifen Kind mit Verdacht auf Mekoniumperitonitis sollte die Geburt eingeleitet werden. Bei noch unreifem Kind ist die Sectio caesarea nach einer Lungenreifetherapie mit Cortison der Vorzug zu geben.

Situs inversus

Definition. Beim Situs inversus viscerum handelt es sich um eine partielle oder totale spiegelbildliche Umkehrung der Lage der Eingeweide. Als typische angeborene familiäre Fehlbildungskombination findet man den Situs inversus beim *Kartagener-Syndrom* (Trias: Bronchiektasie, Situs inversus, Sinusitis) (57).

Ätiopathogenese. Angenommen wird eine fehlende Zilienbewegung der embryonalen Epithelien. Diese sind für die Rechtsrotation und die bilaterale Symmetrie der inneren Organe verantwortlich (104).

Sonographische Auffälligkeiten. Neben einer auffälligen Lage des Magens auf der rechten Seite (Abb. 26.**12**) kann auch das Herz auf der kontralateralen Seite gefunden werden.

Pränatales Management. Eine sorgfältige Suche nach weiteren Fehlbildungen ist erforderlich.

Mekoniumbedingte Erkrankungen

Abb. 26.**9**   Aszites und echoreicher Darm mit partieller Schallschattenbildung bei Mekoniumileus, 28 SSW, Querschnitt, II. SL. Hinter der Wirbelsäule kompletter Schallschatten.

Abb. 26.**10**   Auffällig hyperechogener Darm (Pfeil) bei Trisomie 21, 15 SSW, BEL.

Abb. 26.**11**   Mekoniumperitonitis nach Darmruptur im Ileumbereich, 29 SSW, Transversalschnitt bei I. SL. Auffällig sind der echoreiche Darm und der ausgeprägte Aszites mit feinen Binnenechos. Bei der Aszitespunktion fand sich infolge der Ruptur eine dunkelbraune Flüssigkeit (s. Spritze links).

Situs inversus

Abb. 26.**12**   Situs inversus bei I. SL, 19+2 SSW. Links: Längsschnitt. Rechts: abdominaler Querschnitt mit Darstellung des Magens auf der rechten Seite. R = rechts, l = links.

Omphalozele und Nabelschnurhernie

Abb. 26.**13**   Transvaginal-sonographische Darstellung einer physiologischen Nabelhernie im Querschnitt, 9+3 SSW. Keine Omphalozele!

Abb. 26.**14**   Kleine, relativ flache Omphalozele im Querschnitt (Pfeile). I. SL, 21+4 SSW.

Abb. 26.**15**   Ausgeprägte Omphalozele (Pfeile) (Durchmesser 4,6 cm) im Längsschnitt bei BEL, 23 SSW.

Abb. 26.**16**   Derselbe Fetus nach Geburt per Sectio caesarea mit 37 SSW. Der Zelendurchmesser beträgt nunmehr 8 cm.

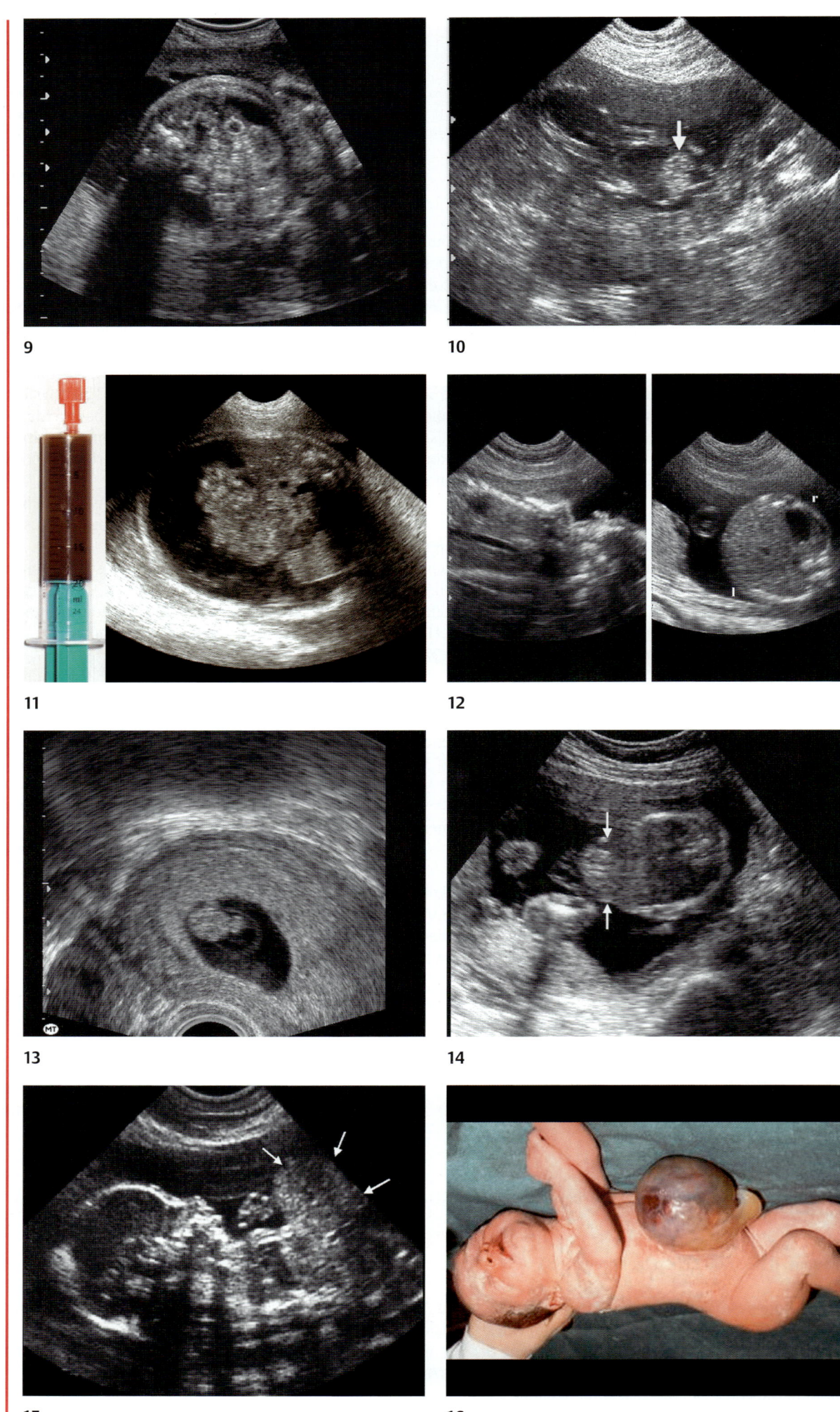

9

10

11

12

13

14

15

16

Ventrale Bauchwanddefekte

Ventrale Verschlussstörungen treten in der Medianlinie im Bereich embryonaler Verwachsungslinien auf.

Formen. Bei den ventralen Bauchwanddefekten können 4 verschiedene Defekte unterschieden werden:
- Omphalozele,
- Nabelschnurhernie,
- Gastroschisis
- und Eventeration.

Allen vier Formen liegt ein unterschiedlicher Entstehungsmechanismus zugrunde. Daneben gibt es noch Krankheitsbilder, bei denen der Bauchwanddefekt einen Teil eines komplexen Krankheitsbildes darstellt.

■ *Omphalozele und Nabelschnurhernie*

Definition. Ventrale Verschlussstörung i. S. e. Nabelschnurbruchs mit Verlagerung von Bauchorganen in den Bruchsack.

Inzidenz. Mit einer Häufigkeit von 1 : 2280–1 : 10000 Geburten (58) stellt die Omphalozele die häufigste der ventralen Spaltbildungen dar.

Embryologie.

Omphalozele. Die Omphalozele entsteht in der frühen Embryonalphase (3. Embryonalwoche) durch einen primären Defektverschluss der vorderen Bauchwand, wobei die Bildung des Umbilikalringes ausbleibt (24). Innerhalb des Bruchsackes werden Leber und Darm gefunden (Hepatomphalos).

Umbilikalhernie. Die Umbilikalhernie ähnelt der Omphalozele, entsteht ontogenetisch jedoch etwas später, d. h. nach der Formierung des Nabelringes, durch ungenügende Reposition des Darmes aus der physiologischen Nabelhernie (60). Gegenüber der Omphalozele ist der Defekt kleiner und enthält nur Darm.

Pathologisch-anatomischer Befund. Die Omphalozele wie auch die Umbilikalhernie weisen einen Bruchsack auf.

Sonographische Auffälligkeiten. Beide Krankheitsbilder werden im Folgenden unter dem Terminus Omphalozele zusammengefasst, da sie als gemeinsamen Parameter einen Bruchsack aufweisen und sonoanatomisch nur durch ihre Größe und den Bruchinhalt differieren.

Bruchsack. Sonographisches Kennzeichen ist der sowohl im Längs- als auch im Querschnitt vor der Beckenwand nachweisbare Bruchsack, der mit dem Abdomen mehr oder weniger breitbasig in Verbindung steht (Abb. 26.**14**–26.**18**) (17, 72, 87, 97, 112). Je nach Größe des Defektes können nur Darmschlingen oder auch Magen und Leber innerhalb des Bruchsackes dargestellt werden. Der Bruchsack kann dabei den Eingeweiden eng anliegen oder zusätzlich mit reichlich Flüssigkeit gefüllt sein, sodass er sich von den darin befindlichen Organen deutlich abhebt. Neben dem Zystensack kann in Einzelfällen auch noch eine Umbilikalzyste beobachtet werden (Abb. 26.**18**). Seitens der Biometrie fällt bei den Feten mit Omphalozele der im Verhältnis zum biparietalen Durchmesser zu kleine Abdomenquerdurchmesser- bzw. -umfang auf.

Physiologische Nabelhernie. Über eine frühe sonographische Diagnostik der Omphalozele zwischen 10 und 14 SSW wurde von mehreren Autoren berichtet (10, 46, 49, 89, 115, 136). Allerdings muss dabei berücksichtigt werden, dass eine physiologische Nabelhernie noch bis

12 SSW bestehen und damit zur Fehldiagnose Omphalozele führen kann (Abb. 26.**13**). Bei Grenzfällen trägt nur eine sonographische Verlaufsbeobachtung zur Klärung bei.

Differenzialdiagnose. Gastroschisis, Nabelschnurzyste.

Assoziierte Fehlbildungen. In 45% (70) bis 60% (140) der Lebendgeborenen treten Begleitfehlbildungen auf. Bei pränatal erkannten Fällen fanden Rabe et al. (97) sogar in 77% assoziierte Fehlbildungen (Neuralrohrdefekte, Skelettfehlbildungen, Fehlbildungen des Herz- und Gefäßsystems wie auch des Gastrointestinaltraktes). In 35% aller Fälle bestand eine Chromosomenaberration. In einer Screeningstudie für Chromosomenanomalien fanden Snijders et al. (123) bei 11 von 18 Fällen mit einer Omphalozele (= 61%) einen pathologischen Karyotyp: Bei 9 Fällen bestand eine Trisomie 18, bei einem Fall eine Trisomie 13 und bei einem weiteren Fall eine Triploidie. Als häufigster Chromosomendefekt wurde somit eine Trisomie 18 gefunden. Ein erhöhtes Risiko für eine Trisomie 21 besteht nicht (131).

Sonstige nichtinvasive Diagnostik. Bei einem Großteil der Omphalozelenfälle werden erhöhte AFP-Werte im mütterlichen Serum gefunden. Palomaki et al. (90) konnten anhand des erhöhten Serum-AFP-Wertes 78% der Fälle mit einer Omphalozele entdecken.

Invasive Diagnostik. Aufgrund des hohen Anteils von Chromosomenaberrationen sollte in jedem Fall eine Chromosomenanalyse veranlasst werden.

Prognose. Die Prognose der Omphalozelenkinder ist abhängig von der Größe des Defektes und den vorliegenden Begleitfehlbildungen. Je größer der Defekt ist, desto problematischer kann sich der operative Bauchwandverschluss beim Neugeborenen gestalten. Auch treten nicht selten pulmonale Probleme auf. Die Mortalitätsrate wird von Mayer et al. (78) mit 34% angegeben.

Pränatales Management.

Schwangerschaftsabbruch. Die Entscheidung, ob beim frühen Nachweis einer Omphalozele, d. h. vor Erreichen der Lebensfähigkeit, ein Schwangerschaftsabbruch diskutiert werden soll, muss von verschiedenen Faktoren abhängig gemacht werden. Hierzu zählen die Größe des Defektes, der Nachweis assoziierter Fehlbildungen und das Chromosomenergebnis.

Entbindungsmodus. In Bezug auf die Geburt können große Omphalozelen ein Geburtshindernis darstellen. Als Entbindungsmodus ist in solchen Fällen – insbesondere wenn die Leber mit einbezogen ist – die Sectio caesarea zu empfehlen. Damit können zum einen die Ruptur- und Infektionsgefahr des Bruchsackes verringert und zum anderen durch die gezielte Geburtsterminierung eine optimale Weiterversorgung durch den Kinderchirurgen gewährleistet werden. Liegt nur eine kleine Omphalozele vor, so ist in Absprache mit dem Kinderchirurgen auch eine vaginale Entbindung möglich. Insgesamt wird der Entbindungsmodus in der Literatur kontrovers diskutiert. Lewis et al. (68) wie auch Sipes et al. (121) konnten bei unkomplizierten Bauchwanddefekten keinen Vorteil durch die Sectio caesarea gegenüber der Spontangeburt erkennen.

Krankheitsbilder, die mit einer Omphalozele kombiniert sind

Beckwith-Wiedemann-Syndrom

Sonographisch erkennt man neben einer Omphalozele ein beschleunigtes Wachstum des fetalen Abdomens (Werte noch unterhalb der 90. Perzentile) und ein Polyhydramnion (98, 139). Als weitere Auffälligkeit kann bei der Profildarstellung des Gesichtes eine vergrößerte Zunge zum Vorschein kommen.

Cantrell-Pentalogie

Eine Omphalozele wird auch im Rahmen der Cantrell-Pentalogie gefunden. Diese ist gekennzeichnet durch das gemeinsame Auftreten von Omphalozele, Diaphragmahernie, Sternumdefekt, Ectopia cordis und Herzfehler.

OEIS-Komplex (omphalocele, exstrophy, imperforate anus, spinal defects)

Definition. Der OEIS-Komplex stellt eine Assoziation verschiedener Fehlbildungen dar:
- Omphalozele,
- Blasenekstrophie,
- Analatresie und
- Wirbelsäulendefekt.

Inzidenz. Die Häufigkeit des OEIS-Komplexes wird mit 1 : 200000 – 1 : 400000 Schwangerschaften angegeben (67).

Embryologie. Da die Störung sowohl bei monozygoten Zwillingen auftritt als auch durch unterschiedliche Fehlbildungen gekennzeichnet ist, nimmt man an, dass es sich um eine frühe Störung der Blastogenese handelt (43, 67).

Sonographische Auffälligkeiten. Sonographisch wurden bislang nur wenige Fälle pränatal erkannt (43, 56). Die Diagnose kann dann vermutet werden, wenn bei der Ultraschalluntersuchung eine Omphalozele und eine Wirbelsäulenauffälligkeit erkannt werden, gleichzeitig aber nie die fetale Harnblase eindeutig darstellbar ist (Abb. 26.**19**).

■ *Gastroschisis*

Definition. Sporadisch auftretender Bauchwanddefekt mit Austritt von Darmschlingen.

Inzidenz. Mit einer Inzidenz von 1 auf 30000 Geburten (103) kommt die Gastroschisis wesentlich seltener als die Omphalozele vor.

Embryologie/Ätiopathogenese. Die Gastroschisis entwickelt sich zwischen der 5. und 6. Embryonalwoche. Anstelle der Ausbildung der physiologischen Nabelhernie mit Ausstülpen des Darmes in die Nabelschnur kommt es zu einer Bauchwandruptur rechts neben dem Nabelschnuransatz mit Austritt von Darmschlingen (120). Erklärt wird diese Ruptur durch eine vorzeitige Obliteration der rechten Nabelvene mit anschließender umschriebener Wandschwäche (120).

Pathologisch-anatomischer Befund. Im Gegensatz zur Omphalozele und Nabelschnurhernie wird bei der Gastroschisis kein Bruchsack gefunden. Der Defekt findet sich rechts seitlich des Nabelschnuransatzes.

Sonographische Auffälligkeiten. Da ein Bruchsack fehlt, flottieren die aus der paraumbilikalen Spalte rechts des Bauchnabels ausgetretenen Darmanteile frei im Fruchtwasser (10, 39, 45, 97) (Abb. 26.**20**–26.**25**). Mittels der transvaginalen Sonographie kann die Diagnose bereits am Ende des I. Trimesters gestellt werden (20, 41, 64).

Flottierende Darmschlingen. In der Spätschwangerschaft fallen die flüssigkeitsgefüllten Darmschlingen innerhalb des ausgetretenen Konvolutes deutlich auf. Die Eviszeration umfasst meist Duodenum, Jejunum, Ileum sowie Anteile des Kolons (146). Ist der Defekt klein und sind nur wenige Darmschlingen ausgetreten, kann die Gefahr einer Fehlinter-

pretation als Nabelschnurkonglomerat bestehen. Rasche Klärung bringt hier die Farbdopplersonographie (Abb. 26.**23**). Ein kleiner Defekt kann auch durch eine vorgelagerte Extremität verdeckt werden.

Zu kleiner Bauchdurchmesser. Sind bei großem Defekt Darm und Leber ausgetreten, so findet man, wie bei der Omphalozele, einen für das Gestationsalter zu kleinen Bauchdurchmesser (Abb. 26.**25** und 26.**26**). Aufgrund des zu kleinen Bauchdurchmessers wird das Gewicht des Feten in 43% der Fälle als zu gering eingestuft (100). Tatsächlich findet sich ein reduziertes Geburtsgewicht bei Neugeborenen mit einer Gastroschisis nur in 23% (100) bis 36% (48) der Fälle.

Eine Unterscheidung zwischen einer rupturierten Omphalozele und einer Gastroschisis ist sonographisch nicht möglich, es sei denn, man kann den Bruchsack oder den Bauchwanddefekt direkt neben der normal inserierenden Nabelschnur nachweisen.

Differenzialdiagnose. Rupturierte Omphalozele, Nabelschnurkonglomerat.

Assoziierte Fehlbildungen. Im Gegensatz zur Omphalozele geht die Gastroschisis nur in 5% der Fälle (70) mit anderen Anomalien einher. Diese betreffen fast ausschließlich den Gastrointestinaltrakt in Form von Darmanomalien, wie z. B. Non- oder Malrotation (60, 146), denen kein echter Krankheitswert beizumessen ist (146). Chromosomale Störungen werden selten beobachtet. Im eigenen Patientengut fand sich bei 33 Feten mit einer Gastroschisis ein Fall mit einer Trisomie 21 (3).

Sonstige nichtinvasive Diagnostik. Bei der Gastroschisis werden im mütterlichen Blut deutlich erhöhte AFP-Werte gefunden (3, 90). Ausgehend von einem Cut-off-Wert von 2 MOM, konnten Palomaki et al. (90) anhand des erhöhten Serum-AFP-Wertes 99% der Fälle mit einer Gastroschisis entdecken.

Invasive Diagnostik. Da die Störung kaum mit einer Chromosomenaberration verknüpft ist, ist eine invasive Diagnostik zur fetalen Karyotypisierung eher als optional anzusehen. Sie kann jedoch dann sinnvoll sein, wenn eine rupturierte Omphalozele vermutet wird oder wenn der Befund unklar ist.

Prognose. Die Mortalitätsrate liegt bei der Gastroschisis mit 10% (42) bis 12,7% (78) deutlich niedriger als bei der Omphalozele, ausgenommen die Fälle, bei denen die Leber partiell oder vollständig extrakorporal liegt (Mortalität 50%) (58) (Abb. 26.**25** und 26.**26**). Aufgrund der eindrucksvollen Therapieerfolge, die durch den in 84% der Fälle (42) möglichen primären Bauchdeckenverschluss zu erzielen sind, und der Tatsache, dass kaum assoziierte Fehlbildungen bestehen, erscheint bei frühzeitiger Diagnose dieser Fehlbildung ein Schwangerschaftsabbruch heute aus kinderchirurgischer Sicht nicht mehr gerechtfertigt (146). Die pränatale Diagnose und die Entbindung in einem Zentrum sind von kinderchirurgischer Seite aus die besten Voraussetzungen für eine erfolgreiche Behandlung der Gastroschisis (42).

Pränatales Management.

Entbindungsmodus. Als Entbindungsmodus sind sowohl die vaginale Entbindung (1, 58, 68, 121) als auch die Schnittentbindung (10, 97, 121) in Erwägung zu ziehen. Allerdings wird der Entbindungsmodus kontrovers diskutiert. Während verschiedene Arbeitsgruppen bei der unkomplizierten Gastroschisis durch eine Sectio caesarea keine Verbesserung der perinatalen Situation für das Neugeborene beobachteten (1, 68, 121), konnten Sakala et al. (109) in ihrer Vergleichsstudie zeigen, dass durch die elektive Schnittentbindung eine geringere Sepsisrate, eine kürzere Hospitalisationsdauer und eine kürzere parenterale Ernährungsphase zu erzielen sind. Bei großem Defekt ist die Sectio caesarea der vaginalen Entbindung, nicht zuletzt wegen des einfacheren Managements, vorzuziehen.

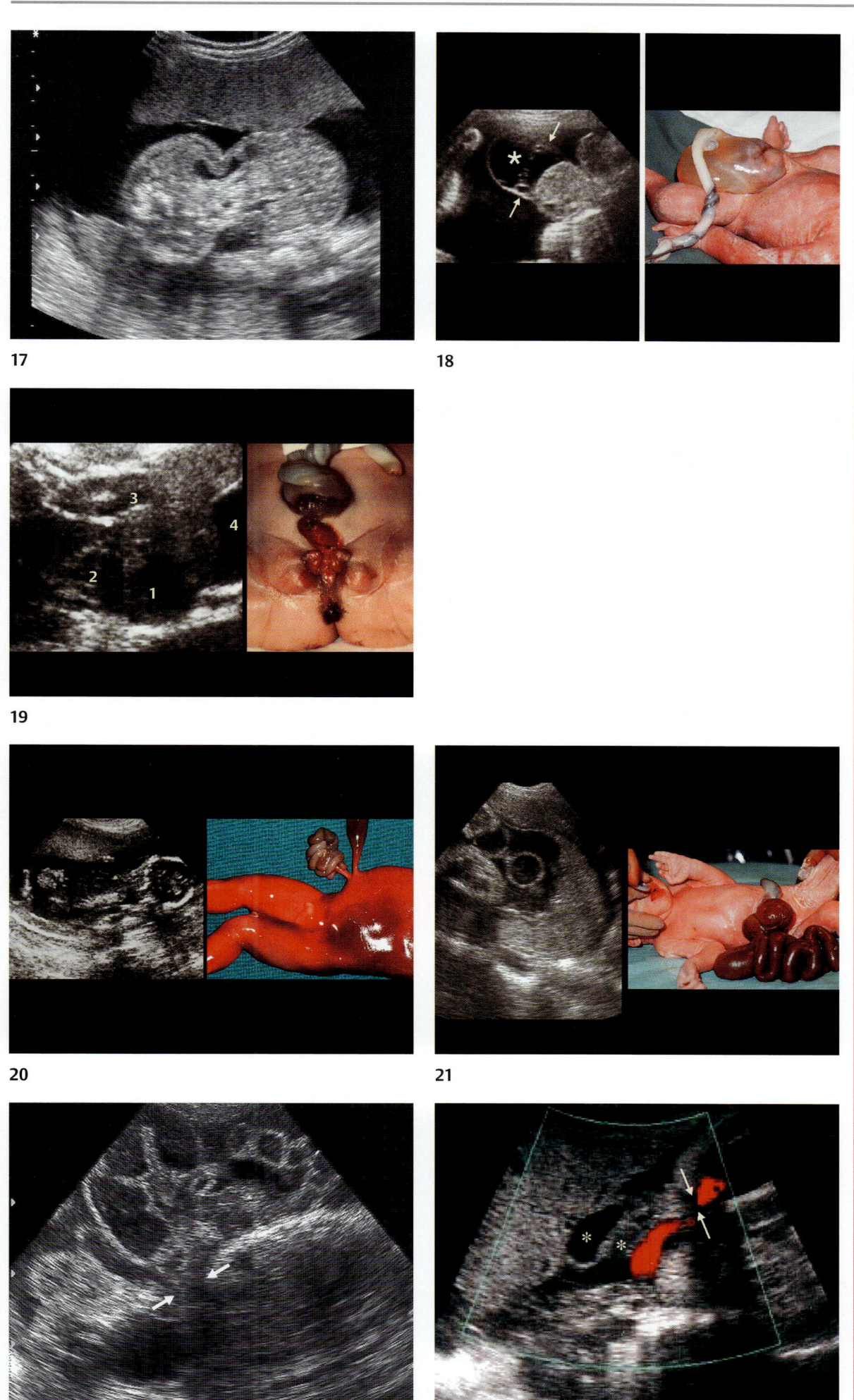

17

18

19

20

21

22

23

Abb. 26.**17** Ausgedehnte Omphalozele mit Darmschlingen und Leber, Querschnitt, I. SL, 27 SSW. Auf der linken Seite findet man den echoarmen Magen, der zur einen Hälfte noch im Abdomen und zur anderen Hälfte innerhalb des Bruchsackes liegt. Aufgrund der Verlagerung der Leber in den eng anliegenden Bruchsack fallen die eigentlichen Abdomendurchmesser deutlich zu niedrig aus.

Abb. 26.**18** Links: Omphalozele mit großem Zystensack (8,6 · 5,2 · 5,7 cm) (Pfeile) und zusätzlicher Umbilikalzyste (∗). Frontaler Längsschnitt, 33 SSW. Rechts: korrespondierender Befund nach der Geburt.

Abb. 26.**19** OEIS-Komplex mit Omphalozele und Blasenekstrophie, 40 SSW. Links: Längsschnitt bei SL. 1 = kleine Omphalozele, 2 = Blasenregion mit fehlender eindeutiger Harnblasenfüllung, 3 = Niere im Längsschnitt, 4 = Herz. Rechts: Nativbild nach Partus.

Gastroschisis

Abb. 26.**20** Gastroschisis, 17 SSW. Links: Längsschnitt bei II. SL. Rechts neben dem Nabelschnuransatz Austritt von Darmschlingen. Rechte Bildhälfte: korrespondierendes Nativbild nach Abort.

Abb. 26.**21** Gastroschisis, 35 SSW. Links: zwei im Querschnitt getroffene nebeneinander liegende Darmschlingen imponieren wie eine im Fruchtwasser schwimmende „Brille". Rechts: korrespondierendes Nativbild nach Sectio caesarea.

Abb. 26.**22** Ausgedehnte Gastroschisis (Bauchwanddefekt durch Pfeile gekennzeichnet) mit reichlich flüssigkeitsgefüllten, frei im Fruchtwasser flottierenden Darmschlingen, SL, Längsschnitt, 33 SSW.

Abb. 26.**23** Kleine Gastroschisis mit Bruchpforte rechts von der Umbilkalvene (Pfeile). Abdomenquerschnitt bei I. SL, 35 SSW. Ohne Farbdoppler können die ausgetretenen Darmschlingen (∗) als Nabelschnur fehlgedeutet werden.

Abb. 26.**24** Gastroschisis mit im Fruchtwasser flottierendem Darmschlingenkonglomerat (∗), 35 SSW. Die flüssigkeitsgefüllten Darmschlingen stellen sich im queren Anschnitt ringförmig dar.

Abb. 26.**25** Große Gastroschisis mit Eviszeration von Darm, Magen und Leber (∗). Ein Bruchsack lässt sich nicht nachweisen. Austrittspforte am Rumpf (Pfeile), SL, Längsschnitt, 31 SSW.

Abb. 26.**26** Ausgeprägte Gastroschisis mit Austritt von Leber, Milz und Magen. Postpartales Bild zu Abb. 26.**25**.

Eventeration

Abb. 26.**27** Schematische Darstellung der pathologisch-anatomischen Verhältnisse bei der Sequenz der fehlenden Nabelschnur. Grün: Amnionperitonealschlauch. Rot: Chorionplatte (aus Böhm, N.: Kinderpathologie, Stuttgart: Schattauer 1984; S. 134)

Abb. 26.**28** Eventeration bei der Sequenz der fehlenden Nabelschnur, 18 SSW, Längsschnitt, BEL. Eine klare Abgrenzung der vorderen Bauchwand ist nicht möglich. Statt dessen findet sich zwischen Fetus und Plazenta ein Amnionsack mit einem Amnionsegel (Pfeil). Plazenta (∗). Ausgeprägtes Oligohydramnion.

Abb. 26.**29** Eventeration bei Sequenz der fehlenden Nabelschnur, 18 SSW. Korrespondierendes Bild zu Abb. 26.**28**. Der Amnionsack zwischen Fetus und Plazenta wurde eröffnet.

Abb. 26.**30** Eventeration bei Amnionbänder-Sequenz, 21 SSW. Querschnitt bei dorsoanteriorer Lage des Feten. Anstelle einer regelrecht abgrenzbaren vorderen Bauchwand finden sich mehrere vorgewölbte Darmschlingen (Pfeile).

Abb. 26.**31** Ausgedehnte Eventeration mit gleichzeitigem Defekt der vorderen Thoraxwand bei Amnionbänder-Sequenz, 21 SSW. Korrespondierendes Bild zu Abb. 26.**30**.
Pfeile = Amnionbänder.

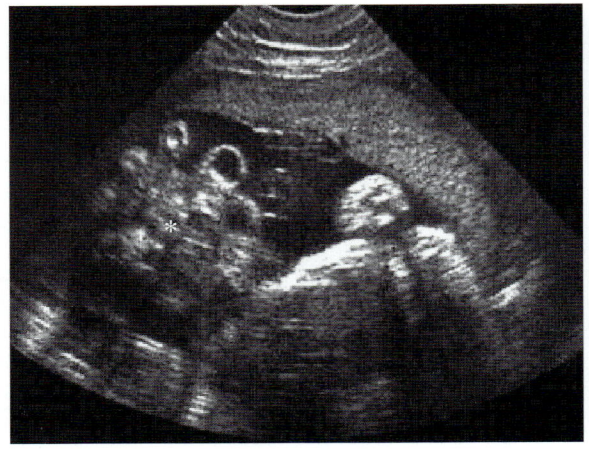

24

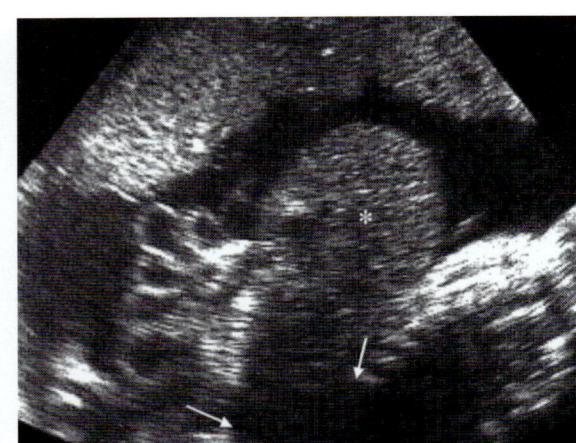

25

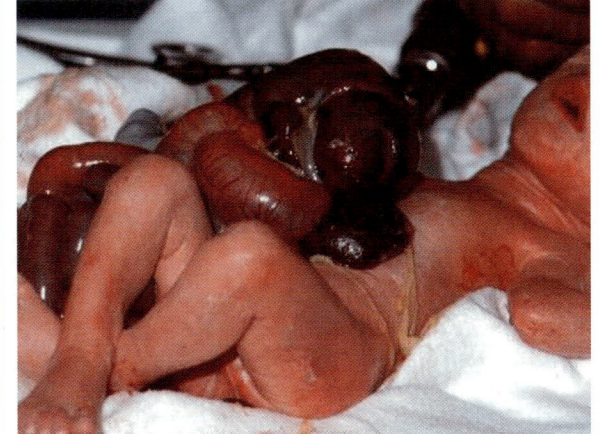

26

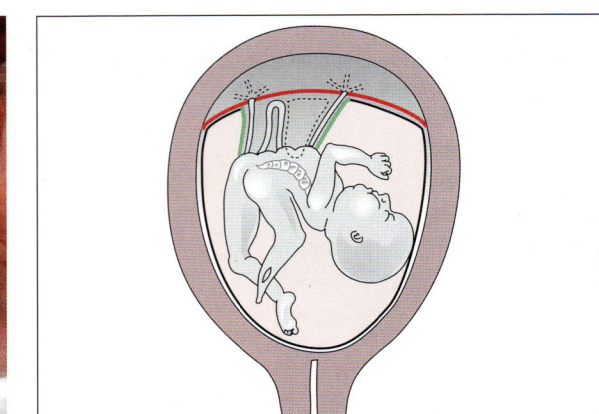

27

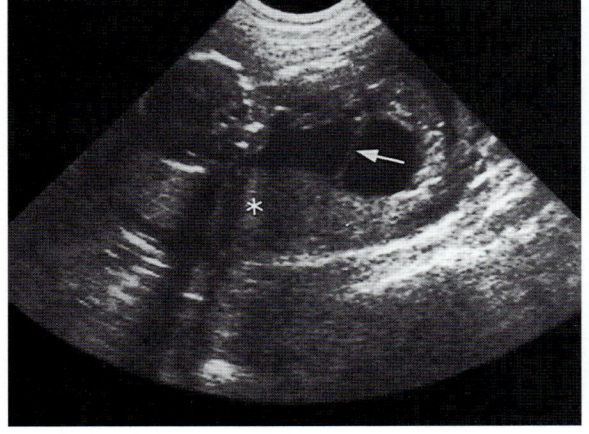

28

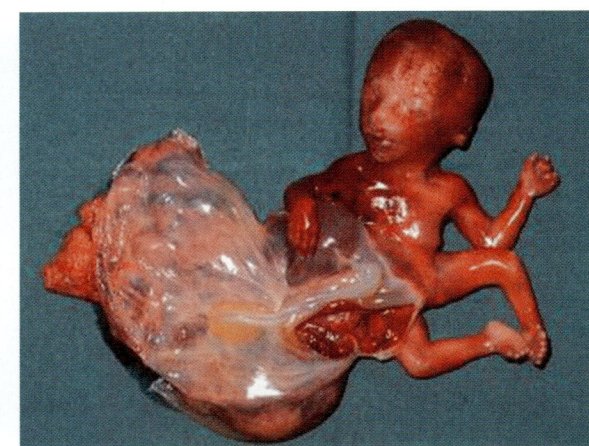

29

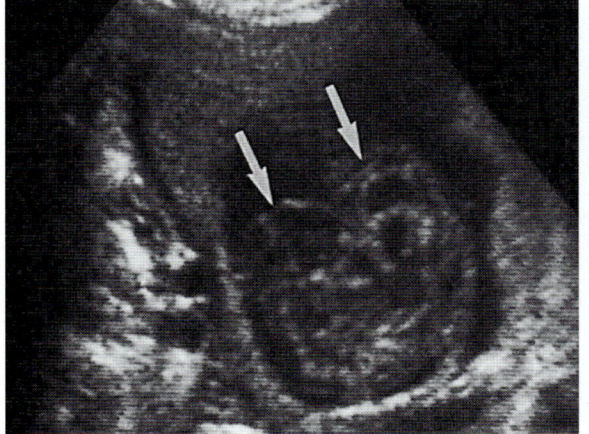

30

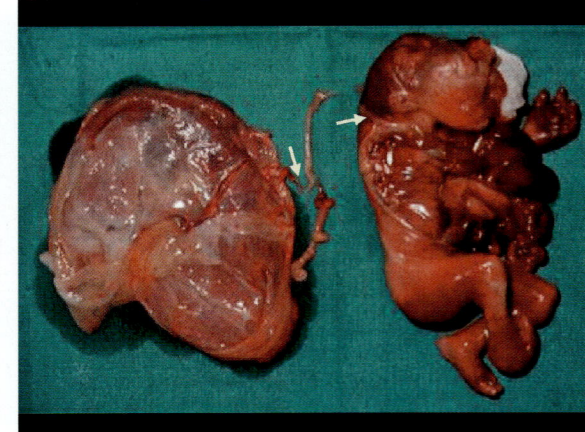

31

Entbindungszeitpunkt. Als Entbindungszeitpunkt werden von kinderchirurgischer Seite aus 37 SSW empfohlen, da danach eine deutliche Zunahme des Darmvolumens auftritt und somit der primäre Bauchdeckenverschluss erschwert ist.

■ *Eventeration*

Definition. Ausgedehnter Bauchwanddefekt mit Vorfall von Baucheingeweiden. Die Eventeration wird in Verbindung mit der Sequenz der fehlenden Nabelschnur (Body Stalk Anomaly) und der Amnionbänder-Sequenz gefunden.

Inzidenz. Die komplette Eventeration ist ein sehr seltenes Ereignis. Im eigenen Patientenkollektiv konnten wir einen solchen schweren Bauchwanddefekt bislang nur bei 4 Fällen innerhalb von 20 Jahren beobachten. Dabei handelte es sich in 2 Fällen um eine Sequenz der fehlenden/kurzen Nabelschnur und in 2 Fällen um eine Amnionbänder-Sequenz.

Embryologie/Ätiopathogenese. Möglicherweise haben sowohl die Sequenz der fehlenden Nabelschnur als auch die Amnionbänder-Sequenz eine frühe Amnionruptur als gemeinsamen Entstehungsmechanismus, da beide Fehlbildungen häufig kombiniert sind (12).

Sonographische Auffälligkeiten. Charakteristisches Merkmal ist die fehlende Bauchwand. Je nach Defektursache liegen die Baucheingeweide in einem Amnionperitonealschlauch oder befinden sich im Fruchtwasser.

Prognose. Infaust.

Pränatales Management. Infolge der infausten Prognose ist eine Schwangerschaftsbeendigung zu jedem Zeitpunkt der Schwangerschaft zu rechtfertigen.

Body Stalk Anomaly (Limb Body Wall Defect, Sequenz der fehlenden Nabelschnur)

Definition. Fehlbildungssequenz, die durch einen großen Bauchwanddefekt, eine rudimentäre Nabelschnur und eine Kyphoskoliose des Feten gekennzeichnet ist.

Inzidenz: 1 auf 14000 Geburten.

Embryologie/Ätiopathogenese. Die Sequenz der fehlenden Nabelschnur entsteht im Rahmen einer komplexen Fehlbildungssequenz bereits frühembryonal in der 3. Woche. Dabei sind die Abfaltung des Embryos vom Dottersack und die Entwicklung des Bauchstieles aus dem Haftstiel gestört (12).

Pathologisch-anatomischer Befund. Die Baucheingeweide liegen in einem kurzen Amnionperitonealschlauch, über den der Fetus an der Plazenta fixiert ist (Abb. 26.**27**). Die Nabelschnurgefäße sind nur wenige cm lang und verlaufen in der Wand des Amnionperitonealschlauches, wobei häufig eine Nabelschnurarterie fehlt (12).

Sonographische Auffälligkeiten. Die sonographischen Hauptkennzeichen sind ein großer Defekt der Abdominalwand, eine kurze bzw. nicht eindeutig erkennbare Nabelschnur und eine schwere Kyphoskoliose (Abb. 26.**28** und 26.**29**) (19, 21, 36, 53, 125). Im Rahmen einer Multizenterstudie (10–14 SSW) konnte bei 14 von 106 727 untersuchten Feten eine solche Fehlbildung gefunden werden; 71% der Fälle wiesen dabei eine auffällige Nackentransparenz auf (21).

Differenzialdiagnose. Amnionbänder-Sequenz, große Omphalozele, ausgeprägte Gastroschisis.

Prognose. Infaust.

Pränatales Management. Infolge der infausten Prognose ist eine Schwangerschaftsbeendigung zu jedem Zeitpunkt der Schwangerschaft gerechtfertigt.

Amnionbänder-Sequenz (Amnionruptur-Sequenz, ADAM-Komplex = amniotic deformity, adhesions, mutilations)

Definition. Ausbildung von Amnionbändern, die schwere ektodermale Defekte nach sich ziehen.

Inzidenz. Ca. 1 : 10000 Neugeborene.

Ätiopathogenese. Nach Torpin (132) beruht dieses Krankheitsbild auf einer frühen Amnionruptur mit konsekutiver Ausbildung von Amnionbändern, die zu Abschnürungen und damit zu schweren ektodermalen Defekten führen.

Pathologisch-anatomischer Befund. Das Spektrum der morphologischen Veränderungen ist äußerst variabel. Infolge breiter Bindegewebsstränge oder flächenhafter Verwachsungen werden schwere kraniofaziale Defekte, große Bauchwanddefekte und Abschnürungen im Bereich der Extremitäten beobachtet (75, 117).

Sonographische Auffälligkeiten. Bei den beiden von uns beobachteten Fällen mit schwerem Bauchwanddefekt war das Hauptmerkmal die fehlende vordere Bauchwand. An deren Stelle fanden sich im Ventralbereich des Fetus freie, im Fruchtwasser flottierende Darmschlingen. Auch konnte die vordere Thoraxwand bei einem der beiden Fälle nicht klar abgegrenzt werden, da ein ausgedehnter Thoraxwanddefekt vorlag (80) (Abb. 26.**30** und 26.**31**). Gleichzeitig konnte in diesem Fall auch eine deutliche Verformung der Wirbelsäule im Sinne einer schweren Skoliose mit seitlicher Abknickung um 180° beobachtet werden. Bei beiden Fällen war die Diagnostik durch ein Oligohydramnion erschwert.

Bei großem Defekt der vorderen Bauchwand mit Eviszeration von Darm und Leber, evtl. sogar in Verbindung mit einer Thorakoschisis, sollte auch dann an eine Amnionbänder-Sequenz gedacht werden, wenn die Amnionbänder infolge eines ausgeprägten Oligohydramnions nicht direkt nachgewiesen werden können (75).

Differenzialdiagnose. Sequenz der fehlenden Nabelschnur, große Omphalozele, ausgeprägte Gastroschisis.

Prognose. Die Prognose ist bei diesem Krankheitsbild sehr unterschiedlich und hängt von der Größe der Defektbildung ab. Bei ausgedehntem Defekt im Kopf- bzw. Rumpfbereich ist die Prognose als infaust anzusehen.

Pränatales Management. Handelt es sich um eine ausgedehnte Defektbildung im Kopf- oder Abdomenbereich und wird die Diagnose eines solch ausgedehnten Defektes bereits vor 24 SSW gestellt, sollte mit den Eltern die Interruptio diskutiert werden, da eine Fehlbildung von diesem Ausmaß nicht mit dem Leben vereinbar ist.

Sonographische Auffälligkeiten an Leber, Gallenblase und Milz

▪ Verkalkungen im Bereich der Leber

Außer den Verkalkungen, die man bei einer Mekoniumperitonitis im Abdominalraum findet, werden Kalzifikationsherde gelegentlich auch im Bereich der fetalen Leber gefunden. Bronshtein und Blazer (15) untersuchten 24600 Schwangerschaften zwischen 14 und 26 SSW und fanden dabei in einer Häufigkeit von 1 auf 1750 Schwangerschaften einen oder mehrere Kalzifikationsherde innerhalb der fetalen Leber.

Ätiopathogenese. Die Ursachen von Leberkalzifikationen können unterschiedlich sein. Neben viralen Ursachen (TORCH-Komplex) (111) können solche Auffälligkeiten auch durch ischämische Lebernekrosen bedingt sein (85). Bronshtein und Blazer (15) fanden bei 2 von 14 Fällen eine Trisomie 18. Beim Großteil der Feten mit einem Kalzifikationsherd in der Leber ist die Ursache unbekannt. Sofern eine Infektion oder eine Chromosomenaberration ausgeschlossen sind, dürfte es sich um eine sonographische Auffälligkeit handeln, die vom klinischen Aspekt her mit hoher Wahrscheinlichkeit bedeutungslos ist (15, 49).

Sonographische Auffälligkeiten. Sowohl innerhalb der Leber als auch perihepatisch findet man runde, ovale oder auch flache echoreiche Bezirke, die sich deutlich von der normalen Leberstruktur abheben (Abb. 26.**32**).

Pränatales Management. In jedem Fall ist bei Nachweis eines Verkalkungsherdes im Bereich der Leber eine Infektion (TORCH-Serologie) auszuschließen. Gleichzeitig sollte dies auch Anlass zu einer sorgfältigen sonographischen Fehlbildungsdiagnostik sein. Sofern dies von den Eltern gewünscht wird, kann zusätzlich noch eine invasive Diagnostik zur fetalen Karyotypisierung in Erwägung gezogen werden.

▪ Hepato-/Splenomegalie

Ätiopathogenese. Eine Leber- und/oder Milzvergrößerung kann durch verschiedene Störungen bedingt sein. Hierzu zählen vor allem fetale Infektionen wie Toxoplasmose, Zytomegalie, Syphilis und Röteln. Ursache können aber auch hämolytische Anämien (z. B. homozygote β-Thalassämie) oder ein Hypothyreoidismus sein (27). Eine Hepatosplenomegalie wird auch im Rahmen von Syndromen beobachtet (Beckwith-Wiedemann-Syndrom, Zellweger-Syndrom) (139).

Songraphische Auffälligkeiten. Die Leber zeigt in kraniokaudaler Richtung eine auffällige Größenausdehnung. Gleichzeitig kann auch ein Aszites bestehen (Abb. 26.**33**).

▪ Lebertumoren

Tumoren im Bereich der Leber sind pränatal äußerst selten zu finden. Beschrieben wurden:
- Leber- und Milzzysten (69, 93),
- Leberhämangiome (18, 83, 94, 118),
- mesenchymale Hamartome (34, 50, 77),
- Adenome (76) und
- Hepatoblastome (134).

Leberzysten. Diese erkennt man als echoarme runde Zonen innerhalb der Leber. Ihre Begrenzung ist glatt. Abzugrenzen sind Choledochuszysten, die im Bereich des Ductus choledochus gefunden werden.

Leberhämangiome. Sie werden als hyper- wie auch hypoechogene Tumoren oder als gemischte Tumoren beschrieben. Auch Kalzifikationen können beobachtet werden. Die Größe variiert von wenigen Millimetern bis zu mehreren Zentimetern. Sofern größere Gefäße vorhanden sind, gelingt der Nachweis des Blutflusses mit dem gepulsten Doppler (38) wie auch mit dem Farbdoppler (Abb. 26.**34**).

Mesenchymale Hamartome. Diese erscheinen im Ultraschall als irreguläre, teilweise auch sehr große Zysten, können aber auch als eher solide Tumoren imponieren.

Adenome. Adenome zeigen sich sonographisch als echodichte Tumoren innerhalb der Leber (76).

Hepatoblastome. Sie sind die häufigsten malignen Tumoren der Leber in der Neonatalphase (16). Sie zeigen eine echodichte und echogene Struktur mit ausgeprägter Vaskularisation. Die auffällige Perfusion des Tumors lässt sich mit der Farbdopplersonographie gut nachweisen.

Pränatales Management. Bei sonographischem Nachweis eines Lebertumors ist eine engmaschige Beobachtung zur Erfassung der Wachstumstendenz erforderlich. Große Leberhämangiome mit arteriovenösen Shunts können zur Herzinsuffizienz des Feten führen. Entbindungsmodus und -zeitpunkt hängen von der Größe des Tumors ab. Bleibt der Tumor im Verlauf der weiteren Beobachtung klein, kann eine vaginale Entbindung am Termin erfolgen. Zeigt der Tumor jedoch ein deutliches Wachstum, kann dies eine Geburtsbeendigung per Sectio caesarea notwendig machen.

▪ Choledochuszyste

Bei dieser Auffälligkeit handelt es sich um eine zystische Aussackung im Bereich des Ductus choledochus. Die echoarme Zyste wird in unmittelbarer Nähe der Gallenblase gefunden (26) (Abb. 26.**35**). Differenzialdiagnostisch sind eine Leberzyste, eine Mesenterialzyste oder eine zystische Nierenerkrankung auszuschließen. Bei bekannter pränataler Diagnose kann das Neugeborene umgehend einer kinderchirurgischen Operation zugeführt werden, wodurch sich ein eventueller Leberschaden vermeiden lässt.

▪ Gallensteine

Einzelne Autoren konnten bereits pränatal fetale Gallensteine nachweisen (8, 59). Sie imponieren sonographisch als echoreiche, echodichte Struktur innerhalb der Gallenblase (Abb. 26.**36**). Die Ursache fetaler Gallensteine ist unklar. Diskutiert werden hämolytische und nichthämolytische Erkrankungen (8).

Über den Nachweis von echoreichem Material innerhalb der fetalen Gallenblase berichteten Kiserud et al. (59) bei 6 Fällen zwischen 28 und 42 SSW. Hierbei zeigte sich eine hohe Fehlbildungsinzidenz, wobei auch Chromosomenaberrationen beobachtet wurden (1 Fall mit Trisomie 21, 1 Fall mit Translokation 10/11).

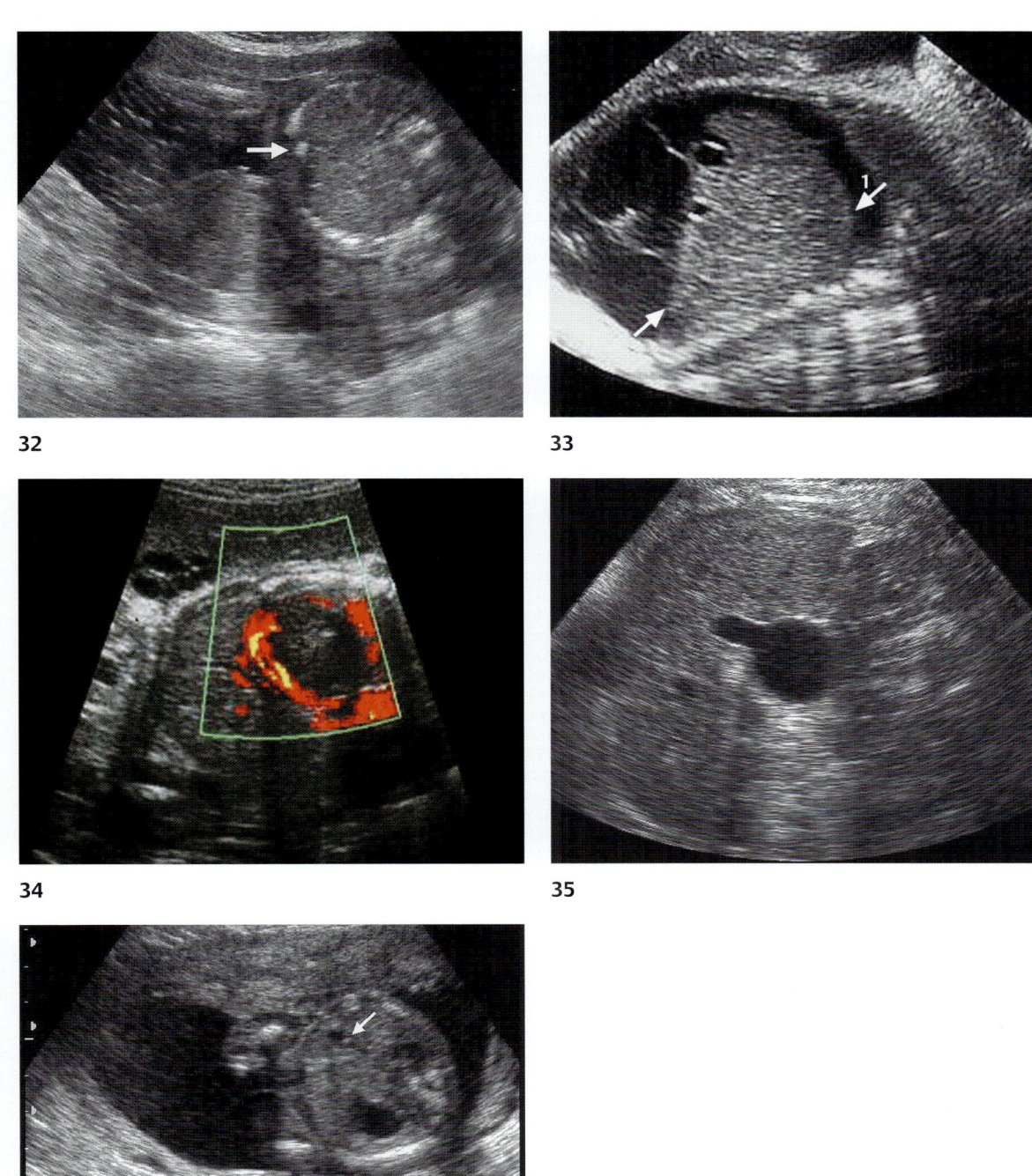

32

33

34

35

36

Auffälligkeiten an Leber, Gallenblase und Milz

Abb. 26.**32** Auffälliger Verkalkungsherd im vorderen Leberbereich (Pfeil) bei gleichzeitiger Wachstumsretardierung um 4 Wochen. Zustand nach Virusinfektion, 32+6 SSW.

Abb. 26.**33** Hepatomegalie (Pfeile) und Aszites bei Zytomegalieinfektion, SL, Längsschnitt. 37 SSW. Die Leberlänge ist mit 7,8 cm auffällig erhöht.

Abb. 26.**34** Auffällig gut perfundierter echoarmer Tumor im Bereich des rechten Leberlappens (Hämangiom). Angiomode, 33+2 SSW.

Abb. 26.**35** Choledochuszyste im Transversalschnitt, 40 SSW.

Abb. 26.**36** Gallenstein (2 · 1 mm) (Pfeil), 18 SSW, Querschnitt, I. SL.

Literatur

1. Adra, A.M., Landy, H.J., Nahmias, J., Gomez-Marin, O.: The fetus with gastroschisis: Impact of route of delivery and prenatal ultrasonography. Amer. J. Obstet. Gynecol. 174 (1996) 540–546
2. Atwell, J.D., Klidjian, A.M.: Vertebral anomalies and duodenal atresia. J. Pediatr. Surg. 17 (1982) 237–240
3. Bahlmann, F., Merz, E., Weber, G., Macchiella, D.: Prenatal diagnosis and management of gastroschisis and omphalocele. Pediatr. Surg. Int. 11 (1996) 67–71
4. Baronciani, D., Scaglia, C., Corchia, C., Torcetta, F., Mastroiacovo, P.: Ultrasonography in pregnancy and fetal abnormalities: Screening or diagnostic tests? IPIMC 1986–1990 register data. Prenat. Diagn. 15 (1995) 1101–1108
5. Baumann, W., Greinacher, I., Emmrich, P., Spranger, J.: Vater- oder Vacterl-Syndrom. Klin. Pädiat. 188 (1976) 328–337
6. Bean, W.J., Calonje, M.A., Aprill, C.N., Geshner, J.: Anal atresia: A prenatal ultrasound diagnosis. J. clin. Ultrasound 6 (1978) 111–112
7. Benacerraf, B., Chaudhury, A.K.: Echogenic fetal bowel in the third trimester associated with meconium ileus secondary to cystic fibrosis. A case report. J. Reprod. Med. 34 (1989) 299–300
8. Beretsky, I., Lanken, D.H.: Diagnosis of fetal cholelithiasis using real-time high-resolution imaging employing digital detection. J. Ultrasound Med. 2 (1983) 381–383
9. Bergsma, D.: Birth Defects Compendium. New York: Alan R. Liss 1979
10. Bernaschek, S., Schaller, A.: Die pränatale Differenzialdiagnostik der Bauch- und Nabelschnurbrüche. Z. Geburtsh. Perinat. 189 (1985) 259–264
11. Blumenthal, D.H., Rushovich, A.M., Williams, R.K., Rochester, D.: Prenatal sonographic findings of meconium peritonitis with pathologic correlation. J. clin. Ultrasound 10 (1982) 350–352
12. Böhm, N.: Das Fehlende-Nabelschnur-Syndrom – eine typische Mißbildungs-Sequenz. Verh. dtsch. Ges. Path. 66 (1982) 436–439
13. Böhm, N.: Kinderpathologie. Stuttgart: Schattauer 1984; S. 190
14. Boles, E.T.Jr., Vassy, L.E., Ralston, M.: Atresia of the colon. J. Pediat. Surg. 11 (1976) 69–75
15. Bronshtein, M., Blazer, S.: Prenatal diagnosis of liver calcifications. Obstet. Gynecol. 86 (1995) 739–743
16. Brunelle, F., Chaumont, P.: Hepatic tumors in children: Ultrasonic differentiation of malignant from benign lesions. Radiology 150 (1984) 695–699
17. Campbell, S., Rodeck, C., Thoms, A., Little, D., Roberts, A.: Early diagnosis of exomphalos. Lancet I (1978) 1098–1099
18. Chung, W.M.: Antenatal detection of hepatic cyst. J. Clin. Ultrasound 14 (1986) 217–219
19. Craven, C.M., Carey, J.C., Ward, K.: Umbilical cord agenesis in limb body wall defect. Amer. J. Med. Genet. 71 (1997) 97–105
20. Cullen, M.T., Green, J., Whetham, J., Salfia, C., Gabrielli, S., Hobbins, J.C.: Transvaginal ultrasonographic detection of congenital anomalies in the first trimester. Amer. J. Obstet. Gynecol. 163 (1990) 466–476
21. Daskalakis, G., Debire, N.J., Jurkovic, D., Snijders, R., Nicolaides, K.H.: Body stalk anomaly at 10–14 weeks of gestation. Ultrasound Obstet. Gynecol. 10 (1997) 416–418
22. Dewbury, K.C., Aluwihare, A.P.R., Birch, S.J., Freeman, N.V.: Prenatal ultrasound demonstration of a choledochal cyst. Brit. J. Radiol. 53 (1980) 906–907
23. Donnison, A.B., Shwachman, H., Gross, R.E.: A review of 164 children with meconium ileus seen at the Children's Hospital Medical Center Boston. Pediatrics 37 (1966) 833–850
24. Duhamel, D.: Embryology of exomphalos and allied malformations. Arch. Dis. Child. 38 (1963) 142–147
25. Dunne, M.G., Johnson, M.L.: The ultrasonic demonstration of fetal abnormalities in utero. J. Reprod. Med. 23 (1979) 195–206
26. Eirad, H., Mayden, K.L., Ahart, S.: Prenatal ultrasound diagnosis of choledochal cyst. J. Ultrasound Med. 4 (1985) 553–555
27. Eliezer, S., Ester, F., Ehud, W., Henryk, Z.: Fetal splenomegaly, ultrasound diagnosis of cytomegalovirus infection: a case report. J. Clin. Ultrasound 12 (1984) 520–521
28. Engum, S.A., Grosfeld, J.L., West, K.W., Rescorla, F.J., Scherer, L.R. 3rd: Analysis of morbidity and mortality in 227 cases of esophageal atresia and/or tracheoesophageal fistula over two decades. Arch. Surg. 130 (1995) 502–508
29. Estroff, J.A., Parad, R.B., Benacerraf, B.R.: Prevalence of cystic fibrosis in fetuses with dilated bowel. Radiology 183 (1992) 677–680
30. Eyheremendy, E., Pfister, M.: Antenatal real-time diagnosis of esophageal atresias. J. clin. Ultrasound 11 (1983) 395–397
31. Fletman, D., McQuown, D., Kanchanapoom, V., Gyepes, M.T.: „Apple peel" atresia of the small bowel: Prenatal diagnosis of the obstruction by ultrasound. Pediat. Radiol. 9 (1980) 118–119
32. Fonkalsrud, E.W., de Lorimier, A.A., Hays, D.M.: Congenital atresia and stenosis of the duodenum. A review compiled from the members of the surgical section of the American Academy of Pediatrics. Pediatrics 43 (1969) 79–83
33. Foster, M.A., Nyberg, D.A., Mahony, B.S., Mack, L.A., Marks, W.M., Rabe, R.D.: Meconium peritonitis: Prenatal sonographic findings and clinical significance. Radiology 165 (1987) 661–665
34. Foucar, E., Williamson, R.A., Yiu-Chiu, V.: Mesenchymal hamartoma of the liver identified by fetal sonography. Amer. J. Roentgenol. 140 (1983) 970–972
35. German, J.C., Mahour, G.H, Wooley, M.M.: Esophageal atresia and associated anomalies. J. Pediat. Surg. 11 (1976) 299–306
36. Goldhofer, W., Merz, E.: Das Syndrom der fehlenden Nabelschnur im Ultraschall. Z. Geburtsh. Perinat. 189 (1985) 241–243
37. Goldhofer, W., Merz, E., Bauer, H., Koltai, I.L.: Pränatale sonographische Diagnose eines zystischen Steißbeinteratoms mit retroperitonealer Ausbreitung. Geburtsh. u. Frauenheilk. 46 (1986) 121–123
38. Gonen, R., Fong, K., Chiasson, D.A.: Prenatal sonographic diagnosis of hepatic hemangioendothelioma with secondary nonimmune hydrops fetalis. Obstet. Gynecol. 73 (1989) 485–487

39. Grossman, M., Fischermann, E.A., German, J.: Sonographic findings in gastroschisis. J. clin. Ultrasound 6 (1978) 175–176
40. Guttman, F.M., Braun, P., Garance, P.H. et al.: Multiple atresias and a new syndrome of hereditary multiple atresias involving the gastrointestinal tract from stomach to rectum. J. Pediatr. Surg. 8 (1973) 633–640
41. Guzman, E.P.: Early prenatal diagnosis of gastroschisis with transvaginal sonography. Amer. J. Obstet. Gynecol. 162 (1990) 1253–1254
42. Haddock, G., Davis, C.F., Raine, P.A.: Gastroschisis in the decade of prenatal diagnosis: 1983–1993. Eur. J. Pediatr. Surg. 6 (1996) 18–22
43. Haldar, A., Sharma, A.K., Phadke, S.R., Jain, A., Agarwal, S.S.: OEIS complex with craniofacial anomalies – defect of blastogenesis? Amer. J. Med. Genet. 53 (1994) 21–23
44. Hancock, B.J., Wiseman, N.E.: Congenital duodenal obstruction: the impact of an antenatal diagnosis. J. Pediatr. Surg. 24 (1989) 1027–1031
45. Hansmann, M.: Nachweis und Ausschluß fetaler Entwicklungsstörungen mittels Ultraschallscreening und gezielter Untersuchung – ein Mehrstufenkonzept. Ultraschall 2 (1981) 206–220
46. Hansmann, M., Gembruch, U.: Gezielte sonographische Ausschlußdiagnostik fetaler Fehlbildungen in Risikogruppen. Gynäkologe 17 (1984) 19–32
47. Hatzmann, W., Dieckgießer, U., Dieckgießer, A.: Ultrasonografische Dignose eines fetalen Ascites mit Polyhydramnion infolge partieller Dünndarmatresie und sekundärer Darmwandperforation. Ultraschall 5 (1984) 144–147
48. Heydanus, R., Raats, A.M., Tibboel, D., Lost, F.J. Wladimiroff, J.W.: Prenatal diagnosis of fetal abdominal wall defects: a retrospective analysis of 44 cases. Prenat. Diagn. 16 (1996) 411–417
49. Hill, L.H.: Sonographic detection of fetal gastrointestinal anomalies. Ultrasound Quarterly 6 (1988) 35–67
50. Hirata, G.I., Matsunaga, M.L., Medearis, A.L.: Ultrasonographic diagnosis of a fetal abdominal mass: a case of a mesenchymal liver hamartoma and a review of the literature. Prenat. Diagn. 10 (1990) 507–512
51. Ingalls, T.H., Prindle, R.A.: Esophageal atresia with tracheoesophageal fistula: epidemiologic and teratologic implications. New Engl. J. Med. 240 (1949) 987–995
52. Jassani, M.N., Gauderer, M.W.L., Fanaroff, A.A., Fletcher, B., Merkatz, I.R.: A perinatal approach to the diagnosis and management of gastrointestinal malformations. Obstet. Gynecol. 59 (1982) 33–39
53. Jauniaux, E., Vyas, S., Finlayson, C., Moscoso, G., Driver, M., Campbell, S.: Early sonographic diagnosis of body stalk anomaly. Prenat. Diagn. 10 (1990) 127–132
54. Jolleys, A.: An examination of the birthweigths of babies with some abnormalities of the alimentary tract. J. Pediatr. Surg. 16 (1981) 160–163
55. Joppich, I., Kellnar, S.: Chirurgie der Atresien des Gastrointestinaltraktes. Chirurg 67 (1996) 576–583
56. Kant, S.G., Bartelings, M.M., Kibbelaar, R.E., van Haeringen, A.: Severe cardiac defect in a patient with the OEIS complex. Clin. Dysmorphol. 6 (1997) 371–374
57. Kartagener, M.: Zur Frage der Bronchiektasen. Familiäres Vorkommen von Bronchiektasen. Beitr. Klin. Tbk. 84 (1933) 73
58. Kirk, E.P., Wah, R.M.: Obstetric management of the fetus with omphalocele or gastroschisis: A review and report of one hundred twelve cases. Amer. J. Obstet. Gynec. 146 (1983) 512–518
59. Kiserud, T., Gjelland, K., Bogno, H., Waardal, M., Reigstad, H., Rosendahl, K.: Echogenic material in the fetal gallbladder and fetal disease. Ultrasound Obstet. Gynecol. 10 (1997) 103–106
60. Klein, M.D., Kosloske, A.M., Hertzler, J.H.: Congenital defects of the abdominal wall. A review of the experience in New Mexico. J. Amer. med. Ass. 245 (1981) 1643–1646
61. Klingensmith, W.C. III, Ragan-Cioffi, D.T.: Fetal gallstones. Radiology 167 (1988) 143–144
62. Kossoff, G., Garrett, W.J., Radovanovich, R.: Grey scale echography in obstetrics and gynecology. Aust. Radiol. 18 (1974) 62–111
63. Kurjak, A., Kirkinen, P., Latin, V., Rajhvajn, B.: Diagnosis and assessment of fetal malformations and abnormalities by ultrasound. J. perinat. Med. 8 (1980) 219–235
64. Kushnir, O., Izquierdo, L., Vigil, D., Curet, L.B.: Early transvaginal diagnosis of gastroschisis. J. Clin. Ultrasound 18 (1990) 194–197
65. Lally, K.P., Mehall, J.R., Xue, H., Thompson, J.: Meconium stimulates a pro-inflammatory response in peritoneal macrophages: implications for meconium peritonitis. J. Pediatr. Surg. 34 (1999) 214–217
66. Langer, J.C., Winthrop, A.L., Burrows, R.F., Issenman, R.M., Caco, C.C.: False diagnosis of intestinal obstruction in a fetus with congenital chloride diarrhea. J. Pediatr. Surg. 26 (1991) 1282–1284
67. Lee, D.H., Cottrell, J.R., Sanders, R.C., Meyers, C.M., Wulfsberg, E.A., Sun, C.C.: OEIS complex (omphalocele – exstrophy – imperforate anus – spinal defects) in monozygotic twins. Amer. J. Med. Genet. 84 (1999) 29–33
68. Lewis, D.F., Towers, C.V., Garite, T.J., Jackson, D.N., Nageotte, M.P., Major, C.A.: Fetal gastroschisis and omphalocele: is cesarean section the best mode of delivery? Amer. J. Obstet. Gynecol. 163 (1990) 773–775
69. Lichman, J.P., Miller, E.I.: Prenatal ultrasonic diagnosis of splenic cyst. J. Ultrasound Med. 7 (1988) 637–638
70. Lindham, S.: Teratogenetic aspects of abdominal wall defects. Z. Kinderchir. 38 (1983) 211–216
71. Lloyd, J.R., Clathworthy H.W.Jr.: Hydramnios as an aid to the early diagnosis of congenital obstructions of the alimentary tract. A study of the maternal and fetal factors. Pediatrics 21 (1958) 903–909
72. Lomas, F., Stanford-Bell, M., Tymus, A.: Prenatal ultrasound in the diagnosis and management of fetal exomphalos. Case reports. Brit. J. Obstet. Gynaec. 86 (1979) 581–584
73. Lorimier de, A.A., Fonkalsrud, E.W., Hays, D.M.: Congenital atresia and stenosis of the jejunum and ileum. Surgery 65 (1969) 819–827
74. Loveday, B.J., Barr, J.A., Aitken, J.: The intra-uterine demonstration of duodenal atresia by ultrasound. Brit. J. Radiol. 48 81975) 1031–1032
75. Mahony, B.S., Filly, R.A., Callen, P.W., Golbus, M.S.: The amniotic band syndrome: Antenatal sonographic diagnosis and potential pitfalls. Amer. J. Obstet. Gynec. 152 (1985) 63–68

76. Marks, F., Thomas, P., Lustig, I.: In utero sonographic description of a fetal adenoma. J. Ultrasound Med. 9 (1990) 119–122
77. Mason, B.A., Hodges, W., Goodman, J.R.: Antenatal sonographic detection of a rare solid hepatic mesenchymal hamartoma. Matern. Fetal Med. 1 (1992) 134–136
78. Mayer, T., Black, R., Matlak, M., Johnson, D.: Gastroschisis and omphalocele – an eight-year review. Ann. Surg. 192 (1980) 783–787
79. McKenna, K.M., Goldstein, R.B., Stringer, M.D.: Small or absent fetal stomach: prognostic significance. Radiology 197 (1995) 729–733
80. Merz, E., Gerlach, R., Hofmann, G., Goldhofer, W.: Das Amnionbänder-Syndrom im Ultraschall. Geburtsh. u. Frauenheilk. 44 (1984) 576–578
81. Moore, K.L., Persaud, T.V.N.: Embryologie. Stuttgart: Schattauer 1996; S. 275–308
82. Moslinger, D., Chalubinski, K., Radner, M. et al.: Meconium peritonitis: intrauterine follow-up – postnatal outcome. Wien. Klin. Wochenschr. 107 (1995) 141–145
83. Nakamoto, S.K., Dreilinger, A., Dattel, B., Mattrey, R.F., Key, T.C.: The sonographic appearance of hepatic hemangioma in utero. J. Ultrasound Med. 2 (1983) 239–241
84. Nelson, L.H., Clark, C.E., Fishburne, J.I., Urban, R.B., Penry, M.F.: Value of serial sonography in the in utero detection of duodenal atresia. Obstet. and Gynec. 59 (1982) 657–660
85. Nguyen, D.L., Leonard, J.C.: Ischemic hepatic necrosis: A cause of fetal liver calcification. AJR 147 (1986) 596–597
86. Nicolaides, K.H., Snijders, R.J.M., Cheng, H.H., Gosden, C.: Fetal gastrointestinal and abdominal wall defects: associated malformations and chromosomal anomlies. Fetal Diagn. Ther. 7 (1992) 102–115
87. Niesen, M., Hansmann, M.: Omphalozele, präpartale Ultraschalldiagnostik und Konsequenzen. Gynäkologe 12 (1979) 80–83
88. Nixon, H.H., Tawes, R.: Etiology and treatment of small intestinal atresias: Analysis of a series of 127 jejunoileal atresia and comparison with 62 duodenal atresia. Surgery 69 (1971) 41–51
89. Pagliano, M., Mossetti, M., Ragno, P.: Echographic diagnosis of omphalocele in the first trimester of pregnancy. J. Clin. Ultrasound 18 (1990) 658–660
90. Palomaki, G.E., Hill, L.E., Knight, G.J., Haddow, J.E., Carpenter, M.: Second-trimester maternal serum alpha-fetoprotein levels in pregnancies associated with gastroschisis and omphalocele. Obstet. Gynecol. 71 (1988) 906–909
91. Paulson, E.K., Hertzberg, B.S.: Hyperechoic meconium in the third trimester fetus: an uncommon normal variant. J. Ultrasound Med. 10 (1991) 677–680
92. Peck, D.A., Lynn, U.B., Harris, C.E.: Congenital atresia and stenosis of the colon. Arch. Surg. 87 (1963) 428–439
93. Petrovic, O., Haller, H., Rukavina, B.: Prenatal diagnosis of a large liver cavernous hemangioma associated with polyhydramnios. Prenat. Diagn. 12 (1992) 70–71
94. Platt, L.D., DeVore, G.R., Benner, P., Siassi, B., Ralls, P.W., Mikity, V.G.: Antenatal diagnosis of a fetal liver mass. J. Ultrasound Med. 2 (1983) 521–522
95. Prenzlau, P., Bayer, H., Schulte, R.: Möglichkeit und Grenzen der Ultraschalldiagnostik bei der antenatalen Erkennung von Mißbildungen. Zbl. Gynäkol. 99 (1977) 45–51
96. Pretorius, D.H., Drose, J.A., Dennis, M.A., Machester, D.K., Manco-Johnson, M.L.: Tracheoesophageal fistula in utero. J. Ultrasound Med. 6 (1987) 509–513
97. Rabe, D., Hendrik, H.J., Leucht, W., Roth, H., Walter, Ch., Schmidt, W.: Ventrale Bauchwanddefekte – antenatale Diagnose, Schwangerschaftsverlauf und postpartale Therapie. Geburtsh. u. Frauenheilk. 45 (1985) 176–182
98. Ranzini, A.C., Day-Salvatore, D., Turner, T., Smulian, J.C., Vintzileos, A.M.: Intrauterine growth and ultrasound findings in fetuses with Beckwith-Wiedemann syndrome. Obstet. Gynecol. 89 (1997) 538–542
99. Ravitch, M.M., Barton, B.A.: The need for pediatric surgeons as determined by the volume of work and the mode of delivery of surgical care. Surgery 76 (1974) 754–763
100. Raynor, B.D., Richards, D.: Growth retardation in fetuses with gastroschisis. J. Ultrasound Med. 16 (1997) 13–16
101. Reid, I.S.: The pattern of intrinsic duodenal obstruction. Aust. N. Z. J. Surg. 42 (1973) 349–352
102. Rempen, A., Kaesemann, H., Feige, A., Fiedler, K.: Sonografische Pränataldiagnostik und klinische Konsequenzen bei Dünndarmobstruktionen. Z. Geburtsh. Perinat. 190 (1986) 77–82
103. Rickham, P.P., Johnston, J.H.: Neonatal Surgery. London: Appleton-Century-Corfts (Division of Meredith Pub.) 1969; p. 257
104. Riede, U.N., Schaefer, H.E., Rohrbach, R., Müller, H.J.: Störungen der zellulären und extrazellulären Organisation. In: Riede, U.N., Schaefer, H.E. (Hrsg.): Allgemeine und spezielle Pathologie. Stuttgart: Thieme 1995; 7–76
105. Riede, U.N., Schaefer, H.E.: Dickdarm. In: Riede, U.N., Schaefer, H.E. (Hrsg.): Allgemeine und spezielle Pathologie. Stuttgart: Thieme 1995; S. 718–734
106. Riede, U.N.: Analregion. In: Riede, U.N., Schaefer, H.E. (Hrsg.): Allgemeine und spezielle Pathologie. Stuttgart: Thieme 1995; S. 735–737
107. Robertson, F.M., Crombleholme, T.M., Paidas, M., Harris, B.H.: Prenatal diagnosis and management of gastrointestinal anomalies. Semin. Perinat. 18 (1994) 182–195
108. Rokitansky, M.D., Kolankaya, M.D., Bichler, M.D., Mayr, J., Menardi, G.: Analysis of 309 cases of esophageal atresia for associated congenital malformations. Amer. J. Perinat. 11 (1994) 123–128
109. Sakala, E.P., Erhard, L.N., White, J.J.: Elective cesarean section improves outcomes of neonates with gastroschisis. Amer. J. Obstet. Gynecol. 169 (1993) 1050–1053
110. Satoh, S., Takashima, T., Takeuchi, H., Koyanagi, T., Nakano, H.: Antenatal sonographic detection of the proximal esophageal segment: specific evidence for congenital esophageal atresia. J. Clin. Ultrasound 23 (1995) 419–423
111. Schackelford, G.D., Kirks, D.R.: Neonatal hepatic calcification secondary to transplacental infection. Radiology 122 (1977) 753–757
112. Schaffer, R.M., Barone, C., Friedman, A.: The ultrasonographic spectrum of fetal omphalocele. J. Ultrasound Med. 2 (1983) 219–222
113. Schild, R.L., Plath, H., Thomas, P., Schulte-Wissermann, H., Eis-Hubinger, A.M., Hansmann, M.: Fetal parvovirus B19 infection and meconium peritonitis. Fetal Diagn. Ther. 13 (1998) 15–18
114. Schlensker, K.H., Günther, H., Bolte, A.: Pränatale Diagnose einer fetalen Mekoniumperitonitis, Therapie und Verlauf. Mit einem Beitrag zur Differentialdiagnose des fetalen Ascites. Geburtsh. u. Frauenheilk. 44 (1984) 435–440
115. Schmidt, W., Gabelmann, J., Garoff, L., Kubli, F.: Ultrasonographische Diagnose einer Omphalozele im ersten Schwangerschaftsdrittel. Geburtsh. u. Frauenheilk. 41 (1981) 562–565
116. Scott, J.S., Wilson, J.K.: Hydramnios as an early sign of esophageal atresia. Lancet 1957/II, 569–572
117. Seeds, J.W., Cefalo, R.C., Herbert, W.N.P.: Amniotic band syndrome. Amer. J. Obstet. Gynecol. 144 (1982) 243–248
118. Sepulveda, W.H., Donetch, G., Guiliano, A.: Prenatal sonographic diagnosis of fetal hepatic hemangioma. Eur. J. Obstet. Gynecol. Reprod. Biol. 48 (1993) 73–76
119. Shalev, E., Weiner, E., Zuzherman, H.: Prenatal ultrasound diagnosis of intestinal calcification with imperforate anus. Acta Obstet. Gynecol. 62 (1983) 95–96
120. Shaw, A.: The myth of gastroschisis. J. pediat. Surg. 10 (1975) 235–244
121. Sipes, S.L., Weiner, C.P., Sipes, D.R. 2nd, Grant, S.S., Williamson, R.A.: Gastroschisis and omphalocele: does either antenatal diagnosis or route of delivery make a difference in perinatal outcome? Obstet. Gynecol. 76 (1990) 195–199
122. Skovbo, P., Smith-Jensen, S.: Hyperdistended fluid-filled bowel loops mimicking gastrointestinal atresia. J. clin. Ultrasound 9 (1981) 463–465
123. Snijders, R.J.M., Sbire, N.J., Souka, A., Santiago, C., Nicolaides, K.H.: Fetal exomphalos and chromosomal defects: relationship to maternal age and gestation. Ultrasound Obstet. Gynecol. 6 (1995) 250–255
124. Soong, J.H., Hsieh, C.C., Chiu, T.H. et al.: Meconium peritonitis – antenatal diagnosis by ultrasound. Chang Keng I Hsueh. 15 (1992) 155–160
125. Souka, A.P., Nicolaides, K.H.: Diagnosis of fetal abnormalities at the 10-14-week scan. Ultrasound Obstet. Gynecol. 10 (1997) 429–442
126. Spitz, L., Kiely, E.M., Morecroft, J.A., Drake, D.P.: Oesophageal atresia: at risk group for the 1990's. J. Pediatr. Surg. 29 (1994) 723–725
127. Stringer, M.D., McKeena, K.M., Goldstein, R., Filly, R.A., Adzick, N.S., Harrison, M.R.: Prenatal diagnosis of esophageal atresia. J. Pediatr. Surg. 30 (1995) 1258–1263
128. Suita, S., Ikeda, K., Koyanagi, T., Nakano, H.: Neonatal ovarian cyst diagnosed antenatally: Report of two cases. J. clin. Ultrasound 12 (1984) 517–519
129. Swenson, O., Lipman, R., Fischer, J.H., Deluca, F.G.: Repair and complications of esophageal atresia and tracho-esophageal fistula. New Engl. J. Med. 267 (1962) 960–963
130. Tandler, J.: Zur Entwicklungsgeschichte des menschlichen Duodenums in frühen Embryonalstadien. Gegenbaurs morph. Jb. 29 (1900) 187
131. Torfs, C.P., Honore, L.H., Curry, C.J.: Is there an association of Down syndrome and omphalocele? Amer. J. Med. Genet. 73 (1997) 400–403
132. Torpin, R.: Amniochorionic mesoblastic fibrous strings and amniotic bands. Amer. J. Obstet. Gynec. 91 (1965) 65–75
133. Touloukian, R.J.: Intestinal atresia. Clin. Perinat. 5 (1978) 3–18
134. Van der Bor, M., Verwey, R.A., Van Pel, R.: Acute polyhydramnios associated with fetal hepatoblastoma. Eur. J. Obstet. Gynecol. Reprod. Biol. 20 (1985) 65–69
135. Van Rijn, M., Christaens, G.C., Hagenaars, A.M., Visser, G.H.: Maternal serum alpha-fetoprotein in fetal anal atresia and other gastrointestinal obstructions. Prenat. Diagn. 18 (1998) 914–921
136. Van Zalen-Sprock, R.M., van Vugt, J.M.G., van Geijn, H.P.: First trimester sonography of physiological midgut herniation and early diagnosis of omphalocele. Prenat. Diagn. 17 (1997) 511–518
137. Vogt, E.C.: Congenital esophageal atresia. Amer. J. Roentgenol. 22 (1929) 463
138. Voigt, H.J., Hümmer, H.P., Böwing, B.: Pränatale Ultraschalldiagnose einer Jejunalatresie. Z. Geburtsh. Perinat. 189 (1985) 144–146
139. Weinstein, L., Anderson, C.: In-utero diagnosis of Beckwith-Wiedemann syndrome by ultrasound. Radiology 134 (1980) 474
140. Willital, G.H., Belin, R.P., Linke, R.: Die chirurgische Bedeutung von Korrelationspathologien des gastrointestinalen Systems bei Omphalozelen und Gastroschisis. Z. Kinderchir. 11 (1972) 426–432
141. Wrobleski, D., Wesselhoeft, C.: Ultrasonic diagnosis of prenatal intestinal obstruction. J. pediat. Surg. 14 (1979) 598–600
142. Yaron, Y., Hassan, S., Geva, E., Kupferminc, M.J., Yavetz, H., Evans, M.I.: Evaluation of fetal echogenic bowel in the second trimester. Fetal. Diagn. Ther. 14 (1999) 176–180
143. Young, D.G., Wilkinson, A.W.: Mortality in duodenal obstruction. Lancet 1966/ II, 18–20
144. Young, D.G., Wilkinson, A.W.: Abnormalities associated with neonatal duodenal obstruction. Surgery 63 (1968) 832–836
145. Zimmer, E.Z., Bronshtein, M.: Early diagnosis of duodenal atresia and possible sonographic pitfalls. Prenat. Diagn. 16 (1996) 564–566
146. Zimmermann, H.J., Dziuba, M., Mühlhaus, K.: Zum Problem der pränatalen Diagnose: Gastroschisis – Kinderchirurgische Überlegungen und Bericht über 13 Fälle. Z. Geburtsh. Perinat. 189 (1985) 188–191

27 Fehlbildungen und Erkrankungen im Bereich der Nieren und ableitenden Harnwege

Embryologie der Nieren

Die Nieren entstehen aus der vom Mesoderm abstammenden nephrogenen Leiste. In ihrer Entwicklung bilden sich nacheinander von kranial nach kaudal fortschreitend 3 sich zum Teil überlappende Stadien aus – das Pro-, Meso- und Metanephros. Die ersten beiden Stadien bilden sich während der fetalen Entwicklung zurück, sind aber wichtige Induktoren für die Ausbildung des dritten Stadiums. Die ureterale Knospe, die vom Wolffschen Gang abstammt, wächst dem Metanephros entgegen und induziert die Differenzierung vom nephrogenen Blastem zum Nierenparenchym.

Pronephros. Das Pronephros (Vorniere) bildet sich am Ende der 3. Woche post conceptionem im Zervikalbereich aus den kranialen Anteilen der nephrogenen Leiste und ist in der 5. Woche bereits wieder zurückgebildet. Es besteht aus einigen Tubuli und Vesikeln. Von der Vorniere entwickelt sich nach kaudal der Urnierengang (= Wolffscher Gang). Dieser kommuniziert ab Ende der 4. Woche mit der Kloake.

Mesonephros. Die Urniere (Mesonephros) entsteht im thorakalen und lumbalen Teil des Mesoderms und entwickelt sich bis zur 6. Woche beidseits zu einem länglichen Organ. Es bestehen bereits Glomeruli und Tubuli, die letztendlich in den Wolffschen Gang münden. Bis zum Ende der 8. Woche degenerieren die Strukturen des Mesonephros von kranialer in kaudaler Richtung fast komplett.

Metanephros und Ureterknospe. Während der Rückbildung der Urniere entwickelt sich kaudal davon ab der 5. SSW die Nachniere (Metanephros) aus dem intermediären Mesoderm, das auch als metanephrogenes Blastem bezeichnet wird. Gleichzeitig bildet sich ab der 4. Woche im kaudalen Abschnitt des Wolffschen Ganges die Ureterknospe. Diese wächst nach dorsal und dringt in das metanephrogene Blastem ein. Durch die Interaktion beider Komponenten wird die Bildung von Nephronen aus dem metanephrogenen Blastem induziert. Parallel dazu entwickeln sich durch die wiederholende Aufzweigung der Ureterknospe schließlich das Nierenbecken, die Nierenkelche, Papillengänge, Sammelrohre und die Verbindungsstücke.

Interaktion. Somit ist die Wechselwirkung zwischen metanephrogenem Blastem und Ureterknospe eine wichtige Voraussetzung für eine normale Nierenentwicklung. Bei Störungen der Interaktion kommt es abhängig vom Zeitpunkt zu Nierenveränderungen unterschiedlichen Ausmaßes. Je früher die Störung eintritt, desto ausgeprägter ist die renale Beeinträchtigung (Abb. 27.**1**).

Fehlbildungsinzidenz und assoziierte Fehlbildungen

Inzidenz und assoziierte Fehlbildungen. Die Inzidenz von Fehlbildungen des harnableitenden Systems beträgt 1,8% im I. Trimenon, 0,65% im Verlauf der Schwangerschaft, 0,3–1,0% bei Geburt und 0,3% bei Erwachsenen (11, 37, 60, 62). Fetale Ovarialzysten sind selten und machen lediglich 1% aller Tumoren des Neugeborenen aus (18). Bis zu 40% der pränatal erkannten Fehlbildungen betreffen das Urogenitalsystem, wobei in 12% eine chromosomale Anomalie assoziiert ist und das Risiko von Fehlbildungen anderer Organe um den Faktor 30 ansteigt. 4% der durch angeborene Fehlbildungen verursachten perinatalen Todesfälle sind renal bedingt (1, 40, 71).

Sonographischer Überblick

Fehlbildungen des Urogenitaltraktes lassen sich meist im sonographischen Überblick erkennen, weil sie als flüssigkeitsgefüllte Räume innerhalb des fetalen Abdomens imponieren. Eine unzureichende oder fehlende fetale Urinproduktion oder eine Obstruktion der ableitenden Harnwege führt zu einem Oligo- bis Anhydramnion. Normale Fruchtwasserverhältnisse bestehen dagegen bei einer fetalen Ovarialzyste oder Uterusanomalie.

Checkliste. Fehlbildungen der fetalen Nieren und der ableitenden Harnwege werden im allgemeinen Ultraschallscreening und bei einem erhöhten Wiederholungsrisiko entdeckt. Nach Holzgreve (47) sind folgende Punkte in Form einer Checkliste zum Nachweis oder Ausschluss sinnvoll:

- Bestimmung des Fruchtwasservolumens:
  Es besteht immer dann ein dringender Verdacht auf eine Fehlbildung des Harntraktes, wenn ein Oligohydramnion nach Ausschluss eines vorzeitigen Blasensprunges und einer extremen frühen Wachstumsretardierung nachgewiesen werden kann (Abb. 27.**2**).
- Sonographische Darstellung der Nierenbecken und Ureteren in Bezug auf eine Erweiterung:
  Einige Autoren sprechen bei einer Erweiterung der Nierenbecken > 5 mm von einer Dilatation, andere erst ab 10 mm. Da eine milde Dilatation von 6–9 mm schon mit einer erhöhten Inzidenz von Chromosomenanomalien und Begleitfehlbildungen verbunden ist, sollte die sonographische Gesamtbeurteilung des Feten mit erhöhtem Aufwand durchgeführt werden. Bei negativem Befund ist eine Kontrolle nach 2 Wochen zu empfehlen (Abb. 27.**3**).
- Bei Nachweis einer Dilatation sind Ausmaß und Lokalisation zu bestimmen und nach etwaiger Dekompression ist auf Aszites oder ein Urinom zu achten.
- Der sonographische Nachweis oder Ausschluss von Nierenzysten (Abb. 27.**4**) ist zu erbringen.
- Größe, Umriss und Echogenität der Nieren sind zu bestimmen.
- Harnblase und Blasenfüllung sollen sonographisch nachgewiesen werden. Eine fehlende Harnblase bei normaler Fruchtwassermenge spricht für eine Blasenekstrophie (Abb. 27.**5**).
- Bei Nachweis einer urogenitalen Fehlbildung muss der Fetus besonders sorgfältig auf weitere Fehlbildungen, auch im Hinblick auf ein Syndrom, untersucht werden. Den Eltern sollte eine Abklärung des Chromosomenstatus angeboten werden (Abb. 27.**6**).

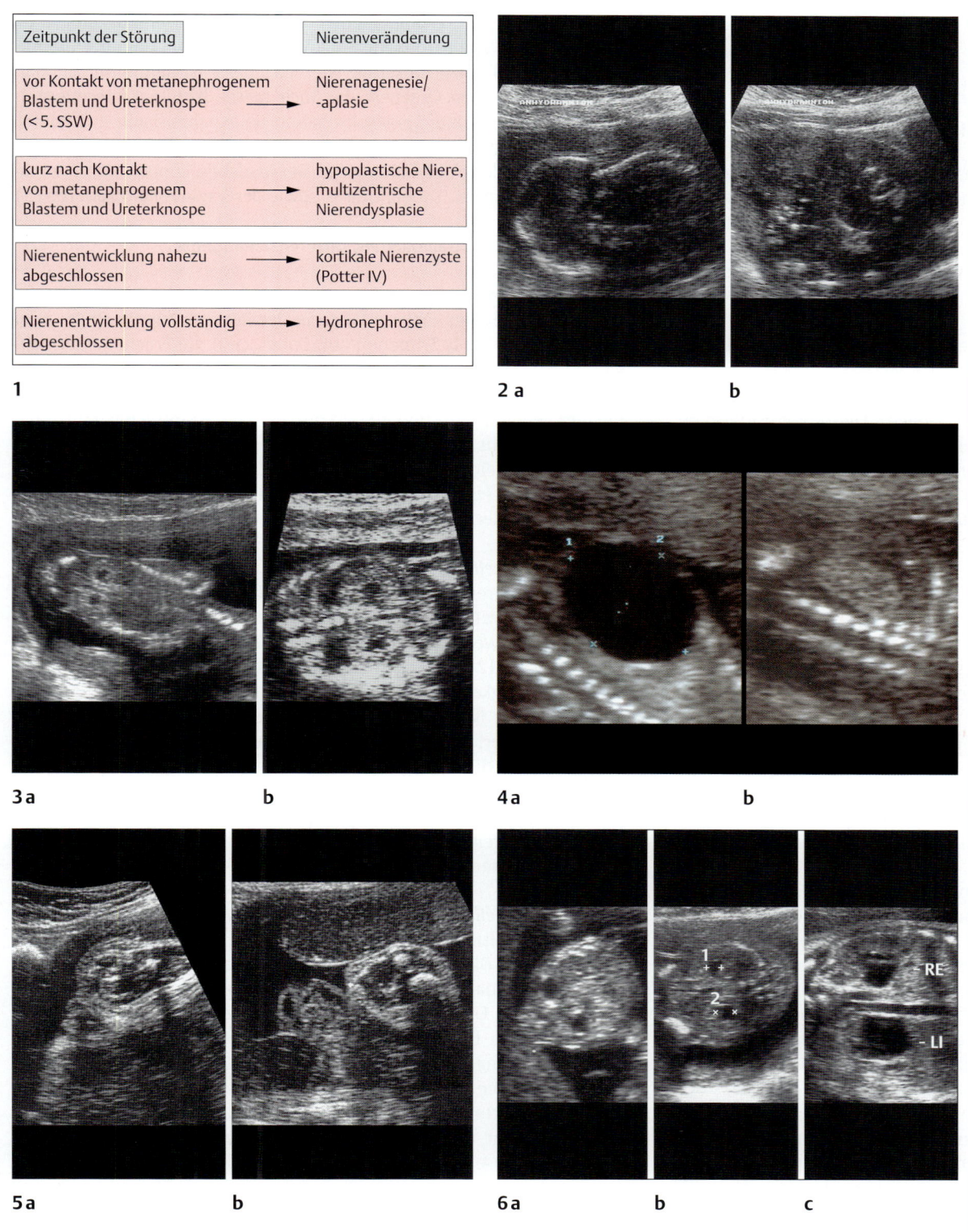

Zeitpunkt der Störung		Nierenveränderung
vor Kontakt von metanephrogenem Blastem und Ureterknospe (< 5. SSW)	→	Nierenagenesie/ -aplasie
kurz nach Kontakt von metanephrogenem Blastem und Ureterknospe	→	hypoplastische Niere, multizentrische Nierendysplasie
Nierenentwicklung nahezu abgeschlossen	→	kortikale Nierenzyste (Potter IV)
Nierenentwicklung vollständig abgeschlossen	→	Hydronephrose

1

2 a   b

3 a   b   4 a   b

5 a   b   6 a   b   c

Embryologie der Nieren

Abb. 27.**1**   Nierenveränderungen in Abhängigkeit vom Zeitpunkt der Störung der Interaktion zwischen Ureterknospung und metanephrogenem Blastem (nach 100).

Ultraschall-Checkliste

Abb. 27.**2**   Anhydramnion bei Nierenagenesie bds., 19+3 SSW.
a Längsschnitt.
b Querschnitt. Die sonographische Darstellung ist aufgrund der Fruchtwasserverhältnisse unzureichend.

Abb. 27.**3**   Nierenbeckenerweiterung.
a Fetale Nieren mit Nierenbeckendilatation. Normale Fruchtwassermenge, normale Entwicklung in der weiteren Schwangerschaft, 14+4 SSW.
b Hyperdenses Nierenparenchym, beginnende Nierendysplasie bei Nierenbeckendilatation und Megazystis, 17+1 SSW.

Abb. 27.**4**   Zystische Nierenveränderung.
a Einseitige Zystenniere.
b Zugehörige Nebenniere, 14+5 SSW.

Abb. 27.**5**   Fehlende Harnblase.
a Weibliches Genitale, normale Fruchtwassermenge, keine Harnblasenfüllung darstellbar, 35+2 SSW.
b Gastroschisis. Darmschlingen vor der Vulva, Blasenekstrophie als solide Struktur dargestellt.

Abb. 27.**6**   Nierenveränderungen und assoziierte Fehlbildungen.
a Nierenbeckenerweiterung bds. bei Wirbelsäulendefekt, 12+4 SSW.
b Nierenbeckenerweiterung bds. bei ausgedehnter Zwerchfellhernie und Trisomie 13, 12+4 SSW.
c Hydronephrose bds. bei normaler Fruchtwassermenge. Subpelvine Stenose ohne weitere Fehlbildungen, 25+4 SSW.

Erkrankungen der Nieren

■ *Nierenagenesie, Nierenaplasie (Klassische Potter-Sequenz)*

Definition. Da sich beide Anomalien pränatal sowohl vom diagnostischen, wie auch vom prognostischen Aspekt gleichen, werden sie zusammen abgehandelt.

Nierenagenesie. Hierunter versteht man ein komplettes Fehlen der Niere.

Nierenaplasie. Hierbei sind demgegenüber die Ureteren sowie rudimentäre Anteile von renalem Gewebe nachweisbar.

Originäres Potter-Syndrom oder Potter-Sequenz. Dieser Begriff wird bei beidseitigem Auftreten für beide Störungen verwendet, da es neben den auslösenden renalen Anomalien noch zu typischen Veränderungen in der Entwicklung des Fetus kommt, wie pulmonale Hypoplasie, auffällige Gesichtsmorphologie sowie Stellungsanomalien der Extremitäten (26, 84).

Inzidenz. Die Inzidenz der bilateralen Nierenagenesie wird mit 0,1–0,3 auf 1000 Geburten angegeben (Übersicht in 84). Demgegenüber tritt die einseitige Nierenagenesie mit einer Frequenz von 2 : 1000 deutlich häufiger auf (92) und bleibt im Vergleich zum erstgenannten Krankheitsbild meistens ohne weitere Folgen.

Embryologie/Ätiopathogenese. Da für die Ausbildung der Nieren und der Ureteren sowohl die Entwicklungsschritte über das Pro- und Mesozum Metanephros als auch die Ausknospung der Ureteren aus dem Wolffschen Gang von entscheidender Bedeutung sind, kann es bei Störungen in diesen frühen Entwicklungsstadien zu einer Nierenagenesie oder -aplasie kommen.

Die isolierte Nierenagenesie tritt in der Regel sporadisch auf und ist nur selten Ausdruck einer hereditären Erscheinung. Demgegenüber kann die bilaterale Nierenagenesie in Kombination mit einem Syndrom Ausdruck einer chromosomalen (familiäres Markersyndrom, 4p-Syndrom), autosomal rezessiven (Fraser-Syndrom, Cerebro-oculo-facioskletal syndrome, Acro-renal-mandibular syndrome) oder autosomal dominanten Störung (Branchio-oto-renal syndrome) sein (84). Ferner wurde ein bestehender Diabetes mellitus als mögliche Ursache für eine Nierenagenesie in die Diskussion gebracht (59).

Pathologisch-anatomischer Befund, assoziierte Fehlbildungen. Bedingt durch die frühe Ausbildung eines schweren Oligo- bzw. Anhydramnions, entwickeln die betroffenen Feten eine pulmonale Hypoplasie, die morphologisch durch eine Reduktion der Alveolen sowie der Luftwege geprägt ist. Das Lungengewicht kann um mehr als die Hälfte reduziert sein. Durch die Fruchtwasserreduktion kommt es zu Anomalien an den Extremitäten mit Fehlstellungen der Hand- und Fußgelenke, Gelenkkontrakturen, Hüftluxationen sowie Verbiegungen der Röhrenknochen. Ferner kommt es zu typischen Gesichtszügen mit tiefen Ohransätzen, abgeflachter Nase, Mikrognathie, Epikanthus und Lidwinkelwangenfalte (84, 100).

Zusätzlich zu den genannten Veränderungen, welche die Begriffe Potter-Syndrom bzw. Potter-Sequenz definieren, können weitere Anomalien damit assoziiert sein. In 40% finden sich Muskel- oder Skelettfehlbildungen (Radius- oder Fibulaaplasie, Fingeranomalien, Wirbelsäulenanomalien, Gaumenspalte, Zwerchfellhernie), bei 19% Malformationen des Gastrointestinaltraktes (Malrotation, Omphalozele, Duodenal- oder Analatresie, ösophagotracheale Fisteln), bei 14% Anomalien im Herzkreislaufsystem (Fallot-Tetralogie, Septumdefekte, hypoplastischer linker Ventrikel, univentrikuläres Herz, Dextrokardie, Transposition der

großen Gefäße, Herzklappenfehler) und bei 11% Veränderungen im Nervensystem (Hydrozephalus, Mikrozephalie, Zelenbildung, Holoprosenzephalie) (97). Die einseitige Nierenagenesie ist häufig mit Anomalien an unilateralen Organen, die auch meso- bzw. paramesonephrischen Ursprungs sind, vergesellschaftet. Bei Knaben kann es dadurch zu einem Fehlen oder Maldeszensus eines Hodens kommen sowie zu Anomalien entlang der Samenwege. Bei Mädchen können sich Anomalien an den Ovarien, Tuben, Uterus sowie der Vagina manifestieren (5).

Sonographische Auffälligkeiten, Differenzialdiagnose.

Fruchtwasserverminderung. Schwangerschaften mit beidseitiger fetaler Nierenagenesie oder -aplasie fallen in der Regel durch ein Oligo- oder Anhydramnion im II. Trimenon auf. Dabei kann die Fruchtwassermenge im ersten Schwangerschaftsdrittel durchaus noch normal sein, da in dieser Phase der überwiegende Teil des Fruchtwassers durch die Eihäute gebildet wird und erst ab der 16. SSW hauptsächlich aus fetalem Urin besteht (92). Abweichend davon kann bei Feten mit einer zusätzlichen Begleitfehlbildung, welche die Zirkulation des Fruchtwassers beeinträchtigt (z. B. Ösophagusatresie, Hirnfehlbildung), die Fruchtwasserverminderung weniger dramatisch ausfallen (58).

Fehlende Darstellung der Nieren. Ein wichtiges sonographisches Zeichen zur Abgrenzung gegen andere Nierenanomalien mit eingeschränkter Nierenfunktion ist die fehlende Darstellung der fetalen Nieren. Normalerweise können mit hochauflösenden Ultraschallgeräten die Nieren ab 12 SSW regelmäßig dargestellt werden (84). Diagnostische Schwierigkeiten können allerdings dadurch bestehen, dass bei ausbleibendem Nierenwachstum die Nebennieren nicht wie gewöhnlich komprimiert werden und ihre übliche diskoide Form einnehmen. Somit können diese vergrößert erscheinen und mit den Nieren verwechselt werden. Als wichtiges Unterscheidungsmerkmal beider Organe dient die fehlende Nachweisbarkeit des Nierenbeckens bei der Nebenniere. Hilfreich für die Diagnostik der Nierenagenesie ist eine Farbdoppleruntersuchung, um das Fehlen der Aa. renalis zu bestätigen.

Fehlende Darstellbarkeit der Harnblase. Ein weiteres wichtiges Merkmal bei der Ultraschalluntersuchung ist die fehlende Darstellbarkeit der Harnblase. Dies setzt aber serielle sonographische Untersuchungen voraus. Bei initial fehlender Blasenfüllung sollte normalerweise nach 30 Minuten ein Urintransport in die Harnblase nachzuweisen sein. Zur abschließenden Beurteilbarkeit der Harnblasendynamik sollte jedoch ein Beobachtungsintervall von mindestens 2 Stunden berücksichtigt werden (96). Die diagnostische Applikation von Furosemid (20–60 mg i.v.) an die Mutter zur Steigerung der fetalen Urinproduktion (98) wird heute abgelehnt, da Furosemid wenig plazentagängig ist und falsch negative Ergebnisse resultieren können (84).

Auffüllen des Cavum uteri. Zur besseren sonographischen Organdiagnostik ist es notwendig, eine Auffüllung des Cavum uteri mit NaCl oder 5%iger Glucoselösung vorzunehmen. Dadurch lassen sich zudem mögliche Begleitfehlbildungen und evtl. Hinweise für eine Lungenhypoplasie besser erkennen. Ferner kann durch zusätzliches Instillieren eines Farbstoffes (Indigocarminblau, Indigotinsulfonate-Sodium 0,8% Solution, Taylor Pharmaceuticals) eine Abgrenzung zu einem Blasensprung erfolgen. Ohne diese Maßnahmen sollte die Diagnose beidseitige Nierenagenesie nicht gestellt werden (Abb. 27.**7**).

Tab. 27.**1** fasst die sonographischen Merkmale der beidseitigen Nierenagenesie oder -aplasie zusammen.

Prognose. Die Prognose der beidseitigen Nierenagenesie/-aplasie ist infaust. Bei 24–38% der Fälle kommt es bereits intrauterin zum Absterben des Fetus. Die übrigen Kinder versterben innerhalb weniger Tage post partum an den Folgen einer pulmonalen Hypoplasie (5, 84). Dabei ist fast die Hälfte der Kinder wachstumsretardiert.

Tabelle 27.**1** Sonographische Merkmale der beidseitigen Nierenagenesie oder -aplasie

> ➤ Ausbildung eines Oligo- oder Anhydramnions ab II. Trimenon
> ➤ Fehlende Darstellbarkeit der Harnblase, auch nach Fruchtwasserauffüllung
> ➤ Fehlende Darstellbarkeit der Nieren (Vorsicht: Verwechslung mit vergrößerten Nebennieren möglich!)
> ➤ Fehlende Darstellbarkeit der Nierenarterien
> ➤ Zeichen der Lungenhypoplasie (Sektkorkenthorax, verkleinerte Lungen)
> ➤ Zwangshaltung/Fehlstellung der Extremitäten

Demgegenüber ist bei nur einer betroffenen Niere die Prognose günstig. Die gesunde Niere übernimmt unter einer leichten Vergrößerung die volle Funktion. Allerdings können damit ebenfalls Anomalien des inneren Genitales auf der ipsilateralen Seite, wie z. B. Uterus duplex, Uterushypoplasie, Atresie der Tube oder des Nebenhodens, assoziiert sein. Diese Veränderungen können in der Regel erst post partum oder im späteren Leben diagnostiziert werden.

Wiederholungsrisiko. Das Risiko, bei einer weiteren Schwangerschaft erneut ein Kind mit Nierenagenesie zu bekommen, beträgt 3–4%. Diese Rate ist möglicherweise noch höher, sofern ein Elternteil eine unilaterale Nierenagenesie hat. Hierbei ist zu bedenken, dass bei Nachweis einer beidseitigen fetalen Nierenagenesie das Risiko für eine unilaterale Nierenagenesie bei Verwandten ersten Grades bei 13% und bei zwei betroffenen Schwangerschaften sogar bei 30% liegt (85).

Pränatales Management. In Abwägung der infausten Prognose bei gesicherter beidseitiger Nierenagenesie/-aplasie mit evtl. Schwangerschaftsrisiken kann eine Schwangerschaftsbeendigung in Betracht gezogen werden und zwar unabhängig von der Tragzeit. Die Entscheidung über die Fortsetzung oder Beendigung der Schwangerschaft liegt jedoch bei den Eltern. Das geburtshilfliche Management sollte bei gesicherter beidseitiger Nierenagenesie/-aplasie die mütterliche Sicherheit in den Vordergrund stellen. Eine Sectio caesarea aus kindlicher Indikation sollte in diesen Fällen nicht erfolgen. Wegen des Risikos einer unilateralen Nierenagenesie bei Verwandten ersten Grades sollten diese sonographisch abgeklärt werden. Eine chromosomale Abklärung ist lediglich bei Feten mit Syndromen angezeigt.

■ *Zystische Nierenerkrankungen*

Klassifikationen. Zystische Nierenerkrankungen sind die häufigsten angeborenen Nierenanomalien. Sie stellen eine heterogene Gruppe verschiedener Erkrankungen dar, denen eine zystische Veränderung der Nieren in unterschiedlichster Ausprägung gemeinsam ist. Die bekannteste und derzeit noch verbreitetste Klassifikation nach Osathanondh und Potter (75), die 4 Gruppen von zystischen Nierenerkrankungen (Potter-Typen I–IV) unterscheidet, basiert ausschließlich auf morphologischen Charakteristika. Außerdem lassen sich nicht alle bekannten Varianten von zystischen Nierenveränderungen in dieses System einteilen. In neueren Klassifikationen, wie sie von Risdon (82), Bernstein (5), Gleason (32), Spence (88) oder Zerres (100) vorgeschlagen wurden, sind demgegenüber neben pathomorphologischen auch genetische und klinische Aspekte berücksichtigt. Es sollen deshalb im Folgenden die für die Pränataldiagnostik relevanten fetalen zystischen Nierenerkrankungen anhand einer aktuellen, allgemein akzeptierten Klassifikation dargestellt werden, wobei sich die Einteilungstypen nach Potter darin zuordnen lassen (Tab. 27.**2**).

Tabelle 27.**2** Klassifikation zystischer Nierenerkrankungen (nach 31, 100)

> ➤ Autosomal rezessive polyzystische Nephropathie (ARPN)
> ➤ Autosomal dominante polyzystische Nephropathie (ADPN)
> ➤ Multizystische dysplastische Nierenfehlbildung
> ➤ Obstruktive multizystische Nierenfehlbildung
> ➤ Polyzystische Nierenmalformation mit Syndromen

Autosomal rezessive polyzystische Nierenerkrankung (ARPN)

Definition. Die autosomal rezessive polyzystische Nierenerkrankung (ARPN) entspricht der infantilen polyzystischen Nierenerkrankung oder der Zystenniere Typ I nach Potter. Aufgrund des Vererbungsmodus der Erkrankung und der möglichen klinischen Variabilität sollten heutzutage die letztgenannten Bezeichnungen durch die erste (ARPN) ersetzt werden. Früher wurde wegen des pathologischen Erscheinungsbildes auch von „Schwammnieren" gesprochen.

Inzidenz. Mit einer Häufigkeit von 1: 6000–1: 40000 aller Geburten (5, 99) stellt die ARPN eher eine seltene Anomalie dar.

Embryologie/Ätiopathogenese. Bei der ARPN handelt es sich um eine autosomal rezessive Erkrankung, die mit einer hohen Penetranz vererbt wird. Der Gendefekt ist auf dem kurzen Arm des Chromosoms 6 lokalisiert (5, 46). Pathogenetisch spielt eine gestörte Ausbildung des Sammelrohrsystems eine zentrale Rolle, während sich die übrigen Anteile der Nephrone und das Nierenbeckenkelchsystem normal entwickeln.

Pathologisch-anatomischer Befund, assoziierte Fehlbildungen. Das pathomorphologische Bild wird geprägt durch eine beidseitige, symmetrische Vergrößerung der Nieren, die diffus durchsetzt sind von multiplen 1–2 mm großen, radiär angeordneten Zysten. Dadurch bekommen die Nieren ein typisches schwammartiges Aussehen. Die Zystchen entsprechen dabei dilatierten und hyperplastischen Sammelrohren (75). Die absolute Anzahl der Nephrone ist unverändert, die Funktion ist jedoch eingeschränkt.

Hepatische Veränderungen. Als Begleiterscheinung wird regelmäßig eine intrahepatische biliäre Veränderung bei den Kindern vorgefunden, wobei eine biliäre Dysgenesie mit Leberfibrose zur Darstellung kommt. Das Fehlen dieser Leberveränderungen schließt eine ARPN aus (100). Es gibt Verlaufsformen der Erkrankung, bei der die renalen Veränderungen nur gering ausgeprägt sind und die Prognose durch die später progrediente hepatische Problematik in der Kindheit oder im Erwachsenenalter bestimmt wird (5). Ansonsten bestehen keine Assoziationen mit anderen kongenitalen Malformationen oder chromosomalen Anomalien (5, 84).

Sonographische Auffälligkeiten, Differenzialdiagnose. Aufgrund der phänotypischen Variabilität des Krankeitbildes können die pränatalen Befunde sehr unterschiedlich ausfallen (Abb. 27.**8**, Tab. 27.**3**). So zeigen manche der betroffenen Feten keine oder nur diskrete Besonderheiten. Häufig fällt aber, vergleichbar der beidseitigen Nierenagenesie, bereits zu Beginn des II. Trimesters ein Oligohydramnion oder eine Anhydramnie auf. Im Sonogramm erscheinen beide Nieren vergrößert mit einer gesteigerten Echogenität des Nierenparenchyms. Ferner haben die Nieren aufgrund der diffusen Durchsetzung mit kleinen Zysten ein schwammartiges Aussehen. Infolge der mangelnden Nierenfunktion lässt sich keine Blasenfüllung darstellen. Ein Anhydramnion, verbunden mit vergrößerten, echodichten Nieren, sowie eine fehlende Blasenfüllung sind pathognomonisch für die ARPN (Abb. 27.**9**). Die oben angeführten Veränderungen in der Leber sind sonographisch meistens nicht nachweisbar. Bei früher Ausbildung eines schweren Oligohydramnions oder einer Anhydramnie können sonographische Zeichen einer Lungenhypoplasie vorhanden sein, wie der Sektkorkenthorax und verkleinerte Lungen.

Fruchtwasserauffüllung. Um die sonographische Organbeurteilung zu verbessern, ist es manchmal zweckmäßig, die Diagnostik durch eine Fruchtwasserauffüllung mit einer Farblösung zu ergänzen. So gelingt in der Regel eine Abgrenzung zu anderen Ursachen für eine frühe Frucht-

Nierenagenesie

Abb. 27.7 Nierenagenesie bds., 24+6 SSW.

a Anhydramnie; die Nierenregionen zeigen keine Nierenkonturen, schlechte Sichtverhältnisse.

b Vermeintliche Fruchtwasserräume enthalten nur Nabelschnurschlingen.

c Injektion von 200 ml 5%iger Glucoselösung in die Amnionhöhle.

d 5 min nach der Amnionauffüllung zeichnet sich der fetale Magen im linken Abdomen ab.

e V. cava und Aorta in der Nierenregion – weder weg- noch zuführende Gefäße sind darstellbar.

f Aorta im Bereich der Nierenlager – Nierenarterien sind nicht erkennbar. Im Bereich der Nierenlager sind die vergrößerten Nebennieren diffus dargestellt (Pfeile).

Zystische Nierenerkrankungen

Abb. 27.8 Kleinzystische Nierendegeneration Potter I, ARPN, 16 SSW.

Abb. 27.9 Juvenile Zystennieren Potter I, ARPN.

a Längsschnitt, Anhydramnion, 37+3 SSW.

b Querschnitt mit Gefäßversorgung.

c Längsschnitt durch eine juvenile Zystenniere. Die multiplen kleinen Zysten stellen sich dar, das Kelchsystem ist nicht erkennbar.

Abb. 27.10 Adulte Zystenniere, ADPN.

a Einseitige adulte Zystenniere (ADPN) mit normaler kontralateraler Niere, 38+0 SSW.

b Einseitige Hydronephrose mit Nierendysplasie, die kontralaterale Niere scheint verdrängt zu werden, 32+5 SSW.

c Leicht vergrößerte kontralaterale Niere mit leichter Nierenbeckenerweiterung, 32+5 SSW.

Abb. 27.11 Links: Doppelseitige multizystische Niere. Rechts: korrespondierendes Nativbild (Prof. Dr. Müntefering, Kinderpathologisches Institut der Universität Mainz).

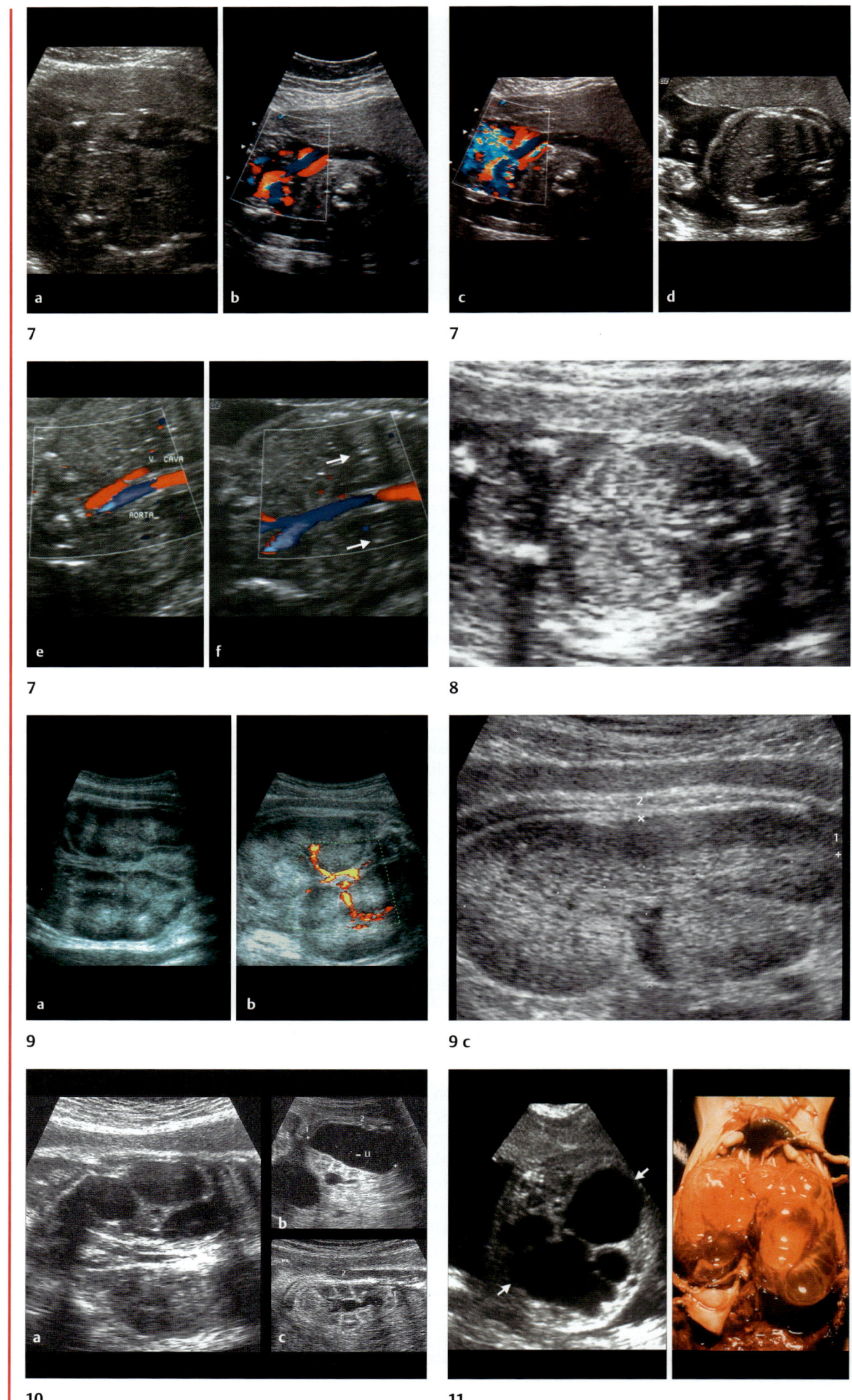

wasserreduktion, wie der fetalen Nierenagenesie, dem vorzeitigen Blasensprung oder einer schweren Plazentainsuffizienz. Eine Abgrenzung zur multizystischen Dysplasie kann schwierig sein.

Tab. 27.**3** fasst die sonographischen Merkmale der autosomal rezessiven polyzystischen Nierenerkrankung (ARPN) zusammen.

Tabelle 27.**3** Sonographische Merkmale der autosomal rezessiven polyzystischen Nierenerkrankung (ARPN)

> ➤ Ausbildung eines Oligo- oder Anhydramnions ab II. Trimenon
> ➤ Fehlende Darstellbarkeit der Harnblase (auch nach Fruchtwasserauffüllung!)
> ➤ Nieren beidseits vergrößert, echoreich, mit diffusen kleinen Zysten („Schwammniere")
> ➤ Zeichen der Lungenhypoplasie (Sektkorkenthorax, verkleinerte Lungen)
> ➤ Zwangsfehlstellungen der Extremitäten

Prognose. Die phänotypische Ausprägung des Krankheitsbildes ist heterogen. In etwa 90% der Fälle führt die ARPN zu einem intrauterinen Fruchttod oder zu einem neonatalen Versterben des Neugeborenen infolge respiratorischer Insuffizienz bei pulmonaler Hypoplasie (31, 100). Wie bereits oben erwähnt, gibt es Verlaufsformen der ARPN, bei denen die renalen Veränderungen weniger ausgeprägt sind und der weitere postpartale Verlauf durch die Lebermanifestation bestimmt wird. Dabei ist zu erwarten, dass die pränatalen sonographischen Veränderungen weniger ausgeprägt sind als bei der klassischen Form der ARPN. Andererseits können Betroffene selten auch das Erwachsenenalter erreichen ohne manifeste Leberfunktionsstörung, aber mit einer chronischen Niereninsuffizienz (100).

Wiederholungsrisiko. Entsprechend dem autosomal rezessiven Vererbungsmodus besteht bei einem Paar mit einem betroffenen Kind ein Wiederholungsrisiko von 25%.

Pränatales Management. Im Rahmen der sonographischen Abklärung muss die Einschätzung der kindlichen Prognose wesentlich von den Zeichen und Risiken für eine pulmonale Hypoplasie abgeleitet werden. Bei einer infausten Prognose kann, vergleichbar den Fällen mit Nierenagenesie, eine Schwangerschaftsbeendigung unabhängig von der Tragzeit in Betracht gezogen werden, wobei die Entscheidung der Schwangeren zu überlassen ist. Bei fortgeschrittener Schwangerschaft kann die Vergrößerung der Nieren gelegentlich solch enorme Ausmaße annehmen, dass Schwierigkeiten bei der Geburt resultieren können. Bei der Geburt eines Kindes mit einer als infaust eingeschätzten Prognose sollte die Sicherheit der Mutter wiederum im Vordergrund stehen und ein Kaiserschnitt aus kindlicher Indikation vermieden werden. Aufgrund der Ätiologie der Erkrankung sollte eine genetische Beratung angeboten werden. Bei Paaren mit einem betroffenen Kind in der Vorgeschichte ist ferner eine pränatale Diagnostik in der Frühschwangerschaft mittels Chorionzottenbiopsie möglich (101).

Autosomal dominante polyzystische Nierenerkrankung (ADPN)

Definition. Diese Form der Nierenerkrankung entspricht den älteren Bezeichnungen der adulten Form der polyzystischen Nephropathie oder der Zystenniere Potter-Typ III.

Inzidenz. Mit einer Inzidenz von 1:200 bis 1:1000 bezogen auf die Gesamtbevölkerung wird die ADPN wesentlich häufiger vorgefunden als die autosomal rezessive Form (5). Sie gehört damit zu den häufigsten erblichen Erkrankungen überhaupt. Ferner ist sie eine der Hauptursachen für eine chronische Niereninsuffizienz beim Menschen.

Embryologie/Ätiopathogenese. Die ADPN wird autosomal dominant vererbt, wobei die phänotypische Variabilität dadurch beeinflusst wird, dass eine klinisch relevante Einschränkung der Nierenfunktion

während der gesamten Lebensphase auftreten kann und zwar meist erst im Erwachsenenalter, sodass bei einigen Betroffenen die Funktionsstörung gar nicht mehr zum Tragen kommt (13).

Bei ca. 95% der Patienten findet sich eine Genmutation im kurzen Arm des Chromsoms 16. Eine weitere Mutation wurde bei Patienten auf dem Chromosom 4 identifiziert (5, 31).

Für die Entwicklung der ADPN scheinen Störungen bei der Aufzweigung der Ureterknospe entscheidend zu sein (84), wodurch es zur Zystenbildung im Gangsystem kommt. Da diese Störungen nur partiell auftreten, resultieren daraus Nieren mit zystischen Veränderungen sowie normalem Nierenparenchym.

Pathologisch-anatomischer Befund, assoziierte Fehlbildungen. Zystische Veränderungen können bereits vor Auftreten von Symptomen nachgewiesen werden, sodass sie oftmals auch bei Kindern und Feten festgestellt werden können. Die Pathomorphologie ist geprägt durch verschieden große renale Zysten, die sowohl glomeruläre als auch tubuläre Strukturen betreffen. Diese können wenige Millimeter bis zu mehrere Zentimeter groß werden (31). Bei der Mehrzahl der betroffenen Menschen finden sich ferner Zysten in anderen Organen, vor allem in Leber (bei 50% der Betroffenen), Pankreas (5–10%) und Milz (5%), sowie zerebrale Aneurysmen bei bis zu 40% der Fälle (100).

Sonographische Auffälligkeiten. Da bei ca. 95% der Betroffenen bereits präpartal eine Vergrößerung der Nieren vorliegt, ist häufig mithilfe der antenatalen Sonographie zumindest eine Verdachtsdiagnose möglich (31). Neben der Nierenvergrößerung und einer gesteigerten Echogenität des Parenchyms können dabei bereits präpartal einzelne oder multiple Zysten nachweisbar sein. Die Veränderungen können uni- oder bilateral bestehen und sind in der Regel in der zweiten Schwangerschaftshälfte zu erfassen (Abb. 27.**10**, Tab. 27.**4**). Da eine relevante Einschränkung der Nierenfunktion erst im späteren Leben auftritt, ist die Fruchtwassermenge meistens normal. Bei Verdacht auf eine ADPN sollte unbedingt bei beiden Elternteilen eine Sonographie der Nieren erfolgen. Da eine unauffällige Ultraschalluntersuchung der Nieren bei Personen über 20 Jahren eine ADPN unwahrscheinlich macht, kann durch diese Untersuchung die Verdachtsdiagnose erhärtet oder ausgeschlossen werden.

Prognose. Die ADPN wird in der Regel erst im Erwachsenenalter zwischen dem 30. und 50. Lebensjahr klinisch manifest in Form einer Einschränkung der Nierenfunktion. Die Ausprägung der Nierenfunktionsstörung ist dabei variabel. In 50% der Fälle kommt es vor dem 60. Lebensjahr zu einer terminalen Niereninsuffizienz (31). Nierenfunktionsstörungen bei Kindern und Neugeborenen sind selten, aber trotzdem möglich (84, 100). Die extrarenalen Manifestationen bleiben meist symptomlos. Allerdings kann es zur Ruptur der oben beschriebenen zerebralen Aneurysmen im späteren Leben kommen. Aufgrund des autosomal dominanten Vererbungsmodus beträgt das Erkrankungsrisiko für ein betroffenes Kind bei einem Paar mit einem Konduktor 50%.

Pränatales Management. Da die ADPN zu keiner oder erst zu einer späten manifesten Beeinträchtigung der Nierenfunktion im Erwachsenenalter führt, die zudem behandelbar ist, besteht bei Nachweis dieser Erkrankung keine Indikation zur Schwangerschaftsbeendigung. Vielmehr sollte eine ausführliche Beratung, evtl. unter Hinzuziehung von Pädiatern oder Nephrologen, erfolgen. Es sollte auch eine psychologische/psychotherapeutische Betreuung angeboten werden. Eine pränatale

Tabelle 27.**4** Sonographische Merkmale der autosomal dominanten polyzystischen Nierenerkrankung (ADPN)

> ➤ Vergrößerung beider Nieren
> ➤ Nachweis von einzelnen Nierenzysten unterschiedlicher Größe
> ➤ Unauffällige Blasenfüllung und Fruchtwassermenge
> ➤ Zystische Nierenveränderung bei einem Elternteil

Diagnostik in Form einer molekulargenetischen Untersuchung durch Zottenbiopsie oder Fruchtwasseruntersuchung ist möglich und kann bei betroffenen Paaren angezeigt sein.

Multizystische dysplastische Nierenfehlbildung

Definition. Die multizystische dysplastische Nierenfehlbildung, kurz als dysplastische Nieren bezeichnet, entspricht der multizystischen Nierenerkrankung vom Potter-Typ II. Abhängig von der Nierengröße wird bei der Potter-Klassifikation zwischen einem Typ IIA und IIB unterschieden. Beim Typ IIA sind die Nieren normal groß oder vergrößert, während bei Typ IIB eine Größenreduktion besteht.

Inzidenz. Die Häufigkeit beträgt ca. 1 : 1 000 Geburten (99), wobei meist nur eine Niere betroffen ist. Die Inzidenz der bilateralen Form wird mit 1 : 10 000 angegeben.

Embryologie/Ätiopathogenese. Die multizystische dysplastische Nierenerkrankung tritt allgemein sporadisch auf (79); eine familiäre Häufung dagegen ist selten. Sie ist aber nicht selten mit komplexen Fehlbildungssyndromen oder mit chromosomalen Störungen assoziiert (100).

Pathogenetisch liegt eine gestörte Interaktion zwischen der Ureterknospe und dem metanephrogenen Blastem in der frühen Entwicklungsphase zugrunde, sodass sich keine regelrechten Nephrone ausbilden können. Da diese Entwicklungsphase ab der 6. SSW über mehrere Wochen fortdauert, variiert die Ausprägung des Krankeitsbildes beträchtlich.

Pathologisch-anatomischer Befund, assoziierte Fehlbildungen. In der Regel ist eine Niere betroffen; nur selten sind es beide. Die Veränderungen können die Nieren komplett, aber auch segmental erfassen. Das histologische Bild wird geprägt durch den Nachweis von primitiven Gangzysten und abnormer Differenzierung des metanephrogenen Blastems (100). Weiterhin können Knorpelherde und andere dysplastische Gewebetypen zum Nachweis kommen. In 90% finden sich auch obstruktive Veränderungen am Ureter, sodass dieser sogar dilatiert erscheinen kann. Bei unilateraler dysplastischer Niere zeigen sich bei ca. 40% der Fälle in der anderen Niere ebenfalls Veränderungen (6). Dabei handelt es sich meist um leichtere Anomalien, wie eine Malrotation der Niere oder eine Erweiterung des Ureters oder Nierenbeckens. Selten besteht aber kontralateral auch eine Nierenagenesie.

Neben den anderen Nierenveränderungen können sowohl die uni- wie auch die bilaterale Nierendysplasie mit weiteren kongenitalen Anomalien assoziiert sein. Hierbei handelt es sich um Auffälligkeiten im zentralen Nervensystem (z. B. Hydrozephalus), Gastrointestinaltrakt und am Herzen sowie um Spaltbildungen der Wirbelsäule. Ferner sind Assoziationen mit verschiedenen Syndromen (Tab. 27.**6**) wie auch mit Chromosomenveränderungen bekannt. Bei bilateralen Manifestationsformen wird bei ca. 10% der Fälle bei Verwandten ersten Grades ebenfalls eine Nierenanomalie (vor allem unilaterale Nierenagenesie) vorgefunden, sodass hier hereditäre Verläufe angenommen werden können (5, 100).

Sonographische Auffälligkeiten, Differenzialdiagnose. Aufgrund der Variabilität der Nierendysplasien unterscheiden sich die sonographischen Befunde beträchtlich. Die Nieren können ein- oder beidseitig verändert sein. Bei der Nierendysplasie vom Typ Potter IIA ist die Niere vergrößert, komplett oder segmental mit polymorphen, verschieden großen, nicht kommunizierenden Zysten durchsetzt (Abb. 27.**11**, Tab. 27.**5**). Die Kontur der Niere ist aufgehoben. Das letztgenannte Kriterium ist wichtig zur differenzialdiagnostischen Abgrenzung zur Harnstauungsniere, bei der die zystischen Hohlräume ineinander übergehen. Dysplastische Nieren nehmen ein traubenartiges Aussehen an. Im Allgemeinen lässt sich das Nierenbecken nicht darstellen. Beim Typ Potter

Tabelle 27.**5**   Sonographische Merkmale der multizystischen dysplastischen Nierenfehlbildung

> - Häufig unilaterale, seltener bilaterale sowie komplette oder segmentale Manifestation
> - Niere vergrößert, multiple, polymorphe, nicht kommunizierende Zysten (Potter IIA)
> - Niere verkleinert (Potter IIB)
> - Nierenbecken nicht darstellbar
> - Fehlende Blasendarstellung und Oligo-/Anhydramnion bei bilateraler Manifestation

IIB sind die Nieren hypoplastisch, die zystische Umwandlung ist oftmals nicht abgrenzbar. Diese Form muss differenzialdiagnostisch von der Nierenagenesie mit vergrößerten Nebennieren abgegrenzt werden. Bei einseitiger Nierendysplasie lässt sich die kontralaterale Seite normal darstellen; eine Blasenfüllung sowie eine normale oder etwas reduzierte Fruchtwassermenge sind nachweisbar. Demgegenüber kommt bei der bilateralen Form die Blase nicht zur Darstellung, sodass bereits ab dem II. Trimenon ein Oligo- bis Anhydramnion besteht.

Prognose. Die Prognose hängt davon ab, ob die Veränderungen uni- oder bilateral bestehen und welche Ausdehnung die Veränderungen in den Nieren aufweisen. Damit ist letztendlich die verbliebene renale Funktion maßgeblich für die Prognoseabschätzung. Die bilaterale Beteiligung mit unzureichender Nierenfunktion führt zu einer Potter-Sequenz vergleichbar der bilateralen Nierenagenesie und hat somit eine infauste Prognose. Bei unilateraler oder segmentaler Beteiligung besteht demgegenüber intrauterin eine unauffällige Urinproduktion und post partum zunächst ein unauffälliger klinischer Verlauf. Erst später können sich Symptome, wie rezidivierende Harnwegsinfekte oder Bluthochdruck, manifestieren. Bei betroffenen Kindern wird in der Regel konservativ vorgegangen. Die Indikation zur Nephrektomie wird zurückhaltend gestellt (5).

Wiederholungsrisiko. Das Wiederholungsrisiko beträgt bei einem Kind mit Oligohydramniesyndrom und Nierendysplasie ca. 5% und erhöht sich noch bei Nachweis einer Nierenanomalie der Eltern (100).

Pränatales Management. Im Falle einer bilateralen Nierenbeteiligung mit Ausbildung eines Oligo-/Anhydramnions ist – vergleichbar den Fällen mit beidseitiger Nierenagenesie – eine Schwangerschaftsbeendigung nach § 218 möglich. Falls die Eltern dies nicht wünschen oder der Befund erst spät erkannt wird, ist wegen der schlechten kindlichen Prognose eine Sectio caesarea aus fetaler Indikation zu vermeiden. Wird eine einseitige Manifestation vor der kindlichen Lebensfähigkeit erkannt, ist ein Ausschluss von Chromosomenanomalien angezeigt. Wegen der Assoziationen zu weiteren kongenitalen Anomalien und Syndromen sollte ein ausführlicher Fehlbildungsschall durchgeführt werden. Bei unilateraler Beteiligung ist von einer günstigen Prognose auszugehen. Es sollte das übliche geburtshilfliche Management zur Anwendung kommen. Die Eltern und Geschwister können ebenfalls eine Nierenveränderung aufweisen. Bei ihnen ist deshalb eine sonographische Abklärung der Nieren angezeigt.

Obstruktive multizystische Nierenfehlbildung (Potter IV)

Pathogenese. Multizystische Nierenfehlbildungen entstehen aus einer mechanischen Blockade der ableitenden Harnwege. Die Zysten bilden sich in der Nierenrinde aus, wenn die Nephrone weiterhin gegen den Druck in den ableitenden Harnwegen Urin bilden. Dabei ist die Nierenrinde besonders vom Untergang des Parenchyms betroffen (Abb. 27.**12**).

Sonographische Auffälligkeiten. Die sonographischen Merkmale der dabei entstehenden Dysplasie sind als Hyperechogenität und spätere

Ausbildung von Zysten in der Nierenrinde erkennbar. Verlauf und Prognose entsprechen den obstruktiven Uropathien.

Polyzystische Nierenmalformation mit Syndromen

Polyzystische Nierenveränderungen sind häufig Teil eines kongenitalen Syndroms. Sehr häufig finden sich dabei dysplastische Nierenveränderungen in unterschiedlicher Ausprägung, mit und ohne zystische Veränderungen. Insofern ist es von großer Bedeutung, bei sonographisch auffälligen fetalen Nierenbefunden eine ausführliche Untersuchung der übrigen Organsysteme vorzunehmen. In Tab. 27.6 sind einige der genetisch bedingten Syndrome zusammengefasst. Da es sich dabei häufig um hereditäre Erkrankungen handelt, sollte eine genetische Beratung angeboten und die Möglichkeit einer genetischen Abklärung, einschließlich einer pränatalen, geprüft werden. Darüber hinaus können zystische Nierenerkrankungen oder auch andere Nierenanomalien bei chromosomalen Veränderungen nachgewiesen werden, die fast alle Chromosomenpaare betreffen können (90). So finden sich beispielsweise bei 15–30% der Feten mit Trisomie 13 oder 18 neben den an anderer Stelle beschriebenen typischen Veränderungen auch meist diskrete Nierenanomalien.

Obstruktive Harntraktanomalien

Definition. Obstruktive fetale Harntraktanomalien sind als Erweiterungen der einzelnen Abschnitte der fetalen Harnableitung zu erkennen: des fetalen Nierenbeckens, der Ureteren, der Harnblase. Je nach Lokalisation und Ausmaß der Stenosierung kann der Abfluss des fetalen Urins teilweise oder ganz gestoppt sein. Die kritischen anatomischen Orte sind der Übergang der Nierenbecken in die Ureteren (uteropelvic junction), die Einmündung der Ureteren in die Harnblase (uterovesical junction) sowie die fetale Harnröhre (Obstruction of the bladder outlet). Wenn die Obstruktion der fetalen Blase ein größeres Ausmaß mit erhöhtem Druck erreicht, erweitert sich das gesamte harnableitende System über den Reflux der Ureterostien bis in die Nierenbecken.

Inzidenz. Obstruktive Uropathien sind mit 0,3–1% bei Geburt eines Kindes als häufige Fehlbildung anzusehen (1, 37, 60, 62). Nur in einer geringen Anzahl sind operative Interventionen (Harnableitung aus der Blase oder den Nierenbecken) sinnvoll.

Embryologie/normale sonographische Darstellung. Sowohl die fetale Harnblase als auch die Nieren können mittels Vaginalsonographie zwischen 11 und 12 SSW dargestellt werden. Ein Fehlen der Harnblase ist zu postulieren, wenn ein sonographischer Nachweis mit 15 SSW bei zeitversetzten Untersuchungen nicht gelingt. Die sonographische Differenzierung zwischen Nierenmark und -rinde gelingt ab 18 SSW. Das Nierenwachstum verläuft parallel zum fetalen Gesamtwachstum und kann mit schon vor 20 Jahren ermittelten Normmaßen verglichen werden (36, 53). Bis zum II. Trimenon wird die Fruchtwassermenge im Wesentlichen von der Sekretion der Amnionhülle, Nabelschnur und fetalen Haut gesteuert. Ab 14 SSW wird die Homöostase der Fruchtwassermenge zunehmend von der fetalen Urinproduktion bestimmt.

Der Genitalhöcker lässt sich schon im I. Trimenon darstellen (23). Ein prominenter Genitalhöcker sollte jedoch nicht als männliches Genitale gedeutet werden – er lässt sich gelegentlich auch bei einem weiblichen Feten vor 14 SSW feststellen. Beim männlichen Feten kann die Harnröhre mit 28 SSW und später dargestellt werden.

Pathologisch-anatomische Befunde

Nierendysplasie. Bei Fällen einer obstruktiven Uropathie ohne Begleitfehlbildungen hängt die fetale Nierenfunktion davon ab, ob sie mit einer renalen Dysplasie verbunden ist. Bis heute ist ungewiss, ob die Nierendysplasie durch den erhöhten Druck im harnableitenden System oder durch einen parallel verlaufenden und nicht vom Druck abhängenden pathophysiologischen embryonalen Prozess hervorgerufen wird. Wenn letztere Annahme stimmt, sind intrauterine Shunt-Therapien bei Harnstau sinnlos, weil sie fast immer nach Ausbildung einer Nierendysplasie mit 14 SSW vorgenommen werden. Versuche an Schaffeten haben dagegen gezeigt, dass die Aufhebung einer in der 1. Schwangerschaftshälfte iatrogen gelegten Obstruktion in der späteren Schwangerschaft ein Nierenversagen vermeiden konnte (76).

Totale Abflussstörung. In den meisten Fällen einer obstruktiven Uropathie mit totaler Abflussstörung tritt ein terminales Nierenversagen im II. Trimenon ein. Es resultiert ein Oligo-/Anhydramnion, da im II. und III. Trimenon die Fruchtwassermenge hauptsächlich von der Abgabe des fetalen Urins in das Fruchtwasser bestimmt wird. Die Kompression des Feten durch die Uterusmuskulatur verhindert die Ausdehnung des fetalen Thorax, sodass eine Lungenhypoplasie entsteht, die nach der

Tabelle 27.6 Kongenitale Syndrome mit häufiger zystischer Nierenmalformation (mod. nach 31, 100)

Syndrom	Häufigkeit (1 : Geburten)	Vererbungsmodus (Mutationslokalisation)	Leitbefunde
Meckel-Gruber-Syndrom	1 : 9000	autosomal rezessiv (Chromsom 17)	Nierenzysten, Enzephalozele, Hydrozephalus, Polydaktylie, Leberzysten; infauste Prognose
Tuberöse Sklerose	1 : 7000	autosomal dominant (Chromosom 16) (variable Expression)	renale Zysten oder Angiomyolipome, zerebrale Gliaknoten, Oligophrenie, Rhabdomyome im Herz
von Hippel-Lindau-Syndrom	< 1 : 45 000	autosomal dominant (Chromosom 3) (variable Expression)	Zysten oder Tumoren an Nieren und Pankreas, zerebrale und retinale Hämangioblastome; klinische Manifestation 20.–40. Lebensjahr
Branchio-oto-renale Dysplasie	1 : 40 000	autosomal dominant (Chromosom 8) (variable Expression)	Nierenzysten, Lippen-Kiefer-Gaumen-Spalte, Präaurikularfistel, Taubheit
Short-Rib-Polydaktylie-Syndrom		autosomal rezessiv schlechte Prognose	verschiedene Nierenanomalien, Extremitätenverkürzung, Herzfehler, kleiner Thorax;
Oro-faszio-digitales-Syndrom I	1 : 80 000	X-chromosomal dominant (variable Expression)	Lippen-Kiefer-Gaumen-Spalte, Zungenspalte, Frenulahyperplasie, Syndaktylie, Typ-III-ähnliche Nierenzysten (bei Knaben häufig letal)
Jeune-Syndrom		autosomal rezessiv (variable Expresssion)	schmaler Thorax, kurze Extremitäten, hypoplastisches Becken, Typ-II-Nieren
Roberts-Syndrom		autosomal rezessiv	Tetraphokomelie, Lippen-Kiefer-Gaumen-Spalte, Gesichtsdysmorphie, Wachstumsretardierung, Mikrozephalie, Nierenzysten
Zellweger-Syndrom	1 : 100 000	autosomal rezessiv	hohe Stirn, Hepatomegalie, Nierenanomalien, psychomotorische Behinderung

Abb. 27.**12** Obstruktive multizystische Nierenfehlbildung, 32+4 SSW.
a Zystische Niere links, Binnenechos, Rinde und Mark nicht differenzierbar.
b Hydronephrose rechts mit Zyste im apikalen Pol.
c Hyperechogene Struktur des Nierenparenchyms nach Punktion, Nierendysplasie links und rechts.

Obstruktive Harntraktanomalien

Abb. 27.**13** Links: Prune-Belly-Syndrom mit massiv aufgetriebener Harnblase. Beckenendlage, 15+5 SSW (Beobachtung: Prof. Merz, Frankfurt). Rechts: korrespondierendes Nativbild.

Abb. 27.**14** Steißbeinteratom als assoziierte Fehlbildung.
a Nierenbeckenaufstau und dysplastische Degeneration bei intra- und extraabdominal wachsendem Steißbeinteratom, hier extraabdominaler Anteil, 21+4 SSW.
b Nierendysplasie und intraabdominaler Anteil eines Steißbeinteratoms, 21+4 SSW.

Abb. 27.**15** Ultraschallbefunde bei Chromosomenaberration.
a Nackentransparenz 3,1 mm, 11+6 SSW.
b Megazystis, hyperechogene Struktur oberhalb der Harnblase.
c Megazystis, hyperechogene Struktur im Dickdarmbereich, Trisomie 18.

Abb. 27.**16** Urethralklappe, Megaureter, geringe Nierenbeckenerweiterung, Niere normal differenziert in Rinde und Mark, gute Prognose, 37+6 SSW.

Abb. 27.**17** Megazystis, 15+4 SSW.
a Megazystis mit Verdacht auf Urethralklappe/Urethradysplasie, flaschenhalsförmige Verengung zur Urethra hin.
b Nachweis einer Umbilikalarterie auf beiden Seiten der Megazystis mit dem Farbdoppler.

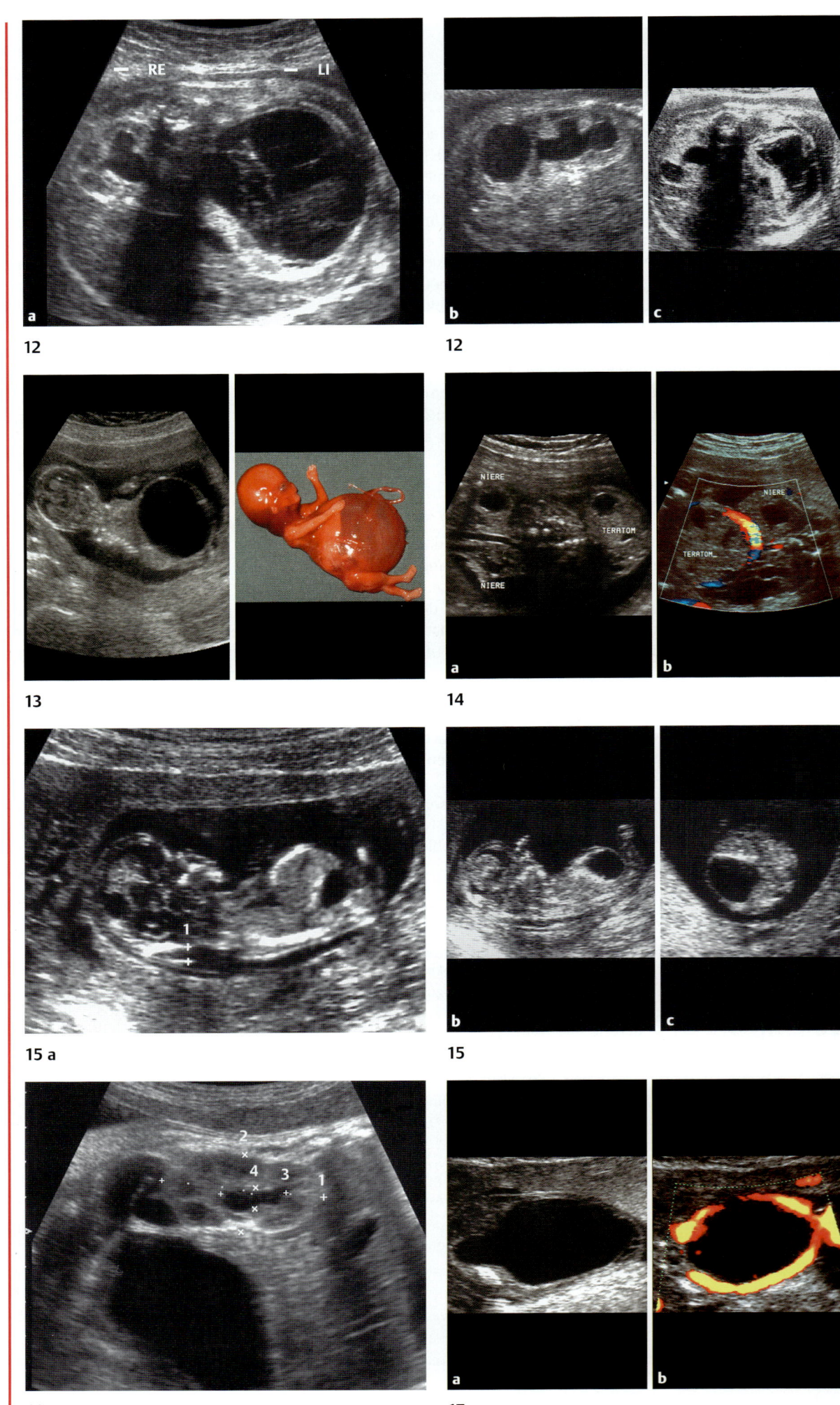

Geburt meist zum Tode des Kindes führt. Ein intrauteriner Fruchttod, verursacht durch die Nabelschnurkompression, und Anomalien wie bei der Potter-Sequenz sind die Folge des Fruchtwassermangels.

Prognose. Ein nach 24 SSW auftretendes Oligohydramnion ist nicht zwangsweise mit einer Lungenhypoplasie verbunden – die Nierenfunktion kann jedoch infolge einer Dysplasie terminal gestört sein. Lassen sich normale fetale Urinparameter nachweisen, ist mit einer guten Prognose zu rechnen. Bei Obstruktion mit normaler oder verminderter Fruchtwassermenge kann dann von einer guten Prognose ausgegangen werden, wenn die fetalen Urinparameter im Normalbereich liegen. Fallen die Urinwerte dagegen pathologisch aus, weisen die Neugeborenen erhöhte Serumkreatininwerte auf. Wenn die Obstruktionen postpartal entlastet werden, fällt das Kreatinin bald wieder ab. Langzeitdaten über die Funktion der Nieren dieser Kinder sind nicht bekannt.

Die meisten Kinder mit Harnwegserweiterungen während der Fetalzeit überleben und haben eine normale Nierenfunktion. Dies gilt insbesondere für unilaterale Obstruktionen und normaler Niere auf der kontralateralen Seite. Das wichtigste prognostische Zeichen ist eine ausreichende Fruchtwassermenge. Depots von 2 cm Größe an zwei gegenüberliegenden Positionen der Amnionhöhle sind als ausreichende Fruchtwassermenge anzusehen. Bei beidseitigen Obstruktionen und normaler Fruchtwassermenge ist eine fetale Urinanalyse nur dann indiziert, wenn das Nierenparenchym auffällig hyperechogen erscheint. Die Lokalisation der Obstruktion hat dagegen keine prognostische Bedeutung.

Lokalisationen der obstruktiven Harntraktanomalien

Subpelvine Ureterobstruktion. Die subpelvine Ureterobstruktion tritt als die häufigste Anomalie der harnableitenden Wege des Feten auf (27). Sie ist selten mit einer Verdoppelung oder anormal verlaufenden Nierengefäßen assoziiert.

Megaureter. Ein Megaureter resultiert aus einer Läsion oder Dysfunktion am Übergang des Ureters in die Harnblase.

Ureterozele. Eine Ureterozele, verursacht durch eine zystische Erweiterung der Uretereinmündung in die Harnblase, führt zum Aufstau des Ureters. Es finden sich dabei häufig Ureterduplikationen und Doppelnieren.

Obstruktion der fetalen Harnröhre. Diese führt meist zu einer Megazystis mit Hypertrophie der Blasenmuskulatur und zu einem Aufstau bis in die Nierenbecken. Die Hydronephrose kann mit einer Nierendysplasie verbunden sein. Die häufigste Ursache einer Megazystis ist in einer Klappe durch Faltenbildung der Mukosa an der Hinterwand der Urethra zu suchen. Eine Urethraatresie kommt seltener vor und führt zu einer Anurie des Feten und zu einem intrauterinen Fruchttod im II. Trimenon.

Vesikourethraler Reflux. Ein vesikourethraler Reflux wird gelegentlich pränatal in der Spätschwangerschaft beobachtet und hat keine unmittelbare Bedeutung für die Nierenfunktion. Der klinische Wert der pränatalen Diagnose ergibt sich aus der Beobachtung der Kinder und Vermeidung von Infektionen des Harntraktes und einer eventuellen frühzeitigen Operation.

Kloakenfehlbildung. Diese resultiert aus einer mangelnden Entwicklung des Sinus urogenitalis. Bei weiblichen Feten ist sie mit vesikovaginalen und urethrovaginalen Fisteln verbunden, bei männlichen Feten bestehen häufig anorektale Fistelgänge.

Prune-Belly-Syndrom. Ein Prune-Belly-Syndrom besteht aus einer Verbindung mehrerer Defekte: Fehlen der Bauchdeckenmuskulatur, weit dilatierte Harnblase, verbunden mit einer Nierendysplasie, bei männlichen Feten Fehlen der Prostata und Kryptorchismus (68). Das Syndrom ist selten (1 : 50 000 Geburten), in 97% sind männliche Feten betroffen. Die Obstruktion der Urethra führt zu einer Megazystis und bilateralen Megaureteren (Abb. 27.**13**). Bei weiblichen Feten sind Fehlbildungen des Genitales assoziiert: Vaginalatresie, rektovaginale oder rektovesikale Fistel sowie ein Uterus bicornis. Das Fehlen der Bauchwandmuskulatur führt – vor allem nach Drainage der Harnblase – zu einer Faltenbildung der Haut, die dem Syndrom ihren Namen verliehen hat. Eine pränatale Differenzierung zur Urethralklappe gelingt häufig nicht. Die Prognose ist wie bei jeder Uropathie von der Funktion des verbleibenden intakten Nierengewebes abhängig.

Urachuszyste. Eine Urachuszyste entsteht, wenn der von der Blase zur Bauchwand ziehende Anteil offen bleibt. Sie reicht als echogene Struktur bis in den Nabelschnuransatz und kann beim Neugeborenen als vesikokutane Fistel bestehen bleiben. Die Zyste selbst hat keine pathologische Bedeutung und verschwindet meistens während des weiteren Schwangerschaftsverlaufes.

Assoziierte Fehlbildungen/Chromosomenanomalien

Die sonographische Erkennung eines Harnstaus ist als Diagnose auf den ersten Blick einzustufen. Obstruktionen sind häufig mit Fehlbildungen außerhalb des harnableitenden Systems verknüpft (Abb. 27.**14**), sodass eine sorgfältige Untersuchung des Feten obligatorisch ist (34, 72).

Blasenekstrophie. Bei normaler Fruchtwassermenge und fehlender Darstellung der Harnblase bei verschiedenen zeitversetzten Untersuchungen kann die Diagnose einer Blasenekstrophie vermutet werden – in Einzelfällen lässt sie sich direkt darstellen (Abb. 27.**4**) (2).

Kloakenbildung, Anal- und Rektumatresie. Andere Begleitanomalien sind auch bei normaler Fruchtwassermenge schwer zu diagnostizieren, da sie nur diskrete Auffälligkeiten bieten und erst im letzten Trimenon erkennbar sind. Dies betrifft die unterschiedlichen Formen einer Kloakenbildung (86), die Anal- und Rektumatresie. Die prognostische Einschätzung bezüglich einer Rekonstruktion post partum, ist meist nicht möglich. In jedem Fall sollten die Eltern Kontakt zu einem erfahrenen Kinderchirurgen/-urologen erhalten.

Mikrokolon-Megazystis-Hypoperistaltik-Syndrom. Dieses seltene Syndrom ist schwer vom Prune-Belly-Syndrom abzugrenzen und kann vermutet werden, wenn neben der dilatierten Harnblase auch erweiterte Darmschlingen gesehen werden. Eine Abgrenzung zu den dilatierten Ureterschleifen ist meist nicht möglich, obwohl dies wichtig wäre in Bezug auf die schlechte Prognose bei fehlender Darmfunktion (65).

Chromosomenaberration. Die Häufigkeit einer Chromosomenaberration bei Nierenfehlbildungen wird mit 12% angegeben (34). Darin sind auch Feten mit assoziierten Fehlbildungen eingeschlossen. Bei isolierten Harnwegsobstruktionen, wie z. B. einer Urethralklappe, ist von einem geringen Risiko für einen pathologischen Karyotyp auszugehen. Dennoch sollte den Eltern – wie bei jeder pränatal diagnostizierten Fehlbildung – eine Karyotypisierung angeboten werden, um eine möglichst genaue Prognose stellen zu können (Abb. 27.**15**). Ein normaler Karyotyp ist wichtig für die postnatale Operationsplanung und die Motivation der Eltern, die Schwangerschaft fortzusetzen. Bei einer leichten bilateralen Dilatation der Nierenbecken, die in 2% um 20 SSW gefunden wird, kann darüber diskutiert werden, ob hier eine Karyotypisierung angezeigt ist. Bei einer isolierten bilateralen Pyeloektasie steigt das Risiko um das 1,2- bis 6fache (21, 87, 93, 95). Wenn jedoch eine Pyeloektasie mit einer auch nur geringen Anomalie verbunden ist, steigt das Risiko für eine Aneuploidie auf das 10- bis 20fache (3, 17). Abgesehen von einer unserer Meinung nach noch nicht gesicherten Datenlage kann die Risikokalkulation aus mütterlichem Alter, fehlender nuchaler Transparenz, niedrigem Risiko aus dem mütterlichen Serumscreening nicht mit dem Marker der leichten Pyeloektasie kombiniert werden, da nicht bewiesen ist, dass die Marker voneinander unabhängig das Risiko beeinflussen.

Sonographische Auffälligkeiten bei Uropathie

Dilatation der Nierenbecken. Es gibt keine allgemein akzeptierte Definition und Gradeinteilung der Dilatation der Nierenbecken beim Feten. Nach anatomischen Gegebenheiten könnte man eine Pyeloektasie als Dilatation ohne Beteiligung der Calices definieren (Abb. 27.**16**), während bei einer Hydronephrose auch die Calices dilatiert sind. Nach Grignon (38) wird ein Grad I einem normalen Feten, der Grad II Dilatationen < 1,5 cm und eine Hydronephrose den Gradeinteilungen III–V zugeordnet. Da sich aus dieser Gradeinteilung keine klinischen Konsequenzen ableiten lassen, hat sich offensichtlich eine solche Einstufung nicht durchgesetzt.

In der Literatur wird eine Pyeloektasie durch einen anterior-posterioren Durchmesser von 4–6 mm im II. Trimenon und 8–10 mm im III. Trimenon in einem Abdomenquerschnitt definiert (21). Die klinische Bedeutung ist sicherlich gering einzuschätzen. Eine Stichprobenkontrolle im Verlauf der Schwangerschaft kann eine Zunahme der Pyeloektasie ausschließen. Nur bei anterior-posterioren Durchmessern > 1,0 cm ist eine postnatale Kontrolle angezeigt.

Hydronephrose. Schematisch vereinfacht wird eine Hydronephrose definiert als Aufdehnung der Nierenbecken im anterior-posterioren Durchmesser > 1,5 cm (38). Bei einer leichten Hydronephrose (Grad III) sind die Nierenkelche nur leicht dilatiert, bei Grad IV rundet sich die Kontur, die jetzt entstehenden zystischen Areale haben Verbindung zum Nierenbecken. Im Gegensatz zu Nierenzysten lassen sich diese Areale „ineinander überführen", d. h. sie haben Verbindung miteinander. Bei einer noch stärkeren Aufdehnung (Grad V) können die Calices nicht mehr vom Umriss des Nierenbeckens abgegrenzt werden, das Nierenparenchym verdünnt sich bis auf wenige Millimeter. Es darf jedoch nicht von einem dünnen Nierenkortex auf eine schlechte Nierenfunktion geschlossen werden. Lassen sich Rinde und Mark noch differenzieren und fehlen Zysten, ist eher von einer guten Nierenfunktion auszugehen. Die sonographische Beurteilung von hydronephrotischen Nieren ist jedoch der biochemischen Analyse unterlegen (49, 69).

Dilatierter Ureter. Nur ein dilatierter Ureter ist zwischen Niere und Harnblase als zystisches Konvolut darstellbar, der normale Ureter ist sonographisch nicht auszumachen. Lässt sich bei erweitertem Nierenbecken eine Peristaltik nachweisen, ist von einem Megaureter auszugehen. Eine erweiterte Harnblase weist auf einen vesikourethralen Reflux hin (12).

Dilatierte fetale Harnblase. Eine dilatierte fetale Harnblase sollte sich während einer 20-minütigen sonographischen Untersuchung entleeren. Wenn dies nicht geschieht, muss von einer Obstruktion der Urethra ausgegangen werden. Ob es sich um die Harnblase oder eine zystische Struktur im fetalen Abdomen handelt, lässt sich differenzialdiagnostisch über den Einsatz des Farbdopplers klären: Seitlich der Harnblase stellen sich die beiden Umbilikalarterien als Umrandung dar. Eine schmalere Aussackung der Blase im Bereich der Symphyse weist auf eine Urethraklappe hin (Abb. 27.**17**). Nach längerer Obstruktionszeit kann sich die Muskulatur der Blase auf über 3 mm verdicken. Blasendivertikel stellen sich als kleine Ausbuchtungen dar. Blasendilatation und männliches fetales Genitale machen eine Urethraklappe wahrscheinlich, eine Differenzialdiagnose zu einer Urethraatresie ist nicht möglich. Bei einem vesikourethralen Reflux sind Harnblase und die unteren Ureteranteile erweitert, die Nierenbecken sind nicht betroffen.

Bei jeder Harnwegsobstruktion sollten komplexe urogenitale Fehlbildungen möglichst ausgeschlossen werden; diese treten häufiger bei weiblichen Feten auf (Abb. 27.**18**). Bei einer Punktion der prallvollen fetalen Blase kann ein Uroaszites iatrogen ausgelöst werden (Abb. 27.**19**), spontane Rupturen der Harnblasenwand und Rupturen des Ureters mit Ausbildung eines Urinoms sind möglich.

Tab. 27.7 gibt einen Überblick über die sonographischen Merkmale bei obstruktiver Uropathie und deren prognostische Wertigkeit.

Tabelle 27.**7**   Sonographische Merkmale bei obstruktiver Uropathie mit prognostischer Wertigkeit

> ➤ Fruchtwassermenge normal oder reduziert (Oligo-/Anhydramnion < 24 SSW: schlechte Prognose; Fruchtwasserdepots an 2 Lokalisationen = 2 cm nach 24 SSW: gute Prognose)
> ➤ Erweiterung von Nierenbeckenkelchsystem, Ureteren und Blase in wechselnder Ausprägung; Prognose abhängig von Lokalisation und Ausprägung der Obstruktion
> ➤ Bei fehlender Differenzierung von Nierenmark und Nierenrinde: schlechte Prognose
> ➤ Zysten im Nierenparenchym als Zeichen der zystischen Nierendysplasie: schlechte Prognose
> ➤ Hyperechogenität des Nierenparenchyms: schlechte Prognose

Prognose

Operative Möglichkeiten. Der sonographische Nachweis einer obstruktiven Uropathie ist eine Blickdiagnose; die exakte Lokalisation der Läsion und Beurteilung der Prognose bedürfen einer differenzierten Kenntnis des Verlaufes der Erkrankung und der operativen Möglichkeiten. Es empfiehlt sich, nach Sicherung der Diagnose den kinderurologisch erfahrenen Urologen hinzuzuziehen. Eine isolierte Uropathie kann durchaus erfolgreich operativ korrigiert werden mit guter Prognose, vorausgesetzt die Nierenfunktion ist nicht betroffen.

Prune-Belly-Syndrom. Die Prognose der Prune-Belly-Sequenz hängt von der Nierenfunktion nach der Geburt ab. Die Prognose ist weitgehend unklar. Selten betrifft die Erkrankung männliche Geschwister aus konsanguinen Verbindungen, sodass hier ein Wiederholungsrisiko besteht. Die Ausprägung des Syndroms ist unterschiedlich mit entsprechend unterschiedlicher Prognose: 20% Totgeburten oder Tod in den ersten beiden Lebensmonaten, nur 50% überleben die ersten beiden Jahre. Die geistige Entwicklung verläuft normal. Die Inzidenz wird mit 1 auf 20 000–40 000 Neugeborene angegeben, in der Schwangerschaft ist mit einer größeren Häufigkeit zu rechnen. Eine intrauterine Harnableitung ist bei dieser komplexen Fehlbildung nicht sinnvoll. Die Lebenserwartung der überlebenden Kinder lässt sich durch Hämodialyse und Nierentransplantation verbessern. Die Eltern sollten über das Krankheitsbild eingehend informiert werden; eine Indikation zum Schwangerschaftsabbruch nach dem § 218 StGB kann im Einzelfall vorliegen.

Wichtigste sonographische Parameter. Die wichtigsten sonographischen Parameter zur Beschreibung der Prognose bei obstruktiver Uropathie sind die Fruchtwassermenge und das Auftreten von Zysten im Nierenparenchym. Ein Oligohydramnion vor 24 SSW ist fast immer mit einer Nierendysplasie und Lungenhypoplasie verbunden und verhindert ein Überleben des Kindes (19). Nierenzysten bei obstruktiver Uropathie können ab 20 SSW gesehen werden; sie können aber auch später in der Schwangerschaft auftreten, sodass eine Nierendysplasie nicht exakt vorausgesagt werden kann (63).

Pränatales Management

Invasive Diagnostik. Das Management und die Prognose einer isolierten fetalen obstruktiven Uropathie sind von der intrauterinen Nierenfunktion abhängig.

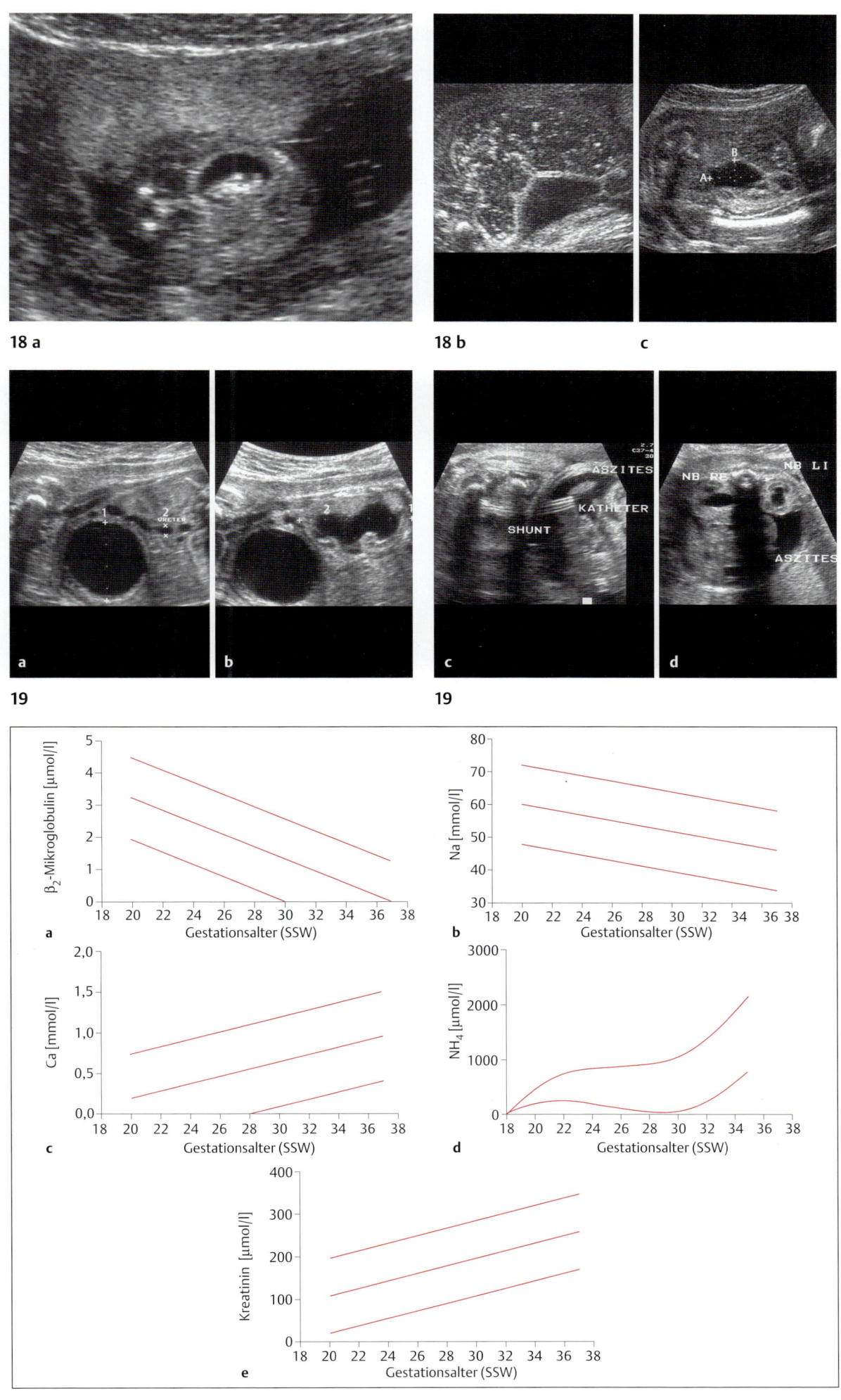

18 a

18 b   c

a   b

19   19

20

Abb. 27.**18** VACTERL-Syndrom. Assoziation von Fehlbildungen der Wirbelsäule, des Enddarmes, der Trachea, des Ösophagus, der Extremitäten sowie von Herz und Nieren.

a Zyste mit solidem Inhalt im Kolonbereich, normale Fruchtwassermenge, 16+5 SSW.

b Megakolon, zystisches Areal im Abdomen, 24+5 SSW.

c Anhydramnion, deformierte Harnblase und Urachuszyste, 24+5 SSW.

Abb. 27.**19** Megazystis und Nierenbeckenaufstau bei Urethralklappe.

a Oligohydramnion, Megazystis (1) und Ureteraufstau (2), 29+3 SSW.

b Nierenbeckenaufstau, Calices noch differenzierbar, 29+3 SSW.

c Nach Shunt-Einlage Ausbildung von Uroaszites, 30+3 SSW.

d Mäßige Entlastung der Nierenbecken nach Shunt-Einlage.

Abb. 27.**20** Referenzkurven für Parameter der fetalen Urinanalyse. Regressionskurven für die 5., 50. und 95. Perzentile (mod. nach 70).

a β_2-Mikroglobulin.

b Natrium.

c Calcium.

d Ammoniak.

e Kreatinin.

Abb. 27.**21** Management der obstruktiven Uropathie.

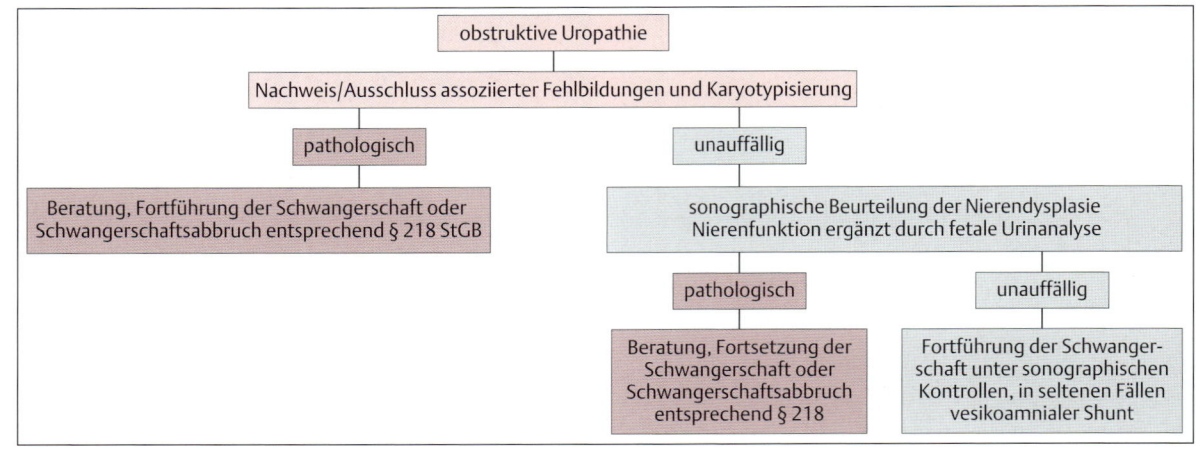

21

Tumoren

Abb. 27.**22** Wilms-Tumor.
a Retroperitonealer Tumor unterhalb der linken Niere, 31+0 SSW.
b Wilms-Tumor, 31+0 SSW.

Abb. 27.**23** 5,6 · 4,2 · 5,1 cm großer, solider Nierentumor rechts mit Neoangiogenese im Farbdoppler. Histologie: mesoblastisches Nephrom, 30+3 SSW (Beobachtung: Prof. Merz, Frankfurt).

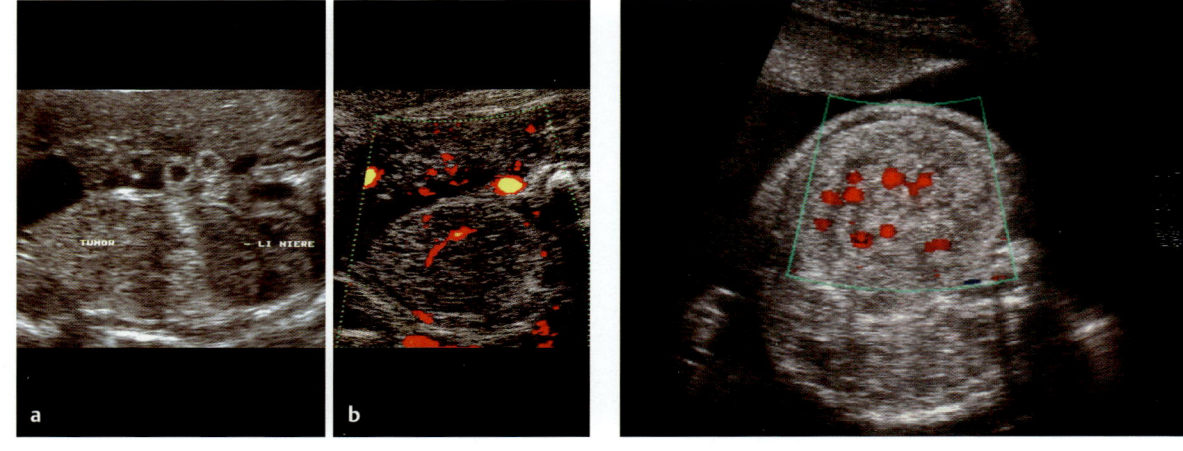

22   23

Abb. 27.**24** Differenzialdiagnose Einblutung.
a Zystisch solider Tumor kranial der Nieren, die Niere ist durch den Tumor deformiert. 1 = Harnblase, 2 = Niere, 3 = Tumor.
b Normale Niere links, der Tumor entspricht einer Einblutung in die Nebenniere rechts, Infarkt der rechten Niere.

Abb. 27.**25** Nebennierenadenom rechts (Pfeil), 35 · 31 mm, 37+6 SSW (Beobachtung: Prof. Merz, Frankfurt).

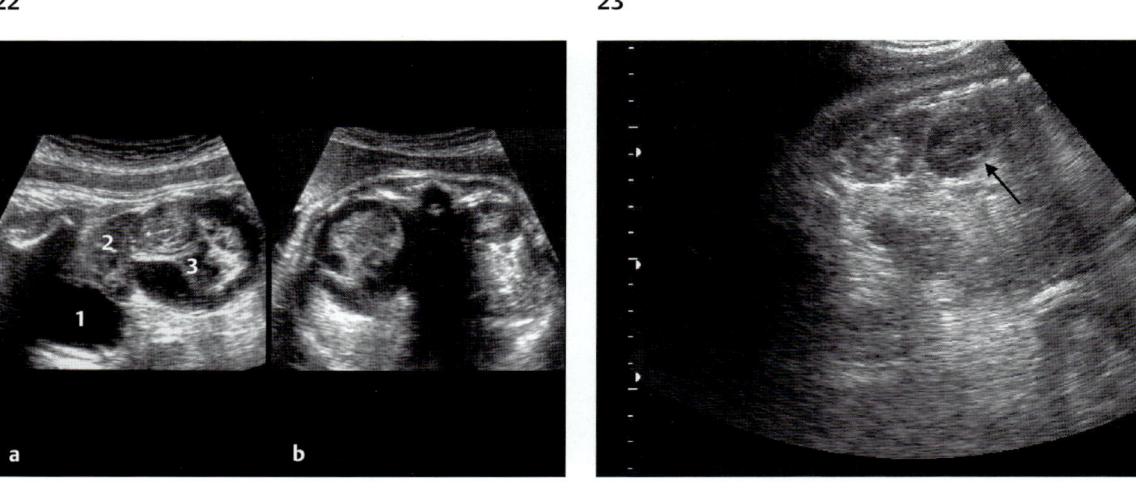

24   25

Sonographie und Urinanalyse. In den meisten Fällen von obstruktiver Uropathie lässt sich die Prognose aus den sonographischen Parametern ausreichend sicher treffen. In den Fällen, wo ein Schwangerschaftsabbruch oder eine intrauterine Therapie erwogen wird, sollte die fetale Nierenfunktion durch eine Urinanalyse überprüft werden. Die Urinanalyse basiert auf der Fähigkeit der Nierentubuli, verschiedene Komponenten des glomerulären Filtrates rückzuresorbieren. Dabei geht es nicht um die harnpflichtigen Substanzen des postnatalen Lebens – diese werden über die mütterlichen Nieren reguliert. Die Normalwerte des fetalen Urins wurden bei nicht an einer Uropathie erkrankten Feten vor einem Schwangerschaftsabbruch ermittelt (74). Die wichtigsten Parameter sind Natrium, Kalium, Calcium, Phosphat, Glucose und β_2-Mikroglobulin. Die prognostische Bedeutung dieser Parameter wurde in einer Studie für Feten oberhalb 20 SSW mit guter Korrelation zu einer schlechten Prognose und mangelnder Nierenfunktion ermittelt (20). Für den Zeitraum vor 20 SSW ist die Aussagekraft nicht ausreichend sicher. Elektrolytwerte für Natrium > 100 mEq/l, Chlor > 90 mEq/l sowie eine Osmolarität > 210 mOsm/l bedeuten eine ungünstige Prognose (19, 22, 55). Nach Ansicht einiger Autoren kann die perinatale Sterblichkeit bei obstruktiver Uropathie allein durch sonographische Parameter gut vorausgesagt werden, die fetale Urinanalyse vermag dagegen Informationen über die postnatale Morbidität zu geben (69).

Oligohydramnion im II. und III. Trimenon. Wenn im II. und III. Trimenon bei Obstruktion der fetalen Harnwege nach zunächst normaler Fruchtwassermenge ein Oligohydramnion auftritt und pathologische Strukturen des Nierenparenchyms sonographisch auffallen (Mark und Rinde können nicht mehr differenziert werden, Hyperechogenität des Nierengewebes, Zysten in der Nierenrinde, Potter-IV-Symptomatik), kann die Analyse des fetalen Urins den Verdacht auf ein Nierenversagen bei hohen Natrium- und β_2-Mikroglobulin-Werten erhärten (Abb. 27.**20**). Tritt das Oligohydramnion im III. Trimenon bei normalem Nierenparenchym und grenzwertigen Urinwerten auf, sind die Möglichkeiten einer vorzeitigen Einleitung der Geburt, des intrauterinen Shuntings oder Nichteingreifens und Abwartens des physiologischen Geburtsbeginnes zu erwägen.

Nierenfunktion im 1. und 2. Lebensjahr. Die Studien über die Wertigkeit der biochemischen Parameter im fetalen Urin kranken daran, dass sie zwar gute Aussagen über die Prognose des Überlebens erlauben, nicht jedoch genügend Voraussagen über die spätere Nierenfunktion machen können, da Langzeitdaten fehlen. Um zwischenzeitlich Aussagen bezüglich einer Nierenfunktion und der Kindheit vornehmen zu können, haben Muller et al. (70) verschiedene biochemische Parameter aus dem fetalen Urin bei obstruktiven Uropathien von 70 Feten untersucht. Sie wählten dabei als Gradmesser einer ausreichenden Nierenfunktion der Kinder einen Serumkreatininwert niedriger der einfachen Streubreite vom Mittel (50 µmol/l) zwischen dem 1. und 2. Lebensjahr in der Annahme, dass diese Kinder auch weiterhin keine Niereninsuffizienz entwickeln. Sie konnten zeigen, dass über die 95. Perzentile erhöhte Werte von Natrium und β_2-Mikroglobulin im fetalen Urin mit ebenfalls erhöhten Serumkreatininwerten in der Kindheit (1. bis 2. Lebensjahr) einhergehen und so im späteren Leben wahrscheinlich eine Niereninsuffizienz auftritt. Bei grenzwertigen Befunden sind serielle Analysen angezeigt (56).

Invasive intrauterine Therapie. Die Deutsche Gesellschaft für Kinderurologie lehnt aufgrund der bisherigen Daten über die intrauterine Therapie jegliche therapeutische Intervention ab.

Vesikoamniale Shunts. Seit 1984 werden ultraschallgesteuerte vesikoamniale Shunts bei obstruktiver Uropathie durchgeführt (4, 35, 83). Diese Maßnahme entsprang der einfachen Vorstellung, dass eine Umgehung der Obstruktion die Nieren entlasten und eine Dysplasie verhindern könnte und gleichzeitig ausreichend Fruchtwasser zur Ausrei-

fung der Lungen entstehen würde. Diese Annahme stützte sich auf tierexperimentelle Untersuchungen an Schaffeten (33, 43, 44). Es gibt jedoch bisher keine Daten, die belegen, dass ein generelles Shunting beim Feten mit obstruktiver Uropathie entscheidende Vorteile bringt (15, 28, 66).

Methoden. Der Weg der transvesikalen Fetoskopie zur Beseitigung der Urethralklappen durch Elektrokoagulation und Laserung hat sich nicht als erfolgreich erwiesen (24, 80). Theoretisch sind Fensterungen der fetalen Harnblase mittels Fetoskopie und Laser sowie die offene Chirurgie am Feten denkbar. Weniger invasiv ist die am häufigsten ausgeübte Technik des vesikoamnialen Shunts über einen Double-Pigtail-Katheter (74). Komplikationen sind Dislokationen des Katheters, Verstopfen und ein Uroaszites. Frühe Obstruktionen können spontan verschwinden; in einigen – auch selbst beobachteten Fällen – hat die diagnostische Punktion der Megazystis die Obstruktion gelöst, bei weiterem ungestörten Verlauf der Schwangerschaft. Unserer Meinung nach kann das vesikoamniale Shunting bei obstruktiver Uropathie nicht allgemein als generelle therapeutische Option angeboten werden (Tab. 27.**8**). Es gibt jedoch einzelne Situationen, wo ein Überleben des Feten wahrscheinlich ist (leichtes Oligohydramnion, normale Natriumwerte im fetalen Urin) und dennoch sich eine Gefährdung der späteren Nierenfunktion bei einem etwas schalldichteren Parenchym mit leichter Erhöhung des β_2-Mikroglobulins abzeichnet. Hier kann mit den Eltern nach Aufklärung über die möglichen Folgen des Eingriffes (Blasensprung, Frühgeburtlichkeit und Chorionamnionitis) ein Shunting experimentell erwogen werden.

Tabelle 27.**8** Intrauterine Therapie der obstruktiven Uropathie in der neueren Literatur

Autor und Jahr	Sonographischer Ausschluss einer Nierendysgenesie	Fetale Urinanalyse, ausreichende Funktion	Nutzen in ausgesuchten Fällen	generell
Freedman AL 1997 (29)	+	+	(+)	–
Lewis KM et al. 1998 (61)	+	+	(+)	–
Szaflik K et al. 1998 (89)	+	+	+	–
Bonsib SM 1998 (8)	+	+	(+)	–
Johnson MP et al. 1999 (57)	+	+	(+)	–
Freedman AL et al. 1999 (30)	+	+	–	–
Makino Y 2000 (64)	+	+	(+)	–
Irwin BH et al. 2000 (50)	+	+	–	–

Nutzen: – kein Nutzen   (+) ja, mit Einschränkung   + ja, ohne Einschränkung

Schwangerschaftsbetreuung und Geburtsleitung. In den Fällen obstruktiver Uropathie mit multiplen Fehlbildungen und terminaler Niereninsuffizienz werden die meisten Eltern um einen Abbruch der Schwangerschaft bitten. Eine Fortsetzung der Schwangerschaft, auch bei infauster Prognose, ist möglich, da keine erhöhte mütterliche Gefährdung durch eine schwangerschaftsspezifische Erkrankung besteht. Die Sectio caesarea aus kindlicher Indikation ist jedoch zu vermeiden. Feten mit obstruktiver Uropathie und einer wahrscheinlichen Überlebensfähigkeit sollten wie gesunde Feten überwacht und unter der Geburt entsprechend behandelt werden. Eine vorzeitige Einleitung der Geburt ist nur in Einzelfällen angezeigt in der Annahme, dass eine Nierenschädigung vermieden werden kann. Frühgeburtlichkeit mit der Gefahr einer Lungenfunktionsstörung ist gegen den fraglichen Nutzen abzuwägen (Abb. 27.**21**).

■ Tumoren im Bereich der Nieren

Angeborene Tumoren in der Nierenregion sind selten, können aber dann häufig als solide, zystische oder kombinierte Resistenzen pränatal imponieren. Die wichtigsten Differenzialdiagnosen stellen das Neuroblastom und der Wilms-Tumor oder das mesoblastische Nephrom dar.

Tabelle 27.**9** Differenzialdiagnosen der abdominalen Raumforderungen des Neugeborenen (mod. nach 78, 94)

> Nierenerkrankungen
> - Hydronephrose
> - Zystische oder dysplastische Nierenerkrankung
> - Ektope oder fusionierte Nieren

> Renale Tumoren
> - Wilms-Tumor
> - Mesoblastisches Nephrom

> Thrombosen der Nierengefäße

> Erkrankungen der Nebenniere
> - Neuroblastom
> - Hämorrhagie

> Lebertumoren

> Teratome

> Duplikaturen des Verdauungstraktes

> Subdiaphragmale Lungensequester

> Zysten des Pankreas oder der Gallengänge

> Ovarialzysten

> Mesenterialzysten

Extrem selten sind die Klarzellsarkome und rhabdoiden Tumoren der Niere, die häufig früh metastasieren und eine schlechte Prognose haben. Neben den Tumoren im Bereich der Nieren können aber auch Duplikaturen des Verdauungstraktes, Teratome, subdiaphragmale Lungensequester sowie Zysten des Pankreas, der Gallengänge, Ovarien und im Mesenterium als fetale abdominale Raumforderung pränatal in Erscheinung treten (94). Eine Übersicht der wichtigsten Differenzialdiagnosen gibt Tab. 27.**9** wieder.

Wilms-Tumor und kongenitales mesoblastisches Nephrom

Definition. Wilms-Tumoren, auch als Nephroblastome bezeichnet, sind maligne embryonale Mischgeschwülste der Niere. Demgegenüber handelt es sich beim kongenitalen mesoblastischen Nephrom (synonym mit dem fetalen renalen Hamartom) in der Regel um einen benignen Tumor der Niere.

Inzidenz. Ein kongenitaler Wilms-Tumor tritt mit einer Häufigkeit von ca. 0,1% aller Geburten auf (48) und macht 0,8–3% aller Wilms-Tumoren aus (41, 48). Die Mehrzahl der pränatal erkannten und früher als Wilms-Tumoren bezeichneten Nierenneubildungen sind jedoch kongenitale mesoblastische Nephrome. In zwei Studien handelte es sich bei 67–90% der angeborenen Nierentumoren um diesen Tumortyp.

Embryologie/Ätiopathogenese. Bisherige molekulargenetische Untersuchungen weisen darauf hin, dass beide Tumorarten einen unterschiedlichen pathogenetischen Ursprung haben (90). Die Wilms-Tumoren resultieren aus einer abnormalen Proliferation von metanephrogenem Blastem. Bei den kongenitalen mesoblastischen Nephromen wird vermutet, dass diese von undifferenziertem nephrogenem Mesenchym abstammen. Dieser Tumortyp neigt nur selten zur Metastasierung und wird deshalb eher als benigne aufgefasst.

In zytogenetischen wie auch molekulargenetischen Studien bei Kindern mit Wilms-Tumoren konnte bei einem geringen Teil der Betroffenen eine Deletion am Chromosom 11 oder eine Mutation von Genen (WT1- und WT2-Gen) auf dem Chromosom 11 nachgewiesen werden (52, 77). Dabei waren vor allem die Kinder mit bilateralen Tumoren oder zusätzlichen Syndromkomplexen betroffen.

Pathologisch anatomischer Befund, assoziierte Fehlbildungen. Nierentumoren treten in 95% einseitig auf. Beim Wilms-Tumor handelt es sich um einen exo- oder endophytisch wachsenden, soliden, invasiven Tumor, der das Nierenparenchym gänzlich durchsetzen kann. Er kann aus blastomatösen, epithelialen sowie Stromakomponenten bestehen. Eine Metastasierung ist bereits intrauterin möglich. Bei 14% der betroffenen Feten liegt gleichzeitig eine weitere Anomalie, überwiegend im Urogenitalbereich, vor, wie z. B. eine Hypospadie, Nierendysplasien, gedoppelte Harnleiter oder Kryptorchismus (9). Der Wilms-Tumor kann ferner mit verschiedenen Syndromen assoziiert sein, die zum Riesenwuchs führen. Dabei sind vor allem das Beckwith-Wiedemann-Syndrom und die isolierte Hemihypertrophie zu nennen. Seltener sind die Syndrome nach Perlmann, Sotos und Simpson/Golabi/Behmel (14).

Die kongenitalen mesoblastischen Nephrome wachsen ebenso ohne klare Trennlinie ins Nierenparenchym und Nierenbecken vor. Die Nierenkapsel bleibt meist erhalten. Die Oberfläche der Tumoren ähnelt einem Myom. Die Histomorphologie wird geprägt durch netzartig gelagerte, spindelartige Zellverbände, bestehend aus Fibroblasten und Myofibroblasten (90). Selten ist auch dieser Tumor mit Syndromen, wie der Hemihypertrophie oder dem Beckwith-Wiedemann-Syndrom, assoziiert (52).

Sonographische Auffälligkeiten. Beide Tumortypen erscheinen im Sonogramm als solide Masse. Dabei ist darauf zu achten, dass die soliden Tumoren in der Nierengegend zum Teil schwer von der Niere abgrenzbar sind, da sie eine ähnliche Echogenität besitzen (Abb. 27.**22** und 27.**23**). Die normale Nierenstruktur ist dabei aber oftmals völlig zerstört. Eine pränatale Differenzierung beider Tumortypen ist nicht möglich. Häufig wurde zusätzlich eine Fruchtwasservermehrung beobachtet (81). Beim mesoplastischen Nephrom sind ferner Hydropszeichen und kongestive Herzfehler beschrieben (91). Aufgrund der Assoziation mit Syndromen sollte eine sorgfältige komplette sonographische Abklärung erfolgen.

Prognose. Es ist hervorzuheben, dass es sich bei den pränatal diagnostizierten Nierentumoren meist um kongenitale mesoblastische Nephrome, also um benigne Tumoren handelt. Diese neigen nur selten zur Metastasierung und sind durch eine Operation in der Regel heilbar. Die Heilungsaussicht bei Wilms-Tumoren ist ebenfalls als günstig einzuschätzen. Unter Einschluss aller Tumortypen und -stadien liegt die Heilungsrate für Wilms-Tumoren bei ca. 85–90% (16, 41).

Risiko. Aufgrund der familiären Häufung von Wilms-Tumoren muss bei einem Paar mit einem betroffenen Elternteil in 5% mit einem betroffenen Kind gerechnet werden, sofern es sich um einen einseitigen Befall handelte und sogar 32% bei beidseitigen Tumoren. Bei einem betroffenen Kind liegt das Wiederholungsrisiko für weitere Geschwister bei einseitigem Tumor unter 1%, bei beidseitigen Tumoren zwischen 1% und 2% (7, 10).

Pränatales Management. Da im Rahmen der sonographischen Abklärung keine genaue Differenzierung der einzelnen histomorphologischen Nierentumoren möglich ist und es sich häufig um eine benigne Form handelt, ist bei einem pränatalen Nachweis eines soliden Nierentumors eine vorzeitige Entbindung zum Zwecke einer raschen Tumorbehandlung in der Regel nicht angezeigt (41). Die Tumoren erreichen zum Teil eine beträchtliche Ausdehnung, sodass geburtsmechanische Schwierigkeiten und möglicherweise eine Indikation zur Sectio caesarea daraus resultieren können.

Kongenitales adrenales Neuroblastom

Definition. Beim Neuroblastom handelt es sich um einen malignen Tumor des autonomen Nervensystems, bestehend aus neuroektodermalen Zellen. Er entwickelt sich meist aus Stammzellen des sympathischen Nervensystems. Die häufigsten Lokalisationen sind der Bereich der Nebenniere und der Grenzstrang, sodass es sich meist um einen retroperitonealen Tumor handelt (45).

Inzidenz. Neuroblastome sind mit einem Anteil von 14–50% die häufigsten kongenitalen und neonatalen Tumoren (52). Mehr als die Hälfte aller abdominalen Malignome bei Neugeborenen sind dieser Tumorgruppe zuzuordnen (51). Insgesamt wird die Inzidenz dieses Tumors mit ca. 1 : 10 000 Lebendgeburten angegeben (25).

Embryologie/Ätiopathogenese. Die Nebennierenrinde entwickelt sich aus mesenchymalen Zellen des Zölomepithels, während das Nebennierenmark neuroektodermalen Ursprungs ist. Neuroblastome resultieren aus einer Störung der neuroblastären Zellreifung. In einzelnen Fällen traten Neuroblastome auch bei Geschwistern und Zwillingen auf, sodass bei ca. 20% der Fälle eine familiäre Prädisposition angenommen wird (84).

Lokalisationen und Metastasierung. Über die Hälfte der Neuroblastome sind im Bauchraum lokalisiert, daneben seltener im Mediastinum, Hals oder Gehirn (45, 52, 94). Somit ist die intraabdominale Raumforderung der dominierende Befund. Es kann sich hierbei um einen Tumor in der Nebenniere von wenigen Millimetern bis mehreren Zentimetern handeln. Typisch in ein einseitiges Auftreten. Gelegentlich kann bereits intrauterin eine Hepatomegalie als Zeichen einer ausgedehnten Metastasierung vorliegen. Ferner kann eine Streuung in das Knochenmark und die Haut stattfinden, in seltenen Fällen auch in die Plazenta (52, 84). Eine Sonderform stellt das Neuroblastom Stadium IV-S dar. Es ist dadurch gekennzeichnet, dass primär kein oder nur ein kleiner Primärtumor nachweisbar ist, aber bereits eine Metastasierung in Leber, Knochenmark und/oder Haut stattgefunden hat. Insgesamt muss bei Geburt in ca. 50% mit einer Metastasierung gerechnet werden.

Komplikationen. Bei einem Teil der Fälle kann es zur Ausbildung eines Hydrops fetalis kommen. Dieser ist vergleichbar mit den hämolytischen Erkrankungen, charakterisiert durch Anämie, Hepatosplenomegalie, Ikterus und gesteigerte Zahl von Erythrozytenvorstufen im peripheren Blut. Epidemiologische Studien zeigen keine erhöhte Rate für zusätzliche Anomalien (54, 67).

Da 75–90% der Neuroblastome Katecholamine sezernieren und diese via Plazenta auch in den mütterlichen Kreislauf gelangen, kann es zu sympathotonen Erscheinungen bei der Mutter kommen, wie Übelkeit, Erbrechen, Kopfschmerz oder arterieller Hypertonus (84). Bei der Kombination derartiger Symptome mit einem sonographischen Nachweis einer fetalen Raumforderung sollte deshalb der Verdacht auf ein Neuroblastom gerichtet werden.

Sonographische Auffälligkeiten, Differenzialdiagnose. Die Sonomorphologie der kongenitalen Neuroblastome ist vielfältig (Übersicht 45, 84). Die meisten Tumoren sind im Abdomen und hier vor allem am oberen Nierenpol, vereinzelt aber auch in der Lunge oder im Gehirn lokalisiert (45). Die Tumoren können bei der pränatalen Ultraschalluntersuchung als zystische, aber auch als solide oder als zystisch-solide Raumforderung erscheinen. Kalzifikationen im Tumor sind möglich. Eine antenatale Abgrenzung zu anderen Nebennierenprozessen, wie Einblutungen (Abb. 27.**24**) oder einem Adenom der Nebenniere (Abb. 27.**25**), ist in der Regel nicht möglich. Häufig sogar eine sichere Zuordnung einer Raumforderung zur Nebenniere bzw. Abgrenzung von der Niere präpartal schwierig. Eine Unterscheidung zu den in Tab. 27.**9** genannten intrabdominalen Raumforderungen ist somit nicht mit absoluter Sicherheit möglich. Zur Abgrenzung eines Nephroblastoms von einem Neuroblastom kann eine Kordozentese hilfreich sein. Die Bestimmung der neuronspezifischen Enolase (NSE) im Nabelschnurblut ergibt bei einem Neuroblastom erhöhte Werte, während die Werte bei einem Nephroblastom nicht auffällig hoch ausfallen.

Gelegentlich fallen die Tumoren auch indirekt über andere Ultraschallauffälligkeiten auf, wie z.B. einen Hydrops fetalis, ein Hydramnion oder verkalkte Raumforderungen in der Leber als Hinweis einer hepatischen Metastasierung.

Prognose. Die Prognose des Kindes hängt im Wesentlichen vom Alter und vom Tumorstadium ab. So haben Neugeborene und Kleinkinder eine bessere Prognose als ältere Kinder. Sofern keine Fernmetastasierung (Stadium I–III) besteht, kann dabei in bis zu 100% eine Heilung erreicht werden, bei einer Fernmetastasierung immerhin noch in 50% und bei der Sonderform IV-S in 80% (39). Die Therapie besteht bei den lokalisierten Erkrankungen in einer Operation, bei den fortgeschrittenen Verläufen zusätzlich in einer Radiatio und/oder Chemotherapie (94). In einigen Fällen, vor allem bei den IV-S-Neuroblastomen, sind spontane Regressionen beschrieben, wobei die Vorhersagbarkeit und Häufigkeit dieser Verläufe nicht bekannt sind (42).

Pränatales Management. Bei dem präpartalen Verdacht auf ein Neuroblastom sollten regelmäßige Verlaufskontrollen durchgeführt und auf Hinweise für eine mögliche Metastasierung geachtet werden. Im Falle einer starken Größenzunahme des Tumors ist eine vorzeitige Schwangerschaftsbeendigung zu erwägen. Bei einem Hydrops fetalis oder einer starken Lebervergrößerung kann es zur Dystokie kommen, sodass hier in einzelnen Fällen eine Sectio caesarea angezeigt ist (84).

Literatur

1. Barakat, A.Y., Butler, M.G., Cobb, C.G., Coursey, J.W., Shah, D.: Reliability of ultrasound in the prenatal diagnosis of urinary tract abnormalities. Pediat. Nephrol. 5 (1991) 12–14
2. Barth, R., Filly, R., Sontheimer, F.: Prenatal sonographic findings in bladder exstrophy. J. Ultrasound Med. 9 (1990) 359–361
3. Benacerraf, B.R., Nadel, A., Bromley, B.: Identification of second trimester fetuses with autosomal trisomy by use of a sonographic scooting index. Radiology 193 (1994) 135–140
4. Berkowitz, R., Glickmann, M., Smith, G. et al.: Fetal urinary tract obstruction: what is the role of surgical intervention in utero? Amer. J. Obstet. Gynecol. 144 (1982) 367
5. Bernstein, J., Risdon, R.A., Gilbert-Barnes, E.: Renal System. In: Gilbert-Barnes, E. (ed.): Potter's Pathology of the fetus and infant. Vol. 2. Mosby 1997; pp. 863–919
6. Bloom, D.A., Brosman, S.: The multicystic kidney. J. Urol. 120 (1978) 211–216
7. Bonaiti-Pellie, C., Chompret, A., Tournade, M.F. et al.: Genetics and epidemiology of Wilms' tumor: The French Wilms' tumor study. Med. Pediatr. Oncol. 20 (1992) 284–291
8. Bonsib, S.M. Fetal obstructive uropathy without renal dysplasia: a study of the renal findings in 13 cases presenting with megacystis. J. Urol. 160 (1998) 2166–2170
9. Breslow, N.E., Beckwith, J.B.: Epidemiological features of Wilms' tumor: Results of the National Wilms' Tumor Study. J. Natl. Cancer Inst. 62 (1982) 429–435
10. Brodeur, G.M.: Genetic and cytogenetic aspects of Wilms' tumor. In: Pochedly, C., Baum, E.S. (eds): Wilms' Tumor: Clinical and Biological Manifestation. New York: Elsevier 1984; pp. 125–145
11. Bronshtein, M., Yoffe, N., Brandes, J.M., Blumfeld, Z.: First and early second trimester-diagnosis of fetal urinary tract anomalies using transvaginal sonography. Prenat. Diagn. 10 (1990) 653–666
12. Caione, P., Patricolo, M., Lais, A., Capitanucci, M.L., Capozza, N., Ferro, F.: Role of prenatal diagnosis in the treatment of congenital obstructive megaureter in a solitary kidney. Fetal Diagn. Ther. 11 (1996) 205–209
13. Cam, G., Simon, P., Ang, K.S.: Prevalence of symptomatic forms of adult polycystic kidney disease. Kidney Int. 37 (1990) 247 (abstract)
14. Clericuzio, C.L.: A comprehensive and critical assessment of overgrowth and overgrowth syndrom. Adv. Hum. Genet. 18 (1989) 181–185
15. Coplen, D.E., Hare, J.Y., Zderic, S.A., Canning, D.A., Snyder, H.M., Duckett, J.W.: 10-year experience with prenatal intervention for hydronephrosis. J. Urol. 156 (1996) 1142–1145
16. Corn, B.W., Goldwein, J., Evans, I., Diángio, G.J.: Outcomes in low-risk babies treated with half-dose chemotherapy according to the third National Wilms Tumor Study. J. Clin. Oncol. 10 (1992) 1305–1309
17. Corteville, J.E., Dicke, J.M., Crane, P.: Fetal pyelectasis and Down Syndrom: is genetic amniocentesis warranted? Obstet. Gynecol. 79 (1992) 770–772
18. Costin, M.E., Kennedy, R.I.J.: Ovarian cysts in newborn. Amer. J. Roentgenol. 116 (1972) 664–672
19. Crombleholme, T.M., Harrison, M.R., Golbus, M.S. et al.: Fetal intervention in obstructive uropathy: prognostic indicators and efficacy of intervention. Amer. J. Obstet. Gynecol. 162 (1990) 1239–1244
20. Daikha Dahmane, F., Dommergues, M., Muller, F. et al.: Development of human fetal kidney in obstructive uropathy: correlations with ultrasonography and urine biochemistry. Kid. Int. 52 (1977) 21–32
21. Dremsek, P.A., Ginde, K., Voith, P. et al.: Renal pyelectasis in fetuses and neonates: diagnostic value of renal pelvis diameter in pre- and postnatal sonographic screening. Amer. J. Roentgenol. 168 (1997) 1017–1019
22. Elder, J.S., O'Grady, P., Ashmead, G. et al.: Evaluation of fetal renal function: unreliability of fetal urinary electrolytes. J. Urol. 144 (1990) 574
23. Emerson, D.S., Felker, R.E., Brown, D.L.: The sagittal sign – an early second trimester sonographic indicator of fetal gender. J. Ultrasound Med. 8 (1989) 293–297
24. Estes, J.M., MacGillivray, T.E., Hedrick, M.H., Adzick, N.S., Harrison, M.R.: Fetoscopic surgery for the treatment of congenital anomalies. J. Pediatr. Surg. 27 (1992) 950–954
25. Estroff, J.A., Shamberger, R.C., Diller, L., Benacerraf, B.R.: Neuroblastoma. The Fetus 1 (1991) 1–6

26. Fantal, A.G., Shepard, R.H.: Potter syndrome: nonrenal features induced by oligohydramnion. Amer. J. Dis. Child 129 (1976) 1346–1351
27. Flake, A., Harrison, M., Sauer, L., Adzick, S., deLorenier, A.: Uteropelvic junction obstruction in the fetus. J. Ped. Surg. 21 (1986) 1058–1063
28. Freedmann, A.L., Bukowski, T.P., Smith, C.A., Evans, M.I., Johnson, M.P., Gonzales, R.: Fetal therapy for obstructive uropathy: diagnosis specific outcomes. Urology 156 (1996) 720–723
29. Freedmann, A.L., Bukowski, T.P., Smith, C.A. et al.: Use of urinary beta-2-microglobulin to predict severe renal damage in fetal obstructive uropathy. Fetal Diagn. Ther. 12 (1997) 1–6
30. Freedmann, A.L., Johnson, M.P., Smith, C.A., Gonzales, R., Evans, M.I.: Long-term outcome in children after antenatal intervention for obstructive uropathies. Lancet 354 (1999) 374–377
31. Friedmann, W., Vogel, M., Dimer, J.S., Luttkus, A., Büscher, U., Dudenhausen, J.W.: Perinatal differential diagnosis of polycystic kidney disease and urinary tract obstruction: anatomic pathologic, ultrasonographic and genetic findings. Eur. J. Obstet. Gynecol. Reprod. Biol. 89 (2000) 127–133
32. Gleason, D.G., McAlister, W.H., Kissane, J.: Cystic diseases of the kidney in children. Amer. J. Roentgenol. 100 (1967) 135–141
33. Glick, P.L., Harrison, M.R., Noall, R.A., Villa, R.L.: Corrections of congenital hydronephrosis in utero III. Early mid-trimester urethral obstruction produces renal dyspharia. J. Pediatr. Surg. 18 (1983) 681–687
34. Gocci, G., Magnani, C., Morini, M.S. et al.: Urinary tract anomalies (UTA) and associated malformations: data of the Emilia-Romagna registry. Eur. J. Epidemiol. 12 (1996) 493–497
35. Golbus, M., Harrison, M., Filly, R. et al.: In utero management of urinary tract obstruction. Amer. J. Obstet. Gynecol. 142 (1982) 383
36. Grancurn, R., Bracken, M., Silverman, R., Hobbins, J.: Assessment of fetal kidney size in normal gestation by comparison of ratio of kidney circumference to abdominal circumference. Amer. J. Obstet. Gynecol. 136 (1980) 249–254
37. Greig, J.D., Raine, P.A.M., Young, D.G. et al.: Value of antenatal diagnosis of abnormalities of the urinary tract. Brit. Med. J. 298 (1989) 1417–1419
38. Grignon, A., Filion, R., Filatrault, D. et al.: Urinary tract dilatation in utero: classification and clinical applications. Radiology 160 (1986) 645–647
39. Grosfeld, J.L., Rescoria, F.J., West, K.W.: Neuroblastoma in the first year of life: Clinical and biologic factors influencing outcome. Semin. Pediatr. Surg. 2 (1993) 37–42
40. Gunn, T.R., Mora, J.D., Pease, P.: Outcome after antenatal diagnosis of upper urinary tract dilatation by ultrasonography. Arch. Dis. Childh. 63 (1988) 1240–1243
41. Gutjahr, P.: Konnatale Wilmstumoren sind meist (benigne) mesoblastische Nephrome – Bedeutung des pränatal nachgewiesenen soliden Nierentumors. Geburtsh. u. Frauenheilk. 51 (1991) 124–126
42. Haas, D., Ablin, A.R., Miller, C.: Complete pathologic maturation and regression of stage IVS neuroblastoma without treatment. Cancer 62 (1988) 818–824
43. Harrison, M., Nakayama, D., Noall, R., deLorimer, A.: Correction of congenital hydronephrosis in utero II. Decompression reverses the effects of obstruction on the fetal lung and urinary tract. J. Ped. Surg. 17 (1982) 965–974
44. Harrison, M., Ross, N., Noall, R., Lorimer, A.: Correction of congenital hydronephrosis in utero I. The model: fetal urethral obstruction produces hydronephrosis and pulmonary hypoplasia in fetal lamb. J. Ped. Surg. 18 (1983) 247–256
45. Heling, K.S., Bollmann, R., Chaoui, R., Tennstedt, C., Kirchmair, F.: Eine isolierte fetale Nierenzyste als Zeichen für ein kongenitales Neuroblastom. Geburts. u. Frauenheilk. 55 (1995) 347–350
46. Hildebrandt, F., Weber, M., Brandis, M.: Molekulare Genetik von Nierenerkrankungen. Dtsch. Ärztebl. 93 (1996) 308–313
47. Holzgreve, W., Miny, P., Evans, M.: Genitourinary malformations. In: High risk pregnancy, management options. Philadelphia: W.B. Saunders 1996; pp. 901–918
48. Hrabovsky, E.E., Othersen, H.B., de Lorimier, A.: Wilms' tumor in neonate. A report from the national Wilms' Tumor Study. J. Pediatr. Surg. 21 (1987) 385–387
49. Hutton, K.A., Thomas, D.F., Davies, B.W.: Prenatally detected posterior urethral values: qualitative assessment of second trimester scand and prediction of outcome. J. Urol. 158 (1997) 1022–1025
50. Irwin, B.H., Vane D.W.: Complications of intrauterine intervention for treatment of fetal obstructive uropathy. Urology-Online 55 (2000) 774
51. Isaacs, H.: Perinatal (congenital and neonatal) neoplasmas: A report of 110 cases. Pediatr. Pathol. 3 (1985) 165–216
52. Isaacs, H.: Tumors. In: Gilbert-Barness, E. (ed.): Potter's Pathology of the Fetus and the Infant. Vol. 2. St. Louis: Mosby 1997; pp. 1242–1339
53. Jeanty, P., Dramaix-Wilmet, M., Elkazea, N., Hubimont, C., Regemorter, V.: Measurement of fetal kidney growth on ultrasound. Radiology 144 (1982) 159–162
54. Johnson, C.C., Spitz, M.R.: Neuroblastoma: Case control analysis of birth characteristics. J. Natl. Cancer Inst. 74 (1985) 789–796
55. Johnson, M.P., Bukowski, T.P., Reitelman, C. et al.: In utero surgical treatment of fetal obstructive uropathy: a new comprehensive approach to identify appropriate candidates for vesicoamniotic shunt therapy. Amer. J. Obstet. Gynecol. 170 (1994) 1770
56. Johnson, M.P., Corsi, P., Bradfield, W. et al.: Sequential urinanalysis improves evaluation of fetal renal function in obstructive uropathy. Amer. J. Obstet. Gynecol. 173 (1995) 59–65
57. Johnson, M.P., Freedman, A.L.: Fetal uropathy. Curr. Opin. Obstet. Gynecol. 11 (1999) 185–194
58. Krous, H.F., Harper, H.F., Perlman, M.: Congenital cystic adenomatoid malformation in bilateral renal agensis. Arch. Pathol. Lab. Med. 104 (1980) 368–371
59. Kucera, J.: Rate and type of congenital anomalies among offspring of diabetic women. J. Reprod. Med. 7 (1971) 61
60. Leck, I., Record, R.G., Mckeon, T., Edward, J.H.: The incidence of malformation in Birmingham, England, 1950–1959. Teratology 1 (1968) 263–280
61. Lewis, K.M., Pinckert, T.L., Cain, M.P., Ghidini, A.: Complications of intrauterine placement of a vesicoamniotic shunt. Obstet. Gynecol. 91 (1998) 825–827
62. Livera, L.N., Brookfield, D.S.K., Egginton, J.A., Hawnaur, J.N.: Antenatal ultrasonography to defeat fetal renal abnormalities: A prospective screening programme. Brit. Med. J. 298 (1989) 1421–1423
63. Mahony, B.S., Filly, R.A., Callen, P.W.: Fetal renal dysplasia: sonographic evaluation. Radiology 152 (1984) 143–146
64. Makino, Y., Kobayashi, H., Kyono, K., Oschima, K., Kawarabayashi, T.: Clinical results of fetal obstructive uropathy treated by vesicoamniotic shunting. Urology 55 (2000) 118–122
65. Mandell, J., Blyth, B.R., Peters, C.A., Retik, A.B., Estroff, J.A., Banacerraf, B.R.: Structural genitourinary defects defeeted in utero. Radiology 178 (1991) 193–196
66. Manning, F.A., Harrison, M.R., Rodeck, C.: Catheter shunts for fetal hydronephrosis and hydrocephalus. Report of the international fetal surgery registry. New Engl. J. Med. 315 (1986) 336–340
67. Miller, R.W.: Relation between cancer and congenital defects in man. New Engl. J. Med. 275 (1966) 87–93
68. Moerman, P., Fryus, J.P., Godderis, P., Laweryus, J.: Pathogenesis of the prune belly syndrome; a functional urethral obstruction causes by prostatic hypoplasia. Pediatrics 73 (1984) 470–475
69. Muller, F., Dommergues, M., Mandelbrot, L., Aubry, M.E., Nihoul-Fekete, C., Dumez, Y.: Fetal urinary biochemistry predicts postnatal renal function in children with bilateral obstructive uropathies. Obstet. Gynecol. 82 (1993) 813–820
70. Muller, F., Dommergues, M., Bussiers, L. et al.: Development of human renal function: reference intervalls for 10 biochemical markers in fetal urine. Clin. Chem. 42 (1996) 1855–1860
71. Nakamura, Y., Hosohawa, Y., Yano, H. et al.: Primary cause of perinatal death: an autopsy study of 1000 cases in Japanese infants. Hum. Pathol. 13 (1982) 54–61
72. Nicolaides, K.H., Cheng, H.H., Abbas, A., Snijders, R.J.M., Gosden, C.: Fetal renal defects: associated malformations and chromosomal defects. Fetal Diagn. Ther. 7 (1992) 1–11
73. Nicolini, U., Rodeck, C., Fisk, N.: Shunt treatment for fetal obstructive uropathy. Lancet 2 (1987) 1338–1339
74. Nicolini, U., Fisk, N.M., Rodeck, C.H., Beacham, J.: Fetal urine biochemistry: an index of renal maturation and dysfunction. Brit. J. Obstet. Gynecol. 99 (1992) 46–50
75. Osathanondh, V., Potter, E.L.: Pathogenesis of polycystic kidneys. Historical survey. Arch. Pathol. 77 (1964) 459–465
76. Peters, C.A., Carr, M.C., Lais, A., Retik, A.B., Mandell, J.: The response of the fetal kidney to obstruction. J. Urol. 148 (1992) 503–509
77. Petruzzi, M.J., Green, D.M.: Wilms' Tumor. Pediatr. Clin. North Amer. 44 (1997) 939–952
78. Pinto, E., Guignard, J.P.: Renal masses in the neonate. Biol. Neonate 68 (1995) 175–184
79. Potter, E.L.: Type II cystic kidney: Early ampullary inhibition. In: Normal and Abnormal Development of the Kindney. Chicago, Year Book 1972; pp. 154–181
80. Quintero, R., Hume, R., Smith, C. et al.: Percutaneous fetal cystoscopy and endoscopic fulguration of posterior urethral valves. Amer. J. Obstet. Gynecol. 172 (1995) 206–209
81. Rempen, A., Kirchner, T., Frauendienst-Egger, G., Hoechst, B.: Congenital mesoblastic nephroma. Fetus 2 (1992) 7535
82. Risdon, R.A.: Development, developmental defects, and cystic diseases of the kidney. In: Heptinstall, R.H. (ed.): Pathology of the kidney. Vol 1. Boston: Little-Brown 1992; pp. 93–118
83. Rodeck, C., Nicolaides, K.: Ultrasound guided invasive procedures in obstetrics. Clin. Obstet. Gynecol. 10 (1983) 515
84. Romero, R., Pilu, G., Jeanty, P., Ghidini, A., Hobbins, J.: The Urinary Tract and Adrenal Glands. In: Romero, R., Pilu, G., Jeanty, P., Ghidini, A., Hobbins, J. (eds.): Prenatal Diagnosis of Congenital Anomalies. Norwalk: Appeleton & Lange 1988; pp. 255–307
85. Roodhooft, A.M., Birnholz, J.C., Holmes, L.B.: Familial nature of congenital absence and severe dysgenesis of both kidneys. New Engl. J. Med. 310 (1984) 1341–1343
86. Smith, D.P., Felker, R.E., Noe, H.N., Emerson, D.S., Mercer, B.: Prenatal diagnosis of genital anomalies. Urology 47 (1996) 114–117
87. Snijders, R.J.M., Sebire, N.J., Faria, M., Patel, F., Nicolaides, K.H.: Fetal mild hydronephrosis and chromosomal defects: relation to maternal age and gestation. Fetal Diagn. Ther. 10 (1995) 349–355
88. Spence, H.M., Singleton, R.: Cysts and cystic disorders of the kidney: types, diagnosis, treatment. Urol. Surv. 22 (1972) 131–137
89. Szaflik, K., Kozarzewski, M., Adamczewski, D.: Fetal bladder catheterization in severe obstructive uropathy before the 24th week of pregnancy. Fetal Diagn. Ther. 13 (1998) 133–135
90. Thorner, P., Bernstein, J., Landing, B.H.: Kidneys and lower urinary tract. In: Reed, G.B., Claireaux, A.E., Cockburn, J. (eds.): Diseases of the Fetus and Newborn. Vol 1. London: Chapman & Hall Medical 1995; pp. 609–661
91. Tsuchida, Y., Shimizu, K., Hata, J.: Renin production in congenital mesoblastic nephroma in comparison with that in Wilms' Tumor. Pediatr. Pathol. 13 (1993) 155–161
92. Tutschek, B., Rodeck, C.H.: Diagnostisch-therapeutisches Konzept bei Fehlbildungen der Nieren und der ableitenden Harnwege. Gynäkologe 28 (1995) 356–367
93. Vintzileos, A.M., Campbell, W.A., Guzman, E.R. et al.: Second-trimester ultrasound markers for detection of trisomy 21: which markers are the best? Obstet. Gynecol. 89 (1997) 941–944
94. Weitzman, S., Grant, R.: Neonatal Oncology: Diagnostic and Therapeutic Dilemmas. Sem. Perinat. 21 (1997) 102–111
95. Wickström, E.A., Thangaveln, M., Parilla, B.V., Tamura, R.K., Sabbagha, R.E.: A prospective study of the association between isolated fetal pyelectasis and chromosomal abnormality. Obstet. Gynecol. 88 (1996) 379–382
96. Wilhelm, C.: Urogenitaltrakt, Fruchtwasser. In: Sohn, C., Holzgreve, W. (Hrsg.): Ultraschall in Gynäkologie und Geburtshilfe. Stutgart: Thieme 1995; S. 282–304
97. Wilson, R.D., Baird, P.A.: Renal agenesis in British Columbia. Amer. J. Med. Genet. 21 (1985) 153–159
98. Wladimiroff, J.W.: Effect of furosemid on fetal urine production. Brit. J. Obstet. Gynaecol. 82 (1975) 221–226
99. Zerres, K.: Genetics of cystic kidney diseases. Pediatr. Nephrol. 1 (1987) 397–404
100. Zerres, K., Waldherr, R.: Zystische Nierenerkrankungen – Klassifikation und neue Aspekte. Dtsch. Ärztebl. 87 (1990) 2356–2362
101. Zerres, K., Mucher, G., Becker, J. et al.: Prenatal diagnosis of autosomal recessive polycystic kidney disease (ARPKD): molecular genetics, clinical experience, and fetal morphology. Amer. J. Med. Genet. 76 (1998) 137–144

28 Genitalfehlbildungen

Publikationen über das fetale Geschlecht beziehen sich in erster Linie auf die richtige Vorhersage eines männlichen oder weiblichen Geschlechts (3, 5, 8, 20). Fehlbildungen, die den Genitalbereich betreffen (7, 21), gehören – abgesehen von der Ovarialzyste und der Hydrocele testis – eher zu den selten nachgewiesenen Auffälligkeiten. Für den sonographischen Nachweis einer solchen Fehlbildung ist von besonderer Bedeutung, dass die fetale Genitalregion optimal darstellbar ist.

Genitalfehlbildungen beim männlichen Fetus

■ *Hydrocele testis*

Definition. Ansammlung seröser Flüssigkeit innerhalb des Hodensackes.

Inzidenz. Beim nichtimmnunologischen Hydrops fetalis häufiges Vorkommen.

Ätiopathogenese. Eine Hydrocele testis wird im Rahmen eines Herzfehlers oder eines Hydrops fetalis beobachtet.

Pathologisch-anatomischer Befund. Die Wasseransammlung zeigt sich im Bereich der Tunica vaginalis propria des Hodens.

Sonographische Auffälligkeiten. Sonographisch erkennt man ein aufgetriebenes, mit echoarmer Flüssigkeit gefülltes Skrotum, in dem sich die Hoden – sofern der Deszensus abgeschlossen ist – als echoreiche, solide, ovale Strukturen abgrenzen (6, 16) (Abb. 28.**1** und 28.**2**). Der Hodendeszensus findet zwischen 28 und 34 SSW statt (4). Findet man nach 34 SSW keine Hoden im Hodensack, ist von einem *Kryptorchismus* auszugehen.

Pränatales Management. Als isolierter Befund hat die Hydrocele testis keine geburtshilflichen Konsequenzen. Tritt der Befund im Rahmen einer anderen Erkrankung auf, hängt das weitere Management von der Grunderkrankung ab.

■ *Mikropenis*

Definition. Extrem kleiner Penis.

Inzidenz. Sehr selten.

Ätiopathogenese. Ein Mikropenis kann im Rahmen einzelner Syndrome beobachtet werden. Beispiele hierfür sind die Kurzripp-Polydaktylie-Syndrome (25) oder das Pallister-Hall-Sydnrom (9).

Sonographische Auffälligkeiten. Im Vergleich zum Skrotum erkennt man einen auffällig kleinen Penis (Abb. 28.**3**).

Differenzialdiagnose. Die Abgrenzung von einem kleinen Penis bei einem gesunden Kind ist schwierig. Differenzialdiagnostisch muss auch eine Klitorishypertrophie bei sehr großen Labien in Erwägung gezogen werden.

Assoziierte Fehlbildungen. Je nach vorliegendem Syndrom können weitere Auffälligkeiten nachgewiesen werden. Bei den Kurzripp-Polydaktylie-Syndromen sind dies ein verzögertes Knochenwachstum und eine Polydaktylie, während beim Pallister-Hall-Syndrom neben einer intrauterinen Wachstumsverzögerung, einer Gesichtsdysmorphie und einer Ohrmuscheldysplasie auch eine postaxiale Polydaktylie und eine kardiale Fehlbildung gefunden werden.

Prognose. Diese hängt von der Grunderkrankung ab.

Hermaphroditismus

Definition. Der echte Hermaphroditismus ist charakterisiert durch das gleichzeitige Vorkommen von ovariellem und testikulärem Gewebe.

Inzidenz. Selten.

Ätiopathogenese. Unklar.

Pathologisch-anatomischer Befund. Das äußere Genitale variiert zwischen rein männlicher und rein weiblicher Ausprägung. Nach Prader (24) werden Intersexformen in 5 unterschiedliche Haupttypen eingeteilt.

Sonographische Auffälligkeiten. Der Verdacht auf eine Genitalfehlbildung besteht dann, wenn sonographisch kein eindeutiges Geschlecht erkannt werden kann. Je nach Ausprägung des äußeren Genitales werden dabei sowohl männliche als auch weibliche Komponenten gefunden (Abb. 28.**4**).

Differenzialdiagnose. Der sonographische Nachweis eines intersexuellen äußeren Genitales lässt keine eindeutigen Rückschlüsse auf die zugrunde liegende Störung zu. Differenzialdiagnostisch kommen ein Pseudohermaphroditismus, ein Adrenogenitales Syndrom oder auch andere Störungen, wie z. B. eine kampomele Dysplasie (14), infrage.

Assoziierte Fehlbildungen. Handelt es sich um eine Intersexform im Rahmen eines kampomelen Syndroms (9), können zusätzliche Auffälligkeiten, wie faziale Dysplasie (flache Nasenwurzel, Mikrognathie, Gaumenspalte) und eine Verbiegung der Unterschenkel, nachgewiesen werden.

Prognose. Kinder mit einer kampomelen Dysplasie sterben meist intrauterin oder kurz nach der Geburt.

Pränatales Management. Der sonographische Nachweis eines auffälligen äußeren Genitales beeinflusst als Einzelbefund das pränatale Management nicht.

Genitalfehlbildungen beim weiblichen Fetus

■ *Ovarialzyste*

Definition. Solitäre, glatt begrenzte Zyste am Ovar. Tritt meist einseitig auf.

Inzidenz. Häufigste intraabdominale zystische Raumforderung beim Feten.

Ätiopathogenese. In den meisten Fällen handelt es sich um eine funktionelle Zyste (10).

Pathologisch-anatomischer Befund. Meist liegen Follikelzysten vor, nur selten wird ein zystisches Teratom gefunden.

Sonographische Auffälligkeiten.

Einfache Ovarialzysten. Diese werden sonographisch als glatt begrenzte, zystische Unter- bis Mittelbauchtumoren erkannt (2, 13, 17). Sie können einzelne Binnenechos aufweisen oder völlig echoleer erscheinen (Abb. 28.**5**–28.**7**).

Eingeblutete Ovarialzysten. Bei eingebluteten Ovarialzysten finden sich teils streifige, teils echodichte Binnenstrukturen (Abb. 28.**8** und 28.**9**). Die Einblutung kann auch die Folge einer *ovariellen Stieldrehung* sein (11, 15, 22). Insgesamt wird die Häufigkeit einer Ovarialtorsion mit 36% angegeben (17).

Differenzialdiagnose. Eine sichere Abgrenzung gegenüber einer Mesenterialzyste ist beim weiblichen Geschlecht nicht möglich. Die Abgrenzung gegenüber einer Hydronephrose bei dystoper Niere kann schwierig sein, ist jedoch bei exakter Darstellung der Niere in allen drei Ebenen möglich.

Assoziierte Fehlbildungen. Keine.

Invasive Diagnostik. Bei unklarem Befund und zunehmender Größe der Resistenz kann eine Punktion in Erwägung gezogen werden. Der Nachweis hoher Östradiolwerte aus der Zystenflüssigkeit bestätigt die Diagnose „Ovarialzyste".

Prognose. Die Prognose von Ovarialzysten ist meist gut. In einem Teil der Fälle kann sogar mit einer spontanen Rückbildung gerechnet werden. Ungünstig ist dagegen das Auftreten einer Ovartorsion, die bei ausbleibender Intervention zum Verlust der Adnexe führt.

Pränatales Management. Bei Nachweis einer Ovarialzyste ist eine Verlaufsbeobachtung angezeigt, da bei stärkerer Größenzunahme die Gefahr einer Torsion oder einer pulmonalen Kompression besteht (1, 2, 11). Bei extremer Größenzunahme der Zyste mit Verdrängung anderer Organe ist eine Punktion der Zyste in Erwägung zu ziehen. Besteht der Verdacht auf eine Stieldrehung des Ovars, wird von Mas et al. (19) die Sectio caesarea empfohlen, um das Neugeborene ohne wesentliche Verzögerung einer kinderchirurgischen Versorgung zuzuführen. Eine kleinere einfache Ovarialzyste hat keinen Einfluss auf den Entbindungsmodus.

■ *Klitorishypertrophie*

Definition. Auffällige Vergrößerung der Klitoris.

Inzidenz. Selten.

Ätiopathogenese. Eine Klitorishypertrophie kann im Rahmen eines AGS (12, 18), eines Roberts-Syndroms (Pseudothalidomid-Syndrom) (18, 26) wie auch einer Trisomie 18 (18) beobachtet werden.

Adrenogenitales Syndrom. Beim Adrenogenitalen Syndrom (AGS) führt ein Mangel an verschiedenen für die Cortisol- und Aldosteronsynthese erforderlichen Enzymen der Nebennierenrinde zu einer vermehrten Androgensynthese. 21-Hydroxylase-, 11β-Hydroxylase- und 3β-Hydroxysteroiddehydrogenasedefekte bewirken bei weiblichen Feten eine pränatale Maskulinisierung (12). Die intersexuelle Fehlbildung der äußeren Genitalien ist je nach Schweregrad des Enzymdefektes unterschiedlich ausgeprägt. Alle 3 Formen werden autosomal rezessiv vererbt.

Roberts-Syndrom. Beim Roberts-Syndrom handelt es sich ebenfalls um ein autosomal rezessives Erbleiden.

Pathologisch-anatomischer Befund. Die Abgrenzung zwischen einer noch normal großen und einer vergrößerten Klitoris kann schwierig sein. Dabei sind auch ethnische Unterschiede in der Klitorislänge zu berücksichtigen (23).

Sonographische Auffälligkeiten. Bei der Klitorishypertrophie zeigt sich, insbesondere im Frontalschnitt, eine im Vergleich zu den großen Labien auffällig große Klitoris (Abb. 28.**10**).

Differenzialdiagnose. Kleiner Penis.

Assoziierte Fehlbildungen.

Roberts-Syndrom. Beim Roberts-Syndrom werden weitere schwere Veränderungen, wie Tetraphokomelie, Gesichtsdysplasie mit doppelseitiger Lippen-Kiefer-Gaumen-Spalte, Retrognathie, Mikrophthalmie und Mikrozephalie, gefunden.

Trisomie 18. Bei der Trisomie 18 können neben einem Minderwuchs charakteristische Gesichtsdysmorphien und Ohrmuschelsysplasien sowie Herzfehler, ZNS-Anomalien, eine Zwerchfellhernie oder eine Polydaktylie beobachtet werden.

Invasive Diagnostik. Beim 21-Hydroxylasemangel ist ein pränataler Nachweis sowohl über die 17-Hydroxyprogesteronbestimmung im Fruchtwasser wie auch durch HLA-Typisierung kultivierter Amnionzellen bzw. aus Chorionzotten möglich. Beim 11β-Hydroxylasemangel kann eine pränatale Diagnostik durch Steroidbestimmungen (11-Desoxycortisol, Tetrahydro-11-Desoxycortisol) im Fruchtwasser vorgenommen werden; bei bekannter Mutation des p450c11 ist die pränatale Diagnostik auch mit molekulargenetischen Untersuchungen an Chorionzotten oder Amnionzellen möglich.
  Zum Ausschluss einer Trisomie 18 sollte bei jeder invasiven Diagnostik der fetale Karyotyp stets mitbestimmt werden.

Prognose. Die Prognose hängt von der Grunderkrankung ab. Beim AGS ist die spätere Therapie abhängig vom Schweregrad der Fehlbildung der äußeren weiblichen Genitalien. Beim Roberts-Syndrom werden ca. 50% der Feten tot geboren, oder die Kinder sterben in den ersten Lebenswochen (26). Beim Nachweis einer Trisomie 18 ist die Prognose infaust.

Pränatales Management. Der sonographische Nachweis eines auffälligen äußeren weiblichen Genitales beeinflusst als isolierter Befund das pränatale Management kaum.
  Bei pränatal nachgewiesener 21-Hydroxylasedefizienz lässt sich die Vermännlichung weiblicher Feten durch die frühzeitige Gabe von Dexamethason an die Mutter verhindern.

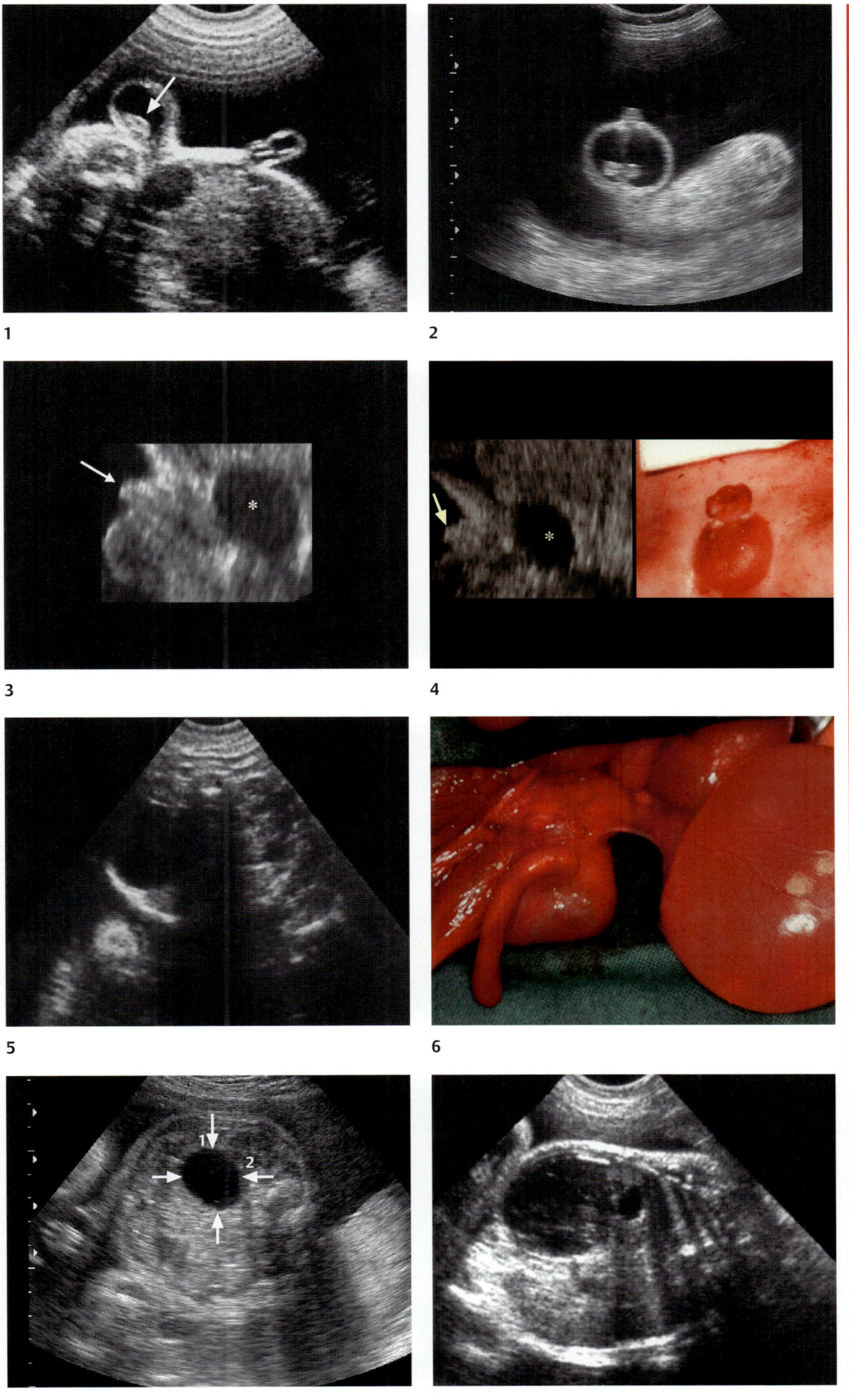

1

2

3

4

5

6

7

8

Genitalfehlbildungen beim männlichen Fetus

Abb. **28.1** Isolierte Hydrocele testis mit bereits deszendiertem Hoden (Pfeil), 32 SSW, Längsschnitt.

Abb. **28.2** Ausgeprägte bilaterale Hydrocele testis bei NIHF. Die beiden deszendierten Hoden stellen sich als kleine echoreiche Strukturen dar. 31 SSW, Horizontalschnitt durch das Skrotum.

Abb. **28.3** Minipenis (Pfeil) bei einem Feten mit Kurzripp-Polydaktylie-Syndrom. 34 SSW. Medianer Sagittalschnitt. (∗) = Harnblase

Hermaphroditismus

Abb. **28.4** Links: Intersexform mit Klitoris (Pfeil) und Skrotum (Hermaphroditismus) bei kampomeler Dysplasie. 31 SSW. Medianer Sagittalschnitt. (∗) = Harnblase. Rechts: korrespondierendes Nativbild post partum.

Genitalfehlbildungen beim weiblichen Fetus

Abb. 28.**5** Echoarme Ovarialzyste rechts (5,6 · 4,8 · 4,5 cm) bei SL, 35 SSW, Querschnitt. Seitlich der Wirbelsäule kommen die normal großen Nieren zur Darstellung.

Abb. 28.**6** Intraoperatives Bild der Ovarialzyste von Abb. 28.**5** (Aufnahme PD. Dr. Koltai, Kinderchirurgie, Universitätskliniken Mainz).

Abb. 28.**7** Kleine echoarme Ovarialzyste rechts (2,8 · 2,6 · 2,6 cm) mit diskreten Binnenechos (Pfeile). Querschnitt bei I. SL des Feten, 31 SSW.

Abb. 28.**8** Große eingeblutete Ovarialzyste mit dichtem Binnenechomuster (Durchmesser 4,5 cm). Längsschnitt, 35 SSW.

Abb. 28.**9**   Vortäuschung eines linksseitigen soliden Abdominaltumors
durch eingeblutete Ovarialzyste mit
dichtem echoreichem Binnenencho-
muster (Pfeile) (Durchmesser 4 cm)
unterhalb des Magens, 34 SSW.

Abb. 28.**10**   Klitorishypertrophie bei
AGS, 34 SSW.

a Im Frontalschnitt durch das äußere
Genitale erscheint die Klitoris im
Vergleich zu den großen Labien
deutlich vergrößert (Pfeil).

b Querschnitt durch das Genitale in
Höhe der vergrößerten Klitoris.

c Querschnitt durch das Genitale in
Höhe der Labia majora.

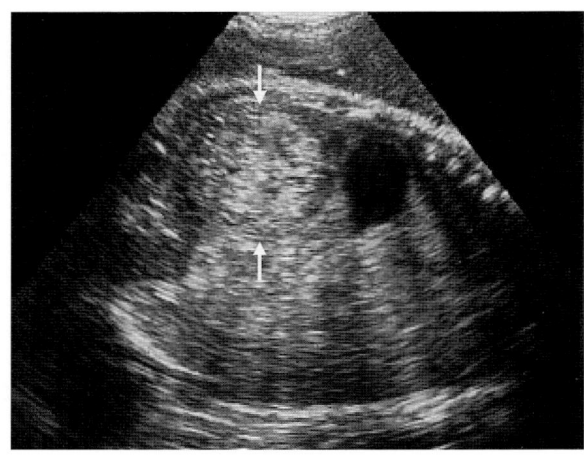

9

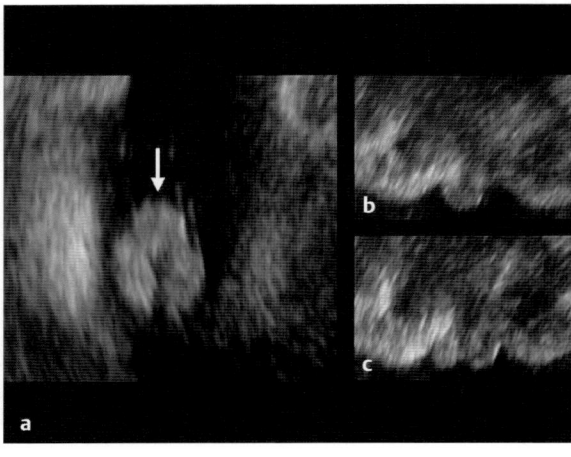

10

Literatur

1. Ahmed, S.: Neonatal and childhood ovarian cyst. J. Pediat. Surg. 6 (1971) 702–708
2. Avni, E.F., Godart, S., Israel, C., Schmitz, C.: Ovarian torsion cyst presenting as a wandering tumor in a newborn: antenatal diagnosis and postnatal assessment. Pediat. Radiol. 13 (1983) 169–171
3. Benoit, B.: Early fetal gender determination. Ultrasound Obstet. Gynecol. 13 (1999) 299–300
4. Birnholz, J.C.: Determination of fetal sex. New Eng. J. Med. 309 (1983) 942–944
5. Bronshtein, M., Rottem, S., Yoffe, N., Blumenfeld, Z., Brandes, J.M.: Early determination of fetal sex using transvaginal sonography: techniques and pitfalls. J. Clin. Ultrasound 18 (1990) 302–306
6. Conrad, A.R., Rao, S.A.: Ultrasound diagnosis of fetal hydrocele. Radiology 127 (1978) 232
7. Cooper, C., Mahony, B.S., Bowie, J.D., Pope, I.I.: Prenatal ultrasound diagnosis of ambiguous genitalia. J. Ultrasound Med. 4 (1985) 433–436
8. Efrat, Z., Akinfenwa, O.O., Nicolaides, K.H.: First-trimester determination of fetal gender by ultrasound. Ultrasound Obstet. Gynecol. 13 (1999) 305–307
9. Finnigan, D.P., Clarren, S.K., Haas, J.E.: Extending the Pallister-Hall syndrome to include other central nervous system malformations. Amer. J. Med. Genet. 40 (1991) 395–400
10. Garel, L., Filiatrault, D., Brandt, M. et al.: Antenatal diagnosis of ovarian cysts: natural history and therapeutic implications. Pediatr. Radiol. 21 (1991) 182–184
11. Hafner, E., Rosen, A., Schuchter, K., Geissler, W.: Stieldrehung einer fetalen Ovarialzyste. Geburtsh. u. Frauenheilk. 58 (1998) 152–154
12. Heinrich, U., Gerhard, I. In: Runnebaum, B., Rabe, T. (Hrsg.): Gynäkologische Endokrinologie. Berlin: Springer 1987; S. 239–276
13. Holzgreve, W., Edel, G., Gerlach, B., Miny, P.: Differenzialdiagnose und Management fetaler Ovarialzysten – Erfahrungen bei 9 Fällen. Arch. Gynecol. Obstet. 245 (1989) 135–138
14. Houston, C.S., Opitz, J.M., Spranger, J.W. et al.: The campomelic syndrome. Amer. J. Med. Genet. 15 (1982) 3–28
15. Katz, V.L., McCoy, M.C. Kuller, J.A., Hansen, W.F., Watson, W.J.: Fetal ovarian torsion appearing as a solid abdominal mass. J. Perinatol. 16 (1996) 302–304
16. Köhler, C., Schuhmacher, G., Meierhofer, J.N., Peter, B.: Pränatale Ultraschalldiagnostik eines schweren Herzvitiums. Geburtsh. u. Frauenheilk. 41 (1981) 36–41
17. Kühl, G., Heep, J., Paulski, H.J., Schütze, U.: Die pränatale ultrasonografische Diagnose von Ovarialzysten und deren Häufigkeit bei Neugeborenen. Z. Kinderchir. 39 (1984) 344–346
18. Leiber, B., Olbrich, G.: Die klinischen Syndrome. Syndrome, Sequenzen und Symptomenkomplexe. München: Urban & Fischer 1996
19. Mas, M., Fontes, J., Salcedo, J.: Ultrasonographic diagnosis of twisted fetal ovarial cyst in utero. Int. J. Gynaecol. Obstet. 52 (1996) 185–186
20. Meagher, S., Davison, G.: Early second-trimester determination of fetal gender by ultrasound. Ultrasound Obstet. Gynecol. 8 (1996) 322–324
21. Merz, E., Miric-Tesanic, D., Bahlmann, F., Sedlaczek, H.: Prenatal diagnosis of fetal ambiguous gender using three-dimensional sonography. Ultrasound Obstet. Gynecol. 13 (1999) 217–219
22. Nussbaum, A.R., Sanders, R.C., Beantor, R.M., Hartman, D.S., Dudgeon, D.L., Parmley, T.H.: Neonatal ovarian cysts: sonographic-pathologic correlation. Radiology 168 (1988) 817–821
23. Philip, M., De Boer, C., Pilpel, D., Karplus, M., Sofer, S.: Clitoral and penile sizes of full term newborns in two different ethnic groups. J. Pediatr. Endocrinol. Metab. 9 (1996) 175–179
24. Prader, A.: Genitalbefund beim Pseudohermaphroditismus femininus des kongenitalen adrenogenitalen Syndroms: Morphologie, Häufigkeit, Entwicklung und Vererbung der verschiedenen Genitalformen. Helv. Paediatr. Acta 9 (1954) 231–248
25. Spranger, J., Maroteaux, P.: The lethal osteochondrodysplasias. Adv. Hum. Genet. 19 (1990) 1–103
26. Wiedemann, H.R., Grosse, F.R., Dibbern, H.: Das charakteristische Syndrom. Stuttgart: Schattauer 1982

29 Steißbeinteratome

Definition. Teratome sind dysontogenetische Keimzelltumoren mit Differenzierungsprodukten aller drei Keimblätter. Sie enthalten dementsprechend verschiedene epitheliale, mesenchymale und neurale Gewebskomponenten. Auch können organoide Strukturen bis hin zu ausdifferenzierten Organsegmenten, wie z. B. Darmwandanteilen, Pankreasgewebe, Bronchusstrukturen und Knochenstrukturen, vorkommen.

Der Terminus Sakrokokzygealteratom wird häufig als Überbegriff für sämtliche im Steißbereich lokalisierten Keimzelltumoren verwandt.

Klassifikation der Teratome. Die Teratome lassen sich, unabhängig von der jeweiligen Lokalisation, einteilen in:

- reife Teratome,
- unreife Teratome sowie
- Teratome mit maligner Transformation.

Teratome mit maligner Transformation sind insgesamt selten. Sie unterscheiden sich von anderen „malignen Teratomen" dadurch, dass sich in ihnen durch sekundäre Kanzerisierung reifer präexistenter Strukturen „konventionelle" Malignome, wie Plattenepithel- und Adenokarzinome oder Sarkome entwickeln, die dann Verlauf und Prognose bestimmen (8). Größe und Sitz der Teratome sind für das therapeutische Prozedere mitunter entscheidender als die Histologie.

Nach der AAPSS (American Academy of Pediatrics Surgical Survey) (1) werden die Sakrokokzygealteratome gemäß ihrer Lokalisation in 4 Typen eingeteilt (Tab. 29.**1**, Abb. 29.**1**).

Lokalisationen und Häufigkeiten. Bei den Neugeborenen stellen Teratome die häufigste Tumorgruppe dar (2). Als häufigste Lokalisationsorte im Säuglings- und Kindesalter finden sich in abnehmender Reihenfolge die Sakrokokzygealregion (Abb. 29.**1**), die Ovarien, die Hoden und das Retroperitoneum (14).

Das – absolut gesehen – seltene Sakrokokzygealteratom (1 : 38 500 Lebendgeburten) ist dennoch der häufigste größere Tumor des Neugeborenen und der häufigste Keimzelltumor des Kindesalters. Mädchen sind deutlich häufiger betroffen als Jungen (3–4 : 1). 47% der Tumoren sind komplett postsakral, 35% vorwiegend postsakral, 9% vorwiegend präsakral und 10% komplett präsakral lokalisiert.

Dignität. 80% der sakrokokzygeal gelegenen Tumoren sind Teratome, darunter ⅕ unreife Teratome. Die übrigen 20% sind maligne, wobei die maligne Komponente meistens ein Dottersacktumor ist (8). In den ersten Lebensmonaten sind Sakrokokzygealteratome meistens gutartig, nach Vollendung des ersten Lebensjahres jedoch zu 62% maligne. Eine maligne Entartung ist bei Jungen häufiger als bei Mädchen und präsakral häufiger als postsakral (8).

Embryologie. Die Teratomanlage erfolgt – unabhängig vom Zeitpunkt ihrer klinischen Manifestation – stets in der frühen Embryonalzeit.

Ätiopathogenese. Teratome gehören zur Gruppe der Keimzelltumoren, deren Ursache letztlich unbekannt ist. Die Histogenese dieser Tumoren war lange Zeit strittig. Zu dem Problem, ob primordiale Geschlechtszellen oder embryonale Gewebe – von teratomtragenden Individuen oder pathogenetisch sich entwickelnden Keimen – Ausgangspunkt dieser Neoplasien sind, wurden verschiedene theoretische Konzepte diskutiert (4). Neuerdings gilt es als gesichert, dass sämtliche Keimzelltumoren und damit auch die Teratome aus unreifen (primordialen) Keimzellen entstehen.

Für diese „unitarische" bzw. holistische Histogenese dieser heterogenen Gruppe von Tumoren sprechen vor allem folgende Argumente:

- die häufige Manifestation differenter Tumortypen in ein und demselben Tumor,
- das Vorkommen von histologisch gleichartigen Tumoren auch in extragonadaler Lokalisation,
- die Homologie des histologischen Bildes dieser Tumortypen in den männlichen und weiblichen Gonaden sowie extragonadal,
- der Nachweis zytogenetischer Befunde mit überduchschnittlich häufigem Auftreten eines Isochromosoms am kurzen Arm des Chromosoms 12 (i (12p)) (7).

Sonographische Diagnostik

Inhomogene Echostruktur. Als charakteristisches sonographisches Erscheinungsbild findet sich das ungeordnete Nebeneinander zystischer und solider Areale, wobei die soliden Areale häufig eine inhomogene Echostruktur und teilweise echoreiche Verkalkungen aufweisen (13) (Abb. 29.**2**–29.**8**). Die zystischen Formationen mit ihren unregelmäßigen Begrenzungen entsprechen morphologischen Höhlen unterschiedlicher Epithelstruktur (3).

Ursache der inhomogenen Echostruktur in den soliden Anteilen ist das Vorhandensein von Geweben unterschiedlicher Dichte, wie z. B. Knorpel, Knochen, Leber- oder Hirngewebe (6).

Fetaler Hydrops. Die sonomorphologische Differenzierung zwischen soliden und zystischen Tumoranteilen kann eine prognostische Rolle für das intrauterine Wachstum spielen, da überwiegend zystische Tumoren (Abb. 29.**5**–29.**8**) das intrauterine Wachstum kaum beeinträchtigen, während große, solide Tumoren zu einem fetalen Hydrops mit intrauterinem Fruchttod führen können (10).

Ursache des fetalen Hydrops sind chronische Anämien infolge von Tumorhämorrhagien, Flüssigkeitstranssudationen des Tumors sowie arteriovenösen Shuntverbindungen durch den Tumor. Diese arteriovenösen Shuntverbindungen können zu einem massiv gesteigerten venösen Rückstrom zum fetalen Herzen führen mit zunächst ansteigender Auswurfleistung beider Ventrikel sowie ansteigendem Fluss in der Aorta und in der Plazenta. Schließlich führt die Volumenbelastung des fetalen Herzens zur Dekompensation mit konsekutivem Hydrops fetalis und Plazentomegalie. Mithilfe der Dopplersonographie sind neben den arteriovenösen Shuntverbindungen in dem Tumor auch die Veränderungen der Blutströmungsprofile in den betroffenen Gefäßabschnitten darstellbar. Insgesamt zeigen etwa 25% der Feten mit einem Sakrokokzygealteratom einen Hydrops fetalis und in 70% entwickelt sich ein Polyhydramnion infolge der oben beschriebenen Befundkonstellation (11).

Größe, Position und Dignität. Neben einer exakten Sonomorphologie ist aber vor allem eine genaue sonographische Beurteilung der Größe und Position der Tumoren entscheidend, da die kindliche Mortalität mit einem Anstieg der Tumorausdehnung korreliert (9). Eindeutige so-

Tabelle 29.**1** Klassifikation der Sakrokokzygealteratome (1)

Typ 1	überwiegend äußerlich mit nur minimal präsakraler Komponente
Typ 2	überwiegend äußerlich mit signifikanter intrapelviner Komponente
Typ 3	überwiegend innerlich mit intraabdomaler Ausdehnung
Typ 4	vollständig innerlich ohne externe Komponente

nographische Hinweise auf unreife bzw. maligne Teratomanteile sind nicht vorhanden, d. h. es ergibt sich keine Korrelation zwischen Ultraschallbefund und Dignität der Teratome (12).

Sekundäre Zeichen. Sekundäre Hinweiszeichen auf das Vorliegen eines Sakrokokzygealteratomes bei der sonographischen Untersuchung können Verdrängungserscheinungen der Blase durch den Tumor oder eine Obstruktion der Ureteren mit nachfolgender Hydronephrose bzw. Nierendysplasie sein.

Differenzialdiagnose. Die differenzialdiagnostische Abklärung der Steißbeinteratome hängt im Wesentlichen von der soliden oder zystischen Struktur des Tumors ab. Andere, überwiegend solide Tumoren im Steißbeinbereich sind Lipome, neurogene Tumoren, Rhabdomyosarkome, Hämangiome und maligne Melanome. Bei überwiegend zystischen Tumoren kommt differenzialdiagnostisch vor allem eine Myelomeningozele in Betracht, die eine spinale Dysrhaphie aufweist, während beim Sakrokokzygealteratom die knöcherne Wirbelsäule intakt ist (Abb. 29.**5**).

Invasive Diagnostik. Die Bestimmung der N-Acetylcholinesterase und des AFP im Fruchtwasser erlaubt bei zystischen Tumoren keine sichere Abgrenzung zur Meningomyelozele, da beide Parameter auch bei Sakrokokzygealteratomen erhöht sein können.

Ggf. kann die Punktion des Tumors für die zytologische Diagnose hilfreich sein. Das zytologische Punktat kann Zellen von zwei oder drei Keimblättern enthalten, was dann für das Sakrokokzygealteratom beweisend ist (10).

Assoziierte Fehlbildungen. Eine Assoziation von Sakrokokzygealteratomen mit anderen Fehlbildungen wird mit 18% angegeben, wobei meist das Muskel- und Skelettsystem betroffen ist (5).

Prognose und Therapie. Mit Ausnahme maligner Tumoren hängt die Prognose der Sakrokokzygealteratome wesentlich vom Sitz und der Größe der Tumoren ab. Ferner haben rein zystische Sakrokokzygealteratome in der Regel eine bessere Prognose als überwiegend solide Tumoren, die meist gefäßreicher und häufiger mit einem Hydrops fetalis assoziiert sind.

Reife Teratome. Nach kompletter Entfernung reifer Teratome ist die Prognose ausgezeichnet; dies gilt für alle Lokalisationen reifer Teratome in jungem Lebensalter.

Unreife Teratome. Diese metastasieren nur selten, können jedoch lokoregionär nach inkompletter Entfernung hartnäckig rezidivieren. Es besteht eine Korrelation zwischen dem Grad der Unreife und der Prognose der Teratome. Von Grad II der Unreife an wird die Überlebensrate der betroffenen Patienten deutlich ungünstiger als dies bei Grad-0- oder Grad-I-Teratomen beobachtet wird.

Pränatales Management

Entbindungszeitpunkt. Bei sonographischem Nachweis eines schnell wachsenden Teratomes bzw. beim Auftreten prognostisch ungünstiger Begleiterscheinungen, wie einer fetalen Herzinsuffizienz, eines Hydrops fetalis und eines Polyhydramnions, stellt die Abwägung zwischen den Risiken der fetalen Frühgeburtlichkeit mit sich evtl. verschlechternden chirurgischen Resektionsmöglichkeiten und der Gefahr des intrauterinen Fruchttodes ein Problem dar. Grundsätzlich ist eine rechtzeitige Lungenreifetherapie indiziert. Zur Kreislaufstabilisierung des Feten ist im Einzelfall die Digitalisierung der Mutter sinnvoll.

Entbindungsmodus. Bei extern gelegenen Sakrokokzygealteratomen ist die Sectio caesarea der Entbindungsmodus der Wahl, um eine Dystokie bzw. eine Tumorblutung zu vermeiden.

Operative Versorgung. Post partum ist es das Ziel des Kinderchirurgen, den Tumor komplett zu entfernen, ggf. mit Rekonstruktion des Beckenbodens. Wegen der Gefahr einer malignen Entartung in residualem Tumorgewebe muss das Steißbein bei der Operation mit reseziert werden. Die Betreuung und Entbindung dieser Patienten in einem perinatologischen Zentrum mit der Möglichkeit einer unmittelbaren Zusammenarbeit zwischen Geburtshelfer, Kinderarzt und Kinderchirurgen sollte dabei selbstverständlich sein.

Literatur

1. Altman, R.P., Randolph, J.G., Lilly, J.R.: Sacrococcygeal teratoma: American Academy of Pediatrics Surgical Survey – 1973, vol. 9. Philadelphia: Grune a. Stratton 1994; pp. 389–398
2. Barson, A.J.: Congenital neoplasia: The society's experience. Arch. Dis. Child. 53 (1978) 436
3. Chervenak, F.A., Isaacson, G., Touloukian, R., Tortura, M., Berkowitz, I., Hobbins, C.: Diagnosis and Management of fetal teratomas. Obstet. Gynecol. 66 (1983) 666–671
4. Damjanov, I., Solter, D.: Experimental teratome. Curr. Topics. Pathol. 59 (1994) 69–130
5. Ein, S.H., Adeyemi, S.D., Mancer, K.: Benign sacrococcygeal teratoma in infants and children: A 25 year review. Ann. Surg. 191 (1980) 382–384
6. Goldhofer, W., Merz, E., Bauer, H., Koltai, L.: Pränatale sonographische Diagnose eines zystischen Steißbeinteratomes mit retroperitonealer Ausbreitung. Geburtsh. u. Frauenheilk. 46 (1986) 121–123
7. Harms, D., Schmidt, D.: Solide Tumoren des Kindes- und Adoleszentenalters. Keimzelltumoren. In: Remmele, W. (Hrsg.): Pathologie, Bd. 4. Berlin: Springer 1997; S. 539–542
8. Harms, D., Schmidt, D.: Solide Tumoren des Kindes- und Adoleszentenalters. Teratome. In: Remmele, W. (Hrsg.): Pathologie, Bd. 4. Berlin: Springer 1997; S. 542–545
9. Holzgreve, W.: Sonographic demonstration of fetal sacrococcygeal teratoma. Prenat. Diagn. 5 (1985) 245–257
10. Kainer, F., Winter, R., Hofmann, H.M., Karpf, E.F.: Das sacrococcygeale Teratom. Pränatale Diagnose und Prognose. Zbl. Gynäkol. 112 (10) (1990) 609–616
11. Nyberg, D.A., Mach, L.A.: The spine and neural tube defects. In: Nyberg, D.A., Mahony, B.S., Pretorius, D.H. (eds.): Diagnostic ultrasound of fetal anomalies: Text and Atlas. St. Louis: Mosby Year 1990; S. 146–202
12. Sheth, S., Nussbaum, A.R., Sanders, R.C., Hampe, U.K., Davidson, A.J.: Prenatal diagnosis of sacrococcygeal teratoma: sonographic pathologic correlation. Radiology 169 (1988) 131–136
13. Weber, G., Macchiella, D., Bahlmann, F., Merz, E.: Pränatale Diagnose fetaler Teratome. Ultraschall in Med. 14 (1993) 187–192
14. Wodley, M.M., Ginsburg, S., Dicensa, S., Snyder W.H.Jr.: Teratomas in infancy and childhood. A review of the clinical experience at the children's hospital of Los Angeles. Kinderchir. 4 (1967) 283–307

Steißbeinteratome

Abb. 29.**1**   Klassifikation der Steißbeinteratome nach der American Academy of Pediatrics Surgical Survey (mod. nach 1) (s. a. Tab. 29.1).

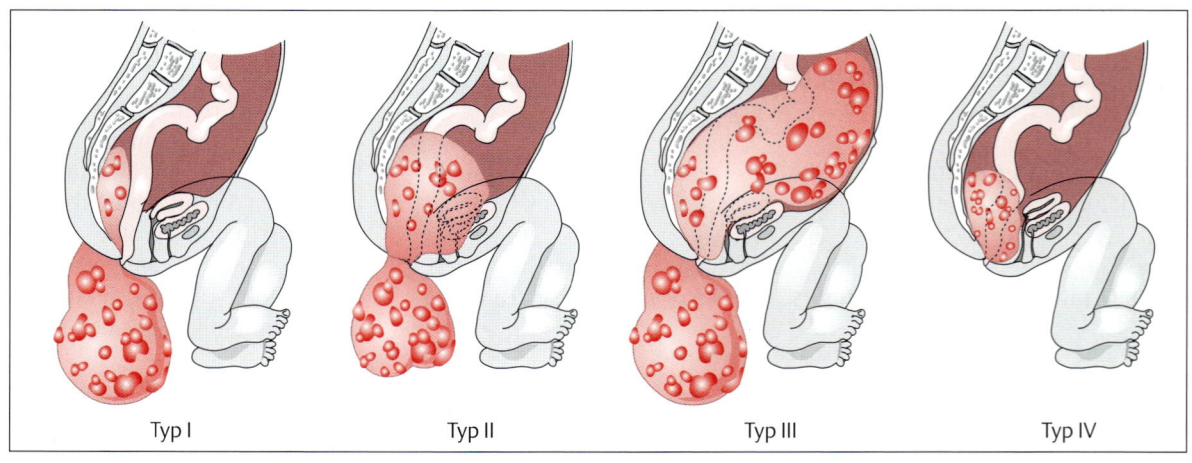

Typ I   Typ II   Typ III   Typ IV

1

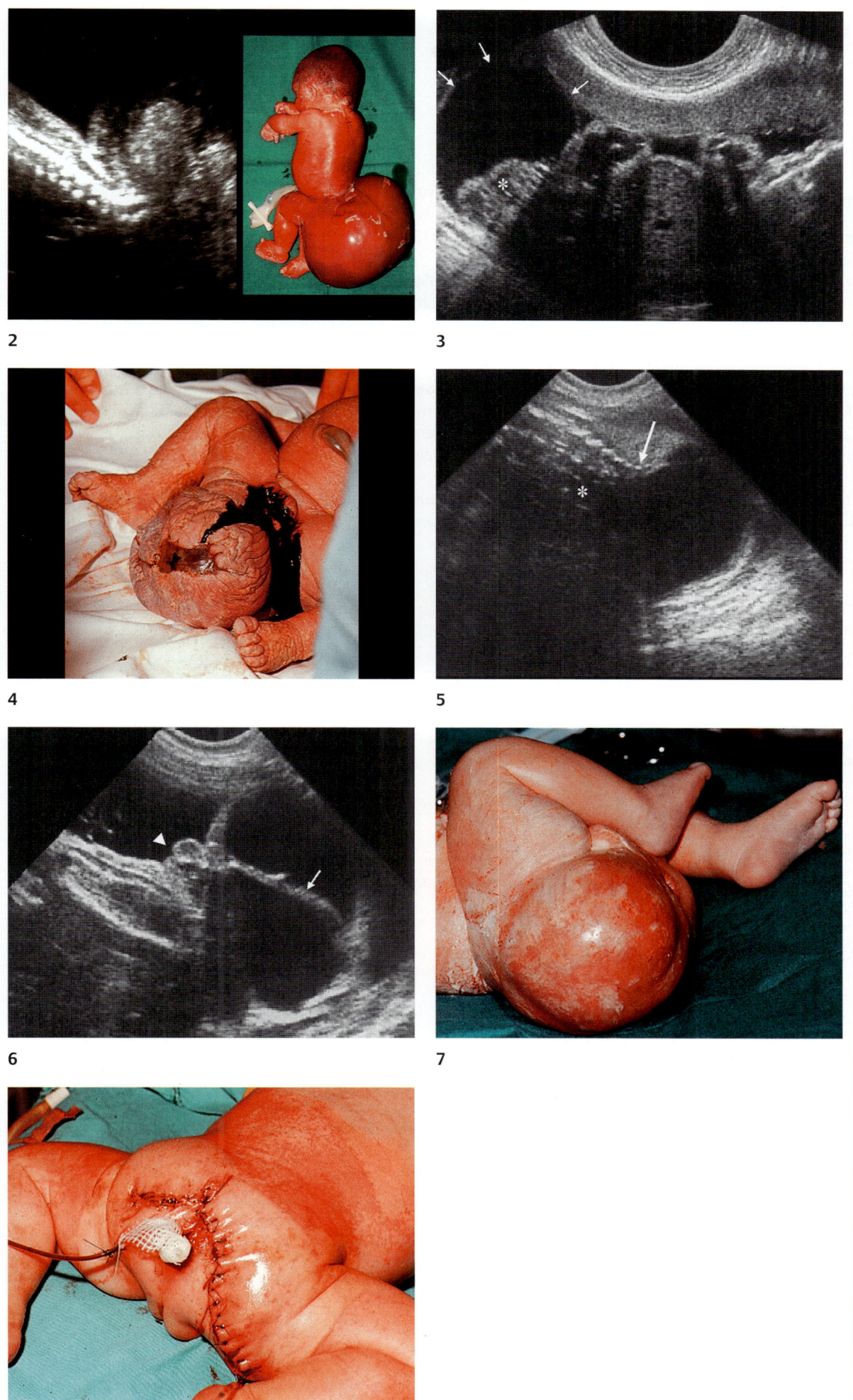

2

3

4

5

6

7

8

Abb. 29.**2** Links: am Steißbein gelegenes, vorwiegend nach außen wachsendes, 12 · 10 · 15 cm großes, überwiegend solides, unreifes Steißbeinteratom. BEL, 27 SSW. Rechts: korrespondierender Nativbefund, Zustand nach intrauterinem Fruchttod mit 28 SSW (1700 g!).

Abb. 29.**3** Teils zystisches, teils solides Steißbeinteratom (10,5 · 13 · 12 cm), 32 SSW. Gesamtansicht des Fetus im Längsschnitt bei SL (Weitwinkelschallkopf 140°). Zystensack (Pfeile). Solider Anteil des Steißbeinteratoms (∗).

Abb. 29.**4** Neugeborenes mit Steißbeinteratom. Korrespondierender Nativbefund zu Abb. 29.**3**.

Abb. 29.**5** Rein zystisches Steißbeinteratom mit partieller retroperitonealer Ausbreitung (∗). Gesamtgröße 12 · 10 cm. Dorsoanteriore BEL, 36 SSW, Längsschnitt. Wirbelsäule im kaudalen Bereich geschlossen (Pfeil).

Abb. 29.**6** Dasselbe zystische Steißbeinteratom wie auf Abb. 29.**5**. Querschnitt mit Aufsicht von kranial. Innerhalb des mehr nach rechts entwickelten zystischen Steißbeinteratoms kann ein Septum dargestellt werden (Pfeil). Weibliches Genitale (Keil).

Abb. 29.**7** Weibliches Neugeborenes mit gekammertem zystischem Steißbeinteratom. Korrespondierendes Bild zu den Abb. 29.**5** und 29.**6**.

Abb. 29.**8** Dasselbe Kind wie auf Abb. 29.**5**–29.**7** post operationem (Aufnahme PD. Dr. Koltai, Kinderchirurgie, Universitätsklinikum Mainz).

30 Extremitätenfehlbildungen

Formen, Ursachen und sonographische Darstellbarkeit

Fehlbildungen der Extremitäten treten bei etwa 2,2% aller Neugeborenen auf (120). Je nach Ausmaß der Störungen können dabei entweder das gesamte Knochen- und Knorpelwachstum, wie bei den Osteochondrodysplasien, oder nur einzelne Knochen oder Extremitätenabschnitte betroffen sein.

Genetische Defekte. Eine Vielzahl der Osteochondrodysplasieformen tritt als familiär erbliche Störung mit vorwiegend rezessivem, teilweise aber auch dominantem Erbgang auf (Tab. 30.1). Auch Fehlbildungen, die sich auf Knochen oder Extremitätenabschnitte beschränken, können ätiologisch durch einen genetischen Defekt bedingt sein.

Exogene Noxen. Wie man seit der Thalidomid-Katastrophe (76) weiß, können auch exogene Noxen eine Rolle spielen. Außer Thalidomid werden verschiedene andere Substanzen, wie z. B. Alkohol oder Diphenylhydantoin, für die Entstehung von Extremitätenstörungen verantwortlich gemacht (115).

Amnionbänder-Syndrom. Als weitere Ursache eines partiellen Extremitätendefektes kann das Amnionbänder-Syndrom gelten, bei dem durch frühes Abschnüren eines Extremitätenteils eine Peromelie entstehen kann.

Oligohydramnion. Fehlhaltungen oder Bewegungseinschränkungen einzelner Extremitätenabschnitte werden bei lang anhaltendem Oligohydramnion oder z. B. bei der Arthrogryposis multiplex congenita beobachtet; teilweise besteht auch eine familiäre Häufung.

Gezielte Suche und Screening. Die frühe sonographische Darstellbarkeit der einzelnen Extremitäten und insbesondere des ossifizierten Kno-

Tabelle 30.1 Internationale Klassifikation von Osteochondrodysplasien, partielle Auflistung (mod. nach Spranger, J. [140]).

Gruppe	Krankheiten	Erbgang, Bemerkung	Gruppe	Krankheiten	Erbgang, Bemerkung
Achondroplasie-Gruppe	Achondroplasie	AD	Akromele und akromesomele Dysplasien	Akromikrische Dysplasie	AR
	Hypochondroplasie	AD		Brachydaktylien A – E	AD
	Thanatophore Dysplasie I + II	AD, L		Pseudohypoparathyroidism[b]	AD
Spondylodysplastische Dysplasie-Gruppe	Platyspondyle Dysplasien	AR, L		Akromesomele Dysplasie	AR
	Achondrogenesis IA	AR, L	Dysplasien mit Defekt der membranösen Knochenbildung	Dysplasia cleidocranialis	AD
Metatropische Dysplasie-Gruppe	Fibrochondrogenesis	AR, L		Osteodysplastie	AD
	Schneckenbeckendysplasie	AR, L	„Bowing"-Gruppe	Kampomele Dysplasie	AD
	Metatropische Dysplasie[b]	AD	Dysplasien und angeborene Luxationen	Larsen-Syndrom	Het
Kurzripp-Polydaktylie-Gruppe[a]	I Saldino-Noonan	AR, L		Desbuquois-Syndrom	AR
	II Majewski	AR, L	Dysostosis-multiplex-Gruppe	Mukopolysaccharidosen	Het
	III Verma-Naumoff	AR, L		Oligosaccharidosen	Het
	IV Beemer-Langer	AR, L	Osteodysplastische primordiale Kleinwuchsformen	Typ I	AR
	Asphyxierende Thoraxdysplasie	AR, OL		Typ II	AR
	Ellis-van-Creveld-Syndrom	AR	Dysplasien mit verminderter Knochendichte	Osteogenesis imperfecta I – IV	AR
Atelosteogenesis-Omodysplasie-Gruppe	Atelosteogenesis I	L		Typ II	L
	Omodysplasie I	AD		Osteoporose-Pseudoglioma	AD
	Omodysplasie II	AR		Geroderma osteodysplasticum	AR
	Otopalatodigitales Syndrom II	L		Idiopathische Osteoporose	
	Atelosteogenesis III	XR, L	Mineralisationsdefekte[a]	Hypophosphatasie, Frühform	ARA
	De-la-Chapelle-Dysplasie	AR, L		schwere Form	L
Diastrophische Dysplasie-Gruppe	Diastrophische Dysplasie	AR		Hypophosphatasie, Spätform	D
	Achondrogenesis IB	AR, L	Osteosklerosen mit normaler Form der Röhrenknochen	Osteopetrose[b]	Het
	Atelosteogenesis II	AR, L		Osteopetrose + renale Acidose	AR
Dyssegmentale Dysplasie-Gruppe	Typ Silverman-Handmaker	AR, L		Pyknodysostose	AR
	Typ Rolland-Desbuquois	AR, L	Osteosklerosen mit diaphysärer Dysplasie	Camurati-Engelmann-Syndrom	AD
Typ-II-Kollagenopathien[a]	Achondrogenesis II	AD, L		Kraniodiaphysäre Dysplasie	AR?
	Hypochondrogenesis	AD, L	Osteosklerosen mit metaphysärer Dysplasie	Morbus Pyle	AR
	Kniest-Dysplasie	AD		Kraniometaphysäre Dysplasie[b]	Het
	Dysplasia spondyloepiphysaria congenita	AD		Frontometaphysäre Dysplasie	XR
	Stickler-Dysplasie[b]	AD		Dysosteosklerose[b]	Het
Typ-XI-Kollagenopathien	Stickler-Dysplasie[b]	AD	Schwere neonatale Osteosklerosen	zahlreiche Einzelformen mit glatter oder fragmentierter Knochenbildung	Het, L
	Otospondylometaepiphysäre Dysplasie	AD	Dysplasien mit anarchischer Gewebsentwicklung	Dysplasia epiphysealis hemimelica	
Multiple epiphysäre Dysplasie-Gruppe	Pseudoachondroplasie	AD		Fibröse Dysplasie	AD
	Multiple epiphysäre Dysplasie	AD		Fibrodysplasia ossificans progressiva	AD
Chondrodysplasie-punctata-Gruppe	Rhizomeler Typ	AR, SL	Osteolysen[a]	Carpotarsale Form	Het
	Conradi-Hünermann-Typ	XD		Francois-Syndrom	AR
	Brachytelephalangealer Typ	XR		Winchester-Syndrom	AR
Mesomele Dysplasien[a]	Dyschondrosteose	AD		Torg-Syndrom	AD
	Typ Robinow[b]	Het		Hajdu-Cheney-Syndrom	AR
				Mandibulo-akrales Syndrom	

[a]Gruppen mit nachgewiesen einheitlicher Pathogenese, [b]Verschiedene Formen.
AD = autosomal-dominant, AR = autosomal-rezessiv, XD = X-chromosomal-dominant, XR = X-chromosomal-rezessiv, Het = genetisch heterogen, L = letal, OL = oft letal, SL = semiletal.

chenschaftes der langen Extremitätenknochen ab 12 SSW (98, 100, 121) ermöglicht bereits ab dem II. Trimenon eine gezielte Fehlbildungsdiagnostik im Extremitätenbereich. Dies ist insbesondere für die Fälle von Bedeutung, bei denen eine familiäre Belastung besteht. Jedoch nicht nur bei Risikofällen, sondern auch bei der normalen Screeninguntersuchung können ausgeprägte Störungen, wie eine mikromele Wachstumsform, auffallen, wenn die Messung eines Extremitätenknochens routinemäßig in den Untersuchungsgang mit einbezogen wird.

Allerdings erfordern der exakte Nachweis, die weitere Differenzierung, wie auch der möglichst sichere Ausschluss von Extremitätenfehlbildungen eine besondere Erfahrung. Nicht selten gibt es Ossifikationsstörungen, die sich selbst in der Neonatalphase trotz einer Röntgendarstellung des Skeletts noch nicht eindeutig eingruppieren lassen und erst durch eine weitere Verlaufsbeobachtung letztlich diagnostiziert werden können.

Osteochondrodysplasien (Skelettdysplasien)

Häufigkeit

Wie die italienische Multizenterstudie von 1978–1981 gezeigt hat, beträgt die Inzidenz von Skelettdysplasien ca. 1 : 4100 Neugeborene, wobei die Totgeburten mit einbezogen sind (13). Als häufigste Fehlbildungen fanden sich
- die thanatophore Dysplasie,
- die Achondroplasie,
- die Achondrogenesis und
- die Osteogenesis imperfecta.

Zu einem ähnlichen Ergebnis kam auch die von Goncalves et al. (42) publizierte pränatale Multizenterstudie, bei der die Osteogenesis imperfecta allerdings etwas häufiger gefunden wurde (Abb. 30.**1**). Auch die im Rahmen eines Fehlbildungsregisters erhobenen Daten (144) zeigen, dass es sich bei den 4 genannten Fehlbildungsformen um die am häufigsten nachzuweisenden Skelettdysplasien handelt.

Sonographische Differenzierung von Skelettfehlbildungen

Voraussetzung für die sonographische Erkennung und Differenzierung von Skelett-/Extremitätenfehlbildungen ist neben einer allgemeinen sorgfältigen sonoanatomischen Beurteilung des Feten (insbesondere Kopf, Wirbelsäule, knöcherner Thorax, Extremitäten) eine exakte Biometrie vor allem der langen Röhrenknochen.

Femur-Fuß-Vergleich. Kann aufgrund eines unklaren Gestationsalters die Knochenlänge nicht eindeutig eingestuft werden, ist der Femur-Fuß-Vergleich hilfreich. Da Femur- und Fußlänge zumindest im II. Trimenon ähnliche Werte ergeben, ist diejenige Femurlänge, die deutlich unter der Fußlänge liegt, immer verdächtig auf eine Knochendysplasieform (Abb. 30.**2**).

Zwergwuchsformen. Je nach Wachstumsform können folgende Zwergwuchsformen unterschieden werden:
- eine *mikromele* Zwergwuchsform (proximale und distale lange Röhrenknochen sind gleichermaßen stark verkürzt),
- eine *rhizomele* Zwergwuchsform (vorwiegende Verkürzung der proximalen langen Röhrenknochen) und
- eine *mesomele* Zwergwuchsform (vorwiegende Verkürzung der distalen langen Röhrenknochen) (Tab. 30.**2**, Abb. 30.**3**).

Zur pränatalen Differenzierung der einzelnen Zwergwuchsformen können neben dem unterschiedlichen Wachstumsmuster der Extremitätenknochen verschiedene andere Parameter zur Differenzierung herangezogen werden (Tab. 30.**3** und 30.**4**, Abb. 30.**4** und 30.**5**).

Tabelle 30.**2**   Definition von Extremitätenverkürzungen

Rhizomelie	Verkürzung der proximalen Segmente = der proximalen langen Extremitätenknochen (Femur, Humerus)
Mesomelie	Verkürzung der mittleren Segmente = der distalen langen Extremitätenknochen (Tibia, Fibula, Radius, Ulna)
Akromelie	Verkürzung der distalen Segmente (Hände, Füße)
Mikromelie	Verkürzung der poximalen und mittleren Segmente = der proximalen und distalen langen Extremitätenknochen

Tabelle 30.**3**   Parameter zur Differenzierung von Skelettfehlbildungen

Skelettabschnitt	Parameter
Extremitätenknochen	> Knochenlänge > Muster der Knochenverkürzung (Rhizomelie, Mesomelie, Mikromelie) > Fehlen oder Hypoplasie eines Knochens (z. B. Radius- oder Fibulaaplasie) > auffällige Knochenstruktur (Diaphyse, Metaphyse) > Grad der Knochenverbiegung > Nachweis von Knochenfrakturen
Kopf	> Kopfgröße (Makrozephalie) > auffällige Kopfform (Kleeblattform) > Ossifikation der Schädelkalotte > Eindellbarkeit der Schädelkalotte > Hypertelorismus > auffälliges Gesichtsprofil (flaches Profil, frontale Vorwölbung der Stirn, eingesunkene Nasenwurzel, Lippen-Kiefer-Gaumen-Spalte, Retrognathie)
Wirbelsäule	> auffällige Verbiegung > Hypomineralisation
Klavikula	> Aplasie/Hypoplasie
Skapula	> Aplasie/Hypoplasie
Thorax	> Thoraxform (Sektkorkenphänomen, Glockenthorax) > Hypoplasie des knöchernen Thorax > Lungenhypoplasie > Herzfehler
Beckenknochen	> Verzögerte bzw. fehlende Ossifikation
Hände	> Polydaktylie
Füße	> Pes equinovarus
Bewegungsmuster	> Hypomotorik

■ *Letale Skelettdysplasieformen*

Ziel der pränatalen Diagnostik ist der frühzeitige Nachweis bzw. Ausschluss von letalen Skelettdysplasieformen (Tab. 30.**5**), d. h. von Fehlbildungen, die bereits intrauterin oder direkt post partum zum Tode führen.

Inzidenz. Die Häufigkeit der letalen Osteochondrodysplasieformen beträgt ca. 1 : 19 000 Lebendgeburten (21).

Pathologisch-anatomischer Befund. Charakteristisch für diese Gruppe sind neben dem Nachweis deutlich verkürzter Extremitätenknochen ein auffällig schmaler Thorax und hypoplastische Lungen.

Sonographische Auffälligkeiten. Die pränatale sonographische Diagnose beruht auf den verkürzten Extremitätenknochen und auf dem im Vergleich zum Abdomen auffällig schmalen Thorax, wodurch Kopf und Rumpf im Längsschnitt einem Sektkorken ähneln („Sektkorkenphänomen") (49) (Abb. 30.**5**). Im Querschnitt fallen die beiden Thoraxdurchmesser deutlich kleiner aus als die Abdomendurchmesser; gleichzeitig erkennt man auffällig kleine Lungen (Abb. 30.**6**).

Abb. 30.**1**   Häufigkeitsverteilung von 132 pränatal entdeckten Skelettdysplasien. Daten einer internationalen Multizenterstudie, publiziert von Goncalves und Jeanty 1994 (42).

Sonographische Differenzierung

Abb. 30.**2**   Auffällige Wachstumsdiskrepanz zwischen Fuß (1) (38 mm) und Femur (2) (19 mm) bei thanatophorer Dysplasie, 23 SSW (Fuß/Femur-Quotient = 2 !).

Abb. 30.**3**   Extremitätenverkürzungen.

a Rhizomelie: auffällig kurzer Femurschaft (23 mm) bei normaler Tibia- (31 mm) und Fibulalänge (30 mm), 21 SSW.

b Mesomelie: auffällig kurzer Knochenschaft der distalen langen Armknochen (Radius (1) = 20 mm und Ulna (2) = 21 mm) bei normaler Humeruslänge (34 mm), 22 SSW.

c Akromelie: deutlich verkürzte Finger, 30 SSW.

d Mikromelie: proximale und distale Knochen sind gleichermaßen stark verkürzt; hier: Tibia (2) 12 mm, Fibula (1) 11 mm, Femur 15 mm, 20 SSW.

Abb. 30.**4**   Sonographische Auffälligkeiten an den langen Röhrenknochen.

a Auffällig verkürzter Femurschaft (30 mm) bei Osteochondrodysplasie (Chondrodysplasia punctata, rhizomeler Typ), 25+4 SSW.

b Auffällig verbogener Femurschaft (26 mm) bei kampomeler Dysplasie, 23 SSW.

c Auffällige Auftreibung und Hyperechogenität der Meta-/Epiphyse (Pfeil) bei insgesamt stark verkürztem Humerus (34 mm) (Kurzripp-Polydaktylie-Syndrom), 32 SSW.

d Auffällige Minderossifikation in Knochenmitte bei Hypophosphatasie.

e Auffällige Stufenbildung nach Fraktur in Femurmitte (Osteogenesis imperfecta), 23 SSW.

f Auffällige Achsenabweichung und Minderossifikation der Tibia nach Fraktur (Osteogenesis imperfecta).

Abb. 30.**5**   Skelettfehlbildungen bei Osteochondrodysplasien.

a Auffällige frontale Vorwölbung des Stirnschädels bei thanatophorer Dysplasie, 23 SSW.

b Auffällige Ausbeulung der Schädelkalotte bei thanatophorer Dysplasie mit Kleeblattschädel, 21 SSW.

c Auffällig enger Thorax (Pfeile) bei großem Kopf und normal großem Abdomen (Sektkorkenphänomen!) (Osteogenesis imperfecta), 23 SSW.

d Heptadaktylie bei Kurzripp-Polydaktylie-Syndrom, 22 SSW.

e Klumpfuß bei Arthrogryposis multiplex congenita, 35 SSW.

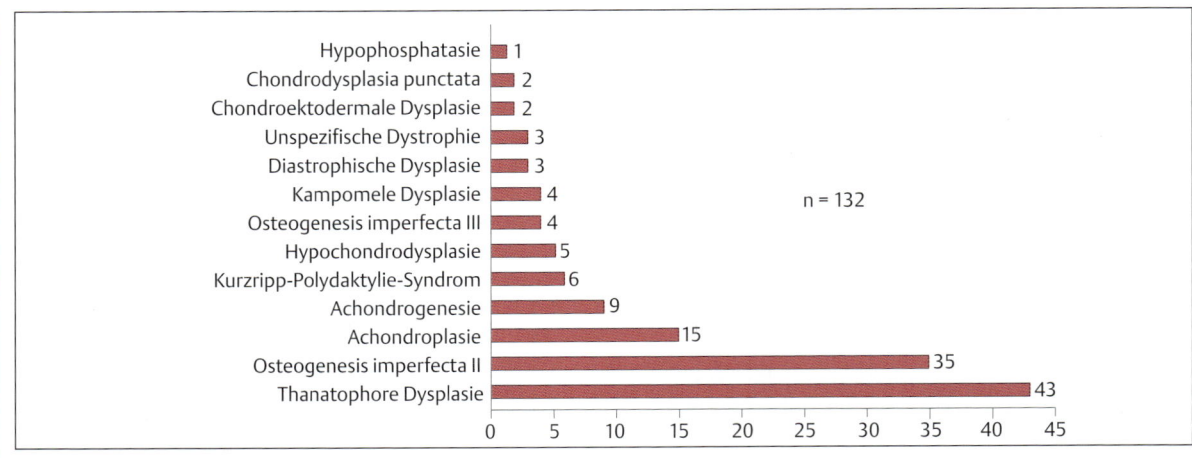

1

n = 132

Hypophosphatasie	1
Chondrodysplasia punctata	2
Chondroektodermale Dysplasie	2
Unspezifische Dystrophie	3
Diastrophische Dysplasie	3
Kampomele Dysplasie	4
Osteogenesis imperfecta III	4
Hypochondrodysplasie	5
Kurzripp-Polydaktylie-Syndrom	6
Achondrogenesie	9
Achondroplasie	15
Osteogenesis imperfecta II	35
Thanatophore Dysplasie	43

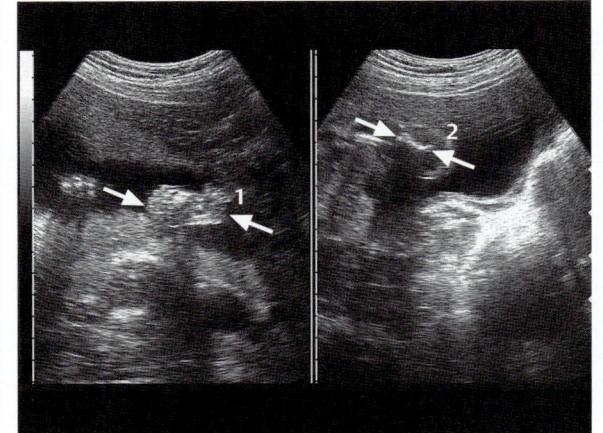

2

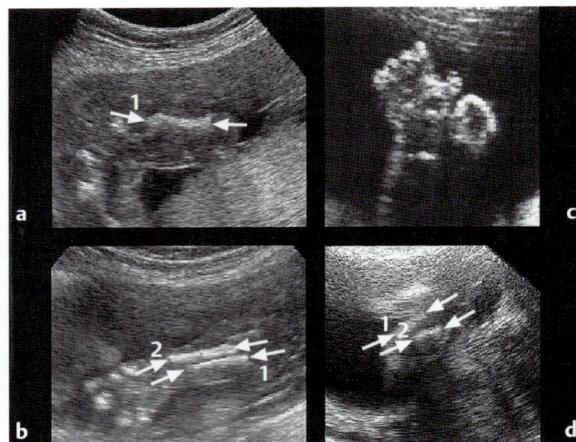

3

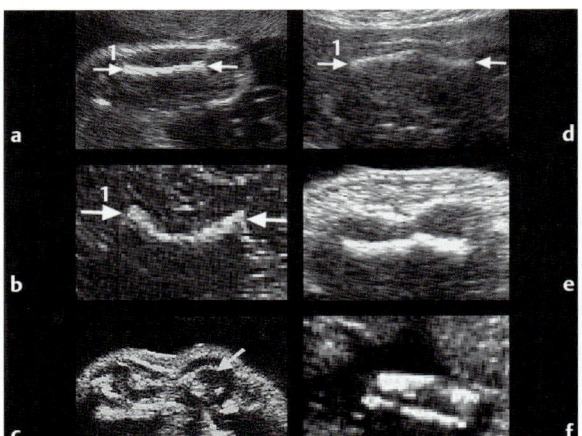

4

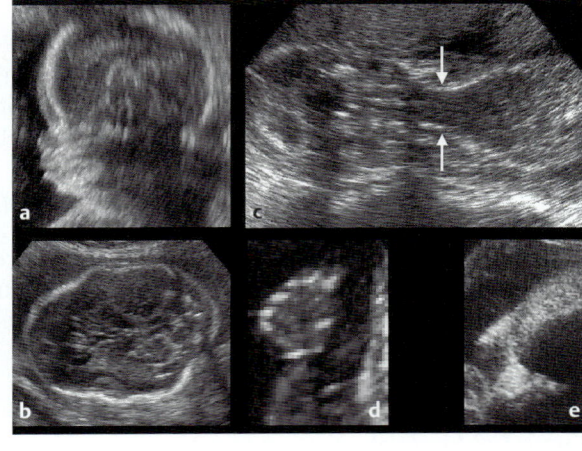

5

Innerhalb der letzten Jahre konnten mittels Ultraschall nicht nur bei Risikofällen, sondern auch im Screening verschiedene Zwergwuchsformen intrauterin nachgewiesen werden (71, 89, 92), von denen ein Teil schon vor 24 SSW erkannt worden war.

Im Folgenden soll auf die am „häufigsten" vorkommenden letalen Osteochondrodysplasieformen eingegangen werden.

Hypophosphatasie

Definition. Erkrankung mit schweren rachitisartigen Mineralisationsstörungen des Skeletts, Vitamin-D-Resistenz.

Formen. Die Hypophosphatasie (= Rathbun-Syndrom) (116) weist je nach Schweregrad und Manifestationsalter 4 unterschiedliche Verlaufsformen auf (74):

Tabelle 30.4 Differenzialdiagnose bei sonographischen Extremitäten- bzw. Knochenauffälligkeiten

Sonographischer Befund	Mögliche Diagnosen
Mikromelie	Achondrogenesis Thanatophore Dysplasie Kurzripp-Polydaktylie-Syndrome Diastrophische Dysplasie
Rhizomelie	Thanatophore Dysplasie Chondrodysplasia punctata, rhizomeler Typ Diastrophische Dysplasie Kardiofaziomele Dysplasie Kongenitaler kurzer Femur
Mesomelie	Mesomele Dysplasie Kardiofaziomele Dysplasie
Normale Knochenlänge	Kleidokraniale Dysplasie Arthrogryposis multiplex congenita Larsen-Syndrom Kraniosynostosen
Auffällige Metaphyse	Metatrophische Dysplasie Kurzripp-Polydaktylie-Syndrom Typ III Kniest-Syndrom Diastrophische Dysplasie Fibrochondrogenesis
Auffällige Knochenbiegung	Thanatophore Dysplasie Osteogenesis imperfecta Hypophosphatasie Kampomele Dysplasie
Knochenfrakturen	Osteogenesis imperfecta Hypophosphatasie Achondrogenesis IA (Typ Houston-Harris)
Radiusaplasie/ -hypoplasie	Roberts-Syndrom Vater-Assoziation
Fibulaaplasie/ -hypoplasie	Kampomele Dysplasie Mesomele Dysplasie, Typ Langer und Typ Reinhart Atelosteogenesis
Akromesomelie	Ellis-van-Creveld-Syndrom
Polydaktylie an der Hand	Kurzripp-Polydaktylie-Syndrome Vater-Assoziation Smith-Lemli-Opitz-Syndrom
Polydaktylie am Fuß	Kurzripp-Polydaktylie-Syndrome
Abgespreizter Daumen („hitchhiker thumbs")	Diastrophische Dysplasie
Syndaktylie	Kranioektodermale Dysplasie
Pes equinovarus (Klumpfuß)	Osteogenesis imperfecta Chondrodysplasia punctata Diastrophische Dysplasie Metatrophische Dysplasie Arthrogryposis multiplex congenita Kampomele Dysplasie Pena-Shokeir-Syndrom Atelosteogenesis
Makrozephalie	Thanatophore Dysplasie Achondroplasie
Kleeblattform des Kopfes	Thanatophore Dysplasie mit Kleeblattschädel
Mikrozephalie	Smith-Lemli-Opitz-Syndrom Meckel-Gruber-Syndrom Seckel-Syndrom Roberts-Syndrom

Sonographischer Befund	Mögliche Diagnosen
Hypomineralisation der Schädelkalotte	Osteogenesis imperfecta Typ II Hypophosphatasie
Eindellbarkeit der Schädelkalotte	Osteogenesis imperfecta Typ II Hypophosphatasie
Frontale Vorwölbung der Stirn	Thanatophore Dysplasie
Flaches Gesichtsprofil	Weissenbacher-Zweymüller-Syndrom
Hypertelorismus	Weissenbacher-Zweymüller-Syndrom
Eingesunkene Nasenwurzel	Thanatophore Dysplasie Achondrogenesis Achondroplasie Osteogenesis imperfecta Typ II Kampomele Dysplasie Chondrodysplasia punctata Larsen-Syndrom Atelosteogenesis
Lippen- /Gaumenspalte	Diastrophische Dysplasie Larsen-Syndrom Kurzripp-Polydaktylie-Syndrome Kampomele Dysplasie Roberts-Syndrom Weissenbacher-Zweymüller-Syndrom
Retro- /Mikrognathie	Kampomele Dysplasie Weissenbacher-Zweymüller-Syndrom Metaphysäre Chondrodysplasie, Typ Murk-Jansen Mesomele Dysplasie, Typ Langer Atelosteogenesis
Mangelhafte Ossifikation der Wirbelkörper	Dyssegmentale Dysplasie Atelosteogenesis
Skoliose	Diastrophische Dysplasie Chrondrodysplasia punctata, X-chromosomal dominante Form
Klavikulaaplasie/ -hypoplasie	Dysostosis cleidocranialis
Skapulahypoplasie	Kampomeles Syndrom
Hypoplasie des knöchernen Thorax	Thanatophore Dysplasie Achondrogenesis Homozygote Achondroplasie Osteogenesis imperfecta Asphyxierende Thoraxdysplasie Kurzripp-Polydaktylie-Syndrome Chondroektodermale Dysplasie Kampomele Dysplasie Hypophosphatasie Fibrochondrogenesis Atelosteogenesis
Herzfehler	Chondroektodermale Dysplasie Kurzripp-Polydaktylie-Syndrome Typ I/II Kardiofaziomele Dysplasie Smith-Lemli-Opitz-Syndrom Typ I
Verzögerte/fehlende Ossifikation der Sitz- und Schambeine	Achondrogenesis
Hypomotorik	Arthrogryposis multiplex congenita Pena-Shokeir-Syndrom Atelosteogenesis

Tabelle 30.**5**   Letale Osteochondrodysplasieformen (mod. nach 139)

1.   **Hypophosphatasie und morphologisch ähnliche Störungen**   1.1   Hypophosphatasie
2.   **Chondrodysplasia punctata und ähnliche Störungen**   2.1   Rhizomele Chondrodysplasia punctata   2.2   Letale Chondrodysplasia punctata, X-chromosomal dominant   2.3   Greenberg-Dysplasie   2.4   Gesprenkelte diaphysäre Dysplasie
3.   **Achondrogenesie und ähnliche Störungen**   3.1   Achondrogenesis IA (Houston-Harris)   3.2   Achondrogenesis IB (Fraccaro)   3.3   Achondrogenesis II (Langer-Saldino)   3.4   Hypochondrogenesis
4.   **Thanatophore Dysplasie und ähnliche Störungen**   4.1   Thanatophore Dysplasie Typ 1   4.2   Thanatophore Dysplasie Typ 2   4.3   Homozygote Achondroplasie   4.4   Letale Achondroplasie   4.5   Glasgow-Variante
5.   **Platyspondylitische letale Chondrodysplasien**   5.1   Platyspondylitische Chondrodysplasie, Torrance-Typ   5.2   Platyspondylitische Chondrodysplasie, San Diego-Typ   5.3   Platyspondylitische Chondrodysplasie, Luton-Typ   5.4   Platyspondylitische Chondrodysplasie, Shiraz-Typ   5.5   Opsismodysplasie
6.   **Kurzripp-(Polydaktylie-)Syndrome**   6.1   Kurzripp-(Polydaktylie-)Syndrom Typ I (Saldino-Noonan)   6.2   Kurzripp-(Polydaktylie-)Syndrom Typ II (Verma-Naumoff)   6.3   Kurzripp-(Polydaktylie-)Syndrom Typ III (Le Marec)   6.4   Kurzripp-(Polydaktylie-)Syndrom Typ IV (Yang)   6.5   Asphyxierende Thoraxdysplasie (Jeune)   6.6   Kurzripp-(Polydaktylie-)Syndrom Typ VI (Majewski)   6.7   Kurzripp-(Polydaktylie-)Syndrom Typ VII (Beemer)
7.   **Letale metatropische Dysplasie und ähnliche Störungen**   7.1   Letale metatropische Dysplasie (Hyperchondrogenesie)   7.2   Fibrochondrogenesis   7.3   Schneckenbecken Dysplasie
8.   **Kniest-ähnliche Störungen**   8.1   Dyssegmentale Dysplasie, Silverman-Typ   8.2   Dyssegmentale Dysplasie, Rolland-Desbuquois-Typ   8.3   Blomstrand-Chondrodysplasie
9.   **Letale Osteochondrodysplasien mit diaphysenbetonten Abnormalitäten**   9.1   Kampomeles Syndrom   9.2   Stüve-Wiedemann-Syndrom   9.3   Bumerang-Dysplasie   9.4   Atelosteogenesis   9.5   De la Chapelle-Dysplasie   9.6   McAlister-Dysplasie   9.7   Pseudodiastrophische Dysplasie
10.   **Osteogenesis imperfecta und ähnliche Störungen**   10.1   Osteogenesis imperfecta IIA   10.2   Osteogenesis imperfecta IIB   10.3   Osteogenesis imperfecta IIC   10.4   Astley-Kendall-Dysplasie
11.   **Letale Erkrankungen mit grazilen Knochen**   11.1   Fetale Hypokinesie   11.2   Letale Osteochondrodysplasie mit grazilen Knochen

- die pränatale (Hypophospatasia congenitalis letalis),
- die frühinfantile,
- die infantil-juvenile und
- die adulte Form.

Dabei stellt die pränatale Form als sog. maligne Form die ungünstigste Form dar.

Inzidenz. Die Häufigkeit wird mit 1 : 100 000 angegeben (34).

Ätiopathogenese. Bei diesem Krankheitsbild besteht eine stark verminderte Aktivität der alkalischen Phosphatase, wobei der Serumphosphatatspiegel weitgehend normal ist.

Es handelt sich um eine autosomal rezessiv erbliche Störung.

Pathologisch-anatomischer Befund. Als Zeichen der schweren Mineralisationsstörung werden Ossifikationsstörungen in Form von Osteolysedefekten gefunden, die das ganze Knochenskelett betreffen. Pseudofrakturen wie auch Frakturen kommen vor. Am Kopf führt die geringe Ossifikation zur Ausbildung eines Caput membranaceum.

Sonographische Auffälligkeiten. Der sonographische Nachweis (23, 73, 151, 159) gelingt über das auffällige Knochenwachstum und die geringe Schädelossifikation. Bei den langen Extremitätenknochen fällt eine deutliche Verkürzung und Verbiegung des Knochenschaftes bei gleichzeitiger Hypoechogenität auf (Abb. 30.**7**). Darüber hinaus können Frakturen nachgewiesen werden. Infolge der gering ossifizierten Schädelkalotte (Caput membranaceum) kommt es zu einer auffällig deutlichen Darstellung der Hirnstrukturen (Abb. 30.**8**). Eine prominente Falx cerebri beschrieben Laughlin and Lee (73). Das Fruchtwasser ist vermehrt.

Weitere Diagnostik. Mittels Amniozentese und Kultivierung der Fruchtwasserzellen kann die Aktivität der alkalischen Phosphatase in den Fruchtwasserzellen bestimmt werden (104). Die Aktivität der alkalischen Phosphatase lässt sich auch im Fetalblut nach Kordozentese bestimmen (104).

Differenzialdiagnose. Osteogenesis imperfecta II, Jeune-Syndrom.

Prognose. Bei der pränatalen letalen Form der Hypophosphatasie werden die Kinder entweder tot geboren oder sterben innerhalb einer kurzen Zeit nach der Geburt.

Klinisches Management. Aufgrund des letalen Ausganges bei der pränatalen Form ist eine Schwangerschaftsbeendigung zu jedem Schwangerschaftsalter gerechtfertigt.

Chondrodysplasia punctata, rhizomeler Typ

Definition. Dysplasiesyndrom mit pränatal manifestem Minderwuchs, auffälliger Fazies und punktförmigen Verkalkungen im Epiphysenbereich.

Formen. In der Gruppe der Chondrodysplasia-punctata-Syndrome werden vor allem 2 Formen unterschieden:
- die letale Chondrodysplasia punctata, rhizomeler Typ, und
- die nichtletale Chondrodysplasia punctata, Typ Conradi-Hünermann.

Inzidenz. Selten. Bis 1971 wurden 36 Fälle beschrieben (157).

Ätiopathogenese. Es handelt sich um ein autosomal rezessives Erbleiden (135).

Pathologisch-anatomischer Befund. Es besteht ein disproportionierter rhizomeler Minderwuchs mit Verkürzung vorwiegend der Oberschenkel und Oberarme. Gleichzeitig bestehen mehrere Gelenkkontrakturen. Das Gesicht ist flach, die Nasenwurzel breit und eingesunken. Bei meist vorkommender Mikrozephalie liegt eine ausgeprägte psychomotorische Entwicklungsstörung vor. Röntgenologisch findet man eine auffallende Verkürzung der Oberarm- und Oberschenkelknochen mit metaphysärer Auftreibung sowie epiphysären Kalkspritzern bei Humerus und Femur.

Assoziierte Fehlbildungen. Nicht selten bestehen ichthyosiforme Hautveränderungen. Bei ca. ⅔ der Fälle kommt eine ein- oder beidseitige Kataraktbildung vor.

Prognose. Die betroffenen Kinder werden entweder tot geboren oder sterben kurz nach der Geburt (37, 51).

Sonographische Auffälligkeiten (111, 119). Auffällig ist die rhizomele Zwergwuchsform mit deutlicher Verkürzung von Humerus und Femur (Abb. 30.**9**). Bei der Kopfbiometrie kann ein mikrozephales Wachstum auffallen. Aufgrund der Gelenkkontrakturen finden sich Bewegungseinschränkungen in verschiedenen Gelenken.

Differenzialdiagnose. Andere rhizomele Dysplasieformen. Der radiologische Nachweis epiphysärer Kalkspritzer ist nicht charakteristisch für die Chondrodysplasia punctata. Man findet diese Auffälligkeit auch bei anderen Krankheitsbildern (Trisomie 18, 21, Smith-Lemli-Opitz-Syndrom und Warfarin-Embryopathie) (53).

Sonstiger Nachweis. Mittels Chorionzottenbiopsie kann der Nachweis bereits im I. Trimenon gelingen (56).

Klinisches Management. Bei Nachweis dieser letalen rhizomelen Form kann aufgrund der extrem ungünstigen Prognose eine Schwangerschaftsbeendigung in Erwägung gezogen werden.

Achondrogenesis

Definition. Schwere Skelettdysplasie mit extremer Mikromelie, Makrozephalie und kurzem Rumpf.

Formen. Lange Zeit wurden nur 2 Typen unterschieden: Typ I (Parenti-Fraccaro) und Typ II (Langer-Saldino) (136). Nach Whitley und Gorlin (156) werden heute insgesamt 4 Typen unterschieden. Spranger und Maroteaux (139) unterteilen Typ I nochmals in den Subtyp IA (Houston-Harris) und den Subtyp IB (Fraccaro) (Tab. 30.**5**).

Inzidenz: Ca. 1 : 43 000 Geburten (13).

Pathologisch-anatomischer Befund.

Typ IA und IB. Bei diesen beiden disproportionierten Zwergwuchsformen handelt es sich um extreme Mikromelieformen, die sowohl den proximalen als auch den distalen Extremitätenabschnitt betreffen. Weitere Kennzeichen sind ein Makrozephalus mit rundem Gesicht und kurzer Nase, ein stark verkürzter Rumpf mit aufgetriebenem Abdomen (teilweise Hydrops) und ein stark verkürzter Hals (33, 132, 136).

Typ IA. Beim Typ IA findet man röntgenologisch ein gering verknöchertes Schädeldach, eine weitgehend fehlende Ossifikation der Wirbelkörper, dünne Rippen mit teilweise multiplen Frakturen und halbmondförmigen kurzen Ossa ilia. Die stark verkürzten Femora können gebogen sein (139).

Typ IB. Dieser ähnelt Typ IA, unterscheidet sich jedoch durch ein Fehlen von Rippenfrakturen und eine geringgradig bessere Ossifikation der Wirbelkörper. Die Femora weisen eine dreieckige Form auf (139).

Typ II. Hierbei handelt es sich um ein insgesamt etwas geringer ausgeprägtes Krankheitsbild als bei Typ IA und IB (139). Die Feten erreichen eine Länge zwischen 27 und 36 cm und ein Gewicht zwischen 1000 und 2800 g. Sie sind hydropisch und haben kurze Extremitäten, zeigen im Gegensatz zu den Achondrogenesis-I-Fällen eine prominentere Stirn und eine etwas längere Nase. Im Röntgenbild ist eine bessere Ossifikation des Schädeldaches als bei den Achondrogenesis-I-Fällen erkennbar. Hingegen sind die Wirbelkörper deutlich minderossifiziert. Auch die Scapulae sind klein und irregulär. Die Rippen zeigen eine horizontale Richtung. Die langen Extremitätenknochen sind verkürzt und weisen eine auffällige metaphysäre Becherform auf.

Typ III und IV. Diese beiden Typen zeigen insgesamt eine geringere Ausprägung mit deutlich längeren Femora (156).

Ätiopathogenese. Sowohl bei Typ I als auch bei Typ II besteht ein autosomal rezessiver Erbgang (21). Beim Typ I sind der enchondrale und der membranöse Knochen, beim Typ II nur der enchondrale Knochen gestört. Typ II wird verursacht durch ein defektes Typ-II-Kollagen (59).

Sonographische Auffälligkeiten. Die sonographische Diagnose der letalen Achondrogenesisformen (4, 41, 44, 49, 132, 154) gelingt über die extrem ausgeprägte Mikromelie aller langen Arm- und Beinknochen (Abb. 30.**10**), die bereits im frühen II. Trimenon erkennbar ist. Daneben findet man sonographisch eine Makrozephalie mit flachem Gesicht, einen engen Thorax und eine auffällig gering ossifizierte Wirbelsäule. Zusätzlich können eine erhöhte Schädeltransparenz, ein Hydrops fetalis und ein Polyhydramnion vorliegen (4, 44, 49).

Mithilfe der Transvaginalsonographie konnten Soothill et al. (133) bereits mit 12 Wochen eine Typ-II-Achondrogenesis nachweisen.

Differenzialdiagnose. Eine Unterscheidung zwischen den einzelnen Achondrogenesisformen ist im II. Trimenon anhand der zuvor aufgeführten sonographischen Unterscheidungsmerkmale prinzipiell möglich, wird letztlich jedoch anhand des postnatalen Babygramms vorgenommen werden. Ist die Mikromelie etwas geringer ausgeprägt, kann es sich um eine *Hypochondrogenesis* handeln (Abb. 30.**11**).

Prognose. Die Kinder werden entweder tot geboren oder sterben wenige Stunden nach der Geburt.

Klinisches Management. Aufgrund des letalen Ausganges ist eine Schwangerschaftsbeendigung in jedem Schwangerschaftsalter gerechtfertigt.

Thanatophore Dysplasie

Definition. Letale Skelettdysplasie mit großem Schädel, normal langem, aber engem Thorax und ausgeprägtem rhizomelem Minderwuchs.

Formen. Bei der thanatophoren Dysplasie werden zwei Formen unterschieden:
- thanatophore Dysplasie Typ 1 und
- thanatophore Dysplasie Typ 2 (139).

Typ 2 ist Typ 1 sehr ähnlich, geht jedoch mit einem Kleeblattschädel einher.

Inzidenz. Von Thompson und Parmley (148) wurde 1971 die Häufigkeit der thanatophoren Dysplasie noch auf 1 : 100 000 Geburten geschätzt. Betrachtet man jedoch die Zahlen der italienischen Multizenterstudie (13), so scheint diese Zwergwuchsform mit einer Inzidenz von ca. 1 : 17 000 sogar die häufigste Zwergwuchsform zu sein. Auch in der pränatalen Multizenterstudie von Goncalves und Jeanty (42) von 1994 erwies sich die thanatophore Dysplasie als die am häufigsten pränatal nachweisbare Osteochondrodysplasieform.

Ätiopathogenese. Die Ursache ist unklar. Es findet sich eine massiv gestörte enchondrale Ossifikation. Die Geschlechtsverteilung verschiebt sich deutlich zugunsten des männlichen Geschlechts (2 : 1) (109). Chromosomenuntersuchungen ergaben ein unauffälliges Karyogramm (68, 72). Die meisten Fälle scheinen bislang sporadisch aufgetreten zu sein (109, 136), allerdings wurde auch über einzelne Wiederholungsfälle berichtet (15, 43). Diskutiert wird deshalb auch eine autosomal dominante Vererbung (125). Die von einigen Autoren vermutete autosomal rezessive Vererbungsform (15, 67) konnte bislang nicht eindeutig bestätigt werden.

Pathologisch-anatomischer Befund.
Thanatophore Dysplasie Typ 1. Der typische thanatophore Zwerg zeigt einen großen Schädel (Kopfumfang bis 40 cm am Termin) mit prominenter Stirn und Sattelnase. Der Thorax fällt durch seine Enge im Gegensatz zu dem oft aufgetriebenen Abdomen stark auf (hypoplastische Lungen). Die Rumpflänge ist nicht verkürzt. Die Extremitäten sind auffallend kurz. Das Unterhautfettgewebe ist vermehrt. Die Gesamtlänge des thanatophoren Zwerges variiert von 36–47 cm bei Geburt (83, 136). Die großen Röhrenknochen sind kurz, telefonhörerartig gebogen und an den Metaphysen erweitert (21, 136). Die Rippen sind kurz, die Wirbelkörper flach. Die Ossa ilia sind kurz und breit.

Thanatophore Dysplasie Typ 2. Auffälliges Charakteristikum dieser Dysplasieform ist das zusätzliche Auftreten eines *Kleeblattschädels* (11, 17, 141, 153). Die kleeblattähnliche Verformung des Schädels wird durch einen vorzeitigen Verschluss der Koronar- und Lambdanaht verursacht. Der Kleeblattschädel selbst ist nicht spezifisch. Er kann als isolierter Defekt, mit Ankylosen und Syndaktylien oder mit verschiedenen Skelettdysplasien auftreten.

Weitere Unterschiede dieser Form zu Typ 1 sind: nichtgebogene und etwas dünnere Extremitätenknochen, nicht so dünne Rippen und nicht so flache Wirbelkörper sowie gleichmäßigere Konturen bei den Scapulae und den Beckenknochen (139).

Assoziierte Fehlbildungen. Als assoziierte Fehlbildungen wurden berichtet: Hydrozephalus (bei Typ 1), Herzfehler, Nierenfehlbildungen.

Sonographische Auffälligkeiten. Die pränatale sonographische Diagnose beruht auf folgenden Kriterien (27, 40, 72, 95, 126): plumpe Extremitäten mit auffallend kurzen, gebogenen langen Röhrenknochen (Abb. 30.**12**), sehr schmaler und nach kranial konisch zulaufender Thorax, der sowohl im Quer- als auch besonders im Längsschnitt gegenüber dem vorgewölbten Abdomen auffällt *("Sektkorkenphänomen")* (49) (Abb. 30.**6** und 30.**13**), und Makrozephalie mit Vorwölbung des Stirnschädels bei eingesunkener Nasenwurzel (Abb. 30.**13**). In der Mehrzahl der Fälle besteht ein Polyhydramnion (148). Die langen Extremtitätenknochen sind bereits im II. Trimenon so stark verkürzt, dass eine Diagnose schon vor 20 SSW gestellt werden kann (Abb. 30.**14**).

Beim Typ 2 kann neben den deutlich verkürzten Extremitätenknochen der kleeblattförmige Schädel erkannt werden (11, 81) (Abb. 30.**15**).

Differenzialdiagnose. Verwechselt werden kann die thanatophore Dysplasie mit allen anderen letalen Osteochondrodysplasieformen, die ebenfalls einen sehr schmalen Thorax aufweisen.

Prognose. Die Kinder werden entweder tot geboren oder sterben innerhalb weniger Stunden nach der Geburt aufgrund eines kardiorespiratorischen Versagens infolge der Lungenhypoplasie (109, 136).

Klinisches Management. Aufgrund des letalen Ausganges bei der pränatalen Form ist eine Schwangerschaftsbeendigung auch im späteren Schwangerschaftsalter gerechtfertigt.

Bei voll ausgetragenen Kindern kann die Makrozephalie ein Geburtsproblem darstellen. In Anbetracht der infausten Prognose ist eine vorzeitige Geburtseinleitung zu empfehlen, um die Mutter nicht dem unnötigen Risiko einer Sectio caesarea auszusetzen.

Kurzripp-(Polydaktylie-)Syndrome

Definition. Bei den Kurzripp-(Polydaktylie-)Syndromen handelt es sich um eine Gruppe von letalen Osteochondrodysplasien mit engem Thorax, Brachymelie und Polydaktylie. Auch verschiedene Organfehlbildungen können gefunden werden. Verwirrend ist bei dieser Gruppe, dass es auch Formen ohne Polydaktylie gibt.

Formen. Nach Spranger und Maroteaux (139) kann man heute insgesamt 7 unterschiedliche Formen unterscheiden:
1. Kurzripp-(Polydaktylie-)Syndrom Typ I (Saldino-Noonan),
2. Kurzripp-(Polydaktylie-)Syndrom Typ II (Verma-Naumoff),
3. Kurzripp-(Polydaktylie-)Syndrom Typ III (Le Marec),
4. Kurzripp-(Polydaktylie-)Syndrom Typ IV (Yang),
5. Asphyxierende Thoraxdystrophie (Jeune),
6. Kurzripp-(Polydaktylie-)Syndrom Typ VI (Majewski),
7. Kurzripp-(Polydaktylie-)Syndrom Typ VII (Beemer).

Im Folgenden werden einige der Kurzripp-(Polydaktylie-)Syndrome näher beschrieben. Bezüglich der weiteren, äußerst seltenen Formen wird auf die spezielle Literatur verwiesen (74, 139).

Kurzripp-(Polydaktylie-)Syndrom Typ I (Saldino-Noonan)

Inzidenz. Selten.

Ätiopathogenese. Autosomal rezessives Krankheitsbild mit normalen Chromosomenverhältnissen.

Pathologisch-anatomischer Befund (118, 139). Neben einer ausgeprägten Brachymelie und einer postaxialen Polydaktylie an Hand und Fuß findet sich eine ausgeprägte Thoraxenge mit Lungenhypoplasie. Die Körperlänge variiert zwischen 33 und 34 cm nach 36–37 SSW. Am Kopf zeigt sich eine eingesunkene Nasenwurzel. Röntgenologisch fallen kurze Rippen, hypoplastische Scapulae und Beckenknochen auf. Die langen Extremitätenknochen haben eine bandartige Form mit spitzen Enden.

Assoziierte Fehlbildungen. Als assoziierte Fehlbildungen werden bei diesem Krankheitsbild gefunden: Herzfehler (Transposition), Nierenanomalien (Aplasie, Hypoplasie, polyzystische Nieren) und gastrointestinale Fehlbildungen (Ösophagusatresie, Malrotation, fehlende Gallenblase, Leberzysten, Analatresie). Als weitere Fehlbildungen können eine Lippen-Kiefer-Gaumen-Spalte wie auch Genitalfehlbildungen gefunden werden.

Kurzripp-(Polydaktylie-)Syndrom Typ II (Verma-Naumoff)

Inzidenz. Häufiger als Typ I.

Ätiopathogenese. Angenommen wird eine autosomal reszessive Vererbung. Allerdings zeigt sich die Erkrankung häufiger bei männlichen als bei weiblichen Neugeborenen (129).

Pathologisch-anatomischer Befund. Insgesamt ist die Ossifikation fortgeschrittener als beim Typ I. Die langen Extremitätenknochen zeigen auffällig ausgefranste Enden (wie eine geöffnete Bananenschale) (139). Die Polydaktylie fehlt in einem Teil der Fälle. Bei Geburt sind die Kinder häufig hydropisch.

Assoziierte Fehlbildungen. Hier können die gleichen Organveränderungen wie bei Typ I beobachtet werden.

Asphyxierende Thoraxdystrophie (Jeune)

Inzidenz. Zwischen 1 : 100 000 und 1 : 130 000 (105).

Ätiopathogenese. Autosomal rezessive Vererbung.

Pathologisch-anatomischer Befund. Es findet sich ein auffällig enger Thorax mit kurzem Sternum, kurzen Rippen und hypoplastischen Darmbeinschaufeln (63, 78). Die Knochen sind verkürzt, zeigen aber eine normale Kontur. Eine Polydaktylie kann gefunden werden.

Assoziierte Fehlbildungen. Kinder mit einer ausgeprägten Form sind hydropisch und haben relativ kurze Extremitätenknochen. Im Vergleich zu anderen Kurzripp-Polydaktylie-Syndromen werden keine Lippen-Kiefer-Gaumen-Spalten oder urogenitale Fehlbildungen gefunden.

Prognose. Ausgeprägte Formen werden tot geboren oder sterben innerhalb weniger Tage. Weniger ausgeprägte Formen überleben die Neonatalperiode.

Kurzripp-(Polydaktylie-)Syndrom Typ VI (Majewski)

Inzidenz. Bis 1987 wurde wenigstens über 10 Fälle in 8 Familien berichtet (139).

Ätiopathogenese. Autosomal rezessive Vererbung.

Pathologisch-anatomischer Befund (82, 137). Es findet sich ein auffällig enger Thorax mit kurzen Rippen. Die langen Extremitätenknochen sind bis auf die Tibia gut entwickelt. Die Tibia ist sehr kurz mit einer charakteristischen ovalen Abrundung im proximalen Anteil. Eine Polysyndaktylie kann auftreten.

Assoziierte Fehlbildungen. Kinder mit einer ausgeprägten Form sind hydropisch. An dem großen Kopf fallen eine eingesunkene Nasenwurzel, eine Lippen-Kiefer-Gaumen-Spalte und eine Mikrognathie auf. Das weitere Spektrum der assoziierten Fehlbildungen entspricht dem der anderen Kurzripp-Polydaktylie-Syndrome. Ein Polyhydramnion kann auftreten.

Prognose. Ausgeprägte Fälle werden tot geboren oder sterben innerhalb weniger Tage. Weniger ausgeprägte Formen überleben die Neonatalperiode.

Sonographische Diagnostik, Differenzialdiagnose und klinisches Management der Kurzripp- (Polydaktylie-)Syndrome

Sonographische Auffälligkeiten. Von den unterschiedlichen Formen der Kurzripp-(Polydaktylie-)Syndrome konnten Einzelfälle, insbesondere wenn ein Wiederholungsrisiko vorlag, pränatal diagnostiziert werden (24, 38, 64, 78, 93, 94, 149, 158, 162).

Neben der Mikromelie (Abb. 30.**16** und 30.**17**) sind die auffälligen Charakteristika dieser Osteochondrodysplasiegruppe die ausgeprägte Thorax- und Lungenhypoplasie (Abb. 30.**18**) sowie die Polydaktylie an der Hand und/oder am Fuß (Abb. 30.**5**). Letztere wird jedoch nicht immer gefunden. Die Rippen sind kurz; die beiden Scapulae wie auch die Beckenknochen zeigen teilweise nur eine schwache Ossifikation. Bei den Organen muss das Augenmerk auf das Gesicht, das Herz, die Nieren und auf den Intestinaltrakt gerichtet werden.

Je nach vorliegender Form kann sowohl ein Polyhydramnion (Typ VI) als auch ein Oligohydramnion (Typ I) beobachtet werden.

Differenzialdiagnose. Die Differenzierung zwischen den einzelnen Kurzripp-(Polydaktylie-)Syndromen ist selbst im Neonatalalter schwierig. Pränatal müssen alle anderen Osteochondrodysplasieformen, die mit einem engen Thorax einhergehen, abgegrenzt werden. Gleiches gilt für das Ellis-van-Creveld-Syndrom (Tab. 30.**6**).

Prognose. Infaust. Soweit die Kinder nicht tot geboren werden, tritt der Tod alsbald infolge einer Ateminsuffizienz bei Lungenhypoplasie ein.

Klinisches Management. Aufgrund der infausten Prognose kann eine Schwangerschaftsbeendigung in jedem Schwangerschaftsalter in Erwägung gezogen werden.

Kampomeles Syndrom

Definition. Mesomele Dysplasie mit symmetrischer Verbiegung und Verkürzung der unteren Extremitäten. Das kampomele Syndrom gehört zur Gruppe der letalen Osteochondrodysplasieformen mit betonten Diaphysenveränderungen (Tab. 30.**5**).

Als eigenständiges Krankheitsbild wurde es 1970 von Spranger et al. (134) und 1971 von Maroteaux et al. (84) erkannt.

Inzidenz. Selten. Houston (60) publizierte 1982 eine Übersicht über 97 Fälle.

Ätiopathogenese. Zumeist sporadisches Auftreten. Möglicherweise autosomal rezessive oder heterogen erbliche Störung. Die Erkrankung wird auf eine gestörte Knorpelanlage im Knochenschaft von Femur und Tibia wie auch der Knochen des Beckengürtels, der Scapulae und der thorakalen Wirbelsäule zurückgeführt (108).

Pathologisch-anatomischer Befund.

Extremitäten. Charakteristisch für diese mesomele Zwergwuchsform sind schwere, überwiegend mesomelische Gliedmaßenverkrümmungen und eine Fibulahypo- bzw. -aplasie. Die Unterschenkel sind nach vorne gebogen, die Füße sind in einer Klumpfußstellung fixiert. Bei Geburt haben die Kinder eine Größe von 43 cm.

Kopf. Der Kopf ist relativ groß, dolichozephal, die Ohren weisen Anomalien auf. Auffällig ist auch das Gesicht. Hier erkennt man eine tief liegende Nasenwurzel, einen Hypertelorismus, ein langes Philtrum, eine Gaumenspalte und eine Mikrognathie.

Rumpf und Geschlecht. Der Rumpf ist kurz, der Thorax schmal, die Scapulae sind hypoplastisch. Es besteht eine eigenartig gestörte Geschlechtsentwicklung. Diese reicht von der Hypospadie bis hin zur Pseudogynäkotropie (äußerlich weiblich mit XY-Chromosomenkonstitution) (139).

Assoziierte Fehlbildungen. Arhinenzephalie, Herzvitien, Hydronephrose, Tracheadysplasie, Kraniosynostose, Hydrozephalus, Hirndysplasien und Geschlechtsanomalien.

Tabelle 30.**6** Differenzialdiagnose Kurzripp-(Polydaktylie-)Syndrome/Ellis-van-Creveld-Syndrom

Parameter	Kurzripp-(Polydaktylie-)Syndrome				Ellis-van-Creveld-Syndrom
	Typ I	Typ II	Jeune	Typ VI	
Knochenverkürzung					
- proximal	++	++	–	++	±
- distal	++	++	+	++	+++
Metaphysendysplasie	++	++	+	–	–
Knochenform	bandartig mit spitzen Enden	Bananenschale, Torpedo	Tibia sehr kurz		
Polydaktylie	++	±	± (20%)	+++	+++
Synmetakarpalie	–	–	±	+	+++
Grad der Thoraxdysplasie	++	++	++	++	+
Rippenverkürzung	++	++	++	++	+
LKG-Spalte	+	+	–	+	–
Herzfehler	++	+	–	++	++ (50%)
Nierenfehlbildung	+	+	–	+	±
Genitalfehlbildung	+	+	–	+++	+
Analatresie	+	+	–	–	–

Prognose. Einige Kinder werden tot geboren. Die meisten sterben während der ersten Lebenswochen.

Sonographische Auffälligkeiten. Sonographische Auffälligkeiten (35, 55) können bereits in der ersten Hälfte des zweiten Trimesters erkannt werden. Neben den verkürzten langen Extremitätenknochen sind die markante Verbiegung des Femurs (Abb. 30.**19**) und vor allem der langen Unterschenkelknochen auffällig (Abb. 30.**19**); die Fibula kann fehlen. Die Füße befinden sich in Klumpfußstellung. Der Thorax ist auffällig eng.

Weiterhin sollte bei dieser Störung das Augenmerk auch auf das Geschlecht gerichtet werden, da dieses vermehrt Fehlentwicklungen zeigt (Abb. 28.**4**).

Häufig besteht bei dieser Dysplasieform ein Polyhydramnion.

Differenzialdiagnose. Alle anderen letalen Skelettdysplasieformen mit Knochenverbiegungen (Stüve-Wiedemann-Dysplasie [146], Bumerang-Dysplasie [147], Atelosteogenesis [86], De la Chapelle-Dysplasie [22], McAlister-Dysplasie [88]).

Osteogenesis imperfecta Typ II

Definition. Heterogenes Krankheitsbild mit disproportioniertem Minderwuchs und multiplen Brüchen der langen Extremitätenknochen.

Inzidenz. Ca. 1 : 54 000 Geburten (13).

Formen. Nach Sillence et al. (128) können 4 verschiedene Typen unterschieden werden, wobei Typ II am schwerwiegendsten ist und eine letale Erkrankungsform darstellt. Dieser Typ wird wiederum in verschiedene Untergruppen gegliedert (Tab. 30.**5**).

Ätiopathogenese. Es kann sowohl eine autosomal rezessive Vererbung als auch eine dominante Neumutation vorliegen (87, 127, 136, 138). Nach Byers et al. (12) wird das Krankheitsbild durch dominante Mutationen von Genen, die Typ-I-Kollagen kodieren, verursacht.

Pathologisch-anatomischer Befund. Hauptmerkmale der Osteogenesis imperfecta sind verkürzte und deformierte Extremitäten mit multiplen Knochenfrakturen. Frakturen finden sich auch im Bereich der Rippen (85, 136). Der Kopf ist groß und weist eine mangelhafte Schädeldachossifikation auf.

Sonographische Auffälligkeiten. Das Krankheitsbild wurde bereits mehrfach intrauterin diagnostiziert (2, 6, 9, 18, 26, 97, 102, 127, 142, 158, 160). Dabei kann die Störung nicht nur bei erhöhtem familiärem Risiko, sondern auch bei völlig unbelasteter Anamnese allein durch die Ultraschallscreeninguntersuchung vor 24 SSW entdeckt werden (97).

Frakturen. Sonographisch am auffälligsten sind die deutlich verkürzten langen Röhrenknochen, an denen einzelne Frakturen nachgewiesen werden können (Abb. 30.**20** und 30.**21**). Teilweise führen diese Frakturen zu einer Achsenabweichung der einzelnen Knochenteile (Abb. 30.**20**) bzw. der ganzen Extremität (Abb. 30.**22**). Die fetalen Bewegungen sind eingeschränkt (26).

Calvaria membranacea. Als weitere Auffälligkeit erkennt man eine dünne, schwach verknöcherte Schädelkalotte (26, 97, 102, 160), durch die der Schädel leicht verformbar ist (Calvaria membranacea) (Abb. 30.**23**). Diese erlaubt auch eine deutlichere Darstellung der Hirnstrukturen. Milsom et al. (102) konnten zusätzlich einen engen Thorax mit multiplen Rippenfrakturen nachweisen.

Mit dem Vorliegen einer letalen Osteogenesis-imperfecta-Form muss gerechnet werden, wenn die oben genannten Veränderungen bereits im II. Trimenon vorgefunden werden.

Differenzialdiagnose. Hypophosphatasie, Achondrogenesis IA.

Prognose. Kinder mit einer Osteogenesis imperfecta Typ II werden gewöhnlich tot geboren oder überleben nur kurze Zeit (85).

Spranger et al. (138) publizierten 1982 einen Score zur Prognoseeinschätzung bei der Osteogenesis imperfecta. Bei einer Punktzahl von 2,7 oder mehr ergab sich eine Mortalitätsrate von 88%.

Das Wiederholungsrisiko für eine Osteogenesis imperfecta congenita liegt bei ca. 25% (160) oder eher darunter (87, 138).

Klinisches Management. Bei frühzeitigem intrauterinem Nachweis einer Osteogenesis imperfecta ist eine Schwangerschaftsbeendigung in Erwägung zu ziehen. Werden dagegen nur geringe Auffälligkeiten, wie z. B. eine isolierte Fraktur, erst im III. Trimenon erkannt, ist eine letale Form eher unwahrscheinlich. In solchen Fällen empfiehlt sich die elektive Sectio caesarea, um weitere Frakturen, wie sie unter einer Spontangeburt entstehen können, zu vermeiden.

Differenzialdiagnose bei letalen Zwergwuchsformen

Einen Überblick über die wichtigsten differenzialdiagnostischen Kriterien der letalen Osteochondrodysplasieformen gibt Tab. 30.**7**.

Enger Thorax. Auffallend ist, dass alle letalen Zwergwuchsformen einen engen Thorax aufweisen (Abb. 30.**5** und Abb. 30.**6**), der wiederum die Entwicklung einer Lungenhypoplasie erklärt. Kann sonographisch bei der Thorakometrie ein für das Gestationsalter und auch im Vergleich zu den anderen Körperparametern auffallend schmaler Thorax gefunden werden, so dürfte dies als ein prognostisch ungünstiges Zeichen gewertet werden.

Tabelle 30.**7** Kriterien zur Differenzierung letaler fetaler Osteochondrodysplasieformen

Skelett-abschnitt	Osteogenesis imperfecta II	Achondro-genesis	Homozygote Achondro-plasie	Thanato-phore Dysplasie	Kampomele Dysplasie
Schädel	komprimierbar	Makrozephalie	eingezogene Nasenwurzel	Sattelnase	flaches Profil
Thorax	eng	eng	eng	eng	eng
Os ilium	normal	hypoplastisch	normal	normal	normal
Femur	kurz, Fraktur	max. Verkürzung	mäßige Verkürzung	kurz, gebogen	kurz, gebogen
Fibula	vorhanden	vorhanden	vorhanden	vorhanden	Aplasie/ Hypoplasie

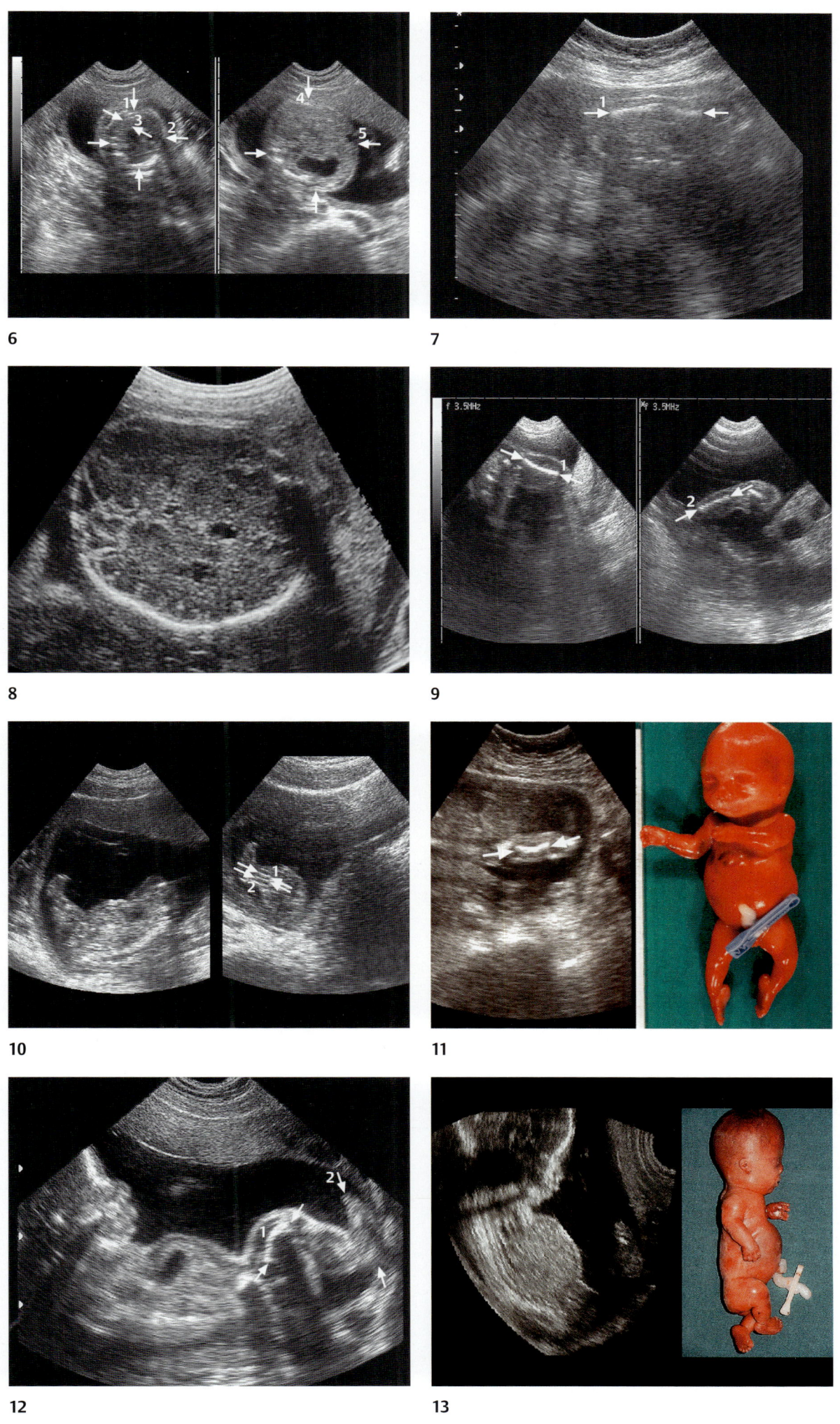

6

7

8

9

10

11

12

13

Letale Skelettdysplasieformen

Abb. 30.**6** Thanatophore Dysplasie, 24 SSW. Links: auffällig enger Thorax (1 u. 2) mit hypoplastischer Lunge (schräger Lungendurchmesser (3) –7 mm!). Rechts: normal großes Abdomen (4 u. 5).

Abb. 30.**7** Femur (Pfeile) bei Hypophosphatasie, 28 SSW. Auffällige Ossifikationsstörung in Knochenmitte.

Abb. 30.**8** Schädel bei Hypophosphatasie, 34 SSW. Auffällig gute Darstellung der Gehirnstrukturen bei Minderossifikation der Schädelkalotte (Bild: Prof. Terinde, UFK Ulm).

Abb. 30.**9** Chondrodysplasia punctata, rhizomele Form, 24 SSW. Deutlich verkürzt sind Femur (1) (27 mm) und Humerus (25 mm), während die distalen langen Röhrenknochen nur gering verkürzt sind. Tibia (2).

Abb. 30.**10** Achondrogenesis, 18+2 SSW. Links: auffällig kurzes Bein. Rechts: ausgeprägte Mikromelie (Tibia 5 mm und Fibula 4 mm) (Pfeile).

Abb. 30.**11** Hypochondrogenesis, 22 SSW. Links: Femur mit 2,3 cm deutlich verkürzt (Wachstum entspricht 17 SSW). Rechts: Korrespondierendes Nativbild.

Abb. 30.**12** Thanatophore Dysplasie mit engem Thorax und telefonhörerartig gebogenem, deutlich verkürztem Femur (1) (21 mm) bei normaler Fußlänge (2) (36 mm), 22 SSW.

Abb. 30.**13** Links: Thanatophore Dysplasie mit Vorwölbung der Stirn und auffällig engem Thorax, 22 SSW. Rechts: korrespondierendes Nativbild.

Abb. 30.**14** Femurlänge bei verschiedenen Zwergwuchsformen. Die stärkste Knochenverkürzung fällt bei der Achondrogenesis, die geringste bei der Achondroplasie auf.

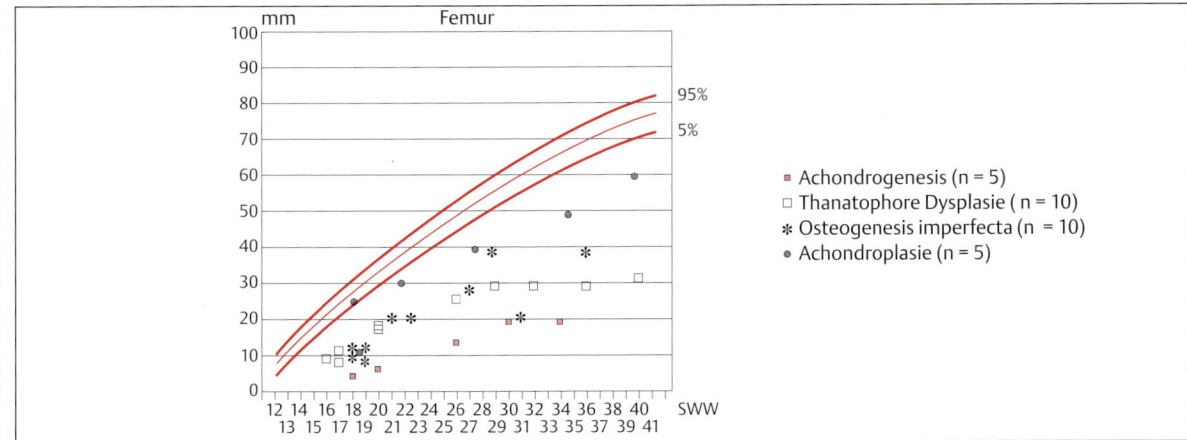

14

Abb. 30.**15** Links: thanatophore Dysplasie mit Kleeblattschädel. Rechts: Nativbild (Bild Dr. Hölzel, Bad Soden).

Abb. 30.**16** Links: auffällige Femurverkürzung bei Kurzripp-Syndrom, 21 SSW. Rechts: korrespondierendes Röntgen- und Nativbild des Femurs.

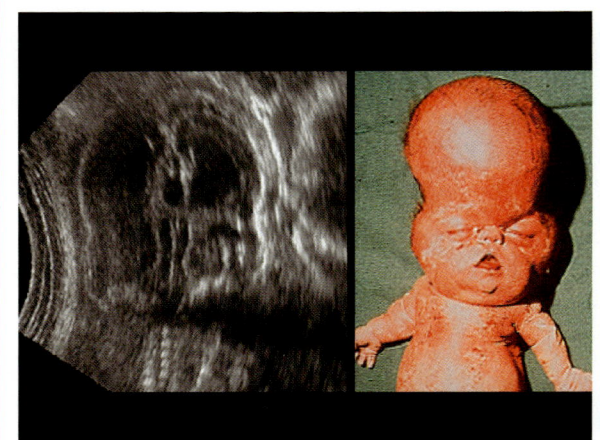

15

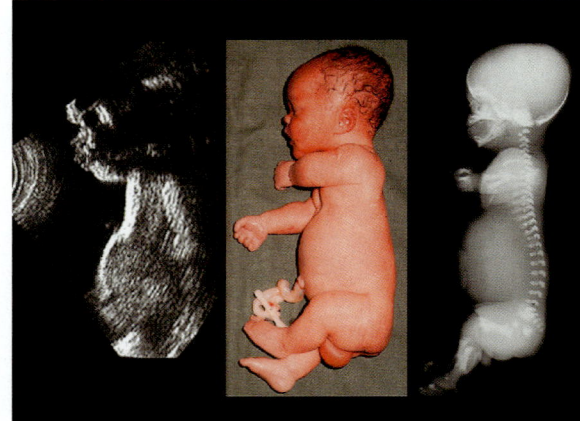

16

Abb. 30.**17** Links: auffällige Armverkürzung bei Kurzripp-Syndrom, 21 SSW. Sowohl der Humerus (21 mm) als auch die Ulna (21 mm) zeigen eine auffällige Verkürzung des ossifizierten Knochenschaftes. Rechts: korrspondierendes Nativbild.

Abb. 30.**18** Kurzripp-Syndrom mit auffälliger frontaler Vorwölbung der Stirn und engem Thorax bei normal großem Abdomen, 33 SSW. Ultraschallbild, Nativbild und Röntgenbild im Vergleich.

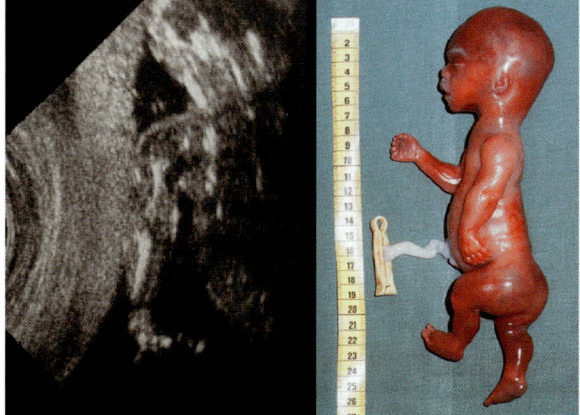

17

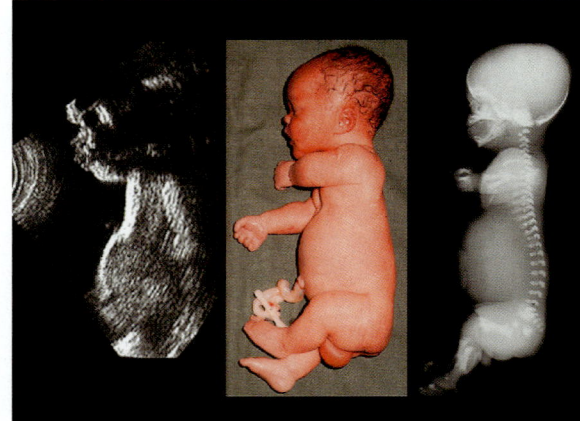

18

Abb. 30.**19** Kampomele Dyplasie, 23+0 SSW. Auffällig ist die deutliche Verbiegung des Knochenschaftes der langen Röhrenknochen bei gleichzeitiger Knochenverkürzung: Femur (26 mm), Tibia (24 mm) und Fibula (22 mm).

Abb. 30.**20** Osteogenesis imperfecta II, 23 SSW. Links: auffällige Abwinkelung des zu kurzen Knochens durch eine Fraktur in Knochenmitte. Mitte: korrespondierendes Nativbild. Auffällig ist die abgewinkelte Beinform. Rechts: das Babygramm zeigt Frakturen im Bereich der Femora wie auch der Tibiae.

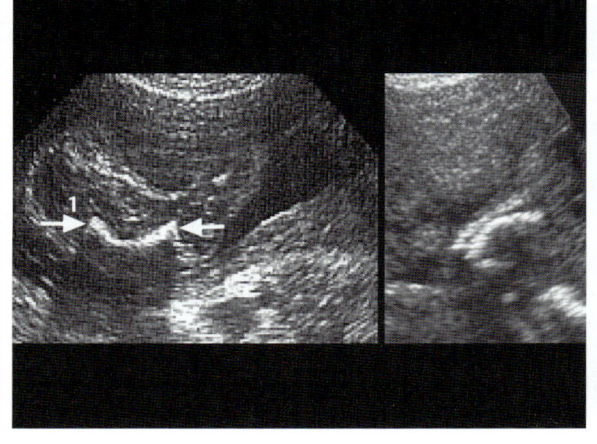

19

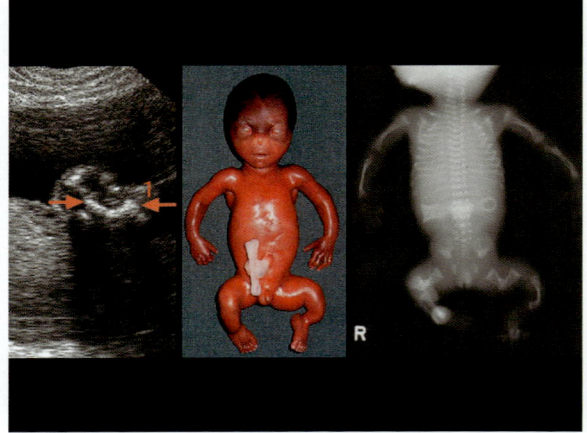

20

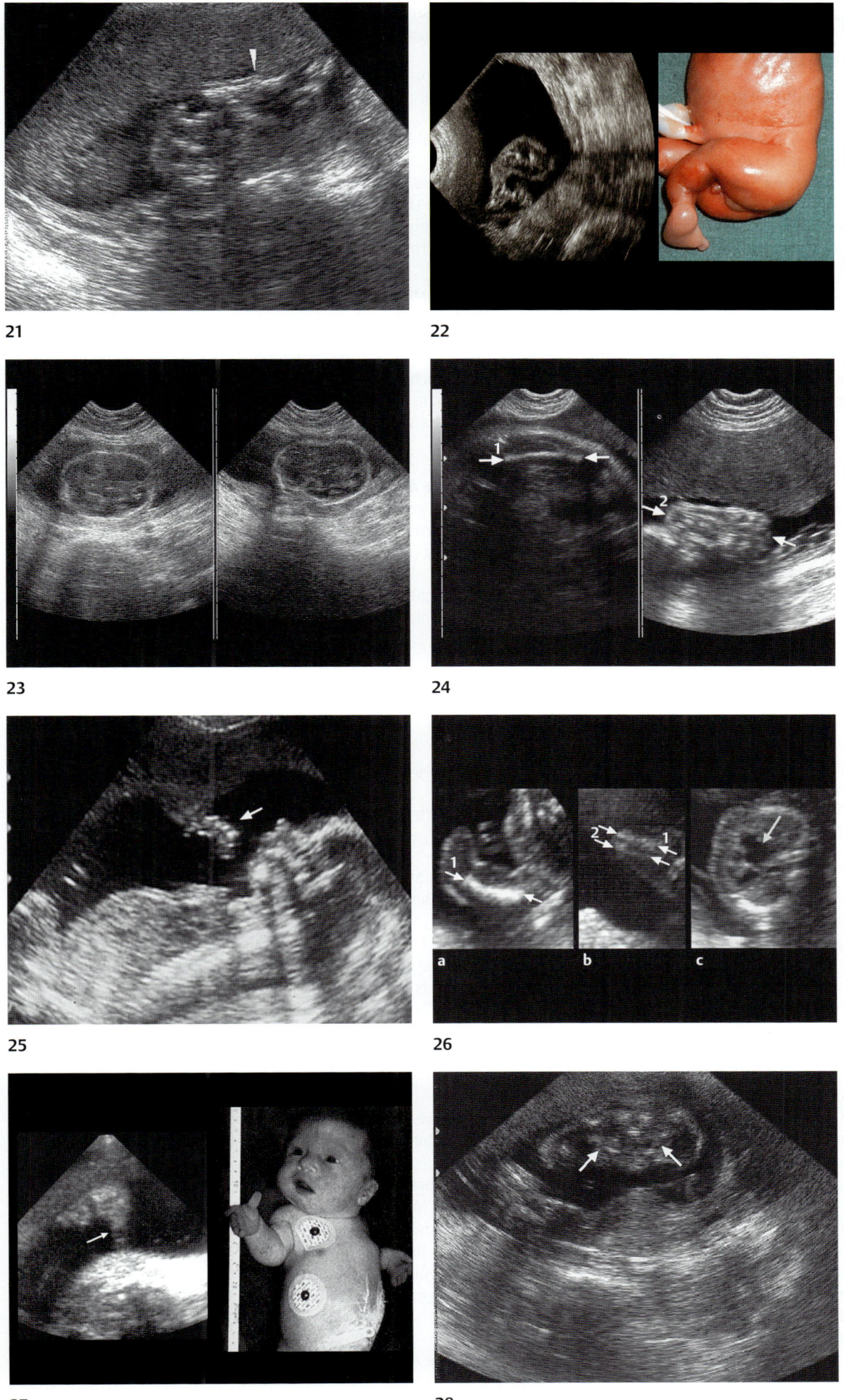

21

22

23

24

25

26

27

28

Abb. 30.**21** Osteogenesis imperfecta II, 22 SSW. Stufenbildung im Knochen bei Fraktur des Femurschaftes (Pfeil).

Abb. 30.**22** Osteogenesis imperfecta II, 22+5 SSW. Links: auffällige Beinform infolge mehrerer Knochenfrakturen. Rechts: korrespondierendes Nativbild.

Abb. 30.**23** Osteogenesis imperfecta II, 23+0 SSW. Auffällig ist die durch äußeren Druck (Schallkopf) erzielbare Verformung der dünnen Schädelkalotte. Links: Darstellung ohne Druck, rechts: mit Druck.

Nichtletale Skelettdysplasieformen

Abb. 30.**24** Heterozygote Achondroplasie, 34 SSW. Links: die Femurlänge liegt mit 49 mm sichtbar unterhalb der 5. Perzentile; rechts: die Fußlänge ist mit 66 mm dagegen unauffällig.

Abb. 30.**25** Ellis-van-Creveld-Syndrom mit normaler Körperlänge und angedeutet schmalem Thorax, 20+5 SSW. Auffällig ist die Polydaktylie (Pfeil).

Abb. 30.**26** Ellis-van-Creveld-Syndrom, 20+5 SSW. Derselbe Fall wie auf Abb. 30.**25**. Auffällig sind hier eine **(a)** deutlich reduzierte Femur- (22 mm), **(b)** Tibia- (17 mm) und Fibulalänge (15 mm) wie auch **(c)** ein Vorhofseptumdefekt.

Abb. 30.**27** Links: Diastrophische Dysplasie mit Hitchhiker-Daumen (Pfeil). Rechts: Korrespondierendes Nativbild (Bilder: Prof. Gembruch, UFK Lübeck).

Abb. 30.**28** Dysostosis cleidocranialis, 22+3 SSW. Auffällig sind die kaum ossifizierten Claviculae (Pfeile).

■ *Nichtletale Skelettdysplasieformen*

Heterozygote Achondroplasie

Definition. Generalisierte Skelettdysplasie mit disproportiertem rhizomelem Minderwuchs, lumbosakraler Lordose und großem Kopf.

Inzidenz. Mit einem Vorkommen von ca. 1 : 27 000 Geburten (13) gehört dieses Krankheitsbild zu den häufigsten Skelettdysplasien.

Ätiopathogenese. Es besteht ein autosomal dominanter Erbgang. In über 80% der Fälle tritt das Krankheitsbild jedoch als Neumutation auf (124).

Die enchondralen Ossifikationsvorgänge verlaufen stark verzögert, da die Knorpelwucherungszone fehlt.

Pathologisch-anatomischer Befund. Charakteristisch ist ein disproportierter Minderwuchs (Geburtslänge 38–47 cm) (74) mit großem Kopf und eingesunkener Nasenwurzel. Der Rumpf ist normal lang, bei den Extremitäten besteht eine rhizomele Mikromelie. Röntgenologisch finden sich kurze plumpe Knochen mit deutlicher Verbreiterung der Metaphysen (136). Das Abdomen ist aufgrund der lumbosakralen Lordose vorgewölbt. Die Genitalentwicklung ist normal.

Assoziierte Fehlbildungen. In einzelnen Fällen kann ein Hydrozephalus beobachtet werden.

Sonographische Auffälligkeiten. Die pränatale sonographische Diagnose (30, 70, 122) kann in den meisten Fällen erst nach 24 SSW gestellt werden.

Femurverkürzung. Filly et al. (30) konnten bei 3 heterozygoten achondroplastischen Zwergen erst gegen Ende des zweiten bzw. Anfang des dritten Trimesters ein auffällig reduziertes Wachstum des Femurs feststellen. Auch Kurtz et al. (70) berichteten über 7 Fälle, von denen keiner eine auffällige Femurverkürzung im frühen II. Trimenon hatte. Bei 5 selbst beobachteten Fällen zeigte nur ein Fetus bereits mit 22 SSW eine auffällige Femurverkürzung. Eine Wachstumsabflachung machte sich bei den anderen Feten erst ab 26 SSW bemerkbar (Abb. 30.**14** und 30.**24**). In dem von Schlotter und Pfeiffer (122) beschriebenen Fall zeigte der Humerus am Ende des zweiten Trimesters einen auffälligeren Wachstumsrückstand als das Femur.

Differenzialdiagnose. Thanatophore Dysplasie, Chondrodysplasia punctata Typ Conradi-Hünermann, Hypochondrodysplasie, Pseudoachondrodysplasie.

Prognose. Diese hängt von der jeweiligen Form ab:

Heterozygote Achondroplasie. Diese Form ist mit dem Leben vereinbar (74). Die Kinder entwickeln sich mit meist guter Intelligenz; es werden jedoch auch schwere Hirndysplasien mit Hydrozephalie beobachtet (74).

Homozygote Achondroplasie. Bei dieser Form, bei der beide Eltern manifest erkrankt sind, führt die Erkrankung meist innerhalb der ersten 3 Monate aufgrund respiratorischer Probleme zum Tod.

Klinisches Management. Bei nicht auffällig vergrößertem Kopfumfang kann eine Spontangeburt angestrebt werden. Liegt eine Makrozephalie vor, sollte die Indikation zur Sectio caesarea großzügig gestellt werden.

Leidet die Patientin selbst an einer heterozygoten Achondroplasie, ist aufgrund der anatomischen Verhältnisse eine elektive Sectio caesarea aus mütterlicher Indikation angezeigt.

Chondroektodermale Dysplasie (Ellis-van-Creveld-Syndrom)

Definition. Disproportierter Minderwuchs mit distal zunehmender Verkürzung und postaxialer Polydaktylie.

Inzidenz. Selten. Bis 1978 wurden mehr als 120 Fälle beschrieben (20).

Ätiopathogenese. Autosomal rezessiver Erbgang mit ziemlich variabler Expressivität (131, 157). Bei dem Krankheitsbild handelt es sich um einen Komplex multipler Fehlbildungen mit Dysplasie von Abkömmlingen des Ektoderms und des Mesoderms (74).

Pathologisch-anatomischer Befund. Auffällig sind ein disproportierter Minderwuchs mit distal zunehmender Verkürzung der Extremitäten (Unterarm, Unterschenkel), ein relativ schmaler Thorax bei normaler Rumpflänge, eine doppelseitige postaxiale Hexadaktylie der Hände, gelegentlich auch der Füße, sowie eine Dysodontie und Nagelhypoplasie (28, 155). In ca. der Hälfte der Fälle besteht ein Vitium cordis (größerer Vorhofseptumdefekt: Ostium-primum- oder -secundum-Typ) (157).

Sonographische Auffälligkeiten. Die pränatale sonographische Diagnose (30, 49, 80) gelingt durch den Nachweis verkürzter Unterarm- und Unterschenkelknochen in Kombination mit einer Polydaktylie und einem Herzfehler (Abb. 30.**25**, 30.**26**, 30.**40**).

Differenzialdiagnose. Alle Thoraxdystrophie-Syndrome, alle Formen der Ektodermaldysplasie-Syndrome.

Prognose. In etwa $1/3$ der Fälle tritt der Tod innerhalb des ersten Lebensjahres aufgrund des Herzfehlers oder pulmonaler Komplikationen ein. Überlebende zeigen eine normale Intelligenz und erreichen eine Größe zwischen 107 und 160 cm (74).

Klinisches Management. Spontangeburt am Termin.

Chondrodysplasia punctata, Typ Conradi-Hünermann

Definition. Epi-/metaphysäre Knochendysplasie mit punktförmigen Verkalkungen im Bereich der Epiphysen.

Formen. Bei der Chondrodysplasia punctata, Typ Conradi-Hünermann handelt es sich, im Gegensatz zur Chondrodysplasia punctata, rhizomeler Typ, um eine nichtletale Form.

Inzidenz. Die Häufigkeit der Chondrodysplasia punctata wird insgesamt mit 0,09 auf 10 000 Geburten angegeben (13). Der Typ Conradi-Hünermann tritt dabei häufiger auf als die letale rhizomele Form.

Ätiopathogenese. Beim Typ Conradi-Hünermann handelt es sich um einen einfach dominanten Vererbungstyp (157).

Pathologisch-anatomischer Befund. Beim Typ Conradi-Hünermann findet man einen Minderwuchs mit nur geringer Knochenverkürzung. Es besteht eine Gesichtsdysmorphie mit tief liegender breiter Nasenwurzel und häufig beiderseits eingekerbter Nasenspitze (157). Neben der geringen Extremitätenverkürzung können bei dieser Form auch weitere Veränderungen, wie eine Skoliose und Gelenkkontrakturen, beobachtet werden.

Sonographische Auffälligkeiten. Bei der nichtletalen Chondrodysplasia punctata Typ Conradi-Hünermann wurden sonographisch eine Disorganisation der Wirbelsäule, eine auffällige Echogenität im Bereich der

Femurepiphysen, eine Vorwölbung der Stirn und eine eingesunkene Nasenwurzel gefunden (111, 150). Auch über das Auftreten eines Polyhydramnions und von Aszites wurde berichtet (145).

Differenzialdiagnose. Eine *Chondrodysplasia punctata embryopathica* kann nach mütterlicher Einnahme von Dicumarinen wie auch nach verschiedenen pränatalen Infektionen beobachtet werden (74).

Prognose. Im Gegensatz zur rhizomelen Form ist die nichtrhizomele Form der Chondrodysplasia punctata mit dem Leben vereinbar. Orthopädische Probleme, rekurrierende Infekte und Katarakte stellen mögliche Komplikationen dar. Die Behandlung ist symptomatisch-orthopädisch.

Klinisches Management. Spontangeburt.

Diastrophische Dysplasie

Definition. Generalisierte Skelettdysplasie mit kurzen Extremitäten, Klumpfüßen, Handfehlbildungen, Gelenkkontrakturen und Skoliose (74, 131).

Ätiopathogenese. Homozygot sich manifestierende Mutation eines auf Chromosom 5q lokalisierten Gens; entsprechend autosomal rezessiver Erbgang (74).

Pathologisch-anatomischer Befund. Kurze Extremitätenknochen infolge einer generalisierten Knorpelstörung. Bildung multipler Gelenkkontrakturen. Die Knochen zeigen eine metaphysäre Auftreibung. Auffällig sind die proximal ansetzenden abgespreizten Daumen (sog. *„hitchhiker oder Anhalterdaumen"*). Ausgeprägte Klumpfußbildung. Häufig Gaumenspalte und Mikrognathie.

Sonographische Auffälligkeiten. Die Literatur weist einzelne Publikationen über die pränatale Diagnose einer diastrophischen Dysplasie auf (39, 55, 65, 66, 106, 158). Hierbei handelte es sich meist um Fälle mit erhöhtem Wiederholungsrisiko. Aufgrund der ausgeprägten Variationsbreite dieses Krankheitsbildes ist zweifelhaft, ob die pränatale Diagnose selbst bei Fällen mit erhöhtem Risiko immer gelingt. Über den pränatalen Nachweis eines Feten mit kurzen Knochen und abgespreiztem Daumen berichteten Kaitila et al. (66) wie auch Gembruch et al. (39) (Abb. 30.**27**). Auch der Nachweis einer Mikrognathie und einer zervikalen Kyphose wurden beschrieben (39). Kopf- und Thoraxform erscheinen normal.

Weitere pränatale Diagnostik. Über die pränatale Diagnose einer diastrophischen Dysplasie mit polymorphen DNA-Markern berichteten Hastbacka et al. (52).

Differenzialdiagnose. Hier müssen alle anderen Störungen berücksichtigt werden, die mit Gelenkkontrakturen einhergehen, wie z. B. die Arthrogryposis multiplex congenita.

Prognose. Insgesamt ist die Erkrankung prinzipiell mit dem Leben vereinbar. Es besteht jedoch eine erhöhte neonatale Mortalität. Bei den Überlebenden ergeben sich weitere Probleme durch die zunehmende Kyphoskoliose und die Gelenkkontrakturen.

Klinisches Management. Bei ausgeprägter Mikromelie und früher Diagnose muss die Frage der Zumutbarkeit für die Patientin diskutiert werden. Nach Erreichen der Lebensfähigkeit muss das geburtshilfliche Management vom Ausmaß der Gelenkkontrakturen abhängig gemacht werden.

Kleidokraniale Dysplasie

Definition. Krankheitsbild mit ein- oder doppelseitiger, teilweiser oder vollständiger Aplasie der Schlüsselbeine und Anomalien der Schädelossifikation.

Inzidenz. Nicht ganz gering. In der Literatur wurden bis 1962 an die 700 Fälle beschrieben (157).

Ätiopathogenese. Monogenes Erbleiden, einfach dominanter Erbgang, mit erheblicher Variabilität der Ausprägung (157).

Pathologisch-anatomischer Befund. Oben schmaler Brustkorb mit Aplasie, Hypoplasie oder Dysplasie der Klavikel. Großer, breiter und kurzer Hirnschädel.

Sonographische Auffälligkeiten. Bei familiärer Belastung ergibt die gezielte Darstellung der Schlüsselbeinregion entweder eine nur schwache Ossifikation oder ein Fehlen der Claviculae (Abb. 30.**28**). Am Kopf kann eine Brachyzephalie mit vergrößertem biparietalem Kopfdurchmesser auffallen.

Prognose. Gut. Eventuell geringer Minderwuchs ab Kleinkindesalter. Ausgeprägte Verknöcherungsverzögerung im Bereich des Schädels und des Beckens. Dysodontie.

Klinisches Management. Da kein besonderes Risiko besteht, kann eine Spontangeburt angestrebt werden. Ist die Schwangere selbst von der Erkrankung betroffen, kann aufgrund einer eventuellen Beckenenge eine Schnittentbindung notwendig sein.

Extremitätendefekte

■ *Isolierte Fehlbildungen, die nur einzelne Extremitätenabschnitte oder Knochen betreffen*

Screening und gezielte Suche. Veränderungen, die nur einzelne Extremitätenabschnitte bzw. einzelne Knochen betreffen und/oder nur einseitig auftreten, lassen sich sonographisch nur dann erkennen, wenn alle 4 Extremitäten vollständig überprüft werden. Erfahrungsgemäß ist dies mit einem nicht unerheblichen Zeitaufwand verbunden. Liegt jedoch anamnestisch eine familiäre Belastung vor, können mittels gezielter Darstellung der poximalen, mittleren und distalen Extremitätensegmente isolierte Defekte nachgewiesen werden. Voraussetzung sind jedoch gute sonographische Sichtverhältnisse.

Terminologie. Es werden unterschiedliche Begriffe verwandt. Während die eine Nomenklatur mehr deskriptive Begriffe, wie Dysmelie, Phokomelie, Peromelie, Ektromelie usw., verwendet (Tab. 30.**8**, Abb. 30.**29**), berücksichtigt die Einteilung von Stevenson (143) nur noch zwei Basisbegriffe: Amelie und Meromelie (Tab. 30.**9**, Abb. 30.**30**). Die weitere Unterteilung erfolgt dann nach dem in Tab. 30.**10** aufgelisteten Schema.

Amelie

Definition. Bei der Amelie fehlt die gesamte Extremität (Arm oder Bein) (Abb. 30.**29**). Meist ist auch der entsprechende Schulter- oder Beckengürtel (seltener) hypoplastisch. Bürzelförmige Weichteilknospen können angelegt sein.

Fehlbildungen einzelner Extremitätenabschnitte

Abb. 30.**29** Deskriptive Terminologie isolierter Extremitätendefekte.

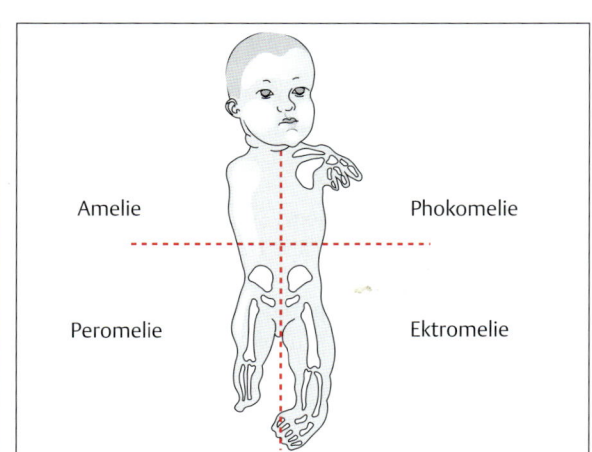

29

Abb. 30.**30** Einteilung isolierter Extremitätendefekte nach Stevenson (143).

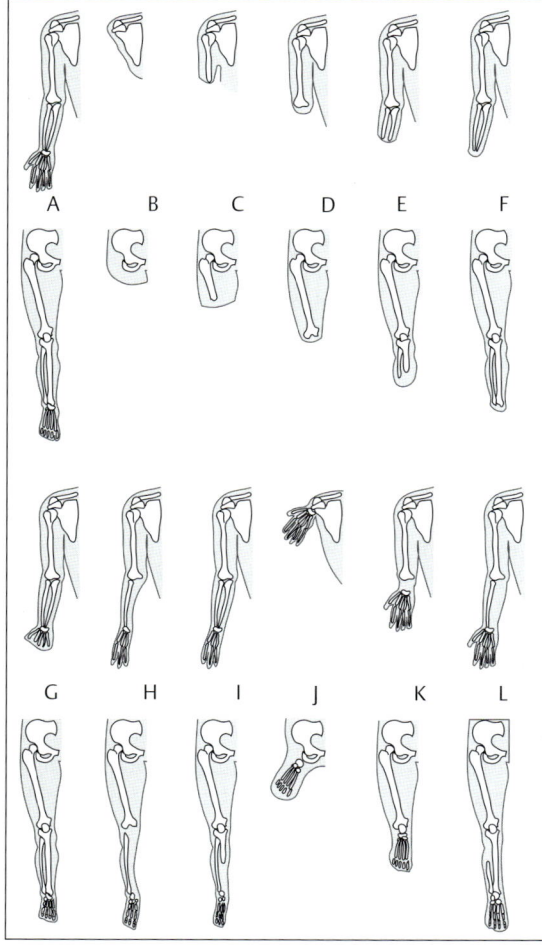

A Normalbefund

B Amelie

C Mitthumerale u. mittfemorale terminaltransversale Meromelie

D Radioulnare u. tibiofibulare transversale Meromelie

E Mittradioulnare u. mitttibiofibulare transversale Meromelie

F Karpale u. tarsale transversale Meromelie

G Phalangeale transversale Meromelie

H Radiale u. tibiale terminale longitudinale Meromelie

I Mittradiale u. mitttibiale terminal-longitudinale Meromelie

J Humeroradioulnare u. femorotibiofibulare interkalar-transversale Meromelie

K Radioulnare u. tibiofibulare interkalar-transversale Meromelie

L Ulnare u. proximal fibulare interkalar-longitudinale Meromelie

30

Abb. 30.**31** Amelie. Vollständiges Fehlen des gesamten rechten Armes (Pfeil).

Abb. 30.**32** Phokomelie links (Aufsicht von dorsal) bei unklarer Genese. Die rudimentäre Handanlage setzt direkt am Schultergürtel an, 26 SSW (Bild: Prof. Lee, Univ.-Frauenklinik Wien).

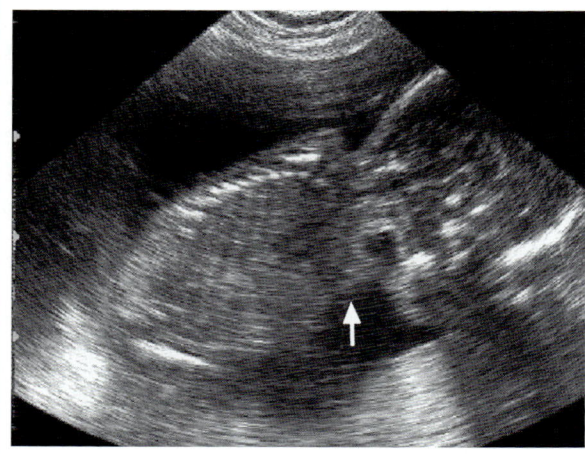

31

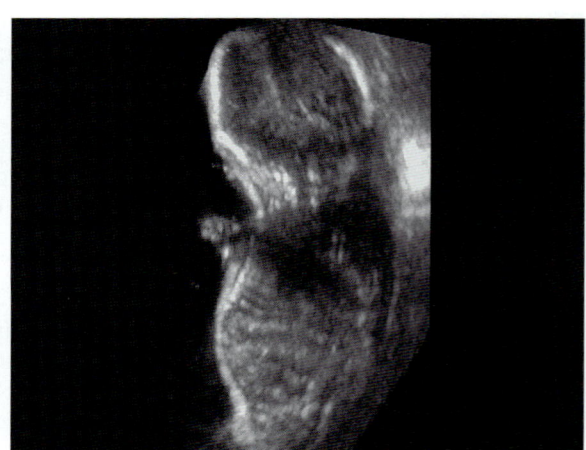

32

Tabelle 30.**8**   Deskriptive Terminologie von Extremitätendefekten

Begriff	Definition
Dysmelie	gestörte Extremitätenentwicklung
Amelie	Fehlen einer ganzen Extremität
Phokomelie	nur Hände und Füße angelegt; diese setzen unmittelbar an den Schultern bzw. Hüften an
Ektromelie	Hypo- und Aplasie einzelner oder mehrerer Röhrenknochen mit konsekutiver Fehlstellung der Gliedmaßen (größte Gruppe der Extremitätenfehlbildungen)
Peromelie	Stumpfbildung einer Gliedmaße
Hemimelie	Fehlen eines longitudinalen Segments, z. B. Radiusaplasie
Acheira	Fehlen einer Hand/beider Hände
Apodia	Fehlen eines Fußes/beider Füße
Acheiropodia	Fehlen von Händen und Füßen

Inzidenz und Formen.

Thalidomidembryopathie. Heute ist die Amelie eine äußerst seltene Auffälligkeit. Zwischen 1958 und 1963 kam es zu einem gehäuften Auftreten im Rahmen der Thalidomidembryopathie. Die Analyse der Thalidomidfehlbildungen zeigte, dass das Medikament nur bei Einnahme zwischen dem 35. und 49. Tag nach der letzten Periode Fehlbildungen

Tabelle 30.**9**   Terminologie von isolierten Defekten

Defekt	Definition
Amelie	komplettes Fehlen einer Extremität
Meromelie	partielles Fehlen einer Extremität
Segmente	Hauptabschnitte der Extremität: proximal, Mitte, distal (korrespondiert am Arm mit Oberarm, Unterarm, Hand und am Bein mit Oberschenkel, Unterschenkel und Fuß)
Interkalardefekt	Fehlen des proximalen oder mittleren Segmentes
Terminaldefekt	Fehlen aller Extremitätenabschnitte unterhalb eines bestimmten Punktes
Transversaldefekt	Defekt bezieht sich auf die ganze Extremitätenbreite
Longitudinaldefekt	Defekt verläuft parallel zur langen Extremitätenachse
Präaxialer Defekt	Fehlen von Abschnitten des Unterarmes, der Hand, des Beines oder des Fußes auf der radialen (Daumen-) oder der Tibia-(Großzeh-)Seite
Postaxialer Defekt	Fehlen von Abschnitten des Unterarmes, der Hand, des Beines oder des Fußes auf der ulnaren (Kleinfinger-) oder der Fibula-(Kleinzeh-)Seite
Rudimentär	Rest eines knöchernen Bezirkes ist nachweisbar
Strahl	longitudinale Komponente der mittleren oder distalen Extremitätensegmente, z. B. der Radius oder die Ulna des Unterarms bzw. ein Finger und der korrespondierende metakarpale Knochen der Hand

Tabelle 30.**10**   Beschreibung von Extremitätendefekten

Total oder partiell	Amelie/Meromelie
Einbezogene(s) Segment(e)	terminal/interkalar (zwischengeschaltet)
Defektachse	transversal/longitudinal
Betroffene Extremität	obere/untere
Betroffene Seite	rechts/links
Defekte Knochen	Femur/Radius/Metacarpalia 1–5 etc.
Bereich des Knochendefektes	proximal/Mitte/distal

erzeugte (74, 75). In Abhängigkeit von der zeitlichen Einnahme traten dabei zuerst schwerste Armfehlbildungen, wie Amelien oder Einfingerphokomelien, auf, gefolgt von Dreifingerphokomelien sowie Femur- und Tibiadefekten. Bei Einnahme gegen Ende der 7. SSW entstanden dann nur noch leichte Daumenfehlbildungen (Triphalangien). Eine Einnahme nach dem 50. Tag post menstruationem verursachte dagegen kaum noch Schäden beim Kind (76).

Femur-Fibula-Ulna-Defekt-Syndrom. Eine Amelie in Kombination mit einem Femur- und Fibuladefekt wird beim Femur-Fibula-Ulna-Defekt-Syndrom (69) gefunden.

Amnionbänder-Syndrom. Das Fehlen eines Armes oder Beines kann auch durch Abschnürung im Rahmen eines Amnionbänder-Syndroms verursacht werden.

Sonographische Auffälligkeiten. Sonographisch lässt sich sowohl im Längs- als auch im Querschnitt keine Extremität nachweisen (Abb. 30.**31**).

Phokomelie

Definition. Bei der Phokomelie setzen die Hände/Füße unmittelbar an den Schultern bzw. den Hüften an (Abb. 30.**29**). Eine Phokomelie findet man bei einzelnen Syndromen (Tab. 30.**11**).

Sonographische Auffälligkeiten. Sonographisch erkennt man bei der Phokomelie in allen 3 Ebenen eine Handanlage direkt am Schultergürtel (Abb. 30.**32**) bzw. eine Fußanlage direkt am Beckengürtel.

Beim ***Roberts-Syndrom (= Appelt-Gerken-Lenz-Syndrom)*** (1), einer autosomal rezessiven Erkrankung, sind neben einer Tetraphokomelie auch eine Lippen-Kiefer-Gaumen-Spalte und eine Klitorishypertrophie zu beobachten.

Peromelie

Bei der Peromelie handelt es sich um eine intrauterine Stumpfbildung einer Gliedmaße (Abb. 30.**29**). Man findet sie im Rahmen eines ***Femur-Fibula-Ulna-Defekt-Syndroms*** (54, 69) oder bei einem ***Hanhart-Syndrom*** (Vogelgesicht mit Mikrogenie, Mikroglossie und Peromelie) (48), aber auch beim ***Amnionbänder-Syndrom***, bei dem die Stumpfbildung infolge einer frühen Abschnürung einzelner Extremitätenabschnitte durch Amnionbänder zustande kommt (Abb. 30.**33**–30.**35**).

Ektromelie

In der Ektromeliegruppe beobachtet man neben Hypo- und Aplasien einzelner Röhrenknochen eine Fehlstellung von Gliedmaßen (Abb. 30.**29** und 30.**36**).

Tabelle 30.**11**   Syndrome mit Phokomelie

> Holt-Oram-Syndrom
> Roberts-Syndrom
> Thalidomid-Syndrom

Tabelle 30.**12**   Syndrome mit Radiusaplasie

> Thrombozytopenie-Radiusaplasie-Syndrom (TAR)
> Holt-Oram-Syndrom
> Harris-Osborne-Syndrom
> Vater-Syndrom
> Thalidomid-Syndrom
> Roberts-Syndrom
> Edwards-Syndrom (Trisomie 18)

Abb. 30.33 Peromelie rechts, 17+0 SSW. Im Vergleich zum linken Humerus (2) (25 mm) ist der rechte Humerus (1) mit 18 mm deutlich verkürzt. Der rechte Unterarm fehlt.

Abb. 30.34 Peromelie links bei Amnionbänder-Syndrom, 16 SSW. Links: sonographisch erkennt man lediglich einen Oberarm. Rechts: anstelle des Unterarmes findet sich ein Amnionstrang (Pfeile) zwischen dem distalen Oberarmstumpf und dem seitlichen Plazentarand.

Abb. 30.35 Peromelie links bei Amnionbänder-Syndrom, 23 SSW. Links: vom Amputationsstumpf des linken Unterschenkels zieht ein kaum erkennbares Amnionband zur Plazenta (Pfeil). Rechts: korrespondierendes Nativbild.

Abb. 30.36 Ektromelie rechts, 22 SSW. Links: neben einer Handfehlstellung findet man eine Radiusaplasie. Rechts: korrespondierendes Nativbild.

Abb. 30.37 Radiusaplasie bei Thrombozytopenie-Radiusaplasie-Syndrom 19+4 SSW. Am Unterarm ist die Ulna (25 mm) als einziger Knochen nachweisbar (Pfeile). An der Hand ist der Daumen angelegt.

Abb. 30.38 Monopodale Symmelie (Sympus apus) bei VACTERL-Syndrom, 23 SSW. Links: anstelle des normalen Unterschenkels mit Fuß erkennt man nur einen konisch zulaufenden Stumpf. Rechts: korrespondierendes Nativbild.

Abb. 30.39 Links: Spalthand mit 3 Fingern. Rechts: Spaltfuß mit 2 Zehen, 17+2 SSW.

Abb. 30.40 Polydaktylie.
a Präaxiale Polydaktylie (Hexadaktylie linker Fuß) bei Trisomie 13 (39 SSW).
b Postaxiale Polydaktylie (Hexadaktylie rechte Hand) bei Ellis-van-Creveld-Syndrom (20 SSW).
c Korrespondierendes Nativbild zu b.

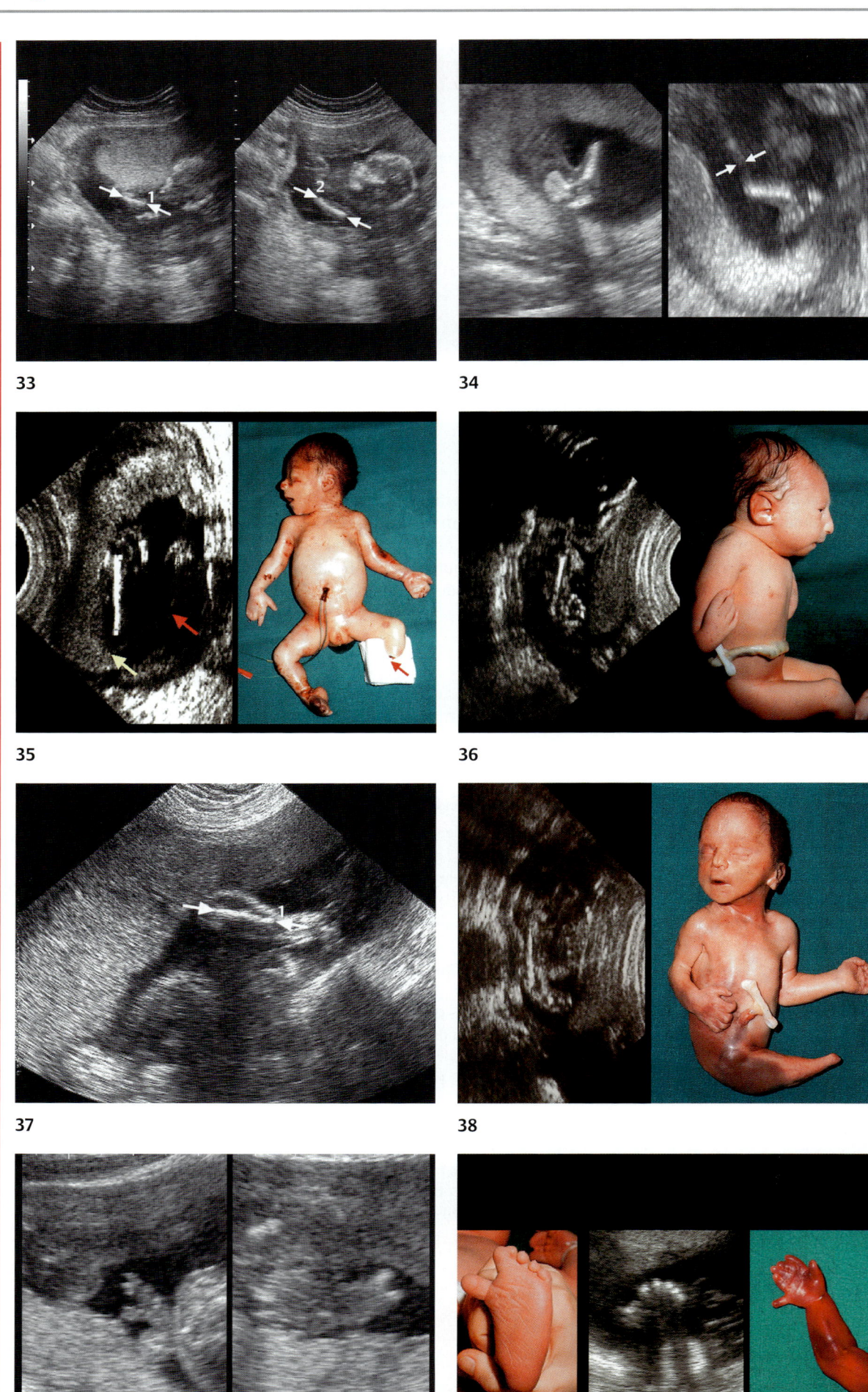

Radiusaplasie

Vorkommen. Die Radiusaplasie wird häufig im Rahmen einer komplexen Fehlbildung gefunden (Tab. 30.**12**). Unterarm- und Handachse weichen dabei häufig deutlich voneinander ab. Bei verschiedenen Syndromen, die mit einer Radiusaplasie einhergehen, fehlt der Daumen (Abb. 30.**36** und 30.**37**). Im Vergleich dazu ist beim Thrombozytopenie-Radiusaplasie-Syndrom (29, 47, 79) der Daumen angelegt.

Assoziierte Fehlbildungen. Nicht selten geht eine Radiusaplasie auch mit einem Herzfehler einher: Eine Fallot-Tetralogie wird gehäuft beim Thrombozytopenie-Radiusaplasie-Syndrom (47) gefunden, ein Vorhofseptumdefekt beim Holt-Oram-Syndrom (10, 57) und ein Ventrikelseptumdefekt beim Harris-Osborne-Syndrom (50) wie auch beim Edwards-Syndrom (113).

Sirenomelie

Kaudales Regressionssyndrom. Die Sirenomelie stellt die schwerste Manifestation eines kaudalen Regressionssyndroms (123) dar. Die Häufigkeit wird mit 1 : 60000 Geburten angegeben (161). Es besteht keine Lebensfähigkeit.

Bei diesem komplexen Fehlbildungssyndrom kommt es zu schweren regressiven Veränderungen im Bereich der unteren Wirbelsäule, des Beckens und der unteren Extremität. In ausgeprägten Fällen kann dies bis zur Fusion der Beine führen. Daneben kommen eine Analatresie und eine Nierenagenesie vor. Es besteht eine enge Verbindung zwischen einem kaudalen Regressionssyndrom und einem Diabetes mellitus (107).

VACTERL-Syndrom. Ähnliche Veränderungen werden auch beim VACTERL-Syndrom (vertrebral defects, anal atresia, cardiac anomalies, tracheo-esophageal fistula, radial and renal anomalies, limb anomalies) gefunden (3).

Sympodie und Monopodie. Als Sympodie wird die inkomplette Fusion der unteren Extremitäten bezeichnet, als Monopodie die komplette Fusion.

Symmelie. Bereits 1885 wählte Forster (32) den Begriff Symmelie (= Sympodie oder Sympus) und unterteilte diesen, je nach Fusion der unteren Extremitäten, in 3 Gruppen:
- Sympus apus,
- Sympus unipus und
- Sympus dipus.

Bei der häufigeren apodalen Symmelie (Sympus apus) findet man keine Füße. Die Beine sind zu einem Bein fusioniert. Zu erkennen sind ein Femur und eine Tibia. Bei der monopodalen Symmelie (Sympus unipus) liegt eine partielle Fusion der Beine vor. Es können zwei Femora, zwei Tibiae und zwei Fibulae beobachtet werden. Dagegen zeigt sich nur ein Fuß, an dem bis zu zehn Zehen gefunden werden. Bei der dipodalen Symmelie (Sympus dipus) findet man hingegen zwei Füße mit einer flossenähnlichen Struktur, die letztlich zum Begriff der Meerjungfrau bzw. Sirene geführt hat.

Abb. 30.**38** zeigt eine Monopodie (Sympus apus) mit normalem Femur und rudimentärer Tibia.

Pränatale Diagnostik (58,130). Diese wird meist durch ein Oligohydramnion behindert. Sirtori et al. (130) fanden in 5 von 11 sonographisch beobachteten Fällen ein so ausgeprägtes Oligohydramnion, dass die Diagnostik deutlich eingeschränkt war. Bei einem solchen Fall mit ausgeprägtem Oligohydramnion führten Fitzmorris-Glass et al. (31) deshalb eine zusätzliche MRT-Untersuchung durch. Die von Sirtori et al. (130) beobachteten Fälle wiesen alle eine Nierenagenesie, ein nicht eindeutig definierbares Geschlecht und eine singuläre Nabelschnurarterie auf. Ein Teil der Fälle ging zusätzlich noch mit einem Bauchwanddefekt einher. Bei deutlich eingeschränkter sonographischer Sicht ist eine Amnionauffüllung empfehlenswert.

Spalthand/-fuß

Hierbei handelt es sich um eine Entwicklungsstörung der Hand bzw. des Fußes. Die Defektbildung (Aplasie oder Hypoplasie) betrifft dabei die Hand-/Fußbinnenstrahlen, vorwiegend den 3. Strahl.

Sonographisch fällt neben den fehlenden Fingern/Zehen ein erweiterter Abstand zwischen den vorhandenen Strahlen auf (Abb. 30.**39**).

Differenzialdiagnostisch kommt eine Abschnürung einzelner Finger bzw. Zehen bei einem Amnionbänder-Syndrom in Frage.

Polydaktylie

Präaxiale und postaxiale Polydaktylie. Die Polydaktylie wird häufig im Rahmen verschiedener Syndrome gefunden (Tab. 30.**13**). Je nachdem, wo der oder die überzählige(n) Finger/Zehen angeordnet ist/sind, spricht man von einer präaxialen (= radiale und damit Daumen- bzw. Tibia-Großzeh-Seite) (Abb. 30.**40a**) oder einer postaxialen Polydaktylie (= ulnare, also Kleinfinger- bzw. Fibula-Kleinzeh-Seite) (Abb. 30.**40b** u. **c**).

Tritt eine Hexa- oder Heptadaktylie in Verbindung mit weiteren Fehlbildungen auf, kann sie zur differenzialdiagnostischen Abklärung herangezogen werden.

Syndaktylie

Bei der Syndaktylie besteht eine häutige oder knöcherne Verbindung zwischen einzelnen Fingern oder Zehen. Der sonographische Nachweis ist schwierig, bei guten Fruchtwasserverhältnissen jedoch möglich (Abb. 30.**41**). Der sichere Ausschluss einer solchen Störung ist jedoch nur dann möglich, wenn man die einzelnen Finger oder Zehen eindeutig getrennt sehen kann. Eine Syndaktylie im Bereich der Finger und der Zehen sieht man bei verschiedenen Syndromen, wie dem Apert-Syndrom (= Akrozephalie-Syndaktylie-Syndrom) (8) und dem Mohr-Syndrom (= orofaziodigitales Syndrom) (36).

Klinodaktylie

Bei der Klinodaktylie liegt eine radiale Schiefstellung der Fingerglieder vor (Abb. 30.**42a**). Bei sonographischem Nachweis einer solchen Schiefstellung, wie auch beim Nachweis überlappender Finger, sollte eine Karyotypisierung in Erwägung gezogen werden, da bei dieser Auffälligkeit eine Trisomie 13, 18 oder 21 zugrunde liegen kann. Die Klinodaktylie wird bei verschiedenen Syndromen, wie z. B. dem Meckel-Gruber-Syndrom, gefunden.

Kamptodaktylie

Hierunter versteht man eine Beugekontraktur einzelner Fingergelenke ohne knöcherne Veränderungen (Abb. 30.**42b**). Solche Beugekontrakturen zeigen sich bei der Arthrogryposis multiplex congenita, aber auch

Tabelle 30.**13**　Syndrome mit Polydaktylie

Präaxiale Polydaktylie, Finger	Postaxiale Polydaktylie, Finger	Präaxiale Polydaktylie, Zehen	Postaxiale Polydaktylie, Zehen
➢ Vater-Syndrom ➢ Carpenter-Syndrom ➢ Pätau-Syndrom (Trisomie 13)	➢ Kurzripp-Polydaktylie-Syndrome ➢ Ellis-van-Creveld-Syndrom ➢ Pätau-Syndrom (Trisomie 13) ➢ Meckel-Gruber-Syndrom ➢ Smith-Lemli-Opitz-Syndrom	➢ Vater-Syndrom ➢ Carpenter-Syndrom	➢ Kurzripp-Polydaktylie-Syndrome ➢ Ellis-van-Creveld-Syndrom ➢ Pätau-Syndrom (Trisomie 13) ➢ Meckel-Gruber-Syndrom ➢ Smith-Lemli-Opitz-Syndrom

Abb. 30.**41** Syndaktylie Strahl 4 und 5 der linken Hand (Pfeil), 21 SSW.

Abb. 30.**42**
a Klinodaktylie (radiale Schiefstellung der Finger 3 und 5) (Pfeile) wie auch Überlappen der Finger 2 und 3 (senkrechter Pfeil). Trisomie 18 (32 SSW).
b Kamptodaktylie bei Arthrogryposis multiplex congenita (36 SSW).

Extremitätenfehlhaltungen und -bewegungseinschränkungen

Abb. 30.**43** Links: Klumpfuß rechts bei Arthrogryposis multiplex congenita, 29 SSW. Rechts: korrespondierendes Nativbild.

Abb. 30.**44** Rocker-Bottom-Fuß mit konvexer Fußsohle und Vorwölbung des Kalkaneus. Trisomie 18 (22 SSW).

Abb. 30.**45** Streckkontraktur im linken Kniegelenk und Klumpfußbildung links bei Arthrogryposis multiplex congenita, 23 SSW. Gleichzeitig besteht ein Polyhydramnion.

Abb. 30.**46** Links: Beugekontraktur in beiden Kniegelenken und fixierte Fußgelenke bei Arthrogryposis multiplex congenita. Polyhydramnion, 35 SSW. Rechts: korrespondierendes Nativbild post partum.

Abb. 30.**47** Beugekontraktur im rechten Handgelenk bei Arthrogryposis multiplex congenita. Polyhydramnion, 25 SSW.

Abb. 30.**48** Pena-Shokeir-Syndrom, 30+3 SSW.
a Auffällig enger Thorax (TTD [1] = 51 mm, TSD [2] = 51 mm) mit hypoplastischer Lunge (schräger Lungendurchmesser [3] = 11 mm).
b Klumpfuß.

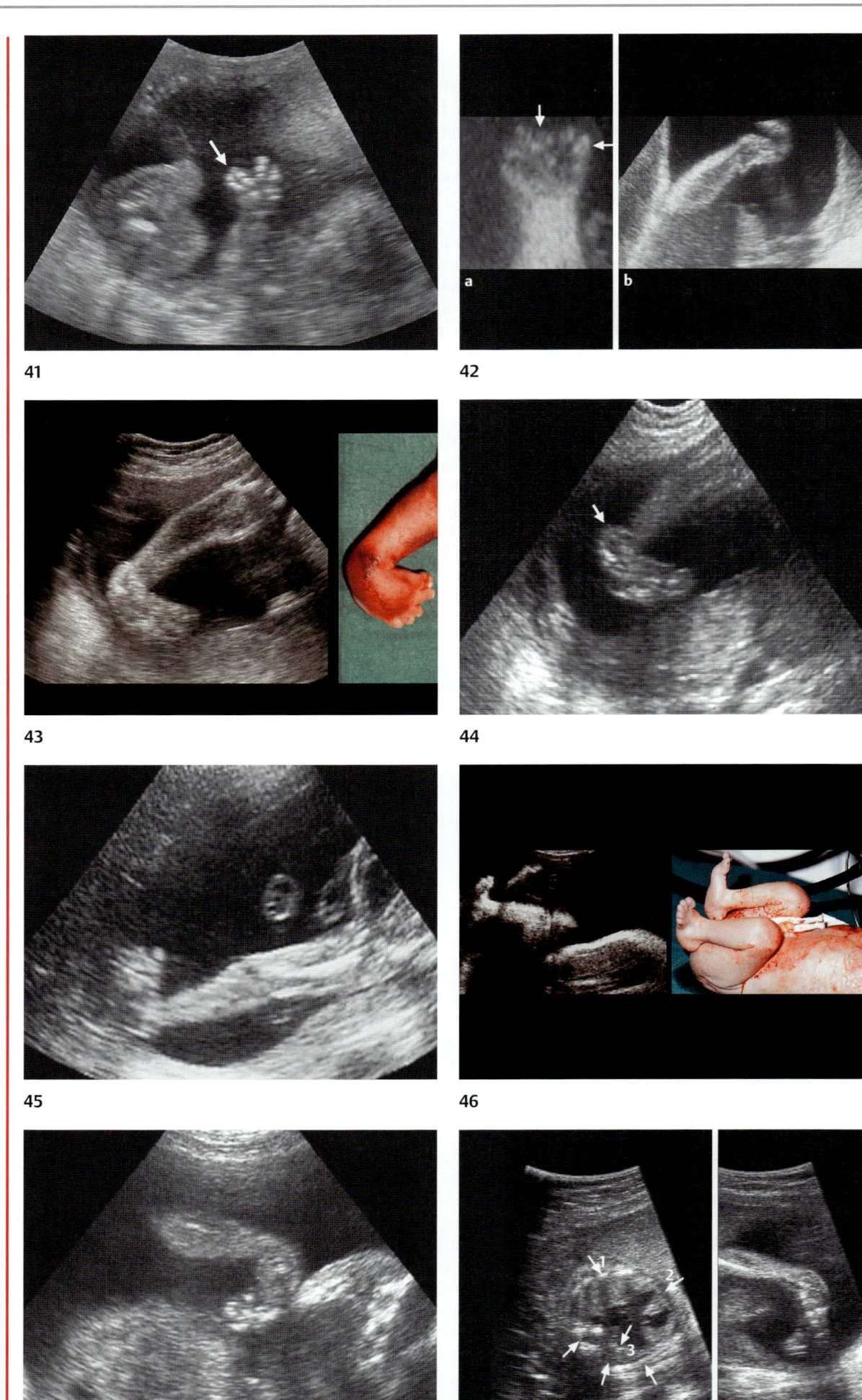

41

42

43

44

45

46

47

48

bei der Trisomie 18, beim Meckel-Gruber-Syndrom und bei verschiedenen anderen Syndromen.

■ *Extremitätenfehlbildungen in Form einer Fehlhaltung oder einer Bewegungseinschränkung*

Klumpfuß

Inzidenz. Der Klumpfuß (Pes equinovarus) gehört mit einer Inzidenz von 1–3 auf 1 000 Lebendgeborene (19) zu den relativ häufigen kongenitalen Fehlbildungen. In ca. 15% der Fälle liegt eine familiäre Häufung mit rezessivem Erbgang vor (61). Das Geschlechterverhältnis ist nahezu 1 : 1 (163).

Assoziierte Fehlbildungen. Bei etwa 20% dieser Kinder bestehen gleichzeitig schwere Fehlbildungen (90). Der Nachweis eines Klumpfußes sollte insbesondere immer Anlass zu einer sorgfältigen Untersuchung der Wirbelsäule geben, da eine Spina bifida in vielen Fällen eine Klumpfußstellung zur Folge hat. Ebenso tritt der Klumpfuß im Rahmen verschiedener Syndrome auf (152) (Tab. 30.**14**). Bei der Trisomie 18 wird er in ca. 15% der Fälle gefunden (152).

Auch ein ausgeprägtes Oligohydramnion und ein Amnionbänder-Syndrom können die Entwicklung eines Klumpfußes verursachen (19).

Sonographische Auffälligkeiten. Sonographisch fällt die Fehlbildung durch eine deutliche Achsenabweichung des Fußes gegenüber dem Unterschenkel auf (5) (Abb. 30.**43**).

Weitere Diagnostik. Bei sonographischem Nachweis einer solchen Fußfehlstellung bereits vor 20 SSW sollte sowohl nach weiteren Fehlbildungen gesucht als auch eine Karyotypisierung zum Ausschluss einer Trisomie durchgeführt werden.

Rocker-Bottom-Fuß

Beim sog. „Rocker-Bottom-Fuß" (62, 117) fällt eine Vorwölbung des Kalkaneus auf; die Fußsohle hat eine konvexe Form (Abb. 30.**44**). Die Fehlbildung ist mit einem Trisomie-18- bzw. -18q-Syndrom und dem COFS-Syndrom (Synonyme: „cerebro-oculo-facio-skeletal-syndrome", Pena-Shokeir-Syndrom II) assoziiert (7, 74).

Arthrogryposis multiplex congenita (AMC)

Definition. Insgesamt handelt es sich bei diesem Krankheitsbild um einen ätiologisch wie auch klinisch heterogenen Formenkreis, der durch kongenitale, meist symmetrische und progrediente Gelenkkontrakturen gekennzeichnet ist. Neben einer Bewegungseinschränkung der Extremitäten wird auch eine Klumpfußbildung beobachtet.

Tabelle 30.14 Syndrome mit Pes equinovarus

> Meckel-Gruber-Syndrom
> Larsen-Syndrom
> Pena-Shokeir-Syndrom
> Trisomie-9p-Syndrom
> Partielle-Trisomie-10q-Syndrom
> Edwards-Syndrom (Trisomie 18)
> Down-Syndrom (Trisomie 21)
> Kampomelie-Syndrom
> Kaudales Regressions-Syndrom
> Seckel-Syndrom
> Robin-Syndrom
> Ullrich-Feichtinger-Syndrom

Formen. Je nach klinischem Erscheinungsbild können 3 Gruppen unterschieden werden (45):
- primärer Befall der Extremitäten (50%),
- Extremitätenbefall in Kombination mit anderen kongenitalen Fehlbildungen (Gaumenspalte, Hernie, Skoliose etc.) (40%),
- Extremitätenbefall in Kombination mit einer ZNS-Störung (Mikrozephalie, Mikrophthalmie) (10%).

Inzidenz. Die Häufigkeit dieses Krankheitsbildes beträgt zwischen 1 : 5 000 und 1 : 10 000 Geburten (45).

Ätiopathogenese. Diese ist insgesamt uneinheitlich. Alle Störungen, die die Beweglichkeit eines Feten um den 3. Monat beeinträchtigen, führen zu kongenitalen Kontrakturen (25). Ursächliche Störungen können sein:
- Myopathien,
- neurogene Störungen,
- abnormales Bindegewebe und
- mangelhafte Bewegungsfreiheit durch Platzmangel (45).

Letzterer liegt vor allem beim ausgeprägten Oligohydramnion vor, sei es durch eine gestörte Fruchtwasserbildung oder durch einen lang anhaltenden Blasensprung.

In der Gruppe mit ZNS-Beteiligung führt die Unfähigkeit zu schlucken zu einem Polyhydramnion (45). Das Krankheitsbild tritt meist sporadisch auf. Es sind jedoch auch Fälle mit einem einfach dominanten und auch solche mit einem autosomal rezessiven Erbgang beobachtet worden (114, 45). Insbesondere die spinale Form der Arthrogryposis multiplex congenita tendiert zu einem autosomal rezessiven Vererbungsgang (45).

Pathologisch-anatomischer Befund. Zwischen einer kompletten Beuge- oder Streckhemmung aller Gelenke können sämtliche Grade einer Beuge- oder Streckkontraktur bei einer unterschiedlichen Anzahl von Gelenken vorkommen. Bei der Hälfte bis zu zwei Drittel der Fälle sind alle 4 Extremitäten betroffen (152). Viele dieser Kinder kommen mit einem niedrigen Geburtsgewicht zur Welt. Auffällig ist dabei eine vermehrte Umwicklung des Feten mit der Nabelschnur. Dies wird auf die mangelhafte Befreiungsmöglichkeit des Feten zurückgeführt (45).

Assoziierte Fehlbildungen. Schwere Begleitfehlbildungen (Mikrozephalus, tiefer Ohransatz, Hypertelorismus) finden sich besonders in der Gruppe mit ZNS-Beteiligung.

Sonographische Auffälligkeiten. Als sonographische Auffälligkeiten können bei der spinalen Form der Arthrogryposis multiplex congenita beobachtet werden: eine Zwangshaltung der einzelnen Extremitäten (Beugekontraktur im Ellenbogen- und Hüftgelenk, Streckkontraktur im Kniegelenk, Beugekontrakturen der Finger und Klumpfüße beiderseits) mit einer auffälligen Bewegungsarmut trotz eines massiven Poyhydramnions (96) (Abb. 30.**45**–30.**47**). Gleichzeitig zeigen die Diaphysen der langen Röhrenknochen eine deutliche Wachstumsretardierung.

Ein Polyhydramnion mit gleichzeitigem Nachweis einer fetalen Bewegungsarmut und Klumpfüßen sollte immer den Verdacht auf eine AMC mit ZNS-Beteiligung lenken.

Differenzialdiagnose. Spina bifida mit Bewegungseinschränkung der unteren Extremitäten, diastrophische Dysplasie (136).

Prognose. Die Schwangerschaftsdauer ist meist normal. 5% aller Kinder mit einer Arthrogryposis multiplex congenita sterben bereits intrauterin oder in den ersten Lebensmonaten (45, 110). Besteht ursächlich eine ZNS-Affektion, so beträgt die Sterblichkeitsrate 50% (45).

Klinisches Management. Wird eine schwere Form der AMC vor Erreichen der Lebensfähigkeit erkannt, kann ein Schwangerschaftsabbruch

Tabelle 30.**15**   Sonographische Zeichen eines Pena-Shokeir-Syndroms (14)

> Polyhydramnion
> Reduzierte/fehlende fetale Bewegungen
> Normale fetale Echokardiographie
> Skalpödem/Anasarka
> Pleuraerguss
> Arthrogryposis/Gelenkkontrakturen
> Schmaler enger Thorax
> Plazentamegalie
> Hydrops fetalis/Aszites
> Intrauterine Wachstumsretardierung
> Ungünstiges biophysikalisches Profil
> Mikrognathie
> Hypertelorismus
> Beckenendlage

in Erwägung gezogen werden. Beim ausgewachsenen Kind am ET besteht infolge der fixierten Gelenke ein hohes fetales Traumatisierungsrisiko unter der Spontangeburt. Komplikationen können auch infolge einer vermehrten Nabelschnurumschlingung entstehen. Da sich die Mehrzahl dieser Kinder in einer Beckenendlage bzw. Querlage befindet, ist als Geburtsmodus bei einem lebensfähigen Kind die Sectio caesarea der Spontangeburt vorzuziehen.

Pena-Shokeir-Syndrom

Definition. Arthrogryposis multiplex congenita in Kombination mit Lungenhypoplasie (110).

Inzidenz. Bis 1986 wurde über 60 Fälle berichtet (46).

Ätiopathogenese. Von Moessinger (103) wird als auslösendes Moment eine frühe Akinesie angenommen. Diese könnte beim Menschen durch einen ZNS-Defekt bedingt sein (77). In einem Akinesiemodell (Paralysierung von Rattenfeten mit Curare) konnte Moessinger (103) dieselben Auffälligkeiten erzeugen, wie sie beim Pena-Shokeir-Syndrom auftreten.

Pathologisch-anatomischer Befund. Bild der Arthrogryposis multiplex congenita mit Klumpfüßen und Kamptodaktylie. Zusätzlich bestehen hypoplastische Lungen und Gesichtsanomalien (Hypertelorismus, Mandibulahypoplasie, eingedrückte Nasenspitze, tiefer Ohransatz).

Assoziierte Fehlbildungen. Hydrops, Mikropolygyrie, Oligogyrie, Zerebellumhypoplasie.

Sonographische Auffälligkeiten. Die pränatale Diagnose ist prinzipiell möglich (14, 91), hängt jedoch vom Grad der Ausprägung und dem Schwangerschaftsalter ab. Die frühe sonographische Diagnose, d. h. vor Erreichen der Lebensfähigkeit (ca. 24 SSW) dürfte, wenn überhaupt, nur bei Fällen mit einem Wiederholungsrisiko durch eine engmaschige Verlaufsbeobachtung mit entsprechender Verlaufsbiometrie gestellt werden können.

Sonographische Hauptauffälligkeiten sind ein Polyhydramnion, Gelenkkontrakturen und ein enger Thorax mit Lungenhypoplasie (Abb. 30.**48**). Messungen des knöchernen Thorax wie auch des Lungendurchmessers ergeben einen wertvollen Hinweis auf die vorliegende Lungenhypoplasie (99, 101).

Die von Cardwell (14) als für ein Pena-Shokeir-Syndrom charakteristisch definierten Zeichen sind in Tab. 30.**15** zusammengefasst.

Differenzialdiagnose. Potter-Sequenz. Diese geht jedoch im Gegensatz zum Pena-Shokeir-Syndrom mit einem Oligohydramnion einher.

Prognose. Infolge der Lungenhypoplasie ist die Prognose infaust (110, 112). Ein Teil der Kinder verstirbt bereits intrauterin im II. Trimenon (16, 91). Die Chromosomenanalyse ergibt einen unauffälligen Karyotyp (16).

Klinisches Management. Bei eindeutigem Nachweis des Krankheitsbildes ist aufgrund der infausten Prognose eine Beendigung der Schwangerschaft zu jedem Zeitpunkt der Gravidität in Erwägung zu ziehen.

Literatur

1. Appelt, H., Gerken, H., Lenz, W.: Tetraphokomelie mit Lippen-Kiefer-Gaumen-Spalte und Clitorishypertrophie – ein Syndrom. Pädiatrie u. Pädologie 2 (1966) 119–124
2. Aylsworth, A.S., Seeds, J.W., Guilford, W.B., Burns, C.B., Washburn, D.B.: Prenatal diagnosis of a severe deforming type of osteogenesis imperfecta. Amer. J. Med. Genet. 19 (1984) 707–714
3. Baumann, W., Greinacher, I., Emmrich, P., Spranger, J.: VATER- oder VACTERL-Syndrom. Klin. Pädiat. 188 (1976) 328–337
4. Benacerraf, B., Osathanondh, R., Bieber, F.R.: Achondrogenesis Type I: Ultrasound diagnosis in utero. J. Clin. Ultrasound 12 (1984) 357–359
5. Benacerraf, B.R., Frigoletto, F.D.: Prenatal ultrasound diagnosis of clubfoot. Radiology 155 (1985) 211–213
6. Berge, L.N., Marton, V., Tranebjaerg, L., Kearney, M.S., Kiserud, T., Oian, P.: Prenatal diagnosis of osteogenesis imperfecta. Acta Obstet. Gynecol. Scand. 74 (1995) 321–323
7. Bergsma, D.: Birth Defects Compendium. 2nd ed. New York: Alan R. Liss 1979
8. Blank, C.E.: Apert's syndrome (a type of acrocephalosyndactyly). Observations on a British series of 39 cases. Ann. hum. Genet. 24 (1960) 151–164
9. Brons, J.T., van der Harten, H.J., Wladimiroff, J.W. et al.: Prenatal ultrasonographic diagnosis of osteogenesis imperfecta. Amer. J. Obstet. Gynecol. 159 (1988) 176–181
10. Brons, J.T.J., Van Geijn, H.P., Wladimiroff, J.W. et al.: Prenatal ultrasound diagnosis of the Holt-Oram syndrome. Prenat. Diagn. 8 (1988) 175–181
11. Burrows, P.E., Stannard, M.W., Pearrow, J., Sutterfield, S., Baker, M.L.: Early antenatal sonographic recognition of thanatophoric dysplasia with cloverleaf skull deformity. Amer. J. Roentgenol. 143 (1984) 841–843
12. Byers, P.H., Tispouras, P., Bonadio, J.F., Starman, B.J., Schwartz, R.C.: Perinatal lethal osteogenesis imperfecta (OI type II): A biochemically heterogeneous disorder usually due to new mutations in the genes for type I collagen. Amer. J. Hum. Genet. 42 (1988) 237–248
13. Camera, G., Mastroiacovo, P.: Birth prevalence of skeletal dysplasias in the italian mulicentric monitoring system for birth defects. In: Skeletal Dysplasias. New York: Alan R. Liss 1982; S. 441–449
14. Cardwell, M.S.: Pena-Shokeir syndrome. Prenatal diagnosis by ultrasonography. J. Ultrasound Med. 6 (1987) 619–621
15. Chemke, J., Graff, G., Lancet, M.: Familial thanatophoric dwarfism. Lancet 1 (1971) 1358
16. Chen, H., Blumberg, B., Immken, L. et al.: The Pena-Shokeir syndrome: Report of five cases and further delineation of the syndrome. Amer. J. Med. Genetics 16 (1983) 213–224
17. Chervenak, F.A., Blakemore, K.J., Isaacson, G., Mayden, K., Hobbins, J.C.: Antenatal sonographic findings of thanatophoric dysplasia with cloverleaf skull. Amer. J. Obstet. Gynecol. 146 (1983) 984–985
18. Constantine, G., McCormack, J., McHugo, J., Fowlie, A.: Prenatal diagnosis of severe osteogenesis imperfecta. Prenat. Diagn. 11 (1991) 103–110
19. Cowell, H.R., Wein, B.K.: Genetic aspects of clubfoot. J. Bone Jt. Surg. 62 (1980) 1381–1384
20. Cremin, B.J., Beighton, P.: Bone dysplasias of infancy. A radiological atlas. Berlin: Springer 1978
21. Curran, J.P., Sigman, B.A., Opitz, J.M.: Lethal forms of chondrodysplastic dwarfism. Pediatrics 53 (1974) 76–85
22. De la Chapelle, A., Maroteaux, P., Havu, N., Granroth, G.: Une rare dysplasie osseuse léthale de transmission récessive autosomique. Arch. Fr. Pédiatr. 29 (1972) 759–770
23. DeLange, M., Rouse, G.A.: Prenatal diagnosis of hypophosphatasia. J. Ultrasound Med. 9 (1990) 115–117
24. De Sierra, T.M., Ashmead, G., Bilenker, R.: Prenatal diagnosis of short rib (polydactyly) syndrome with situs inversus. Amer. J. Med. Genet. 44 (1992) 555–557
25. Drachman, D.B., Sokoloff, L.: The role of movement in embryonic joint development. J. Bone Joint Surg. 57B (1975) 115
26. Elejalde, B.R., de Elejalde, M.M.: Prenatal diagnosis of perinatally lethal osteogenesis imperfecta. Amer. J. med. Genet. 14 (1983) 353–359
27. Elejalde, B.R., de Elejalde, M.M.: Thanatophoric dysplasia: fetal manifestations and prenatal diagnosis. Amer. J. Med. Genet. 22 (1985) 669–683
28. Ellis, R.W.B., van Creveld, S.: A syndrome characterized by ectodermal dysplasia, polydactyly, chondrodysplasia and congenital morbus cordis. Report of three cases. Arch. Dis. Child 15 (1940) 65–84
29. Filkins, K., Russo, J., Bilinki, I. et al.: Prenatal diagnosis of thrombocytopenia absent radius syndrome using ultrasound and fetoscopy. Prenat. Diagn. 4 (1984) 139–142
30. Filly, R.A., Golbus, M.S., Carey, J.C., Hall, J.G.: Short-limbed dwarfism: Ultrasonic diagnosis by mensuration of fetal femoral length. Radiology 138 (1981) 653–656
31. Fitzmorris-Glass, R., Mattrey, R.F., Cantrell, C.J.: Magnetic resonance imaging as an adjunct to ultrasound in oligohydramnios. Detection of sirenomelia. J. Ultrasound Med. 8 (1989) 159–162
32. Foerster, A.: Die Mißbildungen des Menschen, nebst einem Atlas. Jena, Friedrich Manke (1885)
33. Fraccaro, M.: Contributo allo studio delle melattie del mesenchima osteopoietico. I acondrogenesi. Folia Hered. Path. 1 (1952) 190–203
34. Fraser, D.: Hypophosphatasia. Amer. J. Med. 22 (1957) 730–746
35. Fryns, J.P., van den Berghe, K., van Assche, A., van den Berghe, H.: Prenatal diagnosis of campomelic dwarfism. Clin. Genet. 19 (1981) 199–201
36. Fuhrmann, W., Stahl, A.: Differentialdiagnose und Genetik von Papillon-Léage-Syndrom und Mohr-Syndrom. Humangenetik 9 (1970) 54–63

37. Gaulier, A., Chastagner, C., Lelch, H., Babin, C.: Lethal chondrodysplasia punctata, Conradi-Hünermann subtype A. One case. Path. Res. Pract. 182 (1987) 72–79
38. Gembruch, U., Hansmann, M., Födisch, H.J.: Early prenatal diagnosis of short rib-polydactyly (SRP) syndrome type I (Majewski) by ultrasound in a case at risk. Prenat. Diagn. 5 (1985) 357–362
39. Gembruch, U., Niesen, M., Kehrberg, H., Hansmann, M.: Diastrophic dysplasia: a specific prenatal diagnosis by ultrasound. Prenat. Diagn. 8 (1988) 539–545
40. Gerihauser, H., Schuster, C., Immervoll, H., Sochor, G.: Prenatal diagnosis of thanatophoric dwarfism. Ultraschall Med. 13 (1992) 41–45
41. Golbus, M., Hall, B.D., Filly, R.A., Poskanzer, L.R.: Prenatal diagnosis of achondrogenesis. J. Pediatr. 91 (1977) 464–466
42. Goncalves, L., Jeanty, Ph.: Fetal biometry of skeletal dysplasias: A multicentric study. J. Ultrasound Med. 13 (1994) 977–985
43. Graff, G., Chemke, J., Lancet, M.: Familial recurring thanatophoric dwarfism. Obstet. Gynecol. 39 (1971) 515–520
44. Graham, D., Tracey, J., Winn, K., Corson, V., Sanders, R.C.: Early second trimester sonographic diagnosis of achondrogenesis. J. clin. Ultrasound 11 (1983) 336–338
45. Hall, J.G.: Arthrogryposis. In: Spranger, J., Tolksdorf, M.: Klinische Genetik in der Pädiatrie. Stuttgart: Thieme 1980; S. 105–121
46. Hall, J.G.: Analysis of Pena-Shokeir phenotype. Amer. J. Med. Genet. 25 (1986) 99–117
47. Hall, J.G.: Thrombocytopenia and absent radius (TAR) syndrome. J. Med. Genet. 24 (1987) 79–83
48. Hanhart, E.: Über die Kombination von Peromelie mit Mikrognathie, ein neues Syndrom beim Menschen, entsprechend der Akroteriasis congenita von Wriedt und Mohr beim Rinde. Arch. Julius-Klaus-Stift, Zürich 25 (1950) 531–544
49. Hansmann, M., Gembruch, U.: Gezielte sonographische Ausschlußdiagnostik fetaler Fehlbildungen in Risikogruppen. Gynäkologe 17 (1984) 19–32
50. Harris, L.C., Osborne, W.P.: Congenital absence of hypoplasia of the radius with ventricular septal defect: Ventriculo-radial dysplasia. J. Pediat. 68 (1966) 265–272
51. Hässler, E., Schallock, G.: Chondrodystrophia calcificans. Monatschr. Kinderheilk. 82 (1940) 133–156
52. Hastbacka, J., Salonen, R., Laurila, P., de la Chapelle, A., Kaitila, I.: Prenatal diagnosis of diastrophic dysplasia with polymorphic DNA markers. J. Med. Genet. 30 (1993) 265–268
53. Heselston, N.G., Cremin, B.J., Beighton, P.: Lethal chondrodysplasia punctata. Clin. Radiol. 29 (1978) 679–684
54. Hirose, K., Koyanagi, T., Hara, K., Inoue, M., Nakano, H.: Antenatal ultrasound diagnosis of the femur-fibula-ulna-syndrome. J. Clin. Ultrasound 16 (1988) 199–203
55. Hobbins, J.C., Bracken, M.B., Mahoney, M.J.: Diagnosis of fetal skeletal dysplasias with ultrasound. Amer. J. Ostet. Gynec. 142 (1982) 306–312
56. Hoefler, S., Hoefler, G., Moser, A.B., Watkins, P.A., Chen, W.W., Moser, H.W.: Prenatal diagnosis of rhizomelic chondrodysplasia punctata. Prenat. Diagn. 8 (1988) 571–576
57. Holt, M., Oram, S.: Familial heart disease with skeletal malformations. Brit. Heart. J. 22 (1960) 236–242
58. Honda, N., Shimokawa, H., Yamaguchi, Y., Satoh, S., Nakano, H.: Antenatal diagnosis of sirenomelia (sympus apus). J. Clin. Ultrasound 16 (1988) 675–677
59. Horton, W.A., Machado, M., Chou, J.W., Campbell, D.: Achondrogenesis type II, abnormalities of extracellular matrix. Pediatr. Res. 22 (1987) 234–329
60. Houston, C.S., Opitz, J.M., Spranger, J.W. et al.: The campomelic syndrome. Amer. J. Med. Genet. 15 (1982) 3–28
61. Idelberger, K.: Der angeborene Klumpfuß. In: Schwalbe, E., Gruber, G.B.: Die Morphologie der Mißbildungen des Menschen und der Tiere, Bd. III, No. XIX. Jena: Fischer 1958; S. 939
62. Jeanty, P., Romero, R.: Obstetrical Ultrasound. New York: McGraw-Hill 1984
63. Jeune, M., Béraud, C., Carron, R.: Dystrophie thoracique asphyxiante de caractère familial. Arch. Fr. Pediatr. 12 (1955) 886–891
64. Johnson, V.P., Petersen, L.P., Holzwarth, D.R., Messner, F.D.: Midtrimester prenatal diagnosis of short-limb dwarfism (Saldino-Noonan-syndrome). Birth Defects 18 (1982) 133–141
65. Jung, C., Sohn, C., Sergi, C.: Case report: prenatal diagnosis of diastrophic dysplasia by ultrasound at 21 weeks of gestation in a mother with massive obesity. Prenat. Diagn. 18 (1998) 378–383
66. Kaitila, I., Ammala, P., Karjalainen, O., Luikkonen, S., Rapola, J.: Early prenatal detection of diastrophic dysplasia. Prenat. Diagn. 3 (1983) 237–244
67. Kaufman, R.L., Rimoin, D.L., McAlister, W.H., Kissane, J.M.: Thanatophoric dwarfism. Amer. J. Dis. Child. 120 (1970) 53–57
68. Keats, T.E., Riddervold, H.O., Michaelis, L.L.: Thanatophoric dwarfism. Amer. J. Roentgenol. 108 (1970) 473–480
69. Kühne, D., Lenz, W., Petersen, D., Schönenberg, H.: Defekt von Femur und Fibula mit Amelie, Peromelie oder ulnaren Strahldefekten der Arme. Ein Syndrom. Humangenetik 3 (1967) 244–263
70. Kurtz, A.B., Filly, R.A., Wapner, R.J. et al.: In utero analysis of heterozygous achondroplasia: Variable time of onset as detected by femur length measurements. J. Ultrasound Med. 5 (1986) 137–140
71. Lachman, R.S.: Fetal imaging in the skeletal dysplasias: overview and experience. Pediatr. Radiol. 24 (1994) 413–417
72. Lang, N., Hansmann, M., Bellmann, M., Azubuike, J.: Thanatophorer Zwergwuchs – pränatale Diagnostik und Geburtsleitung. Gynäkologe 12 (1979) 84–87
73. Laughlin, C.L., Lee, T.G.: The prominent falx cerebri: New ultrasonic oberservation in hypophosphatasia. J. Clin. Ultrasound 10 (1982) 37–38
74. Leiber, B., Olbrich, G.: Die klinischen Syndrome. Syndrome, Sequenzen und Symptomenkomplexe. München: Urban & Fischer 1996
75. Lenz, W., Knapp, K.: Die Thalidomid-Embryopathie. Dtsch. Med. Wschr. 87 (1962) 1232–1242
76. Lenz, W.: Die sensible Phase für Mißbildungen beim Menschen. In: Tolksdorf, M., Spranger, J.: Klinische Genetik in der Pädiatrie. Stuttgart: Thieme 1979; S. 83–90
77. Lindhout, D., Hageman, G., Beemer, F.A. et al.: The Pena-Shokeir I syndrome: Report of nine Dutch cases. Amer. J. Med. Genet. 21 (1985) 655–668
78. Lipson, M., Waskey, J., Rice, J. et al.: Prenatal diagnosis of asphyxiating thoracic dysplasia. Amer. J. Med. Genet. 18 (1984) 273–277
79. Luthy, D.A., Hall, J.G., Graham, C.B.: Prenatal diagnosis of thrombocytopenia with absent radius. Clin. Genet. 15 (1979) 495–499
80. Mahoney, M.J., Hobbins, J.C.: Prenatal diagnosis of chondroectodermal dysplasia (Ellis-van Creveld syndrome) with fetoscopy and ultrasound. New Engl. J. Med. 297 (1977) 258–260
81. Mahony, B.S., Filly, R.A., Callen, P.W., Golbus, M.S.: Thanatophoric dwarfism with the cloverleaf skull: a specific antenatal sonographic diagnosis. J. Ultrasound Med. 4 (1985) 151–154
82. Majewski, F., Pfeiffer, A., Lenz, W., Müller, R., Feil, G., Seiler, R.: Polysyndaktylie, verkürzte Gliedmaßen und Genitalfehlbildungen: Kennzeichen eines selbständigen Syndroms? Z. Kinderheilk. 111 (1971) 118–138
83. Maroteaux, P., Lamy, M., Robert, J.M.: Le nanisme thanatophore. Presse méd. 75 (1967) 2519–2524
84. Maroteaux, P., Spranger, J., Opitz, J.M. et al.: Le syndrome campomélique. Presse Méd. 79 (1971) 1157–1162
85. Maroteaux, P., Fauré, C., Fessard, C., Rigault, P.: Osteogenesis imperfecta. In: Bone Diseases of Children. Philadelphia: Lippincott 1979; S. 102–109
86. Maroteaux, P., Spranger, J., Stanescu, V. et al.: Atelosteogenesis. Amer. J. Med. Genet. 13 (1982) 15–25
87. Maroteaux, P., Cohen-Solal, L.: L'Ostéogenèse imparfaite létale. Ann. Génét. 27 (1984) 11–15
88. McAlister, W.H., Crane, J.P., Bucy, R.P., Craig, R.B.: A new neonatal short limbed dwarfism. Skeletal Radiol. 13 (1985) 271–275
89. McGuire, J., Manning, F., Lange, I., Lyons, E., de Sa, D.J.: Antenatal diagnosis of skeletal dysplasia using ultrasound. 23 (1987) 367–384
90. McIntosh, R., Merritt, K.K., Richards, M.R., Samuels, M.H., Bellows, M.T.: The incidence of congenital malformations: A study of 5964 pregnancies. Pediatrics 14 (1954) 505–522
91. McMillan, R.H., Harbert, G.M., Davis, W.D., Kelly, T.E.: Prenatal diagnosis of Pena-Shokeir-syndrome, type I. Amer. J. Med. Genet. 21 (1985) 279–284
92. Meinel, K., Himmel, D.: Status of ultrasound and roentgen diagnosis in prenatal detection of osteochondrodysplasias. Zentralbl. Gynäkol. 109 (1987) 1303–1313
93. Meizner, I., Bar-Ziv, J.: Prenatal ultrasonic diagnosis of short-rib polydactyly syndrome (SRPS) type III: A case report and a proposed approach to the diagnosis of SRPS and related conditions. J. clin. Ultrasound 13 (1985) 284–287
94. Meizner, I., Bar-Ziv, J.: Prenatal ultrasonic diagnosis of short rib polydactyly syndrome, type I. A case report. J. Reprod. Med. 34 (1989) 668–672
95. Merz, E., Goldhofer, W., Ackermann, R., Brockerhoff, P., Becker, K.: Der thanatophore Zwergwuchs – pränatale Diagnostik einer letalen Osteochondrodysplasieform mittels Ultraschall. Z. Geburtsh. u. Perinat. 187 (1983) 289–292
96. Merz, E., Goldhofer, W.: Sonographisches Bild einer Arthrogryposis multiplex congenita-Form. Geburtsh. u. Frauenheilk. 45 (1985) 406–410
97. Merz, E., Goldhofer, W.: Sonographic diagnosis of lethal osteogenesis imperfecta in the second trimester: Case report and review. J. Clin. Ultrasound 14 (1986) 380–383
98. Merz, E., Kim-Kern, M.S., Pehl, S.: Ultrasonic mensuration of fetal limb bones in the second and third trimesters. J. Clin. Ultrasound 15 (1987) 175–183
99. Merz, E., Wellek, S., Bahlmann, F., Weber, G.: Sonographische Normkurven des fetalen knöchernen Thorax und der fetalen Lunge. Geburtsh. u. Frauenheilk. 55 (1995) 77–82
100. Merz, E., Wellek, S.: Das normale fetale Wachstumsprofil. Ein einheitliches Wachstumsmodell zur Berechnung von Normkurven für die gängigen Kopf- und Abdomenparameter sowie die großen Extremitätenknochen. Ultraschall in Med. 17 (1996) 153–162
101. Merz, E., Miric-Tesanic, D., Bahlmann, F., Weber, G., Hallermann, C.: Prenatal sonographic chest and lung measurements for predicting severe pulmonary hypoplasia. Prenatal Diagn. 19 (1999) 614–619
102. Milsom, I., Mattsson, L.A., Dahlén-Nilsson, I.: Antenatal diagnosis of osteogenesis imperfecta by real time ultrasound: Two case reports. Brit. J. Radiol. 55 (1982) 310–312
103. Moessinger, A.C.: Fetal akinesia deformation sequence: An animal model. Pediatrics 72 (1983) 857–863
104. Mulivor, R.A., Mennuti, M., Zackai, E.H., Harris, H.: Prenatal diagnosis of hypophosphatasia: Genetic, biochemical, and clinical studies. Amer. J. Hum. Genet. 30 (1978) 271–282
105. Oberklaid, F., Danks, D.M., Mayne, V., Campbell, P.: Asphyxiating thoracic dysplasia. Arch. Dis. Child. 52 (1977) 758–765
106. O'Brien, G.C., Rodeck, C., Queenan, J.T.: Early prenatal diagnosis of diastrophic dwarfism by ultrasound. Brit. med. J. 280 (1980) 1300
107. Passarge, E., Lenz, W.: Syndrome of caudal regression in infants of diabetic mothers: Observations of further cases. Pediatrics 37 (1966) 672
108. Pazzaglia, U.E., Beluffi, G.: Radiology and histopathology of the bent limbs in campomelic dysplasia: Implications in the aetiology of the disease and review of theories. Pediatr. Radiol. 17 (1987) 50–55
109. Pena, S.D.J., Goodman, H.O.: The genetic of thanatophoric dwarfism. Pediatrics 51 (1973) 104–109
110. Pena, S.D.J., Shokeir, M.H.K.: Syndrome of camptodactyly, multiple ankylosis, facial anomalies and pulmonary hypoplasia: A lethal condition. J. Pediat. 85 (1974) 373–375
111. Pryde, P.G., Bawle, E., Brandt, F., Romero, R., Treadwell, M.C., Evans, M.I.: Prenatal diagnosis of nonrhizomelic chondrodysplasia punctata (Conradi-Hunermann syndrome). Amer. J. Med. Genet. 47 (1993) 426–431
112. Punnett, H.H., Kistenmacher, M.L., Valdes-Dapena, M., Ellison, R.T.: Syndrome of ankylosis, facial anomalies and pulmonary hypoplasia. J. Pediat. 85 (1974) 375–377
113. Rabinowitz, J.G., Moseley, J.E., Mitty, H.A. et al.: Trisomy 18, esophageal atresia, anomalies of the radius, and congenital hypoplastic thrombocytopenia. Radiology 89 (1967) 488–491

114. Radu, H., Stenzel, K., Bene, M. et al.: Das arthrogrypotische Syndrom. Deutsch. Z. Nervenheilk. 193 (1968) 118–140

115. Ramzin, M.S.: Teratogene Wirkung von Medikamenten. Gynäkologe 15 (1982) 136

116. Rathbun, J.C.: Hypophosphatasia: A new developmental anomaly. Amer. J. Dis. Child. 75 (1948) 822–826

117. Romero, R., Pilu, G., Jeanty, P., Ghidini, A., Hobbins, J.C.: Prenatal diagnosis of congenital anomalies. Norwalk: Appleton & Lange 1987

118. Saldino, R.M., Noonan, C.D.: Severe thoracic dystrophy with striking micromelia, abnormal osseous development, including the spine, and multiple visceral anomalies. Amer. J. Roentgenol. 114 (1972) 257–263

119. Sastrowijoto, S.H., Vandenberghe, K., Moerman, P., Lauweryns, J.M., Fryns, J.P.: Prenatal ultrasound diagnosis of rhizomelic chondrodysplasia punctata in a primigravida. Prenat. Diagn. 14 (1994) 770–776

120. Schaller, A.: Geburtsmedizinische Teratologie: Extremitätenfehlbildungen. München: Urban & Schwarzenberg 1975; S. 138

121. Schlensker, K.H.: Die sonographische Darstellung der fetalen Extremitäten im mittleren Trimenon. Geburtsh. u. Frauenheilk. 41 (1981) 366–373

122. Schlotter, C.M., Pfeiffer, R.A.: Pränatale Ultraschalldiagnostik bei Achondroplasie. Ultraschall 6 (1985) 229–232

123. Schönenberg, H.: Über das caudale Hypoplasiesyndrom. Mschr. Kinderheilk. 115 (1967) 18–24

124. Scott C.I. Jr.: The genetics of short stature. In: Steinberg, A.G., Bearn, A.G.: Progress in medical Genetics VIII. New York: Grune & Stratton 1972; S. 243

125. Seville, F., Carles, D., Maroteaux, P.: Letter to the editor: Thanatophoric dysplasia of identical twins. Amer. J. Med. Genet. 17 (1984) 703–706

126. Shaff, M.I., Fleischer, A.C., Battino, R., Herbert, C., Boehm, H.: Antenatal sonographic diagnosis of thanatophoric dysplasia. J. Clin. Ultrasound 8 (1980) 363–365

127. Shapiro, J.E., Phillips, J.A., Byers, P.H. et al.: Prenatal diagnosis of lethal perinatal osteogenesis imperfecta (OI Type II). Pediatrics 100 (1982) 127–133

128. Sillence, D.O., Senn, A., Danks, D.M.: Genetic heterogenecity in osteogenesis imperfecta. J. med. Genet. 16 (1979) 101–116

129. Sillence, D., Kozlowski, K., Bar-ziv, J., Fuhrmann-Rieger, A., Fuhrmann, W., Pascu, F.: Perinatally lethal short rib-polydactyly syndromes. 1. Variability in known syndromes. Pediatr. Radiol. 17 (1987) 474–480

130. Sirtori, M., Ghidini, A., Romero, R., Hobbins, J.C.: Prenatal diagnosis of sirenomelia. J. Ultrasound Med. 8 (1989) 83–88

131. Smith, D.W.: Recognizable patterns of human malformations. Genetic, embryologic and clinical aspects. Philadelphia: Saunders 1982

132. Smith, W.L., Breitweiser, T.D.: In utero diagnosis of achondrogenesis type I. Clin. Genet. 19 (1981) 51–54

133. Soothill, P.W., Vuthiwong, C., Rees, H.: Achondrogenesis type 2 diagnosed by transvaginal ultrasound at 12 weeks' gestation. Prenat. Diagn. 13 (1993) 523–528

134. Spranger, J., Langer, L.O., Maroteaux, P.: Increasing frequency of a syndrome of multiple osseous defects. Lancet 2 (1970) 716

135. Spranger, J., Opitz, J.M., Bidder, U.: Heterogeneity of chondrodysplasia punctata. Humangenetik 11 (1971) 190–212

136. Spranger, J.W., Langer, L.O., Wiedemann, H.R.: Bone Dysplasias. Stuttgart: Fischer 1974

137. Spranger, J., Grimm, B., Weller, M. et al.: Short rib-polydactyly (SRP) syndrome, types Majewski and Saldino-Noonan. Z. Kinderheilk. 116 (1974) 73–94

138. Spranger, J., Cremin, B. Beighton, P.: Osteogenesis imperfecta congenita. Features and prognosis of a heterogenous condition. Pediat. Radiol. 12 (1982) 21–27

139. Spranger, J., Maroteaux, P.: The lethal osteochondrodysplasias. In: Harris, H., Hirschhorn, K. (eds.): Advances in human genetics 19. Plenum Publishing Corporation 1990

140. Spranger, J.: Angeborene Entwicklungsstörungen des Skeletts. In: Lentze, M.J., Schaub, J., Schulte, F.J., Spranger, J. (Hrsg.): Pädiatrie. Berlin: Springer 2001; 1465–1480

141. Stamm, E.R., Pretorius, D.H., Rumack, C.M., Manco-Johnson, M.L.: Kleeblattschadel anomaly. In utero sonographic appearance. J. Ultrasound Med. 6 (1987) 319–324

142. Stephens, J.D., Filly, R.A., Callen, P.W., Golbus, M.S.: Prenatal diagnosis of osteogenesis imperfecta type II by real-time ultrasound. Hum. Genet. 64 (1983) 191–193

143. Stevenson, R.E., Meyer, L.C.: The limbs. In: Stevenson, R.E., Hall, J.G., Goodman, R.M. (eds.): Human malformations and related anomalies. Vol II. New York - Oxford: Oxford University Press 1993; pp. 699–720

144. Stoll, C., Dott, B., Roth, M.P., Alembik, Y.: Birth prevalence rates of skeletal dysplasias. Clin. Genet. 35 (1989) 88–92

145. Straub, W., Zarabi, M., Mazer, J.: Fetal ascites associated with Conradi's disease (Chondrodysplasia punctata): Report of a case. J. Clin. Ultrasound 11 (1983) 234–236

146. Stüve, A., Wiedemann, H.R.: Angeborene Verbiegungen langer Röhrenknochen. Eine Geschwisterbeobachtung. Z. Kinderheilk. 111 (1971) 184–192

147. Tenconi, R., Kozlowski, K., Largaiolli, G.: Boomerang dysplasia. Fortschr. Röntgenstr. 138 (1983) 378–380

148. Thompson, B.H., Parmley, T.H.: Obstetric features of thanatophoric dwarfism. Amer. J. Obstet. Gynec. 109 (1971) 396–400

149. Thomson, G.S., Reynolds, C.P., Cruickshank, J.: Antenatal detection of recurrence of Majewski dwarf (short rib-polydactyly syndrome type II Majewski). Clin. Radiol. 33 (1982) 509–517

150. Tuck, S.M., Slack, J., Buckland, G.: Prenatal diagnosis of Conradi's syndrome. Case report. Prenat. Diagn. 10 (1990) 195–198

151. Van Dongen, P.W., Hamel, B.C., Nijhuis, J.G., de Boer, C.N.: Prenatal follow-up of hypophosphatasia by ultrasound: case report. Eur. J. Obstet. Gynecol. Reprod. Biol. 34 (1990) 283–288

152. Warkany, J.: Congenital Malformations. Chicago: Year Book Medical Publishers 1971

153. Weiß, H., Rosseck, U., Zerres, K., Wißkirchen, I., Paulussen, F.: Pränatale Diagnose eines thanatophoren Zwergwuchses mit Kleeblattschädel – ultrasonographische Befunde, humangenetische Aspekte. Geburtsh. u. Frauenheilk. 44 (1984) 525–528

154. Wenstrom, K.D., Williamson, R.A., Hoover, W.W., Grant, S.S.: Achondrogenesis type II (Langer-Saldino) in association with jugular lymphatic obstruction sequence. Prenat. Diagn. 9 (1989) 527–532

155. Weyers, H.: Zur Kenntnis der Chondro-Ektodermaldysplasie (Ellis-van Creveld). Z. Kinderheilk. 78 (1956) 111–129

156. Whitley, C.B., Gorlin, D.J.: Achondrogenesis: New nosology with evidence of genetic heterogeneity. Radiology 148 (1983) 693–698

157. Wiedemann, H.R., Grosse, F.R., Dibbern, H.: Das charakteristische Syndrom. Blickdiagnose von Syndromen. Stuttgart: Schattauer 1982

158. Wladimiroff, J.W., Niermeijer, M.F., Laar, J., Jahoda, M., Stewart, P.A.: Prenatal diagnosis of skeletal dysplasia by real-time ultrasound. Obstet. Gynecol. 63 (1984) 360–364

159. Wladimiroff, J.W., Niermeijer, M.F., Van-der-Harten, J.J. et al.: Early prenatal diagnosis of congenital hypophosphatasia: Case report. Prenat. Diagn. 5 (1985) 47–52

160. Woo, J.S.K., Ghosh, A., Liang, S.T., Wong, V.C.W.: Ultrasound evaluation of osteogenesis imperfecta congenita in utero. J. Clin. Ultrasound 11 (1983) 42–44

161. Wright, J.C.Jr., Christopher, C.R.: Sirenomelia, Potter's syndrome and their relationship to monozygotic twinning: a case report and discussion. J. Reprod. Med. 27 (1982) 291–294

162. Wu, M.H., Kuo, P.L., Lin, S.J.: Prenatal diagnosis of recurrence of short rib-polydactyly syndrome. Amer. J. Med. Genet. 55 (1995) 279–284

163. Zimmer, J.: Das Geschlechtsverhältnis beim angeborenen Klumpfuß. Z. orthop. Chir. 70 (1940) 126–128

31 Störungen bzw. Fehlbildungen an der Haut

Diagnostische Möglichkeiten. Auffälligkeiten im Hautbereich werden – abgesehen von massiven Befunden – bei der normalen zweidimensionalen Ultraschalluntersuchung meist nicht erkannt, da sie eher diskrete Veränderungen darstellen. Bei Verdacht auf eine vererbbare Hauterkrankung galt deshalb die Fetoskopie (24, 25, 28) lange Zeit als einzige Methode, auffällige Hautbefunde zu erkennen.

Mit hochauflösenden Sonden gelingt es heute – bei gezielter Suche und guten Sichtverhältnissen – einzelne Hautbefunde auch mittels Ultraschall zu erkennen. Besondere Vorteile bietet hier die dreidimensionale Sonographie, die eine gezielte Oberflächendarstellung zulässt (6, 20).

Für den definitiven Nachweis einer vererbbaren Hauterkrankung ist jedoch nach wie vor entweder eine Fetoskopie oder eine ultraschallgesteuerte Biospsie mit einer Biopsienadel (7) notwendig, um anhand gezielter Hautbiopsien eine histologische Klärung herbeizuführen.

Wasseransammlung im Hautbereich

■ *Anasarka*

Definition. Ausgedehntes Ödem des Unterhautzellgewebes.

Ätiopathogenese. Eine Anasarka wird meist im Rahmen eines nichtimmunologischen Hydrops (NIHF) gefunden (10). Sobald in der Kapillarstrombahn der hydrostatische und/oder der onkotische Druck, die Kapillarwandpermeabilität oder der Lymphabfluss gestört sind, kommt es zum Austritt von Flüssigkeit aus dem Intravaskulärraum in den interstitiellen Extravaskulärraum.

Pathologisch-anatomischer Befund. Infolge des ausgeprägten interstitiellen Ödems ergibt sich eine massive Auftreibung des Subkutangewebes.

Sonographische Auffälligkeiten. Durch die ödematose Auftreibung des Subkutangewebes lässt sich um das Abdomen herum eine echoarme rettungsringartige Struktur erkennen (Abb. 31.**1**). Handelt es sich um einen NIHF, findet man gleichzeitig auch eine deutliche Flüssigkeitsansammlung in den präformierten Höhlen (Hydrothorax, Perikarderguss, Aszites) (Abb. 31.**1**). Neben der Untersuchung der fetalen Anatomie ist die Beurteilung der fetalen Hämodynamik (Echokardiographie, Doppleruntersuchung des arteriellen und des venösen Gefäßsystems) für die Prognoseeinschätzung unerlässlich.

Prognose/Therapie. Die Anasarka stellt meist ein ungünstiges Spätzeichen dar. Entscheidend für die Prognose ist das zugrunde liegende Krankheitsbild. Handelt es sich um eine schwere Anämie, wie sie z. B. bei der Parvovirus-B19-Infektion auftreten kann, ist die intrauterine Transfusion via Kordozentese die Therapie der Wahl.

Klinisches Management. Jeder Nachweis einer Anasarka bedarf einer sorgfältigen diagnostischen Abklärung, wie sie beim NIHF üblich ist (s. Kapitel 18).

Tumoren im Hautbereich

Tumoren im Hautbereich gehören zu den seltenen pränatalen Auffälligkeiten. Hierbei handelt es sich meist um Hämangiome oder Lymphhämangiome mit vorwiegend zystischer und echoarmer Struktur. Diese können entweder isoliert oder im Rahmen von Syndromen beobachtet werden. Bei den Syndromen handelt es sich v. a. um:

- das Klippel-Trenaunay-Weber-Syndrom (17, 32, 34),
- das Sturge-Weber-Syndrom (17, 32, 34),
- das von Hippel-Lindau-Syndrom (17).

■ *Klippel-Trenaunay-Weber-Syndrom*

Definition. Mesodermales Krankheitsbild mit meist einseitigen, segmentalen, planen Angiomen der Haut (14).

Sonderform. Wenn eine tumorartige Angiohyper- und -dysplasie mit arteriovenösen Fisteln besteht, wird das Krankheitsbild als *Parkes-Weber-Syndrom* bezeichnet.

Ätiopathogenese. Embryonale Entwicklungsstörung im Venenbereich. Die meisten Fälle treten sporadisch auf.

Pathologisch-anatomischer Befund. Es liegen variköse Venektasien im Bereich der Extremitäten vor, die zu einer deutlichen Auftreibung der Extremität führen können.

Sonographische Auffälligkeiten. Über eine intrauterine Diagnose dieses Krankheitsbildes wurde bereits von mehreren Autoren berichtet (5, 12, 13, 18, 21, 26, 29, 30). In Einzelfällen gelang der intrauterine Nachweis bereits vor 24 SSW (13, 29). Als intrauterine Komplikationen wurden die Entwicklung eines Hydrops und eines Polyhydramnions beschrieben (12, 21).

In einem selbst beobachteten Fall konnten wir bei einem Feten mit 28 SSW sonographisch neben einer zystisch aufgetriebenen Thoraxwand einen Arm mit monströsem Umfang nachweisen (2) (Abb. 31.**2**).

Trotz hochauflösender farbkodierter Ultraschallgeräte (Abb. 31.**3**) lässt die sonographische Diagnostik derzeit noch keine Unterscheidung zwischen venösen oder lymphatischen Lakunen zu.

Differenzialdiagnose. Maffucci-Syndrom (Dyschondromatose und multiple Angiomatose) (17).

Prognose. Die Prognose hängt vom Ausmaß des Befundes und vor allem auch vom Befall innerer Organe ab.

Klinisches Management. Ausgeprägte Hämangiome oder Lymphangiome können ein Geburtshindernis darstellen. Deshalb sollte bei einem ausgeprägten Befund die elektive Sectio caesarea in Erwägung gezogen werden. Bei kleineren Befunden ist eine Spontangeburt möglich.

Echoreiche fokale Hautveränderungen

Selten kann man sonographisch echoreiche, echodichte, fokale Veränderungen im Hautbereich beobachten (Abb. 31.**4**). Die Ursache dieser lokalen Auffälligkeiten ist bislang unklar. Zu diskutieren sind entzündliche Infiltrate, fokale Verkalkungen bei einer tuberösen Sklerose oder lediglich physiologische Veränderungen. Bei zwei selbst beobachteten Fällen ergab sich für die pränatal nachgewiesenen Auffälligkeiten (Abb. 31.**4**) post partum kein klinisches Korrelat.

Bullöse Hautveränderungen

■ *Epidermolysis bullosa hereditaria*

Definition. Bei der Epidermolysis bullosa hereditaria handelt es sich um eine Gruppe Blasen bildender Erkrankungen, die vererbbar sind (3, 4).

Formen. Insgesamt unterscheidet man 3 Hauptgruppen (15, 23):
- Epidermolysis-bullosa-simplex-Formen,
- junktionale Epidermolysen (Epidermolysis bullosa atrophicans) und
- Epidermolysis bullosa dystrophicans.

Die schwerste Form stellt die zur Gruppe der junktionalen Epidermolysen gehörende Epidermolysis bullosa atrophicans generalisata gravis Typ Herlitz (= Epidermolysis bullosa letalis) dar.

Ätiopathogenese. Je nach Form autosomal dominanter oder autosomal rezessiver Erbgang. Bei der Epidermolysis bullosa atrophicans generalisata gravis Typ Herlitz liegt ein autosomal rezessiver Erbgang vor. Oft besteht Konsanguinität der Eltern (15).

Pathologisch-anatomischer Befund. Im Bereich der Haut kommt es zur Spalt- und Blasenbildung. Bei der Epidermolysis bullosa atrophicans generalisata gravis Typ Herlitz findet sich eine starke Blasenbildung an allen mechanisch belasteten Hautstellen. Nach dem Zerplatzen der subepidermalen Blasen gehen diese in Erosionen über (15).

Sonographische Auffälligkeiten. Bei sorgfältiger Suche und günstiger Lage des Feten kann im Einzelfall die Darstellung abgelöster Haut gelingen (Abb. 31.**5**).

Invasive Diagnostik. Die Diagnose kann ab 18 SSW mittels Hautbiopsie gestellt werden (8, 27). Im Fruchtwasser können erhöhte α-Fetoprotein- und Acethylcholinesterasewerte gefunden werden (22). Umgekehrt können α-Fetoprotein und Acethylcholinesterase jedoch nicht zur exakten Voraussage einer Epidermolysis bullosa Typ Herlitz herangezogen werden (31).

Prognose. Bei der Epidermolysis bullosa atrophicans generalisata gravis Typ Herlitz liegt die Lebenserwartung unter 2 Jahren. Die betroffenen Kinder sterben meist in den ersten Lebensmonaten infolge einer Sepsis.

Klinisches Management. Bei Verdacht auf eine Epidermolysis bullosa Typ Herlitz ist eine fetale Hautbiopsie indiziert. Bei histologischer Sicherung einer solchen Erkrankung sollten die Eltern interdisziplinär (Pränataldiagnostiker, Dermatologe) beraten werden. Aufgrund des Schweregrades der Erkrankung und der nur geringen Lebenserwartung der Kinder sollte mit den Eltern auch die Schwangerschaftsunterbrechung diskutiert werden.

Hyperkeratotische Hauterkrankungen

■ *Ichthyosis congenita*

Definition. Verhornungsstörung der gesamten Haut.

Formen. Insgesamt handelt es sich um eine durch große Variabilität, genetische Heterogenität und historisch bedingte verwirrende Nomenklatur gekennzeichnete Gruppe von angeborenen Ichthyosen (16). Von den am häufigsten auftretenden Formen können im Wesentlichen unterschieden werden:
- eine nichtbullöse Form,
- eine bullöse Form und
- eine mit Syndromen assoziierte Form.

Ätiopathogenese. Teils autosomal rezessiver, teils autosomal dominanter Erbgang.

Pathologisch-anatomische Auffälligkeiten.

„Kollodiumbaby". Bei der milden Form der nichtbullösen Ichthyosis congenita kommt es zur Ausbildung einer pergamentartigen Hornschicht und Rhagadenbildung (sog. „Kollodiumbaby") (19). Das gesamte Integument dieser Kinder ist bei Geburt von einer straffen Membran umgeben, die an geöltes Pergament oder Kollodium erinnert (16).

„Harlekinfetus". Bei der schweren Form der nichtbullösen Ichthyosis congenita kommt es zur Ausbildung des „Harlekinfetus" mit einer universellen, schuppenpanzerartigen Bedeckung der Haut (11, 16, 19). Neben einem Ektropium der Lider findet man auch fischmaulartig aufgeworfene Lippen. Bei der bullösen Form kommt es zur Hyperkeratose und Spaltbildung in der obereren Epidermis.

Die mit Syndromen assoziierte Form geht mit unterschiedlichen Syndromen einher, wie z. B. dem Sjögren-Larsson-Syndrom (17, 32, 34) oder der X-chromosomal dominanten Chondrodysplasia punctata (17).

Sonographische Diagnose. Beim sog. „Harlekinfetus", der schweren Form der nichtbullösen Ichthyosis congenita, können ein auffälliges Gesichtsprofil mit flacher Nase und eine auffällige Mundregion (großer fischmaulartig geöffneter Mund mit aufgeworfenen Lippen) erkannt werden (Abb. 31.**6**). Dabei lassen sich die Gesichtsauffälligkeiten mit der dreidimensionalen Sonographie deutlich klarer erkennen als mit der konventionellen zweidimensionalen Sonographie (6).

Invasive Diagnostik. Die definitive Diagnose eines Harlekinfetus kann pränatal mittels einer fetalen Hautbiopsie gesichert werden (9, 19). Probleme bietet jedoch der Zeitpunkt der Diagnosestellung. Da der Keratinisierungsprozess erst relativ spät eintritt (> 24 SSW) (1), ist ein sicherer Ausschluss kaum vor 24 SSW möglich.

Prognose. Die Prognose hängt vom Ausmaß der jeweiligen Form ab.

Kollodiumbabys. Diese sind Risikoneugeborene, die einer speziellen Betreuung bedürfen, um einer Dehydratation mit Hypernatriämie und generalisierten Hautinfektionen vorzubeugen. Die Mortalität wird mit etwa 10% angegeben (16).

Harlekinfetus. Bei dieser Form kommt es bereits intrauterin zum Fruchttod oder zum Tod innerhalb der ersten Lebenswochen aufgrund einer Ateminsuffizienz (16). Es gibt jedoch auch Einzelfälle, bei denen die Ichthyosis nicht direkt letal verläuft. In solchen Fällen kann eine Therapie mit oralen Retinoiden (Etretinat) zu einer deutlichen Abnahme der Verhornungstendenz und damit zu einer Besserung des klinischen Bildes führen.

Klinisches Management. Beim intrauterinen Nachweis einer Ichthyosis congenita sollte zunächst ein interdisziplinäres Gespräch (Pränataldiagnostiker, Dermatologe) mit den Eltern geführt werden. Bei einer schweren Ichthyosis congenita mit auffälligen Gesichtsveränderungen ist eine Schwangerschaftsunterbrechung zu diskutieren. Aufgrund des hohen Vererbungsrisikos ist in jedem Fall eine genetische Beratung angezeigt.

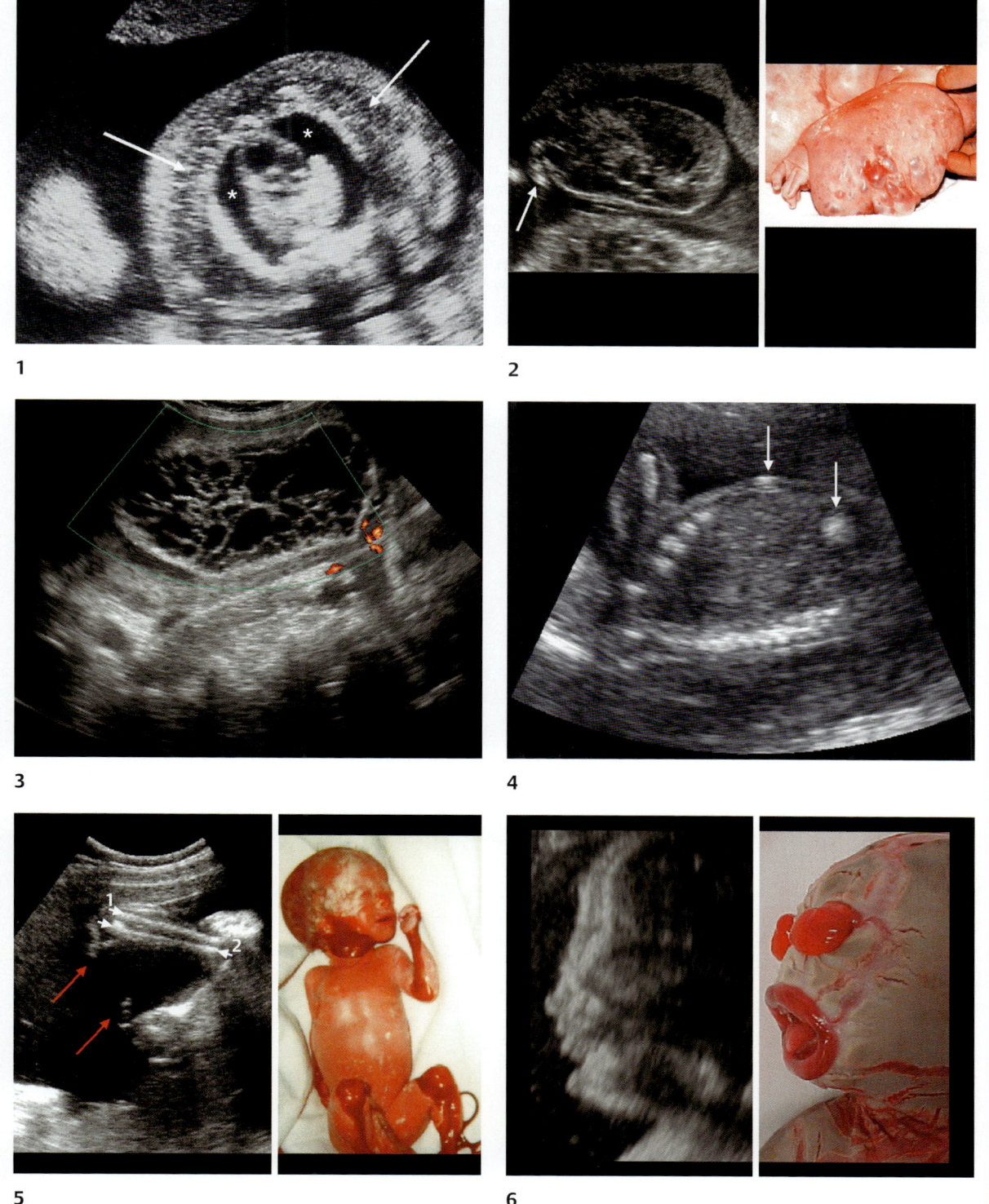

1

2

3

4

5

6

Störungen und Fehlbildungen an der Haut

Abb. 31.1 Anasarka bei NIHF, 26 SSW. Auffällig ist die rettungsringähnliche Aufquellung der Subkutis im Abdominalbereich (Pfeile). Gleichzeitig besteht ein Hydrothorax (∗).

Abb. 31.2 Klippel-Trenaunay-Weber-Syndrom. Links: zystische Auftreibung des gesamten linken Armes, 26 SSW. Pfeil = Hand. Rechts: korrespondierendes Nativbild post partum.

Abb. 31.3 Derselbe Fall wie auf Abb. 31.**2**. Der Einsatz der Farbdopplersonographie ergibt keinen auffälligen Blutfluss innerhalb des kavernös aufgetriebenen Armes.

Abb. 31.4 Auffällige echoreiche Bezirke im Hautbereich, 23 SSW. Die Inspektion des Kindes nach der Geburt ergab keine Auffälligkeiten mehr.

Abb. 31.5 Epidermolysis bullosa Typ Herlitz, 35 SSW. Links: im Ultraschallbild erkennt man an den Extremitäten abstehende Hautfetzen. Rechts: korrespondierendes Nativbild post partum.

Abb. 31.6 Schwere nichtbullöse Form der Ichthyosis congenita (Harlekin-Fetus), 30 SSW. Links: sonographisch finden sich eine auffällig flache Nasenregion und ein fischmaulartig geöffneter Mund mit vorstehender Zunge. Rechts: korrespondierendes Nativbild (Bilder: Docteur Bernard Benoit, Nizza).

Literatur

1. Arnold, M.L., Anton-Lamprecht, I.: Problems in prenatal diagnosis of the ichthyosis congenita group. Hum. Genet. 71 (1985) 301–311
2. Bahlmann, F., Merz, E., Weber, G., Kremer, W.: Pränatale Diagnose einer bullösen Lymphhämangiomatose und perinatales Management. PerinatalMedizin 8 (1996) 58–60
3. Bart, B.J.: Epidermolysis bullosa and congenital localized absence of skin. Arch. Dermatol. 101 (1970) 78–81
4. Bauer, E.A.: Epidermolysis bullosa. Birth Defects 17 (1981) 173–190
5. Becker, R., Hoffbauer, H., Entezami, M., Waldschmidt, J., Weitzel, H.K.: Thorakale Manifestation eines Klippel-Trenaunay-Syndroms. Ultraschall Med. 15 (1994) 45–48
6. Benoit, B.: Three-dimensional ultrasonography of congenital ichthyosis. Ultrasound Obstet. Gynecol. 13 (1999) 380
7. Cadrin, C., Golbus, M.S.: Fetal tissue sampling: indications, techniques, complications, and experience with sampling of fetal skin, liver, and muscle. West. J. Med. 159 (1993) 269–272
8. Eady, R.A., Tidman, M.J., Gunner, D.B. et al.: Prenatal diagnostic studies in epidermolysis bullosa. Brit. J. Dermatol. 107, Suppl. 22 (1982) 9–10
9. Elias, S., Mazur, M., Sabbagha, R., Esterly, N.B., Simpson, J.L.: Prenatal diagnosis of Harlequin ichthyosis. Clin. Genet. 17 (1980) 275–280
10. Fleischer, A.C., Killam, A.P., Boehm, F.H. et al.: Hydrops fetalis: Sonographic evaluation and clinical implications. Radiology 141 (1981) 163–168
11. Griffiths, W.A.D., Leigh, I.M., Marks, R.: Disorders of keratinisation. In: Champion, R.H., Burton, J.L., Ebling, F.J.G. (eds.): Textbook of Dermatology, Vol. 2 (5th ed.). London: Blackwell 1992
12. Hatjis, C.G., Philip, A.G., Anderson, G.G., Mann, L.I.: The in utero ultrasonographic appearance of Klippel-Trenaunay-Weber syndrome. Amer. J. Obstet. Gynecol. 139 (1981) 972–974
13. Heydanus, R., Wladimiroff, J.W., Brandenburg, H., Gaillard, J.L.J., Stewart, P.A., Niermeijer, M.F.: Prenatal diagnosis of Klippel-Trenaunay-Weber-syndrome: a case report. Ultrasound Obstet. Gynecol. 2 (1992) 360–363
14. Klippel, M., Trenaunay, P.: Du naevus variqueux osteohypertrophique. Arch. Gen. Med. Paris 3 (1900) 641–672
15. Krieg, Th., Meurer, M.: Blasenbildende Erkrankungen. In: Braun-Falco, O., Plewig, G., Wolff, H.H.: Dermatologie und Venerologie. Berlin: Springer 1996
16. Küster, W.: Keratosen. In: Braun-Falco, O., Plewig, G., Wolff, H.H.: Dermatologie und Venerologie. Berlin: Springer 1996
17. Leiber, B., Olbrich, G.: Die klinischen Syndrome. Syndrome, Sequenzen und Symptomenkomplexe. München: Urban & Fischer 1996
18. Lewis, B.D., Doubilet, P.M., Heller, V.L., Bierre, A., Bieber, F.R.: Cutaneous and visceral hemangiomata in the Klippel-Trenaunay-Weber syndrome: Antenatal sonographic detection. AJR 147 (1986) 598–600
19. Luderschmidt, C., Dorn, M., Bassermann, R., Linderkamp, O.: Kollodiumbaby und Harlekinfetus. Hautarzt 31 (1980) 154–158
20. Merz, E., Bahlmann, F., Weber, G.: Volume (3D)-scanning in the evaluation of fetal malformations – A new dimension in prenatal diagnosis. Ultrasound Obstet. Gynecol. 5 (1995) 222–227
21. Mor, Z., Schreyer, P., Wainraub, Z., Hayman, E., Caspi, E.: Nonimmune hydrops fetalis associated with angioosteohypertrophy (Klippel-Trenaunay syndrome). Amer. J. Obstet. Gynecol. 159 (1988) 1185–1186
22. Nesin, M., Seymour, C., Kim, Y.: Role of elevated alpha-fetoprotein in prenatal diagnosis of junctional epidermolysis bullosa and pyloric atresia. Amer. J. Perinatol. 11 (1994) 286–287
23. Pye, R.J.: Bullous eruptions. In: Champion, R.H., Burton, J.L., Ebling, F.J.G. (eds.): Textbook of Dermatology, Vol. 3 (5th ed.). London: Blackwell 1992
24. Rauskolb, R.: Fetoscopy: a new endoscopic approach. Endoscopy 11 (1979) 107–113
25. Rauskolb, R.: Möglichkeiten und Grenzen der Fetoskopie in der pränatalen Diagnostik. Geburtsh. u. Frauenheilk. 43 (1983) 336–338
26. Roberts, R.V., Dickinson, J.E., Hugo, P.J., Barker, A.: Prenatal sonographic appearances of Klippel-Trenaunay-Weber syndrome. Prenat. Diagn. 19 (1999) 369–371
27. Rodeck, C.H., Eady, R.A.J., Gosden, C.M.: Prenatal diagnosis of epidermolysis bullosa letalis. Lancet 1 (1980) 949–952
28. Rodeck, C.H.: Fetoscopy guided by real time ultrasound for pure fetal blood samples, fetal skin samples and examination of the fetus in utero. Brit. J. Obstet. Gynaecol. 87 (1980) 449–456
29. Seoud, M., Santos-Ramos, R., Friedman, J.M.: Early prenatal ultrasonic findings in Klippel-Trenaunay-Weber-syndrome. Prenat. Diagn. 4 (1983) 365–373
30. Shalev, E., Rotnano, S., Nseir, T., Zuckerman, H.: Klippel-Trenaunay-syndrome: ultrasonic prenatal diagnosis. J. Clin. Ultrasound 16 (1988) 268–270
31. Shulman, L.P., Elias, S., Andersen, R.N. et al.: Alpha-fetoprotein and acethylcholinesterase are not predictive of fetaljunctional epidermolysis bullosa, Herlitz variant. Prenat. Diagn. 11 (1991) 813–818
32. Smith, D.W.: Recognizable patterns of human malformations. Genetic, embryologic and clinical aspects. Philadelphia: Saunders 1982
33. Warhit, J.M., Goldman, M.A., Sachs, L., Weiss, L.M., Pek, H.: Klippel-Trenaunay-Weber syndrome: Appearance in utero. J. Ultrasound Med. 2 (1983) 515–518
34. Wiedemann, H.R., Grosse, F.R., Dibbern, H.: Das charakteristische Syndrom. Stuttgart: Schattauer 1982

32 Allgemeine und spezielle sonographische Hinweiszeichen sowie gezielte Ausschlussdiagnostik auf Chromosomenaberrationen

Definitionen

„Hinweiszeichen". Hierunter versteht man sonographisch darstellbare Auffälligkeiten des Feten, der Nabelschnur oder der Plazenta, mit deren Auftreten gehäuft chromosomale Aberrationen des Feten verbunden sind. Sie sind grundsätzlich im Rahmen einer erweiterten Screeninguntersuchung zu erfassen. Hinweiszeichen unterscheiden sich von den eigentlichen fetalen Fehlbildungen dadurch, dass sie

- oft nur vorübergehend darstellbar sind (z. B. die fetale Nackentransparenz zwischen 10 und 14 SSW) und
- dass viele Hinweiszeichen – bei normalem Chromosomensatz – funktionell und quo ad vitam für den Feten bedeutungslos sind und weder prä- noch postnatal weiterer Kontrollen bedürfen (z. B. Plexus-chorioideus-Zysten oder ein echodichter intrakardialer Fokus).

Ausschlussdiagnostik. Die gezielte Suche nach Hinweiszeichen, bzw. die Ausschlussdiagnostik, gewinnt gerade bei Frauen ab 35 Jahren oder mit einer belasteten einschlägigen Anamnese eine große Bedeutung. Diese gezielte Ausschlussdiagnostik besteht in der zusätzlichen Fahndung nach speziellen Stigmata für Chromosomenstörungen und ist vor allem bei Schwangeren, die invasive Eingriffe, wie eine Fruchtwasserpunktion, ablehnen, von Bedeutung. Umgekehrt sollte bei sonographischem Nachweis eines oder mehrerer Hinweiszeichen eine sorgfältige Aufklärung der zukünftigen Kindseltern über die Möglichkeiten der invasiven pränatalen Karyotypisierung erfolgen.

Risikoberechnung mithilfe von Hinweiszeichen

Vorteil der Hinweiszeichen. Die häufigste Chromosomenaberration des Neugeborenen ist die Trisomie 21. Bis zu 50% der Feten mit Down-Syndrom weisen strukturelle Anomalien (Fehlbildungen im eigentlichen Sinne) auf; häufig sind diese jedoch – wie etwa Herzfehler – pränatal sonographisch erschwert und nur durch den erfahrenen Untersucher zu erkennen. Im Gegensatz dazu lassen sich bei über 80% aller Feten mit Chromosomenaberrationen im Routinescreening oder im Rahmen der gezielten Ausschlussdiagnostik bestimmte Hinweiszeichen darstellen.

Befundkombinationen. Bisher wurden zur Abschätzung des Risikos für eine fetale Chromosomenaberration vor allem anamnestische Angaben (Alter der Schwangeren, vorangegangene Schwangerschaften mit fetalen Chromosomenanomalien, Familienanamnese) herangezogen. Eine exaktere und individuellere Berechnung dieses Risikos erfolgt durch die Kombination von anamnestischen Daten (maternales Alter, vorangegangene Schwangerschaften mit fetaler Trisomie) mit den Ergebnissen biochemischer Untersuchungen aus dem mütterlichen Blut (Triple-Test, 15–18 SSW) und dem aktuellen sonographischen Befund unter Einbeziehung der aktuellen Schwangerschaftswoche sowie von „Hinweiszeichen". Der Ausschluss von Hinweiszeichen deutet auf ein generell geringeres Risiko einer fetalen Chromosomenaberration hin, als es etwa aufgrund des maternalen Alters zu erwarten gewesen wäre.

Individuelle Risikoberechnung. Das individuelle Risiko einer fetalen Chromosomenanomalie bezieht sich – neben dem Alter der Schwangeren – auf die Art und Anzahl der Hinweiszeichen. So hat z. B. die isolierte, singuläre Nabelschnurarterie ein geringgradig erhöhtes Risiko, während die Kombination aus beidseitiger Nierenbeckenerweiterung und Herzfehler/Perikarderguss ein weitaus höheres Risiko ergibt. Nicht zuletzt fließt die aktuelle Schwangerschaftswoche (bei gesichertem Gestationsalter!) zum Zeitpunkt der Untersuchung in die Risikoberechnung ein: Zum einen ist die frühe Wachstumsretardierung, die ohne Anzeichen einer Plazentainsuffizienz auftritt, ein generell wichtiges Hinweiszeichen für fetale Chromosomenanomalien, zum anderen sinkt durch die natürliche Selektion von Feten mit Chromosomenaberrationen mit zunehmendem Schwangerschaftsalter die Wahrscheinlichkeit, dass der Fetus eine Chromosomenanomalie aufweist.

Allgemeine sonographische Hinweiszeichen auf Chromosomenaberrationen

■ *Frühe Hinweiszeichen: Ende I. Trimenon/ Anfang II. Trimenon*

Fetale Nackentransparenz

Inzidenz. Die fetale Nackentransparenz kommt bei bis zu 3% aller Feten zwischen 10 und 14 SSW (Scheitel-Steiß-Länge 38–80 mm) vor.

Ätiopathogenese. Die Verdickung der Subkutis zwischen der Nackenhaut und dem Bindegewebsschlauch um die Halswirbelsäule entsteht durch eine transiente Überperfusion der oberen Körperhälfte (relative Aortenisthmusstenose? frühe kardiale Dekompensation?) im I. Trimenon.

Sonographische Messung. Die Darstellung erfolgt im sagittalen Längsschnitt mittels Vaginal- oder Abdominalsonographie (Abb. 32.**1** und 32.**2**). Bei der Messung der fetalen Nackentransparenz ist darauf zu achten, dass:

- eine exakt sagittale Schnittführung durch den Feten erreicht wird (wie zur Messung der Scheitel-Steiß-Länge) (Abb. 32.**2**),
- der Fetus maximal vergrößert auf dem Bildschirm dargestellt ist,
- in keinem Fall eine Verwechslung der Nackenhaut mit der Amnionmembran vorliegt und
- bei jeder Messung der größtmögliche Durchmesser der Nackentransparenz (nur der echoleere Bereich ist zu messen) festgehalten wird.

Oft erweist es sich als hilfreich, die fetale Nackentransparenz 2- bis 3-mal in einer Untersuchung vor und nach Spontanbewegungen des Feten zu vermessen und den Mittelwert zur Risikoberechnung heranzuziehen (wichtig z. B. bei Frauen über 35 Jahren, die primär keine invasive Diagnostik wünschen, oder bei jungen Frauen mit belasteter Anamnese).

Assoziierte Krankheitsbilder.

Trisomien. Eine Nackentransparenz von ≥ 3 mm geht im Mittel in 20–30% mit einer fetalen Chromosomenaberration (insbesondere Trisomie 21 und 18, aber auch Trisomie 13 und Turner-Syndrom) einher. Das Aneuploidierisiko korreliert eng mit dem mütterlichen Alter und der maximalen Dicke der Nackentransparenz: Für die Trisomien 21, 18 und 13 ist das Risiko bei einer Nackentransparenz von 3 mm / 4 mm /

5 mm / ≥ 6mm um das 3fache / 18fache / 28fache / 36fache gegenüber dem Basisrisiko (mütterliches Altersrisiko) erhöht. Bei einem Cut-off-Risiko von 1:300 (Altersrisiko multipliziert mit dem Risiko der Nackentransparenzdicke) erreicht die Nackentransparenzmessung eine Sensitivität von 62–84% (zum Vergleich: Die reine Risikoberechnung aus dem maternalen Alter weist eine Sensitivität von 30% auf).

Mehrlingsschwangerschaften. Wesentlich ist die Nackenmessung insbesondere auch bei Mehrlingsschwangerschaften, da hier das mütterliche Serumscreening (Triple-Test) nicht aussagekräftig ist. Darüber hinaus kann bei monochorialen Geminigraviditäten eine Diskrepanz bei der Nackentransparenzmessung von > 1 mm zwischen den beiden Feten einen ersten Hinweis auf ein erhöhtes Risiko eines sich später entwickelnden fetofetalen Transfusionssyndromes geben (rechtzeitiger Kontrollultraschall) (93).

Herzfehlbildung. 4% aller Feten, bei denen in der Frühschwangerschaft bei normalem Karyogramm eine verbreiterte Nackentransparenz dargestellt werden konnte, weisen eine Herzfehlbildung auf (Indikation zur Fetalechokardiographie!). Die Wahrscheinlichkeit einer kardialen Fehlbildung steigt bei chromosomal unauffälligen Feten mit der Dicke der Nackentransparenz zwischen 10 und 14 SSW deutlich an: Bei einer Nackentransparenz von 2,5–3,4 mm in der Frühschwangerschaft lassen sich in etwa 5 von 1000 Fällen im II. Trimenon strukturelle Herzfehler nachweisen. Das Risiko steigt bei einer Nackentransparenz von 3,5–4,4 mm / 4,5–5,4 mm / ≥ 5,5 mm auf 7 von 1000 / 54 von 1000 / 233 von 1000 an (49, 66, 105, 108).

Hygroma colli

Inzidenz. Sehr selten bei Lebendgeburten, häufiger (1–5%) im frühen II. Trimenon.

Sonographischer Befund. Sonographisch finden sich bilaterale, oftmals septierte Zysten im Bereich des Hinterhauptes und des Halses sowie ein medianes, dorsales Nuchalseptum (Abb. 32.**3**).

Assoziierte Krankheitsbilder. 40–100% der Feten entwickeln einen generalisierten Hydrops, und bis zu 92% der Feten weisen einen Herzfehler auf (typisch: Coarctatio aortae). Die Aneuploidierate bei Hygroma colli beträgt 46–90% (Turner-Syndrom, Trisomie 21 und 18) (20, 37, 68, 120).

Hydrops fetalis

Inzidenz. 1:1000 Geburten.

Sonographischer Befund. Aszites, Pleura- und/oder Perikarderguss und generalisiertes Hautödem.

Assoziierte Krankheitsbilder. Das Risiko einer chromosomalen Aberration beim nichtimmunologischen Hydrops fetalis beträgt 11–78% (v. a. Trisomie 21 und Turner-Syndrom) (44, 50, 62, 89, 91). Die Wahrscheinlichkeit einer zugrunde liegenden chromosomalen Aberration ist bei Feten vor 20 SSW und bei gleichzeitig nachweisbarem Hygroma colli am höchsten.

Fehlende Verschmelzung von Amnion und Chorion nach dem Ende des I. Trimesters

Inzidenz. Ca. 2–3%; bis zu 20% bei Nachweis zusätzlicher Anomalien des Feten.

Sonographischer Befund. Die Amnionmembran verschmilzt normalerweise bis zum Ende von 12/13 SSW mit dem Chorion. Lässt sich das Amnion nach vollendeten 14 SSW als semizirkuläre, dünne Membran um den Feten mehr als 3 mm getrennt vom Chorion darstellen, gilt dies als indirektes Hinweiszeichen auf fetale Chromosomenaberrationen (Abb. 32.**4**). Häufig findet sich eine begleitende Nackentransparenz oder ein Hygroma colli. In etwa 40% der Fälle finden sich sonographische Auffälligkeiten (Fehlbildungen oder Hinweiszeichen) beim detaillierten Fehlbildungsscreening zwischen 18 und 22 SSW.

Assoziierte Krankheitsbilder. Bis zu 6% der Feten ohne zusätzliche Anomalien und 48% der Feten mit Zusatzfehlbildungen weisen eine Chromosomenaberration auf (Trisomien 21, 18 und 13, Turner-Syndrom).

Differenzialdiagnose. Subamniale oder subchoriale Blutungen (spontan oder nach Punktionen).

Frühe Wachstumsretardierung (II. Trimenon)

Bedeutung. 19% der Feten mit hochgradiger, früher Wachstumsretardierung weisen eine Chromosomenaberration, am häufigsten eine Triploidie, Trisomie 18 oder Trisomie 13, auf (Abb. 32.**5**).

Im I. Trimenon kann die (zu geringe) Scheitel-Steiß-Länge nur dann als Zusatzkriterium zur Evaluierung eines evtl. erhöhten Risikos herangezogen werden, wenn der Konzeptionszeitpunkt bekannt ist oder wenn vor Eintritt der Schwangerschaft ein regelmäßiger Zyklus vorlag.

Assoziierte Krankheitsbilder. Feten mit Triploidie, Trisomie 18 oder Trisomie 13 weisen typischerweise eine hochgradige und frühe (vor 24 SSW nachweisbare), asymmetrische Wachstumsretardierung auf; die Wachstumsretardierung bei anderen chromosomalen Anomalien (Trisomie 21, Turner-Syndrom) manifestiert sich oft erst nach 24 SSW (5, 33, 41, 56, 90, 102).

Eine hohes Risiko für eine fetale Chromosomenaberration liegt insbesondere dann vor, wenn zusätzlich morphologische Fehlbildungen, eine normale oder erhöhte Fruchtwassermenge sowie normale Dopplerströmungswerte in den uterinen und umbilikalen Gefäßen dargestellt werden können.

Differenzialdiagnose. Bei einer Plazentainsuffizienz zeigen sich dagegen keine morphologischen Auffälligkeiten, aber eine verminderte Fruchtwassermenge und pathologische Dopplerströmungswerte.

◼ *Hinweiszeichen zwischen 16 und 24 SSW*

Plexus-chorioideus-Zysten

Inzidenz. 1% der Feten zwischen 16 und 24 SSW.

Sonographischer Befund. Eine oder mehrere Zyste(n) im Bereich der Plexus chorioidei der Seitenventrikel. Die Zysten sind funktionell bedeutungslos und lassen sich meistens ab 26 SSW nicht mehr darstellen (29).

Assoziierte Krankheitsbilder. Im Mittel findet sich bei etwa 1% der Feten mit isolierten und bei 33–86% der Feten mit kombinierten Plexuschorioideus-Zysten eine Chromosomenaberration (typisch: Trisomie 18) (43, 57), d. h. das Risiko einer Chromosomenaberration steigt mit dem Nachweis zusätzlicher Fehlbildungen und mit dem maternalen Alter an. Es wird grundsätzlich kontrovers diskutiert, ob die Größe und Lage der Zyste(n) oder das bilaterale Auftreten auf die Wahrscheinlichkeit einer zugrunde liegenden chromosomalen Anomalie einen Einfluss haben (36, 97).

Eine pränatale Karyotypisierung sollte bei Nachweis von beidseitigen Plexus-chorioideus-Zysten (Abb. 32.**6**) bei ansonsten unauffälligem Sonogramm (gezielte Ausschlussdiagnostik für Trisomie 18) angeboten

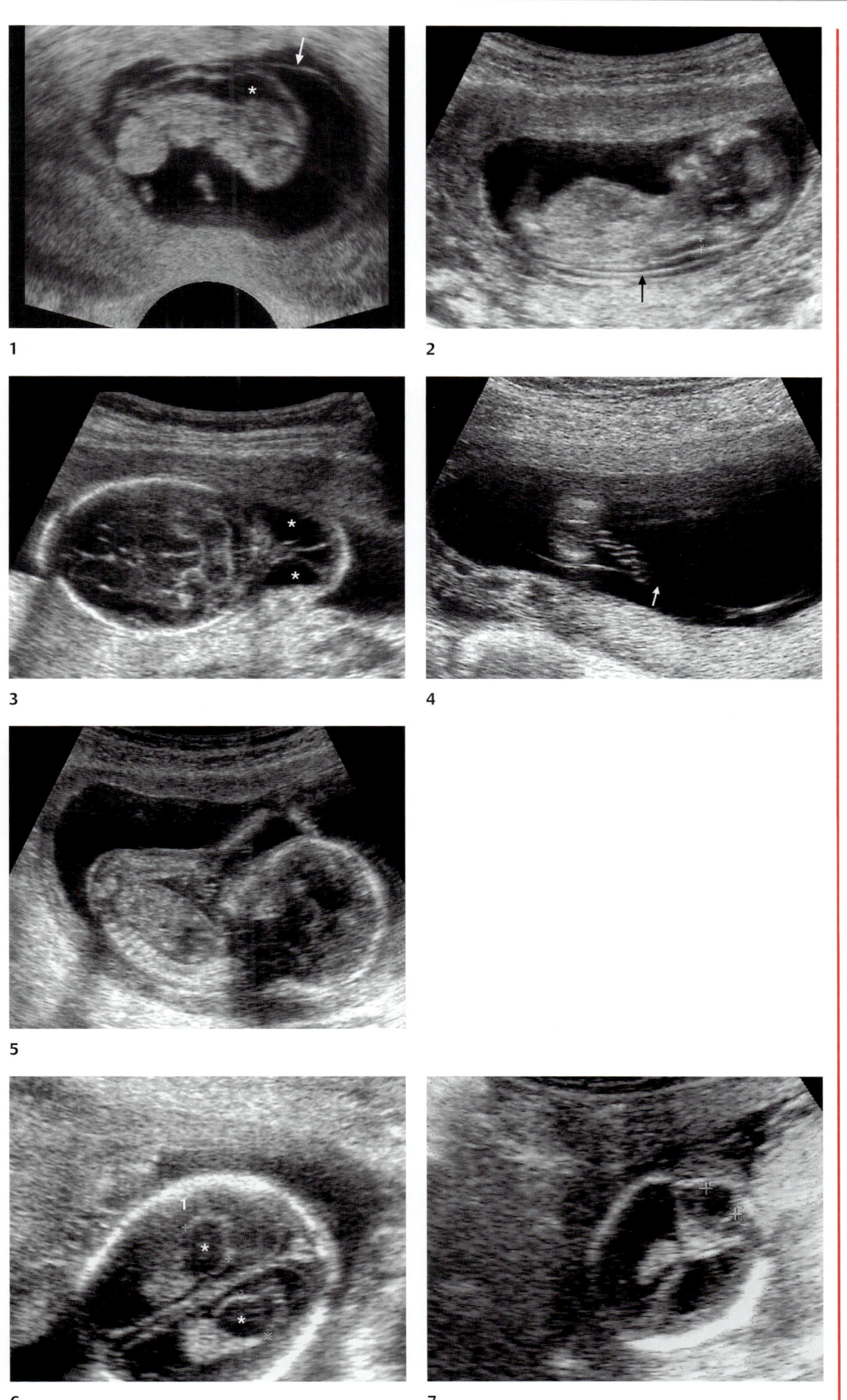

1

2

3

4

5

6

7

Frühe Hinweiszeichen auf Chromosomenaberrationen

Abb. 32.**1** Transvaginalsonographische Darstellung einer ausgedehnten Nackentransparenz (∗) in der Frühgravidität. Pfeil = Amnionmembran.

Abb. 32.**2** Abdominalsonographische Darstellung einer Nackentransparenz von 2,5 mm (+ +). Pfeil = Amnionmembran.

Abb. 32.**3** Hygroma colli (∗) bei einem Feten mit Turner-Syndrom.

Abb. 32.**4** Fehlende Verschmelzung von Amnion (Pfeil) und Chorion mit 14+3 SSW.

Abb. 32.**5** Frühe disproportionierte (= asymmetrische) Wachstumsretardierung. Auffällig ist der geringe Abdomendurchmesser im Vergleich zum Kopfdurchmesser.

Hinweiszeichen zwischen 16 und 24 SSW

Kopfauffälligkeiten

Abb. 32.**6** Plexus-chorioideus-Zysten beidseitig (∗). Durchmesser jeweils 9 mm.

Abb. 32.**7** Fossa-posterior-Zyste (+ +) mit einem Durchmesser von 8 mm bei einem Feten mit Triploidie (69, XXX).

Abb. 32.**8** Dandy-Walker-Malformation mit Trennung der beiden Zerebellumhemisphären (Pfeil) und Vermisaplasie.

Herzauffälligkeit

Abb. 32.**9** Golfballphänomen (= echoreicher Fokus) im linken Ventrikel (Pfeil) bei I. BEL.

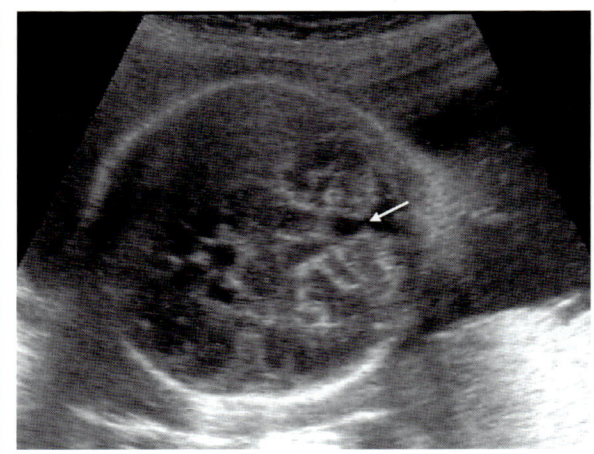

8

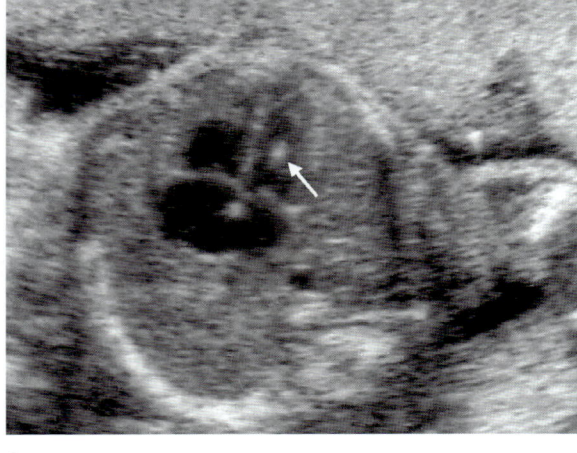

9

Darmauffälligkeit

32.**10** Hyperechogener Darm (Pfeil).

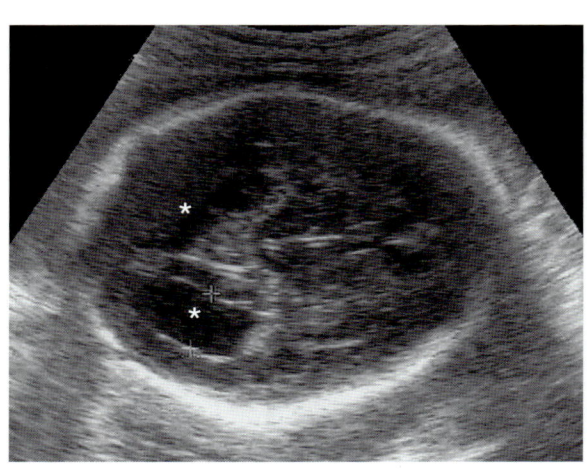

10

Grenzwertige Weitstellungen im II. Trimenon

Abb. 32.**11** Beidseitige geringgradige Ventrikelerweiterung im Bereich der Hinterhörner (∗). Durchmesser 13 mm.

Abb. 32.**12** Geringgradiger Perikarderguss bei einem Feten mit Trisomie 21. Links: im Transversalschnitt erkennt man nur eine dünne echoarme Sichel um das Herz (Pfeil). Rechts: im gekippten Schrägschnitt zeigt sich der Perikarderguss mit 3 mm etwas deutlicher (Pfeil).

Abb. 32.**13** Beidseitige Nierenbeckenerweiterung; a.p.-Durchmesser (+ +) jeweils 10 mm.

Auffälligkeiten im Becken- und Extremitätenbereich

Abb. 32.**14** Verbreiteter Beckenknochenwinkel (> 90°) bei einem Feten mit Trisomie 21.

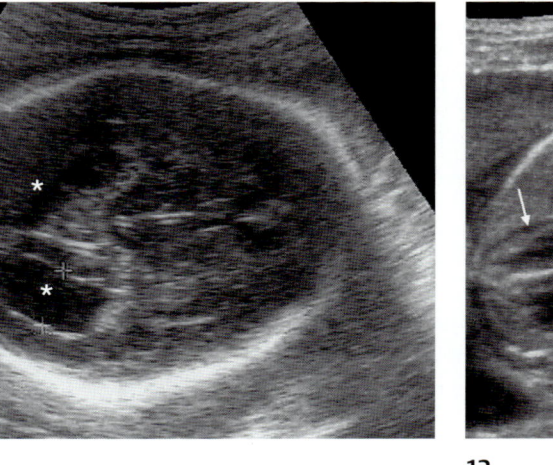
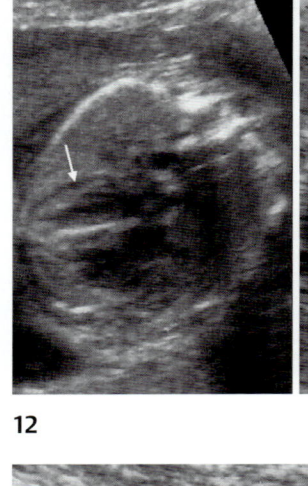
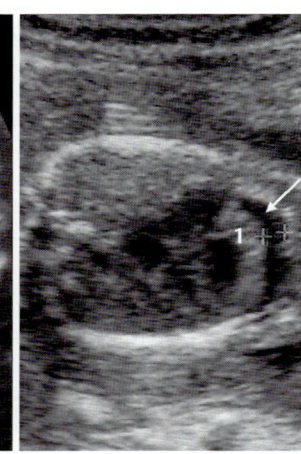

11

12

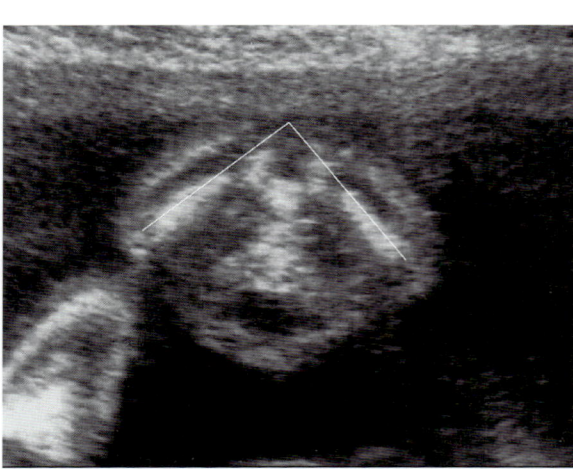

13

14

werden. Bei Schwangeren unter 35 Jahren und unauffälliger Anamnese kann beispielsweise ein Triple-Test zur Entscheidungsfindung pro/kontra Punktion hilfreich sein (40). In jedem Fall sollte ein exaktes sonographisches Screening auf begleitende Fehlbildungen durchgeführt werden (67, 97).

Fossa-posterior-Zyste (posterior fossa cyst, zystische Ausweitung der hinteren Schädelgrube)

Inzidenz. Selten.

Assoziierte Krankheitsbilder. Bei 50% der Feten liegt eine Chromosomenaberration vor (v. a. Trisomie 18 und 13) (11, 75, 84, 109). Das Risiko einer chromosomalen Anomalie ist bei früher Diagnose (vor 21 SSW), bei fehlender oder geringgradiger Ventrikelerweiterung und bei Nachweis von Zusatzfehlbildungen sehr hoch (Abb. 32.**7**). Begleitende intra- und extrazerebrale Fehlbildungen sind häufig und tragen wesentlich zu der hohen perinatalen Mortalität auch bei Feten mit normalem Karyogramm bei.

Differenzialdiagnose. Dandy-Walker-Malformation oder -Variante (Abb. 32.**8**); Inzidenz ca. 0,03% aller Feten; Trias: Agenesie/Hypoplasie des Vermis cerebelli, zystische Ausweitung der Cisterna magna, offene Verbindung zum 4. Ventrikel; schlechte Prognose. Seltener zystische Ausweitung der hinteren Schädelgrube ohne Kleinhirndefekt oder Arachnoidalzyste.

Golfballphänomen (hyperechogener intrakardialer Fokus)

Inzidenz. 2–5% aller Feten zwischen 18 und 22 SSW.

Sonographischer Befund. Sonographisch imponiert im Bereich der Herzkammer ein kleiner, runder, echodichter Fokus („Golfball", entspricht verdickten Chordae tendineae) (Abb. 32.**9**). Ein solcher Fokus findet sich im linken Ventrikel wesentlich häufiger als im rechten. In etwa 5% werden beidseitige oder multiple Foki beobachtet.

Assoziierte Krankheitsbilder. Das Risiko einer fetalen Chromosomenaberration (vorwiegend Trisomie 21) bei isoliertem Golfballphänomen und Ausschluss weiterer Fehlbildungen beträgt etwa 1–2%. Das Risiko einer Chromosomenaberration ist möglicherweise bei rechtsventrikulärem oder bilateralem Auftreten etwas höher (22). In einem Risikokollektiv (Amniozentesefälle mit erhöhtem maternalem Alter) wurde eine 6%ige Aneuploidierate beschrieben (18). Bei Schwangeren unter 35 Jahren mit ansonsten unauffälligem sonographischem Befund (gezielte Ausschlussdiagnostik für Trisomie 21) und normalem Serumscreening (Triple-Test) sollte die Indikationsstellung zur invasiven Abklärung wegen des relativ geringen Risikos einer Chromosomenaberration vom Wunsch der Eltern abhängig gemacht werden (2). Das Golfballphänomen bleibt (im Gegensatz etwa zur Nackentransparenz oder zu Plexus-chorioideus-Zysten) in den meisten Fällen bis zur Geburt sonographisch nachweisbar. Der echogene Fokus ist nicht mit einer erhöhten Rate an Herzfehlbildungen assoziiert und ist bei unauffälligem Karyogramm funktionell bedeutungslos (30, 85).

Hyperreflektorische Darmstruktur

Inzidenz. 0,2–2% der Feten im II. Trimenon.

Sonographischer Befund und assoziierte Krankheitsbilder. Darmschlingen gleicher oder höherer Schalldichte als die fetalen Cristae iliacae (Referenzdichte) finden sich bei Chromosomenanomalien und zystischer Fibrose, seltener nach intraamnialen Blutungen oder Infektionen (CMV) (Abb. 32.**10**). Bei fetaler Wachstumsretardierung und Oligohy-

dramnion ist die hyperechogene Darmstruktur oft Ausdruck einer hochgradigen Plazentainsuffizienz (besonders ungünstige Prognose bei gleichzeitig erhöhten mütterlichen Serum-AFP-Werten) (1). Daher sollte die Darstellung einer hyperreflektorischen Darmstruktur stets eine Dopplerströmungsmessung nach sich ziehen.

Tritt die hyperechogene Darmstruktur als isolierte sonographische Auffälligkeit in Erscheinung, beträgt das Risiko einer fetalen Chromosomenaberration bis zu 8% (typisch: Trisomie 21, aber auch andere Aneuploidien) (4, 17, 92, 100); kombiniert mit weiteren Fehlbildungen liegt das Risiko etwa bei 42%.

■ Grenzwertige Weitstellungen als Hinweiszeichen im II. Trimenon

Geringgradige Ventrikelerweiterung

Sonographischer Befund. Als Grenzwert für die laterale Ausdehnung der Hinterhörner der Seitenventrikel gelten 10 mm.

Assoziierte Krankheitsbilder. Einer geringgradigen Ventrikelerweiterung auf 10–15 mm liegt in 2–3% bei isoliertem Befund und in bis zu 27% bei Nachweis von Zusatzfehlbildungen eine fetale Chromosomenaberration (Trisomie 21, 18 oder 13, Triploidie) zugrunde (Abb. 32.**11**). Mit steigendem Ausprägungsgrad der Ventrikelerweiterung sinkt die Wahrscheinlichkeit einer fetalen Chromosomenaberration, allerdings steigt mit dem Grad der Ventrikelerweiterung (auch im Bereich von 10–15 mm) das Risiko einer frühkindlichen Entwicklungsverzögerung (12, 15, 69, 82).

Wichtige Differenzialdiagnosen.
● Blutungen oder Infekte in der Frühschwangerschaft (CMV: Verkalkungen an den Außenrändern der Seitenventrikel),
● Aquäduktstenose (Ausweitung der Seitenventrikel und des dritten Ventrikels bei normaler Cisterna magna und unauffälligem Kleinhirn),
● Arnold-Chiari-Malformation (spinale Dysrhaphie mit Kleinhirnkompression, Ausweitung insbesondere der Hinterhörner).

Geringgradiger Perikarderguss

Sonographischer Befund. Der Grenzwert beträgt 2 mm. Im Gegensatz zum (ausgeprägteren) Perikarderguss bei generalisiertem Hydrops, Herzfehlbildungen oder Arrhythmien, Autoimmunerkrankungen oder fetalen Infektionen (z. B. Parvovirus B19) ist der pränatal sonographische Nachweis einer isolierten Flüssigkeitsansammlung im Perikard über der physiologischen Grenze von 2 mm selten (81, 98).

Assoziierte Krankheitsbilder. In etwa 31% der Fälle liegt eine chromosomale Aberration vor (typisch: Trisomie 21) (96) (Abb. 32.**12**). Der geringgradige Perikarderguss selbst ist bei normalem Karyogramm funktionell bedeutungslos und nicht mit einem erhöhten Risiko für perinatale Komplikationen assoziiert (31).

Geringgradige Nierenbeckenerweiterung

Sonographischer Befund. Die Grenzwerte (anteroposteriorer Durchmesser) verlaufen von über 4–5 mm mit 20 SSW bis über 10 mm ab 30 SSW (Abb. 32.**13**).

Assoziierte Krankheitsbilder. Die isolierte und einseitige Nierenbeckenerweiterung ist nicht mit einem erhöhten Risiko für Chromosomenstörungen verbunden. Hinter dem beidseitigen Auftreten einer isolierten geringgradigen Nierenbeckenerweiterung verbirgt sich hingegen im Mittel in 3% eine fetale Chromosomenaberration. Das Basisrisiko für

Abb. 32.**15** Links: Hand bei einem Feten mit Trisomie 21. Der 5. Finger zeigt eine fehlende Mittelphalanx (Pfeil) (Beobachtung: Prof. Merz, Frankfurt). Rechts: Hand bei einem Feten mit Trisomie 21. Der 5. Finger zeigt eine normale Mittelphalanx (Pfeil)!

Abb. 32.**16** Sandalenlücke (zwischen dem 1. und 2. Zeh) bei einem Feten mit Trisomie 21.

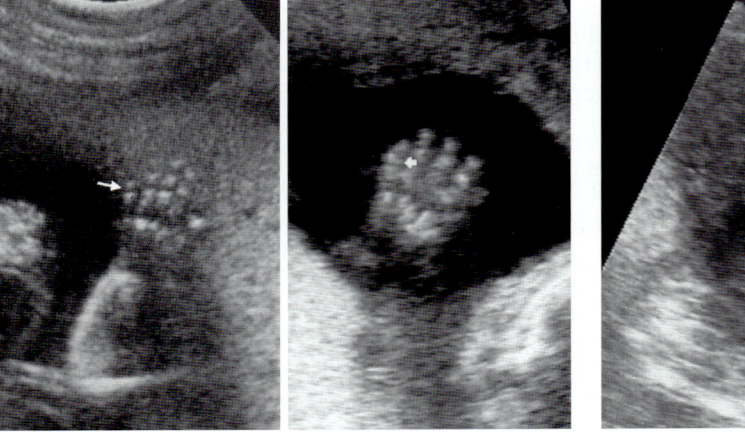

15

16

Nabelschnur

Abb. 32.**17** Singuläre Nabelschnurarterie. Im Querschnitt durch die Nabelschnur erkennt man neben der großlumigen Vene (V) nur eine kleinlumige Arterie (A).

Abb. 32.**18** 3,5 · 2,5 cm große Nabelschnurzyste bei einem Feten mit Trisomie 18. Links: Querschnitt. Rechts: Längsschnitt.

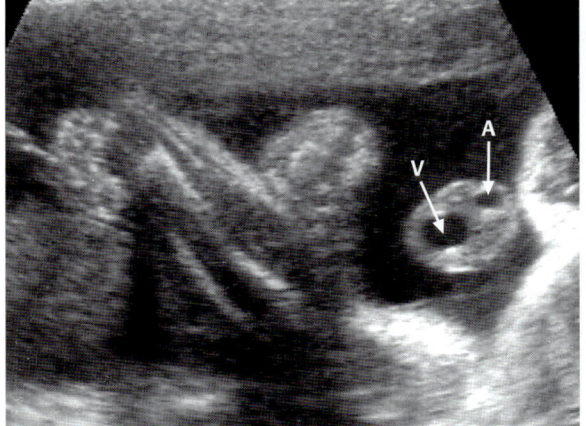

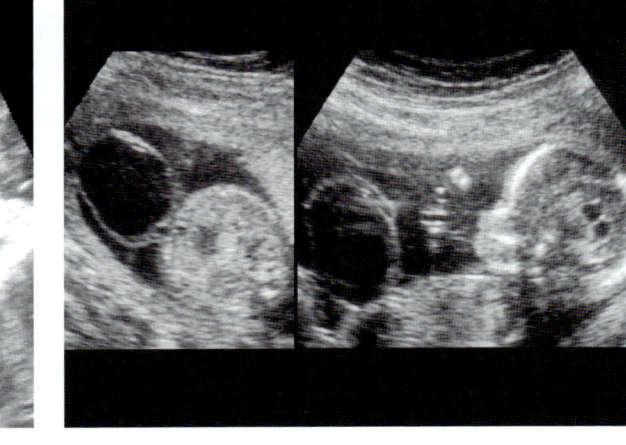

17

18

Phänotypische Expression bei Trisomie 18

Abb. 32.**19** Erdbeerförmiger Schädel („Strawberry-Sign") in der Frontookzipitalebene bei einem Feten mit Trisomie 18, II. SL.

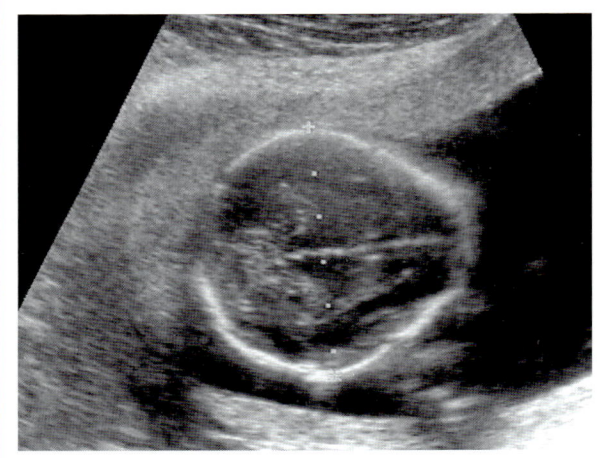

19

eine Trisomie 21 ist bei geringgradiger Nierenbeckenerweiterung in Abhängigkeit vom maternalen Alter auf das 3- bis 4fache erhöht (7, 72, 114, 116, 117).

Die Wahrscheinlichkeit einer fetalen Chromosomenaberration beträgt 25–32%, wenn sich neben der uni- oder bilateralen Nierenbeckenerweiterung noch zusätzliche sonographische Auffälligkeiten (häufig Herzfehlbildungen) finden.

■ Hinweiszeichen an Beckenknochen und Extremitäten

Relativ verbreiterte Beckenknochen

Sonographische Darstellung. Der Winkel, den die beiden Beckenkämme im Axialschnitt zu beiden Seiten der Lendenwirbelsäule in Höhe des Blasendomes (unterhalb des Nabelschnuransatzes) miteinander bilden, kann zur gezielten Ausschlussdiagnostik chromosomaler Anomalien bereits im frühen II. Trimenon herangezogen werden.

Assoziierte Krankheitsbilder. Feten mit Trisomie 21 weisen einen mittleren Winkel zwischen den kranialen Beckenkämmen von 79–98° auf (Abb. 32.**14**), chromosomal normale Feten im Mittel einen Winkel von 67–78° (14, 55, 99). Zur Winkelberechnung sollte nur die höchstmögliche Ebene, in der sich die Beckenkämme beider Seiten in etwa gleicher (maximaler) Länge deutlich darstellen lassen, herangezogen werden, da auch bei Feten mit Trisomie 21 die Beckenwinkel nach kaudal hin abnehmen und dadurch die Überlappungszone gegenüber den chromosomal unauffälligen Feten zunimmt.

Der Grenzwert von 90° (Winkel zwischen linkem und rechtem Beckenkamm) erfasst 37–91% der Feten mit Trisomie 21 bei einer falsch positiven Rate von etwa 5% (normale Feten mit relativ verbreiterten Beckenknochen).

Relativ verkürzte lange Röhrenknochen (Femur und Humerus)

Messwerte und ihre Bedeutung. Feten mit Chromosomenaberrationen (insbesondere Trisomie 21) weisen häufig ein vermindertes Längenwachstum der langen Röhrenknochen auf. Die Abgrenzung gegenüber chromosomal unauffälligen Feten ist schwierig, da sich die Längenmessungen häufig überlappen (hohe falsch positive „Entdeckungsraten") und eine Wachstumsretardierung anderer Genese ausgeschlossen werden muss. Anstelle von Normwerten auf Basis des errechneten Gestationsalters wird der Risikoberechnung daher zumeist eine „Ratio" (z. B. das Verhältnis von Femurlänge zu biparietalem Durchmesser) zugrunde gelegt. Die in Tab. 32.**1** aufgeführten Werte liefern in der gezielten Ausschlussdiagnostik wertvolle Zusatzinformationen.

Tabelle 32.1 Wichtige Messparameter, die als Hinweis auf eine Chromosomenaberration gelten

➤ Die gemessene Humeruslänge/normale Humeruslänge (normale Länge auf Basis des biparietalen Durchmessers) < 0,90 erfasst 50% der Feten mit Trisomie 21 und 6,25% der chromosomal unauffälligen Feten (14–20 SSW) (8)
➤ Gemessene/normale Länge von Humerus und Femur unter 0,91: 44% der Feten mit Trisomie 21 und 7,6% der normalen Feten (15–19 SSW) (10)
➤ Femurlänge/Fußlänge unter 0,88: 35% der Feten mit Trisomie 21; 4,6% falsch positiv (chromosomal normale Feten) (39)
➤ Humeruslänge + Femurlänge/Fußlänge unter 1,76: 53% der Feten mit Trisomie 21; 7% falsch positiv (chromosomal normale Feten) (53)
➤ Messung von Humerus, Femur, Tibia und Fibula, Vergleich mit Normwerten für das jeweilige Gestationsalter: Wenn alle 4 Werte im Normbereich liegen, kann evtl. bei Frauen unter 40 Jahren (sofern keine anderen Risikofaktoren vorliegen!) von einer Amniozentese abgesehen werden (115)

Tabelle 32.2 Typische Hand- und Fußfehlbildungen bei Chromosomenaberrationen

Trisomie 21	➤ Klinodaktylie ➤ kurze oder fehlende Mittelphalanx des Kleinfingers (Abb. 32.**15**) (6) ➤ „Sandalenlücke" zwischen 1. und 2. Zehe (Abb. 32.**16**) (118)
Trisomie 18	➤ „überlappende" Finger und Klumpfüße
Trisomie 13 und Triploidie	➤ Polydaktylie

Fehlbildungen und Fehlstellungen der Hände und Füße

Bedeutung. Fehlbildungen und Fehlstellungen der Hände und Füße nehmen eine Mittelstellung zwischen den Hinweiszeichen beim allgemeinen Fehlbildungsscreening und der gezielten sonographischen Ausschlussdiagnostik ein. Ihr Nachweis ist gerade bei jungen Frauen mit grenzwertigem Triple-Test von Bedeutung. Zwar können manche Anomalien, wie etwa die Polydaktylie, schon mit großer Sicherheit gegen Ende des ersten Trimesters diagnostiziert werden (21), ihre wahre Bedeutung liegt aber in ihrer Wertigkeit als „Zusatzfehlbildung" neben anderen sonographischen Markern oder strukturellen Fehlbildungen (79).

Assoziierte Krankheitsbilder. Charakteristische sonographisch darstellbare Auffälligkeiten sind in Tab. 32.2 aufgeführt.

■ Hinweiszeichen an Plazenta und Nabelschnur

Vakuolige Plazenta

Bedeutung. Die für die 69, XYY-Form der Triploidie pathognomonische „Schweizer-Käse"-Struktur der Plazenta findet sich lediglich bei 17% der triploiden Feten und ist nahezu immer mit einer hochgradigen, frühen Wachstumsretardierung vergesellschaftet. Typisch für die Triploidie in der Frühschwangerschaft sind abnorm hohe hCG-Konzentrationen im maternalen Serum (unabhängig von der Struktur der Plazenta), gepaart mit verdickter Nackenfalte, ausgeprägter Wachstumsretardierung und strukturellen Fehlbildungen des Feten (51, 52, 60).

Singuläre Nabelschnurarterie

Inzidenz. 1% aller Lebendgeburten.

Sonographische Darstellung. Sichere Identifizierung nur im Querschnitt möglich (Abb. 32.**17**), im Zweifelsfall mittels Farbdoppler beim Nabelschnuransatz oberhalb der fetalen Harnblase.

Assoziierte Krankheitsbilder. Bei isoliertem Auftreten besteht nur ein geringgradig erhöhtes Risiko für eine fetale Chromosomenanomalie (ca. 1% für Trisomien und strukturelle Aberrationen). Ein Drittel der Feten weist zusätzliche Fehlbildungen (Urogenitaltrakt, Herz, Spaltbildungen) auf; diese erhöhen das Risiko einer Chromosomenaberration auf 12–30% (24, 83).

Bei normalem Karyogramm besteht ein geringgradig erhöhtes Risiko für intrauterine Wachstumsretardierung und/oder Frühgeburtlichkeit. Die Prognose von Feten mit isolierter, singulärer Nabelschnurarterie und normalen Dopplerströmungswerten ist jedoch generell als sehr günstig einzustufen (80, 110).

Nabelschnurzyste

Inzidenz und Bedeutung im I. Trimenon. 3% zwischen 7 und 13 SSW; etwa 25% dieser Feten weisen weitere sonographische Auffälligkeiten auf, 7% eine Chromosomenaberration (Trisomie 18) (Abb. 32.**18**). Das Risiko für strukturelle und/oder chromosomale Anomalien ist bei paraxialen Nabelschnurzysten nahe dem fetalen oder plazentaren Nabelschnuransatz, die über 12 SSW hinaus persistieren, am größten (87).

Inzidenz und Bedeutung im II. Trimenon. Sehr selten. Bei isoliertem Auftreten finden sich in bis zu 18% der Fälle Chromosomenaberrationen, bei kombiniertem Auftreten in etwa 55% (Trisomie 18) (86, 101).

Spezielle sonographische Hinweiszeichen auf Chromosomenaberrationen

▬ *Zentrales Nervensystem, Neuralrohr*

Anenzephalie/Exenzephalie

Inzidenz und Bedeutung. 1 : 1000 (Ende I. Trimenon). Fetale Aneuploidien sind bei Anenzephalie/Exenzephalie selten (Trisomie 18). Ein erhöhtes Risiko besteht bei maternaler Einnahme von Antikonvulsiva oder Folsäureantagonisten bzw. bei Folsäuremangel und bei Diabetes mellitus. In Einzelfällen lassen sich sonographisch Amnionstränge nachweisen. Die Anenzephalie verläuft immer letal, das Wiederholungsrisiko beträgt 2–3% (54, 94).

Mikrozephalie

Inzidenz und assoziierte Krankheitsbilder. 1 : 1000 (kombiniert) bis 1 : 10000 (isoliert). Das Risiko einer zugrunde liegenden Chromosomenaberration (v. a. Trisomie 13) beträgt 15–20%.

Differenzialdiagnose. Familiäres Auftreten eines „kleinen Kopfes" (Mikrozephalie: Kopfumfang oder Verhältnis von Kopfumfang zu Femur- oder Humeruslänge < 1. Perzentile im II. und III. Trimenon) (34, 41).

Holoprosenzephalie

Inzidenz. 1–2 : 10000 Lebendgeburten.

Assoziierte Krankheitsbilder. 4% der Feten mit isolierter und 40% der Feten mit kombinierter Holoprosenzephalie weisen eine Chromosomenaberration (typisch: Trisomie 13 und 18) auf (9, 27, 35, 59, 74). Häufig bestehen zusätzlich Mittelliniendefekte des Gesichtes bzw. des Gesichtsschädels (Proboszis, Arhinie, mediane Lippen-Kiefer-Gaumen-Spalte). Kinder mit einer alobären Holosprosenzephalie sterben intrauterin oder in den ersten 6 Lebensmonaten. Das Wiederholungsrisiko bei sporadischem Auftreten beträgt 6%.

Balkenagenesie

Inzidenz. Bis zu 1% aller Lebendgeburten.

Assoziierte Krankheitsbilder. Bei isoliertem Befund ist die Prognose gut und das klinische Bild meistens asymptomatisch. Bei allen bislang beschriebenen Feten mit Balkenagenesie und Chromosomenaberration (Risiko 10%, v. a. Trisomie 13 oder 18) fanden sich zusätzliche Fehlbildungen (Herz, Zwerchfell, Nieren) (42, 112).

Spina bifida

Inzidenz. Ca. 1 : 1000.

Assoziierte Krankheitsbilder. Bei 10–17% der Feten mit pränatal diagnostizierter Spina bifida liegt eine Chromosomenaberration vor (Trisomie 18 oder 13, Triploidie, Translokationen). Antikonvulsiva, Folsäureantagonisten oder -mangel und mütterlicher Diabetes mellitus erhöhen das Risiko für Verschlussstörungen des Neuralrohres (3, 25, 45, 119).

▬ *Gesicht*

Augen- und Nasenfehlbildungen

Inzidenz. Selten.

Assoziierte Krankheitsbilder. 26% der Feten weisen eine Chromosomenaberration auf (Trisomie 13 oder 18) (73).

Faziale Spaltbildungen (Lippen-Kiefer-Gaumen-Spalte)

Inzidenz. 1–5 : 1000 Lebendgeburten.

Assoziierte Krankheitsbilder. Isolierten Spaltbildungen liegt in weniger als 1% eine Chromosomenaberration zugrunde; bei kombiniertem Auftreten steigt die Wahrscheinlichkeit einer zugrunde liegenden Aneuploidie auf über 50% (v. a. Trisomie 13 oder 18) (73, 77, 104).

Mikrognathie

Inzidenz. Selten.

Assoziierte Krankheitsbilder. 26–66% der Feten weisen eine chromosomale Aberration auf (typisch: Trisomie 18 oder 13, Triploidie). Häufig finden sich zusätzliche Fehlbildungen; die perinatale Mortalität ist hoch (16, 73).

▬ *Thorax*

Herzfehlbildungen

Inzidenz. 1% aller Lebendgeburten.

Assoziierte Krankheitsbilder. 28–48% der Feten mit pränatal sonographisch diagnostizierten Herzfehlbildungen weisen eine Chromosomenaberration auf (19, 26, 78, 107). Das Risiko einer chromosomalen Aberration beträgt bei isoliertem Vitium cordis 16–29%, bei kombiniertem Auftreten 65–71% (Tab. 32.**3**).

Tabelle 32.**3**   Vitium cordis und Chromosomenanomalie

Ventrikelseptumdefekt	10–15% Chromosomenaberrationen
Fallot-Tetralogie	bei kombiniertem Auftreten Assoziation mit fetalen Trisomien (18, 13 und 21) und verschiedenen genetischen Syndromen
Coarctatio aortae	Assoziation vor allem mit dem Turner-Syndrom
D-Transposition der großen Arterien	fetale Chromosomenaberrationen sind selten
Hypoplastisches Linksherzsyndrom	selten assoziiert mit Turner-Syndrom, Duplikation am Chromosom 12q und den Trisomien 13, 18 und 21
AV-Kanal	in über 60% mit einer fetalen Trisomie 21 vergesellschaftet

Zystisch-adenomatoide Malformation (CCAM) der Lunge

Inzidenz. Selten.

Assoziierte Krankheitsbilder. Das Basisrisiko für eine chromosomale Aberration ist bei einer isolierten zystisch-adenomatoiden Lungenfehlbildung nicht erhöht (32, 63, 65).

Zwerchfellhernie

Inzidenz. 1 : 3000 Geburten.

Assoziierte Krankheitsbilder. Im Mittel weisen 18% der Feten mit Zwerchfellhernie eine Chromosomenaberration auf, am häufigsten eine Trisomie 18; das Risiko einer chromosomalen Aberration beträgt 2% bei isolierter und 34% bei mit anderen Fehlbildungen kombinierter Zwerchfellhernie. 44–73% der Feten weisen – vor allem kardiale – Begleitfehlbildungen auf (13, 48, 95).

■ *Gastrointestinaltrakt und vordere Bauchwand*

Ösophagusatresie

Inzidenz. 1 : 2500 Lebendgeburten.

Assoziierte Krankheitsbilder. Bei sonographisch fehlender Magenfüllung und begleitendem Polyhydramnion liegt in einem hohen Prozentsatz (38–75%) eine Chromosomenaberration (vorwiegend Trisomie 18: typischerweise keine Ösophagotrachealfistel) vor.

Oft findet sich begleitend eine Ösophagotrachealfistel, durch die eine geringe bis normale Magenfüllung stattfindet (schwierige pränatal-sonographische Differenzialdiagnose): Bei diesen Feten beträgt das Risiko einer chromosomalen Aberration nur 4% (64, 106).

Duodenalatresie und -stenose

Inzidenz. 1 : 10000 Lebendgeburten.

Sonographischer Befund und assoziierte Krankheitsbilder. Sonographisch imponiert im fetalen Oberbauch das „Double-Bubble-Zeichen". Das Risiko einer Chromosomenaberration beträgt 30–38% bei isoliertem und etwa 64% bei kombiniertem Auftreten (typisch: Trisomie 21) (46, 71).

Omphalozele

Inzidenz. 1–3 : 10000 Lebendgeburten.

Assoziierte Krankheitsbilder. Bei 13% der Feten mit isolierter und 46–50% der Feten mit kombinierter Omphalozele findet sich eine Chromosomenaberration (vorwiegend Trisomie 18 und 13).

Zusatzkriterien. Ungünstige Zusatzkriterien für begleitende Chromosomenaberrationen sind neben einem erhöhten maternalen Alter und dem Bestehen zusätzlicher Malformationen (in 40–90% vorhanden) die sonographische Darstellung der Omphalozele vor 20 SSW, die fehlende Herniation der Leber in den Bruchsack sowie eine geringe Größe des Nabelbruches (Durchmesser < 3 cm im II. Trimenon) (28, 38, 47, 71, 103). Im I. Trimenon ist die Omphalozele bei fetaler Aneuploidie oft mit einer auffälligen Nackentransparenz assoziiert (111).

Differenzialdiagnose. Im I. Trimenon kann es sich um einen physiologischen Nabelbruch handeln.

Gastroschisis

Inzidenz. 1–2 von 10000 Lebendgeburten.

Assoziierte Krankheitsbilder. Chromosomenaberrationen sind bei Gastroschisis selten. Die sonographische Differenzialdiagnose zu einer rupturierten Omphalozele ist manchmal sehr schwierig. Begleitfehlbildungen finden sich bei 10–36% der Feten (23, 47, 61, 71).

■ *Urogenitalsystem*

Hydronephrose

Inzidenz. 1–5 : 1000 Lebendgeburten (männlich : weiblich = 5 : 1).

Assoziierte Krankheitsbilder. 3% der Feten mit bilateraler (auch geringgradiger) Pyelektasie oder Hydronephrose weisen eine Chromosomenaberration auf (milde Pyelektasie: v. a. Trisomie 21; ausgeprägte Hydronephrose: Trisomie 18, 13 und andere Chromosomenaberrationen). Bei Nachweis zusätzlicher Fehlbildungen (Herz) beträgt das Risiko einer Chromosomenaberration 30%. Bei weiblichen Feten mit Pyelektasie oder Hydronephrose ist das Risiko einer chromosomalen Anomalie höher als bei männlichen Feten (7, 70, 117).

Multizystische Nierendysplasie/Nierenagenesie

Inzidenz. Unter 1 : 10000 Lebendgeburten für multizystische Nierendysplasie bzw. unilaterale 1 : 600 und bilaterale Nierenagenesie 1 : 3500.

Assoziierte Krankheitsbilder. Chromosomenaberrationen (Trisomie 18, 13, aber auch andere Anomalien) finden sich bei 3% (isolierter Befund) bis 30–35% (kombinierte Fehlbildungen) der Feten mit multizystischer Nierendysplasie bzw. Nierenagenesie.

Phänotypische Expression häufiger Chromosomenaberrationen

Trisomie 21 (Down-Syndrom) (113)

Inzidenz. 1 : 710 Geburten.

Prognose. 15–20% Mortalität im ersten Lebensjahr (Herzfehlbildungen, myeloproliferative Erkrankungen). Die sonographischen Hinweiszeichen für eine Trisomie 21 zeigt Tab. 32.**4**.

Trisomie 18 (Edwards-Syndrom) (76)

Inzidenz. 1 : 3000 Geburten.

Prognose. 30% Mortalität im ersten Lebensmonat, 90% Mortalität im ersten Lebensjahr. Die sonographischen Hinweiszeichen für eine Trisomie 18 zeigt Tab. 32.**5**.

Trisomie 13 (Pätau-Syndrom)

Inzidenz. 1 : 5000 Geburten.

Prognose. 50% Mortalität im ersten Lebensmonat, über 80% Mortalität im ersten Lebensjahr. Die sonographischen Hinweiszeichen für eine Trisomie 13 zeigt Tab. 32.**6**.

Tabelle 32.4 Hinweiszeichen für eine Trisomie 21

Allgemeine Hinweiszeichen	➢ Nackentransparenz ≥ 3 mm ➢ fehlende Verschmelzung von Amnion und Chorion ➢ Hydrops fetalis ➢ Wachstumsretardierung ➢ geringgradige beidseitige Nierenbeckenerweiterung ➢ geringgradiger Perikarderguss ➢ geringgradige Ventrikelerweiterung ➢ echoreiche Darmstruktur ➢ Golfballphänomen
Gezielte Suche nach Hinweiszeichen/ Fehlbildungen	➢ relative Verkürzung von Femur und Humerus ➢ Sandalenlücke zwischen I. und II. Zehe ➢ verkürzte bzw. fehlende Mittelphalanx des V. Fingers ➢ Beckenwinkel > 90° ➢ Abflachung des Gesichtes ➢ Brachyzephalie ➢ Herzfehlbildungen (AV-Kanal, VSD, ASD) ➢ Duodenalstenose (Double-Bubble)

Tabelle 32.5 Hinweiszeichen für eine Trisomie 18

Allgemeine Hinweiszeichen	➢ Nackentransparenz ≥ 3 mm ➢ Wachstumsretardierung ➢ Plexus-chorioideus-Zysten ➢ Posterior-fossa-Zyste ➢ Nabelschnurzyste ➢ singuläre Nabelschnurarterie ➢ erdbeerförmiger Schädel (Abb. 32.**19**)
Gezielte Suche nach Hinweiszeichen/ Fehlbildungen	➢ Hand-/Fußfehlbildungen (überlappende Finger) ➢ Lippen-Kiefer-Gaumen-Spalte ➢ Mikrognathie ➢ Balkenagenesie ➢ Dandy-Walker-Malformation ➢ Herzfehlbildungen ➢ Ösophagusatresie ➢ Zwerchfellhernie ➢ Omphalozele ➢ Klumpfuß

Tabelle 32.6 Hinweiszeichen für eine Trisomie 13

Allgemeine Hinweiszeichen	➢ Nackentransparenz ≥ 3 mm ➢ fehlende Verschmelzung von Amnion und Chorion ➢ Wachstumsretardierung ➢ Fossa-posterior-Zyste ➢ singuläre Nabelschnurarterie
Gezielte Suche nach Hinweiszeichen/ Fehlbildungen	➢ Hand-/ Fußfehlbildungen (Polydaktylie) ➢ Mikrozephalie ➢ Holoprosenzephalie ➢ Gesichtsfehlbildungen ➢ Lippen-Kiefer-Gaumen-Spalte ➢ Herzfehlbildungen ➢ Nierendysplasie oder -agenesie ➢ Omphalozele

Tabelle 32.7 Hinweiszeichen für eine Triploidie

Allgemeine Hinweiszeichen	➢ 69, XYY: molige Degeneration der Plazenta, Abortus bis 20 SSW ➢ 69, XXX: Plazenta sonographisch meist unauffällig
Gezielte Suche nach Hinweiszeichen/ Fehlbildungen	➢ hochgradige, frühe Wachstumsretardierung ➢ relative Verkürzung von Femur und Humerus ➢ Hand-/Fußfehlbildungen ➢ Mikrognathie ➢ Herzfehlbildungen

Tabelle 32.8 Hinweiszeichen für ein Turner-Syndrom

Allgemeine Hinweiszeichen	➢ letale Verlaufsform: Hygroma colli, Hydrops fetalis ➢ sonstige Form: Wachstumsretardierung
Gezielte Suche nach Hinweiszeichen/ Fehlbildungen	➢ relative Verkürzung von Femur und Humerus ➢ Mikrozephalie ➢ Herzfehlbildungen (Coarctatio aortae)

Triploidie

Inzidenz. < 1 : 2500 Geburten.

Prognose. 100% Mortalität. Die sonographischen Hinweiszeichen für eine Triploidie zeigt Tab. 32.**7**.

Turner-Syndrom (45, X0)

Inzidenz. 1 : 2500 lebendgeborene Mädchen.

Prognose. Kleinwuchs, Gehörschäden (50%), Herzfehlbildungen (15–20% der Lebendgeborenen), Infertilität, selten mentale Retardierung. Die sonographischen Hinweiszeichen für ein Turner-Syndrom zeigt Tab. 32.**8**.

Literatur

1. Achiron, R., Seidman, D.S., Horowitz, A., Mashiach, S., Goldman, B., Lipitz, S.: Hyperechogenic fetal bowel and elevated serum alpha-fetoprotein: a poor fetal prognosis. Obstet. Gynecol. 88 (1996) 368–371
2. Achiron, R., Lipitz, S., Gabbay, U., Yagel, S.: Prenatal ultrasonographic diagnosis of fetal heart echogenic foci: no correlation with Down syndrome. Obstet. Gynecol. 89 (1997) 945–948
3. Babcook, C.J., Goldstein, R.B., Filly, R.A.: Prenatally detected fetal myelomeningocele: is karyotype analysis waranted? Radiology 194 (1995) 491–494
4. Bahado-Singh, R., Morotti, R., Cople, J.A., Mahoney, M.J.: Hyperechogenic fetal bowel: the perinatal consequences. Prenat. Diagn. 14 (1994) 981–987
5. Bahado-Singh, R.O., Lynch, L., Deren, O. et al.: First-trimester growth restriction and fetal aneuploidy: The effect of type of aneuploidy and gestational age. Amer. J. Obstet. Gynecol. 176 (1997) 976–980
6. Benacerraf, B.R., Harlow, B.L., Frigoletto, F.D.Jr.: Hypoplasia of the middle phalanx of the fifth digit. A feature of the second trimester fetus with Down's syndrome. J. Ultrasound Med. 9 (1990) 389–394
7. Benacerraf, B.R., Mandell, J., Estroff, J.A., Harlow, B.L., Frigoletto, F.D.: Fetal pyelectasis: A possible association with Down syndrome. Obstet. Gynecol. 76 (1990) 58–60
8. Benacerraf, B.R., Neuberg, D., Frigoletto, F.D.Jr.: Humeral shortening in second-trimester fetuses with Down syndrome. Obstet. Gynecol. 77 (1991) 223–227
9. Berry, S.M., Gosden, C., Snijders, R.J., Nicolaides, K.H.: Fetal holoprosencephaly: associated malformations and chromosomal defects. Fetal Diagn. Ther. 5 (1990) 92–99
10. Biagiotti, R., Periti, E., Cariati, E.: Humerus and femur length in fetuses with Down syndrome. Prenat. Diagn. 14 (1994) 429–434
11. Blazer, S., Berant, M., Sujov, P.O., Zimmer, E.Z., Bronshtein, M.: Prenatal sonographic diagnosis of vermal agenesis. Prenat. Diagn. 17 (1997) 907–911
12. Bloom, S.L., Bloom, D.D., Dellanebbia, C., Martin, L.B., Lucas, M.J., Twickler, D.M.: The developmental outcome of children with antenatal mild isolated ventriculomegaly. Obstet. Gynecol. 90 (1997) 93–97
13. Bollmann, R., Kalache, K., Mau, H., Chaoui, R., Tennstedt, C.: Associated malformations and chromosomal defects in congenital diaphragmatic hernia. Fetal Diagn. Ther. 10 (1995) 52–59
14. Bork, M.D., Egan, J.F.X., Cusick, W., Borgida, A.F., Campbell, W.A., Rodis, J.F.: Iliac wing angle as a marker for trisomy 21 in the second trimester. Obstet. Gynecol. 89 (1997) 734–737
15. Bromley, B., Frigoletto, F.D.Jr., Benacerraf, B.R.: Mild fetal lateral cerebral ventriculomegaly: clinical course and outcome. Amer. J. Obstet. Gynecol. 164 (1991) 863–867
16. Bromley, B., Benacerraf, B.R.: Fetal micrognathia: associated anomalies and outcome. J. Ultrasound Med. 13 (1994) 529–533
17. Bromley, B., Doubilet, P., Frigoletto, F.D.Jr., Krauss, C., Estroff, J.A., Benacerraf, B.R.: Is fetal hyperechogenic bowel on second-trimester sonogram an indication for amniocentesis? Obstet. Gynecol. 83 (1994) 647–651
18. Bromley, B., Lieberman, E., Laboda, L., Benacerraf, B.R.: Echogenic intracardiac focus: a sonographic sign for fetal Down syndrome. Obstet. Gynecol. 86 (1995) 998–1001
19. Bronshtein, M., Zimmer, E.Z., Gerlis, L.M., Lorber, A., Drugan, A.: Early ultrasound diagnosis of fetal congenital heart defects in high-risk and low-risk pregnancies. Obstet. Gynecol. 82 (1993) 225–229
20. Bronshtein, M., Bar-Hava, I., Blumenfeld, I., Bejar, J., Toder, V., Blumenfeld, Z.: The difference between septated and nonseptated nuchal cystic hygroma in the early second trimester. Obstet. Gynecol. 81 (1993) 683–687
21. Bronshtein, M., Stahl, S., Zimmer E.Z.: Transvaginal sonographic diagnosis of fetal finger abnormalities in early gestation. J. Ultrasound Med. 14 (1995) 591–595
22. Bronshtein, M., Jakobi, P., Ofir, C.: Multiple fetal intracardiac echogenic foci: not always a benign sonographic finding. Prenat. Diagn. 16 (1996) 131–135
23. Calzolari, E., Bianchi, F., Dolk, H., Milan, M.: Omphalocele and gastroschisis in Europe: a survey of 3 million births 1980–1990. EUROCAT Working Group. Amer. J. Med. Genet. 58 (1995) 187–194
24. Catanzarite, V.A., Hendricks, S.K., Maida, C., Westbrook, C., Cousins, L., Schrimmer, D.: Prenatal diagnosis of the two-vessel cord: implications for patient counselling and obstetric management. Ultrasound Obstet. Gynecol. 5 (1995) 98–105
25. Chan, A., Robertson, E.F., Haan, E.A., Ranieri, E., Keane, R.J.: The sensitivity of ultrasound and serum alpha-fetoprotein in population-based antenatal screening for neural tube defects. Southern Australia 1986–1991. Brit. J. Obstet. Gynaecol. 102 (1995) 370–376

26. Copel, J.A., Cullen, M., Green, J.J., Mahoney, M.J., Hobbins, J.C., Kleinman, C.S.: The frequency of aneuploidy in prenatally diagnosed congenital heart disease: an indication for fetal karyotyping. Amer. J. Obstet. Gynecol. 158 (1988) 409–413

27. Croen, L.A., Shaw, G.M., Lammer, E.J.: Holoprosencephaly: epidemiologic and clinical characteristics of a California population. Amer. J. Med. Genet. 64 (1996) 465–472

28. De Veciana, M., Major, C.A., Porto, M.: Prediction of an abnormal karyotype in fetuses with omphalocele. Prenat. Diagn. 14 (1994) 487–492

29. Digiovanni, L.M., Quilan, M.P., Verp, M.S.: Choroid plexus cysts: infant and early childhood developmental outcome. Obstet. Gynecol. 90 (1997) 191–194

30. Dildy, G.A., Judd, V.E., Clark, S.L.: Prospective evaluation of the antenatal incidence and postnatal significance of the fetal echogenic cardiac focus: a case-control study. Amer. J. Obstet. Gynecol. 175 (1996) 1008–1012

31. Di Salvo, D.N., Brown, D.L., Doubilet, P.M., Benson, C.B., Frates, M.C.: Clinical significance of isolated fetal pericardial effusion. J. Ultrasound Med. 13 (1994) 291–293

32. Dommergues, M., Louis-Sylvestre, C., Mandelbrot, L. et al.: Congenital adenomatoid malformation of the lung: when is active fetal therapy indicated? Amer. J. Obstet. Gynecol. 177 (1997) 953–958

33. Drugan, A., Johnson, M.P., Isada, N.B. et al.: The smaller than expected first-trimester fetus is at increased risk for chromosome anomalies. Amer. J. Obstet. Gynecol. 167 (1992) 1525–1528

34. Eydoux, P., Choiset, A., Le Porrier, N. et al.: Chromosomal prenatal diagnosis: study of 936 cases of intrauterine abnormalities after ultrasound assessment. Prenat. Diagn. 9 (1989) 255–269

35. Filly, R.A., Chinn, D.H., Callen, P.W.: Alobar holoprosencephaly: ultrasonographic prenatal diagnosis. Radiology 151 (1984) 455–459

36. Geary, M., Patel, S., Lamont, R.: Isolated choroid plexus cysts and association with fetal aneuploidy in an unselected population. Ultrasound Obstet. Gynecol. 10 (1997) 171–173

37. Gembruch, U., Hansmann, M., Bald, R., Zerres, K., Schwanitz, G., Födisch, H.J.: Prenatal diagnosis and management in fetuses with cystic hygromata colli. Eur. J. Obstet. Gynecol. Reprod. Biol. 29 (1988) 241–255

38. Getachew, M.M., Goldstein, R.B., Edge, V., Goldberg, J.D., Filly, R.A.: Correlation between omphalocele contents and karyotypic abnormalities: sonographic study in 37 cases. Amer. J. Roentgenol. 158 (1992) 133–136

39. Grandjean, H., Sarramon, M.F.: Femur/foot length ratio for detection of Down syndrome: results of a multicenter prospective study. Amer. J. Obstet. Gynecol. 173 (1995) 16–19

40. Gratton, R.J., Hogge, W.A., Aston, C.E.: Choroid plexus cysts and trisomy 18: risk modification based on maternal age and multiple-marker screening. Amer. J. Obstet. Gynecol. 175 (1996) 1493–1497

41. Guarglia, L., Rosati, P.: Fetal biometric ratios by transvaginal sonography as a marker for aneuploidies in early pregnancy. Prenat. Diagn. 17 (1997) 415–422

42. Gupta, J.K., Lilford, R.J.: Assessment and management of fetal agenesis of the corpus callosum. Prenat. Diagn. 15 (1995) 301–312

43. Gupta, J.K., Cave, M., Lilford, R.J. et al.: Clinical significance of fetal choroid plexus cysts. Lancet 346 (1995) 724–729

44. Hansmann, M., Gembruch, U., Bald, R.: New therapeutic aspects in nonimmune hydrops fetalis based on four hundred and two prenatally diagnosed cases. Fetal Ther. 4 (1989) 29–36

45. Harmon, J.P., Hiett, A.K., Palmer, C.G., Golichowski, A.M.: Prenatal ultrasound detection of isolated neural tube defects: is cytogenetic evaluation warranted? Obstet. Gynecol. 86 (1995) 595–599

46. Heydanus, R., Spaargaren, M.C., Wladimiroff, J.W.: Prenatal ultrasonic diagnosis of obstructive bowel disease: a retrospective analysis. Prenat. Diagn. 14 (1994) 1035–1041

47. Heydanus, R., Raats, M.A., Tibboel, D., Los, F.J., Wladimiroff, J.W.: Prenatal diagnosis of fetal abdominal wall defects: a retrospective analysis of 44 cases. Prenat. Diagn. 16 (1996) 411–417

48. Howe, D.T., Kilby, M.D., Sirry, H. et al.: Structural chromosome anomalies in congenital diaphragmatic hernia. Prenat. Diagn. 16 (1996) 1003–1009

49. Hyett, J.A., Perdu, M., Sharland, G.K., Snijders, R.S., Nicolaides, K.H.: Increased nuchal translucency at 10–14 weeks of gestation as a marker for major cardiac defects. Ultrasound Obstet. Gynecol. 10 (1997) 242–246

50. Iskaros, J., Jauniaux, E., Rodeck, C.: Outcome of nonimmune hydrops fetalis diagnosed during the first half of pregnancy. Obstet. Gynecol. 90 (1997) 321–325

51. Jauniaux, E., Brown, R., Rodeck, C., Nicolaides, K.H.: Prenatal diagnosis of triploidy during the second trimester of pregnancy. Obstet. Gynecol. 88 (1996) 983–989

52. Jauniaux, E., Brown, R., Snijders, R.J., Noble, P., Nicolaides, K.H.: Early prenatal diagnosis of triploidy. Amer. J. Obstet. Gynecol. 176 (1997) 550–554

53. Johnson, M.P., Michaelson, J.E., Barr, M.Jr. et al.: Combining humerus and femur length for improved ultrasonographic identification of pregnancies at increased risk for trisomy 21. Amer. J. Obstet. Gynecol. 172 (1995) 1229–1235

54. Johnson, S.P., Sebire, N.J., Snijders, R.J., Tunkel, S., Nicolaides, K.H.: Ultrasound screening for anencephaly at 10–14 weeks of gestation. Ultrasound Obstet. Gynecol. 9 (1997) 14–16

55. Kliewer, M.A., Hertzberg, B.S., Freed, K.S. et al.: Dysmorphologic features of the fetal pelvis in Down syndrome: prenatal sonographic depiction and diagnostic implications of the iliac angle. Radiology 201 (1996) 681–684

56. Kuhn, P., Brizot, M.L., Pandya, P.P., Snijders, R.J., Nicolaides, K.H.: Crown-rump length in chromosomally abnormal fetuses at 10 to 13 weeks' gestation. Amer. J. Obstet. Gynecol. 172 (1995) 32–35

57. Kupferminc, M.J., Tamura, R.K., Sabbagha, R.E., Parilla, B.V., Cohen, L.S., Pergament, E.: Isolated choroid plexus cyst(s): an indication for amniocentesis. Amer. J. Obstet. Gynecol. 171 (1994) 1068–1071

58. Langman, J.: Medizinische Embryologie. Die normale menschliche Entwicklung und ihre Fehlbildungen. Stuttgart: Thieme (1972)

59. Lehman, C.D., Nyberg, D.A., Winter, T.C.3rd, Kapur, R.P., Resta, R.G., Luthy, D.A.: Trisomy 13 syndrome: prenatal US findings in a review of 33 cases. Radiology 194 (1995) 217–222

60. Lockwood, C., Scioscia, A., Stiller, R., Hobbins, J.: Sonographic features of the triploid fetus. Amer. J. Obstet. Gynecol. 157 (1987) 285–287

61. Luton, D., De Lagausie, P., Guibourdenche, J. et al.: Prognostic factors of prenatally diagnosed gastroschisis. Fetal Diagn. Ther. 12 (1997) 7–14

62. McCoy, M.C., Katz, V.L., Gould, N., Kuller, J.A.: Non-immune hydrops after 20 weeks' gestation: review of 10 years' experience with suggestions for management. Obstet. Gynecol. 85 (1995) 578–582

63. McCullagh, M., MacConnachie, I., Garvie, D., Dykes, E.: Accuracy of prenatal diagnosis of congenital cystic adenomatoid malformation. Arch. Dis. Child 71 (1994) 111–113

64. McKenna, K.M., Goldstein, R.B., Stringer, M.D.: Small or absent fetal stomach. Prognostic significance. Radiology 197 (1995) 729–733

65. Miller, J.A., Corteville, J.E., Langer, J.C.: Congenital cystic adenomatoid malformation in the fetus: natural history and predictors of outcome. J. Pediatr. Surg. 31 (1996) 805–808

66. Montenegro, N., Matias, A., Areias, J.C., Castedo, S., Barros, H.: Increased fetal nuchal translucency: possible involvement of early cardiac failure. Ultrasound Obstet. Gynecol. 10 (1997) 265–268

67. Nadel, A.S., Bromley, B.S., Frigoletto, F.D.Jr., Estroff, J.A., Benacerraf, B.R.: Isolated choroid plexus cysts in the second-trimester fetus: is amniocentesis really indicated? Radiology 185 (1992) 545–548

68. Nadel, A., Bromley, B., Benacerraf, B.R.: Nuchal thickening or cystic hygromas in first- and early second-trimester fetuses: prognosis and outcome. Obstet. Gynecol. 82 (1993) 43–48

69. Nicolaides, K.H., Berry, S., Snijders, R.J., Thorpe-Beeston, J.G., Gosden, C.: Fetal lateral cerebral ventriculomegaly: associated malformations and chromosomal defects. Fetal Diagn. Ther. 5 (1990) 5–14

70. Nicolaides, K.H., Cheng, H.H., Abbas, A., Snijders, R.J., Gosden, C.: Fetal renal defects: associated malformations and chromosomal defects. Fetal Diagn. Ther. 7 (1992) 1–11

71. Nicolaides, K.H., Snijders, R.J., Cheng, H.H., Gosden, C.: Fetal gastro-intestinal and abdominal wall defects: associated malformations and chromosomal abnormalities. Fetal Diagn. Ther. 7 (1992) 102–115

72. Nicolaides, K.H., Snijders, R.J.M., Gosden, C.M., Berry, C., Campbell, S.: Ultrasonographically detectable markers of fetal chromosomal abnormalities. Lancet 340 (1992) 704–707

73. Nicolaides, K.H., Salvesen, D.R., Snijders, R.J.M., Gosden, C.M.: Fetal facial defects: associated malformations and chromosomal abnormalities. Fetal Diagn. Ther. 8 (1993) 1–9

74. Nyberg, D.A., Mack, L.A., Bronstein, A., Hirsch, J., Pagon, R.A.: Holoprosencephaly: prenatal sonographic diagnosis. Amer. J. Roentgenol. 149 (1987) 1051–1058

75. Nyberg, D.A., Mahony, B.S., Hegge, F.N., Hickok, D., Luthy, D.A., Kapur, R.: Enlarged cisterna magna and the Dandy-Walker malformation: factors associated with chromosome abnormalities. Obstet. Gynecol. 77 (1991) 436–442

76. Nyberg, D.A., Kramer, D., Resta, R.G. et al.: Prenatal sonographic findings of trisomy 18: review of 47 cases. J. Ultrasound Med. 12 (1993) 103–113

77. Nyberg, D.A., Sickler, G.K., Hegge, F.N., Kramer, D.J., Kropp, R.J.: Fetal cleft lip with and without cleft palate: US classification and correlation with outcome. Radiology 195 (1995) 677–684

78. Paladini, D., Calabro, R., Palmieri, S., D'Andrea, T.: Prenatal Diagnosis of Congenital Heart Disease and Fetal Karyotyping. Obstet. Gynecol. 81 (1993) 679–682

79. Paluda, S.M., Comstock, C.H., Kirk, J.S., Lee, W., Smith, R.S.: The significance of ultrasonographically diagnosed fetal wrist position anomalies. Amer. J. Obstet. Gynecol. 174 (1996) 1834–1837

80. Parilla, B.V., Tamura, R.K., MacGregor, S.N., Geibel, L.J., Sabbagha, R.E.: The clinical significance of a single umbilical artery as an isolated finding on prenatal ultrasound. Obstet. Gynecol. 85 (1995) 570–572

81. Parilla, B.V., Tamura, R.K., Ginsberg, N.A.: Association of parvovirus infection with isolated fetal effusions. Amer. J. Perinatol. 14 (1997) 357–358

82. Patel, M.D., Filly, A.L., Hersh, D.R., Goldstein, R.B.: Isolated mild fetal cerebral ventriculomegaly: clinical course and outcome. Radiology 192 (1994) 759–764

83. Persutte, W.H., Hobbins, J.: Single umbilical artery: a clinical enigma in modern prenatal diagnosis. Ultrasound Obstet. Gynecol. 6 (1995) 216–219

84. Persutte, W.H., Coury, A., Hobbins, J.C.: Correlation of fetal frontal lobe and transcerebellar diameter measurements: the utility of a new prenatal sonographic technique. Ultrasound Obstet. Gynecol. 10 (1997) 94–97

85. Petrikovski, B.M., Challenger, M., Wyse, L.J.: Natural history of echogenic foci within ventricles of the fetal heart. Ultrasound Obstet. Gynecol. 5 (1995) 92–94

86. Ramirez, P., Haberman, S., Baxi, L.: Significance of prenatal diagnosis of umbilical cord cyst in a fetus with trisomy 18. Amer. J. Obstet. Gynecol. 173 (1995) 955–957

87. Ross, J.A., Jurkovich, D., Zosmer, N., Jauniaux, E., Hacket, E., Nicolaides, K.H.: Umbilical cord cysts in early pregnancy. Obstet. Gynecol. 89 (1997) 442–445

88. Sanders, R.C.: Structural Fetal Abnormalities. The Total Picture. St. Louis: Mosby-Year Book 1996

89. Santolaya, J., Alley, D., Jaffe, R., Warsof, S.L.: Antenatal classification of hydrops fetalis. Obstet. Gynecol. 79 (1992) 256–259

90. Schemmer, G., Wapner, R.J., Johnson, A., Schemmer, M., Norton, H.J., Anderson, W.E.: First-trimester growth patterns of aneuploid fetuses. Prenat. Diagn. 17 (1997) 155–159

91. Schwanitz, G., Zerres, K., Gembruch, U., Bald, R., Hansmann, M.: Rate of chromosomal aberrations in prenatally detected hydrops fetalis and hygroma colli. Hum. Genet. 84 (1989) 81–82

92. Scioscia, A.L., Pretorius, D.H., Budorick, N.E., Cahill, T.C., Axelrod, F.T., Leopold, G.R.: Second-trimester echogenic bowel and chromosomal abnormalities. Amer. J. Obstet. Gynecol. 167 (1992) 889–894

93. Sebire, N.J., D'Ercole, C., Hughes, K., Carvalho, M., Nicolaides, K.H.: Increased nuchal translucency thickness at 10–14 weeks of gestation as a predictor of severe twin-to-twin transfusion syndrome. Ultrasound Obstet. Gynecol. 10 (1997) 86–89

94. Sepulveda, W., Sebire, N.J., Fung, T.Y., Pipi, E., Nicolaides, K.H.: Crown-chin length in normal and anencephalic fetuses at 10 to 14 weeks' gestation. Amer. J. Obstet. Gynecol. 176 (1997) 852–855

95. Sharland, G.K., Lockhart, S.M., Heward, A.J., Allan, L.D.: Prognosis in fetal diaphragmatic hernia. Amer. J. Obstet. Gynecol. 166 (1992) 9–13

96. Sharland, G., Lockhart, S.: Isolated pericardial effusion: an indication for fetal karyotyping? Ultrasound Obstet. Gynecol. 6 (1995) 29–32

97. Sharony, R.: Fetal choroid plexus cysts – is a genetic evaluation indicated? Prenat. Diagn. 17 (1997) 519–524

98. Shenker, L., Reed, K.L., Anderson, C.F., Kern, W.: Fetal pericardial effusion. Amer. J. Obstet. Gynecol. 160 (1989) 1505–1507

99. Shipp, T.D., Bromley, B., Lieberman, E., Benacerraf, B.R.: The iliac angle as a sonographic marker for Down syndrome in second-trimester fetuses. Obstet. Gynecol. 89 (1997) 446–450

100. Slotnick, R.N., Abuhamad, A.Z.: Prognostic implications of fetal echogenic bowel. Lancet 347 (1996) 85–87

101. Smith, G.N., Walker, M., Johnston, S., Ash, K.: The sonographic finding of persistent umbilical cord cystic masses is associated with lethal aneuploidy and/or congenital anomalies. Prenat. Diagn. 16 (1996) 1141–1147

102. Snijders, R.J., Sherrod, C., Gosden, C.M., Nicolaides, K.H.: Fetal growth retardation: associated malformations and chromosomal abnormalities. Amer. J. Obstet. Gynecol. 168 (1993) 547–555

103. Snijders, R.J., Sebire, N.J., Souka, A., Santiago, C., Nicolaides, K.H.: Fetal exomphalos and chromosomal defects: relationship to maternal age and gestation. Ultrasound Obstet. Gynecol. 6 (1995) 250–255

104. Snijders, R.J., Sebire, N.J., Psara, N., Souka, A., Nicolaides, K.H.: Prevalence of fetal facial cleft at different ages of pregnancy. Ultrasound Obstet. Gynecol. 6 (1995) 327–329

105. Snijders, R.J.M., Nicolaides, K.H.: Ultrasound markers for fetal chromosomal defects. New York: Parthenon Publishing Group 1996

106. Stringer, M.D., McKenna, K.M., Goldstein, R.B., Filly, R.A., Adzick, N.S., Harrison, M.R.: Prenatal diagnosis of esophageal atresia. J. Pediatr. Surg. 30 (1995) 1258–1263

107. Stümpflen, I., Stümpflen, A., Wimmer, M., Bernaschek, G.: Effect of detailed fetal echocardiography as part of routine prenatal ultrasonographic screening on detection of congenital heart disease. Lancet 348 (1996) 854–857

108. Taipale, P., Hiilesmaa, V., Salonen, R., Ylostalo, P.: Increased nuchal translucency as a marker for fetal chromosomal defects. New Engl. J. Med. 337 (1997) 1689–1690

109. Ulm, B., Ulm, M.R., Deutinger, J., Bernaschek, G.: Dandy-Walker malformation diagnosed before 21 weeks of gestation: associated malformations and chromosomal abnormalities. Ultrasound Obstet. Gynecol. 10 (1997) 167–170

110. Ulm, B., Ulm, M.R., Deutinger, J., Bernaschek, G.: Umbilical artery Doppler velocimetry in fetuses with a single umbilical artery. Obstet. Gynecol. 90 (1997) 205–259

111. Van Zalen-Sprock, R.M., Vugt, J.M., van Geijn, H.P.: First-trimester sonography of physiological midgut herniation and early diagnosis of omphalocele. Prenat. Diagn. 17 (1997) 511–518

112. Vergani, P., Ghiaini, A., Strobelt, N. et al.: Prognostic indicators in the prenatal diagnosis of agenesis of corpus callosum. Amer. J. Obstet. Gynecol. 170 (1994) 753–758

113. Vintzileos, A.M., Egan, J.F.: Adjusting the risk for trisomy 21 on the basis of second-trimester ultrasonography. Amer. J. Obstet. Gynecol. 172 (1995) 837–844

114. Vintzileos, A.M., Campbell, W.A., Rodis, J.F., Guzman, E.R., Smulian, J.C., Knuppel, R.A.: The use of second-trimester genetic sonogram in guiding clinical management of patients at increased risk for fetal trisomy 21. Obstet. Gynecol. 87 (1996) 948–952

115. Vintzileos, A.M., Egan, J.F., Smulian, J.C., Campbell, W.A., Guzman, E.R., Rodis, J.F.: Adjusting the risk for trisomy 21 by a simple ultrasound method using fetal long-bone biometry. Obstet. Gynecol. 87 (1996) 953–958

116. Vintzileos, A.M., Campbell, W.A., Guzman, E.R., Smulian, J.C., McLean, D.A., Ananth, C.V.: Second-trimester ultrasound markers for detection of trisomy 21: which markers are the best? Obstet. Gynecol. 89 (1997) 941–944

117. Wickstrom, E.A., Thangavelu, M., Parilla, B.V., Tamura, R.K., Sabbagha, R.E.: A prospective study of the association between isolated fetal pyelectasis and chromosomal abnormality. Obstet. Gynecol. 88 (1996) 379–382

118. Wilkins, I.: Separation of the great toe in fetuses with Down syndrome. J. Ultrasound Med. 13 (1994) 229–231

119. Williamson, P., Alberman, E., Rodeck, C., Fiddler, M., Church, S., Harris, R.: Antecedent circumstances surrounding neural tube defect births in 1990–1991. The Steering Committee of the National Confidential Enquiry into Counselling for Genetic Disorders. Brit. J. Obstet. Gynaecol. 104 (1997) 51–56

120. Zimmer, E.Z., Drugan, A., Ofir, C., Blazer, S., Bronshtein, M.: Ultrasound imaging of fetal neck anomalies: implications for the risk of aneuploidy and structural anomalies. Prenat. Diagn. 17 (1997) 1055–1058

33 Sonographische Auffälligkeiten bei Infektionskrankheiten in der Schwangerschaft

Mögliche Folgen intrauteriner Infektionen. Ob die intrauterine Exposition des Embryos oder Feten mit Viren oder Mikroorganismen zu kindlichen Schädigungen führt, hängt nicht nur vom Erreger und von der Pathogenese der Infektion ab, sondern auch wesentlich vom Gestationsalter zum Zeitpunkt der Infektion (7). Weitere Faktoren sind mütterlicher und fetaler Immunstatus sowie die Konzentration und Virulenz der Erreger. Eine mütterliche Infektionskrankheit während der Schwangerschaft führt nicht zwangsläufig zu einer embryonalen oder fetalen Infektion. Kommt es zur intrauterinen Infektion, kann diese dennoch asymptomatisch verlaufen. Je nach Erreger können aber auch disseminierte sepsisähnliche Krankheitsbilder resultieren, die bereits intrauterin zu sonomorphologischen Auffälligkeiten wie Wachstumsretardierung, Mikrozephalie, Ventrikulomegalie, Hydrops fetalis und intrazerebralen, intrahepatischen oder intestinalen Echovermehrungen führen können. Eine Infektion im Embryonalalter kann außerdem Organfehlbildungen verursachen.

Kenntnis typischer Stigmata. Die Kenntnis der für die wichtigsten pränatalen Infektionen typischen sonomorphologischen Stigmata ist für den betreuenden Frauenarzt in zweifacher Hinsicht von Bedeutung:

1. Der Nachweis oder der Ausschluss sonomorphologischer Auffälligkeiten kann bei einer bekannten mütterlichen Infektion als zusätzliches Kriterium bei der Beratung der Schwangeren über mögliche kindliche Schädigungen herangezogen werden und die weiteren diagnostischen und therapeutischen Maßnahmen modifizieren.

So liegt bei einer frischen mütterlichen Varizelleninfektion in der ersten Schwangerschaftshälfte das Risiko für eine intrauterine Infektion bei etwa 10%. Das Risiko für das prognostisch ungünstige kongenitale Varizellensyndrom, das einseitige Gliedmaßenhypoplasien, Hautskari-

fikationen sowie Augen- und zentralnervöse Organschädigungen umfasst, beträgt aber nur etwa 2% (8). Bei sonographischem Nachweis von Gelenkkontrakturen oder Gliedmaßenhypoplasien ist es andererseits so gut wie sicher, dass ein kongenitales Varizellensyndrom vorliegt.

Als weiteres Beispiel sei die sonographische Überwachung bei nachgewiesener Ringelrötelninfektion in der Schwangerschaft genannt: Hier stellt das Auftreten eines nichtimmunologischen Hydrops fetalis das wesentliche Kriterium für den Einsatz der in diesem Fall für den Feten lebensrettenden intrauterinen Transfusion dar.

2. Fallen Feten im Ultraschallscreening durch einen nichtimmunologischen Hydrops fetalis oder weitere Stigmata auf, die mit fetalen Infektionen assoziiert sein können, so muss man neben Chromosomenanomalien, Herzfehlern, Fehlbildungssyndromen und diversen Stoffwechselerkrankungen auch an eine Infektion mit Viren und Mikroorganismen, die unter dem englischsprachigen Begriff „TORCH" zusammengefasst werden, denken (Tab. 33.1). Auf der Basis einer genauen Infektionsanamnese und der infektionsserologischen Befunde aus mütterlichem Blut kann dann mit der Schwangeren besprochen werden, ob weitere invasive Maßnahmen (Amniozentese, Kordozentese) durchgeführt werden sollen.

Leitsymptome. In Tab. 33.2 sind die wichtigsten sonomorphologischen Leitsymptome pränatal diagnostizierbarer Infektionen zusammengefasst. Generell gilt zwar, dass eine pränatale Infektion auch bei subtiler Ultraschalluntersuchung nicht auszuschließen oder zu beweisen ist (48). Dennoch kann der Nachweis oder der Ausschluss von infektionstypischen sonographischen Auffälligkeiten ein wesentliches Kriterium für die Beratung der Schwangeren und das weitere Prozedere darstellen. Die Kenntnis infektionstypischer sonographischer Leitsymptome trägt außerdem zu einem rationellen Einsatz serologischer Untersuchungen bei.

Tabelle 33.1 Liste der unter dem englischsprachigen Begriff T.O.R.C.H. zusammengefassten Infektionen, die durch transplazentare (*) und/oder perinatale Übertragung zu kindlichen Schädigungen führen können (modifiziert nach 7); pränatale Infektionen, bei denen sonomorphologische Auffälligkeiten beschrieben wurden, sind hervorgehoben

T	**Toxoplasmose*** (Toxoplasma gondii)

O	Other infectious microorganisms:
	Ringelröteln* (Parvovirus B19)
	Windpocken*/Herpes zoster (Varizellen-Zoster-Virus)
	Coxsackie-Infektion* (Coxsackie-ECHO-Viren)
	Lymphozytäre Choriomeningitis* (LCM-Virus)
	Syphilis* (Treponema pallidum)
	Masern* (Masernvirus)
	Mumps* (Mumpsvirus)
	Hepatitis* (Hepatitisviren B, C, D, E, G)
	HIV* (Human Immunodeficiency Virus)
	Malaria* (Plasmodien)
	Influenza* (Influenza-A-Virus)
	Mononukleose* (Epstein-Barr-Virus)
	Borreliose* (Borrelia burgdorferi)
	Listeriose* (Listeria monocytogenes)
	Gonorrhö (Gonokokken)
	Urogenitale Besiedelung mit Chlamydien (Chlamydia trachomatis),
	    Papillomaviren (HPV), Mykoplasmen (Mycoplasma hominis,
	    Ureaplasma urealyticum) und Streptokokken (Gruppe B)

R	**Röteln*** (Rubellavirus)
C	**Zytomegalie*** (Zytomegalievirus)
H	Herpes simplex (Herpes-simplex-Virus)

Tabelle 33.2 Sonographische Leitsymptome der häufigsten pränatal diagnostizierbaren Infektionen

Infektion	Sonographische Leitsymptome
Toxoplasmose	Hydrozephalus intrakranielle Verkalkungen Hydrops fetalis
Ringelröteln	Hydrops fetalis
Windpocken	Extremitätenhypoplasie Gelenkkontrakturen Hautödem
Coxsackie-Infektion	Kardiomegalie Perikarderguss Hydrops fetalis
Lymphozytäre Choriomeningitis	Hydrozephalus Wachstumsretardierung
Syphilis	Hydrops fetalis Hepatomegalie
Röteln	Wachstumsretardierung Mikrozephalie Herzfehler
Zytomegalie	Hydrops fetalis Wachstumsretardierung Mikrozephalie Hydrozephalus intrakranielle Verkalkungen

Die häufigsten Infektionen im Einzelnen

■ *Toxoplasmose*

Erreger

Infektionsweg. Die Toxoplasmose wird durch das zu den Kokzidien gehörende Protozoon Toxoplasma gondii hervorgerufen. Endwirt ist die Katze, dort findet die geschlechtliche Vermehrung des obligat intrazellulären Parasiten statt, während der Mensch, zahlreiche Säugetiere und Vögel Zwischenwirte sind. Wichtigste Infektionsquelle für den Menschen sind die durch Katzenkot verbreiteten, sehr widerstandsfähigen Oozysten, die beispielsweise mit kontaminiertem Gemüse oder Beeren oral aufgenommen werden. Daneben kann man sich auch durch die Aufnahme von Bradyzoiten in nicht ausreichend erhitzten Fleisch- und Wurstwaren infizieren.

Erstinfektion. Bei einer Neuinfektion kommt es nach einer Parasitämie von Tachyzoiten zur Antikörperbildung und Immobilisation der Erreger, die lebenslang als Bradyzoiten im Wirt, vor allem im Muskelgewebe und im Gehirn persistieren. Die Toxoplasmoseinfektion hinterlässt eine lebenslange Immunität, Reinfektionen kommen bei immunkompetenten Personen in der Regel nicht vor. Die Seroprävalenz liegt im gebärfähigen Alter zwischen 30 und 40% (7). Die Toxoplasmose stellt nur bei einer Erstinfektion zum Zeitpunkt der Schwangerschaft eine Gefahr für das Ungeborene dar, da nur in der Phase der Parasitämie die Plazentaschranke überwunden werden kann.

Klinik und Therapie

Transmissionsrate. Etwa 2–4 pro 1 000 Lebendgeborene weisen bei Geburt eine Toxoplasmoseinfektion auf. Die Transmissionsrate hängt vom Gestationsalter zum Zeitpunkt der Erstinfektion ab: Sie liegt im I. Trimenon bei 15%, im II. Trimenon bei etwa 30% und im III. Trimenon bei 60–70%. Erstinfektionen im I. Trimenon werden zwar seltener auf die Frucht übertragen, nehmen aber eher einen ungünstigeren Verlauf als die späteren Infektionen.

Vollbild. Das relativ seltene Vollbild der konnatalen Toxoplasmose umfasst eine floride Meningoenzephalitis mit intrazerebralen Verkalkungen, Hydrozephalus und Chorioretinitis. Infizierte Kinder können aber auch sepsisähnliche Symptome wie Ikterus, Hepatosplenomegalie, Thrombozytopenie und eine pulmonale Beteiligung aufweisen.

Spätmanifestationen. 90% der pränatal infizierten Kinder sind bei Geburt asymptomatisch. Über die Häufigkeit von Spätmanifestationen wie Chorioretinitis, Intelligenzdefekte und zerebrale Krampfanfälle liegen keine zuverlässigen Angaben vor (9).

Therapie. Bei einer frischen Toxoplasmoseinfektion kann durch eine intrauterine transplazentare Therapie (Gabe von Spiramcyin 2–3 g/die oder Pyrimethamin und Sulfonamide) das Risiko einer konnatalen Toxoplasmose wahrscheinlich halbiert werden. Alle Kinder mit serologisch nachgewiesener konnataler Toxoplasmose, ob klinisch evident oder subklinisch, sollten im ersten Lebensjahr 3–4 Behandlungszyklen mit Pyrimethamin, Sulfadiazine, Corticosteroiden und Folsäure erhalten (7).

Sonographische Leitsymptome

Ventrikulomegalie. Sonographisches Leitsymptom einer pränatalen Toxoplasmoseinfektion ist in erster Linie die Ventrikulomegalie. Intrakranielle Verkalkungen werden demgegenüber eher selten diagnostiziert. Das Gleiche gilt für den Hydrops fetalis. Im eigenen Krankengut wurden lediglich in 4 von 73 Fällen, die uns während eines 5-Jahres-Zeitraumes wegen einer frischen Toxoplasmoseinfektion in der Schwangerschaft zur pränatalen Diagnostik zugewiesen wurden, sonomorphologische Stigmata diagnostiziert (zweimal Hydrozephalus, einmal intrazerebrale Verkalkungen und Hepatomegalie, einmal diskrete Hydropszeichen).

Diagnostik

Aufgrund der nur uncharakteristischen Symptome bei einer Neuinfektion stehen bei der Diagnostik einer frischen Toxoplasmose serologische Untersuchungen im Vordergrund (21).

Screening. In Deutschland gehört das Toxoplasmosescreening – im Gegensatz zu Österreich und Frankreich – nicht zu den Regelleistungen der Mutterschaftsvorsorge. Eine Toxoplasmoseuntersuchung bereits bei der Schwangerschaftsplanung wäre für Screeningzwecke ideal: Ein positiver Sabin-Feldmann-Test oder ein positiver indirekter Immunfloureszenztest ist gleichbedeutend mit Immunität, während die Seronegativen nach der Konzeption zur Expositionsprophylaxe angehalten werden müssen (kein Katzenkontakt, Obst und Gemüse gut waschen, kein rohes Fleisch!) und im II. und III. Trimenon eine serologische Kontrolluntersuchung erhalten sollten, um eine frische Infektion in der Schwangerschaft auszuschließen (14). Gegen ein allgemeines Screening spricht, dass eine Vielzahl von verschiedenen Tests mit unterschiedlichen Messeinheiten existieren und IgM-Titer bis zu 14 Monaten persistieren können.

Kontrollen bei Verdacht und Nachweis. Eine sofortige serologische Kontrolle auf Toxoplasmose ist in jedem Fall indiziert, wenn bei einer Schwangeren eine Lymphknotenschwellung bzw. eine grippale Symptomatik auftritt (15). Der einsendende Arzt ist bei der Toxoplasmosediagnostik in besonderem Maß auf die Befundinterpretation durch den Labormediziner angewiesen (9). Bei nachgewiesener frischer Toxoplasmoseinfektion während der Schwangerschaft kann eine fetale Infektion durch IgM-Bestimmung aus fetalem Blut oder durch den Tachyzoitengenomnachweis im Fruchtwasser mittels PCR diagnostiziert werden, wobei letztere Methode zu bevorzugen ist (13). Frisch mit Toxoplasmose infizierte Schwangere sollten in jedem Fall therapiert und die Feten engmaschig sonographisch überwacht werden. Allerdings schließt eine normale Sonoanatomie eine konnatale Toxoplasmose oder Spätschäden nicht aus.

Vorgehen bei frischer Toxoplasmoseinfektion und sonomorphologischen Auffälligkeiten

Kommt es bereits intrauterin zu toxoplasmoseassoziierten Auffälligkeiten, steigt die Wahrscheinlichkeit für eine konnatale Toxoplasmose an. Bei einem Hydrozephalus und einem Hydrops sollte die Möglichkeit eines Schwangerschaftsabbruchs angesprochen werden, da die Prognose sehr schlecht ist. Wird die Schwangerschaft ausgetragen, ist eine transplazentare Therapie mit Pyrimethamin und Sulfonamiden indiziert.

■ *Ringelröteln (Erythema infectiosum)*

Erreger

Ringelröteln werden durch das humane Parvovirus (B19), das erst 1983 als Ursache des Erythema infectiosum identifiziert wurde, hervorgerufen (1). Parvoviren sind eine Gruppe von sehr kleinen, nicht umhüllten, ikosaedrischen Viren, die als genetisches Material eine einsträngige DNA enthalten und einen ausgeprägten Tropismus für erythropoide Vorläuferzellen aufweisen (7).

Klinik

Anämie und Hydrops fetalis. Das Parvovirus B19 kann während der gesamten Schwangerschaft transplazentar auf den Feten übertragen werden. Parvoviren wurden erstmals 1984 als mögliche Ursache für den nichtimmunologischen Hydrops fetalis identifiziert (5). Durch Infektion und Lyse der erythropoiden Vorläuferzellen wird die Funktion der blutbildenden Organe beeinträchtigt. Da bei gesunden Kindern und Erwachsenen nach Beginn der Synthese von spezifischem IgM und IgG die normale Blutbildung rasch wieder einsetzt, sind in Anbetracht der 120-tägigen Überlebenszeit normaler Erythrozyten die hämatologischen Auswirkungen der Erkrankung zwar nachweisbar, aber klinisch bedeutungslos (28). Bei verschiedenen hämatologischen Grunderkrankungen und bei Feten können die Hämoglobinwerte aber drastisch abfallen. Infizierte Feten können aufgrund der teilweise extremen Anämie hydropisch werden und haben unbehandelt ein hohes Risiko, intrauterin abzusterben.

Häufigkeiten. Das Risiko, dass Ringelrötelninfektionen zu einer schweren fetalen Anämie mit Hydrops fetalis führen, wurde von Tercanli et al. (46) auf der Grundlage der bis dahin im Schrifttum publizierten Daten mit etwa 10% angegeben. Enders (10) fand bei 874 Schwangerschaften mit nachgewiesener frischer Ringelrötelninfektion eine Hydropsrate von 17,5%. Demgegenüber zeigten prospektiv erhobene Daten, dass das Hydropsrisiko wahrscheinlich geringer ist als bisher angenommen wurde: Miller et al. (32) fanden bei 367 Schwangeren mit frischer Ringelrötelninfektion nur 7 Hydropsfälle, wobei das Risiko mit 3,8% bei Infektionen zwischen 13 und 16 SSW am höchsten war. Bei Infektionen nach 20 SSW wurden in dieser Serie keine Hydropsfälle mehr registriert. Bei knapp 10% der in der ersten Schwangerschaftshälfte infizierten Feten trat ein intrauteriner Fruchttod auf. Im eigenen Krankengut wurden in den letzten 5 Jahren 58 Patientinnen mit frischer Parvovirusinfektion zur weiteren Diagnostik überwiesen, wobei in 16 Fällen ein Hydrops fetalis vorlag. In 4 Fällen trat ein intrauteriner Fruchttod auf.

Fehlbildungsrisiko. Fehlbildungen wurden im eigenen Krankengut nicht registriert. Die Parvovirusinfektion scheint nicht mit einem klinisch relevanten Fehlbildungsrisiko assoziiert zu sein. Es gibt zwar Einzelfallberichte über Mekoniumperitonitis und Darmfehlbildungen nach fetaler Parvovirusinfektion, die möglicherweise auf der Basis einer Vaskulitis entstanden sind (40). Spekuliert wird auch darüber, ob das B19-Virus Zellen mesoendodermalen Ursprungs, die das Rezeptor-P-Antigen exprimieren, direkt infizieren kann (10). Dies könnte Organfehlbildungen erklären, die in Zusammenhang mit einer Parvovirusinfektion beschrieben wurden (34, 37, 47, 49). Prospektive und retrospektive Daten an größeren Kollektiven zeigten jedoch kein relevantes Fehlbildungsrisiko nach fetaler Parvovirusinfektion (20, 32).

Sonographische Leitsymptome

Das sonographische Leitsymptom der pränatalen Ringelrötelninfektion ist der generalisierte Hydrops fetalis, der bei entsprechend niedrigen Hämoglobinwerten extreme Ausmaße annehmen kann.

Diagnostik

Man schätzt, dass Infektionen mit dem Parvovirus B19 für etwa 10–15% der nichtimmunologisch verursachten Hydropsfälle verantwortlich sind (33). Daher gehört die Ringelrötelninfektion bei jedem nichtimmunologischen Hydrops fetalis zu den wichtigsten Differenzialdiagnosen.

Anamnese und Serologie. Die genaue Anamnese kann den Infektionsverdacht erhärten: Häufig erinnern sich die Schwangeren erst nach genauem Nachfragen an das charakteristische flüchtig aufgetretene erythematöse makulopapulöse Exanthem an Rumpf und Gliedmaßen. 50% der infizierten Erwachsenen klagen darüber hinaus über Arthralgien an Hand- und Fußgelenken. Da beim Erwachsenen die Erkrankung aber in etwa einem Drittel der Fälle klinisch inapparent verläuft, muss auch bei negativer Infektionsanamnese bei jedem nichtimmunologischen Hydrops fetalis eine Parvovirus-B19-IgG- und -IgM-Antikörperbestimmung aus mütterlichem Blut durchgeführt werden. Oberhalb 17 SSW sollte zusätzlich unverzüglich eine Kordozentese zur Hämoglobinbestimmung vorgenommen werden. Aus fetalem Blut gelingt in 80% der Fälle der direkte Virusnachweis mittels PCR. Der IgM-Nachweis aus Fetalblut ist demgegenüber von untergeordneter Bedeutung, da nur 20% der infizierten Feten ein erhöhtes IgM aufweisen (10). Liegt aufgrund der Anamnese ein Infektionsverdacht, aber kein Hydrops fetalis vor, ist die serologische Untersuchung aus mütterlichem Blut ausreichend. Das Gleiche gilt für Kontaktfälle ohne Symptome.

Sonographische Kontrollen. Wird durch die serologische Untersuchung bei der Mutter eine frische Ringelrötelninfektion nachgewiesen, sollten durch einen qualifizierten Ultraschalluntersucher Fehlbildungen und diskrete Hydropszeichen ausgeschlossen werden und wöchentliche sonographische Verlaufskontrollen erfolgen. Ergänzend zu der sonomorphologischen Untersuchung kann die Bestimmung der systolischen Maximalgeschwindigkeiten der A. cerebri media zur Verlaufskontrolle herangezogen werden (31). Erhöhte Blutströmungsgeschwindigkeiten in fetalen zerebralen Blutgefäßen gelten ebenso wie das Auftreten von Hydropszeichen als Anzeichen einer fetalen Anämie.

Vorgehen bei frischer Ringelrötelninfektion und sonomorphologischen Auffälligkeiten

Nabelschnurtransfusion. Methode der Wahl bei durch Ringelröteln verursachtem Hydrops fetalis ist die Nabelschnurtransfusion von Erythrozytenkonzentraten. Bei konservativem Vorgehen sind zwar Spontanremissionen möglich (12, 26, 38), die intrauterine Therapie führt aber zu deutlich höheren fetalen Überlebensraten (11). Im eigenen Krankengut lag der niedrigste Hämoglobinwert bei 1,7 g%. 12 von 13 wegen Parvovirusinfektion transfundierten Feten überlebten. Ein hydropischer Fet starb während einer in der 19. SSW durchgeführten Nabelschnurtransfusion ab. Zwei Feten mit extrem niedrigen Hämoglobinwerten (2,2 bzw. 2,0 g%) verstarben im Intervall zwischen der diagnostischen Nabelschnurpunktion und der für den nächsten Tag geplanten Transfusion. In einem weiteren Fall kam es bereits mit 14 SSW zum intrauterinen Fruchttod.

Anzahl der Transfusionen. Im Gegensatz zu den Erythroblastosen reichen 1–2 Transfusionen meist aus, da die nach Erholung der blutbildenden Organe vom Feten selbst gebildeten Erythrozyten nicht lysiert werden und die Hämoglobinwerte allmählich spontan wieder ansteigen. In Einzelfällen können aber auch 4–5 Transfusionen erforderlich sein; eine Erklärung für diesen Verlauf gibt es zurzeit nicht. Alle überlebenden Feten haben sich bisher normal entwickelt, auch diejenigen mit extrem niedrigen Hämoglobinwerten.

Zeitpunkt der Transfusion. Wir sind inzwischen dazu übergegangen, in allen Fällen eines nichtimmunologischen Hydrops fetalis oberhalb 16 SSW simultan mütterliches und fetales Blut abzunehmen. Finden sich niedrige Hämoglobinwerte und ist eine Parvovirusinfektion differenzialdiagnostisch möglich, werden die Ergebnisse der serologischen Untersuchungen nicht abgewartet, sondern es wird möglichst bald – bei extrem niedrigen Hämoglobinwerten noch am gleichen Tag – eine Nabelschnurtransfusion durchgeführt. Bei diesem Vorgehen wird einkalkuliert, dass sich die Nabelschnurtransfusion in Einzelfällen nach Auswertung der serologischen Befunde als nicht indiziert herausstellt: In unserem Kollektiv waren zwei anämische Feten mit Hydrops fetalis an einer frischen Zytomegalieinfektion erkrankt. Beide Feten starben im weiteren Schwangerschaftsverlauf trotz der einmalig durchgeführten intrauterinen Transfusion ab.

Prognose. In Anbetracht des hohen Mortalitätsrisikos unbehandelter schwer anämischer Feten und der guten Prognose der intrauterin therapierten Ringelrötelninfektion erscheint uns dieses Vorgehen gerechtfertigt. Eltern und zuweisende Ärzte sollten auch bei ausgeprägtem Hydrops und schwerer fetaler Anämie über die ausgezeichnete Erfolgschance einer intrauterinen Transfusion und die gute Langzeitprognose bei Ringelrötelninfektion informiert und zur intrauterinen Therapie ermutigt werden.

Windpocken (Varizellen)

Erreger

Das Varizellen-Zoster-Virus gehört zur Gruppe der Herpesviren. Der hochkontagiöse Erreger wird durch Tröpfcheninfektion übertragen und hinterlässt eine stabile lebenslange Immunität, sodass Zweitinfektionen praktisch nicht vorkommen. Das Virus persistiert allerdings in sensorischen Ganglien und kann bei Immunschwäche als Herpes zoster reaktiviert werden.

Klinik

Aufgrund der hohen Durchseuchung der Bevölkerung stellt eine Varizelleninfektion in der Schwangerschaft ein seltenes Ereignis dar: 93–94% aller Frauen im gebärfähigen Alter haben die Windpocken bereits in der Kindheit durchgemacht und sind immun (7).

Kongenitales Varizellensyndrom. Bei einer Varizelleninfektion in der ersten Schwangerschaftshälfte besteht das Risiko eines kongenitalen Varizellensyndroms, das Hautskarifikationen, Ulzerationen, Narben, Gliedmaßenhypoplasien, Muskelatrophien, Chorioretinitis und zerebrale Krampfanfälle umfasst und eine hohe Letalität aufweist. Allerdings tritt das kongenitale Varizellensyndrom nur selten auf: Enders et al. (9) konnten in einer prospektiven Multizenterstudie zeigen, dass bei einer akuten Windpockeninfektion in der ersten Schwangerschaftshälfte nur in etwa 2% der Fälle mit einem kongenitalen Varizellensyndrom gerechnet werden muss. Problematisch ist eine Varizelleninfektion in Terminnähe: Hier besteht das Risiko schwer verlaufender neonataler Varizellen.

Herpes zoster. Im Gegensatz dazu läuft der Herpes zoster ohne virämische Phase ab. Daher sind bei Herpes-zoster-Erkrankungen in der Schwangerschaft weder kindliche Schädigungen noch perinatale Infektionen zu erwarten (16).

Sonographische Leitsymptome

Extremitätenhypoplasien. Sonographische Leitsymptome sind Extremitätenhypoplasien und Gelenkkontrakturen. Im eigenen Kollektiv wurde bei einer Patientin, die etwa eine Woche nach der Konzeption an Windpocken erkrankt war, in der 18. SSW eine Hypoplasie der fetalen linken Hand diagnostiziert (Abb. 33.**1**). Nachdem die serologischen Befunde für eine kürzlich durchgemachte Varizelleninfektion sprachen, entschloss sich die Patientin aufgrund des sonographischen Befundes und des damit verbundenen hohen Risikos eines konnatalen Varizellensyndroms zum Schwangerschaftsabbruch. Die Virushybridisierung aus verschiedenen fetalen Geweben ergab jeweils positive Befunde.

Tercanli et al. (46) berichten über einen Fall eines Varizellensyndroms, bei dem sonographisch ein massives Hautödem auffiel. In einem weiteren Fallbericht manifestierte sich ein kongenitales Varizellensyndrom durch eine frühe Wachstumsretardierung, Gliedmaßenhypoplasien und multiple intraabdominale und thorakale Verkalkungsherde (22).

Diagnostik

Serologische Untersuchungen. Windpocken sind anhand des Krankheitsbildes klinisch einfach zu diagnostizieren. Die serologische Absicherung erfolgt anhand des IgG- und IgM-Antikörpernachweises und eines signifikanten Titeranstiegs in der KBR (46). Hat eine Schwangere in der ersten Schwangerschaftshälfte oder um den Geburtstermin Kontakt zu Windpockenkranken, kann die Immunitätslage durch Nachweis von IgG-Antikörpern quantitativ bestimmt werden. Mittels Varizellenagglutinationstest kann die Bestimmung sehr rasch erfolgen. Seronegative Schwangere mit Varizellenkontakt bis zu 22 SSW oder um den Geburtstermin sollten passiv immunisiert werden.

Sonographische Untersuchung. Bei Varizelleninfektionen in der ersten Schwangerschaftshälfte wird im Hinblick auf die niedrige Embryopathierate eine invasive Diagnostik nicht empfohlen (46). Die Folgen der seltenen Varizellenembryopathie sind aber schwerwiegend (16). Daher sollte um 20 SSW herum eine qualifizierte sonographische Untersuchung zum Ausschluss typischer Stigmata durchgeführt werden.

Vorgehen bei frischer Varizelleninfektion und sonomorphologischen Auffälligkeiten

Treten in der 1. Schwangerschaftshälfte bei serologisch nachgewiesener Varizelleninfektion sonomorphologische Stigmata wie Gliedmaßenhypoplasien, Gelenkkontrakturen oder ein Hautödem auf, so ist ein Schwangerschaftsabbruch indiziert. Weitere invasive Untersuchungen sind nicht erforderlich.

Coxsackie-Infektion

Erreger

Coxsackie- und ECHO-Viren gehören zur Gruppe der Enteroviren. Es existiert eine Vielzahl von Typen, die nur uncharakteristische Symptome (Erkältungskrankheiten, teilweise mit Myalgien) hervorrufen.

Klinik

Aus zwei von der gleichen Arbeitsgruppe publizierten Fall-Kontroll-Studien lässt sich schließen, dass bei Coxsackie-Virus-Infektionen in der Schwangerschaft die Fehl- und Totgeburtenrate erhöht ist (2, 17). Infektionen im III. Trimenon können transplazentar übertragen werden und können beim Feten zu sepsisähnlichen Erscheinungen führen (42). Einzelne Fallberichte sowie tierexperimentelle Daten sprechen dafür, dass Coxsackie-Viren eine fetale Myokarditis hervorrufen können (25, 39). Darüber hinaus werden Coxsackie-Virus-Infektionen in der Schwangerschaft mit dem Auftreten eines juvenilen Diabetes in Verbindung gebracht (6, 27). Perinatal erworbene Coxsackie- und ECHO-Virus-Infektionen können besonders bei Frühgeborenen eine schwere Meningoenzephalitis und Myokarditis mit hoher Letalität verursachen.

Sonographische Leitsymptome

Sonographische Leitsymptome einer intrauterinen Coxsackie-Infektion sind eine Kardiomegalie, Perikardergüsse und eine verminderte Kontraktilität des Myokards. Man sollte außerdem bei jedem nichtimmunologischen Hydrops fetalis differenzialdiagnostisch auch an eine Coxsackie-Infektion denken (35).

Diagnostik

Bei der Labordiagnose einer Infektion mit Enteroviren ist die Virusisolierung vorrangig (7). Da epidemiologische Daten bisher fehlen, kann keine Aussage über die Häufigkeit einer Infektion in der Schwangerschaft gemacht werden. Prospektive Daten zum Schwangerschaftsausgang bei einer Coxsackie-Virus-Infektion liegen nicht vor. Nach Coxsackie-Viren sollte bei allen unklaren Fällen eines nichtimmunologischen Hydrops fetalis gefahndet werden, insbesondere bei zusätzlichen Anzeichen einer fetalen Myokarditis.

Vorgehen bei nachgewiesener Coxsackie-Infektion und sonomorphologischen Auffälligkeiten

Findet man bei der Abklärung eines Hydrops fetalis oder eines fetalen Perikardergusses eine Coxsackie-Infektion, ist die Prognose unklar. Wir empfehlen ein konservatives Vorgehen mit kurzfristigen sonographischen Verlaufskontrollen. Im III. Trimenon sollten die Überwachung intensiviert und der Entbindungszeitpunkt in Abhängigkeit von der fetalen Zustandsdiagnostik im Konsil mit Neonatologen und Kinderkardiologen geplant werden.

Lymphozytäre Choriomeningitis

Erreger

Das LCM-Virus gehört zur Gruppe der Arenaviren. Natürlicher Wirt ist die Hausmaus. Eine verbreitete Infektionsquelle ist aber auch der syrische Goldhamster, der das Virus durch Bisse oder durch seinen Urin übertragen kann (7).

Klinik

Das LCM-Virus kann während der gesamten Schwangerschaft transplazentar auf den Feten übertragen werden (3). Eine klinische Diagnose ist wegen der meist uncharakteristischen Symptome nicht möglich. Infektionen im I. Trimenon führen zu einer erhöhten Abortrate. Im II. und III. Trimenon der Schwangerschaft kann die LCM-Infektion einen Hydrozephalus und eine Chorioretinitis verursachen (29).

Sonographische Leitsymptome

Sonographisches Leitsymptom einer pränatalen LCM-Infektion ist der Hydrozephalus, wenn eine Toxoplasmose oder eine Zytomegalie als Ursache dafür ausgeschlossen sind.

Diagnostik

Die Diagnose erfolgt aus mütterlichem Blut durch Erregerisolierung und Antikörpernachweis (7).

Vorgehen bei nachgewiesener LCM-Infektion und sonomorphologischen Auffälligkeiten

Ergibt die erweiterte serologische Abklärung eines pränatal diagnostizierten Hydrozephalus eine LCM-Infektion, ist die Prognose unklar. Ähnlich wie bei der Zytomegalie ist eine pränatale Therapie nicht möglich. Da keine prospektiven Daten über die zu erwartende Schädigungsrate und das Ausmaß der möglichen Behinderungen existieren, ist ein konservatives Vorgehen zu empfehlen. Ein Schwangerschaftsabbruch ist nur bei sehr ausgeprägtem und früh aufgetretenem Hydrozephalus vertretbar.

Syphilis

Erreger

Erreger der Syphilis ist das Treponema pallidum, ein spiralenförmiges Bakterium, das zur Familie der Spirochäten gehört. Die Übertragung erfolgt praktisch ausschließlich durch Geschlechtsverkehr.

Klinik und Therapie

Konnatale Lues. Die konnatale Lues, die noch im letzten Jahrhundert eine erschreckend hohe Inzidenz hatte, ist heute in Anbetracht der konsequent durchgeführten Vorsorgeprogramme und der diagnostischen und therapeutischen Möglichkeiten eine Rarität geworden: Im Jahr 1996 wurden in Deutschland lediglich 3 Fälle einer konnatalen Lues gemeldet (36). Die Mehrzahl der infizierten Kinder erscheint bei der Geburt gesund und fällt erst im Alter von 2–12 Wochen durch Frühsymptome (makulopapulöse Exantheme, anhaltende Rhinitis, Hepatosplenomegalie) auf. Typische Spätmanifestationen der kongenitalen Syphilis sind die Keratitis parenchymatosa, Innenohrschwerhörigkeit, Zahnveränderungen und entzündliche Periostverdickungen an den Tibiae. Unbehandelt können nach einer Latenzzeit von mehreren Jahren kardiovaskuläre oder neurologische Symptome auftreten.

Maternale Syphilisinfektion. Bei einer maternalen Syphilisinfektion kann das Treponema pallidum zu jedem Zeitpunkt der Schwangerschaft, in erster Linie ab 18 SSW, transplazentar übertragen werden. Das fetale Infektionsrisiko steigt mit zunehmender Keimbelastung: Am höchsten ist das Übertragungsrisiko, wenn sich die Schwangere im Sekundärstadium befindet, also dem Stadium mit Allgemeinsymptomen und Exanthemen. Syphilisinfizierte Schwangere erleiden häufiger Aborte und Totgeburten, außerdem ist die Frühgeburtsrate erhöht.

Therapie. Therapie der Wahl bei der maternalen Syphilisinfektion ist die tägliche Gabe von 2,4 Mio. Einheiten Penicillin G i.m. über 14 Tage. Sicherheitshalber kann die Behandlung 1–2 Monate vor dem Geburtstermin in gleicher Dauer und Dosierung wiederholt werden.

Sonographische Leitsymptome

Eine Luesinfektion wird in der Regel nicht aufgrund sonomorphologischer Stigmata, sondern klinisch und durch die im Rahmen der Mutterschaftsrichtlinien durchgeführten serologischen Untersuchungen diagnostiziert. Da aber bei infizierten Feten auch Fälle mit Hydrops fetalis beschrieben sind (7), gehört die konnatale Lues zur Differenzialdiagnose des nichtimmunologischen Hydrops fetalis.

Diagnostik

Screening. Der gebräuchlichste Suchtest ist der TPHA- (Treponema-pallidum-Hämagglutinations-)Test. Mit diesem Test werden IgG- und IgM-Antikörper ab der zweiten Woche nach der Infektion erkannt. Der Test reagiert während allen Krankheitsstadien. IgG-Antikörper bleiben auch nach erfolgreicher Therapie oder Spontanheilung lebenslang nachweisbar, gewähren aber keinen Schutz vor einer erneuten Infektion. Der TPHA-Test wird entsprechend den Mutterschaftsrichtlinien bei jeder Schwangeren in der Frühschwangerschaft durchgeführt. Ist das Ergebnis negativ, sind keine weiteren Untersuchungen erforderlich, wenn kein klinisch begründeter Verdacht auf eine Frühinfektion vorliegt.

Risikokollektiv. In Risikokollektiven wird ein weiterer TPHA-Test im III. Trimenon empfohlen (36). Bei positivem Testergebnis sollte zur Bestätigung ein FTA-ABS- (Fluoreszenz-Treponema-Antikörper-Absorbtions-)Test oder ein Tp-ELISA durchgeführt werden. Mittels Cardiolipin-Test

(VDRL = Veneral Disease Research Laboratory Test) und quantitativer Bestimmung von IgM-Antikörpern wird die Therapiebedürftigkeit festgestellt, außerdem dienen die letztgenannten Untersuchungsverfahren der Therapiekontrolle.

Vorgehen bei Syphilisinfektion und sonomorphologischen Auffälligkeiten

Jede in der Schwangerschaft diagnostizierte frische oder nicht ausreichend behandelte länger zurückliegende Syphilisinfektion muss umgehend mit Penicillin behandelt werden, unabhängig davon, ob der Fetus sonomorphologisch als unauffällig beurteilt wird oder ob ein Hydrops vorliegt. In Anbetracht der Seltenheit eines durch Syphilis verursachten Hydrops muss man auch bei nachgewiesener Luesinfektion das gesamte Spektrum der möglichen Differenzialdiagnosen im Auge behalten.

■ Röteln

Erreger

Beim Erreger der Rötelnerkrankung handelt es sich um das Rubellavirus, ein kleines RNA-Virus, das zur Gruppe der Togaviren gehört. Die Übertragung erfolgt durch direkten Kontakt per Tröpfcheninfektion.

Klinik

„Gregg-Syndrom". Die 1941 von dem Augenarzt Sir Norman Gregg (18) erstmals beschriebene Trias aus Katarakt, Herzfehler und Taubheit hat als „Gregg-Syndrom" Eingang in die Literatur gefunden und gilt als klassisches Beispiel für durch mütterliche Infektionen verursachte Embryopathien. Neben der klassischen Trias ist mit geistiger und psychomotorischer Retardierung, gelegentlich auch mit Zeichen der generalisierten Infektion (Hepatosplenomegalie, thrombozytopenische Purpura, Exanthem) sowie einer Wachstumsretardierung zu rechnen.

Häufigkeiten. Impfstrategien und verbesserte Labormethoden haben dazu beigetragen, dass in den meisten Industrieländern die Rötelnembryopathie von etwa 1 : 1000 Lebendgeborene auf 1 : 6000 bis > 1 : 12000 gesenkt werden konnte (46). Eine Rötelninfektion in der Frühschwangerschaft beinhaltet ein hohes Embryopathierisiko: Bei Infektionen in den ersten 6 SSW muss man in etwa $2/3$ der Fälle mit dem Auftreten des Rötelnsyndroms rechnen. Das Risiko sinkt bei Infektionen zwischen 7 und 9 SSW auf etwa $1/4$ und liegt zwischen 10 und 12 Wochen noch bei 20% und zwischen 13 und 17 SSW bei etwa 10%. Perikonzeptionelle Infektionen und Infektionen oberhalb 18 SSW sind dagegen unproblematisch.

Sonographische Leitsymptome

Herzfehler, Mikrozephalie und IUGR. Das typischerweise bei einer Rötelnembryopathie zu erwartende Vitium ist der Ventrikelseptumdefekt oder die Fallot-Tetralogie. Als weitere sonomorphologische Stigmata gelten die Wachstumsretardierung und die Mikrozephalie. Bei der Rötelninfektion steht die Sonographie jedoch im Vergleich zur Serologie völlig im Hintergrund, insbesondere dann, wenn die Rötelninfektion bereits in den ersten 12 SSW diagnostiziert wird. Fallen jedoch im Rahmen des 2. Ultraschallscreenings ein Herzfehler, eine Mikrozephalie oder eine frühe Wachstumsretardierung auf, sollte dies Anlass sein, die im Rahmen der Mutterschaftsvorsorge bereits vorliegenden serologischen Rötelnbefunde zu überprüfen und ggf. zu ergänzen, um eine inapparent verlaufene Rötelninfektion auszuschließen.

Diagnostik

Serologische Untersuchungen bei der Schwangeren. Bei entsprechender klinischer Symptomatik (Lymphknotenschwellungen, insbesondere im Nackenbereich; hinter den Ohren beginnendes mittelfleckiges, nicht konfluierendes Exanthem, das sich schnell über Gesicht, Rücken und Streckseiten der Extremitäten ausbreitet) erfolgt die serologische Diagnostik mittels Antikörperbestimmung. Rötelnspezifische IgG- und IgM-Antikörper können bereits 3–6 Tage nach Beginn des Exanthems nachgewiesen werden (46). Da IgM-Antikörper aber über längere Zeit persistieren können, sind bei erhöhten IgM-Antikörpern ohne klinische Symptomatik Zusatztests erforderlich, um eine klinisch inapparent verlaufene frische Infektion von einer länger zurückliegenden Infektion mit persistierenden Antikörpern zu unterscheiden. Mittels kurzfristiger Verlaufskontrollen und Testkombinationen von IgG-Avidität, IgA-Antikörpernachweis und Immunoblottest können im Speziallabor heute die Mehrzahl der serologischen Probleme gelöst werden (10).

Invasive Diagnostik. Bei einer frischen Rötelninfektion in der Schwangerschaft gilt der Nachweis von IgM-Antikörpern im Fetalblut als Indiz für eine fetale Rötelninfektion. Da die IgM-Antikörperproduktion aber vor 21 SSW noch zu gering sein kann, sollte die Kordozentese zur Vermeidung falsch negativer Befunde erst mit 22 SSW durchgeführt werden (10). Zusätzlich kommt heute der Virusnachweis aus Chorionzotten oder Fruchtwasser in Betracht. In Anbetracht des außerordentlich hohen Embryopathierisikos ist bei serologisch nachgewiesener Rötelninfektion in den ersten 10 SSW aber auch ein Schwangerschaftsabbruch ohne weitere invasive Diagnostik vertretbar. Alternativ kann zunächst eine Fruchtwasserpunktion oder Chorionzottenbiopsie erfolgen. Ein negativer Befund sollte aber mit 22 SSW durch eine Nabelschnurpunktion abgesichert werden (46). Die Treffsicherheit der pränatalen Diagnostik erreicht 94%. Die Rat suchenden Eltern müssen darüber informiert werden, dass auch bei negativen Befunden aus Fruchtwasser, Chorionzotten und Nabelschnurblut eine Rötelnembryopathie nicht mit absoluter Gewissheit ausgeschlossen werden kann. Eine unauffällige Ultraschalluntersuchung kann die fetale Rötelninfektion nicht ausschließen.

Vorgehen bei frischer Rötelninfektion und sonomorphologischen Auffälligkeiten

Treten in Zusammenhang mit einer in der Frühschwangerschaft durchgemachten Rötelninfektion sonographische Stigmata, wie Herzfehler, Mikrozephalie oder eine frühe Wachstumsretardierung, auf, sollte zur weiteren Absicherung der Virusnachweis aus Fruchtwasser, Chorionzotten oder Fetalblut versucht werden. Eine Kordozentese zur IgM-Titerbestimmung ist erst ab 22 SSW sinnvoll. In Anbetracht möglicher falsch negativer serologischer oder virologischer Befunde im fetalen Blut ist aber bei nachgewiesener Rötelninfektion in der Frühschwangerschaft und bei auffälligen sonographischen Befunden ein Schwangerschaftsabbruch auch bei fehlendem Virusnachweis oder negativen fetalen IgM-Werten mit den Eltern zu diskutieren.

■ Zytomegalie

Erreger

Das Zytometalievirus gehört zur Gruppe der Herpesviren (41). Es besteht aus doppelsträngiger DNA. Bei allen Herpesviren liegt nach der Primärinfektion eine lebenslange Persistenz des Genoms mit der Möglichkeit der Reaktivierung vor.

Klinik

Häufigkeiten. Die Zytomegalie ist die häufigste virusbedingte Ursache kongenitaler Infektionen mit kindlichen Erkrankungen und Spätschäden. Die Inzidenz konnatal infizierter Neugeborener beträgt in Deutschland etwa 0,3–1%. Eine Erstinfektion im I. oder II. Trimenon stellt das Hauptrisiko für kindliche Schädigungen dar. Bei Neuinfektionen in der Schwangerschaft beträgt die intrauterine Infektionsrate zwar 40%, aber nur $1/3$ der infizierten Kinder weisen Symptome bei der Geburt oder Spätschäden auf.

Auffälligkeiten. Infizierte Kinder können durch ein niedriges Geburtsgewicht, Petechien, Ikterus sowie durch eine Mikrozephalie und Krampfanfälle auffallen. Laborchemisch typisch sind eine Thrombozytopenie und erhöhte Leberwerte. Diagnostisch wegweisend sind außerdem die Chorioretinitis und intrakranielle Verkalkungen. Kinder, bei denen bereits im Neugeborenenalter klinische Zeichen für eine Zytomegalieinfektion diagnostiziert werden, weisen eine hohe Mortalität (30%) auf. Von den Überlebenden sind 70% psychomotorisch oder mental retardiert.

Reaktivierte Infektionen. Im Gegensatz zu den frischen CMV-Infektionen stellen reaktivierte Infektionen in Gegenwart mütterlicher IgG-Antikörper offenbar nur ein geringes fetales Risiko dar. Laborchemisch ist die Abgrenzung frischer und reaktivierter Infektionen jedoch schwierig, da bei der Zytomegalievirusinfektion länger persistierende IgM-Antikörper und Reinfektionen mit erneuter IgM-Bildung häufig sind. Daher ist die virologische Differenzialdiagnostik zwischen einer meist asymptomatischen CMV-Primärinfektion und einer reaktivierten Infektion bislang nicht möglich, es sei denn, eine Serokonversion kann nachgewiesen werden (19). Aufgrund der diagnostischen Unzulänglichkeiten mit einer hohen Rate falsch positiver Befunde wird ein allgemeines Screening im Rahmen der Mutterschaftsvorsorge in Deutschland derzeit nicht empfohlen.

Sonographische Leitsymptome

Sonographisch können sich Zytomegalieinfektionen durch einen nichtimmunologischen Hydrops fetalis, Hydrozephalus, intrakranielle Verkalkungen, Mikrozephalie und Wachstumsretardierung manifestieren. Sonomorphologische Auffälligkeiten sind allerdings bei pränatalen Zytomegalieinfektionen nicht obligat und treten oft erst im fortgeschrittenen II. oder im III. Trimenon auf. Daher schließt eine unauffällige Ultraschalluntersuchung eine kongenitale Zytomegalieinfektion nicht aus. Im eigenen Krankengut wurden in einem 5-Jahres-Zeitraum 22 Patientinnen mit Verdacht auf frische oder reaktivierte Zytomegalieinfektion zur weiteren Diagnostik überwiesen. Bei zwei Feten fiel eine Mikrozephalie auf, die übrigen waren sonomorphologisch unauffällig. Bei 4 weiteren Fällen, die wegen Hydrops (2 Fälle) und wegen früher Wachstumsretardierung (2 Fälle) zugewiesen wurden, konnte bei der serologischen Diagnostik eine frische Zytomegalieinfektion festgestellt werden.

Diagnostik

Serologische Untersuchungen bei der Schwangeren. Bei klinischem Verdacht – entweder bei mütterlichen Symptomen (Fieber, Lymphknotenschwellung), die allerdings nur uncharakteristisch und auch bei frischen Infektionen nicht obligat sind, oder auffälliger Sonomorphologie – sollte die Zytomegalie differenzialdiagnostisch berücksichtigt werden und ein Antikörpernachweis aus dem mütterlichen Blut erfolgen. Bei entsprechendem serologischem Verdacht auf eine frische CMV-Infektion kann ein direkter Virusnachweis in Urin, Speichel, Rachen- oder Zervixsekret die Diagnose erhärten, allerdings ist der Virusnachweis aus mütterlichen Sekreten zur Unterscheidung von akuten primären oder reaktivierten Infektionen nur bedingt verwertbar (45).

Invasive Diagnostik. Lässt sich aufgrund der Befundkonstellation eine frische CMV-Infektion nicht ausschließen, ist vor 20 SSW der Virusnachweis aus Fruchtwasser oder Chorionzotten die Methode der Wahl (30). Eine IgM-Bestimmung und der Virusnachweis aus fetalem Blut mit 22 SSW können die Diagnose einer intrauterinen CMV-Infektion weiter erhärten, insbesondere wenn ein Schwangerschaftsabbruch erwogen wird.

Vorgehen bei frischer CMV-Infektion und sonomorphologischen Auffälligkeiten

Eine auffällige Ultraschalluntersuchung und ein positiver Virusnachweis im Fruchtwasser oder im fetalen Blut bzw. erhöhte IgM-Titer im Fetalblut beinhalten eine schlechte Prognose. Insbesondere bei Hydrops fetalis kommt es häufig zum intrauterinen Fruchttod. Um zusätzliche hypoxische Schäden sub partu zu vermeiden, unterscheidet sich das geburtshilfliche Management trotz der schlechten Prognose nicht von dem gesunder Feten. Wenn die Diagnose bereits vor der Lebensfähigkeit des Feten gestellt wird, kann ein Schwangerschaftsabbruch erwogen werden.

Differenzialdiagnostik der häufigsten infektionsassoziierten sonographischen Befunde

Keines der sonomorphologischen Stigmata, die bei fetalen Infektionen auftreten können, ist für eine bestimmte Erkrankung spezifisch, sondern ist lediglich differenzialdiagnostisch von Bedeutung. Nachfolgend werden die Differenzialdiagnosen der in Tab. 33.2 aufgeführten infektionsassoziierten sonographischen Leitsymptome zusammengestellt. Für jedes Leitsymptom wird ein differenzialdiagnostischer Untersuchungsablauf vorgeschlagen.

■ *Nichtimmunologischer Hydrops fetalis (NIHF)*

Definition und Pathogenese. Die Bezeichnung „Hydrops fetalis" umfasst die pathologische Ansammlung fetaler Körperflüssigkeit im Interstitium, im subkutanen Gewebe und/oder in serösen Hohlräumen wie Pleuraraum, Perikard oder Intraperitonealraum (4). Fetale Anämie, Hypoproteinämie, Fehlbildungen, Chromosomenaberrationen und Infektionen können zu erhöhtem hydrostatischem Druck (Herzversagen, Abnahme des venösen Rückflusses) oder erniedrigtem kolloidosmotischem Druck (Kapillarschädigung oder Proteinverlust) führen und einen Hydrops verursachen.

Immunologischer Hydrops. Durch konsequente prophylaktische Maßnahmen hat die Rhesusinkompatibilität als Ursache eines Hydrops zwar deutlich abgenommen, man sollte bei der Diagnose eines Hydrops fetalis dennoch nach wie vor zuerst an die Erythroblastosen („immunologischer" Hydrops fetalis) denken.

Sonographische Untersuchung. Ist durch einen negativen Antikörpersuchtest aus mütterlichem Blut ein immunologischer Hydrops fetalis ausgeschlossen, steht der Untersucher vor der schwierigen Situation, dass als Ursache für einen „nichtimmunologischen" Hydrops fetalis eine ganze Reihe von Krankheitsbildern mit unterschiedlichster Prognose infrage kommen (23, 24). Shah und Hadlock (43) haben fast 100 Differenzialdiagnosen, die bei einem nichtimmunologischen Hydrops zu bedenken sind, zusammengestellt. Bei der Differenzialdiagnostik steht die sorgfältige sonographische Untersuchung nach wie vor an erster Stelle. Vielfach lässt sich schon damit die Ätiologie eingrenzen.

Chromosomenaberration. Das Zusammentreffen eines zystischen Hygroms mit Aszites und Pleuraergüssen (Abb. 33.**2**) lenkt den Verdacht auf eine Chromosomenaberration. Aufwendige infektionsserologische Untersuchungen können zunächst aufgeschoben werden, bis das Ergebnis der Karyotypisierung vorliegt. Weiter gehende Untersuchungen sind nur notwendig, wenn sich der Verdacht auf eine Chromosomenaberration nicht bestätigt.

Ringelröteln. Bei einem um etwa 20 SSW auftretenden generalisierten nichtimmunologischen Hydrops fetalis mit ausgeprägtem Aszites (Abb. 33.**3**) sollte man zunächst an eine Ringelrötelninfektion denken. Entsprechende anamnestische Angaben (Kontakt zu Erkrankten, passager aufgetretenes Exanthem) erhöhen die Wahrscheinlichkeit einer Parvovirusinfektion. Hier gehören die Nabelschnurpunktion zur Bestimmung des fetalen Hämoglobingehaltes, die Parvovirusisolierung und die IgG- und IgM-Antikörperbestimmung aus mütterlichem und fetalem Blut zu den vordringlichsten diagnostischen Schritten. Besteht eine ausgeprägte Anämie, ist eine möglichst rasche Nabelschnurtransfusion für den Feten lebensrettend.

Herzfehler. Wenn Herzfehler bereits intrauterin zu einem Hydrops fetalis führen, ist in der Regel von einer schlechten Prognose auszugehen. Ein Beispiel stellt die Ebstein-Anomalie dar (Abb. 33.**4**). Dieser Herzfehler ist weder mit einem pathologischen Karyotyp noch mit fetalen Infektionen assoziiert. Weiterführende invasive Untersuchungen sind daher nicht notwendig.

Syndrome und seltene Stoffwechseldefekte. Am Ende der Differenzialdiagnostik eines nichtimmunologischen Hydrops fetalis stehen Syndrome und seltene Stoffwechseldefekte, die häufig erst post partum diagnostiziert werden können (Abb. 33.**5**).

Untersuchungsablauf. Das in Abb. 33.**6** dargestellte Flussdiagramm zeigt den Ablauf der wichtigsten diagnostischen Maßnahmen zur Abklärung eines Hydrops fetalis. Infektionsserologische Untersuchungen nehmen dabei einen wichtigen Platz ein, sie sollten jedoch gezielt eingesetzt werden und sind nicht in jedem Fall erforderlich.

■ Hydrozephalus

Erweiterungen der Liquorräume sind zu etwa 10% mit Chromosomenaberrationen assoziiert (44). Von den Infektionserkrankungen, die differenzialdiagnostisch zu berücksichtigen sind, ist in erster Linie an die Toxoplasmose und die Zytomegalie zu denken. Wir empfehlen daher bei der Diagnose einer Ventrikulomegalie (Abb. 33.**7**) die Karyotypisierung und die Bestimmung der mütterlichen Toxoplasmose- und Zytomegalieantikörper. Nach 22 SSW ist die Nabelschnurpunktion die Methode der Wahl, da neben der Karyotypisierung ab diesem Zeitpunkt auch die IgM-Bestimmung aus dem Fetalblut durchgeführt werden kann. Bei negativen Befunden sollte zusätzlich die lymphozytäre Choriomeningitis ausgeschlossen werden.

■ Wachstumsretardierung

Fällt bereits beim zweiten Ultraschallscreening eine Wachstumsretardierung auf, sollten neben Chromosomenanomalien unbedingt auch Zytomegalie-, Röteln- und Varizelleninfektionen ausgeschlossen werden. Auch bei jedem intrauterinen Fruchttod sollte die gesamte TORCH-Serologie abgeklärt werden.

■ Mikrozephalie

Von einer Mikrozephalie spricht man, wenn der Kopfumfang die 5. Perzentile deutlich unterschreitet. In diesem Fall muss in erster Linie eine detaillierte Untersuchung des fetalen Gehirns erfolgen, um Fehlbildungen, wie beispielsweise eine Holoprosenzephalie (Abb. 33.**8**), auszuschließen. Darüber hinaus sollte abgeklärt werden, ob eine frische Röteln- oder Zytomegalieinfektion besteht. Insbesondere bei der Zytomegalieinfektion kann zusätzlich auch eine Erweiterung der Hirnseitenventrikel bestehen.

■ Herzfehler

Chromosomenanomalien. Von den Vitien ist nur ein kleiner Anteil infektionsbedingt. Die zu empfehlenden diagnostischen Maßnahmen hängen stark davon ab, was für ein Herzfehler vorliegt. In der Regel ist eine Karyotypisierung zu empfehlen, insbesondere bei einem AV-Kanal oder einem Double Outlet right Ventricle, da bei diesen Herzfehlern häufig Chromosomenaberrationen gefunden werden. Bei der Ebstein-Anomalie ist eine Karyotypisierung demgegenüber nicht erforderlich.

Infektionen. Bei einem Herzfehler sollte man an die Rötelnembryopathie denken, insbesondere bei Ventrikelseptumdefekten oder der Fallot-Tetralogie. Lag im I. Trimenon keine Rötelnimmunität vor, ist die Rötelnserologie aus dem mütterlichen Blut zu wiederholen. Bei isoliertem Perikarderguss (Abb. 33.**9**) sollte eine Coxsackie-Infektion ausgeschlossen werden, insbesondere wenn Anzeichen einer Myokarditis vorliegen.

■ Intraabdominale Verkalkungen, Hepatomegalie

Intraperitoneale Verkalkungen (Abb. 33.**10**) wurden in Verbindung mit einer Mekoniumperitonitis beobachtet. Als Ursache kommen ein Mekoniumileus aufgrund einer Mukoviszidose oder mechanische Probleme (Volvulus, Darmatresien) infrage (35). Bei einer Hepatomegalie gehören die Erythroblastose, Speicherkrankheiten und verschiedene Syndrome (Beckwith-Wiedemann-Syndrom, Zellweger-Syndrom) zu den Differenzialdiagnosen. Sowohl bei intraperitonealen Verkalkungen als auch bei der Hepatomegalie sollten außerdem folgende Infektionserkrankungen ausgeschlossen werden: Toxoplasmose, Ringelröteln, Varizellen, Syphilis, Röteln und Zytomegalie.

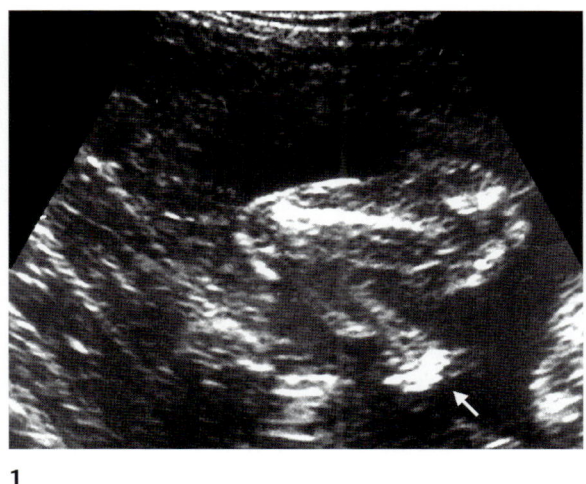

1

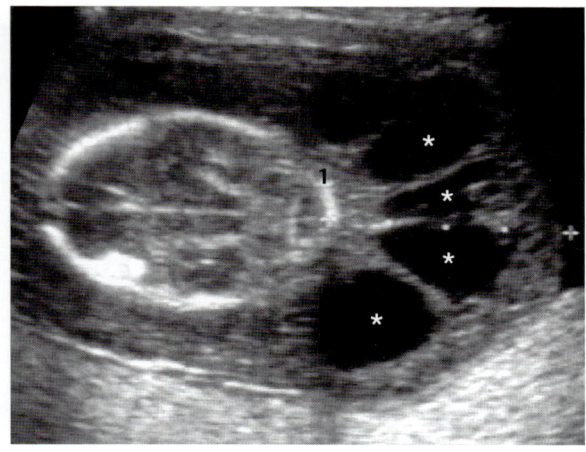

2

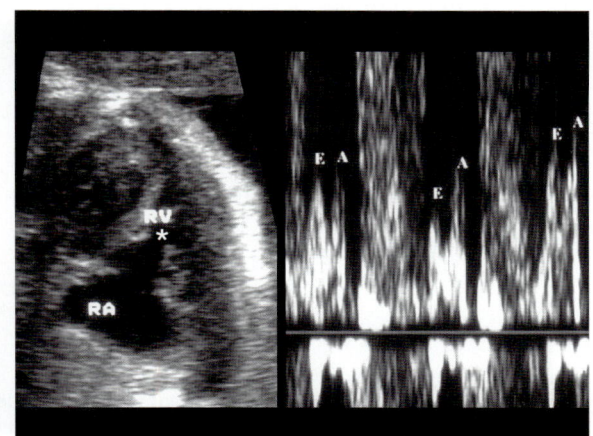

3

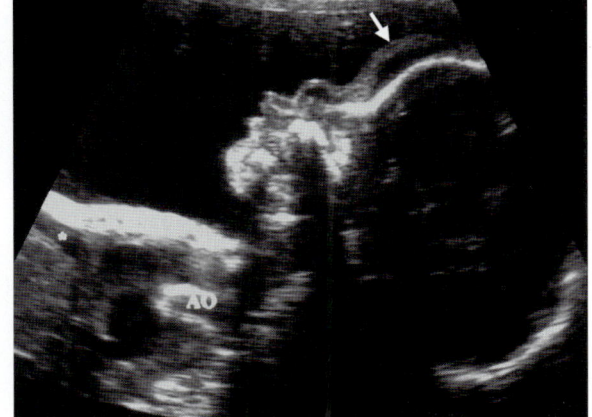

4

5

Differenzialdiagnostik infektionsassoziierter Befunde

Abb. 33.**1** Darstellung der linken oberen Extremität mit 18 SSW. Das Ellbogengelenk ist in Beugestellung fixiert, die Hand ist hypoplastisch (Pfeil). Die Patientin war in der Frühschwangerschaft an Windpocken erkrankt. Der Befund spricht für ein kongenitales Varizellensyndrom.

Abb. 33.**2** Ausgeprägtes septiertes Nackenhygrom (∗), Transversalschnitt, 17 SSW.

Abb. 33.**3** Ausgeprägter Aszites bei Parvovirus-B19-Infektion, Transversalschnitt in Höhe der Leber, 21 SSW.

Abb. 33.**4** Ebstein-Anomalie. Links: die Trikuspidalklappenebene (∗) ist weit in den rechten Ventrikel verlagert. Rechts: ausgeprägte holosystolische AV-Klappeninsuffizienz.

Abb. 33.**5** Im III. Trimenon diagnostizierter Hydrops fetalis. Es bestanden ein mäßiggradiger Aszites (∗) und ein ausgeprägtes Stirnödem (Pfeil). Die Wandung der Aorta ascendens (AO) ist auffällig echoreich. Post partum wurde eine Sialinspeicherkrankheit diagnostiziert.

Abb. 33.**6**   Flussdiagramm mit diagnostischen Schritten zur Abklärung eines Hydrops fetalis.

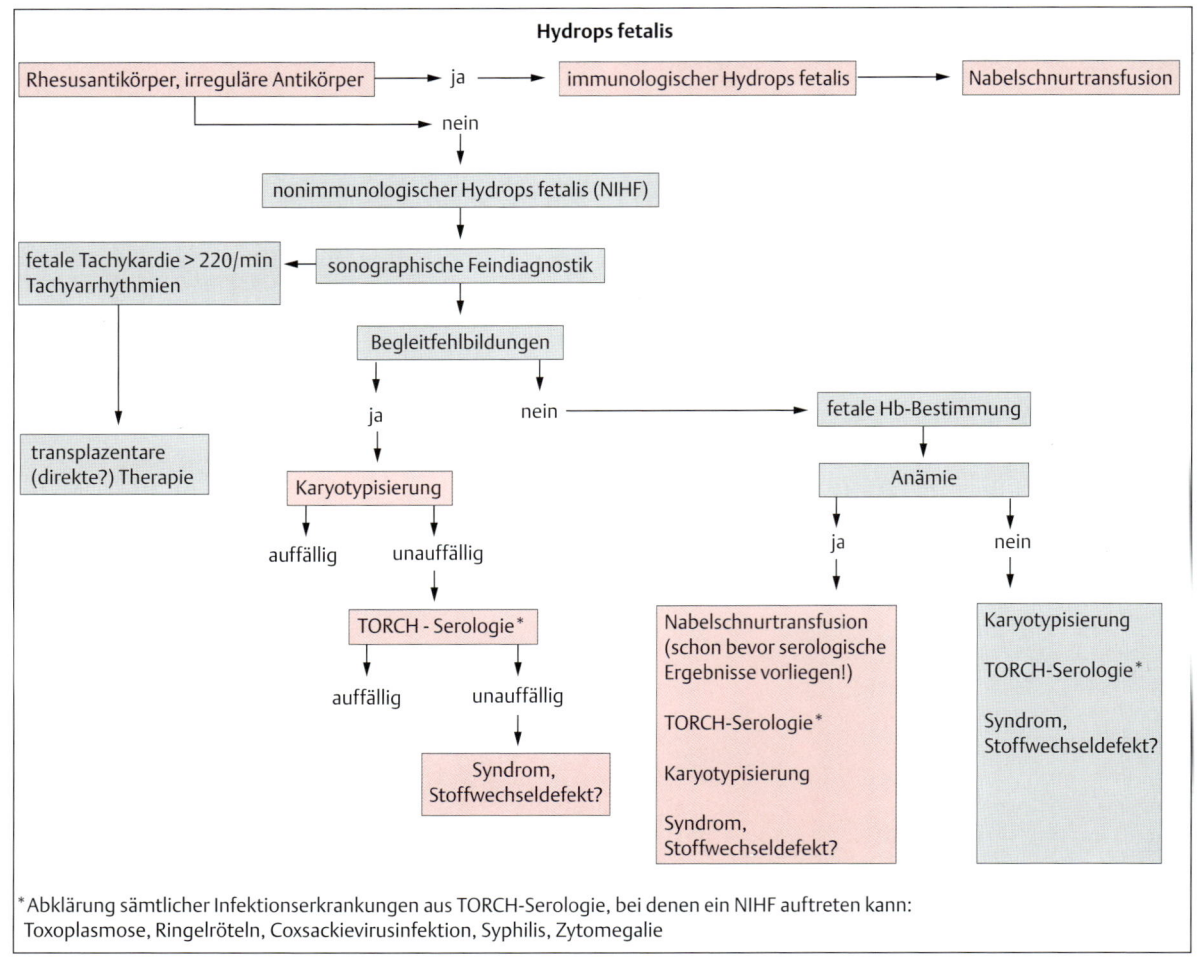

Hydrops fetalis

Rhesusantikörper, irreguläre Antikörper → ja → immunologischer Hydrops fetalis → Nabelschnurtransfusion

nein

nonimmunologischer Hydrops fetalis (NIHF)

fetale Tachykardie > 220/min Tachyarrhythmien ← sonographische Feindiagnostik

Begleitfehlbildungen

transplazentare (direkte?) Therapie

ja | nein → fetale Hb-Bestimmung

Karyotypisierung | Anämie

auffällig | unauffällig | ja | nein

TORCH - Serologie*

Nabelschnurtransfusion (schon bevor serologische Ergebnisse vorliegen!)

TORCH-Serologie*

Karyotypisierung

Syndrom, Stoffwechseldefekt?

Karyotypisierung

TORCH-Serologie*

Syndrom, Stoffwechseldefekt?

auffällig | unauffällig

Syndrom, Stoffwechseldefekt?

*Abklärung sämtlicher Infektionserkrankungen aus TORCH-Serologie, bei denen ein NIHF auftreten kann: Toxoplasmose, Ringelröteln, Coxsackievirusinfektion, Syphilis, Zytomegalie

6

Abb. 33.**7**   Beidseitige Ventrikulomegalie (∗) bei Toxoplasmoseinfektion.

Abb. 33.**8**   Links: Mit 25 SSW diagnostizierte Mikrozephalie. Zu beachten ist das abnorm konfigurierte Großhirn. Es lag eine semilobäre Holoprosenzephalie vor. Rechts: Zeitgerecht entwickeltes Abdomen.

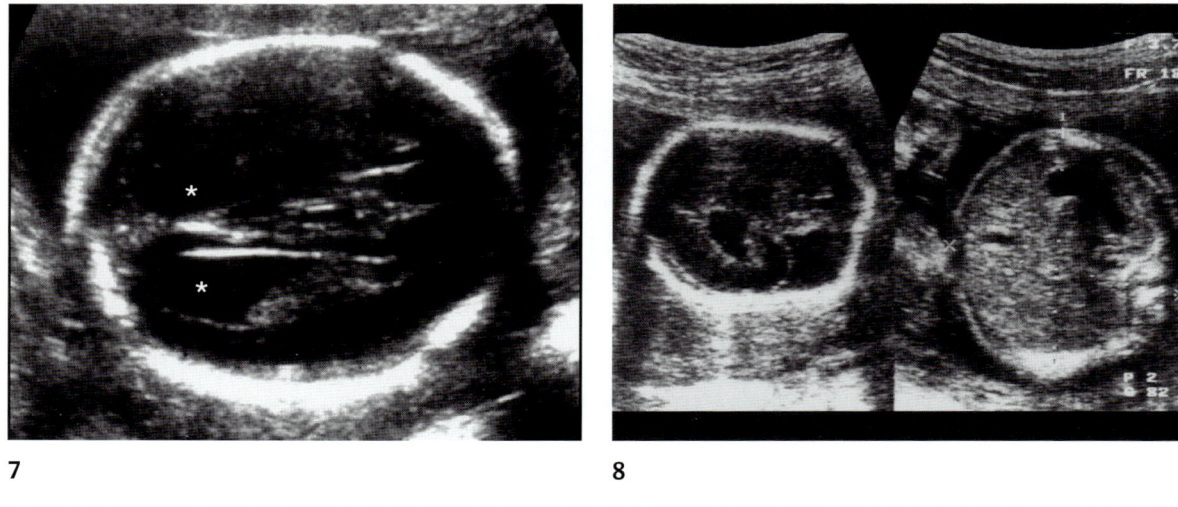

7   **8**

Abb. 33.**9**   Diskreter Perikarderguss (++) (3 mm), Kardiomegalie.

Abb. 33.**10**   Transversalschnitt in Höhe der fetalen Leber mit multiplen Verkalkungsherden (Pfeil).

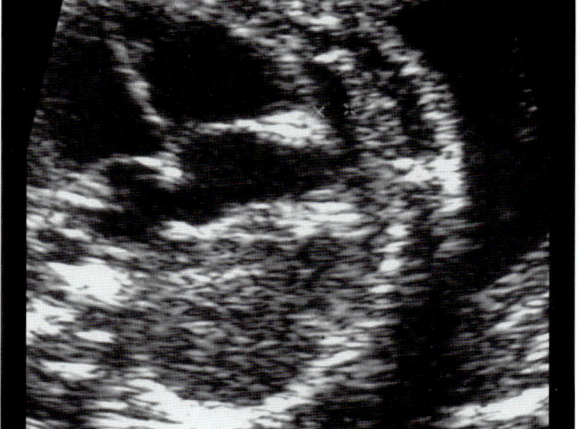

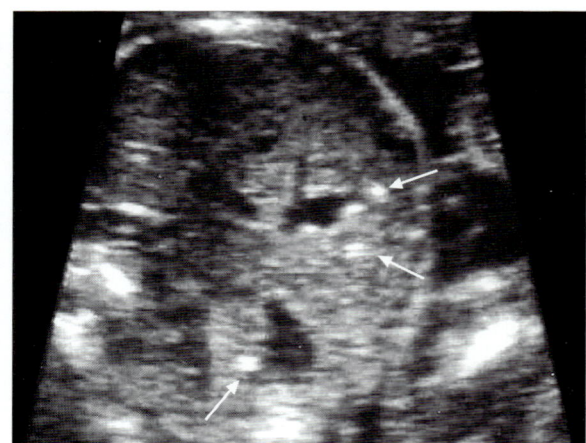

9   **10**

Literatur

1. Anderson, M.J., Jones, S.E., Fisher-Hoch, S.P. et al.: Human parvovirus, the cause of erythema infectiosum (fifth disease)? Lancet I (1983) 1378
2. Axelsson, C., Bondestam, K., Frisk, G., Bergstrom, S., Diderholm, H.: Coxsackie B virus infections in women with miscarriage. J. Med. Virol. 39 (1993) 282–285
3. Barton, L.L., Peters, C.J., Ksiazek, T.G.: Lymphocytic choriomeningitis virus: an unrecognized teratogenic pathogen. Emerg. Infect. Dis. 1 (1995) 152–153
4. Becker, R., Fuhrmann, W., Holzgreve, W., Sperling, K.: Pränatale Diagnostik und Therapie. Stuttgart: Wiss. Verl.-Ges. 1995
5. Brown, T., Anand, A., Ritchie, L.D., Clewley, J.P., Reid, T.M.S.: Intrauterine parvovirus infection associated with hydrops fetalis. Lancet 2 (1984) 1033–1034
6. Dahlquist, G., Frisk, G., Ivarsson, S.A., Svanberg, L., Forsgren, M., Diderholm, H.: Indications that maternal coxsackie B virus infection during pregnancy is a risk factor of childhood-onset IDDM. Diabetologia 38 (1995) 1371–1373
7. Enders, G.: Infektionen und Impfungen in der Schwangerschaft. 2. Auflage. München: Urban & Schwarzenberg 1991
8. Enders, G., Miller, E., Cradock-Watson, J., Bolley, I., Ridehalgh, M.: Consequences of varicella and herpes zoster in pregnancy: prospective study of 1739 cases. Lancet 343 (1994) 1547–1550
9. Enders, G.: Infektionen von Mutter, Fetus und Neugeborenen. In: Wulf, K.H., Schmidt-Matthiesen, H. (Hrsg.): Klinik der Frauenheilkunde und Geburtshilfe. Bd. 5, 3. Auflage. München: Urban & Schwarzenberg 1994
10. Enders, G.: Röteln und Ringelröteln. In: Friese, K., Kachel, W. (Hrsg.): Infektionskrankheiten der Schwangeren und des Neugeborenen. Berlin: Springer 1998; S. 67–89
11. Fairley, C.K., Smoliniec, J.S., Caul, O.F., Miller, E.: An observational study of the effect of intrauterine transfusion on the outcome of fetal hydrops from parvovirus B19. Lancet 346 (1995) 1335–1337
12. Faure, J.-M., Giacalone, P. L., Deschamps, F., Boulot, P.: Nonimmune hydrops fetalis caused by intrauterine human parvovirus B19 infection: A case of spontaneous reversal in utero. Fetal Diagn. Ther. 12 (1997) 66–67
13. Fricker-Hidalgo, H., Pelloux, H., Muet, F. et al.: Prenatal diagnosis of congenital toxoplasmosis: Comparative value of fetal blood and amniotic fluid using serological techniques and cultures. Prenat. Diagn. 17 (1997) 831–835
14. Friese, K., Beichert, M., Hof, H.: Untersuchungen zur Häufigkeit konnataler Infektionen. Geburtsh. Frauenheilk. 51 (1991) 890–896
15. Friese, K., Hlobil, H.: Pränatale Toxoplasmose – brauchen wir ein Screening in der Schwangerschaft? Frauenarzt 39 (1998) 271–278
16. Friese, K., Kachel, W. (Hrsg.): Infektionskrankheiten der Schwangeren und des Neugeborenen. Berlin: Springer 1998
17. Frisk, S., Diderholm, H.: Increased frequency of coxsackie B virus in women with spontaneous abortion. J. Infect. 24 (1992) 141–145
18. Gregg, N.M.: Congenital cataract following German measles in mothers. Trans. ophthal. Soc. Aust. 3 (1941) 35
19. Hagay, Z.J., Biran, G., Ornoy, A., Reece, E.A.: Congenital cytomegalovirus infection: A long-standing problem still seeking a solution. Amer. J. Obstet. Gynecol. 174 (1996) 241–245
20. Harger, J.H., Adler, S.P., Koch, W.C., Harger, G.F.: Prospective evaluation of 618 pregnant women exposed to parvovirus B19: risks and symptoms. Obstet. Gynecol. 91 (1998) 413–420
21. Hezard, N., Marx-Chemla, C., Foudrinier, F. et al.: Prenatal diagnosis of congenital toxoplasmosis in 261 pregnancies. Prenat. Diagn. 17 (1997) 1047–1054
22. Hofmeyr, G.J., Moolla, S., Lawrie, T.: Prenatal sonographic diagnosis of congenital varicella infection – a case report. Prenat. Diagn. 16 (1996) 1148–1151
23. Holzgreve, W., Curry, C.J.R., Golbus, M.S., Callen, P.W., Filly, R.A., Smith, J.C.: Investigation of nonimmune hydrops fetalis. Amer. J. Obstet. Gynecol. 150 (1984) 805–812
24. Holzgreve, W., Holzgreve, B., Curry, J.R.: Non-immune hydrops fetalis: Diagnosis and management. Semin. Perinatol. 9 (1985) 52–62
25. Hu, W.L., Lu, J.H., Meng, C.C., Hwang, B.: Neonatal myocardial infarction: a case report. Chung Hua I Hsueh Tsa Chih Taipei 61 (1998) 110–115
26. Humphrey, W., Magoon, M., O'Shaughnessy, R.: Severe nonimmune hydrops secondary to parvovirus B19 infection: Spontaneous reversal in utero and survival of a term infant. Obstet. Gynecol. 78 (1991) 900–902
27. Hyoty, H., Hiltunen, M., Knip, M. et al.: A prospective study of the role of coxsackie B and other enterovirus infections in the pathogenesis of IDDM. Childhood Diabetes in Finland (DiMe) Study Group. Diabetes 44 (1995) 652–657
28. Jäger, G.R., Schwarz, T.F.: Hämatologische Bedeutung der Parvovirus B19-Infektion. Die gelben Hefte 34 (1994) 81–84
29. Larson, P.D., Chartrand, S.A., Tomashek, K.M., Hauser, L.G., Ksiazek, T.G.: Hydrozephalus complicating lymphocytic choriomeningitis virus infection. Pediatr. Infect. Dis. J. 12 (1993) 528–531
30. Lipitz, S., Yagel, S., Shalev, E., Arichon, R., Mashicach, S., Schiff, E.: Prenatal diagnosis of fetal primary cytomegalovirus infection. Obstet. Gynecol. 89 (1997) 763–767
31. Mari, G., Adrignolo, A., Abuhamad, A.Z.: Diagnosis of fetal anemia with Doppler ultrasound in the pregnancy complicated by maternal blood group immunization. Ultrasound Obstet. Gynecol. 5 (1995) 400–405
32. Miller, E., Fairley, C.K., Cohen, B.J., Seng, C.: Immediate and long term outcome of human parvovirus B19 infection in pregnancy. Brit. J. Obstet. Gynaecol. 105 (1998) 174–178
33. Modrow, S., Hernauer, A., Gigler, A.: Die Parvovirus B19-Infektion. Die gelben Hefte 38 (1998) 26–36
34. Morey, A.L., Keeling, J.W., Porter, H.J., Fleming, K.A.: Clinical and histopathological features of parvovirus B19 infection in the human fetus. Brit. J. Obstet. Gynaecol. 99 (1992) 566–574
35. Nyberg, D.A., Mahony, B.S., Pretorius, D.H.: Diagnostic ultrasound of fetal anomalies. St. Louis: Mosby Year Book 1990
36. Pieringer-Müller, E., Hof, H.: Syphilis. In: Friese, K., Kachel, W. (Hrsg.): Infektionskrankheiten der Schwangeren und des Neugeborenen. Berlin: Springer 1998; S. 235–256
37. Porter, H.J., Quantril, A.M., Fleming, K.A.: B19 parvovirus infection in myocardial cells. Lancet I (1988) 535–536
38. Pryde, P.G., Nugent, C.E., Pridjian, G., Barr, M.Jr., Faix, R.G.: Spontaneous resolution of nonimmune hydrops fetalis secondary to human parvovirus B19 infection. Obstet. Gynecol. 79 (1992) 859–861
39. Rozee, K.R., Klassen, G.A., Ahmad-Raza, A., Lee, S.H.: A mouse model of coxsackievirus myocarditis. Can. J. Cardiol. 8 (1992) 145–148
40. Schild, R.L., Plath, H., Thomas, P., Schulte-Wissermann, H., Eis-Hübinger, A.M., Hansmann, M.: Fetal parvovirus B19 infection and meconium peritonitis. Fetal Diagn. Ther. 13 (1998) 15–18
41. Scott, L.L.: Perinatal herpesvirus infections. Herpes simplex, varicella, and cytomegalovirus. Infect. Dis. Clin. North. Amer. 11 (1997) 27–53
42. Shah, S.S., Gallagher, P.G.: Neonatal sepsis due to echovirus 18 infection. J. Perinat. Med. 25 (1997) 381–384
43. Shah, Y.P., Hadlock, F.P.: Hydrops and ascites. In: Nyberg, D.A., Mahony, B.S., Pretorius, D.H.: Diagnostic ultrasound of fetal anomalies. St. Louis: Mosby Year Book 1990; S. 563–591
44. Snijders, R.J.M., Nicolaides, K.H.: Ultrasound markers for fetal chromosomal defects. New York: The Parthenon Publishing Group 1996
45. Stagno, S.: Cytomegalovirus. In: Remington, J.S., Klein, J.O. (eds.): Infectious diseases of the Fetus and Newborn Infant. Philadelphia: Saunders 1992
46. Tercanli, S., Enders, G., Holzgreve, W.: Aktuelles Management bei mütterlichen Infektionen mit Röteln, Toxoplasmose, Zytomegalie, Varizellen und Parvovirus B19 in der Schwangerschaft. Gynäkologe 29 (1996) 144–163
47. Tiessen, R.G., van Elsacker-Niele, A.M., Vermeij-Keers, C., Oepkes, D., van Roosmalen, J., Gorsira, M.C.: A fetus with a parvovirus B19 infection and congenital anomalies. Prenat. Diagn. 14 (1994) 173–176
48. Weigel, M.: Sonographische und invasive Diagnostik bei Infektionserkrankungen in der Schwangerschaft. In: Friese, K., Kachel, W. (Hrsg.): Infektionskrankheiten der Schwangeren und des Neugeborenen. Berlin: Springer 1998; S. 47–66
49. Weiland, H.T., Vermey-Keers, C., Salimans, M.M.M., Fleuren, G.F., Verwey, R.A., Anderson, M.J.: Parvovirus B19 associated with fetal abnormality (Letter). Lancet I (1987) 682–683

Sonographie von
Plazenta, Nabelschnur
und Fruchtwasser

34 Plazenta

Regelrechte Plazenta

Die Plazenta ist als extrakorporales, fetales Organ nicht nur den fetalen, sondern auch den Einflüssen der mütterlichen Regulation unterworfen. Sie ist in Aufbau und Funktion nur durch die Berücksichtigung der ständigen Entwicklung und Umbildung im Laufe der Schwangerschaft zu verstehen.

„Die Plazenta ist ein Organ wie jedes andere auch, und doch ist sie mehr und etwas Anderes" (6), denn sie wird von zwei Organismen aufgebaut, funktioniert ohne Nerven, gleicht zwei Kreislaufprovinzen und zwei Drucksysteme aneinander an und reagiert morphologisch und immunologisch besonders (Abb. 34.1).

■ Morphologie

Pars fetalis und Pars materna. Von morphologischer Seite aus besteht die Plazenta aus dem fetalen Teil (Pars fetalis), der sich aus dem Chorion entwickelt und dem mütterlichen Teil (Pars materna), der aus dem Endometrium hervorgeht. Die Pars fetalis besteht aus der Choriondeckplatte und den Chorionzotten, die von der Deckplatte entspringen und in die mit mütterlichem Blut gefüllten intervillösen Räume hineinragen. Die Pars materna wird von der Decidua basalis gebildet, deren kompakte Grenzschicht als Dezidualplatte bezeichnet wird (46) (Abb. 34.1).

Kotyledonen. Die ausgereifte Plazenta hat beim Menschen eine rundliche bis diskoidale Form. Während die Zotten einerseits weiter in die Decidua basalis vordringen, bleiben andererseits aber auch Deziduaabschnitte erhalten, die dann zu Plazentasepten werden. Diese unterteilen die fetale Plazenta schließlich in 10–38 unregelmäßig gestaltete Lappen oder Läppchen, die sog. Kotyledonen, von denen jeder 2 oder mehrere Zottenstämme mitsamt ihren Ästen und Verzweigungen enthält (46).

Chorion villosum. Die fetale Plazenta (Chorion villosum) verankert sich an der mütterlichen Plazenta (Decidua basalis) durch die Zytotrophoblastschale und die Haftzotten (Abb. 34.1), welche von der Choriondeckplatte ausgehen, durch die intervillösen Räume ziehen und über die Zytotrophoblastschale mit der Decidua basalis fest verbunden sind (46).

■ Plazentakreislauf

Die Plazenta besitzt eine große innere Oberfläche, an der sich der Stoffaustausch zwischen fetalem und mütterlichem Blut vollzieht.

Fetalkreislauf. Vom Feten fließt sauerstoffarmes Blut über die Umbilikalarterien zur Plazenta. An der Stelle, an der die Nabelschnur die Plazenta erreicht, teilen sich die Umbilikalarterien in zahlreiche, radiär angeordnete Gefäße, die sich in der Chorionplatte verzweigen und dann in die Zottenbäume übergehen. Innerhalb der Zotten bildet sich dann ein ausgedehntes Kapillarnetz, durch das das fetale Blut in engen Kontakt mit dem mütterlichen Blut kommt. Eine Vermischung von fetalem und mütterlichem Blut kommt normalerweise nicht vor. Das mit Sauerstoff angereicherte fetale Blut gelangt dann in die dünnwandigen Venen der Zotten, die zusammen mit den Arterien zur Choriondeckplatte

ziehen und dort die V. umbilicalis bilden. Diese führt schließlich das arterialisierte Blut über die Nabelschnur zum Fetus zurück (46).

Mütterlicher Plazentakreislauf. Das Blut der intervillösen Räume stammt von der Mutter und ist aus dem maternen Gefäßsystem ausgetreten (offener Kreislauf). Es gelangt durch etwa 80–100 Spiralarterien der Uterusschleimhaut von basal in die intervillösen Räume. Die Spiralarterien pulsieren und spritzen ihren Inhalt in düsenähnlichen Strahlen in die Plazenta hinein. Das Blut der Spiralarterien, das unter einem wesentlich höheren Druck steht als das Blut der intervillösen Räume, fließt rasch bis zur Choriondeckplatte, die wie ein „Deckel" oder Dach die intervillösen Räume abschließt. Dabei fällt der Druck rasch ab, sodass das Blut langsam an der Zottenoberfläche vorbeiströmt und dadurch einen intensiveren Gas- und Stoffaustausch mit dem fetalen Blut ermöglicht. Das mütterliche Blut fließt schließlich über die Venen der Decidua basalis, die daher oft auch als „Boden" der intervillösen Räume bezeichnet worden ist, zu den Sammelvenen des Endometriums und damit in das mütterliche Gefäßsystem zurück (46). Das Gedeihen des Embryos und des Feten hängt in erster Linie davon ab, dass die Chorionzotten in ausreichendem Maße von mütterlichem Blut umspült werden (46).

Sonographische Beurteilung. Die Ultraschalldiagnostik erlaubt heute nicht nur eine Beurteilung der Anatomie und der Entwicklung der Plazenta, sondern ermöglicht mithilfe der Dopplersonographie und der Angio-Mode-Technik Einblicke in die Physiologie und die Pathophysiologie dieses Organes. Die Plazentasonographie ist daher wichtiger Bestandteil der geburtshilflichen Ultraschalluntersuchung. Abgesehen von der Beurteilung einer regelrechten Plazentaentwicklung ergibt sich die Indikation zu einer gezielten Plazentadarstellung bei bestimmten mütterlichen Symptomen, bei verschiedenen fetalen Auffälligkeiten wie auch vor oder nach einem invasiven Eingriff (Tab. 34.1).

Tabelle 34.1　Indikationen zur gezielten sonographischen Plazentadarstellung

➢ Uterine Blutung
➢ Unklare Unterbauchschmerzen
➢ Vorzeitige Kontraktionen/Wehen
➢ Diabetes mellitus
➢ Gestose
➢ Mehrlingsgravidität
➢ Verdacht auf Wachstumsretardierung
➢ Lageanomalie des Feten
➢ V. a. NIHF/Rhesusinkompatibilität
➢ V. a. Plazentaanomalie (Form, Sitz)
➢ Polyhydramnion
➢ Vor und nach einer invasiven Diagnostik, insbesondere nach transplazentarer Punktion

Im vorliegenden Kapitel wird die sonographische Diagnostik der Anatomie und Pathologie der Plazenta dargestellt. Ausführungen zur Beurteilung der Blutströmung in den Gefäßen der Plazenta bzw. des Blutflusses der Nabelschnurgefäße sind dem Kapitel Dopplersonographie zu entnehmen.

■ Sonoanatomie

Entwicklung. Die Plazenta entwickelt sich ab der 8. SSW aus dem Chorion frondosum und der Decidua basalis (55). Sonographisch kann bereits ab 8–9 SSW das Chorion frondosum aufgrund seiner Dicke vom dünneren Chorion laeve der gegenüber liegenden Seite unterschieden werden (Abb. 34.**2**). Etwa ab 10 SSW ist die Plazenta als scheibenförmiges Organ deutlich von der Umgebung abgrenzbar (Abb. 34.**3**). Die Grenzfläche der Plazenta zur Fruchthöhle bildet die fetale Chorionplatte. Die Grenze zum Uterus stellt die Basalplatte dar. Beide treffen in der Marginalzone zusammen. Zwischen ihnen befindet sich das Plazentaparenchym, das sich aus Zottenwerk (58%) und Intervillosum (42%) zusammensetzt. Die Plazenta besitzt am Geburtstermin ein Reingewicht von ca. 500 g, eine Basalfläche von etwa 200 cm² und eine Höhe von etwa 2–2,5 cm (7, 66).

Sonographische Darstellung. Sonographisch erscheint die Plazenta zwischen 8 und 20 SSW als homogenes, mäßig echoreich granuliertes Organ, das sich vom echoarmen Myometrium abhebt. Nach 20 SSW stellen sich in der Plazenta vermehrt venöse Blutlakunen als echoarme Areale und zunehmend Kalkablagerungen dar.

Hauptsitz der Plazenta. Der Hauptsitz der Plazenta kann im Bereich der Uterusvorderwand (Abb. 34.**4**), der Uterushinterwand (Abb. 34.**5**), der Uterusseitenwand (Abb. 34.**6**) oder im Fundusbereich (Abb. 34.**7**) gefunden werden.

Gesamtdarstellung. Im III. Trimenon ist die Gesamtdarstellung der Plazenta aufgrund ihrer Größenausdehnung mit der herkömmlichen Ultraschalltechnologie nicht mehr möglich. Dies gelingt dann nur noch mit der Siescape-Technologie, einer Kombination von Compound- und Real-Time-Sonographie (Abb. 34.**8**).

Probleme. Die Darstellung einer Hinterwandplazenta kann gelegentlich infolge einer Überlagerung durch den Feten erschwert sein. Lässt sich in einem solchen Fall die Plazenta nicht im Längsschnitt einsehen, so gelingt zumindest eine Teildarstellung im Querschnitt.

Bei tief reichender Plazenta ist für die exakte Beurteilung des kaudalen Plazentapoles eine leicht gefüllte Harnblase der Mutter notwendig, andernfalls ist eine Fehlinterpretation der unteren Plazentabegrenzung möglich.

Plazentabiometrie

Plazentadicke. In der normalen Schwangerschaft zeigt die Plazenta zwischen 15 und 37 SSW ein kontinuierliches Dickenwachstum. Danach kommt es zu einer leichten Abnahme der Plazentadicke bis zur 40. SSW (56) (Abb. 34.**9**). Hoddick et al. (28) fanden bis 20 SSW eine Plazentadicke von maximal 3 cm, danach von maximal 4–5 cm.

Faustregel. Gemessen wird die jeweils größte Plazentadicke von der Chorionplatte bis zur Grenzfläche Basalplatte-Myometrium (Abb. 34.**10**). Als Faustregel kann gelten, dass die Plazentadicke in Millimetern etwa dem Schwangerschaftsalter in Wochen entspricht. Normalerweise bedeckt die Plazenta mit 20 SSW ein Viertel der myometranen Oberfläche, um den Termin ist es noch ein Achtel der Myometriumsoberfläche (41).

Plazentadurchmesser. Der mittlere Plazentadurchmesser beträgt zwischen 13 und 16 SSW 70 mm und erreicht am Ende der Schwangerschaft einen Wert von 220 mm (36).

Plazentastruktur und Plazentareifung

Gradeinteilung nach der Plazentareife. Bereits 1973 hat Winsberg (69) erstmals darauf hingewiesen, dass sonographisch unterschiedliche Plazentastrukturen erkennbar sind. Grannum et al. (20) haben 1979 aufgrund der sonographisch nachweisbaren Veränderungen eine Gradeinteilung der Plazenta (Grad 0–3) zur Beurteilung der Plazentareife vorgeschlagen. Bewertungskriterien sind dabei die Chorionplatte, die Plazentastruktur und die Basalplatte (Abb. 34.**11**–34.**15**):

- **Grad 0** (Abb. 34.**12**). In diesem Stadium zeigt die Plazenta eine glatt begrenzte Chorionplatte, die Plazentabinnenstruktur ist homogen granuliert, und die Basalplatte weist keine Echoverdichtungen auf.
- **Grad 1** (Abb. 34.**13**). Dieser Grad zeigt die ersten sonographischen Veränderungen einer Plazentareifung. Die Chorionplatte erscheint als eine glatt begrenzte, leicht gewellte Linie. Innerhalb der Plazentastruktur können einzelne, ca. 1–4 mm lange, echoreiche Verdichtungen beobachtet werden, deren Längsachse parallel zur Basalplatte liegt. Die Basalplatte selbst ist frei von Echoverdichtungen.
- **Grad 2** (Abb. 34.**14**). Die Veränderungen betreffen bei diesem Grad alle 3 Zonen. Die Chorionplatte zeigt auffällige Einkerbungen. Das Plazentaparenchym wird aufgeteilt durch kommaähnliche Verdichtungen, die mit den Einkerbungen der Chorionplatte in Verbindung stehen, jedoch nicht bis zur Basalplatte reichen. Die in Grad 1 beschriebenen Echoverdichtungen innerhalb des Plazentaparenchyms erscheinen größer und zahlreicher. Die Basalplatte zeigt ebenfalls Echoverdichtungen, die mit ihrer Längsachse entlang der Basalplatte verlaufen.
- **Grad 3** (Abb. 34.**15**). Die Chorionplatte erscheint unterbrochen durch Einkerbungen, die nunmehr bis zur Basalplatte reichen und die Plazenta in verschiedene Abschnitte unterteilen, die den Kotyledonen entsprechen. Das Zentrum der Kotyledonen ist dabei echoarm. In der Nähe der Chorionplatte können zusätzlich unregelmäßige Echoverdichtungen auftreten, die einen Schallschatten hervorrufen. Im Bereich der Basalplatte werden die echoreichen Veränderungen größer und konfluieren. Insgesamt weist der Plazentagrad 3 sonographisch ein girlandenähnliches Muster auf.

Da innerhalb der Plazenta unterschiedlich starke Veränderungen vorgefunden werden können, empfehlen Grannum et al. (20), den Grad nach dem reifsten Bezirk einzustufen.

Gradeinteilung nach dem Gestationsalter. Petrucha und Platt (50) haben eine Aufteilung des Plazentagrades nach dem Gestationsalter vorgenommen (Abb. 34.**16**). Hierbei zeigt sich, dass im I. und II. Trimenon fast nur der Plazentagrad 0 und vereinzelt der Grad 1 gefunden werden. Nach 26 SSW zeigen sich zunehmend Grad 1 und Grad 2. Grad-3-Plazenten treten normalerweise erst nach 35 SSW auf. Eine durchgehende Plazentareifung bis zum Grad 3 wird allerdings nur in 15% der Fälle gefunden. Die übrigen Fälle erreichen bis zur Geburt lediglich Grad 1 oder 2.

Plazenta- und Lungenreife. Grannum et al. (20, 21) beobachteten bei 86 Fällen mit zunehmendem Plazentareifegrad einen prozentualen Anstieg einer LS-Ratio von 2,0 und mehr und schlossen daraus, dass mit Fortschreiten der Plazentareife auch die fetale Lungenreife zunimmt. Dies konnte von anderen Untersuchern nicht in gleicher Weise bestätigt werden (25, 38, 52).

Plazentareife und Wachstumsretardierung. Bedeutsam scheint eine Assoziation zu sein zwischen vorzeitiger Plazentareifung (Grad 2 vor 32 SSW oder Grad 3 vor 35 SSW) und fetaler Wachstumsretardierung (31). Kazzi et al. (37) fanden heraus, dass ein kleiner Fetus (unter 2700 g) mit einer Grad-3-Plazenta ein vierfach erhöhtes Risiko für eine intrauterine Wachstumsretardierung aufweist im Vergleich zu einem Feten ohne Grad-3-Plazenta.

Plazentaverkalkung. Eine Korrelation zwischen vorzeitiger Plazentaverkalkung, Hypertonie und intrauteriner Wachstumsretardierung fanden Hills et al. (27) in einer Studie mit 128 Risikoschwangerschaften. In einer anderen Arbeit konnten Brown et al. (10) eine enge Korrelation

Sonoanatomie der regelrechten Plazenta

Abb. 34.**1** Schemazeichnung einer reifen Plazenta: Das Blut wird fontänenartig in die intervillösen Räume gespritzt. Der Austausch mit dem fetalen Blut erfolgt, wenn das mütterliche Blut die Zotten umspült. Das einströmende arterielle Blut drückt das venöse Blut in die Endometriumvenen, die über die gesamte Oberfläche der Decidua basalis verteilt sind. Man beachte, dass die Umbilikalarterien das sauerstoffarme Blut (blau) zur Plazenta und die Umbilikalvene das sauerstoffreiche Blut (rot) zum Feten führen. Die einzelnen Kotyledonen sind durch die Deziduasepten der maternen Plazenta voneinander abgegrenzt. Jede Kotyledone besteht aus zwei oder mehr Stammzotten mit ihren Verzweigungen. Im Schema ist der Einfachheit halber in jeder Kotyledone nur eine Stammzotte gezeichnet, jedoch wurden an der Choriondeckplatte die Abgänge der übrigen Zotten angedeutet (aus (46)).

Abb. 34.**2** Frühgravidität, 8+5 SSW, Hinterwandplazenta (Pfeile), Längsschnitt. Transvaginalsonographie.

Abb. 34.**3** Frühgravidität, 12 SSW, Seitenwandplazenta links mit Nabelschnuransatz. Querschnitt durch den Uterus, Transvaginalsonographie.

Abb. 34.**4** Vorderwandplazenta, 20+2 SSW, Längsschnitt.

Abb. 34.**5** Hinterwandplazenta, 27 SSW, Längsschnitt. Darstellung der Nabelschnurgefäße am plazentaren Abgang mit dem Farbdoppler.

Abb. 34.**6** Seitenwandplazenta rechts, 21 SSW, Querschnitt.

Abb. 34.**7** Fundusplazenta, 22 SSW, Längsschnitt.

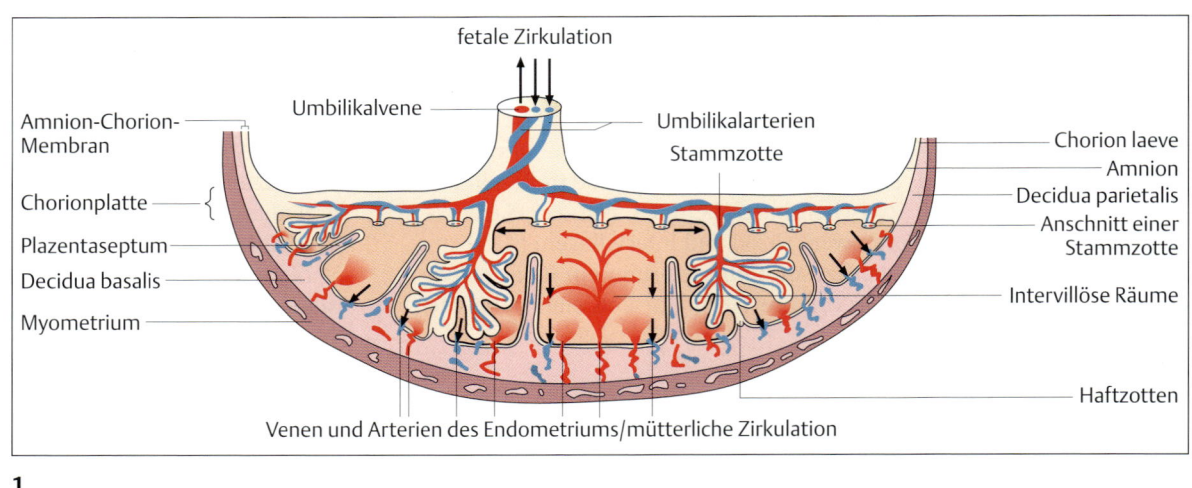

1

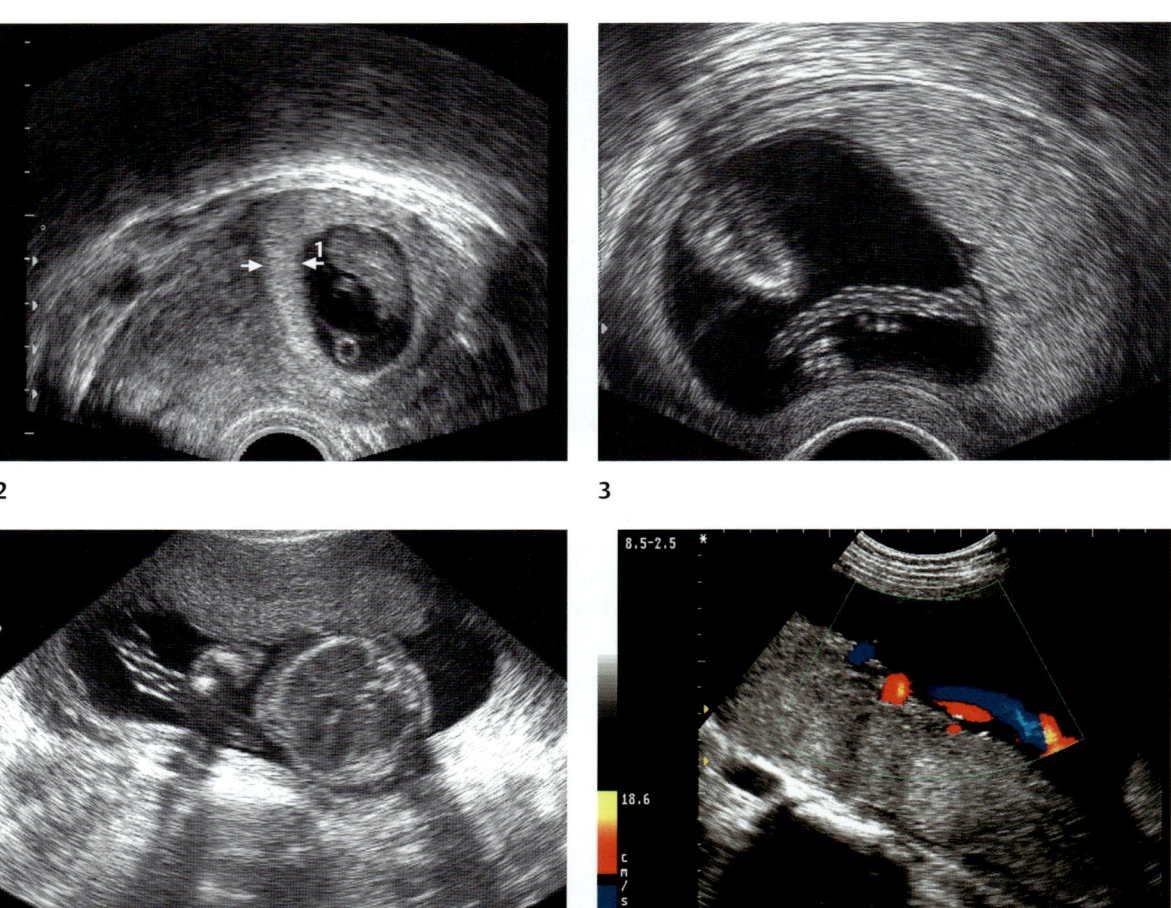

2   **3**

4   **5**

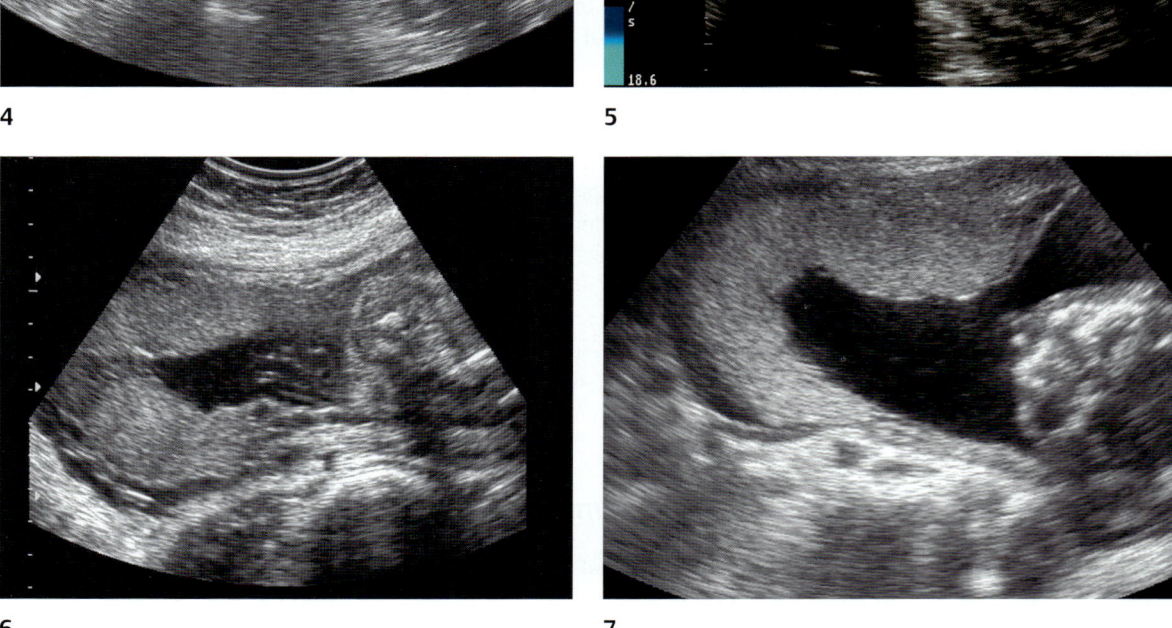

6   **7**

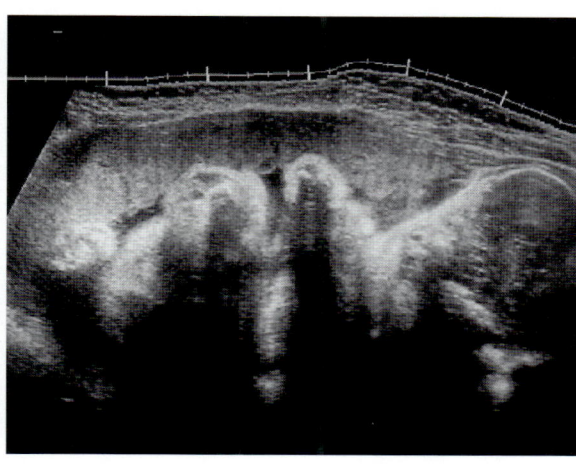

8

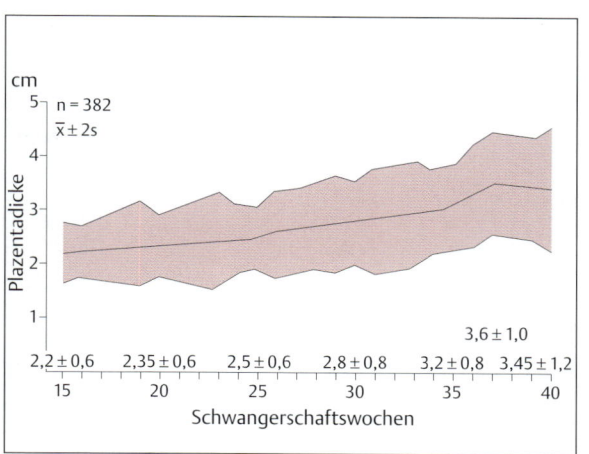

cm

n = 382

x̄ ± 2s

$\bar{x} \pm 2s$

3,6 ± 1,0

| 2,2 ± 0,6 | 2,35 ± 0,6 | 2,5 ± 0,6 | 2,8 ± 0,8 | 3,2 ± 0,8 | 3,45 ± 1,2 |

15   20   25   30   35   40

Schwangerschaftswochen

Plazentadicke

9

Abb. 34.**8** Darstellung der gesamten Plazentalänge im Bereich der Vorderwand, 32 SSW, Siescape-Technik, Siemens.

Abb. 34.**9** Plazentadicke im Verlauf der Schwangerschaft (nach 57).

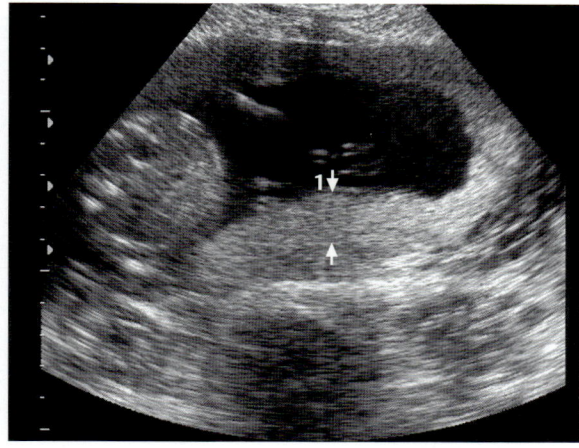

10

Abb. 34.**10** Sonographische Messung der Plazentadicke (Pfeile) bei Hinterwand- und Seitenwandplazenta links, 20+0 SSW.

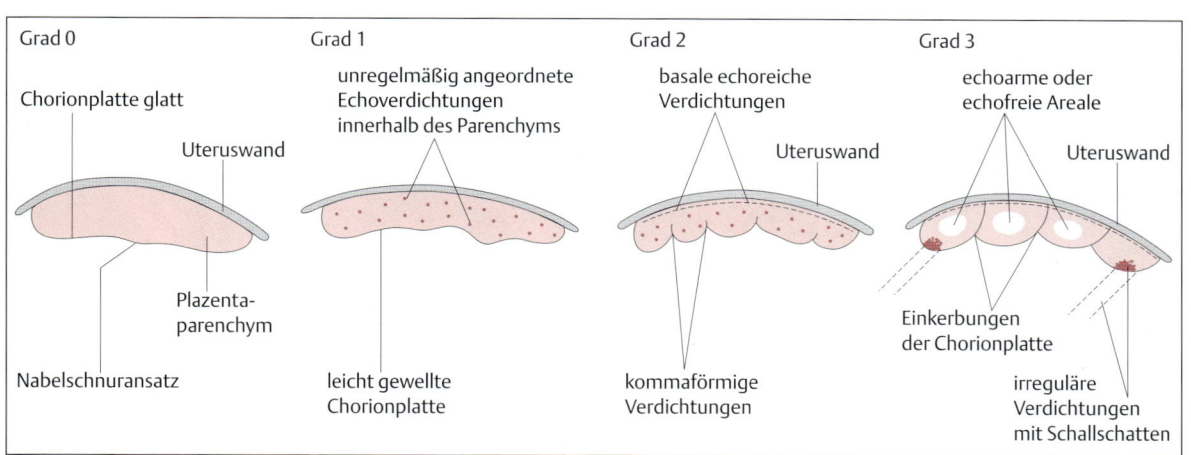

| Grad 0 | Grad 1 | Grad 2 | Grad 3 |

Chorionplatte glatt

Uteruswand

Plazenta-parenchym

Nabelschnuransatz

unregelmäßig angeordnete Echoverdichtungen innerhalb des Parenchyms

leicht gewellte Chorionplatte

basale echoreiche Verdichtungen

Uteruswand

kommaförmige Verdichtungen

echoarme oder echofreie Areale

Uteruswand

Einkerbungen der Chorionplatte

irreguläre Verdichtungen mit Schallschatten

11

Plazentagrade

Abb. 34.**11** Plazentareifung im Verlauf der Schwangerschaft, Gradeinteilung (Grad 0–3) (nach 20).

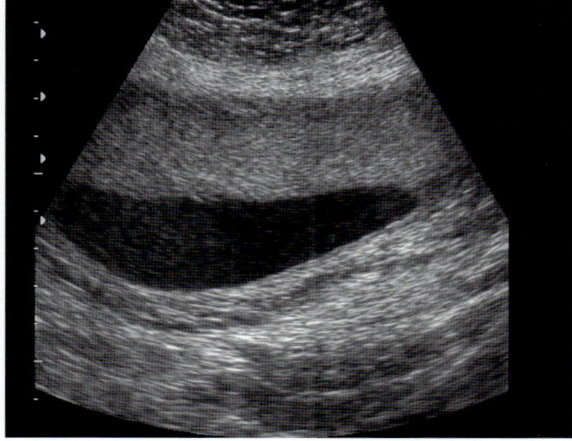

12

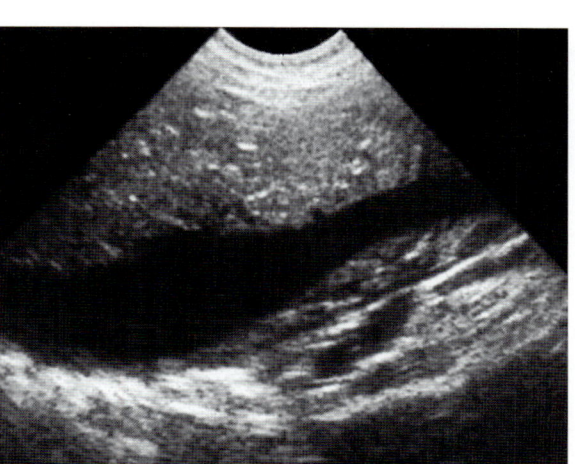

13

Abb. 34.**12** Plazenta Grad 0, 16 SSW, Hinterwandplazenta, Längsschnitt.

Abb. 34.**13** Plazenta Grad 1, 33 SSW, Vorderwandplazenta, Querschnitt.

Abb. 34.**14**   Plazenta Grad 2, 36 SSW, Hinterwandplazenta, Querschnitt.

Abb. 34.**15**   Vorderwandplazenta Grad 3, 39 SSW, typische girlandenartige echoreiche Verkalkungszonen. Links: Seitenansicht, rechts: Aufsicht im Tangentialschnitt.

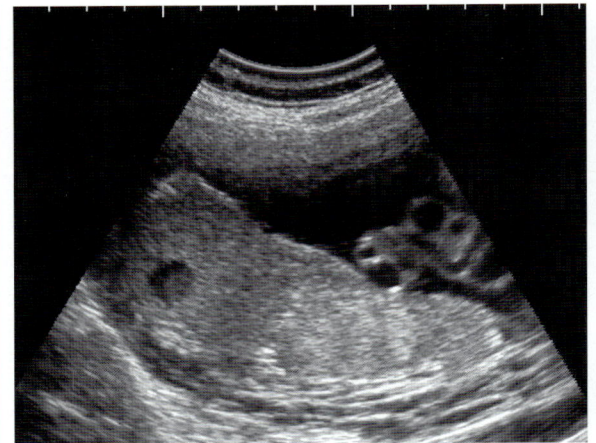
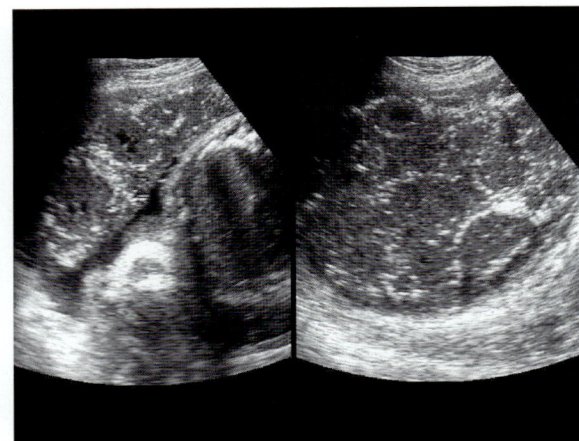

14   **15**

Abb. 34.**16**   Häufigkeitsverteilung der 4 Plazentagrade nach Grannum in Abhängigkeit vom Gestationsalter (50).

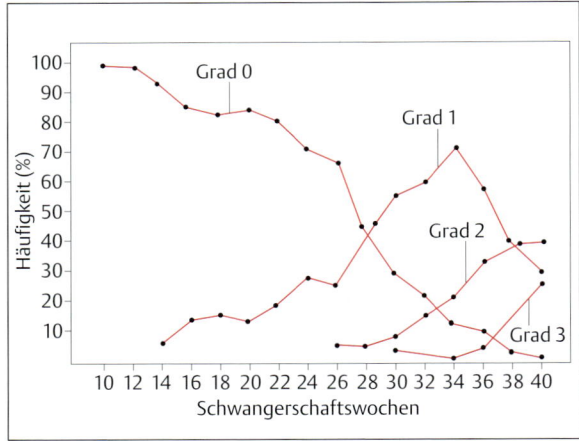

16

Plazentaperfusion

Abb. 34.**17**   Hinterwandplazenta mit zystenartigem subchorial gelegenem Blutraum ("Plazentazyste"), 19 SSW.

Abb. 34.**18**   Vorderwandplazenta im Längsschnitt mit echoarmen, subchorial gelegenen Blutlakunen, 33 SSW. Kein pathologischer Befund!

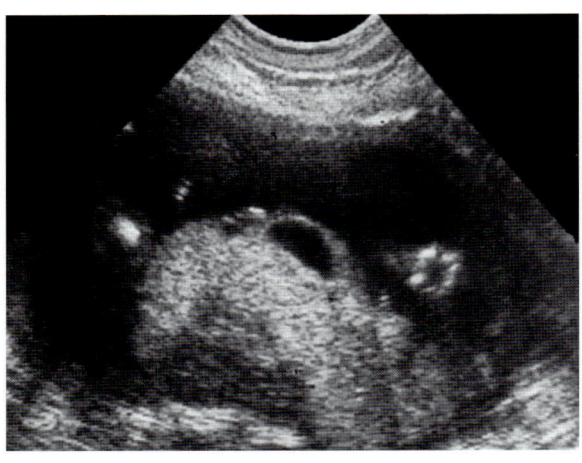
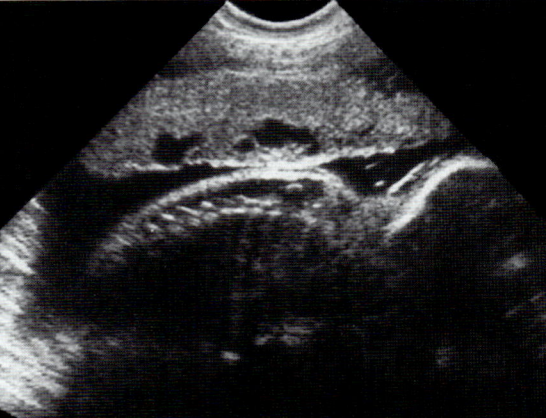

17   **18**

Abb. 34.**19**   Vorderwandplazenta mit mehreren, etwas tiefer gelegenen echoarmen Blutlakunen, 34 SSW.

Abb. 34.**20**   Blutgefüllter Randsinus und subchorialer Blutsinus.
a Echoarmer Randsinus am Unterrand der Plazenta, Längsschnitt, 22 SSW.
b Großer zentral gelegener subchorialer Sinus bis zur Basis der Plazenta reichend. Die feinen Binnenechos innerhalb des Sinus sind durch den langsamen Blutstrom bedingt. Längsschnitt, 20 SSW.

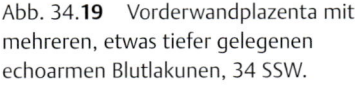
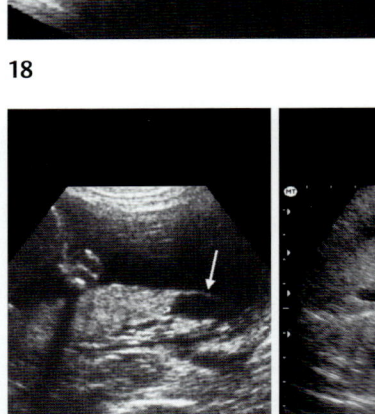

19   **20**

zwischen vorzeitiger Plazentaverkalkung und Zigarettenrauchen nachweisen.

Ausbleibende Reifung. Das Ausbleiben einer Plazentareifung, d. h. wenn nach 32 SSW noch ein Grad 0 vorgefunden wird, ist auf das Vorliegen eines Gestationsdiabetes verdächtig (21).

Subchoriale zystische Räume. In etwa 10–15% der Schwangeren werden subchoriale zystische Räume gefunden (Abb. 34.**17**–34.**19**). Hierbei handelt es sich vorwiegend um Biuträume (35, 47). Ein echoleerer Raum am Rand der Plazenta stellt einen blutgefüllten Randsinus dar (Abb. 34.**20a**). Differenzialdiagnostisch muss ein subchoriales Hämatom am Plazentarand ausgeschlossen werden. Zentral gelegene subchoriale Blutsinus können relativ große Ausmaße annehmen und bis zur Plazentabasis reichen (Abb. 34.**20b**). Große subchoriale Räume sind nicht mit anderen plazentaren oder fetalen Anomalien assoziiert (35).

Plazentone und Spiralarterien. Insbesondere nach 28 SSW treten innerhalb des Plazentaparenchyms runde echoleere Räume auf, die das jeweilige Zentrum der einzelnen Plazentone (= kleinste Strömungseinheit) darstellen. Hier wirft die Spiralarterie ihr Blut aus, das dann von dort aus zur Peripherie strömt (4, 64) (Abb. 34.**21**).

Mit der Farbdopplersonographie bzw. dem Angio-Mode lässt sich die Perfusion der Plazenta erkennen und qualitativ beurteilen (Abb. 34.**22** und 34.**23**). Auch kann damit der Bluteinstrom aus der Spiralarterie sichtbar gemacht werden (Abb. 34.**24**).

Vaskularisierung der Uteruswand. Nicht selten führt eine ausgeprägte Vaskularisierung der Uteruswand hinter der Plazenta, wie sie insbesondere im III. Trimenon beobachtet werden kann, zu der Fehldiagnose „retroplazentares Hämatom" (Abb. 34.**25** und 34.**26**). Bei unklaren Fällen kann mithilfe der Farbdopplersonographie der Flow in den Uteruswandgefäßen direkt erkannt und somit ein retroplazentares Hämatom ausgeschlossen werden (Abb. 34.**27**).

Plazentaauffälligkeiten/-pathologie

■ *Formabweichungen der Plazenta/Nebenplazenta*

Kein erhöhtes fetales Risiko. In der Regel besitzt die Plazenta eine runde bis leicht ovale Form. Abweichungen der Form ohne erhöhtes fetales Risiko stellen die Nieren-, Herz- und Semmelform sowie die Placenta bi- und multilobata dar.

Erhöhtes fetales Risiko. Formabweichungen mit einem erhöhten fetalen Risiko sind die Placenta bi-/tripartita oder succenturiata (Plazenta mit Nebenplazenta) (Abb. 34.**28**), wie sie auch von Jeanty et al. (34) sonographisch beschrieben wurden (Abb. 34.**29** und 34.**30**).

Liegt eine Nebenplazenta vor, kann mit dem Farbdoppler das Verbindungsgefäß zwischen der Haupt- und der Nebenplazenta dargestellt werden (Abb. 34.**31**).

Zur Gruppe mit einem erhöhten fetalen Risiko zählen auch die Placenta circumvallata (8), bei der die fetale Fläche kleiner als die mütterliche ist (Abb. 34.**28**), und die Placenta membranacea, bei der eine sehr geringe Plazentadicke besteht, wodurch die Versorgung des Feten mangelhaft sein kann.

Die Diagnose dieser Veränderungen ist sonographisch möglich und vor dem Hintergrund einer dadurch erhöhten Anzahl vaginaler Blutungen und einer ansteigenden fetalen Mortalität auch klinisch bedeutsam (32).

■ *Lageabweichungen der Plazenta*

Vaginale Blutungen im II. und III. Trimenon sind stets verdächtig auf eine Lageanomalie der Plazenta mit vorzeitiger Lösung oder Randsinusblutung. Lageabweichungen der Plazenta sind:

- **Tiefer Sitz.** Von einem tiefen Sitz der Plazenta wird gesprochen, wenn der untere Plazentarand zwischen 0,5 und 5 cm vom inneren Muttermund entfernt ist (29).
- **Placenta praevia marginalis.** Reicht der untere Rand der Plazenta bis zum inneren Muttermund, so liegt eine Placenta praevia marginalis vor.
- **Placenta praevia partialis.** Von einer Placenta praevia partialis spricht man, wenn der innere Muttermund teilweise überdeckt wird.
- Placenta praevia totalis. Bei der Placenta praevia totalis wird der innere Muttermund ganz von der Plazenta bedeckt (Abb. 34.**32**).

Häufigkeiten. Die Häufigkeit der Placenta praevia variiert mit dem Gestationsalter. Während des zweiten Trimesters wird sonographisch in über 5% aller Schwangerschaften eine Placenta praevia gesehen. Dagegen beträgt die Inzidenz einer Placenta praevia am Termin nur noch 0,5% (68). Dies erklärt sich durch die plazentaren Wachstumsvorgänge und die Veränderungen im unteren Uterinsegment im Verlauf der fortschreitenden Schwangerschaft. Das Phänomen der Kranialverschiebung der Plazenta scheint die Folge eines Längen- und Breitenwachstums des unteren Uterinsegmentes zu sein, wodurch sich die Beziehung der Plazenta zum inneren Muttermund ändert (21).

Bei Nachweis einer Placenta praevia marginalis oder partialis in der Frühschwangerschaft sind sonographische Verlaufskontrollen angezeigt. Von einer definitiven Placenta praevia sollte erst im III. Trimenon gesprochen werden.

Die Inzidenz einer Placenta praevia liegt bei Vielgebärenden bei 1 : 20, bei Primiparae bei 1 : 1500 (22). Die Inzidenz ist höher bei älteren Müttern, bei Mehrlingsschwangerschaften, nach Fehlgeburten und nach Sectiones. Das Wiederholungsrisiko einer Placenta praevia beträgt 4–8%, nach Sectiones liegt die Inzidenz über 10% (13).

Sonographische Verifizierung. Zur sonographischen Verifizierung einer tief reichenden Plazenta (Abb. 34.**33**) wird die Distanz zwischen dem unteren Plazentapol und dem inneren Muttermund gemessen. Eine exakte sonographische Unterscheidung zwischen einer Placenta praevia marginalis (Abb. 34.**34**) und partialis (Abb. 34.**35**) ist häufig schwierig. Dagegen lässt sich eine Placenta praevia totalis meist gut darstellen (Abb. 34.**36**).

Erschwerte Lagebeurteilung. Besonders bei der Hinterwandplazenta kann die Lagebeurteilung durch den vorgelagerten Feten erschwert sein. Voraussetzung für eine Placenta-praevia-Diagnostik ist eine mäßige Harnblasenfüllung. Bei leerer mütterlicher Harnblase ist der innere Muttermund nur mangelhaft einsehbar. Dadurch kann eine tief liegende Plazenta eine Placenta praevia vortäuschen. Auch eine übervolle Harnblase oder fokale uterine Kontraktionen können durch eine Verschiebung des unteren Uterinsegmentes zur Fehldiagnose einer Placenta praevia führen (62). Letztlich kann auch ein organisiertes Hämatom am kaudalen Pol einer tief reichenden Plazenta eine Placenta praevia vortäuschen. Bei zweifelhaften Befunden empfiehlt sich die Durchführung einer transvaginalsonographischen Untersuchung. Die transvaginale Sonographie konnte in mehreren Studien ihre Wertigkeit bei der Placenta-praevia-Diagnostik beweisen (42, 59, 60).

Uterusanomalien. Eine auffällige Plazentalage ist gelegentlich auch bei Uterusanomalien zu beobachten. So kann z. B. beim Uterus subseptus die Plazenta nicht nur an der Uteruswand, sondern auch partiell im Bereich des Septums angesiedelt sein (Abb. 34.**37**).

Abb. 34.21 Darstellung runder Exkavationen innerhalb der Plazenta. Hierbei handelt es sich jeweils um das Zentrum der Plazentone, in die die entsprechende Spiralarterie ihr Blut auswirft, 35 SSW.

Abb. 34.22 Farbdoppler zur Darstellung der normalen Plazentaperfusion im III. Trimenon.

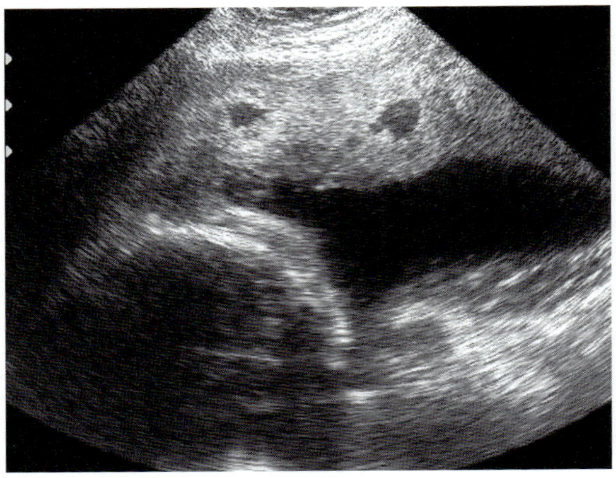

21

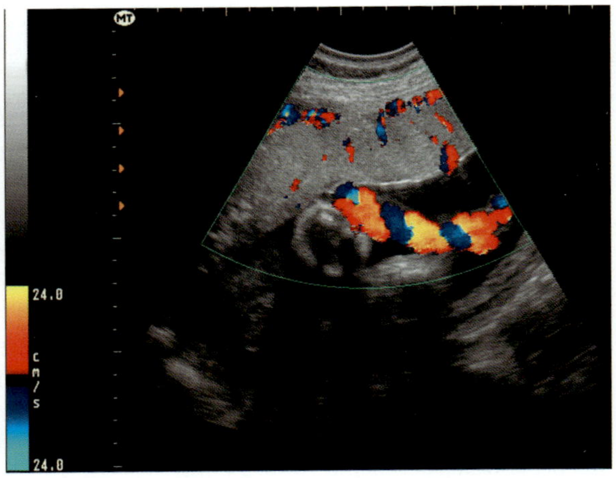

22

Abb. 34.23 Angio-Mode zur Darstellung der normalen Plazentaperfusion innerhalb des grün markierten Rahmens, 36+4 SSW.

Abb. 34.24 Farbdoppler zur Darstellung des Einstroms der Spiralarterie in das Zentrum des Plazentons, 37 SSW.

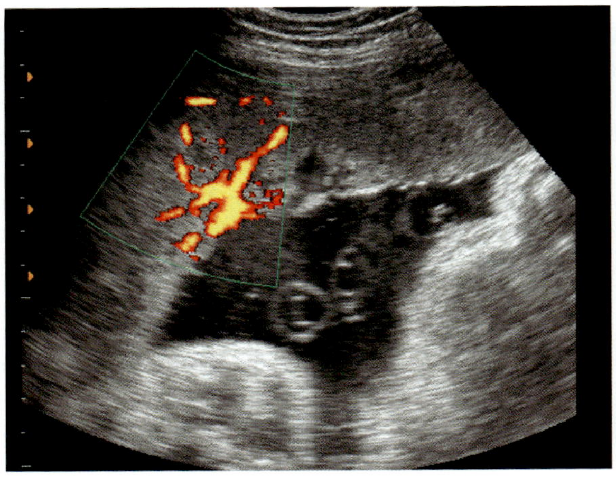

23

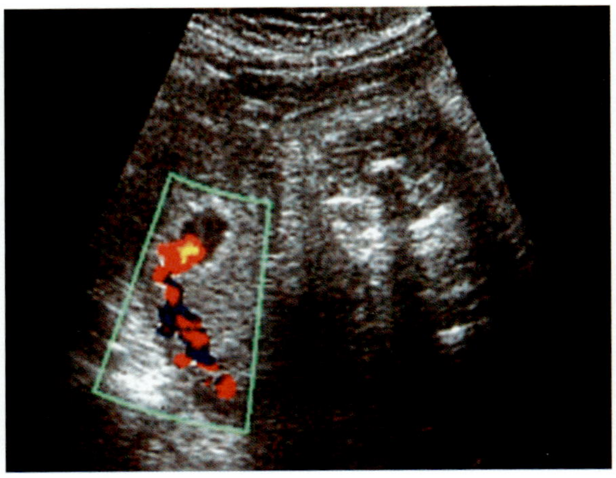

24

Abb. 34.25 Vortäuschung einer vorzeitigen Plazentalösung durch stark gefäßversorgte Uteruswand hinter der Plazenta (Pfeil), 24 SSW, Längsschnitt.

Abb. 34.26 Vortäuschung einer vorzeitigen Plazentalösung durch echoarmen Randsinus am unteren Plazentapol (Pfeil) bei gleichzeitig deutlich gefäßreicher Uteruswand hinter der Plazenta, 34 SSW.

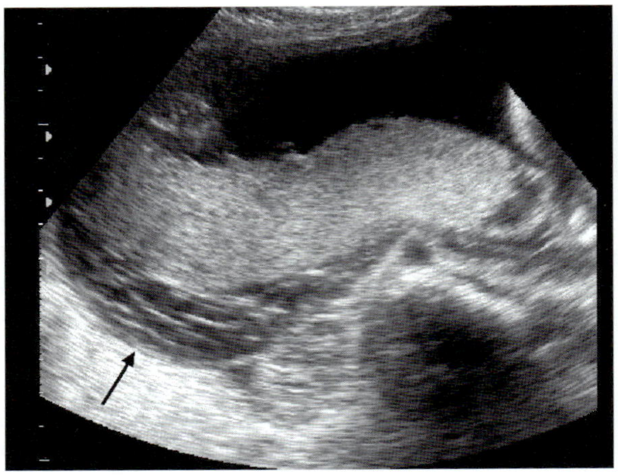

25

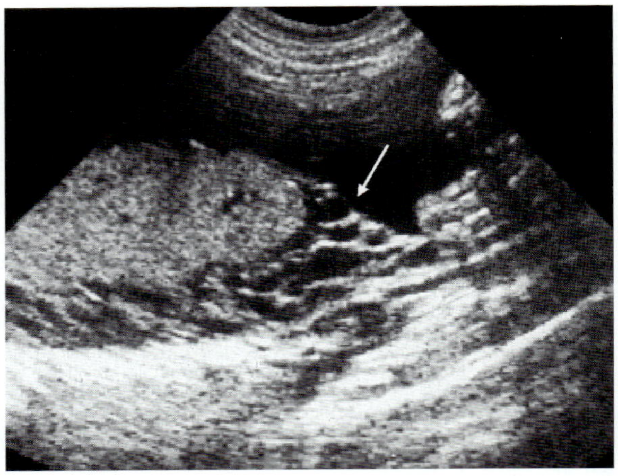

26

Abb. 34.27 Darstellung der stark gefäßversorgten Uteruswand hinter der Plazenta (Vorderwand) mit dem Farbdoppler, Längsschnitt.

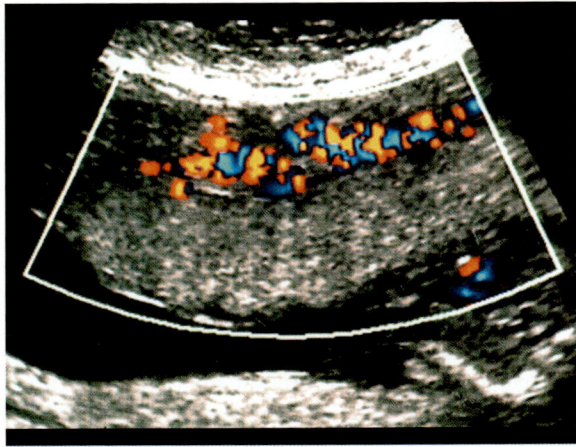

27

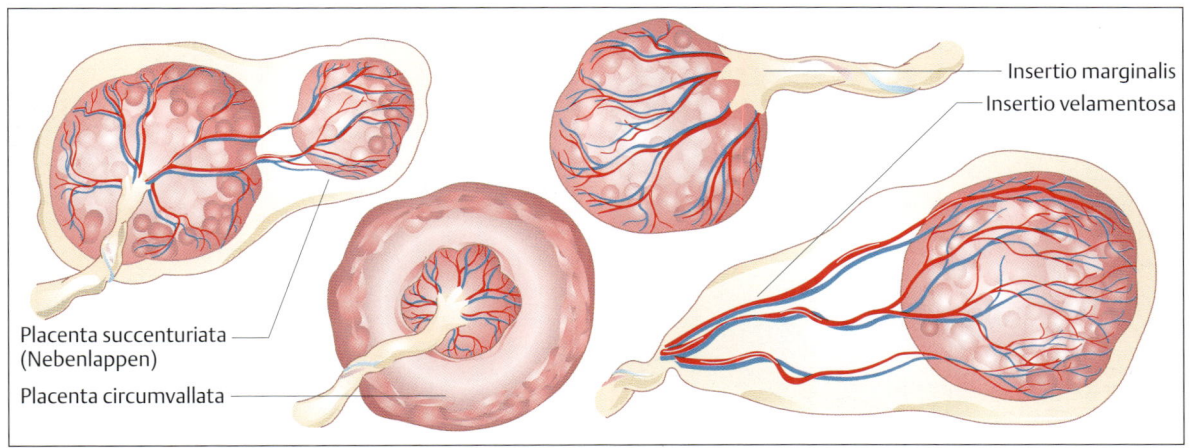

Insertio marginalis
Insertio velamentosa

Placenta succenturiata
(Nebenlappen)

Placenta circumvallata

28

Form- und Lageabweichungen

Abb. 34.**28** Schemazeichnung auffälliger Plazentavarianten und auffälliger Nabelschnuransätze: Placenta succenturiata, Placenta circumvallata, Insertio marginalis und Insertio velamentosa.

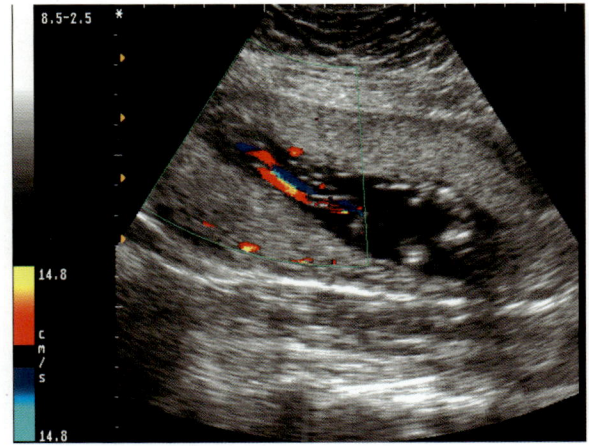

29
30

Abb. 34.**29** Placenta bipartita (Vorder- und Hinterwand), Längsschnitt. Der Nabelschnuransatz befindet sich zwischen den beiden Plazentahälften.

Abb. 34.**30** Placenta succenturiata. 1 = Hauptplazenta an der Vorderwand, 2 = Nebenplazenta an der Hinterwand, Querschnitt.

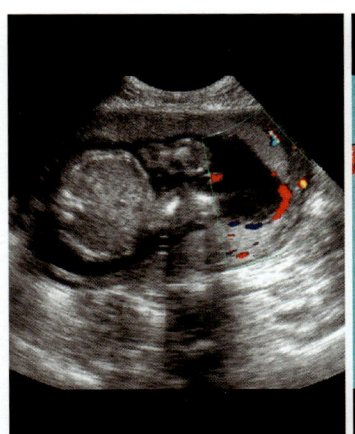
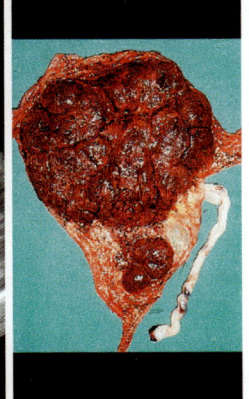
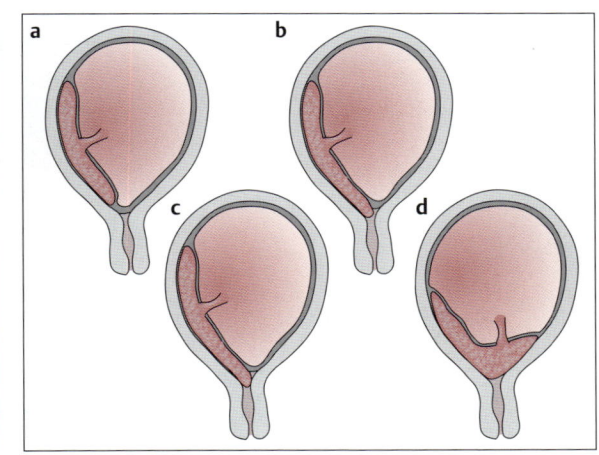

31
32

Abb. 34.**31** Derselbe Fall wie auf Abb. 34.**30** Links: Mit der Farbdopplersonographie lassen sich die Verbindungsgefäße zwischen Haupt- und Nebenplazenta darstellen, Querschnitt. Rechts: Nativbild von Haupt- und Nebenplazenta post partum.

Abb. 34.**32** Schematische Darstellung von Lageanomalien der Plazenta:
a Tief reichende Plazenta.
b Placenta praevia marginalis.
c Placenta praevia partialis.
d Placenta praevia totalis.

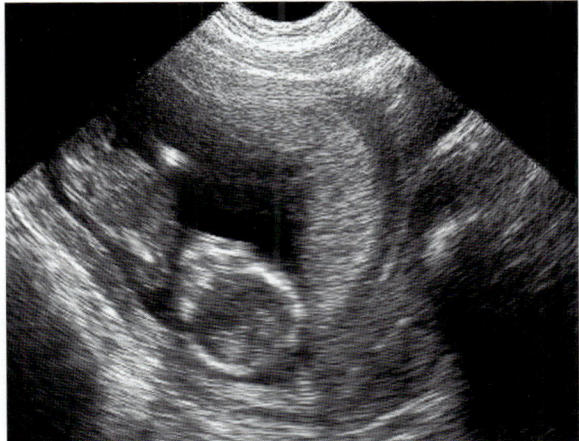
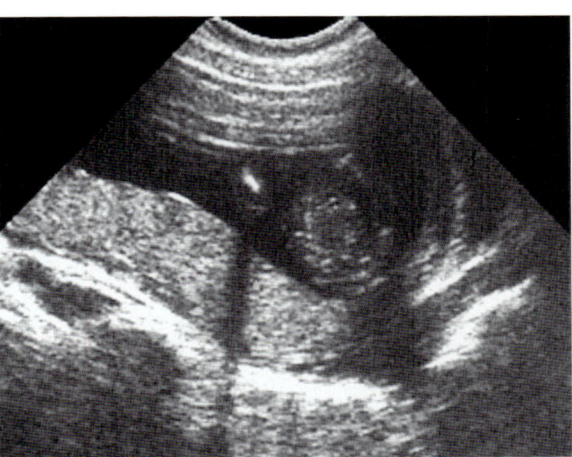

33
34

Abb. 34.**33** Tief reichende Vorderwandplazenta, 18 SSW, Längsschnitt. Die Distanz zwischen unterem Plazentapol und innerem Muttermund beträgt 2,0 cm.

Abb. 34.**34** Placenta praevia marginalis an der Hinterwand, 17 SSW, Längsschnitt.

Abb. 34.**35**   Placenta praevia partialis an der Vorderwand, 14 SSW, Längsschnitt.

Abb. 34.**36**   Placenta praevia totalis, 17 SSW, Längsschnitt. Aufnahme mit Weitwinkelschallkopf.

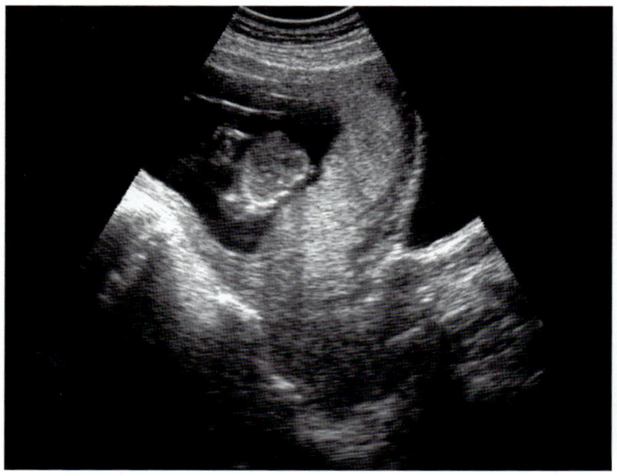

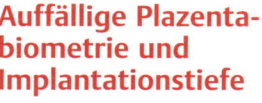

35

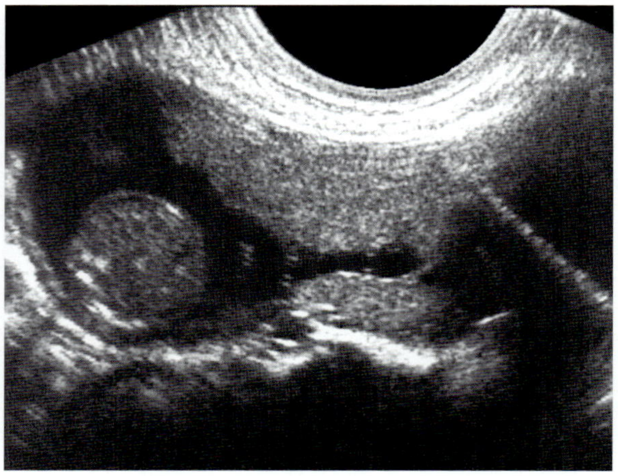

36

Abb. 34.**37**   Auffällige Plazentalokalisation bei Uterus septus. Die Plazenta findet sich vorwiegend als Hinterwandplazenta in der linken Uterushälfte, geht medial (∗) jedoch auf das Septum (Pfeil) über, 21 SSW, Transversalschnitt durch den Uterus.

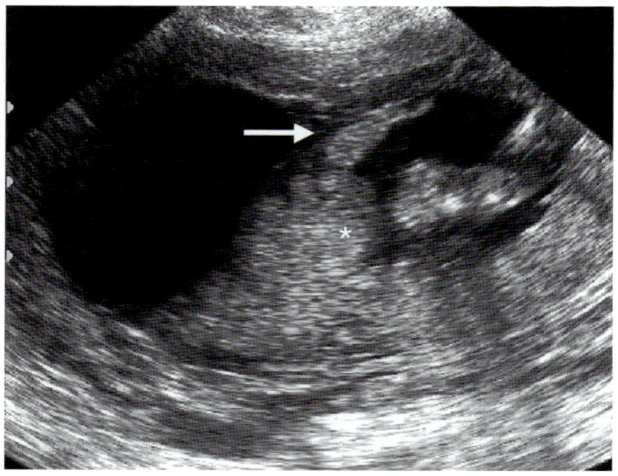

37

Auffällige Plazentabiometrie und Implantationstiefe

Abb. 34.**38**   Auffällige Plazentadicke (Kugelplazenta) von 7,4 cm bei Diabetes mellitus. Hinterwandplazenta, 36 SSW.

Abb. 34.**39**   Hydropische Plazenta (Plazentadicke 6,4 cm) an der Hinterwand bei nichtimmunologischem Hydrops fetalis, 32 SSW.

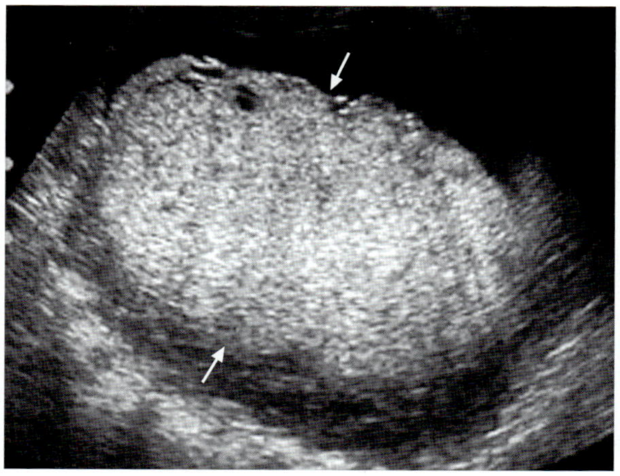

38

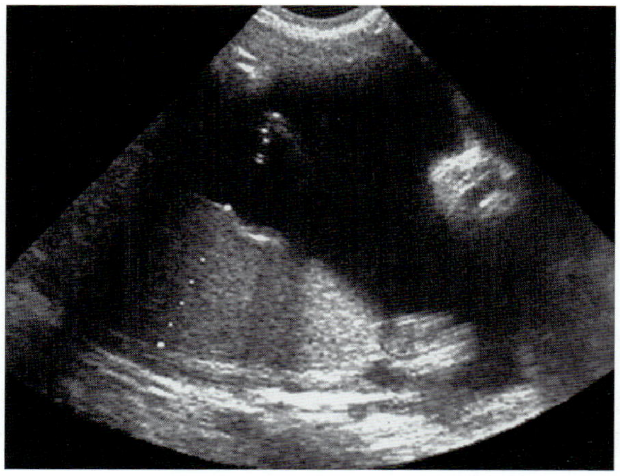

39

Abb. 34.**40**   Links: Voluminöse Plazenta (Durchmesser 5 cm) mit auffälligen Vakuolen (Schweizer-Käse-Muster) bei partieller Blasenmole, 19 SSW. Karyotyp: Triploidie XXX. Rechts: Nativbild der Plazenta und dazugehöriger Fetus.

Abb. 34.**41**   Links: Auffällig dünne Vorderwandplazenta (Plazentadicke 1,7 cm) bei gleichzeitiger deutlicher Wachstumsretardierung des Feten um 4 Wochen, 33 SSW. Rechts: Nativbild, Plazentagewicht 170 g, Plazentagröße: 10 · 8 cm.

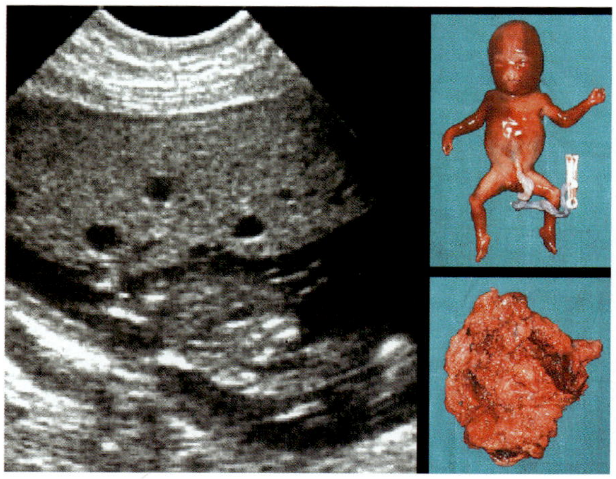

40

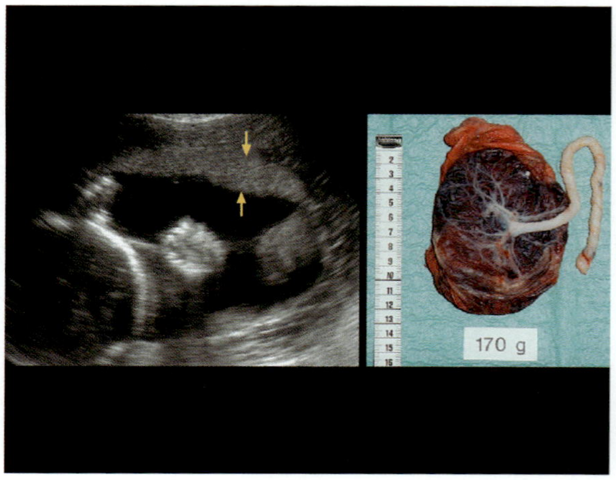

41

Auffällige Plazentabiometrie

Dicke Plazenta. Besonders dicke Plazenten finden sich beim Nachweis einer sehr kleinen myometranen Haftfläche der Basalplatte. Eine Plazentomegalie kann in Zusammenhang mit einer ganzen Reihe von Veränderungen stehen. Hierzu zählen mütterlicher Diabetes mellitus, mütterliche Anämie, Hydrops, Plazentablutung, intrauterine Infektion, kongenitale Neoplasie, Beckwith-Wiedemann-Syndrom, Sakrokokzygealteratom, Blasenmole und Chromosomenstörungen (Abb. 34.**38**–34.**40**).

Hydrops placentae. Die dicksten Plazenten werden bei der Rhesusinkompatibilität und beim nichtimmunologischen Hydrops fetalis gefunden. Hierbei führt die vermehrte Flüssigkeitseinlagerung zu einer Auflockerung der Plazentabinnenstruktur und damit zu einer Dickenzunahme (57). Ab einer Plazentadicke von über 5 cm Durchmesser liegt ein Hydrops placentae vor (Abb. 34.**39**).

Voluminöse und vakuolige Plazenta. Dieser Plazentatyp ist in Verbindung mit einem Oligohydramnion verdächtig auf eine Triploidie (14) (Abb. 34.**40**).

Zu kleine/dünne Plazenta. Eine zu kleine Plazenta findet sich bei intrauteriner Wachstumsretardierung, intrauteriner Infektion und Chromosomenstörungen (Abb. 34.**41**). Ausgesprochen dünne Plazenten können bei einer großen myometranen Haftfläche der Basalplatte, aber auch bei einem massiven Polyhydramnion gefunden werden (Abb. 34.**42**).

Weitere Parameter. Die Schnittbilddarstellung der Plazenta erlaubt nicht nur eine Dickenbestimmung, sondern unter Berücksichtigung von Länge und Breite können auch das Volumen (19, 33, 70), die Haftfläche (40) und die Oberfläche der Plazenta ermittelt werden (30).

Fläche der Plazenta. Hoogland et al. (30) konnten zeigen, dass anhand der Plazentaoberfläche eine Wachstumsretardierung des Feten vorausgesagt werden kann. Wachstumsstörungen der Plazenta sind am Organgewicht und an der Organgröße ablesbar. Bei gleichem Gewicht kommt der Basalflächenausdehnung eine pathogenetische Bedeutung zu. Die mehr großflächige Plazenta erfasst mehr Spiralarterienmündungen und soll für die Versorgung des Feten günstiger als die kleinflächige Plazenta sein (6).

Plazentaperfusion. Mit der Farbdopplersonographie bietet sich insbesondere bei der Wachstumsretardierung die Möglichkeit, zusätzlich die Plazentaperfusion qualitativ zu überprüfen. Dabei findet man häufig eine deutlich reduzierte Perfusion (Abb. 34.**43**).

Placenta accreta, increta, percreta

Definition. Hierbei handelt es sich um Plazenten mit überstarker Implantationstiefe des Chorion frondosum, wobei die Decidua basalis teilweise oder vollständig fehlt.

Formen. Folgende Formen werden unterschieden (Abb. 34.**44**):
- **Placenta accreta.** Die basalen Zotten liegen unmittelbar dem Myometrium an, keine deziduale Trennschicht, entweder herdförmig oder total.
- **Placenta increta.** Zotten und Trophoblastinseln liegen innerhalb des Myometriums.
- **Placenta percreta.** Die Zotten durchsetzen das Myometrium bis hin zur Serosa.

Inzidenz. Die Angaben zur Häufigkeit schwanken zwischen 1 : 500 und 1 : 70 000 Schwangerschaften (9).

Disponierende Faktoren und Pathogenese. Disponierende Faktoren sind hohe Parität, vorausgegangene Entzündungen, Narbenbildungen im Corpus uteri, Zustand nach Sectio caesarea und die Placenta praevia.

Pathogenetisch liegt das Fehlen oder die ungenügende Entwicklung der Dezidua der überstarken Implantationstiefe zugrunde. Die klinische Bedeutung dieser Implantationsstörung zeigt sich darin, dass in gut 50% aller Fälle, bei denen postpartal eine Hysterektomie vorgenommen werden musste, eine Placenta accreta vorlag (54).

Sonographische Kriterien. Sonographisch verdächtig auf eine *Placenta accreta* ist das Fehlen des echoarmen, subplazentaren Venenkomplexes zwischen der Plazenta und dem Myometrium (16, 49) (Abb. 34.**45**). Bei einer *Placenta increta* kann die Infiltration des Plazentagewebes in das Myometrium dargestellt werden (Abb. 34.**46**). Der Nachweis plazentarer Gefäße in der Harnblasenwand spricht für das Vorliegen einer *Placenta percreta*. Die Farbdopplersonographie kann hier durch die Darstellung plazentarer Gefäße in der Harnblasenwand diagnostisch hilfreich sein.

Finberg und Williams (17) sehen als Diagnosekriterium für das Vorliegen einer Placenta accreta, increta oder percreta das Fehlen des echoarmen Myometriums zwischen Plazenta und der echoreichen Uterus-Blasen-Serosa, die Ausdünnung bzw. Unregelmäßigkeit der echoreichen Uterus-Blasen-Serosa und die Ausdehnung von Gewebe mit plazentarer Echogenität im Myometrium bzw. hinter die Uterusserosa. Damit ließ sich in 14 von 18 Fällen eine richtig positive und in 15 von 16 Fällen eine richtig negative Diagnose stellen.

Plazentahämatome

Bei uteriner Blutung bietet die Ultraschalluntersuchung eine schnelle Untersuchungsmethode, mit der sowohl eine frische plazentare Blutung als auch ein bereits organisiertes Hämatom nachgewiesen werden kann. Frisches Blut zeigt sich sonographisch als echoleere Zone. Erst bei fortgeschrittenem, organisiertem Hämatom findet man eine zunehmende Echodichte, wobei das Hämatom letztlich eine plazentaähnliche Struktur annehmen kann.

Formen. Je nach Lage können die Hämatome in unterschiedliche Formen eingeteilt werden.

Retroplazentares Hämatom. Das frische, retroplazentare Hämatom zeigt sich als echoarmes Areal zwischen Plazenta und Uteruswand und wölbt die Plazenta gegen das Uteruskavum vor (Abb. 34.**47**–34.**49**). Die Anwesenheit eines solchen Hämatoms führt zu einer Trennung der Plazentazotten von den mütterlichen Blutgefäßen. Sind mehr als 30–40% der mütterlichen Oberfläche der Plazenta von dem Hämatom betroffen, ist mit einer signifikanten Hypoxie des Feten zu rechnen (18). Retroplazentare Hämatome entstehen meist infolge einer Ruptur von Spiralarterien, was zu einer „Hochdruckblutung" führt, während randständige Hämatome meist infolge von Einblutungen randständiger Venen entstehen, was eine Niederdruckblutung zur Folge hat (23, 24, 48). Eine Plazentaablösung und ein retroplazentares Hämatom stehen dabei in engem Zusammenhang mit einer Hypertonie und Gefäßerkrankung, während eine Plazentaablösung infolge eines randständigen Hämatoms meist bei einem Nikotinabusus gefunden wird, der zu einer verminderten Uterusperfusion – speziell im weniger gut durchbluteten Plazentarand – mit nachfolgender Nekrose und Einblutung führt (48).

Differenzialdiagnostisch sind bei Verdacht auf ein retroplazentares Hämatom eine gut vaskularisierte Uteruswand (Abb. 34.**25** und 34.**26**) und ein intramurales Myom (Abb. 34.**50**) abzugrenzen.

Intraplazentares Hämatom (intervillöse Thrombose). Intervillöse Thromben sind in 36% der Plazenten am Termin nachweisbar. Sie entstehen bei intraplazentaren Blutungen infolge einer Ruptur villöser Kapillaren, wobei das koagulierte Blut sowohl vom fetalen als auch vom materna-

Abb. 34.**42**   Auffällig dünne Vorderwandplazenta (Plazentadicke 1,6 cm)
bei ausgeprägtem Poyhydramnion bei
monoamnialen Gemini, 32 SSW.

Abb. 34.**43**   Plazentaperfusion.
a Normale Plazentaperfusion (Angio-
   Mode), 20 SSW.
b Mangelhafte Plazentaperfusion bei
   Gestose (Angio-Mode), 28 SSW.

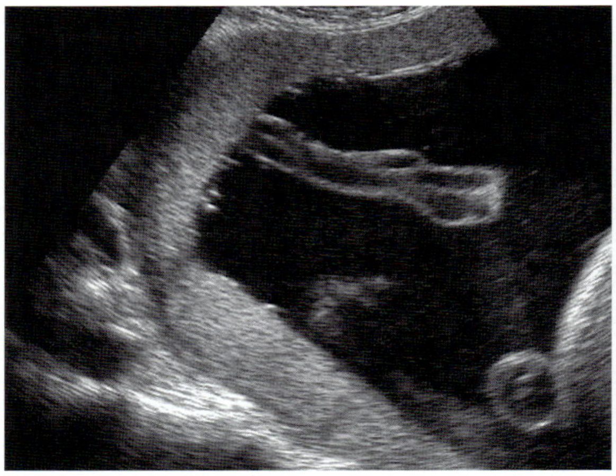

Abb. 34.**44**   Schemazeichnung: Placenta accreta, Placenta increta, Placenta percreta.

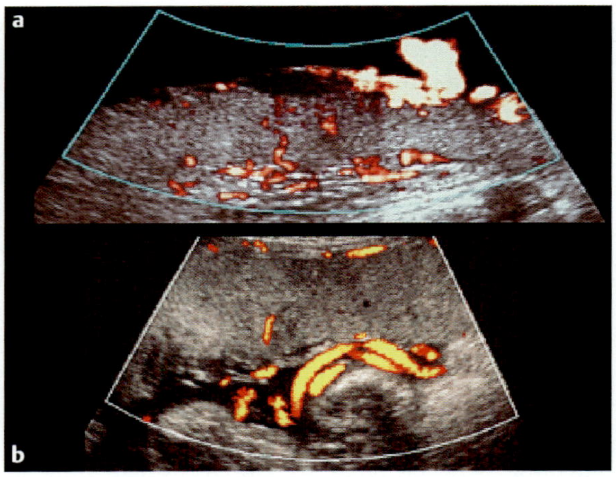

Abb. 34.**45**   Plazenta accreta. Plazenta und Uteruswand können nicht eindeutig voneinander getrennt werden.

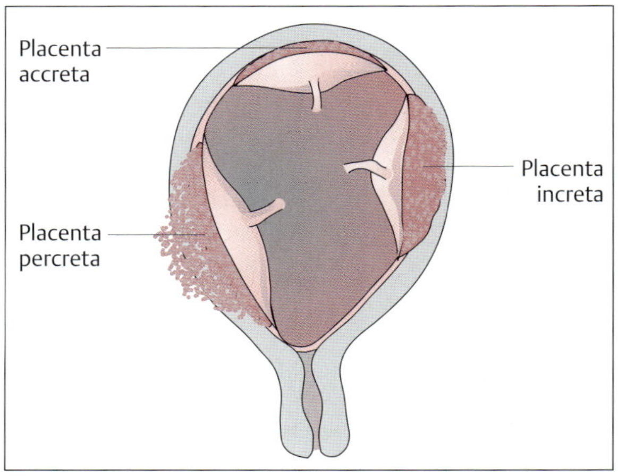

Abb. 34.**46**   Plazenta increta links.
Die echoreiche Plazenta infiltriert das
echoarme Myometrium (Pfeile).

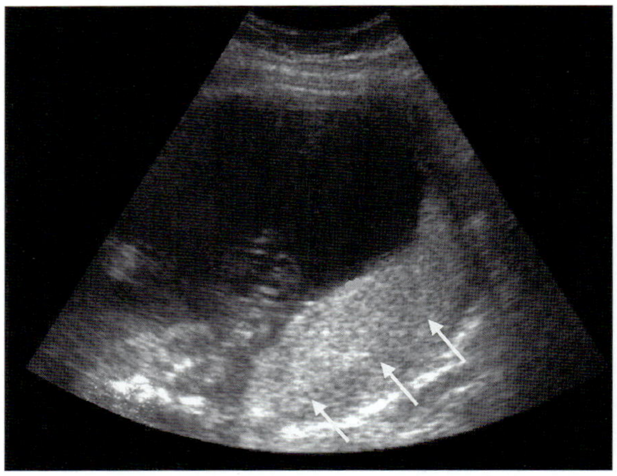

Plazentahämatome

Abb. 34.**47**   Schemazeichnung: Loka-
lisationsmöglichkeiten von Plazenta-
hämatomen.

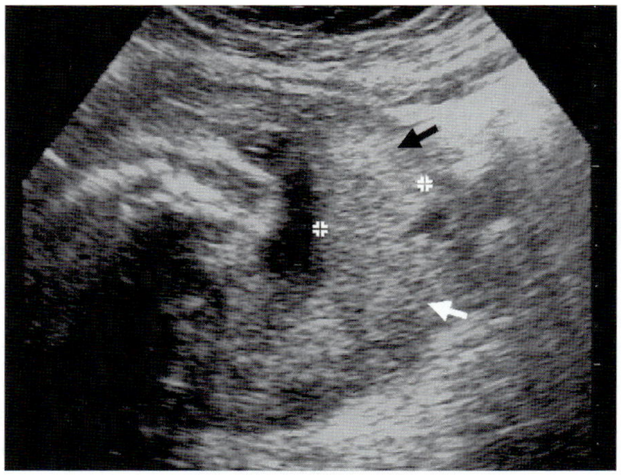

Abb. 34.**48**   Retroplazentares Hämatom (4,5 · 3 cm) bei Hinterwandplazenta, 26 SSW, Querschnitt.

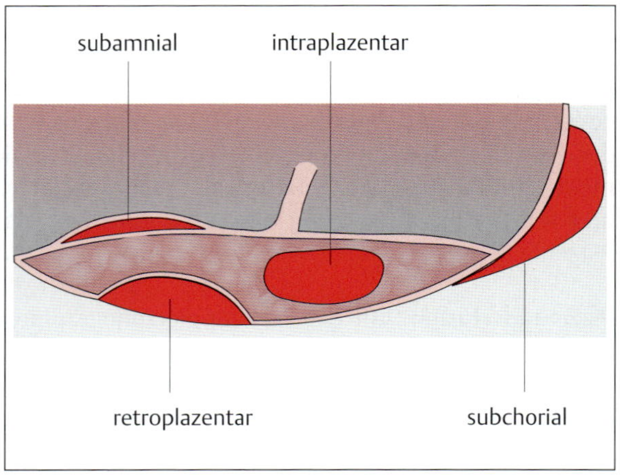

Abb. 34.**49**   Makroskopisches Präparat zu Abb. 34.**48**.

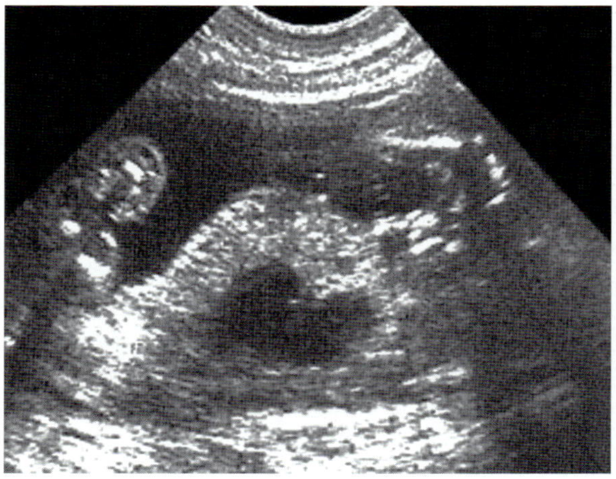

42

43

44

45

46

47

48

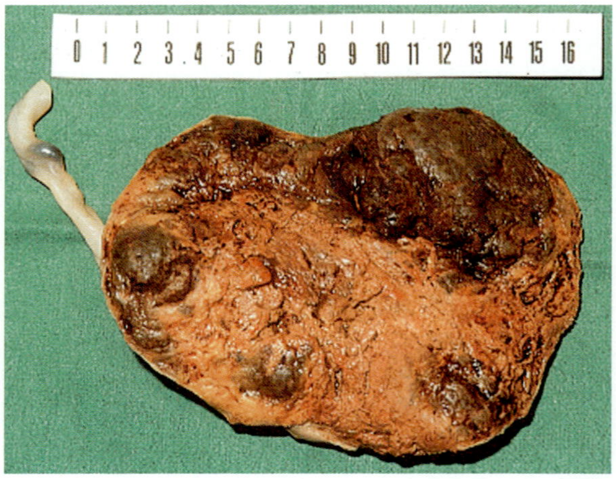

49

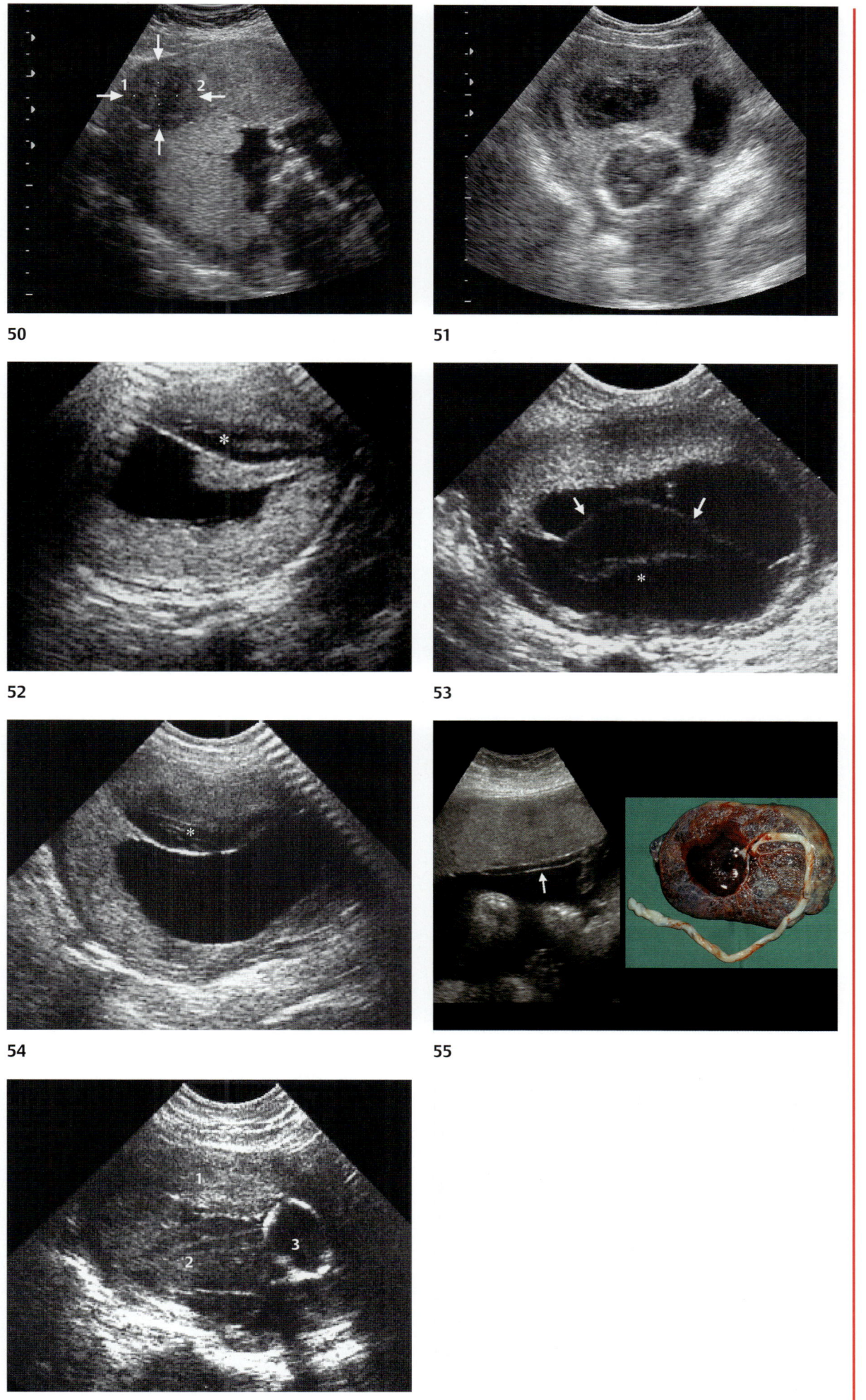

50

51

52

53

54

55

56

Abb. 34.**50** Vortäuschung eines retroplazentaren Hämatoms durch echoarmes retroplazentar gelegenes intramurales Fundusmyom (3,5 · 3,1 cm), 15+3 SSW.

Abb. 34.**51** Echoarmes intraplazentares Hämatom (4,3 · 3 cm), 17 SSW. Fetales Wachstum an der unteren Normgrenze.

Abb. 34.**52** Subchoriales Hämatom an der Uterusvorderwand (∗) mit partieller Ablösung der Plazenta.

Abb. 34.**53** Großes Randsinushämatom (∗) mit Ablösung der Eihäute im Bereich der Uterushinterwand (Pfeile), 18 SSW, Querschnitt.

Abb. 34.**54** Randsinushämatom (∗) mit Ablösung der Eihäute im Bereich der Uterusvorderwand, 17 SSW, Querschnitt. Innerhalb des Hämatoms erkennt man bereits eine streifige Zeichnung infolge der beginnenden Organisation.

Abb. 34.**55** Ablösung der Amnionmembran durch subamniales, 4 cm großes Hämatom am unteren Plazentapol bei tief reichender Hinterwandplazenta, 18 SSW, Längsschnitt.

Abb. 34.**56** Altes Plazentahämatom im Bereich des Unterrandes der Plazenta mit intrauterinem Fruchttod. Innerhalb des bereits organisierten Hämatoms fallen echoreiche Fibrinstränge auf, 20 SSW, Querschnitt.
1 = Plazenta,
2 = organisiertes Hämatom,
3 = fetaler Kopf.

Vorzeitige Lösung und Plazentainfarkt

Abb. 34.**57**   Nahezu komplette Abruptio placentae mit intrauterinem Fruchttod, 34 SSW, Längsschnitt. 1 = Uteruswand, 2 = frisches Hämatom, 3 = abgelöste Plazenta. Notfallmäßig durchgeführte Ultraschalluntersuchung im Kreißsaal.

Abb. 34.**58**   Abgelöste Plazenta mit großem retroplazentarem Hämatom. Korrespondierendes Nativbild zu Abb. 34.**57**.

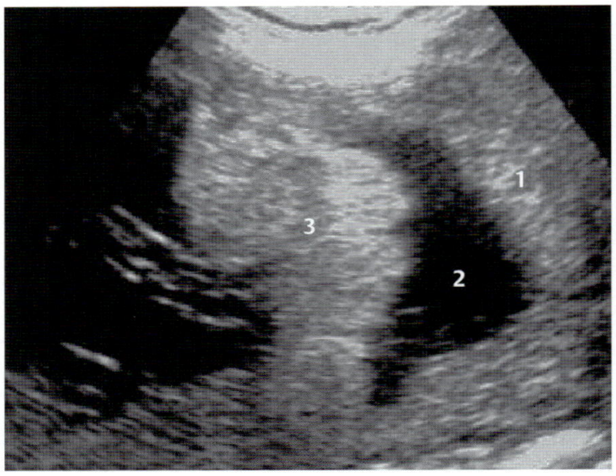

Abb. 34.**59**   Oben: Gestoseplazenta mit großem, frischem, echoarmem, hämorrhagischem Infarkt und kleinerem älterem, echoreichem Infarkt (Pfeil), 31 SSW. Unten: korrespondierendes pathologisch-anatomisches Präparat.

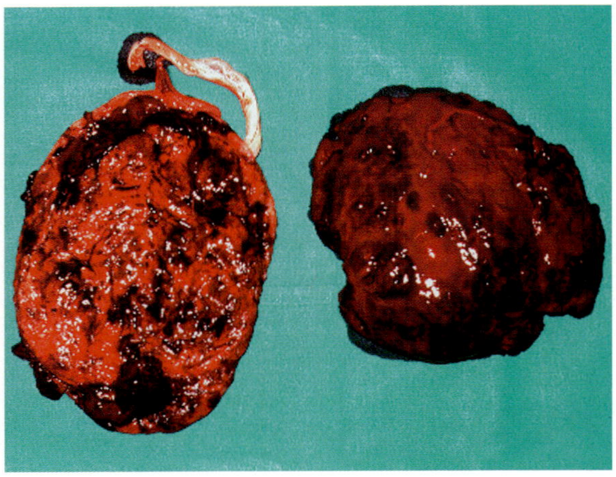

Abb. 34.**60**   Gestoseplazenta an der rechten Seitenwand mit ausgeprägter Infarktbildung (Pfeile). Gleichzeitig Entwicklung eines deutlichen fetalen Mangelwachstums, 35 SSW.

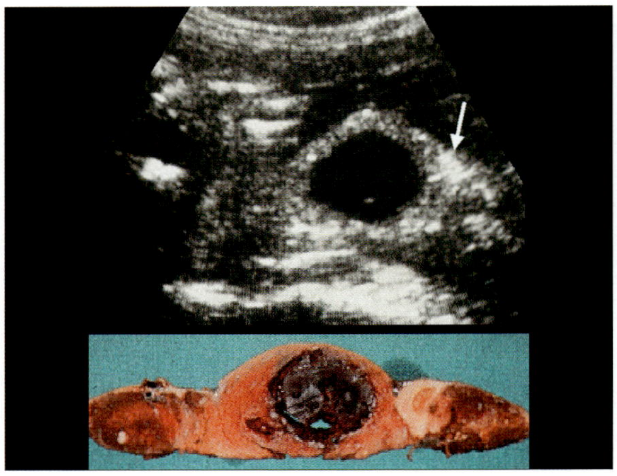

Tumoren der Plazenta

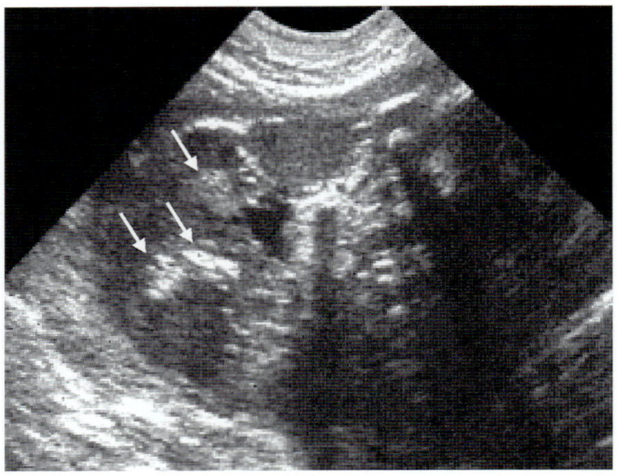

Abb. 34.**61**   Chorangiom mit echoarmer kavernöser Struktur.

Abb. 34.**62**   Chorangiom. Darstellung gut vaskularisierter Areale im Farbdoppler.

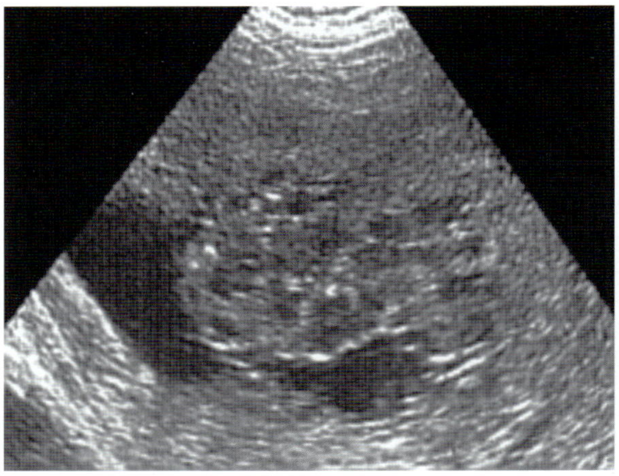

Abb. 34.**63**   Vortäuschung eines Plazentatumors durch umschriebene Vorwölbung eines Plazentaareals mit einzelnen Lakunen bei sonst normaler Plazenta.

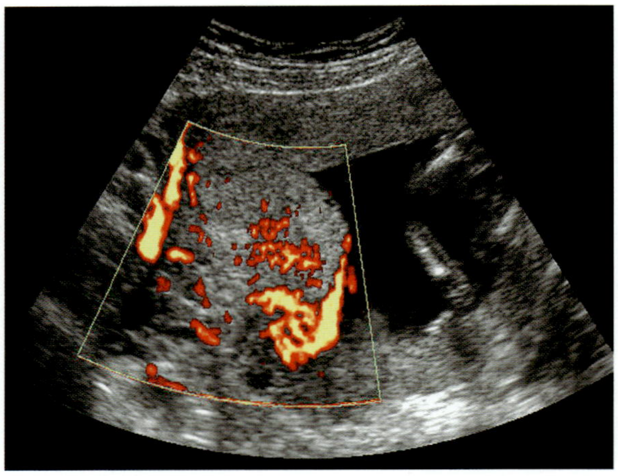

Ausbleibendes Anlegen des Amnionepithels und Amnionstränge

Abb. 34.**64**   Ausbleibendes Anlegen des Amnionepithels (Pfeile) an das Chorion, 13 SSW, Karyotyp: Trisomie 21.

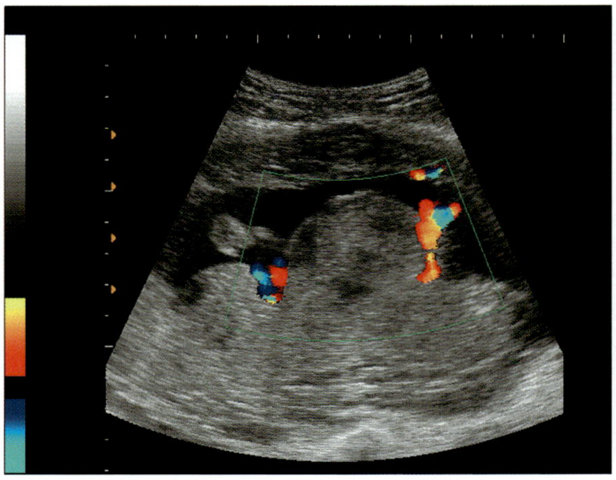

57

58

59

60

61

62

63

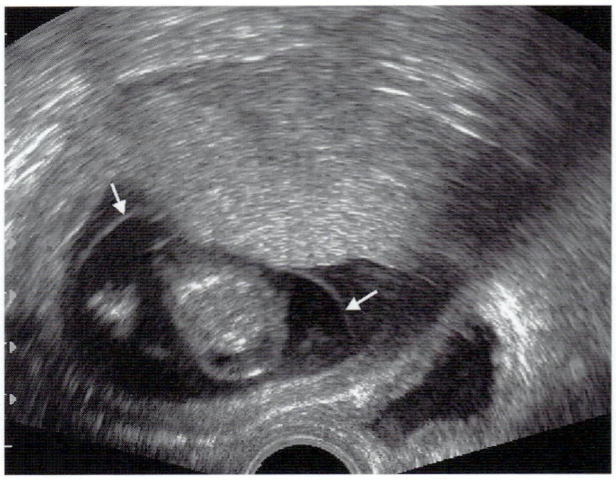

64

len System stammt (18). Sonographisch zeigen sich meist rundliche, intraplazentare, echoarme Areale, teils mit feinen Binnenechos (Abb. 34.**51**). Die differenzialdiagnostische Abgrenzung gegen Plazentainfarkte kann schwierig sein. Gegenüber den sog. „Plazentaseen" lässt sich die intervillöse Thrombose durch den fehlenden Nachweis eines Blutflusses abgrenzen.

Randsinushämatom. Beim Randsinushämatom handelt es sich um ein subchoriales Hämatom. Sonographisch sieht man eine echoarme, sichelförmige Abhebung der Eihäute von der Uteruswand direkt neben der Plazenta (Abb. 34.**47**, 30.**52** – 34.**54**). Differenzialdiagnostisch ist in einem solchen Fall ein größerer Plazentarandsinus auszuschließen. Verlaufsbeobachtungen lassen meist einen Rückgang des vorgewölbten Areales erkennen.

Subamniales Hämatom. Ein solches entsteht durch Ruptur oder bei invasiven Eingriffen durch Punktion kindlicher Gefäße auf der Plazentaoberfläche (Abb. 34.**47**). Sonographisch sieht man eine Einblutung auf der Plazentaoberfläche, die sich in die Fruchthöhle vorwölbt (Abb. 34.**55**).

Ältere Hämatome. Ältere Hämatome können durch den Organisationsprozess eine echodichte plazentaähnliche Struktur annehmen. Teilweise lässt sich die Ausbildung von Fibrinsträngen beobachten (Abb. 34.**56**).

■ *Abruptio placentae*

Die frühzeitige Trennung einer normal sitzenden Plazenta vom Myometrium ist eine der wesentlichen Ursachen für mütterliche und perinatale Todes- bzw. Krankheitsfälle. Die Inzidenz einer Abruptio placentae im III. Trimenon beträgt 0,5–1,3%. Ursachen können pathologische Vorgänge im Bereich der Plazentahaftstelle sowie Besonderheiten bei den uterinen Gefäßen sein (22, 23). Die perinatale Mortalitätsrate wird mit 17–50% angegeben (3, 43). In einzelnen Kollektiven wurden sogar Mortalitätsraten über 70% beobachtet (51).

Risikofaktoren. Anamnestisch sind Hinweise auf pathologische Schwangerschaftsverläufe, erhöhte Parität, vermindertes Kindsgewicht, vor allem aber Zigarettenrauchen oder Drogenkonsum zu beachten.

Risikofaktoren sind ferner eine rasche Druckentlastung des Uterus nach Blasensprung (insbesondere wenn ein Polyhydramnion vorliegt), die rasche Geburt des ersten Kindes bei einer Mehrlingsschwangerschaft, vorzeitige Wehen und vorzeitige Geburten.

Diagnosestellung. Die Diagnose einer vorzeitigen Plazentalösung erfolgt zum einen indirekt anhand der klinischen Symptomatik (Blutungen, vorzeitige Wehentätigkeit, Schmerzen, Kollaps), die sehr unterschiedlich ausgeprägt sein kann, zum anderen direkt anhand des sonographischen Nachweises der abgelösten Plazenta.

Bei der fast vollständigen wie auch der kompletten Plazentaablösung bietet sich das Bild eines großen Hämatoms, das als echoarme, breite Sichel die Plazenta weitgehend oder vollständig von der Uteruswand abhebt (Abb. 34.**57** und 34.**58**).

■ *Plazentainfarkte*

Plazentainfarkte finden sich in bis zu 25% aller Plazenten am Termin, sie sind meist klein und ohne klinische Konsequenz (18). Ausgedehnte Infarkte im I. und II. Trimenon sind meist Folge einer mütterlichen Gefäßerkrankung. Vereinzelt können große Myome zu einem benachbarten Plazentainfarkt führen. Sonographisch sieht man unterschiedlich große, teils konfluierende Areale in der Plazenta, die je nach Alter des Infarktes zunächst ein echoarmes und dann ein echoreiches Aussehen haben (Abb. 34.**59** und 34.**60**).

■ *Tumoren der Plazenta*

Es sind zu unterscheiden:
- Trophoplastaerkrankungen,
- Chorangiome,
- Teratome und
- metastatische Tumorabsiedlungen.

Chorangiom

Hierbei handelt es sich um einen Gefäßtumor der Plazenta im Sinne eines Hamartomes. Der Tumor wird erst nach dem zweiten Schwangerschaftsdrittel beobachtet (67). Die Inzidenz liegt etwa bei 1 : 250 Schwangerschaften. Etwa 4/5 der Tumoren sind mikroskopische Zufallsbefunde. Tumoren, die klinisch auffällig werden bzw. sonographisch nachweisbar sind, sind mit 1 : 3500 bis 1 : 20000 Geburten sehr selten. Makroskopisch handelt es sich um solitär und multipel auftretende, scharf begrenzte, gelegentlich gestielte Geschwülste bis zu 500 g Gewicht. Innerhalb des Tumors können gefäßreiche und gefäßarme sowie zell- und faserreiche Partien abwechseln.

Komplikationen. Potenzielle Komplikationen eines Chorangiomes sind Polyhydramnie, vorzeitige Wehen, fetaler Hydrops und intrauterine Wachstumsretardierung. Als Ursache für das Polyhydramnion und den Hydrops werden neben der Tumorgröße eine Nabelschnurobstruktion, eine Eiweißverminderung, vor allem aber intratumorale arteriovenöse Shuntverbindungen diskutiert, die Blut an der Plazenta vorbeiführen und zu einer fetalen Volumenüberlastung mit konsekutiver Herzinsuffizienz führen.

Sonographische Diagnostik. 1978 veröffentlichten Asokan et al. (1) den ersten Bericht über die sonographische Diagnose eines Chorangioms. Der Tumor stellt sich sonographisch als umschriebene, solide (echoreiche oder echoarme) Raumforderung dar, die häufig von der fetalen Seite der Plazenta ausgeht und meist in der Nähe des Nabelschnuransatzes liegt (Abb. 34.**61**). Mit dem Farbdoppler lassen sich Areale mit starker Vaskularisation nachweisen (Abb. 34.**62**). In einem Drittel der Fälle ist ein Polyhydramnion nachweisbar (63). Ein fetaler Hydrops ist ein ungünstiges prognostisches Zeichen, das meist bei großen Tumoren auftritt, die die Plazenta bzw. die Nabelschnur involvieren. Quintero et al. (53) berichteten über erste therapeutische Erfahrungen in solchen Situationen mit der endoskopischen Tumordevaskularisierung mittels Lasertechnik in utero.

Differenzialdiagnose. Differenzialdiagnostisch sind umschriebene Vorwölbungen der sonst normalen Plazenta (Abb. 34.**63**) oder auch Einblutungen in die Plazenta mitunter schwierig vom Chorangiom abzugrenzen. Hier kann die Dopplersonographie durch den Nachweis eines arteriellen Flusses im Chorangiom diagnostisch richtungweisend sein.

Teratome

Bei Plazentateratomen handelt es sich um meist solide, inhomogene Raumforderungen, die in der Chorionplatte oder in der Nabelschnur darstellbar sind.

Tumorabsiedlungen in der Plazenta

Absiedlungen maligner Geschwülste in der Plazenta sind sowohl bei mütterlichen als auch bei fetalen Malignomen beschrieben worden.
- Mütterlicher Primärtumor:
  - Tumorzellembolien in den Zottenzwischenräumen bei verschiedenen Karzinomen, beispielsweise des Ovars, der Mamma, des Magens, der Lunge; bei lymphatischer Leukämie, beim Ewing-Sarkom und beim angioplastischen Sarkom der Scheide; echte Metastasen mit Infiltration des Zottenstromas beim malignen Melanom, in Einzelfällen auch mit transplazentarer Ausbreitung auf den Feten.
- Fetaler Primärtumor:
  - Neuroblastom, Hepatoblastom, kongenitale Leukose (66).

■ *Fehlendes Anlegen der Amnionmembran an das Chorion*

Unter normalen Umständen legt sich die Amnionmembran zwischen 12 und 13 SSW dem Chorion an und kann von diesem nicht mehr unterschieden werden. Bleibt dieses Anlegen aus, findet man die Amnionmembran als semizirkuläre, dünne Membran um den Feten herum (Abb. 34.**64**). Bei Nachweis dieses Zeichens nach vollendeten 14 SSW gilt dies als indirekter Hinweis auf eine fetale Chromosomenaberration (s. Kapitel 32).

■ *Amnionbänder*

In Einzelfällen kann innerhalb des Fruchtwassers ein echoreicher Strang zwischen Plazenta und Uteruswand beobachtet werden. Hierbei handelt es sich um Stränge, die durch eine partielle Amnion- und Chorionablösung zustande gekommen sind (12) (Abb. 34.**65** und 34.**66**). Teilweise handelt es sich aber auch um eine partielle uterine Septierung oder um eine Synechie (44). Im Gegensatz zum Amnionbänder-Syndrom zeigen diese Bänder keine direkte Verbindung zum Fetus. Auch ist die Bewegung des Feten dadurch nicht eingeschränkt.

■ *Amnionbänder-Syndrom*

Definition. Das Amnionbänder-Syndrom oder ADAM-Syndrom (<u>a</u>mniotic <u>d</u>eformity – <u>a</u>dhesions – <u>m</u>utilations) stellt eine Disruptionsform dar, bei der es in der Frühschwangerschaft durch Bildung fibröser Am-

nionstränge zwischen Amnion und Fetus zu einer mehr oder weniger schweren Störung der fetalen Entwicklung mit ektodermalen, kraniofazialen oder viszeralen Defekten kommt.

Befunde. Je nach Lage der Amnionstränge findet man bei leichten Fällen nur eine Schnürfurchenbildung an den Extremitäten, wohingegen schwere Fälle mit der Amputation von Fingern, Zehen oder einer vollständigen Extremität (Abb. 30.**33**–30.**35**) bis hin zur Abschnürung ganzer Hirnteile einhergehen können (2, 11). Betrifft die Umschlingung die Nabelschnur, so kann dies den intrauterinen Fruchttod zur Folge haben (15, 39).

Pathogenese. Pathogenetisch nimmt Torpin (61) eine frühe Amnionruptur mit nachfolgender Amnionablösung an, wodurch der Fetus in Kontakt mit dem Chorion kommt. Da sowohl das entblößte Chorion als auch die äußere Oberfläche des Amnions die Fähigkeit besitzen, mesodermale Stränge zu produzieren, können sich solche nach Absorption des Fruchtwassers durch das Chorion zum Fetus hin ausbilden. Das Chorion verdickt sich im Laufe der weiteren Schwangerschaft und ist dann in der Lage, das neu gebildete Fruchtwasser zurückzuhalten.

Inzidenz. Die Häufigkeitsangaben bezüglich des Amnionbänder-Syndroms schwanken zwischen 1 : 1 200 (58) und 1 : 10 000 (2) Lebendgeborene.

Sonographischer Nachweis. Schwere Fälle können sonographisch bereits vor 24 SSW entdeckt werden (44, 45). Charakteristisch sind ein mehr oder weniger stark ausgeprägtes Oligohydramnion und feine echoreiche Stränge, die zwischen Plazenta oder Uteruswand *und* Fetus ausgespannt sind und den Fetus in seiner Motilität einschränken. Charakteristischerweise sind die amniogen bedingten Fehlbildungen im Gegensatz zu den genetisch bedingten asymmetrisch (61).

Auch eine einseitige Enzephalozele oder ein großer Defekt der vorderen Bauchwand mit Eviszeration von Darm und Leber (s. Kapitel 26), evtl. sogar in Verbindung mit einer Thorakoschisis, sollten den Verdacht auf ein Amnionbänder-Syndrom aufkommen lassen, selbst dann, wenn die Amnionbänder infolge eines ausgeprägten Oligohydramnions nicht direkt sonographisch nachgewiesen werden können (44).

Prognose. Die Prognose ist abhängig vom Ausmaß der vorliegenden Abschnürungen. Können ausgedehnte Defekte bereits vor 24 SSW sonographisch erkannt werden, sollte aufgrund der infausten Prognose die Interruptio in Erwägung gezogen werden. Ein Wiederholungsrisiko scheint nicht zu bestehen (26).

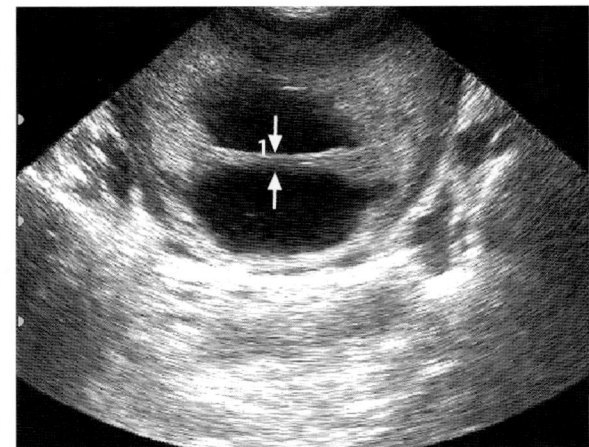
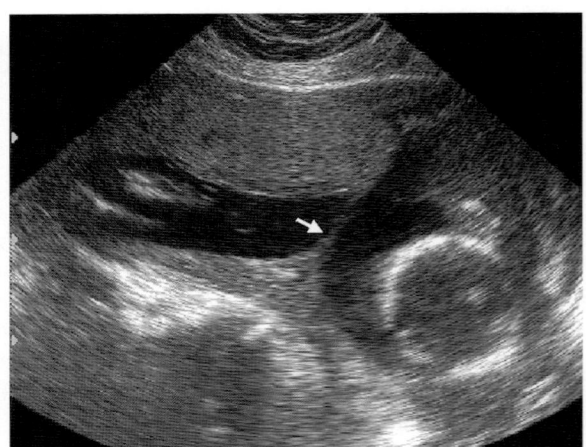

Abb. 34.**65** 5 mm dicker, quer verlaufender Amnionstrang am unteren Plazentarand, 17 SSW, Querschnitt.

Abb. 34.**66** Amnionstrang zwischen Unterrand der Vorderwandplazenta und Uterushinterwand, Längsschnitt, 16 SSW. Unterhalb des Stranges erkennt man den Feten, der sich frei bewegen kann.

65

66

Literatur

1. Asokan, S., Chadalavada, K., Gardi, R., Sastry, V.: Prenatal diagnosis of placental tumor by ultrasound. J. Clin. Ultrasound 6 (1978) 180–181
2. Baker, C.J., Rudolph, A.J.: Congenital ring constrictions and intrauterine amputations. Amer. J. Dis. Child. 121 (1971) 393–400
3. Balde, M., Grischke, E.M., Stolz, W., Kaufmann, M., Bastert, G.: Die vorzeitige Plazentalösung. Geburtsh. u. Frauenheilk. 50 (1990) 199–202
4. Beck, T.: Der venöse Blutfluß der intervillösen Mikrozirkulation in der menschlichen Plazenta. Z. Geburtsh. Perinat. 186 (1982) 114–118
5. Becker, V.: Pathologie der Plazenta. Spezielle pathologische und diagnostische Probleme. In.: Födisch, H.J. (Hrsg.): Neue Erkenntnisse über die Orthologie und Pathologie der Plazenta. Stuttgart: Enke 1977; S. 26–44
6. Becker, V.: Plazenta. In: Doerr, W., Seifert, S.: Pathologie der weiblichen Genitalorgane I. Pathologie der Plazenta und des Abortes. Berlin: Springer 1989; S. 1–140
7. Benirschke, K., Kaufmann, P.: Pathology of the human placenta. 2nd ed. Berlin: Springer 1990
8. Bey, M., Dott, A., Miller, J.M.Jr.: The sonographic diagnosis of circumvallate placenta. Obstet. Gynecol. 78 (1991) 515–517
9. Breen, J.L., Neubecker, R., Gregori, C.A., Franklin, J.E.Jr.: Placenta accreta, increta and percreta. A survey of 40 cases. Obstet. Gynecol. 49 (1977) 43–47
10. Brown, H.L., Miller, J.M.J, Khawli, O., Gabert, H.A.: Premature placental calcification in maternal cigarette smokers. Obstet. Gynecol. 71 (1988) 914–917
11. Burck, U., Held, K.R.: Amnionbändersyndrom – Zwei Fallbeschreibungen. In: Tolksdorf, M., Spranger, J.: Klinische Genetik in der Pädiatrie. Stuttgart: Thieme 1979; S. 133
12. Burrows, P.E., Lyons, E.A., Phillips, H.J., Oates, I.: Intrauterine membranes: Sonographic findings and clinical significance. J. Clin. Ultrasound 10 (1982) 1–8
13. Clark, S.L., Koonings, P.P., Phelan, J.P.: Placenta praevia/accreta and prior cesarean section. Obstet. Gynecol. 66 (1985) 89–92
14. Claussen, U., Hansmann, M.: Die „Pipettenmethode" zur schnellen Karyotypisierung bei sonographischen Verdachtskriterien für eine Chomosomenanomalie. Gynäkologie 17 (1984) 33–40
15. Cody, M.L., Uetzmann, I.F.: Amniotic bands as a cause of intrauterine fetal death. Amer. J. Obstet. Gynec. 74 (1957) 1102–1105
16. De Mendoncu, L.K.: Sonographic diagnosis of placenta accreta: Presentation of six cases. J. Ultrasound Med. 7 (1988) 211–215
17. Finberg, H.J., Williams, J.W.: Placenta accreta: Prospective sonographic diagnosis in patients with placenta previa and prior cesarean section. J. Ultrasound Med. 11 (1992) 333–343
18. Fox, H.: Pathology of the placenta. London: Saunders 1978; S. 95–148
19. Geirsson, R.T., Ogston, S.A., Patel, N.B., Christie, A.D.: Growth of the total intrauterine, intraamniotic and placental volume in normal singleton pregnancy measured by ultrasound. Brit. J. Obstet Gynaecol. 92 (1985) 46–53
20. Grannum, P.A., Berkowitz, R.L., Hobbins, J.C.: The ultrasonic changes in the maturing placenta and their relation to fetal pulmonic maturity. Amer. J. Obstet. Gynecol. 133 (1979) 915–922
21. Grannum, P.A., Hobbins, J.C.: The placenta. Radiol. Clin. North Amer. 20 (1982) 353–365
22. Green, J.R.: Placenta praevia and abruptio placentae. In: Creasy, R.K., Resnik, R. (eds.): Maternal-Fetal Medicine: Principles and Practice. Philadelphia: Saunders 1992; p. 592
23. Green-Thompson, R.W.: Antepartum haemorrhage. Clin. Obstet. Gynecol. 9 (1982) 479–515
24. Grünwald, P., Levin, H., Yousem, H.: Abruption and premature separation of the placenta. Amer. J. Obstet. Gynecol. 102 (1968) 604–610
25. Harman, C.R., Manning, F.A., Stearns, E., Morrison, I.: The correlation of ultrasonic placental grading and fetal pulmonary maturation in 563 pregnancies. Amer. J. Obstet. Gynecol. 143 (1982) 941–943
26. Higginbottom, M.C., Jones, K.L., Hall, B.D., Smith, D.W.: The amniotic band disruption complex: timing of amniotic rupture and variable spectra of consequent defects. J. Pediat. 95 (1979) 544–549
27. Hills, D., Irwin, G.A.L., Tuck, S.: Distribution of placental grade in high-risk gravidity. AJR 143 (1984) 1011–1013
28. Hoddick, W.K., Mahony, B.S., Callen, P.W.: Placental thickness. J. Ultrasound Med. 4 (1985) 479–482
29. Holländer, H.J.: Die Ultraschalldiagnostik während der Schwangerschaft. In: Döderlein, G., Wulf, H.H.: Klinik der Frauenheilkunde und Geburtshilfe, Bd. VI. München: Urban & Schwarzenberg 1975
30. Hoogland, H.J., de Haan, J., Martin, C.B.Jr.: Placental size during early pregnancy and fetal outcome: a preliminary report of a sequential ultrasonographic study. Amer. J. Obstet. Gynecol. 138 (1980) 441–443
31. Hopper, K.D., Komppa, G.H., Williams, B.P.: A reevaluation of placental grading and its clinical significance. J. Ultrasound Med. 3 (1984) 261–266
32. Hurley, V.A., Beischer, N.A.: Placenta membranacea: Case reports. Brit. J. Obstet. Gynaecol. 94 (1987) 798–802
33. Jauniaux, E., Ramsay, B., Campbell, S.: Ultrasonographic investigation of placental morphologic characteristics and size during the second trimester of pregnancy. Amer J. Obstet. Gynecol. 170 (1994) 130–137
34. Jeanty, P., Kirkpatrick, C., Verhoogen, C., Struyven, J.: The succenturiata placenta. J. Ultrasound 2 (1983) 9–12
35. Katz, V.L., Blanchard, G.F., Watson, W.J., Miller, R.C., Chescheir, N.C., Thorp, J.M.: The clinical implications of subchorionic placental lucencies. Amer. J. Obstet. Gynecol. 164 (1991) 99–100
36. Kaufmann, P.: Placentation und Placenta. In: Hinrichsen, K.V. (Hrsg.): Human-Embryologie. Berlin: Springer 1993; S. 159–204
37. Kazzi, G.M., Gross, T.L., Sold, R.J.: Detection of intrauterine growth retardation: A new use for sonographic placental grading. Amer. J. Obstet. Gynecol. 145 (1983) 733–737
38. Kazzi, G.M., Gross, T.L., Rosen, M.G., Jaatoul-Kazzi, N.Y.: The relationship of placental grade, fetal lung maturity and neonatal outcome in normal and complicated pregnancies. Amer. J. Obstet. Gynecol. 148 (1984) 54–58
39. Kotz, H.L., Vidone, R.A.: Intrauterine death due to amniotic bands. Obstet. Gynecol. 13 (1959) 717–722
40. Kozlowski, P., Terinde, R., Schmitt, H.: Bestimmung des Plazentawachstums aus Ultraschallschnittbildern. Ultraschall 1 (1980) 116–132
41. Laing, F.C.: Ultrasound evaluation of obstetric problems relating to the lower uterine segment and cervix. In: Sanders, R.C., James, A.E.Jr. (eds): The principles and practice of ultrasonography in obstetrics and gynecology. 3rd ed. Norwalk, CT 1985; pp. 355–367
42. Leerentfeld, R.A., Gilberts, E.C., Arnold, M.J., Wladimiroff, J.W.: Accuracy and safety of transvaginal sonographic placental localisation. Obstet. Gynecol. 76 (1990) 759–762
43. Lowe, T.W., Cunningham, F.G.: Placental abruption. Clin. Obstet. Gynecol. 33 (1990) 406–413
44. Mahony, B.S., Filly, R.A., Callen, P.W., Golbus, M.S.: The amniotic band syndrome: Antenatals sonographic diagnosis and potential pitfalls. Amer. J. Obstet. Gynecol. 152 (1985) 63–68
45. Merz, E., Gerlach, R., Hoffmann, G., Goldhofer, W.: Das Amnionbändersyndrom im Ultraschall. Geburtsh. u. Frauenheilk. 44 (1984) 576–578
46. Moore, K.L.: Embryologie. Stuttgart: Schattauer 1985
47. Morin, F., Winsberg, F.: Real-time identification of blood flow in the placental and umbilical cord. J. Clin. Ultrasound 10 (1982) 21–24
48. Naeye, R.L.: Abruptio placentae and placenta praevia: frequency, perinatal mortality and cigarette smoking. Obstet. Gynecol. 55 (1980) 701–704
49. Pasto, M.E., Kurtz, A.B., Rijkin, M.D.: Ultrasonographic findings of placenta increta. J. Ultrasound Med. 2 (1983) 155–159
50. Petrucha, R.A., Platt, L.D.: Relationship of placental grade to gestational age. Amer. J. Obstet. Gynecol. 144 (1982) 733
51. Psychrembel, W., Dudenhausen, J.W.: Praktische Geburtshilfe. Berlin: de Gruyter 1989; S. 588
52. Quinlan, R.W., Cruz, A.C.: Ultrasonic placental grading and fetal pulmonary maturity. Amer. J. Obstet. Gynecol. 142 (1982) 110–111
53. Quintero, R.A., Reich, H., Romero, R., Johnson, M.P., Goncales, L., Evans, M.L.: In utero endoscopic devascularisation of a large choriangioma. Ultrasound Obstet. Gynecol. 8 (1996) 48–52
54. Ramin, S.M., Gilstrap, L.C.: Placental abnormalities: previa, abruption and accreta. In: Plauch, W.C., Morrison, J.C., O'Sullivan, M. (eds): Surgical obstetrics. Philadelphia: Saunders 1992; S. 203
55. Reynols, S.R.M.: On growth and form in the hemochorial placenta: An essay on the physical forces that shape the chorionic throphoblast. Amer. J. Obstet. Gynecol. 114 (1972) 115–132
56. Schlensker, K.H.: Plazentographie mittels Ultraschall-Schnittbildverfahren. Geburtsh. u. Frauenheilk. 31 (1971) 879–897
57. Schlensker, K.H.: Ultraschallplazentographie. Gynäkologie 9 (1976) 156–165
58. Seeds, J.W., Cefalo, R.C., Herbert, W.N.P.: Amniotic band syndrome. Amer. J. Obstet. Gynec. 144 (1982) 243–248
59. Sherman, S.J., Carlson, D.E., Platt, L.J., Medearis, A.L.: Transvaginal ultrasound: does it help in the diagnosis of placenta praevia? Ultrasound Obstet. Gynecol. 2 (1992) 256–260
60. Smith, S., Lauria, M.R., Comstock, L.H. et al.: Transvaginal ultrasonography for all placentas that appear to be low-lying or over the internal cervical os. Ultrasound Obstet. Gynecol. 9 (1997) 22–24
61. Torpin, R.: Amniochorionic mesoblastic fibrous strings and amniotic bands. Amer. J. Obstet. Gynec. 91 (1965) 65–75
62. Townsend, R.T., Laing, F.C., Nyberg, D.A.: Technical factors responsible for „placental migration": sonographic assessment. Radiology 160 (1986) 105–108
63. van Wering, J.H., van der Slikke, J.W.: Prenatal diagnosis of choriangioma associated with polyhydramnions using ultrasound. Eur. J. Obstet. Gynecol. Reprod. Biol. 19 (1985) 255–259
64. Vermeulen, R.C.W., Lambalk, N.B., Exalto, N., Arts, N.F.: An anatomic basic for ultrasound images of the human placenta. Amer. J. Obstet. Gynecol. 153 (1985) 806–810
65. Vogel, M.: Atlas der morphologischen Plazentadiagnostik. 2. Auflage. Berlin: Springer 1996
66. Vogel, M.: Pathologie der Schwangerschaft, der Plazenta und des Neugeborenen. In: Remmele, W. (Hrsg.): Pathologie, Bd. 4. Berlin: Springer 1997; S. 369–461
67. Wallenburg, H.C.S.: Chorangioma of the placenta. Obstet. Gynecol. Surv. 26 (1971) 411–428
68. Wexler, M.D., Gottesfeld, K.R.: Second trimester placenta praevia: An apparently normal placentation. Obstet. Gynecol. 50 (1977) 706–709
69. Winsberg, F.: Echographic changes with placental aging. J. Clin. Ultrasound 1 (1973) 52
70. Wolf, H., Oosting, H., Treffers, P.E.: Placental volume measurement by ultrasonography: Evaluation of the method. Amer. J. Obstet. Gynecol. 156 (1987) 1191–1194

35 Nabelschnur

Regelrechte Nabelschnur

■ Anatomie und Physiologie

Länge. Die Nabelschnur ist am Ende der Schwangerschaft ca. 50–70 cm lang und etwa 1–1,5 cm dick. Das Längenwachstum wird wahrscheinlich durch eine Dehnung bei fetaler Bewegung stimuliert. Entsprechend ist eine zu kurze Nabelschnur häufig mit fetalem Bewegungsmangel in der ersten Schwangerschaftshälfte assoziiert (6). Eine überlange Nabelschnur (über 90 cm) wird in 0,2–1% der Schwangerschaften angetroffen (21). Dies erhöht die Gefahr von Nabelschnurumschlingungen und -vorfall sowie von echten Nabelschnurknoten. Eine zu kurze Nabelschnur (unter 40 cm) wird in 0,3–0,9% der Plazenten beschrieben (34). Die damit verbundenen Gefahren sind gehäuftes Auftreten von Beckenendlagen, vorzeitige Plazentalösung bei Tiefertreten des Kindes und Gefäßspasmen in der Nabelschnur durch überstarken Zug während der Geburt.

Gefäße. Die Nabelschnur enthält zwei Arterien, die sauerstoffarmes Blut vom Feten zur Plazenta leiten, und eine Vene, die oxygeniertes Blut von der Plazenta zum Feten führt. Sowohl im sonographischen Längsschnitt als auch im Querschnitt sieht man die drei Nabelschnurgefäße bereits im I. Trimenon mit ihren echoarmen Lumina, wobei die Darstellung im Farbdoppler wesentlich besser gelingt (Abb. 35.**1**). Auch im weiteren Schwangerschaftsverlauf unterscheidet sich die Vene deutlich von den beiden Arterien durch ein größeres Kaliber (Abb. 35.**2**).

■ Nabelschnurbiometrie

Nabelschnurdurchmesser. Die Messung des Nabelschnurdurchmessers erfolgt als Außen-Außen-Messung, wobei diese sowohl im Längsschnitt als auch im Querschnitt vorgenommen werden kann (Abb. 35.**4**). Weissman et al. (33) empfehlen, für die Messung der Nabelschnur wie auch der Nabelschnurgefäße die größtmögliche Vergrößerung zu verwenden. Ist die Nabelschnur im Querschnitt nicht annähernd rund, empfiehlt sich die Verwendung des mittleren Nabelschnurdurchmessers aus dem größten und kleinsten Querdurchmesser. Der Nabelschnurdurchmesser nimmt während der Schwangerschaft kontinuierlich zu. Ab ca. 36 SSW findet man eine Plateaubildung. Dies hängt mit der Reduktion der Wharton-Sulze zusammen, die durch eine Abnahme des Wassergehaltes in der Wharton-Sulze zustande kommt (31).

Nabelschnurgefäßdurchmesser. Im Gegensatz zur Außen-Außen-Messung der Nabelschnur erfolgt die Messung der Nabelschnurgefäßdurchmesser als Innen-Innen-Messung. Der Durchmesser der Nabelschnurvene (Abb. 35.**5**) ist dabei stets größer als derjenige der beiden Arterien (Abb. 35.**6**).

Gibt es Kaliberunterschiede zwischen den beiden Arterien, handelt es sich bei der Arterie mit dem kleineren Durchmesser um das normale Gefäß, während bei der Arterie mit dem größeren Durchmesser eine abnorme Dilatation vorliegt (33). Ein Arteriendurchmesser über 4 mm zwischen 20 und 36 SSW gilt als ausgesprochenes Indiz für eine singuläre Nabelschnurarterie (22). Die Dilatation der singulären Nabelschnurarterie mit entsprechender Reduktion des Strömungswiderstandes wird als Kompensationsmechanismus zur Aufrechterhaltung einer suffizienten fetoplazentaren Durchblutung angesehen (27).

Das Vorhandensein von diskordanten Nabelschnurarteriendurchmessern diskutieren Raio et al. (26) als mögliche schwache Form des Single-umbilical-artery-Syndroms.

Pathologische Veränderungen der Nabelschnur

■ Singuläre Nabelschnurarterie

Inzidenz. Die häufigste Pathologie der Nabelschnur ist die singuläre Nabelschnurarterie mit einer Häufigkeit von 0,5–2,5% aller Schwangerschaften (23) (Abb. 35.**7** und 35.**8**).

Ätiopathogenese. Als pathogenetische Mechanismen werden drei Theorien diskutiert:
- primäre Agenesie einer Nabelschnurarterie,
- sekundäre Atrophie oder Atresie einer ursprünglich normalen Nabelschnurarterie,
- Persistenz einer originären Allantoisarterie.

Risikofaktoren. Ein gehäuftes Auftreten der singulären Nabelschnurarterie findet sich bei mütterlichem Diabetes, bei der Epilepsie, bei der Hypertonie, beim Oligo- und Polyhydramnion. Zwillingsschwangerschaften zeigen ein signifikant höheres Risiko für das Auftreten einer singulären Nabelschnurarterie im Verhältnis zu Einlingsschwangerschaften (13).

Sonographische Beurteilung. Die sononographische Identifizierung der Nabelschnurarterienverhältnisse sollte Bestandteil jeder geburtshilflichen Fehlbildungsdiagnostik sein. Am sichersten gelingt die Beurteilung der Nabelschnurgefäße im Nabelschnurquerschnitt, in dem die drei Gefäße ein „Micky-Mouse"-ähnliches Aussehen aufweisen. Bei eingeschränkten Untersuchungsbedingungen kann ggf. die Farbdopplersonographie diagnostisch hilfreich sein (15). Jeanty (16) empfiehlt in schwierigen Situationen die sonographische Darstellung der Umbilikalarterien im fetalen Becken zum Ausschluss einer singulären Nabelschnurarterie (Abb. 35.**9**).

Assoziierte Fehlbildungen. Erstmals berichteten Benirschke und Brown 1955 (1), dass 27 von 55 Patientinnen (49%) mit singulärer Nabelschnurarterie kongenitale Fehlbildungen aufwiesen. In zahlreichen Studien wurde eine Assoziation einer singulären Nabelschnurarterie mit kongenitalen Fehlbildungen, perinataler Mortalität, vorzeitiger Entbindung, intrauteriner Wachstumsretardierung und Chromosomenaberrationen nachgewiesen (18, 30).

Insgesamt wird die Inzidenz assoziierter Fehlbildungen zwischen 20 und 50% angegeben. Dabei liegen in 20% dieser Fälle multiple Fehlbildungen vor. Die am häufigsten betroffenen Organsysteme sind die Muskel- und Skelettregion (23%), der Blasen-Genital-Trakt (20%), das Herz-Kreislauf-System (19%), der Gastrointestinaltrakt (10%) und das zentrale Nervensystem. Generell zeigt sich kein einheitliches Fehlbildungsmuster, jedes Organ kann prinzipiell beteiligt sein.

Chromosomenstörungen. Feten mit einer singulären Nabelschnurarterie zeigen eine erhöhte Inzidenz chromosomaler Störungen (3, 20). Am häufigsten findet sich eine Trisomie 18, aber auch andere Chromosomenstörungen wie Trisomie 13, Turner-Syndrom und Triploidien sind mit einer singulären Nabelschnurarterie vergesellschaftet. Das Risiko einer Chromosomenstörung ist dabei abhängig vom Vorhandensein assoziierter Anomalien, sodass beim Nachweis zusätzlicher Fehlbildungen neben einer singulären Nabelschnurarterie eine Karyotypisierung zu empfehlen ist.

Wachstumsretardierung. Intrauterine Wachstumsretardierung und niedriges Geburtsgewicht lassen sich in 28% der Feten mit singulärer Nabelschnurarterie nachweisen. 15–20% dieser Fälle zeigen keine begleitende Fehlbildung (18).

Perinatale Mortalität. Die perinatale Mortalitätsrate wird bei Feten mit singulärer Nabelschnurarterie mit 8–60% bei einem Mittelwert von 20% angegeben (13, 18). Ob die erhöhte Mortalitätsrate nur für Fälle mit zusätzlichen Fehlbildungen neben der singulären Nabelschnurarterie gilt, lässt sich derzeit noch nicht eindeutig festlegen.

Management. Aus den aufgeführten Zahlen folgt beim Nachweis einer singulären Nabelschnurarterie für das weitere geburtshilfliche Management:

- detaillierte Ultraschalluntersuchungen des Feten,
- fetale Echokardiographie,
- ggf. Karyotypisierung,
- regelmäßige Wachstums- und fetale Zustandskontrollen,
- gründliche Untersuchungen des Neugeborenen.

■ *Persistierende rechte Nabelschnurvene*

Im Gegensatz zu einem fehlenden Nabelschnurgefäß kann – allerdings sehr selten – auch ein zusätzliches Gefäß im Nabelschnurquerschnitt beobachtet werden (Abb. 35.**10**) (14). Hierbei handelt es sich um die persistierende rechte Nabelschnurvene, die normalweise bereits in der 6. Embryonalwoche obliteriert (8). Der Nachweis eines zusätzlichen Nabelschnurgefäßes sollte ebenso wie das Fehlen eines Nabelschnurgefäßes eine sorgfältige fetale Fehlbildungsdiagnostik zur Folge haben.

■ *Nabelschnurknoten*

Echter Nabelschnurknoten. Ein echter Nabelschnurknoten wird in etwa 0,04–1% aller Geburten gesehen (2). Prädisponierende Faktoren sind eine lange Nabelschnur, ein Polyhydramnion, ein kleiner Fetus und monoamniale Zwillinge (32). Allgemein besteht eine erhöhte hypoxische Gefährdung des Feten durch Zug am zunächst locker geschlungenen Knoten. Die perinatale Mortalität ist erhöht und beträgt etwa 10% (4).

Falscher Nabelschnurknoten. Die sonographische Diagnose eines echten Nabelschnurknotens ist schwierig (Abb. 35.**11**), da die viel häufigeren falschen Nabelschnurknoten sonographisch kaum abzugrenzen sind. Diese sog. falschen Nabelschnurknoten entstehen in Folge von varikös erweiterten Gefäßschlingen oder einem umschriebenen Überschuss an Wharton-Sulze mit pseudozystischer Degeneration.

■ *Nabelschnurumschlingung*

Die Inzidenz der Nabelschnurumschlingung liegt bei 20–33% (Abb. 35.**12**). In der Mehrzahl der Fälle findet sich weder ein morphologisches noch ein klinisches Korrelat. Gleichwohl kann die Nabelschnurumschlingung zu einer Drosselung der fetalen Blutzufuhr mit charakteristischen Befunden im Kardiotokogramm führen (25). In einer

Studie von Ertan mit 137 Fällen gelang die Identifikation einer Nabelschnurumschlingung durch die Farbdopplersonographie mit einer Sensitivität von 97%, einem positiven Vorhersagewert von 89% und einem negativen Vorhersagewert von 96% (9). Die Autoren folgern daraus, dass bei sonographischem Nachweis einer Nabelschnurumschlingung die intrapartale Überwachung intensiviert werden sollte.

■ *Nabelschnurzysten*

Aus unbekannter Ursache wechselt der Flüssigkeitsgehalt der Nabelschnur stark. Häufig sind flüssigkeitsgefüllte, nicht von Epithel ausgekleidete Pseudozysten nachzuweisen. Selten sind echte Zysten der Nabelschnur als Reste des Allantoisganges, des Ductus omphaloentericus oder Oberflächenepitheleinschlusszysten (Abb. 35.**13**). Die sonographische Diagnose solcher Zysten wurde in Kasuistiken dargestellt (10, 24). Fink u. Filly berichteten über eine Assoziation zwischen einer Nabelschnurzyste und einer Omphalozele (10). Beim sonographischen Nachweis einer Nabelschnurzyste sollten daher andere Nabelschnurauffälligkeiten, wie Gefäßanomalien, Hämangiome oder eine Omphalozele, ausgeschlossen werden.

■ *Nabelschnurhämatom, Nabelschnurvenenthrombose*

Nabelschnurhämatome entstehen meist iatrogen nach invasiver Diagnostik bei Amniozentesen oder Kordozentesen (Abb. 35.**14**). Spontane Hämatome infolge von Blutungen aus Nabelschnurgefäßen, Hämangiomen oder persistierenden omphalomesenterialen Gefäßen sind seltene Befunde mit einer Inzidenz von 1 : 5 000 bis 1 : 12 700 Entbindungen (11).

Die hohe fetale Mortalität von bis zu 50% resultiert meist aus dem Verblutungstod des Feten oder der Kompression der Nabelschnurgefäße durch das Hämatom (29).

Eine Thrombose der V. umbilicalis entsteht meist infolge von Nabelschnurpunktionen bzw. nach intrauterinen Transfusionen.

■ *Nabelschnurtumoren*

Hämangiome. Tumoren der Nabelschnur sind selten. Hierzu zählen Hämangiome, über die einzelne Fallberichte vorliegen (28). Sonographisch sieht man solide, echoreiche, teils auch zystische Raumforderungen an der Nabelschnur, häufig kombiniert mit einer Nabelschnurzyste. Wie Chorangiome der Plazenta können auch Nabelschnurhämangiome zu einer Blutumverteilung mit fetalem Hydrops führen.

Teratome. Teratome der Nabelschnur mit Differenzierungsprodukten aller drei Keimbänder sind Raritäten.

■ *Variationen im Nabelschnuransatz*

Es wird zwischen orthologen (zentraler (Abb. 35.**15**) oder lateraler Ansatz (Abb. 35.**16**)) und pathologischen Formen des Nabelschnuransatzes unterschieden (17).

Marginaler Nabelschnuransatz. Bedeutsam für den Feten ist der marginale Nabelschnuransatz (Abb. 35.**17**), da es hier subpartal zu Störungen der fetoplazentaren Zirkulation durch Abknicken der Gefäße am Plazentarand kommen kann. 2–10% aller Schwangerschaften zeigen einen marginalen Nabelschnuransatz.

Insertio velamentosa. Ein deutlich höheres Risiko für den Feten besteht bei der Insertio velamentosa, dem häutigen Nabelschnuransatz, der in bis zu 1% aller Schwangerschaften vorliegt (11) (Abb. 35.**18**). Risikofaktoren sind Multiparität, Uterusanomalien und Schwangerschaften mit einem Intrauterinpessar. Durch den Verlauf der Nabelschnurgefäße in der Eihaut besteht beim vorzeitigen Blasensprung oder bei der Blasensprengung die Gefahr der Gefäßruptur mit der Verblutung des Feten.

Vasa praevia sive aberrantia. Um einen seltenen, aber besonders gefährlichen Gefäßverlauf handelt es sich bei den Vasa praevia sive aberrantia. Hierbei verlaufen die Gefäße der Nabelschnur in der Eihaut über den inneren Muttermund. Die Inzidenz liegt bei 0,1% aller Schwangerschaften und ist meistens mit einer Insertio velamentosa vergesellschaftet; in 3–6% der Fälle findet sich eine Placenta succenturiata (7). Die fetale Mortalität bei der Ruptur eines der Vasa praevia liegt zwischen 33 und 100%. Klinisch ist die Diagnose wahrscheinlich bei intrapartalen Blutungen und fetalem Distress nach Amniotomie. Um Gefahrensituationen zu vermeiden, wäre allerdings die frühzeitige präpartale Diagnose von Vasa praevia wünschenswert. 1987 erschien der erste Bericht über die sonographische Diagnose von Vasa praevia mittels Dopplersonographie (12). Die transvaginale Farbdopplersonographie ermöglicht heute mit einem hohen Maß an Zuverlässigkeit die Diagnose von Vasa praevia und somit die rechtzeitige Planung der Sectio caesarea (5, 19).

Literatur

1. Benirschke, K., Brown, W.H.: A vascular anomaly of the umbilical cord. Obstet. Gynecol. 6 (1955) 399–404
2. Benirschke, K., Kaufmann, P.: Pathology of the human placenta. 2nd ed. Berlin: Springer 1990
3. Byrne, J.W.A.: Malformations and chromosome anomalies in spontaneously aborted fetuses with single umbilical artery. Amer. J. Obstet. Gynecol. 1 (1985) 340–342
4. Chasnoff, J., Fletcher, M.A.: True knot of the umbilical cord. Amer. J. Obstet. Gynecol. 117 (1997) 425–427
5. Clerici, G., Burnelli, L., Lauro, V., Pilu, G.L., Di Renzo, G.L.: Prenatal diagnosis of vasa previa presenting as amniotic band. „A not so innocent amniotic band". Ultrasound Obstet. Gynecol. 7 (1996) 61–63
6. De Sa, D.J.: Pathology of neonatal intensive care. London: Chapman and Hall 1995
7. Dougall, A., Baird, L.H.: Vasa previa – report of three cases and review of the literature. J. Obstet. Gynecol. 94 (1987) 712–715
8. England, M.A.: Farbatlas der Embryologie. Stuttgart: Schattauer 1985
9. Ertan, K., Schmidt, W.: Umbilical cord enlargement and color-coded Doppler ultrasound. Geburtsh. Frauenheilk. 54 (1994) 196–203
10. Fink, J.J., Filly, R.A.: Omphalocele associated with umbilical cord allantoic cyst; sonographic evaluation in utero. Radiology 194 (1983) 473–476
11. Fox, H.: Pathology of the placenta. Philadelphia: Saunders 1978
12. Gianopoulos, J.G., Carver, T., Tomych, P.G., Karlmann, R., Gadwood, U.: Diagnosis of vasa previa with ultrasonography. Obstet. Gynecol. 69 (1987) 488–491
13. Heifitz, G.A.: Single umbilical artery: a statistical analysis of 237 autopsy cases and review of the literature. Perspect. Pediatr. Pathol. 8 (1984) 345–378
14. Hill, L.M., Kislak, S., Runco, C.: An ultrasonic view of the umbilical cord. Obstet. Gynecol. Surv. 42 (1987) 82–88
15. Jauniaux, E., Campbell, S., Vyas, S.: The use of color Doppler imaging for prenatal diagnosis of umbilical cord abnormalities: report of three cases. Amer. J. Obstet. Gynecol. 161 (1989) 1195–1197
16. Jeanty, P.: Fetal and funicular vascular anomalies: identification with prenatal ultrasound. Radiology 173 (1989) 367–370
17. Kloos, K., Vogel, M.: Pathologie der Plazentarperiode. Stuttgart: Thieme 1974
18. Leuny, A.K.C., Robson, W.L.M.: Single umbilical artery. Amer. J. Dis. child. 143 (1989) 108–111
19. Meyer, W.J., Blumenthal, L., Cadhin, A., Gauthin, D.W., Rotmensch, S.: Vasa previa: prenatal diagnosis with transvaginal color Doppler flow imaging. Amer. J. Obstet. Gynecol. 169 (1993) 1627–1629
20. Nyberg, D.A., Mahony, B.S., Luthy, D., Kapur, R.: Single umbilical artery. Prenatal detection of concurrent anomalies. J. Ultrasound Med. 10 (1991) 247–253
21. Perrin, E.V.D.M.: Pathology of the placenta. New York: Churchill, Livingston 1984
22. Persutte, W.H., Lenke, R.R.: Transverse umbilical arterial diameter: Technique for the prenatal diagnosis of single umbilical artery. Ultrasound Med. 13 (1994) 763–766
23. Persutte, W.H., Hobbins, J.: Single umbilical artery: a clinical enigma in modern prenatal diagnosis. Ultrasound Obstet. Gynecol. 6 (1995) 216–219
24. Petrikowsky, B.M., Nochimson, D.J., Campbell, W.A.: Fetal jejunal atresia with persistent omphalomesenteric duct. Amer. J. Obstet. Gynecol. 158 (1988) 173–175
25. Polin, R.A., Fox, W.W.: Fetal and neonatal physiology. Vol. 1 and 2. Philadelphia: Saunders 1992
26. Raio, L., Saile, G., Brühwiler, H.: Diskordante Nabelschnurarterien: Pränatale Diagnostik und Bedeutung. Ultraschall in Med. 18 (1997) 229–232
27. Raio, L., Müller, M., Schumacher, A., Ghezzi, F., Di Naro, E., Brühwiler, H.: Gefäßdurchmesser und Resistance-Indices bei unauffälligen Feten mit singulärer Nabelschnurarterie. Ultraschall in Med. 19 (1998) 187–191
28. Resta, R.G., Luthy, D.A., Mahony, B.S.: Umbilical cord haemangioma associated with extremely high alpha-fetoprotein levels. Obstet. Gynecol. 72 (1988) 488–491
29. Ruvinsky, E.D., Wiley, T.L., Morrison, J.C.: In utero diagnosis of umbilical cord haematoma. Amer. J. Obstet. Gynecol. 140 (1981) 833–834
30. Shalev, E.: Placenta and umbilic cord. In: Chervenak, F.A., Isaacson, G.C., Campbell, S. (eds.): Ultrasound in Obstetrics and Gynecology, Lippincott, Philadelphia 1993; pp. 1089–1091
31. Sloper, K.S., Brown, R.S., Baum, J.D.: The water content of the human umbilical cord. Early Hum. Dev. 3 (1979) 205–210
32. Spellacy, W.N., Graven, H., Fisch, R.V.: The umbilical cord complications of true knots, nucheal coils and cord around the body. Amer. J. Obstet. Gynecol. 94 (1996) 425–427
33. Weissman, A., Jakobi, P., Bronsthein, M., Goldstein, I.: Sonographic measurement of the umbilical cord and vessels during normal pregnancies. J. Ultrasound Med. 13 (1994) 11–14
34. Wigglesworth, J.S., Singer, D.B. (eds.): Textbook of fetal and perinatal pathology. Vol. 1 and 2. Oxford: Blackwell 1991

Regelrechte Nabelschnur

Abb. 35.**1** Seitenwandplazenta mit Nabelschnuransatz, Darstellung der Nabelschnurgefäße im Farbdoppler. Uterusquerschnitt, 10 SSW.

Abb. 35.**2** Nabelschnur im Querschnitt mit Darstellung der großlumigen Vene und der beiden kleinlumigeren Arterien, 27 SSW.

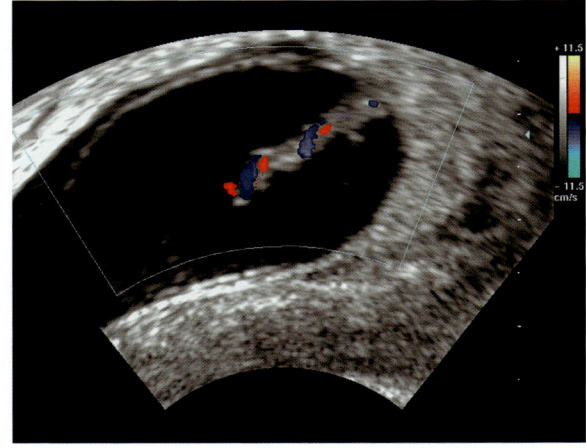

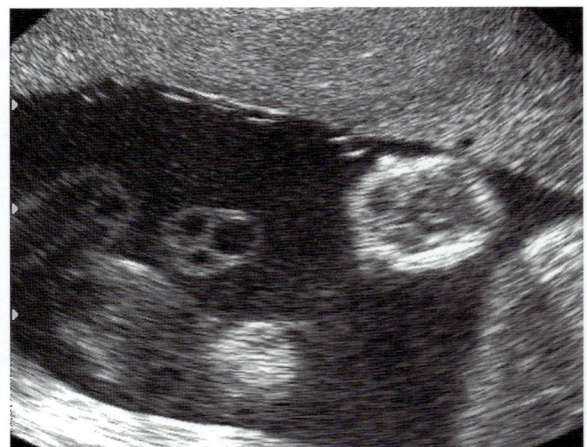

1

2

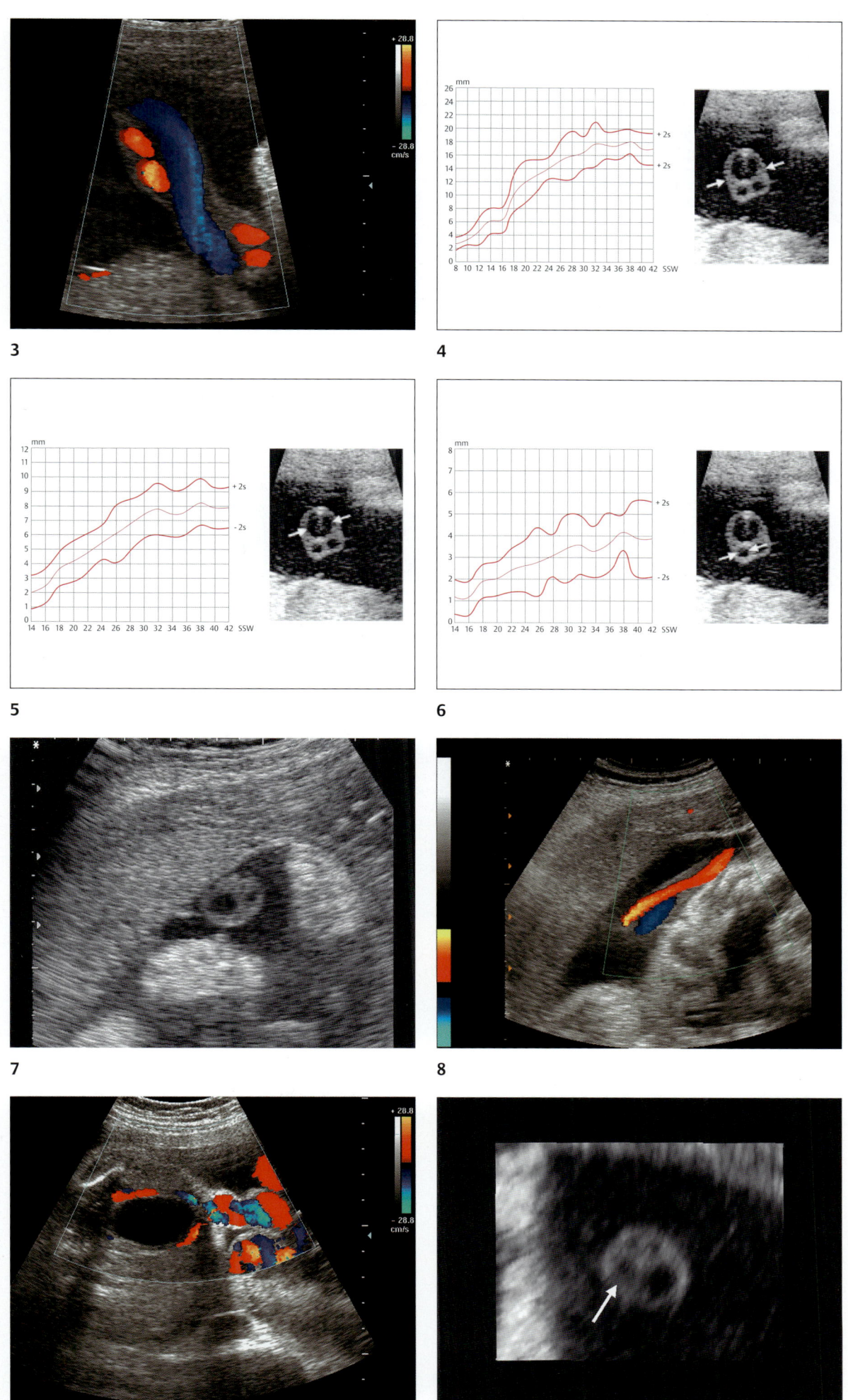

3

4

5

6

7

8

9

10

Abb. 35.**3** Farbdopplerdarstellung der Nabelschnur im Längsschnitt, 35 SSW. Die V. umbilicalis ist blau, die beiden Aa. umbilicales sind rot dargestellt.

Nabelschnurbiometrie

Abb. 35.**4** Links: Normkurven für den Nabelschnurdurchmesser nach Weissman et al. (33). Rechts: Die Messung des Nabelschnurdurchmessers erfolgt als Außen-Außen-Messung.

Abb. 35.**5** Links: Nabelschnurvenenbiometrie. Normkurven nach Weissman et al. (33). Rechts: Die Messung des Gefäßes erfolgt als Innen-Innen-Messung.

Abb. 35.**6** Links: Nabelschnurarterienbiometrie. Normkurven nach Weissman et al. (33). Rechts: Die Messung der Gefäße erfolgt als Innen-Innen-Messung.

Pathologische Veränderungen der Nabelschnur

Abb. 35.**7** Atypische Nabelschnur mit Fehlen einer Nabelschnurarterie. Trisomie 21, 29 SSW, Querschnitt.

Abb. 35.**8** Singuläre Nabelschnurarterie im Nabelschnurlängsschnitt, 29 SSW. Darstellung der Nabelschnurgefäße mit der Farbdopplersonographie. Die Arterie ist rot, die Vene blau dargestellt.

Abb. 35.**9** Bei regelrechter Anlage von 2 Nabelschnurarterien erkennt man mit dem Farbdoppler auf beiden Seiten der fetalen Harnblase eine Arterie. Bei Vorliegen einer singulären Nabelschnurarterie zeigt sich dagegen nur auf einer Seite der Harnblase ein Gefäß.

Abb. 35.**10** Atypische Nabelschnur mit persistierender rechter Nabelschnurvene (Pfeil). Neben den beiden Arterien finden sich anstelle einer Vene zwei Venen. Beim Fetus lag gleichzeitig ein Hydrozephalus vor, 28 SSW, Querschnitt.

Abb. 35.**11** Echter Nabelschnurknoten (Pfeil).

Abb. 35.**12** Umschlingung des fetalen Halses mit der Nabelschnur. Im Farbdoppler lassen sich die Nabelschnurgefäße rasch nachweisen.

11

12

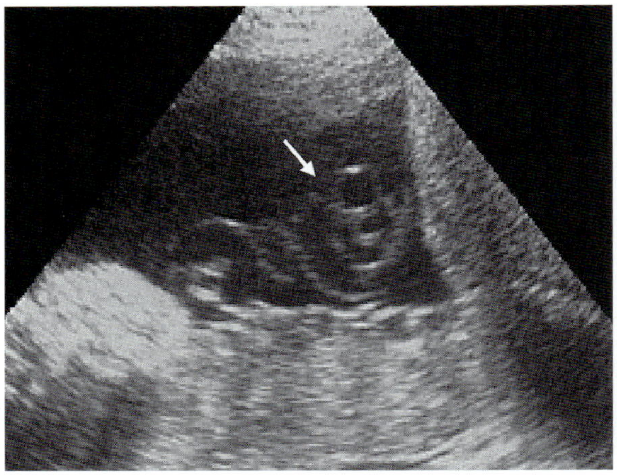

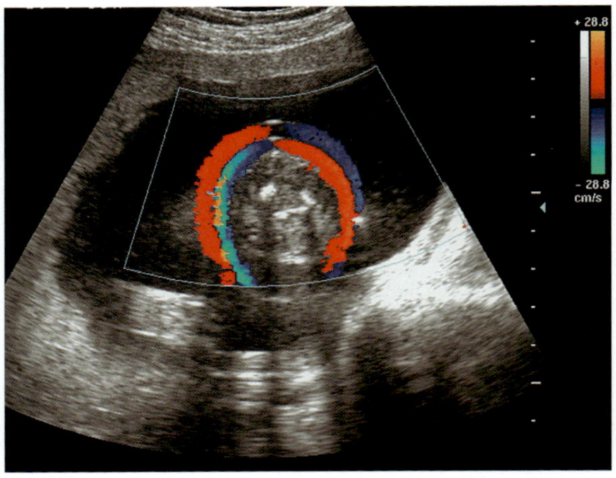

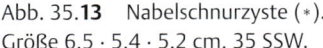

Abb. 35.**13** Nabelschnurzyste (*). Größe 6,5 · 5,4 · 5,2 cm, 35 SSW.

Abb. 35.**14** Kleines Nabelschnurhämatom (Pfeil) nach Kordozentese (Punktion einer freien Nabelschnurschlinge).

13

14

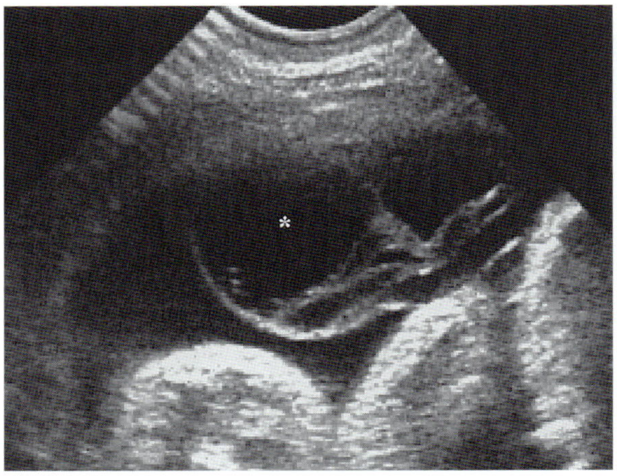

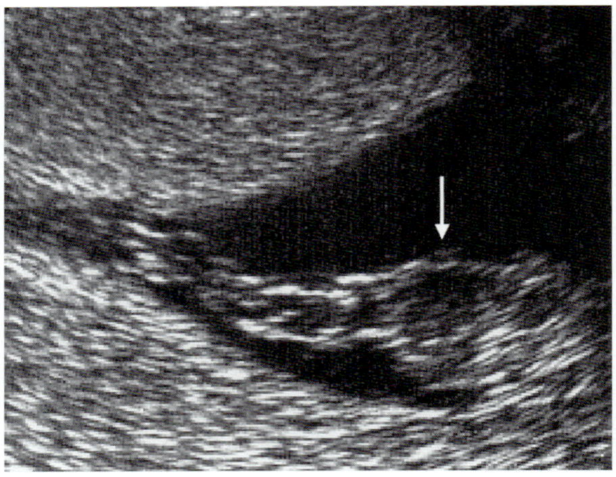

Abb. 35.**15** Zentraler plazentarer Nabelschnuransatz bei Hinterwandplazenta. Darstellung des Gefäßansatzes mit dem Farbdoppler.

Abb. 35.**16** Lateraler plazentarer Nabelschnuransatz bei Hinter-/Seitenwandplazenta rechts. Querschnitt.

15

16

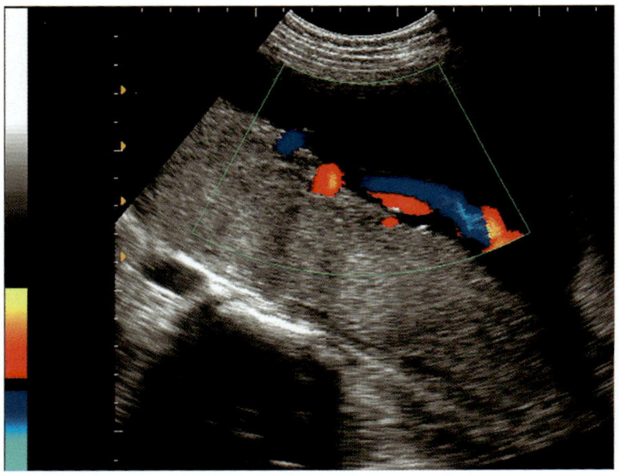

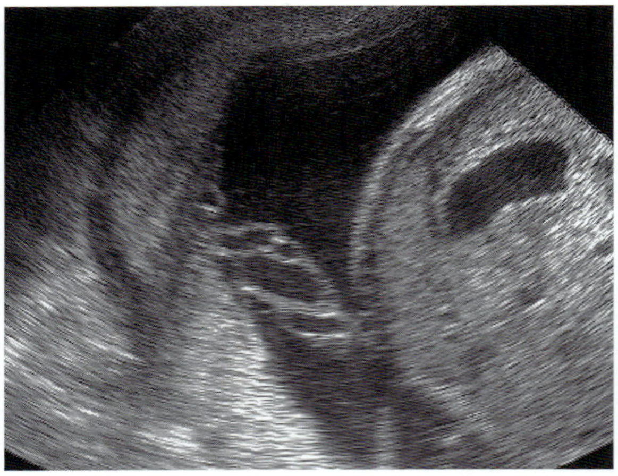

Abb. 35.**17** Marginaler plazentarer Nabelschnuransatz bei Hinterwandplazenta. Querschnitt.

Abb. 35.**18** Insertio velamentosa (Pfeil) bei Vorderwandplazenta.

17

18

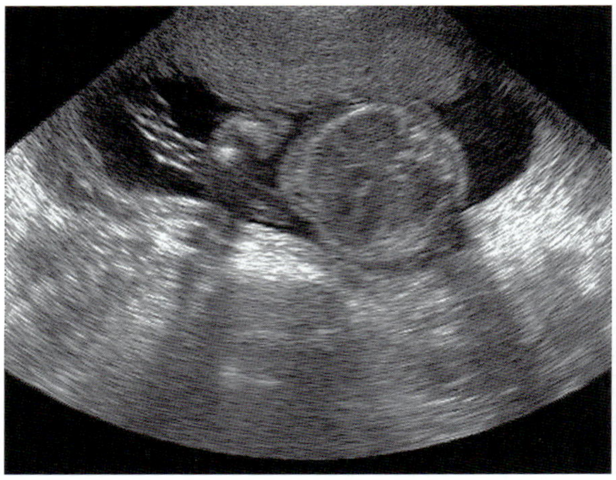

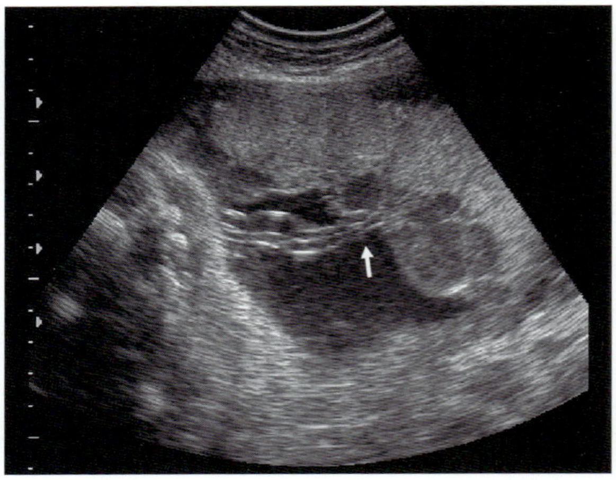

36 Fruchtwasser

Physiologie und Pathophysiologie

Die Aufrechterhaltung eines normalen Fruchtwasservolumens ist ausschlaggebend für eine normale fetale Entwicklung. Abweichungen des Volumens nach oben oder nach unten gehen mit einer höheren Inzidenz an fetaler und neonataler Morbidität und Mortalität einher (4).

Funktionen. Das Fruchtwasser ermöglicht dem Fetus freie Beweglichkeit, es bildet Schutz vor möglichen Verletzungen, gewährleistet die Erhaltung einer konstanten Temperatur, trägt zur Vergrößerung und Entfaltung des Cavum uteri bei, beeinflusst entscheidend die symmetrische Ausbildung der gesamten Frucht, besonders die Entwicklung des Muskel-Skelett-Systems, und fördert während der Geburt die Zervixdilatation.

Produktion und Resorption. Unter normalen Verhältnissen befindet sich das Fruchtwasser in einem dynamischen Gleichgewicht zwischen Produktion und Resorption. Als mögliche Austauschfläche stehen das Amnionepithel, die Nabelschnur, die fetale Haut, der Gastrointestinaltrakt, der Respirationstrakt und der Urogenitaltrakt zur Verfügung (41).

■ Entstehung des Fruchtwassers

Über die Entstehung des Fruchtwassers sind viele Theorien aufgestellt worden. Eine befriedigende Erklärung für alle Phasen der Schwangerschaft konnte bislang jedoch noch keine dieser Hypothesen geben.

Für die Bildung des Fruchtwassers werden anfänglich das Amnionepithel, später die fetalen Nieren verantwortlich gemacht (1, 41). Die Eihäute und die Nabelschnur stellen die wichtigsten Organe für den kontinuierlichen Wasser- und Elektrolytaustausch dar, während das Schlucken von Fruchtwasser durch den Fetus wie auch die Urinabgabe in das Fruchtwasser phasisch verlaufen (41).

Fetale Urinproduktion. Schon von Hippokrates wurde angenommen, dass die fetale Urinproduktion zur Bildung des Fruchtwassers beiträgt. Dies wurde durch neuere Untersuchungen bestätigt. Der Nachweis von hypotonem Urin in der Blase des Feten ist bereits mit 12 SSW möglich (20). Anhand von sonographischen Untersuchungen mit 18 SSW wurde die fetale 24-Stunden-Urinausscheidung mit 7–17 ml berechnet (2). Bis zum Ende der Schwangerschaft steigt die tägliche Urinausscheidung auf 600–800 ml an.

■ Regulierung des Fruchtwasservolumens

Schluckakt. Ein Faktor, der für die Regulierung des Fruchtwassers eine bedeutende Rolle spielt, ist der Schluckakt des Feten, der sich ab 12 SSW nachweisen lässt (2). Das Schluckvolumen nimmt im Laufe der Schwangerschaft auf 200–450 ml täglich zu (30). Durch fetales Schlucken wird etwa die Hälfte der täglichen fetalen Urinproduktion beseitigt.

Aspiration und Austausch über die Haut. Eine weitere Regulation des Fruchtwasservolumens ist mittels Aspiration von Fruchtwasser durch den Fetus möglich. Darüber hinaus wird die fetale Haut mit ihrem Kapillarbett bis zur Keratinisierung als Austauschfläche benutzt. Nach der vollen Keratinisierung (ca. mit 24 SSW) besteht keine Durchlässigkeit mehr für Wasser und Elektrolyte (41). Außerdem soll der Transfer durch die Nabelschnurgefäße für die Fruchtwasserbildung eine Rolle spielen (10).

Mütterliches Plasmavolumen. Goodlin et al. (14) konnten zeigen, dass zwischen 29 und 36 SSW das Fruchtwasservolumen vom Umfang der mütterlichen Plasmaexpansion abhängig ist und dass eine akute Erweiterung des mütterlichen Plasmavolumens ein bestehendes Oligohydramnion verbessern kann.

Normwerte. Die gesamte Fruchtwassermenge wird innerhalb von 24 Stunden etwa einmal ausgetauscht. Das Fruchtwasservolumen beträgt mit 12 SSW ca. 60 ml (41) und steigt dann bis 34 SSW kontinuierlich auf etwa 1000 ml an, um danach bis zum Termin wieder auf etwa 840 ml im Durchschnitt abzunehmen (31) (Abb. 36.**1**). Nach Überschreiten des rechnerischen Geburtstermins nimmt das Fruchtwasservolumen weiter ab und beträgt mit 42 SSW durchschnittlich nur noch 540 ml (31).

Die Fruchtwassermenge steht nicht nur in Beziehung zum Schwangerschaftsalter, sondern sie korreliert auch mit dem Fetal- und Plazentagewicht (31).

Vernix caseosa. Im zweiten und dritten Trimester fallen innerhalb des Fruchtwassers punktförmige helle Echos auf (Abb. 36.**2**). Bei diesen Schwebeteilen handelt es sich um abgeschilferte Epithelien und um Vernix-caseosa-Flöckchen.

Sonographische Beurteilung der Fruchtwassermenge

Bedeutung. Eine pathologisch erhöhte oder verminderte Fruchtwassermenge geht vermehrt mit fetalen Anomalien und auch mütterlichen Erkrankungen einher und gilt deshalb als wichtiges sonographisches Hinweiszeichen für eine fetale Fehlbildung oder eine materne Störung (42).

Die sonographische Fruchtwasserbeurteilung sollte deshalb Bestandteil jeder geburtshilflichen Ultraschalluntersuchung sein. Ziel hierbei ist die Klassifizierung der Fruchtwassermenge als normal, Polyhydramnion, Oligohydramnion oder Anhydramnie.

■ Quantifizierungsmethoden

Verschiedene Methoden existieren zur sonographischen Quantifizierung der Fruchtwassermenge; hierzu zählen die rein subjektive Beurteilung, die semiquantitative Bestimmung des größten Fruchtwasserdepots, der 4-Quadranten-Fruchtwasser-Index, die planimetrische Messung des intrauterinen Volumens und schließlich mathematische Modelle zur Volumenkalkulation des Fruchtwassers.

Keine der nachfolgend genauer beschriebenen Methoden kann jedoch als Goldstandard in der Diagnostik der Fruchtwassermenge dienen. Letztlich wird die subjektive Einschätzung des erfahrenen Untersuchers am bewegten Real-Time-Bild die diagnostische Entscheidung richtungsweisend beeinflussen.

Subjektive Beurteilung der Fruchtwassermenge

Der Untersucher beurteilt bei der Ultraschalluntersuchung des gesamten Uterus die Fruchtwassermenge aufgrund seiner subjektiven Erfahrung (13). Die Einteilung erfolgt in normal (Abb. 36.**3**–36.**5**), reichlich (Abb. 36.**6** und 36.**7**), Polyhydramnion (Abb. 36.**11**–36.**13**), wenig (Abb. 36.**14** und 36.**15**), Oligohydramnion (Abb. 36.**16**) und Anhydramnie (Abb. 36.**17** und 36.**18**).

Nach Holländer (17) kann in den beiden letzten Schwangerschaftsmonaten dann ein Polyhydramnion angenommen werden, wenn ein zweiter Fetus bequem in der Fruchthöhle Platz finden würde.

Semiquantitative Bestimmung des größten Fruchtwasserdepots

Hierbei wird die Fruchtwassermenge nach der größten messbaren Strecke eines echofreien Fruchtwasserareals zwischen Fetus und Uteruswand beurteilt und entsprechend gruppiert (Tab. 36.**1**).

4-Quadranten-Fruchtwasser-Index

Amnionflüssigkeitsindex. Die semiquantitative Bestimmung des 4-Quadranten-Fruchtwasser-Indexes wurde durch Phelan et al. (28) für das III. Trimenon durch den Amnionflüssigkeitsindex erweitert und präzisiert. Dabei wird zunächst das maternale Abdomen in 4 Quadranten aufgeteilt (Abb. 36.**8**). Die Schnittstelle der Achsen bildet der Nabel der Mutter, wobei die Linea alba der Vertikalachse entspricht. Der vertikale Durchmesser des größten Fruchtwasserdepots in jedem der 4 Quadranten wird in Millimetern bestimmt (Abb. 36.**9**). Anschließend werden die 4 größten Durchmesser addiert (Tab. 36.**2**).

Moore und Cayle (24) haben die Werte für den Amnionflüssigkeitsindex von 16–42 SSW in Perzentilform ermittelt (Abb. 36.**10**).

Planimetrische Messung des intrauterinen Volumens

Hierbei werden in bestimmten Intervallen zahlreiche Schnittebenen durch den Uterus gelegt. Dann wird die intrauterine Fläche jeder Schnittebene sonographisch bestimmt und mit der Dicke des Intervalls multipliziert. Die Summe der Werte ergibt schließlich das fetale intrauterine Volumen (8, 19).

Sonstige mathematische Berechnungen des Fruchtwasservolumens

Unterschiedliche mathematische Formeln mit sonographischen Messergebnissen zur Bestimmung des intrauterinen Volumens minus des Kind- und Plazentavolumens sowie des Volumens des größten Fruchtwasserareals wurden vorgestellt (12, 34). Sie konnten sich in der Routinediagnostik jedoch nicht durchsetzen.

■ *Pathologische Fruchtwassermenge*

Polyhydramnion (Hydramnion)

Chronische und akute Hydramnie. Eine Fruchtwassermenge von mehr als 2000 ml wird als Hydramnion bezeichnet (Abb. 36.**11**–36.**13**). Unterschieden wird ein über Wochen stark ansteigendes Fruchtwasservolumen (chronische Hydramnie) von einer innerhalb von wenigen Tagen schnell anwachsenden Fruchtwassermenge (akute Hydramnie).

Häufigkeiten. Ein Polyhydramnion wird bei 1,1–2,8% aller Schwangerschaften gefunden und geht in 8–18% der Fälle mit einer Fehlbildung des Feten einher (16, 35, 43). Die Rate der Chromosomenanomalien variiert zwischen 9,6 und 22% (6, 11, 27).

Ursachen. Die Ursachen für ein Polyhydramnion können vielfältig sein (Tab. 36.**3**). Fetale Auffälligkeiten, die zu einem Polyhydramnion führen, sind hauptsächlich Fehlbildungen des Neuralrohres (Anenzephalus, Inienzephalus, Spina bifida), des Verdauungstraktes (Ösophagus-, Duodenal-, Jejunalatresie), Herzvitien sowie ein immunologischer oder nichtimmunologischer Hydrops fetalis. Insbesondere kann jede Störung, die den fetalen Schluckakt behindert (z. B. Arthrogryposis multiplex congenita) oder die Flüssigkeitsresorption des Dünndarmes beeinträchtigt, ein Polyhydramnion verursachen (4, 5, 41, 36).

Andere Ursachen für ein Polyhydramnion können ein Chorangiom der Plazenta, ein Steißbeinteratom oder das fetofetale Transfusionssyndrom bei Zwillingsschwangerschaften sein.

Ein Polyhydramnion maternaler Genese findet sich beim Diabetes mellitus und bei der Rhesusinkompatibilität.

Insgesamt zeigen sich bei einem Polyhydramnion in 20% der Fälle fetale Ursachen, in weiteren 20% der Fälle mütterliche Ursachen und in 60% der Fälle handelt es sich um ein *idiopathisches Polyhydramnion* (15, 16, 37).

Therapie. Deutliche klinische Symptome, wie Abdominalschmerzen oder Dyspnoe, sind Indikatoren zu einer Therapie des Polyhydramnions. Serielle Entlastungspunktionen mit Entfernen von 2–4 Litern Fruchtwasser sind in vielen Fällen das Mittel der Wahl. Größere Flüssigkeitsmengen sollten – wegen der Gefahr einer Plazentalösung bei exzessiver Dekompression – nicht in einer Sitzung abpunktiert werden.

Als medikamentöse Therapie des Polyhydramnions steht der Prostaglandinsynthesehemmer Indometacin zur Verfügung. Der Wirkungsmechanismus liegt in der Verminderung der fetalen Urinproduktion (22, 23). Außer beim fetofetalen Transfusionssysndrom zeigt die Indometacin-Therapie beim idiopathischem Hydramnion gute Erfolge mit einer deutlichen Reduktion der Fruchtwasserdepots (18). Allerdings be-

Tabelle 36.**1** Semiquantitative Bestimmung des größten Fruchtwasserdepots

> 2 cm bis < 8 cm	normale Fruchtwassermenge
> 8 cm ● 8–12 cm ● 12–16 cm ● > 16 cm	Polyhydramnion ● leichtgradiges Polyhydramnion ● mittelgradiges Polyhydramnion ● hochgradiges Polyhydramnion
≥ 1 cm bis ≤ 2 cm	grenzwertig niedrige Fruchtwassermenge
< 1 cm	Oligohydramnion

Tabelle 36.**2** Fruchtwasserbeurteilung nach dem 4-Quadranten-Fruchtwasser-Index

50–200 mm	Normalbefund
> 200 mm	Polyhydramnion
< 50 mm	Oligohydramnion

Tabelle 36.**3** Mögliche Ursachen für ein Polyhydramnion

Fetale Ursachen	➢ Neuralrohrdefekte ➢ Obstruktionen des oberen und mittleren Verdauungstraktes ➢ Herzvitien ➢ immunologischer Hydrops fetalis ➢ nichtimmunologischer Hydrops fetalis ➢ Arthrogryposis multiplex congenita
Mütterliche Ursachen	➢ Diabetes mellitus ➢ Rhesusinkompatibilität
Sonstige Ursachen	➢ Chorangiom ➢ fetofetales Transfusionssyndrom

steht die Gefahr, dass sich unter dieser Therapie der Ductus arteriosus Botalli frühzeitig verschließt wie auch, dass eine milde Endokardischämie und eine Papillarmuskeldysfunktion auftreten (22).

Oligohydramnion/Anhydramnie

Häufigkeit. Ein Oligohydramnion wird bei 1,7–7% aller Schwangerschaften gefunden (16, 29) (Abb. 36.**16**). Generell ist ein Oligohydramnion als ein ungünstiges prognostisches Zeichen zu werten (38).

Ursachen. Für die herabgesetzte Fruchtwassermenge sind viele Ursachen verantwortlich (Tab. 36.**4**), wie fetale Anomalien, intrauterine Wachstumsretardierung, Übertragung und vorzeitiger Blasensprung. Seltene Ursachen können eine plazentare Dysfunktion oder eine medikamentöse Therapie mit Prostaglandinsynthetasehemmern (z. B. Indometacin) sein.

Bei den fetalen Anomalien als Ursache für ein Oligohydramnion handelt es sich vorwiegend um Störungen des Urogenitaltraktes (4, 5). Hierbei sind vor allem die bilaterale Nierenagenesie, die multizystische Nierendysplasie, die infantile polyzystische Nierenerkrankung sowie Obstruktionen der Ureteren und der Urethra zu nennen. Speziell für Feten mit Urethralstenosen gilt: je geringer die Fruchtwassermenge, desto schlechter die Prognose (21). Das komplette Fehlen von Fruchtwasser, die Anhydramnie, ist – sofern kein Blasensprung vorliegt – meist mit einem originären Potter-Syndrom verbunden (Abb. 36.**17** und 36.**18**).

Tabelle 36.4 Mögliche Ursachen für ein Oligohydramnion

Fetale Ursachen	➢ urogenitale Fehlbildungen
Mütterliche Ursachen	➢ (unbemerkter) Blasensprung ➢ Gestose ➢ Übertragung
Plazentare Ursachen	➢ Plazentainsuffizienz ➢ Amnionbänder-Syndrom

Wachstumsretardierte Feten. Bei wachstumsretardierten Feten, speziell infolge einer Plazentainsuffizienz, kann oftmals ein Oligohydramnion beobachtet werden. Die verminderte Fruchtwassermenge wird auf eine eingeschränkte fetale Urinproduktion zurückgeführt (7), die mit einem erhöhten Widerstand der A. renalis einhergeht (3). Die Plazentainsuffizienz führt zu einer fetalen Hypoxie mit einer Umverteilung des Blutstromes weg von den Nieren hin zum Gehirn, was eine Abnahme der Urinproduktion zur Folge hat.

Eutrophe Feten. Bei eutrophen Feten nimmt gegen Ende der Schwangerschaft die Fruchtwassermenge physiologischerweise ab (28, 31). Diese Abnahme soll ebenfalls mit einer herabgesetzten Urinproduktion einhergehen (40), obwohl dieser Umstand kontrovers diskutiert wird (32). Zimmermann et al. (44) folgern, dass die Fruchtwasserreduktion am Termin keine renovaskulären, sondern intra- bzw. extrarenale Ursachen hat.

Vorzeitiger Blasensprung. Beim vorzeitigen Blasensprung als Ursache des Oligohydramnions kann der klinische Nachweis des Eihautdefektes mitunter nicht immer eindeutig objektiviert werden.

Fehlbildungssuche. Grundsätzlich ist beim Oligohydramnion wegen des deutlich erhöhten Fehlbildungsrisikos eine gezielte Fehlbildungssuche beim Feten notwendig. Allerdings sind die Sichtverhältnisse durch die reduzierte Fruchtwassermenge häufig erheblich eingeschränkt, sodass für die Beurteilung außer der entsprechenden Erfahrung zusätzlich invasive Maßnahmen, wie z. B. eine Amnionauffüllung, erforderlich sind.

Komplikationen. Potenzielle Komplikationen infolge eines Oligohydramnions sind die Lungenhypoplasie, Skelett- und Gesichtsdeformitäten, die intrauterine Wachstumsretardierung sowie eine signifikant höhere fetale Morbiditäts- und Mortalitätsrate (4, 5, 39). Die Aufhebung des Oligohydramnions durch die Amnioninfusion führt nicht nur zu einer Verbesserung der Diagnostik (9), sondern kann in Einzelfällen auch zur Verbesserung des intrauterinen fetalen Zustandes führen (25).

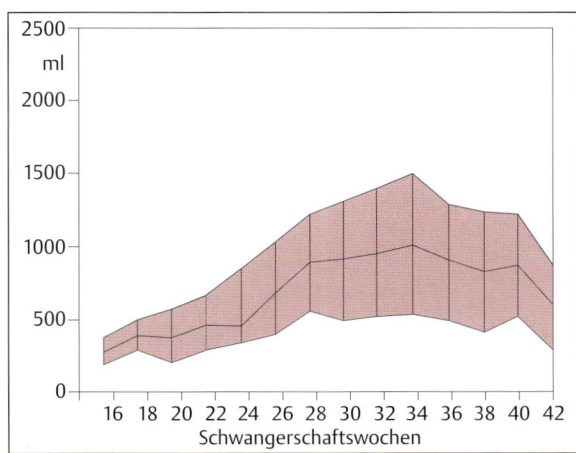

1

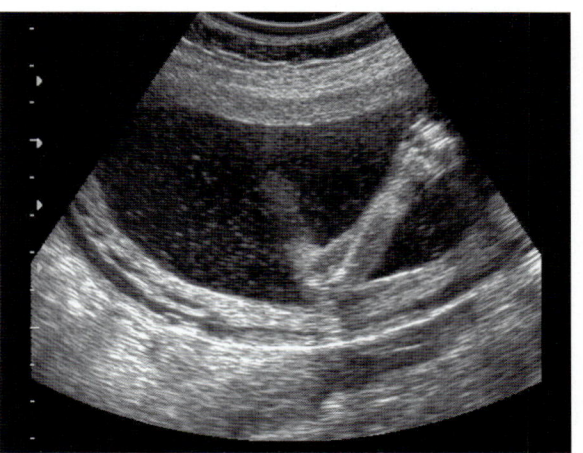

2

Beurteilung der Fruchtwassermenge

Abb. 36.**1** Fruchtwassermenge in Abhängigkeit vom Gestationsalter, Mittelwert ± 1 s (mod. nach 31).

Abb. 36.**2** Punktförmige echoreiche Vernixflocken im Fruchtwasser, 21 SSW.

Abb. 36.**3** Normale Fruchtwassermenge im II. Trimenon, 17 SSW, Querschnitt.

Abb. 36.**4** Normale Fruchtwassermenge im II. Trimenon, 22 SSW, Querschnitt.

Abb. 36.**5** Normale Fruchtwassermenge im III. Trimenon, 32 SSW, Querschnitt.

Abb. 36.**6** Reichlich Fruchtwasser, 22 SSW, Längsschnitt.

Abb. 36.**7** Reichlich Fruchtwasser, 24 SSW, Querschnitt.

Abb. 36.**8** Schemazeichnung Messung des 4-Quadranten-Fruchtwasser-Index.

Abb. 36.**9** Sonographische Messung des 4-Quadranten-Fruchtwasser-Index. Die vertikalen Fruchtwassertaschen in allen 4 Quadranten werden gemessen und addiert (Angabe in Millimeter).

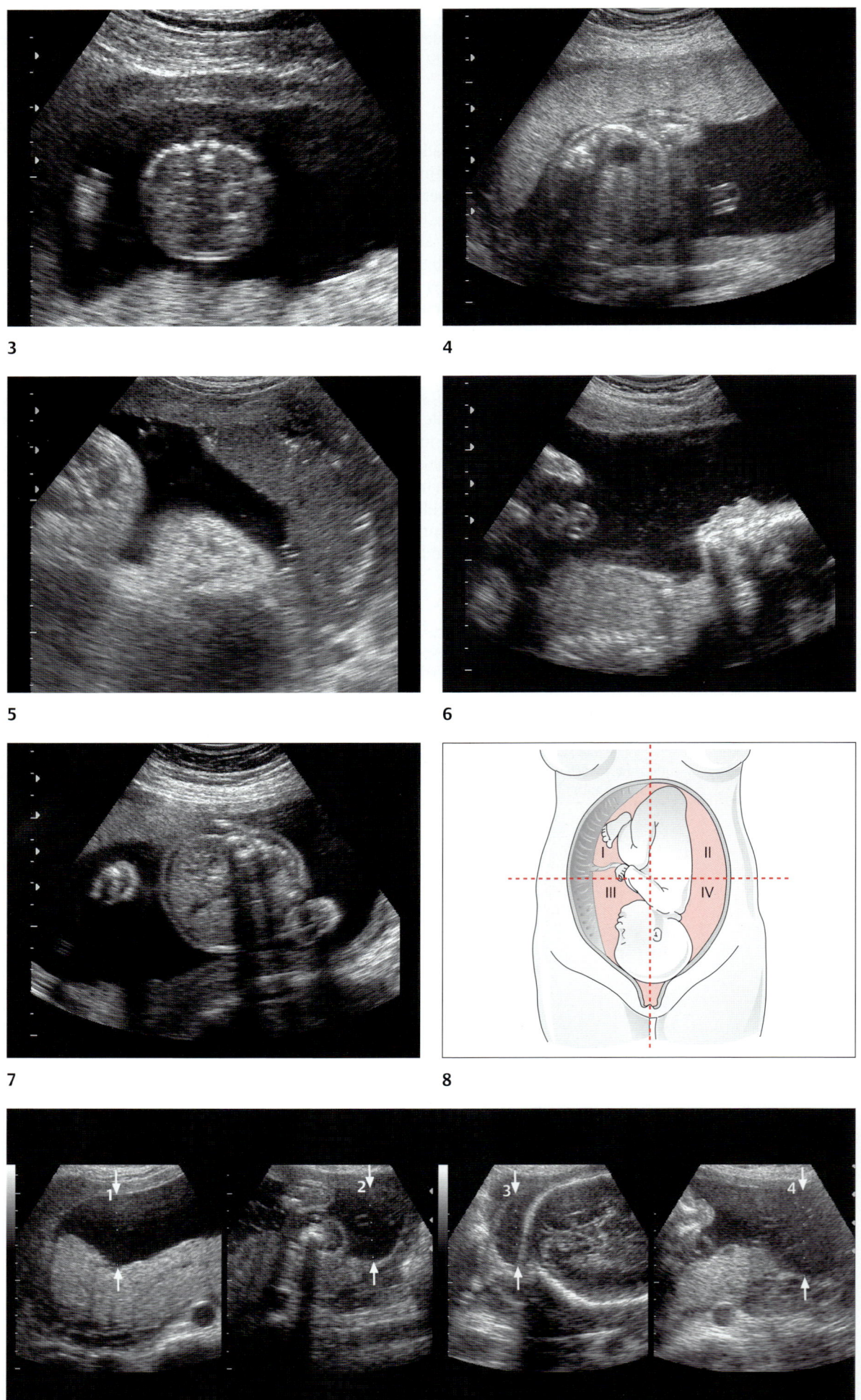

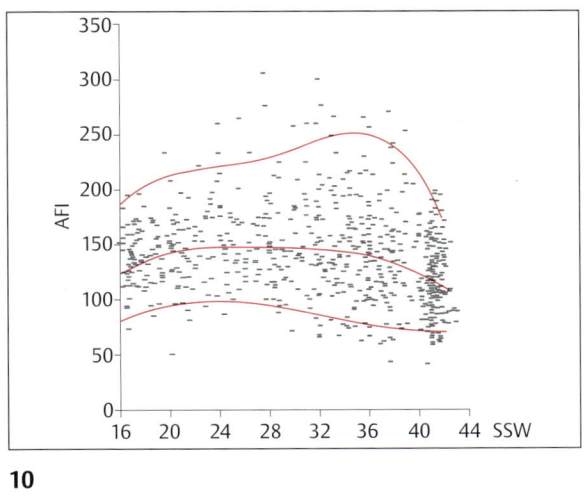

10

Abb. 36.**10** Fruchtwasserindex (= Amniotic fluid-Index) in Abhängigkeit vom Gestationsalter. Angabe in Perzentilform (Untergrenze 5%, Obergrenze 95%) (nach 24).

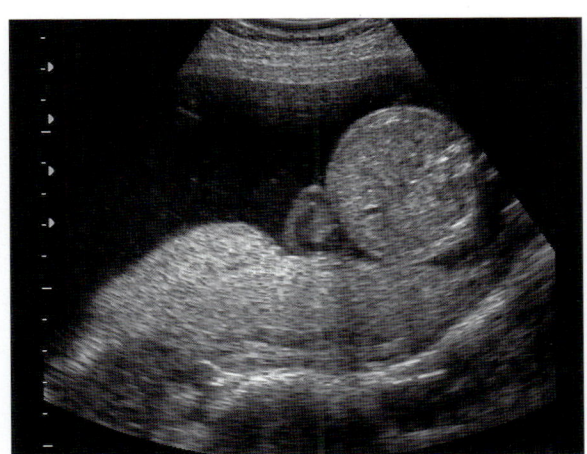

11

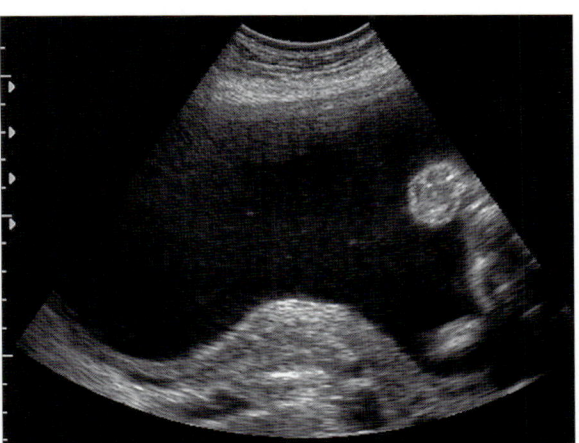

12

Pathologische Fruchtwassermenge

Abb. 36.**11** Polyhydramnion bei Diaphragmahernie links, 21 SSW, Querschnitt. Der Magen ist nicht darstellbar.

Abb. 36.**12** Ausgeprägtes Polyhydramnion, 22 SSW, Querschnitt.

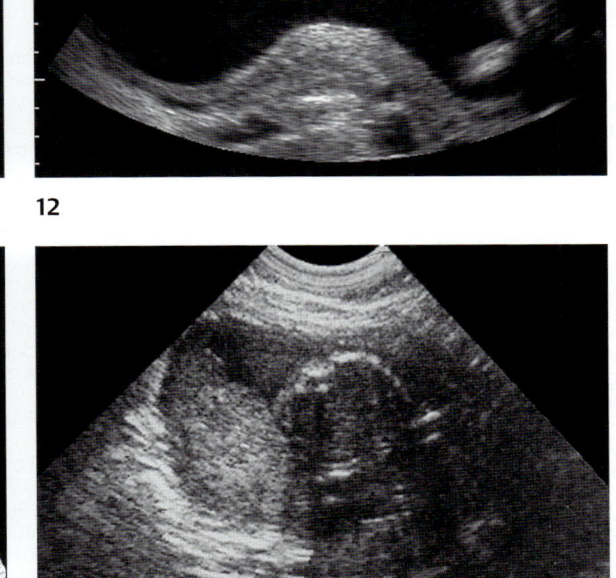

13

14

Abb. 36.**13** Massives Polyhydramnion bei Diabetes mellitus, 37 SSW, Querschnitt.

Abb. 36.**14** Wenig Fruchtwasser bei früher Plazentainsuffizienz, 22 SSW, Querschnitt.

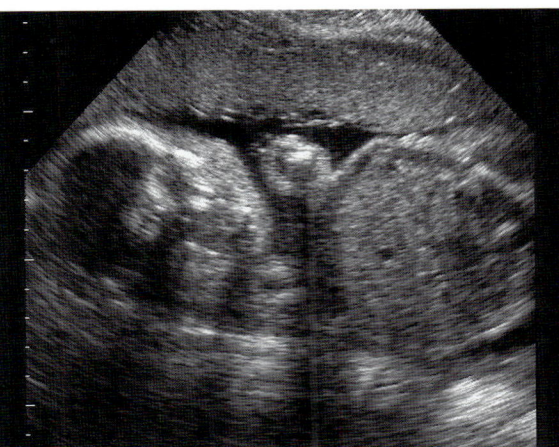

15

16

Abb. 36.**15** Wenig Fruchtwasser, 26 SSW, Längsschnitt. Die größte Fruchtwassertasche beträgt 1,8 cm.

Abb. 36.**16** Oligohydramnion bei Plazentainsuffizienz, 34 SSW, Längsschnitt. Fruchtwassertasche von 9 mm Durchmesser (Pfeile). Im Farbdoppler erkennt man, dass der größte Teil der Fruchtwassertasche mit der Nabelschnur ausgefüllt ist.

Abb. 36.**17**   Anhydramnie bei originärem Potter-Syndrom, 16 SSW, Längsschnitt.

Abb. 36.**18**   Anhydramnie bei Blasensprung, 23 SSW, Längsschnitt.

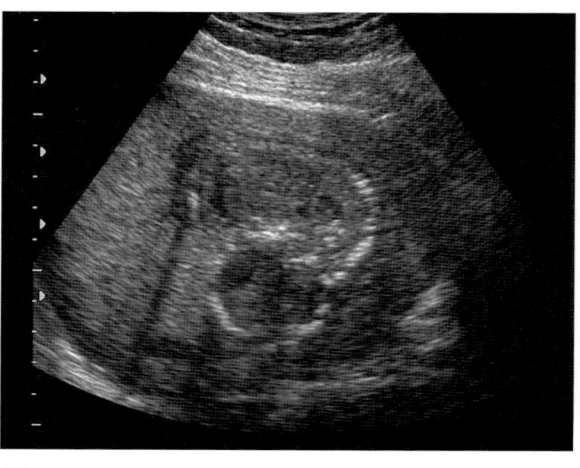

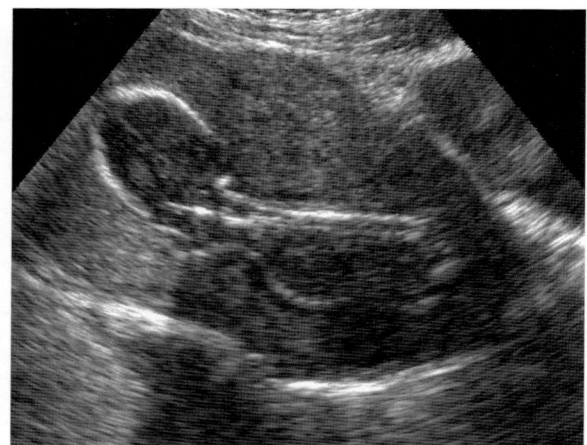

17   **18**

Literatur

1. Abramovich, D.R.: Fetal factors influencing the volume and composition of liquor amnii. J. Obstet. Brit. Cwlth. 77 (1970) 865–877
2. Abramovich, D.R., Garden, A., Jandial, L., Page, K.R.: Fetal swallowing and voiding, the relation to hydramnios. Obstet. Gynecol. 54 (1979) 15–20
3. Arduini, D., Rizzo, G.: Fetal renal artery velocity waveforms and amniotic fluid volume in growth-retarded and postterm fetuses. Obstet. Gynecol. 77 (1991) 370–373
4. Chamberlain, P.F., Manning, F.A., Morrison, I., Harman, C.R., Lange, I.R.: Ultrasound evaluation of amniotic fluid volume. I. The relationship of marginal and decreased amniotic fluid volumes and perinatal outcome. Amer. J. Obstet. Gynecol. 150 (1984) 245–249
5. Chamberlain, P.F., Manning, F.A., Morrison, I., Harman, C.R., Lange, I.R.: Ultrasound evaluation of amniotic fluid volume. II. The relationship of increased amniotic fluid volume to perinatal outcome. Amer. J. Obstet. Gynecol. 150 (1984) 250–254
6. Damatu, N., Filly, R.A., Goldstein, R.B., Callen, P.W., Goldberg, J., Golbus, M.: Frequency of fetal anomalies in sonographically detected polyhydramnios. J. Ultrasound Med. 12 (1993) 11–15
7. Deutinger, J., Bartl, W., Pfersmann, C., Neumark, J., Bernaschek, G.: Fetal kidney volume and urine production in cases of fetal growth retardation. J. Perinat. Med. 15 (1987) 307–315
8. Geirsson, R.T., Patel, N.B., Christie, A.D.: In-vivo accuracy of ultrasound measurements of intrauterine volume in pregnancy. Brit. J. Obstet. Gynaecol. 91 (1984) 37–40
9. Gembruch, U., Hannsmann, M.: Artificial instillation of amniotic fluid as a new technique for the diagnostic evaluation of cases of oligohydramnios. Prenat. Diagn. 8 (1988) 33–45
10. Genbrane-Youmes, J., Hoang, N.M., Orcel, L.: Ultrastructure of human umbilical vessels: a possible role in amniotic fluid formation. Placenta 7 (1986) 173–185
11. Glantz, J., Abramowicz, J.S., Sherer, D.M.: Significance of idiopathic midtrimester polyhydramnios. Amer. J. Perinat. 11 (1994) 305–308
12. Gohari, P., Berkowitz, R.L., Hobbins, J.C.: Prediction of intrauterine growth retardation by determination of total intrauterine volume. Amer. J. Obstet. Gynecol. 127 (1977) 255–260
13. Goldstein, R.B., Filly, R.A.: Sonographic estimation of amniotic fluid volume: subjective assessment versus pocket measurements. J. Ultrasound Med. 7 (1988) 363–369
14. Goodlin, R.C., Anderson, J.C., Gallagher, T.F.: Relationship between amniotic fluid volume and maternal volume expansion. Amer. J. Obstet. Gynecol. 146 (1983) 505–511
15. Hill, L.M., Breckle, R., Thomas, M.L., Fries, J.K.: Polyhydramnios: Ultrasonically detected prevalence and neonatal outcome. Obstet. Gynecol. 69 (1987) 21–25
16. Hobbins, J.C., Grannum, A.T., Berkowitz, R.L., Silvermann, R., Mahony, M.J.: Ultrasound in the diagnosis of congenital anomalies. Amer. J. Obstet. Gynecol. 134 (1979) 331–345
17. Holländer, H.J.: Die Ultraschalldiagnostik in der Schwangerschaft. München: Urban & Schwarzenberg 1984
18. Kirshon, B., Mari, G., Moise, K.J.: Indomethacin therapy in the treatment of symptomatic polyhydramnios. Obstet. Gynecol. 75 (1990) 202–205
19. Kurtz, A.B., Kurtz, R.J., Rifkin, M.D. et al.: Total uterine volume: A new graph and its clinical applications. J. Ultrasound Med. 3 (1984) 299–308
20. Lind, T.: The biochemistry of amniotic fluid. In: Sandler, M. (ed.): Amniotic fluid and its clinical significance. New York: Dekker 1981
21. Mahony, B.S., Callen, P.W., Filly, R.A.: Fetal urethral obstruction: US evaluation. Radiology 157 (1985) 221–224
22. Moise, K.J., Huhta, J.C., Sharif, D.S.: Indomethacin in the treatment of premature labour: Effects on the fetal ductus arteriosus. New Engl. J. Med. 319 (1988) 327–331

23. Moise, K.J.: Indomethacin therapy in the treatment of symptomatic polyhydramnios. Clin. Obstet. Gynecol. 34 (1991) 310–318
24. Moore, T.R., Cayle, J.E.: The amniotic fluid index in normal human pregnancy. Amer. J. Obstet. Gynecol. 162 (1990) 1168–1173
25. Nageolte, M., Bertucci, M.P., Towes, D.L.K., Lagrow, D.L., Modanlow, H.: Prophylactic amnion infusion in pregnancies complicated by oligohydramnios: a prospective study. Obstet. Gynecol. 77 (1991) 677–680
26. Nwosu, E.C., Welch, C.R., Manasse, P.R., Walkinshaw, S.A.: Longitudinal assessment of amniotic fluid index. Brit. J. Obstet. Gynaecol. 100 (1993) 816–819
27. Okamura, K.J., Morutsuki, J., Kosnye, S., Tanigawara, S., Yajiman, A.: Diagnostic use of cordocentesis in twin pregnancy. Fetal Diagn. Ther. 9 (1994) 385–390
28. Phelan, J.P., Smith, C.V., Broussard, P., Small, M.: Amniotic fluid volume assessment with the four quadrant technique at 36–42 weeks gestation. J. Reprod. Med. 32 (1987) 540
29. Philipson, E.H., Sokol, R.J., Williams, T.: Oligohydramnios: Clinical association and predicitve value for intrauterine growth retardation. Amer. J. Obstet. Gynecol. 146 (1983) 271–278
30. Pritchard, J.A.: Fetal swallowing and amniotic fluid volume. Obstet. Gynecol. 28 (1969) 606–610
31. Queenan, J.T., Thompson, W., Whitfield, C.R., Shah, S.J.: Amniotic fluid volumes in normal pregnancies. Amer. J. Obstet. Gynecol. 114 (1972) 34–38
32. Rabinowitz, R., Peters, M.T., Vyas, S., Campbell, S., Nicolaides, K.H.: Measurement of fetal urine production in normal pregnancy by real-time ultrasonography. Amer. J. Obstet. Gynecol. 161 (1985) 1264–1266
33. Rutherford, S.E., Phelan, J.P., Smith, C., Jacobs, N.: The four-quadrant assessment of amniotic fluid volume: An adjunct to antepartum fetal heart rate testing. Obstet. Gynecol. 70 (1987) 353–356
34. Schiff, E., Ben-Baruch, G., Kushnir, U., Mashiach, S.: Standardized measurement of amniotic fluid volume by correlation of sonography with dye dilution technique. Obstet. Gynecol. 76 (1990) 44–46
35. Schmidt, W., Hendrik, J.H., Heberlin, D., Kubli, E.: Mißbildungsdiagnostik mittels Ultraschall. In: Rettenmeyer, G., Loch, E.G., Hansmann, M.: Ultraschalldiagnostik in der Medizin. Stuttgart: Thieme 1981; S. 212
36. Seeds, A.E.: Current concepts of amniotic fluid dynamics. Amer. J. Obstet. Gynecol. 138 (1980) 575–586
37. Sivit, C.J., Hill, M.C., Larsen, J.W., Lande, I.M.: Second trimester polyhydramnios: Evaluation with US. Radiology 165 (1987) 467–469
38. Sviges, J.M.: Early midtrimester oligohydramnios: a sign of poor fetal diagnosis. Aust. N.-Z. J. Obstet. Gynecol. 27 (1987) 90–92
39. Thibeault, D.W., Beatty, E.C., Hall, R.T.: Neonatal pulmonary hypoplasia with premature rupture of fetal membranes and oligohydramnios. J. Pediatr. 107 (1985) 273–277
40. Trimmer, K.J., Leveno, K.J., Peters, M.T., Kelly, M.A.: Observations on the cause of oligohydramnios in prolonged pregnancy. Amer. J. Obstet. Gynecol. 163 (1990) 1900–1903
41. Wallenburg, H.C.S.: The amniotic fluid. I. Water and electrolyte homeostasis. J. Perinat. Med. 5 (1977) 193–205
42. Wallenburg, H.C.S., Wladimiroff, J.W.: The amniotic fluid. II. Polyhydramnios and oligohydramnios. J. Perinat. Med. 6 (1977) 233–243
43. Zamah, N.M., Gillieson, M.S., Walters, J.H., Hall, P.E.: Sonographic detection of polyhydramnios. A five year experience. Amer. J. Obstet. Gynecol. 143 (1982) 523–527
44. Zimmermann, R., Eichhorn, K.-H., Huch, A., Huch, R.: Zusammenhang zwischen verminderter Fruchtwassermenge und Dopplerspektren fetaler Gefäße am Termin. Geburtsh. u. Frauenheilk. 53 (1993) 479–482

Sonographie der Mehrlingsschwangerschaft

37 Mehrlingsschwangerschaften

Besonderheiten von Mehrlingsschwangerschaften

■ *Risikoschwangerschaft*

Mehrlingsschwangerschaften sind im Gegensatz zu Einlingsschwangerschaften durch eine deutlich erhöhte fetale Morbidität und Mortalität gekennzeichnet und stellen deshalb stets Risikoschwangerschaften dar.

Eihautverhältnisse. Für Zwillinge wird eine 4- bis 10-mal höhere Mortalität und Morbidität angegeben, wobei die Mortalität entscheidend von den Eihautverhältnissen abhängt (dichorial-diamnial, monochorial-diamnial, monochorial-monoamnial (7, 8, 10). Das höhere Risiko für monochoriale Zwillinge ist vor allem durch Gefäßanastomosen zwischen den beiden Plazentaanteilen bedingt, über die es bei Entwicklung einer hämodynamischen Imbalance zwischen den beiden fetalen Kreisläufen zu einem fetofetalen Transfusionssyndrom kommt. Im Gegensatz zu den monochorialen Plazenten werden bei den dichorialen Plazenten solche Gefäßanastomosen kaum gefunden.

Perinatale Mortalität/Frühgeburtenrate. Die frühzeitige sonographische Diagnose der Mehrlingsgraviditäten hat in den letzten Jahren wesentlich dazu beigetragen, sowohl die perinatale Mortalität als auch die Frühgeburtenrate zu senken. So konnten durch eine gezieltere und intensivere Betreuung der Mehrlingsmutter die perinatale Mortalität der Neugeborenen von ca. 12–14% (57, 92) auf 0,6–3,9% (40, 43) gesenkt und die Frühgeburtenrate von 33% auf 10% (43) gesenkt werden.

■ *Häufigkeit von Mehrlingen*

Nach der von Hellin (49) 1895 erstmals beschriebenen Regel zur Häufigkeitsberechnung von Mehrlingsschwangerschaften entfällt auf 85 Geburten eine Zwillingsgeburt, auf 85^2 Geburten eine Drillingsgeburt, auf 85^3 Geburten eine Vierlingsgeburt usw. (Tab. 37.**1**).

Vanishing Twin. Es ist heute bekannt, dass die Häufigkeit von primär angelegten Mehrlingen deutlich höher ist als mit der Hellin-Regel angenommen. Dies liegt daran, dass vor dem Ultraschallzeitalter ein Großteil von Zwillingsschwangerschaften in der Frühgravidität nicht erkannt wurde und ein Zwilling bereits im I. Trimenon unbemerkt ausgestoßen oder resorbiert wurde (sog. „vanishing twin") (61). Bereits 1932 beschrieb Von Verschuer (109), dass von 100 primär angelegten Zwillingsschwangerschaften etwa 32 sekundär in Einlingsschwangerschaften umgewandelt werden.

Mit der Einführung der Ultraschalltechnologie, und hier besonders der transvaginalen Sonographie, konnte erstmals eine frühe und detaillierte Diagnostik von Zwillingsgraviditäten vorgenommen werden. Dabei ergaben die Ultraschalluntersuchungen verschiedener Arbeitsgruppen (39, 60, 63), dass von 100 primär angelegten Zwillingsschwangerschaften (mit Nachweis von 2 Embryonen) im I. Trimenon 20–50 dieser Schwangerschaften in einer Einlingsschwangerschaft enden.

Reproduktionsmedizinische Verfahren. Die nach der Hellin-Regel (49) berechneten Zahlen beziehen sich nur auf spontan eingetretene Mehrlingsschwangerschaften. Durch den innerhalb der letzten Jahre zu verzeichnenden zunehmenden Einsatz reproduktionsmedizinischer Verfahren (hormonelle Stimulation, IVF, GIFT, ICSI) konnte ein deutlicher Anstieg von Zwillingen und höhergradigen Mehrlingen verzeichnet werden (12). Im nationalen IVF-Register der BRD (31) wird für 1996 die Zwillingshäufigkeit nach IVF mit 24,5% und die Drillingshäufigkeit mit 7,5% angegeben.

Maternales Alter. Weiterhin beeinflusst auch das heutige Fortpflanzungsverhalten die Zwillingshäufigkeit. Immer mehr Frauen werden erst in einem Alter von über 30 Jahren schwanger. Dabei geht ein höheres Alter mit einer größeren natürlichen Inzidenz von Zwillingen einher (55, 98).

Genetische Prädisposition. Neben dem mütterlichen Alter wird die Prävalenz von Zwillingen auch noch von anderen Faktoren, wie Parität und Rasse, beeinflusst (7). Höhere Zwillingsraten bei speziellen Völkern, wie auch in verschiedenen Familien, lassen vermuten, dass es auch eine genetische Prädisposition gibt.

Aktuelle Zwillingsrate. Von Untersuchungen aus den USA weiß man, dass sich die Zwillingsrate zwischen 1973 und 1990 verdoppelt hat (66). Mit 1 auf 43 Geburten lag die Zwillingsrate damit 1990 bei 2,3%. Bezieht man die Vanishing Twins in die Berechnung mit ein, kann man heute von einer primären Zwillingsrate von ca. 5% ausgehen. Etwa 75 Prozent aller Zwillinge sind zweieiig (= dizygot), die übrigen 25% eineiig (= monozygot) (Abb. 37.**1**).

Tabelle 37.**1** Häufigkeit spontaner Mehrlingsschwangerschaften in Europa, geschätzt nach der Hellin-Regel (49)

Zwillinge	1 : 85	1 : 85 Geburten
Drillinge	1 : 85^2	1 : 7 225 Geburten
Vierlinge	1 : 85^3	1 : 614 125 Geburten
Fünflinge	1 : 85^4	1 : 52 200 625 Geburten

■ *Chorionizität und Amnionizität*

Eihautverhältnisse bei dizygoten (zweieiigen) Zwillingen

Dichorial-diamniale Eihautverhältnisse. Zweieiige Mehrlinge entstehen aus zwei unterschiedlichen Oozyten, die durch je ein unterschiedliches Spermium befruchtet wurden. Sie sind folglich nicht erbgleich und können sowohl gleich- als auch getrenntgeschlechtlich sein. Somit sind dizygote Zwillinge zwei Einlingsgeschwistern gleichzusetzen. Da jeder Embryo seine eigene Plazenta mit eigenem Amnion und Chorion besitzt, handelt es sich stets um dichorial-diamniale Eihautverhältnisse.

Verschmolzene Plazenten. Die Plazenten liegen getrennt voneinander, können aber auch bei unmittelbar benachbarter Nidation nebeneinander liegen und miteinander verschmelzen, wobei sie jedoch histologisch trennbar bleiben. Mikroskopisch findet sich bei verschmolzenen zweieiigen Zwillingsplazenten immer Choriongewebe zwischen den beiden Amnionhäuten, d.h. die Verschmelzung bezieht sich nur auf den Zotten-

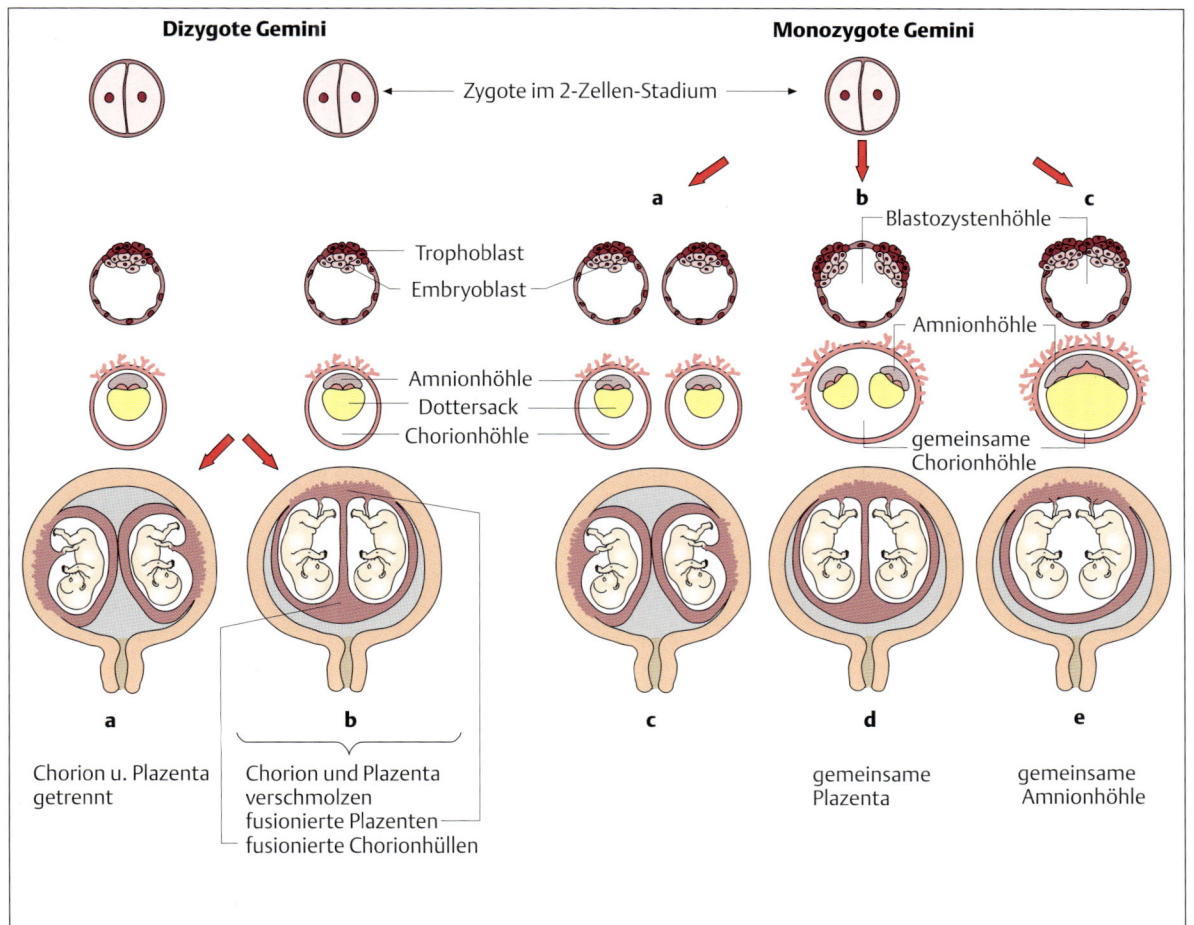

1

a

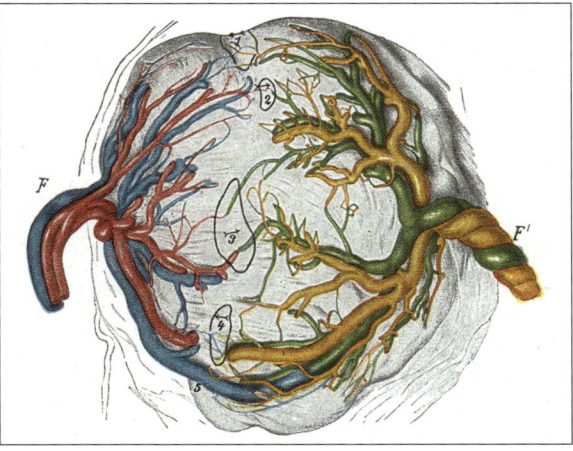

3 a

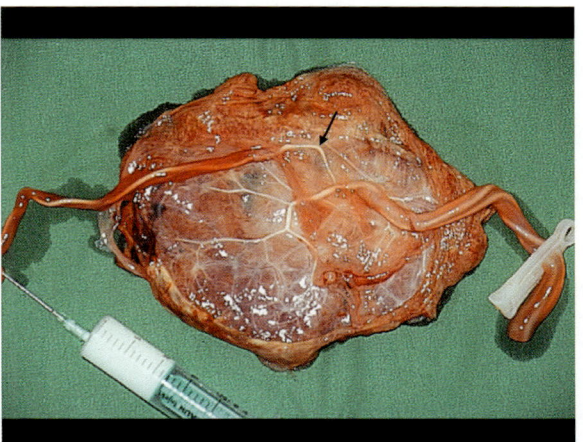

3 b

Chorionizität und Amnionizität

Abb. 37.**1**   Häufigkeitsverteilung dizygoter und monozygoter Geminipaare.

Abb. 37.**2**   Links: Entwicklung von zweieiigen Zwillingen. Rechts: Entwicklung bei eineiigen Zwillingen (nach 89)).

a Dichorial-diamniale Geminianlage bei getrennter Plazenta.

b Dichorial-diamniale Geminianlage bei fusionierten Plazenten.

c Dichorial-diamniale Geminianlage.

d Monochorial-diamniale Geminianlage.

e Monochorial-monoamniale Geminianlage.

Abb. 37.**3**   Gefäßanastomosen.

a Eineiige Zwillingsplazenta nach Schatz (Archiv f. Gynäk. Bd. 24). Wie die Pfeile veranschaulichen, fließt bei 1 und 4 Blut von Arterien des Fetus F' durch Zottenkapillaren in Venen des Fetus F, bei 2 und 3 von Arterien des Fetus F zu Venen des Fetus F'; bei 5 besteht eine starke oberflächliche Anastomose einer Vene beider Zwillinge (häufiger ist eine arterielle Anatomose beider Zwillinge, seltener mehr) (nach 79)).

b Monochorial-diamniale Geminiplazenta mit Darstellung eines arterioarteriellen Shunts mittels Milchinjektion in eine Nabelschnurarterie.

bereich (Abb. 37.**2**, Tab. 37.**2**). Post partum lassen sich bei der sorgfältigen Inspektion der Plazenta vier Schichten unterscheiden: 2 Amnien und 2 Chorien. Gefäßanastomosen kommen bei dichorialen Plazenten fast nie vor (10), obwohl auch hier über Ausnahmen berichtet wurde (87).

Eihautverhältnisse bei monozygoten (eineiigen) Zwillingen

Die Bildung eineiiger Zwillinge ist im Vergleich zur Bildung zweieiiger Zwillinge komplexer. Eineiige Zwillinge entstehen aus der Teilung einer einzigen von einem Spermium befruchteten Eizelle. Genetisch besteht somit Erbgleichheit und damit immer Gleichgeschlechtlichkeit. Die jeweils resultierenden Plazenta- und Eihautverhältnisse ergeben sich aus dem Zeitpunkt, zu dem sich die befruchtete Eizelle teilt. Eine solche Teilung kann unter normalen Verhältnissen zwischen dem 2. und dem 12. Entwicklungstag stattfinden.

Dichorial-diamniale Verhältnisse. Teilt sich die Zygote bereits im Zweizellstadium, so ist die Furchung vollständig. Es entwickeln sich zwei Embryonen mit zwei getrennten Plazenten und zwei getrennten Amnion- und Chorionhüllen (dichorial-diamnial). Die Plazentaverhältnisse gleichen damit denjenigen einer dizygoten Mehrlingsschwangerschaft. Nach der Geburt lassen sich wiederum 4 Eihautschichten unterscheiden: 2 Amnien und 2 Chorien (Abb. 37.**2**, Tab. 37.**2**).

Monochorial-diamniale Verhältnisse. In der überwiegenden Zahl der Fälle findet die Teilung im frühen Blastozystenstadium statt, was etwa dem 4.–7. Entwicklungstag entspricht. Innerhalb der Blastozyste spaltet sich dann lediglich der Embryoblast in zwei getrennte Zellhaufen, während der Trophoblast bereits ausgebildet ist. Damit resultiert eine gemeinsame Plazenta mit einem gemeinsamen Chorion, aber zwei getrennten Amnionhüllen (monochorial-diamnial). Die Inspektion der Eihäute nach der Geburt lässt nur 2 Schichten (=2 Amnien) erkennen (Abb. 37.**2**, Tab. 37.**2**).

Monochorial-monoamniale Verhältnisse. Seltener wiederum teilt sich die Blastozyste im Stadium der zweiblättrigen Keimscheibe kurz vor dem Auftreten des Primitivstreifens, etwa ab dem 8. Entwicklungstag. Auf diese Weise entstehen Zwillinge mit einer einzigen Plazenta und einer gemeinsamen Chorion- und Amnionhülle (monochorial-monoamnial) (Abb. 37.**2**, Tab. 37.**2**).

Mehrfach- oder Doppelfehlbildungen. Eine unvollständige Teilung der Blastozyste oder das erneute Verwachsen zweier ursprünglich getrennter Zygoten in der Längsachse der Keimscheibe nach dem 12. Entwicklungstag kann zu Mehrfach- oder Doppelfehlbildungen führen, auch Siamesische Zwillinge genannt (99). Diese Bezeichnung geht auf die Brüder Chang und Eng Bunkes aus Siam (1811–1874) zurück, die am Brustbein über einen Lebergewebsstrang miteinander verbunden waren.

Tabelle 37.2   Plazenta- und Eihautverhältnisse sowie deren Häufigkeit bei mono- und dizygoten Zwillingen (mod. nach 79 und 18).

Art der Zwillinge	Geschlecht	Plazenta	Eihautverhältnisse	Häufigkeit
Zweieiig (dizygot) (75%)	getrennt- oder gleichgeschlechtlich	2 Plazenten oder 1 Plazenta (sekundär durch Verwachsung)	dichorial-diamnial	
Eineiig (monozygot) (25%)	gleichgeschlechtlich	2 Plazenten oder 1 Plazenta (sekundär durch Verwachsung)	dichorial-diamnial	30%
	gleichgeschlechtlich	1 Plazenta	monochorial-diamnial	62%
	gleichgeschlechtlich	1 Plazenta	monochorial-monoamnial	8%

Fetofetale Gefäßanastomosen. Charakteristikum der monochorialen Plazenta ist, dass in ca. 90% der Fälle fetofetale Gefäßanastomosen existieren (10). Diese können im Bereich der Chorionplatte als arterioarterielle, venovenöse oder arteriovenöse Anastomosen existieren oder in Form eines tiefen interkotyledären arteriovenösen Shunts vorliegen (Abb. 37.**3a**). An der geborenen Plazenta sind am häufigsten und am leichtesten die arterioarteriellen Verbindungen zu erkennen. Sie sind leicht durch Verschiebung des Blutes vom einen Gefäßbereich in den anderen mittels Fingerstrich sowie mittels Injektion von Milch zu erkennen (10) (Abb. 37.**3b**).

Am schwierigsten erkennbar, klinisch aber am bedeutungsvollsten ist der tiefe arteriovenöse Shunt. Dabei stammt die zuführende Arterie eines Kotyledo von dem einen Zwilling, während die Vene, die den Kotyledo drainiert, zum anderen Zwilling führt.

Fetofetales Transfusionssyndrom. Die Gefäßanastomosen der monochorialen Plazenta sind die anatomische Voraussetzung für die Entstehung eines fetofetalen Transfusionssyndroms (10).

Obwohl sich bei der monochorialen Plazenta beide Kinder eine Plazenta teilen, ist die Blutversorgung beider Feten in der Regel ausreichend und ausgewogen. Allerdings kommt es in Einzelfällen zur Ausbildung eines fetofetalen Transfusionssyndroms. Die hier ungleiche Blutversorgung führt zu einem zunehmend diskordanten Zwillingswachstum und endet ohne Intervention häufig mit dem intrauterinen Fruchttod beider Kinder (26, 108).

Eihautverhältnisse bei Drillingen und höhergradigen Mehrlingen

Bei Drillingen und noch höhergradigen Mehrlingen können aufgrund simultaner Mono- und Dizygotie der verschiedenen Kinder gleichzeitig mono- und dichoriale Plazentaverhältnisse bestehen (10).

Sonographie der Mehrlingsschwangerschaft im I. Trimenon

■ *Regelrechte Mehrlingsgravidität*

Anzahl, Vitalität und das Wachstum der Mehrlinge

Diagnose. Die Frühdiagnose einer Mehrlingsschwangerschaft ist mithilfe der transvaginalen Sonographie bereits ab der 5. SSW durch Nachweis von 2 oder mehr Fruchthöhlen möglich (Abb. 37.**4**). Ausgenommen ist die seltene monochoriale monoamniale Mehrlingsschwangerschaft, bei der nur eine Fruchthöhle zu erkennen ist. Die definitive Diagnose einer intakten Mehrlingsschwangerschaft ist jedoch nicht allein an den Nachweis von mehreren Fruchthöhlen, sondern an das Erkennen eines vitalen Embryos in jeder Fruchthöhle gebunden. Dies gelingt erst ab der 6.–7. SSW durch den gezielten Nachweis der embryonalen Herzaktionen (Abb. 37.**5**).

Die Mitteilung an die Eltern, dass eine intakte Mehrlingsgravidität vorliegt, sollte wiederum nicht allein an den Vitalitätsnachweis, sondern ebenso an das zeitgerechte und damit gleiche Wachstum der einzelnen Embryonen in der Frühgravidität gebunden sein. Das Wachstum der Mehrlinge entspricht im I. Trimenon demjenigen der Einlinge, sodass die Normkurven von Einlingen (SSL, BPD, AU) zur Wachstumskontrolle herangezogen werden können.

Suche nach weiteren Embryonen. Die Gefahr, im I. Trimenon einen Zwilling zu übersehen, besteht bei entsprechender Erfahrung des Untersuchers mit den heutigen Ultraschallgeräten kaum mehr. Es empfiehlt sich jedoch, bei jeder Zwillings- und auch bei jeder sonstigen

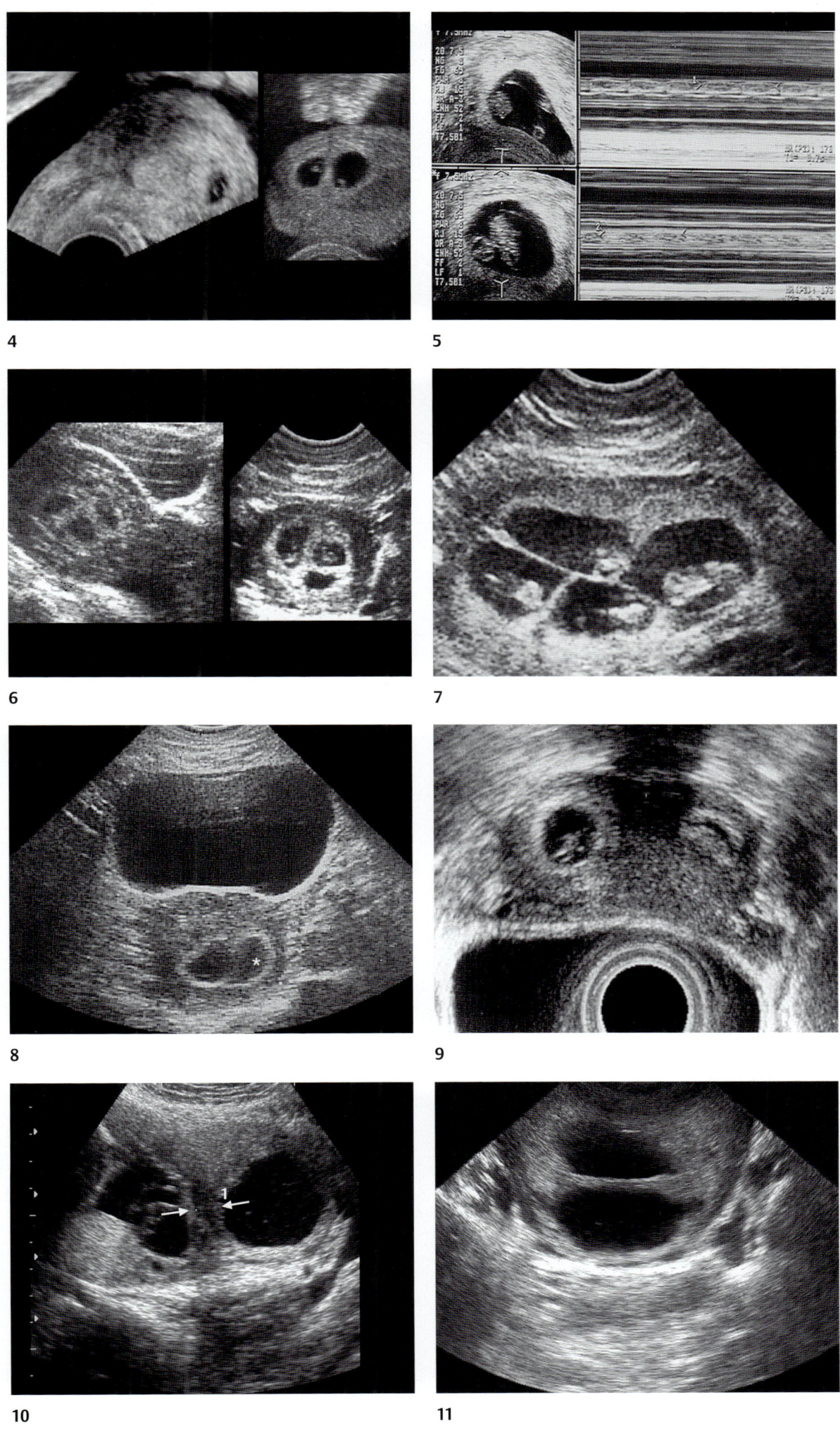

4

5

6

7

8

9

10

11

Regelrechte Mehrlingsgravidität im I. Trimenon

Abb. 37.**4** Dichorial-diamniale Geminigravidität mit 5+5 SSW. Links: Längsschnitt mit Darstellung des Dottersacks in einer der beiden Fruchthöhlen. Im Douglas-Raum freie Flüssigkeit. Rechts: dieselbe Schwangerschaft im uterinen Querschnitt mit Darstellung der beiden nebeneinander liegenden Fruchtanlagen.

Abb. 37.**5** Darstellung der Herzaktionen beider Gemini im Time-Motion-Verfahren, 7+0 SSW. Herzfrequenz bei Geminus I = 176/min, bei Geminus II = 173/min.

Abb. 37.**6** Trigemini mit 7 SSW. Links: uteriner Längsschnitt. Rechts: uteriner Querschnitt mit Darstellung der 3 Fruchthöhlen.

Abb. 37.**7** Vierlinge nach hormoneller Stimulationstherapie. Uteriner Querschnitt, 11+1 SSW.

Abb. 37.**8** Vortäuschung einer Geminigravidität durch ein links neben der Fruchthöhle gelegenes Hämatom (∗). Uteriner Querschnitt, 6 SSW.

Abb. 37.**9** Vortäuschung einer Geminigravidität bei Uterus bicornis und Einlingsgravidität im rechten Uterushorn sowie hoch aufgebautem Endometrium und zentraler Flüssigkeitssichel im linken Uterushorn. Uteriner Querschnitt, 7+2 SSW.

Abb. 37.**10** Vortäuschung einer Geminigravidität durch ein 13 mm breites Septum bei Uterus subseptus (Pfeile). Uteriner Querschnitt im oberen Korpusbereich, 24+3 SSW.

Abb. 37.**11** Vortäuschung einer Geminigravidität durch einen 5 mm breiten Amnionstrang am kaudalen Plazentapol.

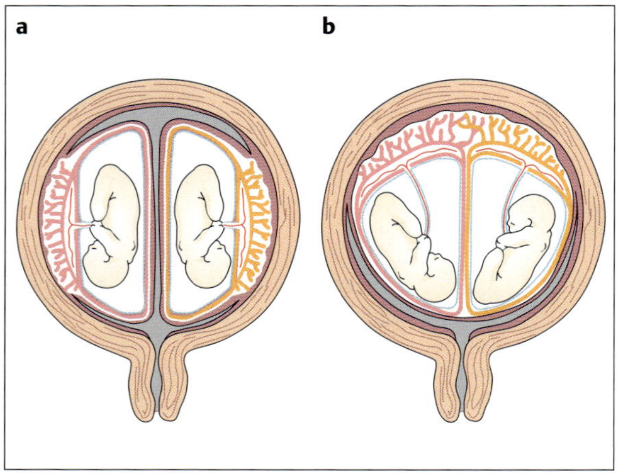

Abb. 37.**12** Eihautverhältnisse.
a und **b** Eihautverhältnisse bei dichorial-diamnialen Gemini:
a getrennte Plazenten,
b fusionierte Plazenten.
c und **d** Eihautverhältnisse bei monochorialen Gemini:
c monochorial-diamniale Geminianlage,
d monochorial-monoamniale Anlage.

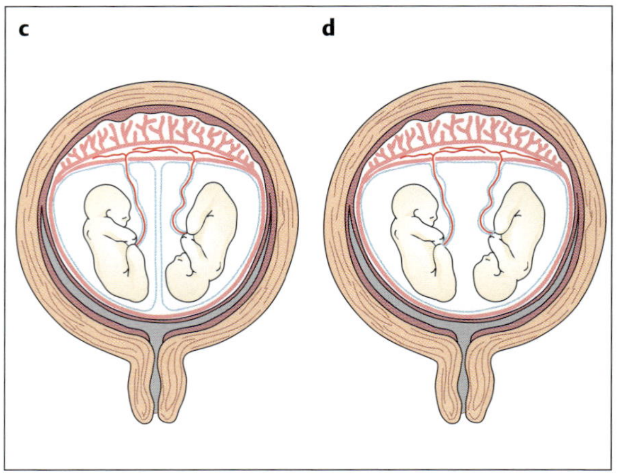

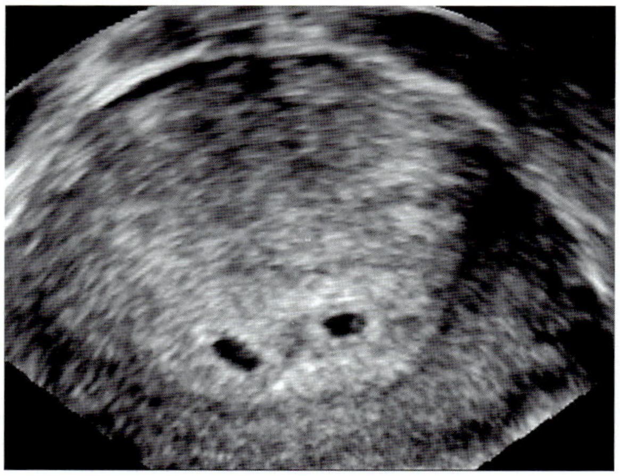

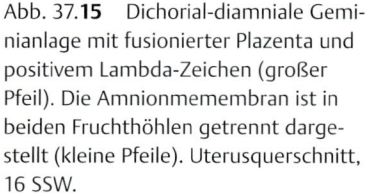

12 **12**

Abb. 37.**13** Dichorial-diamniale Geminianlage mit 5 SSW. Uteriner Querschnitt.

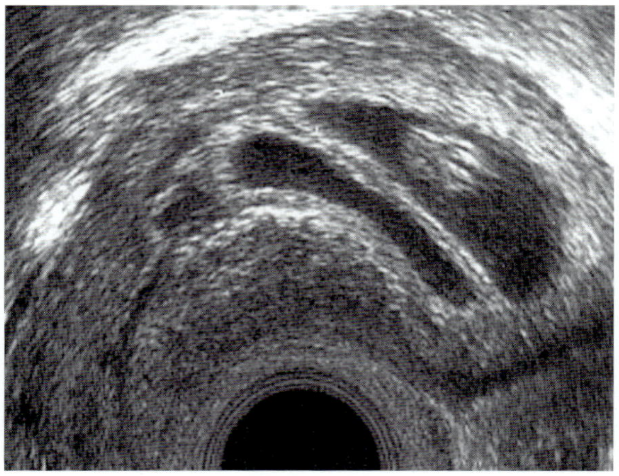

Abb. 37.**14** Dichorial-diamniale Geminianlage im uterinen Längsschnitt, 9 SSW.

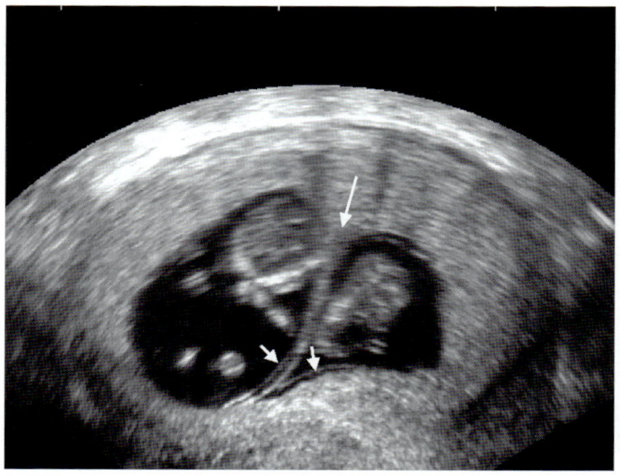

13 **14**

Abb. 37.**15** Dichorial-diamniale Geminianlage mit fusionierter Plazenta und positivem Lambda-Zeichen (großer Pfeil). Die Amnionmememebran ist in beiden Fruchthöhlen getrennt dargestellt (kleine Pfeile). Uterusquerschnitt, 16 SSW.

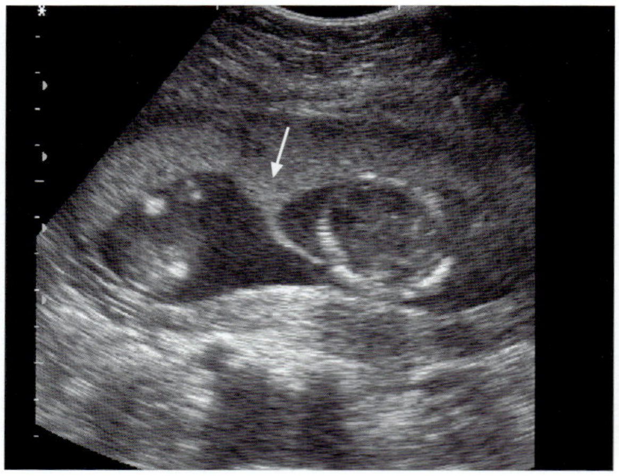

Abb. 37.**16** Positives Lambda-Zeichen (Pfeil) bei dichorial-diamnialer Geminikonstellation.

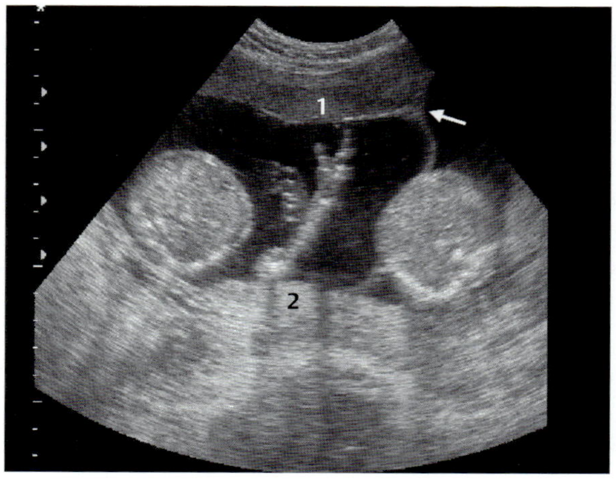

15 **16**

Abb. 37.**17** Sog. Half Twin Peak (Pfeil) bei dichorial-diamnialer Geminikonstellation mit getrennten Plazenten (1 = Vorderwandplazenta, 2 = Hinterwandplazenta). Uterusquerschnitt, 15 SSW.

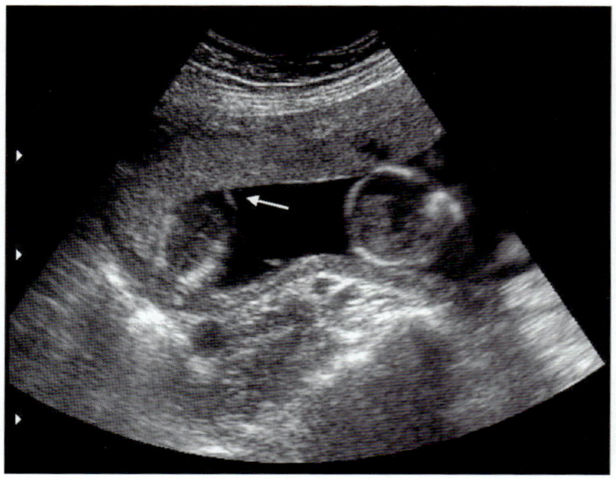

Abb. 37.**18** T-Zeichen (Pfeil) bei monochorial-diamnialer Zwillingskonstellation.

17 **18**

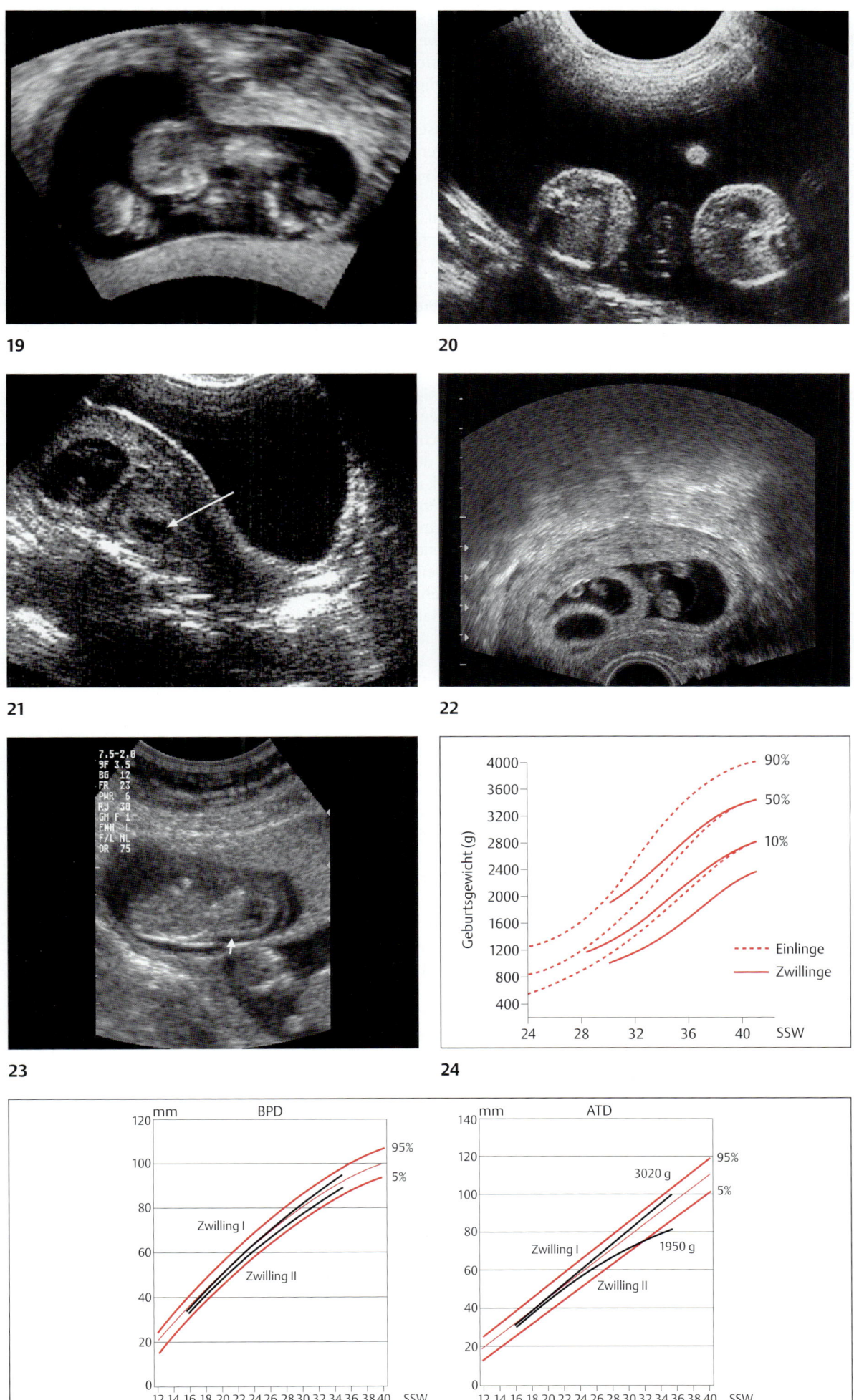

19

20

21

22

23

24

25

Abb. 37.**19** Monochorial-monoamniale Geminianlage, 12 SSW. Sonographisch findet man eine Überlagerung beider Gemini in einer Fruchthöhle. Der Nachweis einer Amniontrennwand ist nicht möglich.

Abb. 37.**20** Monochorial-monoamniale Geminianlage mit Polyhydramnion, 23 SSW. Sonographisch gelingt keine Darstellung einer Amniontrennwand.

Pathologische Mehrlingsgravidität im I. Trimenon

Abb. 37.**21** Uterus im Längsschnitt mit Darstellung einer regelrechten Fruchtanlage im oberen Korpusbereich und einer gestörten Fruchtanlage im unteren Korpusbereich (Pfeil). Die untere Fruchthöhle ist deutlich kleiner, auch ist der Embryo deutlich kleiner als jener in der darüber liegenden Fruchthöhle.

Abb. 37.**22** Partiell gestörte Drillingsanlage im Uterusquerschnitt, 8 SSW. Je nach Höhe der Schnittebene und Lage der Fruchthöhlen können im uterinen Querschnitt unterschiedlich große embryonale Strukturen dargestellt werden.

Abb. 37.**23** Nuchale Transparenz von 7 mm Durchmesser bei einem der beiden Zwillingskinder, 12+5 SSW.

Normale Entwicklung im II. und III. Trimenon

Abb. 37.**24** Intrauterines Wachstum von Einlingen und Zwillingen (nach 3).

Wachstumsdiskrepanz

Abb. 37.**25** Darstellung eines diskrepanten Wachstums bei Gemini. Links: biparietaler Kopfdurchmesser (BPD). Rechts: abdominaler transversaler Durchmesser (ATD).

Mehrlingsgravidität (Abb. 37.**6** und 37.**7**) grundsätzlich immer noch nach einem weiteren evtl. existierenden Embryo zu suchen.

Bei höhergradigen Mehrlingsschwangerschaften, wie Fünf- oder Sechslingen, ist die Diagnostik deutlich erschwert, da es kaum gelingt, alle Fruchthöhlen in einer Ebene darzustellen. Hier erleichtert die multiplanare dreidimensionale Vaginalsonographie (73) die Diagnosefindung erheblich. Sobald das gesamte Corpus uteri mit allen Fruchthöhlen in einem Volumen abgespeichert ist, kann das Volumen tomographisch exakt in allen drei Ebenen durchmustert werden, wodurch sich auch unklare Fälle abklären lassen.

Vortäuschung einer Geminigravidität. Eine falsch positive Diagnose einer Zwillingsgravidität kann vom weniger erfahrenen Untersucher dann gestellt werden, wenn sich neben einer Einlingsgravidität ein Hämatom von ähnlicher Größe und Echogenität wie die Chorionhöhle findet (Abb. 37.**8**).

Die Vortäuschung einer Geminigravidität ist weiterhin auch bei einer Uterusfehlbildung möglich. So kann bei einem Uterus bicornis die Pseudofruchthöhle im zweiten Uterushorn eine Zwillingsschwangerschaft vorspiegeln (Abb. 37.**9**). Ebenso können ein Septum bei einem Uterus subseptus (Abb. 37.**10**) oder ein solitärer Amnionstrang (Abb. 37.**11**) eine Zwillingsschwangerschaft vortäuschen.

Bei einem Polyhydramnion ist selbst im II. Trimenon die Vortäuschung einer Geminigravidität noch möglich. Ein lebhaftes Einzelkind kann zunächst auf der einen und nach Verschiebung des Schallkopfes anschließend auf der anderen Seite gesehen werden.

Sonographische Unterscheidung zwischen mono- und dichorialen Plazenten

Risikoprofile. Sobald im ersten Schritt der sonographischen Untersuchung die Anzahl, Vitalität und das Wachstum der Mehrlinge erfasst sind, gilt es nun, die Plazentaverhältnisse mit Chorionizität und Amnionizität zu klären (Abb. 37.**12a–d**). Während für die werdenden Eltern vorrangig die Frage nach der Ein- bzw. Zweieiigkeit der zu erwartenden Kinder im Raume steht, hat für den Untersucher die Frage nach der Chorionizität Vorrang, da monochoriale Zwillinge mit einem unvergleichlich höheren Risiko behaftet sind als dichoriale Gemini (Tab. 37.**3**). Das höchste Risiko haben monchoriale monoamniale Zwillinge, während dichoriale Gemini vom Risiko her wie Einlinge zu werten sind.

Eine zuverlässige sonographische Beurteilung der Eihautverhältnisse gelingt nur in der Frühgravidität.

Sonographischer Nachweis zweier getrennter Plazenten. Dies ist der Beweis für das Vorliegen einer dichorialen Anlage, ebenso der Nachweis zweier unterschiedlicher Geschlechter. Da jedoch der sonographische Nachweis des Geschlechtes im I. Trimenon kaum verlässlich gelingt, ist man auf die Beurteilung der Plazenta und der Trennwand zwischen den beiden Fruchthöhlen angewiesen (Tab. 37.**2**, Abb. 37.**12a-d**).

Sonographischer Nachweis nur einer Plazenta. Dies bedeutet, dass es sich sowohl um eine monochoriale (Abb. 37.**12c+d**) als auch um eine

dichoriale Anlage handeln kann (Abb. 37.**12b**). Letztere ist das Resultat einer Fusion zweier Plazenten bei nebeneinander liegender Implantation, wobei es sich bei Gleichgeschlechtlichkeit sowohl um eineiige als auch um zweieiige Zwillinge handeln kann.

Sudienergebnisse. Seit Anfang der 80er-Jahre haben verschiedene Arbeitsgruppen versucht, die Eihautverhältnisse bei Zwillingsschwangerschaften mittels Ultraschall pränatal zu diagnostizieren (53, 58, 68). Eine Übersicht hierzu findet sich bei Tutschek et al. (103).

Mahony et al. (68) konnten anhand sonographischer und pathologisch-anatomischer Vergleichsstudien bei 66 Zwillingsschwangerschaften zeigen, dass bei sonographischem Nachweis einer einzigen Plazenta pathologisch-anatomisch tatsächlich nur in 49% der Fälle eine monochoriale Plazentakonstellation vorlag, während es sich bei den übrigen Plazenten um dichoriale Plazenten handelte. Konnte sonographisch eine Membran zwischen den Fruchthöhlen nachgewiesen werden, so wurde die Diagnose diamniale Zwillingsschwangerschaft in allen Fällen richtig gestellt. Umgekehrt lag bei den Patientinnen, bei denen keine Trennwand nachzuweisen war, nur in einem von 11 Fällen (9%) auch tatsächlich eine monoamniale Zwillingskonstellation vor. Somit konnte in den übrigen 10 Fällen (91%) die Trennwand sonographisch nicht erkannt werden.

Ein anderer Ansatz zur Differenzierung monochorialer und dichorialer Plazenten ging von der Tatsache aus, dass die Trennwand bei der monchorial-monoamnialen Plazenta nur aus 2 Schichten besteht, während die Trennwand bei der dichorialen-diamnialen Plazenta aus 4 Schichten besteht und somit dicker ist. Verschiedene Arbeitsgruppen (51, 58, 102) haben deshalb sonographische Messungen der Trennwanddicke durchgeführt. Kurtz et al. (58) konnten durch Messung der Membrandicke unter 85 dichorial-diamnialen Zwillingsschwangerschaften 78 (92%) pränatal richtig diagnostizieren. Von 16 monochorial-diamnialen Schwangerschaften konnten sie 14 (88%) anhand einer dünneren Membran identifizieren. Als Cut-off wurde dabei für die dichoriale Plazenta ein Wert von ≥ 2 mm und für die monochoriale Plazenta von < 1 mm angesehen. Insgesamt weist diese Methode eine hohe Intra- und Interobserver-Variabilität auf und wird auch durch das Gestationsalter beeinflusst.

Andere Arbeitsgruppen (24, 105) versuchten, die Zahl der Membranschichten zu ermitteln, was sich jedoch als relativ zeitintensive Technik darstellte (Abb. 37.**15**).

Lambda-Zeichen. Die heute gängige Methode, um dichoriale Plazenten zu erkennen, beruht auf dem Nachweis zweier getrennter Fruchtanlagen (Abb. 37.**13** und 37.**14**) oder bei fusionierten Fruchtanlagen auf dem Nachweis des bereits 1981 beschriebenen Lambda-Zeichens (lambda sign) (11), das später auch „twin peak sign" (33) genannt wurde. Hierbei handelt es sich um den Nachweis eines Dreiecks mittlerer Echogenität, das an der Fusionszone der beiden Plazenten zu finden ist und dessen Spitze in die Trennwand zwischen den beiden Fruchthöhlen mündet (Abb. 37.**15** und 37.**16**). Der Ausdruck „Lambda-Zeichen" beruht darauf, dass die Insertionsstelle der Eihautmembran dem griechischen Buchstaben λ ähnelt. Sepulveda et al. (95) konnten zeigen, dass es sich um ein sehr verlässliches Zeichen handelt, um dichoriale Plazenten zu erkennen. In einer anderen Studie fand dieselbe Arbeitsgruppe (96) heraus, dass das optimale Gestationsalter, um das Lambda-Zeichen nachzuweisen, der Zeitraum zwischen 10 und 14 SSW ist.

Half Twin Peak. Wood et al. (113) wiesen darauf hin, dass auch bei getrennten und sich gegenüber liegenden Plazenten ein solcher – allerdings spitzwinkligerer – dreieckförmiger Ansatz nachzuweisen ist und nannten dieses Zeichen „half twin peak" (Abb. 37.**17**).

T-Zeichen. Zwillingsschwangerschaften ohne Lambda-Zeichen (= „absent twin peak") (113) können demnach als monochorial und deshalb

Tabelle 37.3   Komplikationsmöglichkeiten bei monochorialen Gemini

Komplikationen bei monochorialen diamnialen Gemini
➢ Vanishing Twin
➢ Fetofetales Transfusionssyndrom
➢ Parasitärer Zwilling (Acardius acranius)
➢ Death-fetus-Syndrom beim überlebenden Geminus
Komplikationen bei monochorialen monoamnialen Gemini
➢ Fetofetales Transfusionssyndrom
➢ Siamesische Zwillinge
➢ Nabelschnurverwicklungen

Tabelle 37.4 Sonographische Erkennungszeichen für eine dichoriale bzw. monchoriale Plazenta im Zeitraum 10–14 SSW

Dichorial-diamniale Plazenta	2 Plazenten, Trennwand nachweisbar (halbes Lambda-Zeichen = „half twin peak" erkennbar) oder 1 Plazenta, Trennwand nachweisbar, Lambda-Zeichen erkennbar
Monochorial-diamniale Plazenta	1 Plazenta, Trennwand nachweisbar, T-Zeichen erkennbar
Monochorial-monoamniale Plazenta	1 Plazenta, keine Trennwand nachweisbar, kein T-Zeichen erkennbar

auch als monozygot klassifiziert werden. Der Abgang der Trennwand ist bei der monochorial-diamnialen Plazenta dünn und T-förmig, weshalb man auch von einem T-Zeichen sprechen kann (Abb. 37.**18**).

Findet man nur eine Plazenta in einer einzelnen Fruchthöhle, d.h. es ist weder eine Trennwand noch ein T-Zeichen in Plazentamitte zu erkennen, kann man von einer monchorial-monoamnialen Plazentakonstellation ausgehen (Abb. 37.**19** und 37.**20**).

Die für die pränatale Differenzierung von monochorialen und dichorialen Plazenten wichtigen sonographischen Kriterien sind in Tab. 37.**4** nochmals zusammengefasst.

Sonographische Unterscheidung zwischen ein- und zweieiigen Zwillingen

Häufig wird von den Mehrlingseltern die Frage nach der Eineiigkeit oder Zweieiigkeit der Feten gestellt. Obwohl der sonographische Nachweis verschiedener Parameter Aufschluss über die Eiigkeit von Zwillingen gibt, ist eine sichere pränatale Diagnose nur in einem Teil der Fälle möglich.

Sicher zweieiige Zwillinge. Diese liegen dann vor, wenn Kinder mit unterschiedlichem Geschlecht nachgewiesen werden. Dabei spielt es keine Rolle, ob sonographisch zwei getrennte Plazenten auszumachen sind oder nur eine Plazenta (sekundäre Verwachsung bei benachbarter Implantation) vorliegt.

Bei Patientinnen, die sich einer künstlichen Befruchtung mittels IVF, ICSI oder einer anderen Technik unterzogen haben, handelt es sich in der Regel um heterozygote Mehrlinge aufgrund der Implantation mehrerer befruchteter Eizellen. Allein diese Tatsache ergibt jedoch keine Sicherheit, dass es sich um zweieiige Zwillinge handelt. Ebenso kann es sich hierbei auch um eine sekundäre Teilung der bereits implantierten Blastozyste handeln, womit es zur Bildung eineiiger Zwillinge kommt.

Eineiige Zwillinge. Die Diagnose „eineiige Zwillinge" lässt sich sonographisch nur dann pränatal sicherstellen, wenn bei einer einzigen Fruchthöhle mit nur einer Plazenta eine Verschlingung der beiden Nabelschnüre oder eine fetale Doppelfehlbildung nachgewiesen werden können.

Unklare Diagnose. Unklar bleibt die Diagnose bei gleichgeschlechtlichen Mehrlingen mit morphologisch nachgewiesener dichorialer diamnialer Plazenta, die zu etwa $^4/_5$ zweieiig und zu $^1/_5$ eineiig sind (19). In solchen Fällen lässt sich die Eiigkeit nur mit nichtmorphologischen Methoden, wie einer Chromosomenanalyse (70) oder einer Blutgruppenbestimmung (16), oder letztlich über eine Ähnlichkeitsprüfung der beiden Zwillinge im Kindesalter feststellen.

■ Gestörte Mehrlingsgravidität im I. Trimenon

Hämatom. Nicht immer stellen zwei nebeneinander liegende echoarme Bezirke intrauterin eine Geminigravidität dar. Hierbei kann es sich auch um eine Einlingsgravidität mit angrenzendem Hämatom handeln (Abb. 37.**8**).

Unterschiedlich große Fruchthöhlen. Findet man im I. Trimenon zwei ungleich große Fruchthöhlen (Abb. 37.**21**), so muss bei der kleineren Fruchthöhle mit einer gestörten Fruchtanlage gerechnet werden, die entweder ausgestoßen oder resorbiert wird. Alternativ kann es sich auch nur um eine schräg angeschnittene zweite Fruchthöhle handeln, die sich bei exakter Einstellung dann in einer regelrechten Größe zeigt. Auch ein frühes unterschiedliches Wachstumsverhalten der Embryonen weist auf eine Störung hin, die das Absterben des kleineren Mehrlings zur Folge haben kann (Abb. 37.**22**).

Blighted Twin. Bei leerer zweiter Fruchtblase liegt ein „blighted twin" vor (26). Entsprechend dem englischen Begriff „blighted ovum" für das Abortiv- oder Windei der Einlingsschwangerschaft hat sich im Falle der Mehrlingsschwangerschaft für eine leere zweite Fruchthöhle der Begriff „blighted twin" durchgesetzt (32).

■ Frühe Fehlbildungsdiagnostik

Grobe Fehlbildungen. Auch bei Mehrlingen lassen sich bereits im I. Trimenon mit der transvaginalen Sonographie grobe Fehlbildungen oder Auffälligkeiten, die einen Hinweis auf eine Fehlbildung geben, nachweisen. Zu den groben Fehlbildungen, die im I. Trimenon bereits erkannt werden können, zählen die fetalen Doppelfehlbildungen (Siamesische Zwillinge) (67, 90), die Anenzephalie oder eine Omphalozele bei einem Zwilling.

Chromosomale Aberrationen. Als Hinweiszeichen für die chromosomale Aberration eines Zwillings können zum einen eine auffällige Wachstumsdiskrepanz zwischen den beiden Zwillingen oder der Nachweis einer auffälligen nuchalen Transparenz (= nuchal translucency) (Abb. 37.**23**) (76, 80) angesehen werden. Eine nuchale Transparenz ist jedoch nicht nur ein Hinweiszeichen für eine eventuelle chromosomale Störung, sondern auch für einen eventuellen Herzfehler oder ein beginnendes bzw. sich später entwickelndes fetofetales Transfusionssyndrom (94).

Sonographie der Mehrlingsschwangerschaft im II. und III. Trimenon

■ Normale Entwicklung

Wachstumskurven. Das Längenwachstum von Zwillingen und Mehrlingen zeigt während der ersten beiden Trimester keinen signifikanten Unterschied gegenüber dem Wachstum von Einlingen (35, 85) (Abb. 37.**24**). Aus diesem Grunde sind keine gesonderten Wachstumskurven notwendig, es können die Normkurven für Einlinge (72) verwendet werden.

Abflachung des Wachstums. Im III. Trimenon findet man dagegen bei Zwillingen und Mehrlingen ein etwas langsameres Wachstum, das hauptsächlich durch einen kleineren biparietalen Kopfdurchmesser und ein geringeres Rumpfwachstum auffällt (42, 45, 75, 88, 97). Dadurch zeigt sich auch eine flachere Gewichtskurve als bei Einlingen (Abb. 37.**25**). Die Schwierigkeit besteht nun darin, diese gewissermaßen physiologische Abflachung des Wachstums einer Zwillings- oder Mehrlingsschwangerschaft im III. Trimenon von einer beginnenden Retardierung zu unterscheiden.

Drillingswachstumskurven. Mordel et al. (75) näherte sich dieser Problematik und hielt bei 108 Drillingsschwangerschaften den biparietalen Kopfdurchmesser, den Abdomenumfang und die Femurlänge in Einlingsnormkurven fest. Er konnte zeigen, dass die Wachstumskurve eines Drillings im III. Trimenon der eines Einlinges mit einer Verzögerung von etwa 1–3 Wochen folgt. Wachstumsverläufe, die sich unter diesen Anhaltswerten befinden, sind auf diese Weise einfach und schnell zu entdecken und können dann einer engmaschigeren Kontrolle oder einer frühzeitigeren Intervention zugeführt werden. Fountain et al. (35) wie auch Weissman et al. (111) plädieren aufgrund ihrer retrospektiven Untersuchungen – an allerdings kleineren Fallzahlen – eher dafür, gesonderte Drillingswachstumskurven zu verwenden.

Polyhydramnion. Gehäuft sieht man im II. oder III. Trimenon ein Polyhydramnion bei Zwillingen, insbesondere bei eineiigen (110) (Abb. 37.**20**).

Beurteilung der Chorionizität und Amnionizität im II. und III. Trimenon

Lambda-Zeichen. Im Vergleich zur frühen Beurteilung der Chorionizität und Amnionizität im I. Trimenon ist die Beurteilung im II. und III. Trimenon unsicherer, da das Lambda-Zeichen mit zunehmender Schwangerschaft bei fusionierten dichorialen Plazenten schwieriger zu erkennen ist und in 7% dieser Fälle mit 20 SSW sogar verschwindet (96).

Geschlechtsdiagnostik. Vorteil der späteren Beurteilung ist hingegen, dass nunmehr auch die sonographische Geschlechtsdiagnostik verlässliche Ergebnisse liefert und somit die Gleich- oder Getrenntgeschlechtlichkeit in die Gesamtbeurteilung mit einbezogen werden kann. Falls kein sonographischer Befund aus dem I. Trimenon vorliegt, kann anhand der nunmehr erkennbaren Merkmale versucht werden, zu unterscheiden, ob es sich um eine monochoriale oder dichoriale Schwangerschaft handelt.

Hinweiszeichen. Einen Überblick über sonographische Hinweiszeichen zur Erkennung der einzelnen Zwillingskonstellationen hinsichtlich der Chorionizität/Amnionizität bzw. Mono-/Dizygotie gibt Tab. 37.**5**.

Kindslage. Grundsätzlich empfiehlt es sich, bei jeder Zwillings- oder Mehrlingsgeburt vor der Entbindung nochmals eine Ultraschalluntersuchung durchzuführen, um die Lage der Kinder zu bestimmen. Gleiches gilt auch für die Lagekontrolle des 2. Zwillings nach Geburt des ersten Geminus.

■ Gestörte Mehrlingsgravidität im II. und III. Trimenon

Wachstumsdiskrepanz

Besteht zwischen den Mehrlingen eine Wachstumsdifferenz, so erhebt sich die Frage, was noch als Normvariante und was bereits als beginnende Pathologie anzusehen ist (Abb. 37.**26**). Generell besteht für den kleineren Zwilling ein höheres Risiko (26, 44, 61, 108).

Intrauteriner Fruchttod. Leveno et al. (62) beobachteten bei einer Diskrepanz von 7 mm und mehr zwischen den beiden biparietalen Kopfdurchmessern in 20% der Fälle den intrauterinen Fruchttod des kleineren Zwillings in der Folgezeit, wohingegen diese Rate bei einer geringeren Wachstumsdifferenz zwischen 2 und 5% lag.

Kopfform. Hinter einem diskordanten Kopfwachstum muss sich aber nicht zwangsläufig eine Pathologie verbergen. So kann eine dolichozephale Kopfform eines Zwillings oder Mehrlings, wie man sie bei Beckenendlagen findet, Ursache der biparietalen Diskordanz sein. Verwendet man hingegen jeweils den Kopfumfang, so erkennt man ein tatsächliches diskordantes Wachstum.

Ursachen. Ursächlich für eine echte Wachstumsretardierung nur eines Zwillings können eine umschriebene Plazentainsuffizienz, ein fetofeta-

Tabelle 37.5 Sonographische Hinweiszeichen zur Erkennung der vorliegenden Zwillingskonstellation (in Anlehnung an Mahony et al. [68])

Anzahl der Plazenten	Membran sichtbar	Andere Auffälligkeiten	Dichorial	Monochorial	Diamnial	Monoamnial	Zweieiig	Eineiig	Bemerkungen
2	ja	Geschlecht unterschiedlich	x		x		x		
2	ja	Geschlecht identisch	x		x		x	x	
2	nein	Geschlecht unterschiedlich	x		x		x		Membran vorhanden, aber nicht sichtbar
2	nein	Geschlecht identisch	x		x		x	x	Membran vorhanden, aber nicht sichtbar
2	ja/nein	1 hydropischer, 1 normaler Fetus	x		x		x	x	kein fetofetales Transfusionssyndrom, andere Ursache für NIHF
1	ja	Geschlecht unterschiedlich	x		x		x		
1	ja	Geschlecht identisch, Lambda-Zeichen positiv	x		x		x		
1	ja	Geschlecht identisch, T-Zeichen		x	x			x	
1	ja	1 hydropischer, 1 retardierter Fetus		x	x			x	fetofetales Transfusionssyndrom
1	nein	Geschlecht unterschiedlich	x		x		x		Membran eventuell vorhanden, aber nicht sichtbar
1	nein	Geschlecht identisch	x	x	x	x	x	x	Membran eventuell vorhanden, aber nicht sichtbar
1	nein	1 Fetus frei beweglich, 1 Fetus fixiert	x	x	x		x	x	Oligohydramnion in einem Fruchtsack/ Stuck Twin bei fetofetalem Transfusionssyndrom
1	nein	Verwicklung beider Nabelschnüre		x		x		x	
1	nein	Doppelfehlbildung		x		x		x	

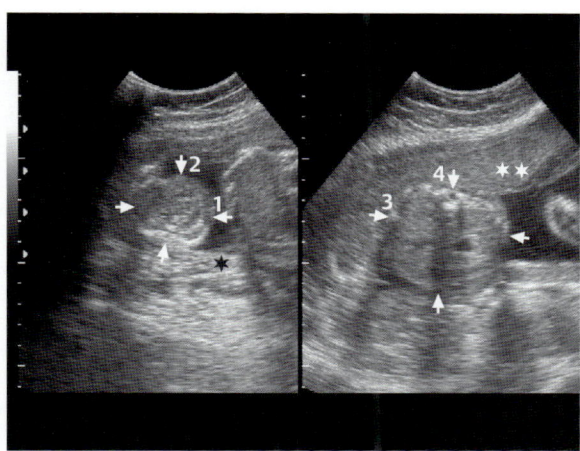

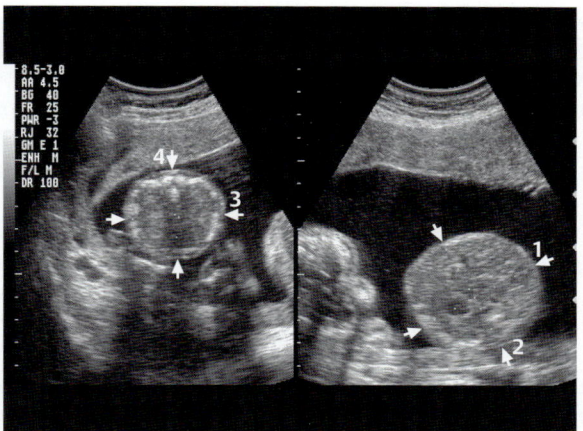

26

27

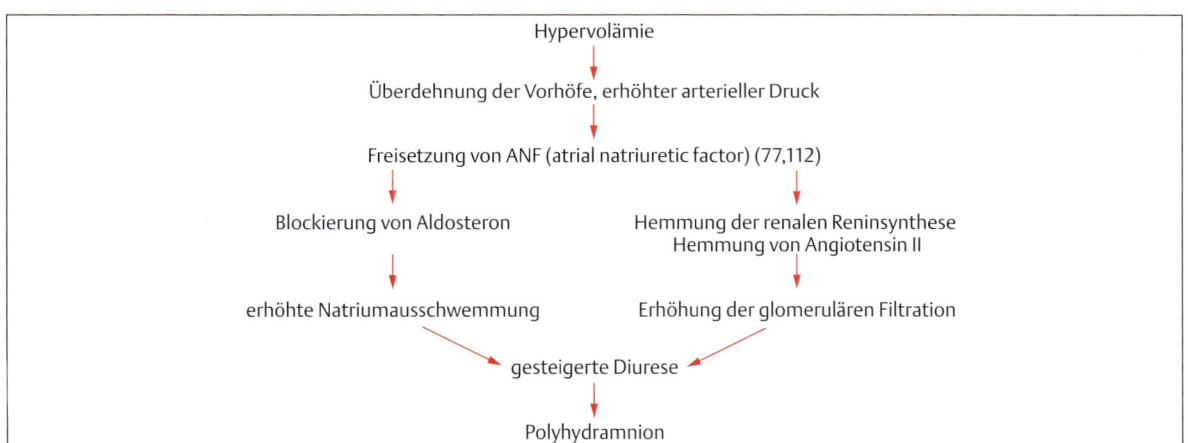

Spenderzwilling (Donor) | **Empfängerzwilling (Akzeptor)**

Hypovolämie

Hypotonie, erniedrigter venöser Rückfluss

Retardierung, Anämie

Herzinsuffizienz

Hydrops

Fruchttod

Hypervolämie

Hypertonie, erhöhter venöser Rückfluss

Herzhypertrophie, Plethora

Herzinsuffizienz

Hydrops

Fruchttod

Shunt

gemeinsames Kotyledon („dritter Kreislauf")

Akzeptor:
Volumen+
Diurese+
Hydramnion
AV-Klappen-Insuffizienz
Hydrops fetalis
AGA

Donor:
Volumen-
Diurese-
Oligohydramnion
„Stuck Twin"
SGA

28

29

Hypervolämie

Überdehnung der Vorhöfe, erhöhter arterieller Druck

Freisetzung von ANF (atrial natriuretic factor) (77,112)

Blockierung von Aldosteron

Hemmung der renalen Reninsynthese
Hemmung von Angiotensin II

erhöhte Natriumausschwemmung

Erhöhung der glomerulären Filtration

gesteigerte Diurese

Polyhydramnion

30

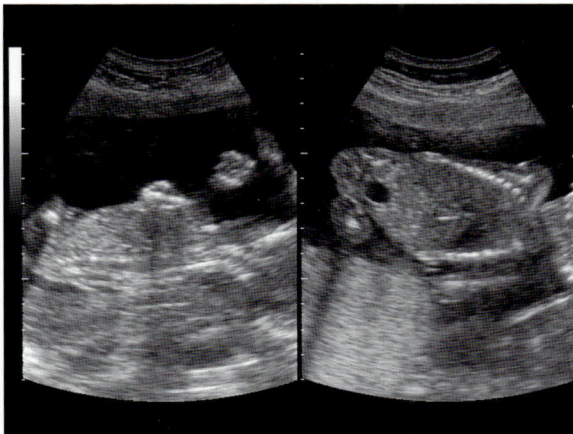

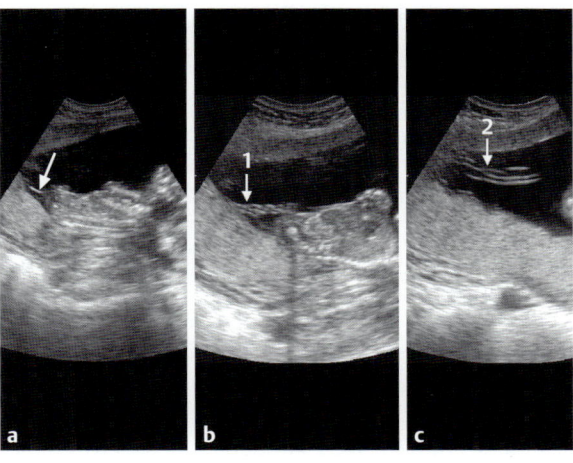

31

32

Abb. 37.**26** Auffällige Wachstumsdiskrepanz der beiden Feten bei dichorialer diamnialer Geminikonstellation. Zwilling II ist bei gestörter Plazentareifung (∗) mangelhaft entwickelt (linke Bildhälfte), während Zwilling I bei normaler Plazentareifung (∗∗) eine regelrechte Entwicklung zeigt (rechte Bildhälfte).

Fetofetales Transfusionssyndrom

Abb. 37.**27** Fetofetales Transfusionssyndrom mit deutlicher Wachstumsdiskrepanz zwischen den beiden Gemini, 24+2 SSW. Linke Bildhälfte: Donor mit Oligohydramnion. Rechte Bildhälfte: Akzeptor mit Polyhydramnion.

Abb. 37.**28** Schematische Darstellung der Pathophysiologie des fetofetalen Transfusionssyndroms: über ein gemeinsames Kotyledon, das vom Donator arteriell versorgt und vom Akzeptor venös drainiert wird ("dritter Kreislauf"), kommt es zum passageren und/oder kontinuierlichen Blutübertritt. Dies führt beim Akzeptor zu einem gesteigerten Kreislaufvolumen mit kardialer Belastung und Polyurie (Hydramnion). Der Donor hat ein vermindertes Kreislaufvolumen, drosselt seine Urinproduktion (Oligohydramnion) und ist häufig mangelentwickelt (mod. nach 81).

Abb. 37.**29** Entwicklung eines fetofetalen Transfusionssyndroms.

Abb. 37.**30** Entwicklung eines Polyhydramnions beim Akzeptor.

Abb. 37.**31** Typische Zeichen beim fetofetalen Transfusionssyndrom. Linke Bildhälfte: Stuck Twin mit Zwangshaltung des Feten durch eine eng anliegende Amnionhülle. Die Harnblase lässt sich nicht darstellen. Die echoarme Zone repräsentiert das Fruchtwasser des zweiten Zwillings. Rechte Bildhälfte: Darstellung des Akzeptors mit gefüllter Harnblase und Polyhydramnion.

Abb. 37.**32** Fetofetales Transfusionssyndrom, 17+5 SSW.
a Darstellung der eng anliegenden Amnionmembran beim Stuck Twin (Pfeil).
b Auffällig dünner Nabelschnurdurchmesser beim Donor (Pfeil).
c Dicke, prall gefüllte Nabelschnur beim Akzeptor (Pfeil).

les Transfusionssyndrom oder eine fetale Fehlbildung eine Rolle spielen (Abb. 37.**26** und 37.**27**). Bei zwei getrennten Plazenten besteht die Möglichkeit, dass durch lokale Veränderungen, wie Infarkte oder eine vorzeitige Plazentalösung, aber auch durch eine primär klein angelegte Plazenta, im Laufe der Schwangerschaft eine nutritive Insuffizienz nur einer Plazenta auftritt, während das zweite Kind durch die normal angelegte zweite Plazenta regelrecht versorgt wird. Findet man sonographisch dagegen nur eine Plazenta, so muss bei einer fetalen Wachstumsretardierung eines Zwillings auch an ein fetofetales Transfusionssyndrom gedacht werden.

Blutflussverhältnisse. Zur Abklärung der Blutflussverhältnisse ist in solchen Fällen eine dopplersonographische Vergleichsuntersuchung der großen Gefäße bei beiden Zwillingen hilfreich.

Fetofetales Transfusionssyndrom

Vorkommen. Ein fetofetales Transfusionssyndrom tritt praktisch ausschließlich in monochorialen (= eineiigen) Zwillingen auf, wobei es sich meist um diamniale, selten um monoamniale Zwillingsschwangerschaften handelt. Allerdings wurde auch über Einzelfälle eines Zwillingstransfusionssyndroms bei einer dichorialen Plazenta berichtet (56, 59).

Akute und chronische Form. Grundsätzlich werden eine akute Form und eine chronische Form des fetofetalen Transfusionssyndroms unterschieden. Während die akute Form des Transfusionssyndroms meist im Rahmen der Geburt auftritt, kommt die chronische Form intrauterin, vorwiegend im II. Trimenon, vor.

Oberflächliche und tiefe Gefäßanastomosen. Anatomische Voraussetzung für ein fetofetales Transfusionssyndrom bilden plazentare Gefäßanastomosen zwischen den beiden Fetalkreisläufen (7, 87), die fast ausschließlich bei monochorialen Plazenten zu finden sind und nur selten auch bei dichorialen Plazenten (87) nachgewiesen werden. Bereits 1882 beschrieb Schatz (91) Anastomosen unterschiedlicher Strombreite und bezeichnete sie als den „dritten Kreislauf". Die vaskulären Anastomosen können oberflächlich, tief oder in Kombination auftreten (Abb. 37.**3**). Bei den oberflächlichen Anastomosen werden am häufigsten entweder arterioarterielle Anastomosen (28%) oder eine Kombination aus arterioarteriellen und arteriovenösen Anastomosen (28%) gefunden (6), während andere Formen, wie venovenöse Anastomosen (87), oder andere Kombinationen deutlich seltener vorkommen (14). Bei den tiefen Anastomosen handelt es sich um arteriovenöse Shunts im Kotyledobereich mit einer zuführenden Arterie, die vom einen Zwilling herrührt, und einer abführenden Vene, die zum anderen Zwilling führt.

Balancierte und dysbalancierte Blutzirkulation. Obwohl der Großteil der monochorialen Plazenten solche Gefäßanastomosen aufweist, tritt nur in 15–20% der monochorialen Gemini ein fetofetales Transfusionssyndrom auf (26, 108). Man nimmt deshalb an, dass bei den meisten monochorialen Plazenten eine balancierte Blutzirkulation vorliegt. Erst wenn es zu einer Dysbalance des Blutflusses zwischen den beiden Kreisläufen kommt, entwickelt sich ein fetofetales Transfusionssyndrom. Bei dieser Dysbalance kommt es zu einer intrauterinen Blutverschiebung zwischen den beiden Plazentakreisläufen, wobei der Spenderzwilling (Donor) stets etwas mehr Blut abgibt, als vom Empfängerzwilling (Akzeptor) zurücktransfundiert wird.

Akzeptor. Infolge einer solchen Transfusion resultiert eine Hypovolämie beim Akzeptor. Diese Volumenbelastung wiederum führt zu Hypertonie, Herzhypertrophie, fetalen Pleuraergüssen und schließlich zum Hydrops fetalis bis hin zum Tod des Kindes (44, 91, 108). Plethora und Hypertonie verursachen zusätzlich eine Polyurie, die nach Schatz

(91) als Hauptursache für die Entwicklung eines Polyhydramnions anzusehen ist (Abb. 37.**28**–37.**30**).

Donor. Der Spenderzwilling (Donor) entwickelt dagegen eine Hypovolämie und Hypotonie und bleibt in seiner Entwicklung zurück. Aufgrund einer anämisch bedingten Herzinsuffizienz können dann auch beim Spender generalisierte Ödeme und Höhlenergüsse auftreten. Schließlich kommt es auch hier aufgrund der fortschreitenden Anämie zum intrauterinen Fruchttod (Abb. 37.**29**). Bei der monochorial-diamnialen Plazenta geht in der Regel die anämische Plazentahälfte mit einem Oligohydramnion, die hyperämische mit einem Polyhydramnion einher. Dies wird auf eine verminderte Urinproduktion des Donors und eine vermehrte Urinproduktion des Akzeptors zurückgeführt (Abb. 37.**28**–37.**30**).

Offene Fragen. Obwohl verschiedene pathophysiologische Mechanismen beim fetofetalen Transfusionssyndrom offensichtlich klar erscheinen, gibt es verschiedene Punkte, die nach wie vor unklar sind. Unklar ist, was das auslösende Moment darstellt, das die Imbalance zwischen den beiden Kreisläufen hervorruft, und damit verbunden auch der Zeitpunkt des Auftretens des Syndroms. Angenommen wird auch, dass die Imbalance zwischen den beiden Blutkreisläufen durch eine vermehrte Anzahl von Gefäßanastomosen zustande kommt. Bajora et al. (2) konnten bei Untersuchungen der Gefäßarchitektur von monochorialen Plazenten hingegen zeigen, dass die Anastomosen bei monochorialen Plazenten mit einem fetofetalen Transfusionssyndrom signifikant geringer sind als bei denen ohne Syndrom und dass es sich vielmehr um solitäre und tiefe arteriovenöse Anastomosen handelt.

Diagnose des chronischen fetofetalen Transfusionssyndroms

Die Diagnose des chronischen fetofetalen Transfusionssyndroms erfolgt sonographisch, wobei verschiedene Parameter zusammenkommen sollten, aber nicht alle immer zusammenkommen müssen. Dies hängt zum einen vom Gestationsalter und zum anderen vom Schweregrad des fetofetalen Transfusionssyndroms ab.

Monochorionizität. Da das fetofetale Transfusionssyndrom vorwiegend bei monochorialen Plazenten auftritt, gilt es zunächst, die Monochorionizität zu klären. Bei der monochorial-diamnialen Plazenta bedeutet dies den Nachweis eines dünnen Membranabganges im Bereich der Chorionplatte (T-Zeichen). Zusätzlich sollte die Gleichgeschlechtlichkeit bei den beiden Feten überprüft werden.

Wachstumsdifferenz. Bezüglich der Wachstumsdifferenz zwischen den beiden Zwillingen sollte mindestens eine Gewichtsdifferenz von > 20% nachgewiesen werden (17). Da jedoch die Gewichtsbestimmung bei Gemini insgesamt nicht unproblematisch ist und mit einer großen Fehlerbreite einhergeht – dies gilt insbesondere dann, wenn unterschiedliche Fruchtwasserverhältnisse in den beiden Kompartimenten vorliegen –, erscheint die Verwendung der Differenz zwischen den beiden Abdomenumfängen verlässlicher zu sein. Als Cut-off-Wert wird hierbei eine Differenz von 20 mm angegeben (13, 52).

Urinausscheidung. Beim hypervolämischen Akzeptor führt die vermehrte Urinausscheidung zum Polyhydramnion (typischerweise zwischen 20 und 30 SSW). Gleichzeitig lässt sich auch meist eine gut gefüllte Harnblase des Feten erkennen (Abb. 37.**31**). Dagegen findet man beim Donor eine verminderte Urinausscheidung – meist lässt sich die Harnblase nicht oder nur in einem geringen Füllungszustand darstellen (Abb. 37.**31**). – mit Entwicklung eines Oligohydramnions.

Stuck Twin. Beim ausgeprägten Oligohydramnion findet man den Donorzwilling als sog. „Stuck Twin" (13, 86) wie in einer Klarsichtfolie eingeschweißt an der Uteruswand fixiert, während der Akzeptorzwilling sich auffällig gut im Polyhydramnion bewegt. Da die Trennmembran dem Stuck Twin eng anliegt, ist sie meist nur zu erahnen (Abb. 37.**32a**). Achtet man nicht auf das fehlende Bewegungsmuster des Stuck Twin, kann die Fehldiagnose einer normalen monochorialen monoamnialen Zwillingsschwangerschaft gestellt werden. Ein Stuck Twin findet sich jedoch nicht nur bei der monochorialen Plazenta im Rahmen des fetofetalen Transfusionssyndroms, sondern kann auch bei der dichorialen Plazenta beobachtet werden. Beispiele hierfür sind das originäre Potter-Syndrom oder die ausgeprägte Plazentainsuffizienz bei einem der beiden Feten.

Nabelschnur. Betrachtet man beim fetofetalen Transfusionssyndrom die Nabelschnur, kann beim Akzeptor eine deutlich dickere Nabelschnur als beim Donor beobachtet werden (Abb. 37.**32b** und **c**). Zusätzlich kann beim Donor ein velamentöser Nabelschnuransatz auffallen. Ein solcher wird bei Zwillingen mit einem fetofetalen Transfusionssyndrom häufiger als bei normalen monochorialen diamnialen Zwillingen beobachtet (36). Angenommen wird, dass der membranöse Ansatz beim Donor komprimiert wird, wodurch es zu einem reduzierten Blutfluss kommt, der wiederum eine erniedrigte Nierenperfusion mit verminderter Urinproduktion zur Folge hat (36).

Kardiale Insuffizienz und Hydrops. Beim fortgeschrittenen Krankheitsbild entwickelt der Akzeptor aufgrund der Kreislaufbelastung eine myokardiale Hypertrophie mit ansteigendem Preload und AV-Klappeninsuffizienz (38). Schließlich bildet sich infolge der kardialen Insuffizienz ein Hydrops. Beim Donor führt der verminderte venöse Rückfluss bei Hypovolämie ebenfalls zu einer kardialen Insuffizienz (46).

Dopplersonographie. Doppler-/Farbdopplersonographische Untersuchungen können sowohl bei der Erkennung eines unterschiedlichen Gefäßwiderstandes in den Nabelschnurarterien als auch bei der Erkennung einer AV-Klappeninsuffizienz hilfreich sein. Vergleichsuntersuchungen der A. umbilicalis in beiden Nabelschnüren zeigten bei Fällen mit einem fetofetalen Transfusionssyndrom eine Differenz bei der A/B-Ratio von > 0,4 (82). Letzlich kann es mit der Farbdopplersonographie auch gelingen, Gefäßanastomosen im Bereich der Chorionplatte direkt nachzuweisen (Abb. 37.**33**).

Hämoglobinkonzentration. Die in einzelnen Arbeiten aufgeführte Hämoglobindifferenz von > 5 g% (101) sollte nicht mehr als zwingendes

Kriterium herangezogen werden. So können beim chronischen fetofetalen Tranfusionssyndrom sowohl große als auch geringe Differenzen bei der Hämoglobinkonzentration ante- und intrapartal nachgewiesen werden (34). Außerdem fanden Danskin und Neilson (25) heraus, dass sich Hämoglobindifferenzen von > 5 g% in ähnlicher Häufigkeit sowohl bei monochorialen als auch bei dichorialen Zwillingen nachweisen lassen.

Tab. 37.**6** gibt nochmals einen Überblick über die sonographisch relevanten Parameter bei der Diagnostik des fetofetalen Transfusionssyndroms.

Therapie des fetofetalen Transfusionssyndroms

Serielle Amniondrainagen oder Lasertherapie. Bei sonographischem Verdacht auf ein fetofetales Transfusionssyndrom ist eine frühzeitige Therapie angesagt, da ein abwartendes Verhalten mit einer hohen Mortalität (> 70%) einhergeht (28, 41, 69). Lässt sich eine zunehmende Wachstumsretardierung zwischen den beiden Zwillingen mit der Entwicklung eines Polyhydramnions beim Akzeptor feststellen, so ist in Abhängigkeit vom Gestationsalter und vom Ausmaß der Wachstumsdiskordanz eine intrauterine Therapie entweder im Sinne serieller Amniondrainagen (28, 48, 69) mit Digitalisierung der Mutter oder eine fetoskopische Laserkoagulation oberflächlicher plazentarer Gefäßverbindungen in Erwägung zu ziehen (48, 108) (s. Kapitel 46).

Sind Anzeichen eines fetofetalen Transfusionssyndroms bereits früh, d.h. mit 18–22 SSW, zu erkennen, ist die Lasertherapie nach dem derzeitigen Kenntnisstand als prognostisch günstiger zu werten. Unabhängig davon, ob eine Lasertherapie oder serielle Amniondrainagen durchgeführt werden, sollten im Rahmen der weiteren Überwachung dopplersonographische Untersuchungen mit einbezogen werden.

Intrauteriner Fruchttod eines Zwillings

Häufigkeiten und Ursachen. Die Häufigkeit eines intrauterinen Fruchttodes bei Zwillingsschwangerschaften nach 20 SSW wird in einer Übersichtsarbeit von 1985 mit 0,5–6,8% angegeben (29).

Bei einer monochorialen Plazenta ist der intrauterine Fruchttod eines Zwillings dreimal häufiger als bei einer dichorialen Plazenta (5). Während bei monochorialen monoamnialen Zwillingen als vorwiegende Todesursache die Nabelschnurumschlingung gefunden wird (23, 54), ist dies bei den monochorialen diamnialen Zwillingen das fetofetale Transfusionssyndrom.

Fetus papyraceus. Das Absterben eines Zwillings innerhalb des II. oder III. Trimesters muss nicht zwangsläufig direkt zu einer Frühgeburt führen. Litschgi und Stucki (64), die ein vorzeitiges intrauterines Absterben eines Zwillings bei Fortdauer der Schwangerschaft in 6,8% ihrer Zwillingsschwangerschaften vorfanden, konnten bis zum Eintreten der Geburt ein Zeitintervall von 12 Stunden bis 20 Wochen beobachten. Verbleibt der tote Zwilling über längere Zeit in utero, geht er unter Resorption des Fruchtwassers in den Zustand der Mumifikation über. Durch den Druck des im anderen Amnionsack lebenden Feten wird er an die Gebärmutterwand gedrückt (61) (Abb. 37.**34**) und kommt schließlich als sog. Fetus papyraceus oder Fetus compressus mit der Nachgeburt zur Welt (79) (Abb. 37.**34**).

Komplikationen beim intrauterinen Fruchttod

Neurologischer Schaden. Bei monochorialen Plazenten besteht nach dem intrauterinen Fruchttod eines Zwillings die Gefahr, dass der noch lebende Zwilling soviel Blut in das Gefäßsystem des toten Zwillings abgibt, dass er hochgradig anämisch wird, sich Zerebralnekrosen bilden, die einen konsekutiven Hirnschaden nach sich ziehen, oder dass der Fetus verstirbt (10). Das Risikos eines neurologischen Schadens beim überlebenden Feten in der monochorialen Zwillingsschwangerschaft

Tabelle 37.**6** Sonographische Zeichen für ein fetofetales Transfusionssyndrom

> Nachweis einer monochorialen Plazenta mit unterschiedlicher Echogenität

> Nachweis identischer Geschlechter

> Wachstumsdifferenz zwischen den beiden Zwillingen
> • Differenz beim Abdomenumfang > 20 mm oder
> • Gewichtsdifferenz > 20% bezogen auf den größeren Zwilling

> Unterschiedliche Fruchtwassermenge
> • Donor: Oligohydramnion (Stuck Twin)
> • Akzeptor: Polyhydramnion

> Unterschiedliche Harnblasenfüllung
> • Donor: keine oder nur geringe Harnblasenfüllung erkennbar
> • Akzeptor: auffällig gute Harnblasenfüllung

> Unterschiedliche Dicke der Nabelschnüre
> • Donor: dünne Nabelschnur, evtl. velamentöser Nabelschnuransatz
> • Akzeptor: dicke Nabelschnur

> Hydrops eines Feten

> Auffällige Dopplerdifferenz (A. umbilicalis) zwischen den beiden Nabelschnüren
> • A/B-Ratio-Differenz > 0,4

> Farbdoppler: Entwicklung einer Trikuspidalinsuffizienz beim Akzeptor

> Evtl. direkter Nachweis von Gefäßanastomosen im Bereich der Chorionplatte mit dem Farbdoppler

Abb. 37.**33** Links: Farbdopplerdarstellung eines oberflächlichen Gefäßshunts zwischen den beiden Plazenten. Der gepulste Doppler gibt den pulsatilen Blutfluss wieder. Rechts: postmortale Darstellung der Gemini bei schwerem frühem fetofetalem Transfusionssyndrom.

Intrauteriner Fruchttod

Abb. 37.**34** Links: Fetus compressus nach intrauterinem Fruchttod (Pfeil). Daneben zum Vergleich der normal große Kopf des regelrecht entwickelten Zwillings. Rechts: Darstellung des Fetus compressus nach der Geburt.

Fehlbildungen bei Mehrlingen

Abb. 37.**35** Dichorial-diamniale Geminigravidität mit fehlgebildetem Geminus II (Anenzephalus), 17+6 SSW. Linke Bildhälfte: normal entwickelter fetaler Kopf von Geminus I. Rechte Bildhälfte: fehlende Schädelkalotte beim Anenzephalus (Geminus II).

Abb. 37.**36** Dichoriale diamniale Geminigravidität mit Entwicklung eines Hydrozephalus bei Geminus II, 28+6 SSW. Links: Geminus I, rechts: Geminus II.

Abb. 37.**37** Dichorial-diamniale Zwillingskonstellation mit Omphalozele bei Zwilling II (Pfeil), 19+2 SSW.

Abb. 37.**38** Pathogenese des parasitären Zwillings („TRAP-Sequenz") (mod. nach 81).

a Phase I: der arterielle Druck im Kreislauf des linken Zwillings überwiegt den Druck im Kreislauf des rechten Zwillings; es kommt zur Zirkulationsumkehr im rechten Zwilling und zur Minderversorgung der oberen Körperhälfte.

b Phase II: die Zirkulationsumkehr führt im rechten Zwilling zur Atrophie des Herzens und der kranial gelegenen Organe. Dadurch entsteht eine kardiale Mehrbelastung des linken Zwillings, der nun neben der eigenen Zirkulation auch die des entstandenen Parasiten gewährleisten muss.

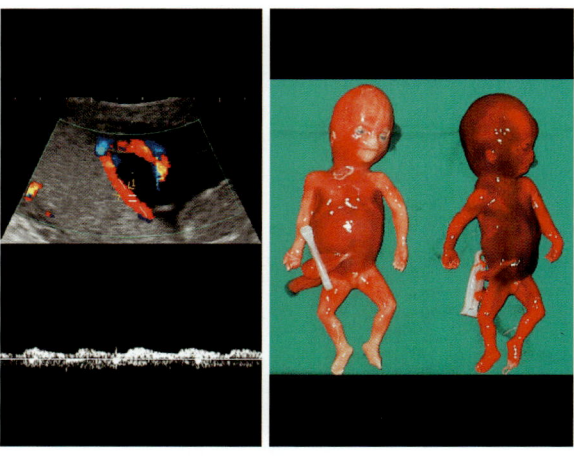
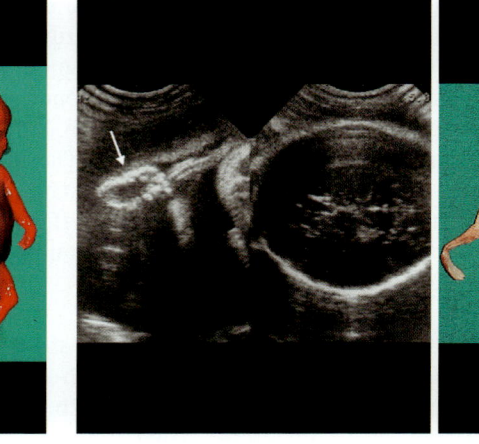

33　　　　　**34**

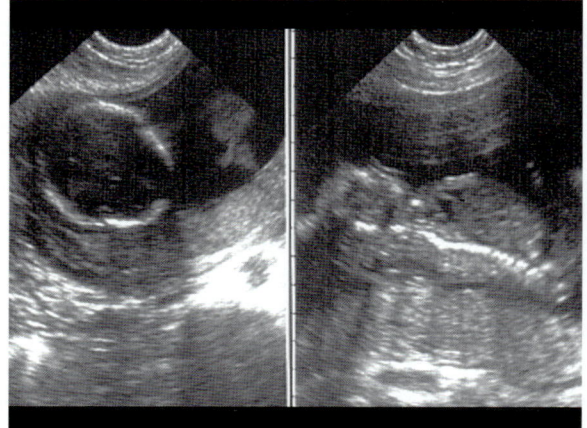
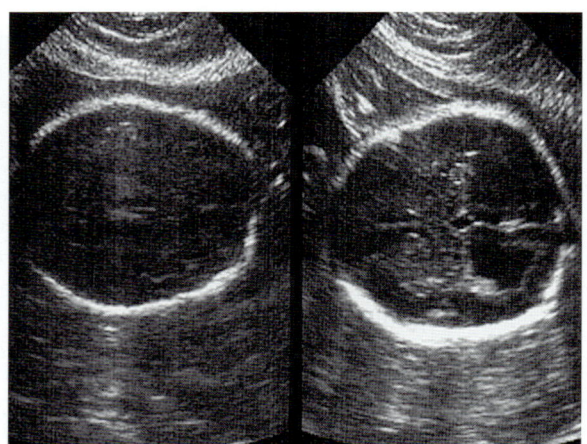

35　　　　　**36**

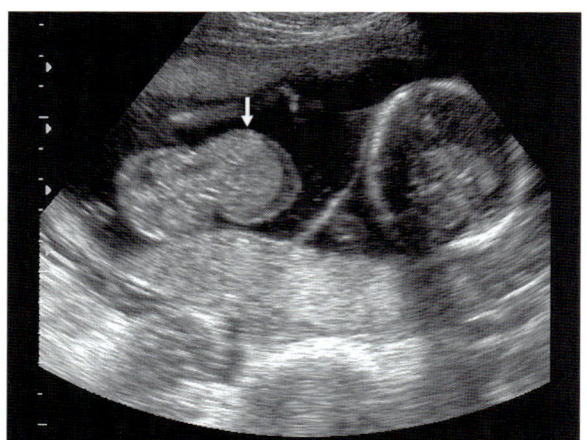

37

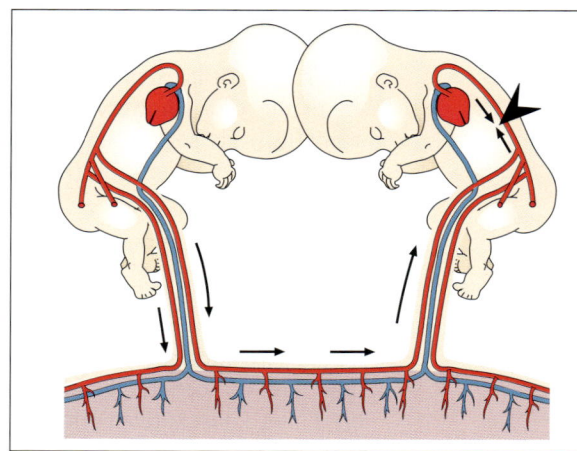
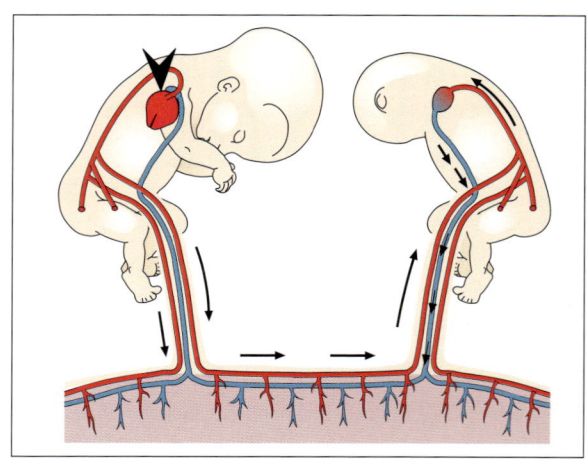

38 a　　　　　**38 b**

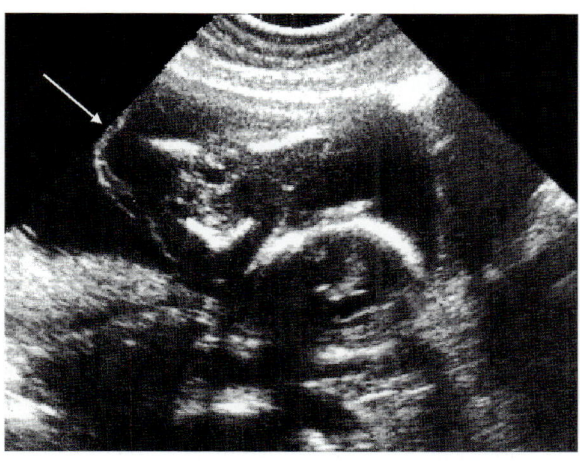

39

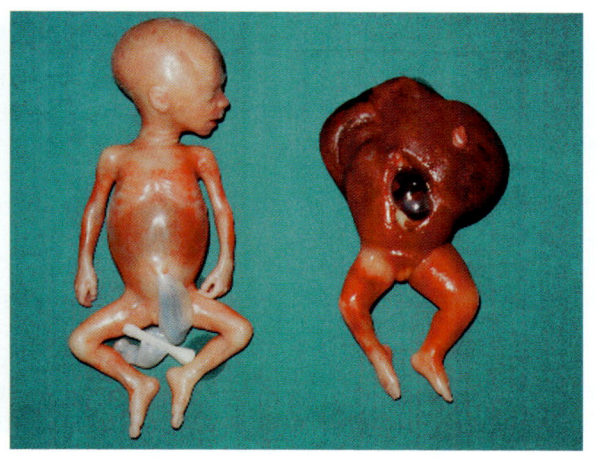

40

Abb. 37.**39** Acardius acephalus. Gemeinsame Darstellung des amorphen Zwillings (Pfeil) und des anatomisch regelrecht entwickelten Zwillings, 24 SSW.

Abb. 37.**40** Postpartales Korrelat zu Abb. 37.**39**.

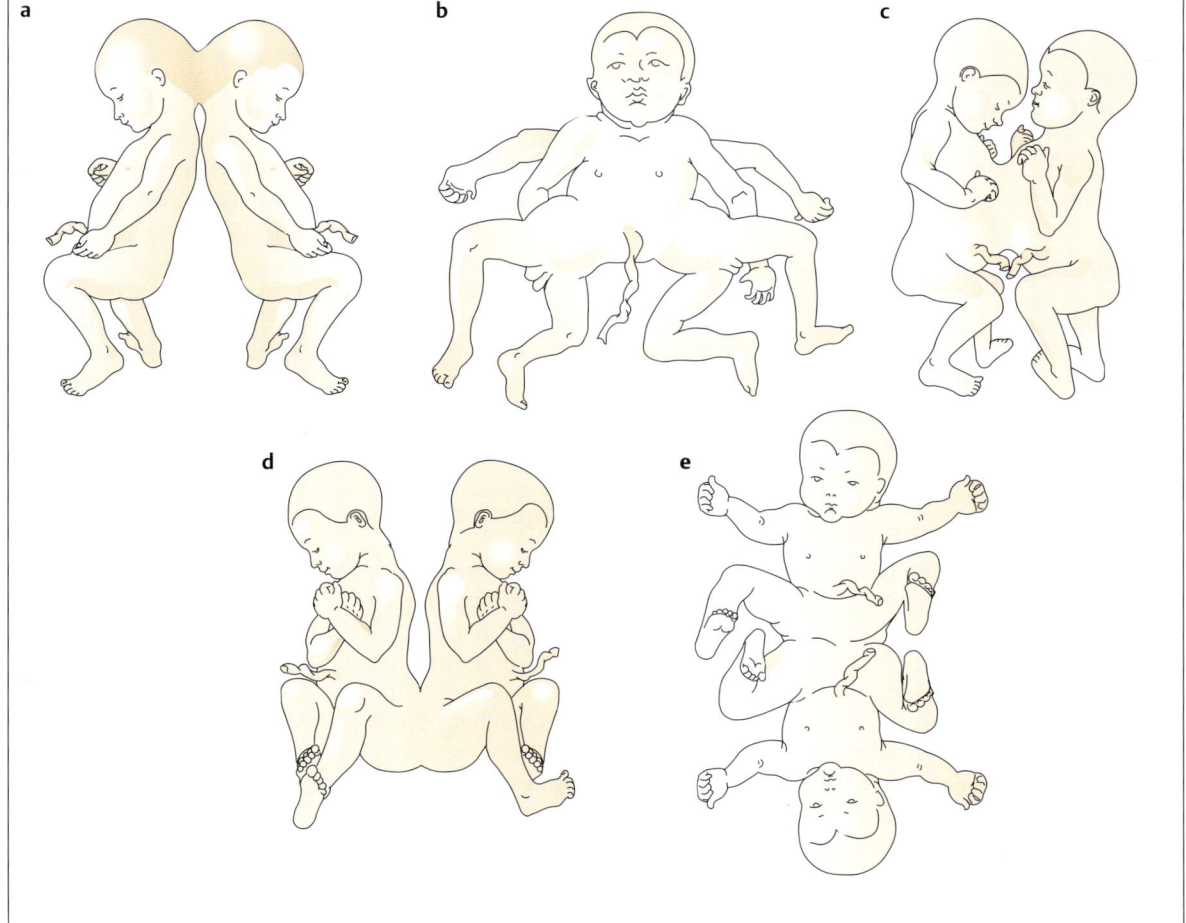

41

Abb. 37.**41** Darstellung verschiedener Pagi-Formen. a–d senkrechte Symmetrieebene. e waagrechte Symmetrieebene.
a Craniopagus occipitalis.
b Cephalothoracopagus monosymmetricos.
c Thoracopagus.
d Pyopagus
e Ischiopagus.

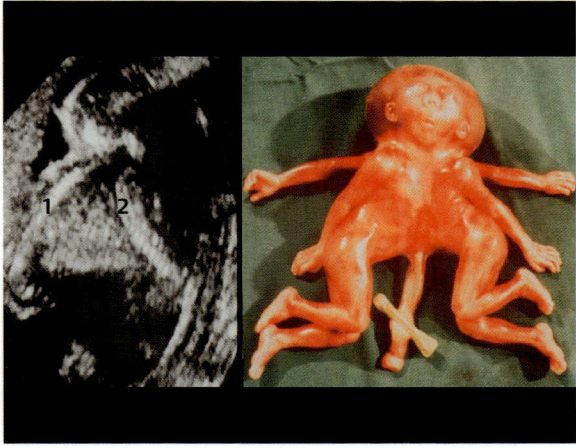

42

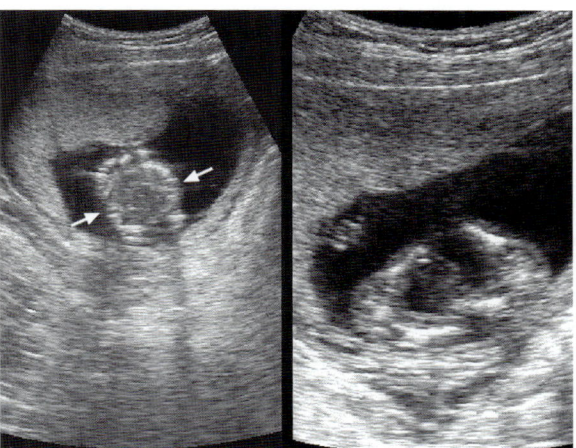

43

Abb. 37.**42** Darstellung eines Cephalothoracopagus mit einem Kopf und verschmolzenem Gesicht. Links: Ultraschallbild mit Kennzeichnung der beiden Wirbelsäulen. Rechts: postpartales Korrelat (Beobachtung: CA Dr. Hölzel, Krankenhaus Bad Soden).

Abb. 37.**43** Thorakopagus, 17 SSW. Linke Bildhälfte: Darstellung der beiden gegenüberliegenden Wirbelsäulen (Pfeile) bei einem gemeinsamen Thorax. Die rechte Bildhälfte gibt den Beckenbereich beider Feten wieder, der keine Verschmelzung aufweist.

ist nicht eindeutig geklärt. In einer Übersichtsarbeit von Beinder (4) wird es mit 18% aufgeführt.

Disseminierte intravasale Gerinnung. Für den noch lebenden Zwilling besteht nach Benirschke (5) zudem noch die Gefahr, dass über die Gefäßanastomosen thromboplastisches Material vom verstorbenen auf den noch lebenden Zwilling übergeht und eine disseminierte intravasale Gerinnung auslöst, die wiederum multiple Organschäden zur Folge hat. Für die zu beobachtenden ZNS-Schäden sind aber wohl eher Hypotonie und Anämie als Gerinnungsstörungen verantwortlich zu machen (78).

Frühgeburts- und Sektiorisiko. Findet der intrauterine Fruchttod eines Zwillings in der fortgeschrittenen Schwangerschaft, also im II. oder III. Trimenon statt, so besteht nach Prömpeler et al. (84) für den noch lebenden Feten ein deutlich erhöhtes Frühgeburts- und Kaiserschnittrisiko (50% bzw. 59%). 22% der überlebenden Zwillinge entwickelten eine Wachstumsretardierung; die perinatale Mortalität lag bei 13%.

Materne Gerinnungsstörung. Eine materne Gerinnungsstörung in Form einer Hypofibrinogenämie ist selten (106). Nach Pritchard und Ratnoff (83) ist sie nicht vor der 5. Woche nach einem intrauterinen Fruchttod zu erwarten. Fällt der mütterliche Fibrinogenspiegel unter 150 mg/dl ab, empfehlen diese Autoren die Geburtseinleitung.

Management beim intrauterinen Fruchttod

Überwachung. Tritt der Fruchttod eines Zwillings vor Erreichen der Lebensfähigkeit des zweiten Zwillings (< 24 SSW) ein, sollte der noch lebende Zwilling zunächst in kurzen Abständen (1 Woche) sonographisch kontrolliert werden. Handelt es sich um eine dichoriale Plazenta mit einem unauffälligen weiteren fetalen Wachstum, kann die weitere Schwangerschaftsüberwachung seitens des Feten wie bei einer Einlingsschwangerschaft gehandhabt werden. Bei monochorialer Plazenta ist der überlebende Fetus hingegen sorgfältig auf Auffälligkeiten, seien es eventuelle ZNS-Auffälligkeiten oder auffällige Dopplerbefunde, zu überprüfen.

Geburtszeitpunkt und -modus. Nach Erreichen der Lebensfähigkeit des überlebenden Zwillings hängt das weitere Management sowohl vom aktuellen Gestationsalter als auch vom Ausmaß einer nachweisbaren Gefährdung ab. Da die frühe Entbindung den überlebenden Zwilling bei monochorialer Plazenta nicht unbedingt vor gravierenden Schäden bewahrt (20), sollte eine ausgeprägte Frühgeburtlichkeit nur dann in Kauf genommen werden, wenn eindeutig eine fetale Gefährdung (CTG, Doppler) nachzuweisen ist. Zum Ausschluss einer Enzephalomalazie sollte jeder überlebende Zwilling nach der Geburt einer sorgfältigen neonatologischen Untersuchung unterzogen werden.

Gerinnungskontrollen. Seitens der Mutter sind Gerinnungskontrollen in 1- bis 2-wöchigem Abstand empfehlenswert. Bei auffälligen Gerinnungswerten, aber noch ausgeprägter Frühgeburtlichkeit, kann versucht werden, die Schwangerschaft unter Gabe von Heparin und stationärer Überwachung zu prolongieren.

◼ *Fehlbildungsdiagnostik*

Die Häufigkeit angeborener Fehlbildungen ist bei Zwillingen mit 6–10% (65) insgesamt höher als bei Einlingen. In Abhängigkeit von der Chorionizität findet man dabei Fehlbildungen, wie sie auch bei Einlingen gefunden werden, oder aber Fehlbildungen, die speziell nur bei monochorialen Zwillingen vorkommen.

Fehlbildungen bei zweieiigen Zwillingen

Grundsätzlich können bei zweieiigen Zwillingen alle Fehlbildungen, die auch bei Einlingen vorkommen, auftreten. Neben strukturellen Fehlbildungen, wie Neuralrohrdefekten (Anenzephalus, Spina bifida) (37), Herzfehlern, Hydrozephalus, Omphalozele oder urogenitalen Fehlbildungen (Abb. 37.**35**–37.**37**), werden auch Chromosomenfehlbildungen gefunden.

Chromosomenstörung. Nach Rodis et al. (88) ist das Risiko, ein Kind mit einem Down-Syndrom zu gebären, bei Zwillingsschwangerschaften erhöht. Ihre Kalkulationen ergaben, dass das gleiche Risiko, das eine 35-jährige Patientin bei einer Einlingsgravidität hat, bei einer Zwillingsschwangerschaft bereits mit einem Alter von 33 Jahren erreicht wird. Eine einseitige Wachstumsretardierung eines Zwillings ist in jedem Fall suspekt auf eine Chromosomenstörung und sollte eine sorgfältige sonographische Abklärung wie auch eine Chromosomenanalyse zur Folge haben.

Management beim Nachweis einer Fehlbildung. Die Situation, dass ein Zwilling eine Fehlbildung aufweist, der andere jedoch gesund erscheint, ist sowohl für die Eltern als auch für den Diagnostiker eine schwierige Situation. Bei Nachweis einer strukturellen Fehlbildung ist es ratsam, eine Chromosomenanalyse bei beiden Kindern vorzunehmen, bevor eine weitere Entscheidung getroffen wird. Ist eine Chromosomenstörung ausgeschlossen und handelt es sich bei dem strukturellen Defekt um eine operativ korrigierbare Veränderung, kann die Schwangerschaft problemlos fortgeführt werden, wobei jedoch eine weitere sorgfältige Überwachung notwendig ist. Bei nicht lebensfähiger Fehlbildung eines Zwillings muss das Risiko, das bei der Fortführung der Schwangerschaft besteht, gegenüber dem Risiko eines Fetozids (27) abgewogen werden.

Fehlbildungen bei eineiigen Zwillingen

Nach der Einteilung von Schwalbe (93) können die für eineiige Zwillinge charakteristischen Doppelbildungen (Duplicitates) in 2 Hauptgruppen unterteilt werden:
1. freie Doppelbildungen: asymmetrische Zwillinge (= Acardii) und
2. zusammenhängende Doppelbildungen mit der Unterteilung in:
   a) gleichmäßig ausgebildete Individualteile (Duplicitas symmetros) und
   b) ungleichmäßig ausgebildete Individualteile (Duplicitas asymmetros).

1. Freie Doppelbildungen

Acardius (Chorioangiopagus parasiticus, „TRAP"-Sequenz). Unter den Acardii versteht man eine Reihe von Fehlbildungen, deren gemeinsames Merkmal darin liegt, dass sie einen mit dem zweiten Zwilling gemeinsamen Blutkreislauf besitzen, dessen motorisches Zentrum das Herz des zweiten Zwillings bildet. Dabei ist der Terminus Acardius (= herzloser Fetus) im anatomischen Sinne nicht korrekt gewählt, insofern, als eine ganze Anzahl dieser Acardii ein Herz in einem mehr oder weniger ausgebildeten Zustand wohl erkennen lassen. Niemals aber vermag dieses Herz voll zu funktionieren (93).

Formen. Nach Schwalbe (93) können insgesamt 4 unterschiedliche Formen unterschieden werden (Tab. 37.**7**).

Pathogenese. Unter den verschieden Theorien der Genese dieser Fehlbildungen wurde von mehreren Autoren bereits Ende des 19. Jahrhunderts angenommen, dass die Fehlbildung von normalen Zwillingsembryonen ausgeht, bei denen es infolge einer sekundär auftretenden Verschiebung der Blutzirkulation über Gefäßanastomosen zu einer Um-

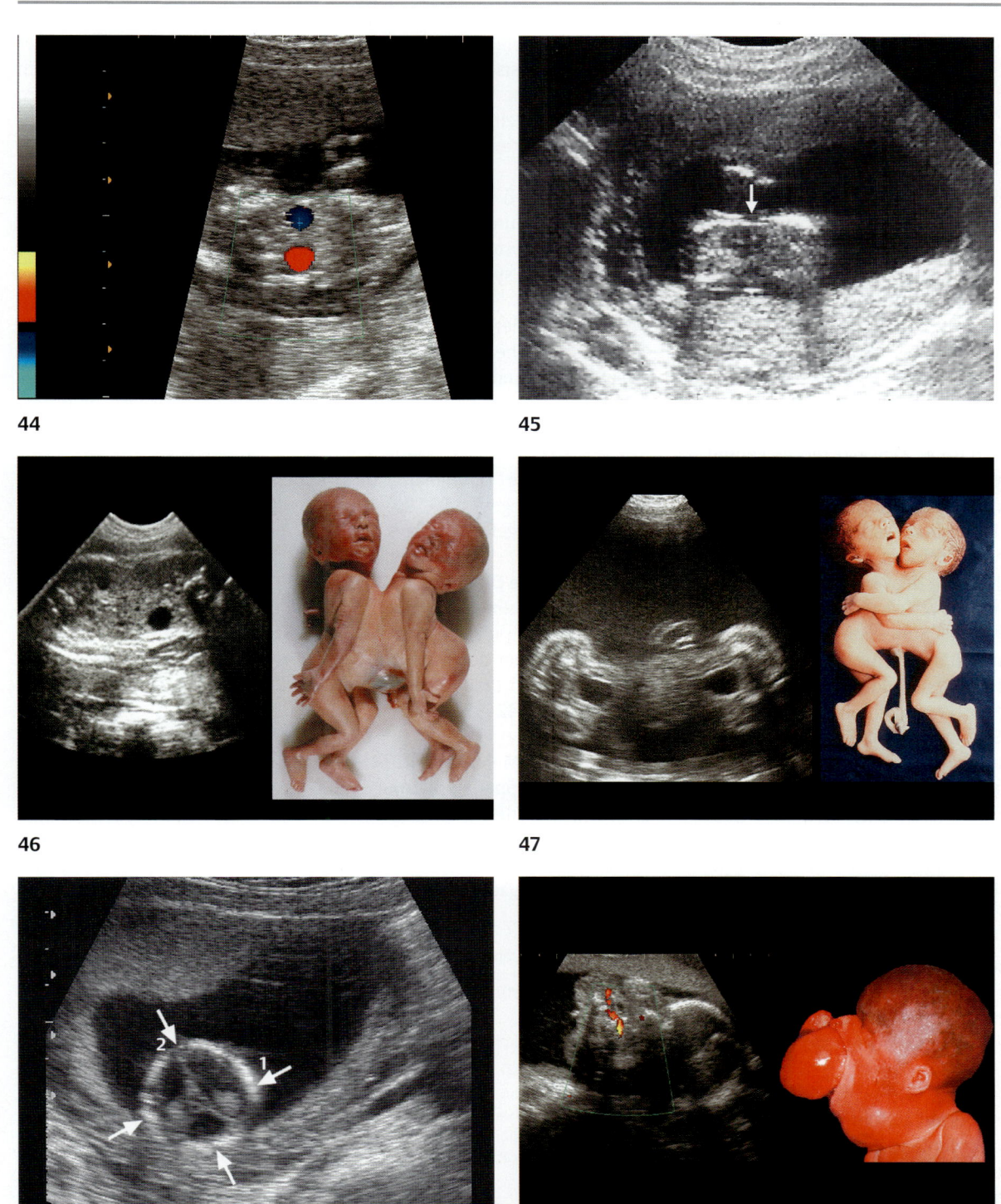

44

45

46

47

48

49

Abb. 37.**44** Thorakopagus mit zwei getrennt schlagenden Herzen (Farbdopplerdarstellung), 16 SSW.

Abb. 37.**45** Thorakopagus mit einem gemeinsamen Herz (Pfeil), 14 SSW.

Abb. 37.**46** Thorakopagus, 27 SSW. Links: sonographischer Querschnitt in Höhe des thorakoabdominalen Überganges. Rechts: postpartales Korrelat.

Abb. 37.**47** Thorakopagus, 28 SSW. Links: sonographische Darstellung des verschmolzenen Thorax und des oberen Abdomens mit Abgang einer gemeinsamen Nabelschnur. Seitlich erkennt man die jeweils gefüllte Harnblase. Rechts: Darstellung nach Sectio caesarea.

Abb. 37.**48** Gemeinsame Kopfanlage (Syncephalus) bei Cephalothoracopagus monosymmetricos, 15 SSW. 1 = BPD, 2 = FOD

Abb. 37.**49** Epignathus, 22+3 SSW. Links: im Farbdoppler Darstellung eines Gefäßes, das die aus dem Mund herausragenden Tumormassen versorgt, Längsschnitt, 22+3 SSW. Rechts: pathologisch-anatomisches Korrelat.

Tabelle 37.7 Freie Doppelbildungen: Acardius-Formen (Einteilung nach 93)

Hemiacardius anceps	Körperformen und Teile noch kenntlich
Holoacardius amorphus	Körperformen und Organe sind gänzlich unkenntlich
Holoacardius acephalus	Fehlen der kranialen Hälfte (oder eines noch größeren Teiles)
Holoacardius acormus	Fehlen der kaudalen Hälfte (oder eines noch größeren Teiles)

kehr des Kreislaufes mit konsekutiver Bildung der Acardii kommt (93). Dabei war die „Umkehr des Kreislaufes" im Acardius bereits seit den Arbeiten von Hempel (50) aus dem Jahr 1850 bzw. Claudius (22) aus dem Jahr 1859 bekannt. Claudius stellte die Theorie auf, dass die Umkehr des Blutkreislaufes das Wesentlichste für das Verständnis der Entstehung der Arcardii ist.

TRAP-Sequenz. Heute nimmt man an, dass es sich bei dieser Fehlbildung um die schwerste Form einer früh aufgetretenen fetofetalen Transfusion handelt, bei der es im Embryonalstadium über ausgeprägte Gefäßverbindungen infolge eines Druckanstiegs in einem Kreislauf zu einer Zirkulationsumkehr im anderen Kreislauf kommt (Abb. 37.38) (81). Es entwickelt sich ein Kreislauf, bei dem der normale Zwilling den rudimentär angelegten Zwilling über eine arterioarterielle und eine venovenöse Anastomose mit Blut versorgt. Das Blut gelangt in Form eines pulsatilen Blutflusses vom normalen Zwilling in die Nabelarterie des Acardius (in der Regel findet sich nur eine), von dort aus in die iliakalen Arterien und die deszendierende Aorta und fließt dann über die Nabelvene wieder zurück (= TRAP-Sequenz: Twin Reversed Arterial Perfusion) (104). Aufgrund der besseren Blutversorgung der unteren, aber schlechteren Versorgung der oberen Körperhälfte kommt es zur sekundären Atrophie des Herzens und der kranial gelegenen Organe. Oberkörper und Kopf weisen schwere Fehlentwicklungen auf, wobei das Ausmaß der Fehlentwicklung stark variiert und zu bizarren Fehlbildungsformen des parasitären Zwillings bis hin zu einem formlosen Gewebeklumpen führt (93).

Kardiale Dekompensation. Der gesunde pumpende Zwilling zeigt wegen der enormen Kreislaufbelastung bereits frühzeitig eine kardiale Dekompensation mit anschließendem Fruchttod (Letalität ca. 50%) (74, 104). Dabei scheint das Risiko der Dekompensation mit der Größe des Parasiten zu korrelieren (74).

Sonographische Diagnose. Die Diagnose beruht auf dem Nachweis eines auffällig geformten zweiten Zwillings mit fehlender oder rudimentärer Herzanlage (Abb. 37.39 und 37.40), dem Nachweis der reversen arteriellen Perfusion (zum Parasiten hin gerichtet) sowie dem Nachweis der kardialen Belastung des pumpenden Zwillings (Kardiomegalie, sekundäre AV-Klappen-Insuffizienz, Hydramnion). Bei kardialer Dekompensation des pumpenden Zwillings entwickelt sich ein Hydrops.

Therapie. Die Therapie dieses Krankheitsbildes kann, je nach Ausmaß, in einer konservativen Therapie mit Digitalisierung der Mutter und engmaschiger sonographischer Überwachung des pumpenden Zwillings oder in einer invasiven Therapie mit Verschluss der Nabelschnur des Acardius bestehen. Dabei kann der Verschluss durch unterschiedliche Techniken, wie z. B. Histoacrylkleber (81), durch endoskopische Ligatur (71) oder durch endoskopische Laserkoagulation (47, 107) vorgenommen werden.

2. Zusammenhängende Doppelbildungen

a. Symmetrische Fehlbildungen (= allgemein *„Siamesische Zwillinge"* genannt). Bei den symmetrischen Doppelfehlbildungen (Pagi) handelt es sich um komplette gleichgeschlechtliche Zwillinge, die an bestimmten Körperstellen verwachsen sind. Allgemein werden die symmetri-

schen Doppelfehlbildungen als „Siamesische Zwillinge" bezeichnet. Der Begriff „Siamesische Zwillinge" geht auf die 1811 in Siam geborenen Zwillinge Chang und Eng Bunker zurück. Sie kamen als Xiphopagen spontan zur Welt, lebten bis 1874, waren mit zwei Schwestern verheiratet und zeugten jeweils 9 Kinder (93).

Formen. Bei den symmetrischen Doppelfehlbildungen lassen sich nach Schwalbe (93) unterscheiden:
- komplette symmetrische Doppelfehlbildungen und
- inkomplette symmetrische Doppelfehlbildungen.

Bei den kompletten symmetrischen Doppelfehlbildungen sind beide Zwillinge gleichermaßen angelegt und an bestimmten Regionen miteinander verbunden. Bei den inkompletten symmetrischen Doppelfehlbildungen ist der kraniale oder kaudale Teil des Körpers in unterschiedlichem Ausmaß doppelt angelegt (Tab. 37.8 und Abb. 37.41).

Häufigkeit. Die Häufigkeit von Doppelfehlbildungen wird mit ca. 1 : 50000 angegeben (9, 99, 100). Am häufigsten werden dabei die Thorakopagen gefunden (93).

Sonographische Diagnose (1, 21, 30). Die Ultraschalldiagnose einer solchen Doppelfehlbildung gelingt anhand der mangelnden sonoanatomischen Trennung und des synchronen Bewegungsverhaltens der beiden Feten sowie über den Nachweis von möglicherweise nur einfach angelegten Organen (z. B. eine gemeinsame Leber oder ein gemeinsames Herz) (Abb. 37.42–37.48).

Prognose und Management. Bei frühzeitigem sonographischem Nachweis einer Doppelfehlbildung hängt das weitere Prozedere von der Prognose und diese wiederum von der Art der Verbindung zwischen den beiden Zwillingen ab. So kann das Ausmaß der Verwachsung sehr unterschiedlich sein und von einer einfachen Hautbrücke bis hin zu gemeinsamen Organbrücken wie der Leber oder dem Herzen reichen (99, 100).

Tabelle 37.8 Komplette symmetrische Doppelfehlbildungen (Einteilung nach 93)

I. Senkrechte Symmetrieebene (doppelt symmetrische und einfach symmetrische Formen)	
A. Ventraler Zusammenhang	
➤ Supraumbilikal	
• Vollständiger supraumbilikaler Zusammenhang	Cephalothoracopagus (Janus)
• Zusammenhang nimmt nicht die ganzen supraumbilikalen Teile in Anspruch	Prosopothoracopagus Thoracopagus Sternopagus Xiphopagus (bzw. Craniopagus frontalis)
➤ Infraumbilikal	Ileoxiphopagus
➤ Supra- und infraumbilikal	Ileothoracopagus Cephalothoracoileopagus
B. Dorsaler Zusammenhang	Pyopagus Craniopagus occipitalis
II. Waagrechte Symmetrieebene (doppelt symmetrische und einfach symmetrische Formen)	
A. Kranialer Zusammenhang	Craniopagus (parietalis), von diesem werden Craniopagus occipitalis und frontalis abgeleitet
B. Kaudaler Zusammenhang	Ischiopagus
III. Medianebenen der Individualteile (parallel zur Symmetrieebene bzw. teilweise mit ihr zusammenfallend, teilweise von ihr divergierend: Duplicitas parallela)	
➤ Divergenz der Medianebenen der Individualteile kranialwärts	Duplicitas anterior
➤ Entsprechende Divergenz kaudalwärts	Duplicitas posterior
➤ Divergenz im mittleren Teil	Duplicitas media
➤ Kombinationsformen	

Frühzeitige pränatale Diagnose. Dieser kommt in solchen Fällen eine ganz entscheidende Bedeutung bei der Festlegung des interdisziplinären, prä- und postnatalen Managements zu. Handelt es sich lediglich um eine reine Hautbrücke, besteht eine günstige Prognose; liegen dagegen eine oder mehrere gemeinsame Organanlagen vor, ist die Prognose als schlecht einzustufen. Prinzipiell operabel sind z. B. Xiphopagen, während bei Zephalothorakopagen mit einer Herzanlage und nur einer Leber keine Trennmöglichkeit besteht. Edmonds und Layde (27) berichteten über eine Überlebensrate von 4,3% bei insgesamt 81 Conjoined Twins.

Entscheidung über Abruptio. Die Frage, ob nach der sonographischen Diagnose eine Fortführung der Schwangerschaft zu erwägen ist, hängt vom Ausmaß der Störung ab. Besteht die Chance einer späteren operativen Trennung, sollten die Eltern auf jeden Fall darauf hingewiesen werden, dass eine konkrete Beurteilung des Krankheitsbildes mit exakter Risikoevaluation erst nach der Geburt möglich ist. Besteht hingegen keine Chance bezüglich einer späteren operativen Trennung der Zwillinge, ist eine Interruptio angezeigt.

Wird eine Doppelfehlbildung erst im III. Trimenon entdeckt, lassen sich zumindest durch eine gezielte abdominale Schnittentbindung mütterliche Komplikationen, wie Dystokie oder Uterusruptur, vermeiden.

b. Asymmetrische Doppelfehlbildungen (Autosit und Parasit). Im Vergleich zu den symmetrischen Doppelfehlbildungen handelt es sich bei den parasitären asymmetrischen Doppelfehlbildungen um eine Gruppe, die dadurch charakterisiert ist, dass ein Individualteil eine bedeutend geringere Ausbildung aufweist (= Parasit) als der andere, komplett ausgebildete (= Autosit). Die Reduktion eines Individualteils kann so weit gehen, dass bestimmte Körperteile an ihm überhaupt nicht mehr zu unterscheiden sind. Andererseits kann die Ausbildung eine verhältnismäßig vollkommene sein. Zwischen diesen beiden Extremen gibt es alle Übergänge (93). Der Parasit kann sich dabei in bestimmten Körperregionen des Autositen befinden, wie z. B. als Rachenpolyp (Abb. 37.**49**) oder Sakralparasit.

Formen. Tab. 37.**9** gibt wiederum die von Schwalbe (93) gewählte Einteilung wieder.

Prognose und Management. Die Prognose hängt bei diesen Doppelfehlbildungen von der Lage und Ausdehnung des Parasiten ab.

Bei ausgedehntem Befund und frühzeitigem Nachweis sollte mit den Eltern die Möglichkeit einer Schwangerschaftsbeendigung diskutiert werden.

Zusammenfassung des Managements bei Mehrlingsgraviditäten

Für die tägliche Praxis empfiehlt es sich, in Abhängigkeit vom Gestationsalter auf unterschiedliche Punkte bei der sonographischen Untersuchung zu achten (Tab. 37.**10**).

I. Trimenon. Zunächst gilt es, im I. Trimenon die Mehrlingsgravidität sonographisch nachzuweisen, das Wachstum der Embryonen mittels Vermessung der Scheitel-Steiß-Länge zu vergleichen und das Gestationsalter zu bestätigen. Zwischen 10 und 14 SSW sollte die Chorionizität bestimmt werden, um damit eine Risikoabwägung zu ermöglichen.

Dichoriale diamniale Geminigravidität. Handelt es sich um eine dichoriale diamniale Geminigravidität, kann bei ähnlichem fetalem Wachstum die weitere Überwachung bis ca. 20 SSW nahezu wie bei einer Einlingsgravidität gehandhabt werden. Danach sollten sonographische Verlaufskontrollen im Abstand von 3 Wochen erfolgen. Wird bereits im I. Trimenon oder zu Beginn des zweiten Trimesters eine Wachstumsdiskrepanz nachgewiesen, ist zum Ausschluss einer Chromosomenstörung des kleineren Zwillings eine Amniozentese oder Chorionzottenbiopsie zu empfehlen. Bei späterer Wachstumsdiskrepanz sind engmaschigere Biometriekontrollen angezeigt. Zudem sollten Doppleruntersuchungen in die weitere Überwachung mit einbezogen werden. Bei zunehmender Wachstumsdifferenz zwischen den beiden Zwillingen ist in Abhängigkeit vom Gestationsalter und dem Ausmaß des Unterschiedes eine vorzeitige Entbindung im III. Trimenon in Erwägung zu ziehen.

Monochoriale diamniale Geminigravidität. Bei sonographisch nachgewiesener monochorialer diamnialer Plazentakonstellation sollte neben einer sorgfältigen Biometrie (Kopf, Rumpf, Extremitätenknochen) ein besonderes Augenmerk auf die Fruchtwasserverhältnisse und die fetale Harnblasenfüllung bei den beiden gleichgeschlechtlichen Feten gelegt werden, um frühzeitig ein fetofetales Transfusionssyndrom zu erkennen. Bei dieser Zwillingskonstellation sind ab 20 SSW Biometriekontrollen im Abstand von 2 Wochen zu empfehlen, wobei Dopplerflussmessungen der großen Gefäße wie auch eine Echokardiographie bei der Risikoabwägung hilfreich sind.

Tabelle 37.**9** Asymmetrische Doppelfehlbildungen (Einteilung nach 93)

I. Asymmetrische Doppelbildung mit Befestigung des Parasiten am Kopf des Autositen	➤ Epignathus ➤ Craniopagus parasiticus ➤ Janus parasiticus ➤ Dicephalus parasiticus
II. Asymmetrische Doppelbildung mit Befestigung des Parasiten an der Vorderseite des Rumpfes (bzw. Halses)	➤ Thoracopagus parasiticus ➤ Epigastrius ➤ Dipygus parasiticus
III. Asymmetrische Doppelbildung mit Befestigung des Parasiten an der Rückenseite des Autositen	➤ Notomelus
IV. Asymmetrische Doppelbildung mit Befestigung des Parasiten am kaudalen Ende des Autositen	➤ Pyopagus parasiticus ➤ Sakralparasiten

Tabelle 37.**10** Wichtige Parameter bei der Mehrlingsdiagnostik

I. Trimenon	➤ Nachweis aller Mehrlinge ➤ Bestimmung des Gestationsalters ➤ Größenvergleich der Mehrlinge (SSL) ➤ frühe Fehlbildungsdiagnostik ➤ Erkennung eines Vanishing Twin ➤ Bestimmung von Chorionizität und Amnionizität
II. Trimenon	➤ Biometrie ➤ Fehlbildungsdiagnostik ➤ ggf. invasive Diagnostik ➤ Überprüfung der Fruchtwasserverhältnisse ➤ Nachweis eines fetofetalen Transfusionssyndroms ➤ Doppleruntersuchungen (ab ca. 20 SSW) bei monochorialen Gemini oder bei Wachstumsdiskrepanz bei dichorialen Gemini
III. Trimenon	➤ Biometrie ➤ Überprüfung der Fruchtwasserverhältnisse ➤ Lage der Feten ➤ Plazentalage
Sub partu	➤ Lage der Feten ➤ Lagekontrolle des zweiten Zwillings nach Geburt des ersten Zwillings

Höhergradige Mehrlinge. Für höhergradige Mehrlinge gelten im Wesentlichen ähnliche Empfehlungen wie für monochoriale Zwillinge, wobei bei höhergradigen Mehrlingen Mono- und Dizygotie gemeinsam vorkommen können. Deshalb sollte ab 20 SSW eine engmaschige sonographische/dopplersonographische Überwachung erfolgen.

Entbindung. Sub partu sollte bei jeder Zwillingsentbindung ein Ultraschallgerät in Reichweite stehen, um nicht nur die Lage der Feten vor der Geburt zu kontrollieren, sondern ggf. auch nach der Geburt des ersten Zwillings die Lage des zweiten Zwillings rasch verifizieren zu können.

Literatur

1. Apuzzio, J.J., Ganesh, V., Landau, I., Pelosi, M.: Prenatal diagnosis of conjoined twins. Amer. J. Obstet. Gynecol. 148 (1984) 343–344
2. Bajora, R., Wigglesworth, J., Fisk, N.M.: Angioarchitecture of monochorionic placentas in relation to the twin-twin transfusion syndrome. Amer. J. Obstet. Gyneocl. 172 (1995) 856–863
3. Bazso, J., Dolhany, B., Pohanka, Ö.: Gewichtszunahme bei Zwillingskindern in den 28. bis 42. Schwangerschaftswochen. Zbl. Gynäk. 92 (1970) 628–633
4. Beinder, E.: Besondere fetale Risikosituationen bei Mehrlingen im 2. und 3. Trimenon. Gynäkologe 31 (1998) 245–253
5. Benirschke, K.: Twin placenta in perinatal mortality. N. Y. State J. Med. 61 (1961) 1499–1508
6. Benirschke, K., Driscoll, S.G.: The pathology of the human placenta. Berlin: Springer 1967
7. Benirschke, K., Kaufmann, P.: Multiple pregnancies. In: Pathology of the human placenta. 2nd ed. Berlin: Springer 1990; S. 636–753
8. Benirschke, K: Die plazenta in twin gestation. Clin. Obstet. Gynecol. 33 (1990) 18–31
9. Benirschke, K.: Sonographic diagnosis of conjoined twinning. Ultrasound Obstet. Gynecol. 11 (1998) 241
10. Benirschke, K.: Klassifikation und Plazentationsverhältnisse bei der Mehrlingsgravidität. Gynäkologe 31 (1998) 198–202
11. Bessis, R., Papiernik, E.: Echographic imagery of amniotic membranes in twin pregnancies. In: Gedda, L., Parisi, P. (eds.): Twin Research 3: Twin Biology and Multiple Pregnancy. New York: Alan R. Liss 1981; S. 183–187
12. Bielfeld, P., Krüssel, J.: Einfluß der assistierten Reproduktion auf die Inzidenz von Mehrlingsschwangerschaften. Gynäkologe 31 (1998) 203–208
13. Blickstein, I., Freidman, A., Caspi, B., Lancet, M.: Ultrasonic prediction of growth discordancy by intertwin difference in abdominal circumference. Int. J. Gynecol. Obstet. 29 (1989) 121–124
14. Blickstein, I.: The twin-twin transfusion syndrome. Obstet. Gynecol. 76 (1990) 714–722
15. Bollmann, R., Jahnke, F.: Erfahrungen mit der nicht-selektiven Embryoreduktion und dem selektiven Fetozid. Gynäkologe 31 (1998) 254–260
16. Bolte, A., Breuker, K.H.: Diagnose der Zwillingsschwangerschaft und Geburtsverlauf. Arch. Gynäk. 228 (1979) 172–174
17. Brennan, J.N., Diwan, R.V., Rosen, M.G., Bellon, E.M.: Fetofetal transfusion syndrome: prenatal ultrasonographic diagnosis. Radiology 143 (1982) 535–536
18. Cameron, A.H.: The Birmingham twin survey. Proc. Roy. Soc. Med. 61 (1968) 229–234
19. Campbell, S., Grundy, M., Singer, J.D.: Early antenatal diagnosis of spina bifida in a twin fetus by ultrasonic examination and alpha-fetoprotein estimation. Brit. med. J. (1976) II 676
20. Carlson, N.J., Towers, C.V.: Multiple gestation complicated by the death of one fetus. Obstet. Gynecol. 73 (1989) 685–689
21. Chen, H.Y., Hsieh, F.J., Huang, L.H.: Prenatal diagnosis of conjoined twins by real time sonography: a case report. J. clin. Ultrasound 11 (1983) 94–96
22. Claudius: Die Entwicklung der herzlosen Mißgeburten (1859). Zitiert nach: Schwalbe, E.: Die Morphologie der Mißbildungen des Menschen und der Tiere. II. Teil: Die Doppelbildungen. Jena: Fischer 1907
23. Colburn, D.W., Pasquale, S.A.: Monoamniotic twin pregnancy. J. reprod. Med. 27 (1982) 165–168
24. D'Alton, M.E., Dudley, D.K.: The ultrasonographic prediciton of chorionicity in twin gestation. Amer. J. Obstet. Gynecol. 160 (1989) 557–561
25. Danskin, F.H., Neilson, J.P.: Twin-to-twin transfusion syndrome: What are appropriate diagnostic criteria? Amer. J. Obstet. Gynecol. 161 (1989) 365–369
26. Denbow, M.L., Cox, P., Taylor, M., Hammal, D.M., Fisk, N.M.: Placental angioarchitecture in monochorionic twin pregnancies: relationship to fetal growth, fetofetal transfusion syndrome and pregnancy outcome. Amer. J. Obstet. Gynecol. 182 (2000) 417–426
27. Edmonds, L.D., Layde, P.M.: Conjoined twins in the United States 1970–1977. Teratology 25 (1982) 301–308
28. Elliott, J.R., Urig, M.A., Clewell, W.H.: Aggressive therapeutic amniocentesis for treatment of twin-twin transfusion syndrome. Obstet. Gynecol. 77 (1991) 537–540
29. Enbom, J.A.: Twin pregnancy with intrauterine death of one twin. Amer. J. Obstet. Gynecol. 152 (1985) 424–429
30. Fagan, C.J.: Antepartum diagnosis of conjoined twins by ultrasonography. Amer. J. Roentgenol. 129 (1977) 921–922
31. Felderbaum, R., Dahnke, W.: D.I.R. – Deutsches IVF-Register: Ergebnisse der Datenerhebung für das Jahr 1996. Fertilität 13 (1997) 99
32. Finberg, H.J., Birnholz, J.C.: Ultrasound observations with first trimester bleeding: the blighted twin. Radiology 132 (1979) 137–142
33. Finberg, H.J.: The „twin peak sign": reliable evidence of dichorionic twinning. J. Ultrasound Med. 11 (1992) 571–577
34. Fisk, N.M., Borrell, A., Hubinont, C., Tannirandorn, Y., Nicolini, U., Rodeck, C.H.: Fetofetal transfusion syndrome: do the neonatal criteria apply in utero? Arch. Dis. Childh. 65 (1990) 657–661
35. Fountain, S.A., Morrison, J.J., Smith, S.K., Winston, R.M.: Ultrasonographic growth measurements in triplet pregnancies. J. Perinat. Med. 23 (1995) 257–263
36. Fries, M.H., Goldstein, R.B., Kilpatrick, S.J., Golbus, M.S., Callen, P.W., Filly, R.A.: The role of velamentous cord insertion in the etiology of twin-twin transfusion syndrome. Obstet. Gynecol. 81 (1993) 569–574
37. Garrett, W.J., Fisher, C.C., Kossoff, G.: Anencephaly in one of twins diagnosed by ultrasonic echography. Med. J. Aust. 11 (1975) 587–589
38. Gembruch, U., Bald, R., Fahnenstich, H., Hansmann, M.: Chronic twin-twin transfusion syndrome: a Doppler-sonographic and Doppler-echocardiographic longitudinal study. J. Matern. Fetal Invest. 3 (1993) 201
39. Gindoff, P.R., Yen, M.N., Jewelewicz, R.: The vanishing sac syndrome. Ultrasound evidence of pregnancy failure in multiple gestations, induced and spontaneous. J. Reprod. Med. 31 (1986) 322–325
40. Goeschen, K.: Sonographische Befunde bei Mehrlingen und ihre Konsequenzen. Geburtsh. u. Frauenheilk. 40 (1980) 836–838
41. Gonsoulin, W., Moise, K.J.Jr., Kirshon, B., Cotton, D.B., Wheeler, J.M., Carpenter, R.J.: Outcome of twin-twin transfusion diagnosed before 28 weeks of gestation. Obstet. Gynecol. 75 (1990) 214–216
42. Göttlicher, S., Madjaric, J., Krone, H.A.: Der biparietale Durchmesser des fetalen Kopfes bei Zwillingen und Einlingen im Verlauf der Schwangerschaft. Eine vergleichende Studie. Geburtsh. u. Frauenheilk. 37 (1977) 762–767
43. Grennert, I., Persson, P.H., Gennser, G.: Benefits of ultrasonic screening of a pregnant population. Acta obstet. gynec. scand. 78, Suppl. (1978) 5–14
44. Harrison, S.D., Cyr, D.R., Patten, R.M., Mack, L.A.: Twin growth problems: causes and sonograhic analysis. Semin. Ultrasound CT MR 14 (1993) 56–67
45. Hata, T. Deter, R.L., Hill, R.M.: Individual growth curve standards in triplets: prediction of third trimester growth and birth characteristics. Obstet. Gynecol. 78 (1991) 379–384
46. Hecher, K., Ville, Y., Snijders, R., Nicolaides, K.: Doppler studies of the fetal circulation in twin-twin transfusion syndrome. Ultrasound Obstet. Gynecol. 5 (1995) 318–324
47. Hecher, K., Reinold, U., Gbur, K., Hackelöer, B.J.: Unterbrechung des umbilikalen Blutflusses bei einem akardischen Zwilling durch endoskopische Laserkoagulation. Ultrasound Obstet. Gynecol. 5 (1996) 97–100
48. Hecher, K., Plath, H., Bregenzer, T., Hansmann, M., Hackelöer, B.J.: Endoscopic laser surgery versus serial amniocentesis in the treatment of severe twin-twin transfusion syndrome. Amer. J. Obstet. Gynecol. 180 (1999) 717–724
49. Hellin, D.: Die Ursache der Multiparität der unipaaren Tiere überhaupt und der Zwillingsschwangerschaft beim Menschen insbesondere. München (1895)
50. Hempel: De monstris acephalis. Diss. Hafniae (1850). Zitiert nach: Schwalbe, E.: Die Morphologie der Mißbildungen des Menschen und der Tiere. II. Teil: Die Doppelbildungen. Jena: Fischer 1907
51. Hertzberg, B.S., Kurtz, A.B., Choi, H.Y. et al.: Significance of membrane thickness in the sonographic evaluation of twin gestations. Amer. J. Roentgenol. 148 (1987) 151–153
52. Hill, L.M., Guzick, D., Chenevey, P., Boyles, D., Nedzesky, P.: The sonographic assessment of twin growth discordancy. Obstet. Gynecol. 84 (1994) 501–504
53. Hill, L.M., Chenevey, P., Hecker, J., Martin, J.G.: Sonographic determination of first trimester twin chorionicity and amnionicity. J. Clin. Ultrasound 24 (1996) 305–308
54. Holländer, H.J.: Monoamniotische Zwillinge. Z. Geburtsh. 171 (1969) 292–300
55. Jewell, S.E., Yip, R.: Increasing trends in plural births in the United States. Obstet. Gynecol. 85 (1995) 229–232
56. King, A.D., Soothill, P.W., Montemagno, R., Young, M.P., Sams, V., Rodeck, C.H.: Twin-to-twin blood transfusion in a dichorionic pregnancy without the oligohydramnios-polyhydramnios sequence. Brit. J. Obstet. Gynaec. 102 (1995) 334–335
57. Kucera, H., Reinhold, E., Schönswetter P.: Zur Bedeutung der Ultraschalldiagnostik für das perinatale Schicksal von Mehrlingsschwangerschaften. In: Hinselmann, M., Anliker, M., Merudt, R.: Ultraschalldiagnostik in der Medizin. Stuttgart: Thieme 1980; S. 157
58. Kurtz, A.B., Wapner, R.J., Mata, J., Johnson, A., Morgan, P.: Twin pregnancies: accuracy of first-trimester abdominal US in predicting chorionicity and amnionicity. Radiology 185 (1992) 759–762
59. Lage, J.M., Vanmarter, L.J., Mikhail, E.: Vascular anastomoses in fused, dichorionic twin placentas resulting in twin transfusion syndrome. Placenta 10 (1989) 55–59
60. Landy, H.J., Weiner, S., Corson, S.L., Batzer, F.R., Bolognese, R.J.: The „vanishing twin": ultrasonographic assessment of fetal disappearance in the first trimester. Amer. J. Obstet. Gynecol. 155 (1986) 14–19
61. Landy, H.J., Keith, L.G.: The vanishing twin: a review. Hum. Reprod. Update 4 (1998) 177–183
62. Leveno, K.J., Santos-Ramos, R., Duenhoelter, J.H., Reisch, J.S., Whalley, P.J.: Sonar cephalometry in twin pregnancy: Discordancy of the biparietal diameter after 28 weeks gestation. Amer. J. Obstet. Gynecol. 138 (1980) 615–619
63. Levi, S.: Ultrasonic assessment of the high rate of human multiple pregnancy in the first trimester. J. clin. Ultrasound 4 (1976) 3–5
64. Litschgi, M., Stucki, D.: Verlauf von Zwillingsschwangerschaften nach intrauterinem Fruchttod eines Föten. Z. Geburtsh. Perinat. 184 (1980) 277–230
65. Little, J., Bryan, E.: Congenital anomalies on twins. Semin. Perinat. 10 (1986) 50–64
66. Luke, B.: The changing pattern of multiple births in the United States: maternal and infant characteristics, 1973 and 1990. Obstet. Gynecol. 84 (1994) 101–106
67. Maggio, M., Callan, N.A., Hamod, K.A., Sanders, R.C.: The first-trimester ultrasonographic diagnosis of conoined twins. Amer. J. Obstet. Gyneocl. 152 (1985) 833–835

68. Mahony, B.S., Filly, R.A., Callen, P.W.: Amnionicity and chorionicity in twin pregnancies: prediction using ultrasound. Radiology 155 (1985) 205–209
69. Mahony, B.S., Petty, C.N., Nyberg, D.A., Luthy, D.A., Hickok, D.E., Hirsch, J.H.: The „stuck twin" phenomen: ultrasonographic findings, pregnancy outcome and management with serial amniocentesis. Amer. J. Obstet. Gynecol. 163 (1990) 1513–1522
70. McCracken, A.A., Daly, P.A. Zolnik, M.R., Clark, A.M.: Twins and Q-banded chromosome polymorphisms. Hum. Genet. 45 (1978) 253–258
71. McCurdy, C.M., Childers, J.M., Seeds, J.W.: Ligation of the umbilical cord of an acardiac-acephalus twin with an endoscopic intrauterine technique. Obstet. Gynecol. 82 (1993) 708–711
72. Merz, E., Wellek, S.: Normal fetal growth profile – a uniform model for calculating normal curves for current head and abdomen parameters and long limb bones. Ultraschall Med. 17 (1996) 153–162
73. Merz, E., Bahlmann, F., Welter, C., Miric-Tesanic, D.: Transvaginale 3D-Sonographie in der Frühgravidität. Gynäkologe 32 (1999) 213–219
74. Moore, T.R., Gale, S. Benirschke, K.: Perinatal outcome of forty-nine pregnancies complicated by acardiac twinning. Amer. J. Obstet. Gynecol. 163 (1990) 907–912
75. Mordel, N., Laufer, N., Zajicek, G. et al.: Sonographic growth curves of triplet conceptions. Amer. J. Perinatol. 10 (1993) 239–242
76. Nicolaides, K.H., Azar, G., Gosden, C.M.: Fetal nuchal edema: associated malformations and chromosomal defects. Fetal Diagn. Ther. 7 (1992) 123–131
77. Nimrod, C., Keane, P., Harder, J. et al.: Atrial natriuretic peptide production in association with nonimmune fetal hydrops. Amer. J. Obstet. Gynecol. 159 (1988) 625–628
78. Okamura, K., Murotsuki, J., Tanigawara, S., Uehara, S., Yajima, A.: Funipuncture for evaluation of hematologic and coagulation indices in the surviving twin following cotwin's death. Obstet. Gynecol. 83 (1994) 975–978
79. Ottow, B.: Die Mehrlingsschwangerschaft und die Mehrlingsgeburt. In Stoeckel, W.: Lehrbuch der Geburtshilfe. 9. Aufl. Jena: Fischer 1945; S. 250
80. Pandya, P.P., Hilbert, F., Snijders, R.J.M., Nicolaides, K.H.: Nuchal translucency and crown-rump length in twin pregnancies with chromosomally abnormal fetuses. J. Ultrasound Med. 14. (1995) 565–568
81. Plath, H., Hansmann, M.: Diagnostik und Therapie zwillingsspezifischer Anomalien. Gynäkologe 31 (1998) 229–244
82. Pretorius, D.H., Manchester, D., Barkin, S., Parker, S., Nelson, T.R.: Doppler ultrasound of twin transfusion syndrome. J. Ultrasound Med. 7 (1988) 117–124
83. Pritchard, J.A., Ratnoff, O.P.: Studies of fibrinogen and other hemostatic factors in women with intrauterine death and delayed delivery. Surg. Gynec. Obstet. 101 (1955) 467–477
84. Prömpeler, H.J., Madjar, H., Klos, W. et al.: Twin pregnancies with single fetal death. Acta Obstet. Gynecol. Scand. 73 (1994) 205–208
85. Reece, E.A., Yarkoni, S., Abdalla, M. et al.: A prospective longitudinal study of growth in twin gestation compared with growth in singleton pregnancies. I. The fetal head. J. Ultrasound Med. 10 (1991) 439–443
86. Reisner, D.P., Mahony, B.S., Petty, C.N. et al.: Stuck twin syndrome: Outcome in thirty-seven consecutive cases. Amer. J. Obstet. Gynecol. 169 (1993) 991–995
87. Robertson, E., Neer, K.: Placental injection studies in twin gestation. Amer. J. Obstet. Gynecol. 147 (1983) 170–173
88. Rodis, J.F., Vintzileos, A.M., Campbell, W.A., Pinette, M.G., Nochimson, D.J.: Intrauterine fetal growth in concordant twin gestation. Amer. J. Obstet. Gynecol. 162 (1990) 1025–1029
89. Sadler, T.W.: Medizinische Embryologie. 9. Aufl. Stuttgart: Thieme 1998
90. Scharl, A., Schlensker, K.H., Wohlers, W., Heymans, L.: Frühe Ultraschalldiagnose des Thorakopagus. Z. Gburtsh. Perinat. 192 (1988) 38–41
91. Schatz, F.: Eine besondere Art von einseitiger Polyhydramnie mit andersseitiger Oligohydramnie bei eineiigen Zwillingen. Arch. Gynäkol. 19 (1882) 329–326
92. Scholtes, G.: Überwachung und Betreuung der Mehrlingsschwangerschaften. Geburtsh. Frauenheilk. 37 (1977) 747–755
93. Schwalbe, E.: Die Morphologie der Mißbildungen des Menschen und der Tiere. II. Teil: Die Doppelbildungen. Jena: Fischer 1907
94. Sebire, N.J., D'Ercole, C., Hughes, K., Carvalho, M., Nicolaides, K.H.: Increased nuchal translucency at 10–14 weeks of gestation as a predictor of severe twin-to-twin transfusion syndrome. Ultrsound Obstet. Gynecol. 10 (1997) 86–89
95. Sepulveda, W., Sebire, N.J., Hughes, K., Odibo, A., Nicolaides, K.H.: The lambda sign at 10–14 weeks of gestation as a predictor of chorionicity in twin pregnancies. Ultrasound Obstet. Gynecol. 7 (1996) 421–423
96. Sepulveda, W., Sebire, N.J., Hughes, K., Kalogeropoulos, A., Nicolaides, K.H.: Evolution of the lambda or twin-chorionic peak sign in dichorionic twin pregnancies. Obstet. Gynecol. 89 (1997) 439–441
97. Socol, M.L., Tamura, R.K., Sabbagha, R.E., Chen, T., Vaisrub, N.: Diminished biparietal diameter and abdominal circumference growth in twins. Obstet. Gynecol. 64 (1984) 235–238
98. Spellacy, W.N., Handler, A., Ferre, C.D.: A case-control study of 1253 twin pregnancies from a 1982–1987 perinatal data base. Obstet. Gynecol. 75 (1990) 168–171
99. Spencer, R.: Theoretical and analytical embryology of conjoined twins. Part I. Clin. Anat. 13 (2000) 36–53
100. Spencer, R.: Theoretical and analytical embryology of conjoined twins. Part II. Clin. Anat. 13 (2000) 97–120
101. Tan, K.L., Tan, R., Tan, S.H., Tan, A.M.: The twin transfusion syndrome. Clin. Pediatr. 18 (1979) 111–114
102. Townsend, R.R., Simpson, G.F., Filly, R.A.: Membrane thickness in ultrasound prediction of chorionicity of twin gestations. J. Ultrasound Med. 7 (1988) 327–332
103. Tutschek, B., Reihs, T., Crombach, G.: Diagnostik und Prognose von Mehrlingsgraviditäten im I. Trimenon. Gynäkologe 31 (1998) 209–217
104. Van Allen, M.I., Smith, D.W., Shepard, T.H.: Twin reversed arterial perfusion (TRAP) sequence: A study of 14 twin pregnancies with acardius. Sem. Perinat. 7 (1983) 285–293
105. Vayssiere, C.F., Heim, N., Camus, E.P., Hillion, Y.E., Nisand, I.F.: Determination of chorionicity in twin gestations by high-frequency abdominal ultrasonography. Counting the layers of the dividing membrane. Amer. J. Obstet. Gynecol. 175 (1996) 1529–1533
106. Vial, Y., Hohlfeld, P.: Intrauterine death in twin pregnancies. Schweiz. Rundsch. Med. Prax. 88 (1999) 1435–1438
107. Ville, Y., Hyett, J., Vandenbusche, F.P.A., Nicolaides, K.H.: Endoscopic laser coagulation of umbilical cord vessels in twin reversed arterial perfusion sequence. Ultrasound Obstet. Gynecol. 4 (1994) 396–398
108. Ville, Y.: Twin transfusion syndrome. J. Gynecol. Obstet. Biol. Reprod. (Paris) 27 (1998) 255–257
109. Von Verschuer, O.: Biologische Grundlagen der menschlichen Mehrlingsforschung. Z. Abstammungs- und Vererbungslehre 61 (1932) 147
110. Wallenburg, H.C., Wladimiroff, J.W: The amniotic fluid. II. Polyhydramnios and oligohydramnios. J. Perinat. Med. 6 (1977) 233–243
111. Weissman, A., Jacobi, P., Yofe, N., Zimmer, E.Z., Paldi, E., Brandes, J.M.: Sonographic growth measurements in triplet pregnancies. Obstet. Gynecol. 75 (1990) 324–348
112. Wieacker, P., Wilhelm, C., Prömpeler, H., Petersen, K.G., Schillinger, H., Breckwoldt, M.: Pathophysiology of polyhydramnios in twin transfusion syndrome. Fetal Diag. Ther. 7 (1992) 87–92
113. Wood, S.L., Onge, R.St., Connors, G., Elliot, P.D.: Evaluation of the twin peak or lambda sign in determining chorionicity in multiple pregnancy. Obstet. Gynecol. 88 (1996) 6–9

Sonographie des mütterlichen Organismus

38 Abdominalsonographische Diagnostik materner Störungen

In der fortgeschrittenen Schwangerschaft sind Befunde im Bereich des Corpus uteri oder der Adnexe nicht mehr mit der transvaginalen Sonographie zu erfassen, da sie zu weit vom Schallkopf entfernt sind. Abhilfe bringt hier die abdominale Sonographie, die bezüglich der Schallkopfführung keine solche Limitierung nach oben hat und neben der Beurteilung des Uterus und des Abdominalraumes auch eine Beurteilung des Retroperitonealraumes zulässt.

Zervixinsuffizienz

Die Verschlussinsuffizienz der Cervix uteri ist als einer der häufigsten Auslöser habitueller Spätaborte anzusehen.

Ursachen. Ursache kann entweder eine konstitutionelle Bindegewebsschwäche der Zervix sein, die bei einem bestimmten Dehnungsgrad insuffizient wird, oder eine sekundär entstandene Insuffizienz durch Läsionen im Zervixbereich nach vorangegangenen Geburten. Am häufigsten ist mit einer Zervixinsuffizienz zwischen dem 3. und 5. Schwangerschaftsmonat zu rechnen.

Transvaginale und abdominale Sonographie. Bei der Abklärung einer Zervixinsuffizienz gehört die sonographische Untersuchung der Zervix heute zum Standard. In den meisten Fällen kommt dabei die transvaginale Sonographie zum Einsatz (7, 8, 10, 11, 12, 23) (s. Kapitel 7), da sich damit der uterine Verschlussapparat genauer einsehen und beurteilen lässt als mit der abdominalen Sonographie.

Dennoch lohnt sich auch bei der abdominalen Routineultraschalluntersuchung im II. und III. Trimenon ein Blick auf die Zervix (Abb. 38.1). Liegt eine Zervixinsuffizienz vor, lässt sich diese auch von abdominal aus meist ohne Probleme erkennen. Bei unklaren Befunden sollte jedoch stets noch eine transvaginale Untersuchung durchgeführt werden.

Bei vorzeitigem Blasensprung und beginnender Zervixinsuffizienz kann zur Vermeidung einer Keimaszension auf die transvaginale Ultraschalluntersuchung verzichtet und stattdessen die weitere Zervixüberwachung mit der Abdominalsonographie durchgeführt werden. Die dabei verwendeten Messstrecken (Zervixlänge, Trichterweite und Trichterlänge) (Abb. 38.2) werden in gleicher Weise gemessen wie bei der transvaginalen Sonographie.

Harnblasenfüllung. Zur besseren Beurteilung des inneren Muttermundes sollte darauf geachtet werden, dass die mütterliche Harnblase nur eine geringe Füllung aufweist. Eine zu starke Blasenfüllung ist zu vermeiden, da diese die Form der Cervix uteri verändern und den Zervikalkanal komprimieren kann, sodass eine Zervixinsuffizienz dadurch unter Umständen nicht erkannt werden kann (16). Auch sollte bei jeder Kontrolluntersuchung eine etwa gleiche Blasenfüllung vorliegen.

Zervixlänge. Die sonographische Überwachung der Zervixlänge kann nicht nur helfen, eine Zervixinsuffizienz frühzeitig zu erkennen, sondern kann im Einzelfall auch dazu beitragen, eine Cerclage zu vermeiden, nämlich dann, wenn trotz klinisch nachgewiesener reduzierter Zervixlänge eine weitere Verkürzung bei den sonographischen Kontrolluntersuchungen nicht nachweisbar ist.

Umgekehrt kann nach Durchführung einer Cerclage durch die sonographische Längenbestimmung der Zervix die Effektivität des Eingriffs überprüft werden (6).

Uterusmyome während der Gravidität

Wachstum. Bei bekanntem Uterus myomatosus geben regelmäßige Ultraschalluntersuchungen in der Schwangerschaft nicht nur Aufschluss über Anzahl, Sitz, Struktur, Form und Größe der Myome (Abb. 38.3–38.8), sondern auch über deren Wachstum. In einer prospektiv longitudinalen Studie konnten Aharoni et al. (1) ein Myomwachstum während der Schwangerschaft in 22% der beobachteten 32 Myome finden, während bei den übrigen die Myomgröße gleich blieb.

Submuköse Myome. Bei großen submukösen Myomen ist mit Einstellungsanomalien zu rechnen. Findet man ein submuköses Myom direkt unter der Plazenta (Abb. 38.6), ist mit einem erhöhten Risiko einer späteren Plazentainsuffizienz, einer Abruptio placentae (57%) und einer erschwerten Plazentalösung in der Nachgeburtsperiode zu rechnen (9, 18).

Gelegentlich kann eine lokale uterine Kontraktionswelle ein submuköses Myom vortäuschen (Abb. 38.9). Im Gegensatz zum echten Myom ergibt sich jedoch bei der Kontrolluntersuchung keine Befundkonstanz.

Subseröse Myome. Im Korpusbereich gelegene subseröse Myome können bei entsprechendem Wachstum aufgrund der Kapselspannung deutliche Beschwerden bereiten, führen jedoch selbst bei auffälliger Größe kaum zu einer geburtsmechanischen Behinderung. Dagegen ist bei einem großen subserösen Myom im Zervixbereich eine Behinderung der Geburt zu erwarten. Die regelmäßige sonographische Lage- und Größenkontrolle des Myoms lässt dabei frühzeitig erkennen, ob eine Sectio caesarea notwendig ist.

Verlaufsbeobachtung. Bei der Verlaufsbeobachtung eines Myoms lassen sich, je nach Ernährung des Myoms, teilweise deutliche Strukturveränderungen beobachten. Zirkulationsstörungen führen zu degenerativen Veränderungen bis hin zu Nekrosen (Abb. 38.8).

Schmerzen in der Schwangerschaft

Bei abdominellen Beschwerden in der Schwangerschaft hat sich die abdominale Sonographie als wichtiges diagnostisches Hilfsmittel erwiesen. So lässt sich bei einer einseitigen Symptomatik im Mittelbauch rasch ein stielgedrehter Ovarialtumor nachweisen (Abb. 38.10) oder ausschließen (Abb. 38.11).

Bei Nachweis eines zystischen Tumors im Unterbauch sollte zusätzlich eine transvaginalsonographische Untersuchung durchgeführt werden, da damit meist eine bessere Differenzierung des Tumors möglich ist (Abb. 38.12 und 38.13).

Oberbauch. Bei Schmerzen im Bereich des Oberbauches hilft die sonographische Untersuchung rasch und unproblematisch, einen pathologischen Befund im Bereich der Leber zu erkennen. Dies können eine Cholezystolithiasis (20) (Abb. 38.14) oder im Rahmen eines HELLP-Syndroms Einblutungen im Leberbereich sein (15, 19) (Abb. 38.15 und 38.16).

Flankenbereich. Bei Schmerzen im Flankenbereich ist häufig ein Harnaufstau mit Dilatation des Nierenbeckens nachweisbar (5, 14, 24) (Abb. 38.**17**). Allerdings muss zwischen einer physiologischen schwangerschaftsspezifischen Weitstellung des Nierenbeckenkelchsystems und einer pathologischen Stauung unterschieden werden. Schmoller (20) konnte bei der sonographischen Untersuchung normaler schwangerer Frauen in über 80% der Fälle eine Dilatation des Nierenbeckenkelchsystems im III. Trimenon feststellen. Dabei war die Erweiterung in über 60% der Fälle einseitig und bevorzugt rechts.

Eine Weitstellung des Nierenbeckenkelchsystems von über 2 cm im größten sagittalen Durchmesser bedarf einer regelmäßigen Ultraschallkontrolle in ein- bis zweiwöchigem Abstand. Damit können eine weitere Zunahme der Stauung frühzeitig erkannt und eine Druckatrophie des Nierenparenchyms durch Einlage eines Splints oder Durchführung einer perkutanen Nephrostomie vermieden werden.

Unterbauch. Unterbauchschmerzen können durch eine Appendizitis (4, 17), eine Divertikulitis, eine inkarzerierte Hernie, einen Brideinleus oder eine Nephrolithiasis (13), in seltenen Fällen auch durch eine Beckenniere (Abb. 38.**18**) verursacht werden. Letztere kann vom Ungeübten bei der Ultraschalluntersuchung als „Tumor" fehlgedeutet werden. Das rechtzeitige Erkennen der Beckenniere ist insofern von Bedeutung, als es insbesondere bei einer operativen vaginalen Entbindung zu einem Ein- oder Abriss einer sakral dystopen Niere kommen kann (2).

Sonographische Darstellung eines Symphysenschadens in der Schwangerschaft

Definition. In der Schwangerschaft kommt es zu einer vorwiegend östrogenbedingten physiologischen Auflockerung des Beckens (21). Eine unphysiologische Lockerung der Symphyse während der Gravidität, insbesondere unter der Geburt, führt zum sog. Symphysenschaden, der mit suprasymphysären Schmerzen und Watschelgang einhergeht.

Diagnostik. Der Nachweis eines Symphysenschadens erfolgt meist mittels einer Röntgenübersichtsaufnahme des Beckens im Wochenbett. Mit der abdominalen Sonographie können dagegen bereits vor der Entbindung relativ einfach und ohne Strahlenbelastung eine deutliche Erweiterung des Symphsyenspaltes (> 10 mm) sowie eine Stufenbildung im Bereich des Beckengürtels (> 5 mm) erfasst werden (3) (Abb. 38.**19** und 38.**20**).

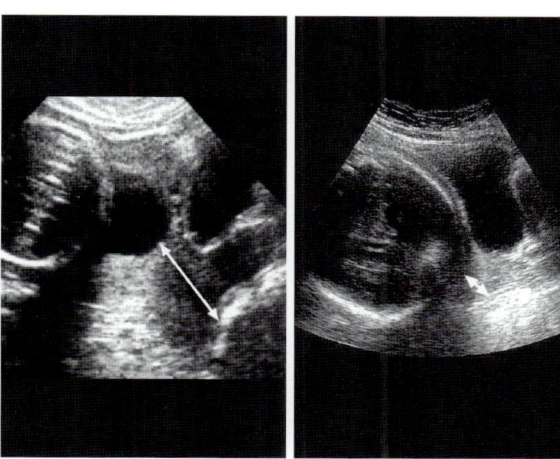

1

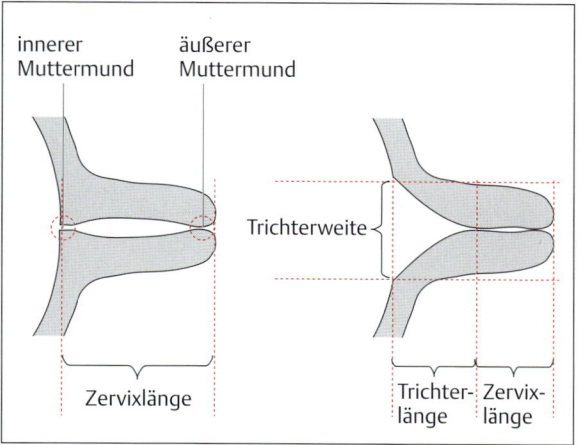

2

innerer Muttermund   äußerer Muttermund

Trichterweite

Zervixlänge

Trichter-länge   Zervix-länge

Zervixinsuffizienz

Abb. 38.**1** Links: Normale Zervixlänge (4,2 cm), 27 SSW. Rechts: Zervixinsuffizienz, Zervixlänge 1,8 cm, 33+3 SSW.

Abb. 38.**2** Schemazeichnung der unterschiedlichen Distanzmessungen (Zervixlänge, Trichterweite und Trichterlänge) an der Zervix.

Myome

Abb. 38.**3** Subseröses Vorderwandmyom (34 · 20 mm), 21+4 SSW.

Abb. 38.**4** Großes subseröses Vorderwandmyom (82 · 42 mm), 28 SSW.

Abb. 38.**5** Zwei nebeneinander liegende echoarme intramurale Vorder-
wandmyome (26 · 20 mm und
35 · 29 mm), 24 SSW.

Abb. 38.**6** Retroplazentar gelegenes
intramurales Myom, 17 SSW.

Abb. 38.**7** Regressiv verändertes,
teils echoarmes, teils echoreiches intramurales Hinterwandmyom rechts
(36 · 35 mm), 20 SSW. Uterusquerschnitt. S = Spinalkanal.

Abb. 38.**8** Subseröses Hinterwandmyom mit echoarmen Nekrose- und
echoreichen Verkalkungsherden
(50 · 46 mm), 21+4 SSW.

Abb. 38.**9** Uterine Kontraktionswelle
(∗) an der Uterushinterwand mit Vortäuschung eines Uterusmyoms,
16 SSW.

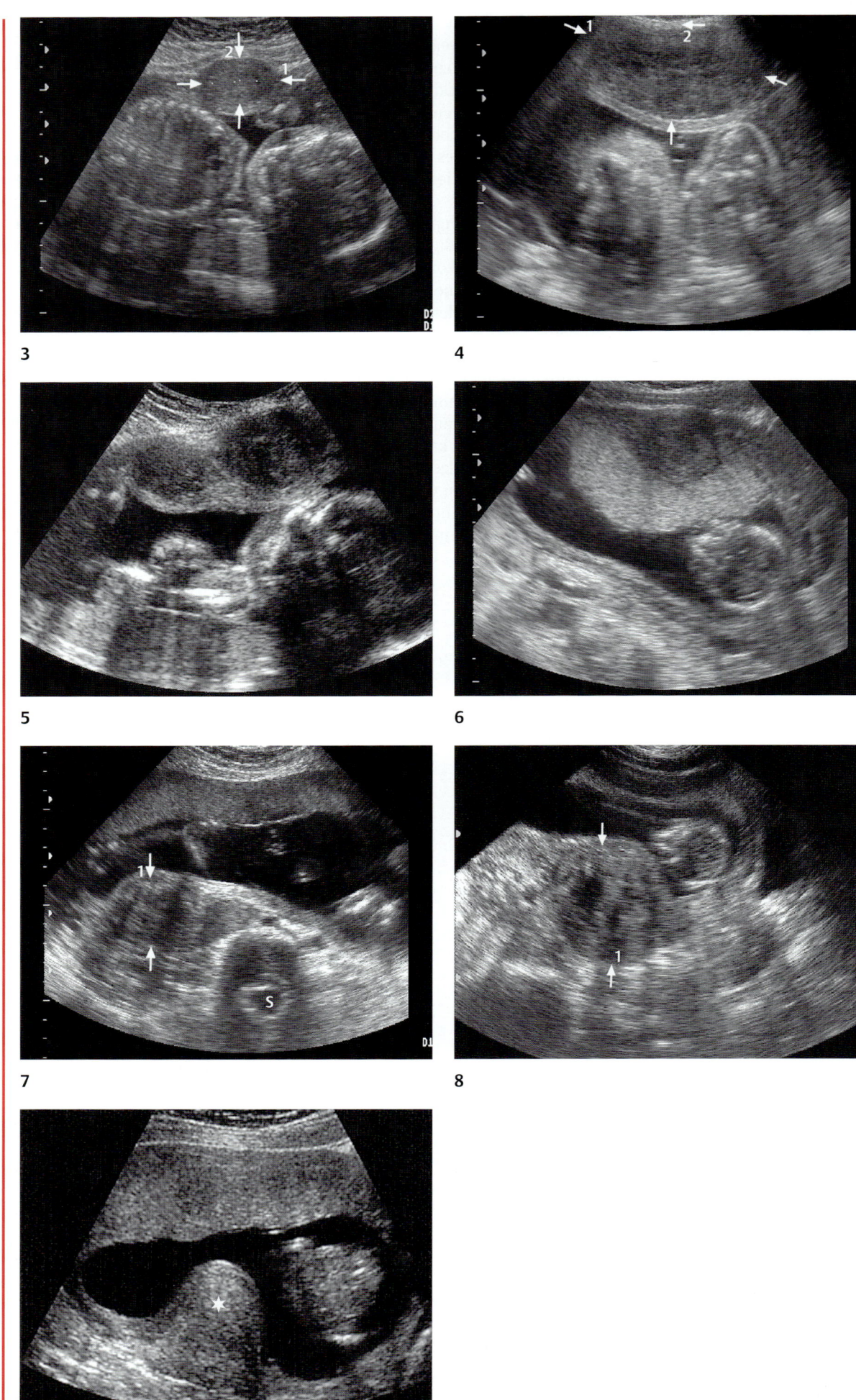

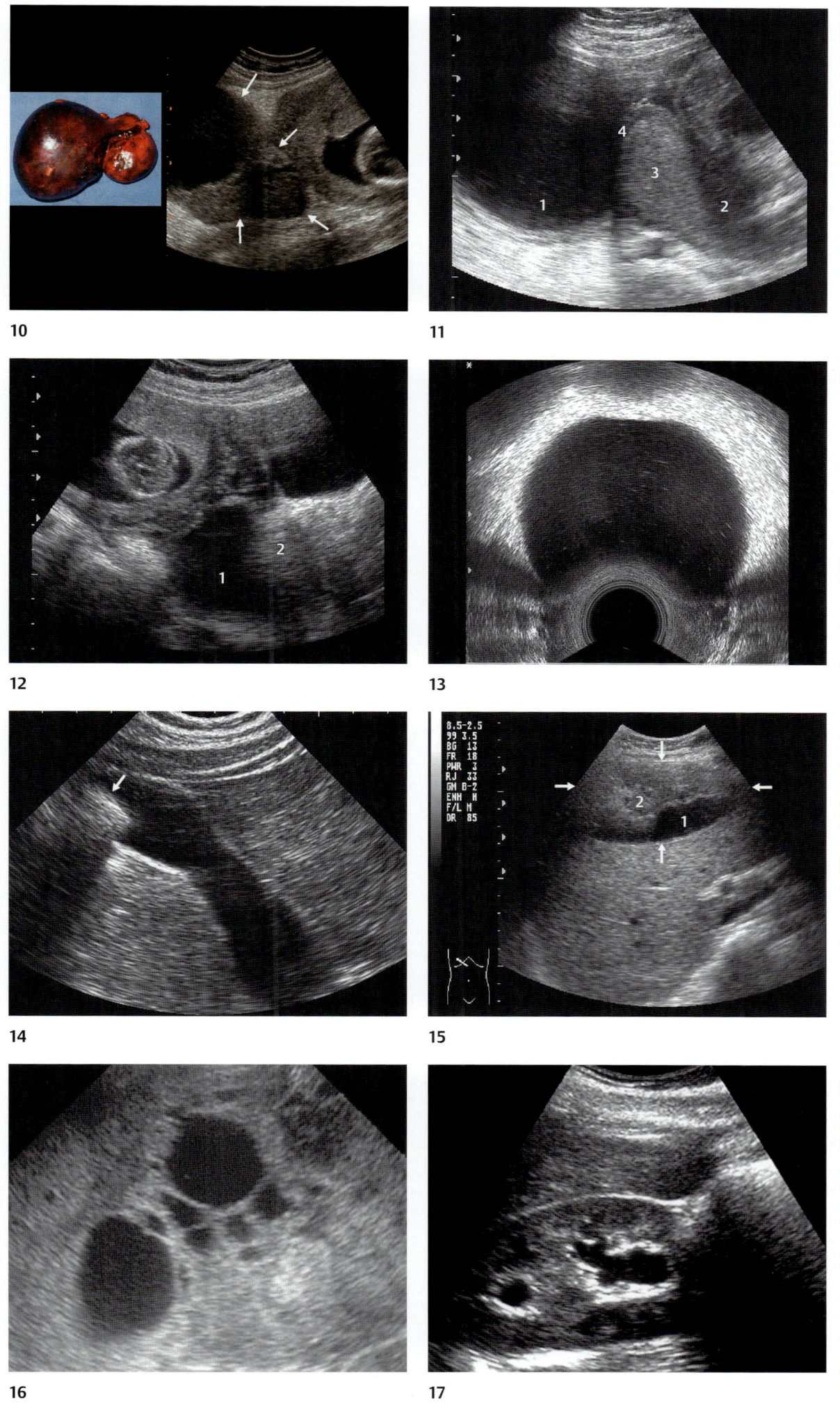

10

11

12

13

14

15

16

17

Schmerzen

Abb. 38.**10**   Stielgedrehter Adnextumor links (Pfeile), schräger Sagittalschnitt durch den linken Mittelbauch, 18+3 SSW.

Abb. 38.**11**   Uterus subseptus mit Vortäuschung eines Ovarialtumors rechts, Querschnitt, 31 SSW. 1 = rechte Uterushälfte, 2 = linke Uterushälfte, 3 = Plazenta (liegt partiell auf dem Septum!), 4 = mittelständiges Septum.

Abb. 38.**12**   Im Douglas-Raum gelegenes, teils zystisches (1), teils solides (2) Dermoid, Längsschnitt, 13 SSW.

Abb. 38.**13**   Transvaginalsonographische Darstellung eines Douglas-Abszesses mit feinen Binnenechos. Zustand nach perityphlitischer Abszedierung, 17 SSW.

Abb. 38.**14**   Solitärer Gallenstein (Pfeil) (Durchmesser 7 mm) bei Oberbauchbeschwerden in der Schwangerschaft, Querschnitt, 6 SSW.

Abb. 38.**15**   HELLP-Syndrom mit großem, subkapsulär gelegenem Leberhämatom rechts (160 ml) (Pfeile), teils flüssig (1), teils organisiert (2). Schrägschnitt durch den Oberbauch.

Abb. 38.**16**   HELLP-Syndrom mit schweren intrahepatischen Einblutungen, die als echoarme runde Zonen mit feinen Binnenechos imponieren, 26 SSW.

Abb. 38.**17**   Grenzwertig pathologischer Harnaufstau rechts, Nierenlängsschnitt, 30 SSW. Erweiterung der Nierenkelche auf 18 mm im a. p.-Durchmesser.

Abb. 38.**18** Einseitige Beckenniere rechts (Pfeile), Längsschnitt durch den rechten Unterbauch, 12 SSW.

Symphysenschaden

Abb. 38.**19** Messung des Symphysenspaltes.

a Messung des echoarmen Symphysenspaltes im Transversalschnitt.

b Symphysenlockerung mit Nachweis einer Symphysendehiszenz von 16 mm und einer Stufenbildung von 6 mm, 26 SSW.

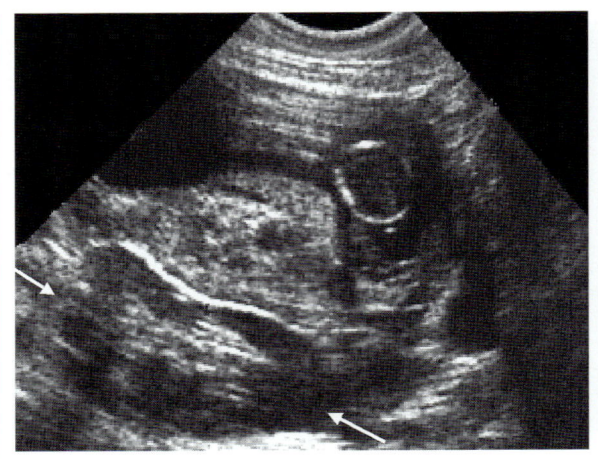
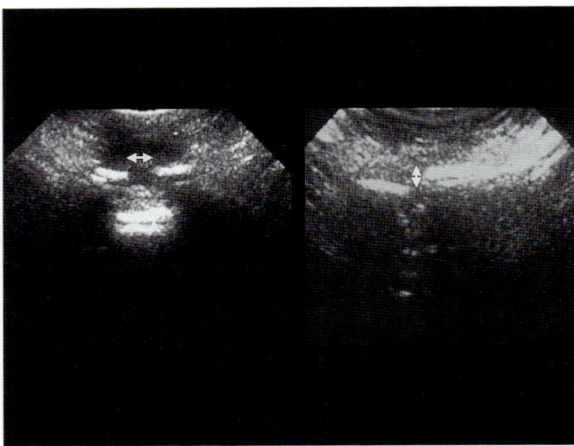

18   **19**

Abb. 38.**20** Normwerte des Symphysenspaltes in der Schwangerschaft (n = 211) (nach 3).

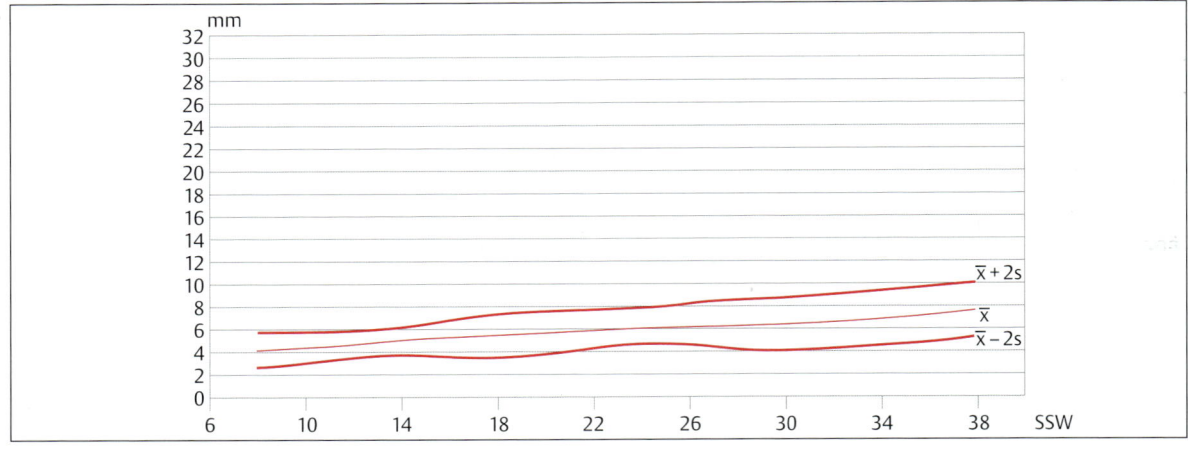

20

Literatur

1. Aharoni, A., Reiter, A., Golan, D., Paltiely, Y., Sharf, M.: Patterns of growth of uterine leiomyomas during pregnancy. Brit. J. Obstet. Gynaecol. 5 (1988) 510–513
2. Altwein, J.E.: Urologie. Stuttgart: Enke 1979; S. 410
3. Bahlmann, F., Merz, E., Macchiella, D., Weber, G.: Sonographische Darstellung des Symphysenspaltes zur Beurteilung eines Symphysenschadens in der Schwangerschaft und post partum. Z. Geburtsh. Perinat. 197 (1993) 27–30
4. Bau, A., Atri, M.: Acute female pelvic pain: ultrasound evaluation. Semin. Ultrasound CT MR. 21 (2000) 78–93
5. Bernaschek, G., Kratochwil, A.: Graviditätsbedingte Erweiterungen am Nierenhohlraumsystem. Sonographische Diagnose und Verlaufskontrollen. Geburtsh. u. Frauenheilk. 41 (1981) 208–212
6. Bernstine, R.L., Lee, S.H., Crawford, W.L., Shimek, M.P.: Sonographic evaluation of the incompetent cervix. J. Clin. Ultrasound 9 (1981) 417–420
7. Cook, C.M., Ellwood, D.A.: A longitudinal study of the cervix in pregnancy using transvaginal ultrasound. Brit. J. Obstet. Gynaecol. 103 (1996) 16–18
8. Eppel, W., Schurz, B., Frigo, P., Reinold, E.: Vaginosonographische Beobachtung des zervikalen Verschlußapparates unter besonderer Berücksichtigung der Parität. Geburtsh. u. Frauenheilk. 52 (1992) 148–151
9. Exacoustos, C., Rosati, P.: Ultrasound diagnosis of uterine myomas and complications in pregnancy. Obstet. Gynecol. 82 (1993) 97–101
10. Hösli, I., Tercanli, S., Holzgreve, W.: Ultraschalldiagnostik der Zervix zur Früherkennung der drohenden Fehlgeburt. Gynäkologe 33 (2000) 361–369
11. Iams, J.D., Paraskos, J., Landon, M.B., Teteris, J.N., Johnson, F.F.: Cervical sonography in preterm labor. Obstet. Gynecol. 84 (1994) 40–46
12. Iams, J.D., Goldenberg, R.L., Meis, P.J. et al.: The length of the cervix and the risk of spontaneous premature delivery. New Engl. J. Med. 334 (1996) 567–572
13. Marlow, R.A.: Nephrolithiasis in pregnancy. Amer. Fam. Physician 40 (1989) 185–190
14. Muller-Suur, R., Tyden, O.: Evaluation of hydronephrosis in pregnancy using ultrasound and renography. Scand. J. Urol. Nephrol. 19 (1985) 267–273
15. Ochs, A.: Akute Hepatopathien in der Schwangerschaft: Diagnostik und Therapie. Schweiz. Rundsch. Med. Prax. 18 (1992) 980–982
16. Pfersmann, C., Deutinger, J., Bernaschek, G.: Die Zervixlänge gegen Ende der Schwangerschaft – eine sonographische Studie. Geburtsh. u. Frauenheilk. 46 (1986) 213–214
17. Retzke, U., Graf, H., Schmidt, M.: Appendizitis in der Schwangerschaft. Zentralbl. Chir. 123, S4 (1998) 61–65
18. Rice, J.P., Kay, H.H., Mahony, B.S.: The clinical significance of uterine leiomyoma in pregnancy. Amer. J. Obstet. Gynecol. 160 (1989) 1212–1216
19. Rinehart, B.K., Terrone, D.A., Magann, E.F., Martin, R.W., May, W.L., Martin, J.N.Jr.: Preeclampsia-associated hepatic hemorrhage and rupture: mode of management related to maternal and perinatal outcome. Obstet. Gynecol. Surv. 54 (1999) 196–202
20. Schmoller, H.: Die Ultraschalluntersuchung der Nieren in der Schwangerschaft. Röntgenpraxis 35 (1982) 69–73
21. Schmorell, E.: Die orthopädischen Besonderheiten der Frau durch ihre Fortpflanzungsaufgaben. In: Hohmann, G., Hackenbroch, M., Lindemann, K.: Handbuch der Orthopädie. Band II. Stuttgart: Thieme 1958; S. 1120–1136
22. Scott, L.D.: Gallstone disease and pancreatitis in pregnancy. Gastroenterol. Clin. North. Amer. 21 (1992) 803–815
23. Smith, C.V., Anderson, J.C., Matamoros, A., Rayburn, W.F.: Transvaginal sonography of cervical width and length during pregnancy. J. Ultrasound Med. 11 (1992) 465–467
24. Spernol, R., Riss, P., Bernaschek, G.: Echographische Untersuchung des Nierenbeckens bei klinischer Diagnose Pyelitis gravidarum. Geburtsh. u. Frauenheilk. 42 (1982) 717–719

39 Abdominale Sonographie im Puerperium

Im Wochenbett leistet die Sonographie hilfreiche Dienste vor allem bei der Kontrolle der Uterusrückbildung und der Abklärung uteriner Blutungen oder unklarem Fieber. Für die abdominale Ultraschalluntersuchung der Wöchnerin ist meist keine volle Harnblase notwendig, da der Uterus aufgrund seiner Größe der vorderen Bauchwand anliegt und somit gut darstellbar ist.

Uterusinvolution

Wie sonographische Untersuchungen von Klug (5) sowie Meyenburg und Schulze-Hagen (8) gezeigt haben, handelt es sich bei der Uterusinvolution um einen kontinuierlichen, jedoch individuell unterschiedlich schnell ablaufenden Prozess (Abb. 39.**1**).

Länge und Achsenknick. Die Uterusrückbildung kann mit der Ultraschalluntersuchung genauer als mit der Palpation beurteilt werden, da die Uteruslänge exakt gemessen werden kann (Abb. 39.**2**–39.**4**). Auch ist der Achsenknick des Uterus durch die äußere Palpation nicht erfassbar.

Einflussgrößen. Sowohl Klug (5) als auch Meyenburg und Schulze-Hagen (8) konnten bei der sonographischen Beurteilung der Uterusrückbildung keinen Unterschied in der Involutionsgeschwindigkeit zwischen Spontangeburt und Sectio caesarea feststellen. Der Eindruck der Subinvolution nach Sectio caesarea entsteht durch die bevorzugte Streckhaltung des Uterus, die durch die Schwellung im Bereich der isthmischen Naht verursacht wird (Abb. 39.**5** und 39.**6**). Dadurch ist die Aufrichtung in den ersten Tagen verzögert.

Innerhalb der ersten Woche ist die Uterusrückbildungsgeschwindigkeit am größten, danach verlangsamt sich die Involution. 28 Tage nach der Entbindung hat die Uterusgröße die Obergrenze nichtgravider Uteri erreicht (1). Mit Zunahme der maternalen Parität fanden Wachsberg et al. (9) signifikant größere Uterusdimensionen in den ersten 4 Wochen post partum. Das Kindsgewicht oder das Stillen hatte keinen Einfluss auf die Uterusinvolution. Nach einer Untersuchung von Galli et al. (4) führt allerdings frühes Stillen zu einer beschleunigten Uterusinvolution innerhalb der ersten 4 Tage post partum.

Komplikationen im Wochenbett

■ *Retention und Lochialstau*

Zu den häufigsten uterinen Komplikationen im Wochenbett gehören Uterusrückbildungsstörungen, stärkere Blutungen und Fieber. Als Ursache kommen retinierte Plazenta-/Eihautreste oder ein Lochialstau infrage.

Plazenta- oder Eihautreste. Sonographisch lassen sich in utero verbliebene Plazenta- oder Eihautreste aufgrund ihrer Echostruktur nachweisen, sodass gezielt, ggf. unter Ultraschallkontrolle, eine Kürettage durchgeführt werden kann. Auffallend echodichte, mehr flächige Echosignale sprechen dabei für Eihautreste, unregelmäßige, reflexreiche Echos für echte Plazentareste. Lässt sich der Befund abdominalsonographisch nicht eindeutig klären, sollte eine vaginalsonographische Untersuchung durchgeführt werden (Abb. 39.**7**). Insgesamt können die in utero verbliebenen Plazentareste nicht mit dem typischen Strukturbild der Plazenta in der Schwangerschaft verglichen werden. Dies gilt prinzipiell auch für die Beurteilung von Plazentaresten nach Aborten oder Interruptiones (2) (Abb. 39.**8**).

Lochialstau. Ein starkes Auseinanderweichen der Strukturen des Cavum uteri ist ein Hinweis für einen Lochialstau. Die vermehrte intrauterine Flüssigkeitsansammlung führt zu einer vorwiegend gleichmäßigen Auftreibung des Cavum uteri mit Darstellung echoarmer oder freier, mitunter wabig septierter Binnenstrukturen (Abb. 39.**9** und 39.**10**). Dies entspricht einer Ansammlung von frischem Blut, Lochien und Koageln. Bei ausgeprägter Blutansammlung mit Hämatombildung kann dies zu einer deutlichen Auftreibung des Cavum uteri führen, wobei die Abgrenzung gegenüber Plazentaresten mit der transvaginalen Sonographie meist besser gelingt (Abb. 39.**11**).

Therapie. Die Persistenz derartiger Befunde hat Bedeutung bei fieberhaften Wochenbettverläufen und erfordert mitunter die Dilatation der Cervix uteri sowie die Gabe von Kontraktionsmitteln. Finden sich sonoanatomisch glatte Verhältnisse im Cavum uteri, kann auf eine Kürettage verzichtet und eine konservative Therapie mit Kontraktionsmitteln durchgeführt werden (6). Bereits 1973 kamen Malvern und Campbell (7) zu der Schlussfolgerung, dass sich bei postpartalen Blutungen durch die Ultraschalluntersuchung in 74% der Fälle eine Kürettage vermeiden lässt.

■ *Blasenentleerungsstörungen*

Restharnbestimmung. Die Sonographie dient bei Auftreten von Blasenentleerungsstörungen im Wochenbett der unkomplizierten Bestimmung von Restharnmengen.

Kontrolle nach Sectio caesarea

Treten nach einer Sectio caesarea zunehmende Schmerzen auf, so kann die Sonographie zum Ausschluss oder zum Nachweis eines Hämatoms im Wundbereich oder einer Nahtdehiszenz verwendet werden. Bei unklaren Befunden sollte die transvaginale Sonographie bevorzugt zur Anwendung kommen (Abb. 39.**12**). Viele Kliniken verzichten heute bei Spontangeburten nach vorausgegangener Sectio caesarea auf die manuelle intrauterine Nachtastung und führen die sonographische Kontrolle der Sectionaht durch. Bei Verdacht auf eine Uterusruptur ist die Sonographie, neben klinischen Parametern, das entscheidende diagnostische Kriterium, um schnellstmöglich die operative Versorgung einzuleiten.

Beckenbodentraumata

3D-Sonographie. Aktuelle Entwicklungen, wie die 3D-Sonographie, ermöglichen erstmals auch die exakte sonographische Beurteilung der Beckenbodenverhältnisse. Damit können Traumata des Beckenbodens infolge von vaginalen bzw. vaginal-operativen Entbindungen aufgedeckt werden (10).

Uterusinvolution

Abb. 39.**1** Uterusrückbildung im Puerperium (mod. nach 5).

Abb. 39.**2** Uterus 1 Tag post partum. Uteruslänge 21,3 cm (Aufnahme mit Weitwinkelschallkopf).

Abb. 39.**3** Derselbe Uterus wie in Abb. 39.**2** 6 Tage post partum. Uteruslänge 14,3 cm. Im isthmischen Uterusbereich können echoreiche Eihautreste dargestellt werden (Pfeil).

Abb. 39.**4** Derselbe Uterus wie in Abb. 39.**2** und 39.**3** 4 Wochen post partum. Uteruslänge 8,1 cm. Nach spontanem Ausstoßen der auf Abb. 39.**3** dargestellten Eihäute zeigt sich nunmehr ein unauffälliges Cavum uteri.

Abb. 39.**5** Uterusrückbildung 5 Tage nach Sectio caesarea. Ödembildung im isthmischen Nahtbereich (Pfeil).

Abb. 39.**6** Derselbe Uterus wie auf Abb. 39.**5** 13 Tage post partum. Deutlicher Rückgang des Wundödems (Pfeil).

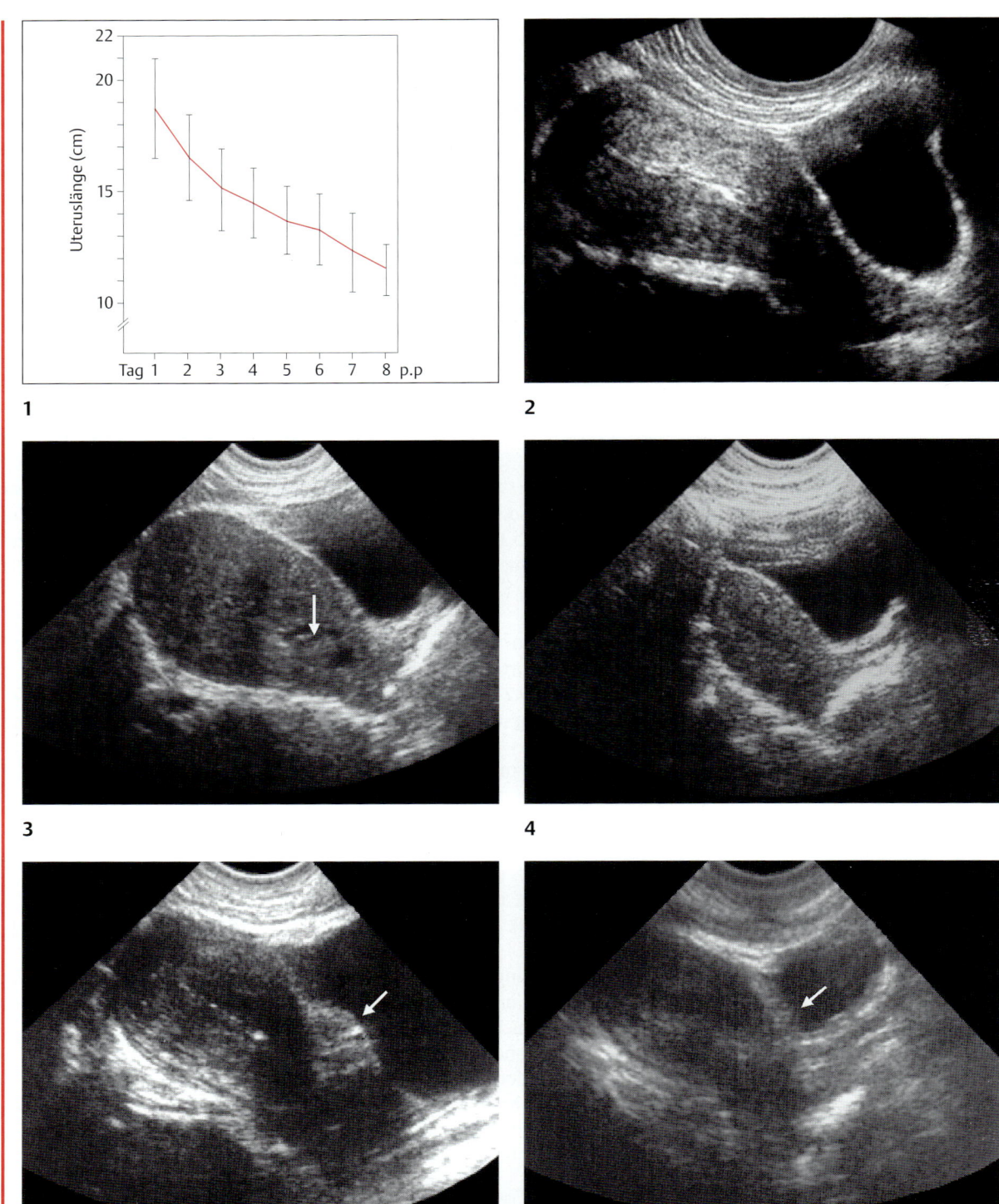

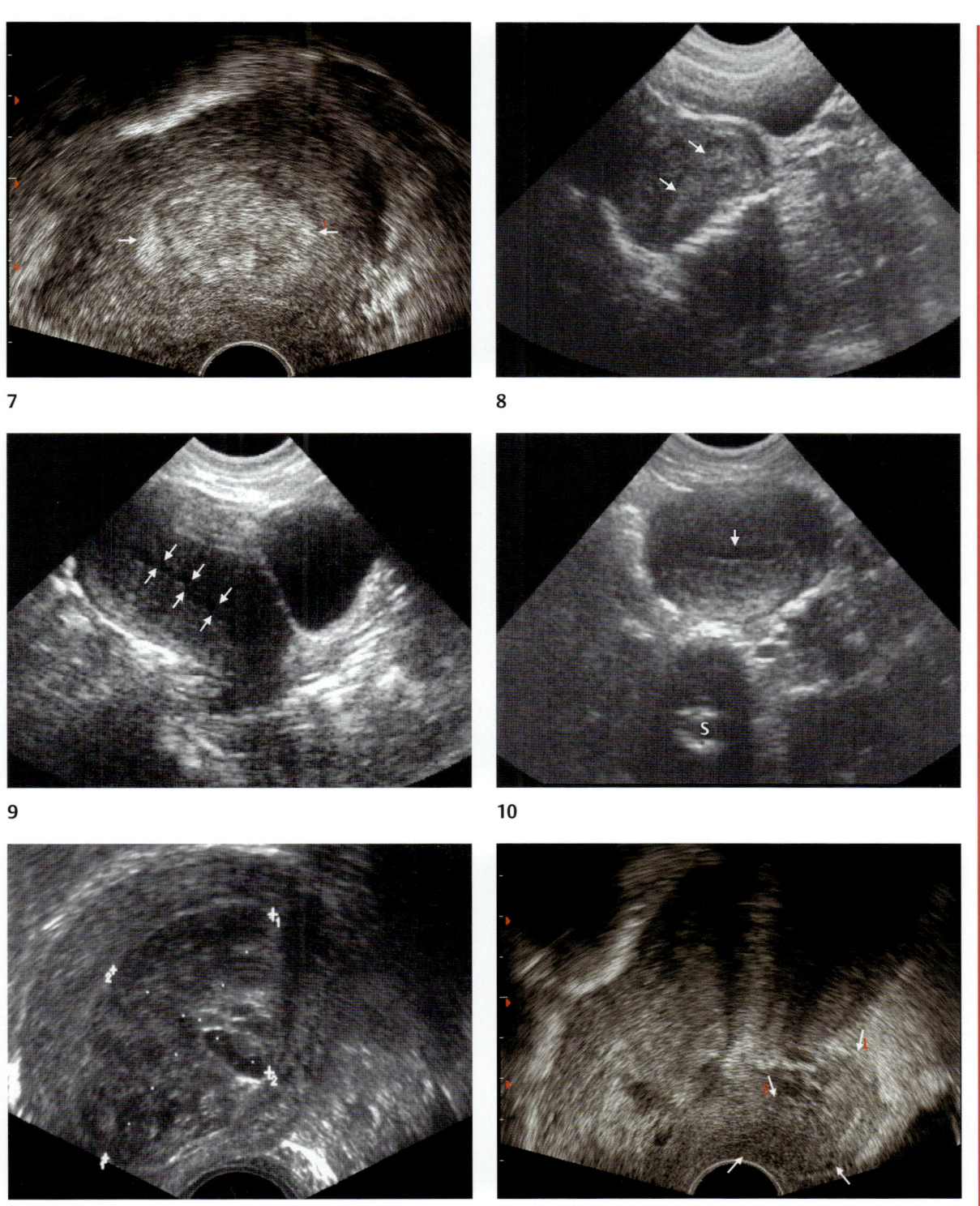

7

8

9

10

11

12

Plazentareste und Lochialstau

Abb. 39.**7**   Plazentareste post partum (Pfeile), Uteruslängsschnitt. Transvaginale Darstellung.

Abb. 39.**8**   Plazentareste (Pfeile) bei Zustand nach Interruptio. Retroflexio uteri, Längsschnitt.

Abb. 39.**9**   Intrauterine Flüssigkeitsansammlung (Pfeile). 11 Tage post partum, Längsschnitt.

Abb. 39.**10**   Derselbe Uterus wie auf Abb. 39.**9** im Querschnitt. Hinter dem Uterus mit der Flüssigkeitsansammlung im Cavum uteri (Pfeil) kommt die Wirbelsäule mit dem Spinalkanal (S) zur Darstellung.

Abb. 39.**11**   71 x 44 x 52 mm großes Koagel im Cavum uteri post partum. Transvaginale Darstellung.

Kontrolle nach Sectio

Abb. 39.**12**   Zustand nach Sectio caesarea. Auffällige Hämatombildung im Bereich der Sektiowunde (Pfeile). Transvaginale Darstellung.

Literatur

1. Buisson, P., Tomikowski, J., Santarelli, J., Kapitaniak, B.: Clinical and ultrasonographic study of uterine involution in postpartum physiology. Rev. Fr. Gynecol. Obstet. 88 (1993) 12–18
2. Dalicho, F.H.: Mütterliche Organveränderungen, Pelvimetrie, Ultraschall post partum. In: Meinel, K., Issel, E.P., Watzek, H. (Hrsg.): Geburtshilfliche und gynäkologische Ultraschalldiagnostik. Stuttgart: Thieme 1991; S. 121–123
3. Demečko, D., Slezák, P., Hubková, B., Vaničková, Z., Táborský, D.: Anwendungsmöglichkeiten der Ultrasonographie im Puerperium. Zentralbl. Gynäkol. 111 (1989) 211–216
4. Galli, D., Groce, P., Chiapparini, I., Dede, A.: Ultrasonic evaluation of the uterus during puerperium. Minerva ginecol. 45 (1 V) (1993) 473–478
5. Klug, P.W.: Die Bedeutung der Sonographie im frühen Puerperium. Geburtsh. u. Frauenheilk. 44 (1984) 425–427
6. Lee, C.Y., Madrazo, B., Drukker, B.H.: Ultrasonic evaluation of the postpartum uterus in the management of postpartum bleeding. Obstet. Gynecol. 58 (1981) 227–232
7. Malvern, J., Campbell, S.: Ultrasonic scanning of the puerperal uterus following secondary post partum hemorrhage. J. Obstet. Gynaecol. Brit. Cwlth. 80 (1973) 320–324
8. Meyenburg, M., Schulze-Hagen, K.: Involution des Uterus nach Kaiserschnitt und Spontangeburt. In: Otto, R.C., Jann, F.X.: Ultraschalldiagnostik 82. Stuttgart: Thieme 1983; S. 185–186
9. Wachsberg, R.H., Kurtz, A.B., Levine, L.D., Solomon, P., Wapner, R.J.: Real-time ultrasonographic analysis of the normal postpartum uterus: technique, variability and measurements. Ultrasound Med. 13 (1994) 215–222
10. Wisser, J., Schulz, G., Kurmanavicius, J., Huch, R., Huch, A.: Use of 3 D ultrasound as a new approach to assess obstetrical trauma to the pelvic floor. Ultraschall Med. 20 (1999) 15–18

40 Grundlagen der Dopplersonographie

Historische Entwicklung

Die methodischen Grundlagen der heute angewandten Dopplersonographie beruhen auf den Untersuchungen des österreichischen Mathematikers und Physikers Christian Johann Doppler (1803–1853). Im Jahre 1842 veröffentlichte Doppler (3) die Abhandlung „Über das farbige Licht der Doppelsterne", in der er das Phänomen der Änderung der Wellenfrequenz in Abhängigkeit von der Bewegung einer Lichtquelle hin zum bzw. weg vom Standort eines Betrachters beschrieb. Es dauerte allerdings weitere 100 Jahre, bis erstmals Satomura (21) 1959 diesen sog. „Dopplereffekt" zur Ableitung von Blutströmungsgeschwindigkeiten in peripheren Arterien des Menschen nutzen konnte. Die Einführung der dopplersonographischen Beurteilung des fetoplazentaren Gefäßsystems erfolgte im Weiteren durch die Erstbeschreibung von Fitzgerald (5) im Jahre 1977. In der Folgezeit erlangte die Dopplersonographie eine weltweite Verbreitung in der Überwachung von Hochrisikoschwangerschaften und erlaubt gegenwärtig die Erfassung und Analyse kleinster Gefäße der fetomaternalen Einheit. Die Dopplersonographie stellt eine nichtinvasive Methode zur Beurteilung des fetalen kardiovaskulären Systems dar und führt bei gezielter Anwendung zu einer signifikanten Verringerung der perinatalen Mortalität und Morbidität. Mit der Einführung der Dopplersonographie in die Mutterschaftsvorsorge am 1.4.1995 wurde in Deutschland dieser Entwicklung frühzeitig Rechnung getragen. Die Indikation zur fetalen Dopplersonographie besteht danach bei den in Tab. 40.1 aufgeführten Risiken.

Tabelle 40.1 Indikationen zur fetalen Dopplersonographie

> Verdacht auf intrauterine Wachstumsretardierung
> Schwangerschaftsinduzierte Hypertonie/Präeklampsie/Eklampsie
> Zustand nach Mangelgeburt/intrauterinem Fruchttod
> Zustand nach Präeklampsie/Eklampsie
> Auffälligkeiten bei der fetalen Herzfrequenzregistrierung
> Begründeter Verdacht auf Fehlbildung/fetale Erkrankung
> Mehrlingsschwangerschaft bei diskordantem Wachstum
> Abklärung bei Verdacht auf Herzfehler/Herzerkrankungen

Grundbegriffe

Dopplereffekt und -Shift. Mithilfe der Spektraldopplertechnik erfolgt eine zeitlich fortlaufende Analyse der Blutströmungsgeschwindigkeiten (cm/s). Eine Frequenzverschiebung entsteht dadurch, dass die von einem Ultraschallsender ausgehenden Schallwellen mit einer definierten Frequenz auf korpuskuläre Elemente des Blutes treffen, von diesen reflektiert und von einem Ultraschallempfänger wieder aufgenommen werden (sog. Dopplereffekt) (6, 24, 34) (Abb. 40.1). Dabei wird die Geschwindigkeit auf dem Ultraschallmonitor mithilfe der Fourier-Transformation in verschiedenen Graustufen in Form einer Amplitude aufgezeigt. Die Darstellung des Frequenzspektrums erfolgt in einem Koordinatensystem, das durch eine Zeitskala (= Durchlaufgeschwindigkeit des Frequenzspektrums) und durch eine Geschwindigkeitsachse definiert ist. Die dabei entstehende Frequenzverschiebung wird als Dopplerfrequenzspektrum oder als Doppler-Shift bezeichnet. Eine mathematische Beschreibung dieses Dopplereffektes erfolgt mittels der Dopplergleichung. Sie beschreibt die Abhängigkeit der Frequenzverschiebung (f_d) von der Sendefrequenz (f_0), von der Strömungsgeschwindigkeit des Blutes (V), von der Schallausbreitungsgeschwindigkeit (c) und vom Insonationswinkel (cos α).

Dopplerformel:

$$V = \frac{f_d \cdot c}{2f_0 \cdot \cos \alpha}$$

f_d = Dopplerfrequenz
f_0 = Ultraschallsendefrequenz
V = Blutflussgeschwindigkeit
c = Schallgeschwindigkeit im Gewebe (ca. 1540 m/s)
cos α = Insonationswinkel

Antegrader und retrograder Fluss. Ein antegrader Fluss entsteht, wenn der Blutfluss auf die Schallsonde zu gerichtet ist, ein retrograder Fluss, wenn der Blutfluss von der Schallsonde weg gerichtet ist. Stellt sich nun auf dem Ultraschallmonitor das abgeleitete Dopplerfrequenzspektrum oberhalb der Nulllinie dar, so handelt es sich definitionsgemäß um einen antegraden, d. h. auf die Schallsonde zu gerichteten Blutfluss, während die Darstellung unterhalb der Nulllinie einen retrograden Blutfluss widerspiegelt. Die Höhe der Frequenzverschiebung ist dabei proportional zu der zu beobachtenden Geschwindigkeit.

Widerstandsindizes. In der geburtshilflichen Praxis erfolgt die qualitative Auswertung der Dopplerfrequenzspektren anhand von spezifischen Widerstandsindizes (22, 33). Diese Indizes beschreiben die Pulsatilität des Blutflusses und geben somit den Strömungswiderstand innerhalb des Gefäßes wieder. Sie werden aus den maximalen Flussgeschwindigkeiten während der systolischen (= S) und diastolischen (= D) Zyklusphase sowie zusätzlich aus der mittleren Strömungsgeschwindigkeit (V_{mean}) errechnet (Abb. 40.2). Da es sich bei diesen Indizes um Verhältniszahlen handelt, unterliegen sie keiner Winkelabhängigkeit und erlauben eine Abschätzung des peripheren Gefäßwiderstandes. Die diastolischen Strömungsgeschwindigkeiten reflektieren hierbei die Höhe des peripheren Gefäßwiderstandes. Hohe diastolische Geschwindigkeiten weisen auf einen niedrigen peripheren Widerstand und niedrige diastolische Geschwindigkeiten auf einen hohen peripheren Widerstand bzw. eine Vasokonstriktion hin. Als Widerstandsindizes haben sich in der Geburtshilfe der Pulsatilitäts-Index (PI) nach Gosling, der Resistance-Index (RI) nach Pourcelot und die S/D-Ratio bewährt (7, 19, 28) (Tab. 40.2).

Tabelle 40.2 Dopplerindizes

Index	Formel	Autor
Pulsatilitäts-Index	$= \frac{S - D}{V_{mean}}$	Pourcelot 1976 (19)
Resistance-Index	$= \frac{S - D}{S}$	Gosling 1974 (7)
S/D-Ratio	$= \frac{S}{D}$	Stuart 1980 (28)

S = maximale systolische Flussgeschwindigkeit
D = maximale diastolische Flussgeschwindigkeit
V_{mean} = mittlere Flussgeschwindigkeit

Pulsatilitäts-Index. Die Berechnung des Pulsatilitäts-Index setzt allerdings die Kenntnis der mittleren intensitätsgewichteten Strömungsgeschwindigkeit (V_{mean}) voraus. Sie ist abhängig von der Breite und den Amplitudenwerten der Geschwindigkeitsverteilung innerhalb des Dopplerfensters (Sample Volume). Der Pulsatilitäts-Index errechnet sich durch Subtraktion der diastolischen (D) Frequenzverschiebung von der maximalen systolischen Frequenzverschiebung (S), dividiert durch die Durchschnittsgeschwindigkeit (V_{mean}).

Resistance-Index und S/D-Ratio. Der Resistance-Index stellt ebenfalls eine Verhältniszahl dar und beschreibt, um wie viel das enddiastolische Maximum gegenüber dem systolischen Maximum abnimmt, d. h. je höher der Gefäßwiderstand ist, desto größer ist der RI. Die S/D-Ratio errechnet sich aus dem Verhältnis zwischen systolischer und diastolischer Maximalgeschwindigkeit. Sie hat die gleiche Aussagekraft wie der Resistance-Index.

Vor- und Nachteile der Indizes. Geringe Widerstandsveränderungen sind früher im RI festzustellen, da die mathematisch schwieriger errechenbare V_{mean} für den PI eine größere Streubreite der Normwerte aufweist. Für die exakte Ermittlung der V_{mean} ist daher die Einstellung eines optimalen Frequenzspektrums mit einer guten Randschärfe der Hüllkurve bedeutsam. Dies führt zu einer etwas höheren Intra- und Interobservervariabilität im Vergleich zum Resistance-Index. Bei hochpathologischen Dopplersignalen mit diastolischem Nullfluss können weitere Flussminderungen (enddiastolischer Flussverlust gegenüber frühdiastolischem Flussverlust, Reverse-Fluss) jedoch nicht mehr mit dem RI (in beiden Fällen RI = 1) erfasst werden. Hierfür ist der PI besser geeignet. In der klinischen Anwendung und insbesondere für dopplersonographische Verlaufsuntersuchungen ist es vor allem wichtig, immer denselben Index zu verwenden.

Dopplerverfahren

■ *Continuous-Wave-Doppler (CW)*

Beim CW-Doppler werden zwei der im Schallkopf vorhandenen Kristalle bzw. Piezoelemente zum CW-Betrieb genutzt (29, 34). Dabei sendet ein Element ständig Signale bestimmter Frequenzen aus, während das andere ständig die reflektierten Echos empfängt. Hierbei werden sämtliche Bewegungen entlang des Dopplerstrahls erfasst und in Form eines Frequenzspektrums wiedergegeben.

Vor- und Nachteile. Der Vorteil dieser Methode besteht neben seiner preiswerten Anschaffung und leichten Handhabung vornehmlich in der Ableitung relativ hoher Strömungsgeschwindigkeiten, da der Aliasing-Effekt hierbei keine Rolle spielt. Der Nachteil besteht darin, dass keine örtliche Zuordnung der Gefäße und somit keine Tiefenselektion möglich ist.

Einsatz in der Geburtshilfe. Aus diesen Gründen werden CW-Doppleruntersuchungen in der Geburtshilfe nur in geringem Ausmaß durchgeführt und lediglich zur Ableitung von uterinen und umbilikalen Strömungsmustern in einigen Kliniken eingesetzt. Darüber hinaus kann die CW-Doppler-Methode im Rahmen der fetalen Echokardiographie zur Erfassung hoher Strömungsgeschwindigkeiten, wie sie bei schweren Klappenstenosen auftreten, eingesetzt werden. Die dopplersonographischen Ergebnisse (PI, RI, S/D) der CW-Doppler-Methode unterscheiden sich nicht von denen der gepulsten Dopplersonographie (8, 16).

■ *Pulsed-Wave-Doppler (PW)*

Beim gepulsten Doppler wird von einem einzigen Kristall alternierend ein Schallimpuls gesendet und das reflektierte Echo empfangen (29, 34) (Abb. 40.**1**). Mithilfe eines definierten Messvolumens (Sample Volume, Doppler-Gate) kann eine gezielte Selektion des zu messenden Gefäßes sowohl in vertikaler als auch in horizontaler Richtung erfolgen. Die Höhe der Geschwindigkeit wird mit der Pulsrepetitionsfrequenz eingestellt. Im Gegensatz zum CW-Doppler zeichnet sich der PW-Doppler durch ein wesentlich besseres Signal-Rausch-Verhältnis aus.

Duplex- und Triplex-Mode. Zur Erfassung von Blutflussgeschwindigkeiten kommt gegenwärtig vornehmlich der kombinierte Einsatz von gepulstem Spektraldoppler und Real-Time-Sonographie (sog. Duplex-Mode) sowie deren Kombination mit einem Farbdoppler (sog. Triplex-Mode) zur Anwendung (12, 27). Vor der klinischen Anwendung von Dopplerflussmessungen ist es aber notwendig, sich mit den Grundzügen der Dopplersonographie vertraut zu machen, um optimale Dopplerfrequenzspektren aus den verschiedenen Gefäßen der fetomaternalen Einheit zu erhalten (4). Eine sorgfältige Ableitung der einzelnen Dopplerkurven ist daher für die klinische Interpretation von großer Bedeutung (14, 15).

■ *Farbdopplersonographie*

Bei der farbkodierten Duplexsonographie erfolgt eine simultane Darstellung von Weichteilstrukturen und Blutbewegungen. Die Darstellung der Strömungsinformation erfolgt durch eine gleichzeitige Aktivierung mehrerer hintereinander angeordneter Sample Volumes auf benachbarten Ultraschalllinien, dem sog. Multigate-Doppler (18). Die Anzahl der Farb-Samples auf den einzelnen Farblinien beeinflusst die sog. „Quality", die Anzahl der Farblinien innerhalb des Farbsektors die sog. „Density" der Farbdarstellung. In Abhängigkeit von der Größe des Farbsektors werden pro Farblinie 5–15 Einzelanalysen (bei neueren Ultraschallgeräten auch mehr) durchgeführt.

Farbkodierung. Die farbkodierte Zuordnung erfolgt entsprechend dem Mittelwert der Frequenzverschiebungen. Die hierbei empfangenen Dopplersignale werden nicht als Frequenzspektrum, sondern simultan als intensitätsgewichtete mittlere Blutflussgeschwindigkeit mit dem Grauwertbild farbkodiert und mithilfe eines Autokorrelations-Algorithmus dargestellt (9, 10). In vielen Fällen erleichtert die Farbkodierung das Auffinden der Gefäße. Zusätzlich kann mit ihrer Hilfe eine Aussage über die Strömungsrichtung und die Varianz erfolgen. Die Farbdopplersonographie bietet somit die Möglichkeit, Einblicke in die physiologische und pathophysiologische Hämodynamik zu erhalten. Bei den derzeit üblichen Farbdopplergeräten werden spezifische Farbskalen benutzt, d. h. bei Geschwindigkeiten im positiven Bereich erfolgt beispielsweise eine Darstellung von rot nach orange-gelb und entsprechend im negativen Geschwindigkeitsbereich eine Darstellung von dunkelblau nach hellblau-türkis (Abb. 40.**3**). Definitionsgemäß werden Strömungen, die sich zum Schallkopf hin bewegen, rot, und Strömungen, die sich vom Schallkopf weg bewegen, blau dargestellt (Abb. 40.**4**). Die Höhe der Frequenzverschiebung (Geschwindigkeiten) ist dabei proportional zur Helligkeit der Farben. Bei Turbulenzen ist der laminare Blutfluss aufgehoben und man erfasst eine hohe Anzahl von abweichend gemessenen mittleren Geschwindigkeiten (= Varianz). Bei den derzeit gängigen Farbdopplergeräten wird ein solches Flussmuster meistens durch die Beimischung der Farbe grün kenntlich gemacht, kann aber auch durch andere Farben definiert werden (Abb. 40.**5**). Es entsteht beispielsweise ein Mosaikmuster mit Türkiszusatz als Summe von blau und grün für die negativen und mit Gelbzusatz als Summe von rot und grün für die positiven Doppler-Shifts (Abb. 40.**6**).

Dopplerverfahren

Abb. 40.**1**   Prinzip der gepulsten Dopplersonographie. SV = Sample Volume.

Abb. 40.**2**   Darstellung eines unauffälligen Dopplerfrequenzspektrums der A. umbilicalis. S = Systole, D = Diastole, Vmean = intensitätsgewichtete mittlere Strömungsgeschwindigkeit.

Abb. 40.**3**   Darstellung unterschiedlicher Farbinformationsbalken. Je heller die Farbe, desto höher ist die Geschwindigkeit. A = konventionelle Farbdopplerdarstellung. B = zusätzlich mit Varianzdarstellung. C = amplitudenkodierte Farbdarstellung.

Abb. 40.**4**   Farbkodierte Darstellung einer normalen Nabelschnur mit 3 Gefäßen. Die rote Farbe spiegelt die zur Schallsonde und die blaue Farbe die von der Schallsonde weg gerichtete Blutflussrichtung wider.

Abb. 40.**5**   Farbskala mit symmetrischer Nulllinienposition und zusätzlicher Varianzkodierung.

Abb. 40.**6**   Vierkammerblick mit farbkodierter Darstellung einer turbulenten Strömung (= Farb-Aliasing) bei einem Feten mit einer holosystolischen Trikuspidalinsuffizienz infolge einer Ebstein-Anomalie.

Gerätetechnische Einflussfaktoren

Abb. 40.**7**   Aliasing-Phänom beim Spektraldoppler. A = zu hoch eingestellte Nulllinie, B = zu niedrig gewählte Pulsrepetitionsfrequenz.

Abb. 40.**8**   Aliasing-Phänomen beim Farbdoppler am Beispiel einer singulären Nabelschnurarterie. A = optimale PRF-Einstellung mit 2500 Hz. Bei dieser Einstellung resultiert eine gute Farbfüllung der Nabelschnurgefäße, B = zu niedrig gewählte PRF mit 1000 Hz, die eine Farbumkehr zur Folge hat. C = zu hoch gewählte PRF mit 5000 Hz, die eine mangelnde Farbfüllung der Gefäße zur Folge hat.

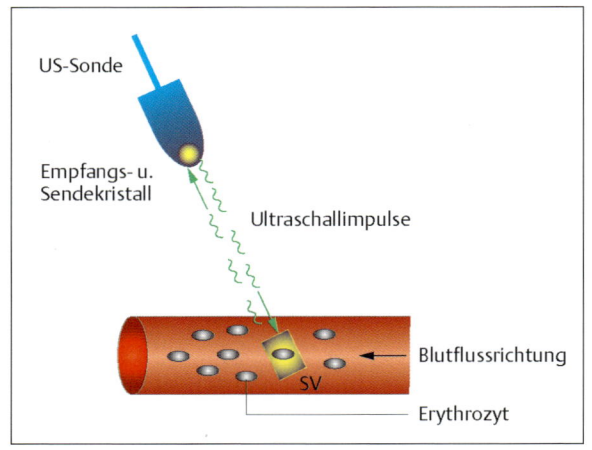

1

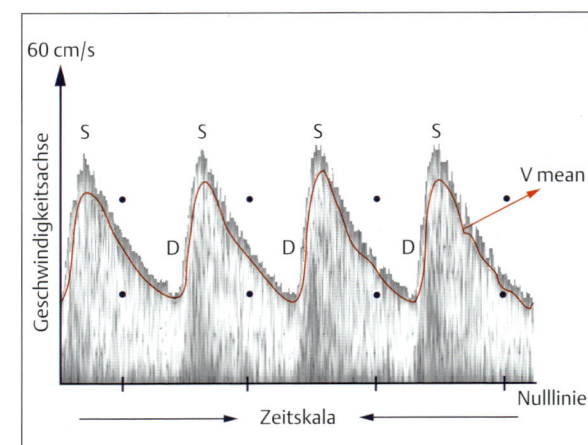

2

Geräteeinstellung. Um ein gutes Farbsignal zu erhalten, ist, analog der gepulsten Dopplersonographie, auf eine optimale Einstellung des Insonationswinkels zu achten. Die Winkeleinstellung des Farbfensters sollte in Bezug auf die Gefäßlängsachse möglichst unterhalb eines Winkels von 45° liegen. Der Farbfrequenzbereich wird mit dem Regler für die Pulsrepetitionsfrequenz so eingestellt, dass die zu erwartenden höchsten Geschwindigkeitsanteile des zu untersuchenden Gefäßes sich gerade unterhalb der Farbaliasschwelle befinden. Angaben zur Geschwindigkeit (cm/s oder kHz) finden sich bei den meisten Farbdopplergeräten am Farbinformationsbalken. Dieser bietet aber nur eine grobe virtuelle Orientierung über den Geschwindigkeitsbereich und ist daher nicht mit den mittels PW-Doppler gemessenen Geschwindigkeiten vergleichbar. Die Gain-Einstellung des B-Bildes hat hinsichtlich der Darstellung der Farbdopplersignale keinen Einfluss. Sie sollte aber zwecks besserer Erkennbarkeit der Gefäße nicht zu hell eingestellt werden.

Gerätetechnische Faktoren, die das Dopplerspektrum beeinflussen

■ Pulsrepetitionsfrequenz und Aliasing-Effekt

Pulsrepetitionsfrequenz. Unter der Pulsrepetitionsfrequenz (PRF) versteht man die Anzahl der pro Sekunde ausgestrahlten Impulse. Sie weist eine indirekte proportionale Abhängigkeit zur eingestellten Tiefe des Dopplerfensters auf. Liegt die Zielregion in großer Tiefe, z. B. infolge eines Polyhydramnions, besteht eine größere Zeitverzögerung zwischen Sende- und Empfangsbetrieb. Die Anzahl der Schallimpulse pro Zeiteinheit wird somit geringer, die Pulsrepetitionsrate wird niedriger. Für die richtige Einstellung der PRF ist die Kenntnis der zu erwartenden Geschwindigkeiten in den zu untersuchenden Gefäßen wichtig. Für hohe Geschwindigkeiten ist eine höhere PRF, für niedrige Geschwindigkeiten eine niedrigere PRF erforderlich. Der Geschwindigkeitsbereich und die Höhe der Nulllinie sollten so gewählt werden, dass die Dopplerspektren ohne Aliasing-Phänomen zur Darstellung kommen. Das Gleiche gilt für die Einstellung des Farbdopplers.

Aliasing-Phänomen. Das Aliasing tritt auf, wenn die Impulswiederholungsfrequenz kleiner wird als die doppelte Dopplerfrequenzverschiebung. Hierbei wird die Dopplerverschiebung oberhalb der Nyquist-Grenze (= halbe Pulswiederholungsfrequenz) um ein ganzzahliges Vielfaches der Pulswiederholungsfrequenz dargestellt. Diese physikalische Grenze wird auch als Nyquist-Limit bezeichnet:

$$Fd_{max} = \frac{PRF}{2}$$

Bei Überschreiten dieses Limits entsteht das sog. Aliasing-Phänomen. Dieses äußert sich dadurch, dass die Spitzen des Dopplerspektrums abgeschnitten und im Gegenkanal zur Darstellung kommen (sog. Überschlagsphänomen). Zur Vermeidung des Aliasing-Phänomens muss entweder die Nulllinie herabgesetzt, die Pulsrepetitionsfrequenz erhöht oder eine Schallsonde mit niedrigen Frequenzen (2,5 oder 3,5 MHz anstelle von 5 MHz) verwendet werden (Abb. 40.**7**). Alternativ kann auch versucht werden, die Position des Schallkopfes in Bezug zum Untersuchungsziel (Area of interest) so zu verändern, dass eine Erhöhung der PRF resultiert. Beim Aliasing im Farbdoppler erfolgt ein Farbumschlag von der hellen Farbe der einen Seite zur hellen Farbe der gegenüberliegenden Seite (Abb. 40.**8**).

Varianzkodierung. Die normalerweise vorhandenen laminaren Strömungen können unter bestimmten Umständen (z. B. infolge einer Stenose oder Klappeninsuffizienz) in eine turbulente Strömung überge-

hen. Hierbei entstehen Wirbel, in denen sich die Blutpartikel nicht mehr parallel zur Gefäßwand, sondern quer zur Gefäßachse bewegen. Die Zuschaltung der Varianzkodierung (grüne Farbe) ermöglicht das besondere Hervorheben und schnellere Erkennen von nichtlaminaren turbulenten Strömungen (Abb. 40.**6**). Das Ausmaß der Turbulenz ist dabei direkt proportional zum Radius des Gefäßes bzw. der Stenose, zur mittleren Strömungsgeschwindigkeit und umgekehrt proportional zur Viskosität des Blutes. Auch die Form des Strömungsprofils wird hiervon entscheidend beeinflusst. Turbulenzen stellen sich im Farbdoppler als Mosaik dar. Diese Situation finden wir bei hohen Strömungsgeschwindigkeiten, z. B. bei Klappenstenosen, oder auch physiologisch, z. B. im Ductus venosus. Der Grünanteil ist hierbei proportional zum Quadrat der Standardabweichung der gemessenen Frequenzverschiebungen (= Varianz). Das Ausmaß der Turbulenz wird in komplexer Weise durch den Stenosegrad, die Stenosegeometrie, die Gefäßwandoberfläche, die prästenotische Strömungsgeschwindigkeit, die Viskosität des Blutes und die Pulsatilität beeinflusst. Farbänderungen entstehen allerdings nicht immer nur durch Gefäßstenosen, sondern können auch durch eine falsche Geräteeinstellung, z. B. durch die falsche Wahl des Farbgeschwindigkeitsbereiches (PRF), bedingt sein (Abb. 40.**8**).

■ Gain (= Verstärkung)

Doppler-Gain. Die Doppler-Gain-Einstellung sollte so erfolgen, dass eine klare und gut abzugrenzende Darstellung des Frequenzspektrums bei fehlendem Hintergrundrauschen resultiert (Abb. 40.**9**). Bei schwacher Signaldarstellung kann es aber in einigen Fällen notwendig sein, eine hohe Gain-Einstellung und eine Erhöhung der Sendeleistung zur Verstärkung des Dopplersignals vorzunehmen. Vor dem Einsatz einer farbkodierten Blutflussdarstellung ist auf eine gute B-Bild-Einstellung mit einer möglichst geringen B-Bild-Verstärkung zu achten. Dabei sollten die Gefäße frei von Binnenechos sein, da ansonsten eine Zuordnung von Strömungsinformationen nur ungenügend erfolgen kann.

Farb-Gain. Bei der Farb-Gain-Einstellung muss darauf geachtet werden, dass die Umgebungsstrukturen frei von Farbsignalen sind, die Farbe das Gefäßlumen komplett ausfüllt, kein Übergreifen auf die Gefäßwand stattfindet und ein spitzer Insonationswinkel (< 60°) eingestellt wird. Eine ungenügende Farbfüllung innerhalb eines Gefäßes kann verursacht sein durch:
- eine zu niedrig gewählte „Priority",
- einen zu hoch eingestellten Farbwandfilter,
- einen zu hoch gewählten Farbgeschwindigkeitsbereich (PRF),
- einen zu großen Winkel zwischen Gefäß und Farbsektor und
- eine zu niedrig gewählte Farb-Gain-Einstellung (Abb. 40.**10**).

■ Strömungsprofil, Sample Volume, Pulsatilität

Plug-Flow und Profil-Flow. Unter physiologischen Bedingungen liegt in nahezu allen fetalen Gefäßabschnitten eine laminare Strömung vor. In der Beschleunigungsphase ist das Strömungsprofil bei hoch pulsatilen Gefäßen eher flach (= Plug-Flow) und geht dann während der langsameren Geschwindigkeitsphase in ein paraboloides Profil über. In großen Gefäßen mit hohen Geschwindigkeiten und einer hohen Pulsatilität findet sich eher ein solcher Plug-Flow, während in kleinen Gefäßen mit niedriger Geschwindigkeit eher ein Profil-Flow vorhanden ist. Diese beiden Strömungsformen lassen sich beim Feten in der fetalen Aorta nachweisen, wobei das Strömungsprofil in der Systole durch einen Plug-Flow und in der Diastole durch einen Profil-Flow charakterisiert ist (Abb. 40.**11**). Bei einem Plug-Flow ist die mittlere Strömungsgeschwindigkeit etwa so groß wie die maximale Strömungsgeschwindigkeit. Bei einem Profil-Flow ist die mittlere Geschwindigkeit dagegen ungefähr halb so groß wie die maximale Geschwindigkeit.

Abb. 40.**9** Einstellung des Signal-Rausch-Verhaltens. Das Hintergrundrauschen sollte möglichst nicht zur Darstellung kommen.

Abb. 40.**10** Einstellung der Farb-Gain. A = optimale Einstellung der Farb-Gain. B = zu hoch gewählte Einstellung der Farb-Gain. Hierbei resultiert neben einer Gefäßwandunschärfe eine Überschreitung der Farbe über das Gefäßlumen hinaus. C = Mosaikbildung bei deutlich zu hoch eingestellter Farb-Gain.

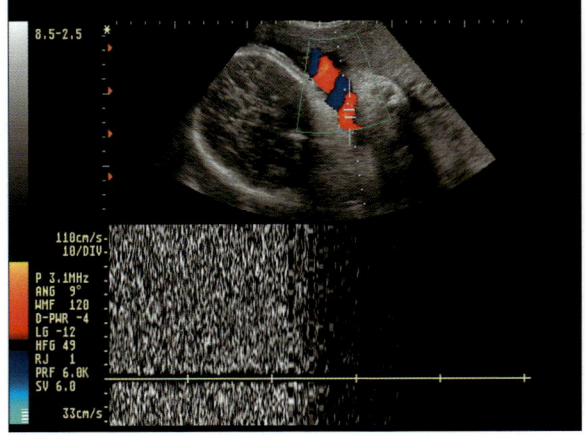

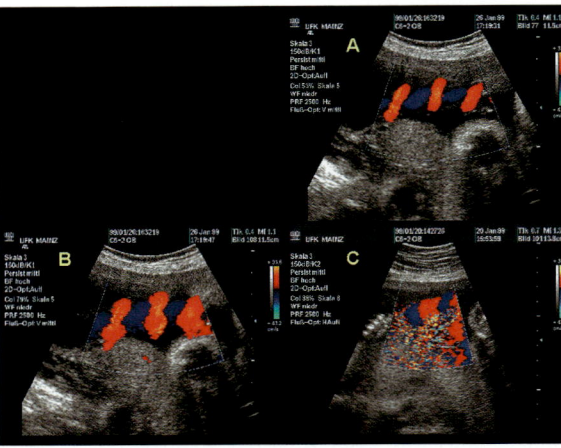

9

10

Abb. 40.**11** Darstellung des paraboloiden Flussprofils in der A. umbilicalis und des flachen Flussprofils in der thorakalen Aorta descendens.

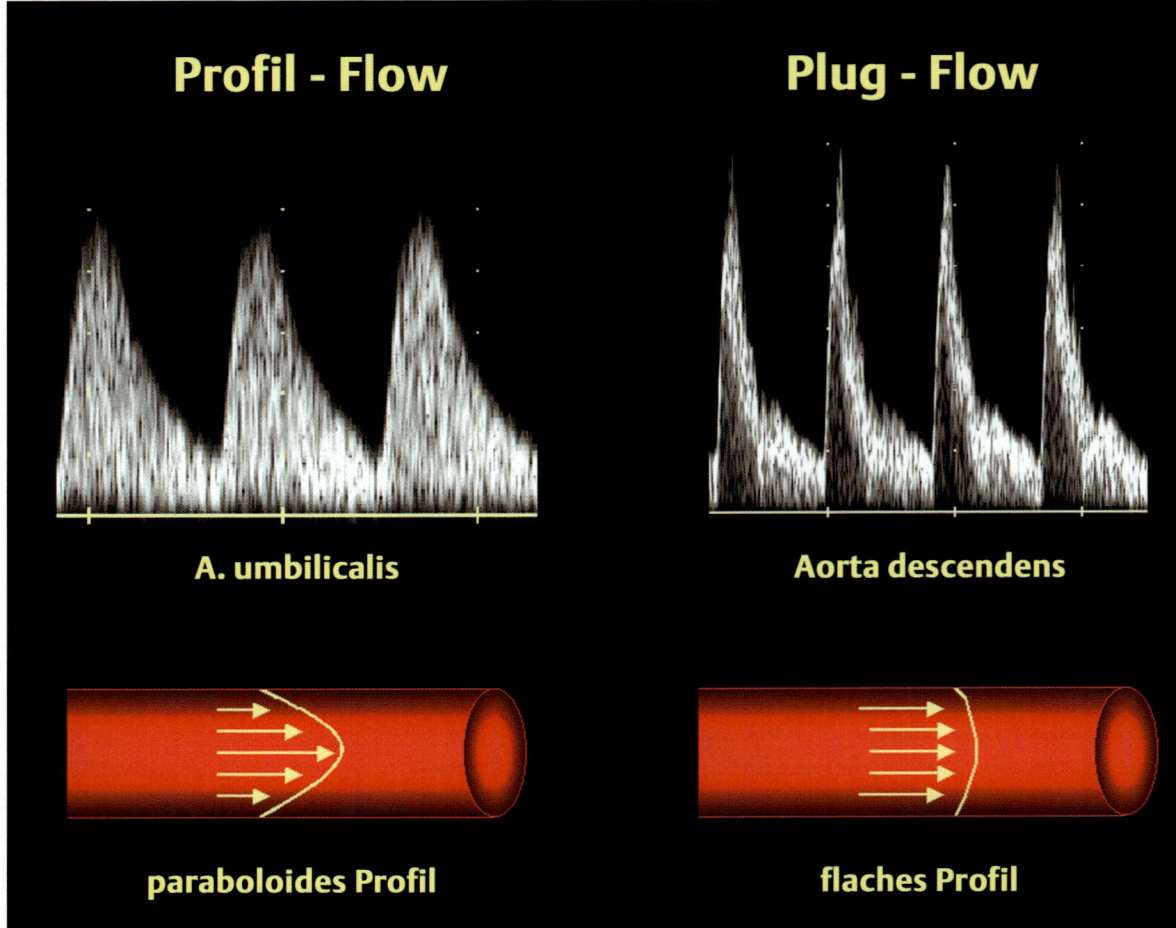

11

Abb. 40.**12**
a Richtige Positionierung des Sample Volume.
b Erfassung des vollständigen (links) bzw. des unvollständigen Strömungsprofils (rechts).

Abb. 40.**13** Einfluss des Insonationswinkels auf die Höhe der Frequenzverschiebung.

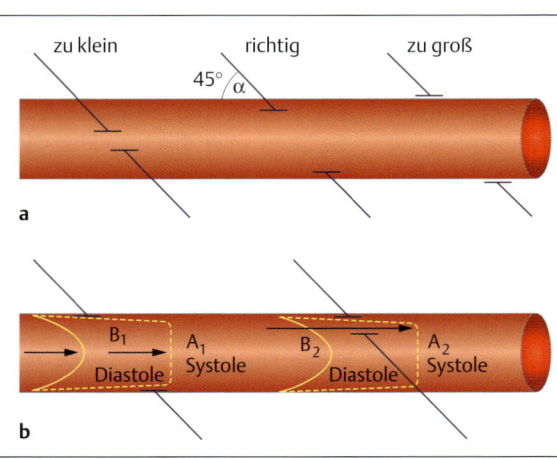

12

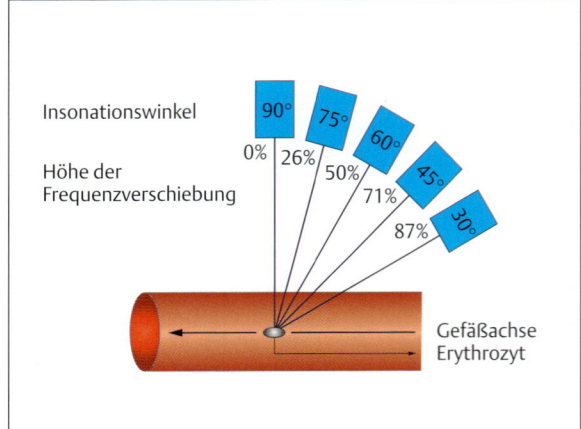

13

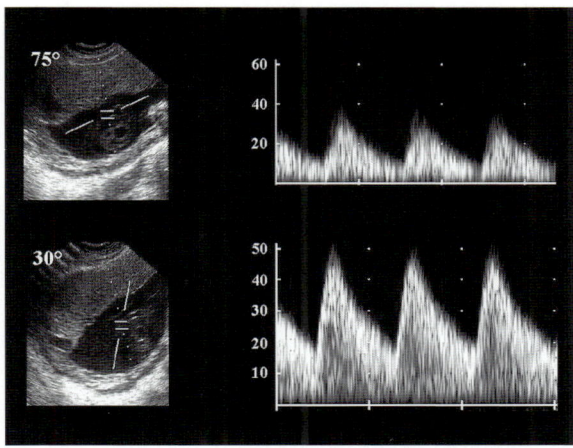

14

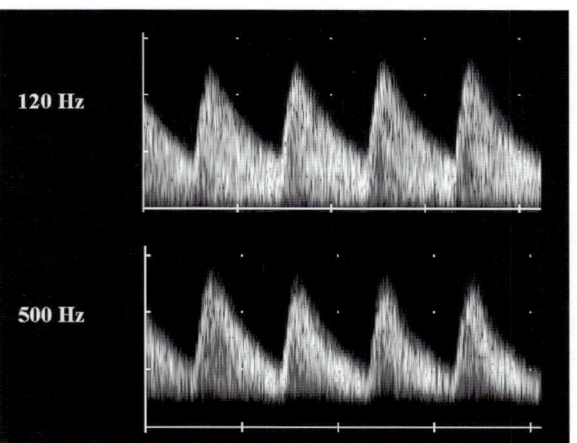

15

Abb. 40.**14** Einfluss des Insonationswinkels auf das Dopplerfrequenzspektrum am Beispiel der A. umbilicalis. Oben: 75°, unten: 30°.

Abb. 40.**15** Einfluss des Wandfilters auf das Dopplerfrequenzspektrum. Oben: 120 Hz, unten: 500 Hz.

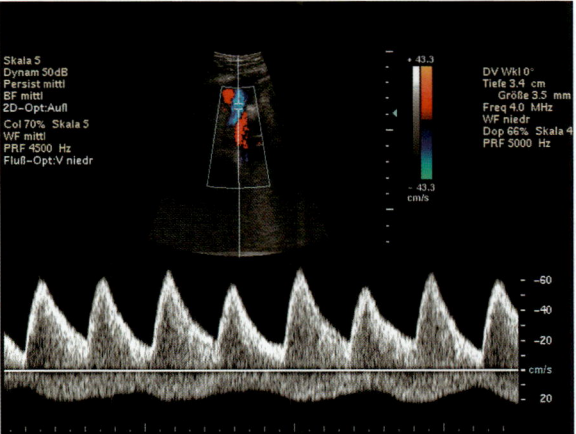

16

17

Abb. 40.**16** Bei ungenügender Darstellung der enddiastolischen Geschwindigkeiten muss eine Reduktion des Wandfilters erfolgen, um eine optimale Hüllkurvenanalyse vornehmen zu können.

Abb. 40.**17** Im Rahmen der fetalen Echokardiographie, z. B. bei der Ableitung der Trikuspidalklappengeschwindigkeiten, ist es erforderlich, den Wandfilter zur Unterdrückung der niederfrequenten Echos hoch einzustellen.

Untersuchungstechnische Einflussfaktoren

Abb. 40.**18** Dopplerflussspektrum bei fetalen Atembewegungen am Beispiel der A. und V. umbilicalis.

Abb. 40.**19** Einfluss der fetalen Herzfrequenz auf die Widerstandsindizes RI und A/B (nach 17).

18

19

Abb. 40.**20** Vereinzelte supraventrikuläre Extrasystolen. Während des verlängerten Herzzyklus resultiert eine Abnahme der enddiastolischen Flussgeschwindigkeiten bzw. eine Zunahme der Widerstandsindizes.

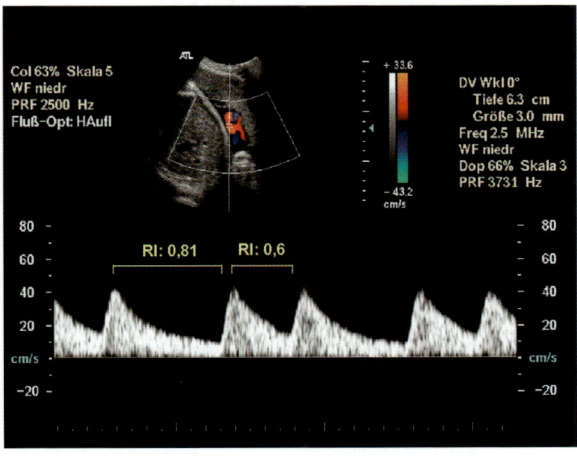

20

Diese Form des Strömungsprofils lässt sich beispielsweise in der A. umbilicalis oder in der A. cerebri media nachweisen (Abb. 40.**11**).

Positionierung des Sample Volume. Unter einem Sample Volume versteht man den Messbereich, aus dem das Dopplersignal abgeleitet wird. Die Größe und die Position des Sample Volume ist dabei variabel einstellbar und muss den jeweiligen Untersuchungsbedingungen entsprechend angepasst werden. Das Dopplerfenster sollte gefäßdeckend (etwa 2/3 des Gefäßlumens) platziert werden (Abb. 40.**12a**). Im Rahmen der geburtshilflichen Diagnostik ist dies allerdings aufgrund der kleineren Gefäßkaliber eher von untergeordneter Bedeutung. Die Gefäßwand sollte möglichst außerhalb des Sample Volume liegen. Wird das Sample Volume nicht gefäßdeckend positioniert, führt dies zur Ableitung eines unvollständigen Frequenzspektrums mit Darstellung eines falschen Strömungsprofils (Abb. 40.**12b**). In diesen Fällen resultiert eine falsche Berechnung der V_{mean}, die sich wiederum ungünstig auf die Berechnung des Pulsatilitäts-Index auswirkt.

Gefäße mit hoher Pulsatilität. Wenn beispielsweise bei Gefäßen mit einer hohen Pulsatilität (z. B. fetale Aorta, Plug-Flow) das Sample Volume nicht gefäßdeckend, sondern zu klein oder zu groß gewählt wird, werden die zentralen Flussgeschwindigkeiten nicht erfasst. Daraus resultiert, dass insbesondere während der Diastole die maximalen Strömungsgeschwindigkeiten zu niedrig dargestellt werden und folglich die Widerstandsindizes (PI, RI) zu hoch ausfallen.

Gefäße mit geringerer Pulsatilität. Hier findet sich dagegen ein Profil-Flow. Auch hier werden durch eine falsche Positionierung des Sample Volume die zentralen Flussgeschwindigkeiten nicht erfasst. Aufgrund des paraboloiden Flussprofils wirkt sich dies jedoch nicht auf das Verhältnis der systolischen und diastolischen Strömungsgeschwindigkeiten aus.

Intrakardiale Dopplerflusskurven. Im Gegensatz dazu ist zur Ableitung intrakardialer Dopplerflusskurven, insbesondere im Bereich der atrioventrikulären und semilunären Klappen, ein schmales Sample Volume (1–2 mm) notwendig (Abb. 40.**17**). Hierbei wird zugunsten einer guten bildlichen Darstellung des jeweiligen Frequenzspektrums bewusst auf die Darstellung der langsamen Strömungen verzichtet, da nur die schnellen Strömungen die notwendigen Informationen beinhalten. Für die simultane Ableitung der V. cava inferior und der Aorta abdominalis im Rahmen der fetalen Arrhythmiediagnostik ist dagegen ein größeres Sample Volume erforderlich.

■ *Insonationswinkel/Winkeleinstellung*

Spitzer Winkel. Die fehlende Beachtung einer optimalen Winkeleinstellung stellt einen der häufigsten Fehler bei der Ableitung sowohl von Spektraldopplersignalen als auch von Farbdopplersignalen dar. Entsprechend der Cosinusfunktion ist bei gleicher Strömungsgeschwindigkeit die Frequenzverschiebung umso höher, je kleiner der Einfallswinkel des Schallstrahls (= Insonationswinkel) ist (Abb. 40.**13**). Um aussagekräftige Frequenzspektren zu erhalten, sollte daher das zu untersuchende Gefäß zunächst in einer optimalen B-Bild-Darstellung aufgesucht und dann das Dopplerfrequenzspektrum in einem möglichst spitzen Winkel abgeleitet werden. Die besten Dopplersignale werden empfangen, wenn der Insonationswinkel unterhalb von 60° (besser < 45°) liegt. Bei einem Winkel von 90° können gemäß der Dopplergleichung (cos 90° = 0) keine Signale erhalten werden. Eine Überprüfung bzw. Festlegung des Insonationswinkels kann am eingefrorenen Bild mithilfe des Winkelkorrekturbalkens erfolgen. Allerdings hat die im Nachhinein vorgenommene Winkelkorrektur keinen Einfluss auf das Dopplerflussspektrum, sondern sie verändert lediglich die Skala der Strömungsgeschwindigkeit am Monitor. Es ist also

wichtig, dass bereits während der Untersuchung auf eine optimale Winkeleinstellung geachtet wird.

Zu großer Winkel. Theoretisch wird die qualitative Analyse des Frequenzspektrums nicht durch den Insonationswinkel beeinflusst. Bei einem Winkel > 60° werden jedoch die schnelleren Strömungsgeschwindigkeiten nicht mehr so präzise erfasst, sodass eine Abflachung der Dopplerkurve und eine Abnahme der mittleren Strömungsgeschwindigkeiten resultieren (Abb. 40.**14**). Veränderungen der Widerstandsindizes sind daher nur beim Pulsatilitäts-Index zu erwarten.

■ *Wandfilter (Hochpassfilter)*

Anpassen auf Untersuchungsbedingungen. Der Wandfilter dient der Eliminierung niederfrequenter Anteile des Strömungsprofils, die infolge pulsatiler Bewegungen der Gefäßwand entstehen. Die Unterdrückung der niederfrequenten Echos erfolgt beidseits der Nulllinie. Die Höhe des Wandfilters ist variabel einstellbar und muss den Untersuchungsbedingungen angepasst werden. Je nach Ultraschallgerät liegt der Einstellungsbereich zwischen 30 und 2 000 Hz. Die Filtereinstellung sollte nicht höher als die Frequenz des pulsierenden Gefäßes sein. In der geburtshilflichen Dopplersonographie wird eine Einstellung des Wandfilters idealerweise auf ≤ 100 Hz empfohlen (22). Wird der Wandfilter zu hoch eingestellt, so kann daraus ein scheinbarer Verlust der enddiastolischen Geschwindigkeiten resultieren (Abb. 40.**15**). Aus diesem Grunde ist bei nicht nachweisbaren enddiastolischen Flussgeschwindigkeiten eine Reduktion des Wandfilters um eine Stufe empfehlenswert (Abb. 40.**16**). Im Gegensatz hierzu werden in der fetalen Echokardiographie hohe Filter (200–350 Hz) eingestellt, damit Störungen von Klappenbewegungen eliminiert werden können (Abb. 40.**17**).

Farbfilter. Das gleiche Prinzip liegt dem Farbfilter zugrunde. Hierbei wird die Farbempfindlichkeit eingestellt. Es sollte darauf geachtet werden, dass eine gute Farbfüllung innerhalb des Gefäßes resultiert und Farbüberlagerungen, die über die Gefäßwand hinausgehen, vermieden werden. Dies gelingt in der Regel mithilfe des Farb-Gain-Reglers. Des Weiteren sollte auf eine Farbfiltereinstellung von etwa 200–300 Hz geachtet werden. Die zu wählende Höhe des Farbfilters richtet sich nach den zu erwartenden Blutflussgeschwindigkeiten der einzelnen Gefäße und muss individuell eingestellt werden. So erfolgt beispielsweise die Beurteilung des fetalen Herzens mit einem hohen Farbfilter und die Gefäßdarstellung innerhalb der Plazenta oder der Pulmonalgefäße mit einem niedrigen Farbfilter. Die Farbempfindlichkeit wird aber auch durch die richtige Einstellung der Pulsrepetitionsfrequenz, der Farb-Gain-Einstellung, der Quality, der Density und der Priority beeinflusst.

■ *Darstellung des Frequenzspektrums*

Voreinstellungen am Gerät. Bevor eine Doppleruntersuchung durchgeführt wird, sollte das Signal-Rausch-Verhalten am Monitor richtig eingestellt werden (Abb. 40.**9**). Dabei wird der Verstärkungsregler zunächst so weit aufgedreht, bis am Monitor ein deutliches Grundrauschen erscheint; dies ist an den weißlichen Pixeldarstellungen erkennbar. Hiernach erfolgt eine stufenweise Reduktion der Empfangsverstärkung bis nur noch das eigentliche Dopplerfrequenzspektrum ohne Nachweis von Hintergrundrauschen erscheint. Eine weitere Reduzierung der Dopplersignalverstärkung würde zu einer mangelhaften Darstellung des Frequenzspektrums führen. Die optimale Darstellung des Frequenzspektrums ist für die Berechnung der Widerstandsindizes von großer Bedeutung (14). Aus diesem Grunde sollte auch darauf geachtet werden, dass der Wandfilter auf ≤ 100 Hz eingestellt ist, da ansonsten die mittlere intensitätsgewichtete Strömungsgeschwindigkeit (V_{mean}) zu hoch berechnet werden würde und somit für den Pulsatilitäts-Index, insbesondere bei pathologischen Strömungsmustern, falsche Werte resultieren würden. Um ein optisch ansprechendes Bild zu erhalten, sollte die Nulllinie im unteren Drittel des Monitors eingestellt werden (Abb. 40.**17** und 40.**18**).

Untersuchungsablauf. Für die Dopplerableitung sollte nach entsprechender Darstellung des zu untersuchenden Gefäßes das B-Bild eingefroren werden, weil hierdurch eine bessere Qualität des registrierten Dopplersignals gegenüber dem Duplex-Mode erreicht wird. Sofern möglich, sollte eine exakte Darstellung des zu untersuchenden Gefäßes im B-Bild im Längsschnitt erfolgen. Dieses ist jedoch gerade bei der A. umbilicalis nicht immer möglich. Bei schwierig einzustellenden Gefäßen (z. B. Aa. uterinae) sollte zusätzlich der Farbdoppler aktiviert werden, um ein rascheres Aufsuchen und präziseres Einstellen der Gefäße zu ermöglichen. Hiernach wird das Sample Volume exakt im Bereich des farbkodierten Strömungssignals (sog. „area of interest") positioniert und nach Ausrichten des Winkelkorrekturbalkens parallel zum Gefäßverlauf der gepulste Doppler aktiviert. Die Einstellung des Winkelkorrekturbalkens gibt allerdings nur eine Information über den aktuellen Insonationswinkel und hat keinen Einfluss auf das Strömungsprofil. Frequenzspektren, die sich auf die Schallsonde zu bewegen, werden oberhalb, und Frequenzspektren, die sich von der Schallsonde weg bewegen, unterhalb der Nulllinie dargestellt. Die Auswertung der Dopplerkurve erfolgt am eingefrorenen Bild über mindestens 3–5 uniforme Zyklen durch ein im Ultraschallgerät integriertes Softwareprogramm, das sowohl eine automatisierte als auch eine manuelle Hüllkurvenanalyse erlaubt (25). Kurmanavicius (11) empfiehlt sogar eine Hüllkurvenanalyse über 5–7 Herzzyklen. Die bildliche Dokumentation des Frequenzspektrums der einzelnen Gefäße mit den dazugehörigen Geschwindigkeitsbereichen und die Kurvenanalyse mittels Widerstandindizes sind empfehlenswert.

Untersuchungstechnische Faktoren, die das Dopplerspektrum beeinflussen

■ Mütterliche Faktoren

Medikamente und Erkrankungen. Für die Interpretation von Dopplerfrequenzspektren müssen medikamentöse Einflüsse (z. B. Fenoterol, β-Blocker, Antihypertensiva, Drogen), maternale Erkrankungen (z. B. schwangerschaftsinduzierte Hypertonie, Präeklampsie, Diabetes mellitus, Kollagenosen, Herz-Kreislauf-Erkrankungen) sowie Erregungszustände der Schwangeren berücksichtigt werden. Um valide dopplersonographische Befunde zu erhalten, wird die Untersuchung unter maternalen Ruhebedingungen in Halbseitenlage durchgeführt. Aus diesem Grunde ist es ratsam, zunächst mit der sonomorphologischen Betrachtung und der Biometrie des Feten zu beginnen und anschließend die Doppleruntersuchung durchzuführen.

Adipositas. Eine erschwerte sonographische Darstellung des Feten und Ableitung von Strömungsprofilen finden sich häufig bei Schwangeren mit einer Adipositas per magna. Als ein relativ gutes Schallfenster erweist sich in diesen Fällen der Bauchnabel. Auch kann nach Anheben der adipösen Bauchdecke eine Verbesserung der Schallbedingungen durch Platzieren der Ultraschallsonde im seitlichen Unterbauch oberhalb des Leistenbandes erreicht werden.

Atembewegungen. Des Weiteren können maternale Atembewegungen die Ableitung von Dopplerfrequenzspektren erheblich erschweren. In dieser Situation ist es oft hilfreich, die Schwangere für einen kurzen Moment die Luft anhalten zu lassen.

■ Fetale Faktoren

Fetale Bewegungen. Am häufigsten behindern fetale Atem- und Körperbewegungen die Ableitung eines aussagekräftigen Frequenzspektrums (31). Fetale Atembewegungen bewirken während der Inspiration eine Abnahme der systolischen und diastolischen Strömungsgeschwindigkeiten und während der Exspiration eine Zunahme der Strömungsgeschwindigkeiten (26) (Abb. 40.**18**). In Abhängigkeit von der Atemaktivität können sehr unterschiedliche und unregelmäßige Dopplerfrequenzspektren resultieren. Wie bei fetalen Bewegungen ist auch hier eine Ableitung der Dopplerspektren in einigen Fällen kaum oder gar nicht möglich. Eine exakte dopplersonographische Darstellung der Blutflussgeschwindigkeiten und eine Analyse der Hüllkurve sollten daher nur bei fetalen Ruhebedingungen vorgenommen werden.

Fetale Herzfrequenz. Eine fetale Herzfrequenz zwischen 120 und 160 Spm scheint keinen Einfluss auf das Dopplerflussspektrum und somit auch nicht auf die einzelnen Widerstandindizes zu haben (30). Dennoch sind die Widerstandindizes indirekt proportional von der fetalen Herzfrequenz abhängig (17) (Abb. 40.**19**). Bei einer Zunahme der Herzfrequenz, z. B. im Rahmen einer paroxysmalen supraventrikulären

Tabelle 40.**3** Checkliste bei Problemen während der dopplersonographischen Untersuchung

Schlechte Darstellung des Dopplerfrequenzspektrums ➢ Prüfen, ob ausreichend Ultraschallgel vorhanden ist ➢ Überprüfung der Untersuchungsebene ➢ Überprüfung des Insonationswinkels ➢ Kontrollieren, ob der Sondendruck zu stark ist ➢ Gain für die Dopplerdarstellung erhöhen ➢ Sendeleistung erhöhen ➢ Duplex-Mode ausschalten
Unregelmäßige Darstellung des Dopplerfrequenzspektrums ➢ Mangelnde mütterliche Ruhephase ➢ Aufgeregte Patientin ➢ Fetale Atmung ➢ Fetale Bewegungen ➢ Fetale Arrhythmien
Spitzen des Frequenzspektrums werden im Gegenkanal dargestellt ➢ Veränderung der Untersuchungsebene ➢ Nulllinie senken ➢ PRF erhöhen ➢ Schallsonde mit niedriger Dopplerfrequenz verwenden (sofern PRF nicht erhöht werden kann)
Zu geringe Amplitudenhöhe ➢ Zu flachen Insonationswinkel optimieren ➢ Zu hoch gewählte PRF senken
Keine oder nur mangelhafte automatisierte Hüllkurvenanalyse möglich ➢ Prüfen, ob ausreichend Ultraschallgel vorhanden ist ➢ Unscharfes Dopplerspektrum aufgrund schlechter Ableitung ➢ Überprüfung der Untersuchungsebene ➢ Zu hohe Gain-Einstellung des Dopplerspektrums ➢ Zu starkes Hintergrundrauschen
Ungenügende Farbfüllung der Gefäße ➢ Prüfen, ob ausreichend Ultraschallgel vorhanden ist ➢ Überprüfung des Insonationswinkels ➢ Farbpriorität erhöhen ➢ Farbpersistenz erhöhen ➢ Farb-Gain erhöhen ➢ Farbgeschwindigkeitsbereich verringern (PRF) ➢ Farbwandfilter reduzieren
Farbdarstellung außerhalb des Gefäßes ➢ Farb-Gain reduzieren ➢ PRF erhöhen ➢ Insonationswinkel optimieren ➢ Farbpersistenz verringern
Farbmosaikbildung in den Gefäßen ➢ PRF erhöhen ➢ Gefäßanomalie ausschließen

Tachykardie, resultiert eine zeitliche Verkürzung der diastolischen Phase und damit eine geringere Abnahme der enddiastolischen Flussgeschwindigkeiten. Für die Widerstandsindizes errechnen sich folglich höhere Werte. Die Analyse eines Dopplerspektrums mit einer fetalen Bradykardie führt dagegen aufgrund der verlängerten diastolischen Phase zu einer Zunahme der Widerstandsindizes. Ebenso beeinflussen fetale supraventrikuläre Extrasystolen das Frequenzspektrum und dessen qualitative Hüllkurvenanalyse (Abb. 40.**20**).

Checkliste. Die in Tab. 40.**3** aufgeführte Checkliste gibt eine Hilfestellung beim Auftreten unterschiedlicher Probleme während der dopplersonographischen Untersuchung.

Neuere Methoden der Farbdarstellung

◼ Angio-Mode (Power-Doppler, Color-Doppler-Energy, Color-Perfusion-Imaging)

Analyse der Amplitudenhöhe. Beim Angio-Mode (synonym: Power-Doppler, Color-Doppler-Energy, Color-Perfusion-Imaging) wird in Abhängigkeit vom Energiegehalt des nach Reflexion und Streuung empfangenen Dopplersignals die Strömungsinformation farbkodiert innerhalb eines definierten Sektors dargestellt. Im Gegensatz zur konventionellen Farbdopplertechnik, bei der unter Zuhilfenahme der Fourier-Transformation eine Analyse des Frequenzspektrums durchgeführt wird, erfolgt bei der Angio-Mode-Technik eine Auswertung der Amplitudenhöhe (13). Signale mit niedrigen Intensitäten werden in einer dunkleren und Signale mit hohen Intensitäten in einer helleren Farbe wiedergegeben. Im Gegensatz zur konventionellen Farbdopplertechnik erfolgt die Darstellung der Strömungsinformation nur in einer Farbe und damit richtungsunabhängig (Abb. 40.**21**).

Vorteile. Die Vorteile bestehen darin, dass kein Aliasing-Phänomen auftritt und die Gefäßdarstellung unabhängig von der Lage des Gefäßes, d.h. weitgehend winkelunabhängig, erfolgen kann. Damit weist die Methode eine hohe Sensitivität für die Darstellung besonders kleiner Gefäße und langsamer Blutflussgeschwindigkeiten auf. Erste Untersuchungen an der Plazenta zeigen, dass mit dieser Methode eine sehr gute Visualisierung der plazentaren Gefäßarchitektur sowohl bei normalen Schwangerschaften als auch bei Schwangerschaften mit einer Plazentainsuffizienz erreicht werden kann (20). Die Sensitivität der Farbdarstellung bzw. das Rausch-Signal-Verhältnis kann dadurch noch gesteigert werden, dass das Grauwertbild innerhalb des Farbsektors als Hintergrund ausgeblendet und durch eine dunkel belegte Fläche ersetzt wird (Abb. 40.**22**). Da somit eine stärkere Fokussierung auf die Gefäßdarstellung resultiert, kommt dies dem Wahrnehmungsempfinden des menschlichen Auges entgegen.

Nachteile. Gefäßstenosen und turbulente Blutströmungen können allerdings nicht dargestellt werden. Ein weiterer Nachteil der Methode besteht darin, dass keine Richtungs- und Geschwindigkeitsdiskriminierung des Blutflusses erfolgt. Ferner besteht eine große Anfälligkeit gegenüber Bewegungsartefakten. Dies kann vor allem in der Nähe des Herzens problematisch sein. Das gegenwärtige Hauptproblem dieser leistungsabhängigen Strömungsdarstellung liegt aber noch in der Quantifizierung der erhaltenen Farbkodierung.

Perspektiven. Die Angio-Mode-Darstellung sowie deren Weiterentwicklung als dreidimensionale Gefäßdarstellung ermöglicht zweifelsohne neue Perspektiven zur Beurteilung von physiologischen und pathologischen Gefäßentwicklungen (1) (Abb. 40.**23**). Des Weiteren scheint durch die zusätzliche Applikation von Ultraschallkontrastmitteln eine verbesserte Gefäßdarstellung möglich zu sein. Hierzu liegen aber erst wenige wissenschaftliche Untersuchungen im fetomaternalen Gefäßsystem vor (2).

◼ Tissue-Doppler-Echokardiographie, Gewebedoppler

Darstellung der Myokardbewegung. Bei der Tissue-Doppler-Echokardiographie (TDE) handelt es sich um eine Modifikation der konventionellen Farbdopplersonographie, bei der Signale von Myokardbewegungen unterhalb von 10 cm/s und einer entsprechend hohen Amplitude farbkodiert zur zweidimensionalen Darstellung kommen. Im Gegensatz zur konventionellen Farbdopplerdarstellung liegt die Einstellung der Pulsrepetitionsfrequenz mit ca. 200 Hz und die der Farb-Gain mit ca. 14–24 dB deutlich niedriger (32). Die beste Beurteilung gelingt in der apikalen Einstellung des Herzens im Vierkammerblick. Myokardbewegungen, die zur Ultraschallsonde hin gerichtet sind, werden rot kodiert, und Bewegungen, die von der Ultraschallsonde weg gerichtet sind, entsprechend blau kodiert dargestellt (Abb. 40.**24**). Obwohl die Bildaufbaurate mit etwa 8 Bildern pro Sekunde sehr niedrig erscheint, ist sie für die farbkodierte Darstellung der Myokardbewegung völlig ausreichend.

Vorteile. Die Vorteile der TDE-Methode sind vor allem in der funktionellen Beurteilung des Myokards und der atrioventrikulären Klappen zu sehen. Erste Erfahrungen mit der TDE-Methode zeigen, dass zusätzliche Informationen über die Myokardfunktion, beispielsweise beim hypoplastischen Linksherzsyndrom, bei Kardiomyopathien und Herztumoren, zu erwarten sind (32).

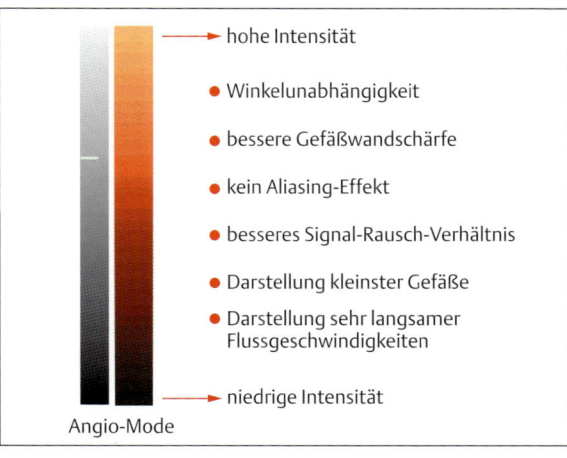

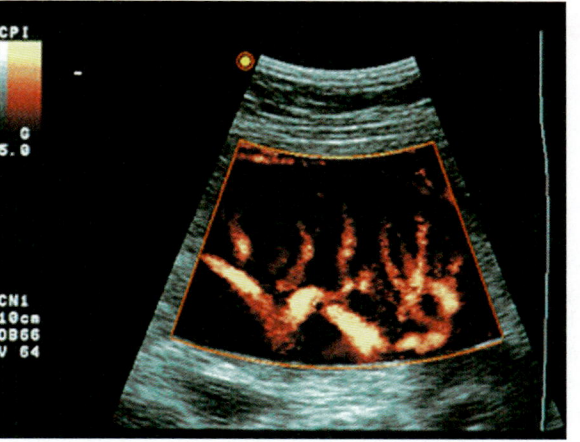

21

22

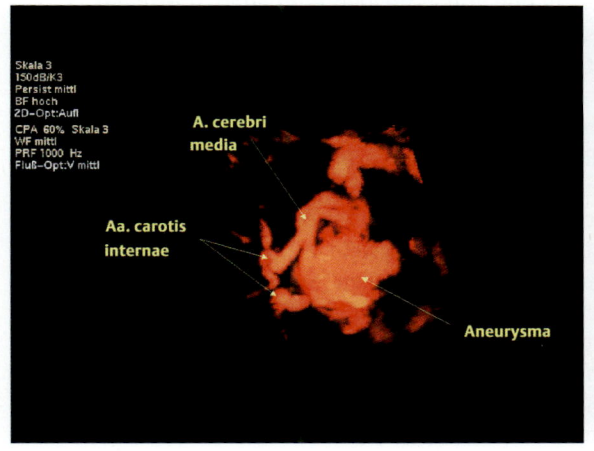

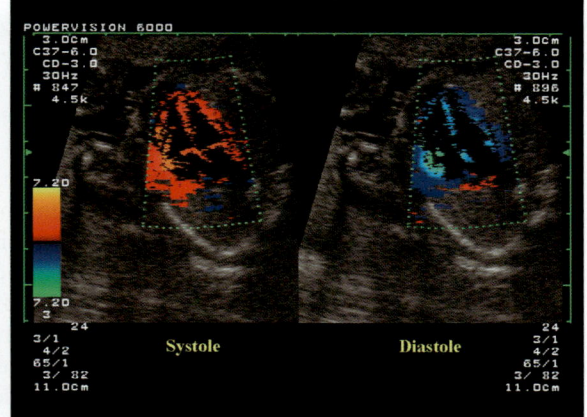

23

24

Neuere Farbdoppler-techniken

Abb. 40.**21** Farbinformationsbalken bei der amplitudenkodierten Blutströmungsanalyse (Angio-Mode).

Abb. 40.**22** Darstellung der plazentaren Durchblutung mittels amplitudenkodierter Blutströmungsanalyse (Angio-Mode).

Abb. 40.**23** Farbkodierte dreidimensionale Darstellung eines Aneurysmas der V. Galeni auf der Grundlage einer amplitudenkodierten Blutströmungsanalyse (1).

Abb. 40.**24** Anwendung des Tissue-Dopplers am fetalen Herzen. Apikaler Vierkammerblick in der Systole (links) und Diastole (rechts).

Literatur

1. Bahlmann, F.: Three-dimensional color power imaging of an aneurysm of the vein of Galen. Ultrasound Obstet. Gynecol. 15 (2000) 341
2. Denbow, M.L., Blomley, M.J.K., Cosgove, D.O., Fisk, N.M.: Ultrasound microbubble contrast angiography in monochorionic twin fetuses. Lancet 346 (1997) 773
3. Doppler, C.: Über das farbige Licht der Doppelsterne und einiger anderer Gestirne des Himmels. Abhandl. Königl. Böhm. Gesellsch. 2 (1842) 465–482
4. European Association of Perinatal Medicine Study Group „Doppler Technology in Perinatal Medicine": B. Doppler technology. J. Perinat. Med. 22 (1994) 458–462
5. Fitzgerald, D.E., Drumm, J. E.: Non-invasive measurement of the fetal circulation using ultrasound: a new method. Brit. Med. J. 2 (1977) 1450–1451
6. Fobbe, F., Klews, P.M., Kubale, R., Landwehr, P.: Geräteeinstellung und Untersuchungstechnik. In: Wolf, K.J., Fobbe, F. (Hrsg.): Farbkodierte Duplexsonographie. Grundlagen und klinische Anwendung. Stuttgart: Thieme 1993; S. 37–44
7. Gosling, R.G., King, D.H.: Ultrasound angiology. In: Marcus, W., Adamson, L. (eds.): Arteries and veins. Edingburgh: Churchill Livingstone 1975; pp. 61–69
8. Gudmundson, S., Fairlie, F., Lingman, G., Marsal, K.: Recording of blood flow velocity waveforms in the uteroplacental circulation: Reproducibility study and comparison of pulsed and continuos wave Doppler ultrasonography. J. Clin. Ultrasound 18 (1990) 97–101
9. Klews, P.M.: Einführung in die farbkodierte Duplexsonographie (FKDS). In: Wolf, K.J., Fobbe, F. (Hrsg.): Farbkodierte Duplexsonographie. Grundlagen und klinische Anwendung. Stuttgart: Thieme 1993; S. 1–13
10. Klews, P.M.: Physik und Technik der farbkodierten Duplexsonographie (FKDS). In: Wolf, K.J., Fobbe, F. (Hrsg.): Farbkodierte Duplexsonographie. Grundlagen und klinische Anwendung. Stuttgart: Thieme 1993; S. 248–295
11. Kurmanavicius, J., Baumann, H., Huch, R., Huch, A.: Determination of the minimum number of cardiac cycles necessary to ensure representative blood flow velocity measurements. J. Perinat. Med. 17 (1989) 33–39
12. Landwehr, P.: Hämodynamische Grundlagen. In: Wolf, K.J., Fobbe, F. (Hrsg.): Farbkodierte Duplexsonographie. Grundlagen und klinische Anwendung. Stuttgart: Thieme 1993; S. 19–36
13. Macsweeney, J.E., Cosgove, D.O., Arenson, J.: Colour Doppler energy (power) mode ultrasound. Clin. Radiol. 51 (1996) 387–390
14. Maulik, D., Yarlagadda, A.P., Youngblood, J.P., Willoughby, L.: Components of variability of umbilical arterial Doppler velocimetry – a prospective analysis. Amer. J. Obstet. Gynecol. 160 (1989) 1406–1412
15. Maulik, D.: Hemodynamic interpretation of the arterial Doppler waveform. Ultrasound Obstet. Gynecol. 3 (1993) 219–227
16. Mehalek, K.E., Berkowitz G.S., Chitkara, U., Rosenberg, J., Berkowitz, R.L.: Comparison of continuous-wave and pulsed Doppler S/D ratios of umbilical and uterine arteries. Obstet. Gynecol. 72 (1988) 603–606
17. Mires, G., Dempster, J., Patel, N.B., Crowford, J.W.: The effect of fetal heart rate on umbilical artery flow velocity waveforms. Brit. J. Obstet. Gynecol. 94 (1987) 665–669
18. Mitchell, D.G.: Color Doppler Imaging: Principles, limitations and artifacts. Radiology 177 (1990) 1–10
19. Pourcelot, L.: Applications cliniques de l'examen Doppler transcutane. In: Peronneau, P.: Velocimetrie Ultrasonor Doppler Inserm (1974) 212–218
20. Pretorius, D.H., Nelson, T.R., Baergen, R.N., Pai, E., Cantrell, C.: Imaging of placental vascular using three-dimensional ultrasound and color power Doppler: a preliminary study. Ultrasound Obstet. Gynecol. 12 (1998) 45–49
21. Satomura, S.: Study of the flow patterns in peripheral arteries by ultrasound. J. Acoust. Soc. Jpn. 15
22. Schmidt, W., Rühle, W., Braun, W., Auer, L.: Verläßlichkeit der Duplexsonographie zur nichtquantitativen Messung des Durchflusses im Vergleich zur induktiven Flußmessung einer in vitro-Studie. Z. Geburtsh. Perinat. 192 (1988) 19–23
23. Schneider, K.T.M.: Standards in der Perinatalmedizin. Dopplersonographie in der Schwangerschaft. Geburtsh. u. Frauenheilk. 56 (1996) M69–M73
24. Scoutt, L.M., Zawin, M.L., Taylor, K.J.: Doppler US. Part II. Clinical Applications. Radiology 174 (1990) 309–319
25. Spencer, J.A., Price, J.: Intraobserver variation in Doppler ultrasound indices of placental perfusion derived from different number of waveforms. J. Ultrasound Med. 8 (1989) 197–199
26. Spencer, J.A., Price, J., Lee, A.: Influence of fetal breathing and movements on variability of umbilical Doppler indices using different numbers of waveforms. J. Ultrasound Med. 10 (1991) 37–41
27. Strauss, A.L.: Farbduplexsonographie der Arterien und Venen. Leitfaden und Atlas. Berlin: Springer 1994
28. Stuart, B., Drumm, J., Fitzgerald, D.E., Duigan, N.M.: Fetal blood velocity waveforms in normal pregnancy. Brit. J. Obstet. Gynecol. 88 (1981) 865–869
29. Taylor, K.J., Holland, S.: Doppler US: Part I. Basic principles, instrumentation and pitfalls. Radiology 174 (1990) 297–307
30. Thompson, R.S., Trudinger, B.J., Cook, C.M.: A comparison of Doppler ultrasound waveform indices in the umbilical artery. I. Indices derived from the maximum velocity waveform. Ultrasound Med. Biol. 12 (1986) 835–840
31. Trudinger, B.J.: The umbilical circulation. Semin. Perinatol. 4 (1987) 311–321
32. Twinning, P.: Myocardial motion imaging: A new application of power color flow and frequency-based color flow Doppler in fetal echocardiography. Ultrasound Obstet. Gynecol. 13 (1999) 255–259
33. Vetter, K.: Dopplersonographie in der Schwangerschaft. Edition Medizin VHC 1991
34. Wells, P.N.T.: Review article: Doppler ultrasound in medical diagnosis. Brit. J. Radiol. 62 (1989) 399–420

41 Hämodynamische Beurteilung der Frühschwangerschaft

Transvaginale Farbdoppleruntersuchung. Es ist noch nicht allzu lange her, dass die Ultraschalluntersuchung in der Frühschwangerschaft lediglich dazu eingesetzt wurde, die Intaktheit einer Schwangerschaft durch den Nachweis positiver Herzaktionen zu bestätigen. Mit der Einführung des transvaginalen Ultraschalls gelang erstmals eine räumliche Annäherung an den Embryo, wobei höhere Schallfrequenzen eine höhere Bildauflösung erbrachten. Mit der transvaginalen Farbdoppleruntersuchung wurde es dann möglich, den uterinen und embryonalen Kreislauf vom Beginn der Implantation der Eizelle an zu untersuchen.

Neben der Farbdarstellung der uteroplazentaren und embryonalen Gefäße können auch Dopplerkurven aufgezeichnet werden.

Die farbkodierte Doppleruntersuchung ist sowohl in der Darstellung des arteriellen Blutflusses als auch des intrakardialen und venösen Blutflusses in der Frühschwangerschaft hilfreich. Auch wenn diese Technik nicht zur Routinediagnostik in der Frühschwangerschaft gehört, hat sie doch wichtige Aufschlüsse über die Entwicklung des uteroplazentaren Kreislaufs erbracht.

In diesem Kapitel werden Untersuchungsergebnisse zur Physiologie des uteroplazentaren und embryonalen Kreislaufes, zur Entwicklung der intervillösen Zirkulation und der Dottersackgefäßversorgung, wie auch über die gestörte Frühschwangerschaft präsentiert.

Ungestörte Frühschwangerschaft

■ *Entwicklung der intervillösen Zirkulation*

Klassische Entstehungstheorie

Implantation. Nach dem Eisprung gibt es lediglich einen kurzen Zeitraum, in dem das Endometrium eine hohe Aufnahmefähigkeit zeigt. Nur innerhalb dieser wenigen Tage kann eine zum Cavum uteri wandernde Blastozyste Kontakt mit den Endothelschichten herstellen und schließlich implantiert werden (65). Der ideale Implantationszeitpunkt liegt zwischen dem 5. und 7. postovulatorischen Tag. Die Implantation der Blastozyste findet etwa um den 21. Zyklustag statt und ist mit dem 26. Zyklustag abgeschlossen, wenn sich das Endometrium über der Blastozyste geschlossen hat. Zum Zeitpunkt der ersten Anheftung ist die Blastozyste mit der inneren Zellmasse dem Endometrium zugewandt (65). Der Trophoblast produziert proteolytische Enzyme, wodurch es zur Erosion und Penetration der Uterusschleimhaut kommt. Während der Implantation bewirkt der Trophoblast eine Erosion der anliegenden mütterlichen Kapillaren, wodurch mütterliches Blut in direkten Kontakt mit der Frucht gelangt. Dieses kommunizierende lakunare Netzwerk wird zum intervillösen Raum der Plazenta (Abb. 41.**1**).

Veränderungen der Spiralarterien. Während der 4. Woche penetriert der wandernde Trophoblast die Uteruswand und dringt in größere venöse Sinusoide wie auch in oberflächliche Arteriolen ein. Die extravillösen Zytotrophoblastzellen expandieren von den Spitzen der verankerten Villi in die Lumina der Spiralarterien. Sie verwandeln die dickwandigen muskulären Arterien in schlaffe, sackähnliche uteroplazentare Gefäße, die passiv aufgedehnt werden, um eine Anpassung an den deutlich ansteigenden mütterlichen Blutfluss zu gewährleisten, der für die fetale Sauerstoffversorgung und das Wachstum des Embryos notwendig ist (13).

Trophoblastzellen können in den Spiralarterien um die 6. Woche nach der Befruchtung gefunden werden. Das Aufbrechen der Muskelzellen und der elastischen Fasern der Spiralarterien durch den Trophoblasten hat zwei Effekte:

1. Der ansteigende Blutfluss führt zu einer zunehmenden Aufweitung dieser Arterien bis hin zu den uteroplazentaren Arterien, wodurch eine Adaptation an den zunehmenden Blutbedarf stattfindet.
2. Die uteroplazentaren Arterien werden dabei nicht durch das autonome Nervensystem beeinflusst (33).

Öffnung der Spiralarterien. Im zweiten Schwangerschaftsmonat nimmt der intervillöse Raum als Folge der extensiven Sprossung der Villi zu. In dieser Phase enthalten viele Terminalbereiche der Spiralarterien in der Nähe des intervillösen Raumes Zytotrophoblastzellpfropfen. Gleichzeitig finden sich zahlreiche und große zentrale Verbindungen zwischen den Deziduavenen. Nach 40 Tagen (Scheitel-Steiß-Länge 15 mm) eröffnen sich die Spiralarterien in den intervillösen Raum und es erscheinen Zytotrophoblastzellen innerhalb der Lumina. Das mütterliche Blut erreicht den intervillösen Raum durch die Spalten zwischen den Zellen des endovaskulären Trophoblasten. Das Fortbestehen der Zytotrophoblastpfropfen in den Lumina der Spiralarterien lässt vermuten, dass der Blutdruck dort nicht sehr hoch ist, da sich sonst die Pfropfen lösen würden. Eine maximale Trophoblastaktivität findet sich im Zentrum des Plazentabettes und dehnt sich von dort zentrifugal in Richtung Peripherie aus.

Während des 3. Schwangerschaftsmonats füllen die Zytotrophoblastpfropfen die Lumina der terminalen Enden der allermeisten Spiralarterien aus. Keine der Spiralarterien öffnet sich direkt in den intervillösen Raum. Zu einem späteren Zeitpunkt dieses Entwicklungsabschnittes sind die Pfropfen dann lockerer angeordnet und somit wahrscheinlich weniger in der Lage, den mütterlichen Blutfluss in den intervillösen Raum aufzuhalten.

Endgültige Plazenta. Am Ende des 4. Schwangerschaftsmonats hat sich das Chorion frondosum in die endgültige Plazenta umgewandelt. Die Chorionzotten der Decidua capsularis degenerieren, und der angrenzende intervillöse Raum verschwindet. Es bildet sich das schmale avaskuläre Chorion laeve (33). Die Trophoblastregression findet dort statt, wo die Zytotrophoblastzellreihen degenerieren.

Die Trophoblastinfiltration des Myometriums tritt zwischen 8 und 18 Entwicklungswochen auf (13). Der endovaskuläre Zytotrophoblast ersetzt teilweise das Endothel und dringt in die Muskelzellen der Myometriumgefäße ein. Das Ergebnis ist eine fortschreitende Aufweitung der Radialarterien innerhalb des Myometriums.

Niederdrucksystem. Der uteroplazentare Kreislauf stellt ein Niederdrucksystem dar, indem die Gefäßweite auf dem Wege zum intervillösen Raum zunimmt. Es besteht ein beachtlicher Abfall des Druckes von den proximalen nichtdilatierten Anteilen der uteroplazentaren Arteriolen zu den distalen dilatierten Anteilen. Damit wird der volle arterielle Blutdruck nicht in den intervillösen Raum weitergeleitet.

Abweichende Untersuchungsergebnisse

Kein intervillöser Blutfluss vor 12 SSW. Die klassische Theorie der Entwicklung des uteroplazentaren Kreislaufes (15, 67) wurde durch die Ergebnisse von Hustin und Shaaps (18, 19) variiert. Ihre In-vivo-Untersuchungen der Plazenta mittels transvaginaler Sonographie, intervillöser Hysteroskopie und Phasenkontrastuntersuchungen an Chorionzotten zeigten, dass es während der ersten 3 Schwangerschaftsmonate keinen richtigen kontinuierlichen Blutfluss im intervillösen Raum gibt. Sie untersuchten radiologische Schichtaufnahmen von Hysterektomiepräparaten, die bei In-situ-Schwangerschaften mit 7, 8 und 9 SSW gewonnen wurden. Dabei fanden sie kein Kontrastmittel im intervillösen Raum. Wurde diese Untersuchung dagegen mit 13 SSW durchgeführt, war die Plazenta schnell mit Kontrastmittel gefüllt. Die histologische Untersuchung dieser Hysterektomiepräparate zeigte einen Verschluss der uteroplazentaren Arterien durch Trophoblastzellen bis hin zu 12 SSW. Die Rekonstruktion von seriellen Spiralarterienschnitten ließ ebenfalls den Schluss zu, dass vor 12 SSW keine Blutzirkulation im intervillösen Raum existiert. Demgegenüber waren die uteroplazentaren Arterien mit 13 SSW frei von Trophoblastpfropfen, und es wurde Kontrastmittel im intervillösen Raum gefunden, wo es die Chorionzotten umspülte. Diese Ergebnisse deuten darauf hin, dass die frühe Plazenta überwiegend von Flüssigkeit umspült wird, die aus dem mütterlichen Plasma und uterinen Drüsenabsonderungen stammt. Die Autoren glauben, dass ein Blutfluss im intervillösen Raum vor 12 SSW entweder gar nicht oder nur inkomplett stattfindet. Nach dieser Theorie setzt sich die Umwandlung der Spiralarterien während des ersten Trimesters durch fortschreitende Aufweitung fort. Mit 12 SSW sind schließlich alle Trophoblastpfropfen gelöst und weggespült. Dieser Prozess erlaubt den freien Zufluss des mütterlichen Blutes in den intervillösen Raum und den Aufbau eines voll entwickelten plazentaren Kreislaufs.

Plazentare pO$_2$-Spiegel. Unterstützt wird diese Theorie durch eine neuere Studie (70), bei der unter Ultraschallkontrolle eine polarographische Sauerstoffelektrode eingeführt wurde. Dabei zeigte sich, dass zwischen 8 und 10 SSW die plazentaren pO$_2$-Spiegel signifikant niedriger als die pO$_2$-Werte im Endometrium lagen. Zwischen 12 und 13 SSW waren diese Spiegel hingegen identisch. Die intraplazentaren pO$_2$-Werte stiegen also zwischen 8–10 und 12–13 SSW signifikant an. Diese Ergebnisse deuten darauf hin, dass die Zunahme des plazentaren pO$_2$-Spiegels mit der Entwicklung eines kontinuierlichen mütterlichen Blutflusses im intervillösen Raum am Ende des ersten Trimesters zusammenhängt.

Farbdopplersonographische Untersuchungen

Die Einführung und Weiterentwicklung der transvaginalen Farbdoppleruntersuchung hat es ermöglicht, dass alle Abschnitte der embryonalen, fetalen und uteroplazentaren Zirkulation hämodynamisch beurteilt werden können (36, 38, 39, 40, 43, 44, 46, 47) (Abb. 41.**2**). Zunehmendes Interesse verschiedener Arbeitsgruppen am heranreifenden Embryo haben unser Wissen und Verständnis bezüglich des embryonalen Kreislaufs deutlich verbessert. Trotzdem basiert unser gegenwärtiges anatomisches und physiologisches Wissen über die uteroplazentare Hämodynamik weitgehend auf den klassischen Untersuchungen früherer Arbeitsgruppen. Aus diesem Grunde ist es unser Anliegen, die einzelnen Dopplertheorien über die Entwicklung des intervillösen Kreislaufes aufzulisten und zu erläutern.

Intervillöser Blutfluss im I. Trimenon. Noch in den Jahren 1991 und 1992 waren Jauniaux et al. (26, 29) und Jaffe und Warsof (22) nicht in der Lage, einen intraplazentaren Blutfluss vor 12 SSW mithilfe der transvaginalen Farbdopplersonographie darzustellen. Sie fanden einen solchen erst um 14 SSW herum. Dies fiel mit dem Auftreten eines pandiastolischen Flusses in der Umbilikalarterie und eines abrupten An-

stiegs des systolischen Spitzenflusses der A. uterina zusammen. In Übereinstimmung mit den Theorien von Hustin und Shaaps (18, 19) kamen sie zu dem Schluss, dass das gleichzeitige Auftreten eines intraplazentaren Flusses und eines pandiastolischen Nabelschnurarterienflusses zusammen mit einem abrupten Anstieg der Blutflussgeschwindigkeit in der A. uterina durch das plötzliche Sichlösen und Verschwinden der Trophoblastpfropfen in den Spiralarterien zu erklären sei.

Zu diesem Zeitpunkt waren Kurjak et al. (41) noch nicht in der Lage, eine abrupte Veränderung des uteroplazentaren Kreislaufes zwischen 12 und 14 SSW darzustellen. Mit der Einführung empfindlicherer Farbdopplergeräte konnten dann mehrere Autoren über den positiven Nachweis eines intervillösen Blutflusses während des ersten Trimesters berichten.

1995 lieferten Kurjak et al. (50) den ersten Bericht einer kombinierten Doppler- und histomorphologischen Studie des intervillösen Kreislaufes. Mittels transvaginaler Farbdopplersonographie konnten zwei Arten eines kontinuierlichen intervillösen Blutflusses bei allen untersuchten Patientinnen nachgewiesen werden: pulsatile arterienähnliche (Abb. 41.**3**) und kontinuierliche venenähnliche Blutflüsse (Abb. 41.**4**). Die parallel dazu durchgeführten histologischen Untersuchungen zeigten, dass das Lumen der Spiralarterien durch die Trophoblastpfropfen niemals komplett verschlossen war (Abb. 41.**5**). Diese Daten weisen darauf hin, dass die Entwicklung des intervillösen Kreislaufes eher ein kontinuierlicher Prozess als ein plötzliches Ereignis am Ende des ersten Trimesters ist.

Zahlreiche andere Arbeitsgruppen haben seither über ähnliche Ergebnisse berichtet. Valentin et al. (78) führten eine Studie über den uteroplazentaren und lutealen Blutfluss mit anschließender histomorphologischer Aufarbeitung durch. Farbdoppleruntersuchungen zeigten in ungestörten Schwangerschaften einen positiven Nachweis eines intervillösen Kreislaufes von 6 Wochen an. Die beiden gleichen Typen von Dopplersignalen (pulsatil und kontinuierlich) wurden in mehr als 90% der 64 untersuchten Schwangerschaften zwischen 5 und 11 SSW nachgewiesen und gemessen. Die Autoren stellten fest, dass die hohen Blutflussgeschwindigkeiten, die in den subchorialen Arterien gemessen wurden, nicht mit den Arterien in Einklang zu bringen sind, die vollständig durch Trophoblastpfropfen verschlossen sind. Bei den histomorphologischen Untersuchungen zeigte sich dann, dass die Trophoblastpfropfen der Spiralarterien unvollständig waren, wodurch die Passage von roten Blutkörperchen möglich war. Die Autoren schlossen daraus, dass ein intervillöser Kreislauf bereits im ersten Trimester besteht.

Merce et al. (58) berichteten über ähnliche Ergebnisse an 108 ungestörten Einlingsschwangerschaften zwischen 4 und 15 SSW. Sie waren in der Lage, einen intervillösen Blutfluss ab 5+6 SSW nachzuweisen. Es war ein leicht undulierendes, venenähnliches Signal mit der Tendenz zu ansteigenden Flussgeschwindigkeiten im Verlauf des ersten Trimesters. Außerdem konnten sie Flusssignale in retrochorialen Segmenten der uteroplazentaren Gefäße aufzeichnen. Die Schlussfolgerung war, dass die Ergebnisse mit dem klassischen embryologischen Konzept der Entwicklung eines intervillösen Blutflusses von der 4. bis 7. SSW übereinstimmen. Nach Merce et al. (58) zeigt der uteroplazentare Kreislauf ausgesprochene Veränderungen ab 4 SSW. Ein intervillöser Kreislauf und ein primitiver Nabelschnurblutfluss konnten ab 5 Wochen nachgewiesen werden.

Vergleich mit Nichtmenschenaffen. Bei der Erforschung der Plazentaentwicklung und der Ausbildung eines uteroplazentaren Kreislaufes war die experimentelle Arbeit mit Tiermodellen, besonders mit Nichtmenschenaffen überwiegend aus der Makakenfamilie, von entscheidender Bedeutung. Die klassische Arbeit von Elisabeth Ramsey (67, 68) über den Kreislauf im intervillösen Raum der Primatenplazenta ist die Grundlage aller gegenwärtigen Forschung auf diesem Gebiet. Kürzlich berichteten Nimrod et al. (60, 61) über die Beurteilung des frühen uteroplazentaren Kreislaufs bei Cynomolgus-Affen (Macaca fascicula-

Entwicklung des intervillösen Raumes

Abb. 41.**1** Transvaginale Darstellung eines frühen Fruchtsackes. Man erkennt die exzentrische Lage, den fundusnahen Sitz, die ovale Form und die Doppelwandigkeit. Die Farbdoppleruntersuchung ermöglicht eine Darstellung des Gefäßnetzes.

Abb. 41.**2** Transvaginale Farbdopplerdarstellung eines frühen Fruchtsackes. Blutflusssignale der A. uterina, der Radial- und Spiralarterien kommen gut zur Darstellung.

Abb. 41.**3** Ein pulsatiles, arterienähnliches Blutflussmuster (rechts), isoliert aus dem intervillösen Raum (links), zeichnet sich durch einen niedrigen Gefäßwiderstand (RI = 0,43) aus.

Abb. 41.**4** Das kontinuierliche, venenähnliche Blutflussmuster (rechts) ist ein weiteres Flussprofil, das sich im intervillösen Raum leicht darstellen lässt (links).

Abb. 41.**5** Das fortschreitende Aufbrechen der Spiralarterienwand durch Throphoblastinvasion führt zu einer Aufweitung der Gefäße mit niedrigem Widerstand (links). Das gepulste Dopplerflusssignal zeigt hohe enddiastolische Flussgeschwindigkeiten und eine charakteristische, „spike-artige" Hüllkurve als Folge einer niedrigen Blutflussimpedanz (rechts).

Abb. 41.**6** Transvaginale Farbdopplerdarstellung einer Missed Abortion mit 7 SSW (links). Pulsatile, arterienähnliche Blutflusssignale sind aus dem intervillösen Raum darstellbar (rechts).

Abb. 41.**7** Transvaginale Farbdopplerdarstellung eines Windeies (Blighted Ovum) (links). Die Blutflusssignale aus dem intervillösen Raum (rechts) ergeben einen niedrigen Widerstand (RI = 0,39).

Dottersack und Ductus vitellinus

Abb. 41.**8** Die transvaginale Aufnahme zeigt eine Fruchtanlage mit 8 SSW (links). Gefäßsignale gewinnt man von der Nabelschnur und dem lebenden Embryo (rechts). Die niedrige Flussgeschwindigkeit und das Fehlen eines enddiastolischen Blutflusses sind typische Flussprofile der Dottersack- und Ductus-vitellinus-Vaskularisation.

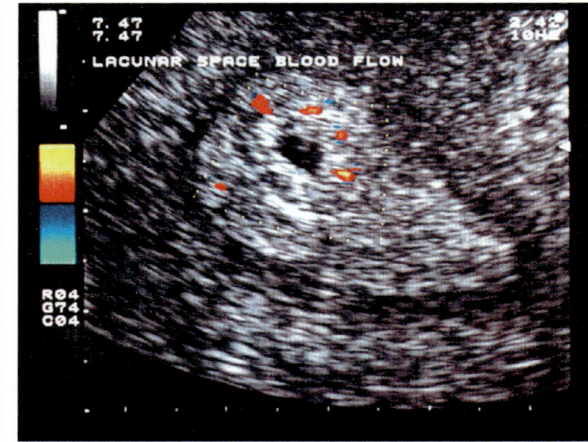

1

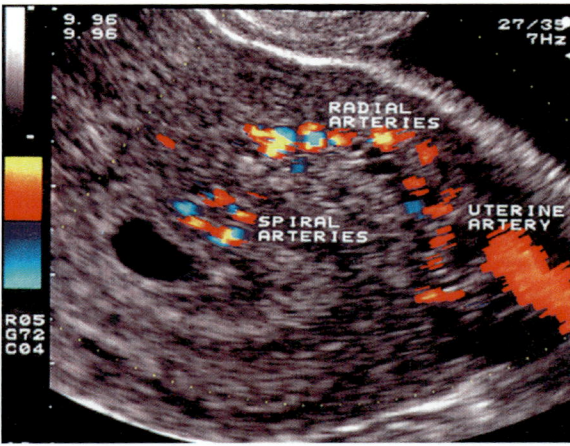

2

3

4

5

6

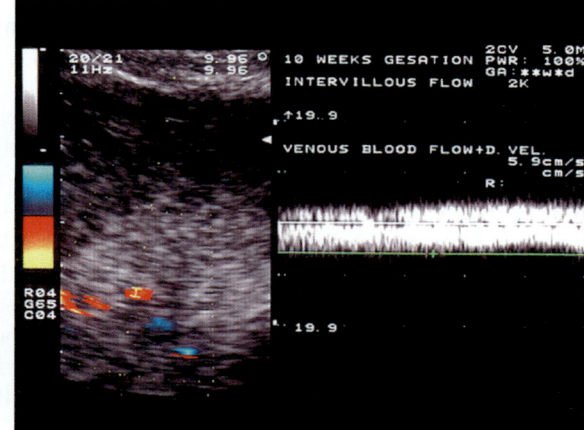

7

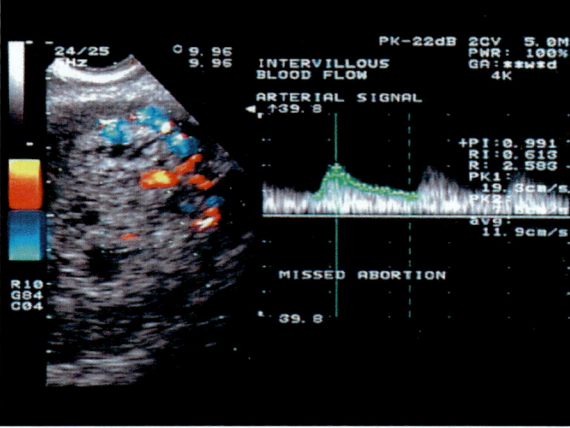

8

ris) mittels der Farbdopplertechnik. Sie waren in der Lage, ab 18 Tagen post conceptionem eine intervillöse Zirkulation nachzuweisen. Ungeachtet der bekannten Unterschiede bei der Trophoblastinvasionstiefe der Spiralarterien zwischen Menschen und Affen können diese Erkenntnisse als ein zusätzlicher Beweis für eine frühe Ausbildung einer intervillösen Zirkulation in allen Primatenplazenten betrachtet werden, auch wenn analoge Rückschlüsse mit großer Vorsicht zu betrachten sind.

Vergleich ungestörte und gestörte Frühschwangerschaften. In weiteren Studien untersuchten Kurjak et al. (51, 53) eine Gruppe von 60 unauffälligen Schwangerschaften mit einem Gestationsalter zwischen 6 und 12 SSW und zum ersten Mal eine Gruppe von 34 gestörten Frühschwangerschaften (22 Fälle mit einer Missed Abortion und 12 Fälle mit einem Windei) zwischen 7 und 12 SSW. Bei allen Schwangerschaften wurden im intervillösen Raum die gleichen Dopplersignale nachgewiesen, d. h. pulsatile arterienähnliche Signale mit charakteristischem spikeförmigem Ausschlag und venenähnliche kontinuierliche Signale. Es zeigten sich keine Unterschiede bei den Dopplerparametern zwischen der Gruppe mit Missed Abortion und der Gruppe mit ungestörten Frühschwangerschaften (Abb. 41.**6**).

Eine niedrigere Impedanz (RI- und PI-Indizes) konnte allerdings in der Windeigruppe gefunden werden (Abb. 41.**7**). Diese Ergebnisse unterscheiden sich signifikant von denen, die von Jauniaux et al. (31) publiziert wurden. Sie fanden in 70% der gestörten Schwangerschaften einen erhöhten intervillösen Blutfluss vor 12 SSW. In diesen Fällen zeigte die histomorphologische Untersuchung, dass die Trophoblastschicht dünner und unterbrochen war und dass der intervillöse Raum massiv mütterliches Blut aufwies. Die Autoren nehmen an, dass Trophoblastpfropfen in den Spiralarterien das mütterliche Blut daran hindern, in den intervillösen Raum zu fließen, um die vulnerablen Chorionzotten vor dem hohen Druck des arteriellen Blutes zu schützen. Demnach kann ein frühzeitiger Eintritt von mütterlichem Blut in den intervillösen Raum die embryomaternale Grenzschicht zerreißen, was die Separation der frühen Plazenta zur Folge hat und schließlich zum Abort führt. Umgekehrt schließt dieses Konzept den Nachweis eines kontinuierlichen intervillösen Blutflusses während des ersten Trimesters nicht aus.

Schlussfolgerungen. Es scheint, dass es in der frühen Plazenta Areale gibt, in denen Trophoblastpfropfen in den Spiralarterien gelockert sind und somit eine intervillöse Blutzirkulation zulassen. Anfänglich existieren offensichtlich nur wenige solcher Areale mit entsprechenden Blutflüssen, die genügend Sauerstoff und Nährstoffe für die Weiterentwicklung der Schwangerschaft bereitstellen. Zu diesem Zeitpunkt ist der intervillöse Raum noch nicht so streng getrennt wie in der reifen Plazenta. Es existieren immer noch Areale mit einem begrenzten Blutfluss, in denen Nährstoffe und Sauerstoff durch die Interzellulärflüssigkeit diffundieren. Die Anzahl der Gebiete mit sich entwickelndem intervillösem Blutfluss nimmt mit dem embryonalen und plazentaren Wachstum stetig zu, um einen Zustand des metabolischen Gleichgewichtes zu halten. Dieser Prozess endet mit dem voll ausgebildeten intervillösen Raum bei der reifen Plazenta. Somit steht die Theorie eines sich kontinuierlich und fortschreitend entwickelnden intervillösen Kreislaufes in Einklang mit der Feststellung, dass zwischen 8 und 10 SSW im Plazentagewebe niedrigere Sauerstoffwerte als im Endometrium gefunden werden (70). Auch steht diese Theorie nicht der Hypothese im Wege, dass der freie Zugang mütterlichen Blutes in den intervillösen Raum zu diesem Zeitpunkt der Schwangerschaft die embryomaternale Grenzfläche zerreißen kann und dies die mechanische Ursache für einen Spontanabort sein kann (31).

Somit eröffnet die Anwendung der transvaginalen gepulsten und Farbdopplersonographie neue Einblicke in die funktionelle Entwicklung des intervillösen Raumes. Dabei lassen sich nicht nur die Blutversorgung, sondern auch die Mechanismen der Blutzirkulation in dessen Innerem erforschen.

■ ### Durchblutung des Dottersackes und des Ductus vitellinus

Die verschiedensten Ultraschallparameter, wie die Größe des Gestationssackes, das embryonale Wachstumsmuster oder die Größe eines begleitenden intrauterinen Hämatoms, wurden als Vorhersageparameter für den Ausgang der Schwangerschaft vorgeschlagen (30). Der Dottersack ist die früheste embryonale Struktur, die innerhalb der Fruchthöhle zu Beginn der 5. Woche post menstruationem entdeckt werden kann. Nach Levi et al. (54) sollte der Dottersack ab einer mittleren Fruchthöhlengröße von 8 mm zu sehen sein. Werden die Konturen des Dottersackes sorgfältig untersucht, kann man neben dem Dottersack den Embryo mit Herzaktionen ab der 6. SSW erkennen.

Gefäßentwicklung im Dottersack. Zwischen der 6. und der 12. SSW nimmt der Durchmesser des Dottersackes kontinuierlich von 3,4 auf 5,4 mm zu. Eine abnorme Dottersackgröße und Morphologie können Hinweiszeichen für eine nachfolgende frühe Fehlgeburt sein. Der Dottersack steht mit dem Embryo über den Haftstiel (Ductus vitellinus), der die Blutgefäße enthält, in Verbindung (26). Etwa 2 Wochen nach der Ovulation beginnt sich das Gefäßsystem in den Wänden des Dottersackes zu entwickeln. Die Gefäßausbildung der Dottersackwand findet in dem den Ductus vitellinus umgebenden Mesoderm statt und kommuniziert mit dem primitiven kardiovaskulären System des Embryos über gepaarte vitelline Venen und Arterien. Die Wand des Haftstiels scheint von demselben embryonalen Ursprung wie die Dottersackwand zu sein. So findet man Blutgefäße im Haftstiel. Das Mesenchym, das normalerweise in der Dottersackwand in allen Stadien zu sehen ist, kann jedoch nicht zwischen dem Mesothel und dem Ductus vitellinus beobachtet werden. Es wird deshalb angenommen, dass sich Blutkörperchen und Blutgefäße früher als das Mesenchym entwickeln. Somit kann die Hämatopoese zeitlich vor der Formation des Mesenchyms in der Dottersackwand auftreten. Mit weiterem Wachstum des Amnions und der Elongation des Ductus vitellinus entfernt sich der Dottersack vom Embryo. Das embryonale Zölom obliteriert schrittweise, das Amnion umhüllt den verbindenden Haftstiel und bildet das Epithel der späteren Nabelschnur (27).

Darstellbarkeit mit dem Farbdoppler. Da der Dottersack das früheste vaskuläre und hämatopoetische Organ des Embryos darstellt, hat unsere Arbeitsgruppe (43, 44, 45) sowohl die Gefäßausbildung des Dottersackes als auch diejenige des Ductus vitellinus mittels der transvaginalen Farbdopplersonographie untersucht (42). Die Studiengruppe umfasste 105 Patientinnen mit einem Schwangerschaftsalter zwischen 5 und 10 SSW. Die ersten Farb- und gepulsten Dopplersignale des Dottersackes wurden zwischen 5 und 6 SSW gefunden. Die höchste Nachweisrate wurde zwischen der 7. und 8. SSW mit 85,71% erreicht. Bei allen untersuchten Dottersäcken konnte ein charakteristisches Flussprofil aufgezeichnet werden: eine niedrige Flussgeschwindigkeit (5,8 ± 1,7 cm/s) mit fehlendem diastolischem Fluss (Abb. 41.**8**). Der PI zeigte einen mittleren Wert von 4,24 ± 0,94. Parallel zur fortschreitenden Abnahme der Dottersackfunktion nahm auch die sonographische Darstellungsrate ab. Diese betrug 78,26% mit 9 SSW und 61,11% mit 10 SSW. Farb- und gepulste Dopplersignale konnten vom Ductus vitellinus während der 7. SSW in 85,71% der Patientinnen gewonnen werden. Die vitellinen Gefäße zeigten ähnliche systolische Spitzenflussgeschwindigkeiten und Pulsatilitäts-Indizes wie diejenigen des Dottersackes. Die beste Darstellbarkeit dieser Gefäße (89,3%) gelang während der 8. SSW.

Der Elongationsprozess des Ductus vitellinus, der zu einer zunehmenden Entfernung des Dottersackes vom Embryo führt, wurde begleitet von einer abnehmenden Darstellbarkeit des Ductus vitellinus (73,9% in der 9. SSW und 55,6% in der 10. SSW). Abnorme Entwicklungsmuster des Dottersackes und der Gefäßausbildung im Ductus vitellinus wurden in Schwangerschaften mit nachfolgendem Abort beobachtet (Abb. 41.**9**).

■ Veränderungen der uterinen Durchblutung nach der Plazentation

Anatomie. Der mütterliche Anteil des plazentaren Kreislaufes besteht aus den beiden Aa. uterinae und ihren Ästen, die sich über den Uterus ausbreiten bis sie die Dezidua der Plazenta erreichen (21). Die A. uterina entspringt der A. iliaca interna. Sie zieht entlang der lateralen Beckenwand hin zum Uterus in Höhe der Zervix. Von der Zervix steigt sie entlang der seitlichen Uteruswand in gewundener Form nach kranial und anastomosiert mit dem tubaren Ast der A. ovarica. Insgesamt verzweigt sich die A. uterina dann in die Aa. arcuatae, aus denen wiederum die kleineren Radialarterien in Richtung Cavum uteri ziehen, wo sie zu den Basalarterien werden. Als Fortsetzung der Basalarterien versorgen die Spiralarterien das Endometrium. Diese können an der Myometrium-Endometrium-Grenze dargestellt werden. Der uterine Kreislauf ist reich an Anastomosen (66). Äste der uterinen Arterien anastomosieren mit Ästen der Ovarial- und Vaginalarterien und bauen so eine Gefäßarkade auf, welche die gesamten inneren Genitalorgane versorgt. Gefäßverbindungen finden sich auch zwischen den Haupt- und Nebenästen der A. uterina.

Die intrauterine Plazentaentwicklung erfordert adaptierende Veränderungen des uterinen Gefäßgebietes. Die Tatsache, dass sich das uterine Gefäßnetz während der Schwangerschaft verlängert und dilatiert, ist von anatomischen Untersuchungen her bekannt (66). Transvaginale gepulste und Farbdoppleruntersuchungen erlauben die Identifikation dieser uterinen Gefäßveränderungen.

A. uterina. Zahlreiche Doppleruntersuchungen (22, 26, 38, 39, 41, 43, 44, 46) haben eine allmähliche Abnahme des Resistance-Index der A. uterina während des 1. Trimesters nachgewiesen. Auch setzt sich diese Abnahme während des 2. und 3. Trimesters der Schwangerschaft fort und kann in allen Abschnitten des uteroplazentaren Kreislaufes nachgewiesen werden.

Spiralarterien. Während der Frühschwangerschaft werden die Spiralarterien zunehmend zu nichtmuskulären dilatierten und gewundenen Kanälen umgeformt (28, 64). Ein turbulenter Blutfluss niedriger Impedanz ist typisch für umgeformte Spiralarterien und kann oft an der plazentaren Implantationsstelle nachgewiesen werden (37). Durch die Invasion größerer mütterlicher Blutgefäße mit höherem Blutdruck entwickeln sich höhere Flussgeschwindigkeiten und ein größerer diastolischer Anteil beim Dopplersignal. Jaffe und Warsof (22) untersuchten diese Gefäßveränderungen mittels der Dopplertechnik ab 5 SSW.

Veränderungen der Flusskurven. Der uteroplazentare Kreislauf ist für den Zeitraum der gesamten Schwangerschaft eingehend untersucht worden. Während dieser Zeit nimmt die Impedanz des Blutflusses von der A. uterina bis hin zu den Spiralarterien mit fortschreitendem Gestationsalter stetig ab (Abb. 41.**10**). Gleichzeitig wird ein Anstieg des Blutflusses mit Verschiebung der systolischen Spitzenwerte beobachtet. Die systolische Spitzenflussgeschwindigkeit zeigt einen abnehmenden Trend von der A. uterina über die Aa. arcuatae bis hin zu den Radialarterien.

Gepulste Dopplerflusskurven der A. uterina haben ein charakteristisches Muster: Sie zeigen einen hohen systolischen Spitzenwert mit einem charakteristischen Notch im Bereich des absteigenden Schenkels der Systole und einen niedrigen enddiastolischen Fluss. Bei den Spiralarterien erkennt man höhere Spitzenflussgeschwindigkeiten und eine niedrigere Gefäßimpedanz als im übrigen uteroplazentaren Gefäßsystem. Diese Veränderungen sind möglicherweise Folge der durch die Trophoblastinfiltration ausgelösten Dilatation der Spiralarterien, einer hormonell übermittelten Vasodilatation und einer verminderten Viskosität des mütterlichen Blutes. Die Spiralarterien werden in der Schwangerschaft infolge der veränderten Gefäßwandstruktur zu Gefäßen mit völlig anderen hämodynamischen Eigenschaften, als man sie bei den anderen Arterien des uteroplazentaren Kreislaufes findet. Bekannt ist, dass eine normale frühe Entwicklung des Embryos von der uterinen Perfusion, dem Implantationsmechanismus und der Chromosomenstruktur abhängt.

Einsatzmöglichkeiten. Mit der Dopplertechnik können eine inadäquate Implantation und eine zu geringe uterine Blutzufuhr nichtinvasiv nachgewiesen werden. Somit könnte die Dopplersonographie eine wichtige Methode zur Abklärung hämodynamischer Störungen darstellen.

Drei morphologisch ausgerichtete Studien (20, 34, 69) haben gezeigt, dass in Fällen von Spontanaborten eine gestörte Transformation der Spiralarterien vorlag. Darüber hinaus dürfte eine verminderte Trophoblastpenetration in die Dezidua und in die Spiralarterien auch mit einer Chromosomenstörung verbunden sein. Aus diesem Grund können Untersuchungen des Blutflusses im intervillösen Raum und in Höhe des Plazentabettes möglicherweise als zusätzliche Vorhersageparameter für den Ausgang der Schwangerschaft dienen.

■ Früher embryonaler Kreislauf

Dokumentation der Herzfrequenz. Etwa 21 Tage nach der Ovulation, entsprechend dem Ende der 5. SSW, beginnt das primitive Herz zu schlagen. Embryonale Herzaktionen wurden in utero schon 36 Tage post menstruationem nachgewiesen (57). Die Herzfrequenz steigt von anfänglich 80–90 Schlägen/min auf 150–170 Schläge/min am Ende der 9. SSW an, wobei das Auftreten von Schlag-zu-Schlag-Variationen am ehesten durch die parasympathische Nervenentwicklung bedingt ist (Abb. 41.**11**). Danach nimmt die Herzfrequenz wieder ab, sodass mit 14 SSW der mittlere Herzschlag bei 158 Schlägen/min liegt. Einige Studien lassen darauf schließen, dass die Beurteilung der embryonalen Herzfrequenzvariabilität hilfreich für die Vorhersage des Schwangerschaftsausganges ist (7, 57, 59). Eine Herzfrequenz unter 85 Schlägen/min bei einer Ultraschalluntersuchung zwischen 5 und 7 SSW oder eine abnehmende Frequenz bei zwei aufeinander folgenden Ultraschalluntersuchungen sind verdächtige Zeichen für eine drohende Fehlgeburt.

Transvaginale fetale Echokardiographie. In der Darstellung der normalen frühen fetalen kardialen Anatomie hat sich die transvaginale fetale Echokardiographie als effektive Methode erwiesen. Dabei bietet sie auch die Möglichkeit, schwere kardiale Fehlbildungen bereits während des späten 1. und frühen 2. Trimesters zu erkennen.

Intrakardiale Flusskurven. Dopplerflussgeschwindigkeiten wurden in Höhe der Atrioventrikularebene und im Bereich des Ausflusstraktes gemessen. Dabei lassen sich charakteristische intrakardiale Flussmuster nachweisen (80). Die E-(early diastolic filling) und A-(atrial contraction)Wellen können sowohl über der Mitral- als auch über der Trikuspidalklappe gemessen werden. Die E/A-Ratio zeigt die Beziehung zwischen der passiven und der aktiven Phase der Ventrikelfüllung. Der Quotient steigt während der Schwangerschaft von 0,5 im I. Trimester auf 0,9 am Termin an. Vermutlich spiegelt dies die ansteigende ventrikuläre Compliance wider, die sich mit fortschreitender Schwangerschaft entwickelt.

Untersuchung embryonaler Gefäße. Zu den embryonalen Gefäßen, die zur Beurteilung des embryonalen Zustandes herangezogen werden, gehören die Aorta, die Umbilikalarterien, die Karotiden und die A. cerebri media.

Aorta und Umbilikalarterien. Pulsationen der embryonalen Aorta und der Umbilikalarterie können bereits ab der 6. SSW nachgewiesen werden (Abb. 41.**12**). Am Ende der 10. SSW erkennt man noch keinen enddiastolischen Fluss in den Umbilikalarterien (Abb. 41.**13**) und in der fe-

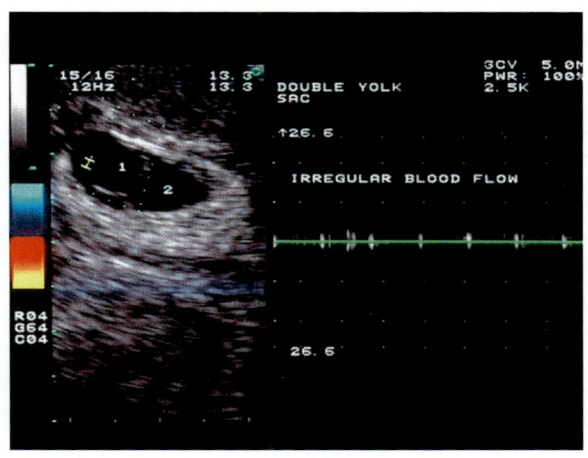

9

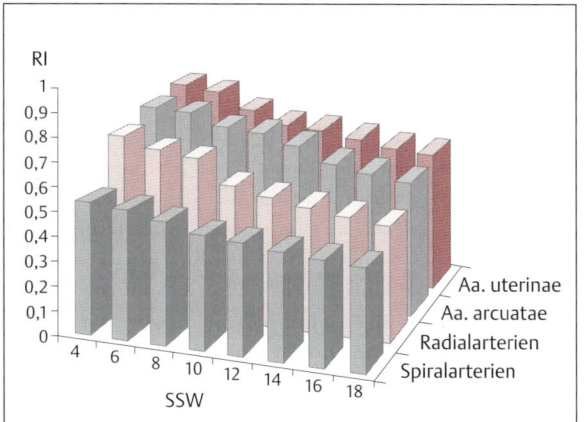

10

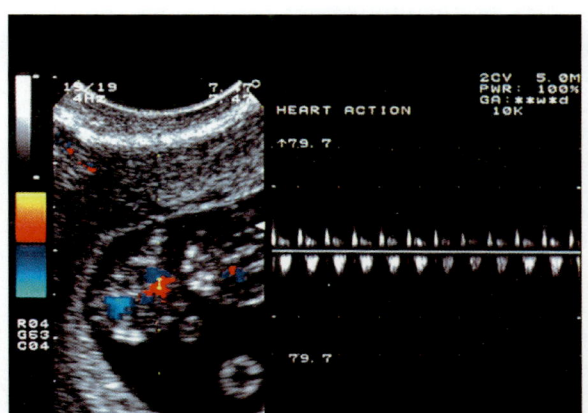

11

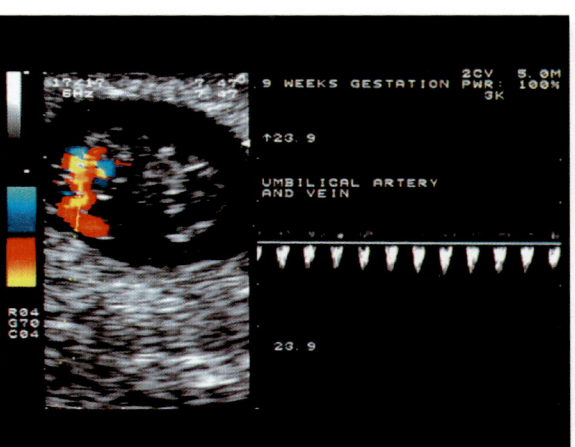

12

13

14

15

16

Abb. 41.9 Unregelmäßige Blutfluss-muster eines Dottersackes bei einer Patientin mit einer frühen Missed Abortion.

Mütterliche und embryonale Gefäße

Abb. 41.10 Mittlere Resistance-Indi-zes (RI) in uteroplazentaren Gefäßen bei normalen Frühschwangerschaften.

Abb. 41.11 Rumpf eines Embryos mit 9 SSW (links). Die gepulste Doppler-flussmessung zeigt regelmäßige em-bryonale Herzaktionen (rechts).

Abb. 41.12 Gemeinsame Darstellung der gesamten Nabelschnur und der embryonalen Aorta, 10 SSW.

Abb. 41.13 Die gepulsten Doppler-flusssignale der A. umbilicalis zeigen enddiastolisch keinen Blutfluss. Ein venöser Blutfluss oberhalb der Nulllinie ist konstant vorhanden.

Abb. 41.14 Gepulste Dopplerflusssig-nale der fetalen Aorta mit 9 SSW zei-gen einen fehlenden enddiastolischen Blutfluss.

Abb. 41.15 A. cerebri mit 9/10 SSW (links). Die Untersuchung mittels ge-pulster Dopplersonographie zeigt den fehlenden enddiastolischen Blutfluss (rechts).

Abb. 41.16 Zerebraler Blutfluss mit 11 SSW (links). Die gepulsten Doppler-flusssignale (rechts) zeigen einen kon-tinuierlichen diastolischen Blutfluss und eine signifikant niedrigere Impe-danz im Vergleich zum Blutfluss in an-deren fetalen Gefäßen.

talen Aorta (Abb. 41.**14**). Zwischen der 11. und 14. SSW tauchen dann diastolische Flussgeschwindigkeiten auf, die aber unvollständig und nur unregelmäßig vorhanden sind. Nach diesem Zeitraum sind pandiastolische Frequenzen jedoch durchgehend vorhanden (4, 44, 45). Chorionarterien und intraplazentare Arteriolen, Äste der Umbilikalarterie, können ebenfalls bei einer Vielzahl von Schwangerschaften dargestellt werden. Dabei nimmt die Impedanz des Blutflusses von der Umbilikalarterie hin zu ihren Ästen stetig ab (16, 26).

Intrakranielle Gefäße. Der intrakranielle Kreislauf wird bereits ab der 7. SSW sichtbar. Zu diesem Zeitpunkt lassen sich diskrete Pulsationen der A. carotis interna an der Schädelbasis nachweisen. Während der 9. und 10. SSW können Farbsignale, die den Blutfluss repräsentieren, in den anterolateralen Quadranten der Schädelbasis nachgewiesen werden. Auf Transversalschnitten lassen sich ab der 9. SSW arterielle Pulsationen lateral des Mesenzephalon und der Hirnflexur entdecken. Eine genaue Unterscheidung zwischen der A. carotis interna und der A. cerebri media ist oft nicht möglich. Ein charakteristisches Flussmuster, d. h. eine systolische Komponente mit fehlendem enddiastolischem Blutfluss, ist von der 7. bis zur 10. SSW sichtbar (Abb. 41.**15**). Dies spricht – im Vergleich zur Spätschwangerschaft – für einen hohen Gefäßwiderstand im Embryo, in der Nabelschnur und in der Plazenta. Ein enddiastolischer Blutfluss ist zwischen der 11. und der 12. SSW nur unregelmäßig vorhanden. Von der 12. SSW aufwärts kann ein enddiastolischer Fluss in der A. cerebri media regelmäßig beobachtet werden. Eine signifikante Abnahme des Pulsatilitäts-Index (PI) wurde in intrakraniellen Gefäßen mit fortschreitendem Schwangerschaftsalter beobachtet. Dabei zeigt sich die Abnahme 2 Wochen früher als in den anderen Bereichen des fetalen Kreislaufes (40, 79, 81). Enddiastolische Flussgeschwindigkeiten sind in den zerebralen Gefäßen ebenfalls früher vorhanden als in der fetalen Aorta oder in der Umbilikalarterie (Abb. 41.**16**). Dies spricht für einen niedrigen Gefäßwiderstand im fetalen Gehirn, unabhängig von Veränderungen des Gefäßwiderstandes im fetalen Rumpf oder im uteroplazentaren Kreislauf. Dieser offensichtlich unabhängige und autoregulatorische Mechanismus gewährleistet auf diese Art eine adäquate Blutzufuhr zum wachsenden Fetalgehirn. Nach 12 SSW erscheinen enddiastolische Flussmuster allmählich auch in der Umbilikalarterie und der Aorta descendens, was auf eine Verminderung des fetalen Gefäßwiderstandes hindeutet. Erst vor kurzem konnten wir mit neueren Geräten einen kontinuierlichen diastolischen Fluss in der A. cerebri media zwischen 9 und 10 SSW nachweisen.

Plexus chorioideus. Auch der Blutfluss im Plexus chorioideus kann mittels der transvaginalen Farbdopplertechnik untersucht werden (49). Blutgefäße des Plexus chorioideus sind ab der 9. SSW als subtile Farbsignale am inneren Rand des Hirnseitenventrikels klar zu sehen. Abgesehen von venösen Farbsignalen kann der Blutfluss mit fehlender Diastole leicht nachgewiesen werden. Nach der 11. SSW können niedrige RI-Werte in diesen Blutgefäßen gefunden werden. Das Gefäßnetz des Plexus chorioideus ist am leichtesten mit 13 SSW nachzuweisen. Mit der weiteren morphologischen Entwicklung sinkt die Darstellbarkeit wieder. Wie in den anderen Hirngefäßen zeigen sich auch in den Arterien des Plexus chorioideus eine stetige Abnahme des Gefäßwiderstandes und ein Anstieg des Blutflusses mit fortschreitendem Schwangerschaftsalter.

Früher Abort

In den meisten Fällen einer frühen Fehlgeburt äußert sich diese Störung in Form einer uterinen Blutung. Etwa 25% der schwangeren Frauen haben während des ersten Trimesters uterine Blutungen. Mehr als 50% davon erleiden einen Spontanabort (5). Die uterine Blutung ist allerdings nur ein klinisches Zeichen für unterschiedliche pathologische Ereignisse, wie subchoriales Hämatom, Abortus imcompletus oder completus, Windei, verhaltener Abort (Missed Abortion) oder Störungen der Trophoblastentwicklung.

■ *Subchoriales Hämatom*

Volumen und Lokalisation. Eine transparente halbmond- oder keilförmige Struktur zwischen der Uteruswand und dem Chorion spricht gewöhnlich für ein subchoriales Hämatom. Anatomisch gesehen, repräsentiert dies eine Trennung der Chorionplatte von der darunter liegenden Dezidua infolge einer Blutansammlung zwischen Chorion und Dezidua. In der Vergangenheit gab es eine ganze Reihe von Studien

Tabelle 41.**1** Klinischer Ausgang von Schwangerschaften, die durch ein subchoriales Hämatom kompliziert waren

Autor, Jahr	n	Ausgang der Schwangerschaft	Bemerkungen
Abu-Yousef et al. 1987 (1)	21	7 SpAb 3 FG 5 schwere Blutungen, therapeutischer Abbruch	ein größeres SCH ist mit einem erhöhten Risiko eines ungünstigen Schwangerschaftsausganges assoziiert
Baxi und Pearlstone 1991 (6)	5	1 FG mit 24 SSW	ausgewählte Patientengruppe mit Autoantikörpern
Bloch et al. 1989 (8)	31	3 SpAb 2 FG 26 ET	keine Relation zwischen Größe des SCH und Schwangerschaftsausgang
Borlum et al. 1989 (9)	86	19 SpAb	bei 85% der Patientinnen war das Volumen des SCH < 30 ml
Goldstein et al. 1983 (14)	10	2 SpAb	keine Relation zwischen Größe des SCH und Schwangerschaftsausgang
Jakab et al. 1994 (25)	35	8 SpAb	keine Relation zwischen Größe des SCH und Schwangerschaftsausgang
Jouppila 1985 (32)	33	6 SpAb 3 FG	Größe des SCH unabhängig vom Schwangerschaftsausgang
Mantoni und Pedersen 1981 (56)	12	2 SpAb 1 FG	Größere SCH sind mit einem erhöhten Risiko eines ungünstigen Schwangerschaftsausganges assoziiert
Nyberg et al. 1987 (62)	46	3 fetale Fruchttode 6 Interruptiones 12 FG	keine Relation zwischen Größe des SCH und Schwangerschaftsausgang
Pedersen und Mantoni 1990 (63)	23	1 SpAb 2 FG	großes SCH (> 50 ml) ist nicht mit einem erhöhten Risiko eines ungünstigen Schwangerschaftsausganges assoziiert
Saurbrei und Pham 1986 (71)	30	3 SpAb 4 Totgeburten 7 FG	großes SCH (> 60 ml) ist mit einem erhöhten Risiko eines ungünstigen Schwangerschaftsausganges assoziiert
Spirit et al. 1979 (73)	4	2 FG 2 ET	
Stabile et al. 1989 (74)	20	0 SpAb	Volumen des SCH bei allen Studienpatientinnen < 16 ml
Ylostalo et al. 1984 (82)	16	5 Plazentalösungen	mittlere Schwangerschaftsdauer bei Patientinnen mit einem Hämatom verkürzt

SCH = subchoriales Hämatom   SpAb = Spontanabort   FG = Frühgeburt   ET = Entbindung am Termin

über das subchoriale Hämatom, wobei über widersprüchliche Ergebnisse berichtet wurde (35). Die meisten Autoren untersuchten das Volumen der Hämatome. Tab. 41.1 fasst die Ergebnisse verschiedener Untersuchergruppen zusammen (1, 6, 8, 9, 14, 25, 32, 56, 62, 63, 71, 73, 74, 82). In einigen Studien wurde herausgefunden, dass die Lokalisation des Hämatoms einen prognostischen Wert für den Ausgang der Schwangerschaft hat. Die meisten Hämatome, die mit einem Abort einhergingen, fanden sich im Corpus oder Fundus uteri und nicht im zervixnahen Bereich.

Hämodynamische Auswirkungen. Darüber hinaus zeigte sich, dass Hämatome den Blutfluss in den Spiralarterien infolge der mechanischen Kompression verändern. Dies wurde als Sekundäreffekt gewertet und ist ohne Einfluss auf den Ausgang der Schwangerschaft (52). Den mittels serieller transvaginaler Farb- und gepulster Dopplersonographie gewonnenen Ergebnissen könnte eine prognostische Bedeutung zukommen, da sie einen direkten Einblick in die Pathophysiologie der Blutungen in der Schwangerschaft erlauben. Bei Vorliegen eines Hämatoms ist der Gefäßwiderstand erhöht und der Blutfluss vermindert (Abb. 41.17). Mit Fortschreiten der Schwangerschaft und Resorption des Hämatoms kehrt die Impedanz des Blutflusses zu normalen Werten zurück. In solchen Fällen ist eine Verbesserung des Blutflusses prädiktiv für einen normalen Schwangerschaftsausgang. Im Hinblick auf das klinische Management und das Follow-up von Patientinnen mit vaginalen Blutungen in der Frühschwangerschaft sind diese Untersuchungen hilfreich.

Abortus incompletus und completus

Eine erhöhte Perfusion und niedrige Blutflusssignale sind typisch für zurückgebliebene Schwangerschaftsprodukte. Sie sind bei Patientinnen mit einem inkompletten Abort leicht zu entdecken, während bei Patientinnen mit einem kompletten Abort keine vermehrte intrakavitäre Gefäßdarstellung mehr möglich ist.

Windei (Blighted Ovum) und verhaltener Abort (Missed Abortion)

Windei. Einige wenige Farbdopplerstudien beschäftigten sich mit Untersuchungen am Windei. Die Ergebnisse sind jedoch sehr unterschiedlich und variieren von Autor zu Autor (23, 24, 36). Es zeigte sich, dass einige der Windeifälle eine reichliche Vaskularisation aufwiesen, wobei die Intensität des Farbmusters mit der Aktivität des Trophoblasten zusammenhing. Aus diesem Grunde weist die Persistenz vermehrter Farbsignale möglicherweise darauf hin, dass sich das Windei molig verändern wird (36).

Missed Abortion. Bei Patientinnen mit fraglichem verhaltenem Abort ist die transvaginale Farbdoppleruntersuchung hilfreich, Herzaktionen beim Embryo nachzuweisen (Abb. 41.18). Unter Anwendung dieser Technik fanden sich bei Fällen mit Missed Abortion signifikant höhere mittlere uterine PI-Werte als bei normalen Schwangerschaften (31). Bei 69,6 % der verhaltenen Aborte zeigte sich vor 12 SSW ein intervillöser Flow, der bei normalen Schwangerschaften nicht nachweisbar war. Entgegen dieser ersten Studie konnte bei neueren Doppleruntersuchungen mit empfindlicheren Geräten jedoch auch in allen normalen Schwangerschaften ein kontinuierlicher intervillöser Blutfluss während des ersten Trimesters nachgewiesen werden (51, 78). Diese Technik erlaubt die Darstellung von zwei unterschiedlichen Blutflussmustern innerhalb des intervillösen Raumes: ein pulsatiles arterienähnliches und ein kontinuierliches venenähnliches Flussmuster.

In Bezug auf RI und PI des intervillösen arteriellen Blutflusses konnte kein Unterschied zwischen Patientinnen mit einem verhaltenen Abort und denjenigen mit einer normalen Schwangerschaft gefunden werden (53) (Abb. 41.6). Ein niedrigerer Blutfluss im intervillösen Raum, wie er bei Windei-Schwangerschaften gefunden wurde, reflektiert möglicherweise Veränderungen im plazentaren Stroma, wo einzelne Zotten zur Ödembildung neigen (Abb. 41.7). Das Verschwinden des embryonalen Anteiles der plazentaren Zirkulation beeinflusst die Funktion des Trophoblasten wenig, da dieser weiterhin von mütterlichem intervillösem Blut versorgt wird (75). Folglich wird die Trophoblastflüssigkeit im villösen Stroma nicht länger über den Embryonalkreislauf drainiert. Die schrittweise Ansammlung der Flüssigkeit kann zu einer signifikanten Abnahme des intervillösen Blutflusses führen. Ein niedriger Blutfluss in den Spiralarterien weist darauf hin, dass eine massive und kontinuierliche Einschwemmung des mütterlichen Blutes ohne effektive Drainage eine Ruptur der embryomaternalen Grenzschicht bewirkt und letztlich zu einem Abort führt (53).

Alle diese Ergebnisse lassen wiederum darauf schließen, dass die Entwicklung der intervillösen Zirkulation eher einen kontinuierlichen Prozess als ein plötzliches Ereignis am Ende des ersten Trimesters darstellt. Erste interessante Ergebnisse wurden auch bei Untersuchungen am Dottersack und an Haftstielgefäßen bei Patientinnen mit einem Spontanabort gewonnen. Ein venenähnliches Flusssignal, unregelmäßige Flussgeschwindigkeitskurven oder eine erhöhte Diastole sind möglicherweise Folgezeichen einer ungenügenden embryonalen Entwicklung oder einer Reabsorption embryonaler Reste (Abb. 41.9).

Trophoblasterkrankungen

Trophoblasterkrankungen beinhalten unterschiedliche klinische und histomorphologische Entitäten. Diese reichen von der einfachen Molenschwangerschaft über die invasive Mole bis hin zum Chorionkarzinom.

Diagnostik. Die Ultraschalluntersuchung hat sich als nützlich bei der Diagnostik einer Blasenmole gezeigt. Auch kann sie hilfreich sein bei der Überwachung von Patientinnen nach einer Abortabrasio. Allerdings haben einige Studien ergeben, dass die Persistenz einer Trophoblasterkrankung damit nicht vorhergesehen werden kann. Trophoblasterkrankungen sind charakterisiert durch eine abnorme Vaskularisation, sowohl im Sinne einer Neoangiogenese als auch im Sinne eines verminderten Blutgefäßwiderstandes. Studien mittels Arteriographie zeigten bei Patientinnen mit einer invasiven Mole oder einem Chorionkarzinom einen abnormalen uterinen Kreislauf. Man kam jedoch zu dem Schluss, dass dadurch das klinische Management nicht beeinflusst wird (10). Die Dopplersonographie, insbesondere die transvaginale Farbdopplertechnik, gilt heute als hilfreiches diagnostisches Mittel in der Beurteilung von Trophoblasterkrankungen (2, 3, 11, 12, 17, 48, 55, 72, 76, 77, 83).

Myometriuminfiltration. Eine Trophoblasterkrankung ist oft mit einer erhöhten Blutzufuhr zur Plazenta assoziiert. Aus diesem Grunde kann die Farbdopplersonographie bei Patientinnen mit einer invasiven Mole oder einem Chorionkarzinom nützlich sein, vor allem, wenn es um die Beurteilung einer Myometriuminfiltration geht (Abb. 41.19). Der Nachweis einer erhöhten Blutversorgung innerhalb des Myometriums kann dazu verwendet werden, eine frühe Invasion zu diagnostizieren, noch bevor sie im B-Bild sichtbar wird. Bei invasiven Molen und dem Chorionkarzinom kann die myometrane Trophoblastinfiltration in Form kräftiger farbkodierter Areale innerhalb des Myometriums erkannt werden (35) (Abb. 41.20). Diese Areale entsprechen sowohl dilatierten Spiralarterien als auch neu entstandenen Blutgefäßen, die den Tumor speisen (Abb. 41.21). Das Chorionkarzinom produziert als maligner Tumor seine eigenen Blutgefäße und unterstützt somit die Neovaskularisation. Alle diese Gefäße sind charakterisiert durch eine hohe Flussgeschwindigkeit und niedrige Widerstandsflussmuster.

Retrochoriales Hämatom und Missed Abortion

Abb. 41.**17** Transvaginaler Ultraschall einer Frühschwangerschaft mit 10 SSW, kompliziert durch ein retrochoriales Hämatom (links). Die Doppleruntersuchungen zeigen die Alteration des Spiralarterienblutflusses auf der Seite des Hämatoms (RI = 1,0) (rechts).

Abb. 41.**18** Transvaginale Ultraschalluntersuchung einer Missed Abortion. In unmittelbarer Umgebung der Fruchthöhle kommen dilatierte Spiralarterien zur Darstellung. Eine fetale Blutzirkulation fehlt!

Trophoblasterkrankungen

Abb. 41.**19** Transvaginale Farbdopplersonographie einer invasiven Blasenmole. Auffällig sind die markanten Blutflusssignale innerhalb des Myometriums.

Abb. 41.**20** Die Farbdoppleruntersuchung zeigt einen erhöhten Blutfluss innerhalb des Myometriums. Dies deutet auf eine invasive Mole hin.

Abb. 41.**21** Transvaginaler Ultraschall einer invasiven Mole. Das bläschenförmige Areal (Durchmesser 3 cm) zeigt sich nicht vaskularisiert. Hingegen weist das kräftig durchblutete Areal innerhalb des Myometriums (links im Bild) auf eine Invasion hin. Innerhalb des kräftig vaskularisierten Areals konnte ein niedriger Gefäßwiderstand (RI = 0,40) ermittelt werden (rechte Bildhälfte).

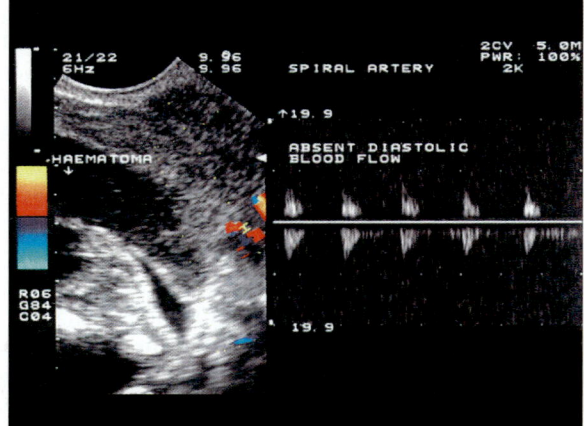

17

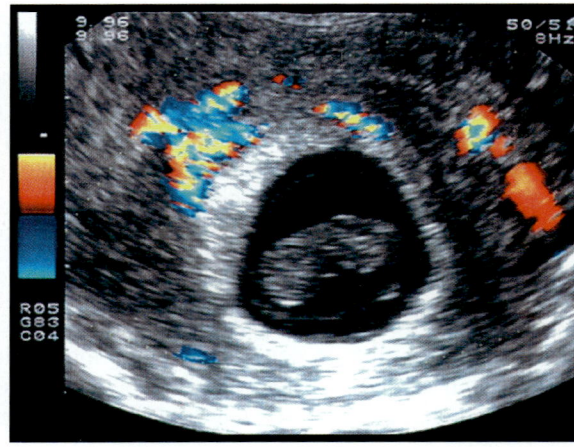

18

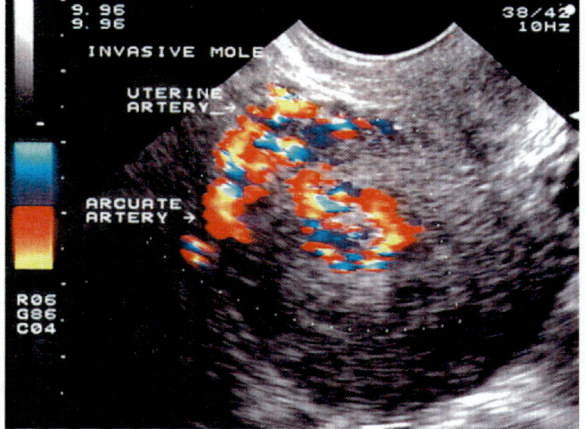

19

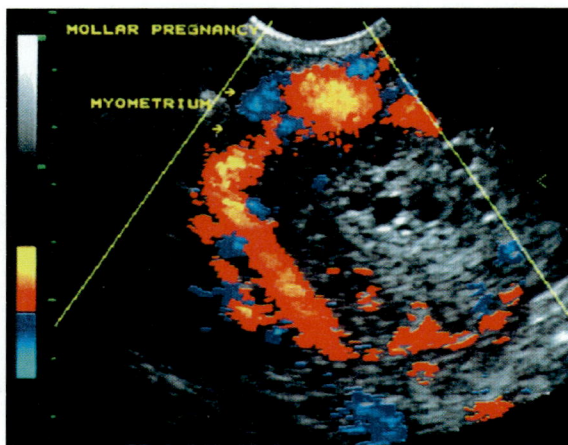

20

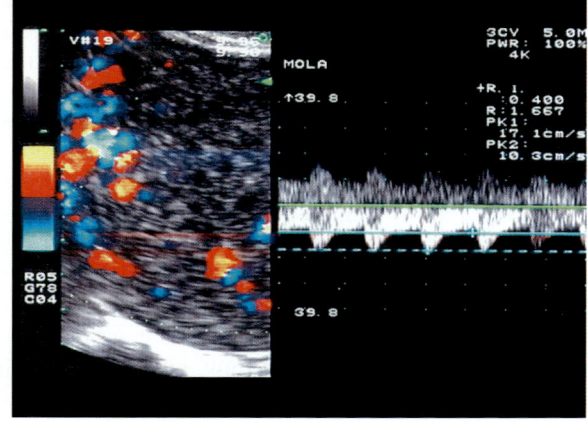

21

Tabelle 41.**2** Widerstands(RI-) und Pulsatilitäts-Indizes (PI), gemessen in den Aa. uterinae, Aa. arcuatae, den Radial- und Spiralarterien bei Patientinnen mit Throphoblasterkrankungen

Patientinnen-gruppe	n	A. uterina RI	PI	A. arcuata RI	PI	Radialarterie RI	PI	Spiralarterie RI	PI	Peritumoraler Blutfluss RI	PI
Blasenmole	20	0,75* (0,03)	1,71* (0,41)	0,62* (0,08)	1,15* (0,35)	0,47* (0,07)	0,81* (0,23)	0,39* (0,05)	0,54* (0,18)	– –	– –
Partielle Mole	2	0,73 0,75	1,64 1,69	0,60 0,61	1,19 1,28	0,48 0,49	0,88 0,69	0,35 0,38	0,53 0,60	– –	– –
Invasive Mole	2	0,70 0,71	1,24 1,26	– –	– –	– –	– –	– –	– –	0,33 0,30	0,48 0,53
Chorionkarzinom	6	0,64* (0,05)	1,23* (0,21)	– –	– –	– –	– –	– –	– –	0,29 (0,05)	0,43 (0,27)
Kontrollgruppe	23	0,82* (0,04)	2,18* (0,55)	0,68* (0,05)	1,46* (0,52)	0,52* (0,06)	0,92* (0,38)	0,48* (0,04)	0,58* (0,29)	– –	– –

( ) = 2 SD   * = statistisch signifikant (p < 0,01)

Widerstandswerte. Bei Patientinnen mit einer Trophoblasterkrankung sind die Widerstandswerte in den uteroplazentaren Gefäßen signifikant niedriger als bei Patientinnen mit einer normalen Schwangerschaft (48, 55, 76). Die höchsten Widerstandswerte finden sich bei Patientinnen mit einer kompletten Mole, während die niedrigsten Werte beim Chorionkarzinom beobachtet werden (12). Tab. 41.**2** zeigt Widerstandswerte uteroplazentarer Blutgefäße bei Patientinnen mit unterschiedlichen Arten einer Trophoblasterkrankung.

Überwachung während Chemotherapie. Die transvaginale Farbdopplersonographie ist auch bei der Überwachung von Patientinnen, die wegen einer Trophoblasterkrankung eine Chemotherapie bekommen, nützlich (3, 11, 17, 72, 77, 83). Bei Patientinnen, die wegen einer Trophoblasterkrankung eine Chemotherapie erhielten, konnte ein Verschwinden der farbkodierten Neovaskularisationsareale beobachtet werden. Eine negative Korrelation ergab sich zwischen dem β-HCG-Titer und den Gefäßindizes.

■ *Fazit*

Insgesamt haben Blutflussuntersuchungen in der Frühschwangerschaft unser Wissen und Verständnis über die hämodynamischen Veränderungen während der Plazentation erweitert. Bei Frühschwangerschaften mit einem subchorialen Hämatom können detaillierte Doppleruntersuchungen zusätzliche Informationen liefern, die das mütterliche Management beeinflussen. Auch konnte gezeigt werden, dass die Dopplertechnik zur frühen Diagnostik von Trophoblasterkrankungen, zur Abgrenzung der Ausdehnung (vergleichbar mit der Angiographie) und zur Vorhersage und Überwachung eines Chemotherapieerfolges sinnvoll eingesetzt werden kann. Jedoch kann sie β-HCG-Messungen als First-Line-Routineuntersuchung in der Nachsorge solcher Patientinnen nicht ersetzen. Dagegen ist die Dopplertechnik ein exzellentes Mittel, zwischen den einzelnen Typen der Trophoblasterkrankung zu unterscheiden. Deshalb sollte bei allen Verdachtsfällen einer Trophoblasterkrankung zusätzlich eine Farbdoppleruntersuchung durchgeführt werden.

Abgesehen von all den bisherigen Ergebnissen muss der prognostische Wert von Dopplerkriterien in der Frühschwangerschaft mittels weiterer prospektiver, kontrollierter klinischer Studien noch näher abgeklärt werden.

Literatur

1. Abu-Yousef, M.M., Bleicher, J.J., Williamson, R.A.: Subchorionic hemorrhage: sonographic diagnosis and clinical significance. Amer. J. Roentgenol. 149 (1987) 737–740
2. Achiron, R., Goldenberg, M., Lipitz, S., Mashiach, S.: Transvaginal duplex Doppler ultrasonography in bleeding patients suspected of having residual trophoblastic tissue. Obstet. Gynecol. 81 (1993) 507–511
3. Aoki, S., Hata, T., Hata, K. et al.: Doppler color flow mapping of an invasive mole. Gynecol. Obstet. Invest. 27 (1989) 52–54
4. Arduini, D., Rizzo, G.: Umbilical artery velocity waveforms in early pregnancy: a transvaginal color Doppler study. J. Clin. Ultrasound 19 (1991) 335–339
5. Barnea, E.: Epidemiology and etiology of early pregnancy disorders. In: Barnea, E., Hustin, J., Jauniaux, E. (eds.): The First Twelve Weeks of Gestation. Berlin: Springer 1992; S. 263–279
6. Baxi, L., Pearlstone, M.: Subchorionic hematomas and the presence of autoantibodies. Amer. J. Obstet. Gynecol. 165 (1991) 1423–1426
7. Birnholz, J.C.: First trimester fetal arrhythmias. Fetal. Diagn. Ther. 8, Suppl.2 (1990) 6
8. Bloch, C., Altchek, A., Levy-Ravetch, M.: Sonography in early pregnancy: the significance of subchorionic hemorrhage. M. Sinai. J. Med. 56 (1989) 290–293
9. Borlum, K.G., Thomsen, A., Clausen, I., Eriksen, G.: Long-term prognosis of pregnancies in women with intrauterine hematomas. Obstet. Gynecol. 74 (1989) 231–234
10. Brewis, R.A.L., Bagshave, K.D.: Pelvic arteriography in invasive trophoblastic neoplasia. Brit. J. Radiol. 41 (1968) 481–495
11. Carter, J., Fowler, J., Carlson, J. et al.: Transvaginal color flow Doppler sonography in the assessment of gestational trophoblastic disease. J. Ultrasound Med. 12 (1993) 595–599
12. Flam, F., Lindholm, H., Bui, T.H., Lundstrom-Lindstedt, V.: Color Doppler studies in trophoblastic tumors: a preliminary report. Ultrasound Obstet. Gynecol. 1 (1991) 349–352
13. Fox, H.: Current topic: trophoblastic pathology. Placenta 12 (1991) 479–486
14. Goldstein, S.R., Subramanyam, B.M., Raghavendra, B.N., Horii, S.C., Hilton, S.: Subchorionic bleeding in threatened abortion: sonographic findings and clinical significance. Amer. J. Radiol. 141 (1983) 975–978
15. Hamilton, W.J., Boyd, J.D., Mossman, M.W.: Human embryology. Cambridge: Heffer 1972
16. Hsieh, F.J., Kuo, P.L., Ko, T.M., Chang, F.M., Chen, H.Y.: Doppler velocimetry of intraplacental fetal arteries. Obstet. Gynecol. 77 (1991) 478–482
17. Hsieh, F.J., Wu, C.C., Chen, C.A., Hsieh, C.Y., Chen, H.Y.: Correlation of uterine hemodynamics with chemotherapy response in gestational trophoblastic tumors. Obstet. Gynecol. 83 (1994) 1021–1025
18. Hustin, J., Shaaps, J.P.: Echographic and anatomic studies of the maternotrophoblastic border during the first trimester of pregnancy. Amer. J. Obstet. Gynecol. 157 (1987) 162–168
19. Hustin, J., Shaaps, J.P., Lambotte, R.: Anatomical studies of the uteroplacental vascularization in the first trimester of pregnancy. Troph. Res. 3 (1988) 49–60
20. Hustin, J., Jauniaux, E., Shaaps, J.P.: Histological study of the materno-embryonic interference in spontaneous abortion. Placenta 11 (1990) 477–486
21. Itskovitz, J., Lindenbaum, E.S., Brandes, J.M.: Arterial anastomosis in the pregnant human uterus. Obstet. Gynecol. 1 (1980) 3–19
22. Jaffe, R., Warsof, S.L.: Transvaginal color Doppler imaging in the assessment of uteroplacental blood flow in the normal first-trimester pregnancy. Amer. J. Obstet. Gynecol. 164 (1991) 781–785
23. Jaffe, R., Warsof, S.L.: Color Doppler imaging in the assessment of uteroplacental blood flow in abnormal first trimester intrauterine pregnancies: an attempt to define etiologic mechanism. J. Ultrasound Med. 11 (1992) 41–44
24. Jaffe, R.: Investigation of abnormal first-trimester gestations by color Doppler imaging. J. Clin. Ultrasound 21 (1993) 521–526
25. Jakab, A.Jr., Juhasz, B., Toth, Z.: Outcome of the first trimester subchorial hematomas. Presented at the Tenth International Congress, The Fetus as a Patient. Brijuni, Croatia 1994; abstract 54
26. Jauniaux, E., Jurkovic, D., Campbell, S.: In vivo investigations of anatomy and physiology of early human placental circulations. Ultrasound Obstet. Gynecol. 1 (1991) 435–445
27. Jauniaux, E., Jurkovic, D., Henriet, Y.: Development of the secondary yolk sac: correlation of sonographic and anatomic features. Hum. Reprod. 6 (1991) 1160–1165

28. Jauniaux, E., Jurkovic, D., Kurjak, A., Hustin, J.: Assessment of placental development and function. In: Kurjak, A. (ed.): Transvaginal color Doppler. New Jersey: Parthenon 1991

29. Jauniaux, E., Jurkovic, D., Campbell, S., Hustin, J.: Doppler ultrasonographic features of the developing placental circulation: correlation with anatomic findings. Amer. J. Obstet. Gynecol. 166 (1992) 585–587

30. Jauniaux, E., Jurkovic, D., Campbell, S.: Pathophysiology and diagnosis of early pregnancy complications. In: Barnea, E.R., Check, J.H., Grudzinskas, J.G., Maruo, T. (eds.): Implantation and Early Pregnancy in Humans. London: Parthenon 1992; pp. 465–485

31. Jauniaux, E., Zaidi, J., Jurkovic, D., Campbell, S., Hustin, J.: Comparison of color Doppler features and pathohistological finding in complicated early pregnancy. Hum. Reprod. 9 (1994) 2432–2437

32. Jouppila, P.: Clinical consequences after ultrasound diagnosis of intrauterine hematoma in threatened abortion. J. Clin. Ultrasound 13 (1985) 107–110

33. Khong, T.Y., Liddel, H.S., Robertson, W.B.: Infective haemochorial placentation as a cause of miscarriage: A preliminary study. Brit. J. Obstet. Gynecol. 94 (1987) 649–655

34. Khong, T.Y., Pearce, J.M.: Development and investigation of the placenta and its blood supply. In: Lavery, J.P. (ed.): The Human Placenta. Clinical Perspectives. Rockville: Aspen 1987; pp. 25–45

35. Kupesic, S., Kurjak, A., Chervenak, F.: Doppler studies of subchorionic hematomas in early pregnancy. In: Chervenak, F., Kurjak, A. (eds.): Current Perspectives on the Fetus as a Patient. New York: Parthenon 1996; pp. 33–39

36. Kurjak, A., Zalud, I., Salihagic, A., Crvenkovic, G., Matijevic, R.: Transvaginal color Doppler in the assessment of abnormal early pregnancy. J. Perinat. Med. 19 (1991) 155–165

37. Kurjak, A., Kupesic-Urek, S., Predanic, M., Zudenigo, D., Matijevic, R., Salihagic, A.: Transvaginal color Doppler in the study of early pregnancies associated with fibroids. J. Matern. Fetal. Invest. 2 (1992) 81–87

38. Kurjak, A., Predanic, M., Kupesic, S., Zudenigo, D., Matijevic, R., Salihagic, A.: Transvaginal color Doppler in the study of early normal pregnancies and pregnancies associated with uterine fibroids. J. Matern. Fetal Invest. 3 (1992) 81–85

39. Kurjak, A., Kupesic, S., Predanic, M., Salihagic, A.: Transvaginal color Doppler assessment of the uteroplacental circulation in normal and abnormal early pregnancy. Early Hum. Dev. 29 (1992) 385–389

40. Kurjak, A., Predanic, M., Kupesic, S., Funduk-Kurjak, B., Demarin, V., Salihagic, A.: Transvaginal color Doppler study of middle cerebral artery blood flow in early normal and abnormal pregnancy. Ultrasound Obstet. Gynecol. 2 (1992) 424–428

41. Kurjak, A., Predanic, M., Kupesic-Urek, S.: Transvaginal color Doppler in the assessment of placental blood flow. Eur. J. Obstet. Gynecol. Reprod. Biol. 49 (1993) 29–32

42. Kurjak, A., Crvenkovic, G., Salihagic, A., Zalud, I., Miljan, M.: The assessment of normal early pregnancy by transvaginal color Doppler ultrasonography. J. Clin. Ultrasound 21 (1993) 3–8

43. Kurjak, A., Zudenigo, D., Funduk-Kurjak, B., Shalan, H., Predanic, M., Sosic, A.: Transvaginal color Doppler in the assessment of the uteroplacental circulation in normal early pregnancy. J. Perinat. Med. 21 (1993) 25–34

44. Kurjak, A., Zudenigo, D., Predanic, M., Kupesic, S.: Recent advances in the Doppler study of early fetomaternal circulation. J. Perinat. Med. 22 (1994) 419–439

45. Kurjak, A., Chervenak, F., Zudenigo, D., Kupesic, S.: Early fetal hemodynamics assessed by transvaginal color Doppler. In: Kurjak, A., Chervenak, F. (eds.): The Fetus as a Patient. London: Parthenon 1994; pp. 435–457

46. Kurjak, A., Zudenigo, D., Predanic, M., Kupesic, S., Funduk-Kurjak, B.: Transvaginal color Doppler study of fetomaternal circulation in threatened abortion. Fetal. Diagn. Ther. 9 (1994) 341–347

47. Kurjak, A., Kupesic, S., Kostovic, L.J.: Vascularization of yolk sac and vitelline duct in normal pregnancies studied by transvaginal color Doppler. J. Perinat. Med. 22 (1994) 433–440

48. Kurjak, A., Zalud, I., Predanic, M., Kupesic, S.: Transvaginal color and pulsed Doppler study of uterine blood flow in the first and early second trimester of pregnancy: normal versus abnormal. J. Ultrasound Med. 13 (1994) 43–47

49. Kurjak, A., Schulman, H., Predanic, M., Kupesic, S., Zalud, I.: Fetal chorioid plexus vascularization assessed by color and pulsed Doppler. J. Ultrasound Med. 13 (1994) 841–844

50. Kurjak, A., Laurini, R., Kupesic, S., Kos, M., Latin, V., Bulic, K.: A combined Doppler and morphopathological study of intervillous circulation. In The Fifth World Congress of Ultrasound in Obstetrics and Gynecology. Ultrasound Obstet. Gynecol. 6 (Suppl. 2) (1995) 116

51. Kurjak, A., Kupesic, S., Kos, M., Latin, V., Zudenigo, D.: Early hemodynamics studied by transvaginal color Doppler. Prenat. Neonat. Med. 1 (1996) 38–49

52. Kurjak, A., Schulman, H., Zudenigo, D., Kupesic, S., Kos, M., Goldenberg, M.: Subchorionic hematomas in early pregnancy: clinical outcome and blood flow patterns. J. Matern. Fetal. Med. 5 (1996) 41–44

53. Kurjak, A., Kupesic, S.: Doppler assessment of the intervillous blood flow in normal and abnormal early pregnancy. Obstet. Gynecol. 89 (1997) 252–256

54. Levi, C.S., Lyons, E.A., Lindsay, D.J.: Early diagnosis of nonviable pregnancy with endovaginal ultrasound. Radiology 167 (1988) 383–387

55. Long, M.G., Boultbee, J.E., Begent, R.H., Hanson, M.E., Bagshave, K.D.: Preliminary Doppler study on the uterine artery and myometrium in trophoblastic tumors requiring chemotherapy. Brit. J. Obstet. Gynaecol. 97 (1990) 686–689

56. Mantoni, M., Pedersen, J.F.: Intrauterine hematoma: an ultrasound study of threatened abortion. Brit. J. Obstet. Gynaecol. 88 (1981) 47–50

57. May, D.A., Sturtevant, N.V.: Embryonic heart rate as a predictor of pregnancy outcome: A prospective analysis. J. Ultrasound Med. 10 (1991) 591–593

58. Merce, L.T., Barco, M.J., Bau, S.: Color Doppler sonographic assessment of placental circulation in the first trimester of normal pregnancy. J. Ultrasound Med. 15 (1996) 135–142

59. Merchiers, E.H., Dhont, M., De Sutter, P.A., Beghin, C.J., Vandekerckhove, D.A.: Predictive value of early embryonic cardiac activity for pregnancy outcome. Amer. J. Obstet. Gynecol. 165 (1991) 11–14

60. Nimrod, C., Simpson, N., De Vermette, R., Fournier, J.: Placental and early fetal haemodynamics: the suitability of the monkey model. The Fetus as a Patient, XII International Congress, Grado, Italy, May 1996; 68

61. Nimrod, C., Simpson, N., Hafner, T. et al.: Assessment of early placental development in the cynomolgus monkey (Macaca fascicularis) using color and pulsed wave Doppler sonography. J. Med. Primatol. 25 (1996) 106–111

62. Nyberg, D.A., Laurence, A.M., Benedetti, T.J., Cyr, D.R., Schulman, W.P.: Placental abruption and placental hemorrhage: correlation of sonographic findings with fetal outcome. Radiology 164 (1987) 457–460

63. Pedersen, J.F., Mantoni, N.: Large intrauterine hematoma in threatened miscarriage. Frequency and clinical consequences. Brit. J. Obstet. Gynaecol. 97 (1990) 75–78

64. Pijnenborg, R., Dixon, G., Robertson, W.B., Brosens, I.: Trophoblastic invasion of human decidua from 8 to 18 weeks of pregnancy. Placenta 1 (1980) 3–19

65. Pijnenborg, R., Bland, J.M., Robertson, W.B., Dixon, G., Brosens, I.: The pattern of interstitial invasion of the myometrium in early human pregnancy. Placenta 2 (1981) 303–316

66. Pijnenborg, R., Bland, J.M., Robertson, W.B., Brosens, I.: Utero-placental arterial changes related to interstitial trophoblast migration in early human pregnancy. Placenta 4 (1983) 397–414

67. Ramsey, E.M.: Circulation in the intervillous space of the primate placenta. Amer. J. Obstet. Gynecol. 84 (1962) 1649–1663

68. Ramsey, E.M., Chez, R.A., Doppman, J.L.: Radioangiographic measurement of the internal diameters of the uteroplacental arteries in Rhesus monkeys and man. Carnegie Inst. Contrib. Embryol. 38 (1979) 59–70

69. Rockelein, G., Ulmer, R., Schwille, R.: Surface and branching of placental villi in early abortion: relationship to karyotype. Wirchows Arch. A. Pathol. Anatom. 417 (1990) 151–158

70. Rodesh, F., Simon, P., Donner, C., Jauniaux, E.: Oxygen measurements in endometrial and trophoblastic tissues during early pregnancy. Obstet. Gynecol. 80 (1992) 283–285

71. Saurbrei, E.E., Pham, D.H.: Placental abruption and subchorionic hemorrhage in the first half of pregnancy: US appearance and clinical outcome. Radiology 160 (1986) 109–111

72. Shimamoto, S., Sakuma, S., Ishigaki, T., Makino, N.: Intratumoral blood flow: evaluating with color Doppler echography. Radiology 165 (1987) 445–448

73. Spirit, B.A., Kagan, E.H., Rozanski, R.M.: Abruptio placentae: sonographic and pathologic correlation. Amer. J. Roentgenol. 133 (1979) 877–880

74. Stabile, I., Campbell, S., Grudzinskas, J.G.: Threatened miscarriage and intrauterine hematomas. Sonographic and biochemical studies. J. Ultrasound Med. 8 (1989) 289–292

75. Szhulman, A.E.: The natural history of early human spontaneous abortion. In: Barnea, E.R., Check, J.H., Grudzinkas, J.G., Marvo, T. (eds.): Implantation and Early Pregnancy in Humans. London: Parthenon 1993; pp. 309–321

76. Taylor, K.J.W., Schwartz, P.E., Kohorn, E.I.: Gestational trophoblastic neoplasia: diagnosis with color Doppler ultrasound. Radiology 165 (1987) 445–448

77. Tepper, R., Shulman, A., Altaras, M., Goldberger, S., Maymon, R., Holzinger, M.: The role of color Doppler flow in the management of nonmetastatic gestational trophoblastic disease. Gynecol. Obstet. Invest. 38(1) (1994) 14–17

78. Valentin, L., Sladkevicius, P., Laurini, R., Soderberg, H., Marsal, K.: Uteroplacental and luteal circulation in normal first trimester pregnancies: Doppler ultrasonographic and morphologic study. Amer. J. Obstet. Gynecol. 174 (1996) 768–775

79. Van Zalen-Sprock, M.M., Van Vugt, J.M.G., Colenbrander, G.J., Geijn, H.P.: First-trimester uteroplacental and fetal blood flow velocity waveforms in normally developing fetuses: a longitudinal study. Ultrasound Obstet. Gynecol. 4 (1994) 284–288

80. Wladimiroff, J.W., Huisman, T.W.A., Stewart, P.A.: Cardiac Doppler flow velocities in the late first trimester fetus: a transvaginal Doppler study. J. Amer. Coll. Cardiol. 17 (1991) 1357–1359

81. Wladimiroff, J.W., Huisman, T.W.A., Stewart, P.A.: Intracerebral, aortic and umbilical artery flow velocity waveforms in the late-first-trimester fetus. Amer. J. Obstet. Gynecol. 166 (1992) 46–49

82. Ylostalo, P., Ammala, P., Seppala, M.: Intrauterine hematoma and placental protein 5 in patients with uterine bleeding during pregnancy. Brit. J. Obstet. Gynaecol. 91 (1984) 353–356

83. Zanetta, G., Lissoni, A., Colombo, M., Marzola, M., Cappelini, A., Mangioni, C.: Detection of abnormal intrauterine vascularization by color Doppler imaging: a possible additional aid for the follow up of patients with gestational trophoblastic tumors. Ultrasound Obstet. Gynecol. 7 (1996) 32–37

42 Der uteroplazentare Kreislauf

Die Diagnostik der intrauterinen Lebensbedingungen des Feten hat durch die Dopplersonographie eine vielversprechende Bereicherung erfahren. Als eine einfache, nichtinvasive Methode zur Erfassung von Blutströmungsgeschwindigkeiten wird die Dopplersonographie seit nunmehr über 20 Jahren in der geburtshilflichen Diagnostik angewendet. Über dopplersonographische Untersuchungen im uteroplazentaren Gefäßbereich berichteten Campbell et al. (27) erstmals 1983. Die Untersuchungsergebnisse wiesen schon damals darauf hin, dass pathologische uterine Dopplerspektren mit einer erhöhten Rate an Präeklampsie, niedrigem Geburtsgewicht und Frühgeburtlichkeit einhergehen. Als nichtinvasive Methode rückte die dopplersonographische Diagnostik der uteroplazentaren Durchblutung daher zunehmend in das wissenschaftliche und klinische Interesse der Geburtshelfer.

Entwicklung des uteroplazentaren Gefäßsystems

Anatomie. Das uteroplazentare Gefäßsystem wird durch die beiden Aa. uterinae und Aa. ovaricae, die über Gefäßarkaden in Verbindung stehen, versorgt. Von diesen Gefäßen gehen die im Myometrium gelegenen Arcuatagefäße als Gefäßgeflecht ab. Hiervon zweigen wiederum etwa 100 Radialarterien ab, die sich in der Folge in myometran gelegene Basalarterien und schließlich in endometran und dezidual gelegene Spiralarterien aufteilen (Abb. 42.**1**). Die Spiralarterien sind für die Versorgung der einzelnen plazentaren Funktionseinheiten verantwortlich. Funktionell wird die Plazenta in fetomaternale Strömungseinheiten, die sog. Plazentone, aufgegliedert. Diese kommen in der menschlichen Plazenta in einer Größenordnung von etwa 40–60 vor (107). Morphologisch wird von Kotyledonen gesprochen.

Umwandlungsprozesse bei der Plazentation. Im Rahmen der physiologischen Plazentation vollziehen sich entscheidende morphologische und hämodynamische Veränderungen, aus denen die Umwandlung maternaler Spiralarterien in uteroplazentare Gefäße resultiert (s. a. Kapitel 41). Durch das invasive Eindringen von Trophoblastzellen kommt es zu einer zunehmenden, in zwei Phasen ablaufenden Dilatation der Spiralarterien. Die Trophoblastinvasion erfolgt im I. Trimenon zunächst in den dezidualen Segmenten der Spiralarterien und erfährt im II. Trimenon eine Ausdehnung bis in die myometranen Abschnitte mit einem Gefäßdurchmesser von etwa 500 µm. Durch diesen endovaskulären Invasionsprozess wird das Endothel der Spiralarterien mit Trophoblastzellen ausgekleidet, und die muskuloelastische Media wird abgebaut und nachfolgend durch Fibrinoid ersetzt. Dieser physiologische Umwandlungsprozess führt zu einer Gefäßdilatation im Endbereich der Spiralarterien und der intervillösen Einstrombahn (22, 96, 103). Der Durchmesser der Spiralarterien nimmt dabei um das 4- bis 6fache zu. Als Folge kommt es zu einer deutlichen Strömungsverlangsamung, die ein Absinken des arteriellen maternalen Blutdruckes auf das Niveau des intervillösen Blutdruckes bewirkt. Der Druck im intervillösen Raum beträgt etwa 10 mmHg. Insgesamt resultiert aus den morphologischen Veränderungen der uteroplazentaren Gefäße eine 10fach höhere uteroplazentare Durchblutung (43). Gegen Ende der Schwangerschaft wird der Uterus etwa mit 500–800 ml/min durchblutet.

Gas- und Stoffaustausch. Das maternale arterielle Blut mündet über etwa 100 Spiralarterien in das Zentrum der fetoplazentaren Einheit. Dieser Einstrom wird auch als Borell-Einstrom bezeichnet und kann mit den derzeit verfügbaren Farbdopplersystemen exakt dargestellt werden (Abb. 42.**2**) (11, 58, 74). Vom Zentrum des Plazentons fließt das maternale Blut radiär in eine periphere Zone lockerer Zottendichte in den sog. intervillösen Raum und umspült hier die Oberfläche der jeweiligen Zottenbäume (Abb. 42.**3**). Der fetomaternale Gas- und Stoffaustausch wird in diesem Areal durch die Ausbildung einer Vielzahl von reifen Intermediär- und Tertiärzotten wie auch durch die gleichzeitige Verlangsamung der Blutströmungsgeschwindigkeit und durch kleine Diffusionsstrecken in den engen intervillösen Spalträumen begünstigt. Über den Subchorialraum und den interkotyledonären Drainageweg verlässt das venöse Blut schließlich die Plazenta zu den venösen Ostien der Basalplatte (5) (Abb. 42.**3** und 42.**4**). Die maternale intervillöse Blutzirkulation in der hämochorialen Plazenta wird hierbei insbesondere durch die Lumenweite des uteroplazentaren Gefäßsystems (Aa. uterinae, Aa. arcuatae, Aa. basales, Aa. radiales, Aa. spirales) moduliert.

Dopplersonographie der uteroplazentaren Gefäße

Untersuchung der Aa. uterinae. Zur Beurteilung des Gesamtwiderstandes der uteroplazentaren Durchblutung hat sich in den letzten Jahren vornehmlich die dopplersonographische Untersuchung der Aa. uterinae etabliert. Mithilfe der Farbdopplersonographie ist es aber auch möglich, die Blutflussgeschwindigkeiten umschriebener Areale, wie die der A. spiralis und der A. arcuata abzuleiten (91) (Abb. 42.**5** und 42.**6**). Hierbei zeigt sich eine signifikante Abnahme der systolischen und diastolischen Flussgeschwindigkeiten bzw. eine Abnahme der Pulsatilität von der A. uterina bis hin zu den Spiralarterien. Berücksichtigt man die Tatsache, dass sich jede A. uterina in 12–15 Arkardenarterien aufteilt, so spiegeln dopplersonographische Messungen der Aa. arcuatae lediglich die hämodynamische Funktion einer umschriebenen Endstrombahn wider. Sie sind deshalb, insbesondere auch aufgrund ihrer mangelnden Reproduzierbarkeit, von geringerer Aussagekraft. Die Messung der beiden Aa. uterinae spiegelt dagegen die gesamte Uterusperfusion wider. Zur Erfassung der gesamten Uterusperfusion empfiehlt sich daher die dopplersonographische Untersuchung auf beiden Seiten.

Schallkopfführung und Geräteeinstellungen. Prinzipiell ist die Evaluierung der uteroplazentaren Gefäße mit einem CW-Doppler oder einem gepulsten Schwarz-Weiß-Doppler möglich (27, 41, 49, 59, 85, 108). Die exakte Darstellung der A. uterina erfolgt jedoch am einfachsten und sichersten mithilfe der Farbdopplersonographie (14, 15). Hierdurch werden zum einen die Untersuchungszeiten deutlich reduziert, zum anderen ist damit auch die Reproduzierbarkeit besser. Die uterinen Strömungsprofile werden dabei auf beiden Seiten aus dem Hauptstamm der A. uterina abgeleitet. Hierbei wird der Schallkopf, zunächst von medial kommend, nach lateral in den unteren äußeren Quadranten des Uterus geschwenkt. Die A. uterina stellt sich im Farbdoppler, funduswärts verlaufend, rot kodiert dar (Abb. 42.**7**). Es entsteht hierbei der Eindruck, dass die A. uterina die A. iliaca externa überkreuzt. Dieses virtuelle Überkreuzungphänomen findet sich jedoch nur in der Schwan-

Normale uterine Dopplerbefunde

Abb. 42.**1** Uteroplazentares Gefäßsystem mit physiologischer Dilatation der Spiralarterien (nach 67).

Abb. 42.**2** Farbkodierte Darstellung der uteroplazentaren Durchblutung innerhalb eines Plazentons mit 31 SSW. Die linke Bildhälfte spiegelt die Gefäßdarstellung mittels Angio-Mode, die rechte Bildhälfte die plazentare Durchblutung mittels konventioneller Farbdopplersonographie wider. Deutlich erkennbar ist die Spiralarterie mit dem Borell-Einstrom (blau) in das Plazenton.

Abb. 42.**3** Intervillöse Hämodynamik innerhalb eines Plazentons (nach 5). Der Blutstrom aus der Spiralarterie (rot) umspült die Oberfläche des Zottenbaumes. Der fetomaternale Gas- und Stoffaustausch findet zwischen den reifen Intermediär- und Tertiärzotten statt. Über den Subchorialraum und den interkotyledonären Drainageweg verlässt das sauerstoff- und nährstoffarme Blut die Plazenta zu den venösen Ostien der Basalplatte (blau).

Abb. 42.**4** Farbdopplersonographische Darstellung der intrakotyledonären Durchblutung. Blau = Borell-Einstrom. Rot = venöser Abstrom.

Abb. 42.**5** Ableitorte und Darstellung der verschiedenen uteroplazentaren Dopplerfrequenzspektren.

Abb. 42.**6** Unauffälliges Dopplerflussprofil der A. spiralis mit 28 SSW. Beachte die niedrigen systolischen und diastolischen Flussgeschwindigkeiten.

Abb. 42.**7** Farbkodierte Darstellung der linken A. uterina im Bereich der lateralen Uteruswand. Die rote Farbe zeigt die nach kranial gerichtete Blutströmung an.

Abb. 42.**8** Normales Dopplerfrequenzspektrum der A. uterina mittels Farbdoppler mit 32 SSW.

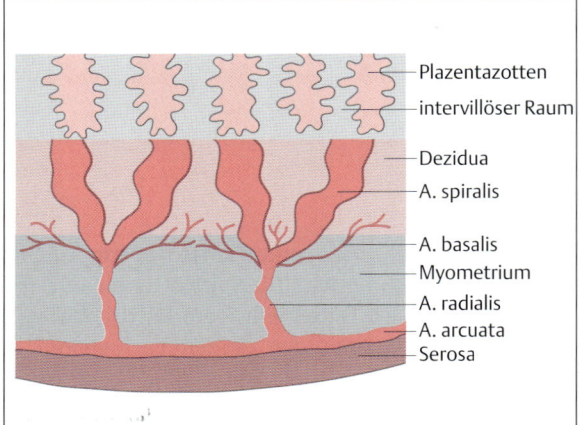

1

Plazentazotten
intervillöser Raum
Dezidua
A. spiralis
A. basalis
Myometrium
A. radialis
A. arcuata
Serosa

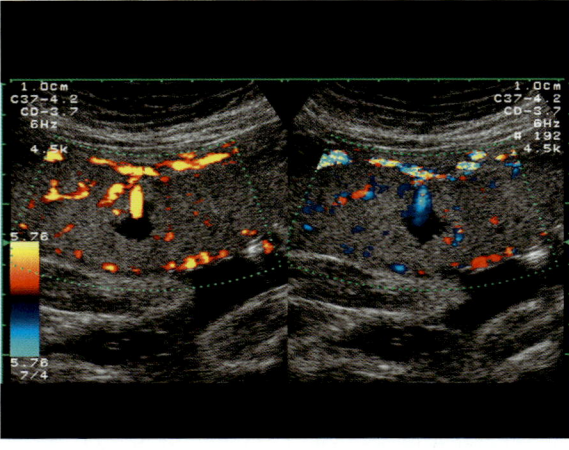

2

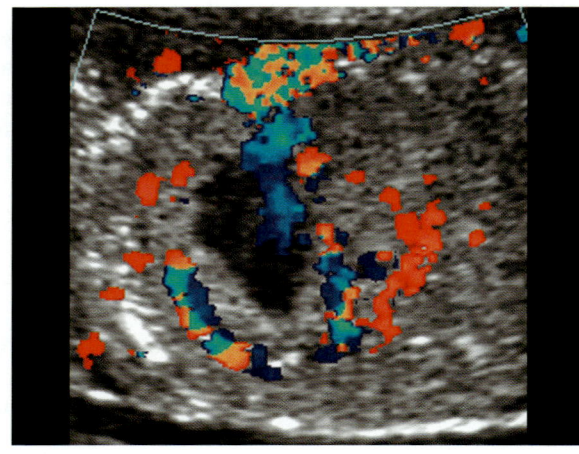

3

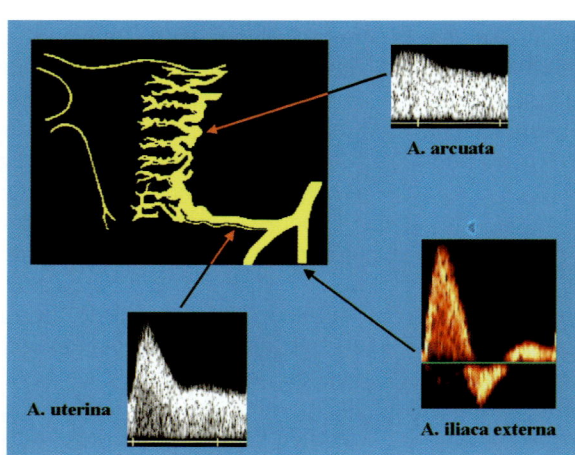

4

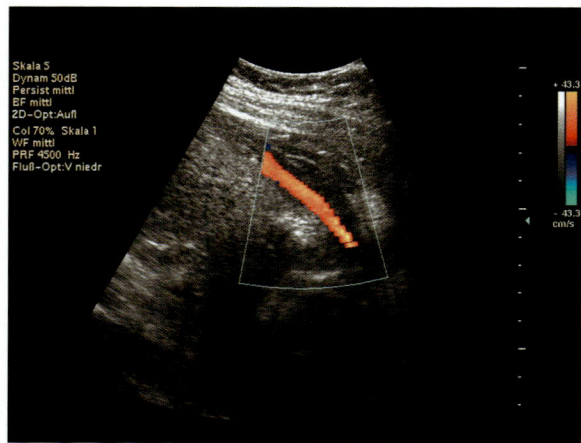

A. arcuata

A. uterina

A. iliaca externa

5

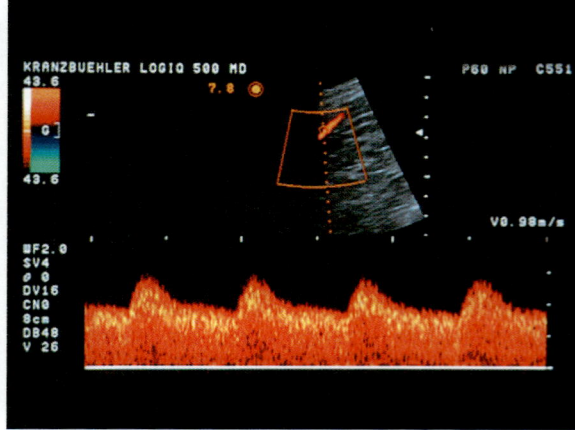

6

7

8

gerschaft und ist Folge des vermehrten Uteruswachstums, woraus eine Lateralisierung der beiden Aa. uterinae resultiert. Zur Ableitung der uterinen Blutflussgeschwindigkeiten wird das Sample Volume ca. 1–2 cm medial der Überkreuzungsstelle auf die A. uterina positioniert und anschließend der gepulste Doppler aktiviert (7, 14, 53). Gute uterine Dopplerflussspektren sind bei Einstellen eines Insonationswinkels von 15–50° erhältlich und sollten durch eine scharfe, klare Hüllkurve charakterisiert sein (Abb. 42.**8**). Für die meisten Untersuchungen liegt die optimale Einstellung der Pulsrepetitionsfrequenz (PRF) zwischen 4 und 6 kHz unter Verwendung eines Wandfilters zwischen 60 und 120 Hz.

Sample Volume. Durch die Festlegung eines definierten Referenzmessortes gelingt eine gute und reproduzierbare Ableitung der uterinen Dopplerspektren. Dies ist insofern von Bedeutung, als die Widerstandsindizes der uterinen Gefäße höhere Werte aufweisen als die Indizes der Aa. arcuatae und der subplazentaren Arterien (7). Fehlpositionierungen des Dopplerfensters (Sample Volume) im Bereich der uterinen Gefäße können daher, ebenso wie Überlagerungen von Strömungsprofilen der A. iliaca externa und interna, zu Fehlinterpretationen führen. Die A. iliaca externa ist durch eine hohe Pulsatilität bzw. durch ein bidirektionales Frequenzspektrum mit einer frühdiastolischen reversen Strömungskomponente charakterisiert (Abb. 42.**9**). Die externe Iliakalvene ist im Vergleich zur Arterie am größeren Durchmesser und an den fehlenden Pulsationen bzw. ihrem monophasischen Dopplerflussprofil erkennbar.

Physiologischer Notch. Zu Beginn der Schwangerschaft weist das uterine Strömungsprofil neben einer hohen Pulsatilität mit hohen systolischen sowie niedrigen diastolischen Strömungsgeschwindigkeiten charakteristischerweise eine frühdiastolische Inzisur (= postsystolische Inzisur), den sog. Notch, auf (Abb. 42.**10**). Diese Inzisur stellt eine Pulswellenreflexion aufgrund eines erhöhten peripheren Gefäßwiderstandes dar und ist das Korrelat einer noch unvollständigen Trophoblastinvasion. Unter physiologischen Bedingungen kommt es während des weiteren Schwangerschaftsverlaufes zu einer Zunahme der enddiastolischen Geschwindigkeiten mit Abnahme des Gefäßwiderstandes als Ausdruck der fortschreitenden Plazentation (Abb. 42.**10**). Die geschilderten dopplersonographischen Veränderungen sind zu Beginn des II. Trimesters am stärksten ausgeprägt (35, 45). Nach 24–26 SSW finden sich in der Regel keine weiteren dopplersonographischen Veränderungen beim uterinen Strömungsprofil mehr (3, 40, 113) (Abb. 42.**11** und 42.**12**). Ähnliche Befunde lassen sich auch bei den Spiralarterien nachweisen (91).

Resistance- und Pulsatilitäts-Index. Als Maß für die Strömungsimpedanz des nachgeschalteten Gefäßgebietes und für die qualitative Beurteilung der uterinen Strömungskurven haben sich in erster Linie der Resistance-Index (RI) und der Pulsatilitäts-Index (PI) weltweit durchgesetzt. Die Intraobservervariabilität beträgt bei der farbkodierten Darstellung der A. uterina zwischen 4% und 7%, die Interobservervariabilität 6,6% (16, 92).

Persistierender Notch. Als weiteres Beurteilungskriterium hat sich das Persistieren der frühdiastolischen Inzisur (sog. Notch) herauskristallisiert (29, 88) (Abb. 42.**15**). Tab. 42.**1** gibt einen Überblick über die Häufigkeit eines unilateralen und bilateralen Notch sowie pathologisch erhöhter Resistance-Indizes. Bis 24–26 SSW kann dieser frühdiastolische Notch physiologisch sein (s. o.) (40, 113). Danach muss bei weiterem Nachweis aber mit einer mangelhaften Trophoblastinvasion infolge einer insuffizienten Spiralarterienerweiterung und einer sich entwickelnden uterinen Minderperfusion gerechnet werden (78) (Abb. 42.**16**).

Plazentapathologie und -lokalisation. Bei beidseits pathologischen Dopplerflussspektren in der A. uterina finden sich in einem hohen Maß auffällige histopathologische Plazentabefunde im Sinne einer akzelerierten Zottenreifung und großflächigen Gitterinfarkten (57). Allerdings resultieren deutliche Unterschiede in den uterinen Blutströmungs-

geschwindigkeiten in Abhängigkeit von der Plazentalokalisation. So finden sich bei einem lateralen Plazentasitz signifikant niedrigere Widerstandsindizes im Bereich der plazentaren Seite als auf der kontralateralen Seite (68) (Abb. 42.**13** und 42.**14**). Ebenso ist der Nachweis eines Notch auf der kontralateralen Seite häufiger, scheint jedoch bei normalem Flow in der ipsilateralen A. uterina keine klinische Bedeutung zu haben (8, 69, 92). Findet sich allerdings ein erhöhter Widerstandsindex oder ein postsystolischer Notch auf der plazentaren Seite, so muss mit einer erhöhten Rate an Schwangerschaftskomplikationen, vor allem hinsichtlich hypertensiver Schwangerschaftserkrankungen, gerechnet werden (47, 69, 80).

Transvaginalsonographie. Alternativ zur transabdominalen Darstellung der Aa. uterinae kann die Transvaginalsonographie für die dopplersonographische Untersuchung herangezogen werden (34, 56). Nach Einführen der Vaginalsonde in die Scheide erfolgt die Einstellung der Parazervikalregion in einer koronaren Schnittebene, wobei auf einen möglichst geringen Anpressdruck geachtet werden sollte. Die A. uterina lässt sich in aller Regel als länglich pulsierendes, echoarmes Areal mit einem Durchmesser von 2–4 mm darstellen.

Reproduzierbarkeit. Um valide und reproduzierbare Messergebnisse zu erhalten, ist es von Vorteil, die A. uterina mit dem Farbdoppler darzustellen. Unterschiedliche Studienergebnisse bei pathologischen uterinen Dopplerflussspektren basieren neben der uneinheitlichen Definition des untersuchten Patientenkollektives auf einer unterschiedlichen Charakterisierung des Frequenzspektrums.

Tabelle 42.1 Häufigkeit pathologischer uteroplazentarer Dopplerflussprofile

Autor	SSW	n	Doppler	RI↑ (%)	Notch unilateral (%)	Notch bilateral (%)	Notch + RI↑ (%)
Steel 1990 (112) (unselektioniert)	24	1014	CW	12 (RI > 0,58)	–	–	–
Kurmanavichius 1990 (76) (unselektioniert)	18–21 31–33	129 157	CW –	– 8,3	10,9 1,9	3,1 –	–
Bower 1993 (16) (unselektioniert)	18–22 24	2058	CW Farbe	– –	– –	– –	16 5,1
Valensise 1993 (123) (unselektioniert)	22	272	Farbe	9,5 (RI > 0,58)	– –	–	–
North 1994 (92) (unselektioniert)	19–24	458	Farbe	17 (RI > 90. Perzentile)	–	–	–
Konchak 1995 (72) (AFP↑)	17–22	103	Farbe	10,6 (RI ≥ 0,7)	–	–	6,8
Mires 1995 (88) (unselektioniert)	18 24	1412	Farbe	–	1,9 –	4,2 2,1	–
Murakoshi 1996 (91)	18–26 > 26	160	Farbe	–	40,7 6,9	–	–
Harrington 1996 (55) (unselektioniert)	19–21 24	1326	Farbe	–	– –	4,7 3,6	–
Harrington 1997 (56) (unselektioniert)	12–16	652	TVS	–	22,8	32,7	–
Zimmermann 1997 (128) - High-Risk - Low-Risk	21–24	175 172	PW	–	– –	17,6 8	– –
Mires 1998 (89) (unselektioniert)	18–20 22–24	6579	Farbe	–	2,9 0,3	1,6 0,5	–
Kurdi 1998 (75) (unselektioniert)	19–21	946	Farbe	–	–	12,4	–

Abb. 42.**9**   Unauffälliges biphasisches Dopplerflussprofil der rechten A. iliaca externa.

Abb. 42.**10**   Darstellung von Dopplerfrequenzspektren der A. uterina in Abhängigkeit vom Gestationsalter. Der zunehmende Anstieg der diastolischen Flussgeschwindigkeit ist Ausdruck einer normalen Trophoblastinvasion.

Abb. 42.**11**   Dopplersonographischer Referenzbereich für den Pulsatilitäts-Index (PI) der A. uterina bei einem zentralen Plazentasitz. Dargestellt ist der 90%-Konfidenzbereich. Dabei entspricht die obere Kurve annähernd der 95. Perzentile, die mittlere Kurve der 50. Perzentile und die untere Kurve annähernd der 5. Perzentile (3).

Abb. 42.**12**   Dopplersonographischer Referenzbereich für den Resistance-Index (RI) der A. uterina bei einem zentralen Plazentasitz. Dargestellt ist der 90%-Konfidenzbereich. Dabei entspricht die obere Kurve annähernd der 95. Perzentile, die mittlere Kurve der 50. Perzentile und die untere Kurve annähernd der 5. Perzentile (3).

Abb. 42.**13**   Dopplersonographischer Referenzbereich für den Resistance-Index (RI) der A. uterina an der plazentaren Seite bei lateralem Plazentasitz. Dargestellt ist das 95%-Konfidenzintervall. Dabei entspricht die obere Kurve der 95. Perzentile, die mittlere Kurve der 50. Perzentile und die untere Kurve der 5. Perzentile (76).

Abb. 42.**14**   Dopplersonographischer Referenzbereich für den Resistance-Index (RI) der A. uterina an der nichtplazentaren Seite bei lateralem Plazentasitz. Dargestellt ist das 95%-Konfidenzintervall. Dabei entspricht die obere Kurve der 95. Perzentile, die mittlere Kurve der 50. Perzentile und die untere Kurve der 5. Perzentile (76).

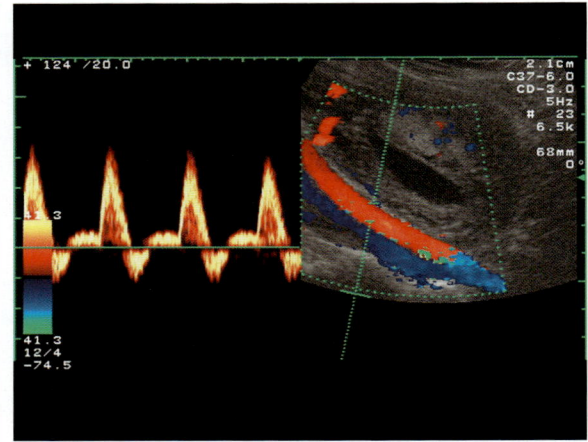
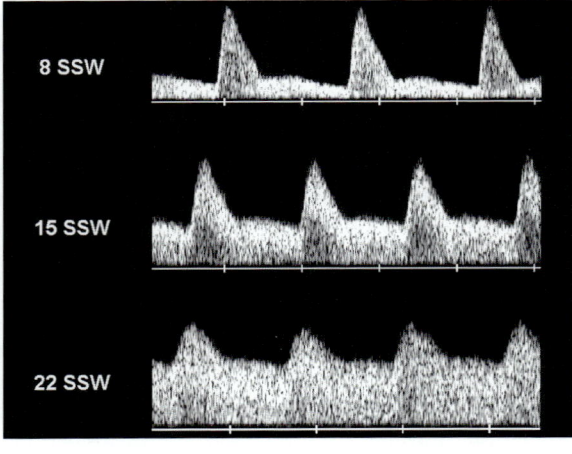

9

10

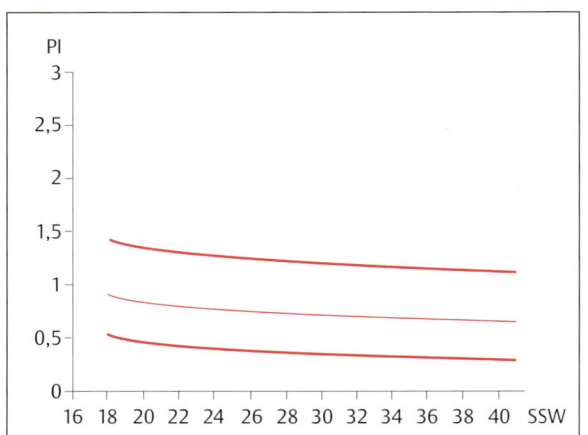
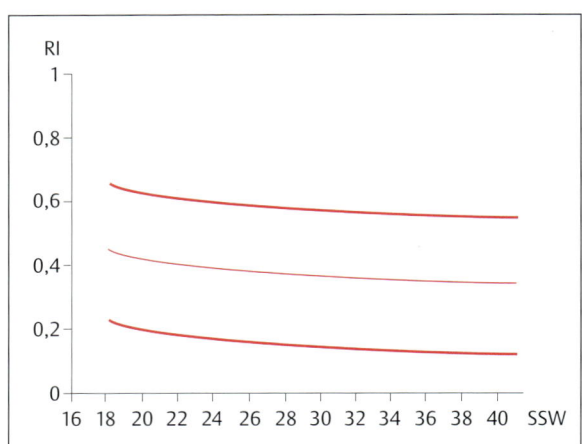

11

12

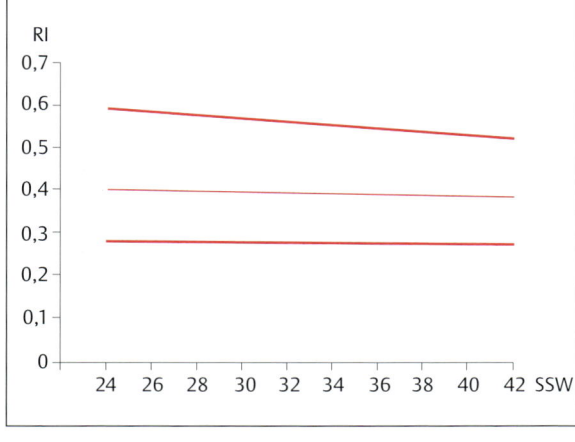
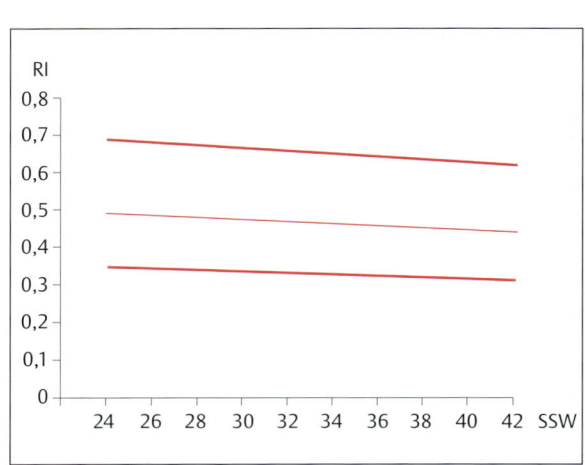

13

14

Klinische Bedeutung der uterinen Dopplersonographie

Die dopplersonographische Messung der uterinen Strömungsgeschwindigkeiten ist wichtiger Bestandteil der Beurteilung der maternofetalen Einheit (16, 27, 54, 109, 112, 119). Sie kann jedoch nicht primär zur Erkennung einer fetalen Gefährdung herangezogen werden. Pathologische Veränderungen der uterinen Blutstromgeschwindigkeiten korrelieren hingegen gut mit einer bestehenden oder sich entwickelnden fetalen Wachstumsretardierung, einer Präklampsie, einer erhöhten Frühgeburtlichkeit, einer erhöhten Rate an vorzeitigen Plazentalösungen, einer erhöhten Sektiorate und niedrigen Geburtsgewichten (8, 27, 55, 56, 59, 63, 92, 118).

Widerstandsindizes und bilateraler Notch. Gute Prädikatoren hierfür scheinen vor allem der Nachweis eines bilateralen Notch (Abb. 42.**15**) sowie erhöhte uterine Widerstandsindizes zu sein. Als Cut-off-Level für einen erhöhten Gefäßwiderstand in der A. uterina werden einerseits RI-Werte oberhalb der 90. (92) bzw. 95. Perzentile (8, 16, 53) der einzelnen uterinen Referenzkurven angegeben, andererseits RI-Werte oberhalb von 0,58–0,68 als pathologisch angesehen (8, 50, 110, 112, 128). Eine postsystolische Inzisur ist vornehmlich mit erhöhten RI-Werten assoziiert, lässt sich aber auch bei normalen Widerstandsindizes nachweisen (Abb. 42.**17**–42.**19**). Die Kombination aus erhöhten RI-Werten oberhalb der 90. Perzentile und dem Nachweis eines bilateralen Notch scheint der beste Parameter zur Vorhersage von schweren Schwangerschaftskomplikationen zu sein (29).

Ein Zusammenhang zwischen Nikotinabusus und pathologischen uterinen Dopplerflussprofilen besteht nach aktuellen Untersuchungen nicht (62).

■ *Intrauterine Wachstumsretardierung*

Ätiopathogenese. Eine intrauterine Wachstumsretardierung (IUGR) entsteht im Rahmen einer chronisch nutritiven Plazentainsuffizienz und ist vorwiegend die Folge einer verminderten maternalen Durchblutung im Bereich der fetomaternalen Einheit (83). Analog der Ätiologie der Präklampsie wird als pathogenetische Hauptursache dieser Minderdurchblutung eine gestörte Trophoblastinvasion mit fehlender Erweiterung der Spiralarterien diskutiert (24, 25, 87) (Abb. 42.**16**). Bei normotensiven Schwangeren mit SGA-Feten konnten Brosens et al. (24) anhand von Plazentabettbiopsien zeigen, dass in über 50% der Fälle eine partielle oder eine komplette Störung der Trophoblastinvasion vorliegt. Der Schweregrad der intrauterinen Wachstumsretardierung ist dabei proportional zu dem der Plazentationsstörung (46). Die in der Dezidua gelegenen Spiralarterien weisen häufig typische pathohistologische Merkmale auf: eine endotheliale Disruption, eine Intimaverdickung sowie atheromatoseähnliche Schädigungen bis hin zu vollständigen Gefäßobliterationen. In der Folge kommt es zu multiplen plazentaren Infarzierungen sowie einer Reduktion des plazentaren Parenchyms und der Zottenbaumoberfläche (18). Anhand von histomorphologischen Untersuchungen konnte gezeigt werden, dass die Spiralarteriendurchmesser bei einer intrauterinen Wachstumsretardierung nur etwa 40% derjenigen bei gesunden Schwangeren betragen (67). Spiralarterien können aber auch komplett durch Fibrin im Sinne einer Atherose obliteriert sein (111). Die intrauterine Wachstumsretardierung ist daher die sekundäre Folge einer uteroplazentaren Insuffizienz.

Stellenwert der Dopplersonographie. Diese histologischen Gefäßveränderungen korrelieren mit dopplersonographischen Befunden der A. uterina und der A. umbilicalis (42, 57, 93). Jedoch muss berücksichtigt werden, dass die Ätiologie der intrauterinen Wachstumsretardierung ein sehr vielfältiges Erscheinungsbild aufweist. Dies ist auch der Grund für die unterschiedlichen Angaben bezüglich der Sensitivität und des positiven Verhersagewertes bei dopplersonographischen Untersuchungen der Aa. uterinae (Tab. 42.**2**). Auch wenn die Dopplersonographie der uterinen Arterien derzeit nicht die Kriterien einer Screeningmethode erfüllt, ist bei Nachweis von pathologischen uterinen Flussprofilen mit einem 3- bis 9fach erhöhten Risiko einer intrauterinen Wachstumsretardierung infolge einer chronischen Plazentainsuffizienz zu rechnen (8, 15, 35, 53, 56, 61, 91, 92). Bei Nachweis von pathologischen uterinen Dopplerflussprofilen sind daher engmaschige sonographische Biometriekontrollen zu empfehlen. Umgekehrt ist bei Anzeichen einer intrauterinen Wachstumsabflachung eine dopplersonographische Beurteilung der A. umbilicalis und des fetalen Gefäßsystems indiziert.

Tabelle 42.**2** Wertigkeit der uterinen Dopplersonographie zur Vorhersage einer intrauterinen Wachstumsretardierung (< 10. Perzentile)

Autor	SSW	Doppler	Kriterium	n	Sensitivität (%)	Spezifität (%)	PPV (%)	NPV (%)	RR
Steel 1990 (112) (unselektioniert)	16–22	CW	RI	1014	33	91	27	–	–
Bewley 1991 (8) (unselektioniert)	16–22	CW	AVRI > 95. Perzentile	913	15	96	35	88	3,0
Valensise 1993 (123) (unselektioniert)	22	Farbe	RI	272	66	96	53	97	–
North 1994 (92) (unselektioniert)	19–24	Farbe	A/C-Ratio > 90. Perzentile	458	47	89	23	96	–
			RI > 90. Perzentile		50	90	27	91	–
Todros 1995 (117) (unselektioniert)	19–24	CW	S/D-Ratio	916	12	92	8	96	–
Konchak 1995 (72) (AFP ↑)	17–22	Farbe	Notch (uni. + bds.)	103	28,6	94,4	44,4	89,4	–
			RI ≥ 0,7		35,7	93,3	45,5	90,2	–
Harrington 1996 (55) (unselektioniert)	24	Farbe	Notch uni.	1326	13,7	95,9	29	90,1	3,0
			Notch bds.		21,8	97,8	50	90,8	5,5
			Notch + RI > 95. Perzentile		32	93,6	91,8	91,8	6,7
Irion 1998 (62) (unselektioniert)	26	Farbe	A/C-Ratio ≥ 2,5	1194	29	86	21	–	–
			RI ≥ 0,58		29	89	25	–	–
Mires 1998 (89) (unselektioniert)	18–20	Farbe	Notch bds.	6579	7,4	98,7	15,2	97,1	5,2
			Notch uni.		13,7	96,1	10,1	97,2	3,6
	22–24		Notch bds.		4,0	99,6	26,7	97,0	9,0
			Notch uni.		8,5	98,4	14,5	97,1	5,1
Kurdi 1998 (75) (unselektioniert)	19–21	Farbe	Notch bds.	946	36,8	89,2	17,9	95,7	–
Benedetto 1998 (6)	24	Farbe	RI > 0,58	180	70	53	16	93	–

PPV = positiver Vorhersagewert uni. = unilateral
NPV = negativer Vorhersagewert bds. = beidseits
RR = relatives Risiko

Präeklampsie

Die Präeklampsie, definiert durch das in der zweiten Schwangerschaftshälfte erstmalige Auftreten der Kardinalsymptome Hypertonie und Proteinurie, geht mit einer erheblichen perinatalen Morbidität und Mortalität einher. Hauptprobleme sind, von fetaler Seite aus gesehen, eine intrauterine Wachstumsretardierung und die Frühgeburtlichkeit. Darüber hinaus stellen schwangerschaftsinduzierte hypertensive Erkrankungen nach wie vor eine der Hauptursachen der mütterlichen Mortalität in den USA, Skandinavien, England und in vielen anderen Ländern dar – trotz einer adäquaten antihypertensiven und einer aktiven geburtshilflichen Therapie (100, 102).

Ätiopathogenese. Während die klinische Symptomatik bei einer schwangerschaftsinduzierten Hypertonie und einer Präeklampsie vorwiegend in der Mitte der zweiten Schwangerschaftshälfte zum Vorschein kommt, treten die zugrunde liegenden pathophysiologischen Veränderungen wesentlich früher auf. Die gegenwärtige Hypothese für das Entstehen einer schwangerschaftsinduzierten Hypertonie (SIH) und einer Präeklampsie beruht darauf, dass infolge einer endothelialen Dysfunktion ein Ungleichgewicht zwischen den vasoaktiv wirkenden Eicosanoiden Prostacyclin (PGI2) und Thromboxan A2 (TXA2) auftritt (33, 44, 127). Thromboxan A2, das von den Thrombozyten synthetisiert wird, bewirkt eine gesteigerte Plättchenaggregation (= thrombozytäre Hyperaktivität), eine verstärkte Gefäßkonstriktion sowie eine Stimulation der Phosholipase-A2-Aktivität. Dies führt zu einer Erhöhung des peripheren Gefäßwiderstandes und insbesondere zu einer verminderten Uterusdurchblutung. Prostacyclin (PGI2), das im Gefäßendothel synthetisiert wird, hat gegenüber TXA2 eine antagonistische Wirkung. PGI2 bewirkt vor allem eine vermehrte Vasodilatation, eine verminderte Thrombozytenaggregation sowie eine verminderte Thrombozytenadhäsion am Gefäßendothel. Zusätzlich findet sich häufig eine gestörte Trophoblastinvasion, die histomorphologisch ähnliche Merkmale wie bei der intrauterinen Wachstumsretardierung aufweist.

Eine laterale Plazentalokalisation korreliert mit einer erhöhten Präeklampsierate (48, 69).

Stellenwert der Dopplersonographie. Dopplersonographische Untersuchungen der Aa. uterinae scheinen bereits vor Auftreten klinischer Symptome geeignet zu sein, das Risiko für das Auftreten einer Präeklampsie sowie deren Schweregrad einzuschätzen. Als dopplersonographische Kriterien, die ein erhöhtes Risiko für eine Präeklampsie anzeigen, werden erhöhte Resistance-Indizes sowie der Nachweis eines frühdiastolischen Notch angesehen (27, 40, 60). So fanden Bower et al. (16) in einem Low-Risk-Kollektiv mit 24 SSW bei einer persistierenden frühdiastolischen Inzisur (= Notch) beider Aa. uterinae oder bei erhöhten Widerstandsindizes oberhalb der 95. Perzentile ein 68fach erhöhtes Risiko für das Auftreten einer Präeklampsie. Andere Autoren konnten das Präeklampsierisiko in dieser Höhe allerdings nicht bestätigen (62) (Tab. 42.**3**).

Histopathologische Befunde von Plazenten und Plazentabettbiopsien präeklamptischer Schwangerer zeigen eine gute Korrelation zu den dopplersonographischen Befunden der A. uterina (57, 81, 93, 125). Es besteht jedoch keine Korrelation zwischen pathologischen uterinen Strömungsprofilen und dem maternalen Blutdruck.

Insgesamt kann die Dopplersonographie der Aa. uterinae dazu beitragen, den Verdacht auf eine Präeklampsie zu erhärten oder den Schweregrad einer bereits manifesten Präeklampsie klinisch besser einzuschätzen.

Tabelle 42.**3**   Wertigkeit der uterinen Dopplersonographie zur Vorhersage einer Präeklampsie

Autor	SSW	Doppler	Kriterium	n	Sensitivität (%)	Spezifität (%)	PPV (%)	NPV (%)	RR
Steel 1990 (112) (unselektioniert)	16–22	CW	RI > 0,58	1014	63	89	10	–	–
Bewley 1991 (8) (unselektioniert)	16–22	CW	RI > 95. Perzentile	917	24	95	20	96	5,3
Bower 1993 (16) (unselektioniert)	18–22	CW	Notch bds.	2058	82	86,7	12	99,5	–
			RI > 95. Perzentile		37	95	–	–	
	24	Farbe	Notch bds.	273	78	96	28	99,5	68
			RI > 95. Perzentile		45	96	–	–	
Valensise 1993 (123) (unselektioniert)	22	Farbe	RI > 0,58	272	88	93	30	99	–
North 1994 (92) (unselektioniert)	19–24	Farbe	A/C-Ratio > 90. Perzentile	458	53	88	14	98	–
			RI > 90. Perzentile		27	89	8	97	
Konchak 1995 (72) (AFP ↑)	17–22	Farbe	Notch (uni. + bds.)	103	83,3	95,6	55,6	98,9	–
			RI ≥ 0,7		83,3	93,8	45,5	98,9	
Todros 1995 (117) (unselektioniert)	19–24	CW	S/D-Ratio	916	40	92	3	99,5	–
	26–31	CW			60	92	5	99,7	–
Mires 1995 (88) (unselektioniert)	18	Farbe	Notch bds.	1412	73,7	67,8	37,3	–	14
Chan 1995 (29)	20	CW	Notch + RI > 90. Perzentile	334	21,7	96,9	35,7	93,9	5,9
Harrington 1996 (55) (unselektioniert)	24	Farbe	Notch uni.	1326	22,7	95,5	16,1	97	5,6
			Notch bds.		54,5	97,9	50	98,3	40,8
			Notch + RI > 95. Perzentile		77,3	93,9	30,9	99,1	34,7
Harrington 1997 (56) (unselektioniert)	12–16	TVS	Notch bds.	652	93	69	–	–	–
Kurdi 1998 (75) (unselektioniert)	19–21	Farbe	Notch bds. + RI > 0,55	946	61,9	88,7	11,1	99,0	–
Irion 1998 (62) (unselektioniert)	18	Farbe	A/C-Ratio ≥ 2,5	1000	50	57	5	–	–
	26		A/C-Ratio ≥ 2,5	1194	34	85	8	–	–
			RI ≥ 0,58		26	88	7	–	–
Benedetto 1998 (6)	24	Farbe	RI ≥ 0,58	180	73	55	27	90	–
Mires 1998 (89) (unselektioniert)	18–20	Farbe	Notch bds.	6579	13,9	98,5	9,3	99,0	9,7
			Notch uni.		30,6	95,7	7,3	99,2	9,2
	22–24		Notch bds.		5,6	99,6	12,5	98,9	12,0
			Notch uni.		16,7	98,2	9,5	99,1	10,1

PPV = positiver Vorhersagewert   uni = unilateral
NPV = negativer Vorhersagewert   bds. = beidseits
RR = relatives Risiko

Aspirintherapie

Die pathophysiologische Überlegung für die prophylaktische Anwendung einer niedrig dosierten Aspirintherapie (ASS 50–150 mg/d) beruht darauf, dass Aspirin über die Inhibition der Thrombozyten-Cyclooxygenase die Synthese von Thromboxan A2 selektiv hemmt und somit das Verhältnis zwischen TXA2 und PGI2 zugunsten des PGI2 verschoben wird (30, 127).

Studienergebnisse. Basierend auf dieser pathophysiologischen Arbeitshypothese konnten Mitte der 80er bis Anfang der 90er Jahre verschiedene Arbeitsgruppen zeigen, dass die Gabe von niedrig dosiertem Aspirin eine effektive Therapie bei der Behandlung einer schwangerschaftsinduzierten Hypertonie und insbesondere einer Präeklampsie darstellt (4, 106, 120, 121, 126). Weiterhin konnte eine Metaanalyse von Dekker und Sibai (33) zeigen, dass in einem Risikokollektiv durch eine niedrig dosierte Aspirintherapie die Inzidenz einer schwangerschaftsinduzierten Hypertonie um 40%, die einer Präeklampsie um 85% und die einer intrauterinen Wachstumsretardierung um 50% reduziert wird. Zu ähnlichen Ergebnissen kamen auch Thomas et al. (116) in ihrer Metaanalyse, die eine Risikoreduktion für das Auftreten einer intrauterinen Wachstumsretardierung um 44% ergab.

Im Gegensatz dazu zeigten aber mehrere Multizenterstudien, allen voran die CLASP-Studie (31), dass sowohl in einem Low-Risk-Kollektiv als auch in einem High-Risk-Kollektiv eine prophylaktische Aspiringabe zur Verhinderung einer Präeklampsie und zur Verbesserung des perinatalen Outcome wenig sinnvoll erscheint (28, 31).

Diese kontroversen Aussagen basieren vornehmlich darauf, dass einerseits derzeit keine sensitiven Testverfahren zur Vorhersage bzw. Risikoabwägung für das Entstehen einer Präeklampsie existieren, andererseits sehr unterschiedliche Ein- und Ausschlusskriterien für die Definition einer Präeklampsie und einer intrauterinen Wachstumsretardierung gewählt wurden. Daher ist eine genaue Einteilung in ein Hoch- bzw. Niedrigrisikokollektiv sehr schwierig und erschwert den Vergleich der einzelnen Studien.

Studien mit Einsatz der Dopplersonographie. Dopplersonographische Untersuchungen der Aa. uterinae zeigten, dass eine prophylaktische Aspirintherapie bei Nachweis eines bilateralen Notch bzw. erhöhten Widerstandindizes > 95. Perzentile um 20 SSW mit einer signifikanten Reduktion der Schwere einer Präeklampsie sowie mit signifikant höheren Geburtsgewichten und Tragzeiten einhergeht (17, 86).

Andererseits konnte in einer randomisiert kontrollierten Studie kein Vorteil einer prophylaktischen niedrig dosierten Aspiringabe bei pathologischen uterinen Flussprofilen hinsichtlich einer Abnahme von Schwangerschaftskomplikationen nachgewiesen werden (90) (Tab. 42.4).

Obwohl nach wie vor keine Einigkeit hinsichtlich einer prophylaktischen Aspirintherapie in einem Hochrisikokollektiv besteht, empfehlen Uzan et al. (122) bei anamnestisch belasteten Schwangeren und einem gleichzeitigen dopplersonographischen Nachweis eines frühdiastolischen Notch und/oder erhöhter Widerstandsindizes in den beiden Aa. uterinae eine prophylaktische Aspirintherapie (60–150 mg/d) frühzeitig zu erwägen. Unerwünschte Nebenwirkungen, die mit einem erhöh-

ten mütterlichen und fetalen Risiko einhergehen, sind nach den Ergebnissen großer Multizenterstudien nicht zu erwarten (31, 38).

◼ Erhöhte maternale Serum-AFP-Spiegel (MSAFP) und uterine Dopplerflussprofile

Bei erhöhten α-Fetoprotein-Werten lassen sich pathologische uterine Dopplerflussprofile (erhöhte Resistance-Indizes, Notch) in 11–19% nachweisen (2, 72, 104). Dabei scheinen erhöhte maternale Serum-α-Fetoprotein-Spiegel (MSAFP) bei ansonsten sonomorphologisch unauffälligen Feten in Kombination mit pathologischen uterinen Dopplerflussspektren mit einer erhöhten perinatalen Mortalität, einer erhöhten Frühgeburtenrate und niedrigen Geburtsgewichten einherzugehen (2, 21). Des Weiteren muss in 11% mit einer vorzeitigen Plazentalösung gerechnet werden (104). Bei Nachweis von erhöhten MSAFP-Spiegeln und dem dopplersonographischen Zeichen eines frühdiastolischen Notch werden zur Erkennung einer Präeklampsie eine Sensitivität von 83% und ein positiver Vorhersagewert von 56% angegeben (72). Es wird vermutet, dass in Folge eines Prostacyclin-Thromboxan-Ungleichgewichtes zugunsten des Thromboxans eine gesteigerte Thrombozytenaggregation resultiert, die wiederum zu einer vermehrten Gefäßthrombosierung und konsekutiv zu Plazentainfarzierungen führt (82). Anhand von plazentahistologischen Untersuchungen konnte ein Zusammenhang zwischen erhöhten MSAFP-Spiegeln und plazentaren Gefäßpathologien aufgezeigt werden (19, 105).

Die Frage, ob bei erhöhten MSAFP-Spiegeln und gleichzeitig pathologischen Dopplerflussprofilen der Aa. uterinae eine prophylaktische Therapie mit niedrig dosiertem Aspirin eingeleitet werden soll, lässt sich derzeit nicht schlüssig beantworten. Einerseits konnte unter dieser Therapie eine Verbesserung des perinatalen Outcome erreicht werden, andererseits wurde im Rahmen einer vorzeitigen Plazentalösung über eine erhöhte perinatale Mortalität berichtet (52).

Auch scheinen erhöhte humane Choriongonadotropinwerte (hCG) in Kombination mit erhöhten Resistance-Indizes (RI) mit einem ungünstigen Schwangerschaftsausgang vergesellschaftet zu sein (9, 10).

◼ Einfluss von Uteruskontraktionen auf das uterine Dopplerflussprofil

Anhand von radioangiographischen Untersuchungen am Menschen konnte gezeigt werden, dass Uteruskontraktionen einen Anstieg des intrauterinen Druckes bewirken und zu einer Abnahme der uteroplazentaren Durchblutung führen (12).

Intrauteriner Druck > 30 mmHg. Überschreiten Uteruskontraktionen einen intrauterinen Druck von 30 mmHg, so resultiert ein Sistieren der intervillösen Durchblutung, bedingt durch eine Gefäßobliteration im Bereich des villösen Kapillarsystems sowie der Spiral- und Radialarterien. Diese Durchblutungsverminderung scheint bereits bei leichten Uteruskontraktionen, wie beispielsweise den fokal begrenzten Braxton-Hicks-Kontraktionen, vorzukommen (13, 94). Kofinas et al. (71) fanden mithilfe von Farbdoppleruntersuchungen heraus, dass sich die

Tabelle 42.4 Häufigkeit einer Präeklampsie und einer intrauterinen Wachstumsretardierung bei Aspirin- und Placebotherapie

Autor	SSW	Doppler	Cut-off	n	Präeklampsie		p	IUGR		P
					Aspirin	Placebo		Aspirin	Placebo	
McParland 1990 (86)	18–20 24	CW	RI > 0,58	100	2%	19%	0,02	14%	14%	NS
Bower 1996 (17)	18–22 24	CW Farbe	RI > 95% Notch	60	13%	38%	0,03	26%	41%	0,2
Morris 1996 (90)	18	Farbe	S/D > 90% Notch	102	8%	14%	NS	27%	22%	NS

Widerstandsindizes der Aa. arcuatae und der Aa. uterinae im Bereich des subplazentaren Myometriums während solcher Kontraktionen nicht verändern, sondern dass ein signifikanter Anstieg der Widerstandsindizes lediglich bei Kontraktionen im Bereich des nichtplazentaren Myometriums nachzuweisen ist. Aus diesen Befunden wird gefolgert, dass eine sog. funktionelle Asymmetrie des Myometriums während einer Braxton-Hicks-Kontraktion besteht (71).

Oxytocinbelastungstest. Ein weiterer Zusammenhang konnte zwischen oxytocininduzierten Kontraktionen und der Höhe der enddiastolischen uterinen Strömungsgeschwindigkeit nachgewiesen werden (94). Olofson et al. (93) zeigten, dass ein pathologischer Oxytocinbelastungstest mit signifikant höheren Pulsatilitäts-Indizes der A. uterina einhergeht als ein unauffälliger Oxytocinbelastungstest (PI 3,9 ± 0,28 versus 2,62 ± 0,24). Auch korrelieren die erhöhten Dopplerindizes mit dem Auftreten von Herztondezelerationenen im Kardiotokogramm. Die enddiastolischen Blutflussgeschwindigkeiten der A. uterina gehen umgekehrt proportional mit der Intensität der Uteruskontraktion einher (20, 41) (Abb. 42.**20**).

Intrauteriner Druck > 60 mmHg. Übersteigt der intrauterine Druck einen Wert von 35 mmHg, kommt es zu einer Reduktion bzw. bei einem Wert von über 60 mmHg zu einem kompletten Verlust der enddiastolischen Geschwindigkeiten in den uterinen Arterien (41). Insbesondere während der intrapartalen Periode erfolgt aufgrund einer periodisch wiederkehrenden und an Intensität zunehmenden Wehentätigkeit eine Reduktion der Uterusdurchblutung. Diese wehenbedingte Minderdurchblutung konnte dopplersonographisch sowohl in beiden Aa. uterinae als auch in den Aa. arcuatae anhand erhöhter Resistance- und Pulsatilitäts-Indizes nachgewiesen werden (41, 64, 71). Während der wehenfreien Phase kommt es zu einer Erholung bzw. Normalisierung der uteroplazentaren Durchblutung und somit auch zu einer Zunahme der enddiastolischen Geschwindigkeiten. Keine Unterschiede in den Blutflussspektren der Aa. uterinae finden sich während der frühen und der späten Eröffnungsperiode (39). Es konnte jedoch gezeigt werden, dass pathologische Dopplerflussprofile (erhöhter RI, Notch), die am wehenfreien Uterus abgeleitet wurden, sub partu mit einer erhöhten Rate an Dezelerationen, niedrigeren APGAR-Werten und einer erhöhten Rate an sekundären Sectiones einhergehen (112, 114, 118).

■ Einfluss von Medikamenten auf das uterine Dopplerflussprofil

Mithilfe der Dopplersonographie ist eine nichtinvasive Beurteilung der uteroplazentaren Hämodynamik möglich geworden. Von Interesse ist hierbei, den Einfluss von vasoaktiv wirkenden Medikamenten auf die Uterusdurchblutung zu überprüfen. Beim Vergleich der Literaturergebnisse ist zu berücksichtigen, dass aufgrund unterschiedlicher Dosierungen und inhomogener Patientenkollektive durchaus kontroverse Aussagen über die Wirkung der einzelnen Medikamente resultieren können (65).

Betamimetika. Die Therapie einer vorzeitigen Wehentätigkeit erfolgt überwiegend durch die intravenöse Gabe von Betamimetika. Verschiedene Arbeitsgruppen konnten dopplersonographisch eine Abnahme der Widerstandsindizes in den Aa. uterinae sowie eine Verbesserung der Uterusdurchblutung nachweisen (20, 36). Die Abnahme der Widerstandsindizes wird dabei einerseits durch den gleichzeitigen Anstieg der maternalen Herzfrequenz (die Verkürzung der Diastole bewirkt einen Anstieg der enddiastolischen Geschwindigkeiten und somit eine Abnahme der Widerstandsindizes) und andererseits durch die Abnahme des Uterustonus bzw. durch eine nachlassende Kontraktionsbereitschaft verursacht. Des Weiteren wird eine Aktivierung der im Uterus lokalisierten β2-Rezeptoren diskutiert, die eine Relaxation der glatten

Gefäßmuskulatur bewirkt und somit zu einer Widerstandsabnahme im uteroplazentaren Gefäßsystem führt (20). Alle diese Faktoren führen zu einer Steigerung der uteroplazentaren Durchblutung.

Indometacin und Magnesium. Alternativ zur Betamimetikatherapie kann auch eine Magnesium- oder Indometacintherapie zur Wehenhemmung eingesetzt werden. Während Indometacin zu keiner Beeinflussung der uteroplazentaren Hämodynamik führt, finden sich unter einer intravenösen Magnesiumsulfattherapie erniedrigte Widerstandsindizes in den uterinen Gefäßen (65, 85).

α-Methyldopa und Dihydralazin. Hypertensive Erkrankungen in der Schwangerschaft sind mit erhöhten peripheren Gefäßwiderständen assoziiert. Die Einleitung einer antihypertensiven Therapie in der Schwangerschaft erfolgt in erster Linie mit α-Methyldopa und Dihydralazin. Während α-Methyldopa bei normotensiven gesunden Schwangeren keinen Einfluss auf die uteroplazentare Durchblutung hat, führt es bei Schwangeren mit einer Präeklampsie oder einer chronischen Hypertonie zu einer signifikanten Abnahme der uteroplazentaren Widerstandsindizes (101). Kontroverse Aussagen existieren über die Wirkung von Dihydralazin auf die uteroplazentare Durchblutung. Auf der einen Seite wurden keine Veränderungen der uterinen Widerstandsindizes gefunden (37), auf der anderen Seite wurde über erhöhte Widerstandsindizes berichtet (50).

Calciumantagonisten. Als eine weitere Therapiemöglichkeit in der Behandlung von schwangerschaftsinduzierten Hypertonien können Calciumantagonisten, wie z. B. Nifedipin, eingesetzt werden (97, 98). Pirhonen et al. (97, 98) konnten nachweisen, dass nach oraler Einnahme von Nifedipin eine Abnahme der Widerstandsindizes in den Aa. uterinae, jedoch keine Änderungen der Widerstandsindizes in den Aa. arcuatae resultiert.

NO-Donatoren. In jüngster Zeit wird vereinzelt über die intravenöse oder transdermale Verabreichung von NO-Donatoren in der Therapie von Präeklampsien berichtet (26, 51, 77, 79, 99, 115). Bei unauffälligen Schwangerschaften bewirkt endothelial gebildetes Stickstoffmonoxid (NO) eine Relaxation der glatten Gefäßmuskulatur und eine Inhibition der Thrombozytenaggregation. Im Gegensatz hierzu besteht im Rahmen einer Präeklampsie eine gesteigerte endotheliale Dysfunktion, die zu einer vermehrten Vasokonstriktion sowie einer erhöhten Thrombozytenaggregation führt. Obwohl derzeit nur wenige NO-Studien mit sehr kleinen Fallzahlen existieren, konnte in der Mehrzahl der Studien nach Verabreichung von NO-Donatoren eine Verbesserung der uteroplazentaren Durchblutung bzw. eine Abnahme der Widerstandsindizes in den uterinen Arterien beobachtet werden.

■ Dopplersonographisches Screening uteriner Gefäße

Anforderungen. Trotz vielfacher Versuche, eine verlässliche Methode zur Vorhersage einer Präeklampsie und einer intrauterinen Wachstumsretardierung zu etablieren, ist es bisher nicht gelungen, ein geeignetes Screeningverfahren hierfür ausfindig zu machen (32). Ein Testverfahren zur Vorhersage von Schwangerschaftskomplikationen muss folgende Kriterien erfüllen: Es muss einerseits kostengünstig, reproduzierbar, leicht anwendbar und nichtinvasiv sein, andererseits sich durch eine hohe Sensitivität und einen hohen positiven prädiktiven Wert auszeichnen.

Dopplersonographie der Aa. uterinae. Die derzeit wohl beste Untersuchungsmethode zur Vorhersage einer Präeklampsie oder einer intrauterinen Wachstumsretardierung scheint die Dopplersonographie der Aa. uterinae zu sein (9, 16, 62). Das Ziel der dopplersonographischen

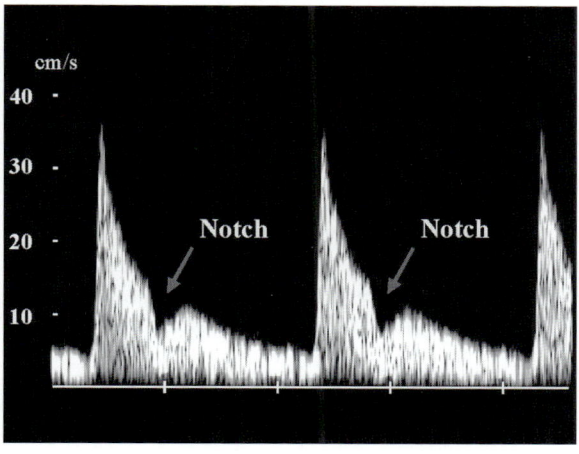

15

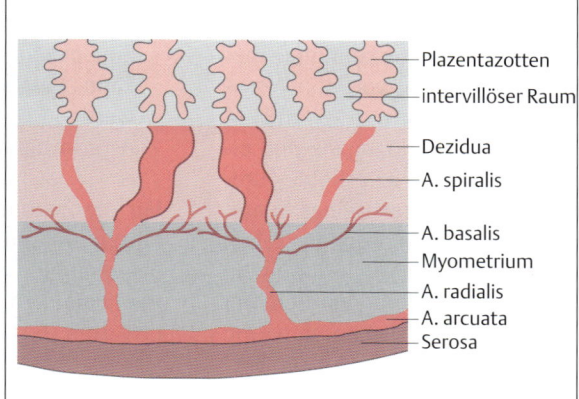

Plazentazotten
intervillöser Raum
Dezidua
A. spiralis
A. basalis
Myometrium
A. radialis
A. arcuata
Serosa

16

Pathologische Befunde

Abb. 42.**15** Pathologisches Dopplerflussprofil der A. uterina. Deutlich erkennbar sind die v-förmige postsystolische Inzisur (= Notch) und die niedrigen enddiastolischen Flussgeschwindigkeiten. Dieses Frequenzspektrum korreliert in einem hohen Maße mit einem erhöhten Risiko für eine Präeklampsie, einer erhöhten Rate an intrauterinen Wachstumsretardierungen, einer erhöhten Frühgeburtlichkeitsrate, einer vermehrten Sektiorate und einer erhöhten Rate an vorzeitiger Plazentalösung.

Abb. 42.**16** Pathologisches uteroplazentares Gefäßsystem mit fehlender Dilatation der Spiralarterien (nach 67).

Abb. 42.**17** Hochpathologisches Dopplerfrequenzspektrum der linken A. uterina mittels Farbdoppler bei einer Patientin mit einer schweren Präeklampsie mit 27+2 SSW.

Abb. 42.**18** Gleiche Patientin wie in Abb. 42.**17** mit Darstellung der rechten A. uterina. Typisch ist die v-förmige postsystolische Inzisur. Im Gegensatz zu Abb. 42.**17** finden sich höhere diastolische Flussgeschwindigkeiten. Der Befund ist ebenfalls als pathologisch einzustufen. Aufgrund des bilateralen Notch liegt eine Hochrisikokonstellation für schwere Schwangerschaftskomplikationen vor.

Abb. 42.**19** Dopplerfrequenzspektrum der A. uterina mit Nachweis eines Notch, aber normalen diastolischen Flussgeschwindigkeiten, 20+2 SSW. Bei einem unilateralen Nachweis ist dieser Befund als unauffällig einzustufen.

Abb. 42.**20** Dopplerfrequenzspektren der A. uterina während einer Uteruskontraktion. Mit zunehmender Intensität der Wehe steigt die Pulsatilität bzw. resultiert eine Abnahme der enddiastolischen Flussgeschwindigkeiten.

Abb. 42.**21** Untersuchungsschema für die Dopplersonographie der A. uterina bei einem Hochrisikokollektiv.

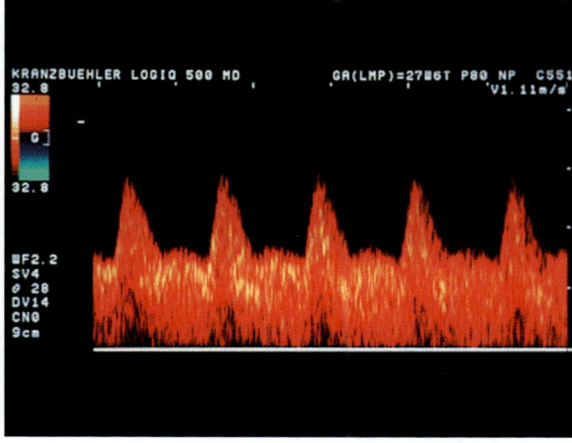

17

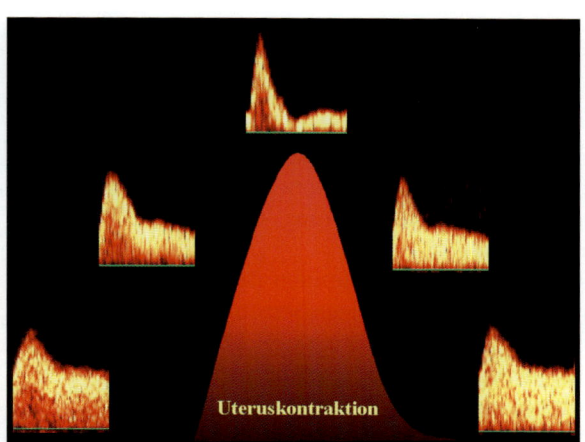

18

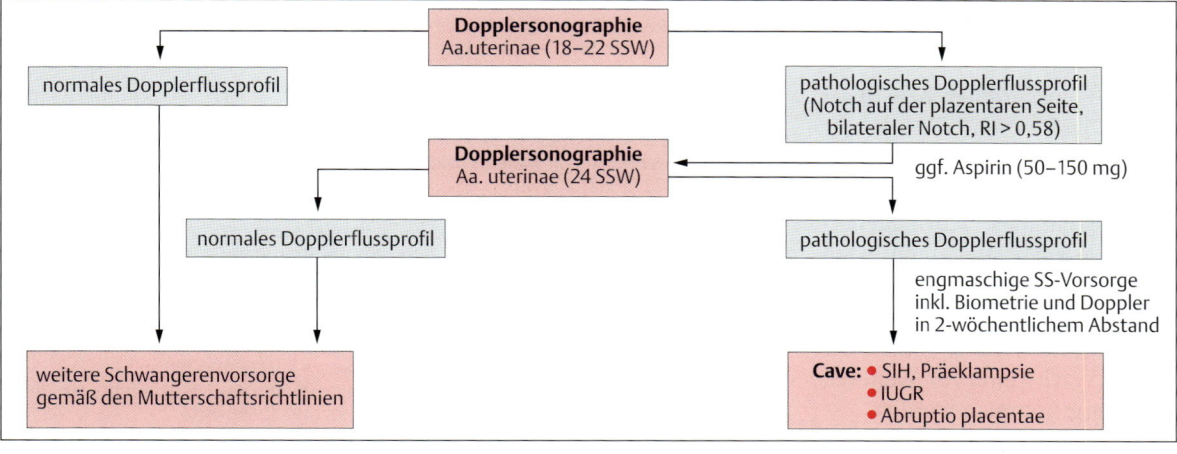

19

20

Uteruskontraktion

21

Screeninguntersuchung der Aa. uterinae ist eine frühzeitige Risikoselektion (8, 92). Hierzu wurden bereits Studien im I. Trimenon durchgeführt, deren Ergebnisse jedoch keinen Beitrag zur Früherkennung einer solchen Pathologie liefern konnten (45). Eine Vielzahl von dopplersonographischen Untersuchungen der A. uterina zwischen 16 und 24 SSW weist daraufhin, dass zur Vorhersage einer Präeklampsie und einer intrauterinen Wachstumsretardierung die Persistenz erhöhter uteriner Widerstandindizes und insbesondere die Persistenz eines bilateralen frühdiastolischen Notch wichtige klinische Kriterien darstellen (15, 55, 95, 128). Dabei zeigt sich, dass der unilaterale Notch mit einem relativ niedrigen Risiko für Schwangerschaftskomplikationen behaftet ist, während der bilaterale Notch und insbesondere die Kombination von bilateralem Notch und erhöhten RI-Werten oberhalb der 95. Perzentile eine signifikant höhere Rate an Schwangerschaftskomplikationen beinhalten (29, 55). North et al. (92) wie auch Irion et al. (62) haben des Weiteren versucht, das Notch-Phänomen genauer zu charakterisieren, indem sie ein Verhältnis aus den maximalen systolischen und den maximalen frühdiastolischen Geschwindigkeiten, die sog. A/C-Ratio, berechneten. Die Ergebnisse führten aber zu keiner Verbesserung der Vorhersage einer Präeklampsie oder einer intrauterinen Wachstumsretardierung.

Sensitivität und Vorhersagewert. Insgesamt sind die Literaturangaben hinsichtlich einer ausreichend hohen Sensitivität und ausreichend hohen positiven prädiktiven Wertigkeit sehr ernüchternd und teilweise kontrovers (Tab. 42.**2** und 42.**3**). Dabei haben die divergierenden Resultate der uterinen Dopplersonographie mehrere Ursachen: Verwendung eines unterschiedlichen Dopplerequipments, verschiedene Untersuchungszeitpunkte, unterschiedliche Größe und Definition des Patientenkollektivs, uneinheitliche Definition pathologischer Dopplerflussprofile, mangelnde Definition der dopplersonographisch verwendeten Referenzebene und uneinheitliche Definition der Outcome-Kriterien.

■ *Fazit*

Zusammenfassend kann festgehalten werden, dass der Nachweis eines bilateralen Notch und/oder erhöhter Widerstandsindizes in den uterinen Gefäßen mit einem deutlich erhöhten Risiko für Schwangerschaftskomplikationen, insbesondere mit dem vermehrten Auftreten einer Präeklampsie, einer intrauterinen Wachstumsretardierung und einer vorzeitigen Plazentalösung einhergeht.

Ein generelles dopplersonographisches Screening der uterinen Gefäße zwischen 18 und 22 SSW kann aufgrund der zu niedrigen Sensitivität und einem geringen positiven prädiktiven Wert derzeit nicht empfohlen werden. Dagegen können bei Schwangeren mit einer belasteten Anamnese durch dopplersonographische Untersuchungen der uteroplazentaren Gefäße die Entwicklung einer hypertensiven Schwangerschaftserkrankung und einer intrauterinen Wachstumsretardierung frühzeitig vorausgesehen werden.

Praktisches Vorgehen. Abb. 42.**21** zeigt ein Schema für die Untersuchung der uterinen Gefäße bei Risikopatientinnen.

- Bei Nachweis von pathologischen uterinen Flussprofilen bzw. ihrer Persistenz muss in 58% bzw. mit einem 7fach erhöhten Risiko für eine Präeklampsie und/oder IUGR im weiteren Schwangerschaftsverlauf gerechnet werden (128). Für den weiteren Schwangerschaftsverlauf ist in diesen Fällen eine engmaschige Schwangerenüberwachung vorwiegend in Form von seriellen sonographischen Wachstumskontrollen zu empfehlen.
- Eine dopplersonographische Kontrolle des fetoplazentaren und fetalen Gefäßsystems ist dabei nicht zwingend notwendig, sollte aber bei Nachweis eines abflachenden fetalen Wachstums zur weiteren Überprüfung des fetalen Wohlbefindens vorgenommen werden.
- Eine weitere Indikation zur fetalen Dopplersonographie ergibt sich bei verängstigten und psychisch sehr belasteten Schwangeren. In

diesen Fällen kann die dopplersonographische Beurteilung der maternofetalen Einheit zur Beruhigung der Schwangeren beitragen.

- Eine prophylaktische niedrig dosierte Aspirintherapie (50–150 mg/d) kann bei pathologischen uterinen Dopplerflussprofilen erwogen werden (17, 86). Eine abschließende Beurteilung der Wertigkeit der Aspirintherapie in der Schwangerschaft steht allerdings noch aus.

Für die Zukunft lässt die Kombination von biophysikalischen Testverfahren und biochemischen Markern mit der uteroplazentaren Dopplersonographie eine weitere Verbesserung hinsichtlich der Prädiktion einer Präeklampsie und einer intrauterinen Wachstumsretardierung erwarten (6, 124).

Literatur

1. Arduini, D., Rizzo G., Romanini, C., Mancuso, S.: Uteroplacental blood flow velocity waveforms as predictors of pregnancy-induced hypertension. Eur. J. Obstet. Gynecol. Reprod. Biol. 26 (1987) 335–341
2. Aristidou, A., van den Hof, M.C., Campbell, S., Nicolaides, K.: Uterine artery Doppler in the investigation of pregancies with raised maternal serum alpha-fetoprotein. Brit. J. Obstet. Gynaecol. 97 (1990) 431–435
3. Bahlmann, F., Neubert, S., Steiner, E., Trautmann, K., Wellek, S.: Das uteroplazentare Dopplerflußprofil in einem Normalkollektiv – Berechnung von Referenzbereichen für Widerstandsindizes der A. uterina. (In Vorbereitung)
4. Beaufils, M., Uzan, S., Donsimoni, R., Colau, J.C.: Prevention of preeclampsia by early anti-platelet therapy. Lancet 1 (1985) 840–842
5. Beck, T.: Der materne Blutfluß durch die menschliche Plazenta. Z. Geburtsh. u. Perinat. 186 (1982) 65–71
6. Benedetto, C., Valensie, H., Marozio, L., Giarola, M., Massobrio, M., Romanini, C.: A two-stage screening test for pregnancy-induced hypertension and preeclampsia. Obstet. Gynecol. 92 (1998) 1005–1011
7. Bewley, S., Campbell, S., Cooper, D.: Uteroplacental Doppler flow velocity waveforms in the second trimester. A complex circulation. Brit. J. Obstet. Gynaecol. 96 (1989) 1040–1046
8. Bewley, S., Cooper, D., Campbell, S.: Doppler investigation of uteroplacental blood flow resistance in the second trimester: a screening study for pre-eclampsia and intrauterine growth retardation. Brit. J. Obstet. Gynaecol. 98 (1991) 871–879
9. Bewley, S., Chard, T., Grudzinskas, G., Cooper, D., Campbell, S.: Early prediction of uteroplacental complications of pregnancy using Doppler ultrasound, placental function tests and combination testing. Ultrasound Obstet. Gynecol. 2 (1992) 333–337
10. Bewley, S., Chard, T., Grudzinskas, G., Campbell, S.: The relationship of uterine and umbilical Doppler resistance to fetal and placental protein synthesis in the second trimester. Placenta 14 (1993) 663–670
11. Borell, U., Fernström, I., Westman, A.: Eine arteriographische Studie des Plazentarkreislaufes. Geburtsh. u. Frauenheilk. 18 (1958) 1–9
12. Borell, U., Fernström, I., Ohlson, L., Wiquist, N.: Influence of uterine contractions on the uteroplacental blood flow at term. Amer. J. Obstet. Gynecol. 93 (1965) 44–57
13. Bower, S., Campbell, S., Vyas, S., McGirr, C.: Braxton-Hicks contractions can alter uteroplacental perfusion. Ultrasound Obstet. Gynecol. 1 (1991) 46–49
14. Bower, S., Vyas, S., Campbell, S., Nicolaides, K.H.: Color Doppler imaging of the uterine artery in pregnancy: normal ranges of impedance to blood flow, mean velocity and volume of flow. Ultrasound Obstet. Gynecol. 2 (1992) 261–265
15. Bower, S., Schuchter, K., Campbell S.: Doppler ultrasound screening as part of routine antenatal scanning: prediction of pre-eclampsia and intrauterine growth retardation. Brit. J. Obstet. Gynaecol. 100 (1993) 989–994
16. Bower, S., Bewley, S., Campbell, S.: Improved prediction of preeclampsia by two-stage screening of uterine arteries using the early diastolic notch and color Doppler imaging. Obstet. Gynecol. 82 (1993) 78–83
17. Bower, S.J., Harrington, K.F., Schuchter, K., McGirr, C., Campbell, S.: Prediction of preeclampsia by abnormal uterine Doppler ultrasound and modification by aspirin. Brit. J. Obstet. Gynaecol. 103 (1996) 625–629
18. Boyd, P.A., Scott, A.: Quantitative structural studies on human placentas associated with preeclampsia, essential hypertension and intrauterine growth retardation. Brit. J. Obstet. Gynaecol. 92 (1985) 714–721
19. Boyd, P.A.: Why might maternal serum AFP be high in pregnancies in which the fetus is normally formed? Brit. J. Obstet. Gynaecol. 99 (1992) 93–95
20. Brar, H.S., Medearis, A.L., DeVore, G.R., Platt, L.D.: Maternal and fetal blood flow velocity waveforms in patients with preterm labor: Effects of tocolytics. Obstet. Gynecol. 72 (1988) 209–214
21. Bromley, B., Frigoletto, F.D., Harlow, B.L., Pauker, S., Benacerraf, B.R.: The role of Doppler velocimetry in the structurally normal second-trimester fetus with elevated levels of maternal serum α-fetoprotein. Ultrasound Obstet. Gynecol. 4 (1994) 377–380
22. Brosens, I., Robertson, W.B., Dixon, H.G.: The physiological response of the vessels of the placental bed to normal pregnancy. J. Pathol. Bacteriol. 93 (1967) 569–579
23. Brosens, I., Robertson, W.B., Dixon, H.G.: The role of spiral arteries in the pathogenesis of pre-eclampsia. Obstet. Gynecol. Annu. 1 (1972) 177–180
24. Brosens, I., Dixon, H.G., Robertson, W.B.: Fetal growth retardation and the arteries of the placental bed. Brit. J. Obstet. Gynaecol. 84 (1977) 656–663
25. Brosens I.: The utero-placental vessels at term – the distribution and extent of physiological changes. Trophoblast Res. 3 (1988) 61–68

26. Cacciatore, B., Halmesmäki, E., Kaala, R., Teramo, K., Ylikorkala: Effects of transdermal nitroglycerin on impedance to flow in the uterine, umbilical, and fetal middle cerebral arteries in pregnancies complicated by preeclampsia and intrauterine growth retardation. Amer. J. Obstet. Gynecol. 179 (1998) 140–145

27. Campbell, S., Diaz-Recasens, J., Griffin, D.R. et al.: New Doppler technique for assessing uteroplacental blood flow. Lancet 1 (1983) 675–677

28. Caritis, S., Sibai, B., Hauth, J. et al. and the National Institute of Child Health and Human Development Network of Maternal-Fetal Medicine Units: Low-dose Aspirin to prevent preeclampsia in women at high risk. New Engl. J. Med. 338 (1998) 701–705

29. Chan, F.Y., Pun, T.C., Lam, C., Khoo, J., Lee, C.P., Lam, Y.H.: Pregnancy screening by uterine artery Doppler velocimetry – which criterion performs best? Obstet. Gynecol. 85 (1995) 596–602

30. Clarke, R.J., May, G., Price, P., Fitzgerald, G.A.: Suppression of thromboxane A2 but not of systemic prostacyclin by controlled-release aspirin. New Engl. J. Med. 325 (1991) 1137–1141

31. CLASP trial: Collaborative low dose aspirin study in pregnancy. MRC collaborative group on low dose aspirin in pregnancy. Lancet 343 (1993) 619–629

32. Conde-Agudelo, A., Lede, R., Belizan, J.: Evaluation of methods used in the prediction of hypertensive disorders of pregnancy. Obstet. Gynecol. Surv. 49 (1994) 210–222

33. Dekker, G.A., Sibai, B.M.: Early detection of pre-eclampsia. Amer. J. Obstet. Gynecol. 165 (1991) 160–172

34. Deutinger, J., Rudelstorfer, R., Bernaschek, G.: Vaginosonographic velocimetry of both main uterine arteries by visual vessel recognition and pulsed Doppler method during pregnancy. Amer. J. Obstet. Gynecol. 159 (1988) 1072–1076

35. Deutinger, J., Rudelstorfer, R., Bernaschek, G.: Vergleich von Doppler-Strömungsmessungen in Arteria arcuata und in Arteria uterina bei fetaler Wachstumsretardation. Geburtsh. u. Frauenheilk. 48 (1988) 863–868

36. Deutinger, J., Rudelsdorfer, R., Pattermann, A., Bernaschek, G.: Vaginosonographic velocimetry in uterine arteries before and after administration of beta-mimetics. Brit. J. Obstet. Gynaecol. 99 (1992) 417–421

37. Duggan, P.M., McCovan, L.M.E., Stewart, A.W.: Antihypertensive velocity waveforms in pregnant women with severe hypertension. Aust. NZ. J. Obstet. Gynaecol. 32 (1992) 335–338

38. ECPPA: randomised trial of low dose aspirin for the prevention of maternal and fetal complications in high risk pregnant women. Brit. J. Obstet. Gynaecol. 103 (1996) 39–47

39. Fendel, H., Fettweis, P., Billet, P. et al.: Doppleruntersuchungen des arteriellen uterofeto-plazentaren Blutflusses vor und während der Geburt. Z. Geburtsh. u. Perinat. 191 (1987) 121–129

40. Fleischer, A., Schulman, H., Faramakides, G. et al.: Uterine artery Doppler velocimetry in pregnant women with hypertension. Amer. J. Obstet. Gynecol. 154 (1986) 806–813

41. Fleischer, A., Anyaegbunam, A., Schulman, H., Farmakides, G., Randolph G.: Uterine and umbilical artery velocimetry during normal labor. Amer. J. Obstet. Gynecol. 157 (1987) 40–43

42. Fok, R.Y., Pavlova, Z., Benirschke, K.: The correlation of arterial lesions with umbilical artery Doppler velocimetry in the placentas of small-for-dates pregnancies. Obstet. Gynecol. 75 (1990) 578–583

43. Freese, U.: The uteroplacental vascular relationship in the human. Amer. J. Obstet. Gynecol. 101 (1968) 8–16

44. Friedman, S.A.: Preeclampsia: a review of the role of prostaglandins. Obstet. Gynecol. 71 (1988) 122–137

45. Funk, A., Rath, W.: Dopplersonographie der uterinen Gefäße in der Frühschwangerschaft. Geburtsh. u. Frauenheilk. 57 (1997) 479–485

46. Gerretsen, G., Huisjes, H.J., Elema, J.G.: Morphological changes of the spiral arteries in the placental bed in relation to pre-eclampsia and fetal growth retardation. Brit. J. Obstet. Gynaecol. 88 (1981) 876–881

47. Gonser, M., Pfeiffer, K.H., Dietl, J., Hofstaetter C., Gross, M.: Effect of placental location on uteroplacental Doppler measurements and perinatal risk estimation. J. Matern. Fetal. Invest. 3 (1993) 9–13

48. Gonser, M., Tillack, N., Pfeiffer, K.H., Mielke, G.: Plazentalokalisation und Inzidenz der Präeklampsie. Ultraschall Med. 17 (1996) 236–238

49. Grab, D., Hütter, W., Keim, T., Stahl, C., Terinde, R.: Der Einfluß der Plazentalokalisation auf die uteroplazentare Durchblutung. Ultraschall Klin. Prax. 6 (1991) 105–108

50. Grunewald, C., Carlström, K., Lunell, N.O., Nisell, H., Nylund, L.: Dihydralazin in pre-eclampsia: acute effects on atrial natriuretic peptide concentration and fetomaternal hemodynamics. J. Matern. Fetal Invest. 3 (1993) 21–24

51. Grunewald, C., Kublickas, M., Carlström, K., Lunell, N.O., Nisell, H.: Effects of nitroglycerin on the uterine and umbilical circulation in severe preeclampsia. Obstet. Gynecol. 86 (1995) 600–604

52. Hamid, R., Robson, M., Pearce, J.M.: Low dose aspirin in women with raised maternal serum alpha-fetoprotein and abnormal Doppler waveform patterns from the uteroplacental circulation. Brit. J. Obstet. Gynaecol. 101 (1994) 481–484

53. Harrington, K., Campbell, S., Bewley, S., Bower, S.: Doppler velocimetry studies of the uterine artery in the early prediction of pre-eclampsia and intrauterine growth retardation. Eur. J. Obstet. Gynecol. Reprod. Biol. 42 (1991) 14–20

54. Harrington, K., Carpenter, R.G., Nguyen, M., Campbell, S.: Changes observed in Doppler studies of the fetal circulation in pregnancies complicated by pre-eclampsia or the delivery of a small-for-gestational-age baby. I. Cross-sectional analysis. Ultrasound Obstet. Gynecol. 6 (1995) 19–28

55. Harrington, K., Cooper, D., Lees, C., Hecher, K., Campbell, S.: Doppler ultrasound of the uterine arteries: the importance of bilateral notching in the prediction of pre-eclampsia, placental abruption or delivery of a small-for gestational-age baby. Ultrasound Obstet. Gynecol. 7 (1996) 182–188

56. Harrington, K., Carpenter, R.G., Goldfrad, C., Campbell, S.: Transvaginal Doppler ultrasound of the early prediction of pre-eclampsia and intrauterine growth retardation. Brit. J. Obstet. Gynaecol. 104 (1997) 674–681

57. Hitschold, T., Ulrich, S., Kalder, M., Müntefering, H., Berle, P.: Blutströmungsprofile der Arteria uterina. Korrelation zur Plazentamorphologie und zu klinisch-geburtshilflichen Daten im Rahmen der Präeklampsie. Z. Geburtsh. u. Neonat. 199 (1995) 8–12

58. Hsieh, F.J., Kuo, P.L., Ko, T.M., Chang, F.M., Chen, H.Y.: Doppler velocimetry of intraplacental fetal arteries. Obstet. Gynecol. 77 (1991) 478–482

59. Hütter, W., Grab, D., Sterzik, K., Terinde, R., Wolf, A.: Methodenkritische Anwendung des continuous-wave Dopplers in der Geburtsmedizin. Perinatal Medizin 3 (1991) 103–108

60. Hütter, W., Grab, D., Sterzik, K., Terinde, R., Wolf, A.: Uteroplacental diastolic notching in 510 uneventful pregnancies. J. Perinat. Med. 20 (1992) 387–395

61. Hütter, W., Grab, D., Schneider, D., Terinde, R., Wolf, A.: Continuous-wave Doppler investigation of uteroplacental vessels in high-risk pregnancies as predictor of fetal growth retardation and pregnancy-induced hypertension. Gynecol. Obstet. Invest. 38 (1994) 90–95

62. Irion, O., Masse, J., Forest, L.C., Moutquin, J.M.: Prediction of pre-eclampsia, low birth-weight for gestation and prematurity by artery blood flow velocity waveforms analysis in low risk nulliparous women. Brit. J. Obstet. Gynaecol. 105 (1998) 422–429

63. Jacobson, S.L., Imhof, R., Manning, N. et al.: The value of Doppler assessment of the uteroplacental circulation in predicting preeclampsia or intrauterine growth retardation. Amer. J. Obstet. Gynecol. 162 (1990) 110–114

64. Janbu, T., Nesheim, B.: Uterine artery blood velocities during contractions in pregnancy and labour related to intrauterine pressure. Brit. J. Obstet. Gynaecol. 94 (1987) 1150–1155

65. Jouppila, P.: New information obtained by Doppler and color Doppler methods on the effects of vasoactive agents in obstetrics. Ultrasound Obstet. Gynecol. 5 (1995) 289–293

66. Keeley, M.M., Wade, R.V., Laurent, S.L., Hamann, V.: Alterations in maternal-fetal Doppler flow velocity waveforms in preterm labor patients undergoing magnesium sulfate tocolysis. Obstet. Gynecol. 81 (1993) 191–194

67. Khong, T.Y., DeWolf, F., Robertson, W.B., Brosens, I.: Inadequate maternal vascular response to placentation in pregnancies complicated by pre-eclampsia and by small-for-gestational age infants. Brit. J. Obstet. Gynaecol. 93 (1986) 1049–1059

68. Kofinas, A.D., Penry, M., Greiss, F.C., Meis, P.J., Nelson, L.H.: The effect of placental location on uterine artery flow velocity waveforms. Amer. J. Obstet. Gynecol. 159 (1988) 1504–1508

69. Kofinas, A.D., Penry, M., Swain, M., Hatjis, C.G.: Effect of placental laterality on uterine artery resistance and development of preeclampsia and intrauterine growth retardation. Amer. J. Obstet. Gynecol. 161 (1989) 1536–1539

70. Kofinas, A.D., Espeland, M.A., Penry, M., Swain, M., Hatjis, C.G.: Uteroplacental Doppler flow velocity waveform indices in normal pregnancy: A statistical exercise and the development of appropriate reference values. Amer. J. Perinatol. 9 (1992) 94–101

71. Kofinas, A.D., Simon, N.V., Clay, D., King, K.: Functional asymmetry of the human myometrium documented by color and pulsed-wave Doppler ultrasonographic evaluation of uterine arcuate arteries during Braxton Hicks contractions. Amer. J. Obstet. Gynecol. 168 (1993) 184–188

72. Konchak, P.S., Bernstein, I.M., Capeless, M.D.: Uterine artery Doppler velocimetry in the detection of adverse obstetric outcomes in women with unexplained elevated maternal serum α-fetoprotein levels. Amer. J. Obstet. Gynecol. 173 (1995) 1115–1119

73. Kurjak, A., Dudenhausen, J.W., Kos, M. et al.: Doppler information pertaining to the intrapartum period. J. Perinat. Med. 24 (1996) 271–276

74. Kurjak, A., Dudenhausen, J.W., Hafner, T., Kupesic, S., Latin, V., Kos, M.: Intervillous circulation in all three trimesters of normal pregnancy assessed by color Doppler. J. Perinat. Med. 25 (1997) 373–380

75. Kurdi, W., Campbell, S., Aquilina, J., England, P., Harrington, K.: The role of color Doppler imaging of the uterine arteries at 20 weeks gestation in stratifying antenatal care. Ultrasound Obstet. Gynecol. 12 (1998) 339–345

76. Kurmanavichius, J., Baumann, H., Huch, R., Huch, A.: Uteroplacental blood flow velocity waveforms as a predictor of adverse fetal outcome and pregnancy-induced hypertension. J. Perinat. Med. 18 (1990) 255–260

77. Lees, C.C., Langford, E., Brown, A.S. et al.: The effect of S-Nitrosogluthatione on platelet activation, hypertension and uterine and fetal Doppler in severe preeclampsia. Obstet. Gynecol. 88 (1996) 14–19

78. Lees, C.C., Brown, A.S., Harrington, K.F., Beacon, H.J., Martin, J.F., Campbell, S.: A cross-sectional study of platelet volume in healthy normotensive women with bilateral uterine artery notches. Ultrasound Obstet. Gynecol. 10 (1997) 277–281

79. Lees, C., Valensise, H., Black, R. et al.: The efficacy and fetal-maternal cardiovascular effects of transdermal glyceryl trinitrate in the prophylaxis of pre-eclampsia and its complications: a randomized double-blind placebo-controlled trial. Ultrasound Obstet. Gynecol. 12 (1998) 334–338

80. Liberati, M., Rotmensch, S., Zannolli, P. et al.: Uterine artery Doppler velocimetry in pregnant women with lateral placentas. J. Perinat. Med. 25 (1997) 133–138

81. Lin, S., Shimuzu, I., Suehara, N., Nakayama, M., Aono, T.: Uterine artery Doppler velocimetry in relation to trophoblast migration in the myometrium of the placental bed. Obstet. Gynecol. 85 (1995) 760–765

82. Louden, K.A.: The use of low dose aspirin in pregnancy. Clin. Pharmacokinet. 23 (1992) 90–92

83. Lunell, N.O., Nylund, I.: Uteroplacental blood flow. Clin. Obstet. Gynecol. 35 (1992) 108–118

84. Mari, G., Kirshon, B., Wasserturm, N., Moise, K.J., Deter, R.L.: Uterine blood flow velocity waveforms in pregnant women during Indomethacin therapy. Obstet. Gynecol. 76 (1990) 33–36

85. McCowan, L.M., Ritchie, K., Mo, L.Y., Bascom, P.A., Sherret, H.: Uterine artery flow velocity waveforms in normal and growth-retarded pregnancies. Amer. J. Obstet. Gynecol. 158 (1988) 499–504

86. McParland, P., Pearce, J.M., Chamberlain, G.V.P.: Doppler ultrasound and aspirin in recognition and prevention of pregnancy-induced hypertension. Lancet 335 (1990) 1552–1555

87. Meekins, J.W., Pijnenborg, R., Hanssens, M., McFayden, I.R., Van Asshe, A.: A study of placental bed spiral arteries and trophoblastic invasion in normal and severe pre-eclamptic pregnancies. Brit. J. Obstet. Gynaecol. 101 (1994) 669–674

88. Mires, G.J., Christie, A.D., Leslie, J., Lowe, E., Patel, N.B., Howie, P.W.: Are "notched" uterine arterial waveforms of prognostic value for hypertensive and growth disorders of pregnancy. Fetal Diagn. Ther. 10 (1995) 111–118

89. Mires, G.J., Williams, F.L., Leslie, J., Howie, P.W.: Assessment of uterine arterial notching as a screening test for adverse pregnancy outcome. Amer. J. Obstet. Gynecol. 179 (1998) 1317–1323

90. Morris, J.M., Fay, R.A., Ellwood, D.A., Cook, C.M., Devonald, K.J.: A randomized controlled trial of aspirin in patients with abnormal uterine artery blood flow. Obstet. Gynecol. 87 (1996) 74–78

91. Murakoshi, T., Sekizuka, N., Takakuwa, K., Yoshizawa, H., Tanaka, K.: Uterine and spiral artery flow velocity waveforms in pregnancy-induced hypertension and/or intrauterine growth retardation. Ultrasound Obstet. Gynecol. 7 (1996) 122–128

92. North, R.A., Ferrier, C., Long, D., Townend, K., Kincaid-Smith, P.: Uterine Artery Doppler Flow velocity waveforms in the second trimester for the prediction of pre-eclampsia and fetal growth retardation. Obstet. Gynecol. 83 (1994) 378–386

93. Olofson, P., Laurini, R.N., Marsal, K.: A high uterine artery pulsatility index reflects a defective development of placental spiral arteries in pregnancies complicated by hypertension and fetal growth retardation. Eur. J. Obstet. Gynecol. 49 (1993) 161–168

94. Oosterhof, H., Dijkstra, K., Aarnoudse, J.G.: Uteroplacental Doppler velocimetry during Braxton Hicks' contraction. Gynecol. Obstet. Invest. 34 (1992) 155–158

95. Park, Y.W., Cho, J.S., Kim, H.S., Song, C.H.: The clinical implications of early diastolic notch in third trimester Doppler waveform analysis of the uterine artery. J. Ultrasound. Med. 15 (1996) 47–51

96. Pijnenborg, R., Dixon, G., Robertson, W.B., Brosens, I.: Trophoblastic invasion of human decidua from 8 to 18 weeks of pregnancy. Placenta 1 (1980) 3–19

97. Pirhonen, J.P., Erkkola, R.U., Ekblad, U.U., Nyman, L.: Single dose of nifedipine in normotensive pregnancy: Nifedipine concentrations, hemodynamic responses, and uterine and fetal flow velocity waveforms. Obstet. Gynecol. 76 (1990) 807–811

98. Pirhonen, J.P., Erkkola, R.U., Ekblad, U.U.: Uterine and fetal flow velocity waveforms in hypertensive pregnancy: The effect of a single dose of nifedipine. Obstet. Gynecol. 76 (1990) 37–41

99. Ramsey, B., De Belder, A., Campbell, S., Moncada, S., Martins, J.F.: A nitric oxide donor improves uterine artery diastolic blood flow in normal early pregnancy and in women at high risk of preeclampsia. Eur. J. Clin. Invest. 24 (1994) 76–78

100. Report on Confidential Enquiries into Maternal Deaths in the United Kingdom 1991–1994. London: HMSO, 1996

101. Rey, E.: Effects of methyldopa on umbilical and placental artery blood flow velocity waveforms. Obstet. Gynecol. 80 (1992) 783–787

102. Roberts, J.M.: Pre-eclampsia: more than pregnancy-induced hypertension. Lancet 341 (1993) 1447–1450

103. Robertson, W.B., Path, F.R.C., Khong, T.Y. et al.: The placental bed biopsy: Review from three European centers. Amer. J. Obstet. Gynecol. 155 (1986) 401–412

104. Robson, M., Hamid, R., McParland, P., Pearce, J.M.: Doppler ultrasound of the uteroplacental circulation in the prediction of pregnancy outcome in women with raised maternal serum alpha-fetoprotein. Brit. J. Obstet. Gynaecol. 101 (1994) 477–480

105. Salafia, C.M., Silberman, L., Herrera, N., Mahoney, J.: Placental pathology at term associated with elevated midtrimester maternal serum α-fetoprotein concentration. Amer. J. Obstet. Gynecol. 158 (1988) 1064–1066

106. Schiff, E., Peleg, E., Goldenberg, M. et al.: The use of aspirin to prevent pregnancy-induced hypertension and lower the ratio of thromboxane A2 to prostacyclin in relatively high risk pregnancies. New Engl. J. Med. 321 (1989) 351–356

107. Schuhmann, R.A.: Placenton: Begriff, Entstehung, funktionelle Anatomie. In: Becker, V., Schiebler, T., Kubli, F. (Hrsg.): Die Plazenta des Menschen. Stuttgart: Thieme 1981

108. Schulman, H., Fleischer, A., Farmakides, G., Bracero, L., Rochelson, B., Grunfeld, L.: Development of uterine artery compliance in pregnancy as detected by Doppler ultrasound. Amer. J. Obstet. Gynecol. 155 (1986) 1031–1036

109. Schulman, H., Ducey, J., Farmakides, G., Guzman, E., Winter, D., Penny, B.: Uterine artery Doppler velocimetry: The significance of divergent systolic/diastolic ratios. Amer. J. Obstet. Gynecol. 157 (1987) 1539–1542

110. Schulman, H., Winter, D., Farmakides, G. et al.: Pregnancy surveillance with doppler velocimetry of uterine and umbilical arteries. Amer. J. Obstet. Gynecol. 160 (1989) 192–196

111. Sheppard, B., Bonnar, J.: An ultrastructural study of utero-placental spiral arteries in hypertensive and normotensive pregnancy and fetal growth retardation. Brit. J. Obstet. Gynaecol. 88 (1981) 695–705

112. Steel, S.A., Pearce, J.M., McParland, P., Chamberlain, G.V.P.: Early doppler ultrasound screening in prediction of hypertensive disorders of pregnancy. Lancet 335 (1990) 1548–1551

113. Thaler, I., Manor, D., Itskovitz, J. et al.: Changes in uterine blood flow during human pregnancy. Amer. J. Obstet. Gynecol. 162 (1990) 121–125

114. Thaler, I., Weiner, Z., Itskovitz, J.: Systolic or diastolic notch in uterine artery blood flow velocity waveforms in hypertensive pregnant patients: Relationship to outcome. Obstet. Gynecol. 80 (1992) 277–282

115. Thaler, I., Amit, A., Jakobi, P., Itskovitz-Eldor, J.: The effect of isosorbide dinitrate on uterine artery and umbilical artery flow velocity waveforms at mid-pregnancy. Obstet. Gynecol. 88 (1996) 838–843

116. Thomas, F., Petrulis, A.S.: A meta-analysis of low dose aspirin for the prevention of pregnancy induced hypertensive desease. JAMA 266 (1991) 261–265

117. Todros, T., Ferrazzi, E., Arduini, D. et al.: Performance of Doppler ultrasonography as a screening test in low risk pregnancies results of a multicentre study. J. Ultrasound Med. 14 (1995) 343–348

118. Trudinger, B.J., Giles, W.B., Cook, C.M.: Uteroplacental blood flow velocity-time waveforms in normal and complicated pregnancy. Brit. J. Obstet. Gynaecol. 92 (1985) 39–45

119. Trudinger, B.J., Giles, W.B., Cook, C.M.: Flow velocity waveforms in the maternal uteroplacental and fetal umbilical placental circulations. Amer. J. Obstet. Gynecol. 152 (1985) 155–163

120. Trudinger, B.J., Cook, C.M., Thompson, R.S., Giles, W.B., Connelly, A.: Low dose aspirin therapy improves weight in umbilical placental insufficiency. Amer. J. Obstet. Gynecol. 161 (1988) 681–685

121. Uzan, S., Beaufils, M., Breart, G., Bazin, B., Capitant, C., Paris, J.: Prevention of fetal growth retardation with low-dose aspirin: findings of the EPREDA trial. Lancet 337 (1991) 1427–1431

122. Uzan, M., Haddad, B., Breart, G., Uzan, S.: Uteroplacental Doppler and aspirin therapy in the prediction and prevention of pregnancy complications. Ultrasound Obstet. Gynecol. 4 (1994) 342–349

123. Valensise, H., Bezzeccheri, V., Rizzo, G., Tranquilli, A.L., Garzetti, G.G., Romanini, C.: Doppler velocimetry of the uterine artery as a screening test for gestational hypertension. Ultrasound Obstet. Gynecol. 3 (1993) 18–22

124. Valensise, H.: Uterine artery Doppler velocimetry as a screening test: where we are and where we go? Ultrasound Obstet. Gynecol. 12 (1998) 81–83

125. Voigt, H.J., Becker, V.: Uteroplacental insufficiency comparison of uteroplacental blood flow velocity and histomorphology of placental bed. J. Matern. Invest. 2 (1992) 251–255

126. Wallenburg, H.C.S., Dekker, G.A., Markovitz, J.W., Rotmans, P.: Low-dose aspirin prevents pregnancy-induced hypertension and preeclampsia in angiotensin-sensitive primigravidae. Lancet 1 (1986) 1–3

127. Walsh, S.W.: Physiology of low-dose aspirin therapy for the prevention of pre-eclampsia. Sem. Perinat. 14 (1990) 152–170

128. Zimmermann, P., Eiriö, V., Koskinen, J., Kujansuu, E., Ranta, E.: Doppler assessment of the uterine and uteroplacental circulation in the second trimester in pregnancies at high risk for pre-eclampsia and/or intrauterine growth retardation: comparison and correlation between different Doppler parameters. Ultrasound Obstet. Gynecol. 9 (1997) 330–338

43 Der fetale Kreislauf

Überwachung von Risikoschwangerschaften. Die Dopplersonographie des fetalen Gefäßsystems stellt in der Geburtshilfe und Pränatalmedizin eine wichtige additive Methode zur Beurteilung von Risikoschwangerschaften dar. So konnten verschiedene Untersuchungen zeigen, dass die fetale Dopplersonographie, insbesondere der A. umbilicalis, eine wichtige Rolle im Management von Hochrisikoschwangerschaften spielt (51). Der Einsatz der umbilikalen Dopplersonographie in einem normalen Schwangerenkollektiv hat dagegen keinen Einfluss auf den Schwangerschaftsausgang und wird daher auch nicht in der Schwangerenvorsorge empfohlen (61, 62). Eine gezielte Anwendung der fetalen Dopplersonographie führt zu einer signifikanten Verringerung der perinatalen Mortalität und Morbidität (50, 127) (Abb. 43.**1**). So konnten Karsdorp et al. (90) in einer Multizenterstudie (1994) eindeutig nachweisen, dass aus der Einbeziehung der Dopplersonographie in die geburtshilfliche Überwachung eines Hochrisikoschwangerenkollektives eine deutliche Verringerung der antepartualen Kontrolluntersuchungen, der Geburtseinleitungen, der Sektiorate infolge fetaler Gefahrenzustände, wie auch an neurologischen Schäden resultiert.

Um dopplersonographische Befunde richtig interpretieren und adäquat in das geburtshilfliche Management integrieren zu können, ist sowohl die Kenntnis von physiologischen und pathophysiologischen Zusammenhängen der fetalen Hämodynamik als auch die richtige klinische Anwendung der Dopplertechnik von großer Bedeutung.

Fetalphysiologische Aspekte

In der Plazenta erfolgt der Gas- und Substrataustausch teils durch passive Diffusion, teils durch aktive Transportvorgänge. Über die V. umbilicalis fließt das sauerstoff- und substratangereicherte Blut von der Plazenta in den fetalen Kreislauf. Im Gegensatz zum postnatalen Kreislauf ist der fetale Kreislauf durch 3 Shuntverbindungen (Ductus venosus Arantii, Foramen ovale, Ductus arteriosus Botalli) und eine funktionelle Parallelschaltung des pulmonalen und systemischen Herzkreislaufs charakterisiert (Abb. 43.**2**).

Rechtsherzdominanz. Aus dieser hämodynamischen Besonderheit resultiert eine fetale Rechtsherzdominanz. In tierexperimentellen Untersuchungen an Schaffeten konnte gezeigt werden, dass der rechtsventrikuläre Auswurf ca. $^2/_3$ und der linksventrikuläre Auswurf ca. $^1/_3$ des gesamten Herzauswurfes ausmachen (157, 172). Beim menschlichen Feten konnte ebenfalls eine Rechtsherzdominanz nachgewiesen werden, allerdings ist das Verhältnis zwischen rechtsventrikulärem und linksventrikulärem Auswurf mit 1,3 deutlich geringer (91).

Spezifische Shunts und Streamlining Effect. Der Ductus venosus Arantii stellt den ersten von 3 spezifischen Shunts im fetalen Blutkreislauf dar und übernimmt eine wichtige regulatorische Funktion für die Verteilung des mit Sauerstoff angereicherten Blutes. Anhand von tierexperimentellen Untersuchungen an fetalen Lämmern konnte gezeigt werden, dass etwa 55% des oxygenierten Umbilikalvenenblutes durch den Ductus venosus und etwa 45% in die linke und rechte Leberhälfte fließen (52). Durch die trichterförmige Verengung des Ductus venosus kommt es zu einer deutlichen Beschleunigung des Blutflusses, was zu einer spezifischen Strombahn im dorsomedialen Bereich der V. cava inferior führt. Von dem Blutstrom, der in den rechten Vorhof gelangt,

fließen 27% direkt durch das Foramen ovale in den linken Vorhof. Von den Pulmonalvenen strömt zusätzlich sauerstoffarmes Blut mit einem Anteil von 8% des totalen Herzauswurfes in den linken Vorhof. Der linke Ventrikel erhält somit einen Anteil von 35% des gesamten Herzauswurfes. 8% des linksventrikulären Auswurfes gelangen in die Koronararterien, 63% in den zerebralen Kreislauf und die restlichen 29% werden über den Aortenbogen in die Aorta descendens gepumpt. Hierdurch wird eine optimale Sauerstoffversorgung des Gehirns und des Myokards gewährleistet. Die wesentlich langsameren Blutflussgeschwindigkeiten in der distalen V. cava inferior finden ihre Strombahn im ventrolateralen Bereich der V. cava inferior und gelangen direkt in den rechten Vorhof (157, 172) (Abb. 43.**3**). Diese beiden unterschiedlichen Blutstrombahnen werden auch als „Streamlining Effect" bezeichnet und werden zusätzlich durch die im kaudalen Bereich des Foramen ovale befindliche Crista dividens unterstützt. Sauerstoffarmes Blut aus der V. cava superior, V. cava inferior und dem Sinus coronarius gelangt in den rechten Vorhof und über die Trikuspidalklappe in den rechten Ventrikel. Der rechtsventrikuläre Anteil am gesamten Herzauswurf beträgt beim Schaffeten etwa 65% (172).

Aufgrund des hohen Gefäßwiderstandes im pulmonalen Gefäßsystem gelangen ungefähr 13% des rechtsventrikulären Auswurfes in die Pulmonalarterien und 87% über den Ductus arteriosus Botalli in die Aorta descendens. Beim Schaffeten werden ungefähr 60% des rechtsventrikulären sauerstoffarmen und etwa 19% des linksventrikulären sauerstoffreichen Auswurfes wieder der Plazenta zum erneuten Gas- und Stoffaustausch zugeführt.

Dopplersonographie des arteriellen Gefäßsystems

■ *A. umbilicalis*

Normalbefunde. Zur Beurteilung der fetoplazentaren Hämodynamik werden die beiden Nabelschnurarterien herangezogen (Abb. 43.**4**). Die dopplersonographische Ableitung des Strömungsprofils der A. umbilicalis stellt die einfachste Gefäßuntersuchung zur Beurteilung des fetalen Zustandes dar. Das Frequenzspektrum der A. umbilicalis weist ein sägezahnartiges Profil auf und ist im Vergleich zur fetalen Aorta durch eine relativ niedrige Pulsatilität gekennzeichnet (Abb. 43.**5**). Im Verlauf einer normalen Schwangerschaft kommt es zu einem Anstieg der enddiastolischen Strömungsgeschwindigkeit in Relation zur systolischen Strömungsgeschwindigkeit (Abb. 43.**6**). Diese physiologische Zunahme des diastolischen Blutflusses ist einerseits Ausdruck einer Reduktion des peripheren Gefäßwiderstandes infolge einer zunehmenden Zottendifferenzierung in der Plazenta, andererseits wird sie durch die Zunahme des Gefäßkalibers, die Zunahme der kardialen Auswurfleistung und Compliance als auch durch den zunehmenden Anstieg des fetalen Blutdruckes während der Schwangerschaft verursacht. Als Folge dieser Mechanismen sinken mit fortschreitendem Gestationsalter die Widerstandsindizes PI und RI ab (Abb. 43.**7**). Widerstandsindizes innerhalb des 90%-Konfidenzintervalls bzw. Werte unterhalb des 5%-Vertrauensbereiches sind als Normalbefunde zu deuten.

Fehlerquellen. Bei Widerstandsindizes oberhalb der 95%-Perzentile muss dagegen von einer Pathologie bzw. von einer fetalen Gefährdung

Abb. 43.**1** Einfluss der Dopplersonographie der A. umbilicalis auf die perinatale Mortalität in einem High-Risk-Kollektiv. Kumulative Metaanalyse (aus 50).

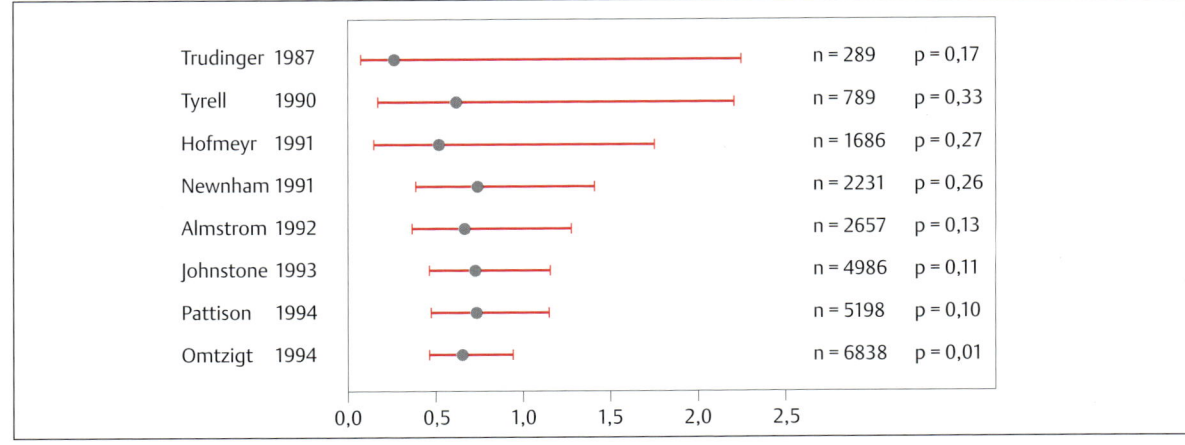

1

Abb. 43.**2** Parallelschaltung des fetalen Kreislaufes (nach 172).

Abb. 43.**3** Prozentuale Verteilung der fetalen Herzauswurfleistung der Herzkammern, der großen Gefäße und der zentralen Shuntverbindungen beim Schaf (nach 172).

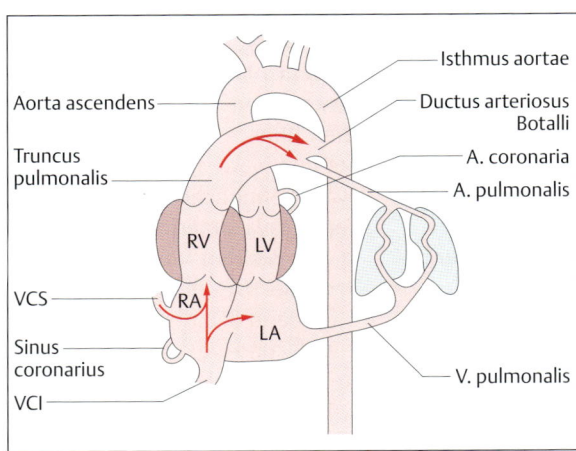

2

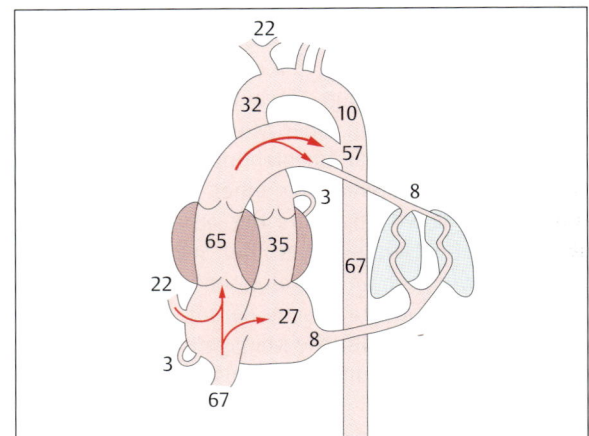

3

A. umbilicalis

Abb. 43.**4** Farbkodierte Darstellung einer normalen freien Nabelschnurschlinge mit 2 Arterien (blau) und einer Vene (rot) mit 28+2 SSW.

Abb. 43.**5** Ableitung eines unauffälligen Dopplerfrequenzspektrums aus der A. umbilicalis (hier: rot) mittels Farbdoppler mit 27+2 SSW.

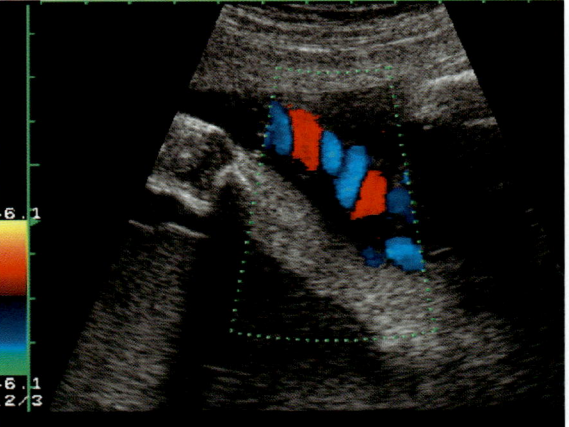

4

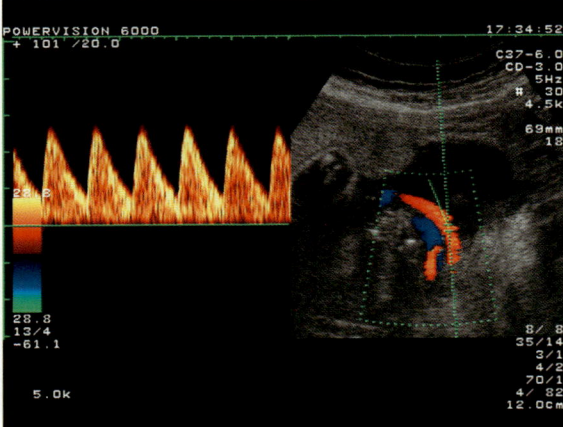

5

Abb. 43.**6** Darstellung der Dopplerfrequenzspektren der A. umbilicalis in Abhängigkeit vom Gestationsalter. Beachte die kontinuierliche physiologische Zunahme der maximalen systolischen und insbesondere der diastolischen Flussgeschwindigkeiten mit zunehmendem Gestationsalter. Der fehlende diastolische Fluss mit 10 SSW ist physiologisch.

6

ausgegangen werden. Hierbei sollten allerdings typische Fehlerquellen, wie ein zu flacher Insonationswinkel, Atembewegungen, fetale Körperbewegungen, Wandfilter > 120 Hz, unscharfes Dopplerflussprofil oder eine außerhalb der Norm liegende Herzfrequenz (Abb. 43.**8**), ausgeschlossen werden. Des Weiteren ist auf eine standardisierte Ableitung der umbilikalen Blutflussgeschwindigkeiten zu achten, zumal die Widerstandsindizes in der A. umbilicalis physiologischerweise vom Feten zur Plazenta hin abfallen (119). Der Einfachheit halber wird das Dopplerflussprofil im Bereich einer freien Nabelschnurschlinge abgeleitet. Auch ist bei Verwendung verschiedener Normkurven der A. umbilicalis darauf zu achten, dass die jeweilige Messmethode exakt angewandt wird, um eine valide Aussage treffen zu können. Bedingt durch die häufig deutlich gewundene Nabelschnur ist eine optimale Ableitung des Dopplerströmungsprofils nicht in allen Fällen möglich. In diesen Fällen kann alternativ die Aorta descendens herangezogen werden. Atembewegungen des Feten führen zu wellenförmigen Veränderungen des Dopplerfrequenzspektrums in der A. und V. umbilicalis unterschiedlicher Intensität und können im Extremfall zu einem phasenweise auftretenden enddiastolischen Flussverlust führen. Diese sind Ausdruck von Veränderungen des intraabdominalen Druckes.

Pathologische Flussprofile. Anhand von pathohistologischen Befunden der Plazenta konnte gezeigt werden, dass bei Vorhandensein von plazentaren Gefäßbettobliterationen von mehr als 60% eine Impedanzzunahme in den Nabelschnurarterien auftritt und folglich eine Abnahme der diastolischen Blutströmung bis hin zur diastolischen Flussumkehr resultiert (57, 107).

Pathologische umbilikale Dopplerflussprofile sind durch eine reduzierte, fehlende oder retrograde enddiastolische Flusskomponente charakterisiert (Abb. 43.**9**, 43.**11**, 43.**12**). Sie sind in erster Linie Ausdruck einer zunehmenden Verschlechterung des fetalen Wohlbefindens im Rahmen einer intrauterinen Wachstumsretardierung, zumeist infolge einer chronisch nutritiven Plazentainsuffizienz. Die Funktionsstörung der fetomaternalen Einheit ist dabei ein kontinuierlich fortschreitender Prozess mit Verlust der kompensatorischen Reservekapazität. Der Zeitpunkt für das Auftreten einer kardiovaskulären Dekompensation des Feten variiert in den einzelnen Fällen erheblich und ist abhängig vom Schweregrad der Plazentapathologie, der individuellen Kompensationsfähigkeit des Feten, vom Gestationsalter und von der zugrunde liegenden maternalen Erkrankung.

Enddiastolischer Block und Reverse-Flow. Bei Nachweis eines enddiastolischen Flussverlustes (sog. Zero-Flow, Nullfluss oder enddiastolischer Block) oder einer reversen enddiastolischen Flusskomponente (sog. Reverse-Flow) ist auf eine optimale Ableitung der Dopplerflussspektren unter Ruhebedingungen zu achten. Hierbei sind vor allem eine niedrige Einstellung des Wandfilters unterhalb von 100 Hz (Abb. 43.**10**) sowie ein möglichst spitzer Insonationswinkel unterhalb von 60° (besser < 30°) wichtig. Zur Bestätigung pathologischer Dopplerflussbefunde ist auch eine ein- bis zweimalige Wiederholung der Dopplerflussmessung empfehlenswert. Schätzungen über die Häufigkeit eines Zero-Flow liegen bei 5–8% und eines Reverse-Flow bei ca. 0,5%. Ein enddiastolischer Flussverlust wird häufig unterhalb von 32 SSW nachgewiesen (190). Die perinatale Mortalität ist in diesen Fällen deutlich erhöht und weist insbesondere bei Vorliegen eines Reverse-Flow eine Rate von 30–50% auf (90). Bei Nachweis eines Reverse-Flow in der A. umbilicalis resultiert ein intrauteriner Fruchttod in mehr als der Hälfte der Fälle innerhalb von wenigen Tagen. Allerdings wurde in Einzelfällen über Beobachtungsintervalle von mehreren Wochen berichtet (25, 90, 190).

Nabelschnurpunktion. Pathologische Dopplerflussprofile konnten durch Nabelschnurpunktionen objektiviert und mit den Ergebnissen der fetalen Blutgasanalyse und der fetalen Biochemie korreliert werden (3, 30, 150, 151). Es zeigte sich, dass hochpathologische Dopplerflussprofile mit einer hohen Rate an erniedrigten pH-, pO_2- sowie erhöhten pCO_2-,

Laktat- und Erythropoetinwerten beim Feten assoziiert sind. Umgekehrt scheinen unauffällige Dopplerflussmuster mit einem guten fetalen Outcome zu korrelieren (35).

Fazit. Pathologische umbilikale Dopplerflussprofile liefern einen frühzeitigen Hinweis auf eine fetale Gefährdung und korrelieren mit einer erhöhten Rate an geburtshilflichen und neonatologischen Problemen sowie mit neuromotorischen Entwicklungsstörungen der Kinder (13, 28). Pathologische umbilikale Dopplerflussspektren weisen eine enge Korrelation zur schwangerschaftsinduzierten Hypertonie und zur Präeklampsie auf (51, 73, 176). Nach 32 SSW sollte bei einem enddiastolischen Flussverlust die Entbindung mittels primärer Sectio caesarea erwogen werden und bei Nachweis eines Reverse-Flow in jedem Fall die primäre Sectio durchgeführt werden.

Dopplersonographie der A. umbilicalis im Vergleich zum Kardiotokogramm

Additives Verfahren. Die antepartuale Überwachung des Feten mittels Kardiotokographie stellt, obwohl in der wissenschaftlichen Diskussion kontrovers diskutiert, nach wie die Basisuntersuchung in den geburtshilflichen Abteilungen dar. Eine Ergänzung bei der Erkennung einer fetalen Gefährdung stellt die dopplersonographische Beurteilung der Blutflussgeschwindigkeiten in der A. umbilicalis dar (175). Eine schwedische Arbeitsgruppe konnte in einer prospektiv randomisierten Vergleichsuntersuchung zwischen Kardiotokographie und Dopplersonographie der A. umbilicalis bei mangelentwickelten Feten eine niedrigere Rate an antepartualen Untersuchungen, kürzere antenatale Krankenhausaufenthalte, weniger Geburtseinleitungen, weniger Notsectiones und eine geringere Verlegungsrate auf die neonatologische Intensivstation ohne eine Erhöhung der perinatalen Mortalität und Morbidität in der Dopplergruppe nachweisen (4) (Tab. 43.**1**). Des Weiteren konnte sowohl in offenen als auch in blind durchgeführten prospektiven Studien gezeigt werden, dass durch den Einsatz der Dopplersonographie eine fetale Gefährdung bzw. eine drohende intrauterine Asphyxie wesentlich früher als mit der Kardiotokographie nachzuweisen war (11, 110) (Abb. 43.**11**). Bei IUGR-Feten finden sich allerdings in ca. 6% der Fälle pathologische CTG-Veränderungen trotz normaler Dopplerflussprofile der A. umbilicalis (27). Deshalb kann die fetale Dopplersonographie nicht als alleinige Methode zur fetalen Überwachung herangezogen werden, sondern stellt ein additives Verfahren in der fetalen Zustandsdiagnostik dar.

Früheres Auftreten von Veränderungen. Die Zeitspanne zwischen pathologischen Dopplerflussspektren in der A. umbilicalis und dem ersten Auftreten von Herztondezelerationen variiert bei den einzelnen Feten erheblich. Anhand einer Multivarianzanalyse konnte gezeigt werden, dass vor allem das Gestationsalter, das Vorhandensein einer schwangerschaftsinduzierten Hypertonie bzw. einer Präeklampsie und der Nachweis von Pulsationen in der V. umbilicalis das Zeitintervall bis

Tabelle 43.**1**   Doppler- und CTG-Überwachung im Vergleich (4)

	Doppler-Gruppe (n = 214)	CTG-Gruppe (n = 212)	p-Wert
Anzahl der antenatalen Untersuchungen (mean)	4,1	8,2	< 0,001
Dauer des stationären Aufenthaltes in Tagen (mean)	9,0	9,6	0,48
Anzahl der stationären Überwachungen (%)	69 (31,3%)	97 (45,8%)	< 0,01
Anzahl der Geburtseinleitungen (n)	22 (10,3%)	46 (21,7)	< 0,01
Anzahl der Notsectiones wegen drohender fetaler Asphyxie (%)	11 (5,1%)	30 (14,2%)	< 0,01

zum Auftreten von Herztondezelerationen vom verspäteten Typ beeinflussen (14). Auffällige CTG-Veränderungen bei pathologischen Dopplerflussbefunden in der A. umbilicalis finden sich zunächst in Form einer Abnahme der Oszillationsfrequenz und -amplitude gefolgt von Herztondezelerationen (Abb. 43.**12**). Weiterhin lassen sich Verrundungen der Umkehrpunkte und das Fehlen von Akzelerationen als ungünstige CTG-Zusatzkriterien nachweisen. Einen ungünstigen Einfluss auf das CTG-Muster scheint auch ein Oligohydramnion zu haben (26).

Fazit. Ein großer Nachteil der antepartualen Kardiotokographie ist die hohe Rate an falsch positiven Befunden. Des Weiteren weist die antepartuale Kardiotokographie im Vergleich zur Dopplersonographie eine schlechtere Reproduzierbarkeit und eine höhere Interobservervariabilität auf (161). Aus diesen Gründen ist für die Zukunft zu erwarten, dass durch die zunehmende Verbreitung der Dopplersonographie in der ambulanten und stationären Schwangerenbetreuung eine weitere Qualitätsverbesserung in der antepartualen Überwachung des Feten resultieren wird.

Nabelschnurkomplikationen

Nabelschnurkompression. In einigen Fällen kann in der A. umbilicalis eine eine postsystolische Inzisur nachgewiesen werden (1, 99, 154) (Abb. 43.**13**). Diese scheint ein Hinweis auf eine Nabelschnurkompression zu sein, wie sie z. B. bei einem Nabelschnurknoten oder in seltenen Fällen auch bei Nabelschnurumschlingungen auftreten kann. Der genaue pathophysiologische Mechanismus ist derzeit noch nicht exakt bekannt. Es wird aber vermutet, dass eine Verengung des arteriellen Lumens zu einer prästenotischen Turbulenz und somit zu einem leichten Rückfluss mit daraus resultierender postsystolischer Inzisur führt. Auch die klinische Bedeutung dieser Strömungsauffälligkeit ist derzeit noch nicht geklärt, scheint jedoch insbesondere beim Management von monoamnialen Zwillingsschwangerschaften eine diagnostische Wertigkeit zur Vorhersage von Nabelschnurkomplikationen zu haben (1, 99).

Nabelschnurumschlingungen. In etwa 20–30% aller Schwangerschaften werden eine einfache oder mehrfache Nabelschnurumschlingungen peripartual beobachtet. Diese Nabelschnurkomplikation korreliert mit geburtshilflichen Komplikationen, wie pathologischen CTG-Mustern, protrahierten Geburtsverläufen, erhöhten Azidoseraten und neurologischen Entwicklungsstörungen (103). Mithilfe der Farbdopplersonographie lassen sich Nabelschnurumschlingungen in über 90% der Fälle diagnostizieren (134). Am besten können Nabelschnurumschlingungen in einer transversalen Ebene der Halsregion nachgewiesen werden. Die Nabelschnurgefäße imponieren als farbige, beide Seiten des Halses umfassende Ringstruktur (s. Kapitel 35). Pathologische umbilikale Dopplerflussspektren sind antepartual eher selten zu erwarten und treten vorwiegend subpartual bzw. gehäuft bei Mehrfachumschlingungen auf. Schwierigkeiten bei der Darstellung möglicher Nabelschnurumschlingungen bzw. deren Fehlinterpretation ergeben sich vor allem bei einem Oligo-/Anhydramnion und bei einer tiefen Kopfeinstellung. Eine farbkodierte Untersuchung der Nabelschnurgefäße zum Ausschluss von Nabelschnurumschlingungen ist vorwiegend subpartual bei Nachweis von Herztondezelerationen vom Typ I und variablen Dezelerationen indiziert, da somit die geburtshilfliche Situation besser eingeschätzt und die weitere Geburtsleitung besser geplant werden kann.

Singuläre Nabelschnurarterie

Inzidenz und assoziierte Komplikationen. Die Inzidenz der singulären Nabelschnurarterie wird in der Literatur zwischen 0,5% und 2,5% angegeben (133). Das Fehlen der linken Nabelschnurarterie (73%) ist häufiger als das der rechten (27%) (2). Aufgrund einer deutlich erhöhten Rate an kongenitalen Anomalien, Chromosomenstörungen, intrauteri-

nen Wachstumsretardierungen, Frühgeburtlichkeit sowie einer gesteigerten perinatalen Mortalität werden diese Feten als Hochrisikofälle angesehen und sollten einer detaillierten sonographischen Diagnostik und bei morphologischen Auffälligkeiten einer invasiven zytogenetischen Abklärung zugeführt werden (2, 133). Das geburtshilfliche Risiko sowie das perinatale Outcome scheinen hingegen bei sonomorphologisch unauffälligen Feten nicht erhöht zu sein (132).

Beurteilung der Beckengefäße. Ergeben sich im B-Bild Schwierigkeiten hinsichtlich der Darstellung der Nabelschnurgefäße, so kann der Farbdoppler additiv eingesetzt werden (Abb. 43.**14**) (162, 178). Neben der farblichen Darstellung der Nabelschnurgefäße hat sich zusätzlich die farbkodierte Beurteilung der fetalen Beckengefäße als hilfreich erwiesen (Abb. 43.**15**) (162, 163). Bei der dopplersonographischen Beurteilung der beiden Aa. iliacae communes und Aa. femorales konnten signifikant höhere Pulsatilitäts-Indizes auf der Seite der fehlenden Nabelschnurarterie, also der Seite, die nicht am fetoplazentaren Kreislauf teilnimmt, nachgewiesen werden (162, 163). Weiterhin konnte gezeigt werden, dass der Pulsatilitäts-Index der A. iliaca communis auf der Seite mit vorhandener Nabelschnurarterie im Laufe der Schwangerschaft signifikant abnimmt, aber auf der Seite mit fehlender Nabelschnurarterie unverändert hohe Werte und somit insbesondere im III. Trimenon einen deutlich höheren Gefäßwiderstand aufweist (165). Neben dem größeren Gefäßkaliber der am fetoplazentaren Kreislauf teilnehmenden A. iliaca communis konnten zusätzlich histopathologische degenerative Veränderungen in Form von Kalzifikationen und atherosklerotischen Läsionen in diesem Gefäßabschnitt nachgewiesen werden (122, 125). Aufgrund dieser Befunde wird über den Zusammenhang mit kardiovaskulären Spätschäden (z. B. frühe atherosklerotische Veränderungen, arterielle Hypertonie, Beckenvenenthrombosen) im Kindes- und Erwachsenenalter spekuliert (165). Entwicklungsstörungen der unteren Extremitäten wurden aufgrund der intrauterinen hämodynamischen Besonderheiten jedoch nicht beoabachtet.

Kompensatorische Arteriendilatation. Nach den bisher vorliegenden Studien zeigen dopplersonographische Blutflussmessungen in der singulären Nabelschnurarterie sowohl bei somatisch normal entwickelten Feten als auch bei SGA-Feten keine signifikanten Unterschiede gegenüber Feten mit zwei Nabelschnurarterien (162, 178). Allerdings lassen sich in 84% der Fälle PI-Werte unterhalb der 50. Perzentile nachweisen (44). Dieser tendenziell etwas niedrigere fetoplazentare Gefäßwiderstand lässt sich am ehesten durch das etwas größere Kaliber der singulären Nabelschnurarterie von ca. 1 mm, einer sog. kompensatorischen Arteriendilatation, erklären (44). Während bei unauffälligen Dopplerflussmessungen in der singulären Nabelschnurarterie mit einem unauffälligen geburtshilflichen Verlauf bzw. fetalen/neonatalen Outcome zu rechnen ist, korrelieren pathologische umbilikale Dopplerindizes signifikant mit einer ungünstigeren Prognose in der Fetal- und Neonatalperiode (178). Pathologische Dopplerindizes werden dabei vornehmlich bei Feten mit einer Wachstumsretardierung, Fehlbildung oder Chromosomenstörung gefunden (178).

■ *Aorta descendens*

Quantitative Analyse des Blutflusses. Erste quantitative Untersuchungen des Blutflusses in der fetalen Aorta wurden bereits Mitte der 80er-Jahre von Eik-Nes et al. (53, 54) wie auch von Griffin et al. (65) durchgeführt. Dabei konnte gezeigt werden, dass der aortale Volumenfluss mit der Größe des Aortendurchmessers korreliert. Die Angaben für das III. Trimenon variieren zwischen 191 und 246 ml/min/kg (106) (Tab. 43.**2**). Sowohl der aortale Volumenfluss als auch die mittlere Blutflussgeschwindigkeit steigen gegen Ende der Schwangerschaft geringfügig an (Tab. 43.**2**). Der mittlere Durchmesser der fetalen Aorta nimmt dagegen zwischen 28 SSW und 40 SSW deutlich von 4,9 mm auf 7,6 mm

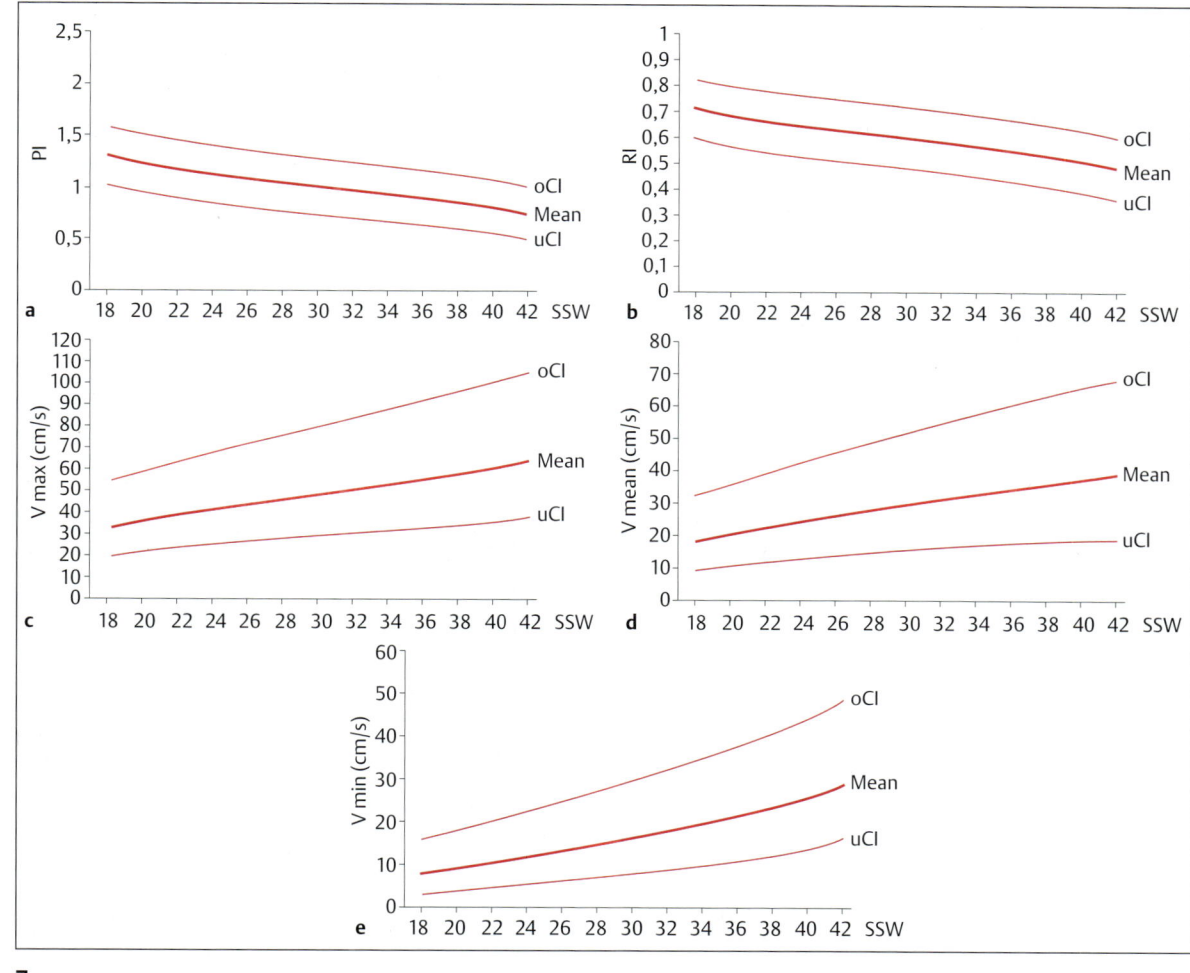

7

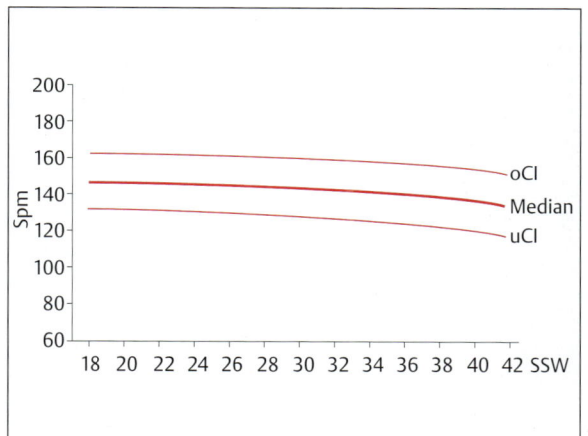

8

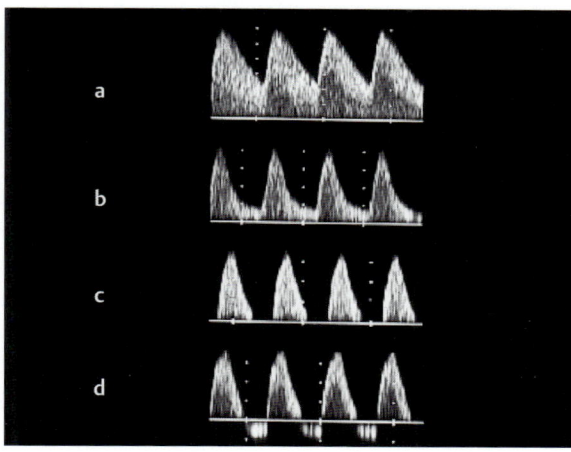

9

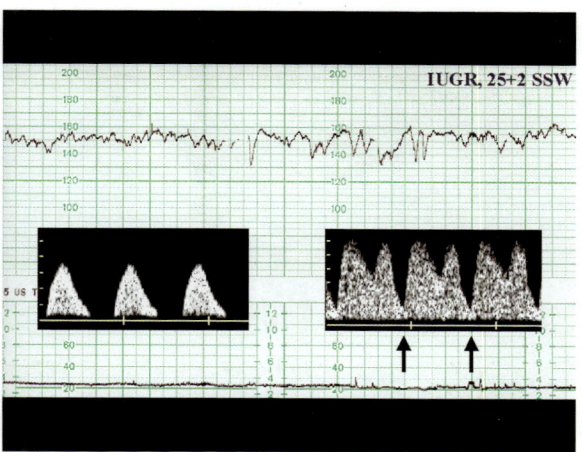

10

11

Abb. 43.**7** Referenzbereiche für Widerstandsindizes und Blutflussgeschwindigkeiten der A. umbilicalis. oCI = oberer Konfidenzbereich, uCI = unterer Konfidenzbereich. Innerhalb der Konfidenzbereiche liegen 90% der normalen Messwerte (nach 22).
a Referenzbereich für den Pulsatilitäts-Index (PI).
b Referenzbereich für den Resistance-Index (RI).
c Referenzbereich für die maximale systolische Blutflussgeschwindigkeit (cm/s).
d Referenzbereich für die mittlere intensitätsgewichtete Blutflussgeschwindigkeit (cm/s).
e Referenzbereich für die enddiastolische Blutflussgeschwindigkeit (cm/s).

Abb. 43.**8** Referenzbereich der fetalen Herzfrequenz in Abhängigkeit vom Gestationsalter. oCI = oberer Konfidenzbereich, uCI = unterer Konfidenzbereich. Innerhalb des Konfidenzbereiches liegen 90% der normalen Messwerte (nach 22).

Abb. 43.**9** Darstellung von unauffälligen und pathologischen Dopplerflussprofilen der A. umbilicalis gemäß der optischen Blutflussklassifikation (nach 118).
a Normales Dopplerspektrum.
b Abnahme der enddiastolischen Blutflussgeschwindigkeit.
c Verlust der enddiastolischen Blutflussgeschwindigkeit (synonym: diastolischer Nullfluss, Zero-Flow).
d Enddiastolischer Rückwärtsfluss (synonym: Reverse-Flow).

Abb. 43.**10** Einfluss des Wandfilters auf die enddiastolische Strömungsgeschwindigkeit beim enddiastolischen Flussverlust. Bei einem höheren Wandfilter werden die enddiastolischen Geschwindigkeiten weggefiltert, sodass das Bild eines Zero-Flow anstatt eines Reverse-Flow entsteht.

Abb. 43.**11** Kardiotokogramm im Vergleich zum Dopplerfrequenzspektrum bei einer schweren intrauterinen Wachstumsretardierung mit 25+2 SSW. Die A. umbilicalis (links) weist einen Zero-Flow auf. Die Flussgeschwindigkeiten im Ductus venosus (rechts) zeigen während der Vorhofkontraktion (= a-Welle (Pfeile)) erniedrigte, aber noch positive Werte. Das CTG weist ein unauffälliges Oszillations- und Akzelerationsmuster auf.

Abb. 43.**12** Kardiotokogramm im Vergleich zum arteriellen und venösen Dopplerfrequenzspektrum bei einer intrauterinen Wachstumsretardierung mit 28+2 SSW. Es finden sich ein Reverse-Flow in der A. umbilicalis und der Aorta descendens sowie ein Brain-Sparing-Phänomen in der A. cerebri media. Das venöse Gefäßsystem weist ebenfalls ein hochpathologisches Dopplerfrequenzmuster auf. Im Ductus venosus zeigt sich eine hohe Pulsatilität mit retrograder Flusskomponente während der Vorhofkontraktion, in der V. umbilicalis lassen sich Doppelpulsationen und in der V. cava inferior ein erhöhter retrograder Anteil während der Vorhofkontraktion nachweisen. Das CTG ist durch ein silentes Oszillationsmuster und eine angedeutete Dezeleration charakterisiert und als hochpathologisch einzustufen.

Abb. 43.**13** Simultane Ableitung der Dopplerflussspektren der A. und V. umbilicalis. Auffällig ist in diesem Fall die postsystolische Inzisur in der A. umbilicalis. Dies kann ein Hinweis auf eine Nabelschnurumschlingung oder einen Nabelschnurknoten sein.

Abb. 43.**14** Farbkodierte Darstellung der Nabelschnur mit einer Arterie (rot) und einer Vene (blau) mit 29+4 SSW. Der Befund entspricht einer singulären Nabelschnurarterie.

Abb. 43.**15** Derselbe Fetus wie auf Abb. 43.**14**. Fetale Harnblase mit farbkodierter Darstellung der rechten Umbilikalarterie. Die linke Umbilikalarterie seitlich der Harnblase fehlt.

Aorta

Abb. 43.**16** Farbkodierte Darstellung des Blutflusses aus dem linken Ventrikel in die Aorta ascendens.

Abb. 43.**17** Farbkodierte Darstellung des fetalen Aortenbogens mit Abgang des Truncus brachiocephalicus (1), der A. carotis communis sinistra (2) und der A. subclavia sinistra (3). Der Fetus liegt in einer dorsoposterioren Lage.

Abb. 43.**18** Farbkodierte Darstellung der Aorta descendens mit Abgang des Truncus coeliacus (1) und der A. mesenterica superior (2).

Abb. 43.**19** Normales aortales Dopplerflussspektrum mit 26+4 SSW bei einer guten Einstellung des Insonationswinkels von 35°.

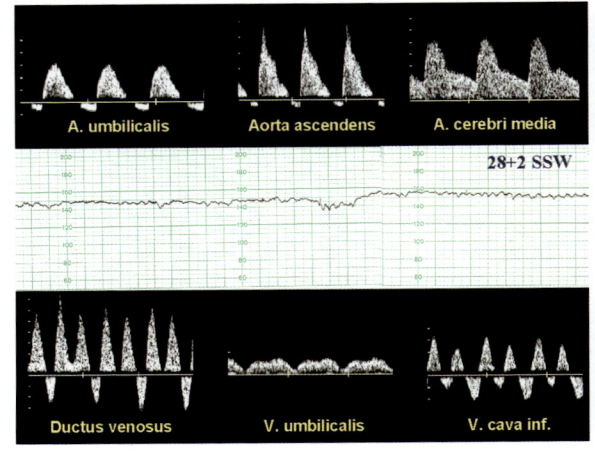

12

13

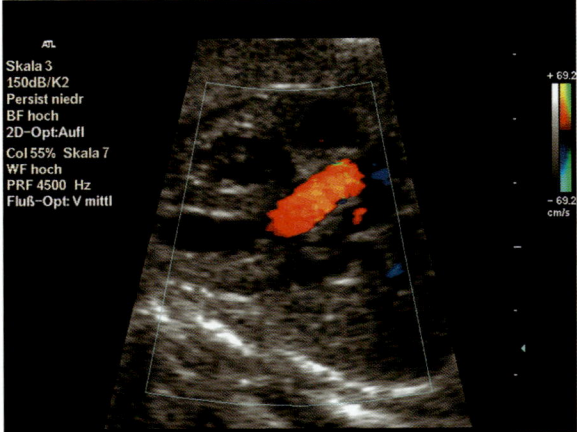

14

15

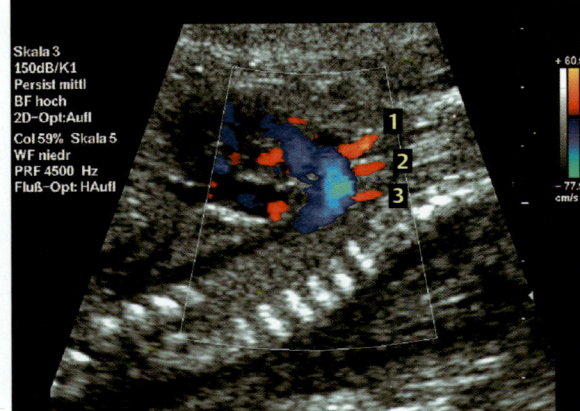

16

17

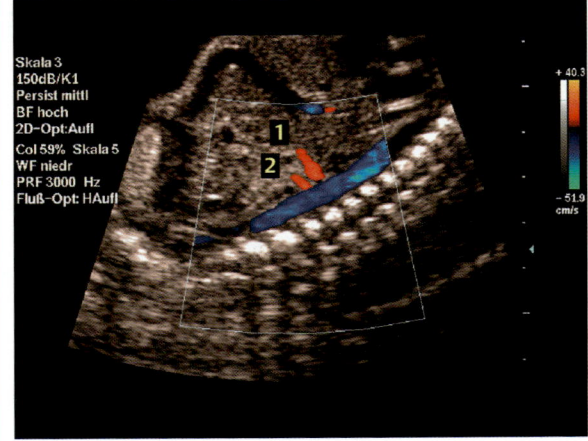

18

19

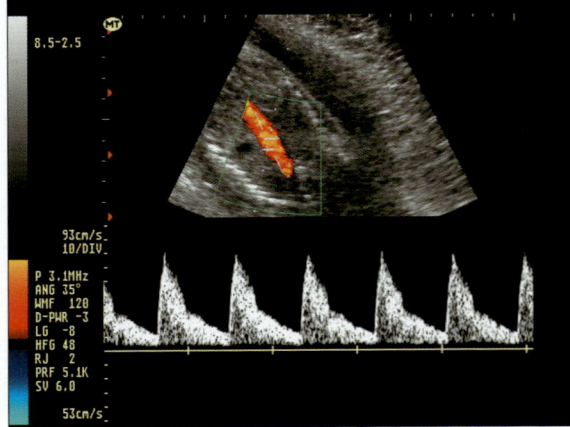

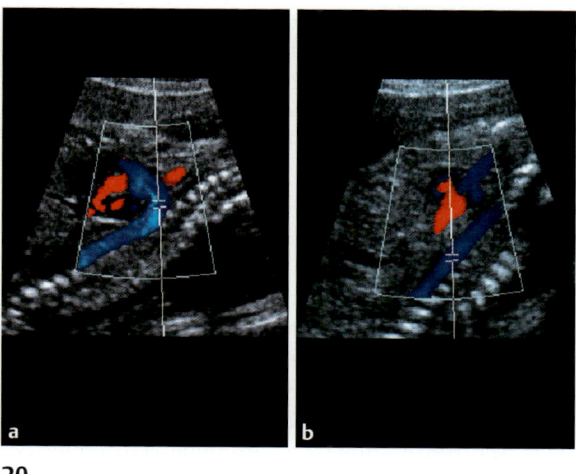

20

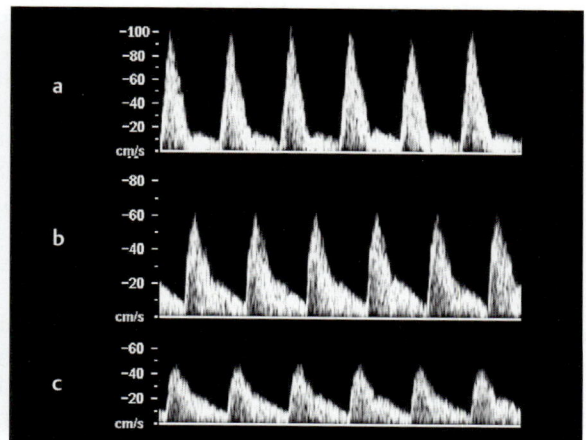

21

Abb. 43.**20** Positionierung des Sample Volume zur Ableitung der aortalen Dopplerfrequenzspektren.
a Im Bereich des Aortenbogens.
b Im Bereich der Aorta descendens in Zwerchfellhöhe (= Referenzebene)

Abb. 43.**21** Aortale Dopplerfrequenzspektren in Abhängigkeit von der Lokalisation. **a** = Höhe des Aortenbogens, **b** = Zwerchfellhöhe, **c** = unterhalb der Nierengefäße. Mit zunehmender Entfernung vom Herzen nimmt die Pulsatilität der aortalen Blutströmung ab.

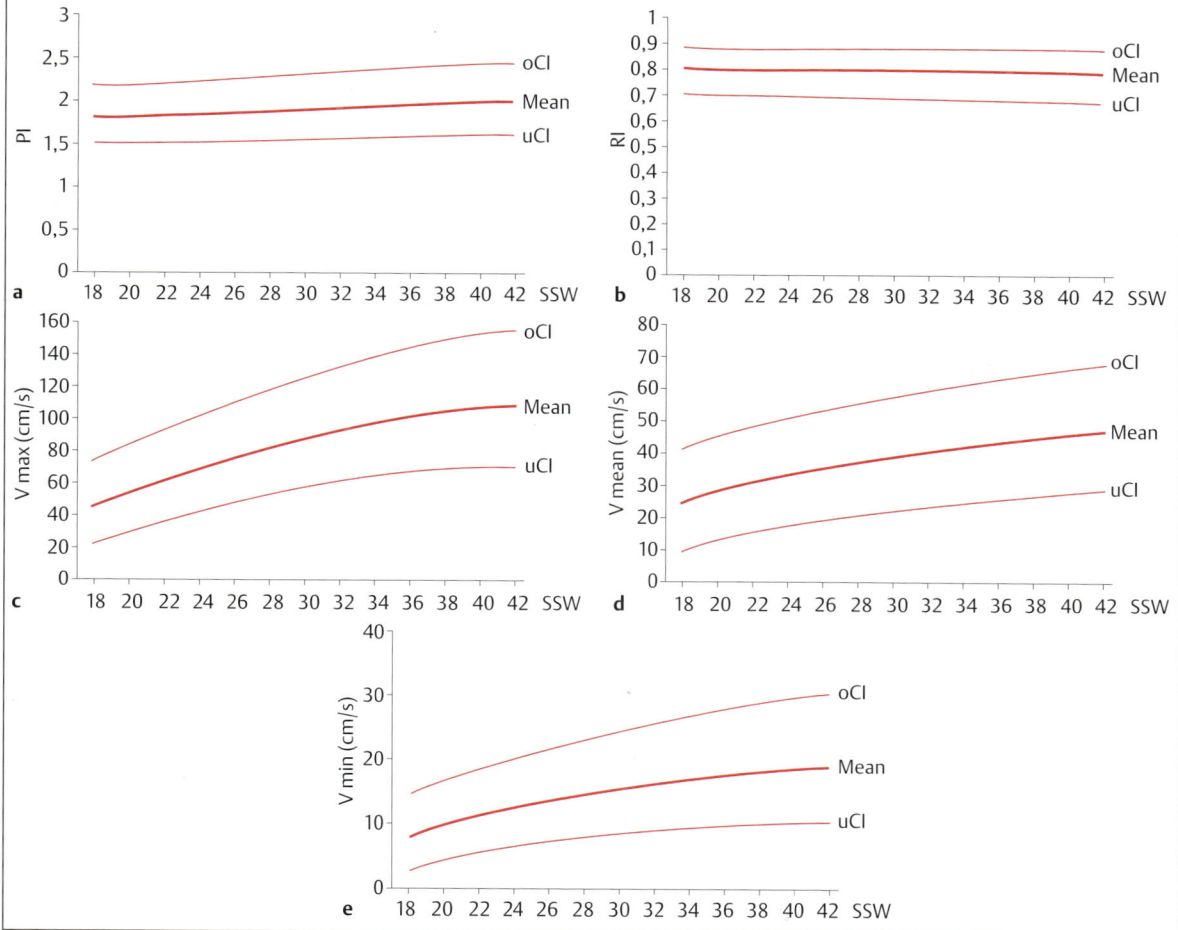

22

Abb. 43.**22** Referenzbereiche für Widerstandsindizes und Blutflussgeschwindigkeiten der Aorta descendens.
oCI = oberer Konfidenzbereich,
uCI = unterer Konfidenzbereich.
Innerhalb der Konfidenzbereiche liegen 90% der normalen Messwerte (nach 20).
a Pulsatilitäts-Index (PI).
b Resistance-Index (RI).
c Maximale systolische Blutflussgeschwindigkeit (cm/s).
d Mittlere intensitätsgewichtete Blutflussgeschwindigkeit (cm/s).
e Enddiastolische Blutflussgeschwindigkeit (cm/s).

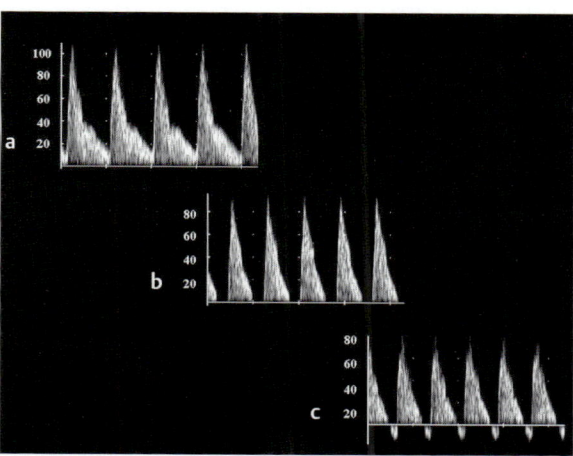

23

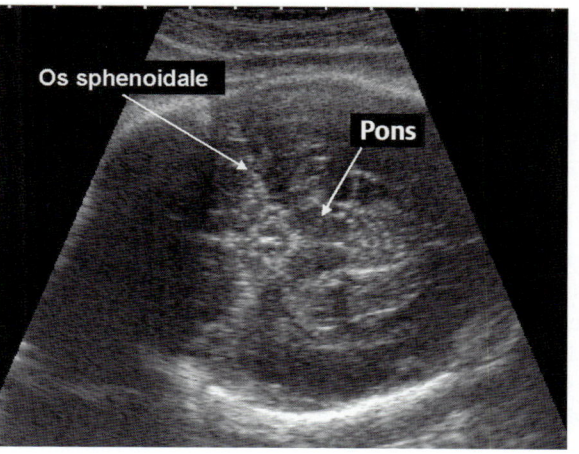

24

Abb. 43.**23** Normale und pathologische Dopplerflussspektren der fetalen Aorta, abgeleitet in Höhe des Zwerchfells.
a Normales Dopplerflussspektrum.
b Zero-Flow.
c Reverse-Flow.

Zerebrale Gefäße

Abb. 43.**24** Normale B-Bild-Darstellung des Circulus Willisii. Im Real-Time-Bild lassen sich die rhombusförmigen Gefäßstrukturen vor dem Pons nachweisen.

Tabelle 43.**2**   Aortaler Blutfluss des Feten im III. Trimenon

Autor	Jahr	Fallzahl (n)	SSW	Blutfluss ml/kg/min
Eik-Nes	1980	26	32–41	191 ± 12,2
Wladimiroff	1981	4	34–40	168
Eldrige	1981	22		166 ± 6
Marsal	1981	64	27–40	240
Griffin	1983	45	24–42	246 ± 3,5
Van Lierde	1984	20	37–40	216 ± 24
Erskine	1985	15	28–40	206
Lingman	1986	21	28	241
Lingman	1986	21	40	213

zu (55). Die quantitative Beurteilung des fetalen Blutflusses in der fetalen Aorta ist aber neben der nur ungenauen intrauterinen Gewichtsschätzung und dem Einfluss des Insonationswinkels auf die Strömungsgeschwindigkeiten vor allem wegen der ungenauen Ermittlung des Gefäßdurchmessers problematisch (55). Für die Bestimmung des aortalen fetalen Volumenflusses wurden Abweichungen bis zu 35% errechnet. Eine Ableitung eines optimalen Frequenzspektrums scheint nur in 82% der Fälle möglich zu sein (55). Aufgrund der hohen Streubreite der Werte und der mangelhaften Reproduzierbarkeit der Untersuchungsergebnisse wurde diese quantitative Analyse wieder verlassen, sodass heutzutage eine semiquantitative Hüllkurvenanalyse anhand von Widerstandsindizes (RI, PI) bevorzugt wird (54).

Exakte Einstellung im B-Bild. Die dopplersonographische Ableitung des Strömungsprofils der fetalen Aorta kann sowohl mit dem Schwarz-Weiß-Doppler als auch mit dem Farbdoppler vorgenommen werden. Zuvor sollte jedoch eine exakte B-Bild-Darstellung der Aorta erfolgen (Abb. 43.**16**–43.**20**). Nach Durchtritt der Aorta durch das Zwerchfell verläuft sie unmittelbar vor bzw. links neben der Wirbelsäule. Am einfachsten lässt sich die Aorta bei dorsoposteriorer Lage des Feten nachweisen. Ausgehend von der Transversalebene des fetalen Abdomens wird die Aorta in ihrer Längsausdehnung durch Drehen des Schallkopfes in die Sagittalebene aufgesucht. Zur Ableitung des Frequenzspektrums aus der fetalen Aorta descendens wird das Doppler-Gate in Höhe des Zwerchfells (54, 105, 118, 173) mit einem Insonationswinkel von < 60° (besser < 30°) platziert (Abb. 43.**19** und 43.**20**). Eine standardisierte Messebene ist wichtig, da mit zunehmender Entfernung vom Herzen der aortale Gefäßwiderstand und die Strömungsgeschwindigkeit abnehmen (Abb. 43.**21**) (20). Dies wird einerseits durch die unterhalb des Diaphragmas abgehenden Gefäße (Truncus coeliacus, A. mesenterica superior und inferior, A. renalis) und andererseits durch die morphologische Gefäßwandveränderung der Aorta verursacht. Der Wandfilter sollte je nach Ultraschallgerät ≤ 120 Hz betragen. Nach Aufsuchen und Einstellen der fetalen Aorta erfolgt die Ausrichtung des Winkels in Relation zum Gefäßverlauf (Abb. 43.**19** und 43.**20**). Somit erhält man eine gute Kontrolle über die Größe des Insonationswinkels. Bei einer dorsoanterioren Lage kann durch die Schallabschwächung der fetalen Wirbelsäule eine exakte Visualisierung der Aorta schwierig, in einigen Fällen sogar unmöglich sein. Vor allem erweist sich für den Anfänger die exakte Einstellung der fetalen Aorta und die dopplersonographische Ableitung optimaler Strömungsgeschwindigkeiten als schwierig. Aus diesen Gründen sollte die fetale Aorta nicht als „Einsteiger-Gefäß" angesehen werden.

Typisches Strömungsprofil. Das Strömungsprofil der fetalen Aorta ist durch einen steilen systolischen Anstieg mit postystolischer Inzisur und durch relativ geringe antegrade enddiastolische Flussgeschwindigkeiten charakterisiert (Abb. 43.**19** und 43.**21**). Die systolische Anstiegsphase (= Akzelerationszeit) spiegelt dabei die Kontraktilität des Herzens wider, während die nachfolgende diastolische Phase den peripheren Gefäßwiderstand reflektiert. Über den Herzzyklus verteilt, verändert sich das Strömungsprofil der Aorta in der Systole von einem

Profilfluss zu einem paraboloiden Fluss während der Diastole. Die postsystolische Inzisur entsteht durch den aortalen Klappenschluss während der frühen ventrikulären Diastole und bewirkt eine geringe Abnahme der Strömungsgeschwindigkeit. Sie lässt sich vorwiegend im thorakalen Bereich nachweisen (Abb. 43.**21**). Das Frequenzspektrum wird sowohl durch das Schlagvolumen und die Kontraktilität des fetalen Herzens als auch durch die Compliance des Gefäßes, die Viskosität des Blutes und die Impedanz des nachgeschalteten arteriellen Gefäßsystems beeinflusst.

Widerstandsindizes und Strömungsgeschwindigkeiten. Zur Beurteilung des Gefäßwiderstandes und somit des fetalen Zustandes werden die Widerstandsindizes (RI, PI) verwendet. Sie weisen während der zweiten Schwangerschaftshälfte keine wesentlichen Veränderungen auf (Abb. 43.**22**) (20, 174). Die Bestimmung der absoluten Strömungsgeschwindigkeiten (Abb. 43.**22**) kann für die Abschätzung einer fetalen Anämie sowie zur hämodynamischen Kontrolle nach intrauterinen Bluttransfusionen herangezogen werden. Insbesondere ein fetaler Hb-Wert von unterhalb 5 g% geht mit einem Anstieg der Blutflussgeschwindigkeiten einher. Voraussetzung für eine gute Abschätzung einer Anämie sind jedoch eine standardisierte Messebene und ein konstant definierter Insonationswinkel. Demgegenüber finden sich erniedrigte mittlere Strömungsgeschwindigkeiten bei hochpathologischen Dopplerflussmustern im Rahmen einer intrauterinen Wachstumsretardierung. Ähnlich wie bei der A. umbilicalis wird eine fetale Gefährdung durch eine Reduktion der enddiastolischen Flussgeschwindigkeiten angezeigt (Abb. 43.**23**)

Blutflussklassen. Bereits 1984 und 1986 berichteten Joupilla et al. erstmalig über den Verlust bzw. einen retrograden Fluss der enddiastolischen Flussgeschwindigkeiten (86, 87). Basierend auf diesen Beobachtungen wurde 1987 von Laurin et al. (102) und Marsal et al. (118) eine semiquantitative optische Einteilung des aortalen Dopplerspektrums in verschiedene Blutflussklassen (0, I, II, III, IV) vorgeschlagen. Diese sind folgendermaßen charakterisiert:

- Blutflussklasse 0:   normales Frequenzspektrum der fetalen Aorta mit normalen Widerstandsindizes,
- Blutflussklasse I: Abnahme der enddiastolischen Flussgeschwindigkeiten sowie Anstieg der Widerstandindizes über die Norm,
- Blutflussklasse II: geringer enddiastolischer Flussverlust,
- Blutflussklasse III: kompletter diastolischer Flussverlust,
- Blutflussklasse IV: retrograder enddiastolischer Fluss.

Insbesondere die Blutflussklassen III und IV scheinen mit pathologischen CTG-Veränderungen und einer Abnahme der mittleren aortalen Flussgeschwindigkeit zu korrelieren (Abb. 43.**12**). So wurden CTG-Auffälligkeiten im Mittel nach 3 Tagen mit einer Streubreite zwischen null und 43 Tagen registriert (102). Pathologische aortale Strömungsmuster scheinen daher pathologischen CTG-Mustern um Tage bis Wochen vorauszugehen (86). Des Weiteren korrelieren abnehmende mittlere Flussgeschwindigkeiten in der Aorta mit dem Schweregrad einer Hypoxämie, einer Hyperkapnie und einer Laktatazidose (168).

■ *Zerebrale Gefäße*

Gehirndurchblutung. Die zerebrale Durchblutung des Feten wird durch eine Vielzahl von Faktoren moduliert. Neben autoregulatorischen Mechanismen spielt die Interaktion zwischen pO_2, pCO_2, pH und Blutdruck eine wesentliche Rolle in der hämodynamischen Versorgung des Gehirns (45). Aus tierexperimentellen Untersuchungen am fetalen Lamm ist bekannt, dass die Gehirndurchblutung in Terminnähe annähernd 125 ml/100g/min beträgt und dass ca. 22% des gesamten Herzschlagvolumens zum Gehirn gelangen. Die Sauerstoffsättigung, gemessen am fetalen Hämoglobin, wird dabei auf etwa 60% geschätzt.

Untersuchungen mit dem PW-Doppler. Neben der Verbesserung der B-Bild-Auflösung ermöglichte vor allem die Weiterentwicklung von der CW-Dopplersonographie zur gepulsten und farbkodierten Dopplersonographie eine simultane Darstellung des zerebralen Blutgefäßsystems des Feten und der dazugehörigen Blutflussgeschwindigkeiten. Erste Untersuchungen mit der gepulsten Dopplersonographie wurden an der A. carotis interna von Wladimiroff et al. 1986 durchgeführt (193). Sie konnten anhand eines kleinen Untersuchungskollektivs unterschiedliche Dopplerfrequenzspektren bei normalen und wachstumsretardierten Feten nachweisen. Sie fanden weiterhin eine Korrelation zwischen erhöhten enddiastolischen Flussgeschwindigkeiten in der A. carotis interna und einem ungünstigen perinatologischen Outcome (193). In der Folge wurden weitere Untersuchungen an verschiedenen zerebralen Gefäßen, wie A. carotis communis, A. cerebri anterior, A. cerebri posterior und insbesondere A. cerebri media durchgeführt (6, 29, 111, 129, 196). Allen zerebralen Gefäßen ist gemeinsam, dass die enddiastolischen Geschwindigkeiten gegen Ende der Schwangerschaft zunehmen bzw. die Widerstandsindizes (PI, RI) abnehmen.

A. cerebri media

Gefäß der ersten Wahl. In den letzten Jahren hat sich die A. cerebri media aufgrund der guten Reproduzierbarkeit der Befunde als Gefäß der ersten Wahl für die Beurteilung der intrakraniellen Durchblutung herauskristallisiert (111, 129). Der Vorteil dieses Gefäßes für die Dopplersonographie liegt darin begründet, dass bei einer transversalen Kopfeinstellung der Gefäßverlauf und somit die Blutflussrichtung parallel zum Ultraschallstrahl verläuft. Hierdurch kann der Insonationswinkel sehr klein gehalten werden, was vor allem für die Beurteilung der absoluten Blutflussgeschwindigkeiten von großer Bedeutung ist. Im Gegensatz zu den anderen zerebralen Gefäßen unterliegt das Dopplerflussspektrum der A. cerebri media bei fetalen Aktivitätszuständen deutlich geringeren Schwankungen (129). Für die genaue Beurteilung der Dopplerflussprofile der A. cerebri media und zur Vermeidung von falsch positiven Befunden ist allerdings die genaue Kenntnis der zerebralen Gefäßanatomie und insbesondere der des Circulus arteriosus cerebri (= Willisii) wichtig. Anatomische Gefäßvariationen werden in diesem Bereich relativ häufig gefunden (5).

Einstellung der Arterie. Die Darstellung der A. cerebri media erfolgt am einfachsten in einer transversalen Ebene. Hierbei wird zunächst der fetale Kopf in der für die biometrische Untersuchung typischen Ebene eingestellt und anschließend die Ebene nach kaudal in Richtung der Hirnbasis verschoben. Dort erkennt man vor und kaudal dem Pons eine rautenförmige Gefäßstruktur, die dem Circulus Willisii entspricht (Abb. 43.**24**–43.**26**). Vom Circulus Willisii zweigt die A. cerebri media nach beiden Seiten ab. Sie verläuft anterolateral in Richtung Orbita in Höhe des Os sphenoidale (111). Die zerebralen Gefäße können auch in einer sagittalen Ebene mittels Farbdoppler dargestellt werden. In dieser Ebene lassen sich zusätzlich die Aa. pericallosae darstellen (Abb. 43.**27**). Für die Diagnostik einer Agenesie des Corpus callosum kann die Darstellung bzw. das Fehlen der A. pericallosa eine Hilfe sein.

Ableitung des Frequenzspektrums. Die Ableitung des Dopplerfrequenzspektrums erfolgt am besten in der Mitte der A. cerebri media ca. 1 cm vom Circulus Willisii entfernt bzw. unmittelbar am Abgang der A. carotis interna (15, 111) (Abb. 43.**28**). Obwohl mit der konventionellen gepulsten Schwarz-Weiß-Dopplersonographie gute und reproduzierbare Frequenzspektren aus den einzelnen zerebralen Gefäßen abgeleitet werden können, gelingt mithilfe der Farbdopplersonographie eine wesentlich schnellere und genauere Visualisierung des zerebralen Gefäßsystems (187). Zerebrale Dopplerfrequenzspektren können somit gezielt und rasch abgeleitet werden, was den Forderungen des ALARA-Prinzips entspricht (s. Kapitel 48 „Sicherheitsaspekte"). Zur Ableitung der zerebralen Blutflussgeschwindigkeiten werden vorwiegend

Curved-Array-Ultraschallsonden mit einer Dopplerfrequenz zwischen 2,5 und 5 MHz verwendet. Die Breite des Sample Volume wird zwischen 2 und 4 mm eingestellt. Für die Wahl des Wandfilters empfiehlt sich eine Einstellung ≤ 120 Hz. Bei optimaler sonoanatomischer Einstellung der A. cerebri media beträgt der Insonationswinkel in der Regel $\leq 20°$, womit in über 95% der Fälle eine optimale Ableitung der Strömungsgeschwindigkeiten erreicht wird.

Normale und pathologische Flussprofile. Das normale Dopplerfrequenzspektrum ist durch einen steilen systolischen Anstieg mit einem nachfolgenden steilen postsystolischen Abfall sowie durch eine niedrige diastolische Flusskomponente charakterisiert (Abb. 43.**28**). Von allen zerebralen Gefäßen weist die A. cerebri media die höchsten Widerstandsindizes auf (111, 180). Die Referenzkurve für den Resistance- und Pulsatilitäts-Index der A. cerebri media zeigt eine typische parabolische Form mit einem Maximum zwischen 25 und 30 SSW (Abb. 43.**29**) (21). In den letzten Schwangerschaftswochen resultiert eine physiologische Abnahme der Widerstandsindizes.

Pathologische Dopplerflussprofile sind durch hohe Flussgeschwindigkeiten in der Diastole gekennzeichnet und werden als Brain-Sparing-Phänomen bezeichnet (Abb. 43.**30**).

Erhöhte Widerstandsindizes. Bei einer sehr tiefen Kopflage kann die Ableitung der Dopplerfrequenzspektren von der A. cerebri media mithilfe der Vaginalsonographie erfolgen (104). Dies ist insofern von Bedeutung, da ein mit der Ultraschallsonde zu stark auf den fetalen Kopf ausgeübter Druck zu einer Abnahme der enddiastolischen Flussgeschwindigkeiten führt und somit höhere Widerstandsindizes errechnet werden (188). Erhöhte zerebrale Widerstandsindizes wurden weiterhin bei einem ausgeprägten Oligohydramnion und in einigen Fällen bei Feten mit einem schweren Hydrozephalus nachgewiesen (185). Erhöhte Widerstandsindizes in den zerebralen Gefäßen beim Hydrozephalus korrelieren jedoch nicht mit einem schlechteren perinatalen Outcome und der Notwendigkeit einer ventrikuloperitonealen Shunteinlage (67).

Absolute Blutflussgeschwindigkeiten. Aufgrund des günstigen Insonationswinkels zwischen Dopplerstrahl und A. cerebri media können die absoluten Blutflussgeschwindigkeiten für die Abschätzung einer fetalen Anämie herangezogen werden. Hierbei besteht eine inverse Korrelation zwischen den maximalen systolischen bzw. den mittleren Blutflussgeschwindigkeiten und der fetalen Hämoglobin- bzw. Hämatokritkonzentration (117, 189). Voraussetzung für die Erkennung von pathologischen absoluten Blutflussgeschwindigkeiten ist neben der exakten Ableitung des Dopplerspektrums die Kenntnis von Referenzbereichen der einzelnen absoluten zerebralen Blutflussgeschwindigkeiten (Abb. 43.**29**).

A. carotis interna

Die Einstellung der A. carotis interna erfolgt unmittelbar unterhalb des Circulus Willisii (Abb. 43.**25**, 43.**27**) (193). Hierzu wird der Schallkopf, vom Circulus Willisii ausgehend, geringgradig nach kaudal zur Schädelbasis abgesenkt. Die A. carotis interna lässt sich auf beiden Seiten seitlich des Chiasma opticum als kleines echoarmes Areal und anhand von feinen Pulsationen nachweisen. Aufgrund der engen Nachbarschaft der einzelnen zerebralen Gefäße ist aber eine genaue Differenzierung und exakte Ableitung der Strömungsgeschwindigkeiten sehr schwierig und erfordert die Zuhilfenahme des Farbdopplers. Die Höhe der Widerstandsindizes in den einzelnen zerebralen Gefäßen variiert teilweise beträchtlich, sodass Fehlinterpretationen resultieren können (111).

A. carotis communis

Die Gefäßeinstellung der A. carotis communis erfolgt in einer longitudinalen Ebene jeweils im lateralen Halsbereich (Abb. 43.**31**). Um optimale Dopplerfrequenzspektren mit einem Insonationswinkel zwischen 30° und 60° ableiten zu können, muss der Schallkopf meist sehr stark abgekippt werden. Aufgrund der nicht ganz einfachen Gefäßeinstellung ist die klinische Relevanz dieses Gefäßes daher weniger bedeutsam. Allerdings kann durch die unmittelbare Nähe zur V. jugularis eine simultane Ableitung der Blutflussgeschwindigkeiten aus der A. carotis communis und V. jugularis durchgeführt werden, was zur Diagnostik und genauen Einteilung von fetalen Arrhythmien genutzt werden kann.

Zerebroplazentare Ratio

Zur Beschreibung einer fetalen Blutvolumenumverteilung im Rahmen einer chronischen fetalen Hypoxämie kann das Verhältnis aus A. cerebri media und A. umbilicalis herangezogen werden (15, 17, 38, 65). Dieser Quotient scheint bei einem Grenzwert von ≤ 1 bzw. einem Wert unterhalb der 5. Perzentile eine höhere diagnostische Genauigkeit zur Vorhersage einer intrauterinen Wachstumsretardierung und einer erhöhten neonatalen Morbidität zu haben als die Einzelbeurteilung der A. umbilicalis und der A. cerebri media (15, 17) (Tab. 43.**3**). Dies scheint jedoch nur für Feten mit einem Gestationsalter unterhalb von 34 SSW zu gelten. Liegt die zerebroplazentare Ratio in diesen Fällen unterhalb der 5. Perzentile, so werden zur Vorhersage einer intrauterinen Wachstumsretardierung und einer erhöhten neonatalen Morbidität eine Sensitivität von 73,1%, eine Spezifität von 89,4% und ein positiver bzw. negativer Vorhersagewert von 76% bzw. 77% angegeben (17).

Tabelle 43.3 Normale und pathologische zerebroumbilikale Quotienten im Verhältnis zum perinatologischen Outcome (15)

	C/U-Ratio > 1	C/U-Ratio ≤ 1	P-Wert
Anzahl der IUGR (n/N) (%)	3/39 (7,6%)	10/22 (45,4%)	0,0009
Geburtsgewicht < 25. Perzentile	17/39 (43,5%)	17/22 (77,2%)	0,008
Aufenthalt in der neonatologischen Intensivstation (Tage)	14,5 ± 19,3	26,0 ± 22,3	0,03
Sectio caesarea (n)	20/39 (51,2%)	19/22 (86,3%)	0,01

Brain-Sparing-Phänomen

Adaptationsmechanismus. Tierexperimentelle Untersuchungen haben ergeben, dass als Antwort auf eine fetale Hypoxämie eine bevorzugte Gehirndurchblutung durch Vasodilatation zerebraler Gefäße erfolgt (41, 167). Cohn et al. (41) konnten bei fetalen Lämmern im Rahmen einer Hypoxie eine 2- bis 3fache Zunahme der Gehirndurchblutung nachweisen. Diese tierexperimentellen Beobachtungen konnten auch dopplersonographisch in verschiedenen zerebralen Gefäßen des Feten nachgewiesen werden (3, 187, 194, 150). Insbesondere bei Feten mit einer asymmetrischen Wachstumsretardierung als Folge einer chronisch nutritiven Plazentainsuffizienz wurden erhöhte diastolische Flussgeschwindigkeiten bzw. erniedrigte Widerstandsindizes in der A. carotis interna, der A. carotis anterior, der A. cerebri posterior, der A. cerebelli superior und vor allem in der A. cerebri media nachgewiesen (Abb. 43.**12** und 43.**30**) (177, 189). Dieser als Brain-Sparing-Phänomen bezeichnete Effekt wird als Folge einer hypoxämiebedingten Blutvolumenumverteilung zugunsten des Gehirns gedeutet und stellt einen schützenden Adaptationsmechanismus zur Aufrechterhaltung einer adäquaten zerebralen Versorgung dar. Die durch Kordozentese nachgewiesenen erniedrigten pO2-Werte aus der fetalen Nabelschnurvene korrelieren mit erhöhten enddiastolischen Flussgeschwindigkeiten bzw. erniedrigten Widerstandsindizes (32, 187).

Verlust der zerebralen Autoregulation. Ein Verlust des Brain-Sparing-Phänomens bzw. eine Normalisierung der Widerstandsindizes in den zerebralen Gefäßen nach einer hypoxämisch bedingten Vasodilatation scheint mit einem sehr hohen Risiko für einen intrauterinen Fruchttod behaftet zu sein bzw. einem intrauterinen Fruchttod unmittelbar vorauszugehen (114, 155). Das Dopplerfrequenzspektrum in den zerebralen Gefäßen kann hierbei im Extremfall sogar eine retrograde Flusskomponente während der Diastole aufweisen (Abb. 43.**32**) (166). In diesen Fällen ist mit einer schweren intrauterinen Asphyxie zu rechnen. Aus pathophysiologischer Sicht wird diskutiert, dass ein Hirnödem infolge einer schweren und zunehmenden Hypoxämie zu einem Anstieg des intrakraniellen Druckes führt und somit einen Wiederanstieg der Widerstandsindizes bewirkt (187). Des Weiteren wird ein Ungleichgewicht zwischen Thromboxan und Prostacyclin zugunsten des Thromboxans diskutiert. So wurden bei hypoxämisch-ischämisch schwer geschädigten Rattenhirnen erhöhte Thromboxanspiegel gefunden, die für eine zerebrale Vasokonstriktion ursächlich sein könnten (63). Außerdem wird vermutet, dass bei einer schweren Hypoxämie und Azidämie ein genereller Kreislaufkollaps entsteht, der zu einem Verlust der zerebralen Autoregulation führt (144). Die Dekompensation der zerebralen Hämodynamik erfolgt durch eine zunehmende Azidämie. Diese Azidämie ist begleitet von einer metabolischen Entgleisung des Hirnstoffwechsels, die wiederum zu schwerwiegenden Hirnschäden bzw. zum intrauterinen Fruchttod führen kann.

Vorhersagewert für Schwangerschaftsausgang. Erniedrigte Widerstandsindizes in der A. cerebri media scheinen mit einem schlechteren perinatalen Outcome vergesellschaftet zu sein (179, 191). Dieser Umstand wird jedoch sehr kontrovers diskutiert (158). Mari et al. (116) konnten bei 43 Frühgeborenen zwischen 25 und 33 SSW zeigen, dass der Nachweis eines Brain-Sparing-Phänomens nicht mit einer erhöhten Rate an Hirnblutungen einhergeht, sondern dass vielmehr das Auftreten von vorzeitigen Wehen bei Frühgeborenen mit einer erhöhten Hirnblutungsrate behaftet ist. Auch scheint die Qualität der neonatologischen Primärversorgung einen Einfluss auf die Hirnblutungsrate zu haben. Insbesondere sollten starke Blutdruckschwankungen während der Primärversorgung möglichst vermieden werden. Bei einem isolierten Nachweis eines Brain-Sparing-Phänomens in der A. cerebri media und unauffälligen Dopplerflussparametern in der A. umbilicalis oder Aorta descendens finden sich derzeit keine gesicherten Hinweise hinsichtlich einer erhöhten Hirnschädigungsrate oder eines ungünstigen perinatalen Schwangerschaftsausganges (158, 171). Eine vorzeitige Entbindung ist bei erniedrigten Widerstandsindizes in der A. cerebri media daher nicht erforderlich. Bei Hochrisikoschwangerschaften liefert die additive dopplersonographische Untersuchung der A. cerebri media gegenüber einer alleinigen Untersuchung der A. umbilicalis keine zusätzlichen Informationen bzw. führt zu keiner Verbesserung der Sensitivität zur Vorhersage eines SGA-Kindes oder eines ungünstigen Schwangerschaftsausganges (171). Allerdings wird bei pathologischen umbilikalen Dopplerflussprofilen eine zusätzliche Untersuchung der A. cerebri media empfohlen, um das Ausmaß der fetalen Zentralisation besser erfassen zu können (15, 65, 129, 171).

Zerebrale arteriovenöse Malformationen

V.-Galeni-Malformation. Kongenitale arteriovenöse Malformationen kommen am häufigsten im Versorgungsbereich der A. cerebri media vor. Über die pränatale Diagnose einer V.-Galeni-Malformation liegen nur wenige Berichte vor, überwiegend handelt es sich um Kasuistiken. In einer größeren Zusammenstellung von 18 pränatal diagnostizierten Feten mit einer V.-Galeni-Malformation wiesen bereits knapp ein Drittel der Feten eine Kardiomegalie und Zeichen einer Destruktion des Hirnparenchyms auf (164).

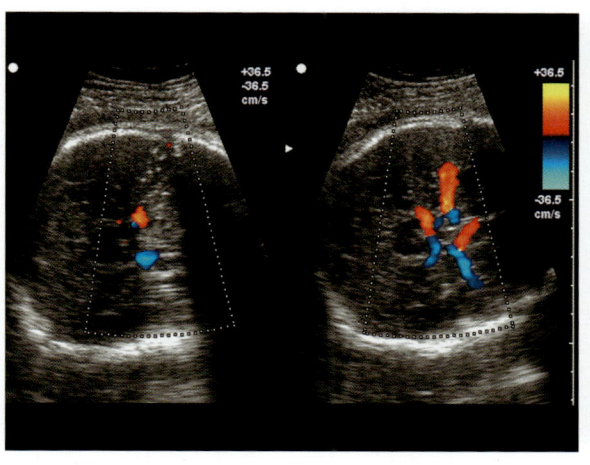

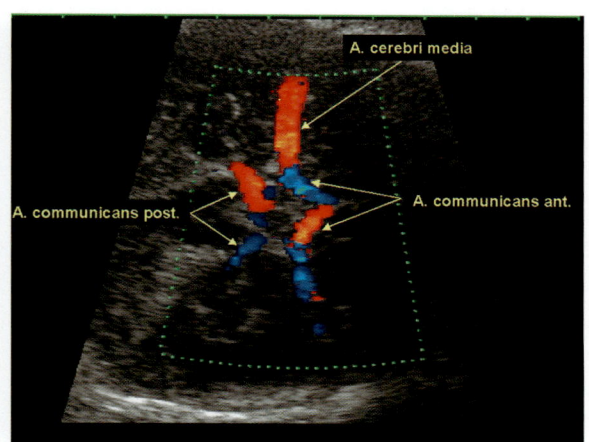

25

26

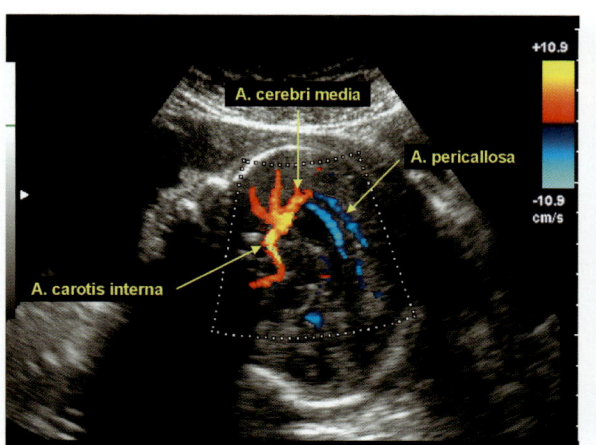

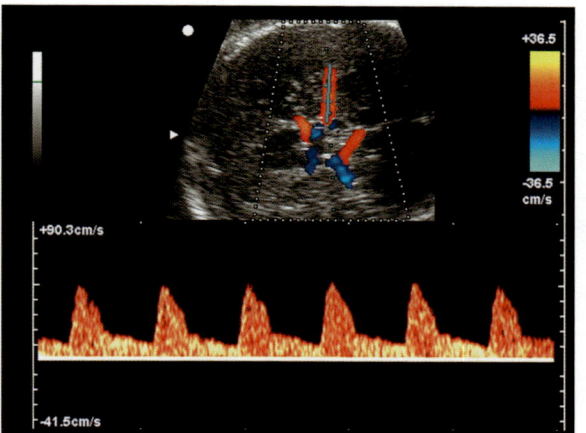

27

28

Abb. 43.**25** Farbkodierte Darstellung der Aa. carotis internae (links) und des geringgradig weiter kranialwärts gelegenen Circulus Willisii (rechts).

Abb. 43.**26** Farbkodierte Darstellung des Circulus Willisii (rechts).

Abb. 43.**27** Farbkodierte Darstellung der A. carotis carotis interna, der A. cerebri media und der A. pericallosa in einem paramedianen Sagittalschnitt.

Abb. 43.**28** Farbkodierte Ableitung eines unauffälligen Dopplerfrequenzspektrums aus der A. cerebri media bei einem Feten mit 29 SSW.

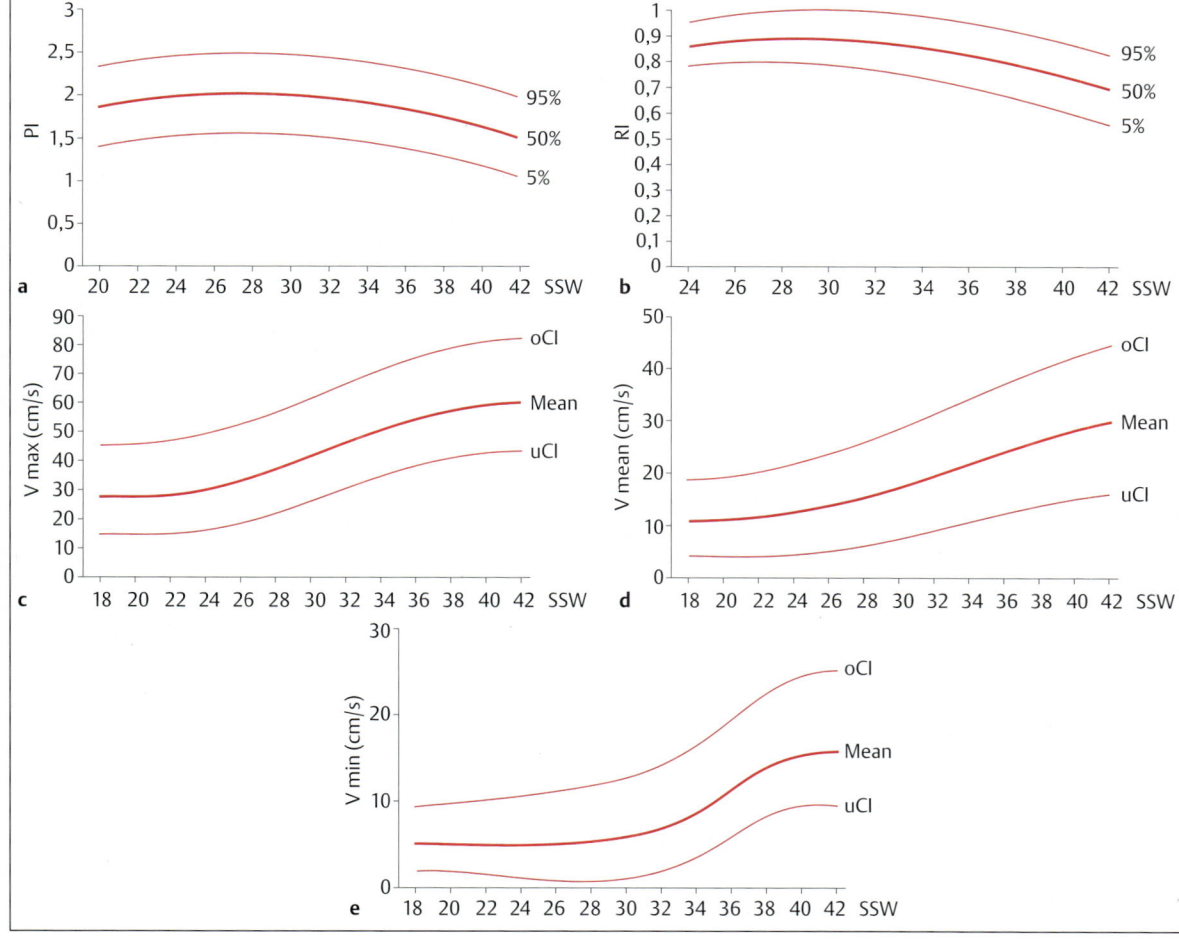

29

Abb. 43.**29** Referenzbereiche für Widerstandsindizes und Blutflussgeschwindigkeiten der A. cerebri media. % = Perzentile.
oCI = oberer Konfidenzbereich,
uCI = unterer Konfidenzbereich.
Innerhalb der Konfidenzbereiche liegen 90% der normalen Messwerte.
a Pulsatilitäts-Index (PI) (nach 9).
b Resistance-Index (RI) (nach 100).
c Maximale systolische Blutflussgeschwindigkeit (cm/s) (nach 21).
d Mittlere intensitätsgewichtete Blutflussgeschwindigkeit (cm/s) (nach 21).
e Enddiastolische Blutflussgeschwindigkeit (cm/s) (nach 21).

Abb. 43.**30**   Farbkodierte Ableitung eines pathologischen Dopplerfrequenzspektrums der A. cerebri media bei einem Feten mit einer schweren intrauterinen Wachstumsretardierung mit 27 SSW. Dieses als Brain-Sparing-Phänomen bezeichnete Strömungsprofil ist durch die erhöhten enddiastolischen Flussgeschwindigkeiten charakterisiert.

Abb. 43.**31**   Farbkodierte Darstellung der A. carotis communis (rot) und der V. jugularis (blau) im Längsschnitt.

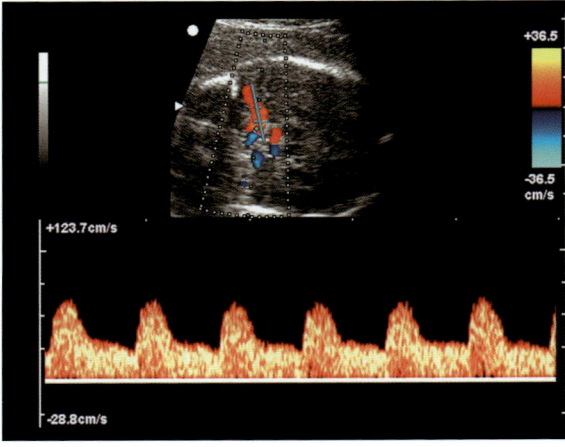

30

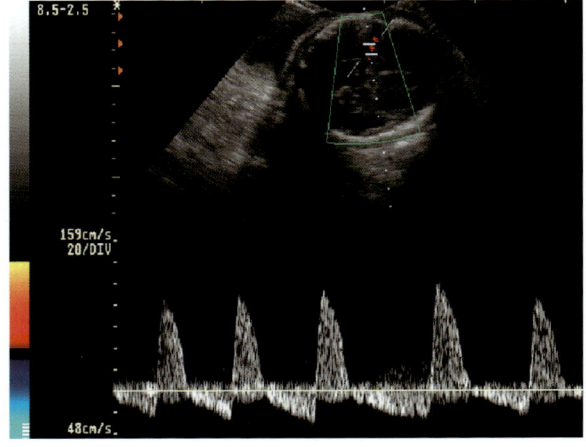

31

Abb. 43.**32**   Bei diesem Feten findet sich eine retrograde enddiastolische Flusskomponente in der A. cerebri media bei einer schweren Azidämie des Feten infolge eines akuten HELLP-Syndroms, 29+5 SSW.

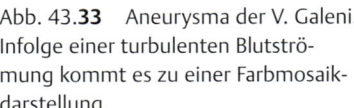

32

Abb. 43.**33**   Aneurysma der V. Galeni. Infolge einer turbulenten Blutströmung kommt es zu einer Farbmosaikdarstellung.

Abb. 43.**34**   Pathologisches Dopplerflussspektrum der V. umbilicalis links unten und des Ductus venosus rechts unten bei einem Feten mit einem Aneurysma der V. Galeni. Hohes Shuntvolumen aufgrund zerebraler arteriovenöser Gefäßanastomosen, 28+4 SSW.

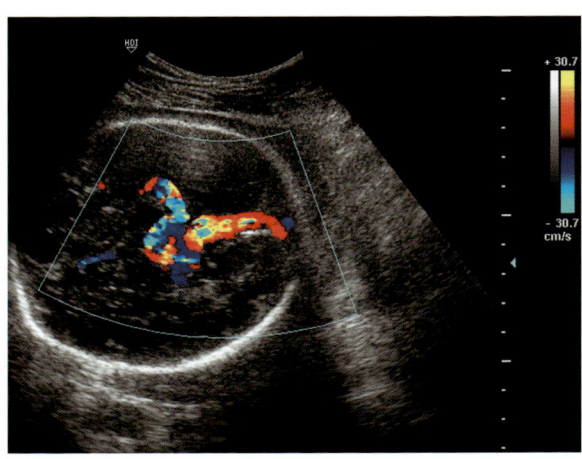

33

Aneurysma der Vena Galeni

Hohes Shuntvolumen aufgrund zerebraler arterio-venöser Gefäßanastomosen

28 + 4 SSW

34

Pulmonalgefäße

Abb. 43.**35**   Farbkodierte Darstellung der A. (links) und V. pulmonalis (rechts).

Abb. 43.**36**   Farbkodierte Ableitung eines unauffälligen Dopplerfrequenzspektrums aus der A. pulmonalis.

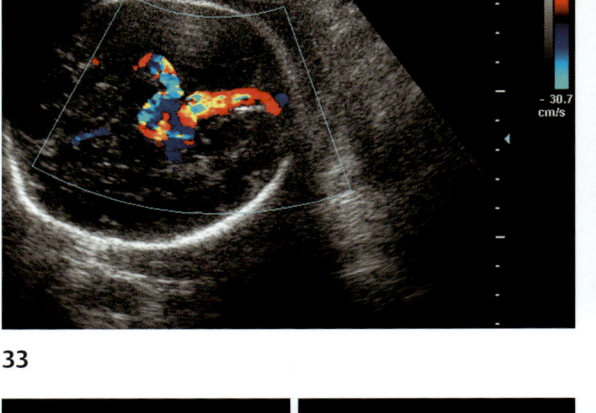

A. pulmonalis   V. pulmonalis

35

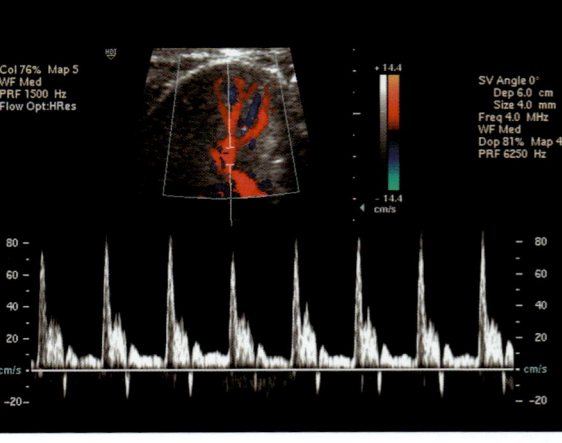

36

Dopplersonographische Befunde. Arteriovenöse Shuntverbindungen sind mithilfe der farbkodierten Doppleruntersuchung an den stark erhöhten Strömungsgeschwindigkeiten und an ihrem typischen Farbmosaikmuster zu erkennen (Abb. 43.**33** und 43.**34**). Bei entsprechend hohem Shuntvolumen kann eine Zunahme der systolischen und insbesondere der enddiastolischen Strömung nachgewiesen werden. Die Resistance- und Pulsatilitäts-Indizes der angiomversorgenden Gefäße weisen erniedrigte Werte auf. Akustisch imponiert das Signal aus dem Aneurysma als systolisch-diastolisches Maschinengeräusch. Ein großes Problem stellt mit fortschreitendem Gestationsalter die zunehmende kardiale Volumenbelastung durch die zerebralen arteriovenösen Shuntverbindungen dar. Dies kann intrauterin eine Herzinsuffizienz bewirken, die bei weiterer kardialer Dekompensation zum generalisierten Hydrops fetalis und zum intrauterinen Fruchttod führen kann. Therapeutisch sollte bei diesen Fällen eine transplazentare Digitalisierung über die Mutter versucht werden.

Pulmonale Gefäße

Flussvolumen im pulmonalen Gefäßsystem. Anhand tierexperimenteller Untersuchungen konnte nachgewiesen werden, dass nur ca. 9% des fetalen Herzminutenvolumens durch die Lungenarterien zur Lunge strömen (78). Beim humanen Feten wurde dagegen ein doppelt so hoher Anteil mittels quantitativer Dopplermessungen nachgewiesen (136, 137). Die insgesamt geringe Durchblutung des pulmonalen Gefäßsystems des Feten wird durch einen hohen arteriellen Druck bzw. einen hohen Gefäßwiderstand in den Pulmonalarterien verursacht. Dies führt zu einem bevorzugten rechtsventrikulären Auswurf über den Truncus pulmonalis zum Ductus arteriosus. Die Ableitung der Flussgeschwindigkeiten der pulmonalen Gefäße kann prinzipiell mit dem gepulsten Schwarz-Weiß-Doppler erfolgen. Eine detaillierte Darstellung der Lungengefäße und deren Unterteilung in venöse und arterielle Gefäße gelingt jedoch am einfachsten mit dem Farbdoppler (39, 40) (Abb. 43.**35**). Unter Zuhilfenahme des Farbdopplers kann darüber hinaus eine gezielte Ableitung der Dopplerflussspektren bis zu den peripheren pulmonalen Gefäßen erfolgen.

A. pulmonalis. Die Dopplerflusskurve der A. pulmonalis ist durch einen frühsystolischen steilen Anstieg bis zur Maximalgeschwindigkeit (= V_{max}) gekennzeichnet. Der systolische Abfall ist durch eine biphasische Inzisur charakterisiert, die am Ende der Systole auch negative Ausschläge aufweisen kann (Abb. 43.**36**). Die Flussgeschwindigkeiten während der diastolischen Phase weisen niedrige Werte auf, was als Ausdruck eines hohen pulmonalen Widerstandes interpretiert wird. Dementsprechend finden sich auch relativ hohe Widerstandsindizes, die während der Schwangerschaft einen konstanten Verlauf aufweisen (Abb. 43.**37**) (101). Die Flussgeschwindigkeiten der peripheren pulmonalen Gefäße zeigen dagegen deutlich niedrigere Flussgeschwindigkeiten als die zentralen Gefäße.

Von klinischer Bedeutung könnte die Dopplersonographie der pulmonalen Arterien zur Vorhersage einer bereits intrauterin bestehenden Lungenhypoplasie sein. Voraussetzung hierfür sind aber pathomorphologische Veränderungen im Bereich des pulmonalen Gefäßsystems, wie sie beispielsweise bei der kongenitalen Zwerchfellhernie, der Potter-Sequenz, beim Hydrothorax oder einem Anhydramnion vorkommen (Abb. 43.**38**).

Pulmonalvenen. Die dopplersonographischen Untersuchungen der Pulmonalvenen geben Auskunft über den linksventrikulären Druck. Ähnlich wie beim Ductus venosus ist das Frequenzspektrum unidirektional gerichtet und durch einen triphasischen Zyklus charakterisiert (Abb. 43.**39**). Das Dopplerfrequenzspektrum weist jedoch gegenüber dem Ductus venosus deutlich niedrigere Flussgeschwindigkeiten auf. Erhöhte Preload-Indizes bzw. eine retrograde Flusskomponente in der Pul-

monalvene während der Vorhofkontraktion finden sich beispielsweise bei einer schweren Aortenstenose und/oder einer ausgeprägten Linksherzhypoplasie (Abb. 43.**40**). Ausreichende Daten, die den klinischen Wert dieser Untersuchung hervorheben, stehen derzeit noch aus und sind Gegenstand klinischer Studien (152).

Ductus arteriosus

Kardiale Hämodynamik. Dopplersonographische Messungen des Ductus arteriosus erlauben eine quantitative Beurteilung der Blutflussgeschwindigkeiten und liefern wichtige Einblicke in die Physiologie und Pathophysiologie der kardialen Hämodynamik. Diese Kenntnisse sind unter anderem sowohl für die Diagnostik schwerer ductusabhängiger Herzvitien, wie beispielsweise einer schweren Pulmonalklappenstenose/-atresie, als auch für die Überwachung einer Indometacintherapie bedeutsam (120, 121). Dopplersonographische Messungen im Ductus arteriosus sind bereits ab der 11. SSW mithilfe der Vaginalsonographie möglich, bedürfen aber in dieser frühen Schwangerschaftsphase einer gezielten Indikationsstellung (33).

Ableitung des Frequenzspektrums. Die Ableitung des Dopplerfrequenzspektrums erfolgt am besten in einer sagittalen Darstellung der rechtsventrikulären Ausstrombahn (sog. kurze basale Achse). In der Verlängerung des Truncus pulmonalis wird das Sample Volume im distalen Anteil des Ductus arteriosus positioniert und das Frequenzspektrum unter Zuhilfenahme des Farbdopplers in einem Insonationswinkel < 10° abgeleitet (34) (Abb. 43.**41**). Während die systolischen, mittleren und diastolischen Blutflussgeschwindigkeiten eine Abhängigkeit vom Gestationsalter aufweisen, zeigen die Pulsatilitäts- und Resistance-Indizes keine Veränderung (121). Eine weitere Einstellung des Ductus arteriosus kann durch einen schrägen transversalen Schnitt kranial des Vierkammerblickes erfolgen (48). Diese Ebene eignet sich vor allem für die Beurteilung der Blutflussrichtung mittels Farbdoppler, z. B. zum Nachweis einer retrograden Perfusion bei einer hochgradigen rechtsventrikulären Ausflusstraktobstruktion.

Beurteilung des Frequenzspektrums. Zur Beurteilung des Frequenzspektrums werden neben dem Pulsatilitäts-Index die systolische und diastolische Maximalgeschwindigkeit herangezogen. Die systolischen Blutflussgeschwindigkeiten im Ductus arteriosus sind die höchsten des gesamten fetalen Kreislaufs. Unabhängig vom Gestationsalter weisen die dopplersonographischen Messungen eine ausreichende Inter- und Intraobserver-Reproduzierbarkeit auf (34, 64). Hierbei scheinen die systolischen Maximalgeschwindigkeiten die größte klinische Wertigkeit zu haben (34, 64).

Konstriktion unter Indometacin. Dopplersonographische Untersuchungen des Ductus arteriosus sind insbesondere bei einer Indometacintherapie im Rahmen der Wehenhemmung oder bei der Behandlung eines Polyhydramnions indiziert. Eine Konstriktion des Ductus arteriosus unter einer Indometacintherapie ist in Abhängigkeit vom Gestationsalter in etwa 50% der Fälle zu erwarten (124, 183). Da mit steigendem Gestationsalter ein erhöhtes Risiko für eine Ductuskonstriktion besteht, sollte eine Indometacintherapie nur bis 32 SSW durchgeführt werden (124, 183). Ferner werden echokardiographische Untersuchungen mit Ableitung von Blutflussgeschwindigkeiten aus dem Ductus arteriosus in wöchentlichen Abständen empfohlen (93, 123, 183). Dopplersonographische Hinweise für eine durch Indometacin induzierte Konstriktion des Ductus arteriosus wurden überwiegend in Form von erhöhten systolischen Flussgeschwindigkeiten, die im Mittel nach 5 Tagen zu sehen waren, beobachtet (183). Systolische und diastolische Maximalflussgeschwindigkeiten von mehr als 140 cm/s bzw. 35 cm/s sowie ein Pulsatilitäts-Index < 1,9 scheinen Anzeichen für eine beginnende Konstriktion des Ductus arteriosus zu sein (123, 141, 183). Bezüglich der

Abb. 43.**37** Referenzbereich für den Pulsatilitäts-Index (PI) der A. pulmonalis (nach 101).
Obergrenze = 95. Perzentile, Untergrenze = 5. Perzentile.

Abb. 43.**38** Bei diesem Feten liegt eine linksseitige dorsolaterale kongenitale Zwerchfellhernie vor. Im Dopplerfrequenzspektrum der A. pulmonalis lassen sich während der enddiastolischen Phase keine Blutflussgeschwindigkeiten ableiten. Dies deutet auf einen hohen Gefäßwiderstand in der A. pulmonalis infolge einer chronischen Lungenhypoplasie hin. Das Risiko für eine postnatale pulmonale Hypertension ist extrem hoch.

Abb. 43.**39** Farbkodierte Ableitung eines unauffälligen Dopplerfrequenzspektrums aus der Pulmonalvene.

Abb. 43.**40** Dopplerfrequenzspektrum aus der fetalen Pulmonalvene bei einem Feten mit einem hypoplastischen Linksherzsyndrom und einer Aortenatresie. Die retrograde Flusskomponente während der Vorhofkontraktion spiegelt einen erhöhten linksatrialen Druck wider.

Ductus arteriosus

Abb. 43.**41** Farbkodierte Darstellung des Ductus arteriosus Botalli im Längsschnitt mit Ableitung eines unauffälligen Dopplerfrequenzspektrums.

A. renalis

Abb. 43.**42** Farbkodierte Darstellung der Aorta abdominalis mit Abgang der A. und V. renalis. Unauffälliges Dopplerfrequenzspektrum der A. renalis. Trotz eines niedrig eingestellten Wandfilters lassen sich die enddiastolischen Geschwindigkeiten nicht darstellen.

Abb. 43.**43** Referenzbereiche für die Widerstandsindizes der A. renalis.
a Pulsatilitäts-Index (PI) (nach 9).
b Resistance-Index (RI) (nach 109).
Obergrenze = 95. Perzentile, Untergrenze = 5. Perzentile.

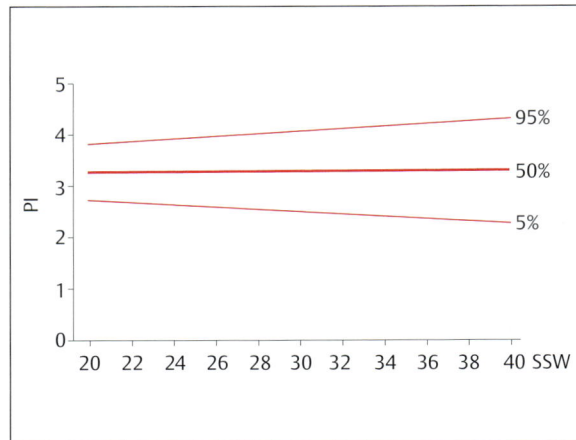

37

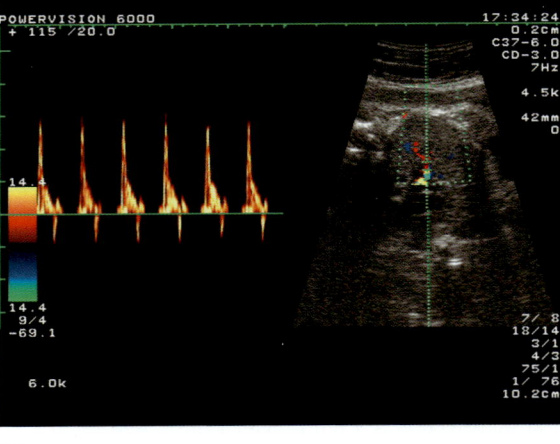

38

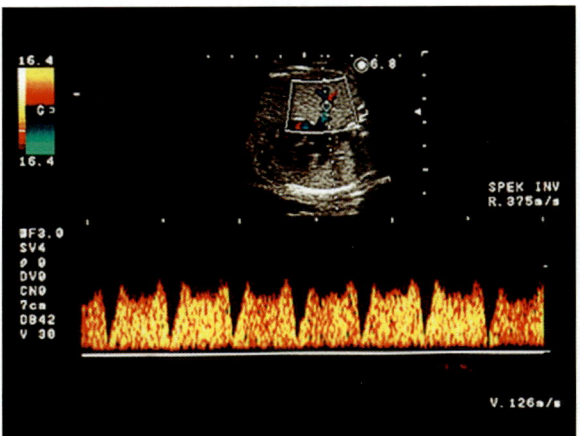

39

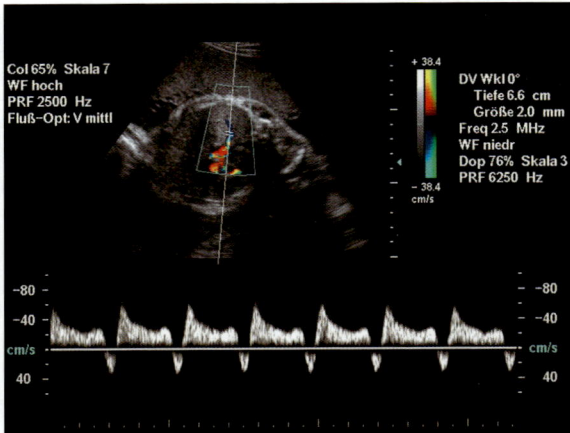

40

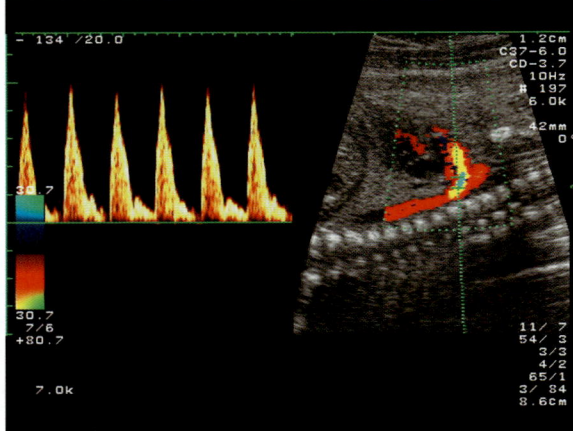

41

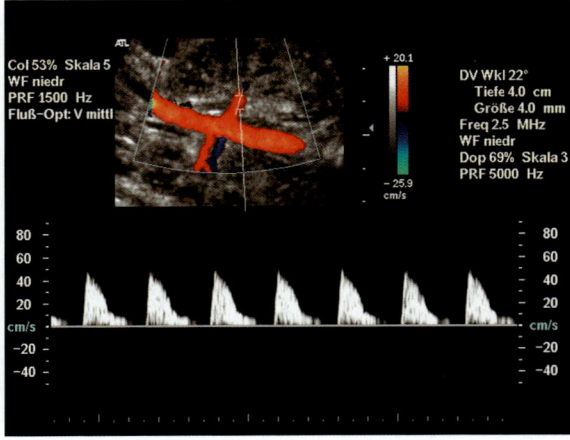

42

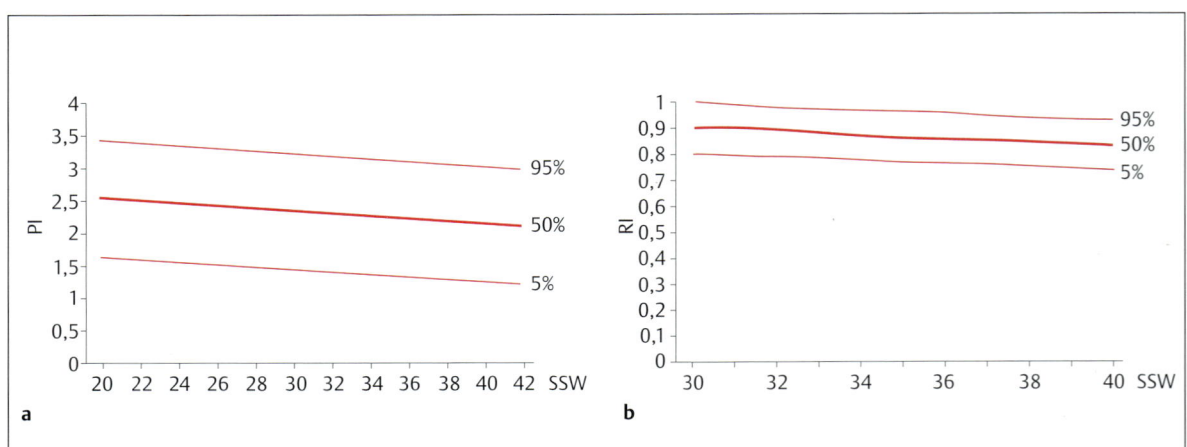

43

besseren Reproduzierbarkeit scheint allerdings die systolische Maximalgeschwindigkeit der geeignetste Parameter für die Beurteilung einer Ductusobliteration zu sein (34, 64, 183). Bei dopplersonographischen Hinweiszeichen für eine vorzeitige Konstriktion des Ductus arteriosus sollte die Indometacintherapie abgesetzt werden. Eine medikamentös induzierte Konstriktion des Ductus arteriosus scheint nach Absetzen der Medikation völlig reversibel zu sein (123, 183). Auch zeigen neuere Untersuchungen, dass die Konstriktion des Ductus arteriosus wohl nur einen transienten Charakter hat (141). Selten kann auch ein spontaner intrauteriner Verschluss des Ductus arteriosus vorkommen. Solche Fälle zeichnen sich durch eine hohe Mortalität aus. Eine Konstriktion des Ductus arteriosus kann in seltenen Fällen auch aus einer Betamethasontherapie im Rahmen der fetalen Lungenreifeförderung resultieren (16).

■ *A. renalis*

Regulation des renalen Blutflusses. Anhand tierexperimenteller Untersuchungen am Schaffeten konnte gezeigt werden, dass im letzten Trimenon nur 2–4% des fetalen Herzzeitvolumens die Niere erreichen (159). Der renale Blutfluss beträgt dabei 1,5–2,0 ml/min/g Nierengewicht. Diese im Gegensatz zu Neugeborenen niedrige Rate des renalen Blutflusses geht mit einem hohen Gefäßwiderstand und einer niedrigen glomerulären Filtrationsrate einher (153). Die fetale Diurese wird dabei über das Zusammenspiel hämodynamischer und endokriner Faktoren reguliert (41, 159, 195). Neben dem renalen Blutfluss scheinen hierbei insbesondere die hormonellen Parameter Prostaglandin E_2 (PgE_2), Arginin-Vasopressin (AVP), Cortisol und der atriale natriuretische Faktor (ANF) eine wichtige Rolle zu spielen (195). Im Rahmen einer Hypoxämie und einer gleichzeitigen Azidämie reagiert der Fetus mit einem Anstieg dieser hormonellen Parameter, während eine hämodynamische Modulation durch einen Anstieg des renovaskulären Widerstandes mit konsekutiver Abnahme des renalen Blutflusses erfolgt (41, 153).

Ableitung des Frequenzspektrums. Dopplersonographische Untersuchungen der fetalen Nierengefäße können sowohl mit dem gepulsten Doppler als auch mit der farbkodierten Dopplersonographie durchgeführt werden (115). Die Darstellung der fetalen Nierengefäße erfolgt am einfachsten nach Aufsuchen der Niere in der Frontalebene. Mit dem Farbdoppler können dann die A. und V. renalis vom Nierenhilus bis zur Aorta abdominalis dargestellt werden (Abb. 43.**42**). Die gepulste dopplersonographische Ableitung der renalen Blutströmungsgeschwindigkeiten bzw. die Platzierung des Sample Volume erfolgen im Bereich des Nierenhilus (Abb. 43.**42**). Bei dieser Einstellung liegt der Insonationswinkel in der Regel unter 30°. Die Einstellung des Gefäßwandfilters sollte wie bei allen anderen Gefäßen unter 125 Hz liegen.

Beurteilung des Frequenzspektrums. Die Beurteilung der Hüllkurve erfolgt anhand des Pulsatilitäts- oder Resistance-Index (Abb. 43.**43**). Dopplerfrequenzspektren der A. renalis können in 90% der Fälle abgeleitet werden (186). Bedingt durch die Zunahme des renovaskulären Blutflusses während der Schwangerschaft, kommt es zu einer Abnahme des Gefäßwiderstandes (9, 115, 186). Bei Anwendung eines Wandfilters von 120 Hz konnten Vyas et al. (186) einen enddiastolischen Fluss in der A. renalis nur in 46% der Fälle nachweisen; dabei zeigte sich jedoch eine deutliche Abhängigkeit vom Gestationsalter. Ein enddiastolischer Fluss ließ sich zwischen 18 und 25 SSW nur in 11%, zwischen 26 und 34 SSW in 19% und zwischen 35 und 43 SSW in 86% nachweisen (186). Dagegen konnte bei Verwendung eines Wandfilters von 50 Hz immer ein enddiastolischer Fluss nachgewiesen werden (181). Die Intraobserver-Variabilität wird für den Pulsatilitäts-Index der A. renalis mit 6,7% angegeben (115).

Veränderungen des Gefäßwiderstandes. Erhöhte renale Gefäßwiderstände werden im Zusammenhang mit der intrauterinen Wachstumsretardierung und einem Oligohydramnion beschrieben (12, 115, 181, 186). Anhand tierexperimenteller Untersuchungen (153) konnte gezeigt werden, dass es im Rahmen einer fetalen Hypoxie zu einem Anstieg von Vasopressin kommt. Erhöhte Vasopressinspiegel führen einerseits zu einer Erhöhung des Gefäßwiderstandes, der wiederum eine Reduktion der renalen Durchblutung zur Folge hat. Andererseits wird die tubuläre Reabsorptionskapazität der Niere durch erhöhte Vasopressinwerte beeinflusst, wodurch unter anderem das Oligohydramnion zu erklären ist. Keine Veränderungen im renalen Gefäßwiderstand des Feten finden sich dagegen bei Terminübertragungen oder beim Polyhydramnion (12, 115, 182). Auch lassen sich keine dopplersonographischen Veränderungen während einer medikamentösen Therapie mit Indometacin bei Vorliegen eines Polyhydramnions nachweisen (112), obwohl tierexperimentell eine Abnahme der Urinproduktion und der Fruchtwassermenge bei der Anwendung von Prostaglandinsynthesehemmern beschrieben wurde (94). Kein Zusammenhang fand sich zwischen einer verminderten Fruchtwassermenge am Termin und renalen Dopplerwerten (198).

Nierenagenesie. Die Darstellung der Nierengefäße ist insbesondere zum Ausschluss einer uni- oder bilateralen Nierenagenesie von großer Bedeutung. Während mit der konventionellen Real-Time-Sonographie der Nachweis einer Nierenagenesie in nur 69–73% der Fälle gelingt, wird unter Zuhilfenahme des Farbdopplers und des fehlenden Nachweises der Nierengefäße eine 100%ige Entdeckungsrate beschrieben (49) (s. Kapitel 27). Hilfreich ist dabei die Kenntnis der normalen Länge zwischen aortaler Bifurkation und den renalen Gefäßen, des sog. aortalen Segmentes. Die Länge dieses aortalen Segmentes korreliert mit der Länge des Femurs (49). Über den farbdopplersonographischen Nachweis einer Nierenagenesie wurde bereits mit 14 SSW berichtet (108).

Zystische Nierenerkrankungen. Während dopplersonographische Untersuchungen der renalen Gefäße bei fetalen Hydronephrosen keinen Einfluss auf den renovaskulären Widerstand zeigen konnten, lassen sich bei multizystischen Nieren (sog. Potter-IIA-Nieren) erhöhte renale Gefäßwiderstände und bei polyzystisch dysplastischen Nieren (z. B. beim Meckel-Gruber-Syndrom) erniedrigte Widerstandsindizes der A. renalis nachweisen (68, 88, 71). Die klinische Wertigkeit bzgl. einer prognostischen Einschätzung dieser Nierenerkrankungen erscheint derzeit jedoch eher gering.

■ *Periphere Gefäße*

Mithilfe der neuen Farbdopplergeräte ist die Darstellung kleinster Gefäße im Feten möglich geworden. Obwohl nach heutigem Kenntnisstand die Dopplersonographie peripherer Gefäße keine besondere klinische Bedeutung aufweist, soll sie der Vollständigkeit halber, wie auch hinsichtlich potenzieller wissenschaftlicher Fragestellungen in der Zukunft, kurz erwähnt werden (Abb. 43.**44**–43.**46**).

Hypoxämisch bedingte Umverteilung. Anhand tierexperimenteller Untersuchungen konnte eine Abnahme des peripheren arteriellen Blutvolumens während einer fetalen Hypoxie gefunden werden (41, 60), wobei am fetalen Schaf lediglich während des dritten Trimesters eine hypoxiebedingte periphere Vasokonstriktion nachgewiesen werden konnte (84). Ob nun dopplersonographische Messungen an den peripheren Gefäßen des Feten zum Nachweis einer hypoxämisch bedingten hämodynamischen Umverteilung möglich sind bzw. sinnvoll erscheinen, ist derzeit nicht geklärt und Gegenstand weiterer klinischer Untersuchungen.

Periphere arterielle Gefäße

Abb. 43.44 Farbkodierte Darstellung der A. femoralis mit dem dazugehörigen Dopplerfrequenzspektrum. Das Dopplerflussprofil der A. femoralis ist durch eine hohe Pulsatilität charakterisiert. Im Gegenkanal lassen sich die sehr niedrigen Flussgeschwindigkeiten in der V. femoralis nachweisen.

Abb. 43.45 Farbkodierte Darstellung der A. tibialis und der A. fibularis.

Abb. 43.46 Referenzbereich für den Pulsatilitäts-Index (PI) der A. tibialis (nach 192).
Obergrenze = 95. Perzentile,
Untergrenze = 5. Perzentile.

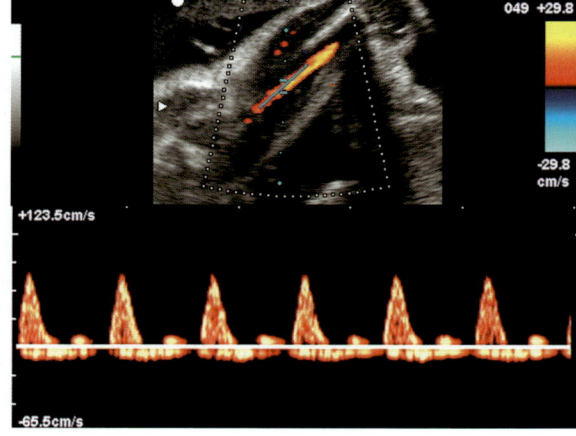

44

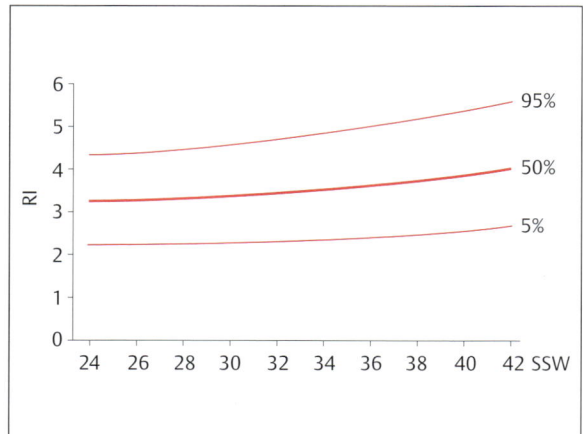

45

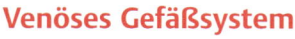

46

Venöses Gefäßsystem

Abb. 43.47 Dopplerfrequenzspektren der V. umbilicalis bei unterschiedlichen fetalen Situationen.

Abb. 43.48 Longitudinale Darstellung der V. umbilicalis und des Ductus venosus innerhalb der Leber.

Abb. 43.49 Darstellung der V. umbilicalis, des Ductus venosus und der Lebervenen im B-Bild- (links) und Angio-Mode-Verfahren (rechts).

Abb. 43.50 Simultane Darstellung der unterschiedlich hohen Strömungsgeschwindigkeiten der V. umbilicalis und des Ductus venosus.

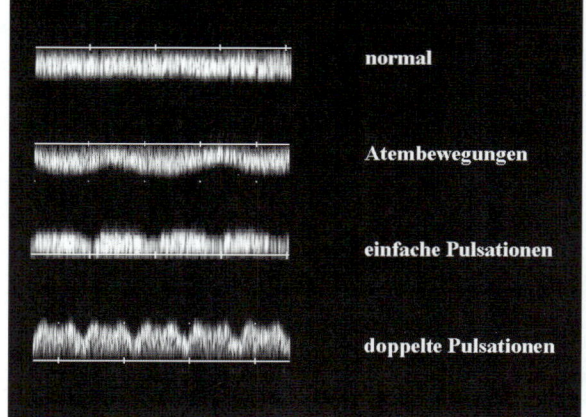

47

48

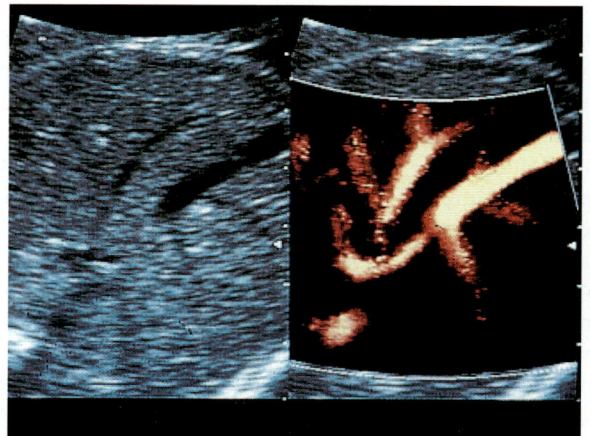

49

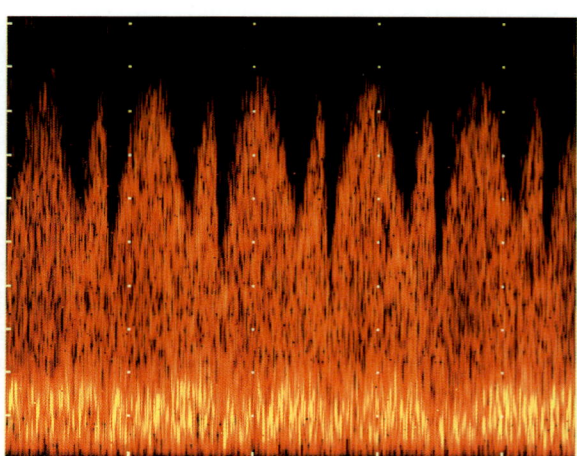

50

A. femoralis und A. tibialis anterior. In normalen Schwangerschaften kommt es zu einem linearen Anstieg der Gefäßwiderstände sowohl in der A. femoralis (113) als auch in der A. tibialis anterior (192). Bedingt durch den ansteigenden Gefäßtonus in den peripheren Gefäßen steigt der Pulsatilitäts-Index der A. tibialis anterior während der zweiten Schwangerschaftshälfte im Mittel von 3,29 auf 4,09 leicht an (Abb. 43.**46**) (192). Beim Vergleich beider Seiten findet sich kein Unterschied zwischen der linken und rechten A. tibialis anterior. Im Gegensatz dazu wurden signifikante Unterschiede in den Pulsatilitäts-Indizes der linken und rechten A. femoralis bei Feten mit einer singulären Nabelschnurarterie gefunden (163).

Dopplersonographie des venösen Gefäßsytems

In den letzten Jahren rückten zunehmend dopplersonographische Untersuchungen bezüglich physiologischer und pathophysiologischer Veränderungen des fetalen Herz-Kreislauf-Systems, vor allem im Bereich des kardialen und venösen Gefäßsystems, in den Vordergrund. Obwohl bereits Anfang der 80er-Jahre dopplersonographische Untersuchungen zum Volumenfluss in der V. umbilicalis durchgeführt wurden, konnte sich diese Methode aufgrund der mangelnden Reproduzierbarkeit und der methodisch bedingten hohen Fehlerrate nicht etablieren. Eine detaillierte Beurteilung des fetalen venösen Gefäßsystems gelang erst durch die technische Weiterentwicklung der Ultraschallgeräte und insbesondere durch die Einführung der farbkodierten Dopplersonographie. Neben der Beurteilung der Nabelschnurvene, der V. cava inferior und der hepatischen Venen ist hierbei insbesondere die dopplersonographische Untersuchung des Ductus venosus Arantii Gegenstand des derzeitigen wissenschaftlichen Interesses.

■ *V. umbilicalis*

Quantitative Analyse des Blutflusses. Dopplersonographische Untersuchungen der V. umbilicalis zur Beurteilung des fetalen Blutvolumens wurden bereits Anfang der 80er-Jahre von Eik-Nes et al. (53, 54) und Gill et al. (58, 59) vorgenommen. Dabei wurde für das III. Trimenon ein relativ konstanter mittlerer Blutvolumenfluss von 110–125 ml/kg/min errechnet, der gegen Ende der Schwangerschaft auf 90 ml/kg/min abnimmt (53, 55, 59). Die quantitative Analyse der umbilikalen Durchblutung ist ebenso wie die Berechnung des Volumenflusses der fetalen Aorta problematisch, da auch hier geringe Abweichungen des Gefäßdurchmessers zu einer großen Streubreite der Blutflusswerte führen (54). Aufgrund der mangelnden Reproduzierbarkeit konnte sich diese quantitative Methode zur Blutvolumenbestimmung nicht etablieren (55).

Ableitung des Frequenzspektrums. Die Einstellung bzw. die Ableitung des Dopplerspektrums erfolgt entweder im intraamnialen oder im intrahepatischen Anteil der Nabelschnurvene, wobei aufgrund der besseren Reproduzierbarkeit die Ableitung des Venenflusses im intrahepatischen Anteil bevorzugt werden sollte. Hierbei wird das fetale Abdomen in einer Transversalebene aufgesucht und das Sample Volume in einem möglichst spitzen Winkel (< 30°) im mittleren Anteil der intrahepatischen Umbilikalvene positioniert.

Nabelschnurvenenpulsationen. Das Strömungsprofil der Nabelschnurvene zeigt in der Regel einen monophasischen Verlauf mit einer mittleren Strömungsgeschwindigkeit von 10–15 cm/s (Abb. 43.**47**). Unter physiologischen Bedingungen treten Nabelschnurvenenpulsationen bis zum Ende des ersten Trimesters oder bei fetalen Atembewegungen auf (83, 146). Nach 13 SSW lassen sich unter normalen Umständen keine

Pulsationen mehr nachweisen. Im II. oder III. Trimenon können Pulsationen jedoch Hinweise auf kardiale Vitien, Arrhythmien und kongestive Herzerkrankungen geben. Des Weiteren sind sie häufig mit einem enddiastolischen Flussverlust der Nabelschnurarterie infolge einer chronisch nutritiven Plazentainsuffizienz vergesellschaftet (69, 126) (Abb. 43.**12**, 43.**61**, 43.**62**). In diesen Fällen weisen Pulsationen in der V. umbilicalis eine zeitliche Korrelation zur atrialen Systole auf und sind Ausdruck einer Myokardinsuffizienz. Pulsationen in der Umbilikalvene können in Form einfacher Pulsationen, als Doppelpulsationen oder in Form eines triphasischen Dopplerspektrums zur Darstellung kommen (Abb. 43.**47**). Bei Nachweis dieser Strömungsmuster wird über eine deutlich erhöhte Mortalitätsrate zwischen 50 und 60% berichtet (69, 83, 126).

■ *Ductus venosus*

Ableitung des Frequenzspektrums. Die Darstellung des Ductus venosus und dessen Strömungsprofil kann sowohl im zweidimensionalen Real-Time-Bild als auch mit dem Farbdoppler erfolgen (Abb. 43.**48**–43.**50**). Der Ductus venosus gibt von allen präkardialen Venen die beste und sicherste Auskunft über die myokardiale Hämodynamik und Funktion des fetalen Herzens bei guter Reproduzierbarkeit der Dopplerflussspektren (18, 19, 47, 72, 149). Die schnellste und einfachste Ableitung der Dopplersignale gelingt in einer dorsoposterioren Lage des Feten. Um eine rasche Orientierung über das venöse Gefäßsystem zu bekommen, sollte zunächst der intrahepatische Verlauf der V. umbilicalis eingestellt werden. Eine optimale Einstellung gelingt entweder in der medianen Sagittalebene oder in einer schrägen transversalen Ebene des fetalen Abdomens (95). In der Verlängerung der intrahepatischen Nabelschnurvene lässt sich der Eintritt in den Ductus venosus nachweisen (Abb. 43.**48**). Der Durchmesser überschreitet selten eine Weite von 2 mm und weist im Verlauf eine geringfügige trichterförmige Erweiterung bei einer Länge von bis zu 20 mm auf (96). Zur Ableitung der Strömungssignale wird das Dopplerfenster direkt an der Einmündung des Ductus venosus positioniert (Abb. 43.**54**). Die Breite des Sample Volume (ca. 2,5–6 mm) sollte gefäßdeckend platziert werden, da ansonsten die eng benachbarten hepatischen Venen und die V. umbilicalis mit erfasst werden. Das Auffinden des Ductus venosus und somit die exakte Positionierung des Sample Volume werden durch die Verwendung des Farbdopplers wesentlich erleichtert. Mithilfe der Farbkodierung lässt sich der Unterschied der Blutflussgeschwindigkeit zwischen V. umbilicalis und Ductus venosus deutlich nachweisen (Abb. 43.**50**). Aufgrund der 3- bis 4fach höheren Blutflussgeschwindigkeit im Ductus venosus resultiert eine Farbumkehr (sog. Aliasing-Phänomen) (Abb. 43.**54**). Die Ableitung der Strömungskurve erfolgt immer am Ursprung des Ductus venosus, d. h. im Bereich der Farbumkehr (Abb. 43.**54**). Bedingt durch die trichterförmige Form des Ductus venosus weisen die Flussgeschwindigkeiten direkt am Eingang höhere Geschwindigkeiten auf als am Ausgang (Abb. 43.**51**). Um eine optimale Strömungskurve zu erhalten, wird ein Insonationswinkel unterhalb von 30° (bzw. 50°) empfohlen (19, 72). Der Wandfilter sollte möglichst niedrig gewählt werden und je nach Ultraschallgerät zwischen 125 Hz und 50 Hz betragen. Bei entsprechender dopplersonographischer Erfahrung können in über 90% der Fälle klare Dopplersignale vom Ductus venosus erhalten werden (19,72).

Beurteilung des Frequenzspektrums. Die normale Dopplerflusskurve des Ductus venosus zeigt während des Herzzyklus einen kontinuierlichen triphasischen Vorwärtsfluss an (Abb. 43.**50**–43.**52**, 43.**54**). In einigen Fällen findet sich dagegen keine bzw. nur eine sehr niedrige Pulsatilität, was als eine Normvariante, z. B. infolge einer diskreten Atembewegung, anzusehen ist (Abb. 43.**53**) (96). In diesen Fällen ist ein kurzes Abwarten empfehlenswert. Die maximalen Strömungsgeschwindigkeiten im Ductus venosus weisen die höchsten Flussgeschwindigkeiten im ge-

Abb. 43.**51** Einfluss der Messlokalisation auf die Strömungsgeschwindigkeiten des Ductus venosus. Bedingt durch die trichterförmige Erweiterung des Ductus venosus, finden sich deutlich niedrigere Blutflussgeschwindigkeiten am Gefäßende.

Abb. 43.**52** Normale Dopplerfrequenzspektren des Ductus venosus in Abhängigkeit vom Gestationsalter. Mit Fortschreiten des Schwangerschaftsalters resultiert eine Zunahme der absoluten Strömungsgeschwindigkeit und eine Abnahme der Pulsatilität.

Abb. 43.**53** Farbkodierte Darstellung des Sinus venosus mit Abgang des Ductus venosus bei dorsoanteriorer Lage des Feten. Das Dopplerspektrum weist eine niedrige Pulsatilität auf und ist als physiologische Normvariante zu werten.

Abb. 43.**54** Rechts: Farbdopplerdarstellung der V. umbilicalis und des Ductus venosus (Pfeil). Deutlich erkennbar sind die unterschiedlichen Blutflussgeschwindigkeiten. Aufgrund der 3- bis 4fach höheren Geschwindigkeiten im Ductus venosus entsteht das Aliasing-Phänomen unmittelbar am Gefäßanfang. An dieser Stelle erfolgt die dopplersonographische Ableitung der Strömungsgeschwindigkeiten. Das Dopplerspektrum ist durch eine unidirektionale triphasische Form charakterisiert (links).
S = ventrikuläre Systole, D = frühe ventrikuläre Diastole, a = Vorhofkontraktion.

Abb. 43.**55** Schematische Darstellung des fetalen Herzzyklus.

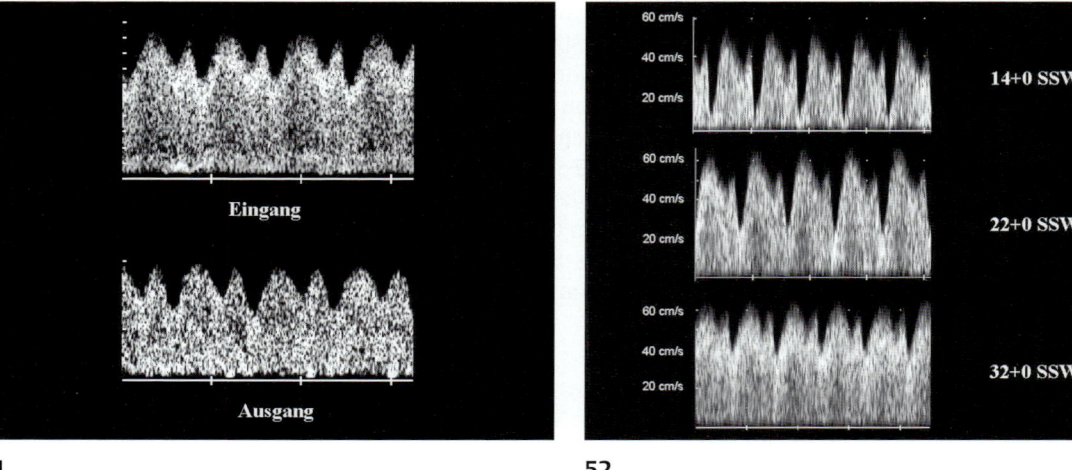

51

52

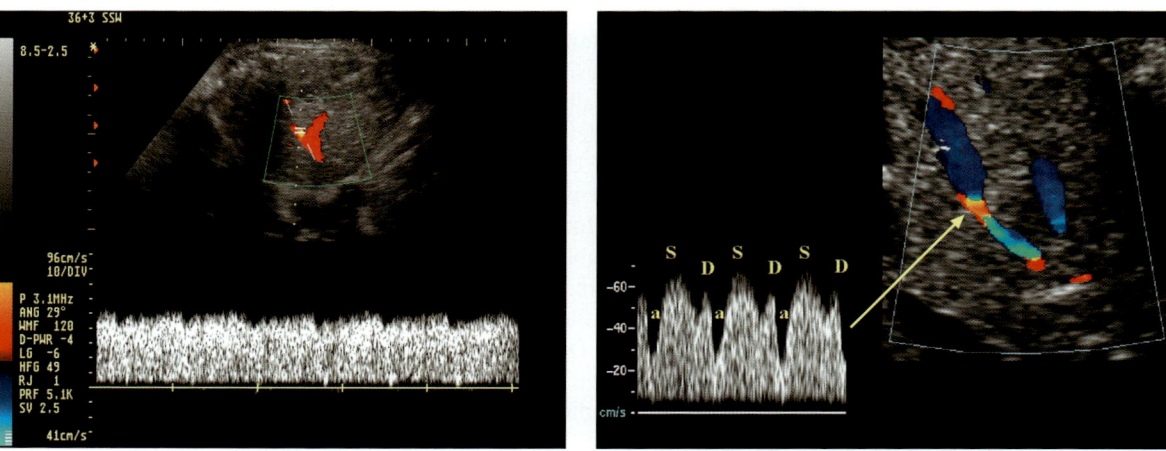

53

54

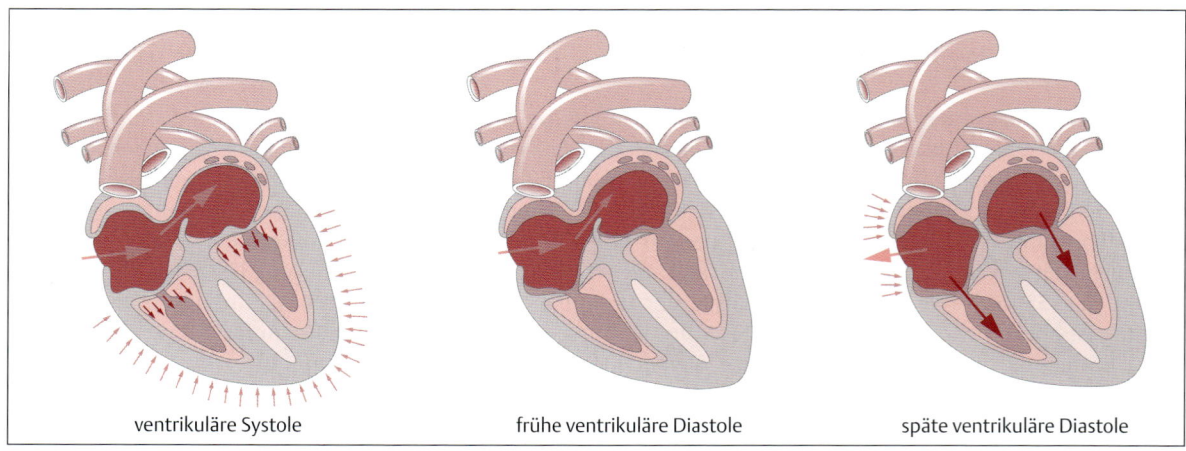

ventrikuläre Systole   frühe ventrikuläre Diastole   späte ventrikuläre Diastole

55

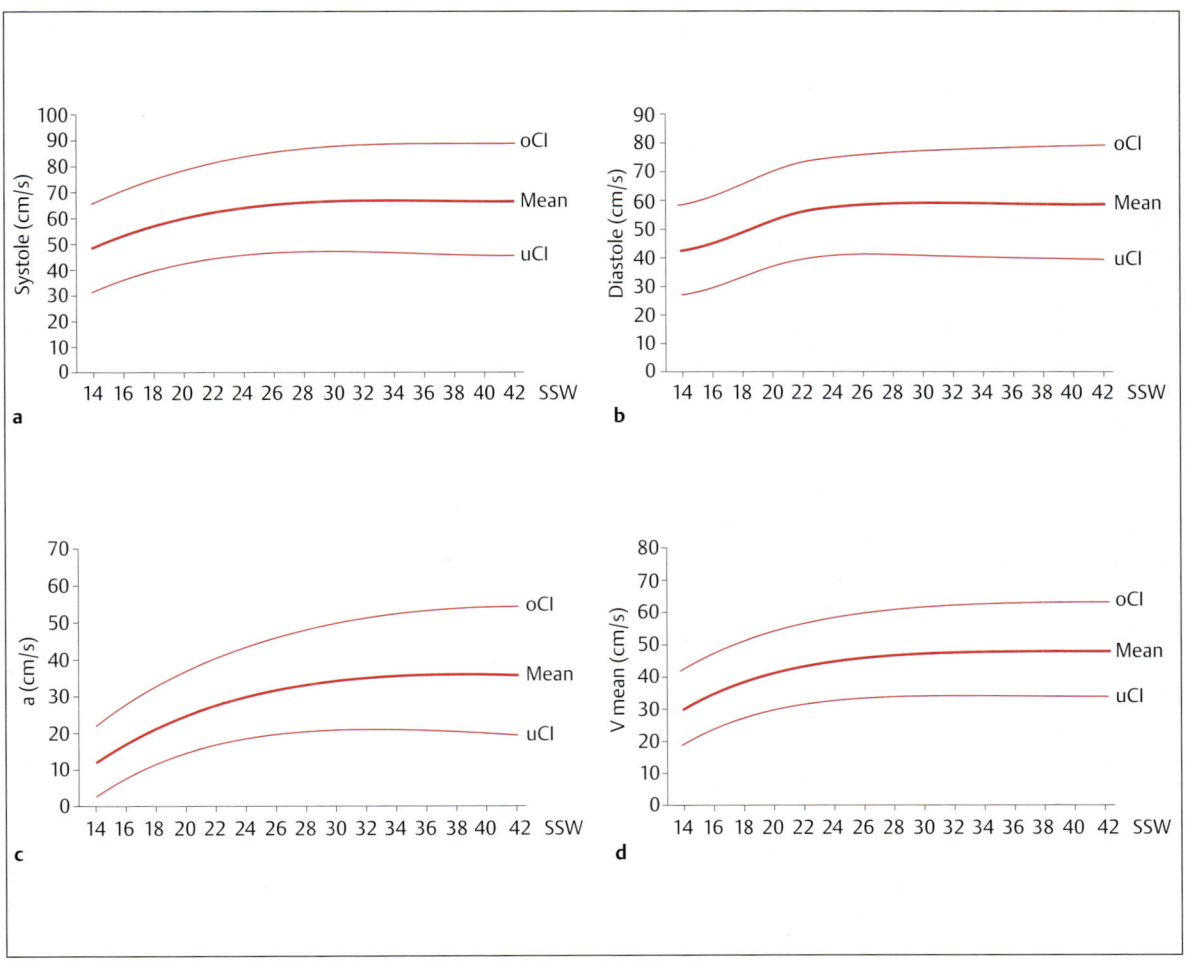

56

Abb. 43.**56** Referenzbereiche für die verschiedenen Strömungsgeschwindigkeiten des Ductus venosus zu den unterschiedlichen Zeitpunkten des Herzzyklus. Die Normgrenzen beinhalten 90% des Normalkollektivs (nach 19). oCI = oberer Konfidenzbereich, uCI = unterer Konfidenzbereich. Innerhalb der Konfidenzbereiche liegen 90% der normalen Messwerte.

a Maximale Strömungsgeschwindigkeiten während der ventrikulären Systole (= S).

b Maximale Strömungsgeschwindigkeiten während der frühen ventrikulären Diastole (= D).

c Maximale Strömungsgeschwindigkeiten während der Vorhofkontraktion (= a).

d Intensitätsgewichtete mittlere Strömungsgeschwindigkeit (V_{mean}).

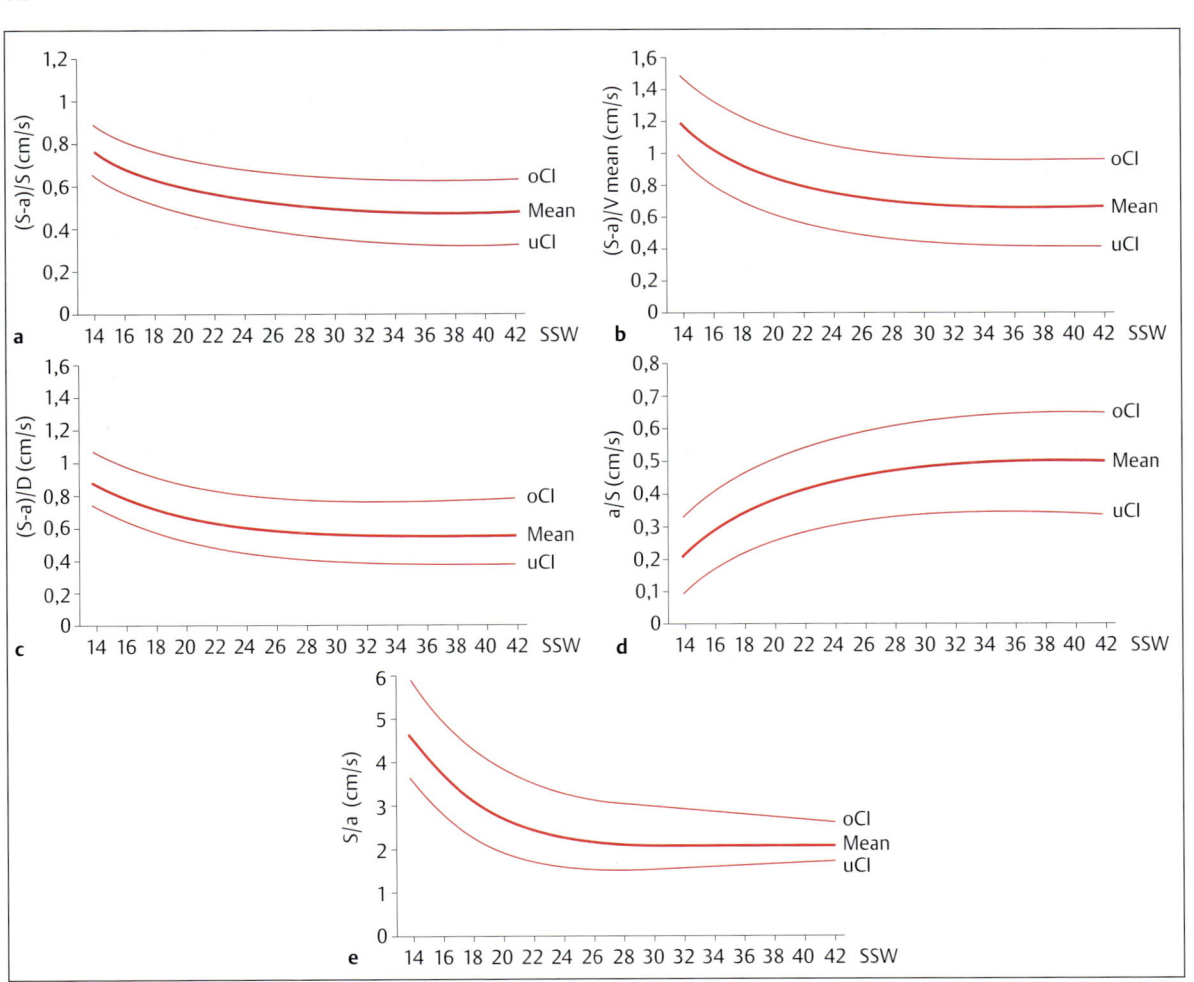

57

Abb. 43.**57** Darstellung der Referenzbereiche für die verschiedenen Preload-Indizes des Ductus venosus. Die Normgrenzen beinhalten 90% des Normalkollektivs (nach 19). oCI = oberer Konfidenzbereich, uCI = unterer Konfidenzbereich.

a Preload-Index (S-a)/S.

b Preload-Index (S-a)/V_{mean}.

c Preload-Index (S-a)/D.

d Preload-Index a/S.

e Preload-Index S/a.

Abb. 43.**58** Dopplerfrequenzspektren des Ductus venosus mit zunehmender Pathologie (a–d) als Ausdruck einer Myokardinsuffizienz.

Abb. 43.**59** Einflusstrakt der V. cava superior und V. cava inferior in den rechten Vorhof.

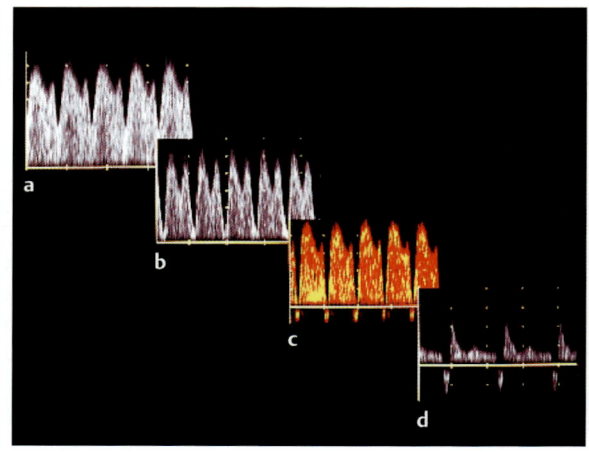

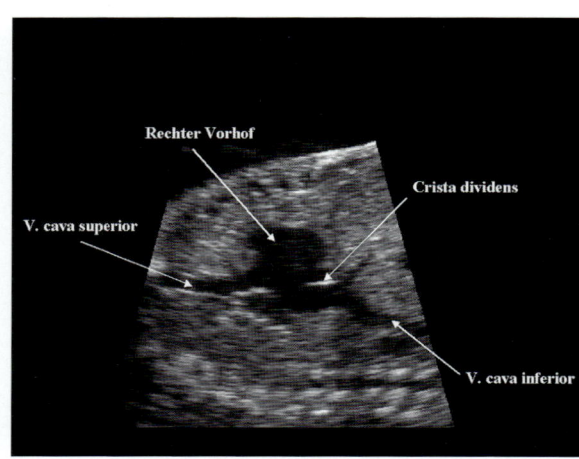

58

59

Abb. 43.**60** Ableitung eines normalen Dopplerfrequenzspektrums aus der V. cava inferior. S = ventrikuläre Systole, D = frühe ventrikuläre Diastole, a = Vorhofkontraktion.

Abb. 43.**61** Hochpathologische Dopplerflussspektren der V. cava inferior, des Ductus venosus und der V. umbilicalis im zeitlichen Vergleich bei einem Feten mit einer schweren intrauterinen Wachstumsretardierung (28+5 SSW). Die hypoxämische Myokardinsuffizienz bewirkt während der Vorhofkontraktion (= a) eine Erhöhung des rechtsatrialen Druckes, der sich in einer Zunahme des retrograden Anteils in der V. cava inferior, einer retrograden Flusskomponente im Ductus venosus und einer zweigipfeligen Pulsation mit tiefer 2. Inzisur in der V. umbilicalis widerspiegelt.

Abb. 43.**62** Korrelation der venösen einzelnen Dopplerflussspektren mit dem CTG. Derselbe Fetus wie in Abb. 43.**61**.

Abb. 43.**63** Simultane Ableitung eines normalen Dopplerfrequenzspektrums aus der fetalen Aorta und der V. cava inferior.

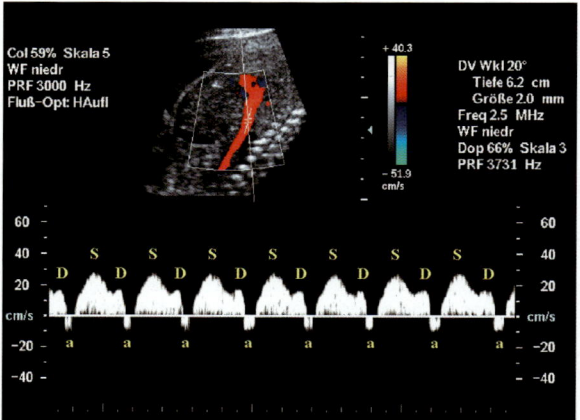

60

61

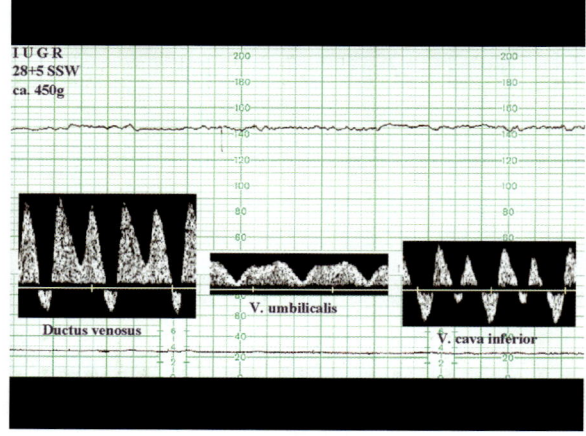

62

63

samten venösen System auf und scheinen für den sog „Streamlining Effect" verantwortlich zu sein. Analog der Beurteilung des arteriellen Gefäßsystems gilt, dass die Strömungsgeschwindigkeiten des Ductus venosus eine Abhängigkeit vom Gestationsalter, von fetalen Atem- und Körperbewegungen sowie von der fetalen Herzfrequenz aufweisen (82). Dabei zeigt die mittlere Blutflussgeschwindigkeit (V_{mean}) zwischen 14 und 41 SSW eine Zunahme im Mittel von 19 auf 34 cm/s (19) (Abb. 43.**52**). Je nach Intensität der Atembewegungen kann es während der Inspiration zu einer Zunahme der Blutflussgeschwindigkeit im Ductus venosus um das 2- bis 3fache der Normalgeschwindigkeit kommen.

Zur Kurvenbeurteilung werden die maximalen Flussgeschwindigkeiten während der ventrikulären Systole (= S), ventrikulären Frühdiastole (= D) und ventrikulären Spätdiastole (= Vorhofkontraktion [= a]) bestimmt (Abb. 43.**54**). Diese Phasen spiegeln hämodynamisch den zeitlich rasch wechselnden Druckgradienten zwischen der Umbilikalvene und dem rechten Vorhof wider (Abb. 43.**55**). Der höchste Druckgradient zwischen Ductus venosus und rechtem Vorhof findet sich während der ventrikulären Systole. Dieser entsteht durch das Tiefertreten der AV-Klappenebene (= Ventilebene), woraus ein antegrader Flow mit Füllung der Vorhöfe resultiert. Während der darauf folgenden frühen Diastole kommt es zur Eröffnung der AV-Klappen und zur passiven Füllung der Ventrikel. Diese Phase entspricht dem E-Anteil des biphasischen atrioventrikulären Strömungsprofils. Während der Vorhofkontraktion, die zeitlich dem A-Anteil des atrioventrikulären Strömungsprofils entspricht, schließt sich das Foramen ovale, und das restliche atriale Blutvolumen wird aktiv in den rechten Ventrikel gepumpt. Somit können Rückschlüsse auf den enddiastolischen rechtsventrikulären bzw. den zentralvenösen Druck gewonnen werden. Zur qualitativen Beschreibung der Pulsatilität kommen die in Tab. 43.**4** aufgeführten winkelunabhängigen Parameter zur Anwendung.

Beurteilung der kardialen Vorlast. Anhand dieser Parameter ist die Beurteilung der kardialen Vorlast (= Preload) möglich. Die entsprechenden Referenzbereiche sind in den Abb. 43.**56** und 43.**57** dargestellt. Mit zunehmendem Gestationsalter kommt es als Folge plazentarer Reifungsvorgänge, die zu einer Abnahme des plazentaren Widerstandes führen, zu einer Reduktion des enddiastolischen ventrikulären Druckes. Diese Reduktion spiegelt sich in der Abnahme der venösen Pulsatilität bzw. der Preload-Indizes wider und ist vornehmlich durch den Anstieg der Strömungsgeschwindigkeiten während der Vorhofkontraktion bedingt. Eine Erhöhung der Preload-Indizes ist die Folge eines erhöhten enddiastolischen ventrikulären Druckes im Herzen. Beim gesunden Feten liegt der Nabelvenendruck während der Vorhofkontraktion über dem zentralvenösen Druck.

Bei einer schweren Kreislaufzentralisation, z. B. infolge einer chronisch nutritiven Plazentainsuffizienz oder Hypovolämie kommt es zu einer hypoxiebedingten Myokardinsuffizienz, die zu einer Erhöhung des zentralvenösen Druckes im rechten Herzen des Feten führt. Dies bewirkt eine Abnahme der maximalen Flussgeschwindigkeiten im Ductus venosus während der Vorhofkontraktion bis hin zur Flussumkehr (Abb. 43.**11**, 43.**12**, 43.**58**, 43.**61**, 43.**62**, 43.**64**–43.**66**).

■ V. cava inferior

Ableitung des Frequenzspektrums. Über den Messort für dopplersonographische Untersuchungen der V. cava inferior werden sehr unterschiedliche Angaben gemacht (81, 72, 138, 147). Dabei scheint die Ableitung des Dopplerprofils direkt unterhalb des rechten Vorhofes (Abb. 43.**59**), bedingt durch die verschiedenen Strömungsrichtungen im Bereich der subdiaphragmalen Venen, das Flussmuster der V. cava inferior ungünstig zu beeinflussen (80). Rizzo et al. (147) verglichen verschiedene Messorte für die Ableitung der Dopplerspektren der V. cava inferior. Dabei konnten die beste Reproduzierbarkeit, die günstigste Winkeleinstellung und die geringste Fehlervariation bei Ableiten des Dopplerspektrums zwischen den Nierengefäßen und den subdiaphragmal einmündenden Lebervenen bzw. unterhalb des Ductus venosus erreicht werden (Abb. 43.**60**) (147). Die V. cava inferior wird hierbei in einer paramedianen sagittalen Längsschnittebene eingestellt und das Doppler-Gate in einem möglichst spitzen Winkel (< 30°) positioniert. Alternativ hierzu kann das Doppler-Gate auch unmittelbar unterhalb der Einmündung des rechten Vorhofes platziert werden (138). Hierbei muss aber mit einer größeren Variabilität der Strömungsmuster gerechnet werden (80).

Beurteilung des Frequenzspektrums. Ebenso wie das Blutströmungsprofil des Ductus venosus spiegelt die Dopplerkurve der V. cava inferior die systolischen und diastolischen Phasen des Herzzyklus und somit die intrakardialen Druckverhältnisse wider (140, 142). Im Gegensatz zum Ductus venosus ist das Strömungsprofil der V. cava inferior durch ein bidirektionales triphasisches Flussmuster mit einem retrograden Anteil während der Vorhofkontraktion und durch 2- bis 3fach niedrigere Strömungsgeschwindigkeiten charakterisiert (Abb. 43.**60**). Die qualitative Beurteilung des Dopplerspektrums der V. cava inferior erfolgt analog der Hüllkurvenanalyse des Ductus venosus mittels der in Tab. 43.**4** aufgeführten Indizes. Mit fortschreitendem Gestationsalter nimmt der prozentuale Anteil des retrograden Flusses während der Vorhofkontraktion ab (148). Dies geht mit einer Abnahme der Pulsatilität bzw. der einzelnen Indizes einher und ist sowohl durch die Abnahme des fetoplazentaren Widerstandes als auch durch eine zunehmende Differenzierung der diastolischen Ventrikelfunktion zu erklären. Eine Zunahme der Pulsatilität bzw. des retrograden Flussanteils findet sich gehäuft bei schwer zentralisierten hypoxämischen Feten, bei kongestiven Herzerkrankungen sowie bei Herzrhythmusstörungen (73, 75, 151) (Abb. 43.**61** und 43.**62**).

Beurteilung fetaler Arrhythmien. Eine simultane dopplersonographische Ableitung von der V. cava inferior und der Aorta descendens kann zur Beurteilung einer fetalen Arrhythmie durchgeführt werden (37, 89, 138) (Abb. 43.**63**). Hierbei wird das Sample Volume so weit vergrößert, dass die Flussgeschwindigkeiten beider Gefäße gleichzeitig erfasst werden können (Abb. 43.**63**).

Indikationen zur Dopplersonographie

■ IUGR im Rahmen einer chronisch nutritiven Plazentainsuffizienz

B-Bild-Sonographie. Die Diagnose einer intrauterinen Wachstumsretardierung erfolgt primär anhand sonographisch ermittelter biometrischer Maße, wobei insbesondere die Messung des Abdomenumfangs der beste Parameter für das Erkennen einer intrauterinen Mangelentwicklung zu sein scheint (36, 169). Neben der Biometrie sollte ein genaues Augenmerk auf die Plazentamorphologie und die Fruchtwassermenge gerichtet werden und eine gezielte Organdiagnostik zum Ausschluss von fetalen Fehlbildungen durchgeführt werden. Ferner sollte

Tabelle 43.**4** Dopplerindizes für das venöse Gefäßsystem zur qualitativen Beurteilung der kardialen Vorlast (= Prelaod) bzw. der zentralvenösen Druckverhältnisse

Autor	Jahr	Index
Reed et al. (138)	1990	a/S
Rizzo et al. (149)	1994	S/a
Huisman et al. (80)	1991	S/D
DeVore et al. (47)	1993	(S-a)/S
Hecher et al. (72)	1994	(S-a)/D
Hecher et al. (72)	1994	(S-a)/Tamx
Bahlmann et al. (19)	2000	(S-a)/V_{mean}

daran gedacht werden, dass in ca. 10–20% der Fälle eine Chromosomenstörung Ursache einer intrauterinen Wachstumsretardierung sein kann. Mithilfe der Dopplersonographie des utero- und fetoplazentaren Gefäßsystems kann nun eine weitere Differenzierung und vor allem eine Einschätzung der fetalen Lebenssituation erfolgen.

Dopplersonographische Hinweise. Erhöhte Widerstandindizes, fehlende und insbesondere retrograde enddiastolische Flussgeschwindigkeiten in der A. umbilicalis weisen auf ein deutlich erhöhtes Risiko für eine intrauterine Mangelentwicklung, eine fetale Hypoxämie wie auch auf eine Azidämie bis zur schweren Asphyxie hin. Des Weiteren besteht eine enge Korrelation mit einer hohen perinatalen Mortalität und Morbidität bzw. mit späteren neuromotorischen Entwicklungsstörungen (51). Schwierigkeiten in der Abschätzung einer fetalen Kompromittierung bestehen vor allem darin, dass wachstumsretardierte Feten eine sehr individuelle Dynamik hinsichtlich der Anpassungsfähigkeit an eine chronische Hypoxämie aufweisen und diese entscheidend von maternalen Begleiterkrankungen, wie beispielsweise einer Präeklampsie und einem Diabetes mellitus Typ I, beeinflusst wird.

Anpassungsvorgänge. Hypoxämie und Azidämie führen zu einer Kreislaufzentralisation mit einer Erhöhung des peripheren Gefäßwiderstandes und einer bevorzugten Durchblutung des Gehirns, des Myokards und der Nebennieren (41). Im Rahmen einer chronisch nutritiven Plazentainsuffizienz scheint ein wachstumsretardierter Fetus mithilfe spezifischer Anpassungsvorgänge seinen chronisch hypoxämischen Zustand, beispielsweise durch eine Steigerung des myokardialen maximalen Blutflusses, durch Neoangiogenese im Myokard und durch Veränderungen des Energiestoffwechsels, längerfristig kompensieren zu können. Die hämodynamischen Veränderungen stellen neben einer gesteigerten Erythropoese und einer zunehmenden anaeroben Glykolyse sinnvolle Anpassungsvorgänge des Feten zur Prävention von schwerwiegenden Schädigungen dar. Ist die Grenze der fetalen Kompensationsfähigkeit erreicht, treten bei zunehmender Azidämie irreversible Schädigungen auf, die sich in einer hohen perinatalen Mortalität und Morbidität widerspiegeln.

Kreislaufzentralisation und Myokardinsuffizienz. Im Rahmen einer Widerstandserhöhung im Bereich des plazentaren Strombettes entwickelt sich eine zunehmende fetale Kreislaufzentralisation (sog. „Sauerstoffsparschaltung"), die dopplersonographisch einerseits durch ansteigende Widerstandindizes in der A. umbilicalis und der fetalen Aorta, andererseits durch eine Abnahme der zerebralen Widerstandindizes charakterisiert ist. Aus dem zunehmenden Widerstandanstieg der fetalen Aorta (Afterload ↑) resultiert eine Erhöhung des enddiastolischen rechtsventrikulären Druckes. Dies führt bei weiterem Bestehen zu einer erhöhten Pulsatilität in den venösen Gefäßen und zum Auftreten von Nabelschnurpulsationen (139, 140, 142). Sowohl die Zunahme der Pulsatilität bzw. der Preload-Indizes venöser Gefäße als auch das Auftreten von Pulsationen in der Nabelschnurvene sind Ausdruck einer hypoxisch bedingten Myokardinsuffizienz und lassen sich insbesondere bei einer zunehmenden Azidämie nachweisen (75, 98, 150, 151).

Korrelation mit CTG-Veränderungen. Sowohl pathologisch erhöhte Preload-Indizes im Ductus venosus und in der V. cava inferior als auch Pulsationen in der Nabelschnurvene korrelieren mit auffälligen CTG-Veränderungen bzw. scheinen diesen teilweise vorauszugehen (Abb. 43.**11**, 43.**12**, 43.**61**, 43.**62**) (42, 73). Pathologische CTG-Veränderungen lassen sich vorwiegend in Form von eingeschränkten und silenten Oszillationen nachweisen. Insbesondere bei erhöhten Preload-Indizes im Ductus venosus bzw. dem Nachweis einer reversen Flusskomponente während der Vorhofkontraktion treten vermehrt Dezelerationen auf.

Venöse Dopplersonographie. Die venöse Dopplersonographie ist vor allem bei Fällen mit einem enddiastolischen Flussverlust (Zero-/Reverse-Flow) in der Nabelschnurarterie indiziert (70). Das angestrebte Ziel ist hierbei, eine zusätzliche nichtinvasive Aussage über die Leistungsfähigkeit des fetalen Herzens zu erhalten, um möglicherweise den optimalen Entbindungszeitpunkt bestimmen zu können. Dies erscheint insbesondere bei schwer wachstumsretardierten Feten im Rahmen einer chronisch nutritiven Plazentainsuffizienz unterhalb von 30 SSW von Bedeutung. Das vorrangige Ziel ist hierbei, eine Prolongation der Schwangerschaft für die Applikation einer fetalen Lungenreifeprophylaxe um mindestens 1–2 Tage zu erreichen. Inwieweit sich diese Vorstellungen durchsetzen bzw. daraus ein klinisches Management abgeleitet werden kann, ist Gegenstand derzeitiger klinischer Untersuchungen.

■ *Mehrlingsschwangerschaften*

Sofern Fehlbildungen bzw. Chromosomenanomalien ausgeschlossen werden können, ist eine Wachstumsdiskordanz bei Mehrlingen am häufigsten mit einer intrauterinen Wachstumsretardierung bei chronischer Plazentainsuffizienz oder einem fetofetalen Transfusionssyndrom assoziiert.

Fetofetales Transfusionssyndrom. Beim fetofetalen Transfusionssyndrom kommt es in der Regel über arteriovenöse Gefäßanastomosen zu einem chronischen Volumenshunting vom einen Zwilling (= Donor) zum anderen Zwilling (= Akzeptor, Rezeptor). Hieraus resultiert eine zunehmende Hypervolämie beim Akzeptor und eine mehr oder weniger stark ausgeprägte Hypovolämie beim Donor. Die Folge ist eine gesteigerte Diurese beim Akzeptor und eine Einschränkung der Diurese beim Donor mit konsekutiver Entwicklung eines Poly-/Oligohydramnions, dem sog. Stuck-Twin-Phänomen (s. Kapitel 37).

Wird die Kompensationsfähigkeit des Akzeptors überschritten, resultiert aufgrund der Hypervolämie eine kongestive Herzinsuffizienz. Der dadurch bedingte erhöhte zentralvenöse Druck im Herzen führt zu einer Kardiomegalie, die sich wiederum in erhöhten Preload-Indizes der venösen Gefäße bis hin zu Pulsationen in der Nabelschnurvene widerspiegelt. Im Rahmen einer bestehenden kongestiven Herzinsuffizienz lassen sich beim Akzeptor eine Trikuspidalklappeninsuffizienz in 49% und erhöhte Preload-Indizes in 37% der Fälle nachweisen (197) (Abb. 43.**64**). Nicht in jedem Falle muss eine Trikuspidalklappeninsuffizienz mit einer erhöhten Pulsatilität in den venösen Gefäßen einhergehen. Dies erklärt sich aus der zeitlichen Verschiebung der Strömungsverhältnisse. Während der Rückfluss (= Regurgitation) bei der Trikuspidalklappeninsuffizienz vornehmlich während der ventrikulären Systole auftritt, erfolgt der Rückfluss (= a) der venösen Gefäße während der ventrikulären Spätdiastole bzw. der Vorhofkontraktion.

Aussagekraft der Dopplerbefunde. Im Rahmen einer fetoskopischen Laserkoagulation von plazentaren arteriovenösen Anastomosen scheinen prätherapeutisch erhöhte Preload-Indizes beim Akzeptor mit einer deutlich niedrigeren Überlebensrate einherzugehen. Dagegen finden sich erhöhte venöse Preload-Indizes beim Donor nur in 9% der Fälle und scheinen wiederum keinen Einfluss auf die Überlebensrate zu haben. Erhöhte Preload-Indizes können Ausdruck sowohl einer Hypovolämie als auch eines erhöhten plazentaren Widerstandes sein. Je nach kardialer Anpassungsfähigkeit kann es insbesondere beim Akzeptor in 7% der Fälle zur Ausbildung eines Hydrops fetalis kommen. Interessanterweise finden sich in diesen Fällen häufig unauffällige Widerstandindizes in den arteriellen Gefäßen (76). Pathologische Dopplerflussprofile in der A. umbilicalis im Sinne eines enddiastolischen Flussverlustes oder einer enddiastolischen reversen Flusskomponente finden sich beim Akzeptor in 5% der Fälle und beim Donor in 19% der Fälle.

Hydrops fetalis

Venöse Dopplersonographie. Bei Feten mit einem Hydrops, bei denen pathogenetisch eine Erkrankung des Herz-Kreislauf-Systems zugrunde liegt, finden sich häufig pathologische Blutströmungsmuster in den venösen Gefäßen (56, 97). Beim nichtimmunologischen Hydrops fetalis kann eine erniedrigte rechtsventrikuläre Auswurfleistung gefunden werden, die sich in Form von erhöhten Preload-Indizes der venösen Gefäße und dem Auftreten von Nabelschnurpulsationen ausdrückt (Abb. 43.**65**, 43.**68**) (69).

Ursachen. Pathologische venöse Dopplerspektren können beispielsweise beim Steißbeinteratom oder beim Aneurysma der V. Galeni durch die Ausbildung von arteriovenösen Gefäßanastomosen und entsprechend hohen Shuntvolumina verursacht werden (Abb. 43.**34**). Ebenso kann sich im Rahmen einer Endokardfibroelastose eine zunehmende Erhöhung der Pulsatilität in den venösen Gefäßen entwickeln, die bei weiterer Verschlechterung der kardialen Compliance zu einem Hydrops fetalis führen kann (Abb. 43.**66**). Bei einigen kongenitalen Herzfehlern, die insbesondere mit Anomalien der ventrikulären Einfluss- oder Ausflussbahnen assoziiert sind, können auffällige venöse Strömungsmuster bei unauffälligen Dopplerflussprofilen im arteriellen Gefäßsystem nachgewiesen werden (Abb. 43.**65**) (97).

Herzrhythmusstörungen. Fetale Arrhythmien, insbesondere supraventrikuläre Tachyarrhythmien, Vorhofflimmern, Vorhofflattern und schwerwiegende Bradyarrhythmien, können bei längerem Bestehen ebenfalls mit einer fetalen Herzinsuffizienz und der Ausbildung eines Hydrops fetalis einhergehen (Abb. 43.**67**) (13, 89). Die Tachykardie führt zu einer hypoxisch bedingten Kardiomyopathie mit Entwicklung einer AV-Klappeninsuffizienz, die wiederum einen generalisierten Hydrops bis hin zum intrauterinen Fruchttod zur Folge hat. Oberhalb einer kritischen Herzfrequenz von 210 Spm werden sowohl im Ductus venosus als auch in der V. cava inferior monophasische Flussmuster mit einem antegraden Fluss während der Systole und einem retrograden Fluss während der Diastole beobachtet (Abb. 43.**68**) (56). Bei erfolgreicher Kardioversion kommt es zu einer raschen Normalisierung der venösen Blutflussspektren und zu einem Verschwinden des Hydrops. In seltenen Fällen kann ein Hydrops fetalis auch mit einer Agenesie des Ductus venosus korreliert sein (56, 97).

Vereinzelte supraventrikuläre Extrasystolen sind dagegen in den allermeisten Fällen als harmlos einzustufen. In der postextrasystolischen Phase resultiert eine kurzfristige rechtsatriale Druckerhöhung aufgrund des vermehrten Blutvolumens (Abb. 43.**69**). Im darauf folgenden Herzzyklus wird dieses Volumen durch ein gesteigertes Schlagvolumen in den Kreislauf gepumpt, sodass es wieder zu einer Normalisierung des rechtsatrialen Druckes kommt. In der A. umbilicalis erkennt man beispielsweise nach der postextrasystolischen Pause das vermehrte Schlagvolumen an den höheren systolischen Flussgeschwindigkeiten (Abb. 43.**67**). Der zugrunde liegende Effekt basiert auf dem Frank-Starling-Gesetz, wonach die Kraft der Herzkontraktion indirekt vom enddiastolischen Volumen abhängt.

Rhesusinkompatibilität

Hyperdynamische Zirkulation. Eine akute schwere Anämie bewirkt eine Vasokonstriktion im splanchnischen und renalen Gefäßbett, woraus ein vermehrtes Sauerstoffangebot zugunsten des Gehirns, des Herzens und der Nebennieren resultiert. Feten mit einer schweren chronischen Anämie, z. B. infolge einer Blutgruppeninkompatibilität oder einer akuten Parvovirus-B19-Infektion, sind dagegen in der Lage, durch spezifische humorale, rheologische und kardiovaskuläre Anpassungsvorgänge eine adäquate Sauerstoffversorgung für eine bestimmte Zeit aufrechtzuerhalten. Obwohl es insgesamt zu keinen Veränderungen der Gefäß-

widerstände in den fetoplazentaren Strombahnen kommt, reagiert der anämische Fet mit einer zunehmenden Steigerung des Herzzeitvolumens und der Blutströmungsgeschwindigkeit (74, 92, 131). Die Strömungseigenschaften in den fetalen Blutgefäßen werden zusätzlich durch die geringe Viskosität des Blutes beeinflusst. Diese anämiebedingte kardiovaskuläre Anpassung wird auch als hyperdynamische Zirkulation bezeichnet.

Widerstandsindizes und Flussgeschwindigkeiten. Im CTG spiegeln sich schwere fetale Anämiesituationen typischerweise in Form von sinusoidalen Oszillationsmustern wider (Abb. 43.**70**). Erhöhte Flussgeschwindigkeiten werden dabei vorwiegend in der A. cerebri media, in der Aorta descendens und im Ductus venosus gefunden (Abb. 43.**70**) (74, 117). Ebenso wie im arteriellen Gefäßsystem findet sich keine Erhöhung der Pulsatilität in den venösen Gefäßen (74, 131). Die Widerstandsindizes der arteriellen Gefäße bzw. die Preload-Indizes der venösen Gefäße können somit nicht zur Vorhersage des Anämiegrades herangezogen werden. Diese Befunde werden durch tierexperimentelle Untersuchungen an fetalen Lämmern, bei denen eine chronische Anämie induziert wurde, unterstützt. Es konnte beispielsweise gezeigt werden, dass bei einer zunehmenden Anämie und einem gleichzeitig bestehenden Hydrops fetalis kein Anstieg des rechtsventrikulären Druckes, sondern eine Erhöhung des rechtsventrikulären Herzschlagvolumens sowie des myokardialen Blutflusses resultiert (43). Der Hydrops fetalis scheint daher primär nicht die Ursache einer kongestiven Herzinsuffizienz zu sein, sondern eher durch Veränderungen des kolloidosmotischen Druckes und/oder durch hypoxämisch induzierte Endothelläsionen der fetalen Gefäße bedingt zu sein. Erst unterhalb eines Hämatokritwertes von 10% tritt eine Erschöpfung der kardiovaskulären Adaptationsmechanismen ein, wodurch es dann aufgrund des abnehmenden Herzschlagvolumens und der ansteigenden ventrikulären Drücke zum kongestiven Herzversagen kommt (43).

Transfusionsüberwachung. Im Rahmen einer intrauterinen intravasalen Bluttransfusion können dopplersonographische Untersuchungen des Ductus venosus Auskunft über hämodynamische Veränderungen während oder unmittelbar nach der Transfusion geben (130).

Sauerstofftherapie

Verbesserung der fetalen Oxygenierung. Die transmaternale Verabreichung von Sauerstoff über ein bestimmtes Zeitintervall, die sog. Hyperoxygenierung, stellt eine mögliche Therapieform bei SGA und/oder IUGR dar. Anhand von Kordozentesebefunden konnte gezeigt werden, dass die transmaternale Verabreichung von Sauerstoff zu einer Verbesserung der fetalen Oxygenierung führt (128). Diese Hyperoxygenierungstherapie erfolgt in Form einer Maskeninhalation, bei welcher der Mutter 6–8 l Sauerstoff (50–70%) verabreicht werden (24, 46, 128).

Beeinflussung der fetalen Hämodynamik. Neben der Verbesserung der fetalen Oxygenierung scheint die maternale Sauerstofftherapie auch die fetale Hämodynamik zu beeinflussen (7, 170). Dabei konnten pathologische fetale Blutflussmuster vorübergehend verbessert werden (7). Das Ansprechen der fetalen Hämodynamik scheint aber insbesondere vom Gestationsalter abhängig zu sein. So finden sich bei Feten unterhalb von 30 SSW keine Veränderungen der zerebralen Durchblutung (31, 143), während Feten nach 30 SSW ein deutliches Ansprechen nach Sauerstoffapplikation aufweisen (8). Auf der anderen Seite konnte gezeigt werden, dass bei IUGR-Feten, die nicht auf eine Sauerstofftherapie reagieren, ein deutlich höheres Risiko für eine akute fetale Stresssituation und somit eine schlechtere Prognose besteht (8, 31).

Klinische Wertigkeit der Therapie. Die klinische Wertigkeit dieser Therapieform wird allerdings sehr kontrovers diskutiert. Während einer-

Dopplersonographie bei kardialen Komplikationen

Abb. 43.**64** Dopplerfrequenzspektren der A. umbilicalis und des Ductus venosus beim fetofetalen Transfusionssyndrom.

Abb. 43.**65** Arterielles und venöses Dopplerfrequenzspektrum bei einem Feten mit einer schweren Rechtsherzhypoplasie.

Abb. 43.**66** Arterielles und venöses Dopplerfrequenzspektrum bei einem Feten mit einer ausgeprägten Endokardfibroelastose und Rechtsherzhypoplasie.

Abb. 43.**67** Dopplerflussspektren der A. umbilicalis bei verschiedenen fetalen Arrhythmieformen. Bei der supraventrikulären Tachykardie (hier 222 Spm) sind die enddiastolischen Flussgeschwindigkeiten infolge des verkürzten Herzzyklus deutlich erhöht. Nabelschnurvenenpulsationen können hierbei häufig nachgewiesen werden, sind allerdings nicht in allen Fällen obligat. Beim kompletten AV-Block (hier 66 Spm) findet sich dagegen infolge einer verlängerten diastolischen Zyklusphase eine Erniedrigung der enddiastolischen Flussgeschwindigkeit. Das vermehrte kardiale Blutvolumen findet seinen Ausdruck in synchronen Pulsationen in der V. umbilicalis während der frühen systolischen Zyklusphase. Bei der supraventrikulären Extrasystolie findet sich eine nichtkompensatorische postextrasystolische Pause, in der die enddiastolischen Flussgeschwindigkeiten abnehmen. Die darauf folgenden maximalen systolischen Blutflussgeschwindigkeiten sind infolge des vermehrten Schlagvolumens erhöht, was als Hinweis auf den Frank-Starling-Mechanismus interpretiert werden kann.

Abb. 43.**68** Venöses Dopplerflussprofil von der V. umbilicalis, vom Ductus venosus und von der V. cava inferior bei einem Feten mit einer supraventrikulären Tachykardie (222 Spm). Es finden sich eine monophasische Pulsation in der V. umbilicalis sowie ein monophasisches Dopplerflussprofil im Ductus venosus und in der V. cava inferior.

Abb. 43.**69** Dopplerfrequenzspektrum vom Ductus venosus bei einer supraventrikulären Extrasystole. Das unmittelbar nach der Extrasystole erhöhte intrakardiale Blutvolumen hat sich nach 2 Herzzyklen wieder normalisiert.

Abb. 43.**70** Kardiogramm, aortales Dopplerfrequenzspektrum und Dopplerfrequenzspektren des Ductus venosus bei einem Feten mit einer schweren Anämie.

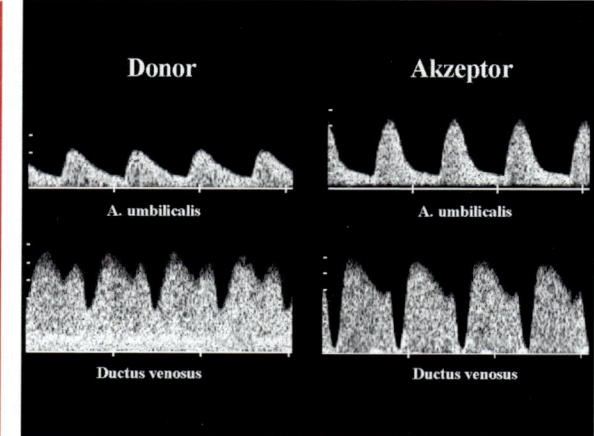

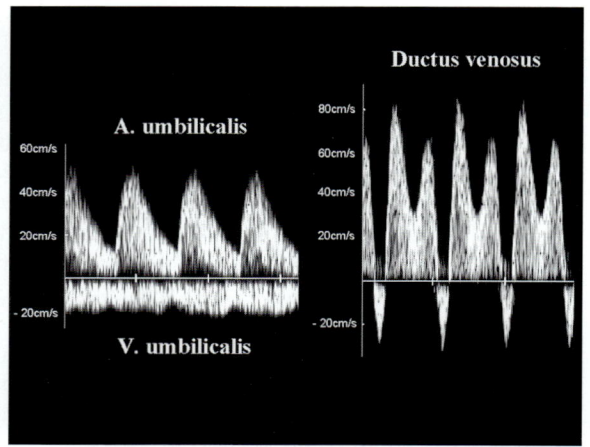

64

65

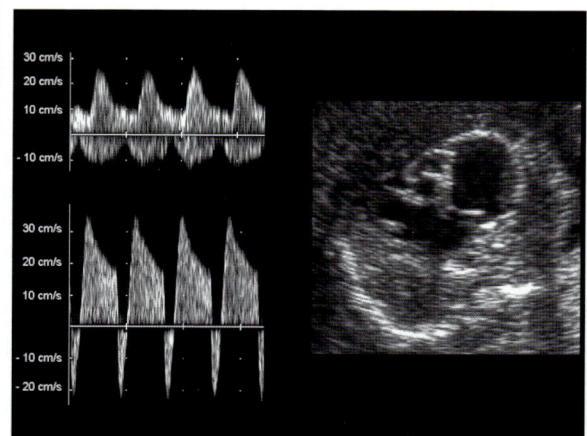

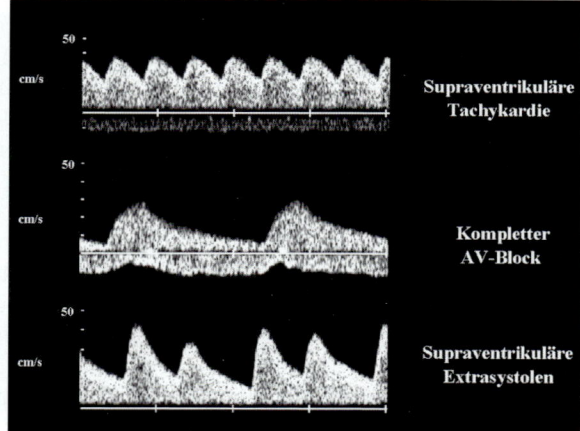

66

67

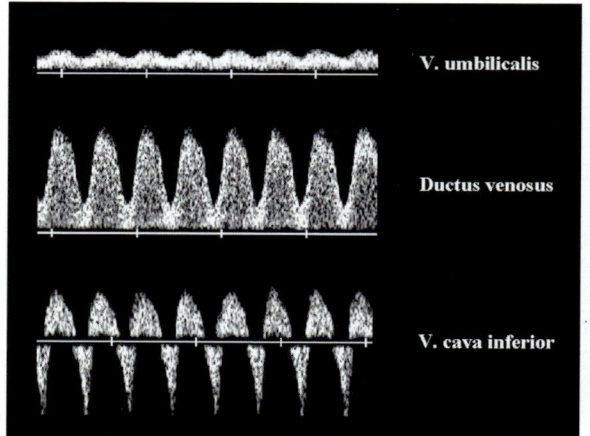

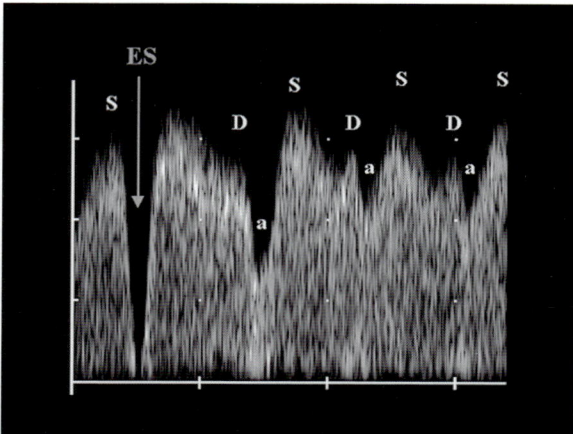

68

69

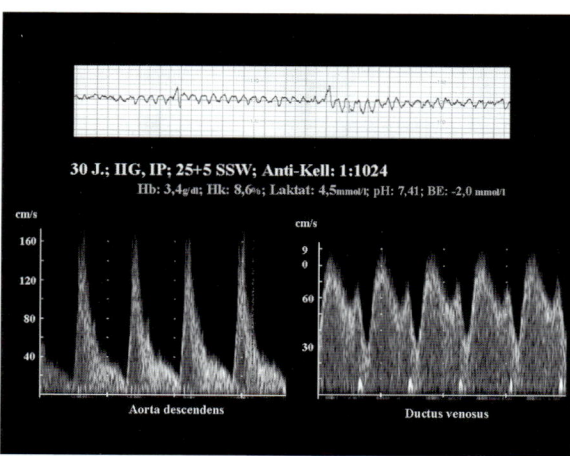

70

seits über eine Abnahme der Mortalität um 30–50% berichtet wurde (24, 128), fanden andere Autoren keinen Einfluss auf die Mortalitätsrate, sondern vielmehr eine Zunahme der Morbidität (143). Tierexperimentelle Untersuchungen konnten sogar nachweisen, dass Schwankungen der fetalen Oxygenierung zu einer Verschlechterung des fetalen Zustandes führen. Die bislang publizierten Studien erlauben aufgrund der kleinen Fallzahlen und des unterschiedlichen Studiendesigns derzeit keine abschließende Beurteilung über den Nutzen dieser Therapie.

■ *Terminüberschreitung*

Inzidenz und Risiken. Die Inzidenz einer Terminüberschreitung beträgt etwa 5%, wenn das Gestationsalter anhand einer Ultraschalluntersuchung in der Frühschwangerschaft festgelegt wird.

Die perinatale Mortalität steigt bei zunehmender Terminüberschreitung deutlich an. So nimmt beispielsweise das Risiko eines intrauterinen Fruchttodes zwischen 37 SSW (0,35‰) und 43 SSW (2,12‰) um das 6fache zu (79). Für die Interpretation von dopplersonographischen Indizes nach dem errechneten Entbindungstermin sind einerseits die Kenntnis des exakten Gestationsalters, andererseits die Kenntnis der Dopplernormkurven während der letzten Schwangerschaftswochen von Bedeutung. Obwohl bei Terminüberschreitungen das Risiko für eine relative uteroplazentare Insuffizienz zunimmt, lässt sich diese dopplersonographisch nicht nachweisen (85).

Veränderungen nach dem Termin. Im Bereich des uteroplazentaren Gefäßsystems finden sich nach dem Entbindungstermin keine wesentlichen Veränderungen der Widerstandsindizes (85, 145). In der fetalen Aorta wurde lediglich ein geringfügiger Abfall der mittleren Durchblutungsgeschwindigkeit gefunden, jedoch ohne Veränderungen der Widerstandsindizes (145, 184). Dagegen erfolgt im fetoplazentaren Gefäßkompartiment, d. h. in der A. umbilicalis, eine weitere Abnahme der Widerstandsindizes, was als fortschreitende Differenzierung der Plazenta gedeutet wird (77, 160). Auch im zerebralen Gefäßsystem zeigt sich eine Abnahme der Widerstandsindizes nach dem errechneten Entbindungstermin (10). Die enddiastolische Geschwindigkeit in der A. cerebri media beträgt am Entbindungstermin etwa die Hälfte der systolischen Geschwindigkeit (85). Diese physiologische Widerstandsabnahme in den zerebralen Gefäßen darf jedoch keinesfalls mit dem sog. Brain-Sparing-Effekt bei Feten mit einer schweren intrauterinen Wachstumsretardierung verwechselt werden und gilt daher nicht als Kriterium für eine fetale Gefährdung.

Gegen Ende der Schwangerschaft findet sich physiologischerweise eine Abnahme des Fruchtwassers. Es besteht jedoch kein Zusammenhang zwischen einer verminderten Fruchtwassermenge und den Dopplerspektren fetaler Gefäße am Termin (198).

Fazit. Zusammenfassend kann gesagt werden, dass sich gegen Ende der Schwangerschaft bzw. bei Terminüberschreitungen nur sehr selten pathologische Dopplerflussprofile nachweisen lassen. Auch ist mithilfe der Dopplersonographie keine Vorhersage hinsichtlich einer fetalen Gefährdung für den Zeitraum nach dem Entbindungstermin möglich (85). Obwohl in Einzelfällen nach 42 SSW über hochpathologische Dopplerflussprofile mit Nachweis eines enddiastolischen Flussverlustes in der A. umbilicalis berichtet wurde, scheint – in Einklang mit der Literatur – der additive Einsatz der fetalen Dopplersonographie in Fällen mit einer echten Terminüberschreitung keine klinische Entscheidungshilfe zu sein und liefert auch keine ergänzenden Aussagen hinsichtlich eines erhöhten perinatalen Risikos (23, 85, 145, 184). Die Indikation zur Dopplersonographie wird in den allermeisten Fällen eher aus psychologischen Gründen gestellt, um die Eltern und oft auch den betreuenden Arzt zu beruhigen.

Literatur

1. Abuhamad, A.Z., Mari, G., Copel, J.A., Cantwell, J.C., Evans, A.T.: Umbilical artery flow velocity waveforms in monoamniotic twins with cord entanglement. Obstet. Gynecol. 86 (1995) 674–677
2. Abuhamad, A.Z., Shaffer, W., Mari, G., Copel, J.A., Hobbins, J.C., Evans, A.T.: Single umbilical artery: Does it matter which artery is missing? Amer. J. Obstet. Gynecol. 173 (1995) 728–732
3. Akalin-Sel, T., Nicolaides, K.H., Peacock, J., Campbell, S.: Doppler dynamics and their complex interrelation with fetal oxygen pressure, carbon dioxide pressure, and pH in growth-retarded fetuses. Obstet. Gynecol. 84 (1994) 439–444
4. Almström, H., Axelsson, O., Cnattingius, S. et al.: Comparison of umbilical-artery velocimetry and cardiotocography for surveillance of small-for gestational-age fetuses. Lancet 340 (1992) 936–940
5. Alpers, B.J., Berry, R.G., Paddison, R.M.: Anatomical studies of the Circle of Willis in normal brain. Arch. Neurol. Psych. 81 (1959) 409–418
6. Arabin, B., Bergmann, P.L., Saling, E.: Simultaneous assessment of blood flow velocity in uteroplacental vessels, the umbilical artery, the fetal aorta, and the fetal common carotid artery. Fetal Ther. 2 (1987) 17–26
7. Arduini, D., Rizzo, G., Mancuso, S., Romanini, C.: Short-term effects of maternal oxygen administration on blood flow velocity waveforms in healthy and growth-retarded fetuses. Amer. J. Obstet. Gynecol. 159 (1988) 1077–1080
8. Arduini, D., Rizzo, G., Romanini, C., Mancuso, S.: Fetal haemodynamic response to acute maternal hypertension as predictor of fetal distress in intrauterine growth retardation. Brit. Med. J. 298 (1989) 1561–1562
9. Arduini, D., Rizzo, G.: Normal values of pulsatility index from fetal vessels: a cross sectional study on 1556 healthy fetuses. J. Perinat. Med. 18 (1990) 165–172
10. Arduini, D., Rizzo, G., Romanini, C., Mancuso, S.: Doppler assessment of fetal blood flow velocity waveforms during acute maternal oxygen administration as predictor of fetal outcome in post-term pregnancy. Amer. J. Perinat. 7 (1990) 258–262
11. Arduini, D., Rizzo, G., Soliani, A., Romanini, C.: Doppler velocimetry versus nonstress test in the antepartum monitoring of low-risk pregnancies. J. Ultrasound Med. 10 (1991) 331–335
12. Arduini, D., Rizzo, G.: Fetal renal artery velocity waveforms and amniotic fluid volume in growth-retarded and post-term fetuses. Obstet. Gynecol. 77 (1991) 370–373
13. Arduini, D., Rizzo, G.: Prediction of fetal outcome in small for gestational age fetuses. Comparison of Doppler measurements obtained from different fetal vessels. J. Perinat. Med. 20 (1992) 29–38
14. Arduini, D., Rizzo, G., Romanini, C.: The development of abnormal heart rate patterns after absent end-diastolic velocity in umbilical artery: Analysis of risk factors. Amer. J. Obstet. Gynecol. 168 (1993) 43–50
15. Arias, F.: Accuracy of the middle-cerebral-to-umbilical artery resistance index ratio in prediction of neonatal outcome in patients at high rsik for fetal and neonatal complications. Amer. J. Obstet. Gynecol. 171 (1994) 1541–1545
16. Azancot-Benisty, A., Benifla, J.L., Matias, A., De Crepy, A., Madelenat, P.: Constriction of the fetal ductus arteriosus during prenatal betamethasone therapy. Obstet. Gynecol. 85 (1995) 847–876
17. Bahado-Singh, R.O., Kovanci, E., Jeffres, A. et al.: The Doppler cerebroplacental ratio and perinatal outcome in intrauterine growth restriction. Amer. J. Obstet. Gynecol. 180 (1999) 750–756
18. Bahlmann, F., Merz, E.: Insights into normal and abnormal fetal ductus venosus blood velocities. Ultrasound Obstet. Gynecol. 6 (Suppl. 2) (1995) 72
19. Bahlmann, F., Wellek, S., Reinhardt, I., Merz, E., Steiner, E., Welter, E.: Reference values of ductus venosus flow velocity waveforms and various calculated waveform indices. Prenat. Diagn. 20 (2000) 623–634
20. Bahlmann, F., Wellek, S., Reinhard, I., Krummenauer, F., Merz, E., Welter, C.: Reference values of fetal aortic flow velocity waveforms and associated intra-observer reliability in normal pregnancies. Ultrasound Obstet. Gynecol. 17 (2001) 42–49
21. Bahlmann, F., Reinhardt, I., Krummenauer, F., Neubert, S., Macchiella, D., Wellek, S.: Blood flow velocity waveforms of the fetal middle cerebral artery in a normal population: reference values from 18 weeks to 42 weeks of gestation. Perinat. Med. (2001) in press
22. Bahlmann, F., Reinhardt, I., Krummenauer, F., Neubert, S., Macchiella, D., Wellek, S.: Blood flow velocity waveforms of the umbilical artery in a normal population: reference values from 18 weeks to 42 weeks of gestation. In Vorbereitung
23. Battaglia, C., Larocca, E., Lanzani, A., Coukos, G., Genazzani, A.R.: Doppler velocimetry in prolonged pregnancy. Obstet. Gynecol. 77 (1991) 213–216
24. Battaglia, C., Artini, P.G., D'Ambrogio, G., Galli, P.A., Segre, A., Genazzani, A.R.: Maternal hyperoxygenation in the treatment of intrauterine growth retardation. Amer. J. Obstet. Gynecol. 167 (1992) 430–435
25. Battaglia, C., Artini, P.G., Galli, P.A., D'ambrogio, G., Droghini, F., Genazzani, A.R.: Absent or reversed end-diastolic flow in umbilical artery and severe intrauterine growth retardation. Acta. Obstet. Gynecol. Scand. 72 (1993) 167–171
26. Behrens, O., Wedeking-Schöhl, H., Goeschen, K.: Prognostischer Wert der Kardiotokographie bei Schwangerschaften mit pathologischem Dopplerbefund. Geburtsh. u. Frauenheilk. 56 (1996) 272–277
27. Bekedam, D.J., Visser, G.H.A., van der Zee, A.G.J., Snijders, R.J.M., Poelmann-Weesjes, G.: Abnormal velocity waveforms of the umbilical artery in growth retarded fetuses: relationship to antepartum late heart rate deceleration and outcome. Early Hum. Dev. 24 (1990) 79–89
28. Berkowitz, G.S., Mehalek, K.E., Chitkara, U., Rosenberg, J., Cogswell, C., Berkowitz, R.L.: Doppler velocimetry in the prediction of adverse outcome in pregnancies at risk for intrauterine growth retardation. Obstet. Gynecol. 71 (1988) 742–746
29. Bilardo, C.M., Campbell, S., Nicolaides, K.H.: Mean blood velocities and flow impedance in the fetal descending thoracic aorta and common carotid artery in normal pregnancy. Early Hum. Dev. 18 (1988) 213–221
30. Bilardo, C.M., Nicolaides, K.H., Campbell, S.: Doppler measurements of fetal and uteroplacental circulations: Relationship with umbilical venous blood gases measured at cordocentesis. Amer. J. Obstet. Gynecol. 162 (1990) 115–120

31. Bilardo, C.M., Snijders, R.M., Campbell, S., Nicolaides, K.H.: Doppler study of the fetal circulation during long-term maternal hyperoxygenation for severe early onset intrauterine growth retardation. Ultrasound Obstet. Gynecol. 1 (1991) 250–257
32. Bonnin, P., Guyot, B., Bailliart, O., Benard, C., Blot, P., Martineaud, J.P.: Relationship between umbilical and fetal cerebral blood flow velocity waveforms and umbilical venous blood gases. Ultrasound Obstet. Gynecol. 2 (1992) 18–22
33. Brezinka, C., Huisman, T.W.A., Stijnen, T., Wladimiroff, J.W.: Normal Doppler flow velocity waveforms in the fetal ductus arteriosus in the first half of pregnancy. Ultrasound Obstet. Gynecol. 2 (1992) 397–401
34. Brezinka, C., Stijnen, T., Wladimiroff, J. W.: Doppler flow velocity waveforms in the fetal ductus arteriosus during first half of pregnancy: a reproducibility study. Ultrasound Obstet. Gynecol. 4 (1994) 121–123
35. Burke, G., Stuart, B., Crowley, P., Scanuill, S.N., Drumin, J.: Is intrauterine growth retardation with normal umbilical artery blood flow a benign condition? Brit. Med. J. 300 (1990) 1044–1045
36. Chambers, S.E., Hoskins, P.R., Haddad, N.G., Johnstone, F.D., McDicken, W.N., Muir, B.B.: A comparison of fetal abdominal circumference measurements and Doppler ultrasound in the prediction of small-for-dates babies and fetal compromise. Brit. J. Obstet. Gynecol. 96 (1989) 803–808
37. Chan, F.Y., Woo, S.K., Ghosh, A., Tang, M., Lam, C.: Prenatal diagnosis of congenital fetal arrhythmias by simultaneous pulsed Doppler Velocimetry of the fetal abdominal aorta and inferior vena cava. Obstet. Gynecol. 76 (1990) 200–204
38. Chan, F.Y., Pun, T.C., Lam, P., Lam, C., Lee, C.P., Lam, Y.H.: Fetal cerebral Doppler studies as a predictor of perinatal outcome and subsequent neurologic handicap. Obstet. Gynecol. 87 (1996) 981–988
39. Chaoui, R., Taddei, F., Bast, C. et al.: Sonographische Untersuchung des fetalen Lungenkreislaufs. Der Gynäkologe 30 (1997) 230–239
40. Chaoui, R., Taddei, F., Rizzo, G., Bast, C., Lenz, F., Bollmann, R.: Doppler echocardiography of the main stems of the pulmonary arteries in the normal human fetus. Ultrasound Obstet. Gynecol. 11 (1998) 173–179
41. Cohn, E.H., Sacks, E.J., Heymann, M.A., Rudolph, A.M.: Cardiovascular responses to hypoxemia and acidemia in fetal lambs. Amer. J. Obstet. Gynecol. 120 (1974) 817–824
42. Damron, D.P., Chaffin, D.G., Anderson, C.F., Reed, K.L.: Changes in umbilical arterial and venous blood flow velocity waveforms during late decelerations of the fetal heart rate. Obstet. Gynecol. 84 (1994) 1038–1040
43. Davies, L.E., Hohimer, A.R., Giraud, G.D., Reller, M.D., Morton, M.J.: Right ventricular function in chronically anemic fetal lambs. Amer. J. Obstet. Gynecol. 174 (1996) 1289–1294
44. De Catte, L., Burrini, D., Mares, C., Waterschoot, T.: Single umbilical artery: analysis of Doppler flow indices and arterial diameters in normal and growth-retarded fetuses. Ultrasound Obstet. Gynecol. 8 (1996) 27–30
45. Degani, S., Lewinsky, R.M., Shapiro, I.: Doppler studies of fetal cerebral blood flow. Ultrasound Obstet. Gynecol. 4 (1994) 158–165
46. De Rochambeau, B., Poix, D., Mellier, D.: Maternal hyperoxygenation: a fetal blood flow velocity prognosis test in small-for gestational-age fetuses? Ultrasound Obstet. Gynecol. 2 (1992) 279–282
47. DeVore, G.R., Horenstein, J.: Ductus venosus index: a method for evaluating right ventricular preload in the second-trimester fetus. Ultrasound Obstet. Gynecol. 3 (1993) 338–342
48. DeVore, G.R.: Color Doppler examination of the outflow tracts of the fetal heart: a technique for identification of cardiovascular malformations. Ultrasound Obstet. Gynecol. 4 (1994) 463–471
49. DeVore, G.R.: The value of color Doppler sonography in the diagnosis of renal agenesis. J. Ultrasound Med. 14 (1995) 443–449
50. Divon, M.Y.: Randomized controlled trials of umbilical artery Doppler velocimetry: how many are too many? Ultrasound Obstet. Gynecol. 6 (1995) 377–379
51. Divon, M.V.: Umbilical artery Doppler velocimetry: Clinical utility in high-risk pregnancies. Amer. J. Obstet. Gynecol. 174 (1996) 10–14
52. Edelstone, D.I., Rudolph, A.M.: Preferential streaming of ductus venosus blood to the brain and heart in fetal lambs. Amer. J. Physiol. 237 (1979) H724–H729
53. Eik-Nes, S.H., Brubakk, A., Ulstein, M.: Measurement of human fetal blood flow. Brit. Med. J. 280 (1980) 283–286
54. Eik-Nes, S.H., Marsal, K., Kristoffersen, K.: Methodology and basic problems related to blood flow studies in the human fetus. Ultrasound Med. Biol. 10 (1984) 329–334
55. Erskine, R.L.A., Ritchie, J.W.K.: Quantitative measurement of fetal blood flow using Doppler ultrasound. Brit. J. Obstet. Gynecol. 92 (1985) 600–604
56. Gembruch, U., Krapp, M., Baumann, P.: Changes of venous blood flow velocity waveforms in fetuses with supraventricular tachycardia. Ultrasound Obstet. Gynecol. 5 (1995) 394–399
57. Giles, W.B., Trudinger, B.J., Blaird, P.: Fetal umbilical artery flow velocity waveforms and placental resistance: Pathologic correlation. Brit. J. Obstet. Gynaecol. 92 (1985) 31–38
58. Gill, R.W., Trudinger, B.J., Gerrit, W.J., Kossow, G., Warren, P.S.: Fetal umbilical venous flow measured in utero by pulsed Doppler and B-mode ultrasound. Amer. J. Obstet. Gynecol. 139 (1981) 720–725
59. Gill, R.W., Kossoff, G., Warren, P.S., Garrett, W.J.: Umbilical venous flow in normal and complicated pregnancy. Ultrasound Med. Biol. 10 (1984) 349–363
60. Giussani, D.A., Spencer, J.A.D., Moore, P.J., Bennet, L., Hanson, M.A.: Afferent and efferent components of the cardiovascular reflex responses to acute hypoxia in term fetal sheep. J. Physiol. 461 (1993) 431–449
61. Goffinet, F., Paris-Llado, J., Nisand, I., Bréart, G.: A randomised controlled trial of Doppler ultrasound velocimetry of the umbilical artery in low risk pregnancies. Brit. J. Obstet. Gynaecol. 104 (1997) 419–424
62. Goffinet, F., Paris-Llado, J., Nisand, I., Bréart, G.: Umbilical artery Doppler velocimetry in unselected and low risk pregnancies: a review of randomised controlled trials. Brit. J. Obstet. Gynaecol. 104 (1997) 425–430
63. Goldin, E., Harel, S., Tomer, A., Yavin, E.: Thromboxan and prostacyclin levels in fetal rabbit brain and placenta after intrauterine partial ischemic episodes. J. Neurochem. 54 (1990) 587–591
64. Grab, D., Paulus, W.E., Erdmann, M. et al.: Intraobserver-Reproduzierbarkeit von dopplersonographischen Messungen im fetalen Ductus arterious. Z. Geburtsh. Neonatol. 203 (1999) 15–17
65. Gramellini, D., Folli, M.C., Raboni, S., Vadora, E., Merialdi, M.: Cerebral-umbilical Doppler ratio as predictor of adverse outcome. Obstet. Gynecol. 79 (1992) 416–420
66. Griffin, D., Bilardo, K., Masini, L. et al.: Doppler blood flow waveforms in the descending thoracic aorta of the human fetus. Brit. J. Obstet. Gynaecol. 91 (1984) 997–1006
67. Gudmundson, S., Huhta, J.C., Weiner, S., Wood, D.C., Tulzer, G., Cohen, A.: Cerebral Doppler velocimetry and fetal hydrocephalus. J. Matern. Fetal Invest. 1 (1991) 79–82
68. Gudmundson, S., Neerhof, M., Weiner, S., Tulzer, G., Wood, D., Hutha, J.C.: Fetal hydronephrosis and renal artery blood velocity. Ultrasound Obstet. Gynecol. 1 (1991) 413–416
69. Gudmundson, S., Hutha. J.C., Wood, D.C., Tulzer, G., Cohen, A.W., Weiner, S.: Doppler ultrasonography in the fetus with nonimmune hydrops. Amer. J. Obstet. Gynecol. 164 (1991) 33–37
70. Gudmundson, S., Tulzer, G., Hutha, J.C., Marsal, K.: Venous Doppler in the fetus with absent end-diastolic flow in the umbilical artery. Ultrasound Obstet. Gynecol. 7 (1996) 262–267
71. Hata, T., Mari, G., Reiter, A.A.: Doppler velocity waveforms of blood flow in the fetal renal artery in a case of Meckel syndrome. Amer. J. Roentgenol. 156 (1991) 408
72. Hecher, K., Campbell, S., Snijders, R., Nicolaides, K.: Reference ranges for fetal venous and atrioventricular blood flow parameters. Ultrasound Obstet. Gynecol. 4 (1994) 381–390
73. Hecher, K., Campbell, S., Doyle, P., Harrington, K., Nicolaides, K.: Assessment of fetal compromise by Doppler ultrasound investigation of the fetal circulation. Arterial, intracardiac, and venous blood flow velocity studies. Circulation 91 (1995) 129–138
74. Hecher, K., Snijders, R., Campbell, S., Nicolaides, K.: Fetal venous, arterial, and intracardiac blood flows in red blood cell isoimmunization. Obstet. Gynecol. 85 (1995) 122–128
75. Hecher, K., Snijders, R., Campbell, S., Nicolaides, K.: Fetal venous, intracardiac, and arterial blood flow measurements in intrauterine growth retardation; Relationship with fetal blood gases. Amer. J. Obstet. Gynecol. 173 (1995) 10–15
76. Hecher, K., Ville, Y., Snijders, R., Nicolaides, K.: Doppler studies of the fetal circulation in twin-twin transfusion syndrome. Ultrasound Obstet. Gynecol. 5 (1995) 318–324
77. Hendricks, S.K., Sorensen, T.K., Wang, K.Y., Bushnell, J.M., Seguin, E.M., Zingheim, R.W.: Doppler umbilical artery waveform indices – Normal values from fourteen to forty-two weeks. Amer. J. Obstet. Gynecol. 161 (1989) 761–765
78. Heymann, M.A., Lewis, A.B., Rudolph, A.M.: Pulmonary vascular responses during advancing gestation in fetal lambs in utero. Chest 71 (1977) 270–271
79. Hilder, L., Costeloe, K., Thilaganathan, B.: Prolonged pregnancy: evaluation gestation-specific risks of fetal and infant mortality. Brit. J. Obstet. Gynecol. 105 (1998) 169–173
80. Huisman, T.W.A., Stewart, P.A., Wladimiroff, J.W.: Flow velocity waveforms in the fetal inferior vena cava during the second half of normal pregnancy. Ultrasound Med. Biol. 17 (1991) 379–382
81. Huisman, T.W.A., Gittenberger-De Groot, A.C., Wladimiroff, J.W.: Recognition of a fetal subdiaphragmatic venous vestibulum essential for fetal venous Doppler assessment. Pediatr. Res. 32 (1992) 338–341
82. Huisman, T.W.A., Brezinka, C., Stewart, P.A., Wladimiroff, J.W.: Ductus venosus flow velocity waveforms in relation to fetal behavioural status. Brit. J. Obstet. Gynaecol. 101 (1994) 220–224
83. Indik, J., Chen, V., Reed, K.L.: Association of umbilical venous with inferior vena cava blood flow velocities. Obstet. Gynecol. 77 (1991) 551–557
84. Iwamoto, H., Kaufman, T., Keil, L., Rudolph, A.: Responses to acute hypoxemia in fetal sheep at 0.6–0.7 gestation. Amer. J. Physiol. 256 (1989) H613–H620
85. Jörn, H., Funk, A., Fendel, H.: Doppler-Ultraschalldiagnostik bei Terminüberschreitung. Geburtsh. u. Frauenheilk. 53 (1993) 603–608
86. Jouppila, P., Kirkinen, P.: Increased vascular resistance in the descending aorta of the human fetus in hypoxia. Brit. J. Obstet. Gynaecol. 91 (1984) 853–856
87. Jouppila, P., Kirkinen, P.: Blood velocity waveforms of the fetal aorta in normal and hypertensive pregnancies. Obstet. Gynecol. 67 (1986) 856–860
88. Kaminopetros, P., Dykes, E.H., Nicolaides, K.H.: Fetal renal artery blood velocimetry in multicystic kidney disease. Ultrasound Obstet. Gynecol. 1 (1991) 410–412
89. Kanzaki, T., Murakami, M., Kobayashi, H., Chiba, Y.: Characteristic abnormal blood flow patterns of the inferior vena cava in fetal arrhythmias. J. Matern. Fetal Invest. 1 (1991) 35–39
90. Karsdorp, V.H.M., van Vugt, J.M.G., Kostense, P.J., Arduini, D., Montenegro, N., Todros, T.: Clinical significance of absent or reversed end diastolic velocity waveforms in umbilical artery. Lancet 344 (1994) 1664–1668
91. Kenny, J.F., Plappert, T., Doubilet, P. et al.: Changes in intracardiac blood flow velocities and right and left ventricular stroke volumes with gestational age in the normal human fetus: A prospective Doppler echocardiographic study. Circulation 74 (1986) 1208–1216
92. Kirkinen, P., Jouppila, P.: Umbilical vein blood flow in rhesus-isoimmunization. Brit. J. Obstet. Gynaecol. 90 (1983) 640–643
93. Kirshon, B., Mari, G., Moise, K.J., Wasserstrum, N.: The effects of indomethacin on the fetal ductus arteriosus during treatment of symptomatic polyhydramnios. J. Reprod. Med. 35 (1990) 529–532
94. Kirshon, B., Moise, K.J., Mari, G., Willis, R.: Long term indomethacin decreases fetal urine output and results in oligohydramnios. Amer. J. Perinatol. 8 (1991) 86–88
95. Kiserud, T., Eik-Nes, S.H., Blaas, H.G., Hellevik, L.R.: Ultrasonographic velocimetry of the fetal ductus venosus. Lancet 338 (1991) 1412–1414
96. Kiserud, T., Eik-Nes, S.H., Hellevik, L.R., Blaas, H.G.: Ductus venosus – A longitudinal Doppler velocimetric study of the human fetus. J. Matern. Fetal Invest. 2 (1992) 5–11
97. Kiserud, T., Eik-Nes, S.H., Hellevik, L.R., Blaas, H.G.: Ductus venosus blood velocity changes in fetal cardiac diseases. J. Matern. Fetal Invest. 3 (1993) 15–20
98. Kiserud, T., Eik-Nes, S.H., Blaas, H.G., Hellevik, L.R., Simensen, B.: Ductus venosus blood velocity and the umbilical circulation in the seriously growth-retarded fetus. Ultrasound Obstet. Gynecol. 4 (1994) 109–114

99. Kofinas, A.D., Penry, M., Hatjis, C.G.: Umbilical vessel flow velocity waveforms in cord entanglement in a monoamniotic multiple gestation. J. Reprod. Med. 36 (1991) 314–316
100. Kurmanavicius, J., Florio, I., Wisser, J. et al.: Reference resistance indices of the umbilical, fetal middle cerebral and uterine arteries at 24–42 weeks of gestation. Ultrasound Obstet. Gynecol. 10 (1997) 112–120
101. Laudy, J.A.M., De Ridder M.A.J., Wladimiroff, J.W.: Doppler velocimetry in branch pulmonary arteries of normal human fetuses during the second half of gestation. Pediatr. Res. 41 (1997) 897–901
102. Laurin, J., Lingman, G., Marsal, K., Persson, P.H.: Fetal blood flow in pregnancy complicated by intrauterine growth retardation. Obstet. Gynecol. 69 (1987) 895–902
103. Larson, J.D., Rayburn, W.F., Crosby, S., Thurnau, G.R.: Multiple nuchal cord entanglements and intrapartum complications. Amer. J. Obstet. Gynecol. 173 (1995) 1228–1231
104. Lewinsky, R., Farine, D., Ritchie, J.W.: Transvaginal Doppler assessment of the fetal cerebral circulation. Obstet. Gynecol. 78 (1991) 637–640
105. Lingman, G., Marsal, K.: Fetal central blood circulation in the third trimester of normal pregnancy – a longitudinal study. II. Aortic blood velocity waveform. Early Hum. Develop. 13 (1986) 151–159
106. Low, J.A.: The current status of maternal and fetal blood flow velocimetry. Amer. J. Obstet. Gynecol. 164 (1991) 1049–1063
107. Macara, L., Kingdom, J.C.P., Kaufmann, P.: Structural analysis of placenta terminal villi from growth-restricted pregnancies with abnormal umbilical artery Doppler waveforms. Placenta 17 (1996) 37–48
108. Mackenzie, F.M., Kingston, G.O., Oppenheimer, L.: The early prenatal diagnosis of bilateral renal agenesis using transvaginal sonography and color Doppler ultrasonography. J. Ultrasound Med. 13 (1994) 49–53
109. Mai, R., Kristen, P., Rempen, A.: Der enddiastolische Blutfluß der A. renalis in der normalen Schwangerschaft. Ultraschall Klin. Prax. 8 (1994) 232–234
110. Malcus, P., van Beek, E., Marsal, K.: Umbilical artery velocimetry and non-stress test in monitoring high risk pregnancies. A comparative longitudinal study. Ultrasound Obstet. Gynecol. 1 (1991) 95–101
111. Mari, G., Moise, K.J., Deter, R.L., Kirshon, B., Carpenter, R.J., Hutha, J.C.: Doppler assessment of the pulsatility index in the cerebral circulation of the human fetus. Amer. J. Obstet. Gynecol. 160 (1989) 698–703
112. Mari, G., Moise, K.J., Deter, R.L., Kirshon, B., Carpenter, R.J.: Doppler Assessment of renal blood flow velocity waveform during indomethacin therapy for preterm labor and polyhydramnios. Obstet. Gynecol. 75 (1990) 199–201
113. Mari, G.: Arterial blood flow velocity waveforms of the pelvis and lower extremities in normal and growth-retarded fetuses. Amer. J. Obstet. Gynecol. 165 (1991) 143–151
114. Mari, G., Wasserstrum, N.: Flow velocity waveforms of the fetal circulation preceding fetal death in a case of lupus anticoagulant. Amer. J. Obstet. Gynecol. 164 (1991) 776–778
115. Mari, G., Kirshon, B., Abuhamad, A.: Fetal renal artery flow velocity waveforms in normal pregnancies and pregnancies complicated by polyhydramnios and oligohydramnios. Obstet. Gynecol. 81 (1993) 560–564
116. Mari, G., Abuhamad, A.Z., Keller, M., Verpairojkit, B., Ment, L., Copel, J.A.: Is the fetal brain-sparing effect a risk factor for the development of intraventricular hemorrhage in the preterm infant? Ultrasound Obstet. Gynecol. 8 (1996) 329–332
117. Mari, G.: Noninvasive diagnosis by Doppler ultrasonography of fetal anemia due to maternal red-cell alloimunization. New Engl. J. Med. 342 (2000) 9–14
118. Marsal, K., Laurin, J., Lindblad, A., Lingman, G.: Blood flow in the fetal descending aorta. Sem. Perinat. 11 (1987) 322–334
119. Maulik, D., Yarlagadda, P., Downing, G.: Doppler velocimetry in obstetrics. Obstet. Gynecol. Clin. North Amer. 17 (1990) 163–186
120. Mielke, G., Steil, E., Kendziorra, H., Goelz, R.: Ductus arteriosus-dependent pulmonary circulation secondary to cardiac malformations in fetal life. Ultrasound Obstet. Gynecol. 9 (1997) 25–29
121. Mielke, G., Benda, N.: Blood flow velocity waveforms of the fetal pulmonary artery and the ductus arteriosus: reference ranges from 13 weeks to term. Ultrasound Obstet. Gynecol. 15 (2000) 213–218
122. Meyer, W.W., Lind, J.: Iliac arteries in children with a single umbilical artery. Structure, calcifications and early atherosclerotic lesions. Arch. Dis. Child 49 (1974) 671–679
123. Moise, K.J., Huhta, J.C., Sharif, D.S. et al.: Indomethacin in the treatment of premature labor. Effects on the fetal ductus arteriosus. New Engl. J. Med. 319 (1988) 327–331
124. Moise, K.J.; Effect of advancing gestational age on the frequency of the fetal ductus constriction in association with maternal indomethacin use. Amer. J. Obstet. Gynecol. 168 (1993) 1350–1353
125. Nadasy, G.L., Monos, E., Mohacsi, E., Csepli, J., Kovach, A.G.: Effect of increased luminal blood flow on the development of the human arterial wall. Comparison of mechanical properties of double and single arteries in vitro. Blood Vessels 18 (1981) 139–143
126. Nakai, Y., Miyazaki, Y., Matsuoka, Y.: Pulsatile umbilical venous flow and its clinical significance. Brit. J. Obstet. Gynaecol. 99 (1992) 977–980
127. Neilson, J.P., Alfirevic, Z.: Doppler ultrasound in high risk pregnancies (Cochrane Review). In: The Cochrane Library, Issue 1, 2000. Oxford: Update Software
128. Nicolaides, K.H., Campbell, S., Bradley, R.J., Bilardo, C.M., Soothill, P.W., Gibb, D.: Maternal oxygen therapy for intrauterine growth retardation. Lancet 28 (1987) 942–945
129. Noordam, M.J., Hoekstra, F.M.E., Hop, W.C.J., Wladimiroff, J.W.: Doppler colour flow imaging of fetal intracerebral arteries relative to fetal behavioural states in normal pregnancy. Early Hum. Dev. 39 (1994) 49–56
130. Oepkes, D., Vanderbussche, F.P., van Bel, F., Kanhai, H.H.H.: Fetal ductus venosus blood flow velocities before and after transfusion in red-cell alloimmunized pregnancies. Obstet. Gynecol. 82 (1993) 237–241
131. Oepkes, D., Brand, R., Vandenbussche, F.P., Meerman, R.H., Kanhai, H.H.H.: The use of ultrasonography and Doppler in the prediction of fetal haemolytic anaemia: a multivariate analysis. Brit. J. Obstet. Gynaecol. 101 (1994) 680–684
132. Parilla, B.V., Tamura, R.K., MacGregor, S.N., Geibel, L.J., Sabbagha, R.E.: The clinical significance of a singel umbilical artery as an isolated finding on prenatal ultrasound. Obstet. Gynecol. 85 (1995) 570–572
133. Persutte, W.H., Hobbins, J.: Single umbilical artery: a clinical enigma in modern prenatal diagnosis. Ultrasound Obstet. Gynecol. 6 (1995) 216–229
134. Pilu, G., Falco, P., Guazzarini, M., Sandri, F., Bovicelli, L.: Sonographic demonstration of nuchal cord and abnormal umbilical artery waveform heralding fetal distress. Ultrasound Obstet. Gynecol. 12 (1998) 125–127
135. Rasanen, J., Jouppila, P.: Fetal cardiac function and ductus arteriosus during indomethacin and sulindac therapy for threatened preterm labor: A randomized study. Amer. J. Obstet. Gynecol. 173 (1995) 20–25
136. Rasanen, J., Hutha, J.C., Weiner, S., Wood, D.C., Ludomirski, A.: Fetal branch pulmonary arterial vascular impedance during the second half of pregnancy. Amer. J. Obstet. Gynecol. 174 (1996) 1441–1449
137. Rasanen, J., Wood, D.C., Weiner, S., Ludormirski, A., Huhta, J.C.: Role of the pulmonary circulation in the distribution of human fetal cardiac output during the second half of pregnancy. Circulation 94 (1996) 1068–1073
138. Reed, K.L., Appleton, C.P., Anderson, C.F., Shenker, L., Sahn, D.L.: Doppler studies of vena cava flows in human fetuses. Circulation 81 (1990) 498–505
139. Reed, K.L., Chaffin, D.G., Anderson, C.F.: Umbilical venous Doppler velocity pulsations and inferior vena cava pressure elevations in fetal lamb. Obstet. Gynecol. 87 (1996) 617–620
140. Reed, K.L., Chaffin, D.G., Anderson, C.F., Newman, A.T.: Umbilical venous velocity pulsations are related to atrial contraction pressure waveforms in fetal lambs. Obstet. Gynecol. 89 (1997) 953–956
141. Respondek, M., Weil, S.R., Huhta, J.C.: Fetal echocardiography during indomethacin treatment. Ultrasound Obstet. Gynecol. 5 (1995) 86–89
142. Reuss, M.L., Rudolph, A.M., Dae, M.W.: Phasic blood flow patterns in the superior and inferior venae cavae and umbilical vein of fetal sheep. Amer. J. Obstet. Gynecol. 145 (1983) 70–78
143. Ribbert, L.S.M., van Lingen, R.A., Visser, G.H.A.: Continous maternal hyperoxygenation in the treatment of early fetal growth retardation. Ultrasound Obstet Gynecol 1 (1991) 331–335
144. Richardson, B.S., Rurak, D., Patrick, J.E., Homan, J., Carmichael, L.: Cerebral oxidative metabolism during sustained hypoxaemia in fetal sheep. J. Dev. Physiol. 11 (1989) 37–43
145. Righmire, D.A., Campbell, S.: Fetal and maternal Doppler blood flow parameters in postterm pregnancies. Obstet. Gynecol. 69 (1987) 891–894
146. Rizzo, G., Arduini, D., Romanini, C.: Umbilical vein pulsations: A physiologic finding in early gestation. Amer. J. Obstet. Gynecol. 167 (1992) 675–677
147. Rizzo, G., Arduini, D., Caforio, L., Romanini, C.: Effects of sampling sites on inferior vena cava flow velocity waveforms. J. Matern. Fetal Invest. 2 (1992) 153–156
148. Rizzo, G., Arduini, D., Romanini, C.: Inferior vena cava flow velocity waveforms in appropriate- and small-for-gestational-age fetuses. Amer. J. Obstet. Gynecol. 166 (1992) 1271–1280
149. Rizzo, G., Capponi, A., Arduini, D., Romanini, C.: Ductus venosus velocity waveforms in appropriate and small for gestational age fetuses. Early Hum. Develop. 39 (1994) 15–26
150. Rizzo, G., Capponi, A., Arduini, D., Romanini, C.: The value of fetal arterial, cardiac and venous flows in predicting pH and blood gases measured in umbilical blood at cordocentesis in growth retarded fetuses. Brit. J. Obstet. Gynaecol. 102 (1995) 963–969
151. Rizzo, G., Capponi, A., Talone, P.E., Arduini, D., Romanini, C.: Doppler indices from inferior vena cava and ductus venosus in predicting pH and oxygen tension in umbilical blood at cordocentesis in growth-retarded fetuses. Ultrasound Obstet. Gynecol. 7 (1996) 401–410
152. Rizzo, G., Capponi, A., Chaoui, R., Taddei, F., Arduini, D., Romanini, C.: Blood flow velocity waveforms from peripheral pulmonary arteries in normally grown and growth-retarded fetuses. Ultrasound Obstet. Gynecol. 8 (1996) 87–92
153. Robillard, J.E., Weitzman, R.E., Burmeister, L., Smith, F.G.: Developmental aspects of the renal response to hypoxemia in the lamb fetus. Circ. Res. 48 (1981) 128–138
154. Robinson, J.N., Abuhamad, A.Z.: Umbilical artery Doppler velocimetry waveform abnormality in fetal gastroschisis. Ultrasound Obstet. Gynecol. 10 (1997) 356–358
155. Rowlands, D.J., Vyas, S.K.: Longitudinal study of fetal middle cerebral artery flow velocity waveforms preceding fetal death. Brit. J. Obstet. Gynaecol. 102 (1995) 888–890
156. Rudolph, A.M., Heymann, M.A.: Circulatory changes during growth in the fetal lamb. Circ. Res. 26 (1970) 289–299
157. Rudolph, A.M.: Hepatic and ductus venosus blood flows during fetal life. Hepatology 3 (1983) 254–258
158. Scherjon, S.A., Smolders-DeHaas, H., Kok, J.H., Zondervan, H.A.: The „brain-sparing" effect: Antenatal cerebral Doppler findings in relation to neurologic outcome in very preterm infants. Amer. J. Obstet. Gynecol. 169 (1993) 169–175
159. Schröder, H., Gilbert, R.D., Power, G.G.: Urinary and hemodynamic responses to blood volume changes in fetal sheep. J. Dev. Physiol. 6 (1984) 131–141
160. Schulman, H., Fleischer, A., Stern, W., Farmakides, G., Jagani, N., Blattner, P.: Umbilical velocity wave ratios in human pregnancy. Amer. J. Obstet. Gynecol. 148 (1984) 985–989
161. Schulman, H., Winter, D., Farmakides, G.: Pregnancy surveillance with Doppler velocimetry of uterine and of uterine and umbilical arteries. Brit. J. Obstet. Gynecol. 160 (1990) 192–196
162. Sepulveda, W., Flack, N.J., Bower, S., Fisk, N.M.: The value of color doppler ultrasound in the prenatal diagnosis of hypoplastic umbilical artery. Ultrasound Obstet. Gynecol. 4 (1994) 143–146
163. Sepulveda, W., Bower, S., Flack, N.J., Fisk, N.M.: Discordant iliac and femoral artery flow velocity waveforms in fetuses with single umbilical artery. Amer. J. Obstet. Gynecol. 171 (1994) 521–525
164. Sepulveda, W., Platt, C.C., Fisk, N.M.: Prenatal diagnosis of cerebral arteriovenous malformations using color Doppler ultrasonography: Case report and review of the literature. Ultrasound Obstet. Gynecol. 6 (1995) 282–286

165. Sepulveda, W., Nicolaides, P., Bower, S., Ridout, D.A., Fisk, N.M.: Common iliac artery flow velocity waveforms in fetuses with a single umbilical artery: a longitudinal study. Brit. J. Obstet. Gynaecol. 103 (1996) 660–663

166. Sepulveda, W., Shennan, A.H., Peek, M.J.: Reverse end-diastolic flow in the middle cerebral artery: An agonal pattern in the human fetus. Amer. J. Obstet. Gynecol. 174 (1996) 1645–1647

167. Sheldon, R.E., Peters, L.L., Jones, M.D., Makowski, E.L., Meschia, G.: Redistribution of cardiac output and oxygen delivery in the hypoxemic fetal lamb. Amer. J. Obstet. Gynecol. 135 (1979) 1071–1078

168. Soothill, P.W., Nicolaides, K.H., Bilardo, C.M., Campbell, S.: Relation of fetal hypoxia in growth retardation to mean blood velocity in the fetal aorta. Lancet II (1986) 1118–1120

169. Soothill, P.W., Campbell, S.: Prediction of morbidity in small and normally grown fetuses by fetal heart rate variability, biophysical profil score and umbilical artery Doppler studies. Brit. J. Obstet. Gynaecol. 100 (1993) 742–745

170. Soregaroli, M., Rizzo, G., Danti, L., Arduini, D., Romanini, C.: Effects of maternal hyperoxygenation on ductus venosus flow velocity waveforms in normal third-trimester fetuses. Ultrasound Obstet. Gynecol. 3 (1993) 115–119

171. Strigini, F.A.L., de Luca, G., Lencion, G., Scida, P., Giusti, G., Genazzani, A.R.: Middle cerebral artery velocimetry: Different clinical relevance depending on umbilical velocimetry. Obstet. Gynecol. 90 (1997) 953–957

172. Teitel, D.F., Iwamoto, H.S., Rudolph, A.M.: Effects of birth-related events on central blood flow patterns. Pediatr. Res. 22 (1987) 557–566

173. Tonge, H.M., Struijk, P.C., Wladimiroff, J.W.: Blood flow measurements in the fetal descending aorta: technique and clinics. Clin. Cardiol. 7 (1984) 323–327

174. Tonge, H.M., Wladimiroff, J.W., Noordam, M.J., van Kooten, C.: Blood flow velocity waveforms in the descending fetal aorta: Comparison between normal and growth-retarded pregnancies. Obstet. Gynecol. 67 (1986) 851–855

175. Trudinger, B.J., Cook, C.M., Jones, L., Giles, W.B.: A comparison of fetal heart rate monitoring and umbilical artery waveforms in the recognition of fetal compromise. Brit. J. Obstet. Gynaecol. 93 (1986) 171–175

176. Trudinger, B.J., Cook, C.M., Giles, W.B., Connelly, A., Thompson, R.S.: Umbilical artery flow velocity waveforms in high risk pregnancy. Randomised controlled trial. Lancet I (1987) 188–190

177. Uerpairojkit, B., Chan, L., Reece, A.E., Martinez, E., Mari, G.: Cerebellar Doppler velocimetry in the appropriate- and small-for-gestational-age fetus. Obstet. Gynecol. 87 (1996) 989–993

178. Ulm, B., Ulm, M., Deutinger, J., Bernaschek, G.: Umbilical artery Doppler velocimetry in fetuses with a single umbilical artery. Obstet. Gynecol. 90 (1997) 205–209

179. Ulrich, S., Weiss, E., Kalder, M., Hitschold, T., Berle, P.: Doppler sonographic flow measurements of the middle cerebral artery in end-diastolic zero-flow in the umbilical arteries in relation to fetal outcome. Z. Geburtsh. Neonatol. 200 (1996) 21–24

180. Van den Wijngaard, J.A., Groenenberg, I.A., Wladimiroff, J.W., Hop, W.C.: Cerebral Doppler ultrasound of the human fetus. Brit. J. Obstet. Gynecol. 96 (1989) 845–849

181. Veille, J.C., Kanaan, C.: Duplex Doppler ultrasonographic evaluation of the fetal renal artery in normal and abnormal fetuses. Amer. J. Obstet. Gynecol. 161 (1989) 1502–1507

182. Veille, J.C., Penry, M., Mueller-Heubach, E.: Fetal renal pulsed Doppler waveform in prolonged pregnancies. Amer. J. Obstet. Gynecol. 169 (1993) 882–884

183. Vermillion, S.T., Scardo, J.A., Lashus, A.G., Wiles, H.B.: The effect of indomethacin tocolysis on fetal ductus arteriosus constriction with advancing gestational age. Amer. J. Obstet. Gynecol. 177 (1997) 256–261

184. Vetter, K., Favre, T., Suter, R., Huch, R., Huch, A.: Dopplersonographisch ermittelte spezifisch hämodynamische Veränderungen im Kreislauf von Feten in den letzten 4 Wochen vor Geburt. Z. Geburtsh. u. Perinat. 193 (1989) 215–218

185. Voigt, H.J., Deeg, K.H., Rupprecht, T.: Zerebrale Dopplersonographie beim fetalen Hydrozephalus. Z. Geburtsh. Neonat. 199 (1995) 23–29

186. Vyas, S., Nicolaides, K.H., Campbell, S.: Renal artery flow-velocity waveforms in normal and hypoxemic fetuses. Amer. J. Obstet. Gynecol. 161 (1989) 168–172

187. Vyas, S., Nicolaides, K.H., Bower, S., Campbell, S.: Middle cerebral artery flow velocity waveforms in fetal hypoxemia. Brit. J. Obstet. Gynaecol. 97 (1990) 797–803

188. Vyas, S., Campbell, S., Bower, S., Nicolaides, K.H.: Maternal abdominal pressure alters fetal cerebral blood flow. Brit. J. Obstet. Gynaecol. 97 (1990) 740–742

189. Vyas, S., Nicolaides, K.H., Campbell, S.: Doppler examination of the middle cerebral artery in anemic fetuses. Amer. J. Obstet. Gynecol. 162 (1990) 1066–1068

190. Wang, K.G., Chen, C.P., Yang, J.M., Su, T.H.: Impact of reverse end-diastolic flow velocity in umbilical artery on pregnancy outcome after 28th gestational week. Acta Obstet. Gynecol. Scand. 77(5) (1998) 527–531

191. Weiss, E., Ulrich, S., Berle, P.: Blood flow velocity waveforms of the middle cerebral artery and abnormal neurological evaluations in live-born fetuses with absent or reverse end-diastolic flow velocities of the umbilical arteries. Eur. J. Obstet. Gynecol. Reprod. Biol. 45 (1992) 93–100

192. Wisser, J., Kurmanovicius, J., Müller, C., Huch, A., Huch, R.: Pulsatility index in the fetal anterior tibial artery during the second half of normal pregnancy. Ultrasound Obstet. Gynecol. 11 (1998) 199–203

193. Wladimiroff, J.W., Tonge, H.M., Stewart, P.A.: Doppler ultrasound assessment of cerebral blood flow in the human fetus. Brit. J. Obstet. Gynaecol. 93 (1986) 471–475

194. Wladimiroff, J.W., van de Wijngaard, J.A., Degani, S., Noordam, M.J., Eyck, J., Tonge, H.M.: Cerebral and umbilical arterial blood flow velocity wave form in normal and growth retarded pregnancies. Obstet. Gynaecol. 69 (1987) 705–709

195. Wlodek, M.E., Brace, R.A., Cock, M.L., Hooper, S.B., Harding, R.: Endocrine responses of fetal sheep to prolonged hypoxemia with and without acidemia: Relation to urine production. Amer. J. Physiol. 268 (1995) F868–F875

196. Woo, J.S., Liang, S.T., Lo, R.L., Chan, F.Y.: Middle cerebral artery Doppler flow velocity waveforms. Obstet. Gynecol. 70 (1987) 613–616

197. Zikulnig, L., Hecher, K., Bregenzer, T., Bäz, E., Hackelöer, B.J.: Prognostic factors in severe twin-twin transfusion syndrome treated by endoscopic laser surgery. Ultrasound Obstet. Gynecol. 14 (1999) 380–387

198. Zimmermann, R., Eichhorn, K.H., Huch, A., Huch, R.: Zusammenhang zwischen verminderter Fruchtwassermenge und Dopplerspektren fetaler Gefäße am Termin. Geburtsh. u. Frauenheilk. 53 (1993) 479–482

44 Perinatale Auffälligkeiten und Fetal Outcome bei hochpathologischen Doppler-Flow-Befunden in A. umbilicalis und Aorta fetalis

Risikoschwangerschaften

Überwachungsmethoden. Die chronische Plazentainsuffizienz gilt als der Prototyp einer Erkrankung mit fetaler Gefährdung, die durch den kombinierten Einsatz antepartaler Überwachungsmethoden oftmals frühzeitig erkannt wird, wodurch kindliche Leben gerettet und bleibende Behinderungen reduziert werden können (39). Die zunehmende Erfahrung mit dem Einsatz dieser Überwachungsmethoden wie auch neuere Erkenntnisse in der fetalen Pathophysiologie und der pathologischen Anatomie der Plazenta (33) zeigen, dass dieses Krankheitsbild eine individuelle Dynamik besitzt, die zu erkennen und zu beherrschen wesentlich für das erfolgreiche geburtshilfliche Management ist. Hierbei spielen neben dem Ausprägungsgrad der plazentaren Veränderungen auch das Schwangerschaftsalter und damit die Organreife, wie auch die Fähigkeit des Feten, kompensatorische Reserven zu mobilisieren, eine Rolle (15). So ist festzustellen, dass neben der klassischen Definition des Feten mit eingeschränktem intrauterinem Wachstum und einem Geburtsgewicht unterhalb der 5. oder 10. Gewichtsperzentile eine Reihe von Schwangerschaften mit einem mittel- bis kurzfristigen Ungleichgewicht zwischen plazentarem Angebot und fetalem Bedarf existieren, die in Situationen, die eine erhöhte fetoplazentare Leistungsfähigkeit erfordern, ebenfalls erheblich gefährdet sind.

Insofern sind die eingesetzten Überwachungsmethoden dahingehend zu beurteilen, inwieweit sie eher eine chronische subtile (z. B. fetale Biometrie), eine drohende (z. B. Bewegungen, Fruchtwassermenge oder fetaler Doppler-Flow) oder eine akute fetale Hypoxie (z. B. CTG) diagnostizieren können (8). Die Kombination verschiedener Untersuchungsmethoden zur Beurteilung des fetalen Gefährdungsgrades hat Tradition (42, 59). Entwicklungen, wie die Dopplersonographie (20) oder Kinetokardiotokographie (60), besitzen inzwischen einen festen Platz in der modernen Geburtshilfe und werden sehr häufig eingesetzt.

Dopplersonographie. Durch die Dopplersonographie können Hochrisikofälle in der Geburtshilfe gezielt selektiert und entsprechend intensiv beobachtet werden. Es besteht Einigkeit darüber, dass mithilfe dieser Methode insbesondere bei der Überwachung von Risikoschwangerschaften das perinatale Management optimiert werden kann. Ein kausaler Zusammenhang besteht zwischen pathologischen Flow-Mustern und ungünstigem Fetal Outcome (11, 64, 65, 68). Die chronische Widerstandserhöhung in der Plazenta verursacht die zur Wachstumsretardierung bzw. Veränderung der fetalen Hämodynamik führende chronische fetale Hypoxie (77, 79). Mittels eines pathologischen Flow-Musters kann man in der Risikoschwangerschaft eine hypoxämische Gefährdung des Feten, bedingt durch die erhebliche Beeinträchtigung der Gasaustauschfähigkeit in der Plazenta, feststellen (57, 77). Somit kann durch die Diagnose eines pathologischen Flow frühzeitig die eingeschränkte intrauterine Sauerstoffversorgung des Feten erkannt werden (31, 78).

Enddiastolischer Block (EDB) und Reverse-Flow (RF)

■ Enddiastolischer Block in der A. umbilicalis und/oder der fetalen Aorta

Hochrisikokollektiv. Fälle mit dopplersonographischem Verlust der Enddiastole in der A. umbilicalis oder der fetalen Aorta (enddiastolischer Block, Zero-Flow) zählen zum geburtshilflichen Hochrisikokollektiv und werden mit einer Inzidenz zwischen 2% und 8% beobachtet. Verschiedene Autoren berichteten über das Vorliegen eines EDB und vermuten einen Zusammenhang mit einer intrauterinen Hypoxie (24, 50, 56, 68). Eine Redistribution der fetalen Durchblutung wird bei Feten mit EDB häufig festgestellt. Diese Zentralisation mit verminderter Durchblutung der peripheren Gefäße bei gleichzeitiger Autoregulation der zerebralen Gefäße wird als „Brain-Sparing-Effect" bezeichnet (2, 71, 75, 80). In diesem Zusammenhang wird in der Literatur über eine erhöhte Sektiorate, Frühgeburtsrate, Verlegungsrate zur neonatalen Intensivstation sowie über eine erhöhte Morbiditäts- und Mortalitätsrate berichtet (62, 68). Im Gegensatz dazu ist relativ wenig über langfristige Entwicklungsstörungen dieser Kinder bekannt. Einige Autoren weisen auf eine erhöhte neonatale Morbidität mit bleibenden neuromotorischen Auffälligkeiten hin (16, 17, 70).

■ Reverse-Flow in der A. umbilicalis und/oder der fetalen Aorta

Extreme Gefährdung. Es besteht ein berechtigter Grund zu der Annahme, dass die Funktionsstörung der fetoplazentaren Einheit ein kontinuierlich progressiver Vorgang ist und möglicherweise diese Progression – nach Verlust der kompensatorischen Reserven – durch zunehmende Pathologie der dopplersonographischen Flussindizes nachvollzogen werden kann. Insofern korreliert der Schweregrad einer dopplersonographischen Pathologie mit dem Grad der fetalen intrauterinen Gefährdung. So ist beim Auftreten eines sog. „Reverse-Flow" in der A. umbilicalis und/oder Aorta fetalis mit schwerwiegenden perinatalen Problemen zu rechnen (11, 13, 33, 62). Dabei wird in den fetalen Gefäßen in der enddiastolischen Phase ein Rückwärtsfluss beobachtet. Bei Vorliegen eines derartigen Befundes ist mit einer perinatalen Mortalität von 50–100% zu rechnen (5, 11, 63, 62). Somit spiegelt ein solcher dopplersonographischer Befund eine gefährliche Situation für den Feten wider. Die meisten Feten mit einem RF in den fetalen Gefäßen können innerhalb einiger Tage intrauterin versterben (13, 82). Häufig muss wegen des Verdachts auf fetalen Distress (z. B. pathologisches CTG) eine Sectio caesarea durchgeführt werden (11, 13, 63). Die Morbidität dieser Hochrisikokinder ist besonders erhöht.

Geburtshilfliches Management. Der Zusammenhang zwischen Fetal Outcome und Auftreten eines RF sowie dessen Ursachen ist wegen der niedrigen Inzidenz (ca. 0,3–1%) bisher noch unklar. Nach der vorliegenden Literatur herrscht noch Unklarheit über die pathophysiologischen Mechanismen sowie über das optimale geburtshilfliche Management beim sog. RF. Die Frage, wie man bei Fällen mit RF bei noch jungem Gestationsalter vorgehen soll, bleibt bestehen. Obwohl das Kollektiv mit RF sehr klein ist, erfordern diese Feten wegen der hohen Morbiditäts- und Mortalitätsrate höchste Aufmerksamkeit.

Pathologisch-anatomische Veränderungen und technische Besonderheiten

■ Pathologisch-anatomische Veränderungen beim Reverse-Flow

Vergleich von Plazenten. Um einen eventuellen kausalen Zusammenhang zwischen pathologischen Veränderungen der plazentaren Gefäße und dem Auftreten eines sog. RF in den fetalen Gefäßen evaluieren zu können, wurden jeweils 15 Fälle mit einem RF und einem unauffälligen Doppler-Flow in vergleichbarem Schwangerschaftsalter retrospektiv untersucht (20). Die Plazentapräparate wurden in einer Schichtdicke von 2–3 μm erneut aufgearbeitet und nach Masson-Goldner gefärbt. Ein computergestütztes Bildanalysesystem wurde zur Durchführung der Plazentamorphometrie konfiguriert. Der Gegenstand der bildanalytischen Auswertung war die Peripherie eines Plazentons. Pro Präparat wurden 50 annähernd runde Zotten ausgewertet.

Geburts- und Plazentagewicht. Das mittlere Schwangerschaftsalter bei Geburt lag in der Gruppe mit RF bei 30+4 SSW und in der Kontrollgruppe mit unauffälligem Flow bei 30+6 SSW. Mit einem mittleren Geburtsgewicht von 985 g ± 115 g in der RF-Gruppe versus 1780 g ± 141 g in der Kontrollgruppe war der Unterschied statistisch hochsignifikant (p < 0,0001). Das Plazentagewicht betrug bei den Fällen mit RF 216 g ± 18 g, dagegen bei den Fällen mit unauffälligem Flow 385 g ± 32 g (p < 0,01). Im Gegensatz dazu konnte bei der Ratio Plazenta-/Kindsgewicht zwischen den beiden Gruppen kein signifikanter Unterschied gefunden werden.

Stoffwechselmembranen. Die Häufigkeit der Endzotten mit Stoffwechselmembranen betrug bei den Fällen mit RF lediglich 18,7%, dagegen in der Kontrollgruppe 44,6% (p < 0,01). Bei den Fällen mit RF war die mittlere Anzahl der Stoffwechselmembranen pro Zotte viel niedriger als bei den Fällen mit einem normalen Flow-Befund (0,32 ± 0,07 versus 0,61 ± 0,10; p = 0,02). Die gesamte Stoffwechselmembrananzahl lag bei den Fällen mit RF im Mittel bei nur 3,54, dagegen bei den Fällen mit normalem Flow bei 7,40 (p = 0,02). Der Unterschied des Stoffwechselmembrananteils am Zottenumfang war zwischen den Fällen mit RF (2,14 ± 0,64) und mit normalem Flow (7,56 ± 3,59) ebenfalls statistisch signifikant (p < 0,05). Obwohl die mittlere Gefäßanzahl bei den Fällen mit RF niedriger als in der Kontrollgruppe lag (4,12 ± 0,33 versus 5,61 ± 0,42; p < 0,01), waren die Unterschiede zwischen den beiden Gruppen hinsichtlich der mittleren Gefäßfläche bzw. der gesamten Gefäßfläche in den Endzotten nicht signifikant.

■ Technische Besonderheiten bei der Diagnose enddiastolischer Block bzw. Reverse-Flow

Die Abb. 44.1–44.3 zeigen ein unauffälliges und jeweils ein typisches Bild eines EDB bzw. eines RF in der A. umbilicalis.

Sorgfältige Untersuchung. Die Darstellung eines EDB bzw. RF in den fetalen Gefäßen erfordert ein besonders sorgfältiges Vorgehen, da durch technische Einflüsse sehr einfach falsch positive Befunde erzeugt und demzufolge geburtshilfliche Entscheidungen mit evtl. weitreichenden Konsequenzen getroffen werden können. Falls möglich, sollte die Diagnose durch einen zweiten unabhängigen Untersucher bestätigt werden.

Einflussfaktoren. Bei der Befunderhebung sind verschiedene Einflussfaktoren besonders zu berücksichtigen. Neben einer optimalen Winkeleinstellung (zwingend <60°; je größer der Einschallwinkel, umso geringer die Diastole) sollte ein Wandfilter von 50–100 Hz nicht überschritten werden. Durch einen fälschlicherweise zu hoch eingestellten

High-Pass-Filter können die enddiastolischen Flüsse artefiziell abgeschnitten werden, sodass ein unauffälliger Befund wie ein enddiastolischer Block erscheint (Abb. 44.4).

Schwangerschaftsalter. Auch das Schwangerschaftsalter ist zu berücksichtigen. So sind bei sehr frühem Gestationsalter verminderte diastolische Flüsse bis hin zum EDB durchaus auch in physiologischen Situationen zu beobachten. Fetale Atembewegungen können passager den diastolischen Fluss verringern oder einen RF vortäuschen (Abb. 44.5). Dennoch können davon unabhängig auch Schwankungen des enddiastolischen Flusses gesehen werden, sodass dabei von einem *„partiellen EDB"* oder auch *„partiellen RF"* gesprochen wird.

Klinische Ergebnisse bei EDB bzw. RF in der A. umbilicalis und/oder der fetalen Aorta

Neuromotorische Langzeitentwicklung. Im eigenen Untersuchungskollektiv beobachteten wir über einen Zeitraum von 10 Jahren 120 Feten/Kinder mit einem EDB und zusätzlich 30 Fälle mit einem RF in der A. umbilicalis bzw. der fetalen Aorta. Neben pränatalen Auffälligkeiten wurden das peripartale Outcome sowie die neuromotorische Langzeitentwicklung von Kindern mit diesen hochpathologischen Doppler-Flow-Befunden in den fetalen Gefäßen während des letzten Trimesters zusammengestellt. Vor allem die Ergebnisse der Langzeituntersuchung versetzen uns möglicherweise in die Lage, antepartale Schädigungsmuster unabhängig vom ohnehin problematischen peripartalen Verlauf herauszufiltern. Wir verwendeten dafür die „Münchner Funktionelle Entwicklungsdiagnostik" (26, 37). Daneben wurden Besonderheiten bei den Eltern erfragt und aus den Kinderuntersuchungsheften ersehen.

Von den überlebenden Kindern dieses Hochrisikokollektives wurden 30 Fälle mit einem EDB postpartal in Bezug auf ihre neuromotorische Entwicklung untersucht. Die perinatalen Auffälligkeiten und die neuromotorischen Entwicklungsstörungen dieser Kinder wurden mit einer Matched-Pair-Gruppe in vergleichbarem Schwangerschaftsalter ohne dopplersonographische Auffälligkeiten (n = 30 Kinder) verglichen. Es wurde hierbei der jeweilige Entwicklungsstand in den Funktionsbereichen Grobmotorik, Feinmotorik, Perzeption, Selbstständigkeit, Sprache, Sprachverständnis und Sozialalter ermittelt.

■ Enddiastolischer Block

Das mittlere Gestationsalter zum Zeitpunkt der Entbindung lag bei diesem Kollektiv von n = 120 Kindern bei 32+5 SSW, das mittlere Geburtsgewicht bei 1385 g. Die Rate von schwer dystrophen Kindern (< 5. Perzentile) betrug 69%. Die perinatale Mortalität betrug 18%. In 97% der Fälle wurden die lebendgeborenen Kinder in die neonatologische Intensiveinheit verlegt (Tab. 44.1).

Tabelle 44.1 Perinatale Auffälligkeiten bei Kindern mit einem EDB in der A. umbilicalis/fetalen Aorta (n = 120)

Schwangerschaftsinduzierte Hypertonie (SIH)	62%
Oligohydramnion	60%
Pathologisches CTG (Fischer-Score < 5)	70%
SSW bei Geburt	32+5
Frühgeburt < 37 SSW	85%
Frühgeburt < 33 SSW	49%
Primäre Sectio	84%
Geburtsgewicht (Durchschnitt)	1385 g
5'-APGAR-Score < 7	11%
pH (Durchschnitt)	7,24
Dystrophie < 5. Perzentile	69%
Perinatale Mortalität	18%
Kongenitale Anomalien	22%

Tabelle 44.**2** Vergleich der peripartalen Auffälligkeiten bei Kindern mit einem unauffälligen dopplersonographischen Befund (Gruppe I: n = 30 Kinder) und mit einem EDB in den fetalen Gefäßen (Gruppe II: n = 30 Kinder) bei vergleichbarem Schwangerschaftsalter bei Geburt

Peripartale Auffälligkeiten	Normal (Gruppe I)	Pathologisch (Gruppe II)
Oligohydramnion	14%	23%
Pathologisches CTG (Fischer-Score < 5)	14%	29%
SSW bei Geburt	34+0	33+3
Frühgeburt < 37 SSW	82%	100%
Frühgeburt < 33 SSW	31%	53%
Primäre Sectio	44%	84%
Geburtsgewicht (Durchschnitt)	2570 g	1460 g
1'-APGAR-Score < 7	27%	47%
pH (Durchschnitt)	7,26	7,29
Dystrophie < 10. Perzentile	23%	53%
Kongenitale Anomalien	9%	24%
Verlegung Neonatologie/Intensivstation	57%	93%

Zentralisation. Besonders erwähnenswert ist, dass 80% der Kinder mit einem EDB eine pathologische A/B-Ratio (sog. „Sauerstoffsparschaltung") in der A. cerebri media aufwiesen, während dies nur in 7% der Fälle in der Gruppe mit einem normalen Doppler-Flow-Befund auftrat.

Neuromotorische Entwicklung. Zur Beurteilung der Langzeitmorbidität nach hochpathologischem antepartalem Doppler-Flow-Ergebnis wurde die neuromotorische Entwicklung dieser Kinder in zwei nach dem Schwangerschaftsalter bei Entbindung parallelisierten Gruppen prospektiv untersucht. In der Gruppe 1 wurden 30 Kinder mit einem unauffälligen Dopplersonographiebefund in den fetalen Gefäßen 30 Kindern in der Gruppe 2 mit einem EDB in der A. umbilicalis und/oder fetalen Aorta gegenübergestellt. Tab. 44.2 zeigt die peripartalen Auffälligkeiten beider Gruppen. Zum Zeitpunkt der neuromotorischen Untersuchungen lag das Alter der Kinder zwischen 9 und 36 Monaten. Für jede Funktionskategorie wurde das Entwicklungsalter festgelegt und die Abweichung vom korrigierten Alter in Monaten berechnet. Die durchschnittliche neuromotorische Entwicklung aller untersuchten Kinder mit EDB blieb hinter der durchschnittlichen Entwicklung gleichaltriger Kinder ohne Plazentafunktionsstörung zurück: 32% der Kinder mit einem EDB zeigten eine neuromotorische Entwicklungsstörung, während dies lediglich in 17% der Fälle mit einem unauffälligen Doppler-Flow-Befund der Fall war (Abb. 44.**6**). Die Abweichungen vom korrigierten Alter lagen im Wesentlichen bei den Funktionsbereichen Grobmotorik, Wahrnehmungsverarbeitung und Sprache.

Beim Vergleich dieser beiden Kollektive hinsichtlich Gewicht, Längenwachstum und Kopfumfang postpartal konnte sowohl bei der U1 als auch bei der U7 ein signifikanter Unterschied verzeichnet werden.

■ Reverse-Flow

Bei Feten mit dem Befund EDB handelt es sich um ein Hochrisikokollektiv mit schwerwiegenden perinatalen Auffälligkeiten und deutlich erhöhtem Risiko für neuromotorische Handicaps. Bei einigen Fällen (z.B. beim Vorliegen einer ausgeprägten Präeklampsie) mit einem langstreckigen EDB konnten wir im Verlauf einiger Tage einen zusätzlichen Rückwärtsfluss in den fetalen Gefäßen nachweisen. Andererseits wurden Fälle mit einem zum Zeitpunkt der Untersuchung vorhandenen RF in der A. umbilicalis bzw. der fetalen Aorta in unsere Klinik eingewiesen. Zum Vergleich der peripartalen Besonderheiten bei EDB bzw. RF wurden zwei Gruppen zu je 30 Fällen mit vergleichbarem Schwangerschaftsalter bei Geburt gebildet. Neben den präpartalen Überwachungsmethoden wurden neonatale neurosonographische bzw. echokardiographische Untersuchungen in die Auswertungen mit einbezogen.

Peripartale Besonderheiten im Vergleich. Die Diagnose eines RF wurde bei 30 Fällen in den fetalen Gefäßen im Durchschnitt mit 30+1 SSW gestellt. Bei Fällen mit RF waren die Risikofaktoren EPH-Gestose, Plazentainsuffizienz, Oligohydramnion, sowie Nikotinabusus signifikant häufiger als bei Fällen mit EDB. Die mittlere Schwangerschaftsdauer bei Entbindung betrug in beiden Gruppen 30+6 SSW. Bei vergleichbarem Entbindungsmodus wurde eine höhere Azidoserate (pH ≤ 7,2) beim RF (31,3%) als beim EDB (8,8%) gefunden. Bei 86% der Kinder mit RF war eine schwere intrauterine Wachstumsretardierung (IUGR < 5. Perzentile) nachzuweisen (Odds-Ratio 9,7), bei EDB in 63% der Fälle. Bei 43% der Feten mit einem RF trat ein intrauteriner Fruchttod (IUFT) auf (Odds-Ratio 22,7), wobei bei 67% dieser Feten eine chronische Plazentainsuffizienz und bei 25% der Feten eine Fehlbildung in der pathologisch-anatomischen Untersuchung nachgewiesen wurde. Dagegen trat bei EDB nur in 3,3% der Fälle ein IUFT auf, sodass die perinatale Mortalität bei RF mit 29% deutlich höher als beim EDB mit 7% zu veranschlagen ist.

Neonatale Morbidität. Die neonatale Morbidität war bei Fällen mit einem RF mit 81% ausgesprochen hoch im Vergleich zu 63% bei EDB. 44% der Fälle mit einem RF hatten bei den postpartalen sonographischen Untersuchungen eine zerebrale Auffälligkeit (z. B. Zysten, Ventrikelerweiterung oder Hirnblutung) gegenüber 31% der Kinder mit EDB. Die Rate der zerebralen Blutungen bei den überlebenden Neugeborenen mit antepartalem RF betrug 25% (bei EDB 17%). 4 von 10 Kindern mit einer zerebralen Blutung verstarben während der neonatalen Phase. Parallelisiert zum Schwangerschaftsalter wiesen Kinder ohne hochpathologischen Perfusionsbefund keine intrazerebralen Blutungen auf.

■ *Klinische Wertigkeit der Ergebnisse*

Durch die Einführung der Dopplerströmungsmessungen der fetoplazentaren Einheit hat die Diagnostik der intrauterinen Lebensbedingungen des Feten eine vielversprechende Bereicherung erfahren.

Früherkennung gegenüber CTG. Gerade bei unreifem Kind können suspekte CTG-Befunde durch die Dopplersonographie relativiert und das klinische Management zum Vorteil des Kindes beeinflusst werden (22, 62, 63). Das durchschnittliche Zeitintervall zwischen dem Auftreten eines hochpathologischen Doppler-Flow-Befundes und dem Auftreten eines pathologischen CTG beträgt nach eigener Erfahrung im Median ca. 12 Tage (62), nach Angaben von anderen Autoren zwischen 4 und 21 Tagen (8, 13, 31). Bei vielen Fällen wird schon bei der ersten Diagnose eines hochpathologischen Flow ein pathologisches CTG festgestellt (62). Im eigenen Kollektiv war das CTG bei 50% der Fälle mit Reverse-Flow zum Zeitpunkt der erstmaligen Flow-Untersuchung bereits pathologisch (Fischer-Score ≤ 4), bei Fällen mit EDB nur in 17%. In der Literatur wird der Vorteil der Doppler-Flow-Untersuchung gegenüber dem CTG bei der Früherkennung der fetalen Gefährdung deutlich hervorgehoben (2, 8, 61). Möglicherweise führt die veränderte fetale Hämodynamik in der A. umbilicalis zu einer Autoregulation der A. cerebri, die eine Veränderung der zentralen Steuerung der fetalen Herzfrequenz zur Folge hat. Es gibt zuerst eine biphasische Veränderung der Durchblutung in der A. cerebri media, nachfolgend sind der Verlust der Vasodilatation der Arterie und eine Verminderung des linken kardialen Output festzustellen. Danach verändert sich die Variabilität der fetalen Herzfrequenz (4).

Bedeutung des EDB. Das Auftreten eines EDB ist als ernstes klinisches Zeichen zu werten (7, 8, 50, 54, 63, 76, 78), wie auch ein Literaturvergleich der Auffälligkeiten bei Fällen mit EDB zum Geburtszeitpunkt zeigt (Tab. 44.**3**). Perinatale Mortalität und Morbidität der Kinder sind erhöht. Im Rahmen der eigenen Untersuchungen wurden bei 33% der nach der Münchner Funktionellen Entwicklungsdiagnostik untersuchten Kinder mit EDB in der Folge neuromotorische Auffälligkeiten gefunden (16) (Abb. 44.**6**).

Tabelle 44.3   Literaturübersicht der Auffälligkeiten bei Fällen mit EDB

Autoren	Jahr	Fälle	SSW bei Entbindung	Sektiorate (%)	IUGR (%)	Geburtsgewicht (%)	Fehlbildung
Reed (51)	1987	14	33	80	79	1227 g	29
Rochelson (55)	1987	15	34	80	60	1851 g	27
Ombelet (47)	1988	21	31	100	95	924 g	–
Johnstone (30)	1988	24	32	83	92	1282 g	–
Kirkinen (36)	1988	84	33+5	72	–	–	9
Arabin (3)	1988	30	33	100	100	–	–
Rochelson (56)	1989	10	34	80	60	1581 g	–
Jouppila (32)	1989	84	33+5	72	–	1820 g	9
Gudmundsson (23)	1990	14	37	100	86	2086 g	–
Pillai und James (49)	1990	4	32+1	100	100	1285 g	–
Wenstrom (81)	1991	22	29	–	45	1077 g	45
Trudinger (69)	1991	96	31+1	91	81	1198 g	9
Poulain (50)	1992	62	–	86	39	–	16
Pattinson (48)	1994	21	31+4	–	17	1014 g	–
Ashmead (6)	1993	5	33	–	–	1710 g	–
Valcamonico (72)	1994	26	31+4	–	100	1172 g	8
Rizzo (54)	1994	192	30+6	61	–	1124 g	13
Ulrich (70)	1994	68	31+	–	56	1225 g	–
Weiner (77)	1994	10	32+3	90	–	1258 g	–
Karsdorp (33)	1994	178	31+4	96	–	1209 g	–
Zelop (83)	1996	32	31+1	94	–	1139 g	–
Durchschnittswerte aller Studien		52	32	72,1	87,5	1343 g	18,3
Eigene Ergebnisse	1998	120	32+5	84	69	1385 g	22

Brain-Sparing-Effect. Von Bedeutung für die kindliche Entwicklung war auch in unserem Kollektiv der zerebrale Doppler-Flow-Befund, insbesondere der sog. „Brain-Sparing-Effect". Hiermit ist das Auftreten enddiastolischer Frequenzen und eine Erniedrigung der A/B-Ratio bzw. des Pulsatilitäts-Index in den Zerebralgefäßen gemeint (2, 58, 75). Der Effekt ist Ausdruck einer zerebralen Mehrdurchblutung bei Kreislaufzentralisation. In der Literatur wird der Brain-Sparing-Effect als Mechanismus zum Schutz des fetalen Gehirns vor Hypoxie gesehen (58), bei dessen Versagen es zur finalen Symptomatik bei Kindern mit EDB vor der 30. SSW kommen kann (71).

Enddiastolischer Flussverlust. Bei unseren Untersuchungen zum EDB bzw. RF in A. umbilicalis/fetaler Aorta wurde ein enddiastolischer Flussverlust in den Zerebralgefäßen ausschließlich bei den später auffälligen Kindern beobachtet. Man kann vermuten, dass bei diesen Kindern der sog. Brain-Sparing-Effect letztlich versagte. Der Zustand der Feten war so schlecht, dass eine Kreislaufzentralisation nicht mehr möglich war. Eine scheinbare Normalisierung des pathologischen zerebralen Doppler-Flow-Befundes wird auch in der Literatur beschrieben (12, 19, 75, 77).

Intrauterine Wachstumsretardierung. Beim Vergleich der unmittelbar postnatalen Daten, wie APGAR, pH und Blutgase, zeigten sich bei unserer Untersuchung überraschenderweise nur sehr geringe Unterschiede zwischen neuromotorisch auffälligen und unauffälligen Kindern. Die peripartale Asphyxie führte demnach nur zu einer erhöhten perinatalen Morbidität, nicht aber zu einer dauerhaften Beeinträchtigung der Entwicklung. Nach Auswertung einer laufenden Längsschnittuntersuchung ist die intrauterine Wachstumsretardierung der prädisponierende Faktor für Lerndefizite im Kindesalter zwischen 9 und 11 Lebensjahren, während Faktoren der peripartalen Morbidität damit nicht in Beziehung zu setzen waren (41). Das Problem der späteren neuromotorischen Retardierung scheint also nicht unter der Geburt zu entstehen. Es kann angenommen werden, dass die Entwicklungsstörung z. T. schon pränatal durch eine negative Beeinflussung der Hirnentwicklung bei intrauteriner Mangelversorgung entsteht. Auch in der Literatur wird der größere Einfluss der Pränatalzeit betont (53, 66).

Kindliche Dystrophie. Weitere prognostisch ungünstige Faktoren für die kindliche Entwicklung waren in unserem Kollektiv die Frühgeburtlichkeit, ein Geburtsgewicht unter der 3. Perzentile, ein Kopfumfang unter

der 3. Perzentile und ein niedriges Plazentagewicht in Relation zum Kindsgewicht. In der Literatur wird ebenfalls die kindliche Dystrophie und Unreife als Ursache der perinatalen Probleme von Kindern mit EDB beschrieben (1, 40, 56, 82, 83). 38% der auffälligen und 24% der unauffälligen Kinder blieben bezüglich Größe und Gewicht auch noch bis zum Untersuchungszeitpunkt der Nachuntersuchung schwer dystroph. Auch von anderen Autoren wird berichtet, dass Gewichts- und Längenrückstände später nicht aufgeholt werden (41, 52, 73). Vohr und Oh (73) betrachten den Kopfumfang im Alter von einem Jahr als entscheidenden Prognosefaktor für die Entwicklung.

Zerebrale Blutungen. Neurologische Auffälligkeiten bei der Geburt können auf die weitere Entwicklung einen Einfluss haben (34). Zerebrale Blutungen traten bei 10% der Kinder mit EDB auf. Andere Autoren (71, 78) berichteten über 15%. Die hohe Rate an zerebralen Blutungen kann u. a. durch die vermehrte zerebrale Perfusion im Rahmen des Brain-Sparing-Effect erklärt werden (13). Zerebrale Blutungen waren in der vorliegenden Arbeit bei den neuromotorisch auffälligen Kindern mit 25% häufiger als bei den unauffälligen Kindern mit 4,5% und können daher für die Entwicklungsstörungen mitverantwortlich gemacht werden. Lediglich Scherjon et al. (58) beschrieben weniger zerebrale Blutungen bei später auffälligen Kindern. Ulrich et al. (70) fanden in einem EDB-Kollektiv signifikant häufiger schwere Hirnblutungen und ausgeprägte neurologische Entwicklungsstörungen als in einem entsprechenden Frühgeborenenkollektiv mit unauffälligen Doppler-Flow-Befunden. 31% der EDB-Kinder zeigten neurologische und psychomotorische Entwicklungsstörungen. Dieser Wert ist vergleichbar mit 33% Entwicklungsverzögerungen in unserem Kollektiv.

Betroffene Entwicklungsbereiche. Am meisten betroffen waren die Entwicklungsbereiche der Grob- und Feinmotorik und der Perzeption. Auch andere Autoren fanden ein Überwiegen von Störungen der Fein- und Grobmotorik (10, 46, 74), bzw. der Motorik und Perzeption (44) bei Frühgeborenen. Die Selbstständigkeit der Kinder war am wenigsten beeinträchtigt.

Wiederauftreten eines positiven enddiastolischen Flow. Brar und Platt (11) berichteten, dass bei ca. 15% der Feten mit einem EDB in der Umbilikalarterie konsekutiv ein positiver enddiastolischer Fluss festgestellt wurde. Bei diesen Fällen wurde ein verbessertes Fetal Outcome gefunden. Dies ist möglicherweise durch eine Änderung der plazentaren Durchblutungsverhältnisse bedingt. Bell et al. (9) fanden in ihrer Studie, dass 11 von 40 (27,5%) Feten mit EDB in der Umbilikalarterie im Verlauf der Schwangerschaft einen positiven enddiastolischen Flow aufwiesen. Bei diesen Feten waren das Intervall von der Registrierung eines EDB bis zur Entbindung, das Schwangerschaftsalter bei Entbindung sowie das Geburtsgewicht größer und die neonatale Mortalität niedriger. Es wurde postuliert, dass das Outcome der Feten mit einem EDB nach einem Wiederauftreten eines positiven enddiastolischen Flow sich möglicherweise verbessern kann. So soll nach Weiss und Berle (80) bei kurzem Intervall zwischen Erstdiagnose und Entbindung die Rate fetaler Azidosen sowie die Anzahl erforderlicher Notsectiones höher sein. Durch ein konservatives Management konnte eine verbesserte Prognose der Feten erreicht werden. Durch eine mütterliche Sauerstofftherapie wurde eine Verbesserung des Nabelschnurarterienflusses bei IUGR-Feten registriert (4, 35). Auch wurde über ein Wiederauftreten enddiastolischer Frequenzen berichtet.

Karsdorp et al. (33) hatten nach antihypertensiver Medikation und Volumengabe eine Verbesserung der Rheologie der mütterlichen Zirkulation gefunden. Ein positiver enddiastolischer Fluss trat bei allen 7 Schwangeren mit EDB in der A. umbilicalis wieder auf, während es bei den 7 Schwangeren ohne Hämodilution weiterhin bei einem EDB blieb. Das Fetal Outcome war signifikant unterschiedlich. 5 von 7 Feten, die ein Wiederauftreten eines positiven enddiastolischen Flusses nach einem EDB hatten, überlebten, während im Vergleich dazu lediglich 1 von 7 Feten, die konstant einen EDB hatten, überlebte. Bei diesen Feten wäre die Durchblutung durch die Plazenta möglicherweise zu verbessern.

Plazentaveränderungen. Eine erhöhte A/B-Ratio in der A. umbilicalis soll mit dem Verlust der kleinen Widerstandsgefäße sowie der Tertiärvilli in der Plazenta assoziiert sein (34, 57, 68) oder zum Verschluss der großen Gefäße in den Stammzotten führen. Ähnliche Ergebnisse wurden auch von McCowan et al. (45) berichtet. Obwohl eine relativ niedrige Gefäßanzahl in den Endzotten bei Fällen mit RF oder EDB gefunden wurde, gab es keinen statistisch signifikanten Unterschied in der Gefäßanzahl der Endzotten zwischen kleiner und normal großer Plazenta. In zwei weiteren Arbeiten wird diese Theorie der Obliteration der kleinen Widerstandsgefäße in der Plazenta nicht bestätigt. Im Gegensatz hierzu gibt es immer mehr Hinweise für die „Vasokonstriktions-" oder „Hypovaskularisationstheorie" (34, 57). Es wurde bei Fällen mit RF oder EDB festgestellt, dass sowohl ein niedrigeres Plazentagewicht als auch eine kleinere Haftfläche sowie plumpere Endzotten mit reduzierter Epithelplattenbildung und verdickten Diffusionsstrecken zu finden sind (25). Dies bedeutet, dass die Austauschfähigkeit der Plazenta bei Fällen mit RF oder EDB beeinträchtigt ist. Dadurch kann das ungünstige Fetal Outcome erklärt werden. Unsere pathomorphologischen Ergebnisse sowie die dazugehörenden Dopplerserienbefunde unterstützen die Theorie der „Vasokonstriktion".

Pathophysiologie des RF. Obwohl eine hohe fetale Mortalität bei Fällen mit RF beobachtet wurde, ist die Pathophysiologie, die zum RF führt, noch unklar. Wegen der niedrigen Inzidenz sind bisher keine ausreichenden epidemiologischen Daten veröffentlicht worden. Fast alle Autoren haben in ihren Arbeiten weniger als 30 Fälle dargestellt. Deswegen wurden häufig die Daten von EDB und RF zusammengefasst ausgewertet. Eine Ausnahme ist die Arbeit von Karsdorp et al. (33), eine zusammengefasste Analyse mit den Daten von 9 Perinatalzentren.

IUGR und SIH. Viele Faktoren, die die fetale wie auch die maternale Hämodynamik beeinflussen können, verändern das Flow-Muster in der A. umbilicalis oder Aorta fetalis (11). Schwangerschaften mit intrauteriner Wachstumsretardierung (IUGR) (Odds-Ratio 3,1), mit schwangerschaftsinduzierter Hypertonie (SIH) oder mit IUGR und SIH (Odds-Ratio 7,4) sind signifikant häufiger mit RF und/oder EDB assoziiert (7, 18, 33, 63, 83). In der vorliegenden Arbeit wurde bei Fällen mit einer IUGR ein hohes Risiko zur Entwicklung eines RF gefunden (Odds-Ratio 22,6). Bei Fällen mit schwerer IUGR zeigte sich entweder eine kleine Plazenta oder eine massive intervillöse Fibrinablagerung in der Plazenta. Hierdurch kann das Zustandekommen von pathologischen Flow-Mustern erklärt werden. Patientinnen, bei denen eine SIH festgestellt wurde, hatten in unserer Untersuchung ein erhöhtes Risiko für das Auftreten eines RF (Odds-Ratio 3,8). Eine enge Korrelation zwischen hochpathologischem Doppler-Flow und SIH wird in vielen Arbeiten diskutiert (18, 83). Bei den Patientinnen mit SIH wurde eine erhöhte Produktion von Prostacyclin und/oder „Endothelium-derived Relaxing Factors" gefunden. Dadurch soll die plazentare Durchblutung über die Reduktion des aktiven Renin und Angiotensin II in der peripheren Zirkulation oder die erhöhte Aktivität des Renin-Angiotensin-Systems in der uteroplazentaren Zirkulation vermindert werden. Dies wiederum führt lokal zur Hypoxämie in der Plazenta. Weiterhin wird die Produktion von „Oxygen-free Radicals" induziert, die als Mediatoren für die lokale Vasokonstriktion der plazentaren Gefäße bei SIH bekannt sind. Ein erhöhter plazentarer Gefäßwiderstand bei Patientinnen mit SIH scheint dadurch erklärbar.

Nikotinabusus. Ein RF wurde ebenfalls häufiger bei Patientinnen mit einem Konsum von mehr als 10 Zigaretten pro Tag (Odds-Ratio 9,4), festgestellt. Diese Ergebnisse sind widersprüchlich mit denen in der Literatur. Karsdorp et al. (33) hatten keinen Zusammenhang zwischen

Tabelle 44.4 Literaturübersicht über die Mortalitätsraten bei „Reverse-Flow"

Autoren	Jahr	Fälle	Entbindung (SSW)	Gesamtmortalität (%)	IUFT	Perinatale Mortalität (%)	Post partale Mortalität (%)
Brar (11)	1988	12	30+1	50	33	50	18
Illyes (29)	1988	5	32+2	100	100	100	–
Schmidt (62)	1991	4	30+4	100	75	50	25
Fouron (21)	1993	5	28+3	60	60	–	–
Valcamonico (72)	1994	5	30+1	–	20	40	20
Karsdorp (33) (Multizenterstudie)	1994	67	29+0	75	24	–	51
Zelop (83)	1996	24	29+1	–	17	33	–
Durchschnittswerte aller Studien		17	30	77	47	55	29
Eigene Ergebnisse	1998	30	30+6	53	40	27	22

dem Risiko eines RF und maternalem Nikotinabusus gefunden. Auch soll Nikotin keinen Einfluss auf die Hämodynamik vor Auftreten von Gefäßverletzungen mit morphologischen Veränderungen haben (25). Nikotin kann aber eine Vasokonstriktion der Gefäße in der Plazenta und somit eine Verminderung der uteroplazentaren Durchblutung induzieren. Diese Veränderungen sind durch die vorliegende Literatur zu Plazentauntersuchungen genügend belegt (34, 57).

Intrauteriner Fruchttod. Problematisch ist bei Feten mit einem RF das gehäufte Auftreten eines intrauterinen Fruchttodes (7, 11, 63, 76). Der Durchschnittswert betrug in der Literatur bei 7 Autoren 47%, d. h. bei fast der Hälfte der Feten mit RF trat ein Fruchttod (IUFT) auf (Tab. 44.4). Das Zeitintervall zwischen Erstdiagnose und Fruchttod lag bei einem bis einigen Tagen. In der eigenen Untersuchung war bei 40% der Feten mit RF ein intrauteriner Fruchttod aufgetreten. Das Zeitintervall zwischen Registrierung eines RF und dem Auftreten eines intrauterinen Fruchttodes lag bei nur 2,5 Tagen. Insgesamt waren 92% der intrauterinen Fruchttode innerhalb einer Woche nach Diagnose aufgetreten.

Todros et al. (67) hatten in ihrer Arbeit festgestellt, dass der Befund eines EDB/RF einen sehr hohen Vorhersagewert für ein ungünstiges Fetal Outcome habe. Sie sehen darin eine Indikation zur sofortigen Beendigung der Schwangerschaft nach sicherer Diagnose eines EDB bzw. eines RF.

Geburtshilfliches Management. Somit stellt die Doppler-Flow-Untersuchung in der pränatalen Diagnostik eine wichtige Methode zur Beurteilung einer Risikoschwangerschaft dar. Aufgrund der bei der erstmaligen Doppler-Flow-Untersuchung schon häufig vorhandenen hochpathologischen Doppler-Flow-Befunde sollte eine Doppleruntersuchung bei den Risikoschwangerschaften so früh wie möglich durchgeführt werden. In einigen Fällen, wenngleich auch eher selten, ist es möglich, dass bei Feten mit EDB/RF nach entsprechender Therapie wieder ein verbesserter enddiastolischer Flow auftritt. Dies bedeutet, dass evtl. bei Feten mit hochpathologischem Doppler-Flow-Befund unter intensivierter und optimaler pränataler Betreuung nicht direkt die Schwangerschaft beendet werden muss, sondern zumindest bei einem unreifen Fetus noch eine Lungenreifeinduktion durchgeführt werden kann. Eine baldige Schnittentbindung ist jedoch in vielen Fällen notwendig. Die Entscheidung bezüglich des Zeitpunktes der Entbindung wie auch des peripartalen Managements muss situationsbezogen, individuell und nach ausführlicher Aufklärung der Eltern bezüglich der Prognose sowie in enger Zusammenarbeit mit den Neonatologen in einem Perinatalzentrum getroffen werden.

Enddiastolischer Block und Reverse-Flow

Abb. 44.**1** Darstellung eines unauffälligen Doppler-Flow-Befundes in der A. umbilicalis.

Abb. 44.**2** Enddiastolischer Block in der A. umbilicalis.

Abb. 44.**3** Typisches Bild eines Reverse-Flow in der A. umbilicalis.

Abb. 44.**4** Artefizieller EDB durch einen zu hoch eingestellten Hochpassfilter.

Abb. 44.**5** Zeitweise nachweisbarer EDB bzw. RF durch fetale Atembewegungen.

Abb. 44.**6** Häufigkeit einer neuromotorischen Entwicklungsstörung bei Kindern mit einem unauffälligen Doppler-Flow-Befund (n = 30) und einem EDB in fetalen Gefäßen (n = 30).

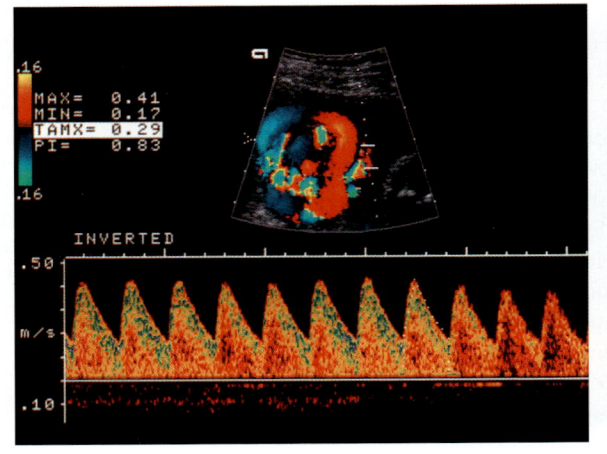

1

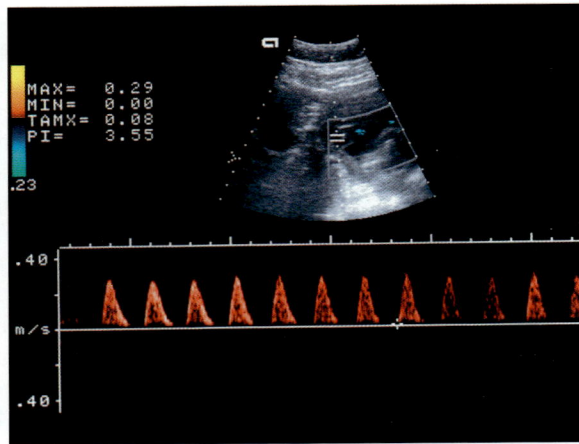

2

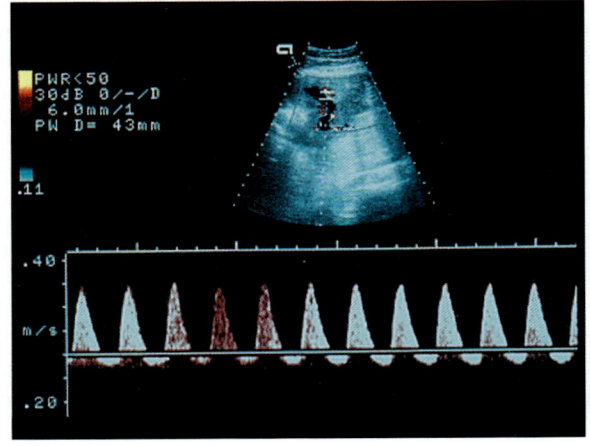

3

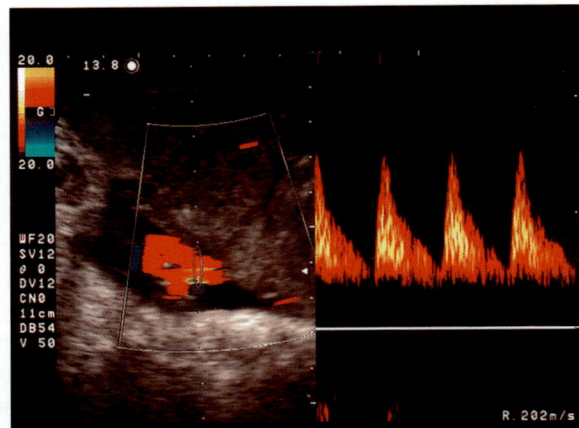

4

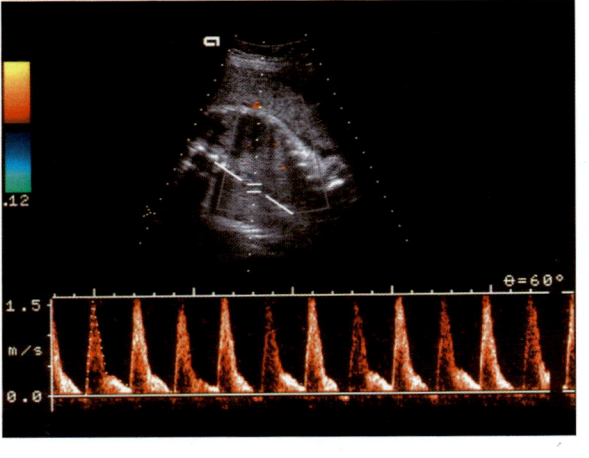

5

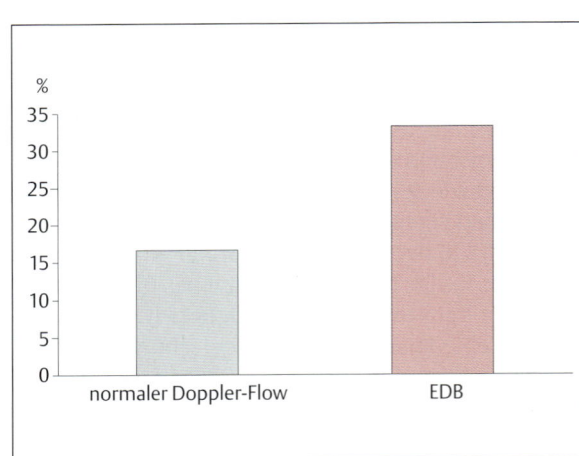

6

Zusammenfassende Wertung

Signifikanter additiver Prognosefaktor. Ein dopplersonographisch hochpathologischer Befund in den fetalen Gefäßen, wie der enddiastolische Block oder der Reverse-Flow, scheint ein signifikanter additiver Prognosefaktor für die Hochrisikoschwangerschaft zu sein. Diese Kinder haben eine deutlich erhöhte Mortalität und schwerwiegende Morbidität in der Neonatalperiode (Tab. 44.5), außerdem ein deutlich höheres Risiko für eine spätere neuromotorische Entwicklungsstörung als Kinder mit einem unauffälligen Doppler-Flow-Befund mit vergleichbarem Schwangerschaftsalter.

Intrazerebrale Blutungen. Langzeitfolgen können insbesondere auch durch hypoxiebedingte intrazerebrale Blutungen verursacht werden, die oft auf Basis einer Zentralisation des Kreislaufes entstehen. Feten, die in einem kompromittierten Zustand (pathologischer NS-pH, pathologischer APGAR-Wert) entbunden werden, haben ein deutlich höheres Blutungsrisiko als Feten mit optimalem peripartalem Management. Dazu gehört die frühzeitige Zuweisung ins Perinatalzentrum und eine enge Zusammenarbeit mit der Neonatologie.

Plazentamalperfusion. Bislang wurden aufgrund der geringen Fallzahlen die Befunde EDB und RF häufig als eine gemeinsame Patientengruppe betrachtet. Dies sollte jedoch zukünftig nicht mehr erfolgen. Legt man diesen Flussmustern eine sog. „Hypovaskularisation der Plazenta" zugrunde, muss man beide Erscheinungen als Endpunkte eines Kontinuums der Plazentamalperfusion verstehen, wobei beim EDB die klinischen Konsequenzen in der Regel „harmloser" sind als bei Fällen mit einem RF. Neben unveränderter Intensität, die Grundlagen dieser Plazentamalperfusion zu erforschen, müssen unsere Bemühungen darauf gerichtet sein, die Dynamik der plazentaren Mangelversorgung abschätzen zu lernen, um somit evtl. intrauterine antepartale Noxen auf die reifenden Organe zu vermeiden, die für die Langzeitmorbidität hauptverantwortlich zu sein scheinen. Hauptinstrument dafür wird eine solide Dopplersonographie der fetomaternalen Gefäße bleiben. Zusätzlich werden möglicherweise weitere biophysikalische Untersuchungen im Kontext eines biophysikalischen Profils (ABCD-Profil) (27, 28) zur Anwendung kommen müssen, um dieser wichtigsten klinischen Aufgabe nachkommen zu können.

Tabelle 44.5   Vergleich der perinatalen Auffälligkeiten

	RF (Autoren n = 8)		EDB (Autoren n = 21)		RF/EDB (Autoren n = 16)	
Anzahl der Fälle (n)	152		1062		560	
	Durchschnittswerte	Median	Durchschnittswerte	Median	Durchschnittswerte	Median
Fälle	19	9	51	30	35	32
SSW bei Entbindung	30,1	30,1	31,9	31,6	31,2	31,2
Gesamtmortalität (%)	73,0	67,5	32,2	34	43,9	40
Perinatale Mortalität (%)	50,0	45	28,7	22	35,4	38
Neonatale Mortalität (%)	27,1	22	19,4	20	20,0	10
IUFT (%)	46,0	36,5	16,7	11	25,1	16
Fehlbildung (%)	21,8	23	18,2	15	21	21
IUGR (%)	100	100	88,3	91	90	94
Geburtsgewicht (g)	997	983	1337	1225	1114	1037
Schnittentbindung (%)	93	96	72,7	80	74,4	75
1'-APGAR ≤ 7 (%)	84,3	78	63,8	66	68,5	72
pH ≤ 7,2 (%)	41,5	41,5	19,0	19	26,0	26

Literatur

1. Adiotomre, P.N., Johnstone, F.D., Laing, I.A.: Effect of absent end diastolic flow velocity in the fetal umbilical artery on subsequent outcome. Arch. Dis. Child Fetal Neonatal. Ed. 76 (1997) 35–38
2. Arabin, B., Saling, E.: Die „Sparschaltung" des fetalen Kreislaufs dargestellt anhand von eigenen quantitativen Doppler-Blutflußparametern. Z. Geburtsh. Perinatol. 191 (1987) 213–218
3. Arabin, B., Siebert, M., Jimenez, E., Saling, E.: Obstetrical characteristics of a loss of end-diastolic velocities in the fetal aorta and/or umbilical artery using Doppler ultrasound. Gynecol. Obstet. Invest. 25 (1988) 173–180
4. Arduini, D., Rizzo, G.: Prediction of fetal outcome in small for gestational age fetuses: Comparision of Doppler measurements obtained from different fetal vessels. J. Perinat. Med. 20 (1992) 29–38
5. Ariyuki, Y., Hata, T., Kitao, M.: Reverse end-diastolic umbilical artery velocity in a case of intrauterine fetal death at 14 weeks' gestation. Amer. J. Obstet. Gynecol. 159 (1993) 1621–1622
6. Ashmead, G.G., Lazebnik, N., Ashmead, J.W., Stepanchak, W., Mann, L.I.: Normal blood gases in fetuses with absence of end-diastolic umbilical artery velocity. Amer. J. Perinatol. 10 (1993) 67–70
7. Battaglia, C., Artini, P.G., Galli, P.A., D'Ambrogio, G., Droghini, F., Genazzani, A.R.: Absent or reversed end-diastolic flow in umbilical artery and severe intrauterine growth retardation. Acta Obstet. Gynecol. Scand. 72 (1993) 167–171
8. Bekedam, D.J., Visser, G.H.A., van der Zee, A.G.J., Snijders R.J.M., Poelmann-Weesjes, G.: Abnormal velocity waveforms of the umbilical artery in growth-retarded fetuses: Relationship to antepartum late heart rate decelerations and outcome. Early Hum. Dev. 24 (1990) 79–89
9. Bell, J.G., Ludomirsky, A., Bottalico, J., Weiner, S.: The effect of improvement of umbilical artery absent end-diastolic velocity on perinatal outcome. Amer. J. Obstet. Gynecol. 167 (1992) 1015–1020
10. Bjerre, F., Hansen, E.: Psychomotoric development and school adjustment of 7-year-old children with low birthweight. Acta Paediatr. Scand. 65 (1976) 88–96
11. Brar, H.S., Platt, L.D.: Reverse end-diastolic flow velocity on umbilical artery velocimetry in high-risk pregnancies: An ominous finding with adverse pregnancy outcome. Amer. J. Obstet. Gynecol. 159 (1988) 559–561
12. Chandran, R., Serra-Serra, V., Sellers, S.M., Redman, C.W.G.: Fetal middle cerebral artery flow velocity waveforms – a terminal pattern. Brit. J. Obstet. Gynaecol. 98 (1991) 937–938
13. Chaoui, R., Hoffmann, H., Zienert, A., Bollmann, R., Halle, H., Grauel, E.L.: Klinische Bedeutung und fetal outcome beim enddiastolischen Flowverlust in der A. umbilicalis und/oder fetale Aorta: Analyse von 51 Fällen. Geburtsh. u. Frauenheilkd. 51 (1991) 532–539
14. Comas, C., Carrera, M., Devesa, R. et al.: Early detection of reversed diastolic umbilical flow: should we offer karyotyping? Ultrasound Obstet. Gynecol. 10 (1997) 400–402
15. Edelstone, D.I.: Fetal compensatory response to reduced oxygen delivery. Sem. in Perinatol. 8 (1984) 184–191
16. Ertan, A.K., Jost, W., Hendrik, J., Lauer, S., Uhrmacher, S., Schmidt, W.: Perinatal events and neuromotoric development of children with zero flow in the fetal vessels during the last trimester. In: Cosmi, E.V., Di Renzo, G.C.: 2nd World Congress of Perinatal Medicine, Monduzzi Editore 1993; pp. 1049–1052
17. Ertan, A.K., Jost, W., Mink, D., Schmidt, W.: Neuromotoric development of children after AED-Flow during pregnancy. In: Kurjak, A., Latin, V., Rippmann, E. (eds.): Advances on the pathophysiology of pregnancy. CIC Edizioni internazionali 1995 pp. 55–62
18. Ertan, A.K., He, J.P., Tossounidis, I., Schmidt, W.: Einfluß der EPH-Gestose auf perinatale Faktoren bei Fällen mit „Reverse Flow" bzw. „enddiastolischem Block" in den fetalen Gefäßen. In: Künzel, W. (Hrsg.): Arch. Gynecol. Obstet. 258 (1996) 113
19. Erz, W., Gonser, M.: Dopplersonographie der fetalen Arteria cerebri media: Präfinale Normalisierung des zerebralen Blutflusses? Geburtsh. u. Frauenheilkd. 55 (1995) 407–410
20. Fitzgerald, D.E., Drumm, J.E.: Non-invasive measurement of human fetal circulation using ultrasound: a new method. Brit. Med. J. 2 (1977) 1450–1451
21. Fouron, J.C., Teyssier, G., Shalaby, L., Lessard, M., Van-Doesburg, N.H.: Fetal central blood flow alterations in human fetuses with umbilical artery reverse diastolic flow. Amer. J. Perinatol. 10 (1993) 197–207
22. Göschen, K.: Überwachung der Schwangerschaft aus forensischer Sicht. Gynäkologe 27 (1994) 197–207
23. Gudmundsson, S., Lindblad, A., Marsal, K.: Cord blood gases and absence of end-diastolic blood velocities in the umbilical artery. Early Hum. Dev. 24 (1990) 231–237
24. Gudmundsson, S., Tulzer, G., Huhta, J.C., Marsal, K.: Venous Doppler in the fetus with absent end-diastolic flow in the umbilical artery. Ultrasound Obstet. Gynecol. 7 (1996) 262–267
25. He, J.P., Ertan, A.K., Reitnauer, K., Mink, D., Schmidt, W.: Pathomorphologische Veränderungen der Endzotten: Vergleich bei Fällen mit „Reverse Flow"/enddiastolischem Block bzw. mit normalen Doppler-Flow-Befunden in den fetalen Gefäßen. Abstractband, Mittelrheinische Gesellschaft für Geburtshilfe und Gyn. (1997)
26. Hellbrügge, T., Lajosi, F., Menara, D., Schamberger, R., Rautenstrauch, T.: Münchner Funktionelle Entwicklungsdiagnostik. Erstes Lebensjahr. Lübeck: Hansisches Verlagskontor 1978
27. Hendrik, H.-J., Tossounidis, I., Boos, R., Schmidt, W.: Neuentwicklung eines fetalen biophysikalischen Profils unter Verwendung verschiedener sonographischer Parameter, Doppler-Flow und der Kinetocardiotokographie. Ultraschalldiagnostik, Dreiländertreffen, Bildgebung/Imaging 61 S. 2 (1994) 92
28. Hendrik, H.-J., Ertan, A.K., Schmidt, W.: Die Überwachung der Risikoschwangerschaft mit einem neuen biophysikalischen Profil (ABCD-Profil). Z. Geburtsh. Neonat. Zur Publikation eingereicht
29. Illyes, M., Gati, I.: Reverse Flow in the human fetal descending aorta as a sign of severe fetal asphyxia precending intrauterine deaths. J. clin. Ultrasound 16 (1988) 403–407

30. Johnstone, F.D., Haddad, N.G., Hoskins, P., McDicken, W., Chambers, S., Muir, B.: Umbilical artery Doppler flow velocity waveform: the outcome of pregnancies with absent end diastolic flow. Eur. J. Obstet. Gynecol. Reprod. Biol. 28 (1988) 171–178

31. Jouppila, P., Kirkinen, P.: Increased vascular resistance in the descending aorta of the human fetus in hypoxia. Brit. J. Obstet. Gynaecol. 91 (1984) 853–856

32. Jouppila, P., Kirkinen, P.: Noninvasive assessment of fetal aortic blood flow in normal and abnormal pregnancies. Clin. Obstet. Gynecol. 32 (1989) 703–709

33. Karsdorp, V.H., van Vugt, J.M., van Geijn, H.P. et al.: Clinical significance of absent or reversed end diastolic velocity waveforms in umbilical artery. Lancet 344 (1994) 1664–1668

34. Karsdorp, V.H., Dirks, B.K., van der Linden, J.C., van Vugt, J.M., Baak, J.P., van Geijn, H.P.: Placenta morphology and absent or reversed end diastolic flow velocities in the umbilical artery: a clinical and morphometrical study. Placenta 17 (1996) 393–399

35. Kingdom, J.C., Kaufman, P.: Oxygen and placental villous development: origins of fetal hypoxia. Placenta 18 (1997) 613–621

36. Kirkinen, P., Muller, R., Baumann, H. et al.: Cerebral blood flow velocity waveforms in hydrocephalic fetuses. J. Clin. Ultrasound 16 (1988) 493–498

37. Köhler, G., Egelkraut, H.: Münchner Funktionelle Entwicklungsdiagnostik für das zweite und dritte Lebensjahr. Eigenverlag der Aktion Sonnenschein 1984

38. Krebs, C., Macara, L.M., Leiser, R., Bowman, A.W.F., Greer, I.A., Kingdom, J.C.P.: Intrauterine growth restriction and absent diastolic flow velocity in umbilical artery is associated with maldevelopment of the terminal placental villous tree. Amer. J. Obstet. Gynecol. 175 (1996) 1534–1542

39. Kubli, F., Schmidt, W.: Zustandsdiagnostik des Feten. In: Bachmann K.D., Ewerbeck, H., Kleihauer, E., Rossi, E., Stalder, G. (Hrsg.): Pädiatrie in Klinik und Praxis. Bd. 1. Stuttgart: Thieme 1987 S. 79–94

40. Kurkinen-Raty, M., Kivela, A., Jouppila, P.: The clinical significance of an absent enddiastolic velocity in the umbilical artery detected before the 34th week of pregnancy. Acta Obstet. Gynecol. Scand. 76 (1997) 398–404

41. Low, J.A., Handley-Derry, M.H., Burke, S.O. et al.: Association of intrauterine fetal growth retardation and learning deficits at age of 9 to 11 years. Amer. J. Obstet. Gynecol. 167 (1992) 1499–1505

42. Manning, F.A., Morrison, I., Lange, I.R.: Fetal biophysical profile scoring. A prospective study in 1184 high-risk patients. Amer. J. Obstet. Gynecol. 140 (1981) 289–293

43. Marlow, N., Hunt, L.P., Chiswick, M.L.: Clinical factors associated with adverse outcome for babies weighing 2000 g or less at birth. Arch. Dis. Child 63 (1988) 1131–1136

44. Matilainen, R., Heinonen, K., Siren-Tiusanen, H., Jokela, V., Launiala, K.: Neurodevelopmental screening of in utero growth-retarded prematurely born children before school age. Eur. J. Pediatr. 146 (1987) 453–457

45. McCowan, L.M., Mullre, B.M., Ritchie, K.: Umbilical artery flow velocity waveforms and the placental vascular bed. Amer. J. Obstet. Gynecol. 157 (1987) 900–902

46. Nickel, R.E., Bennett, F.G., Lawson, F.N.: School performance of children with birthweights of 1000 g or less. Amer. J. Dis. Child. 136 (1982) 105–110

47. Ombelet, W., Nuradi, S., Vandenberghe, K., Spitz, B.: Absent or reversed end diastolic flow in the umbilical arteries: a warning sign of serious fetal compromise. Clin. Exp. Hypertens. B7 (1988) 303–316

48. Pattinson, R.C., Norman, K., Odendaal, H.J.: The role of Doppler velocimetry in the management of high risk pregnancies. Brit. J. Obstet. Gynaecol. 101 (1994) 114–120

49. Pillai, M., James, D.: Continuation of normal neurobehavioural development in fetuses with absent umbilical arterial end diastolic velocities. Brit. J. Obstet. Gynaecol. 98 (1990) 277–281

50. Poulain, P., Palaric, J.C., Milon, J. et al.: Absent end diastolic flow of umbilical artery Doppler: pregnancy outcome in 62 cases. Eur. J. Obstet. Gynecol. Reprod. Biol. 53 (1992) 115–119

51. Reed, K.L., Anderson, C.F., Shenker, L.: Changes in intracardiac Doppler blood flow velocities in fetuses with absent umbilical artery diastolic flow. Amer. J. Obstet. Gynecol. 157 (1987) 774–779

52. Richter, T., Lietz, R., Beyreiss, K.: Gewichts- und Längenentwicklung ehemals hypotroph geborener Kinder in Abhängigkeit vom Schweregrad der intrauterinen Retardierung. Kinderärztl. Praxis 59 (1991) 341–345

53. Riegel, K.: Die Entwicklung des Kindes nach Schwangerschafts- und Geburtsrisiken. Diagnostik 14 (1981) 491–500

54. Rizzo, G., Pietropolli, A., Capponi, A., Arduini, D., Romanini, C.: Chromosomal abnormalities in fetuses with absent end-diastolic velocity in umbilical artery: analysis of risk factors for an abnormal karyotype. Amer. J. Obstet. Gynecol. 171 (1994) 827–831

55. Rochelson, B., Schulman, H., Farmakides, G. et al.: The significance of absent end-diastolic velocity in umbilical artery velocity waveforms. Amer. J. Obstet. Gynecol. 156 (1987) 1213–1218

56. Rochelson, B.: The clinical significance of absent end-diastolic velocity in the umbilical artery waveforms. Clin. Obstet. Gynecol. 32 (1989) 692–702

57. Salafia, C.M., Pezzullo, J.C., Minior, V.K., Divon, M.Y.: Placental pathology of absent and reversed end-diastolic flow in growth-restricted fetuses. Obstet. Gynecol. 90 (1997) 830–836

58. Scherjon, S.A., Smolders-De Haas, H., Kok, J.H., Zondervan, H.A.: The „brain-sparing" effect: Antenatal cerebral Doppler findings in relation to neurologic outcome in very preterm infants. Amer. J. Obstet. Gynecol. 169 (1993) 169–175

59. Schmidt, W., Kubli, F., Garoff, L., Hendrik, H.J., Leucht, W., Runnebaum, B.: Diagnose der intrauterinen Wachstumsretardierung – Vergleich von Klinik, Gesamtöstrogenbestimmung aus dem 24 h Urin und Ultraschallbiometrie (Distanzmessungen, biparietaler Kopfdurchmesser, thorako-abdominaler Querdurchmesser) unter Berücksichtigung des antepartalen und subpartalen CTGs. Geburtsh. u. Frauenheilk. 42 (1982) 709–716

60. Schmidt, W., Gnirs, J.: Fetale Bewegungsaktivität und akustische Stimulation. Gynäkologe 23 (1990) 289–297

61. Schmidt, W., Graf von Ballestrem, C.L., Ertan, A.K., Rühle, W., Gnirs, J., Boos, R.: Pathologische Doppler-Flow-Befunde und kardiotokographische Ergebnisse. Geburtsh. u. Frauenheilkd. 51 (1991) 523–531

62. Schmidt, W., Rühle, W., Ertan, A.K., Boos, R., Gnirs, J.: Doppler-Sonographie – Perinatologische Daten bei Fällen mit enddiastolischem Block bzw. Reverse Flow. Geburtsh. u. Frauenheilkd. 51 (1991) 288–292

63. Schmidt, W., Ertan, A.K., Rühle, W., von Ballestrem, C.L., Gnirs, J., Boos, R.: Dopplersonographie: „Enddiastolischer Block bzw. Reverse Flow" – Perinatologische Daten und geburtshilfliches Management. Jahrbuch der Gynäkologie und Geburtshilfe, Zülpich: Biermann; 1991 S. 99–106

64. Schmidt, W., Ertan, A.K.: Dopplersonographie in der Geburtsmedizin. Geburtshilfliches Management bei hochpathologischen Doppler-Flow-Befunden. In: Hillemans, H.G. (Hrsg.): Geburtshilfe – Geburtsmedizin. Eine umfassende Bilanz zukunftsweisender Enwicklungen am Ende des 20. Jahrhunderts. Berlin: Springer 1995; S. 317–325

65. Schulman, H., Fleischer, A., Stern, W., Farmakides, G., Jagani, N., Blattner, P.: Umbilical velocity wave ratios in human pregnancy. Amer. J. Obstet. Gynecol. 148 (1984) 985–990

66. Taylor, D.J., Howie, P.W.: Fetal growth achievement and neurodevelopmental disability. Brit. J. Obstet. Gynaecol. 96 (1989) 789–794

67. Todros, T., Ronco, G., Fianchino, O. et al.: Accuracy of the umbilical arteries Doppler flow velocity waveforms in detecting adverse perinatal outcomes in a high-risk population. Acta Obstet. Gynecol. Scand. 75 (1996) 113–119

68. Trudinger, B.J., Cook, C.M., Giles, W.B., Connelly, A., Thompson, R.S.: Umbilical artery flow velocity waveforms in high-risk pregnancy. Randomised controlled trial. Lancet i (1987) 188–190

69. Trudinger, B.J., Cook, C.M., Giles, W.B. et al.: Fetal umbilical artery velocity waveforms and subsequent neonatal outcome. Brit. J. Obstet. Gynaecol. 98 (1991) 378–384

70. Ulrich, S., Ernst, J.P., Kalder, M., Weiss, E., Berle, P.: Neurologische Spätmorbidität von Frühgeburten mit intrauterin diagnostiziertem Null- oder Negativflow der Nabelarterien. Z. Geburtsh. Perinatol. 198 (1994) 100–103

71. Ulrich, S., Weiss, E., Kalder, M., Hitschold, T., Berle, P.: Doppler sonographic flow measurements of the middle cerebral artery in end-diastolic zero flow in the umbilical arteries in relation to fetal outcome. Z. Geburtsh. Neonatol. 200 (1996) 21–24

72. Valcamonico, A., Danti, L., Frusca, T. et al.: Absent end-diastolic velocity in umbilical artery: risk of neonatal morbidity and brain damage. Amer. J. Obstet. Gynecol. 170 (1994) 796–801

73. Vohr, B., Oh, W.: Growth and development in preterm infants small for gestational age. J. Pediatr. 103 (1983) 941–944

74. Vohr, B., Garcia-Coll, C.: Neurodevelopmental and school performance of very lowbirthweight infants: a seven year longitudinal study. Pediatrics 76 (1985) 345–350

75. Vyas, S., Nicolaides, K.H., Bower, S., Campbell, S.: Middle cerebral artery flow velocity waveforms in fetal hypoxaemia. Brit. J. Obstet. Gynecol. 97 (1990) 797–803

76. Wang, K.G., Chen, C.P., Yang, J.M., Su, T.H.: Impact of reverse end-diastolic flow velocity in umbilical artery on pregnancy outcome after the 28th gestational week. Acta Obstet. Gynecol. Scand. 77 (1998) 527–531

77. Weiner, Z., Farmakides, G., Schulman, H., Penny, B.: Central and peripheral hemodynamic changes in fetuses with absent enddiastolic velocity in umbilical artery: correlation with computerized fetal heart rate pattern. Amer. J. Obstet. Gynecol. 170 (1994) 509–515

78. Weiss, E., Ulrich, S., Berle, P.: Condition at birth of infants with previously absent or reverse umbilical artery end-diastolic flow velocities. Arch. Gynecol. Obstet. 252 (1982) 37–43

79. Weiss, E., Hitschold, T., Müntefering, H., Berle, P.: Dopplersonographie der Art. umbilicalis: Differenzierte Diagnostik bei der intrauterinen Mangelentwicklung. Geburtsh. u. Frauenheilkd. 49 (1989) 466–471

80. Weiss, E., Berle, P.: Clinical management of fetuses with diastolic zero or Reverse Flow of the umbilical arteries: Duration of clinical surveillance and fetal outcome. Z. Geburtsh. Perinat. 195 (1991) 37–42

81. Wenstrom, K.D., Weiner, C.P., Williamson, R.A.: Diverse maternal and fetal pathology associated with absent diastolic flow in the umbilical artery of high-risk fetuses. Obstet. Gynecol. 77 (1991) 374–378

82. Woo, J.S.K., Liang, S.T., Lo, R.L.S.: Significance of an absent or reversed end diastolic flow in doppler umbilical artery waveforms. J. Ultrasound Med. 6 (1987) 291–297

83. Zelop, C.M., Richardson, D.K., Heffner, L.J.: Outcomes of severely abnormal umbilical artery doppler velocimetry in structurally normal singleton fetuses. Obstet. Gynecol. 87 (1996) 434–438

3D-Sonographie

3D-Sonographie

45 3D-Sonographie in der pränatalen Diagnostik

Möglichkeiten der 3D-Sonographie

Mit der Entwicklung leistungsfähiger Transvaginal- und Abdominalsonden konnte bei der konventionellen zweidimensionalen Sonographie (2D) innerhalb der letzten Jahre eine enorme Verbesserung der Bildqualität erzielt werden. Nachteil der konventionellen Ultraschalltechnik ist jedoch, dass sich damit nur 2 von 3 Schnittebenen erfassen lassen. Dies sind bei der transvaginalen Sonographie die sagittalen und frontalen (koronaren), bei der Abdominalsonographie die sagittalen und transversalen Schnittebenen. Nicht darstellbar hingegen sind die transversalen Schnittebenen bei der transvaginalen und die frontalen Schnittebenen bei der abdominalen Ultraschalluntersuchung.

Weiterhin bleibt es bei der 2D-Untersuchung dem Vorstellungsvermögen des Untersuchers überlassen, sich aus mehreren hinter- oder nebeneinander liegenden zweidimensionalen Schnittebenen ein dreidimensionales Bild im Kopf zusammenzusetzen. Während ein solcher Prozess beim erfahrenen Untersucher unwillkürlich abläuft, hat der weniger Erfahrene häufig Schwierigkeiten damit, sich auf diese Art und Weise ein räumliches Bild vorzustellen, insbesondere, wenn keine klaren anatomischen Verhältnisse vorliegen. Ähnliche Schwierigkeiten treten auf, wenn man den Eltern im 2D-Bild einen Befund demonstrieren möchte. Dies ist zwar mit der entsprechenden Erläuterung prinzipiell möglich, jedoch kann von den Eltern nicht erwartet werden, dass sie sich den jeweiligen Befund auch dreidimensional vorstellen können.

Speichern von Volumina. Mit der 3D-Sonographie steht heute eine Routinemethode zur Verfügung, mit der sich nicht nur – wie bei der 2D-Sonographie – einzelne Bildebenen, sondern komplette Volumina speichern lassen. Aus diesen können dann sämtliche Schnittebenen innerhalb eines definierten Raumes tomographisch dargestellt werden und auch interaktiv, d. h. quasi in Real Time, dreidimensionale Oberflächen- und Transparenzbilder gerendert (= rekonstruiert) werden.

Zeitbedarf. Hauptproblem der 3D-Sonographie war lange Zeit der relativ hohe Zeitbedarf für die Berechnung von dreidimensionalen Oberflächen- oder Transparenzbildern. Für ein Einzelbild betrug dieser zwar nur 20–30 Sekunden; bei der Berechnung ganzer Bildsequenzen mit bis zu 60 Einzelbildern erreichte man damit jedoch rasch einen Zeitbedarf von 20–30 Minuten. Um den Zeitrahmen in der Routinediagnostik nicht zu sprengen, musste man sich bei der Berechnung einer Bildanimation deshalb meist auf 7 Bilder beschränken.

Mit den neuesten 3D-/4D-Geräten, in die hochleistungsfähige Computer integriert sind, ist man heute in der Lage, nicht nur die Oberfläche eines gespeicherten Objektes direkt betrachten zu können, sondern es lassen sich auch größere Bildsequenzen mit über 60 Bildern problemlos innerhalb von ca. 20 Sekunden darstellen.

Einzelschritte bei der transvaginalen und abdominalen 3D-Untersuchung

Eine 3D-Untersuchung kann generell in 4 Hauptschritte untergliedert werden: die Datenakquisition, die 3D-Visualisierung, die Volumen-/Bildbearbeitung und die Speicherung von Volumina oder gerenderten Bildern/Bildsequenzen (Tab. 45.1).

Tabelle 45.1 Einzelschritte bei der transvaginalen und abdominalen 3D-Untersuchung

Datenakquisition
> Orientierung im 2D-Bild
> Definition der Region of Interest (ROI)
> Volumenaufnahme

3D-Visualisierung
> Multiplanare Bilddarstellung
> Oberflächendarstellung (Oberflächen-/Lichtmodus)
> Transparenzdarstellung (Maximum-/X-ray-Modus)
> Gefäßdarstellung (Kombination Oberfläche und Farbdoppler)
> Bildanimation (Rendering von Bildsequenzen)

Volumen-/Bildbearbeitung
> Elektronisches Skalpell
> Filterung
> Kontrast- und Helligkeitsregulierung
> Farbdarstellung

Speichern von Volumina oder gerenderten Bildern/Bildsequenzen

■ Datenakquisition (= Volumenaufnahme)

Grundlage jeder dreidimensionalen Ultraschalltechnologie ist die Erfassung mehrerer hinter- oder nebeneinander liegender, zweidimensionaler sonographischer Schnittebenen, die in einem elektronischen Speicher ortsgetreu abgelegt werden und zusammengesetzt dann ein Volumen ergeben.

Zur Erfassung sonographischer Volumina stehen derzeit im Wesentlichen zwei unterschiedliche Technologien zur Verfügung, deren Unterschiede in Tab. 45.2 erläutert sind.

Tabelle 45.2 Unterschiede zwischen den beiden derzeit gängigen 3D-Systemen

Internes (= integriertes System)	Externes System
3D-System im Ultraschallgerät integriert	Ein Sensor wird auf den Schallkopf aufgesetzt
Spezielle 3D-Schallköpfe, die nur an einem 3D-Ultraschallgerät betrieben werden können	Jeder Schallkopf, unabhängig von der Firma, kann verwendet werden
Automatische Volumenaufnahme durch 3D-Schallkopf	Volumenaufnahme durch manuelle Schallkopfführung
Hohe Präzision der Volumenaufnahme, da stets gleicher Abstand zwischen den einzelnen erfassten 2D-Bildebenen	Geringere Präzision, da unterschiedlich großer Abstand zwischen den einzelnen erfassten 2D-Bildebenen
Sehr kurze Volumenaufnahmedauer	Dauer der Volumenaufnahme von der manuellen Schallkopfführung abhängig
Keine Interpolation zwischen den einzelnen Schnittebenen notwendig	Interpolationsprogramm erforderlich
Unabhängig von einem Magnetfeld	Geometrische Fehler durch Beeinflussung des Magnetfeldes möglich
Direkte interaktive Kontrolle bei der Berechnung von 3D-Bildern	3D-Bildaufbau zeitintensiver durch notwendige Konversionsschritte
Orthogonale Bilddarstellung, Oberflächen- und Transparenzdarstellung	(Orthogonale Bilddarstellung), Oberflächen- und Transparenzdarstellung
Sehr gute Bildqualität	Akzeptable Bildqualität
4D-Darstellung möglich	4D-Darstellung nicht möglich

Datenerfassung mithilfe eines internen oder integrierten Systems

Beim internen System (Kretztechnik, Österreich) ist die gesamte 3D-Einheit fest im Ultraschallgerät integriert; die speziellen 3D-Schallköpfe sind auf das System abgestimmt (7, 9–19, 30, 32–36) (Abb. 45.**1**). Die Aktivierung der Volumenabtastung erfolgt auf Knopfdruck, worauf das Schallelement im Innern des Gehäuses mittels eines Motors automatisch um einen bestimmten Winkel fächerförmig geschwenkt wird (Abb. 45.**2**). Dieser Winkel kann bei der Vaginalsonde zwischen 10° und 90° und bei der Abdominalsonde zwischen 15° und 75° variieren. Alle während der Volumenaufnahme erfassten Bildebenen liegen in einem gleichen Abstand zueinander und werden nach Signalverarbeitung und Quantisierung digital und ortsgetreu in einen elektronischen Volumenspeicher eingeschrieben.

Darstellung. Aus dem Volumenspeicher können dann sämtliche Schnittebenen innerhalb des jeweiligen Volumens dargestellt (multiplanare Schnittbildanalyse) oder dreidimensionale Aufsichts- und Transparenzbilder gerendert werden. Die dreidimensionalen Bilder lassen sich entweder als Einzelbilder oder in Form einer Rotationsanimation auf dem Monitor darstellen (8, 17).

Vorteile. Vorteile dieses Systems sind die sehr kurze Aufnahmezeit für abdominale und transvaginale Volumina wie auch die hohe Präzision der Volumenaufnahme, bei der die nacheinander erfassten zweidimensionalen Bildebenen jeweils im gleichen Abstand abgespeichert sind.

Mit diesem System lassen sich im Routinebetrieb derzeit die genauesten Oberflächenbilder erzielen. Die elektronischen 3D-Sonden können nicht nur Grauwertdaten, sondern auch Farbdopplerinformationen dreidimensional darstellen (17).

Nachteil. Nachteil eines internen Systems ist, dass die 3D-Schallköpfe nur an dem dafür vorgesehenen Grundgerät betrieben und nicht auf andere Geräte übertragen werden können (17).

Durchführung. Die Untersuchung mit einem solchen 3D-Schallkopf beginnt zunächst orientierend im zweidimensionalen B-Bild. Nach optimaler Bildeinstellung wird das gewünschte Objekt mittels einer einblendbaren Volumenbox variabler Größe umrahmt (= Region of Interest [ROI]). Bei der dann einzustellenden Abtastgeschwindigkeit kann zwischen einer schnellen, einer mittleren und einer langsamen Abtastgeschwindigkeit gewählt werden. Je nach Schallkopf, Volumengröße und Schwenkgeschwindigkeit liegen die Aufnahmezeiten durchschnittlich zwischen 0,3 und 4 Sekunden. Die beste Bildqualität wird mit der langsamen Geschwindigkeit erzielt, da hiermit die höchste Anzahl an Bildebenen innerhalb eines definierten Volumens erfasst wird. Dafür steigt jedoch das Risiko, dass sich der Fetus während der Volumenabtastung bewegt und sich damit Bewegungsartefakte einstellen. Für die Routinediagnostik ist die Untersuchung mit der schnellen oder mittleren Abtastgeschwindigkeit ausreichend.

Datenerfassung mithilfe eines externen Systems

Bei den externen Akquisitionssystemen wird kein spezieller Schallkopf benötigt. Hier erfolgt die Aufnahme mit einer konventionellen 2D-Schallsonde, deren Position und Bewegung im Raum über ein zusätzliches System kontrolliert werden (z. B. TomTec-System, Echotech, InViVo-System). Die manuelle Parallel- oder Schwenkbewegung des Schallkopfes kann dabei entweder über eine externe Mechanik oder bei freier manueller Führung über ein sog. Tracking-System erfasst werden. Bei Letzterem wird dem Schallkopf ein elektromagnetischer Positionsgeber aufgesetzt (6, 22–25, 31), der in der Lage ist, über eine Magnetfeldänderung die Position und Bewegung des Schallkopfes exakt zu erfassen (Abb. 45.**3**).

Darstellung. Um aus den einzelnen Bildern, die bei der Schallkopfführung gewonnen werden, einen Volumensatz zu erzeugen, müssen bei den externen Systemen die einzelnen zweidimensionalen Schnittebenen mit ihrer jeweiligen exakten Position in einen externen 3D-Speicher eingeschrieben werden. In praxi erfolgt dies dergestalt, dass die gewonnenen Bilddaten über das Videosignal des Ultraschallgerätes zu einem externen Computer (Workstation), der mit einem Frame Grabber ausgerüstet ist, übertragen werden. Nach Digitalisierung der einzelnen Bilder über den Frame Grabber können die so umgewandelten Bilder mit ihrer bekannten Position im Speicher des Computers derart abgelegt werden, dass sie zusammengesetzt ein Volumen ergeben (17).

Vorteil. Vorteil der externen Systeme ist, dass sie, unabhängig vom jeweiligen Grundsystem, an jedem handelsüblichen Schallkopf angeschlossen werden können (17).

Nachteil. Der Nachteil eines externen Systems ist, dass die Handhabung insgesamt etwas umständlicher als bei einem integrierten System ist und dass die Abstände zwischen den einzelnen zweidimensionalen Bildebenen aufgrund der manuellen Schallkopfführung meist nicht identisch sind. Je nach Schallkopfführung kann es dabei sogar zu Überschneidungen von Bildebenen kommen. Obwohl die externen Systeme insgesamt deutlich an Qualität gewonnen haben, können sie derzeit noch nicht mit der Genauigkeit eines internen Systems mit automatisierter Volumenerfassung im Routineeinsatz konkurrieren. Auch können damit keine dreidimensionalen Real-Time-Sequenzen gewonnen werden.

■ *3D-Visualisierung*

Je nach verwendetem System stehen für die 3D-Visualisierung insgesamt 3 unterschiedliche Verfahren zur Auswahl:
- die multiplanare (= orthogonale) Bilddarstellung,
- die Oberflächendarstellung und
- die Transparenzdarstellung (Tab. 45.**1**).

Multiplanare (orthogonale) Bilddarstellung

Orthogonale Bildebenen. Bei der multiplanaren Bilddarstellung werden direkt nach der Volumenaufnahme alle 3 senkrecht aufeinander stehenden Schnittebenen (= „orthogonale Bildebenen") gleichzeitig auf dem Monitor dargestellt. Aus dem gespeicherten Volumen können dann alle konventionellen Schnittebenen, aber zusätzlich auch solche Schnittebenen, die mit der herkömmlichen zweidimensionalen Abdominal- oder Transvaginalsonographie nicht gewonnen werden können, problemlos dargestellt werden: Dies sind bei der Abdominalsonographie die Frontal-, bei der Transvaginalsonographie die Horizontalschnitte. Durch Drehen oder Verschieben einer Bildebene können die entsprechenden Änderungen direkt auf den beiden anderen Bildebenen beobachtet werden.

Lehrbuchposition/Tomographische Untersuchung. Bevor eine solche multiplanare Volumenanalyse am Monitor durchgeführt wird, ist es vorteilhaft, das zu analysierende Objekt innerhalb des Volumens mit den entsprechenden Drehreglern so zu drehen, dass es in einer aufrechten Position („Lehrbuchposition") zur Darstellung kommt (16, 17) (Abb. 45.**4** und 45.**5**). Mittels Drehregler kann nun im dargestellten „Lehrbuchbild" eine bestimmte Ebene millimetergenau in alle 3 Richtungen verschoben werden, sodass damit eine exakte tomographische Untersuchung einer bestimmten Region möglich ist (Abb. 45.**4** und 45.**5**).

Pathologische Veränderungen. Gerade beim fetalen Profil, das sich ohne die Kontrolle durch die beiden anderen Bildebenen nur in 69,6% der Fälle korrekt im zweidimensionalen B-Bild darstellen lässt (16), ist ein pathologisches Profil nur dann mit Sicherheit nachweisbar, wenn man eindeutig weiß, dass kein Schrägschnitt vorliegt (Abb. 45.**6**). Dies gilt vor allem auch dann, wenn im 2D-Bild aufgrund ungenügender Fruchtwasserverhältnisse eine klare Darstellung des Profils nicht möglich ist (Abb. 45.**7**). Abgesehen von der Beurteilung des Gesichtsprofils können auch alle anderen anatomische Regionen, wie z. B. das Zwerchfell (Abb. 45.**8**), oder Biometrieebenen gezielt kontrolliert werden (12–15, 26). Bei paarig angelegten Organen, wie den Orbitae, können die biometrischen Werte in einer exakten Bildebene im Links-rechts-Vergleich optimal miteinander verglichen werden (Abb. 45.**6**), wodurch pathologische Veränderungen, wie eine Orbitahypoplasie, sicher nachweisbar sind (16). Auch andere pathologische Veränderungen, wie z. B. Wirbelsäulendefekte (21), sind mit der multiplanaren Darstellung exakt einstellbar und können somit übersichtlich in ihrem gesamten Ausmaß beurteilt werden.

Volumenbestimmungen. Letztlich ist auch mit der gleichzeitigen Erfassung aller 3 Bildebenen eine exaktere Volumenbestimmung als mit der zweidimensionalen Sonographie möglich (5, 30).

Dreidimensionale Bildrekonstruktion (3D-Rendering)

Für die Darstellung von 3D-Ansichten stehen prinzipiell zwei unterschiedliche Formen zur Verfügung:
- die Oberflächendarstellung und
- die Transparenzdarstellung.

Ziel dieser Darstellungsformen ist es, dem Untersucher ein räumliches Bild vom untersuchten Objekt zu vermitteln. Je nach Fragestellung kommen dabei unterschiedliche Berechnungsalgorithmen zum Einsatz.

Oberflächendarstellung

Für die Darstellung von Oberflächen kommen im Wesentlichen der Oberflächen- und der Lichtmodus zur Anwendung (Tab. 45.**3**) (Abb. 45.**9**).

Interaktive Bilddarstellung. Die interaktive Bilddarstellung, wie sie mit einem internen System (Combison 530D, Voluson 530 MT, Voluson 730, Kretztechnik, Österreich) derzeit möglich ist, bietet dem Untersucher gerade bei der Oberflächendarstellung mehrere Vorteile: Zum einen kann die eingestellte „Region of Interest" direkt im jeweiligen Modus als dreidimensionales Bild eingesehen werden; zum anderen ist ein Wechsel zwischen zwei unterschiedlichen Berechnungsalgorithmen ohne Verzögerung möglich, wodurch der Untersucher direkt auswählen kann, in welchem der Abbildungsmodi der Befund am besten zur Darstellung kommt. Auch eine Überblendung zwischen zwei Abbildungsmodi ist möglich. Dadurch können im Einzelfall eine Glättung und somit optisch schönere Bilder erzielt werden.

Voraussetzung. Grundvoraussetzung eines jeden dreidimensionalen Oberflächen-Renderings ist, dass sich vor der darzustellenden Struktur ein ausreichendes Flüssigkeitspolster befindet (Abb. 45.**6** und 45.**45**). Vorgelagerte Strukturen, wie z. B. ein fetaler Arm oder die Nabelschnur,

und anliegende Strukturen, wie die Plazenta, behindern den Blick zu der darzustellenden Struktur, wie z. B. dem fetalen Gesicht (Abb. 45.**45**). Vergleichbar ist dies mit der Fotografie, bei der eine vor das Gesicht gehaltene Hand nur noch Teile des Gesichtes erkennen lässt. Deshalb müssen vor der Durchführung einer Oberflächenberechnung die störenden Objekte elektronisch entfernt werden (s. Volumenanalyse und Bildbearbeitung).

Klinischer Einsatz. Im klinischen Einsatz bietet die transvaginale 3D-Sonde bereits die Möglichkeit, den Embryo/Fetus als Oberflächenbild sichtbar zu machen (4, 19) (Abb. 45.**10**–45.**12**). Mit der transabdominalen Sonde gelingt eine gute Oberflächendarstellung des Feten ab ca. 20 SSW, obwohl in Einzelfällen eine zufriedenstellende Darstellung auch früher möglich ist (Abb. 45.**13**).

Neben dem Nachweis der normalen Anatomie (1–3, 6, 13–15, 17, 22, 26–29, 32–34) (Abb. 45.**13**–45.**23**) bietet die fotografieähnliche Darstellung des Feten vor allem bei pathologischen Befunden interessante Möglichkeiten der Feindiagnostik (9, 10–18, 21, 29, 35) (Abb. 45.**24**–45.**37**). Dabei erleichtert gerade die interaktive Befunddarstellung den konkreten Nachweis oder Ausschluss einer Pathologie wesentlich. Auffälligkeiten im Bereich der fetalen Oberfläche können somit gezielt aufgedeckt und die Ausmaße eines Defektes räumlich erfasst werden.

Veränderungen an Gesicht und Kopf. Dies gilt insbesondere für den fetalen Kopf (10, 12, 15, 16, 18, 21, 28, 29), an dem eine Vielzahl von Veränderungen, wie auffälliges Profil (flaches Profil, frontale Vorwölbung der Stirn, eingesunkene Nasenwurzel, Retrognathie), Zyklopie, Gesichtsdysmorphie, Lippen-Kiefer-Gaumen-Spalte, Ohrmuscheldysplasie oder tiefer Ohransatz, zur Abbildung gebracht werden können (Abb. 45.**24**–45.**29**). Ebenso lassen sich aber auch pathologische Veränderungen im Bereich der übrigen fetalen Kopfoberfläche konkret nachweisen (12, 15, 18).

Spaltbildungen und Organoberflächen. Dorsale wie ventrale Spaltbildungen können in ihrem Ausmaß plastisch erfasst und über ihre Oberflächenstruktur differenzialdiagnostisch abgeklärt werden (Abb. 45.**30**–45.**32**). In Einzelfällen können auch die Oberflächen von Bauchorganen sichtbar gemacht werden. Hierzu muss entweder intraabdominal Aszites vorhanden sein oder es muss ein auffälliges flüssigkeitsgefülltes Organ, wie z. B. eine Megazystis, vorliegen. Zur Darstellung solcher äußerer oder innerer Organoberflächen muss zunächst ein Teil des Körpers mit dem elektronischen Skalpell „abgetrennt" werden. Dies kann im seitlichen oder frontalen Längsschnitt (Abb. 45.**33** und 45.**34**) wie auch im Querschnitt erfolgen.

Genitalfehlbildungen. Die Oberflächendarstellung der Genitalregion bietet die Möglichkeit, selbst kleinste Veränderungen detailliert aufzudecken (Abb. 45.**35**).

Extremitätenfehlbildungen. Neue Aspekte ergeben sich auch für die Abklärung von Extremitätenfehlbildungen (11, 12, 15, 35). Dadurch, dass die gesamte Untersuchung nicht an einem sich mit Armen und Beinen bewegenden Feten, sondern an einer gespeicherten, aber dennoch frei im Raum drehbaren Extremität vorgenommen wird, sind auffällige Körperproportionen bei Skelettdysplasien (11, 35) oder Achsenabweichungen, wie z. B. bei der Klumphand oder beim Klumpfuß (12, 15), gut erkennbar (Abb. 45.**36**). Noch beeindruckender lassen sich solche Befunde in der Rotationsanimation am Bildschirm demonstrieren (s. Bildanimation).

Gleiches gilt für die Feindiagnostik der Hand oder des Fußes. Auch deren Darstellung gestaltet sich aufgrund der Bewegungsfreiheit der Arme und Beine häufig problematisch in der konventionellen zweidimensionalen Sonographie. Dagegen lässt die 3D-Oberflächenanalyse an der gespeicherten Hand bzw. dem gespeicherten Fuß eine gezielte Detaildiagnostik zu, wodurch sich selbst Malformationen im Finger- oder

Tabelle 45.3   Oberflächen- und Lichtmodus zur Oberflächendarstellung

Oberflächenmodus
Beim Oberflächenmodus finden die zuerst getroffenen Volumenelemente (= „Voxel") Berücksichtigung. Wie der Name bereits ausdrückt, wird dieser Modus zur Berechnung der fetalen Körperoberfläche verwendet (17) (Abb. 45.**9**).

Lichtmodus
Der Lichtmodus entspricht im Wesentlichen dem Oberflächenmodus. Zusätzlich kommt hier noch eine virtuelle Lichtquelle zum Einsatz. Diese lässt eine Beleuchtung des Objektes aus unterschiedlichen Winkeln zu. Zum einen kann damit ein weicheres Bild erzeugt, zum anderen können damit aber auch bestimmte Schatteneffekte erzielt werden, die den dreidimensionalen Tiefeneindruck im Einzelfall verstärken (17) (Abb. 45.**9**).

Zehenbereich, wie z. B. eine Hexadaktylie (15) (Abb. 45.**37**) oder das Fehlen eines Fingers (15) (Abb. 45.**36**), gut demonstrieren lassen.

Oberflächenmodus und Farbdoppler. Durch die kombinierte Anwendung von Oberflächenmodus und Farbdoppler bzw. Angio-Mode (Power-Doppler) kann der Blutfluss innerhalb von Gefäßen, wie z. B. den Nabelschnurgefäßen, dreidimensional sichtbar gemacht werden (Abb. 45.**38**).

Transparenzdarstellung

Maximum- und X-ray-Modus. Bei der Transparenzdarstellung handelt es sich ebenfalls um ein dreidimensionales Rendering. Im Gegensatz zur Oberflächendarstellung wird hier jedoch das Innere eines definierten Volumens, ähnlich einer gläsernen Figur, sichtbar gemacht. Für die Transparenzdarstellung werden im Wesentlichen 2 Berechnungsalgorithmen verwandt, die entweder isoliert oder in Form einer Überblendung zwischen beiden Algorithmen zum Einsatz kommen: der Maximum- und der X-ray-Modus (Tab. 45.**4**).

Tabelle 45.**4** Maximum- und X-ray-Modus zur transparenten Volumendarstellung

Maximummodus
Beim Maximummodus werden die jeweils maximalen Werte entlang des virtuellen Strahles durch das Volumen dargestellt. Hierdurch kommen echodichte Strukturen, wie der fetale Knochen, vorrangig zur Darstellung (17).
X-ray-Modus
Beim X-ray-Modus werden die mittleren Grauwerte entlang des virtuellen Strahles durch das Volumen berücksichtigt. Damit erhält man ein Bild, das einem Röntgenbild entspricht (17).

Darstellung des Skeletts. Mit der Transparenzdarstellung kommen vorrangig die echoreichen Strukturen zur Darstellung, wohingegen echoarme Strukturen deutlich abgeschwächt sind. Damit lässt sich das fetale Skelett übersichtlich darstellen. Störechos spielen bei der Transparenzberechnung keine Rolle, da diese automatisch mit ausgeblendet werden.

Neben der normalen Ossifikation (14, 17, 27) (Abb. 45.**39** und 45.**41**) lassen sich mit dieser Technik auch Störungen der Ossifikation (16) (Abb. 45.**40** und 45.**42**) wie auch eine auffällige Verbiegung der Wirbelsäule (12, 15) übersichtlich erkennen (Abb. 45.**42**).

Bildanimation

Rotationsanimation. Sowohl in der Oberflächen- als auch in der Durchsichtsdarstellung oder in der isolierten Gefäßdarstellung können ganze Bildserien innerhalb weniger Sekunden rekonstruiert werden. Damit besteht die Möglichkeit, das zu untersuchende Objekt in Form einer Rotationsanimation auf dem Bildschirm von mehreren Seiten zu betrachten (15, 17).

Neben dem gewünschten Winkelabstand zwischen den zu berechnenden Einzelbildern müssen Anfangs- und Endpunkt der Bildserie definiert werden (Abb. 45.**43**). Nach Aktivierung des Cinemodus wird die gewünschte Bildserie berechnet, wobei mit dem „internen 3D-System" derzeit für eine Bildserie von 30 Bildern eine Berechnungszeit von ca. 10 Sekunden benötigt wird. Mit der neuesten Technologie werden Anfangs- und Endbild einer zu berechnenden Rotationsanimation direkt auf dem Monitor mit dargestellt, womit sich ein optimaler Winkel für die Animation um die x- oder y-Achse auswählen lässt (Abb. 45.**44**).

Sobald die Bildserie berechnet ist, kann das gerenderte Objekt in Form einer Rotationsanimation auf dem Bildschirm betrachtet werden. Die automatisch wie auch manuell steuerbare Rotationsanimation gestattet zum einen, das zu untersuchende Objekt von verschiedenen Blickwinkeln aus einzusehen, zum anderen erhält man durch die Drehbewegung einen noch besseren räumlichen Eindruck von dem untersuchten Objekt.

◼ Volumenanalyse und Bildbearbeitung

Kartesische Speicherung, elektronisches Skalpell. Insbesondere bei der Oberflächenrekonstruktion müssen vorgelagerte Strukturen elektronisch „entfernt" werden, da sonst kein ausreichender Zugang zu der gewünschten Oberfläche besteht und damit keine guten Oberflächenbilder gewonnen werden können. Größere störende Strukturen lassen sich dabei entweder über eine sog. „kartesische Speicherung" (14, 15, 17) oder mittels des elektronischen Skalpells entfernen.

Bei der kartesischen Speicherung bleibt nur noch das vom Untersucher markierte Teilvolumen in Form eines Quaders erhalten, während alle Strukturen außerhalb der Markierung wegfallen (Abb. 45.**45** und 45.**46**).

Mit dem elektronischen Skalpell (20, 23) lassen sich vorgelagerte Strukturen gezielt mittels einer frei wählbaren Box oder durch manuelles Umfahren vom Hauptobjekt abtrennen (Abb. 45.**47**). Dieser Vorgang kann mehrfach durchgeführt werden, bis alle störenden Areale vollständig entfernt sind.

Speckle. Kleinere störende Signale (sog. „Speckle"), wie sie durch Schwebeteile im Fruchtwasser verursacht werden, können mittels einer „Tiefpassfilterung" herausgefiltert werden (Abb. 45.**48**). Der notwendige Grad dieser Filterung richtet sich nach der Stärke der Störechos und wird mit dem sog. „Threshold-Regler" eingestellt. Eine optimale Filterung ist dann erreicht, wenn die Störechos gerade nicht mehr sichtbar sind (17).

Kontrast- und Helligkeitsveränderungen. Am gerenderten Oberflächenbild lassen sich Kontrast- und Helligkeitsveränderungen interaktiv durchführen und kontrollieren, d. h. jede manuell vorgenommene Veränderung am Kontrast- oder Helligkeitsregler wird sofort am Bildschirm sichtbar gemacht. Damit kann ein Optimum an Helligkeit und Kontrast am Oberflächenbild erzielt werden (Abb. 45.**49**).

◼ 4D-Sonographie

Die 4D-Sonographie verbindet 3D-Darstellung und Zeit. Mit einer Aufnahmerate von 6–16 Volumina pro Sekunde gestattet sie eine filmähnliche dreidimensionale Betrachtung des Fetus (= Real-Time-3D). Alle aufgenommenen Volumina werden im elektronischen Speicher der Reihe nach erfasst und gestatten somit die Dokumentation ganzer Bewegungssequenzen des Fetus, die sich in digitaler Bildqualität abspeichern lassen. Aus dem Speicher können dann, ähnlich dem Cine Loop bei der zweidimensionalen Sonographie, die einzelnen Volumina Schritt für Schritt betrachtet werden. Dies gestattet dem Untersucher, rasch dasjenige Volumen herauszufinden, das eine besondere Bewegungsphase oder ein bestimmtes anatomisches Zielgebiet exakt in dreidimensionaler Darstellungsweise zeigt. Damit können beeindruckende Momentaufnahmen fetaler Bewegungen (Mimik oder Körperbewegungen) gewonnen werden (Abb. 45.50).

◼ Digitale Speicherung von Volumina/ berechneten Bildern oder Bildsequenzen

Langzeitspeicherung. Im Vergleich zur zweidimensionalen Sonographie bietet die 3D-Sonographie erstmals die Möglichkeit, nicht nur zweidimensionale Bilder, sondern komplette Volumina zu speichern. Für die Langzeitspeicherung solcher Volumina stehen heute verschiedene Speichermedien, wie wechselbare Festplatten oder magnetoptische Disks (MOD), zur Verfügung.

Infolge der verlustfreien digitalen Speicherung von interessanten Befunden können die entsprechenden Volumina zu jedem beliebigen späteren Zeitpunkt erneut geladen und ohne Anwesenheit der Patientin nochmals durchmustert werden (14). Dies ist insbesondere bei der fetalen Fehlbildungsdiagnostik ein nicht unerheblicher Vorteil, da sich damit unklare Befunde in aller Ruhe abklären lassen, ohne dass die Patientin durch ein längeres Verweilen der Schallsonde an einer bestimmten Stelle – wie dies bei der herkömmlichen 2D-Sonographie häufig geschieht – beunruhigt wird.

Schwierigkeiten bei der 3D-Technik

Bei der Anwendung der 3D-Sonographie im Bereich der pränatalen Diagnostik können in unterschiedlicher Hinsicht Schwierigkeiten auftreten.

Lage des Fetus und Fruchtwasermenge. So bleibt die Darstellung eines schönen Oberflächenbildes in 28% der Fälle aufgrund einer ungünstigen Lage des Feten oder wegen einer ungenügenden Fruchtwasermenge versagt (16). Liegt zum Beispiel der Fetus mit dem Gesicht der Plazenta an, kann eine Oberflächendarstellung nur dann gelingen, wenn die Plazenta mit dem elektronischen Skalpell vom Kopf gezielt „abgetrennt" werden kann. Beim ausgeprägten Oligohydramnion bzw. bei einer Anhydramnie ist eine Oberflächendarstellung nicht möglich. Hier muss man sich mit der multiplanaren Darstellung begnügen.

Qualität von 3D-Bildern. Die Qualität von dreidimensionalen Oberflächenbildern hängt ganz entscheidend von der zweidimensionalen B-Bild-Qualität und vom Gestationsalter ab. Zeigt das 2D-B-Bild aufgrund adipöser Bauchdecken der Mutter bereits eine mangelhafte Darstellung des Feten, kann nicht erwartet werden, dass das dreidimensionale Oberflächenbild besser ausfällt.

Mit zunehmendem Gestationsalter zeigt der Fetus markantere Gesichtszüge, sodass entsprechend auch die Oberflächenbilder beeindruckender werden.

Bewegungsartefakte. Bewegt sich der Fetus während der Volumenaufnahme, führt dies – je nach Bewegungsmuster – zu unterschiedlichen Bewegungsartefakten, wodurch teilweise auch Defektbildungen vorgetäuscht werden können (Abb. 45.**51**). Mithilfe einer schnelleren Abtastgeschwindigkeit kann zwar das Risiko der Artefaktbildung weitgehend reduziert werden; gleichzeitig wird aber auch die Bildqualität etwas schlechter, da weniger Schnittebenen erfasst werden.

Auch mit dem elektronischen Skalpell können iatrogene Defekte erzielt werden, wenn nämlich nicht nur die vorgelagerten Strukturen, sondern auch normale Fetalstrukturen versehentlich mit entfernt werden (Abb. 45.**52**).

Herzdiagnostik. Schwierigkeiten bestehen derzeit auch noch bei der fetalen Herzdiagnostik, für die die Datenakquisitionszeit derzeit auch bei schneller Abtastung noch zu lang ist. Da der Herzzyklus kürzer als die Zeit für das Abspeichern des fetalen Herzens ist, führen die Herzaktionen beim Abspeichern des Herzens zu wellenförmigen Bewegungsartefakten. Damit ist eine exakte dreidimensionale Darstellung des fetalen Herzens derzeit noch nicht möglich. Erste Lösungsansätze bezüglich dieses Problems gibt es jedoch bereits (24).

Vorteile und Probleme der 3D-Diagnostik sind nochmals übersichtlich in den Tab. 45.**5** und 45.**6** zusammengefasst.

Kritische Wertung und Ausblick

Zukunftsweisendes Verfahren. Ohne Zweifel hat die 3D-Sonographie enorm von der rasanten technischen Entwicklung auf dem Gebiet der Computertechnologie profitiert. Mit den verschiedenen Darstellungsmöglichkeiten, welche die dreidimensionale Sonographie heute bietet, stellt sie ohne Zweifel ein zukunftsweisendes Ultraschallverfahren dar, das gerade auf dem Gebiet der pränatalen Diagnostik, bei dem häufig

Tabelle 45.5 Vorteile der 3D-Sonographie gegenüber der herkömmlichen 2D-Technik (nach 14)

Speicher- und Wiedergabemöglichkeit eines kompletten Volumens

➤ Das gespeicherte Volumen kann on-line tomographisch exakt in allen 3 Ebenen durchgemustert werden
➤ Die Schallzeit an der Patientin kann verringert werden: Die einzelnen Volumina können nach dem Abspeichern ohne Patientin durchmustert werden
➤ Verlustfreie digitale Speicherung des Volumens auf Harddisk: damit ist die Möglichkeit der Mehrfachanalyse (inkl. Biometrie) wie auch der retrospektiven Analyse des gespeicherten Volumens auch noch nach Wochen, Monaten oder Jahren gegeben
➤ Das Volumen kann in Form einer wechselbaren Harddisk verschickt werden und von einem zweiten Untersucher unabhängig untersucht werden
➤ Neue Ausbildungsmöglichkeiten an gespeicherten Volumina durch Mehrfachkopien des gespeicherten Volumens (Übungsmöglichkeiten der Darstellung von Biometrieebenen oder von definierten fetalen Fehlbildungen in Gruppen!)

Multiplanare Bilddarstellung

➤ Demonstration der dritten Ebene, die konventionell nicht darstellbar ist
➤ Exakte Kontrollmöglichkeit der dargestellten anatomischen Ebene (Gesichtsprofil, Biometrieebenen)
➤ Exakte Volumenmessung

Oberflächendarstellung

Untersucher
➤ Plastische Darstellung fetaler Strukturen
➤ Feindiagnostik von Oberflächenstrukturen (z. B. Gesichtsbeurteilung)
➤ Exakter Nachweis bzw. Ausschluss von Oberflächendefekten
➤ Darstellung komplexer Fehlbildungen oder Fehlbildungen, die mit einer Achsenabweichung einhergehen
➤ Durch Rotation des Objektes Beurteilung aus unterschiedlichen Blickwinkeln möglich

Eltern
➤ Völlig neues Bilderlebnis durch fotografieähnliche Darstellung fetaler Strukturen
➤ Intensivierung der Eltern-Kind-Beziehung
➤ Schweregrad einer fetalen Fehlbildung kann besser vermittelt werden
➤ Im Falle eines Fehlbildungsausschlusses kann der Normalbefund den Eltern überzeugender demonstriert werden

Transparenzdarstellung

➤ Pränatales „Babygramm" durch Darstellung des fetalen Skeletts

4D-Sonographie

➤ Real-Time-3D-Darstellung von fetalen Bewegungen

Tabelle 45.6 Probleme der 3D-Sonographie (nach 14)

➤ Der Schallkopf ist aufgrund seiner Größe gewöhnungsbedürftig.
➤ Fetal- oder Schallkopfbewegungen während des Speichervorganges führen zum Auftreten von Bewegungsartefakten.
➤ Am gespeicherten Volumen können Orientierungsschwierigkeiten bestehen.
➤ Eine Oberflächenrekonstruktion ist beim ausgeprägten Oligohydramnion nicht möglich.
➤ Vorgelagerte oder benachbarte Strukturen sind störend bei der Oberflächendarstellung und müssen daher vor der Oberflächenberechnung über eine sog. kartesische Speicherung oder mit dem elektronischen Skalpell entfernt werden.
➤ Eine zu hohe Threshold-Einstellung, wie auch eine fehlerhafte Manipulation des elektronischen Skalpells, führen zu iatrogenen Strukturdefekten.
➤ Die Speicherung der 3D-Volumina erfordert eine hohe Speicherkapazität (ein vaginales 3D-Volumen = 5–18 MByte, 1 abdominales Volumen = 3–10 MByte).

eine Feindiagnostik unerlässlich ist, neue Wege aufzeigt. Die exakte tomographische Untersuchung auffälliger Befunde wie auch deren Oberflächen- oder Transparenzdarstellung helfen vor allem dem in der zweidimensionalen Fehlbildungsdiagnostik erfahrenen Untersucher, Defekte übersichtlicher einsehen und genauer beurteilen zu können. Dies gilt insbesondere dann, wenn es sich um komplexe Fehlbildungen oder um Fehlbildungen mit einer Achsenabweichung handelt.

Fehlbildungsdiagnostik. In einer Vergleichsstudie an 458 Feten (242 normale und 216 fehlgebildete Feten) zwischen 16 und 38 SSW konnten Merz et al. (14) zeigen, dass die 3D-Technik in 64,2% der Fälle vorteilhaft gegenüber der herkömmlichen zweidimensionalen Sonographie ist. Diese Vorteile fanden sich bei der alleinigen orthogonalen Bilddarstellung in 46,2% der Fälle, bedingt durch die topographisch exakte Darstellung der gewünschten Ebene bzw. der Erkennung einer nicht achsengerechten Ebene. Bei der kombinierten 3D-Darstellung (orthogonale Bilddarstellung und Oberflächen- oder Transparenzdarstellung) ergaben sich Vorteile in 71,5% der Fälle. Dieser höhere Prozentsatz resultierte aus der zusätzlichen plastischen Oberflächendarstellung, der Beurteilungsmöglichkeit des Objektes aus unterschiedlichen Blickwinkeln, der exakten Größenbeurteilung eines Defektes, der Möglichkeit der Skelettdarstellung im Transparenz-Mode und der übersichtlicheren Darstellung komplexer Fehlbildungen.

Chromosomenstörungen. Interessante diagnostische Aspekte dürften sich auch bei der sonographischen 3D-Abklärung von Feten mit Chromosomenstörungen oder Syndromen ergeben, da hierbei eine Feindiagnostik zur Erkennung von diskreten Veränderungen unabdingbar ist.

Gezielter Fehlbildungsausschluss. Gleiches gilt auch für den gezielten Ausschluss von fetalen Fehlbildungen. Gerade bei Fällen mit einem erhöhten Wiederholungsrisiko hilft die 3D-Sonographie, den Normalbefund den Eltern so zu demonstrieren, dass sie ihn selbst visuell erfassen können.

4D-Technologie. Mit der 4D-Technologie steht nunmehr eine Methode zur Verfügung, die eine Live-Betrachtung des Feten wie im „gläsernen Bauch" ermöglicht. Damit werden zukünftig nicht nur normale, sondern auch pathologische fetale Bewegungsmuster deutlicher zu erkennen sein.

Weitere Entwicklungen auf dem Computersektor mit Produktion von noch schnelleren und leistungsfähigeren Computerprozessoren lassen erwarten, dass die 3D-/4D-Sonographie dadurch erneut profitieren wird. Damit dürfte auch die dreidimensionale fetale Herzdiagnostik Realität in der Routine werden.

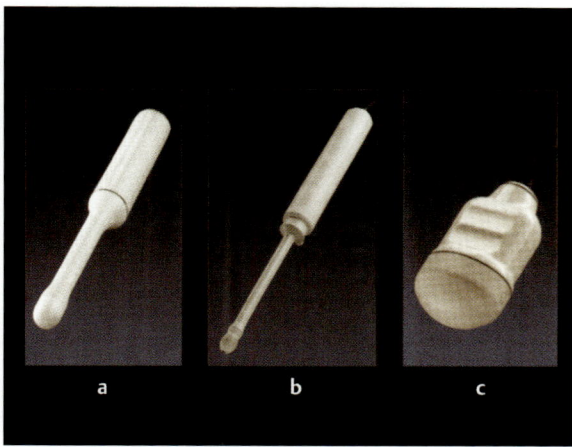

1

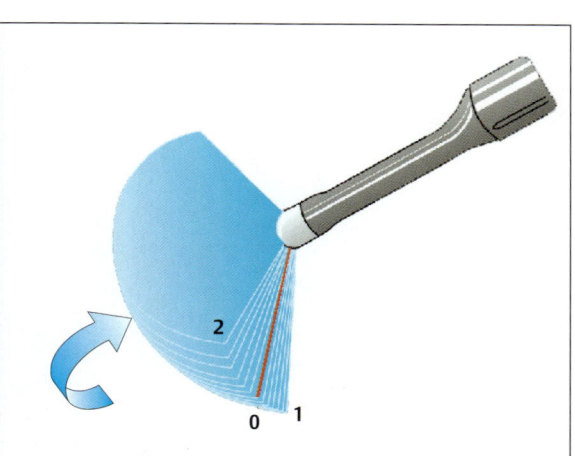

2

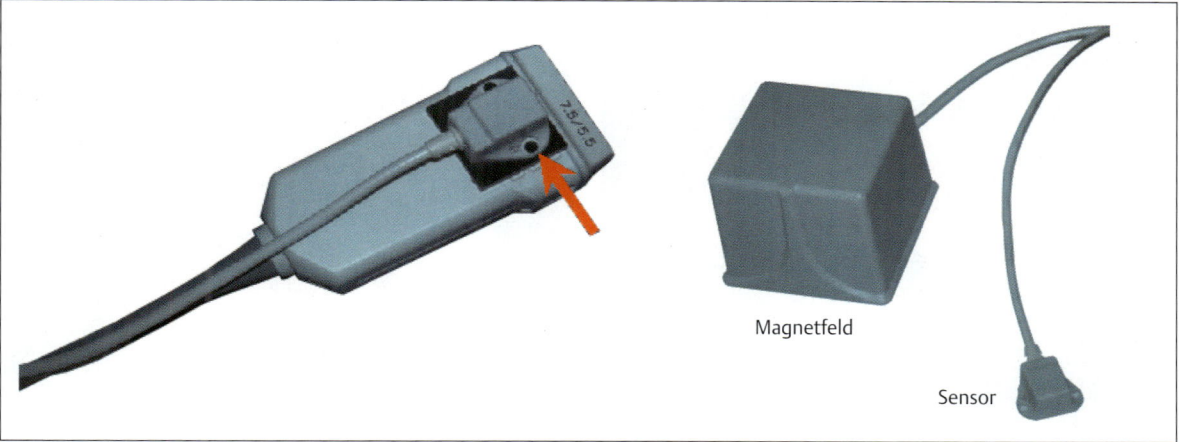

3

Datenakquisition

Abb. 45.**1** 3D-Schallköpfe.
a Vaginalschallkopf.
b Rektalschallkopf.
c Abdominalschallkopf (Kretztechnik, Österreich).

Abb. 45.**2** Abtastprinzip beim transvaginalen (Bild) wie auch beim transabdominalen 3D-Schallkopf. Bei frontaler Abstrahlung wird die 2D-Schallebene (Punkt 0) mittels eines Motors nach Punkt 1 abgelenkt und von dort kontinuierlich nach Punkt 2 bewegt.

Abb. 45.**3** Externes System (TomTec): Dem Schallkopf wird ein Positionssensor aufgesetzt. Schallkopfposition und -bewegungen werden über eine Magnetfeldänderung erfasst.

Multiplanare Bilddarstellung

Abb. 45.4 Gesicht eines normalen Fetus (24 SSW) in der orthogonalen Bilddarstellung. Das gespeicherte Volumen wurde so gedreht, dass der Untersucher das zu untersuchende Objekt in „Lehrbuchstellung" anschauen kann. Linke Bildhälfte: links oben Frontalschnitt, rechts oben medianer Sagittalschnitt, links unten Transversalschnitt in Augenhöhe durch die beiden Orbitae.
Rechte Bildhälfte: Durch Verschieben der transversalen Schnittebene nach unten erhält man im unteren Bild einen Querschnitt durch den Oberkiefer mit Darstellung der Zahnanlagen.

Abb. 45.5 Gleicher Fetus wie auf Abb. 45.4. Durch Verschieben der medianen Längsschnittebene (linke Bildhälfte) nach rechts erhält man im oberen rechten Bild (rechte Bildhälfte) einen Längsschnitt durch die linke Orbita.

Abb. 45.6 Exaktes Profil eines Feten mit auffälliger Retrognathie in der multiplanaren Bilddarstellung, 20+6 SSW.

Abb. 45.7 Auffällig flaches Profil eines Feten bei ausgeprägtem Oligohydramnion (multiplanare Bilddarstellung), 17+4 SSW. Karyotyp: Trisomie 21.

Abb. 45.8 Linksseitige Zwerchfellhernie in der multiplanaren Bilddarstellung, 34 SSW. Im frontalen Längsschnitt kommt der Defekt deutlich zur Darstellung (Pfeile).

Oberflächendarstellung

Abb. 45.9 Oberflächendarstellung eines fetalen Gesichts mit unterschiedlichen Algorithmen.

Abb. 45.10 Embryo mit Dottersack. Oberflächenbild, 7 SSW.

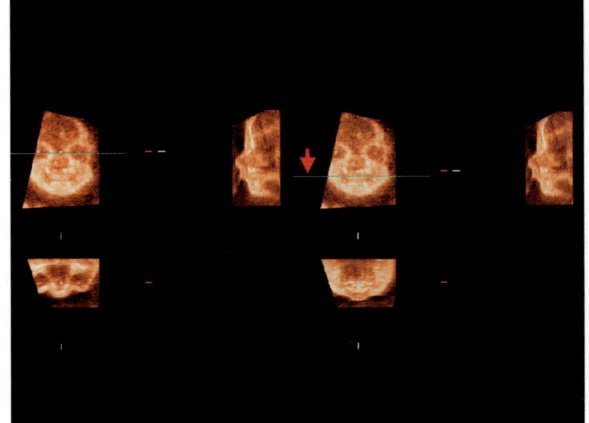

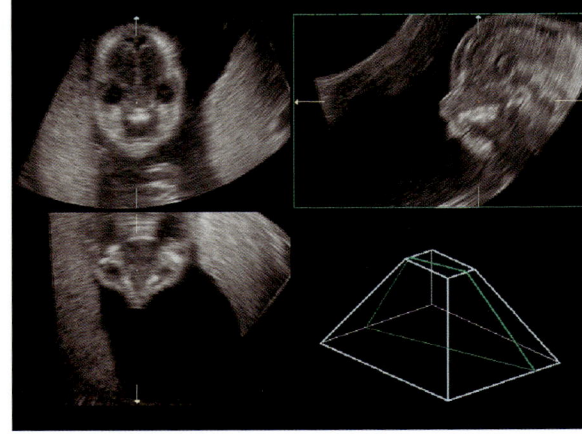

6

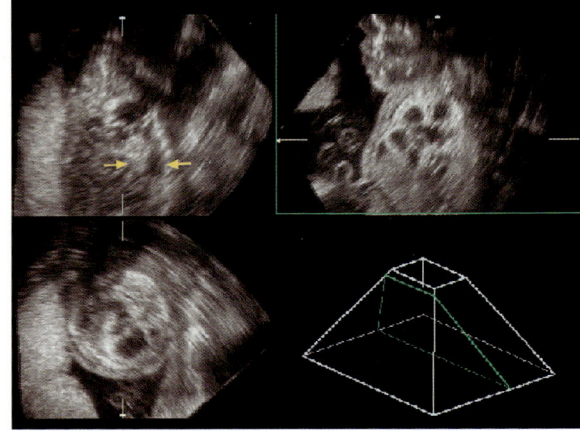

8

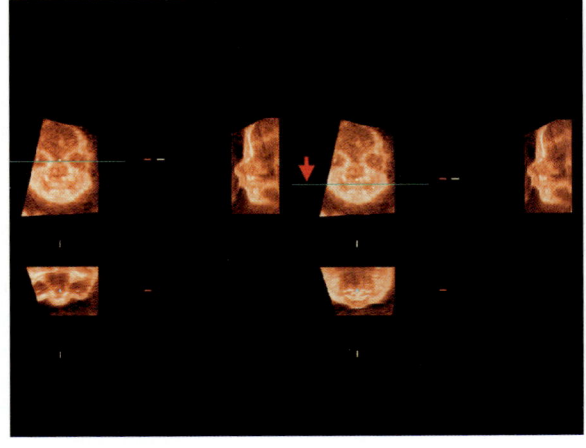

4

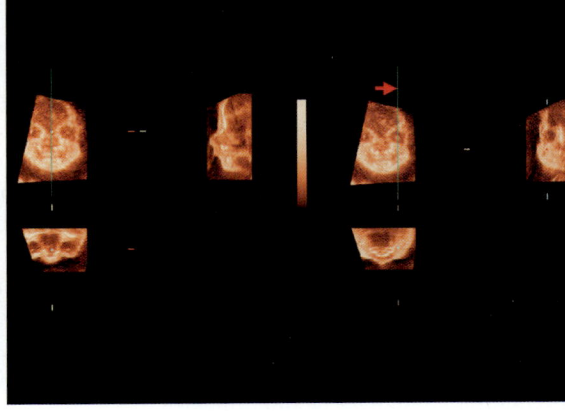

5

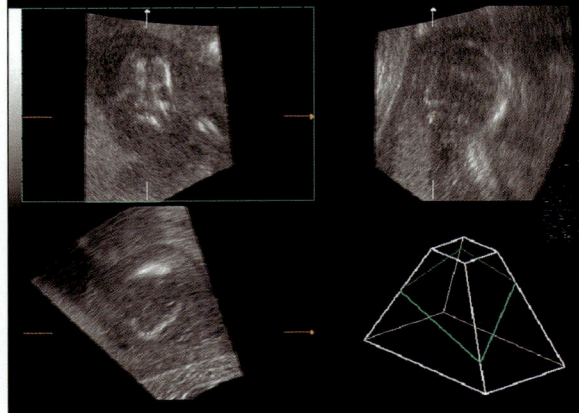

7

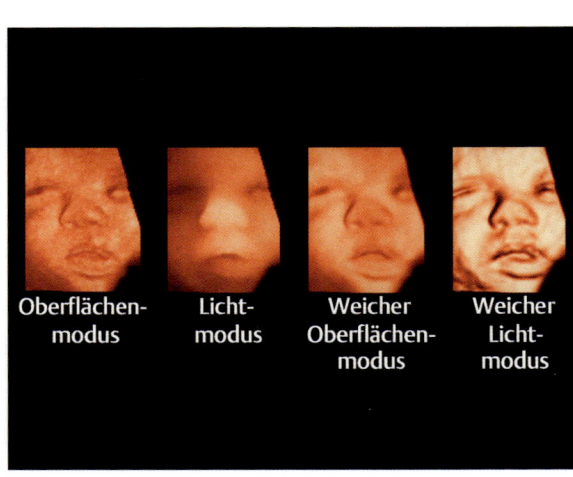

9

Oberflächenmodus Lichtmodus Weicher Oberflächenmodus Weicher Lichtmodus

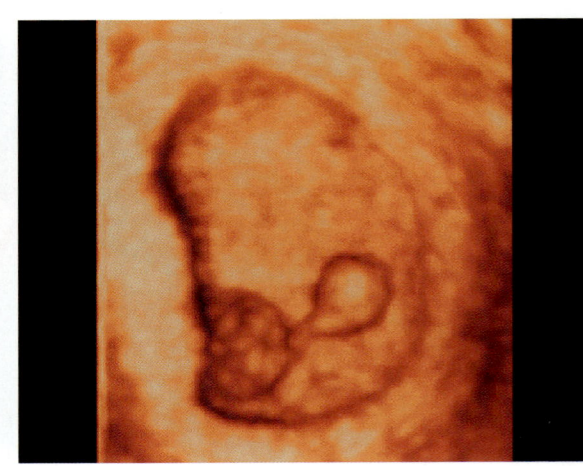

10

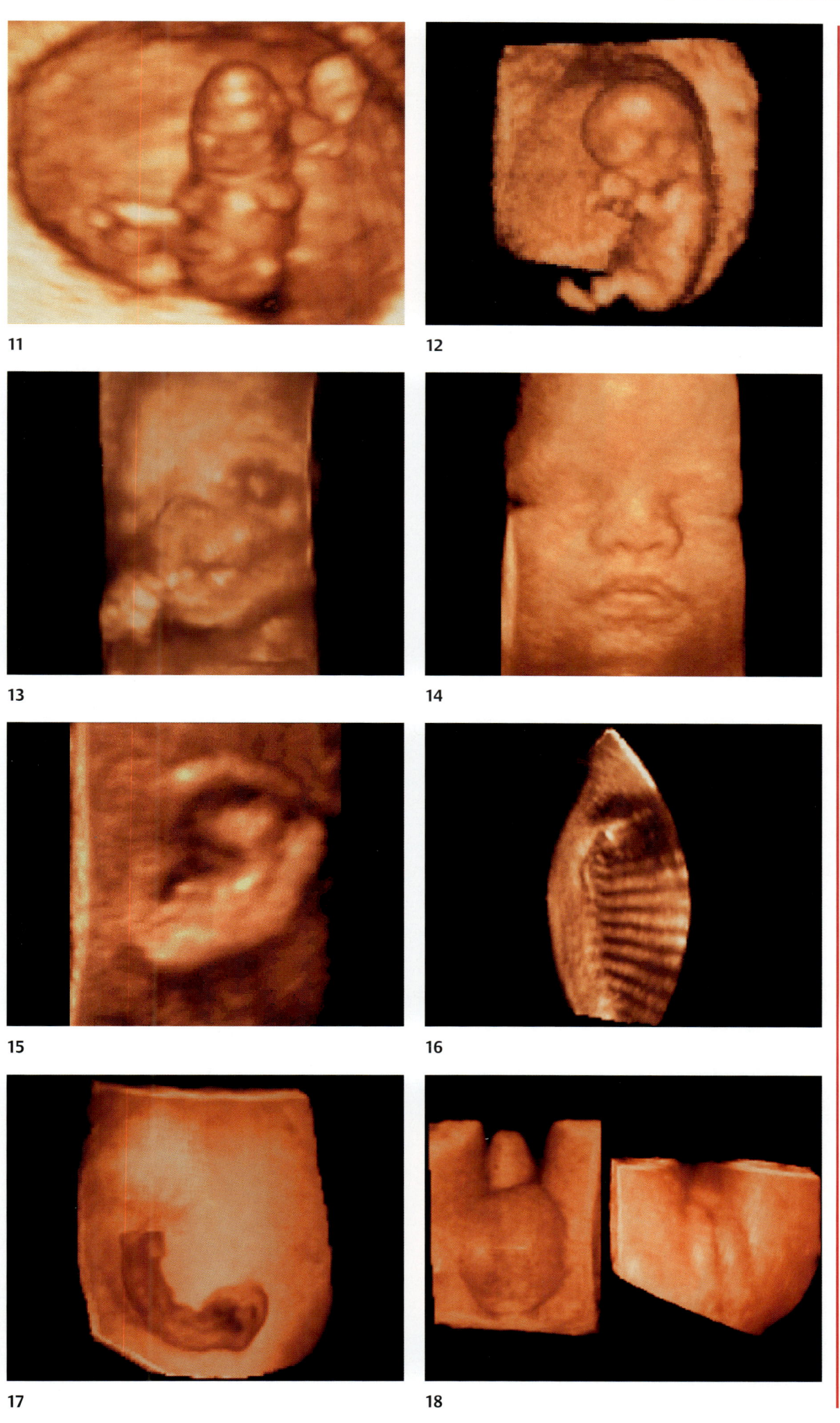

11

12

13

14

15

16

17

18

Abb. 45.11 Embryo mit Dottersack. Oberflächenbild, 8+5 SSW. Am Embryo können bereits das Gesicht wie auch die Extremitätenknospen erkannt werden.

Abb. 45.12 Embryo mit 10 SSW in der Seitenansicht.

Abb. 45.13 Fetus, am Daumen lutschend. Oberflächenbild, 19 SSW.

Abb. 45.14 Frontansicht eines fetalen Gesichts im Oberflächenmodus, 32 SSW.

Abb. 45.15 Normales fetales Ohr in der seitlichen Aufsicht, 24 SSW.

Abb. 45.16 Normaler Rücken in der seitlichen Aufsicht, 24 SSW. Durch tangentiales elektronisches "Anschneiden" des Körpers können die Rippen im Oberflächenmodus dargestellt werden.

Abb. 45.17 Fetales Abdomen mit Nabelschnuransatz in der frontalen Aufsicht, 28 SSW.

Abb. 45.18 Links: männliches Geschlecht, 32 SSW. Rechts: weibliches Geschlecht, 31 SSW.

Abb. 45.**19**   Normaler rechter Oberarm, 27 SSW.

Abb. 45.**20**   Fetus mit den beiden oberen Extremitäten, 33 SSW.

Abb. 45.**21**   Links: Darstellung der Hände mit den Fingern, 33 SSW. Rechts: Darstellung des Daumens mit dem Fingernagel, 34 SSW.

Abb. 45.**22**   Links: linkes Bein mit Nabelschnurumschlingung, 33 SSW. Rechts: Fuß, 27 SSW.

Abb. 45.**23**   Nabelschnurschlinge, 32 SSW.

Abb. 45.**24**   Auffällige fetale Oberflächenprofile im Vergleich.
a Flaches Profil bei Trisomie 18 (28 SSW).
b Flaches Profil bei Trisomie 21 (33 SSW).
c Retrognathie bei Osteogenesis imperfecta (29 SSW).
d Vorwölbung der Stirn bei thanatophorer Dysplasie (24 SSW).

Abb. 45.**25**   Zyklop, 23 SSW.

Abb. 45.**26**   Ödematös aufgequollenes Gesicht bei nichtimmunologischem Hydrops fetalis, 31 SSW.

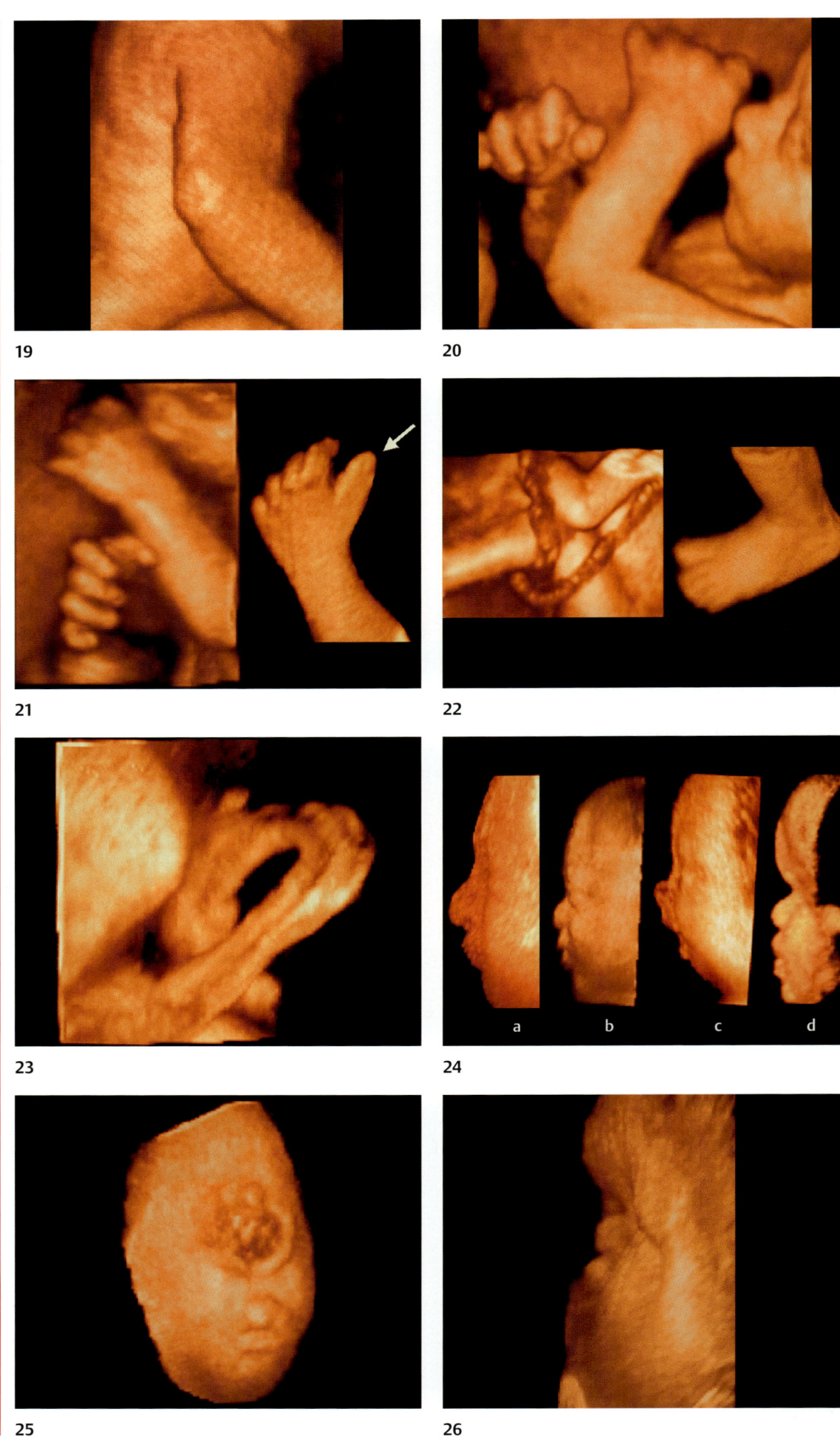

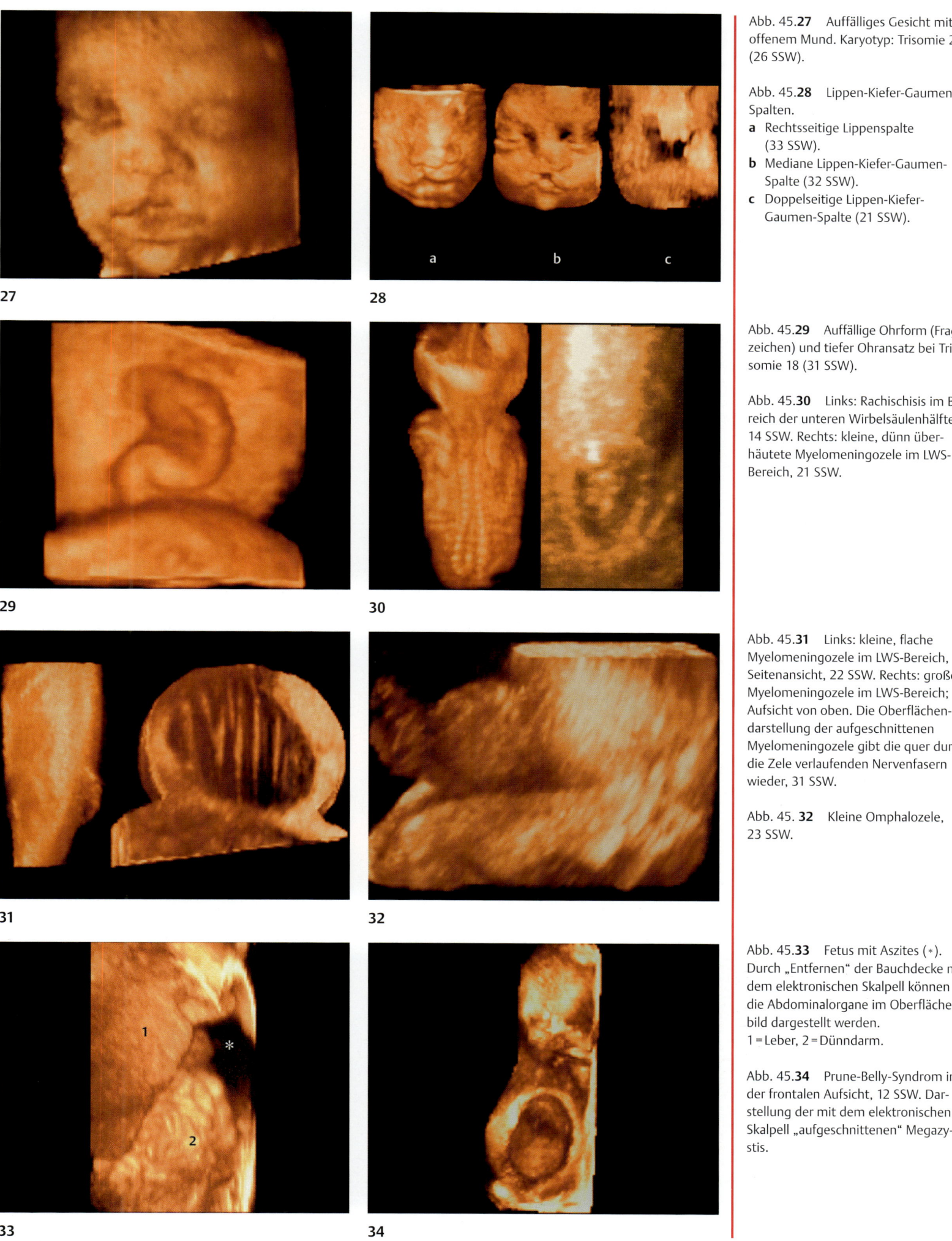

27

28

Abb. 45.**27** Auffälliges Gesicht mit offenem Mund. Karyotyp: Trisomie 21 (26 SSW).

Abb. 45.**28** Lippen-Kiefer-Gaumen-Spalten.
a Rechtsseitige Lippenspalte (33 SSW).
b Mediane Lippen-Kiefer-Gaumen-Spalte (32 SSW).
c Doppelseitige Lippen-Kiefer-Gaumen-Spalte (21 SSW).

29

30

Abb. 45.**29** Auffällige Ohrform (Fragezeichen) und tiefer Ohransatz bei Trisomie 18 (31 SSW).

Abb. 45.**30** Links: Rachischisis im Bereich der unteren Wirbelsäulenhälfte, 14 SSW. Rechts: kleine, dünn überhäutete Myelomeningozele im LWS-Bereich, 21 SSW.

31

32

Abb. 45.**31** Links: kleine, flache Myelomeningozele im LWS-Bereich, Seitenansicht, 22 SSW. Rechts: große Myelomeningozele im LWS-Bereich; Aufsicht von oben. Die Oberflächendarstellung der aufgeschnittenen Myelomeningozele gibt die quer durch die Zele verlaufenden Nervenfasern wieder, 31 SSW.

Abb. 45. **32** Kleine Omphalozele, 23 SSW.

33

34

Abb. 45.**33** Fetus mit Aszites (∗). Durch „Entfernen" der Bauchdecke mit dem elektronischen Skalpell können die Abdominalorgane im Oberflächenbild dargestellt werden.
1 = Leber, 2 = Dünndarm.

Abb. 45.**34** Prune-Belly-Syndrom in der frontalen Aufsicht, 12 SSW. Darstellung der mit dem elektronischen Skalpell „aufgeschnittenen" Megazystis.

Abb. 45.**35** Links: sonographisches Aufsichtsbild eines Hermaphroditismus (Klitoris und Skrotum), 31 SSW. Rechts: Nativbefund nach Partus.

Abb. 45.**36** Links: Fehlbildung des rechten Armes mit kranialer Deviation der Hand, die nur 4 Finger aufweist, 27 SSW. Rechts: Pes equinovarus rechts mit Achsenabweichung des Fußes, 22 SSW.

Abb. 45.**37** Postaxiale Hexadaktylie, 6. Zeh (Pfeil), 23 SSW.

Abb. 45.**38** Die Kombination von Oberflächenmodus und Farbdoppler gestattet die dreidimensionale Farbdarstellung des Blutflusses in der Nabelschnur. Links: normale Nabelschnur mit 2 Arterien und 1 Vene. Rechts: singuläre Nabelschnurarterie.

Transparenzdarstellung

Abb. 45.**39** Fetus mit Darstellung der normalen Schädelnähte im Maximummodus, 20 SSW.

Abb. 45.**40** Ossifikationsstörung im Bereich des Schädels. Auffallend weite Sutura frontalis bei Achondroplasie (Pfeile). Maximummodus, 20 SSW.

Abb. 45.**41** Links: normales fetales Skelett im Maximummodus, 20 SSW. Rechts: normales fetales Skelett im X-ray-Modus, 22 SSW.

Abb. 45.**42** Links: Skoliose im Thorakalbereich, Maximummodus, 23 SSW. Rechts: deutliche Ossifikationsstörung im Rippenbereich (Pfeile) bei Osteochondrodysplasie, 22 SSW.

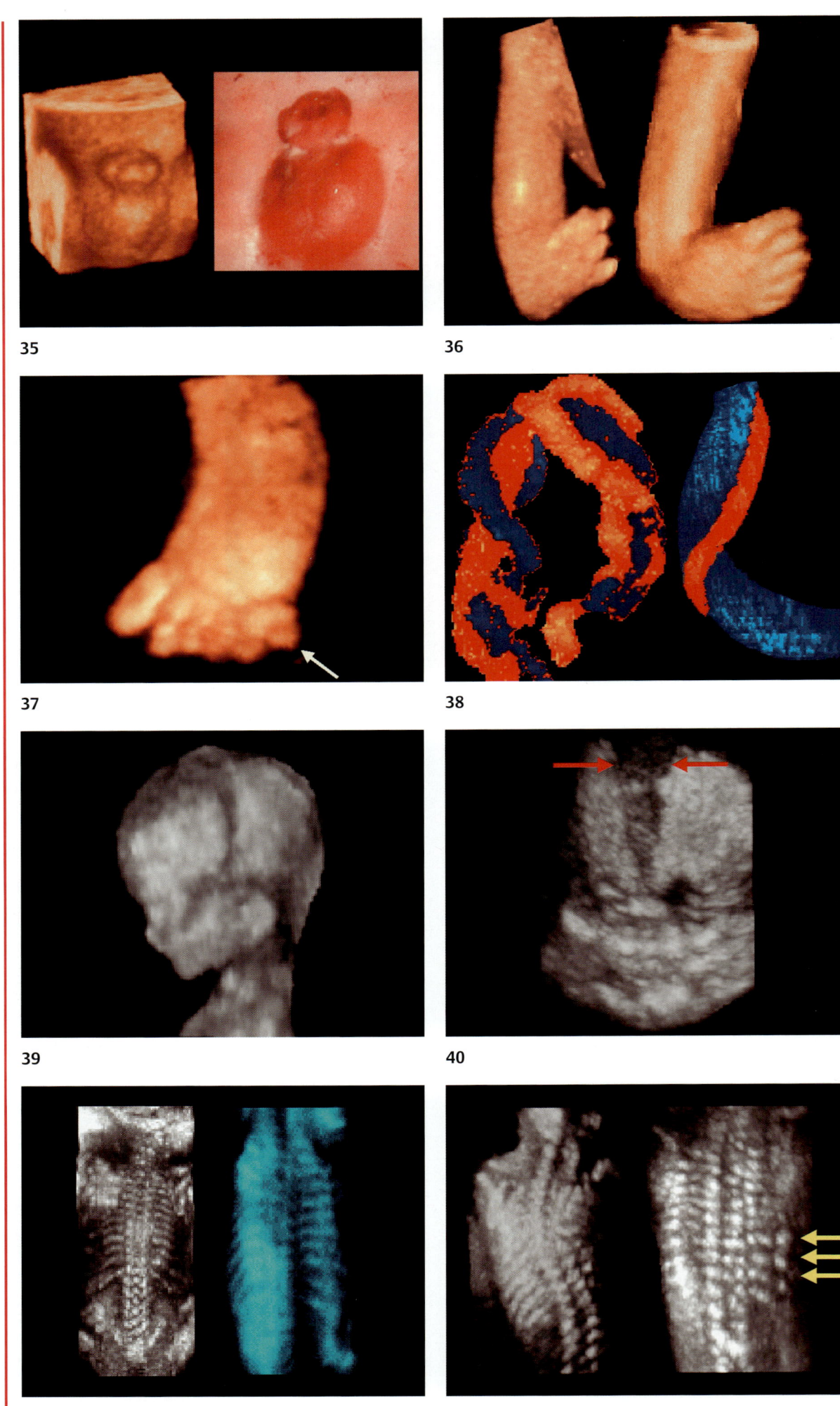

35

36

37

38

39

40

41

42

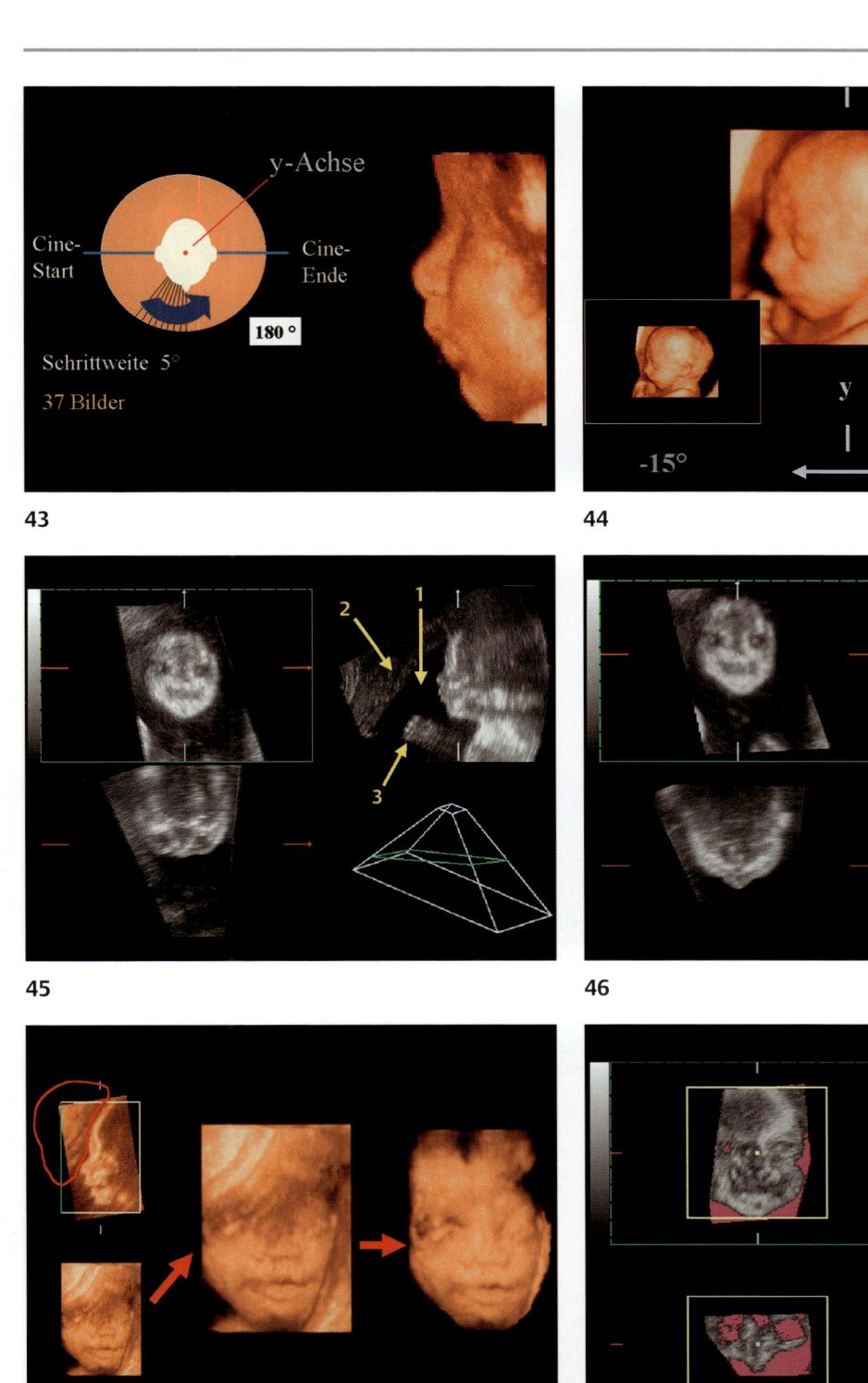

43

44

45

46

47

48

49

50

Bildanimation

Abb. 45.**43** Zur Darstellung einer Bildanimation müssen Anfang und Ende des Bild-Renderings wie auch die Schrittweite definiert werden. Bei einem Schwenkwinkel von 180° und einer Schrittweite von 5° werden 37 Oberflächenbilder berechnet.

Abb. 45.**44** Bei der neuesten 3D-Technologie können neben dem zentralen Aufsichtsbild (Mitte) auch das Anfangs- (links) und Endbild (rechts) der geplanten Bildanimation sofort eingesehen werden.

Volumenanalyse und Bildbearbeitung

Abb. 45.**45** Multiplanare Darstellung eines Fetus mit angrenzender Plazenta (2) und vorgelagerter Extremität (3). Fruchtwasser (1). 23+4 SSW. Originärer Datensatz. Die Grafik rechts unten gibt das Gesamtvolumen in Form eines Pyramidenstumpfes wieder.

Abb. 45.**46** Derselbe Fall wie auf Abb. 45.**45**. Durch die „kartesische Speicherung" wird das Gesamtvolumen auf einen Quader reduziert (s. Grafik rechts unten). Damit gelingt es, die für die Oberflächenberechnung störende Plazenta auszugrenzen.

Abb. 45.**47** Links oben: 2D-Seitenansicht eines fetalen Gesichts mit anliegender Plazenta. Links unten: die vorgelagerte Plazenta verhindert eine klare Gesichtsdarstellung im Oberflächenbild. Mitte: dasselbe Oberflächenbild vor Einsatz des elektronischen Skalpells. Rechts: Gesichtsdarstellung nach Einsatz des elektronischen Skalpells.

Abb. 45.**48** Herausfiltern von feinen Störechos mit dem Threshold-Regler. Durch die Tiefpassfilterung werden alle Störechos innerhalb der pinkfarbenen Fläche ausgeschaltet.

Abb. 45.**49** Seitenprofil. Die interaktive Regelung der Helligkeit erlaubt eine optimale Darstellung der Gesichtsoberfläche (mittleres Bild).

Abb. 45.**50** Die 4D-Darstellung gestattet die Direktbetrachtung des sich bewegenden Feten in Real Time. Bei der langsamen Durchmusterung der digital aufgezeichneten Volumensequenzen können beeindruckende Momentaufnahmen dargestellt werden.

Artefakte

Abb. 45.**51** Fetaler Kopf im Oberflächenmodus mit Artefaktbildung (Stufenbildung = Pfeil) infolge einer Bewegung des Feten während der Volumenaufnahme.

Abb. 45.**52** Fetaler Kopf im Oberflächenmodus mit Artefaktbildung. Infolge eines Fehlschnittes mit dem elektronischen Skalpell wird ein Defekt der Schädelkalotte (Pfeil) vorgetäuscht.

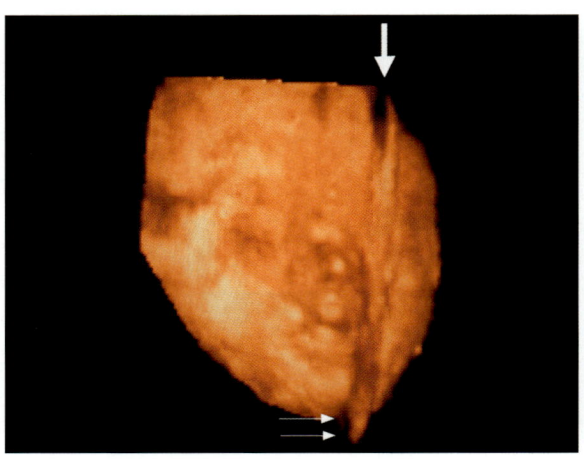
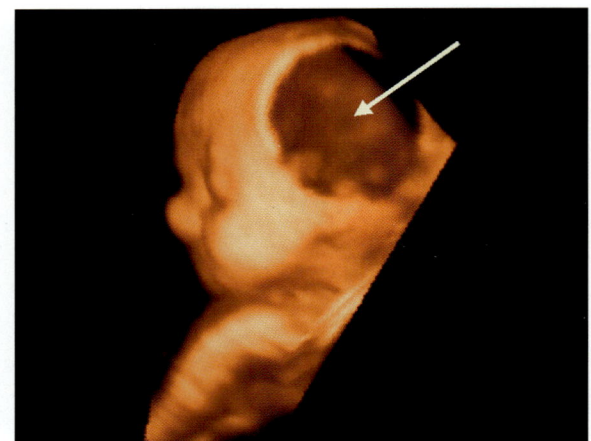

51   **52**

Literatur

1. Baba, K., Okai, T.: Clinical applications of three-dimensional ultrasound in obstetrics. In: Baba, K., Jurkovic, D.: Three-dimensional Ultrasound in Obstetrics and Gynecology. London: Parthenon 1997; pp. 29–36
2. Benoit, B.: Three-dimensional surface mode for demonstration of normal fetal anatomy in the second and third trimesters. In: Merz, E. (ed.): 3-D ultrasound in obstetrics and gynecology. Philadelphia: Lippincott, Williams and Wilkins 1998; pp. 95–100
3. Blaas, H.G., Eik-Nes, S.H., Kiserud, T., Berg, S., Angelsen, B., Olstad, B.: Three-dimensional imaging of the brain-cavities in human embryos. Ultrasound Obstet. Gynecol. 5 (1995) 228–232
4. Bonilla-Musoles, F.: Three-dimensional visualization of the human embryo: a potential revolution in prenatal diagnosis. Ultrasound Obstet. Gynecol. 7 (1996) 393–397
5. Chang, F.M.: Three-dimensional ultrasound-assessed organ volumetry: clinical application in fetal medicine. In: Merz, E. (ed.): 3-D ultrasound in obstetrics and gynecology. Philadelphia: Lippincott, Williams and Wilkins 1998; pp. 101–104
6. Kelly, I.G., Gardener, J.E., Brett, A.D., Richards, R., Lees, W.R.: Three-dimensional ultrasound of the fetus. Radiology 192 (1994) 253–259
7. Kirbach, D., Whittingham, T.A.: 3D ultrasound – the Kretztechnik Voluson approachR. Eur. J. Ultrasound 1 (1994) 85–89
8. Kratochwil, A.: Importance and possibilities of multiplanar examination in three-dimensional sonography. In: Merz, E. (ed.): 3-D ultrasound in obstetrics and gynecology. Philadelphia: Lippincott, Williams and Wilkins 1998; pp. 105–108
9. Lee, A., Deutinger, J., Bernaschek, G.: Voluvision: Three-dimensional ultrasonography of fetal malformations. Amer. J. Obstet. Gynecol. 170 (1994) 1312–1314
10. Lee, A., Deutinger, J., Bernaschek, G.: Three dimensional ultrasound: abnormalities of the fetal face in surface and volume rendering mode. Brit. J. Obstet. Gynaecol. 102 (1995) 302–306
11. Lee, A., Kratochwil, A., Deutinger, J., Bernaschek, G.: Three dimensional ultrasound in diagnosing phocomelia. Ultrasound Obstet. Gynecol. 5 (1995) 238–240
12. Merz, E., Bahlmann, F., Weber, G.: Volume (3D)-scanning in the evaluation of fetal malformations – A new dimension in prenatal diagnosis. Ultrasound Obstet. Gynecol. 5 (1995) 222–227
13. Merz, E.: Einsatz der 3D-Ultraschalltechnik in der pränatalen Diagnostik. Ultraschall in Med. 16 (1995) 154–161
14. Merz, E., Bahlmann, F., Weber, G., Macchiella, D.: Three-dimensional ultrasonography in prenatal diagnosis. J. Perinatal Med. 23 (1995) 213–222
15. Merz, E.: Three-dimensional ultrasound in the evaluation of fetal anatomy and fetal malformations. In: Chervenak, F.A., Kurjak, A. (eds.): Current perspectives on the fetus as a patient. London: Parthenon 1996; pp. 75–87
16. Merz, E., Weber, G., Bahlmann, F., Miric-Tesanic, D.: Application of transvaginal and abdominal three-dimensional ultrasound for the detection or exclusion of malformations of the fetal face. Ultrasound Obstet. Gynecol. 9 (1997) 237–243
17. Merz, E.: Aktuelle technische Möglichkeiten der 3D-Sonographie in der Gynäkologie und Geburtshilfe. Ultraschall in Med. 18 (1997) 190–195
18. Merz, E.: Three-dimensional ultrasound in the evaluation of fetal malformations. for the detection or exclusion of malformations of the fetal face. In: Baba, K., Jurkovic, D.: Three-dimensional Ultrasound in Obstetrics and Gynecology. New York: Parthenon 1997; 29–36
19. Merz, E., Bahlmann, F., Welter, C., Miric-Tesanic, D.: Transvaginale 3D-Sonographie in der Frühgravidität. Gynäkologe 32 (1999) 213–219
20. Merz, E., Miric-Tesanic, D., Welter, C.: Value of the electronic scalpel (cut mode) in the evaluation of the fetal face. Ultrasound Obstet. Gynecol. 16 (2000) 364–368
21. Mueller, G.M., Weiner, C.P., Yankowitz, J.: Three-dimensional ultrasound in the evaluation of fetal head and spine anomalies. Obstet. Gynecol. 88 (1996) 372–378
22. Nelson, T.R., Pretorius, D.H.: Three-dimensional ultrasound of fetal surface features. Ultrasound Obstet. Gynecol. 2 (1992) 166–174
23. Nelson, T.R., Davidson, T.E., Pretorius, D.H.: Interactive electronical scalpel for extraction of organs from 3DUS data. Radiology 197(P) (1995) 191
24. Nelson, T.R., Pretorius, D.H., Sklansky, M., Hagen-Ansert, S.: Three-dimensional echocardiographic evaluation of fetal heart anatomy and function: acquisition, analysis and display. J. Ultrasound Med. 15 (1996) 1–9
25. Nelson, T.R., Pretorius, D.H.: Interactive acquisition, analysis and visualization of sonographic volume data. Int. J. Imag. Systems Technol. 8 (1997) 26–37
26. Ploeckinger-Ulm, B., Ulm, M.R., Lee, A., Kratochwil, A., Bernaschek, G.: Antenatal depiction of fetal digits with three-dimensional ultrasonography. Amer. J. Obstet. Gynecol. 175 (1996) 571–574
27. Pretorius, D.H., Nelson, T.R.: Prenatal visualization of cranial sutures and fontanelles with 3-dimensional ultrasonography. J. Ultrasound Med. 13 (1994) 871–876
28. Pretorius, D.H., House, M., Nelson, T.R.: Fetal face visualization using three-dimensional ultrasonography. J. Ultrasound Med. 14 (1995) 349–356
29. Pretorius, D.H., House, M., Nelson, T.R., Hollenbach, K.A.: Evaluation of normal and abnormal lips in fetuses: Comparison between three- and two-dimensional sonography. AJR 165 (1995) 1233–1237
30. Riccabona, M., Nelson, T.R., Pretorius, D.H., Davidson, T.E.: Distance and volume measurement using threedimensional ultrasound. J. Ultrasound Med. 14 (1995) 881–886
31. Sakas, G., Schreyer, L., Grimm, M.: Pre-processing, segmenting and volume rendering 3D ultrasonic data. In: IEEE Computer Graphics and Applications, Vol. 15, 4 (1995) 47–54
32. Steiner, H., Staudach, A., Spitzer, D., Graf, A.H., Wienerroither, H.: Bietet die 3D-Sonographie neue Perspektiven in der Gynäkologie und Geburtshilfe? Geburtsh. u. Frauenheilk. 53 (1993) 779–782
33. Steiner, H., Staudach, A., Spitzer, D., Schaffer, H.: Three-dimensional ultrasound in obstetrics and gynaecology; technique, possibilities and limitations. Hum. Reprod. 9 (1994) 1773–1778
34. Steiner, H., Merz, E., Staudach, A.: Three-dimensional fetal facing. Human Reproduction (1995) (Video)
35. Steiner, H., Spitzer, D., Weiss-Wichert, P.H., Graf, A.H., Staudach, A.: Three-dimensional ultrasound in prenatal diagnosis of skeletal dysplasia. Prenat. Diagn. 15 (1995) 373–377
36. Steiner, H.: Potential der dreidimensionalen (3D-)Sonographie in der Fehlbildungsdiagnostik. Gynäkologe 28 (1995) 315–320

Invasive Diagnostik und Therapie in der Schwangerschaft

46 Invasive pränatale Diagnostik

Verfahren. Je nach Schwangerschaftsalter und Fragestellung stehen heute im Bereich der pränatalen Diagnostik verschiedene invasive Verfahren zur Verfügung. Hierzu zählen die konventionelle Amniozentese, die Frühamniozentese, die Chorionzottenbiopsie, die Kordozentese, die Fetalpunktion, die Fetoskopie und die Fruchtwasserauffüllung (Abb. 46.1). Allen diesen pränatalen Eingriffen ist gemeinsam, dass sie unter kontinuierlicher Ultraschallsicht durchgeführt werden. Je nach Eingriff kommen dabei entweder Nadeln unterschiedlicher Länge und Dicke (Amniozentese, abdominale Chorionzottenbiopsie, Kordozentese, Fetalpunktion, Fruchtwasserauffüllung) (Tab. 46.1), ein spezieller Katheter (transvaginale Chorionzottenbiopsie) oder eine Optik (Fetoskopie) zum Einsatz. Bei den Nadeleingriffen erfolgt die Nadelführung entweder in Form der Freihandtechnik, bei der mit der einen Hand der Schallkopf gehalten und mit der anderen Hand die Nadel geführt wird, oder über eine Punktionshalterung, die am Schallkopf fixiert ist und die Nadelrichtung vorgibt.

Ob die Punktion mittels einer Führungshilfe oder freier manueller Nadelführung erfolgt, ist unerheblich. Die Wahl des Verfahrens hängt vorwiegend von der Erfahrung des einzelnen Untersuchers ab. Die freie manuelle Nadelführung bietet gegenüber der Punktion mit einer Führungshilfe den Vorteil der größeren Beweglichkeit bei gleichzeitig geringerem Desinfektionsproblem, erfordert dafür aber eine größere manuelle Geschicklichkeit.

Ultraschalluntersuchung. Den vor, während und nach einem invasiven Eingriff durchgeführten Ultraschalluntersuchungen kommen verschiedene Aufgaben zu, die in Tab. 46.2 zusammengefasst sind.

Aufklärung. Jedem invasiven Eingriff geht immer ein ausführliches Beratungsgespräch voraus, in dem der Eingriff erklärt und die Risiken für Mutter und Kind erläutert werden. Jeder invasive Eingriff bedarf einer schriftlichen Einverständniserklärung, in der die Patientin mit ihrer Unterschrift bestätigt, dass sie mit dem Eingriff einverstanden ist und ausreichend über den Eingriff und die Risiken aufgeklärt wurde.

Rhesussensibilisierung. Bei jeder rhesusnegativen Patientin wird im Anschluss an einen invasiven Eingriff eine Anti-D-Prophylaxe durchgeführt, um eine Sensibilisierung zu verhindern. Als Standarddosis ohne vorherige Testung auf Einschwemmung von HbF-Zellen werden innerhalb von 72 Stunden nach dem Eingriff 300 μg Anti-D (= 1500 I.E.) i. m. injiziert.

Sind bei der rhesusnegativen Patientin bereits vor der Punktion Antikörper nachgewiesen worden, entfällt die Anti-D-Prophylaxe.

Amniozentese

Die transabdominale Amniozentese zur Gewinnung von Fruchtwasser stellt das weltweit am häufigsten durchgeführte invasive Verfahren in der pränatalen Diagnostik dar. Gründe dafür sind die relativ einfache technische Durchführbarkeit bei gleichzeitig geringem Risiko und hoher diagnostischer Sicherheit.

■ Indikationen

Das Indikationsspektrum der Amniozentese ist weitreichend (Tab. 46.3). Im II. Trimenon wird sie zur Bestimmung des fetalen Karyotyps bei Altersrisiko, zur Entdeckung dorsaler oder ventraler fetaler Spaltbildungen (AFP, Acetylcholinesterase) und zum Nachweis von intrauterinen Infektionen und familiär bekannten Stoffwechselerkrankungen angewendet. Weitere Einsatzgebiete, die jedoch heute mehr und mehr in den Hintergrund getreten sind, stellen die Abklärung einer Rhesusinkompatibilität (Kontrolle des Bilirubingehaltes im Fruchtwasser) im II./III. Trimenon und die Bestimmung der fetalen Lungenreife (L/S-Ratio) im III. Trimenon dar.

■ Technisches Vorgehen

Zeitpunkt. Die konventionelle genetische Amniozentese wird gewöhnlich zwischen 15 und 18 SSW unter Ultraschallsicht durchgeführt. Zu diesem Zeitpunkt kann der Uterus ohne größere Gefahr einer Darm- oder Blasenläsion punktiert werden. Auch ist ausreichend Fruchtwasser vorhanden, wodurch eine genügend hohe Zellzahl im Fruchtwasser zu erwarten ist. Kommt es bei der Kultivierung der Amnionzellen zu einer Störung des Zellwachstums, besteht immer noch ausreichend Zeit für eine Repunktion.

Tabelle 46.1 Vergleich verschiedener Maßangaben (Gauge [54], Inches und Millimeter) bei der Nadeldicke

Gauge	Inches	Millimeter
24	0,022	0,56
23	0,025	0,64
22	0,028	0,71
21	0,032	0,81
20	0,035	0,89
19	0,042	1,07
18	0,049	1,24
17	0,058	1,47
16	0,065	1,65

Tabelle 46.2 Aufgaben der Ultraschalluntersuchung im Rahmen eines invasiven Eingriffs

> Gestationsalterssicherung
> Ausschluss einer gestörten Gravidität
> Erkennung grober fetaler Fehlbildungen
> Erkennung von Fruchtwasseranomalien
> Lokalisation der Plazenta
> Lokalisation des plazentaren Nabelschnuransatzes
> Sichtkontrolle während der Punktion
> Kontrolle des Fetus und der uterinen Einstichstelle nach der Punktion

Tabelle 46.3 Indikationen für eine Amniozentese

> Chromosomenanalyse
  • Mütterliches Alter (≥ 35 Jahre)
  • Balancierte Chromosomenstörung bei den Eltern
  • Anamnestisch Kind mit einer Chromosomenstörung
  • Auffälliger sonographischer Befund
  • Psychische Indikation
> Infektionsnachweis
> Stoffwechselerkrankungen
> AFP-/ACHE-Bestimmung im Fruchtwasser (dorsale und ventrale Spaltbildung)
> Bilirubinbestimmung im Fruchtwasser (Rhesusinkompatibilität)
> L/S-Ratio zur Bestimmung der fetalen Lungenreife

Gestationsalter. Wichtig ist, dass das Gestationsalter sonographisch gesichert ist. Der quantitative Wert der Fruchtwasserparameter, wie z. B. des α-Fetoproteins (AFP), ist nur dann richtig zu beurteilen, wenn er auch der tatsächlichen Schwangerschaftswoche zugeordnet werden kann.

Stimmt das rechnerische Gestationsalter nicht mit dem sonographisch ermittelten Gestationsalter überein, sollte lediglich das sonographisch (mittels der Scheitel-Steiß-Länge) ermittelte Gestationsalter Berücksichtigung finden, da sonst ein falsch positives Laborergebnis zu erwarten ist. Besonders wichtig ist die sonographische Kontrolle des Gestationsalters bei einem grenzwertig erhöhten Fruchtwasser-AFP-Wert. Liegt der zuvor erhöhte Fruchtwasser-AFP-Wert nach Korrektur des Gestationsalters im Normbereich, kann der Patientin eine Kontrollamniozentese erspart werden.

Gestörte Schwangerschaft. Ergibt die vor dem Eingriff durchgeführte Ultraschalluntersuchung eine gestörte Schwangerschaft (z. B. Windei, Blasenmole, intrauteriner Fruchttod) oder eine grobe fetale Fehlbildung (z. B. Anenzephalus), erübrigt sich die Amniozentese.

Ungünstige Bedingungen. Bei reduziertem Fruchtwasservolumen (Oligohydramnion) ist die Punktion der Fruchthöhle meist erschwert. Gleiches gilt für eine ungünstige Lage der Plazenta (Vorderwandplazenta). Bei Nachweis einer kompletten Vorderwandplazenta kann die Patientin auf das gering erhöhte Punktionsrisiko (Blutung aus der Punktionsstelle, Kontamination des Fruchtwassers mit mütterlichen Zellen) hingewiesen und die Amniozentese gezielt um 1–2 Wochen verschoben werden. Da es im Zuge des weiteren Uteruswachstums meist zu einer Plazentaverlagerung kommt, lässt sich durch die ein- oder zweiwöchige Verschiebung des Eingriffes häufig ein freier Zugang finden und somit eine transplazentare Punktion vermeiden. Ist dennoch eine transplazentare Punktion notwendig, sollte darauf geachtet werden, dass die Punktion abseits des plazentaren Nabelschnuransatzes durchgeführt wird, damit dieser dabei nicht getroffen wird.

Kontinuierliche Ultraschallsicht. Im Gegensatz zu der früher praktizierten Blindpunktion nach vorheriger Ultraschalllokalisation des Feten (49) wird die Amniozentese heute stets unter kontinuierlicher Ultraschallsicht durchgeführt (46, 57, 76, 89, 108) (Abb. 46.**2** und Abb. 46.**3**). Damit kann in entsprechender Distanz zum Feten punktiert werden. Muss aufgrund der Fruchtwasserverhältnisse die Punktion in der Nähe des Feten erfolgen, kann der Fetus während des gesamten Punktionsvorganges beobachtet werden, wodurch die Verletzungsgefahr äußerst gering gehalten wird. Im Falle einer plötzlichen ungünstigen Lageveränderung des Fetus wartet man entweder, bis dieser sich wieder von der Punktionsstelle wegbewegt hat, oder man punktiert an einer anderen Stelle.

Durchführung. Zur Ankoppelung des Schallkopfes an die Bauchwand wird entweder steriles Ultraschallgel oder farbloses Hautdesinfektionsmittel verwendet. Letzteres hat den Vorteil, dass nicht nur eine ausreichend gute Bildqualität für die Punktion erzielt wird, sondern auch gleichzeitig Bauchdecke und Schallkopf ausreichend desinfiziert werden.

Als Punktionsnadel kommt eine Einmalspinalnadel (22–20 Gauge) mit Mandrin zum Einsatz. Die sonographische Erkennbarkeit der Punktionskanüle in utero hängt vom Punktionswinkel und vom Nadeltyp ab. Je steiler der Punktionswinkel gewählt wird, desto schlechter gelingt die Darstellung. Nach Entfernen des Mandrins lassen sich meist nur noch die Nadelspitze oder eine Teilstrecke der Nadel erkennen. Dies ist jedoch für die Punktion ausreichend. Eine langstreckige Darstellung der Nadel gelingt mit Spezialkanülen, deren Oberfläche aufgeraut ist (45). Eine Lokalanästhesie ist für die Punktion im Allgemeinen nicht notwendig, kann jedoch bei schmerzempfindlichen Patientinnen eingesetzt werden.

Die im II. Trimenon entnommene Fruchtwassermenge beträgt ca. 15–18 ml, maximal 20 ml.

■ *Risiken der Amniozentese*

Maternales Risiko. Das maternale Risiko kann als gering eingestuft werden. Als mögliche Komplikation gelten die Amnionitis, die jedoch bei einer Häufigkeit von 1 : 8 000 (66) selten ist, oder die Peritonitis, die bei unbemerkter Punktion des Darmes auftreten kann. Die Gefahr einer Fruchtwasserembolie mit mütterlicher Todesfolge, wie sie in den Anfängen der Amniozentese bei Verwendung dickerer Nadeln als Kasuistik berichtet wurde (4), kann heute bei Verwendung von 20- bis 22-Gauge-Nadeln vernachlässigt werden.

Wird bei einer rhesusnegativen Patientin mit rhesuspositivem Kind die Anti-D-Prophylaxe nach der Punktion vergessen, besteht das Risiko einer Sensibilisierung. Dies gilt insbesondere bei der transplazentaren Punktion (Abb. 46.**2**), bei der es zu einer Einschwemmung von kindlichen Zellen in den mütterlichen Kreislauf kommt.

Fetales Risiko. Das fetale Risiko ist im Vergleich zum mütterlichen Risiko deutlich höher. Die Abortrate beträgt nach 15 SSW ca. 0,5–1% (121) (Tab. 46.**4**). In 0,5–2% der Fälle muss mit einem Blasensprung gerechnet werden (39, 121). Meist handelt es sich um einen nur kurzfristigen Abgang von Fruchtwasser, der unter Bettruhe wieder innerhalb weniger Stunden bis Tage sistiert. Äußerst selten kann jedoch auch ein Fruchtwasserabgang über mehrere Wochen beobachtet werden. Bei jedem Blasensprung sollten die Entzündungsparameter (Blutbild, CRP) in kurzfristigen Abständen überprüft werden.

Als meist kurzanhaltende Komplikationen können bei der Amniozentese eine Ablösung der Amnionmembran (Abb. 46.**4**) oder bei transplazentarer Punktion eine Blutung aus der Plazenta beobachtet werden (Abb. 46.**5**).

Bei erfolgloser Punktion kann eine erneute Punktion an anderer Stelle erfolgreich sein. Mehr als zwei Punktionsversuche pro Sitzung sind jedoch nicht ratsam, da sonst das Abortrisiko ansteigt.

Kontrolle nach Amniozentese. Grundsätzlich sollte nach jeder Fruchtwasserpunktion eine sonographische Kontrolluntersuchung erfolgen, um die Vitalität des Fetus zu bestätigen und eventuelle Komplikationen, wie z. B. ein Plazentahämatom oder eine Ablösung des Amnions, auszuschließen.

Tabelle 46.**4**   Vergleich der Standard- und Frühamniozentese (AZ) mit der Chorionzottenbiopsie (CVS) (nach 17)

	Standard-AZ	Früh-AZ	CVS
Zeitpunkt (SSW)	15–18	12–14	10–12
Punktionstechnik	TA	TA	TA/TC
➢ Erfolgsrate (1. Insertion)	> 99%	96–98%	TA 90–97% / TC 69–90%
➢ Blutiges Fruchtwasser	1–2%	1–5%	–
➢ Fetomaternale Transfusion	2–7%	?	TA 18–68% / TC 5–23%
Fetale Komplikationen			
➢ Abort ≤ 2 Wochen	0,3–0,5%	0,3–0,9%	1,7–2,2%
➢ Abort ≤ 28 SSW	0,6–1,0%	0,7–3,9%	2,3–4,9%
➢ Totgeburt (> 28 SSW / neonataler Tod)	0,4%	0,4–0,8%	0,2–1,0%
➢ „Pregnancy loss"	2,5–4,3%	6,2–6,6%	5,6–10,1%
Zytogenetik			
➢ Chromosomenanomalie	1,0–4,0%	1,9–5,4%	2,4–6,1%
➢ Kulturversager	0,1–0,7%	0–2,3%	0,4–2,4%
➢ Maternale Zellkontamination	0,2–0,3%	0,2–1,6%	0,2–1,0%
➢ Pseudomosaik	1,3–9,8%	4,3–9,9%	1,8–2,3%
➢ Mosaik	0,1–0,3%	0,1–0,7%	0,8–1,3%
➢ Diskrepanz zum fetalen Karyotyp	0,2–0,5%	0,1–0,7%	1,2–2,1%
➢ Bearbeitungsdauer (Arbeitstage)	(5) 7–13	8–14	1–4 (DP), 6–14 (Kultur)
Zweiteingriff erforderlich	1–2%	2–3%	2,5–6 (10)%

TA = transabdominal   TC = transzervikal   DP = Direktpräparation

Abb. 46.**1** Anwendungszeiträume für die einzelnen invasiven Verfahren in der pränatalen Diagnostik.

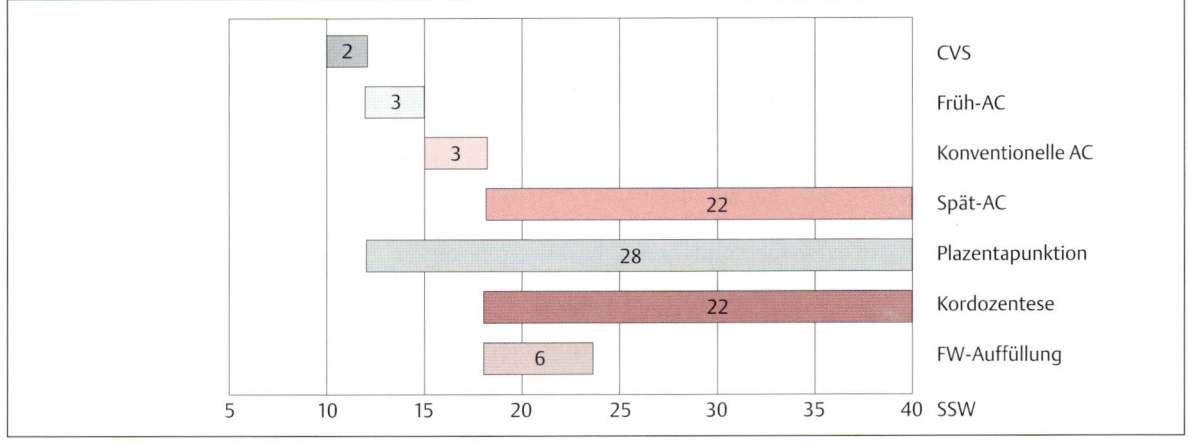

1

Amniozentese

Abb. 46.**2** Links: Frühamniozentese bei Hinterwandplazenta, 14+4 SSW. Rechts: transplazentare Amniozentese bei kompletter Vorderwandplazenta. 16+2 SSW

Abb. 46.**3** Spätamniozentese mit 21+2 SSW bei Hinterwandplazenta.

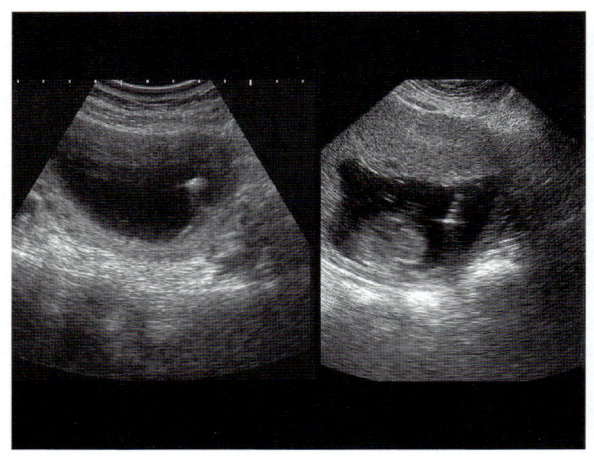

2

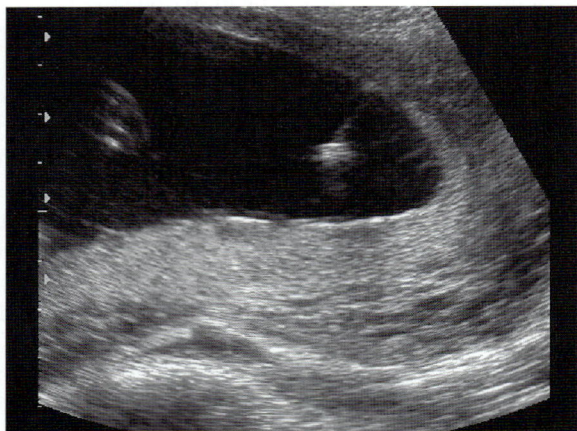

3

Abb. 46.**4** Amnionablösung nach Amniozentese (Pfeil).

Abb. 46.**5** Blutung aus dem Stichkanal nach transplazentarer Amniozentese. Darstellung der Blutung mit dem Farbdoppler.

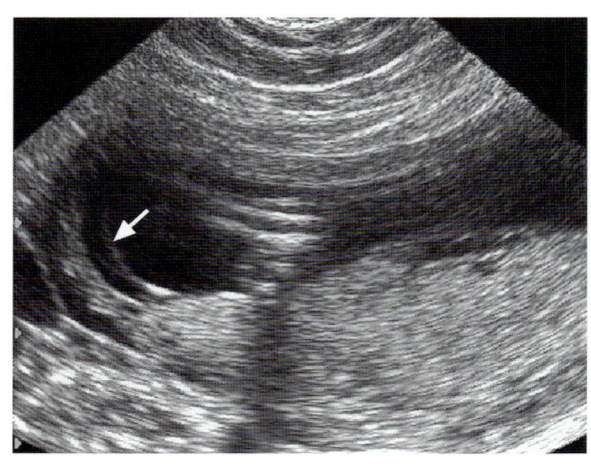

4

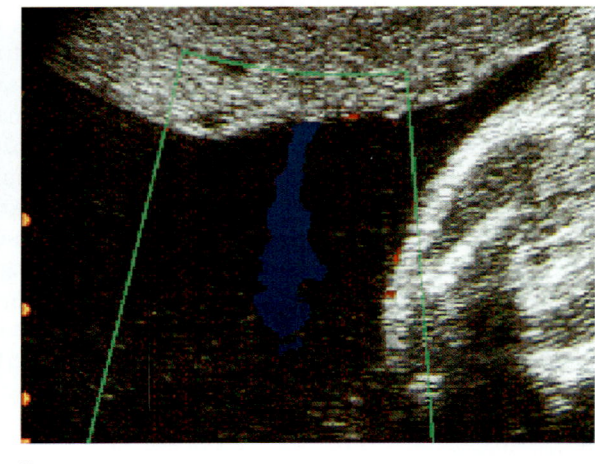

5

Abb. 46.**6** Amniozentese bei Gemini, 15+2 SSW. Die beiden Fruchthöhlen werden separat nacheinander punktiert.

Chorionzottenbiopsie

Abb. 46.**7** Schemazeichnung der vaginalen und abdominalen Chorionzottenbiopsie: 1 = transvaginale Biopsie bei Hinterwandplazenta, 2 = transabdominale Biopsie bei Vorderwandplazenta, 3 = transabdominale Biopsie bei Hinterwandplazenta.

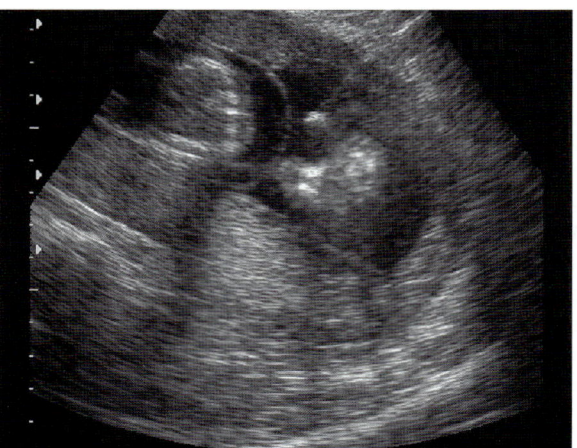

6

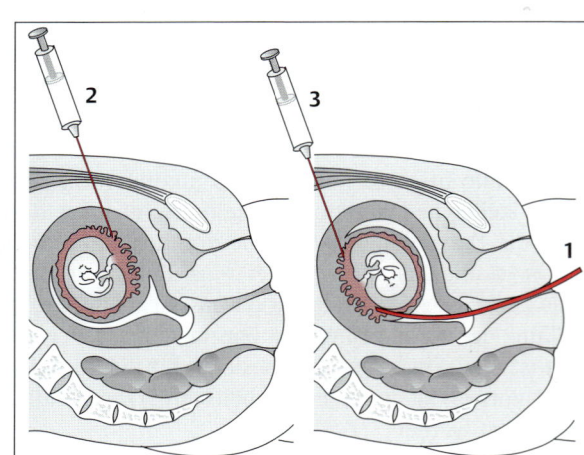

7

Amniozentese bei Mehrlingen

Farbstoffinstillation. Bei diamnialen Zwillingsgraviditäten ist es gängige Praxis, nach Punktion der ersten Fruchthöhle und Entnahme des Fruchtwassers (Abb. 46.**6**) einen Farbstoff in die Fruchthöhle zu instillieren. Zeigt sich bei Punktion der zweiten Fruchthöhle (Zweiteinstich) dann eine klare Amnionflüssigkeit, kann man davon ausgehen, dass auch tatsächlich die zweite Fruchthöhle und nicht nochmals versehentlich die erste Fruchthöhle punktiert wurde. Als Farbstoff wurde anfänglich Methylenblau verwendet. Nachdem jedoch in den Jahren 1988–1992 mehrere Arbeitsgruppen über gravierende Nebenwirkungen, wie hämolytische Anämie (94), vor allem aber über das gehäufte Auftreten einer Jejunalatresie (17–19%) berichtet hatten (27, 67, 87, 95, 97), wurde Methylenblau in der pränatalen Diagnostik nicht mehr eingesetzt. Statt dessen verwendet man heute den Farbstoff Indigocarmin, der in Ampullenform vorliegt und von dem 1–2 ml in das Fruchtwasser instilliert werden.

Aufgrund des guten Auflösungsvermögens der heutigen Ultraschallgeräte lassen sich die beiden Fruchthöhlen häufig so gut voneinander differenzieren, dass der Erfahrene auf die Verwendung eines Farbstoffes verzichtet.

Punktion von einer Einstichstelle aus. Im Vergleich zu der hier beschriebenen Technik, bei der die beiden Fruchthöhlen von 2 getrennten Einstichstellen aus punktiert werden, besteht auch die Möglichkeit, beide Fruchthöhlen von nur einem Einstich aus zu punktieren (56). Hierbei wird nach Punktion der ersten Fruchthöhle und Entnahme des Fruchtwassers die Amnionmembran durchstochen und dann Fruchtwasser von der zweiten Fruchthöhle entnommen. Nachteil dieser Technik ist, dass damit das Risiko einer Zellkontamination mit entsprechender erschwerter Interpretation bei der zytogenetischen Auswertung besteht.

Frühamniozentese

Höhere Komplikationsrate. Im Gegensatz zur konventionellen Amniozentese wird die Frühamniozentese zwischen 12+0 und 14+6 SSW, teilweise aber auch schon ab 11 abgeschlossenen SSW durchgeführt (24, 100, 135). Vorteil der Frühamniozentese ist, dass der zytogenetische Befund bereits mit 13–15 SSW vorliegt. Die Nachteile der Frühamniozentese hingegen sind, dass aufgrund der noch geringeren Fruchtwassermenge insgesamt weniger Fruchtwasser entnommen werden kann (je nach Gestationsalter zwischen 10 und 14 ml), wodurch das Risiko eines Kulturversagens erhöht ist (24), und dass eine höhere Komplikationsrate als bei der konventionellen Amniozentese besteht (24, 100) (Tab. 46.**4**). Einzelne Arbeitsgruppen kombinieren die Frühamniozentese mit einer Filtertechnik (120), um mehr Zellen zu gewinnen.

In der 1998 publizierten kanadischen Multizenterstudie ergab sich neben einem höheren „Total fetal loss" auch ein höherer Prozentsatz an Klumpfußdeformitäten (32, 100) (Tab. 46.**5**).

Tabelle 46.**5** Vergleich Frühamniozentese und konventionelle Amniozentese (nach 100)

	Frühamniozentese	Konventionelle Amniozentese
Schwangerschaftsalter	11+0–12+6 SSW	15+0–16+6 SSW
Untersuchte Fälle	n = 1916	n = 1775
Entnommene FW-Menge	11 ml	20 ml
„Total fetal loss" (spontane und induzierte Aborte)	7,6%	5,9%
Klumpfuß	1,3%	0,1%
Blasensprung	3,5%	1,7%

Zytogenetik

Bei der Amniozentese/Frühamniozentese liegt das zytogenetische Ergebnis im Allgemeinen nach 8–12 Arbeitstagen vor. Ein schnelleres Ergebnis gelingt mit der sog. Pipettenmethode (15) innerhalb von 3–5 Tagen.

Im Falle eines Kulturversagens ist eine Repunktion notwendig. Bei Mosaikbefunden in der Zellkultur sollte zur weiteren Abklärung des Befundes eine Kordozentese durchgeführt werden. Die Karyotypisierung aus dem Fetalblut gelingt innerhalb von 48–72 Stunden.

Chorionzottenbiopsie (Chorionic villi sampling = CVS)

Wesentlich früherer Zeitpunkt. Bei der Chorionzottenbiopsie werden Zotten aus dem Chorion frondosum entnommen (Abb. 46.**7**–46.**10**). Der Vorteil gegenüber der konventionellen Amniozentese besteht darin, dass die Untersuchung zu einem wesentlich früheren Zeitpunkt in der Schwangerschaft (zwischen 10 und 12 SSW) durchgeführt werden kann (Abb. 46.**1**), wodurch die pränatale Diagnostik um 4–6 Wochen vorverlagert wird. Ein evtl. erforderlicher Schwangerschaftsabbruch lässt sich somit psychisch eher verkraften als zu einem späteren Zeitpunkt.

Die gewonnenen Chorionzotten (Abb. 46.**9**) bestehen aus epithelialen Zellen des Synzytio- und Zytotrophoblasten und aus Fibroblasten des mesenchymalen Zottenkerns. Die Zellen des Synzytio- und Zytotrophoblasten werden zur Direktpräparation herangezogen, während man die Fibroblasten des mesenchymalen Zottenkerns für die Langzeitkultur verwendet.

Indikationen

Die Indikationen für die Chorionzottenbiopsie im I. Trimenon sind, bezogen auf die Karyotypisierung, ähnlich denjenigen für die Amniozentese. Daneben lassen sich bei gezielter Suche viele monogene Erbleiden nachweisen (Tab. 46.**6**). Im Gegensatz zur Amniozentese kann eine AFP- /ACHE-Diagnostik zur Erkennung einer Spina bifida nicht durchgeführt werden, da man außerhalb der Fruchthöhle bleibt. Dies spielt jedoch eine untergeordnete Rolle, da eine Spina bifida auch gezielt mittels einer Ultraschalluntersuchung nachgewiesen oder ausgeschlossen werden kann.

Tabelle 46.**6** Indikationen für eine Chorionzottenbiopsie

Chromosomenanalyse
➢ Mütterliches Alter (≥ 35 Jahre)
➢ Balancierte Chromosomenstörung bei den Eltern
➢ Anamnestisch Kind mit einer Chromosomenstörung
➢ Auffälliger sonographischer Befund (Nackentransparenz)
➢ Psychische Indikation
Monogen erbliche Erkrankungen (nachfolgend einige exemplarische Beispiele)
➢ AGS
➢ Fragiles X-Syndrom
➢ Galaktosämie
➢ Hämophilie A und B
➢ Hämoglobinopathie
➢ Morbus Niemann-Pick
➢ Morbus Tay-Sachs
➢ Mukoviszidose
➢ Muskeldystrophie Duchenne
➢ Pelizaeus-Merzbacher-Syndrom
➢ Phenylketonurie (PKU)
➢ Thalassämie
➢ Zellweger-Syndrom

■ Technisches Vorgehen

Grundsätzlich gibt es bei der Chorionzottenbiopsie zwei unterschiedliche Zugangswege: den transzervikalen (8, 33, 60, 128) und den transabdominalen Weg (9, 115, 116) (Abb. 46.**7**–46.**9**). Der jeweilige Zugangsweg hängt von der Lokalisation des zu punktierenden Chorions, der Lage des Uterus (Anteflexio/Retroflexio) und nicht zuletzt auch von der Erfahrung des jeweiligen Untersuchers ab.

Transabdominaler Weg. Der transabdominale Weg (Abb. 46.**7** und 46.**8**) bietet sich bei all den Fällen an, bei denen das Chorion frondosum von abdominal aus leicht zu erreichen ist. Dies betrifft vor allem die Vorder- und Seitenwandplazenta, jedoch lässt sich bei einem anteflektierten Uterus damit auch eine Hinterwandplazenta erreichen (Abb. 46.**8**). Für die transabdominale Punktion werden Einmalspinalnadeln (18–20 Gauge) mit oder ohne Mandrin verwendet. Nach Desinfektion der Bauchdecke mit einem farblosen Desinfektionsspray und Anlegen einer Lokalanästhesie wird die Nadel unter kontinuierlicher Ultraschallsicht bis in das Chorion frondosum vorgeschoben. Unter leichter Vor- und Rückwärtsbewegung der Nadel bei gleichzeitigem Unterdruck in der aufgesetzten Spritze werden ca. 10–15 mg Zottengewebe in die mit ca. 4 ml Medium gefüllte Einmalspritze aspiriert.

Transzervikaler Zugang. Der transzervikale Zugang (Abb. 46.**7** und 46.**9**) ist dann vorzuziehen, wenn man von abdominal aus das Ziel nur mühsam oder gar nicht erreichen würde. Dies ist der Fall bei einer tief sitzenden Hinterwandplazenta.

Für die transzervikale Zottengewinnung werden heute vorwiegend biegbare Polyethylenkatheter mit Mandrin (äußerer Durchmesser 1,5–1,7 mm) verwendet, die je nach Ausmaß der Uterusflexion entsprechend gebogen werden können (Abb. 46.**9**). Zur besseren sonographischen Darstellbarkeit des Katheters wurden Modelle konzipiert, bei denen in der Wandung ein Wismutstreifen eingelassen ist (50). Andere für die transzervikale Chorionzottenbiopsie früher verwendete Instrumente, wie Spezialendoskope mit Biopsiezange (38, 41) oder alleinige starre Biopsiezangen (28, 60), sind wegen der höheren Traumatisierung zugunsten der Katheter wieder verlassen worden.

Nach Ausspülen der Scheide mit Kochsalz und Anhaken der vorderen Muttermundslippe mit einem Einzinker wird der Katheter unter kontinuierlicher abdominaler Ultraschallkontrolle (bei mäßig gefüllter Harnblase der Patientin) bis zum Chorion frondosum vorgeschoben. Hat die Katheterspitze das Ziel erreicht, wird der Mandrin entfernt und die Chorionzottenaspiration unter manuellem Sog einer mit etwas Medium gefüllten Einmalspritze vorgenommen.

Bei zu wenig gewonnenem Chorionzottenmaterial ist eine Nachpunktion notwendig. Insgesamt sind jedoch nicht mehr als 2 Biopsieversuche ratsam, da danach die Abortrate um das 3- bis 4fache ansteigt (96, 136).

■ Risiken und Probleme der Chorionzottenbiopsie

Die Risiken der Chorionzottenbiopsie wurden in mehreren Kollaborativstudien evaluiert (12, 75, 103). Eine Übersicht findet sich bei Crombach et al. (17).

Maternale Risiken. Als maternale Risiken ergeben sich bei der Chorionzottenbiopsie Blutungen und Unterbauchschmerzen. Uterine Blutungen treten nach transzervikaler CVS 2- bis 6-mal häufiger als nach transabdominaler Punktion auf (6–9% versus 1,5–5%) (17).

Fetale Risiken. Vergleicht man die spontane Verlustrate nach transabdominaler und transzervikaler Chorionzottenbiopsie im I. Trimenon im Rahmen von prospektiv randomisierten Studien, so scheint der transabdominale Weg etwas risikoärmer als der transzervikale Weg zu sein (2,6–4,1% versus 2,7–7,7%) (17).

Abortrisiko. In klinisch kontrollierten Einzel- und Multizenterstudien liegt das Abortrisiko nach CVS und Frühamniozentese in der Regel um 1–2% höher als nach der Standardamniozentese (17). Berücksichtigt man jedoch auch die spontane Abortrate, die mit 10–12 SSW deutlich höher als mit 16 SSW ist, kann man davon ausgehen, dass bei ausreichender Erfahrung des Untersuchers ein vergleichbares Risiko zwischen Chorionzottenbiopsie und Amniozentese besteht.

Extremitätenfehlbildungen. Aufsehen erregte eine 1991 von Firth et al. (35) publizierte Arbeit, die fetale Extremitätenfehlbildungen in ursächlichen Zusammenhang mit der Durchführung einer Chorionzottendiagnostik brachte. Bei 539 Chorionzottenaspirationen, die mit 8 und 9 SSW durchgeführt wurden (56.–66. Tag p. m.), wiesen 5 Kinder schwere Extremitätenfehlbildungen auf. Als Ursache solcher Fehlbildungen wurden lokale Zirkulationsstörungen/thrombembolische Prozesse diskutiert (52, 111). Innerhalb der letzten Jahre sind mehrere Publikationen zum Risiko von Extremitätenfehlbildungen nach CVS erschienen (11, 36, 42, 62, 107). Insgesamt ließ sich bislang jedoch kein gesicherter Zusammenhang zwischen einer Chorionbiopsie ab 10 SSW und einem erhöhten Risiko einer Extremitätenfehlbildung feststellen. Vergleicht man allerdings die Häufigkeit und den Schweregrad der Extremitätendefekte nach früher CVS (≤ 9 SSW) und CVS zwischen 10 und 12 SSW, so findet sich bei der frühen CVS eine deutlich höhere Inzidenz an Extremitätenfehlbildungen (0,3%) als bei der CVS ab 10 SSW (0,06%) (17). Deshalb wird heute die Durchführung einer CVS erst ab 10 SSW empfohlen (36, 62).

■ Zytogenetik

Mittels der Direktpräparation lässt sich heute ein Befund in 1–3 Tagen, mittels der Langzeitkultur in 6–12 Arbeitstagen erstellen. Nur in 0,3% aller Fälle lässt sich kein Resultat erzielen (72). In ca. 1–2% aller Fälle werden in der Plazenta falsch positive Befunde (Trisomien, Mosaikbefunde) gefunden (61). Mosaikbefunde können in der Direktpräparation aus den Synzytio- und Zytotrophoblastzellen wie auch in den Fibroblastkulturen des mesenchymalen Zottenkerns beobachtet werden. Dabei handelt es sich meist um ein auf die Plazenta beschränktes Mosaik („confined placental mosaicism" = CPM) (72, 75, 117). Falsch negative Resultate sind mit Werten von 1 : 1000 bis 1 : 10000 äußerst selten und gehen fast ausschließlich zu Lasten der Direktpräparation (61, 93).

Bei unklaren Befunden kann zur weiteren Abklärung entweder eine Amniozentese oder ab 18 SSW eine Kordozentese durchgeführt werden.

Plazentapunktion im II. und III. Trimenon

Genauso wie im I. Trimenon können auch im II. und III. Trimenon aus Plazentagewebe zytogenetische und molekulargenetische Ergebnisse schnell und zuverlässig gewonnen werden (3, 51, 55).

Indikationen. Die Plazentapunktion bietet sich insbesondere dann an, wenn eine Kordozentese noch nicht möglich, erschwert oder zu riskant ist. Solche Situationen ergeben sich vor 17 SSW, beim ausgeprägten Oligohydramnion bzw. einer Anhydramnie oder bei einer singulären Nabelschnurarterie.

Technisches Vorgehen. Technisch gesehen wird die späte Plazentapunktion in gleicher Weise wie die abdominale Chorionzottenbiopsie im I. Trimenon durchgeführt (Abb. 46.**10**).

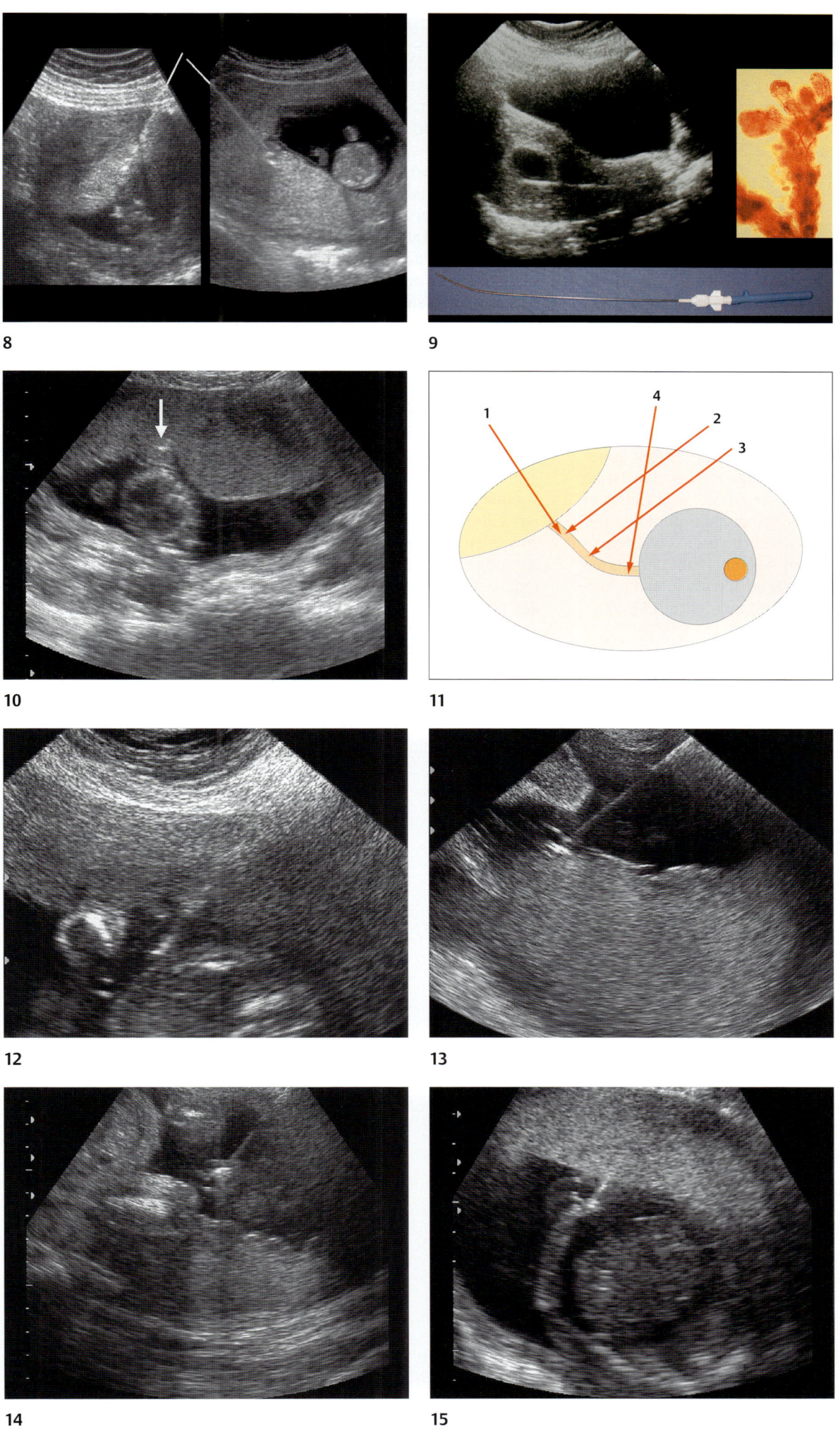

8

9

10

11

12

13

14

15

Abb. 46.**8** Links: transabdominale Chorionzottenbiopsie bei Vorderwandplazenta, Transversalschnitt. Rechts: transabdominale Chorionzottenbiopsie bei Hinterwandplazenta, Längsschnitt.

Abb. 46.**9** Links: transvaginale Chorionzottenbiopsie mittels eines Polyethylenkatheters (unten) bei Hinterwandplazenta. Rechts: Darstellung einer Chorionzotte.

Plazentapunktion

Abb. 46.**10** Plazentabiopsie bei kompletter Vorderwandplazenta zum Ausschluss einer Trisomie 21, Nadelspitze (Pfeil), 17+6 SSW.

Kordozentese

Abb. 46.**11** Zugangswege zur Nabelschnur bei der Kordozentese (nach 69). 1 = transplazentar bei Vorderwandplazenta, 2 = transamnial zum plazentaren Nabelschnuransatz, 3 = transamnial zu einer freien Nabelschnurschlinge, 4 = transamnial zum fetalen Nabelschnuransatz.

Abb. 46.**12** Transplazentare Kordozentese bei Vorderwandplazenta mit Punktion der V. umbilicalis am plazentaren Ansatz, 23+0 SSW.

Abb. 46.**13** Kordozentese mit Punktion der V. umbilicalis am plazentaren Nabelschnuransatz bei Hinterwandplazenta.

Abb. 46.**14** Kordozentese mit Punktion der V. umbilicalis im Bereich einer freien Nabelschnurschlinge.

Abb. 46.**15** Transplazentare Kordozentese mit Punktion der V. umbilicalis im Bereich des fetalen Nabelschnuransatzes bei Hydrops fetalis, 19+3 SSW.

Risiko und Zytogenetik. Gegenüber der Amniozentese ist das Risiko der Plazentapunktion im II. und III. Trimenon nicht erhöht, bietet jedoch den Vorteil des schnelleren Vorbefundes. Wie bei der Chorionzottenbiopsie im I. Trimenon sollte nicht allein das Ergebnis der Direktpräparation berücksichtigt, sondern das Ergebnis aus der Zellkultur abgewartet werden.

Kordozentese

Die transabdominale Punktion der fetalen Nabelschnur unter Ultraschallsicht (Kordozentese) erlaubt einen direkten diagnostischen und/oder therapeutischen Zugang zum fetalen Kreislauf, ohne dass damit ein größeres Risiko für Mutter und Kind besteht.

Entwicklung der Methode. Über erste Versuche, Fetalblut aus der Nabelschnur zu gewinnen, berichtete Valenti (125) bereits 1973. Der Zugang zur Nabelschnur gelang zum damaligen Zeitpunkt jedoch nur endoskopisch. In der Folgezeit konnten mittels der Fetoskopie sowohl Plazentagefäße (47) als auch Nabelschnurgefäße (104) gezielt unter Sicht punktiert werden. Es musste jedoch ein relativ hohes Abortrisiko von 5–6% in Kauf genommen werden (53). Erst mit der von Daffos et al. (19) 1983 eingeführten transabdominalen Nabelschnurpunktion unter Ultraschallsicht konnte das Abortrisiko deutlich gesenkt werden.

Der direkte Zugang zum fetalen Kreislauf hat innerhalb der letzten Jahre wichtige Einblicke in physiologische wie auch pathologische Veränderungen im Blut des heranwachsenden Feten ermöglicht (22, 37).

■ *Technisches Vorgehen*

Zeitpunkt. Die Kordozentese kann, je nach Indikationsstellung, ab ca. 18 abgeschlossenen SSW bis hin zum Ende der Schwangerschaft durchgeführt werden. Unter optimalen Sicht- und Plazentabedingungen kann der Eingriff auch schon mit 15 abgeschlossenen SSW gelingen (1).

Voraussetzungen. Die Kordozentese wird meist ambulant durchgeführt. Neben einem hochauflösenden Ultraschallgerät (5-MHz-Schallkopf) sind ein erfahrenes Punktionsteam und ein auf Fetalblutanalysen spezialisiertes Labor Voraussetzung. Gerade bei der Kordozentese im II. Trimenon, bei der aufgrund des noch niedrigen fetoplazentaren Gesamtvolumens nur eine geringe fetale Blutmenge von ca. 2–3 ml entnommen werden kann, sind an das Labor erhebliche Anforderungen bezüglich der Anzahl der durchzuführenden Analysen wie auch des zeitlichen Intervalls bis zum Erhalt der Ergebnisse gestellt.

Durchführung. Die Kordozentese wird bei Rückenlage der Patientin auf der Untersuchungsliege in Lokalanästhesie durchgeführt. Der Eingriff in Lokalanästhesie ist vorteilhaft, da eine evtl. notwendige Korrektur der Nadelrichtung ansonsten schmerzhaft sein kann.

V. umbilicalis. Nach Desinfektion der Bauchdecke und sonographischer Darstellung der Nabelschnur wird die Nadel unter Ultraschallkontrolle entweder über eine Punktionsvorrichtung oder in freier manueller Führung transabdominal gezielt bis zur Nabelschnur vorgeschoben und sodann die V. umbilicalis punktiert. Als günstigste Punktionsstelle ist der plazentare Nabelschnuransatz anzusehen, da die Nabelschnur an dieser Stelle die geringste Bewegungsfreiheit hat (Abb. 45.**11**–45.**13**). Es können jedoch auch eine freie Nabelschnurschlinge oder der fetale Na-

Abb. 46.**16** Nachweis von Fetalblut durch Bestimmung des mittleren fetalen Erythrozytenvolumens (MCV). Mit einem Wert von 143,4 fl liegt das fetale MCV deutlich über dem der Mutter (MCV 86 fl), 19 SSW.

Abb. 46.**17** Indikationen zur diagnostischen Kordozentese (eigene Daten; n = 356).

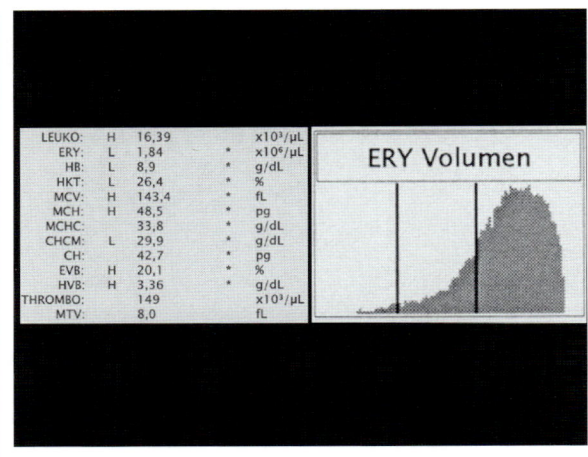

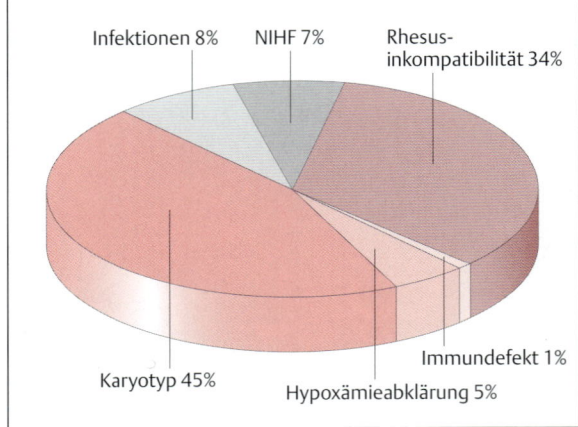

16   **17**

Abb. 46.**18** Jet-Phänomen nach Punktion der V. umbilicalis im Bereich des plazentaren Nabelschnuransatzes bei Hinterwandplazenta (Pfeile).

Abb. 46.**19** Komplikationen nach Kordozentese.
Links: kurzfristige lokale Einengung des Gefäßlumens im Bereich der Einstichstelle der V. umbilicalis (Pfeile). Singuläre Nabelschnurarterie, 31+6 SSW.
Rechts: Nabelschnurhämatom nach früher Kordozentese (Pfeil), 17+1 SSW.

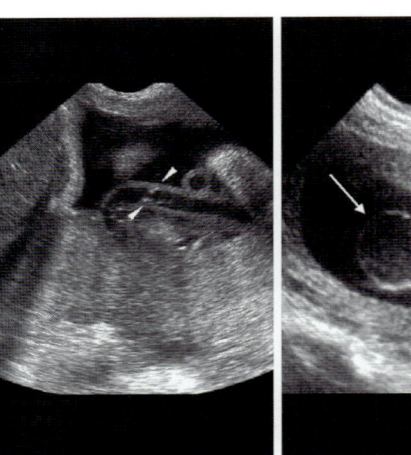

18   **19**

belschnuransatz punktiert werden (Abb. 46.**14** und 46.**15**). Auch eine intraabdominale Punktion der V. umbilicalis ist möglich (2). Am schwierigsten ist die Punktion einer freien Nabelschnurschlinge, da diese bei Kontakt mit der Nadelspitze leicht wegrollt, sofern kein entsprechendes Widerlager vorhanden ist. Bewegungen des Feten sind meist mit einer Verlagerung der Nabelschnur verbunden, wodurch ein Nachführen der Nadel unumgänglich ist. Um Bewegungen des Feten während des Eingriffes so gering wie möglich zu halten, erfolgt in einzelnen Zentren, insbesondere für therapeutische Eingriffe, eine i.m. oder i.v. Sedierung des Feten mit Pancuronium (0,3 mg/kg geschätztes Körpergewicht) (129, 132).

A. umbilicalis. Neben der großlumigen Vene kann grundsätzlich auch eine der beiden kleinlumigeren Nabelschnurarterien punktiert werden. Allerdings besteht hierbei das Risiko eines Gefäßspasmus mit nachfolgender fetaler Bradykardie und/oder einer stärkeren Nachblutung, weshalb die Punktion der V. umbilicalis stets vorzuziehen ist.

Plazentalokalisation. Punktiert wird mit einer 10–15 cm langen Nadel (20–22 Gauge) mit Mandrin. Bei einer Vorderwandplazenta wird die Nadel entweder transplazentar direkt in den Nabelschnuransatz vorgeschoben (Abb. 46.**11** und 46.**12**) oder transamnial seitlich an den Nabelschnuransatz herangeführt (Abb. 46.**11**). Bei einer Seiten- oder Hinterwandplazenta wird die Nadel transamnial bis zur plazentaren Insertionsstelle der Nabelschnur vorgeschoben und dann die Nabelschnur ca. 0,5–1 cm weit von der Ansatzstelle der Nabelschnur entfernt punktiert (Abb. 46.**11** und 46.**13**). Besonders bei der Hinterwandplazenta ist eine stabile Nadel wichtig, damit sie sich auf dem relativ langen Weg zum Nabelschnuransatz nicht verbiegt. Die Aspiration des Blutes erfolgt über 1-ml-Tuberkulin-Spritzen.

Fetalblut. Die Bestätigung, dass reines Fetalblut aspiriert wurde, erhält man am schnellsten über die Bestimmung des mittleren Erythrozytenvolumens (MCV) mit dem Zellcounter. Dieses liegt bei Fetalblut im II. Trimenon über 100 fl (Abb. 46.**14**), während Erwachsenenblut Werte unter 95 fl ergibt.

Nach der Punktion ist bei rhesusnegativen Frauen, wie bei allen invasiven Eingriffen, eine Anti-D-Gabe obligatorisch. Ausnahme bilden lediglich wiederum solche Patientinnen, bei denen bereits Rhesusantikörper vorhanden sind.

■ *Indikationen*

Für die diagnostische Anwendung der Kordozentese gibt es verschiedene Indikationen (69) (Tab. 46.**7** und Abb. 46.**17**).

Schnelle Karyotypisierung

Am häufigsten wird die Kordozentese zur raschen Abklärung des fetalen Chromosomensatzes angewandt (1, 113). Dies gilt für unklare Chromosomenbefunde (Mosaikzelllinien) aus der Amnionzellkultur oder bei der Chorionzottendiagnostik. Hier kann aus den Lymphozyten des gewonnenen Fetalblutes innerhalb von 48–72 Stunden eine sichere Chromosomenanalyse durchgeführt werden. Auffällige Chromosomen-

Tabelle 46.7 Diagnostischer Einsatz der Kordozentese

> ➤ Schnelle Karyotypisierung
> ➤ Infektionsdiagnostik
> ➤ Diagnostik von Blutkrankheiten
> ➤ Diagnostik einer fetalen Anämie
> ➤ Abklärung der fetalen Blutgruppe
> ➤ Diagnostik einer fetalen Hypalbuminämie
> ➤ Überprüfung des Fetalzustandes bei Wachstumsretardierung und/oder pathologischem Doppler-Flow

befunde können somit in kurzer Zeit bestätigt oder gezielt ausgeschlossen werden. Dieser Vorteil der schnellen Karyotypisierung kann auch beim Nachweis einer sonographischen Auffälligkeit, die vermehrt mit einer Chromosomenanomalie einhergeht, z.B. Wachstumsretardierung, Hygroma colli cysticum, Omphalozele, Duodenalatresie, löchrige Plazentastruktur (Triploidie), singuläre Nabelschnurarterie, oder bei der späten Chromosomenabklärung (22–23 SSW), z.B. zur Abklärung eines auffälligen Triple-Testes, genutzt werden.

Infektionsdiagnostik

Verschiedene fetale Infektionen lassen sich im Fetalblut nachweisen: Röteln (20, 31, 40, 74), Zytomegalie (64), Toxoplasmose (22, 26), Varizellen (118) und Ringelröteln (Parvovirus B19) (79).

IgM-Antikörper. Grundlage der pränatalen Infektionsdiagnostik ist der Nachweis erregerspezifischer IgM-Antikörper im Fetalblut. Da IgM-Antikörper die intakte Plazentaschranke nicht passieren können, gilt deren Nachweis als Beweis für eine fetale Infektion. Allerdings muss berücksichtigt werden, dass eine IgM-Bildung erst im II. Trimenon stattfindet und eine messbare Konzentration erst ab 20 SSW zu erwarten ist (123). Zum Nachweis einer fetalen Infektion wird eine Kordozentese in den meisten pränatalen Zentren deshalb sicherheitshalber erst mit 22 SSW durchgeführt. Eine Verunreinigung des fetalen Blutes mit mütterlichem Blut ist dabei in jedem Fall zu vermeiden.

Röteln und Zytomegalie. Der positive IgM-Antikörpernachweis im Fetalblut rechtfertigt bei der Röteln- und Zytomegalieinfektion einen Schwangerschaftsabbruch, da bei Vorliegen einer fetalen Infektion mit nicht unerheblichen Schäden beim Neugeborenen zu rechnen ist. Umgekehrt lässt ein negatives Fetalblutergebnis zwar eine fetale Infektion unwahrscheinlich erscheinen, schließt diese aber nicht definitiv aus.

Toxoplasmose. Die Frage, ob bei einer Toxoplasmoseerstinfektion in der Schwangerschaft eine Kordozentese durchgeführt werden muss, sollte kritisch diskutiert werden. Zum einen ergibt die IgM-Bestimmung im Fetalblut lediglich eine Sensitivität von 44% (26), zum anderen existiert im Gegensatz zur Röteln- und Zytomegalieinfektion eine wirksame Therapie. Deshalb ist bei Erstinfektion der Mutter in der Schwangerschaft allein schon aus forensischen Gründen eine Therapie mit Spiramycin (< 16 SSW) oder Sulfadiazin und Pyrimethamin (> 16 SSW) angezeigt, unabhängig davon, ob eine Kordozentese durchgeführt wird oder nicht. Auch muss berücksichtigt werden, dass die Isolierung des Erregers aus dem Fetalblut wie auch aus dem Fruchtwasser bis zu 6 Wochen dauern kann. Damit kann nicht gewährleistet werden, dass der Erregernachweis vor Erreichen der Lebensfähigkeit (= 24 SSW) gelingt.

Ringelröteln. Bei der Ringelrötelninfektion ergibt die Bestimmung des Hämoglobins aus dem Nabelschnurblut rasch einen Hinweis auf eine bereits stattgefundene Hämolyse (79). Bestätigt sich die Anämie, ist die intrauterine Bluttransfusion angezeigt (s. Kapitel 47 „Fetaltherapie").

Diagnostik von Blutkrankheiten

Verschiedene Blutkrankheiten können durch Analyse des Fetalblutes diagnostiziert werden: Hämoglobinopathien, Koagulopathien, Immundefekte (SCID) oder Thrombozytopenien.

Hämoglobinopathien. Die pränatale Diagnose der Hämoglobinopathien beruht auf dem Nachweis der unterschiedlichen Globinketten. Feten mit einer β-Thalassaemia major weisen infolge einer Synthesestörung der β-Peptidkette des Globins kaum β-Ketten auf und zeigen deshalb einen extrem niedrigen β/γ-Quotienten mit Werten unter 0,02 (82). Bei der Sichelzellanämie können γ-, α- und βS-, aber keine βA-Ketten nachgewiesen werden (82).

Koagulopathien. Von den Koagulopathien spielen die X-chromosomal rezessive Hämophilie A (Faktor-VIII-Mangel), die Hämophilie B (Faktor-IX-Mangel) und das autosomal dominant vererbte von-Willebrand-Jürgens-Syndrom (Faktor-VIII- oder -IX-Verminderung) die wichtigste Rolle.

Obwohl die Faktor-VIII- und -IX-Spiegel im II. Trimenon niedriger als beim Neugeborenen liegen, kann der Faktormangel bei den einzelnen Koagulopathien pränatal sicher nachgewiesen oder ausgeschlossen werden (23, 71).

Immundefekte. Schwere Immundefekte sind zwar seltene Erkrankungen, haben jedoch für die betroffenen Familien enorme Auswirkungen, insbesondere wenn bereits ein Kind daran verstorben ist. Da die meisten Immundefekte durch enzymatische Untersuchungen an Amnion- oder Chorionzellen unentdeckt bleiben und auch geeignete genspezifische DNA-Sonden nur für wenige Immundefekte (X-chromosomal vererbte Agammaglobulinämie, Wiskott-Aldrich-Syndrom, septische Granulomatose) zur Verfügung stehen, kann die Mehrzahl der Immundefekte derzeit nur durch Untersuchungen fetaler Leukozyten diagnostiziert werden. Mithilfe der simultanen Doppelfluoreszenz-Flow-Zytometrie kann aus minimalen Mengen lysierten fetalen Vollblutes die Diagnose innerhalb desselben Tages gestellt werden, ohne dass der genaue Typ des in der Familie vermuteten Immundefektes bekannt sein muss (109).

Thrombozytopenien. Bei den kongenitalen Thrombozytopenien (Amegakaryozytäre Thrombozytopenie, Thrombozytopenie-Radiusaplasie-Syndrom, Wiskott-Aldrich-Syndrom, Alloimmunthrombozytopenie, Immunthrombozytopenische Purpura) gibt die Bestimmung der Thrombozytenzahl wichtige Aufschlüsse über das intrauterine Risiko des Feten. Dies gilt insbesondere für die Alloimmunthrombozytopenie (59), bei der die PLA1-negative Mutter Antikörper gegen den PLA1-positiven Fetus bildet (entsprechend der Rhesusimmunisierung). Der Nachweis einer fetalen Thrombozytopenie erfolgt mittels Kordozentese zwischen 20 und 22 SSW. Bei gesicherter Thrombozytopenie sollte zur Vermeidung einer fetalen Hirnblutung eine intrauterine Therapie mit Thrombozytenkonzentrat durchgeführt werden (s. Kapitel 47 „Fetaltherapie").

Auch für die Wahl des Entbindungsmodus ist die Kenntnis der Thrombozytenzahl entscheidend. Grundsätzlich ist bei niedriger fetaler Thrombozytenzahl die Gefahr der intrakraniellen Blutung unter der Spontangeburt erhöht. Es besteht zwar die Möglichkeit, unter der Geburt die Thrombozytenzahl mittels Mikroblutuntersuchung vom fetalen Skalp zu bestimmen, dies ist jedoch erst zu einem relativ späten Zeitpunkt der Geburt möglich. Dagegen kann die Kordozentese bereits vor Einsetzen der Wehentätigkeit durchgeführt werden. Liegen die Thrombozytenwerte beim Feten unter 50000, wird die Durchführung einer Sectio caesarea empfohlen (73, 110).

Diagnostik einer fetalen Anämie

Transfusionsplanung. Bei Störungen, die über eine Hämolyse zu einer starken fetalen Anämie führen können (Rhesus- oder Kell-Erythroblastose, Ringelrötelninfektion), geben das fetale Blutbild (Hämatokrit, Hämoglobin, Retikulozyten) (131), die Erythropoetinbestimmung (122) wie auch der direkte Coombs-Test und die fetale Blutgruppe wichtige Informationen über den Zustand des Feten und das bestehende Risiko. Im Gegensatz zum Liley-Schema (65), das mit der Bilirubinbestimmung im Fruchtwasser den Grad der fetalen Anämie nur indirekt widerspiegelt und vor allem im II. Trimenon das fetale Risiko nur ungenügend anzeigt (81), kann mit der Kordozentese der Grad der Anämie direkt erfasst und somit konkret die intrauterine Transfusion geplant werden.

Zeitpunkt. Der Zeitpunkt der ersten Kordozentese ist von verschiedenen Faktoren, wie belastete Schwangerschaftsanamnese, Antikörpertiteranstieg im mütterlichen Serum (> 1 : 8) und Art des Antikörpers abhängig und muss deshalb individuell gewählt werden. Kann bei der

sonographischen Untersuchung des Feten bereits Aszites nachgewiesen werden, ist mit einer schweren Anämie zu rechnen (Hkt < 15%, Hb < 4 g/dl) (14, 80).

Abklärung der fetalen Blutgruppe

Die Bestimmung der fetalen Blutgruppe einschließlich der Untergruppen ist ab 22 SSW erfolgreich. Da nicht jeder irreguläre Antikörper im Blut der Mutter durch eine fetale Sensibilisierung zustande gekommen sein muss, lässt sich das Risiko für den Feten nur dann klar abschätzen, wenn die genaue Blutgruppe des Feten bekannt ist. Weist der Fetus die gleiche Blutgruppe wie die Mutter auf und findet sich auch keine Anämie, kann auf weitere invasive Eingriffe verzichtet werden.

Diagnostik einer fetalen Hypalbuminämie

Beim nichtimmunologischen Hydrops fetalis (NIHF) ist neben der Bestimmung von Hämoglobin und Hämatokrit auch die Bestimmung von Albumin von Nutzen, da dieses Krankheitsbild häufig mit einer ausgeprägten Hypalbuminämie einhergeht und über einen gestörten onkotischen Druck zur Wassereinlagerung im Feten führt.

Überprüfung des Fetalzustandes bei Wachstumsretardierung und/oder pathologischem Doppler-Flow

Parameter. Im späten II. Trimenon und im III. Trimenon bietet der direkte Zugang zum Fetalkreislauf neue Wege für die moderne Geburtsmedizin. Besonders bei der ausgeprägten fetalen Wachstumsretardierung gewinnt die Kordozentese in jüngerer Zeit zunehmend Bedeutung für die Bestimmung der fetalen Blutgase (16, 84, 90, 118), des Säure-Basen-Status (84, 118), des Laktats (16, 84, 118), der Retikulozyten (83, 85), der Aminosäuren (6, 13, 29) und der Triglyceride (30).

Korrelationen. Mehrere Arbeitsgruppen haben Vergleichsuntersuchungen zwischen Doppler- und Kordozentesebefunden (7, 34, 90, 91, 130) wie auch zwischen fetalen Herzfrequenzmustern und Kordozentesebefunden (158) durchgeführt. Hierbei konnten verschiedene Korrelationen zum pH-Wert, den Blutgasen und zum Laktat gefunden werden.

Asphyxienachweis. Da jedoch weder die Herzfrequenzmuster (127) noch die Dopplerbefunde (90) in allen Fällen eindeutige Hinweise für eine fetale Gefährdung ergeben, kann die Kordozentese gerade bei der schweren Retardierung als sinnvolle Ergänzung zu den nichtinvasiven Methoden gewertet werden. Bei pathologischem Doppler-Flow (Zero-Flow in der A. umbilicalis und/oder Aorta und Brain-Sparing-Effect in der A. cerebri media), aber noch unauffälligem CTG, lässt sich mittels Kordozentese gezielt eine chronische Asphyxie nachweisen oder ausschließen (91).

■ *Risiken der Kordozentese*

Die Komplikationsrate ist bei der Kordozentese insgesamt etwas höher anzusetzen als bei der Amniozentese. Neben dem Risiko des Auftretens eines Blasensprunges, einer Chorioamnionitis oder eines Abortes bestehen die zusätzlichen Risiken im eventuellen Auftreten einer stärkeren Blutung aus der Nabelschnur (Abb. 46.**18**), einer kurzfristigen Gefäßverengung (Abb. 46.**19**), eines Nabelschnurhämatoms (Abb. 46.**19**) oder einer Nabelschnurthrombose, einer fetalen Bradykardie oder einer fetomaternalen Transfusion und letztlich auch eines intrauterinen Fruchttodes.

Das Risiko einer Chorioamnionitis wird mit 0,5% (132), das eines Blasensprunges mit 0,4% (132), das einer fetalen Bradykardie mit 6,6% (132) und das eines Abortes mit 0,8% (139) angegeben. Das Risiko eines intrauterinen Fruchttodes liegt bei der diagnostischen Kordozentese zwischen 0,8 (132) und 1,1% (133).

Nachbluten. Ein kurzfristiges Nachbluten aus der Nabelschnurpunktionsstelle (sog. Jet-Phänomen) kann relativ häufig beobachtet werden, ohne dass daraus eine weitere Komplikation resultiert (Abb. 46.**18**). Eine Blutungsdauer von 5–60 s konnten Daffos et al. (21) in 32% der Fälle beobachten, eine Blutungsdauer von 1–2 min in 6% und eine Blutungsdauer von mehr als 2 min in 2% der Fälle.

Um das Punktionsrisiko so gering wie möglich zu halten, empfiehlt Whittle (134), dass Kordozentesen nur in pränatalen Zentren durchgeführt werden sollten und zwar in solchen, in denen mindestens 30 Patientinnen pro Jahr punktiert werden.

Kontraindikation. Eine HIV- oder Hepatitis-B-Infektion der Mutter ist als Kontraindikation für eine Kordozentese anzusehen, da damit die Infektion auf den Feten übertragen werden kann.

Kontrolle nach Kordozentese. Wie bei der Amniozentese sollte auch bei der Kordozentese nach dem Eingriff eine sonographische Kontrolle erfolgen, um den Nachweis der fetalen Vitalität zu erbringen.

Fetalpunktion

Die Punktion eines fetalen Organes kann dann zum Einsatz kommen, wenn für diagnostische Zwecke Material gewonnen werden soll. Im Wesentlichen gilt dies für die Untersuchung von Flüssigkeiten, wie z. B. beim Hydro- /Chylothorax, einer zunehmenden zystischen Struktur im Nierenbereich, einer Ovarialzyste oder bei Aszitesbildung. Teilweise beinhaltet die diagnostische Punktion dabei auch gleichzeitig eine therapeutische Komponente.

Finden sich innerhalb der gewonnenen Flüssigkeit ausreichend Lymphozyten, kann daraus zusätzlich der fetale Karyotyp bestimmt werden.

Fetaler Hydro- /Chylothorax

Die Punktion des Thorax bei Pleuraerguss (Abb. 46.**20**) hat eher therapeutischen als diagnostischen Charakter, da sich Hydrothorax und Chylothorax pränatal weder durch die Farbe (beide gelblich klar) noch durch biochemische Untersuchungen sicher differenzieren lassen. Erst mit der Nahrungsaufnahme des Neugeborenen lassen sich beim Chylothorax im Punktat gezielt Chylomikronen nachweisen. Allerdings findet man im Punktat eines Chylothorax reichlich Lymphozyten.

Obstruktive Uropathie/Nierendysplasie

Bei ausgeprägter oder zunehmender Harnwegsobstruktion wie auch bei zystischer Nierenveränderung können die fetale Harnblase, das Nierenbecken (Abb. 46.**21**) oder eine Nierenzyste zur Gewinnung einer Urinprobe punktiert werden. Die Punktion führt dabei zum einen zu einer Druckentlastung des Organs, wodurch dieses sonographisch besser zu beurteilen ist, und zum anderen wird durch die biochemische Untersuchung des Urins eine Beurteilung der fetalen Nierenfunktion ermöglicht.

Fetalurinwerte. Als Beurteilungskriterien für den Funktionszustand der fetalen Niere(n) dienen die Elektrolyte, die Osmolalität, Kreatinin, Harnstoff, Phosphat, die Mikroglobuline (α1- und β2-Mikroglobulin) und das Gesamtprotein (70, 77, 86, 87, 124). Zu berücksichtigen ist dabei, dass sich die Werte teilweise in Abhängigkeit von der zunehmenden Nierenreife verändern und eine verlässliche Beurteilung nur dann vorgenommen werden kann, wenn man die für die entsprechende Schwangerschaftswoche geltenden Normwerte berücksichtigt. So fallen z. B. Natrium und Phosphat im Laufe der Schwangerschaft ab, während Kreatinin ansteigt und Calcium und Harnstoff gleich bleiben (88).

Bei dysplastischen Nierenveränderungen werden erhöhte Natrium- und Calciumkonzentrationen gefunden. Gleichzeitig sind die Harnstoff- und Kreatininkonzentrationen erniedrigt (86).

Schwellenwerte. Eine schlechte Prognose kann dann angenommen werden, wenn bestimmte Schwellenwerte überschritten werden: Natrium > 100 mg/dl, Chlorid > 90 mg/dl, Osmolalität > 200 mOsm/l, Calcium > 8 mg/dl, β2-Mikroglobulin > 6 mg/dl und Gesamtprotein > 40 mg/dl (70). Insbesondere wenn die Frage einer Fetaltherapie im Sinne einer Shunteinlage diskutiert wird, ist die Kenntnis der Fetalurinwerte unumgänglich.

Ovarialzyste

Bei zunehmender Größe einer unklaren Resistenz im fetalen Unterbauch kann eine Punktion in Erwägung gezogen werden (Abb. 46.**22**), wobei diese neben einem diagnostischen Nutzen gleichzeitig auch einen therapeutischen Effekt haben kann. Die Diagnose Ovarialzyste ist dann bestätigt, wenn hohe Östradiolwerte in der Zystenflüssigkeit nachgewiesen werden (68).

Aszites

Die fetale Aszitespunktion kann Aufklärung darüber bringen, ob es sich um einen einfachen Aszites (Abb. 46.**23**), wie man ihn beim nichtimmunologischen Hydrops findet, oder um einen Aszites bei Mekoniumperitonitis (Abb. 46.**24**) handelt. Während der einfache Aszites als gelblich klare Flüssigkeit imponiert, fällt der Aszites bei Mekoniumperitonitis durch seine bräunliche Farbe auf.

Leberpunktion

Leberbiopsien beim Feten sind in der Vergangenheit zum Nachweis von bestimmten Stoffwechselerkrankungen durchgeführt worden (48, 78, 98, 114). Heute spielen fetale Leberpunktionen keine Rolle mehr, da die meisten Störungen durch molekulargenetische Untersuchungen an CVS- oder Fruchtwasserzellen nachgewiesen oder ausgeschlossen werden können.

Fetoskopie

Die Fetoskopie stellt eine Methode zur direkten visuellen Darstellung des Feten dar. Der Begriff „Fetoskopie" geht auf Scrimgeour (112) zurück. Eingesetzt wurde sie vorwiegend in den 70er- und 80er-Jahren (5, 58, 92, 101, 105, 106), um fetale Auffälligkeiten zu erkennen und fetales Blut oder Hautbiopsien zu entnehmen. Mit der drastischen Verbesserung der Bildqualität bei der Ultraschalldiagnostik wurde diese Technik in der Folgezeit weitgehend in den Hintergrund gedrängt und wird heute nur noch für Spezialuntersuchungen eingesetzt. Der Zeitraum, in dem die Fetoskopie eingesetzt wird, liegt vorwiegend zwischen 18 und 24 SSW.

Indikationen. Eine Indikation zur diagnostischen Fetoskopie besteht heute im Wesentlichen nur noch in der Abklärung von vererbbaren Hauterkrankungen (z. B. Epidermolysis bullosa oder Ichthyosis congenita, Typ Harlekin) (102). Erneutes Interesse hat die Fetoskopie innerhalb der letzten Jahre im Rahmen der selektiven Laserkoagulation von Plazentagefäßen beim fetofetalen Transfusionssyndrom gefunden (25, 43, 44, 126) (s. Kapitel 47 „Fetaltherapie").

Technik. Nach Sedierung und lokaler Betäubung wird zunächst ein Trokar transabdominal unter Ultraschallsicht in die Amnionhöhle einge-

Fetalpunktion

Abb. 46.**20**   Hydrothorax rechts. Punktion der Pleurahöhle, 34 SSW. Das Punktat zeigt eine klare gelbliche Farbe (unten).

Abb. 46.**21**   Punktion des rechten Nierenbeckens bei bilateraler Hydronephrose zur biochemischen Überprüfung des Fetalurins, 23+0 SSW.

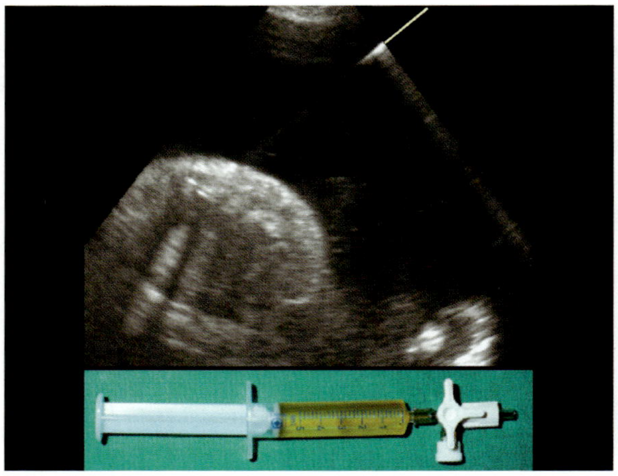

Abb. 46.**22**   Große Ovarialzyste rechts (Durchmesser 6 cm). Die Punktion erfolgt entlang der eingeblendeten Punktionslinie.

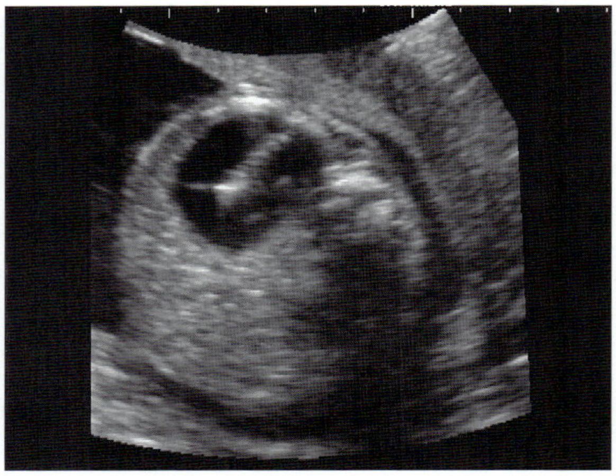

Abb. 46.**23**   Aszitespunktion bei Hydrops fetalis (NIHF), 20 SSW.

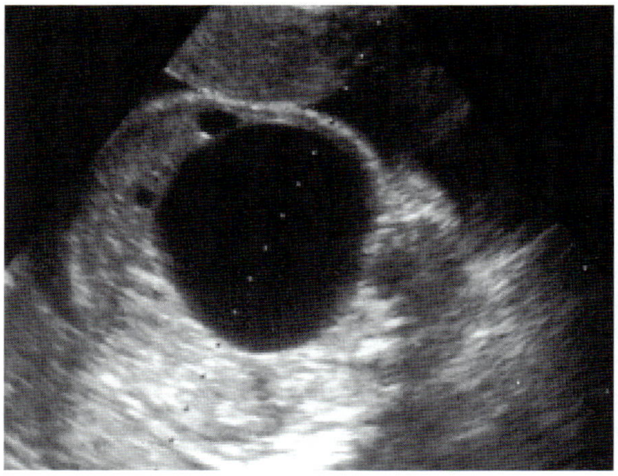

Abb. 46.**24**   Aszitespunktion bei Verdacht auf Mekoniumperitonitis nach Darmperforation, 29+6 SSW. Im Vergleich zum normalen hellgelben Aszites zeigt sich hier eine dunkelbraune Flüssigkeit (rechts).

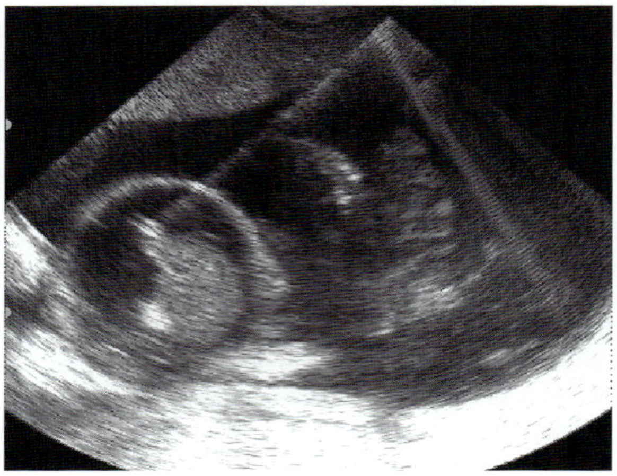

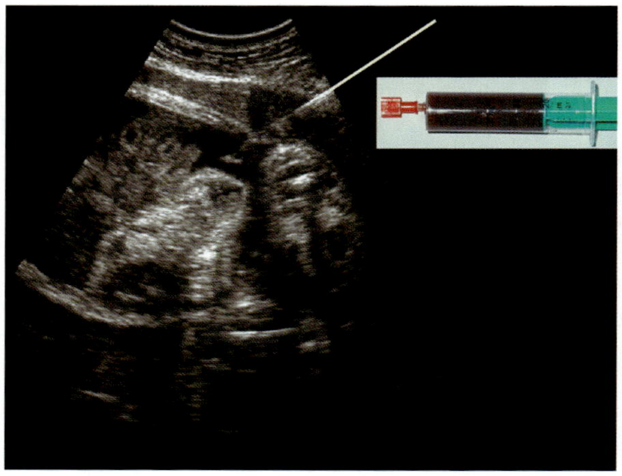

Fetoskopie

Abb. 46.**25**   Fetoskop mit Trokarhülse und Lichtquelle.

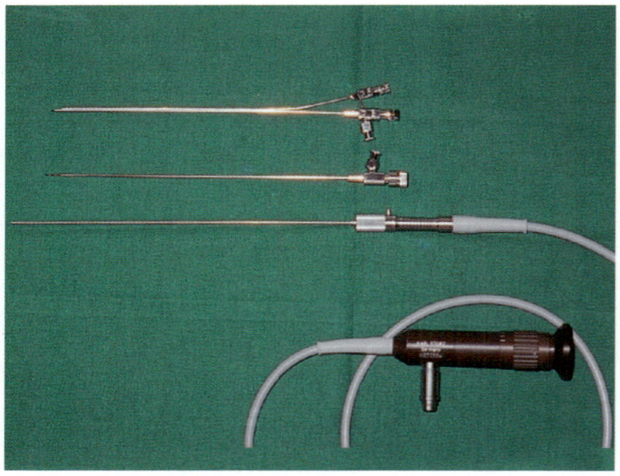

Fruchtwasserauffüllung

Abb. 46.**26**   Amnionauffüllung bei originärem Potter-Syndrom mit Anhydramnie. Eingehen der Nadel im Bereich des Hinterkopfes (Pfeile). Der in die Amnionhöhle einströmende Flüssigkeitsstrahl lässt sich mit dem Farbdoppler deutlich sichtbar machen.

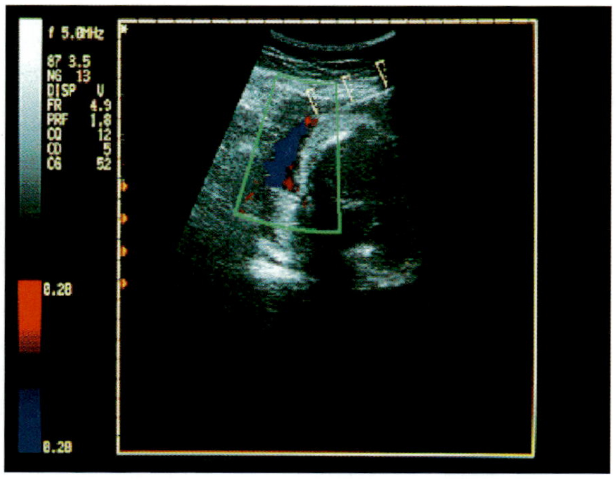

20

21

22

23

24

25

26

führt (Abb. 46.**25**). Sodann wird das Fetoskop über die Trokarhülse in die Amnionhöhle eingebracht und unter fortlaufender sonographischer Kontrolle an den Zielort geleitet. Dies ist notwendig, da das Fetoskop nur über ein begrenztes Sichtfeld verfügt und die alleinige Orientierung mit dem Fetoskop schwierig ist.

Nachdem die infrage kommende Hautregion des Feten aufgesucht und endoskopisch identifiziert ist, wird die Biopsiezange eingeführt und die Biopsie unter Sicht vorgenommen. Teilweise wird auch die Biopsiezange gegen das Endoskop ausgetauscht und die Biopsie dann unter Ultraschallsichtkontrolle vorgenommen (102). Nach der Punktion erfolgt eine endoskopische Kontrolle der gesetzten Hautwunde. Bei generaliserten Hauterkrankungen kann auf die Fetoskopie selbst verzichtet werden und die Hautprobe mit der eingeführten Biopsiezange unter Ultraschallsicht entnommen werden.

Risiken. Die Abortrate wird mit < 5% angegeben und betrug 2% in den größten Untersuchungsserien (106). In 4–5% der Patientinnen kommt es zum Fruchtwasserabgang aus der Scheide, in ca. 10% treten vorzeitige Wehen ein (106). Zur Vermeidung einer Amnionitis wird die Durchführung des Eingriffes unter Antibiotikaprophylaxe empfohlen.

Fruchtwasserauffüllung

Beim ausgeprägten Oligohydramnion sind die Sichtverhältnisse und damit auch die fetale Diagnostik deutlich eingeschränkt. Hier bietet die Auffüllung der Amnionhöhle mit Flüssigkeit (z. B. mit physiologischer Kochsalzlösung) eine deutliche diagnostische Hilfe, insbesondere wenn es um den Nachweis oder Ausschluss eines originären Potter-Syndroms geht (Abb. 46.**26**) (10, 63, 99, 119). Nach der Fruchtwasserauffüllung können nicht nur die Oberfläche des Feten besser eingesehen werden, sondern auch physiologische Funktionen, wie die Magen- oder Blasenfüllung, beobachtet werden (s. Kapitel 47 „Fetaltherapie").

Literatur

1. Bald, R., Chatterjee, M.S., Gembruch, U., Schuh, S., Hansmann, M.: Antepartum fetal blood sampling with cordocentesis. Comparison with chorionic villus sampling and amniocentesis in diagnosing karyotype anomalies. J. Reprod. Med. 36 (1991) 655–658
2. Bang, J., Bock, T.E., Trolle, D.: Ultrasound guided fetal intravenous transfusion for severe rhesus haemolytic disease. Brit. Med. J. Clin. Res. Ed. 284 (1982) 373–374
3. Basaran, S., Miny, P., Pawlowitzki, I.H., Horst, J., Holzgreve, W.: Rapid karyotyping for prenatal diagnosis in the second and third trimester of pregnancy. Prenat. Diagn. 8 (1988) 315–320
4. Bell, J.A., Pearn, J.H., Wilson, B.H., Ansford, A.J.: Prenatal cytogenetic diagnosis: a current audit. A review of 2000 cases of prenatal cytogenetic diagnoses after amniocentesis, and comparisons with early experience. Med. J. Aust. 146 (1987) 12–15
5. Benzie, R.J., Doran, T.A.: The „fetoscope" – a new clinical tool for prenatal genetic diagnosis. Amer. J. Obstet. Gynecol. 121 (1975) 460–464
6. Bernardini, I., Evans, M.I., Nicolaides, K.H., Economides, D.L., Gahl, W.A.: The fetal concentrating index as a gestational age-independent measure of placental dysfunction in intrauterine growth retardation. Amer. J. Obstet. Gynecol. 164 (1991) 1481–1490
7. Bilardo, C.M., Nicolaides, K.H., Campbell, S.: Doppler measurements of fetal and uteroplacental circulations: Relationship with umbilical venous blood gases measured at cordocentesis. Amer. J. Obstet. Gynecol. 162 (1990) 115–120
8. Brambati, B., Oldrini, A., Aladerun, S.A.: Methods of chorionic villi sampling in first trimester fetal diagnosis. In: Albertinei, A., Rosignani, P.G. (eds.): Progress in perinatal medicine. Amsterdam: Excerpta Medica 1983; p. 275
9. Brambati, B., Lanzani, A., Tului, L.: Transaabdominal and transcervical chorionic villus sampling: efficiency and risk evaluation of 2,411 cases. Amer. J. Med. Genet. 35 (1990) 160–164
10. Burges, A., Strauss, A., Heer, I., Hasbargen, U., Hepp, H.: Amnioninfusion in der pränatalen Diagnostik und Therapie. Gynäkologe 32 (1999) 832–839
11. Burton, B.K., Schulz, C.J., Burd, L.I.: Limb anomalies associated with chorionic villus sampling. Obstet. Gynecol. 79 (1992) 726–730
12. Canadian collaborative CVS-amniocentesis clinical trial group. Multicentre randomised clinical trial of chorion villus sampling and amniocentesis. First report. Lancet I (1989) 1–6
13. Cetin, I., Corbetta, C., Sereni, L.P. et al.: Umbilical amino acid concentrations in normal and growth-retarded fetuses sampled in utero by cordocentesis. Amer. J. Obstet. Gynecol. 162 (1990) 253–261
14. Chitkara, U., Wilkins, I., Lynch, L., Mehalek, K., Berkowitz, R.H.: The role of sonography in assessing severity of fetal anaemia in Rh and Kell-isoimunised pregnancies. Obstet. Gynecol. 71 (1988) 393–398
15. Clausen, U., Ulmer, R., Beinder, E., Voigt, H.J.: Schnelle Karyotypisierung im II. und III. Trimester: Ergebnisse und Erfahrungen. Geburtsh. u. Frauenheilk. 55 (1995) 41–48
16. Cox, W.L., Daffos, F., Forestier, F. et al.: Physiology and management of intrauterine growth retardation: A biologic approach with fetal blood sampling. Amer. J. Obstet. Gynecol. 159 (1988) 36–41
17. Crombach, G., von Eckardstein, S., Reihs, T., Röhrborn, G.: Stellenwert der invasiven Pränataldiagnostik im ersten Trimenon im Vergleich zur Standardamniozentese. Gynäkologe 28 (1995) 302–314
18. Cuthbertson, G., Weiner, C.P., Giller, R.H., Grose, C.: Prenatal diagnosis of second-trimester congenital varicella syndrome by virus-specific immunoglobulin M. J. Pediatr. 111 (1987) 592–595
19. Daffos, E., Capella-Pavlovsky, M., Forestier, F.: A new procedure for pure fetal blood sampling in utero. Prenat. Diagn. 3 (1983) 271–274
20. Daffos, E., Forestier, F., Grangeot-Keros, L. et al.: Prenatal diagnosis of congenital rubella. Lancet II (1984) 1–3
21. Daffos, E., Capella-Pavlovsky, M., Forestier, F.: Fetal blood sampling during pregnancy with use of a needle guided by ultrasound: A study of 606 consecutive cases. Amer. J. Obstet. Gynecol. 153 (1985) 655–660
22. Daffos, F., Forestier, F., Capella-Pavlovsky, M. et al.: Prenatal management of 746 pregnancies at risk for congenital toxoplasmosis. New Eng. J. Med. 318 (1988) 271–275
23. Daffos, F., Forestier, F., Kaplan, C., Cox, W.: Prenatal diagnosis and management of bleeding disorders with fetal blood samplings. J. Obstet. Gynecol. 158 (1988) 939–946
24. Daniel, A., Ng, A., Kuah, K.B., Reiha, S., Malafiej, P.: A study of early amniocentesis for prenatal cytogenetic diagnosis. Prenat. Diagn. 18 (1998) 21–28
25. De Lia, J.E., Kuhlmann, R.S., Harstad, T.W., Cruikshank, D.P.: Fetoscopic laser ablation of placental vessels in severe previable twin-twin transfusion syndrome. Amer. J. Obstet. Gynecol. 172 (1995) 1202–1211
26. Desmonts, G., Daffos, F., Forestier, F., Capella-Pavlovsky, M., Thulliez, P., Chartier, M.: Prenatal diagnosis of congenital toxoplasmosis. Lancet I (1985) 500–504
27. Dolk, H.: Methylene blue and atresia or stenosis of ileum and jejunum. Lancet 338 (1991) 1021–1022
28. Dumez, Y., Goosens, M., Boue, J. et al.: Chorion villi sampling using rigid forceps under ultrasound control. In: Fraccaro, M., Simoni, G., Brambati, B. (eds.): First trimester fetal diagnosis. Berlin: Springer 1985; p. 38
29. Economides, D.L., Nicolaides, K.H., Gahl, W.A., Bernardini, I., Evans, M.I.: Plasma amino acids in appropriate- and small-for-gestational-age fetuses. Amer. J. Obstet. Gynecol. 161 (1989) 1219–1227
30. Economides, D.L., Nicolaides, K.H., Campbell, S.: Metabolic and endocrine findings in appropriate and small for gestational age fetus. J. Perinat. Med. 19 (1991) 97–105
31. Enders, G., Jonatha, W.: Prenatal diagnosis of intrauterine rubella. Infection 15 (1987) 162–164
32. Farrell, S.A., Summers, A.M., Dallaire, L., Singer, J., Johnson, J.A., Wilson, R.D.: Club foot, an adverse outcome of early amniocentesis: disruption or deformation? CEMAT. Canadian Early and Mid-Trimester Amniocentesis Trial. J. Med. Genet. 36 (1999) 843–846
33. Ferguson II, J.E., Vick, D.J., Hogge, J.S., Hogge, W.A.: Transcervical chorionic villus sampling and amniocentesis: a comparison of reliablility, culture findings, and fetal outcome. Amer. J. Obstet. Gynecol. 163 (1990) 926–931
34. Ferrazzi, E., Pardi, G., Bauscaglia, M. et al.: The correlation of biochemical monitoring versus umbilical flow velocity measurements of the human fetus. Amer. J. Obstet. Gynecol. 159 (1988) 1081–1087
35. Firth, H.V., Boyd, P.A., Chamberlain, P., MacKenzie, I.Z., Lindenbaum, R.H., Hudson, S.M.: Severe limb abnormalities after chorionic villus sampling at 56–66 day's gestation. Lancet 337 (1991) 762–763
36. Firth, H.V., Boyd, P.A., Chamberlain, P., MacKenzie, I.Z., Morris-Kay, G.M., Hudson, S.M.: Analysis of limb reduction defects in babies exposed to chorionic villus sampling. Lancet 343 (1994) 1069–1071
37. Forestier, F., Daffos, F., Rainaut, M., Bruneau, M., Trivin, F.: Blood chemistry of normal human fetuses at midtrimester of pregnancy. Pediatr. Res. 21 (1987) 579–583
38. Ghirardini, G., Camurri, L., Gualerzi, C. et al.: Chorionic villi sampling by means of a new endoscopic device. In: Fraccara, M., Simoni, G., Brambati, B. (eds.): First trimester fetal diagnosis. Berlin: Springer 1985; p. 54
39. Giorlandino, C., Mobili, L., Bilancioni, E. et al.: Transplacental amniocentesis: is it really a higher-risk procedure? Prenat. Diagn. 14 (1994) 803–806
40. Grangeot-Keros, L., Pillot, J., Daffos, F., Forestier, F.: Prenatal and postnatal production of IgM and IgA antibodies to rubella virus studied by antibody capture immunoassay. J. Infect. Dis. 158 (1988) 138–143
41. Gustavii, B.: First trimester chromosomal analysis of chorionic villi obtained by direct vision technique. Lancet I (1983) 507–508
42. Halliday, J., Lumley, J., Sheffield, L.J., Lancaster, P.A.L.: Limb deficiencies, chorion villus sampling, and advanced maternal age. Amer. J. Med. Genet. 47 (1993) 1096–1098
43. Hecher, K., Zikulnig, L., Hackelöer, B.J.: Perspektiven der operativen Endoskopie in der Fetalmedizin. Gynäkologe 32 (1999) 855–865
44. Hecher, K., Plath, H., Bregenzer, T., Hansmann, M., Hackelöer, B.J.: Endoscopic laser surgery versus serial amniocenteses in the treatment of severe twin-twin transfusion syndrome. Amer. J. Obstet. Gynecol. 180 (1999) 717–724
45. Heckemann, R., Seidel, K.J.: The sonographic appearance and contrast enhancement of puncture needles. J. clin. Ultrasound 11 (1983) 265–268
46. Henkel, B.: Amniozentese unter permanenter sonographischer Sicht. Geburtsh. u. Frauenheilk. 44 (1984) 685–688
47. Hobbins, J.C., Mahoney, M.J.: In utero diagnosis of hemoglobinopathies. Technic for obtaining fetal blood. New Engl. J. Med. 290 (1974) 1065–1068
48. Holzgreve, W., Golbus, M.S.: Prenatal diagnosis of ornithine transcarbamylase deficiency utilizing fetal liver biopsy. Amer. J. Hum. Genet. 36 (1984) 320–328
49. Holzgreve, W., Hansmann, M.: Erfahrungen mit der „Free-Hand-Needle" Technik bei 3215 Amniocentesen im 2. Trimenon zur pränatalen Diagnostik. Gynäkologe 17 (1984) 77–82

50. Holzgreve, W., Miny, P.: Improved echogenicity of the catheter for chorionic villi sampling. In: Fraccara, M., Simoni, G., Brambati, B. (eds.): First trimester fetal diagnosis. Berlin: Springer 1985; p. 64
51. Holzgreve, W., Miny, P., Gerlach, B., Westendorp, A., Ahlert, D., Horst, J.: Benefits of placental biopsies for rapid karyotyping in the second and third trimester (late chorionic villus sampling) in high-risk pregnancies. Amer. J. Obstet. Gynecol. 162 (1990) 1188–1192
52. Hoyme, H.F., Jones, K.L., van Allen, M.I., Saunders, B.D., Benirschke, K.: Vascular pathogenesis of transverse limb reduction defects. J. Pediatr. 101 (1982) 839–843
53. International Fetoscopy Group: The status of fetoscopy and fetal tissue sampling. The results of the first meeting of the International Fetoscopy Group. Prenat. Diagn. 4 (1984) 79–81
54. Iserson, K.V.: The origins of the gauge system for medical equipment. J. Emerg. Med. 5 (1987) 45–48
55. Jahoda, M.G.J., Pijpers, L., Reuss, A., Sachs, E.S.: Transabdominale Chorionzentese für die schnelle pränatale Diagnostik im zweiten Trimenon: Erfahrungen bei 147 Schwangeren. Z. Geburtsh. Perinat. 192 (1988) 101–103
56. Jeanty, P., Shah, D., Roussis, P.: Single-needle insertion in twin amniocentesis. J. Ultrasound Med. 9 (1990) 511–517
57. Jonatha, W.D.: Amniozentese in der Frühschwangerschaft unter Sichtkontrolle mit Ultraschall. Elektromedica 3 (1974) 94
58. Jonatha, W.D.: Fetoskopien im Rahmen der pränatalen Diagnostik. In: Husslein, H. (Hrsg.): Gynäkologie und Geburtshilfe. Forschungen – Erkenntnisse. Wien: Egermann 1977; S. 657
59. Kaplan, C., Daffos, F., Forestier, F. et al.: Management of alloimmune thrombocytopenia: Antenatal diagnosis and in utero transfusion of maternal platelets. Blood 72 (1988) 340–343
60. Kazi, Z., Rozovskii, I.S., Bakharev, V.A.: Chorion biopsy in early prenatal diagnosis for inherited disorders. Prenat. Diagn. 2 (1982) 39
61. Kennerknecht, I., Baarbi, G., Wolf, M. et al.: Cytogenetic diagnoses after chorionic villus sampling are less reliable in very-high- or very-low-risk pregnancies. Prenat. Diagn. 13 (1993) 929–944
62. Kuliev, A.M., Modell, B., Jackson, L. et al.: Risk evaluation of CVS. Prenat. Diagn. 13 (1993) 197–209
63. Lameier, L., Katz, V.L.: Amnioninfusion: a review. Obstet. Gynecol. Surv. 48 (1993) 829–837
64. Lange, I., Rodeck, C.H., Morgan-Capner, P., Simmons, A., Kangro, H.O.: Prenatal serological diagnosis of intrauterine cytomegalovirus infection. Brit. med. J. 284 (1982) 1673–1674
65. Liley, A.W.: Liquor amnii analysis in the management of the pregnancy complicated by rhesus sensitisation. Amer. J. Obstet. Gynecol. 82 (1961) 1359–1370
66. MacLachlan, N.A.: Amniocentesis. In: Brock, D.J.H., Rodeck, C.H., Ferguson-Smith, M.A. (eds.): Prenatal diagnosis and screening. London: Livingstone 1992; pp. 13–24
67. McFadyen, I.: The dangers of intra-amniotic methylene blue. Brit. J. Obstet. Gynaecol. 99 (1992) 89–90
68. Meagher, S.E., Fisk, N.M., Boogert, A., Russell, P.: Fetal ovarian cysts: diagnostic and therapeutic role for intrauterine aspiration. Fetal Diagn. Ther. 8 (1993) 195–199
69. Merz, E.: Cordocentese – Indikationen und Konsequenzen. Gynäkologe 27 (1994) 174–180
70. Merz, E.: Intrauterine Therapie der obstruktiven Uropathie. Akt. Urol. 27 (1996) A15–A16
71. Mibashan, R.S., Rodeck, C.H.: Haemophilia and other genetic defects haemostasis. In: Rodeck, C.H., Nicolaides, K.H. (eds.): Prenatal Diagnosis. Proceedings of the Eleventh Study Group of the Royal College of Obstetricians and Gynaecologists. Chichester, England 1984; 179
72. Miny, P., Hammer, P., Schloo, R. et al.: Pränatale Diagnostik an Chorionzotten und Plazentapunktaten vom ersten bis zum dritten Schwangerschaftstrimenon: Diagnostische Zuverlässigkeit von Chromosomenuntersuchungen. Geburtsh. u. Frauenheilk. 51 (1991) 694–703
73. Moise, K.J.Jr., Carpenter, R.J.Jr., Cotton, D.B., Wasserstrum, N., Kirshon, B., Cano, L.: Percutaneous umbilical cord blood sampling in the evaluation of fetal platelet counts in pregnant patients with autoimmune thrombocytopenia purpura. Obstet. Gynecol. 72 (1988) 346–350
74. Morgan-Capner, P., Rodeck, C.H., Nicolaides, K., Cradock-Watson, J.E.: Prenatal detection of rubella-specific IgM in fetal sera. Prenat. Diagn. 5 (1985) 21–26
75. MRC Working Party on the evaluation of chorion villus sampling. Medical research council european trial of chorion villus sampling. Lancet 337 (1991) 1491–1499
76. Müller-Holve, W., Stöckenius, U., Popp, L.W., Fabinger, R., Martin, K.: Amniozentese unter permanenter Ultraschallsicht – Vorteile eines speziellen Verfahrens. Ultraschall 6 (1985) 200–207
77. Muller, F., Dommergues, M., Mandelbrot, L., Aubry, M.C., Nichoul-Fekete, C., Dumez, Y.: Fetal urine biochemistry predicts postnatal renal function in children with bilateral obstructive uropathies. Obstet. Gynecol. 82 (1993) 813–820
78. Murotsuki, J., Uehara, S., Okamura, K., Yajima, A., Oura, T., Miyabayashi, S.: Fetal liver biopsy for prenatal diagnosis of carbamyl phosphate synthetase deficiency. Amer. J. Perinatol. 11 (1994) 160–162
79. Naides, S.J., Weiner, C.P.: Antenatal diagnosis and palliative treatment of non-immune hydrops fetalis secondary to fetal parvovirus B 19 infection. Prenat. Diagn. 9 (1989) 105–114
80. Nicolaides, K.H., Rodeck, C.H., Millar, D.S., Mibashan, R.S.: Fetal haematology in rhesus isoimmunisation. Brit. Med. J. 220 (1985) 661–663
81. Nicolaides, K.H., Rodeck, C.H., Mibashan, R.S., Kemp, J.R.: Have Liley charts outlived their usefulness? Amer. J. Obstet. Gynecol. 155 (1986) 90–94
82. Nicolaides, K.H.: Cordocentesis. Clin. Obstet. Gynecol. 31 (1988) 123–135
83. Nicolaides, K.H., Thilaganathan, B.Sc., Rodeck, C.H., Mibashan, R.S.: Erythroblastosis and reticulocytosis in anaemic fetuses. Amer. J. Obstet. Gynecol. 159 (1988) 1063–1065
84. Nicolaides, K.H., Economides, D.L., Soothill, P.W.: Blood gases, pH, and lactate in appropriate- and small-for-gestational-age fetuses. Amer. J. Obstet. Gynecol. 161 (1989) 996–1001
85. Nicolaides, K.H., Thilaganathan, B.Sc., Mibashan, R.S.: Cordocentesis in the investigation of fetal erythropoiesis. Amer. J. Obstet. Gynecol. 161 (1989) 1197–1200
86. Nicolaides, K.H., Cheng, H.H., Snijders, R.S., Moniz, D.F.: Fetal urine biochemistry in the assessment of obstructive uropathy. Amer. J. Obstet. Gynecol. 166 (1992) 932–937
87. Nicolini, U., Monni, G.: Intestinal obstruction in babies exposed in utero to methylene blue. Lancet 336 (1990) 1258–1259
88. Nicolini, U., Fisk, N.M., Rodeck, C.H., Beacham, J.: Fetal urine biochemistry: an index of renal maturation and dysfunction. Brit. J. Obstet. Gynaecol. 99 (1992) 46–50
89. Nolan, G.H., Schmickel, R.D., Chantaratherakitti, P., Hamman, J., Louwsma, G.: The effect of ultrasonography on midtrimester genetic amniocentesis complications. Amer. J. Obstet. Gynecol. 140 (1981) 531–534
90. Okamura, K., Watanabe, T., Tanigawara, S. et al.: Biochemical evaluation of fetuses with hypoxia caused by severe preeclampsia using cordocentesis. J. Perinat. Med. 18 (1990) 441–447
91. Pardi, G., Cetin, I., Marconi, A.M. et al.: Diagnostic value of blood sampling in fetuses with growth retardation. New Engl. J. Med. 10 (1993) 692–696
92. Phillips, J.M.: Fetoscopy: an overview. J. Reprod. Med. 15 (1975) 69–72
93. Pittalis, M.C., Dalpra, L., Toricelli, F. et al.: The predictive value of cytogenetic diagnosis after CVS based on 4860 cases with both direct and culture methods. Prenat. Diagn. 14 (1994) 267–278
94. Poinsot, J., Buillois, B., Margis, D., Carlhant, D., Boog, G., Alix, D.: Neonatal hemolytic anemia after intraamniotic injection of methylene blue. Arch. Fr. Pédiatr. 45 (1988) 657–660
95. Pol, J.G., van der Wolf, H., Boer, K. et al.: Jejunal atresia related to the use of methylene blue in genetic amniocentesis in twins. Brit. J. Obstet. Gynaecol. 99 (1992) 141–143
96. Pränatale Diagnostik an Chorionzotten. Abschlußbericht über die Dokumentation der Untersuchungen innerhalb der Gemeinschaftsstudie in der Bundesrepublik Deutschland 1985–1991
97. Pruggmayer, M.R.K., Jahoda, M.G.J., Van der Pol, J.G. et al.: Genetic amniocentesis in twin pregnancies: results of a multicenter study of 529 cases. Ultrasound Obstet. Gynecol. 2 (1992) 6–10
98. Qu, Y., Abdenur, J.E., Eng, C.M., Desnick, R.J.: Molecular prenatal diagnosis of glycogen storage disease type Ia. Prenat. Diagn. 16 (1996) 333–336
99. Quetel, T.A., Mejides, A.A., Salman, F.A., Torres-Rodriguez, M.M.: Amnioinfusion: an aid in the ultrasonographic evaluation of severe oligohydramnios in pregnancy. Amer. J. Obstet. Gynecol. 167 (1992) 333–336
100. Randomised trial to assess safety and fetal outcome of early and midtrimester amniocentesis. The Canadian Early and Mid-trimester Amniocentesis Trial (CEMAT) Group. Lancet 351 (1998) 242–247
101. Rauskolb, R., Fuhrmann, W.: Die Fetoskopie. Z. Geburtsh. Perinat. 182 (1978) 243–262
102. Rauskolb, R.: Neues zur Fetoskopie als diagnostische Methode. Gynäkologe 17 (1984) 47–51
103. Rhoads, G.G., Jackson, L.G., Schlesselman, S.E. et al.: The safety and efficacy of chorionic villus sampling for early prenatal diagnosis of cytogenetic abnormalities. New Engl. J. Med. 320 (1989) 609–617
104. Rodeck, C.H., Campbell, S.: Sampling pure fetal blood by fetoscopy in second trimester of pregnancy. Brit. Med. J. II (1978) 728–730
105. Rodeck, C.H., Nicolaides, K.H.: Die Anwendung der Fetoskopie bei fetaler Therapie. Gynäkologe 17 (1984) 52–55
106. Rodeck, C.H., Nicolaides, K.H.: Fetoscopy. Brit. Med. Bull. 42 (1986) 296–300
107. Schloo, R., Miny, P. Holzgreve, W., Horst, J., Lenz, W.: Distal limb deficiency following chorionic villus sampling? Amer. J. Med. Genet. 42 (1992) 404–413
108. Schmidt, W., Gabelmann, J., Müller, U. et al.: Pränatale Diagnostik – Technik und Ergebnisse von 1000 Fruchtwasserpunktionen. Geburtsh. u. Frauenheilk. 40 (1980) 761–768
109. Schofer, O., Zepp, F., Merz, E. et al.: Simultane Doppelfluoreszenz-Flowzytometrie aus lysiertem Vollblut zur pränatalen Diagnostik eines kombinierten Immundefektes. Monatsschr. Kinderheilk. 137 (1989) 264–268
110. Scioscia, A.L., Grannum, P.A., Copel, J.A., Hobbins, J.C.: The use of percutaneous umbilical blood sampling in immune thrombocytopenic purpura. Amer. J. Obstet. Gynecol. 159 (1988) 1066–1068
111. Scott, R.: Limb abnormalities after chorionic villus sampling. Lancet 337 (1991) 1038–1039
112. Scrimgeour, J.B.: Fetoscopy. In: Motulsky, G.A., Lenz, W. (eds.): Birth defects. Amsterdam: Excerpta Medica 1974; 234
113. Shaw, D.M., Roussis, P., Ulm, J., Jeanty, Ph., Boehm, F.H.: Cordocentesis for rapid karyotyping. Amer. J. Obstet. Gynecol. 162 (1990) 1548–1553
114. Shulman, L.P., Elias, S.: Percutaneous umbilical blood sampling, fetal skin sampling, and fetal liver biopsy. Semin. Perinatol. 14 (1990) 456–464
115. Smidt-Jensen, S., Hahnemann, N.: Transabdominal fine needle biopsy from chorionic villi in the first trimester. Prenat. Diagn. 4 (1984) 163–169
116. Smidt-Jensen, S., Permin, M., Philip, J. et al.: Randomised comparison of amniocentesis and transabdominal and transcervical chorionic villus sampling. Lancet 340 (1992) 1237–1244
117. Smidt-Jensen, S., Lind., A.M., Permin, M., Zachary, J.M., Lundsteen, C., Philip, J.: Cytogenetic analysis of 2928 CVS samples and 1075 amniocenteses from randomized studies. Prenat. Diagn. 13 (1993) 723–740
118. Soothill, P.W., Nicolaides, K.H., Rodeck, Ch.H., Campbell, S.: Effect of gestational age on fetal and intervillous blood gas and acid-base values in human pregnancy. Fetal Therapy 1 (1986) 32–35
119. Strang, T.H.: Amnioninfusion. J. Reprod. Med. 49 (1995) 108–114
120. Sundberg, K., Bang, J., Brocks, V., Jensen, F.R., Smidt-Jensen, S., Philip, J.: Early sonographically guided amniocenteses with filtration technique. J. Ultrasound Med. 14 (1995) 585–590
121. Tabor, A., Madsen, M., Obel, E.B., Philip, J., Bang, J., Norgaard-Pedersen, B.: Randomised controlled trial of genetic amniocentesis in 4606 low-risk women. Lancet I (1986) 1287–1293

122. Thilaganathan, B., Salvesen, D.R., Abbas, A., Ireland, M., Nicolaides, K.H.: Fetal plasma erythropoietin concentration in red blood cell-isoimmunized pregnancies. Amer. J. Obstet. Gynecol. 167 (1992) 1292–1297

123. Toivanen, P., Rossi, T., Hirvonen, T.: Immunglobulins in human fetal sera at different stages of gestation. Experientia 25 (1969) 527–528

124. Tutschek, B., Rodeck, C.H.: Diagnostisch-therapeutisches Konzept bei Fehlbildungen der Nieren und der ableitenden Harnwege. Gynäkologe 28 (1995) 356–367

125. Valenti, C.: Antenatal detection of haemoglobinopathies. Amer. J. Obstet. Gynecol. 115 (1973) 851–853

126. Ville, Y., Hecher, K., Gagnon, A., Sebire, N., Hyett, J., Nicolaides, K.: Endoscopic laser coagulation in the mangement of severe twin-to-twin transfusion syndrome. Brit. J. Obstet. Gynaecol. 105 (1998) 446–453

127. Visser, G.H.A., Sadovsky, G., Nicolaides, K.H.: Antepartum heart rate patterns in small-for-gestational-age third-trimester fetuses: Correlations with blood gas values obtained at cordocentesis. Amer. J. Obstet. Gynecol. 162 (1990) 698–703

128. Ward, R.H.T., Modell, B., Petrou, M., Karagozlu, F., Douratsos, E.: Method of sampling chorionic villi in first trimester of pregnancy under guidance of realtime ultrasound. Brit. Med. J. Clin. Res. Ed. 286 (1983) 1542–1544

129. Weiner, C.P.: The role of cordocentesis in fetal diagnosis. Clin. Obstet. Gynecol. 31 (1988) 285–292

130. Weiner, C.P.: The relationship between the umbilical artery systolic/diastolic ratio and umbilical blood gas measurements in specimens obtained by cordocentesis. Amer. J. Obstet. Gynecol. 162 (1990) 1198–1202

131. Weiner, C.P., Williamson, R.A., Wenstrom, K.D., Sipes, S.L., Grant, S.S., Widness, J.A.: Management of fetal hemolytic disease by cordocentesis. I. Prediction of fetal anemia. Amer. J. Obstet. Gynecol. 165 (1991) 546–553

132. Weiner, C.P., Wenstrom, K.D., Sipes, S.L., Williamson, R.A.: Risk factors for cordocentesis and fetal intravascular transfusion. Amer. J. Obstet. Gynecol. 165 (1991) 1020–1025

133. Weiner, C.P., Williamson, R.A., Wenstrom, K.D. et al.: Management of fetal hemolytic disease by cordocentesis. II. Outcome of treatment. Amer. J. Obstet. Gynecol. 165 (1991) 1302–1307

134. Whittle, M.J.: Cordocentesis. Brit. J. Obstet. Gynaecol. 96 (1989) 262–264

135. Wilson, R.D., Johnson, J., Windrim, R. et al. The early amniocentesis study: A randomized clinical trial of early amniocentesis and midtimester amniocentesis. Fetal Diagn. Ther. 12 (1997) 97–101

136. Young, S.R., Shipley, C.F., Wade, R.V. et al.: Single-center comparison of results of 1000 prenatal diagnoses with chorionic villus sampling and 1000 diagnoses with amniocentesis. Amer. J. Obstet. Gynecol. 165 (1991) 255–263

47 Fetale Therapie und Therapie abnormaler Fruchtwassermengen

Fetale Therapie

Die fetale Therapie stellt ein noch relativ junges, aber sich stetig weiter entwickelndes Gebiet innerhalb der pränatalen Medizin dar. Je nach Krankheitsbild und dafür existierendem Therapieverfahren wird der Einsatz einer pränatalen Behandlung jedoch teilweise kontrovers diskutiert.

Entwicklung. Erste Ansätze einer Fetaltherapie gehen auf Sir William Liley (75) zurück. Er behandelte erstmals 1963 die Anämie eines Feten bei Rhesusinkompatiblität erfolgreich, indem er das fetale Abdomen mit einer Nadel unter Röntgenkontrolle punktierte und Spenderblut (0 Rhesus negativ) als Konzentrat intraabdominal applizierte.

Rolle der Sonographie. Bei der weiteren Entwicklung der Fetaltherapie spielten zwei Faktoren eine wesentliche Rolle: Zum einen die Entwicklung des hochauflösenden Ultraschalls, mit dem eine gezielte und sichere Nadelführung zur Nabelschnur bzw. zum Feten möglich wurde, zum anderen die wichtigen Erkenntnisse, die bei bestimmten Fetalerkrankungen aus tierexperimentellen Untersuchungen innerhalb der letzten 20 Jahre gewonnen wurden.
Für die Fetaltherapie stellt die Ultraschalluntersuchung eine Conditio sine qua non dar. Dies betrifft zunächst die konkrete Abklärung der fetalen Störung, sodann die Überwachung der Fetaltherapie und letztlich die Kontrolle des Therapieerfolges.

■ Voraussetzungen und Therapieformen

Der Begriff Fetaltherapie ist derzeit weit gespannt. So gibt es einerseits intrauterine Therapieformen, die fest etabliert sind, wie die Behandlung der supraventrikulären Tachykardie oder der fetalen Anämie; andererseits finden sich aber auch Therapieformen, deren Erfolg teilweise unsicher ist (z. B. Shunteinlagen) und weiterhin Verfahren, die sich zurzeit noch im experimentellen Stadium befinden (z. B. verschiedene Verfahren der offenen Fetalchirurgie) und noch keineswegs als Standardverfahren angesehen werden können. Hinzu kommen diejenigen Therapieverfahren, die bislang nur im Tiermodell erprobt wurden (Tab. 47.1).

Tabelle 47.1 Derzeitige Fetaltherapieverfahren in Abhängigkeit vom Therapieerfolg

➵ Verfahren mit sicherem Behandlungserfolg
➤ Verfahren mit unsicherem Behandlungserfolg
➤ Verfahren mit experimentellem Charakter
➤ Verfahren bislang nur im Tiermodell erprobt

Einschätzung von Nutzen und Risiken. Generelles Ziel der fetalen Therapie ist es, einer fetalen Schädigung so frühzeitig wie möglich entgegenzuwirken, um dadurch eine irreversible Organschädigung oder einen intrauterinen Fruchttod zu vermeiden.

Da der Zugang zum Feten stets über die Mutter erfolgt, müssen bei jeder therapeutischen Intervention nicht nur die Risiken für den Feten, sondern auch diejenigen für die Mutter berücksichtigt werden. Somit beinhaltet eine Fetaltherapie immer einen potenziellen Interessenkonflikt zwischen Fetus und Mutter (66). Für den Feten sollte sich durch den Eingriff die Prognose deutlich verbessern, die Schwangere sollte durch die Fetaltherapie nicht in ihrer Gesundheit beeinträchtigt werden. Für den Arzt gilt es, vor jedem therapeutischen Verfahren die Risiken des Vorgehens gegenüber den Vorteilen sorgfältig abzuwägen.

Um die Risiken und Erfolgschancen einer Fetaltherapie richtig einschätzen zu können, ist die enge interdisziplinäre Zusammenarbeit zwischen Pränatalmedizinern, Neonatologen, Kinderkardiologen, Kinderchirurgen, Kinderurologen und Neurochirurgen unumgänglich.

Indikationsstellung. Bezüglich der Frage, ob eine Fetaltherapie sinnvoll ist, spielt nicht nur der Schweregrad einer Störung, sondern auch das aktuelle Gestationsalter eine entscheidende Rolle. Entwickelt sich z. B. eine entsprechende Störung erst im fortgeschrittenen Schwangerschaftsalter (> 32 SSW), so ist abzuwägen, ob einer Fetaltherapie oder stattdessen der vorzeitigen Entbindung mit neonataler Behandlung des Neugeborenen der Vorzug zu geben ist.

Da die meisten Fetaltherapien eine spezielle Kenntnis bezüglich der Indikationsstellung und Durchführung erfordern, ist es ratsam, solche Behandlungen nur an entsprechenden Pränatalzentren (Stufe-III-Zentren) durchzuführen, wo man über eine entsprechende Erfahrung verfügt und eine interdisziplinäre Kooperation gewährleistet ist. Wichtig ist dabei der optimale Zeitpunkt für die geplante Intervention. So ist eine zu spät durchgeführte Fetaltherapie mit einem hohen Risiko für den Feten verbunden. Umgekehrt ist ein infolge Unsicherheit übereiltes aktives Vorgehen nicht nur unnötig, sondern kann auch gefährlich für Mutter und Kind sein.

Aufklärung der Eltern. Jeder Fetaltherapie sollte eine ausführliche Aufklärung der Eltern vorausgehen. Die suggestive Überredung der Eltern zu einer experimentellen Therapie ist dabei ebenso wenig vertretbar wie der Versuch, den Eltern nach wertfreier Schilderung der Möglichkeiten die alleinige Entscheidung für den einen oder anderen Weg aufzubürden. Handelt es sich um einen Therapieversuch, der die einzige Alternative zum Nichtstun darstellt, ist eine umfassende und möglichst interdisziplinäre Aufklärung der Eltern angebracht.

Bei jeder Aufklärung sollte den Eltern vor Augen geführt werden, dass nicht bei allen Erkrankungen/Störungen des Feten, bei denen eine Therapie prinzipiell möglich ist, auch ein Therapieerfolg gewährleistet werden kann.

Vorbedingungen. Der von der „International Fetal Medicine and Surgery Society" (IFMSS) anerkannte Konsensus umfasst folgende Punkte als Vorbedingungen für chirurgische Eingriffe an Feten, Nabelschnur oder Plazenta (52, 60):
- Die exakte Diagnosestellung und Einschätzung des Schweregrades sind möglich und Begleitfehlbildungen ausgeschlossen.
- Der natürliche Verlauf der Erkrankung ist bekannt und die Prognose kann eingeschätzt werden.
- Zurzeit ist keine effektive postnatale Therapie bekannt oder diese kommt zu spät.
- In Tierversuchen wurde die Durchführbarkeit der intrauterinen Therapie und die Reversibilität der schädlichen Einflüsse der Erkrankung bewiesen.
- Die Eingriffe werden in spezialisierten multidisziplinären Zentren für fetale Therapie nach strikten Protokollen durchgeführt und nur nach vollständiger Aufklärung und Zustimmung der Eltern.

Ethische Betrachtungen zur Fetaltherapie wurden von der amerikanischen Akademie für Pädiatrie 1999 publiziert (26).

Grundsätzlich setzt jeder invasive Eingriff die schriftliche Einverständniserklärung der Schwangeren voraus.

Zwei Arten der Fetaltherapie. Seitens des Therapieansatzes unterscheidet man zwei unterschiedliche Arten der Fetaltherapie: die indirekte und die direkte Fetaltherapie.

Indirekte Fetaltherapie. Bei der indirekten Fetaltherapie handelt es sich um eine medikamentöse Therapieform, bei der das jeweilige Medikament über den mütterlichen Kreislauf via Plazenta zum Zielorgan Fetus gebracht wird (Tab. 47.**2**). In Einzelfällen erfolgt die medikamentöse Zufuhr zum Feten auch über eine Instillation der Substanz in das Fruchtwasser.

Direkte Fetaltherapie. Bei der direkten Fetaltherapie handelt es sich um einen invasiven Eingriff, bei dem der Fetus direkt behandelt wird. Hierbei gibt es unterschiedliche Zugangswege:
- über eine sonographisch gesteuerte Nadel (meist Punktion der Nabelschnurvene),
- über einen fetoskopischen Zugang (z.B. Lasertherapie) oder
- über eine operative Öffnung des Uterus (sog. offene Fetalchirurgie) bzw. mittels einer endoskopischen Operation (Tab. 47.**2**).

Tabelle 47.**2**   Indirekte und direkte Therapie des Feten

Therapieform	Maßnahmen
Indirekte Therapie des Fetus	
Induktion der fetalen Lungenreife	Glucocorticoidgabe (Bethamethason, Dexamethason)
AGS	Dexamethasongabe
Multipler Carboxylasemangel	Biotinsubstitution
Hyperthyreose	Propylthiouraciltherapie
Hypothyreose	L-Thyroxin-Gabe (Instillation ins Fruchtwasser)
Herzrhythmusstörungen	Digoxin, Flecainid usw.
Toxoplasmoseerstinfektion in der Schwangerschaft	Spiramycin bzw. Kombinationstherapie: Malariamittel Pyrimethamin (Daraprim) und Langzeitsulfonamid Sulfametoxydiazin (Durenat)
Direkte Therapie des Fetus	
➢ Therapie über die Nabelschnur	
Anämie	Transfusion von Erythrozytenkonzentrat
Alloimmunthrombozytopenie	Transfusion von Thrombozytenkonzentrat
NIHF	Eiweißsubstitution
➢ Fetalpunktion	
Anämie	Intraabdominale Transfusion
Anämie vor 18 SSW	Intrakardiale Transfusion
Pleuraerguss	Pleurapunktion
Aszites	Aszitespunktion
Harnwegsobstruktion	Nierenbecken-/Blasenpunktion
Ovarialzyste	Punktion der Ovarialzyste
➢ Shunteinlage	
Hydronephrose	Nieren- oder Blasenshunt
Pleuraerguss	Thoraxshunt
Große Lungenzyste	Lungenshunt
Hydrozephalus	Hirnventrikelshunt
➢ Intrauterine Lasertherapie	
Feto-fetales Transfusionssyndrom	Koagulation der kommunizierenden Plazentagefäße
Acardius acephalus	Koagulation der zweiten Nabelschnur
Steißbeinteratom	Koagulation der das Teratom versorgenden Gefäße
➢ Offene/endoskopische Operationen am Fetus	
Kongenitale Zwerchfellhernie	Defektverschluss
Myelomeningozele	Defektverschluss
Zystisch-adenomaoide Lungendysplasie	Entfernen des veränderten Areals
Steißbeinteratom	Entfernen des veränderten Areals

■ *Indirekte fetale Therapie*

Induktion der fetalen Lungenreife

Glucocorticoidgabe. Die Glucocorticoidgabe zur Induktion der fetalen Lungenreife wird bereits seit 1972 verwendet und geht auf Liggins u. Howie (74) zurück. Die heute empfohlene Dosis ist $2 \cdot 8$ mg Bethametason (Celestan) bzw. $2 \cdot 12$ mg Dexamethason (Fortecortin) im Abstand von 24 Stunden (64, 72, 91). Beide Substanzen können die Plazenta nahezu problemlos passieren (125). Hydrocortison und Prednisolon hingegen werden in der Plazenta großteils inaktiviert. Bei gleichzeitiger kontinuierlicher i. v. Gabe von Betasympatikomimetika zur Tokolyse ist Vorsicht geboten, da es dabei zu einem Lungenödem der Mutter kommen kann.

Fetale Stoffwechselstörungen

Adrenogenitales Syndrom (AGS)

Beim AGS liegt in 80% der Fälle ein 21-Hydroxylasedefekt vor (100). Das defekte Gen befindet sich auf dem Chromosom 6 nahe dem HLA-B- und -D-Locus. Die Stoffwechselstörung wird autosomal rezessiv vererbt. Infolge der metabolischen Störung kommt es zur Nebennierenrindenhyperplasie mit vermehrter Androgensynthese. Die dadurch entstehenden hohen Androgenspiegel führen beim weiblichen Feten zu einer Maskulinisierung des äußeren Genitales, die von der Klitorishyperplasie bis hin zu Intersexformen reichen kann.

Nachweis. Der Nachweis des AGS erfolgt über eine molekulargenetische Untersuchung (83) an Chorionzotten.

Therapie. Eine Maskulinisierung kann durch die frühzeitige Gabe von Dexamethason vermieden werden. Die damit verbundene Suppression der fetalen Nebennierenrinde verhindert die Bildung erhöhter Androgenspiegel (32, 38, 83).

Da der Geschlechtsnachweis mittels Chorionzottenbiopsie erst mit ca. 10 SSW möglich ist, die Differenzierung des äußeren Genitales aber bereits mit 7 SSW beginnt, kommt beim weiblichen Embryo eine Therapie zur Vermeidung einer Maskulinisierung mit 10 SSW zu spät. Deshalb sollte bereits mit 6 SSW, d. h. ohne Kenntnis des Geschlechts des Embryos mit einer Dexamethasontherapie begonnen werden (83). Als Therapie werden dabei $3 \cdot 0{,}5$ mg/die empfohlen (38).

Ergibt die aus den Chorionzotten mit 10 SSW durchgeführte Karyotypisierung ein männliches Geschlecht, wird die begonnene Cortisontherapie wieder abgesetzt, wobei dies ausschleichend geschehen sollte. Bei nachgewiesenem weiblichem Geschlecht wird die Therapie bis zum Ende der Schwangerschaft fortgeführt. Zur Kontrolle des Therapieerfolges werden Cortisol- und Östriolspiegel im mütterlichen Blut bestimmt (ca. alle 4 Wochen). Zusätzlich werden mit fortschreitendem Gestationsalter auch die fetalen Nebennieren und das Genitale sonographisch kontrolliert.

Multipler Carboxylasemangel

Beim Carboxylasemangel (= Holocarboxylasesynthetasedefekt) handelt es sich um eine autosomal rezessive Stoffwechselanomalie mit verminderter Aktivität von 4 biotinsensiblen Carboxylasen (Propionyl-CoA-, 3-Methylcrotonyl-CoA-, Pyruvat- und Acetyl-CoA-Carboxylase). Die verminderte Aktivität der Carboxylasen führt bereits in den ersten Lebenstagen zu einer schweren metabolischen Azidose und Exanthembildung (94).

Nachweis. Der Nachweis des multiplen Carboxylasemangels gelingt an kultivierten Amnionzellen (95, 114).

Therapie. Als intrauterine Therapie bietet sich eine Biotinsubstitution ab der zweiten Schwangerschaftshälfte an. Dabei werden der Mutter pro Tag 10 mg Biotin oral verabreicht (114).

Hyperthyreose

Die Häufigkeit einer neonatalen Hyperthyreose wird mit 1 : 4000 bis 1 : 40000 angegeben (35). Eine intrauterine Hyperthyreose tritt bei Müttern mit einer Autoimmunthyreoiditis (Graves- oder Hashimoto-Thyreoiditis) auf. Obwohl die Mütter wegen der Hyperthyreose in Behandlung sind und selbst eine euthyreote Stoffwechsellage aufweisen können (15), finden sich hohe Titer schilddrüsenstimulierender Antikörper (TSAk [= TSI]). Diese IgG-Antikörper sind in der Lage, die Plazentaschranke zu passieren und die fetale Schilddrüse zu stimulieren. Als Folge kann es zu intrauteriner Wachstumsretardierung, Frühgeburt, Fruchttod oder Totgeburt kommen (68).

Der Verdacht einer fetalen Hyperthyreose ist immer dann gegeben, wenn bei der sonographischen Untersuchung eine vergrößerte fetale Schilddrüse und eine Tachykardie von über 160 Schlägen/min nachzuweisen sind (56, 124). Als zusätzliche Hinweiszeichen gelten eine Wachstumsretardierung und ein nichtimmunologischer Hydrops fetalis (NIHF) (56, 124). Eine längere fetale Tachykardie kann zum Herzversagen des Feten führen.

Abklärung. Die Abklärung einer fetalen Hyperthyreose erfolgt über eine Nabelschnurpunktion (116, 130) mit Bestimmung von T4, TSI (Thyroid Stimulating Immunoglobulin) und TSH. Charakteristischerweise finden sich erhöhte T4- und TSI-Spiegel bei gleichzeitig erniedrigten TSH-Werten (56).

Therapie. Die intrauterine Therapie besteht in der Behandlung der Mutter mit Propylthiouracil (101, 130). Als Dosis wird die orale Gabe von 3 · 50–100 mg/die empfohlen (116).

Zur weiteren Überwachung sind regelmäßige sonographische oder CTG-Kontrollen des Feten mit Überprüfung der fetalen Herzfrequenz notwendig. Gleichzeitig werden bei der Mutter die Schilddrüsenwerte im Serum kontrolliert.

Bei erfolgreicher Therapie findet sich ein Rückgang der fetalen Tachykardie, Struma, Herzinsuffizienz und des NIHF.

Hypothyreose

Das Krankheitsbild der fetalen Hypothyreose tritt mit einer Häufigkeit von 1 : 4000 bis 1 : 5000 Geburten auf (115) und kann unterschiedliche Ursachen haben (36, 63, 84): Schilddrüsenaplasie/-hyoplasie/-dysplasie des Feten, immunologisch bedingte Störung, mangelhafte Jodaufnahme der Mutter (endemische Jodmangelgebiete), Hormonsynthesestörungen, Einnahme strumigener Substanzen.

Neugeborene mit Hypothyreoidismus zeigen typische Merkmale: Atemnot, Zyanose, Gelbsucht, schlechte Nahrungsaufnahme, heiseres Schreien, Nabelhernie und muskuläre Hypotonie. Es besteht der Verdacht, dass sich die fetale Hypothyreose negativ auf die spätere neurophysiologische Entwicklung auswirkt (46).

Abklärung. Sonographisch findet man intrauterin eine Struma beim Feten. Gleichzeitig kann ein Polyhydramnion auffallen, dessen Entstehung durch eine strumabedingte Ösophagusobstruktion und einen gestörten Schluckvorgang erklärt wird.

Der Nachweis einer fetalen Hypothyreose erfolgt über eine Kordozentese mit Bestimmung von T4 und TSH im Fetalblut (T4 ↓, TSH ↑) oder über eine Amniozentese mit Bestimmung von TSH im Fruchtwasser (43, 98, 113). Allerdings scheint die Fruchtwasserbestimmung unsicherer zu sein (108).

Bei Neugeborenen erfolgt der Nachweis einer Hypothyreose im Rahmen des Hypothyreose-Screenings. Hierbei wird am 5. Tag post partum eine radioimmunologische TSH-Filterpapierbestimmung mit Fersenblut des Neugeborenen durchgeführt.

Therapie. Bei sonographisch nachgewiesener Struma und auffälligen TSH-Werten im Nabelschnurblut/Fruchtwasser ist eine wöchentliche intraamniale Gabe von 200–500 mg L-Thyroxin (1) Erfolg versprechend. Neben einer Normalisierung der T4- und TSH-Werte im fetalen Serum sowie einer Reduktion der TSH-Spiegel im Fruchtwasser wird auch eine Verkleinerung der fetalen Struma beobachtet (43).

Fetale tachykarde Herzrhythmusstörungen

Bei den tachykarden Herzrhythmusstörungen unterscheidet man als wichtigste Formen die Sinustachykardie, die paroxysmale supraventrikuläre Tachykardie und das Vorhofflattern. Die Differenzierung der einzelnen Rhythmusstörungen erfolgt mit der M-Mode-Technik und der Dopplerechokardiographie (s. Kap. 25 bzw. Übersichtsliteratur [22, 23, 41, 42, 69, 79, 118]).

Sinustachykardie. Bei der Sinustachykardie sind die Ursachen meist exogener Art (Tokolyse, Infektion, Hyperthyreose).

Paroxysmale supraventrikuläre Tachykardie. Dahingegen handelt es sich bei der paroxysmalen supraventrikulären Tachykardie mit einer Herzfrequenz zwischen 210 und 300 Spm um einen sog. Reentry-Mechanismus bei Vorliegen akzessorischer Leitungsbahnen (s. Kap. 25).

Vorhofflattern. Dem Vorhofflattern liegen kreisende Erregungen im Vorhofbereich zugrunde, wobei gleichzeitig eine AV-Blockierung von 2 : 1 bis 4 : 1 besteht. Im Gegensatz zu den beiden anderen Tachykardieformen ist diese Störung wesentlich seltener.

Folgen. Lang anhaltende supraventrikuläre Tachyarrhythmien führen zu einer deutlichen Verkürzung der diastolischen Füllungsphase. Über einen Druckanstieg im rechten Atrium und einen systemischen venösen Druckanstieg kommt es zur Ausbildung eines nichtimmunologischen Hydrops fetalis mit fetaler Herzinsuffizienz und konsekutivem Fruchttod.

Ziel der Therapie von Tachyarrhythmien ist es deshalb, eine Kardioversion zu einem anhaltenden Sinusrhythmus zu bewirken, möglichst bevor es bereits zur Entwicklung eines Hydrops fetalis gekommen ist. Nach Ausbildung eines Hydrops fetalis ist der Übertritt vieler Antiarrhythmika vom mütterlichen Kreislauf auf den Feten erschwert.

Therapie. Fetale Tachyarrhythmien gehören zu den Störungen, die sich meist gut intrauterin behandeln lassen. Die Wahl der richtigen Therapie setzt jedoch eine sichere Diagnose sowie ausreichende Kenntnisse über das zu verabreichende Medikament hinsichtlich der Pharmakologie, Pharmakokinetik und Nebenwirkungen voraus. Zusätzlich sollten vor jeder Therapie die Elektrolyte, harnpflichtige Substanzen und Leberwerte bei der Mutter kontrolliert und eine kardiale mütterliche Erkrankung mittels EKG ausgeschlossen werden.

Zur Therapie stehen verschiedene Medikamente zur Verfügung (43, 69, 71), wobei Digoxin allgemein als Mittel der ersten Wahl eingesetzt wird (Tab. 47.**3** und 47.**4**). Ungefähr 50% der Feten können durch eine alleinige Digoxintherapie erfolgreich konvertiert werden (43) (Abb. 47.**1**).

Bei Feten mit Hydrops sowie bei über 3–4 Tage therapierefraktärer fetaler Tachyarrhythmie ohne Hydrops können zusätzlich 300–400 mg Flecainid peroral, verteilt auf 3–4 Einzelgaben pro Tag, gegeben werden (43). Flecainid hat den Vorteil, dass es auch beim Hydrops fetalis und bei Hydrops placentae noch auf den Feten übertritt (6).

Eine Direkttherapie des Feten mit Amiodaron über die V. umbilicalis (40) sollte wegen der Nebenwirkungen und der extrem langen Halbwertszeit als Ultima Ratio angesehen werden (43).

Tabelle 47.**3** Antiarrhythmische Therapie bei supraventrikulärer Tachykardie (mod. nach 43)

Medika- ment	Wirkung	Metabolismus; HWZ; Plasmaspiegel	Indikation	Dosierung	Fetomater- nale Ratio	Nebenwirkungen bei der Mutter	Nebenwirkungen beim Feten
Digoxin (Lanicor)	hemmt die Na/ K-ATPase-Pumpe	renale Ausscheidung; HWZ: 34–36 h; Plasmaspiegel: 2,0–2,5 ng/ml	SVT	Sättigung über 2–3 Tage: 1–1,5 mg/ 24 h i. v., verteilt auf 3 Einzeldosen. Erhaltung: 3 · 0,15–0,2 mg/24 h p. o. (Dosisreduktion bei Niereninsuffizienz gemäß Kreatininclea- rance)	0,8–1,0; ver- mindert bei Hydrops	Erbrechen, Schwindel, Ano- rexie, Übelkeit, Durchfall, Müdigkeit, Farbsehen, Des- orientiertheit, Schlaflosig- keit, Sinusbradykardien, AV-Blockierung, ES, VT, Ver- stärkung der Glykosidtoxizi- tät bei Hypokaliämie, Hypo- magnesämie und Hyper- kalzämie *Kontraindikation:* WPW-Syn- drom, VT und AV-Block II–III°	geringe Aufnahme bei hy- dropischen Feten; WPW- Syndrom des Feten nicht diagnostizierbar; bisher keine digitalisinduzierte VT des Feten beobachtet
β-Methyl- digoxin (Lanitop)	hemmt die Na/ K-ATPase-Pumpe	Demethylierung in der Leber zu Digoxin („first pass effect"); ansonsten wie Digoxin	SVT	Sättigung über 2–3 Tage: 1 mg/24 h i. v., verteilt auf 3 Einzel- dosen. Erhaltung: 500–600 µg/24h p. o., verteilt auf 3 Einzel- dosen (Dosisredukti- on bei Niereninsuffi- zienz gemäß Kreatin- inclearance)	0,8–1,0; ver- mindert bei Hydrops	wie Digoxin	wie Digoxin
Flecainid (Tambocor)	Natriumkanal- blockade und Leitungsverzöge- rung bei normaler Repolarisation	70% hepatischer Abbau, 30% renale Ausscheidung; HWZ: 14–20 h; Plasmaspiegel: 200–1000 ng/ml	SVT VT	3- bis 4-mal 100 mg p. o.	0,7–0,8	Proarrhythmie, Schwindel, Nausea, Doppelsehen, Kopf- schmerzen	negativ inotrop (Proarrhythmie)
Sotalol (Sotalex)	Verlängerung der Repolarisation durch Kalium- kanalblockade und β-Adrenorezeptor- Blockade	renale Ausscheidung; HWZ: 15–17 h; Plasmaspiegel: 1,5–2,5 µg/ml	SVT VT	2 · 80–160 mg/24 h p. o. (Dosisreduktion bei Niereninsuffizienz gemäß Kreatininclea- rance)	0,8–1,0	Proarrhythmie: VT; negativ inotrop: Bradykardie; AV- Blockierung	negativ inotrop (Proarrhythmie)
Amiadaron (Cordarex)	Verlängerung der Repolarisation durch Kalium- kanalblockade	hepatische Meta- bolisierung zum aktiven Desethyl-Ami- odaron; renale Aus- scheidung der Meta- bolite; HWZ: 14–100 d; Plasmaspiegel: 1–2 µg/ml Amiodaron; Desethyl-Amiodaron 0,5- bis 2,0fach höher	SVT VT	Sättigung über 5–7 Tage: 1200 mg/24 h i. v., Dauerinfusion oder 5- bis 6-mal 200 mg/24 h p. o. Erhaltung: 3- bis 4- mal 200 mg/24 h p. o. direkt: 2,5–5 mg/kg geschätztes fetales Gewicht (abzüglich des Hydrops) über 10 min in die V. um- bilicalis	0,1–0,25; vermindert bei Hydrops	Proarrhythmie: VT; Schild- drüsenfunktionsstörungen, Hornhautablagerungen, Photosensibilisierung, Leber- funktionsstörung, (bei Lang- zeitgabe auch Lungenfibro- se, Neuro- und Myopathie); Antikonzeption zumindest bis 12 Monate nach Behand- lung	Schilddrüsenfunktions- störung: transiente Hypo- thyreose (ggf. Kontrolle der fetalen Schilddrüsenwerte); Hornhautablagerungen, ge- ring negativ inotrop, (Pro- arrhythmie)
Propranolol (Dociton)	β-Adrenorezeptor- Blockade	rascher Abbau in der Leber („first pass effect"); HWZ: 3–5 h; Plasmaspiegel: 50–1000 ng/ml	SVT VT	2- bis 3-mal 40–80 mg/24 h p. o.	0,1–0,3	Bronchospasmus (nicht bei Asthmatikerinnen mit ge- steigerter Bronchoreagibi- lität); Bradykardie, AV- Blockierung; verstärkt Hypoglykämie bei Diabeti- kern; kalte Hände und Extre- mitäten (nicht bei Morbus Raynaud)	negativ inotrop: Bradykar- die; AV-Blockierung; Neu- geborenes: Hypoglykämie, Bradykardie und Atemde- pression, evtl. niedriges Geburtsgewicht
Verapamil (Isoptin)	Calciumkanal- blockade	Abbau zu gering wirk- samen und inaktiven Metaboliten in der Leber, Ausscheidung konjugierter Metabo- lite über Galle und Harn, renale Aus- scheidung ca. 4% unverändert; HWZ: 3–7 h; Plasmaspiegel: 50–100 ng/ml	SVT VT	3- bis 4-mal 60–120 mg/24 h p. o.	0,3–0,4	AV-Blockierung, Hypotonie, Obstipation, atonische Nach- blutung (vermeide gleichzei- tige Gabe von Magnesium- sulfat oder Betablockern)	negativ inotrop (kontraindi- ziert bei Hydrops und Kar- diomegalie), Bradykardie, AV-Blockierung (keine Di- rektgabe an den Feten we- gen der Gefahr des kardio- genen Schocks)

HWZ = Halbwertszeit, ES = Extrasystolie, SVT = supraventrikuläre Tachykardie, VT = ventrikuläre Tachykardie

Tabelle 47.4 Therapieschema zur intrauterinen Behandlung supraventrikulärer Tachyarrhythmien (SVT) (supraventrikuläre Tachykardie mit 1 : 1-AV-Überleitung und Vorhofflattern (nach 43)

Tachyarrhythmie	1. Wahl	2. Wahl	3. Wahl
Paroxysmale SVT (kurzzeitig)	Beobachtung (zumindest zweimal wöchentlich)	–	–
Paroxysmale SVT (lang anhaltend, insbesondere vor 30 SSW)	Digoxin	Digoxin + Flecainid	Digoxin + Sotalol
SVT ohne Hydrops	Digoxin	Digoxin + Flecainid	Digoxin + Sotalol alternativ: Digoxin + Amiodaron (direkt und transplanzentar)
SVT mit Hydrops und ohne AV-Klappenregurgitation	Digoxin + Flecainid	Digoxin	
SVT mit Hydrops und/oder mit AV-Klappenregurgitation und geringe Bewegungen	Digoxin + Flecainid	Digoxin + Amiodaron (direkt und transplazentar)	

Tabelle 47.5 Toxoplasmosetherapie bei Erstinfektion in der Schwangerschaft (mod. nach 34)

< 16 SSW Spiramycin (Rovamycin 500)	2–3 g/die für 4 Wochen (= 2 · 2–3 Tbl./die)
> 16 SSW Pyrimethamin (Daraprim) + Sulfametoxydiazin (Durenat)	Pyrimethamin: 1. Tag: 50 mg (2 Tbl. à 25 mg) 2.–30. Tag: 25 mg/die (1 Tbl. à 25 mg) Sulfametoxydiazin: 1. Tag: 1,0 g/die (2 Tbl. à 0,5 g) 2.–30. Tag: 0,5 g/die (1 Tbl. à 0,5 g)

Neben den in Tab. 47.3 aufgeführten Antiarrhythmika sind in der Literatur verschiedene andere Medikamente, wie z. B. Verapamil, Chinidin, Disopyramid, Procainamid und Propafenon, beschrieben (69, 70, 71). Sie werden jedoch wegen ihrer Nebenwirkungen nicht bzw. nicht mehr in der Fetaltherapie eingesetzt.

Akute Toxoplamoseerstinfektion in der Gravidität

Die Toxoplasmose stellt nur bei einer Erstinfektion in der Schwangerschaft eine Gefahr für das Ungeborene dar, da die Plazentaschranke lediglich in der Phase der Parasitämie überwunden werden kann. Bei bereits vor der Schwangerschaft eingetretener Toxoplasmoseinfektion hinterlässt diese hingegen eine lebenslange Immunität (s. Kapitel 33 „Infektionskrankheiten").

Therapie. Bei jeder serologisch nachgewiesenen Toxoplasmoseerstinfektion in der Schwangerschaft ist neben einer Serumtiterverlaufskontrolle und einer sorgfältigen sonographischen Diagnostik eine Therapie erforderlich. Welche Therapie dabei infrage kommt, hängt vom Schwangerschaftsalter ab. Bis 16 SSW wird die Therapie mit Spiramycin durchgeführt. Nach 16 SSW erfolgt ein Wechsel der Therapie auf die Kombinationsbehandlung mit dem Malariamittel Pyrimethamin (Daraprim) und dem Langzeitsulfonamid Sulfametoxydiazin (Durenat) (Tab. 47.5).

Pyrimethamin sollte wegen einer möglichen teratogenen Wirkung nicht vor 16 SSW eingesetzt werden. Da Pyrimethamin gelegentlich Knochenmarksnebenwirkungen zeigt, ist wöchentlich eine Thrombozytenzählung, die erste vor Behandlungsbeginn, nötig. Im Fall einer solchen Nebenwirkung wird diese durch 15 mg Calciumfolinat gestoppt, ohne dass die Wirkung auf den Erreger aufgehoben wird (34).

Bei korrekter Diagnose und rechtzeitiger Therapie können die Infektionsrate des Feten bei mütterlicher Toxoplasmose und das Risiko einer konnatalen Toxoplasmose um mehr als 60–100% reduziert werden (34).

■ *Direkte fetale Therapie*

Bei der direkten Therapie des Feten lassen sich, je nach Zugangsweg und Verfahren, 5 unterschiedliche Gruppen unterscheiden (Tab. 47.2):
- Therapie über die Punktion der Nabelschnur,
- Fetalpunktion,
- Shunteinlage,
- intrauterine Lasertherapie,
- offene und endoskopische Fetalchirurgie.

Therapie über die Punktion der Nabelschnur

Bei der pränatalen Behandlung des Feten hat der Einsatz der Kordozentese neue und effektive Therapiemöglichkeiten geschaffen. Dies betrifft vor allem die intrauterine Transfusionstherapie bei fetaler Anämie. Daneben gibt es verschiedene weitere Therapieansätze mit unterschiedlichen Erfolgsaussichten: Hierzu gehören die Thrombozytensubstitution bei schwerer fetaler Thrombozytopenie (67, 93) oder die Eiweißsubstitution beim nichtimmunologischen Hydrops fetalis (NIHF). Auch besteht bei der ausgeprägten fetalen Tachykardie oder Tachyarrhythmie die Möglichkeit der direkten intravasalen Therapie (40), sofern sich die indirekte Digitalisierung über die Mutter als unwirksam gezeigt hat.

Therapie der fetalen Anämie

Die Behandlung einer fetalen Anämie erfolgt heute fast ausschließlich über eine intravasale Transfusion mittels Kordozentese (46, 128). Dabei spielt es keine Rolle, ob es sich um eine Rhesus- oder Kell-Erythroblastose, um einen nichtimmunologischen Hydrops fetalis (NIHF) oder um eine schwere Ringelrötelninfektion (Parvovirus B19) (90) handelt.

Intraabdominale und intravasale Transfusion. Wie Vergleichsuntersuchungen zwischen intraabdominaler und intravasaler Transfusion gezeigt haben, ist das perinatale Ergebnis bei der intravasalen Bluttransfusion deutlich besser als bei der intraabdominalen Transfusion (48). Besonders dann, wenn bereits ein fetaler Hydrops aufgetreten ist, ist die intravasale Transfusion der intraabdominalen Transfusion deutlich überlegen.

Indikation. Die Indikation für eine Transfusion sollte dann gestellt werden, wenn der fetale Hämatokritwert unter 30% abgefallen ist oder der fetale Hämoglobinwert unter 8 g% absinkt. Dies kann im Extremfall bereits mit 18 SSW beobachtet werden.

Durchführung. Transfundiert werden HIV- und zytomegaliefreie, gewaschene, gefilterte und bestrahlte, rhesusnegative Erythrozyten der Blutgruppe 0 (als Erythrozytenkonzentrat), womit zum einen das Risiko der viralen Kontamination und zum anderen das Risiko einer Graftversus-Host-Reaktion so gering wie möglich gehalten werden (Abb. 47.2). Die Transfusion erfolgt als sog. Top-up-Transfusion, d. h. es erfolgt kein Blutaustausch, sondern es wird das Erythrozytenkonzentrat nur in die V. umbilicalis transfundiert (Abb. 47.3). Dies hat den Vorteil, dass das Risiko einer Dislokation der Nadel infolge fetaler Bewegung mit den möglichen Komplikationen, wie Nabelschnurhämatom, Blutung oder Vasospasmus, so gering wie möglich gehalten wird.

Das Transfusionsvolumen (TV) ist abhängig vom Ausgangshämatokrit (Ist-Hk), vom Spenderhämatokrit und vom fetoplazentaren Blutvolumen (105):

$$TV = (Soll\text{-}Hk - Ist\text{-}Hk)/Spender\text{-}Hk \cdot fetoplazentares\ Blutvolumen$$

Je nach Fetalalter und Fetalhämatokrit werden pro Sitzung zwischen 20 und 50 ml transfundiert. Dies geschieht unter regelmäßiger Kontrolle der Nadelspitze und der fetalen Herzfrequenz. Die Transfusionsgeschwindigkeit beträgt dabei ca. 5 ml/min. Angestrebt wird ein fetaler Hämatokritwert (Soll-Hk) um ca. 40%.

Transfusionsintervall. Die Notwendigkeit einer erneuten Transfusion ist abhängig vom Ausmaß des Hämatokritabfalls; je nach Schweregrad kann das Transfusionsintervall dabei anfänglich zwischen einem Tag und zwei Wochen betragen, später können dann ggf. größere Intervalle bis ca. 3 Wochen gewählt werden (Abb. 47.**4**).

Therapie bei alloimmuner Thrombozytopenie

Die Alloimmunthrombozytopenie tritt in 1 : 1 000 bis 1 : 5 000 Lebendgeburten auf (89). Dabei führen mütterliche Antikörper gegen thrombozytenspezifische Alloantigene zur Destruktion fetaler Thrombozyten. Da Thrombozytenantigene bereits mit 16 SSW exprimiert werden (45) und der Plazentatransfer von IgG-Antikörpern bereits ab 14 SSW stattfinden kann, ist das Auftreten einer fetalen Thrombozytopenie bereits in der frühen Schwangerschaft möglich (89).

Als häufigster Antikörper wird bei kaukasischen Frauen Anti-HPA1a gefunden (78–89%), gefolgt von Anti-HPA5b (6–15%), während die anderen Antikörper wesentlich seltener sind (87, 126). Dabei bedeutet der Nachweis von thrombozytenspezifischen Antikörpern nicht unbedingt, dass sich eine fetale oder neonatale Thrombozytopenie entwickeln wird (89). Mit einer Thrombozytopenie des Feten ist bei nachgewiesener autoimmuner thrombozytopenischer Purpura der Mutter in 37–70% der Fälle zu rechnen (7, 97). Hauptrisiko für den Feten ist, dass es aufgrund der niedrigen Thrombozytenzahl zu einer schweren Hirnblutung mit neurologischen Schäden bis hin zum Fruchttod kommen kann. Ungefähr 50% der Hirnblutungen treten bereits intrauterin auf, meist zwischen 30 und 35 SSW (87).

Nachweis. Zum Nachweis einer fetalen Thrombozytopenie wird erstmals zwischen 20 und 22 SSW eine Kordozentese durchgeführt (89). Da sich die Normwerte des Feten nicht wesentlich von denen der Erwachsenen unterscheiden und auch seitens des Schwangerschaftsalters nicht auffällig variieren (65), können die Erwachsenennormwerte zur Beurteilung der Thrombozyten herangezogen werden. Von einer fetalen Thrombozytopenie kann dann ausgegangen werden, wenn die Thrombozytenzahl unter 150000/µl liegt, von einer schweren Thrombozytopenie bei Werten unter 50000/µl (85). Neben den Thrombozyten wird auch die Blutgruppe des Feten bei der ersten Kordozentese bestimmt.

Indikation und Durchführung. Eine intrauterine Therapie wird dann als notwendig angesehen, wenn die fetalen Thrombozytenwerte unter 50000/µl abfallen (88). Dann wird zytomegaliefreies, bestrahltes Thrombozytenkonzentrat von 2,5–4 Mio. Thrombozyten/µl mittels einer 22-Gauge-Nadel in die Nabelschnurvene am plazentaren Nabelschnuransatz transfundiert. Da die fetalen Thrombozytenwerte innerhalb kurzer Zeit wieder abfallen, sind wöchentliche Transfusionen notwendig. Dabei sollten die fetalen Thrombozytenwerte nach der Transfusion bei 300000–500000/µl liegen (89).

Als Hauptrisiken der Therapie sind schwere Nabelschnurblutungen aus der Punktionsstelle und eine Hämatombildung in der Nabelschnur mit Obstruktion der Nabelschnurgefäße anzusehen. Um diese Risiken so gering wie möglich zu halten, kann eine Ruhigstellung des Feten mit Curarederivaten vorgenommen werden (27).
Im Gegensatz zur Transfusion von Thrombozytenkonzentrat in die Nabelschnurvene wird die Therapie der Mutter mit Immunglobulinen als wenig effektiv angesehen (44).

Therapie beim nichtimmunologischen Hydrops fetalis (NIHF)

Beim nichtimmunologischen Hydrops fetalis (NIHF), dem eine Vielzahl von Erkrankungen zugrunde liegen kann, hängt der Therapieansatz ganz entscheidend von den diagnostischen Befunden (Kordozentese, TORCH) ab (s. Kap. 18 „Nichtimmunologischer Hydrops fetalis").

Bluttransfusion. Bei mittels Kordozentese nachgewiesenem anämischen Feten ist die intrauterine Bluttransfusion mit 0-Rhesus-negativem Spenderblut die Therapie der Wahl.

Humanalbumingabe. Wird bei der Analyse des Nabelschnurblutes ein erniedrigter Albuminwert gefunden, kann eine gezielte Humanalbumingabe via Kordozentese zum Ausgleich einer Hypoproteinämie versucht werden (Abb. 47.**5**). Da die Serumalbuminwerte jedoch wieder rasch abfallen und mehrfache Nabelschnurpunktionen notwendig sind, ist der Erfolg dieser Therapie eher als fraglich einzustufen.

Medikamentöse Therapie. Ergibt sich sonographisch der Hinweis auf eine Herzinsuffizienz, sollte eine Digitalisierung der Mutter durchgeführt werden. Bei serologisch nachgewiesener Infektion des Feten ist, je nach Erreger, eine gezielte Therapie angebracht (s. Kap. 33 „Infektionskrankheiten").

Punktion von Körperhöhlen. Der Punktion von Körperhöhlen (Hydrothorax, Aszites) kommt vorwiegend eine diagnostische, weniger eine therapeutische Bedeutung zu, da die Flüssigkeit meist in kurzer Zeit wieder nachgebildet wird. Eine Ausnahme stellt die therapeutische Punktion von fetalen Pleuraergüssen direkt vor einer Schnittentbindung dar.

Fetalpunktion

Punktion des Abdomens bei Rhesusinkompatibilität

Die vorwiegend in den 60er- und 70er-Jahren durchgeführte Punktion des fetalen Abdomens zur intraabdominalen Bluttransfusion beim anämischen Feten ist weitestgehend wieder verlassen worden, da die Überlebensrate nur bei 24–56% lag (14). Insbesondere beim hydropischen Feten, bei dem die Resorption von Erythrozyten aus dem Abdomen gestört ist, zeigen sich ausgesprochen schlechte Therapieaussichten (127). Anstelle der intraabdominalen Bluttransfusion punktiert man heute unter Ultraschallsicht die Nabelschnurvene und transfundiert das Blut direkt intravasal. Die intravenöse Transfusion hat gegenüber der intraabdominalen Therapie den Vorteil, dass das Spenderblut direkt in den Kreislauf gelangt und somit die Anämie schnellstmöglich ausgeglichen wird. Selbst bei hydropischen Feten ist damit noch ein Therapieerfolg zu erzielen, während die Erfolgschance bei der intraabdominalen Transfusion deutlich geringer ist.

Intrakardiale Transfusion bei frühzeitig auftretender Anämie

Bei schwerer Rh-Inkompatibilität mit Auftreten einer Anämie vor 18 SSW ist eine Transfusion über die Nabelschnur schwierig. Hier kann, sofern dies nicht möglich ist, eine Punktion des Herzens mit direkter Transfusion in eine der beiden Herzkammern als Ultima Ratio erfolgreich sein (Abb. 47.**6**).

Chylothorax

Bei Nachweis eines Pleuraergusses ist in jedem Fall zunächst eine weiterführende Diagnostik notwendig. Handelt es sich um eine bereits frühzeitig ausgeprägte und persistierende intrathorakale Flüssigkeitsansammlung, kann diese eine Lungenhypoplasie hervorrufen (21). Um dies zu vermeiden, besteht die Möglichkeit, den oder die Ergüsse abzupunktieren. Das frühzeitige einmalige Abpunktieren der Pleuraer-

Indirekte fetale Therapie

Abb. 47.**1** Therapie fetaler Herzrhythmusstörungen.
a Supraventrikluläre Tachykardie (214 bpm), 32 SSW.
b Kardioversion am 3.Tag nach Digitalistherapie. Herzfrequenz 125 bpm.

Direkte fetale Therapie

Abb. 47.**2** Links: intrauterine Bluttransfusion unter Ultraschallsicht. Rechts: Transfusion von Erythrozytenkonzentrat (0 Rhesus negativ).

Abb. 47.**3** Intrauterine Bluttransfusion nach Punktion der V. umbilicalis im Bereich des plazentaren Nabelschnuransatzes (großer Pfeil = Nadelspitze). Bei richtiger Lage der Nadel in der V. umbilicalis erkennt man unter der Transfusion kleine Turbulenzen, die sich in Richtung zum Feten bewegen (kurze Pfeile).

Abb. 47.**4** Transfusion eines hydropischen Feten mit einem Ausgangs-Hb-Wert von 3,7 g%. Nach insgesamt 4 Transfusionen liegt der Hb-Wert bei 14,8 g%.

Abb. 47.**5** Erfolglose Albuminsubstitution bei nichtimmunologischem Hydrops fetalis. Die Substitution ergibt nur einen kurzfristigen Anstieg des Albuminspiegels, um danach wieder auf den Ausgangswert abzufallen.

Abb. 47.**6** Intrakardiale Transfusion bei einem hydropischen Feten mit 17+1 SSW. Innerhalb des Herzventrikels ist die Nadelspitze als echoreicher Punkt zu sehen (Pfeil).

Abb. 47.**7** Punktion eines Hydrothorax mit 36 SSW. Links: Nach erfolgreicher Punktion der linken Seite wird nun der rechte Pleuraspalt punktiert (Pfeil = Nadelspitze). Erste Schädellage. Rechts: Nach der Punktion zeigt sich im Bereich des rechten Pleuraspaltes noch eine kleine Flüssigkeitssichel. Beide Lungen sind gut entfaltet.

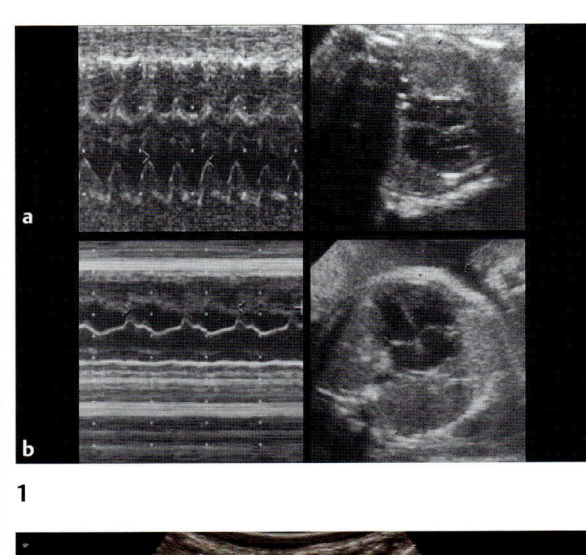

1

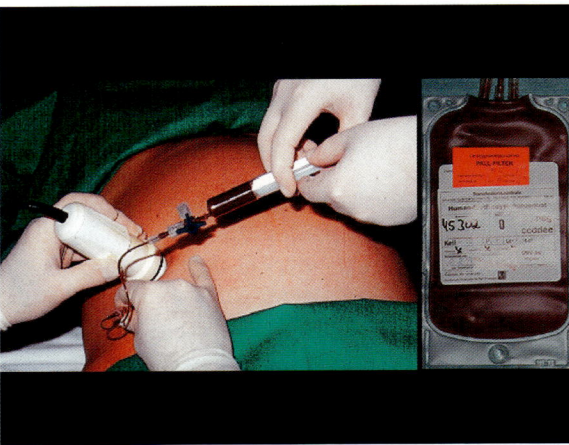

2

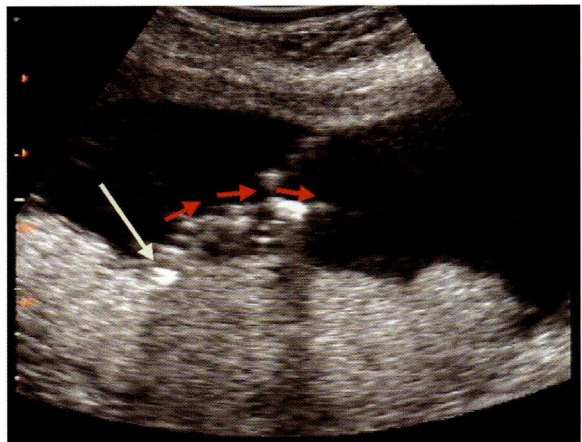

3

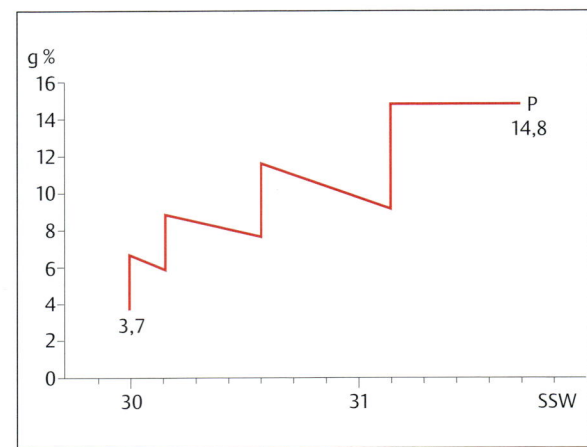

4

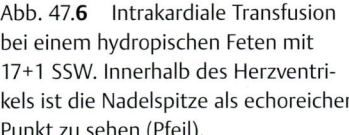

5

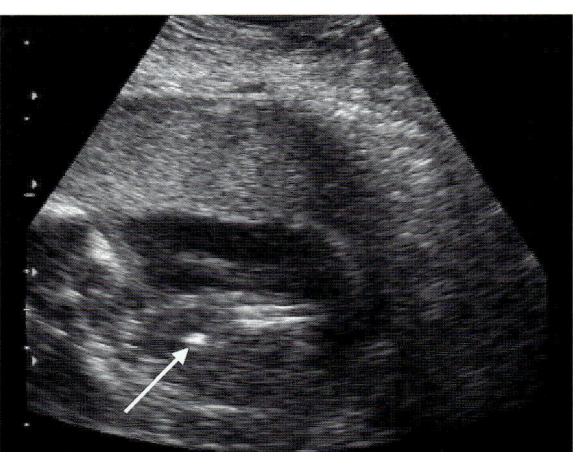

6

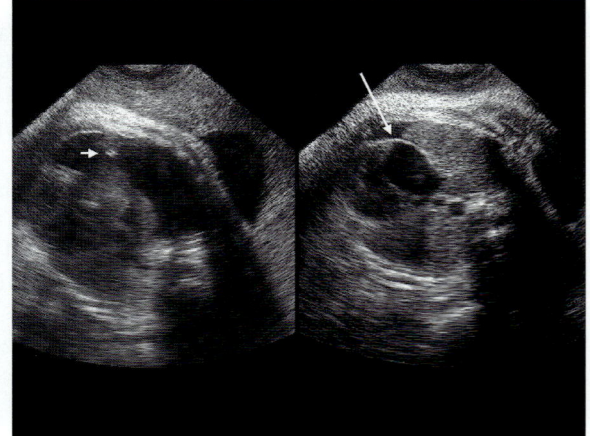

7

güsse ist jedoch wenig Erfolg versprechend, da es rasch zum Nachlaufen der Flüssigkeit kommt. Als Alternative kämen somit nur serielle Entlastungspunktionen infrage. Rodeck et al. (106) empfehlen stattdessen die intrauterine Einlage eines thorakoamnialen Shunts.

Bei mäßiggradigem bzw. nicht zunehmendem Pleuraerguss kann die Verlaufsbeobachtung ausreichend sein. Um jedoch eine akute Atemnot des Neugeborenen zu vermeiden, sollten grundsätzlich direkt vor der Entbindung (Sectio caesarea) beide fetalen Pleurahöhlen gezielt unter Ultraschallsicht punktiert und die Flüssigkeit abgesaugt werden (99).

Durchführung. Von technischer Seite aus wird dabei unter Lokalanästhesie zunächst der am einfachsten zu erreichende Pleuraspalt punktiert und die Flüssigkeit weitestgehend abgesaugt. Dann wird durch äußere Manipulation und Lagewechsel der Mutter der Fetus in eine solche Position gebracht, dass der gegenüberliegende Pleuraspalt ebenfalls punktiert und abgesaugt werden kann (Abb. 47.**7**). Damit können sich die Lungen beim Neugeborenen ausreichend gut entfalten, ohne dass eine notfallmäßige Thorakozentese post partum notwendig ist.

Ausgeprägter fetaler Aszites

Die Punktion des fetalen Adomens bei Aszites wird hauptsächlich aus diagnostischen, selten aus therapeutischen Gründen vorgenommen. Lediglich bei ausgeprägtem Aszites kann die pränatale Entlastungspunktion des fetalen Abdomens direkt vor der Geburt angezeigt sein, um das Risiko einer Atemproblematik beim Neugeborenen zu reduzieren.

Fetale Harnwegsobstruktion

Eine mäßiggradige einseitige Hydronephrose ohne Kompression der fetalen Thoraxorgane bei gleichzeitig normaler Fruchtwassermenge bedarf im Allgemeinen keiner intrauterinen Intervention. Bei einer früh auftretenden, deutlich zunehmenden Hydronephrose (Nierenbecken > 3 cm Durchmesser) oder einer ausgeprägten doppelseitigen Harnabflussstörung kann das Nierenparenchym jedoch hochgradig geschädigt werden. Die Folge ist eine schwere Störung der Nierenfunktion.

Urinanalyse. Prinzipiell ist eine Punktion des gestauten Nierenbeckens bzw. der stark dilatierten Harnblase als Entlastungspunktion möglich (Abb. 47.**8**). Da es jedoch wiederum zu einem raschen Nachlaufen der Flüssigkeit kommt, dient die Gewinnung von Fetalurin mehr der diagnostischen Beurteilbarkeit der Nierenfunktion, als dass es sich um eine therapeutische Intervention handelt. Ergibt die Urinanalyse (Na, Cl, Mikroglobuline, Osmolalität) eine hochgradig gestörte Nierenfunktion, ist eine weitere Therapie wenig sinnvoll. Zur Beurteilung der fetalen Nierenfunktion stehen heute mehrere Urinparameter zur Verfügung. Eine schlechte Prognose kann dann angenommen werden, wenn bestimmte Schwellenwerte überschritten werden: Natrium > 100 mg/dl, Chlorid > 90 mg/dl, Osmolalität > 200 mOsm/l, Calcium > 8 mg/dl, β2-Mikroglobulin > 6 mg/dl und Gesamtprotein > 40 mg/dl. Dabei muss berücksichtigt werden, dass sich die Urinwerte mit zunehmendem Gestationsalter ändern.

Zeigt sich aufgrund der Urinanalyse noch eine funktionsfähige Niere, kann eine Shunttherapie in Erwägung gezogen werden.

Ovarialzyste

Fetale Ovarialzysten bedürfen bei kleinem Ausmaß meist keiner pränatalen Therapie. Bei rasch zunehmender Größe kommt es jedoch zur Verdrängung der anderen Bauchorgane, weshalb eine Punktion der Ovarialzyste therapeutisch sinnvoll sein kann (Abb. 47.**9**).

Shunteinlage

Eine Shunteinlage ist nach heutigem Kenntnisstand nur in ausgewählten Fällen sinnvoll und Erfolg versprechend. Grundsätzlich kann die Einlage eines Shunts bei zystisch erweiterten Organen mit ausgedehnten Flüssigkeitsansammlungen in Erwägung gezogen werden. Als mögliche Anwendungsgebiete kommen Harnwegsobstruktionen, ein ausgeprägter Hydrothorax, eine große pulmonale Zyste und ein Hydrozephalus infrage. Ziel der Shunteinlagen ist es, eine Dekompression des gestauten Hohlraumsystems zu erzielen, um eine Schädigung des umgebenden Parenchyms zu verhindern.

Nachteile der Shunts sind zum einen, dass die intrauterine Einlage bei gleichzeitigem Oligohydramnion deutlich erschwert ist und zum anderen, dass in 29% der Fälle eine Dislokation oder Obstruktion des Shunts auftritt (10). Weitere Komplikationen können die Entwicklung eines Oligohydramnions bei gleichzeitigem mütterlichem Aszites (107) oder eine ausgeprägte Shuntmigration in die Uteruswand oder in das mütterliche Abdomen (8) sein.

Shunteinlage bei Harnwegsobstruktion

Umstrittene Therapie. Das Thema „Intrauterine Therapie der obstruktiven Uropathie" hat während der letzten Jahre zu deutlich kontroversen Diskussionen zwischen Pränataldiagnostikern, Pädiatern und Urologen geführt. Nachdem in den USA Anfang der 80er-Jahre von Harrison et al. (50) erstmals über eine intrauterine vesikoamniale Shunteinlage bei einem Feten mit Harnwegsobstruktion und Oligohydramnion berichtet wurde, beschäftigten sich in der Folgezeit weltweit verschiedene Arbeitsgruppen mit dieser invasiven Technik (9, 10). Mangelnde Selektionskriterien, wie auch verschiedene Komplikationen (Shuntdislokation bzw. Shuntobstruktion), ließen insbesondere seitens der Pädiater und Urologen deutliche Zweifel am Benefit dieser invasiven pränatalen Technik aufkommen. Obwohl man durch das bessere Auflösungsvermögen der modernen Ultraschallgeräte und durch gezielte biochemische Untersuchungen des Fetalurins nach Punktion der gestauten Harnblase oder Niere deutlich bessere Kriterien zur Beurteilung der fetalen Nierenfunktion herausarbeiten konnte, wurde eine invasive pränatale Therapie von urologischer Seite wegen des Komplikationsrisikos und des fraglichen Benefits für den Feten innerhalb der letzten Jahre immer mehr abgelehnt.

Grundvoraussetzungen. Eine intrauterine Shunteinlage erscheint aus heutiger Sicht nur dann sinnvoll zu sein, wenn verschiedene Basiskriterien erfüllt sind (80):
- gezielte sonographische Diagnostik der Harnwegsstörung,
- sorgfältiger sonographischer Ausschluss von Begleitfehlbildungen,
- Ausschluss eines pathologischen Karyotyps,
- Ausschluss einer bereits irreversiblen fetalen Nierenschädigung durch biochemische Untersuchung des Fetalurins,
- Durchführung des Eingriffes in einem Zentrum mit interdisziplinärer Follow-up-Studie und
- Entbindung in einem Perinatalzentrum.

Ziel. Ziel der intrauterinen Shunteinlage ist es, durch die Dekompression des harnableitenden Systems einerseits eine definitive Nierenschädigung und andererseits die Entwicklung einer Lungenhypoplasie zu verhindern. Dass dies möglich ist, konnte von Harrison et al. (51) bereits 1982 gezeigt werden.

Doppelseitige Hydronephrose. Bei frühem Auftreten einer doppelseitigen Hydronephrose mit Megazystis bei gleichzeitigem Oligohydramnion kann durch die Einlage eines vesikoamnialen Shunts in Form eines Pigtail-Katheters in die übervolle Harnblase das gesamte harnableitende System deutlich entlastet werden (Abb. 47.**10**). Bei Entwicklung einer riesigen einseitigen Hydronephrose mit Verdrängung der Abdominal-

Abb. 47.**8**   Entlastungspunktion bei doppelseitiger Hydronephrose, 33 SSW. 1 = rechtes dilatiertes Nierenbecken, 2 = linkes dilatiertes Nierenbecken, 3 = Harnblase, Pfeile = Nadel.

Abb. 47.**9**   Therapeutische Punktion einer riesigen Ovarialzyste, die die inneren Organe deutlich verdrängt, 35 SSW.

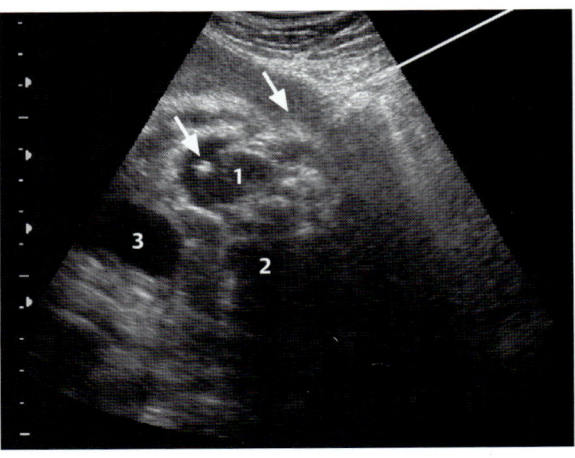
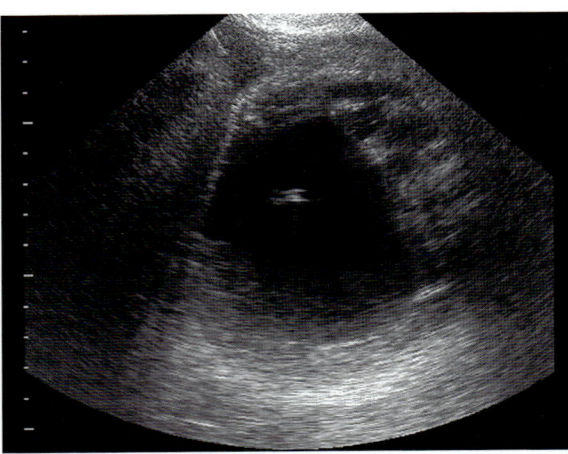

8   **9**

Abb. 47.**10**   Einlage eines vesikoamnialen Shunts bei doppelseitiger Hydronephrose und Megavesica. Links: Punktion der fetalen Harnblase zum Einlegen des Shunts (kleines Bild unten). Rechts: Shunt in situ mit guter Drainage des Urins in die Amnionhöhle.

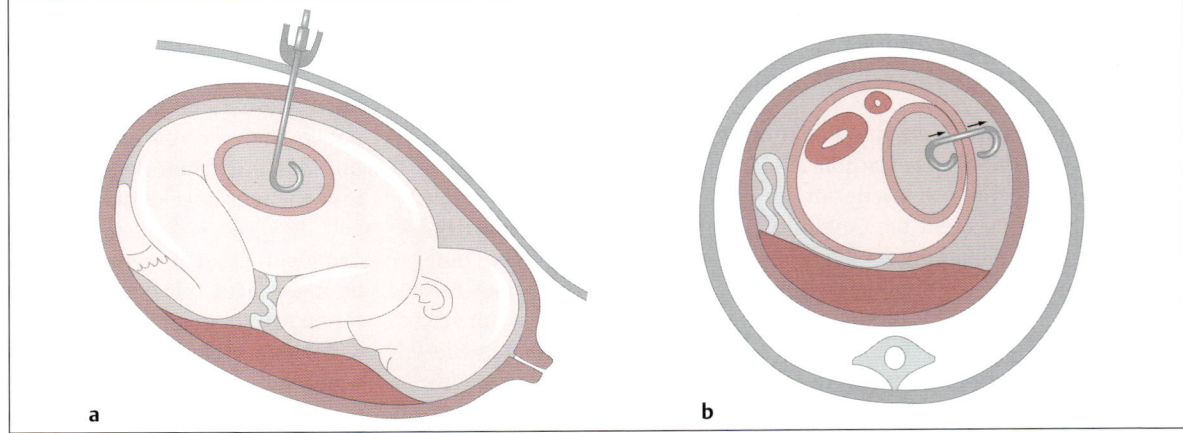

10

Abb. 47.**11**   Schemazeichnung: Shunteinlage in das dilatierte Nierenbecken bei einseitiger ausgeprägter Hydronephrose.
a Längsschnitt mit Einlage des Shunts.
b Querschnitt mit Shunt in situ.
Der Urin fließt über den Shunt (Pfeile) direkt ins Fruchtwasser.

11

Abb. 47.**12**   Links: regelrechte Shuntlage, 9 Wochen nach Shunteinlage. Das rechte Nierenbecken zeigt sich nur noch geringfügig dilatiert. Rechts: Zustand nach Partus, Shunt noch in situ.

Abb. 47.**13**   Lasertherapie bei fetofetalem Transfusionssyndrom. Kleines Bild links: Nach Lokalisation der Gefäßanastomosen werden diese in der Nähe der Trennmembran zwischen den beiden Fruchthöhlen mit dem Laser koaguliert.

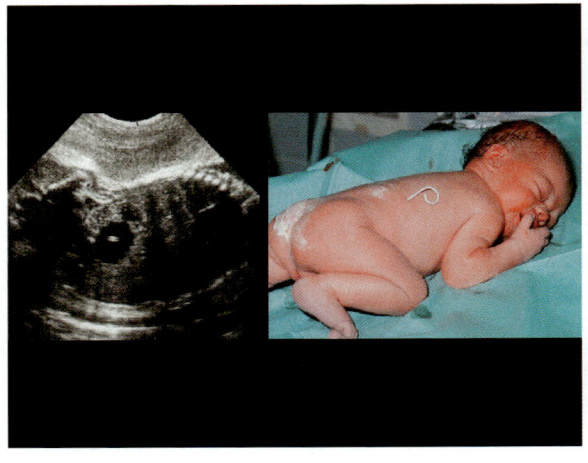
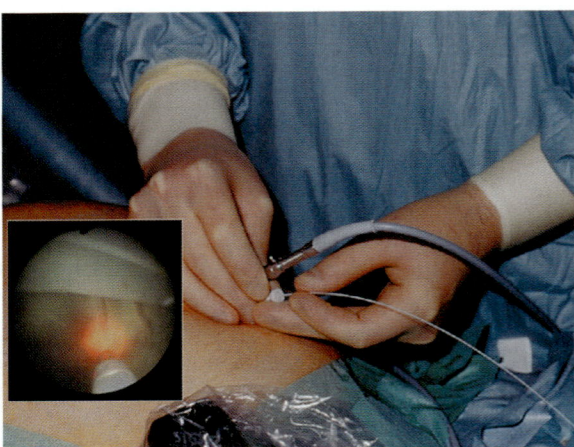

12   **13**

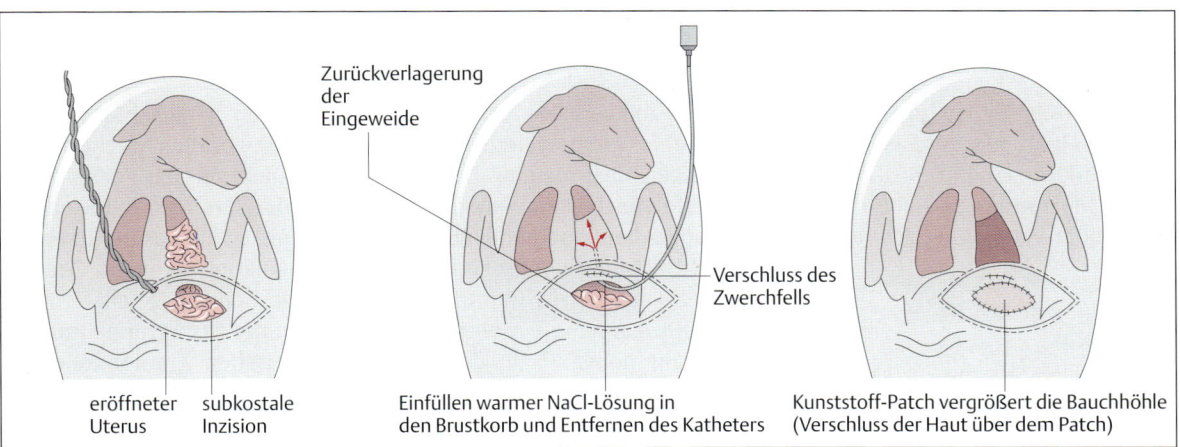

Zurückverlagerung der Eingeweide

Verschluss des Zwerchfells

eröffneter Uterus   subkostale Inzision

Einfüllen warmer NaCl-Lösung in den Brustkorb und Entfernen des Katheters

Kunststoff-Patch vergrößert die Bauchhöhle (Verschluss der Haut über dem Patch)

14

Abb. 47.**14**   Offene Korrektur einer kongenitalen Diaphragmahernie in utero (Modell am Lamm) (nach 49).

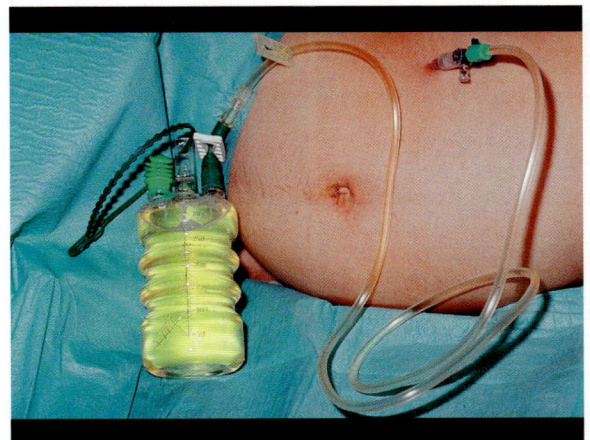

15

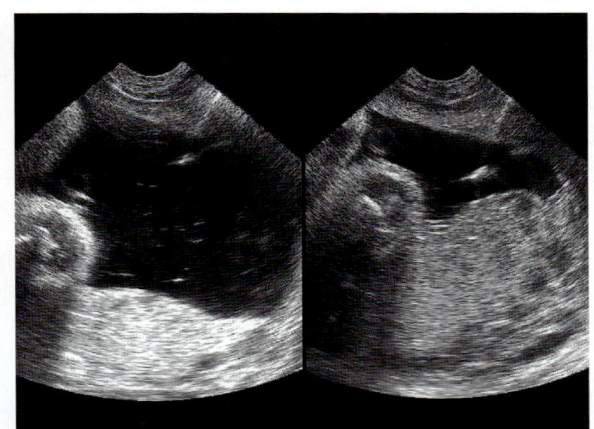

16

Therapie abnormaler Fruchtwassermengen

Abb. 47.**15**   Entlastungspunktion bei massivem Polyhydramnion. Patientin in Linksseitenlage.

Abb. 47.**16**   Fruchtwasserentlastungspunktion bei ausgeprägtem Polyhydramnion, 36 SSW. Links: Zustand zu Beginn der Entlastungspunktion. Rechts: Zustand nach Ablassen von 3000 ccm Fruchtwasser.

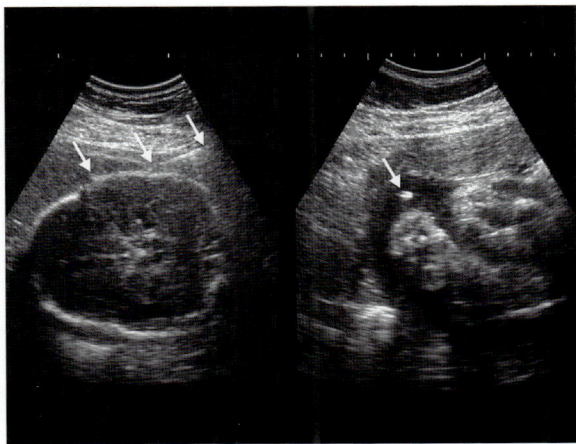

17

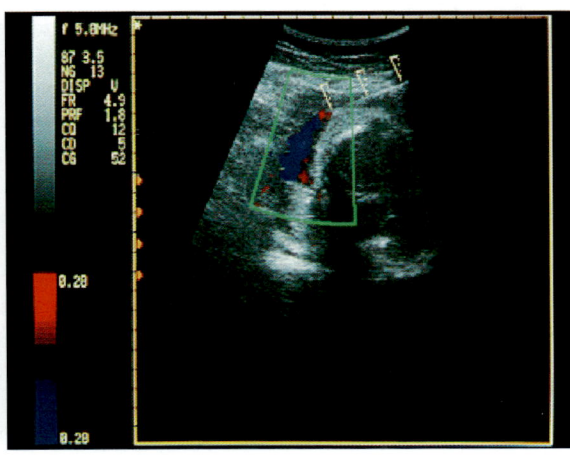

18

Abb. 47.**17**   Amnionauffüllung bei Anhydramnie, 31+3 SSW. Links: tangentiales Einführen der Nadel im Bereich der rechten Schädelkalotte (Pfeile). Rechts: Zustand nach Instillation von 400 ml NaCl. Die Nadelspitze (Pfeil) ist nun allseits deutlich von Fruchtwasser umgeben.

Abb. 47.**18**   Amnionauffüllung. Darstellung des Instillationsstrahls (blau) mit dem Farbdoppler. Pfeile = Nadel.

organe und Kompression der fetalen Lungen kann das maximal erweiterte Nierenbecken durch Einlage eines Pigtail-Katheters direkt entlastet werden (Abb. 47.**11** und 47.**12**).

Im Vergleich zur Shunteinlage bei der doppelseitigen Hydronephrose wird die Shunteinlage bei der einseitigen Hydronephrose kontrovers diskutiert. Nach 34 SSW ist eine Shunteinlage mit dem Risiko einer fetalen Komplikation nicht mehr angebracht. Stattdessen sollte man einer vorzeitigen Entbindung mit entsprechender Versorgung des Neugeborenen den Vorzug geben.

Shunteinlage bei isoliertem Chylothorax

Tritt ein isolierter Pleuraerguss frühzeitig auf und nimmt dieser in der Folgezeit deutlich zu, kann er zur Vermeidung einer fetalen Lungenhypoplasie oder einer ausgeprägten Verlagerung des Herzens über einen Shunt ins Fruchtwasser kontinuierlich abgeleitet werden (8, 92, 104, 106, 109, 110). Hierzu wird, ähnlich der Shunteinlage bei doppelseitiger Harnwegsobstruktion, ein Double-Pigtail-Katheter (Rocket, London) (äußerer Durchmesser 0,21 mm, innerer Durchmesser 0,15 mm) unter sterilen Kautelen und unter Lokalanästhesie im mittleren Thoraxbereich in den Pleuraspalt eingelegt (109). Eine fetale Paralyse ist dafür nicht notwendig (12). Sebire und Nicolaides (109) geben bei der Shuntbehandlung von Pleuraergüssen eine Überlebensrate von 100% (31/31) bei nichthydropischen Feten und von 50% (27/54) bei hydropischen Feten an. Im Vergleich dazu fanden sie bei Durchführung lediglich einer Thorakozentestherapie eine Überlebensrate von 50% (4/8) bei nichthydropischen Feten und von 33% (3/9) bei hydropischen Feten.

Shunteinlage bei zystischer Lungenmalformation

Ähnlich der Shunteinlage beim Pleuraerguss kann auch bei einer großen pulmonalen Zyste eine Shunteinlage zur Vermeidung einer Kompression des umliegenden Lungengewebes durchgeführt werden (13).

Shunteinlage bei Hydrozephalus

Die in den 80er-Jahren eingeführte intrauterine Shunttherapie beim Hydrozephalus (Denver-Shunt mit Einwegklappe) (25) wurde in der Zwischenzeit wieder verlassen, nachdem festgestellt wurde, dass die Hydrozephalusfälle in einem Großteil der Fälle weitere Begleitfehlbildungen wie auch nichterkannte Hirnfehlbildungen aufwiesen und dass letztlich weniger als 5% der Hydrozephalusfälle als für eine intrauterine Shunttherapie geeignet angesehen werden dürfen. Von 1982–1985 wurden seitens der International Fetal Surgery Registry insgesamt 37 Shunttherapien erfasst (78). Dabei betrug die therapiebedingte Todesrate 10,25%.

Intrauterine Lasertherapie

Lasertherapie beim fetofetalen Transfusionssyndrom

Die intrauterine Lasertherapie (28, 61, 122, 123) bietet beim früh auftretenden fetofetalen Transfusionssyndrom die Möglichkeit, die oberflächlichen Gefäßanastomosen auf der Plazenta gezielt zu koagulieren. Damit soll die Dysbalance des Blutflusses zwischen Spender und Empfänger aufgehoben werden.

Durchführung. Von technischer Seite aus geht man unter sterilen Bedingungen und Lokalanästhesie mit einem Trokar transabdominal in die Fruchthöhle des Empfängers (Polyhydramnion) ein und sucht dann mit dem Fetoskop die trennende Amnionmembran zwischen den beiden Fruchthöhlen auf. Nach Einführen einer 0,4 mm dünnen Faser werden alle isoliert liegenden Anastomosen mit dem Laser (Nd:YAG) selektiv aufgesucht und koaguliert (Abb. 47.**13**). Damit kann die über die Anastomosen erfolgte einseitige Perfusion verlässlich gestoppt werden.

Nach der Laserkoagulation wird das Polyhydramnion so weit abgelassen, bis eine normale Fruchtwassermenge erreicht ist.

Vergleich mit seriellen Amniondrainagen. In einer Vergleichsstudie (Lasertherapie versus serielle Amniondrainagen) konnten Hecher et al. (61) zeigen, dass man mit der Lasertherapie nicht nur das Polyhydramnion erfolgreich therapieren, sondern auch die Rate an mindestens einem überlebenden Kind deutlich steigern kann. So kam es nur in einem von 73 Fällen nach endoskopischer Laserkoagulation zu einem Wiederauftreten des Polyhydramnions. Die Rate an Schwangerschaften mit mindestens einem überlebenden Kind war in der Lasergruppe mit 79% signifikant höher als in der Gruppe mit seriellen Amniondrainagen (60%). Bezüglich des Entbindungszeitpunktes konnte mit der Lasertherapie ein durchschnittlich 3 Wochen höheres Schwangerschaftsalter erreicht werden als mit der seriellen Fruchtwasserentlastung. Der Anteil von Fällen mit intrauterinem Tod beider Feten war in der Lasergruppe mit 3% ebenfalls signifikant niedriger als mit 19% in der Amniondrainagegruppe. In beiden Gruppen können in einem Teil der Neugeborenen auffällige Ultraschallbefunde des Gehirns erhoben werden. Dieser Anteil beträgt nach einer Lasertherapie 6%, nach seriellen Amniondrainagen 18% (61).

Lasertherapie beim Acardius acranius

Das Krankheitsbild des Acardius acranius geht mit einem hohen Risiko für den gesunden Zwilling einher. Der gesunde pumpende Zwilling zeigt wegen der enormen Kreislaufbelastung bereits frühzeitig ein Herzversagen mit anschließendem Fruchttod (Letalität ca. 50%) (86, 119). Therapeutisch kommt ein Verschluss der Nabelschnurgefäße beim Acardius infrage. Dieser kann – neben der Therapie mit Histoacrylkleber oder endoskopischer Ligatur – mittels endoskopischer Laserkoagulation (58, 121) vorgenommen werden. Die Laserkoagulation sollte dabei möglichst frühzeitig (ca. 16 SSW) vorgenommen werden (59), da bei fortgeschrittener Schwangerschaft und ödematöser Nabelschnur die Koagulation der Nabelschnurgefäße trotz hoher Laserenergie nicht mehr gelingen kann. Als Alternative besteht dann die Möglichkeit, die kommunizierenden Gefäße direkt auf der Plazentaoberfläche zu koagulieren (58).

Lasertherapie beim Steißbeinteratom

Der Großteil der Feten mit einem Steißbeinteratom ist hämodynamisch stabil, sodass eine Intervention erst nach Geburt des Kindes notwendig ist. Bei ausgedehntem intrauterinem Tumorwachstum und ausgeprägten AV-Shunts im Tumor muss bei einer massiven Steigerung des fetalen Herzzeitvolumens mit einem konsekutiven Herzversagen und einem intrauterinen Fruchttod gerechnet werden. Ziel endoskopischer fetaler Chirurgie ist es, den Blutfluss zum Tumor und damit durch die AV-Anastomosen zu vermindern, um die Zunahme des Tumorvolumens zu stoppen, intratumorale Blutungen zu verhindern und die fetale Herzfunktion zu verbessern (60). Dies kann im Einzelfall durch Laserkoagulation der Tumorgefäße gelingen (57). Die endgültige Tumorresektion post partum kann dadurch jedoch bislang nicht vermieden werden.

Offene/endoskopische Fetaloperationen

Die offene Fetalchirurgie beschränkt sich in vielen Bereichen noch auf das Tiermodell. Bei einzelnen Krankheitsbildern wird jedoch auch bereits beim Menschen über Therapieerfolge berichtet. Dabei kommen für diese Form der Fetaltherapie derzeit nur Fälle infrage, die sonst eine schlechte Prognose hätten.

Hauptproblem der offenen Fetalchirurgie ist, dass sich Operationen, die am Tiermodell erfolgreich sind, nicht ohne weiteres auf den Menschen übertragen lassen. So können z. B. im Schafmodell relativ problemlos Eingriffe in utero vorgenommen werden, da das Risiko einer vorzeitigen Wehentätigkeit dabei sehr viel geringer als bei Primaten ist. Beim Menschen stellt die Wehentätigkeit nach einer offenen fetal-chirurgischen Intervention ein großes Problem dar. Neben einer hochdosierten Tokolyse mit dem Risiko einer Lungenödembildung und einem langen Krankenhausaufenthalt kommt als Entbindungsmodus nur eine Sectio caesarea infrage.

Zu den Eingriffen, die bislang beim Menschen mehr oder weniger erfolgreich waren, gehören die offene Korrektur der Zwerchfellhernie, der Spina bifida, der zystisch adenomatoiden Lungendysplasie und des Steißbeinteratoms.

Zwerchfellhernie

Bereits 1981 konnten Harrison et al. (49) in San Francisco am fetalen Lamm nachweisen, dass die intrauterine operative Korrektur der Zwerchfellhernie (Abb. 47.**14**) zu einer Normalisierung der Lungenentwicklung führt und dass dadurch die ansonsten nur geringen Überlebenschancen erheblich verbessert werden können.

Ohne Leberverlagerung. Auf Grund der klinischen Erfahrung, die Harrison et al. (54) beim Menschen im Rahmen einer prospektiven Studie gewinnen konnten, weiß man heute, dass Feten mit einer Zwerchfellhernie ohne Leberverlagerung in den Thoraxraum durch die offene Fetaltherapie keine bessere Überlebenschance haben als diejenigen, die erst post partum operiert werden (3/4 versus 6/7).

Verlagerung des linken Laberlappens. Eine große Herausforderung an die offene Chirurgie stellen diejenigen Fälle dar, bei denen der linke Leberlappen in den Thoraxraum verlagert ist (ca. 50% der Fälle). Hier kommt es bei der Rückverlagerung der Leber in den Abdominalraum zu einem Abknicken der V. umbilicalis und damit zu einer Obstruktion des venösen Blutflusses mit nachfolgendem Tod (53). Nachdem in Tierversuchen gezeigt werden konnte, dass die temporäre Okklusion der Trachea über einen Klipp von außen oder einen Ballon von innen zu einer Vergrößerung der Lungen und zu einer langsamen Rückverlagerung der in den Thorax verlagerten Bauchorgane führt (30, 111, 120), bedient man sich im Rahmen neuerer Therapiestrategien endoskopischer Techniken. Die bei ingesamt 16 humanen Feten durchgeführte fetoskopische temporäre fetale Trachealokklusion mit einem Clip (FETENDO) ergab eine deutlich bessere Überlebensrate (75%) im Vergleich zu Feten, die erst postnatal mittels ECMO (= extracorporal membrane oxygenation) behandelt wurden (38%) (55).

Spina bifida

Bereits 1995 konnte bei Schaffeten gezeigt werden, dass der frühzeitige Verschluss einer Spina bifida schwere neurologische Schäden verhindern kann (81). In der Zwischenzeit liegen auch erste Erfolge bei humanen Feten vor. Adzick et al. (5) publizierten eine erfolgreiche offene chirurgische Defektdeckung bei einem 23 Wochen alten Feten, wobei gleichzeitig auch ein Shunt zur Vermeidung eines Hydrozephalus eingelegt wurde. Über die endoskopische intrauterine Defektdeckung bei 4 Feten mit Myelomeningozele berichteten Bruner et al. (16).

Zystische adenomatoide Lungendysplasie

Nachdem im Tiermodell gezeigt werden konnte, dass eine erfolgreiche Resektion von fetalem Lungengewebe möglich ist (2), wurden in der Folgezeit auch bei humanen Feten Lobektomien in Form einer offenen Chirurgie durchgeführt (3). 1998 berichteten Adzick et al. (4) über die offene chirurgische Therapie bei 13 hydropischen Feten. Bei 8 dieser Feten zeigte sich nach der Lobektomie ein rascher Rückgang des Hydrops und ein deutliches kompensatorisches intrauterines Lungenwachstum, wobei alle 8 Feten überlebten.

Sakrokokzygeales Teratom

Am „Fetal Treatment Center" in San Francisco sind 5 hydropische Feten mit gigantischen Steißbeinteratomen offen operiert worden. Alle Feten wurden frühzeitig geboren. 2 Kinder verstarben an den Folgen der Frühgeburtlichkeit; von den restlichen 3 Neugeborenen, denen es initial sehr gut ging, verstarb eines während der Resektion des verbleibenden Tumors und ein weiteres am Tag vor der geplanten Entlassung aus dem Krankenhaus durch eine Komplikation des zentralvenösen Katheters. Das verbleibende Kind entwickelte sich zeitgerecht (96). Ein neuerer therapeutischer Ansatz zielt auf die minimal invasive Koagulation der Tumorgefäße ab (96).

Sonstige Tiermodelle

Lippen-Kiefer-Gaumen-Spalte. Zur Überprüfung der Therapie einer Lippen-Kiefer-Gaumen-Spalte im Fetalstadium wurden verschiedene Tiermodelle eingesetzt (Maus [47], Kaninchen [76], Lamm [20]). Dabei konnte gezeigt werden, dass die Korrektur einer LKG-Spalte im Fetalstadium praktisch zu einer Restitutio ad integrum führt, d. h. es kommt zu einer Defektreparatur ohne Narbenbildung. Möglicherweise spielen hier verschiedene Faktoren, wie ein hoher Anteil an epidermalem Wachstumsfaktor, hohe Fibronektinspiegel, ein unreifes retikuloendotheliales System, eine geringe Entzündungsreaktion und auch das Fruchtwasser, eine Rolle.

Skelettfehlbildungen. Forschungen an einem Primatenmodell haben gezeigt, dass bei Affenfeten intrauterine Knochentransplantationen möglich sind, da die noch eingeschränkte fetale Immunkompetenz das allogene Knochenmaterial toleriert (82).

Zukünftige Entwicklung der Fetalchirurgie

Trotz des Enthusiasmus für die offene Fetalchirurgie und deren Fortschritte muss man sich stets vor Augen halten, dass solche Eingriffe bislang weltweit nur an wenigen Zentren durchgeführt werden und trotz einzelner Erfolge beim Menschen immer noch experimentellen Charakter haben, da der Ausgang unsicher ist. Möglicherweise gelingt es mit endoskopischen Techniken, nicht nur das Problem der postoperativen Wehentätigkeit zu verringern, sondern auch neue Wege zu finden, die mit einem geringeren Risiko für die werdende Mutter behaftet sind.

Therapie abnormaler Fruchtwassermengen

Sowohl die vermehrte als auch die verminderte Fruchtwassermenge gehen mit einer erhöhten perinatalen Morbidität und Mortalität des Kindes einher. Sofern eine Beseitigung der ursächlichen Störung nicht möglich ist, bleibt lediglich eine symptomatische Behandlung übrig, um eine Normalisierung der Fruchtwassermenge zu bewirken und somit das Gesamtrisiko für den Feten zu senken. Beim Polyhydramnion bedeutet dies die Durchführung einer medikamentösen Therapie oder einer Amniondrainage, beim Oligohydramnion die Durchführung einer Fruchtwasserauffüllung.

■ *Medikamentöse Therapie des Polyhydramnions*

Indometacin. Beruht die Entwicklung eines Polyhydramnions auf einer vermehrten fetalen Urinproduktion, besteht die Möglichkeit einer Therapie mit Indometacin (Prostaglandinsynthetasehemmer) (19, 77). Mit einer mütterlichen Dosis von $4 \cdot 25$ mg/die p. o. kann die Fruchtwassermenge innerhalb weniger Tage reduziert werden.

Liegt dem Polyhydramnion eine andere Ursache als eine übermäßige Urinproduktion zugrunde, wie z. B. eine gastrointestinale Obstruktion, ist die Indometacintherapie wenig wirksam. In einem solchen Fall ist die serielle Amniondrainage vorzuziehen. Kontraindiziert ist die Indometacintherapie beim fetofetalen Transfusionssyndrom, da hierdurch der bereits oligurische Donor noch mehr belastet wird (17).

Nebenwirkungen einer Indometacintherapie können bei der Mutter gastrointestinale Störungen, eine Einschränkung der Nierenfunktion und ein Lungenödem sein. Beim Feten besteht das Hauptrisiko im vorzeitigen Verschluss des Ductus arterius Botalli (62). Deshalb sollte die Durchgängigkeit des Ductus arteriosus regelmäßig mittels Doppleruntersuchung kontrolliert werden.

■ Fruchtwasserentlastungspunktionen beim Polyhydramnion

Serielle Fruchtwasserentlastungspunktionen beim Einling

Die Zunahme der Fruchtwassermenge mit Ausbildung eines ausgeprägten Polyhydramnions ist mit mütterlichen und fetalen Komplikationen assoziiert (31). So führt eine ausgeprägte Zunahme der Amnionflüssigkeit nicht nur zu einem deutlichen intrauterinen Druckanstieg mit massiven Beschwerden der Schwangeren (Druckgefühl, Harnaufstau, respiratorische Funktionseinschränkung), sondern auch zu einer vorzeitigen Wehentätigkeit mit der Gefahr eines vorzeitigen Blasensprungs und damit zu einem erhöhten Risiko einer Frühgeburt.

Durchführung. Um die mütterlichen Beschwerden zu reduzieren und um bei noch unreifem Kind eine Tragzeitverlängerung zu erreichen, bietet sich die serielle Punktion der Fruchthöhle mit Drainage des überschüssigen Fruchtwassers an (Abb. 47.**15** und 47.**16**). Hierzu werden, je nach Gestationsalter und Fruchtwassermenge, im Abstand von 1–2 Wochen zwischen 2 und 4 l Fruchtwasser abgelassen, sodass wieder annährend normale Fruchtwasserverhältnisse vorliegen. Um ein V.-cava-Syndrom zu vermeiden, erfolgt die Punktion in Seitenlage. Nach Desinfektion des Abdomens wird eine 19-Gauge-Nadel unter Ultraschallsicht in die Fruchthöhle eingeführt und das Fruchtwasser steril in 500-ml-Unterdruck-Flaschen abgelassen. Im Anschluss an den Eingriff ist aufgrund der Dekompression des Uteruskavums mit einer kurzfristigen Wehentätigkeit zu rechnen. Diese kommt jedoch mit einer 6- bis 12-stündigen i. v. Tokolyse zum Stillstand. Bei zu rascher Druckentlastung und sehr großem Entlastungsvolumen muss mit dem Auftreten einer vorzeitigen Plazentalösung gerechnet werden.

Direkt nach der Punktion sollte eine Ultraschallkontrolle erfolgen; danach ist eine CTG-Überwachung zu empfehlen.

Serielle Fruchtwasserentlastungspunktionen beim fetofetalen Transfusionssyndrom

Symptomatische Therapie. Das ausgeprägte Zwillingstransfusionssyndrom im II. Trimenon führt unbehandelt zu einem exzessiven Polyhydramnion des Empfängers und einem schweren Oligohydramnion des Spenders (Stuck Twin). Dabei bereitet das Polyhydramnion der Schwangeren bereits mit 20–24 SSW ausgeprägte Beschwerden bis hin zur Atemnot. Als Alternative zur Lasertherapie bietet sich hier die serielle Amniondrainage (24, 33, 60, 103, 117) an, wobei es sich im Gegensatz zur Lasertherapie nur um eine symptomatische Therapie handelt. Hierzu wird in Abständen von ca. einer Woche so viel Fruchtwasser über ein Drainagesystem steril abgelassen, bis wieder normale Fruchtwasserverhältnisse in dieser Fruchthöhle vorliegen (s. o.).

Fetal Outcome. Nach einer Vergleichsstudie (Laser versus serielle Amniondrainagen) fanden Hecher et al. (61) in der Amniondrainagengruppe einen durchschnittlichen Entbindungszeitpunkt von 30,7 SSW. Die Rate an Schwangerschaften mit mindestens einem überlebenden Kind betrug dabei 60%, die Rate eines intrauterinen Fruchttodes beider Zwil-

linge 19%. Auffällige Ultraschallbefunde des Gehirns in der Neugeborenenphase wurden in 18% der Fälle gefunden. Denbow et al. (29) fanden in 35% der nach Amniondrainagen überlebenden Kinder Hinweise für pränatal und in 23% der Fälle für perinatal erworbene neurologische Schäden.

Amnioseptostomie. Berry et al. (11) empfehlen beim fetofetalen Transfusionssyndrom mit Polyhydramnion und Stuck Twin zusätzlich zur Amniondrainage die Schlitzung des Amnionseptums (Amnioseptostomie), um einen dauerhaften Druckausgleich zwischen beiden Fruchtwasserhöhlen zu erzielen. Auch soll damit eine höhere Überlebensrate erzielt werden.

■ Fruchtwasserauffüllung

Bei ausgeprägtem Oligohydramnion und ausgeschlossenem Blasensprung bietet die Auffüllung der Amnionhöhle mit Flüssigkeit sowohl einen diagnostischen als auch einen therapeutischen Benefit (18, 37, 39, 73, 102, 112) (Abb. 47.**17**).

Verbesserung der Diagnostik. Seitens der Diagnostik ergibt die zusätzliche intrauterine Flüssigkeitsmenge eine deutliche Verbesserung der Darstellbarkeit des Feten, wobei nicht nur die Körperoberfläche, sondern auch die Schluck- und Ausscheidungsfunktion (Magen- und Harnblasenfüllung) besser kontrolliert werden können. Zusätzlich kann nach der Amnionauffüllung Flüssigkeit zur Bestimmung des fetalen Karyotyps entnommen werden. Allerdings gelingt die Karyotypisierung aus der aspirierten Flüssigkeit nicht immer.

Therapeutische Ziele. Von therapeutischer Seite erhofft man sich beim ausgeprägten Oligohydramnion und – sofern die Lebensfähigkeit des Kindes infolge Fehlbildung nicht ausgeschlossen ist – die Verhinderung einer fetalen Lungenhypoplasie, die Vermeidung von Gelenkkontrakturen, das Ausbleiben einer Nabelschnurkompression mit entsprechenden CTG-Veränderungen wie auch eine Tragzeitverlängerung.

Durchführung. Die Fruchtwasserauffüllung erfolgt über eine Infusion mit 0,9%iger NaCl-Lösung, wobei jedoch auch andere Lösungen, wie Ringerlösung oder Glucose 5%, verwendet werden können. Zunächst werden das Abdomen und der Schallkopf desinfiziert. Eine Lokalanästhesie ist nicht zwingend notwendig, jedoch dann hilfreich, wenn man die Nadelposition während des Eingriffes korrigieren muss. Unter Ultraschallsicht wird dann eine 19-Gauge-Nadel in die Fruchthöhle eingebracht. Dies gelingt relativ einfach, wenn noch ein Restdepot an Fruchtwasser vorhanden ist. Handelt es sich hingegen um ein ausgeprägtes Oligohydramnion, gestaltet sich die Punktion deutlich schwieriger. Zur Vermeidung einer fetalen Verletzung oder einer versehentlichen Nabelschnurpunktion geht man in einem solchen Fall nicht im Bereich der fetalen Vorderseite oder eines Nabelschnurkonvolutes, sondern vorsichtig am Hinterkopf des Feten in die Fruchthöhle ein. Dabei wird die Nadel tangential zwischen Amnion und Kopfhaut vorgeschoben. Bei korrekter Lage der Nadel innerhalb der Fruchthöhle zeigt sich gleich zu Beginn der Auffüllung ein guter Flüssigkeitsstrom, der mit dem Farbdoppler leicht darstellbar ist (Abb. 47.**18**). Bei nur geringem Flüssigkeitsstrom muss eine Fehlplatzierung der Nadelspitze angenommen werden. Das für die Auffüllung notwendige Flüssigkeitsvolumen hängt vom Ausmaß des Oligohydramnions und dem Gestationsalter ab und kann zwischen 300 und 600 ml betragen. Als punktionsbedingte Komplikationen können aufgeführt werden: Verletzung des Feten, Fehlinfusion, Blutung, Infektion, Wehentätigkeit, Alteration der Herzfrequenz und Blasensprung.

Serielle Auffüllungen. Je nachdem, wie rasch es nach der Amnionauffüllung wieder zu einer Verminderung der Fruchtwassermenge kommt, können serielle Amnionauffüllungen notwendig sein. Diese erfolgen, je nach Fruchtwassersituation, im Abstand von 1–2 Wochen.

Literatur

1. Abuhamad, A.Z., Fisher, D.A., Warsof, S.L. et al.: Antenatal diagnosis and treatment of fetal goitrous hypothyroidism: case report and review of the literature. Ultrasound Obstet. Gynecol. 6 (1995) 368–371
2. Adzick, N.S., Hu, L.M., Davies, P., Flake, A.W., Reid, L.M., Harrison, M.: Compensatory lung growth after pneumonectomy in the fetus. Surg. Forum 37 (1986) 648
3. Adzick, N.S.: Fetal cystic adenomatoid malformation of the lung: diagnosis, perinatal management, and outcome. Semin. Thorac. Cardiovasc. Surg. 6 (1994) 247–252
4. Adzick, N.S., Harrison, M.R., Crombleholme, T.M., Flake, A.W., Howell, L.J.: Fetal lung lesions: management and outcome. Amer. J. Obstet. Gynecol. 179 (1998) 884–889
5. Adzick, N.S., Sutton, L.N., Crombleholme, T.M., Flake, A.W.: Successful fetal surgery for spina bifida. Lancet 352 (1998) 1675–1676
6. Allan, L.D., Chita, S.K., Sharland, G.K., Maxwell, D., Priestley, K.: Flecainide in the treatment of fetal tachycardias. Brit. Heart J. 65 (1991) 46–48
7. Beck, R.: Perinatal and neonatal aspects of maternal idiopathic thrombocytopenia purpura. Amer. J. Perinatol. 1 (1984) 251–258
8. Becker, R., Arabin, B., Novak, A., Entezami, M., Weitzel, H.K.: Successful treatment of primary fetal hydrothorax by long-time drainage from week 23. Fetal Diagn. Ther. 8 (1993) 331–337
9. Berkowitz, R.L., Glickman, M.G., Smith, G.J. et al.: Fetal urinary tract obstruction: what is the role of surgical intervention in utero? Amer. J. Obstet. Gynecol. 144 (1982) 367–375
10. Bernaschek, G., Deutinger, J., Hansmann, M., Bald, R., Holzgreve, W., Bollmann, R.: Feto-amniotic shunting – report of the experience of four European centres. Prenat. Diagn. 14 (1994) 821–833
11. Berry, D., Montgomery, L., Johnson, A., Saade, G., Moise, K.: Amniotic septostomy for the treatment of the stuck twin sequence. Amer. J. Obstet. Gynecol. 176 (1997) A44
12. Blott, M., Nicolaides, K.H., Greenough, A.: Pleuroamniotic shunting for decompression of fetal pleural effusions. Obstet. Gynecol. 71 (1988) 798–800
13. Blott, M., Nicolaides, K.H., Greenough, A.: Postnatal respiratory function after chronic drainage of fetal pulmonary cyst. Amer. J. Obstet. Gynecol. 159 (1988) 858–859
14. Bock, J.T.: Intrauterine transfusions in severe rhesus hemolytic disease. Acta Obstet. Gynecol. Scand. Suppl. 53 (1976) 29–36
15. Bruinse, H.W., Vermeulen-Meiners, C., Wit, J.M.: Fetal treatment for thyreotoxicosis in non-thyreotoxic pregnant women. Fetal Ther. 3 (1988) 152–157
16. Bruner, J.P., Richards, W.O., Tulipan, N.B., Arney, T.L.: Endoscopic coverage of fetal myelomeningocele in utero. Amer. J. Obstet. Gynecol. 180 (1999) 153–158
17. Buderus, S., Thomas, B., Fahnenstich, H., Kowalewski, S.: Renal failure in two preterm infants: toxic effect of prenatal maternal indomethacin treatment? Brit. J. Obstet. Gynaecol. 100 (1993) 97–98
18. Burges, A., Strauss, A., Heer, I., Hasbargen, U., Hepp, H.: Amnioninfusion in der pränatalen Diagnostik und Therapie. Gynäkologe 32 (1999) 832–839
19. Cabrol, D., Landesmann, R., Müller, J., Uzan, M., Sureau, C., Saxena, B.B.: Treatment of polyhydramnios with prostaglandin synthetase inhibitor (indomethacin). Amer. J. Obstet. Gynecol. 157 (1987) 422–426
20. Canady, J.W., Thompson, S.A., Colburn, A.: Craniofacial growth after iatrogenic cleft palate repair in a fetal ovine model. Cleft Palate Craniofac. J. 34 (1997) 69–72
21. Castillo, R.A., Devoe, L.D., Falls, G., Holzmann, G.B., Hadi, H.A., Fadel, H.E.: Pleural effusions and pulmonary hypoplasia. Amer. J. Obstet. Gynecol. 1547 (1987) 1252–1255
22. Chan, F.Y., Woo, S.K., Ghosh, A., Tang, M., Lam, C.: Prenatal diagnosis of congenital fetal arrhythmias by simultaneous pulsed Doppler velocimetry of the fetal abdominal aorta and inferior vena cava. Obstet. Gynecol. 76 (1990) 200–204
23. Chaoui, R., Bollmann, R., Hoffmann, H., Göldner, B.: Fetale Echokardiographie: Teil III. Die fetalen Arrhythmien. Zentralbl. Gynäkol. 113 (1991) 1335–1350
24. Cincotta, R., Oldharn, J., Sampson, A.: Antepartum and postpartum complications of twin-twin transfusion. Aust. NZ. J. Obstet. Gynaecol. 36 (1996) 303–308
25. Clewell, W.H., Johnson, M.L., Meier, P.R. et al.: A surgical approach to the treatment of fetal hydrocephalus. N. Engl. J. Med. 306 (1982) 1320–1325
26. Committee on bioethics, American academy of pediatrics: Fetal therapy – ethical considerations. Pediatrics (1999) 1061–1063
27. De Crespigny, L.C., Robinson, H.P., Ross, A., Quinn, M.: Curarisation of fetus for intrauterine procedures. Lancet 1 (1985) 1164
28. De Lia, J.E., Kuhlmann, R.S., Harstad, T.W., Cruikshank, D.P.: Fetoscopic laser ablation of placental vessels in severe previable twin-twin transfusion syndrome. Amer. J. Obstet. Gynecol. 172 (1995) 1202–1211
29. Denbow, M.L., Battin, M.R., Cowan, F., Azzopardi, D., Edwards, A.D., Fisk, N.M.: Neonatal cranial ultrasound findings in preterm twins complicated by severe fetofetal transfusion syndrome. Amer. J. Obstet. Gynecol. 178 (1998) 479–483
30. Deprest, J.A., Evrard, V.A., Van Ballaer, P.P. et al.: Tracheoscopic endoluminal plugging using an inflatable device in the fetal lamb model. Eur. J. Obstet. Gynecol. Reprod. Biol. 81 (1998) 165–169
31. Desmedt, E.J., Henry, D.A., Beischer, N.A.: Polyhydramnios and associated maternal and fetal complications in singleton pregnancies. Brit. J. Obstet. Gynecol. 97 (1990) 1115–1122
32. Dorr, H.G., Sippell, W.G., Willig, R.P.: Pränatale Diagnostik und Therapie des Adrenogenitalen Syndroms (AGS) mit 21-Hydroxylase-Defekt. Geburtsh. u. Frauenheilkd. 52 (1992) 586–588
33. Elliott, J.P., Urig, M.A., Clewell, W.H.: Aggressive therapeutic amniocentesis tor treatment of twin-twin transfusion syndrome. Obstet. Gynecol. 77 (1991) 537–540
34. Enders, G.: Infektionen und Impfungen in der Schwangerschaft. München: Urban & Schwarzenberg 1988; S. 143–161
35. Fisher, D.A.: Neonatal thyreoid disease of women with autoimmune thyroid disease. Thyroid Today 9 (1986) 1–7
36. Fisher, D.A., Polk, D.H.: Development of the thyroid. Baillieres Clin. Endocrinol. Me-Tab. 3 (1989) 627–657
37. Fisk, N.M., Ronderos-Dumit, D., Soliani, A., Nicolini, U., Vaughan, J., Rodeck, C.H.: Diagnostic and therapeutic transabdominal amnioinfusion in oligohydramnios. Obstet. Gynecol. 78 (1991) 270–278
38. Forest, M.G., David, M., Morel, Y.: Prenatal diagnosis and treatment of 21-hydroxylase deficiency. J. Steroid. Biochem. Mol. Biol. 45 (1993) 75–82
39. Gembruch, U., Hansmann, M.: Artificial instillation of amniotic fluid as a new technique for the diagnostic evaluation of cases of oligohydramnios. Prenat. Diagn. 8 (1988) 33–45
40. Gembruch, U., Manz, M., Bald, R. et al.: Repeated intravascular treatment with amiodarone in a fetus with refractory supraventricular tachycardia and hydrops fetalis. Amer. Heart J. 118 (1989) 1335–1338
41. Gembruch, U., Bald, R., Hansmann, M.: Die farbkodierte M-mode-Doppler-Echokardiographie bei der Diagnostik fetaler Arrhythmien. Geburtsh. u. Frauenheilkd. 50 (1990) 286–290
42. Gembruch. U., Somville, T.: Intrauterine Diagnostik und Therapie fetaler Arrhythmien. Gynäkologe 28 (1995) 329–345
43. Gembruch, U., Geipel, A.: Die indirekte und direkte medikamentöse Therapie des Feten. Gynäkologe 32 (1999) 840–854
44. Giers, G., Hoch, J., Bauer, H. et al.: Therapy with intravenous immunoglobulin G (ivIgG) during pregnancy for fetal alloimmune (HPA-1a (Zwa)) thrombocytopenic purpura. Prenat. Diagn. 16 (1996) 495–502
45. Gruel, Y., Boizard, B., Daffos, F., Forestier, F., Caen, J., Wautier, J.L.: Determination of platelet antigens and glycoproteins in the human fetus. Blood 68 (1986) 488–492
46. Haddow, J.E., Palomaki, G.E., Allan, W.C. et al.: Maternal thyroid deficiency during pregnancy and subsequent neuropsychological development of the child. N. Engl. J. Med. 341(1999) 549–555
47. Hallock, G.G.: In utero cleft lip repair in A/J mice. Plast. Reconstr. Surg. 75 (1985) 785–790
48. Harman, C.R., Bowman, J.M., Manning, F.A., Menticoglou, S.M.: Intrauterine transfusion – intraperitoneal versus intravascular approach: a case-control comparison. Amer. J. Obstet. Gynecol. 162 (1990) 1053–1059
49. Harrison, M.R., Ross, N.A., de Lorimier, A.A.: Correction of congenital diaphragmatic hernia in utero. III. Development of a successful surgical technique using abdominoplasty to avoid compromise of umbilical blood flow. J. Pediatr. Surg. 16 (1981) 934–942
50. Harrison, M.R., Golbus, M.S., Filly, R.A. et al.: Fetal surgery for congenital hydronephrosis. N. Engl. J. Med. 306 (1982) 591–593
51. Harrison, M.R., Nakayama, D.K., Noall, R., de Lorimier, A.A.: Correction of congenital hydronephrosis in utero. Decompression reverses the effects of obstruction on the fetal lung and urinary tract. J. Pediatr. Surg. 17 (1982) 965–974
52. Harrison, M.R.: Professional considerations in fetal treatment. In: Harrison, M.R., Golbus, M.S., Filly, R.A (eds.): The unborn patient. Philadelphia: Saunders 1991; pp. 8–13
53. Harrison, M.R., Adzick, N.S., Flake, A.W., Jennings, R.W.: The CDH two-step: a dance of necessity. J. Pediatr. Surg. 28 (1993) 813–816
54. Harrison, M.R., Adzick, N.S., Bullard, K.M. et al.: Correction of congenital diaphragmatic hernia in utero VII: a prospective trial. J. Pediatr. Surg. 32 (1997) 1637–1642
55. Harrison, M.R., Mychaliska, G.B., Albanese, C.T. et al.: Correction of congenital diaphragmatic hernia in utero IX: fetuses with poor prognosis (liver herniation and low lung-to-head ratio) can be saved by fetoscopic temporary tracheal occlusion. J. Pediatr. Surg. 33 (1998) 1017–1022
56. Hatijs, C.G.: Diagnosis and successful treatment of fetal goitrous hyperthyroidism caused by maternal Graves disease. Obstet. Gynecol. 81 (1993) 837–839
57. Hecher, K., Hackelöer, B.J.: Intrauterine endoscopic laser surgery for fetal sacrococcygeal teratoma. Lancet 347 (1996) 470
58. Hecher, K., Reinold, U., Gbur, K., Hackelöer, B.J.: Unterbrechung des umbilikalen Blutflusses bei einem akardischen Zwilling durch endoskopische Laserkoagulation. Geburtsh. u. Frauenheilk. 5 (1996) 97–100
59. Hecher, K., Hackelöer, B.-J., Ville, Y.: Umbilical cord coagulation by operative microendoscopy at 16 weeks' gestation in an acardiac twin. Ultrasound Obstet. Gynecol. 10 (1997) 130–132
60. Hecher, K., Zikulnig, L., Hackelöer, B.J.: Perspektiven der operativen Endoskopie in der Fetalmedizin. Gynäkologe 32 (1999) 855–865
61. Hecher, K., Plath, H., Bregenzer, T., Hansmann, M., Hackelöer, B.J.: Endoscopic laser surgery versus serial amniocenteses in the treatment of severe twin-twin transfusion syndrome. Amer. J. Obstet. Gynecol. 180 (1999) 717–724
62. Hendricks, S.D., Smith, J.R., Moore, D.E., Brown, Z.A.: Oligohydramnios associated with prostaglandin synthetase inhibitors in preterm labour. Brit. J. Obstet. Gynaecol. 97 (1990) 312–316
63. Hetzel, B.S.: Progress in the prevention and control of iodine-deficiency disorders. Lancet 2 (1987) 266
64. Hildebrand, K., Hösli, I., Holzgreve, W.: Pränatale Lungenreifung mit Corticosteroiden – ein Überblick. Z. Geburtsh. Neonatol. 200 (1996) 207–212
65. Hohlfeld, P., Forestier, F., Kaplan, C., Tissot, J.D., Daffos, F.: Fetal thrombocytopenia: a retrospective survey of 5194 fetal blood samplings. Blood 84 (1994) 1851–1856
66. Johnsen, D.E.: The creation of fetal rights: conflicts with womens's constitutional rights to liberty, privacy, and equal protection. Yale Law Journal 95 (1986) 599–625
67. Kaplan, C., Daffos, F., Forestier, F. et al.: Management of alloimmune thrombocytopenia: Antenatal diagnosis and in utero transfusion of maternal platelets. Blood 72 (1988) 340–343
68. Kaplan, M.M., Meier, D.A.: Thyroid diseases in pregnancy. In: Gleicher, N. (ed.): Principles and practice of medical therapy in pregnancy, 3rd ed. Stamford, Conneticut: Appleton & Lange 1998; pp. 432–448
69. Kleinman, C.S., Copel, J.A., Weinstein, E.M., Santulli, T.V., Hobbins, J.: In utero diagnosis and treatment of fetal supraventricular tachycardia. Semin. Perinatol. 9 (1985) 113–129
70. Kleinman, C.S., Copel, J.A.: Electrophysiological principles and fetal antiarrhythmic therapy. Ultrasound Obstet. Gynecol. 1 (1991) 286–297
71. Kleinman, C.S., Nehgme, R., Copel, J.A.: Fetal cardiac arrhythmias: diagnosis and therapy. In: Creasy, R.K., Resnik, R. (eds.): Maternal-fetal medicine. 4th ed. Philadelphia: Saunders 1999; 301–318
72. Külz, Th.: Medikamentöse Therapie des Feten. Gynäkologe 31 (1998) 970–979

73. Lameier, L., Katz, V.L.: Amnioninfusion: a review. Obstet. Gynecol. Surv. 48 (1993) 829–837

74. Liggins, G.C., Howie, R.N.: A controlled trial of antepartum glucocorticoid treatment for prevention of the respiratory distress syndrome in premature infants. Pediatrics 50 (1972) 515–525

75. Liley, A.W.: Intrauterine transfusion of the fetus in hemolytic disease. Brit. Med. J. 2 (1963) 1107–1109

76. Longaker, M.T., Dodson, T.B., Kaban, L.B.: A rabbit model for fetal cleft lip repair. J. Oral Maxillofac. Surg. 48 (1990) 714–719

77. Mamopoulos, M., Assimakopoulos, E., Reece, E.A., Andreou, A., Zheng, X.Z., Mantalenakis, S.: Maternal indomethacin therapy in the treatment of polyhydramnios. Amer. J. Obstet. Gynecol. 162 (1990) 1225–1229

78. Manning, F.A., Harrison, M.R., Rodeck, C.: Catheter shunts for fetal hydronephrosis and hydrocephalus. Report of the International Fetal Surgery Registry. N. Engl. J. Med. 315 (1986) 336–340

79. McCurdy, C.M., Reed, K.L.: Fetal arrhythmias. In: Copel, J.A., Reed, K.L. (eds.): Doppler ultrasound in obstetrics and gynecology. New York: Raven Press 1995; pp. 252–270

80. Merz, E.: Intrauterine Therapie der obstruktiven Uropathie. Akt. Urologie 27 (1996) A15–A16

81. Meuli, M., Meuli-Simmen, C., Hutchins, G.M. et al.: In utero surgery rescues neurological function at birth in sheep with spina bifida. Nature Med. 1 (1995) 342–347

82. Michejda, M., Bacher, J., Kuwabara, R., Hodgen, G.D.: In utero allogenic bone transplantation in primates. Transplantation 32 (1982) 96–100

83. Miller, W.L.: Genetics, diagnosis, and management of 21-hydroxylase deficiency. J. Clin. Endocrinol. MeTab. 78 (1994) 241–246

84. Miyai, K., Connely, J.F., Foley, T.P. Jr. et al. An analysis of the variation of incidence of congenital dysgenetic hypothyroidism in various countries. Endocrinol. Jpn. 31 (1984) 77–81

85. Moise, K.J. Jr., Carpenter, R.J. Jr., Cotton, D.B., Wasserstrum, N., Kirshon, B., Cano, L.: Percutaneous umbilical cord blood sampling in the evaluation of fetal platelet counts in pregnant patients with autoimmune thrombocytopenia purpura. Obstet. Gynecol. 72 (1988) 346–350

86. Moore, T.R., Gale, S., Benirschke, K.: Perinatal outcome of forty-nine pregnancies complicated by acardiac twinning. Amer. J. Obstet. Gynecol. 163 (1990) 907–912

87. Mueller-Eckhardt, C., Kiefel, V., Grubert, A. et al.: 348 cases of suspected neonatal alloimmune neonatal thrombocytopenia. Lancet 1 (1989) 363–366

88. Murphy, M.F., Waters, A.H., Doughty, H.A. et al.: Antenatal management of fetomaternal alloimmune thrombocytopenia – report of 15 affected pregnancies. Transfusion Med. 4 (1994) 281–292

89. Murphy, M.F.: Management of fetal and neonatal alloimmune thrombocytopenia. In: Kurjak, A. (ed.): Textbook of Perinatal Medicine. London: Parthenon 1998; pp. 1081–1087

90. Naides, S.J., Weiner, C.P.: Antenatal diagnosis and palliative treatment of non-immune hydrops fetalis secondary to fetal parvovirus B 19 infection. Prenat. Diagn. 9 (1989) 105–114

91. National Institutes of Health Consensus Development Conference Statement. Effects of corticosteroids for fetal maturation on perinatal outcomes. Amer. J. Obstet. Gynecol. 173 (1995) 246

92. Nicolaides, K.H., Azar, G.B.: Thoraco-amniotic shunting. Fetal Diagn. Ther. 5 (1990) 153–164

93. Nicolini, U., Rodeck, C.H., Kochenour, N.K. et al.: In-utero platelet transfusion for alloimune thrombocytopenia. Lancet 2 (1988) 506

94. Nyhan, W.L., Sakati, N.A.: Multiple carboxylase deficiency: holocarboxylase synthetase. In: Diagnostic recognition of genetic disease. Philadelphia: Lea & Febiger 1987; pp. 50–57

95. Packman, S., Golbus, M.S., Cowan, M.J. et al.: Prenatal treatment of biotin-responsive multiple carboxylase deficiency. Lancet 2 (1982) 1435–1438

96. Paek, B., Strauss, A., Hasbargen, U., Hepp, H., Harrison, M.R.: Invasive fetale Therapie. Gynäkologe 32 (1999) 866–878

97. Patriarco, M., Yeh, S.: Immunological thrombocytopenia in pregnancy. Obstet. Gynecol. Surv. 41 (1986) 661–671

98. Perelman, A.H., Johnson, R.L., Clemons, R.D., Finberg, H.G., Clewell, W.H., Trujillo, L.: Intrauterine diagnosis and treatment of fetal goitrous hypothyroidism. J. Clin. Endocrinol. MeTab. 71 (1990) 618–621

99. Petres, R.E., Redwine, J.P., Cruikshank, J.P.: Congenital bilateral chylothorax. J. Amer. med. Ass. 248 (1982) 1360–1361

100. Pollack, M.S., Maurer, D., Levine, L.S. et al.: Prenatal diagnosis of congenital adrenal hyperplasia (21-hydroxylase deficiency) by HLA typing. Lancet 1 (1979) 1107–1108

101. Porreco, R.P., Bloch, C.A.: Fetal blood sampling in the management of intrauterine thyrotoxicosis. Obstet. Gynecol. 76 (1990) 509–512

102. Quetel, T.A., Mejides, A.A., Salman, F.A., Torres-Rodriguez, M.M.: Amnioinfusion: an aid in the ultrasonographic evaluation of severe oligohydramnios in pregnancy. Amer. J. Obstet. Gynecol. 167 (1992) 333–336

103. Reisner, D.P., Mahony, B.S., Petty, C.N. et al.: Stuck twin syndrome: outcome in thirty-seven consecutive cases. Amer. J. Obstet. Gynecol. 169 (1993) 991–995

104. Roberts, A.B., Clarkson, P.M., Pattison, N.S., Jamieson, M.G., Mok, P.M.: Fetal hydrothorax in the second trimester of pregnancy: successful intra-uterine treatment at 24 weeks gestation. Fetal Ther. 1 (1986) 203–209

105. Rodeck, C.H., Nicolaides, K.H.: Die Anwendung der Fetoskopie bei fetaler Therapie. Gynäkologe 17 (1984) 52–55

106. Rodeck, C.H., Fisk, N.M., Fraser, D.I., Nicolini, U.: Long-term in utero drainage of fetal hydrothorax. N. Engl. J. Med. 319 (1988) 1135–1138

107. Ronderos-Dumit, D., Nicolini, U., Vaughan, J., Fisk, N.M., Chamberlain, P.F., Rodeck, C.H.: Uterine-peritoneal amniotic fluid leakage: an unusual complication of intrauterine shunting. Obstet. Gynecol. 78 (1991) 913–915

108. Sack, J., Fisher, D.A., Hobel, C.J., Lam, R.: Thyroxine in human amniotic fluid. J. Pediatr. 87 (1975) 364–368

109. Sebire, N.J., Nicolaides, K.H.: Thoracoamniotic shunting for fetal pleural effusions. In: Chervenak, F.A., Kurjak, A. (eds.): The fetus as a patient. New York: Parthenon 1996; pp. 317–326

110. Seeds, J.W., Bowes, W.A.Jr.: Results of treatment of severe fetal hydrothorax with bilateral pleuroamniotic catheters. Obstet. Gynecol. 68 (1986) 577–579

111. Skarsgard, E.D., Meuli, M., van der Wall, K.J., Bealer, J.F., Adzick, N.S., Harrison, M.R.: Fetal endoscopic tracheal occlusion („Fetendo-Plug") for congenital diaphragmatic hernia. J. Pediatr. Surg. 31 (1996) 1335–1338

112. Strang, T.H.: Amnioninfusion. J. Reprod. Med. 49 (1995) 108–114

113. Thorpe-Beeston, J.G., Nicolaides, K.H., McGregor, A.M.: Fetal thyroid function. Thyroid 2 (1992) 207–217

114. Thuy, L.P., Belmont, J., Nyhan, W.L.: Prenatal diagnosis and treatment of holocarboxylase synthetase deficiency. Prenat. Diagn. 19 (1999) 108–112

115. Trainer, T.D., Howard, P.L.: Thyroid function tests in thyroid and nonthyroid disease. Crit. Rev. Clin. Lab. Sci. 19 (1983) 135–171

116. Treadwell, M.C., Sherer, D.M., Sacks, A.J., Ghezzi, F., Romero, R.: Successful treatment of recurrent non-immune hydrops secondary to fetal hyperthyroidism. Obstet. Gynecol. 87 (1996) 838–840

117. Trespidi, L., Boschetto, C., Caravelli, E., Villa, L., Kustermann, A., Nicolini, U.: Serial amniocenteses in the management of twin-twin transfusion syndrome: when is it valuable? Fetal Diagn. Ther. 12 (1997) 15–20

118. Ulmer, H.E., Mandelbaum, A., Schmidt, W.: Pränatale Behandlung fetaler Herzerkrankungen. Gynäkologe 21 (1988) 138–147

119. Van Allen, M.I., Smith, D.W., Shepard, T.H.: Twin reversed arterial perfusion (TRAP) sequence: A study of 14 twin pregnancies with acardius. Sem. Perinat. 7 (1983) 285–293

120. van der Wall, K.J., Bruch, S.W., Meuli, M. et al.: Fetal endoscopic („Fetendo") tracheal clip. J. Pediatr. Surg. 31 (1996) 1101–1104

121. Ville, Y., Hyett, J., Vandenbusche, F.P.A., Nicolaides, K.H.: Endoscopic laser coagulation of umbilical cord vessels in twin reversed arterial perfusion sequence. Ultrasound Obstet. Gynecol. 4 (1994) 396–398

122. Ville, Y., Hyett, J., Hecher, K., Nicolaides, K.: Preliminary experience with endoscopic laser surgery for severe twin-twin transfusion syndrome. New Engl. J. Med. 332 (1995) 224–227

123. Ville, Y., Hecher, K., Gagnon, A., Sebire, N., Hyett, J., Nicolaides, K.: Endoscopic laser coagulation in the management of severe twin-to-twin transfusion syndrome. Brit. J. Obstet. Gynaecol. 105 (1998) 446–453

124. Wallace, C., Couch, R., Ginsberg, J.: Fetal thyrotoxicosis: a case report and recommendations for prediction, diagnosis and treatment. Thyroid 5 (1995) 125–128

125. Ward, R.M.: Pharmacologic enhancement of fetal lung maturation. Clin. Perinatol. 21 (1994) 523–542

126. Waters, A., Murphy, M., Hambley, H. et al.: Management of alloimmune thrombocytopenia in the fetus and neonate. In: Nance, S.T. (ed.): Clinical and Basic Science Aspects of immunohaematology. Arlington: American Association of Blood Banks 1991; pp. 155–177

127. Watts, D.H., Luthy, D.A., Benedetti, T.J., Cyr, D.R., Easterling, T.R., Hickok, D.: Intraperitoneal fetal transfusion under direct ultrasound guidance. Obstet. Gynecol. 71 (1988) 84–88

128. Weiner, C.P., Wenstrom, K.D., Sipes, S.L., Williamson, R.A.: Risk factors for cordocentesis and fetal intravascular transfusion. Amer. J. Obstet. Gynecol. 165 (1991) 1020–1025

129. Weiner, C.P., Williamson, R.A., Wenstrom, K.D. et al.: Management of fetal hemolytic disease by cordocentesis. II. Outcome of treatment. Amer. J. Obstet. Gynecol. 165 (1991) 1302–1307

130. Wenstrom, K., Weiner, C.P., Williamson, R.A., Grant, S.S.: Prenatal diagnosis of fetal hyperthyroidism using funipuncture. Obstet. Gynecol. 76 (1990) 513–517

Sicherheit, genetische, rechtliche und ethische Aspekte der sonographischen Pränataldiagnostik

48 Sicherheitsaspekte der Ultraschalldiagnostik in der Schwangerschaft

Entwicklung

Intensität. Risiken der Ultraschallanwendung in der Medizin werden seit über 50 Jahren diskutiert. Bei dem ersten Kongress „Ultraschall in der Medizin" vor 50 Jahren war bereits klar, dass im Gegensatz zu ionisierenden Strahlen die Dosis, d. h. die gesamte über die Zeit der Exposition absorbierte Energie, nicht entscheidend sein kann. Statt dessen wurde damals für die Auslösung biologischer Effekte die Intensität (Tab. 48.**1**) als der entscheidende Parameter des Ultraschallfeldes angesehen (8).

Temperaturerhöhung und Kavitation. Anfang der 60er-Jahre ergab sich mit der Einführung des gepulsten Ultraschalls zur Diagnostik die Notwendigkeit, zwischen der mittleren und der Pulsintensität zu unterscheiden. Dabei wurde angenommen, dass die mittlere Intensität die Wärmeentwicklung und die Pulsintensität mechanische Schäden, insbesondere durch Kavitationen, determiniert. Dieses Konzept hatte jedoch entscheidende Schwächen, da bei schmalem Ultraschallfeld das Ausmaß der Erwärmung mehr durch die Leistung als durch die Intensität festgelegt wird (Abb. 48.**1**) und die Auslösung von Kavitationen von dem negativen Spitzendruck abhängt; außerdem hängen beide Wirkungen auch von der Frequenz und von Gewebeeigenschaften ab. Daher setzten sich für die Bewertung der biologischen Sicherheit in den 80er-Jahren die Temperaturerhöhung und die Kavitation als die

Tabelle 48.**1** Physikalische Begriffe zur Beschreibung von Ultraschallfeldern (nach 10)

1. Leistung

$$\text{Leistung} = \frac{\text{Energie}}{\text{Zeit}} \qquad \text{Dimension: Watt} = \frac{\text{Joule}}{\text{Sekunde}}$$

Energie ist die Fähigkeit, Arbeit zu leisten. Sie hat die gleiche Dimension wie Arbeit, nämlich Joule. Bei diagnostischen Ultraschallgeräten wird die Leistung meistens in mW = 10^{-3} W angegeben.

2. Intensität

$$\text{Intensität} = \frac{\text{Energie}}{\text{Zeit} \cdot \text{Fläche}} = \frac{\text{Leistung}}{\text{Fläche}} \qquad \text{Dimension: } \frac{\text{Joule}}{\text{Sekunde} \cdot \text{m}^2}$$

Bei diagnostischen Ultraschallgeräten wird die Intensität meistens in mW/cm² angegeben (1 mW/cm² = 0,1 W/cm²). Die maximale Sonnenstrahlung auf der Erde beträgt 100 mW/cm².
In einem gepulsten Ultraschallfeld ist die Intensität weder zeitlich noch räumlich konstant. Deshalb werden meist die zeitlichen und/oder räumlichen Spitzenwerte der Intensität oder die gemittelten Werte angegeben. Zur genaueren Spezifizierung sind die folgenden Benennungen üblich (s = space, t = time, p = peak, a = averaged):

I(sata)   räumlicher und zeitlicher Mittelwert der Intensität,
I(spta)   räumlicher Spitzen- und zeitlicher Mittelwert der Intensität,
I(sptp)   räumlicher und zeitlicher Spitzenwert der Intensität.

3. Schalldruck

Ultraschall breitet sich im Gewebe als Longitudinalwelle aus. Damit verbunden ist ein Wechseldruck, der sich dem Ruhedruck des Gewebes überlagert.

$$\text{Druck} = \frac{\text{Kraft}}{\text{Fläche}} \qquad \text{Dimension: Pascal} = \frac{\text{Newton}}{\text{m}^2}$$

In der Kompressionsphase steigt der Druck über den Ruhedruck an, in der Sogphase fällt er unter den Ruhedruck ab. Der Schalldruck wird in Mega-Pascal angegeben (1 MPa = 10^6 Newton/m² = 9,87 atm).

beiden entscheidenden physikalischen Primäreffekte durch (14, 15). Diese Effekte lassen sich erheblich besser mit erwünschten oder unerwünschten biologischen Wirkungen korrelieren, haben aber den Nachteil, dass sie von mehreren Parametern des Ultraschallfeldes abhängen und im exponierten Gewebe nur mit größerem methodischen Aufwand nachweisbar sind.

Zur Bestimmung der Temperaturerhöhung wurden daher Rechenmodelle entwickelt, die aus bestimmten Parametern des Ultraschallfeldes und der Art der Anwendung das Ausmaß der Erwärmung abschätzen sollen (2). Da für die Kavitation eine vergleichbare mathematische Modellierung wegen fehlender theoretischer Grundlagen noch nicht möglich ist, wurde die Amplitude des negativen Unterdrucks im Gewebe als entscheidende Größe für die Sicherheitsbewertung beibehalten.

Schwellenwerte. Ultraschallwirkungen sind abhängig von Schwellenwerten. Thermische Schäden können bis zu 38,5°C ausgeschlossen werden. Temperaturerhöhungen über 41°C hemmen die Zellteilung und wirken im Tierversuch zeitabhängig teratogen (1, 14). Kavitationen werden bei diagnostischen Ultraschallverfahren, deren Schallfelder negative Druckamplituden von 5,5 MPa nicht überschreiten, nicht beobachtet. Die Schwelle für Kavitationen in vivo liegt vermutlich bei 10 MPa. In Geweben mit Gaseinschlüssen, wie z. B. Lunge und Darm nach der Geburt und nach Gabe von Echokontrastmitteln, liegt die Kavitationsschwelle erheblich tiefer. Das Ziel jeglicher Sicherheitsbemühung bei der Anwendung von diagnostischem Ultraschall sollte daher sein, das Überschreiten der biologisch relevanten Schwellenwerte zu vermeiden.

Risikobewertung verschiedener Untersuchungsverfahren

Wegen der Vielfalt der verschiedenen Methoden der Ultraschalldiagnostik ist heute eine generelle Risikobewertung nicht mehr möglich. Die verschiedenen sonographischen Verfahren müssen einzeln je nach dem Ausmaß der Exposition und der klinischen Anwendung bewertet werden.

■ A-, B- und M-Mode

Temperaturerhöhung. Beim A-, B- und M-Mode sowie der 3D-Sonographie als Erweiterung des B-Modes sind die verwendeten Leistungen und Intensitäten (Ispta) so niedrig, dass exponiertes Gewebe nicht merklich erwärmt wird. Dies gilt auch für endoskopische und transvaginale Untersuchungen. Thermische Effekte sind bei diesen Verfahren nicht zu erwarten.

Negative Druckamplituden. Die negativen Druckamplituden liegen bei diesen Modes bei maximal 5,5 MPa (7) und reichen für die Auslösung von Kavitationen nicht aus. Im Tierexperiment können jedoch bei Exposition der belüfteten Lunge subpleurale kapilläre Erythrozytenaustritte hervorgerufen werden, wenn der negative Spitzendruck p- über 1 MPa beträgt. Der zugrunde liegende Mechanismus ist unklar, der Effekt ist aber offensichtlich nicht thermisch bedingt und erfordert belüftete Alveolen; die fetale Lunge ist nicht gefährdet (11). Diese Einblutungen wurden bisher nur im Tierversuch beschrieben; dabei waren die Läsionen bei kleinen Laborsäugern schwerer als bei großen. Beim Menschen treten sie im Rahmen einer klinischen Untersuchung vermutlich nicht auf, da die menschliche Pleura dicker und widerstandsfähiger gegen mechanische Belastungen zu sein scheint.

◼ Dopplerverfahren

Überwachung der fetalen Herzaktivität (CTG)

Die Leistungen, Intensitäten und Druckamplituden sind bei der Überwachung der fetalen Herzaktivität so niedrig, dass keine Sicherheitsbedenken bestehen, selbst wenn über ausgedehnte Zeiträume überwacht wird (6).

Pulsdoppler (Farbdoppler, Ultraschallangiographie, Duplexsonographie)

Intensitäten. Die Exposition ist bei den Dopplerverfahren höher als bei B-Mode und M-Mode. Die Intensitäten, die bei diesen drei Verfahren emittiert werden, überlappen beträchtlich, wobei die höchsten Werte bei der Duplexsonographie erreicht werden. Einige Geräte emittieren Intensitäten wie bei therapeutischem Ultraschall oder sogar darüber (7), allerdings ist das Ultraschallfeld erheblich schmaler und die Leistung geringer. Bei solchen Intensitäten ist bei stationärem Betrieb zur Blutströmungsmessung eine Erwärmung des exponierten Gewebes zurzeit nicht auszuschließen (6, 14). Dieses Verfahren ist problematischer als die farbkodierte Dopplersonographie und die Ultraschallangiographie, da bei diesen Arbeitsmodi der Dopperstrahl bewegt und damit die entstehende Wärme auf ein größeres Gewebevolumen verteilt wird. Als Faustregel kann gelten, dass bei farbkodierter Dopplersonographie etwa die 10fache und bei Pulsdopplerströmungsmessung etwa die 100fache Intensität (Ispta) des einfachen B-Modes eingesetzt wird.

Sicherheitsrelevante Erwärmung. Die entscheidende Frage, bei welchen sonographischen Bedingungen eine sicherheitsrelevante Erwärmung des Gewebes zu erwarten ist, kann zurzeit nicht sicher beantwortet werden. Im Tierversuch konnten verschiedene unabhängige Arbeitsgruppen mit pulsdoppleranalogen Bedingungen Temperaturerhöhungen über 5°C in verschiedenen, allerdings nichtperfundierten Weichteilgeweben hervorrufen. Dazu reichten Expositionszeiten von 60–90 s. Bei all diesen Untersuchungen war die Gewebeerwärmung in den ersten 30 s am stärksten. Dabei zeigte sich, dass die Leistung des Gerätes das Ausmaß der Erwärmung wesentlich mehr festlegte als die mittlere Intensität (Abb. 48.**1**) (3, 14).

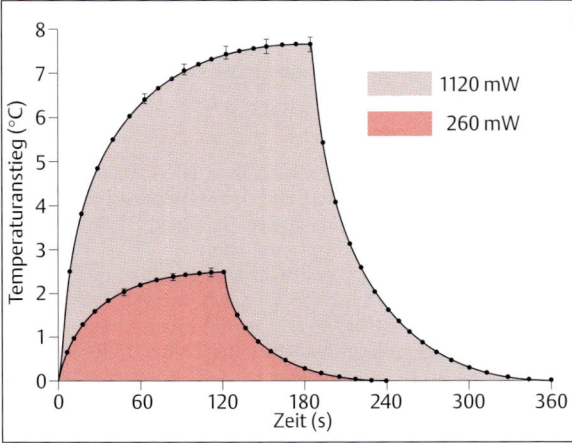

Abb. 48.**1** Darstellung des Temperaturanstiegs gegen die Zeit im mittleren Bereich von isoliertem fetalem Meerschweinchenhirn. Die Ultraschallexposition entspricht in etwa der Duplexsonographie (Feldparameter: 3,2 MHz, Pulsdauer 6,25 µs, PRF 4 kHz). Obere Kurve: Gesamtleistung 1120 mW, Intensität Ispta 2,5 Wcm^{-2}. Untere Kurve: Gesamtleistung 260 mW, Intensität Ispta 2,9 Wcm^{-2} (nach [3]).

Mineralisation des Knochens. Wenn fetales Hirn in der Schädelkalotte belassen und transkraniell beschallt wurde, stieg die Temperatur im Gewebe am proximalen Os temporale durch sekundäre Erwärmung über den vermehrt absorbierenden Knochen deutlich stärker an als im mittleren Bereich. Diese knochennahe Erwärmung nahm bei gleichen Leistungen mit fortschreitender Mineralisation des fetalen Knochens zu (3). Der Embryo verhält sich akustisch wie Weichteilgewebe und absorbiert kaum. Erst mit beginnender Mineralisation des Knochens ab der 12. SSW nimmt die Absorption kontinuierlich zu. Der Embryo ist daher thermisch weniger gefährdet als der Fetus.

Bezüglich der Möglichkeit mechanischer Schäden sind die Dopplerverfahren dem B- und M-Mode vergleichbar.

◼ Ultraschallkontrastmittel

Kavitationen. Zur Verstärkung des Rückstreuvermögens des Blutes werden in der sonographischen Diagnostik teilweise Kontrastmittel mit Gaseinschlüssen verwendet. Diese senken die Kavitationsschwelle wässriger Lösungen in vitro und können zur Bildung chemischer Radikale führen, wie sie für ionisierende Strahlung charakteristisch sind. Ob sich daraus Risiken für den klinischen Einsatz ableiten lassen, ist zurzeit ungeklärt. Blut in vivo ist erheblich resistenter gegen Kavitationen als Lösungen in vitro. Ob die Gabe von Kontrastmitteln Kavitationen in vivo möglich macht, ist nicht geklärt.

Störungen der kapillären Durchblutung sind bei den heute verwendeten Blasengrößen unter 10 µm nicht zu erwarten. Hinweise für sonstige Risiken haben sich bei dem bisherigen klinischen Einsatz nicht ergeben, auch nicht in Bezug auf immunologische Verträglichkeit (9). Da aber zurzeit laufend neue Kontrastmittel entwickelt und die klinischen Einsatzmöglichkeiten erweitert werden, ist derzeitig eine abschließende Risikobewertung noch nicht möglich. Der Einsatz von Echokontrastmitteln setzt eine individuelle Nutzen-Risiko-Bewertung voraus.

Sicherheitsindizes

Da die biologische Sicherheit von vielen Randbedingungen des Ultraschallfeldes und des exponierten Gewebes abhängt, wurde versucht, diese Problematik für Anwender einfach und durchschaubar zu machen. Dazu wurden Sicherheitsindizes konzipiert, deren praktische Realisierung aber noch nicht abgeschlossen ist.

Zwei unabhängige Indizes. Erwärmung und Kavitation sind die beiden entscheidenden physikalischen Mechanismen für die Auslösung von Bioeffekten durch Ultraschall. Deshalb wurden zwei unabhängige Indizes zur Kontrolle dieser Effekte entwickelt (2). Beide Indizes werden auf der Basis sehr einfacher Modelle des Gewebes und seiner akustischen Eigenschaften errechnet. Diese Indizes werden hier nur in ihrem Grundkonzept dargestellt. Eine ausführliche Beschreibung und Bewertung findet sich in Literaturstelle 5. Die Anzeige dieser Indizes wird durch den Online Display Standard (ODS) (2) geregelt, der in den USA seit dem 1. Januar 1996 Voraussetzung für die Zulassung von Ultraschallgeräten ist. Die meisten europäischen Hersteller haben neuere Geräte ebenfalls mit dem ODS ausgestattet.

◼ Thermischer Index (TI)

Erhitzung des Gewebes. Der thermische Index (TI) soll den Anwender vor eventueller Erhitzung des exponierten Gewebes während einer Untersuchung mit speziellen Geräteeinstellungen warnen. Er ist definiert als Verhältnis der akustischen Leistung zu derjenigen Leistung, die notwendig ist, um ein gegebenes Zielgewebe unter ungünstigsten Verhältnissen um 1°C zu erwärmen. Dabei wird angenommen, dass die Expositionszeit so lang ist, dass ein thermisches Gleichgewicht erreicht wird. Der TI wurde absichtlich als dimensionslose Größe konzipiert. Ein TI von 0,8 würde demnach anzeigen, dass ein Gewebevolumen unter den gegebenen Beschallungsbedingungen um maximal 0,8°C erwärmt werden kann.

Varianten. Drei verschiedene Varianten des TI wurden definiert:
- der Index für Weichteilgewebe („Thermal Index Soft Tissue" = TIS),
- der thermische Index „Bone" (TIB), der dann zu verwenden ist, wenn stark absorbierender Knochen in der Nähe des Fokus liegt, und
- der thermische Index „Cranial" (TIC), der angewendet werden soll, wenn Knochen nahe am Schallkopf liegt, insbesondere bei transkraniellen Untersuchungen.

Bei den Untersuchungen in der Geburtshilfe ist normalerweise die Verwendung des TIS vernünftig. In der zweiten Schwangerschaftshälfte sollte jedoch der Untersucher bei Exposition fetaler Knochen den TIB als Sicherheitsindikator wählen.

Berechnung eines thermischen Index. Die zugrunde liegenden Rechenvorschriften zur Berechnung eines thermischen Index haben eine einfache Form. Für den TIS gilt:

$$TIS = W \cdot f \cdot k$$

W ist die in Wasser gemessene akustische Leistung, f die Frequenz und k ein Faktor, der alle Parameter einschließt, die sich aus dem jeweiligen Modell ergeben. Die Dämpfung wird mit nur 0,3 dB/cm MHz berücksichtigt, dadurch wird die Erwärmung des Gewebes tendenziell eher überschätzt. Für die beiden anderen Indizes (TIB und TIC) entfällt die Abhängigkeit von der Frequenz, und es werden unterschiedliche k-Werte eingesetzt.

■ Mechanischer Index (MI)

Kavitationen. Dieser Index ist der Versuch, die Wahrscheinlichkeit für Kavitationen im exponierten Gewebe zu schätzen. Der lokale negative Spitzendruck p- im Gewebe wird aus in Wasser gemessenen Druckwerten errechnet, wobei die Dämpfung der Weichteile auch hier mit nur 0,3 dB/cm MHz berücksichtigt wird. Dieser Wert p- geht als positiver Wert in MPa in die Formel ein, die Frequenz f in MHz.

$$MI = \frac{p}{\sqrt{f}}$$

Der MI wird ebenfalls dimensionslos angegeben. Er informiert den Anwender über die Amplitude des Pulses zu einer gegebenen Zeit. Höhere Pulsamplituden ergeben direkt proportional höhere MI-Werte. Die Grundlage für diesen Index ist die Annahme, dass ein Schwellenwert des negativen akustischen Druckes existiert, ab dem Kavitationen und damit biologische Schäden ausgelöst werden können. Allerdings ist zurzeit nicht bekannt, ab welcher MI-Schwelle mit Kavitationen in Säugergewebe in vivo gerechnet werden muss. In den USA sind Untersuchungen mit einem MI bis zu 1,9 erlaubt. Bei einer Frequenz von 5 MHz entspricht dies einer negativen Druckamplitude von 4,2 MPa. Die handelsüblichen Geräte in Europa erreichen maximal 5,5 MPa (7).

■ Anzeige der Indizes

Online Display Standard. Die meisten modernen Geräte zeigen die Indizes entsprechend den Anforderungen des ODS (2) an. Dieser regelt Folgendes: Zum einen soll auf dem Bildschirm nur ein Index erscheinen. Die Entscheidung, welcher Index ausgewählt wird, hängt sowohl von dem Arbeitsmodus wie auch von der Art der klinischen Anwendung ab.

Dabei wird derjenige Index angezeigt, der für eine spezielle Untersuchung am besten passt. Für B-Mode-Bildgebung wird lediglich der MI angezeigt.

Wahl des passenden TI. Bei Pulsdoppleruntersuchungen und dem M-Mode hat der TI Vorrang. Bei diesen Arbeitsmodi wird je nach Anwendungsart entschieden, welcher TI angezeigt wird. Der TIC wird nur bei transkranieller Beschallung verwendet. Bei allen anderen Untersuchungen wird der TIS oder der TIB angezeigt, je nachdem, welcher für die jeweilige Untersuchungsart passender ist. Natürlich wird der TIB immer höhere Werte anzeigen als der TIS, da Knochen stärker absorbiert. Bei einigen Untersuchungen, wie z. B. bei der Untersuchung des Auges oder der Brust, wird der TIS angeboten, da es sich um eine Untersuchung von Weichteilen handelt. In diesem Falle wäre jedoch der TIB passender, da Knochen zufällig exponiert werden kann. Daher sollte der Untersucher die vom Gerät vorgegebene Wahl ändern können.

Schwellenwert 1,0. Generell fordert der ODS die Anzeige nur bei Geräten bzw. Arbeitsmodi, bei denen ein Index mindestens Werte von ≥ 1,0 erreichen kann. Unter dieser Bedingung wird ab 0,4 angezeigt. Dies gilt für den TI und den MI gleichermaßen.

■ Bewertung der Indizes

Die angezeigten Sicherheitsindizes können dem Anwender wertvolle, bisher nicht verfügbare Informationen darüber liefern, wie Änderungen der Geräteeinstellungen auf dem Armaturenbrett die Pulsamplitude (und damit den MI) und die zeitgemittelte Intensität bzw. die Gesamtleistung und damit die Heizkapazität des Ultraschallfeldes beeinflussen. Wie mit jeder neuen Methode der Risikobewertung ist jedoch auch hier bei der Interpretation der Indexwerte eine gewisse Vorsicht geboten. Beide Indizes, TI und MI, können zurzeit nur als generelle Anzeiger möglicher Risiken bewertet werden. Sie beruhen auf Berechnungen und nicht auf validen Messungen des wahren Erwärmungs- bzw. Kavitationspotenzials im Gewebe während einer laufenden Untersuchung (5).

Tabelle 48.2 Leitlinien bezüglich einer Ultraschalluntersuchung in der Schwangerschaft

Allgemein
➤ Die Leistung des Gerätes sollte möglichst niedrig, die Empfangsverstärkung hoch eingestellt werden.
➤ Der Untersucher muss wissen, ob das Gerät bei eingefrorenem Bild weiter abstrahlt. Ggf. sollte der Hautkontakt unterbrochen werden.
➤ Sonographische Untersuchungen sollten medizinisch indiziert sein. Gegen das Routine-Screening einer jeden Schwangeren mittels B-Mode bestehen keine Bedenken.
➤ Bei postnatalen kardiologischen Untersuchungen sollte die Lunge nicht unnötig exponiert werden.
Pulsdoppleruntersuchungen
➤ Bei Blutströmungsmessungen sollte der Doppler erst aktiviert werden, nachdem das Gefäß im Farbdoppler lokalisiert und das Messtor festgelegt ist. Dabei sollte die Messtortiefe klein gehalten werden, da einige Geräte einen Tiefenausgleich zur Kompensation der Dämpfung haben.
➤ Wenn kein Sicherheitsindex verfügbar ist, sollte die Messzeit kurz gehalten werden und 30 s möglichst nicht überschreiten. Eine evtl. notwendige zweite Messung am gleichen Messort sollte frühestens nach 30 s Pause beginnen.
➤ Bei fetalen und neonatalen Pulsdoppleruntersuchungen sollten tiefer liegende Knochen möglichst wenig exponiert werden.
➤ Bei fiebernden Patienten muss eher mit thermischen Effekten gerechnet werden, die Messzeiten sollten daher kürzer gehalten werden.
➤ Das Routine-Screening einer jeden Schwangerschaft mit Pulsdoppler zur Bestimmung der fetalen und plazentaren Durchblutung kann zurzeit wegen der noch nicht sicher abzuschätzenden Risiken nicht empfohlen werden. Bei dieser Untersuchung sollte eine individuelle Indikation vorliegen.
➤ Der Einsatz von Echokontrastmitteln erfordert eine spezielle Indikation und eine vorherige individuelle Risiko-Nutzen-Abwägung.

Erste experimentelle Überprüfungen des TI haben ergeben, dass der vom Index geschätzte Wert in der Regel eine gute Annäherung an die Realität vermittelt, dass aber der TI in einzelnen klinischen Situationen die wahre Erwärmung deutlich über- oder unterschätzen kann (12). Der MI wurde auf seine Aussagekraft noch nicht untersucht.

Schlussfolgerungen und Empfehlungen

Zur Frage möglicher intrauteriner Schädigung durch Ultraschall liegt eine Vielzahl epidemiologischer Untersuchungen vor, die sich allerdings überwiegend auf die Anwendung des B-Modes beziehen. Keine dieser Studien konnte bisher nachteilige Wirkungen auf die geborenen Kinder nachweisen (4). Dennoch sollte man allein aus Vorsorge und um die Einsatzschwellen der thermischen und kavitativen Effekte nicht zu überschreiten, bei pränatalen sonographischen Untersuchungen die in Tab. 48.**2** aufgeführten Leitlinien berücksichtigen (10, 13). Wenn diese Leitlinien beachtet werden, ist die Ultraschalldiagnostik sicher und risikofrei. Eine weitere wichtige Voraussetzung ist allerdings eine adäquate Ausbildung des Anwenders.

Literatur

1. AIUM (American Institute of Ultrasound in Medicine): Bioeffects & Safety of Diagnostic Ultrasound. AIUM, Laurel MD 1993
2. AIUM/NEMA (American Institute of Ultrasound in Medicine/National Electrical Manufactures Association): Standard for real time display of thermal and mechanical acoustic output indices on diagnostic ultrasound equipment. AIUM, Rockville MD 1992
3. Bosward, K.L., Barnett, S.B., Wood, A.K.W., Edwards, M.I., Kossoff, G.: Heating of guinea-pig fetal brain during exposure to pulsed ultrasound. Ultrasound Med. Biol. 19 (1993) 415–424
4. EFSUMB (European Federation of Societies for Ultrasound in Medicine and Biology): EFSUMB- Tutorial: Zur Epidemiologie diagnostischer pränataler Ultraschallexposition. Ultraschall in Med. 18 (1997) 46–49
5. EFSUMB (European Federation of Societies for Ultrasound in Medicine and Biology): EFSUMB- Tutorial: Thermische und mechanische Indizes. Ultraschall in Med. 19 (1998) 92–96
6. EFSUMB (European Federation of Societies for Ultrasound in Medicine and Biology): Clinical Safety Statement 1998. Europ. J. Ultrasound 8 (1998) 67–68
7. Henderson, I., Willson, K., Iago, I.R., Whittingham, T.A.: A survey of the acoustic outputs of diagnostic ultrasound equipment in current clinical use. Ultrasound Med. Biol. 21 (1995) 699–705
8. Matthes, K., Rech, W.: Der Ultraschall in der Medizin. Kongressbericht der Erlanger Ultraschall-Tagung 1949. Zürich: S. Hirzel 1949
9. Nanda, N.C.: Echocontrast enhancers: How safe are they? Advances in Echo-Contrast 2 (1992) 19–24
10. Rott, H.-D.: Ultraschalldiagnostik: Neuere Bewertung der biologischen Sicherheit. Dtsch. Ärztebl. 93 (1996) A-1533–1537
11. Rott, H.-D.: Lungenhämorrhagien durch diagnostischen Ultraschall. Ultraschall in Med. 18 (1997) 226–228
12. Shaw, A., Pay, N.M., Preston, R.C.: Assessment of the likely thermal index values for pulsed Doppler ultrasound equipment. – Stages II and III: experimental assessment of scanner/-transducer combinations. National Physical Laboratory (NPL): NPL Report CMAM 12, Teddington U.K. 1998
13. SSK (Strahlenschutzkommission): Empfehlungen zur Patientensicherheit bei Anwendung der Ultraschalldiagnostik in der Medizin. Empfehlungen der Strahlenschutzkommission. Berichte der Strahlenschutzkommission des Bundesministers für Umwelt, Naturschutz und Reaktorsicherheit. Heft 14. Stuttgart: Gustav Fischer 1998
14. WFUMB (World Federation for Ultrasound in Medicine and Biology): Symposium on Safety and Standardisation in Medical Ultrasound: Issues and Recommendations Regarding Thermal Mechanisms for Biological Effects of Ultrasound (eds.: Barnett, S.B., Kossoff, G.) Ultrasound Med. Biol. 18/9 (Special Issue) 1992
15. WFUMB (World Federation for Ultrasound in Medicine and Biology): Symposium on Safety of Ultrasound in Medicine: Emphasis on Non-thermal Mechanisms (eds.: Barnett, S.B., Kossoff, G.) Ultrasound Med. Biol. 24 (1998) 1–55

49 Genetische Beratung bei fetaler Fehlbildung

Aufgaben der genetischen Beratung

Auffälligkeiten des Feten im Ultraschallbild sind Anlass zu verschiedenen differenzialdiagnostischen Überlegungen. In diese geht zum einen die Indikation zur Durchführung der pränatalen Untersuchung ein, beispielsweise Altersrisiko, Zustand nach Geburt eines Kindes mit Neuralrohrdefekt oder sichere Überträgereigenschaft der Schwangeren für geschlechtsgebunden vererbten Hydrozephalus durch Aquäduktstenose. Andererseits wird die Art der erfassten Fehlbildung Anlass sein, nach weiteren Störungen zu suchen, die möglicherweise das Vorliegen eines syndromatischen Krankheitsbildes anzeigen. Schweregrad der beobachteten Anomalie und/oder Behandelbarkeit sind Kriterien, die das weitere Vorgehen des Untersuchers bestimmen.

Beratung während einer Schwangerschaft. An dieser Stelle wird in einem Teil der Kasuistiken die zusätzliche diagnostische Hilfe des genetischen Beraters im Sinne der Konsiliarfunktion erbeten. Die ihm zur Verfügung stehenden Laboruntersuchungen – Zytogenetik und Molekulargenetik – erweisen sich in manchen Fällen als klärend und hilfreich. Auch bei der Erfassung bisher nicht als Risikofaktoren gewerteter Familiendaten sowie der Darstellung der mit dem Störungsbild einhergehenden und zu erwartenden Symptome kann er behilflich sein. Die Vermittlung von Gesprächen mit therapeutischen Spezialisten und mit Selbsthilfegruppen kann hier erfolgen.

Beratung nach vorzeitiger Beendigung. In der Regel kommt dem genetischen Berater allerdings die Funktion zu, nach vorzeitiger Beendigung einer Schwangerschaft bei fehlgebildetem Kind oder nach dessen Geburt mit den Eltern über die Entstehung der Störung und ein eventuelles Wiederholungsrisiko in einer weiteren Schwangerschaft zu sprechen. Genetische Beratung wird wegen vielfältiger Familiensituationen in Anspruch genommen (Abb. 49.**1**). Die angegebenen Häufigkeiten beziehen sich auf mehr als 19 000 umfassende Beratungen in 26 Jahren. Die hier herausgegriffene Beratungssituation entspricht somit etwa einer Häufigkeit von 15–20%.

Leitsätze. Bedeutsam für die gegebene Beratungssituation bei kongenitaler Fehlbildung eines Kindes erscheint es, folgende Leitsätze zu bedenken:
- Nicht alles, was angeboren ist, ist erbbedingt und
- nicht alles, was erbbedingt ist, ist bei Geburt erkennbar.

Allgemeines Basisrisiko. In jeder genetischen Beratung ist das allgemeine Basisrisiko zu bedenken. Es beschreibt das Vorkommen von Störungen, die nicht vorherzusehen und auch nicht zu verhüten sind. Sie lassen sich auch aus einer noch so sorgfältig erhobenen Familienvorgeschichte nicht ableiten und auch durch die faszinierenden Möglichkeiten moderner Pränataldiagnostik nicht erfassen. Das mit diesen Kriterien definierte Basisrisiko, dessen Größenordnung bei 5% liegt, ist höher anzugeben bei naher Blutsverwandtschaft der Partner.

Die Vielfalt der verschiedenen mit der Ultraschalldiagnostik erfassbaren Anomalien und Fehlbildungen lässt eine umfassende Behandlung in diesem Rahmen nicht zu. Es kann daher nur möglich sein, exemplarisch für die verschiedenartigen ätiologischen Gruppen Beispiele zu wählen, die z. T. durch tabellarische Auflistungen ergänzt werden.

■ *Grundlegende Fragen*

In der genetischen Beratung sind zunächst einige Fragen zu klären (Tab. 49.**1**).

Welche Informationen über das Kind liegen vor?

Immer ist zu prüfen, ob es sich um eine isolierte Fehlbildung handelt oder um ein syndromales Vorkommen von Störungen, die eine gemeinsame Ursache vermuten lassen. Daneben beobachtet man auch Störungsmuster, bei denen die Veränderungen im Bereich verschiedener Organsysteme nicht ohne weiteres pathogenetisch verständlich erscheinen. Liegt bisher nur eine sonographische Analyse vor, so ist die Aussage weniger sicher als in den Fällen, wo bereits ein Obduktionsbefund zur Verfügung steht. Gelegentlich können Röntgenbilder des Feten oder Chromosomenbefunde entscheidende Informationen liefern.

Wie war der Schwangerschaftsverlauf?

In die Bewertung der ätiologischen Faktoren geht die Schwangerschaftsvorgeschichte als wichtiger Faktor mit ein, beispielsweise vor-

Tabelle 49.**1**   Vorgehen in der genetischen Beratung bei fetaler Fehlbildung

Voraussetzungen
- Möglichst genaue Erfassung von Art und Ausprägung der vorliegenden Veränderungen (z. B. Fotos, Röntgenbilder)
- Obduktionsbefund
- Chromosomenanalyse

Vom Berater zu erfassen
- Schwangerschaftsvorgeschichte
- Geburt
- Belastungen durch Medikamente und ähnliche exogene Faktoren
- Impfungen
- Infektionskrankheiten
- Eigenanamnese der Eltern
- Alter
- Familienanamnese
- Blutsverwandtschaft

Zusatzdiagnostik (ggf.)
- Chromosomenanalyse der Eltern
- Molekulargenetik
- Biochemische Analysen
- Vergleich des familientypischen Aussehens

Diagnostische Zuordnung
- Isolierte Fehlbildung – syndromhafte Ausprägung
- Unsymmetrischer – symmetrischer Befall
- Syndrom – Assoziation – Sequenz
- Körperliche Störungen mit/ohne geistige Retardierung
- Chromosomal oder eher monogen bedingt
- Sporadisch oder Hinweise aus dem Familienstammbaum
- Hinweise für exogene Verursachung – Disruption

Abschätzung der Wiederholungswahrscheinlichkeit
- Entsprechend Mendel-Erbgängen
- Empirische Risikoziffern bei multifaktorieller Vererbung
- Überträgereigenschaft bei Eltern nachgewiesen
- Wirksame Maßnahmen der Therapie/Früherkennung
- Möglichkeiten der pränatalen Erfassung
- Erläuterung des allgemeinen Basisrisikos

Tabelle 49.**2** Medikamente, die während einer Schwangerschaft möglichst nicht angewendet werden sollen (Auswahl)

Gefährlich	Mit großer Vorsicht anwenden
➤ Retinoide	➤ Lithium
➤ Cumarine	➤ Tetracycline
➤ Vitamin A	➤ Antikonvulsiva in Kombination mit Barbituraten
➤ Zytostatika	➤ orale Antidiabetika

Tabelle 49.**3** Fehlbildungen des Kindes bei Röteln in der Schwangerschaft; Art der Störung in Abhängigkeit vom Infektionszeitpunkt der Mutter

Zeitpunkt der Infektion	Art der Fehlbildung
6. SSW	Veränderungen der Linsen, Katarakt
9. SSW	Veränderungen des Innenohrs
5.–10. SSW	Herzfehlbildungen
6.–9. SSW	Zahnfehlbildungen

angehende Aborte, lange unerfüllter Kinderwunsch, medikamentöse Auslösung des Eisprungs und längerfristige Einnahme oraler Antikonzeptiva. Medikamenteneinnahme (Tab. 49.**2**), Drogen- und Genussgiftkonsum, besondere Belastungen am Arbeitsplatz, Fernreisen und Impfungen, aber auch Infektionskrankheiten, operative Eingriffe und Strahlenbelastungen müssen im Einzelfall sorgfältig erfasst und in ihrer zeitlichen Zuordnung zum Schwangerschaftsstadium analysiert werden. In diesem Zusammenhang ist auf die unterschiedlichen Ausprägungen einer Rötelnembryopathie je nach Zeitpunkt der Infektion (Tab. 49.**3**) und auf das „Kalendarium" der Extremitätenentwicklung hinzuweisen (Abb. 49.**2**), das durch die genaue Untersuchung der Fehlbildungen nach Thalidomidexposition entwickelt werden konnte.

Was ergibt die Eigenanamnese der Eltern?

Erkrankungen der Mutter, wie Diabetes mellitus, Epilepsie, Nierenkrankheiten, Hochdruck oder Morbus Crohn, sind als Risikofaktoren für eine Schwangerschaft und das Auftreten von Fehlbildungen bedeutsam, wobei z. T. die ätiologische Zuordnung schwierig ist. So sind kaudale Regression und Makrosomie des Feten bei schlecht eingestelltem maternalen Diabetes bekannt. Eine Epilepsie des Vaters erhöht das Basisrisiko für das Kind ebenso wie eine solche Erkrankung der Mutter, ohne dass der Pathomechanismus bisher genügend verstanden wäre. Die Frage „ist es die Krankheit selbst oder die erforderliche Therapie oder sind es evtl. beide Faktoren gemeinsam" ist bedeutsam, und sie ist bis heute noch nicht geklärt.

Folsäureprophylaxe. Überbewertet wurde und wird auch heute noch der Einfluss des väterlichen Alkoholabusus für das Auftreten angeborener Störungen beim Kind. Wirkliche Beweise für ein erhöhtes Fehlbildungsrisiko gibt es bisher nicht. Bei Morbus Crohn sollte, ebenso wie bei Epilepsie der Schwangeren, vor allem auf die prophylaktische Folsäuregabe in den ersten 3 Schwangerschaftsmonaten geachtet werden. Ist ein Morbus Crohn mit Resektion des terminalen Ileum behandelt worden, ist mit einer verminderten Vitaminresorption zu rechnen. Aus eigenen Beobachtungen leiten wir ab, dass möglicherweise das Risiko für das Auftreten einer Spina bifida aperta beim Kind erhöht sein könnte und haben uns daher entschlossen, bei Morbus Crohn der Frau eine Folsäureprophylaxe – möglichst bereits vor Eintritt einer Schwangerschaft – zu empfehlen.

Was zeigt die Familienanamnese?

Die Erstellung eines umfassenden Familienstammbaums ist für den genetischen Berater eine Grundvoraussetzung seines Handelns. Hier sind vorangehende gestörte Schwangerschaften des Rat suchenden Paares ebenso bedeutsam wie entsprechende Belastungen bei dessen Eltern und/oder Geschwistern. Anomalien oder Fehlbildungen ähnlicher Art

wie bei dem aktuellen Krankheitsfall sind zu beachten, wobei eine unterschiedliche Ausprägung selbst monogener Merkmale oder Syndrome bei den verschiedenen Betroffenen die Zuordnung sehr erschweren kann. Bei manchen Störungen finden sich Mikrosymptome, die leicht übersehen werden, wenn ihre Existenz nicht bekannt ist und nicht danach gesucht wird, z. B. eine Kerbe im Lippenrot oder ein gespaltenes Zäpfchen als Hinweis einer genetischen Belastung für Lippen-Kiefer-Gaumen-Spalte.

Blutsverwandtschaft der Partner, Herkunft aus Enklaven, aus religiösen, ethnischen oder sprachlichen Isolaten sind bedeutsam; das Alter der Eltern bei der Zeugung ihres Kindes kann wichtige Hinweise geben. Gleichartig Betroffene in der jeweiligen Familie, die wegen fehlender diagnostischer Möglichkeiten nicht bereits vorgeburtlich erfasst wurden oder – aufgrund variablen Manifestationsalters – ein abweichendes Symptomenmuster zeigen, können die Aussage zur Wiederholungswahrscheinlichkeit erheblich verfälschen. Kinderbilder der Eltern können in diesem Zusammenhang bei der Abgrenzung von familientypischem Aussehen und syndromartigem Aspekt von großem Wert sein.

■ *Abschätzung von Wiederholungsrisiken*

Ausgehend von den genannten Informationen wird der genetische Berater zur eigentlichen Krankheitsanalyse und zur Abschätzung eventueller Wiederholungsrisiken kommen.

Abb. 49.**3** veranschaulicht die verschiedenen Möglichkeiten, die im Einzelfall bei Nachweis eines fehlgebildeten Kindes als Ursache bedacht werden müssen. In einer recht großen Zahl von Beratungen ist eine klare Zuordnung sofort möglich, da eine Chromosomenanalyse bereits vorliegt oder der Kinderpathologe zu einer eindeutigen Diagnosestellung kommt. In vielen Fällen liegen aber entsprechende „harte Daten" nicht vor, dann ist es die Aufgabe des genetischen Beraters, eine Zuordnung zu versuchen, aus der sich dann evtl. Wiederholungsrisiken ableiten lassen.

Abklärung unterschiedlicher Störungen

■ *Sporadische (zufällige) Störung*

Bisher ursächlich nicht verstanden und daher hier als zufällig auftretend bezeichnete Störungen sind einige nicht ganz seltene einseitige Hand-, Finger- und Armfehlbildungen wie Ektrodaktylie, atypische Spalthand, Acheirie mit Fingerknospen und Peromelie. Sie werden immer nur einseitig beobachtet, stellen Einzelfälle in der Familie dar und werden heute z. T. als Folge von möglicherweise embolischen Gefäßverschlüssen während der Embryonalperiode gedeutet. Mit großer Wahrscheinlichkeit gehört auch das Poland-Syndrom hierher, eine einseitige Symbrachydaktylie mit Verschmächtigung der Muskulatur am Unterarm, Fehlen des sternalen Kopfes des M. pectoralis und nicht ganz selten einer Verkleinerung der gleichseitigen Brust bei Frauen oder axillarwärts verlagerter Mamille.

Auch die einseitige Aplasie einzelner Muskeln – bevorzugt des M. pectoralis – oder das asymmetrische Fehlen eines langen Röhrenknochens – z. B. der Fibula oder des Femurs – gehört in diese Gruppe.

Für alle genannten Anomalien muss praktisch keine erhöhte Wiederholungswahrscheinlichkeit genannt werden und zwar weder für Geschwister noch für Nachkommen Betroffener.

■ *Sicher exogen ausgelöste Fehlbildung*

Es ist an dieser Stelle nochmals an die Thalidomidembryopathie und die leider immer noch nicht beherrschte Rötelnembryopathie zu erinnern. Als Folge einer Marcumareinnahme kann es zur Chondrodysplasia punctata kommen. Wachstumsstörungen der langen Röhrenknochen und Zahnschmelzdefekte bei Tetracyclingabe nach der 11. SSW und das sonst seltene Krankheitsbild einer Ebstein-Anomalie im rechten Herzen als Folge einer Lithiumbehandlung sind bekannte Beispiele exogen induzierter Störungen bzw. Fehlbildungen (Tab. 49.**2**). Auch die nicht so seltene Alkoholembryopathie ist hier zu erwähnen. Bei Unterlassung einer entsprechenden Exposition besteht keine Wiederholungsgefahr.

■ Chromosomenstörungen

Ein meist buntes Muster von Dysmorphiezeichen und Fehlbildungen an verschiedenen Organsystemen muss, besonders im Zusammenhang mit bereits intrauterinem Wachstumsverzug, an das Vorliegen einer Chromosomenaberration denken lassen. Ist eine entsprechende zytogenetische Analyse des Kindes nicht erfolgt, ist bei beiden Eltern, zum Ausschluss einer Übertragereigenschaft, eine Karyotypisierung erforderlich. Aspekt und Art der Fehlbildungen bei den klassischen Trisomien 13, 18 und 21 sind so bekannt, dass auch die klinische Untersuchung bereits den hochgradigen Verdacht erwecken kann. Erhöhtes mütterliches Alter bei Konzeption stellt einen hinweisenden Faktor dar. Bei Vorliegen einer freien Trisomie ist die Wiederholungswahrscheinlichkeit meist gering.

Balancierte Chromosomenanomalie. Vor einer endgültigen Aussage für eine weitere Schwangerschaft sollte jedoch ausgeschlossen werden, dass einer der Eltern eine balancierte Chromosomenanomalie aufweist, z. B. eine 13/14-Translokation. Gehäufte Aborte oder lange bestehender unerfüllter Kinderwunsch stellen anamnestische Hinweise dar (Abb. 49.**4** und 49.**5**).

Differenzialdiagnose. Differenzialdiagnostisch muss an das Vorliegen schwerwiegender genetischer Syndrome gedacht werden, für die z. T. auch monogene Erbgänge mit hoher Wiederholungswahrscheinlichkeit gelten. An dieser Stelle ist anzuregen, in Fällen von komplex erscheinenden Fehlbildungssyndromen im sonographischen Bild möglichst eine Amniozentese mit Karyotypisierung des Feten anzustreben, da hierdurch die differenzialdiagnostischen Überlegungen sehr erleichtert werden können.

■ Monogen erbliche Störungen

Hier sind Fehlbildungen oder Fehlbildungssyndrome zu erörtern, die durch *ein* Gen verursacht werden und somit als Erbkrankheiten im engeren Sinne bezeichnet werden können. Sie sind eher selten. Für diese Krankheitsbilder finden in der Risikoberechnung die von Gregor Mendel erarbeiteten Erbgesetze Anwendung.

Autosomale und X-chromosomale Vererbung. Während autosomal dominant und autosomal rezessiv vererbte Merkmale und Erkrankungen bei beiden Geschlechtern zu finden sind (die Gene liegen auf den Autosomen), werden Störungen, deren Erbanlagen auf dem X-Chromosom lokalisiert sind, überwiegend im männlichen Geschlecht als Krankheit beobachtet, während weibliche Personen als Konduktorinnen meist erscheinungsfrei sind. Heute lassen sich mit speziellen Untersuchungsmethoden diese Konduktorinnen in vielen Fällen erfassen, z. B. biochemisch durch Belastungstests oder auch molekulargenetisch auf indirektem Wege im Rahmen einer umfassenden Familienstudie oder – selten – durch direkten Nachweis z. B. einer Deletion in dem entsprechenden Gen.

X-chromosomal dominante Vererbung. Bei den sehr seltenen X-chromosomal dominant vererbten Merkmalen sind beide Geschlechter betroffen, Männer aber regelhaft ausgeprägter als Frauen. Manche dieser Leiden sind im männlichen Geschlecht letal (z. B. Incontinentia pigmenti Bloch-Sulzberger).

Autosomal dominante Vererbung. Cum grano salis kann man davon ausgehen, dass gröbere Abweichungen der äußeren Körperform, also Fehlbildungen, *eher* autosomal dominant vererbt werden, während Stoffwechselkrankheiten, die meist bei Geburt keinerlei körperliche Auffälligkeiten bewirken, eher dem autosomal rezessiven Erbgang folgen. Bei symmetrischen Fehlbildungen, besonders im Bereich der Extremitäten, sollte auch immer an autosomal dominant vererbte Störungen gedacht werden. Diese wurden entweder von einem betroffenen Elternteil übertragen oder sie stellen eine (dominante) Neumutation dar. Die unterschiedliche Ausprägung der Merkmale gerade bei dominant vererbten Störungen kann das Erkennen einer Familiarität erschweren. Beispiele für autosomal dominant vererbte Fehlbildungen zeigt Tab. 49.**4**.

Dominante Neumutationen – mit höherem väterlichen Zeugungsalter häufiger auftretend – werden besonders leicht bei sehr auffälligen Merkmalen erfasst, sodass die Angabe eines erstmaligen Auftretens in der Familie durch Photographien oftmals zu bestätigen ist.

Autosomal rezessive Vererbung. Tab. 49.**5** beschreibt Beispiele für autosomal rezessiv vererbte Fehlbildungen.

Tabelle 49.4 Beispiele für fetale Fehlbildungen mit autosomal dominantem Erbgang (1, 2, 3, 4, 5, 6, 7, 8, 10)

Name	Merkmale im Ultraschall	Weitere Merkmale
Holt-Oram-Syndrom	Radiusaplasie, Klumphand, Herzfehler (?)	dreigliedriger Daumen, meist ASD und VSD
Spalthand/Spaltfuß	beide Hände und Füße betroffen, 3. Strahl fehlt	oftmals Syndaktylie D I und D II bzw. D IV und D V
Franceschetti-Syndrom	Ohrfehlbildungen, großer Mund, kleines Kinn, schmale Jochbögen	Lidkolobom, markante Nase
Apert-Syndrom	Löffelhände und -füße, Turmschädel, Balkonstirn	Syndaktylie der Zehen, tiefliegende Augen
Chondrodystrophie	intrauteriner Kleinwuchs, großer Kopf, hohe Stirn, Verkürzung der Extremitäten	Dreizackhand, Hyperlordose der LWS
Marfan-Syndrom	lange Finger und Zehen, dünne Extremitäten	Skoliose, Trichterbrust, Linsenluxation, Aorteninsuffizienz, Mitralklappenprolaps

Tabelle 49.5 Beispiele für fetale Fehlbildungen mit autosomal rezessivem Erbgang (3, 4, 5, 10)

Name	Merkmale im Ultraschall	Weitere Merkmale
Achondrogenesis	hydropsartiges Aussehen, Kleinwuchs, kurze Extremitäten	kurzer Hals, Lebenserwartung extrem verkürzt
Fryns-Syndrom	Zwerchfelldefekt, Holoprosenzephalie	Herzfehler, Fingernägel hypoplastisch, kleine Fingerkuppen, Linsentrübung
Ellis-van-Creveld-Syndrom	Hexadaktylie, distale Extremitätenverkürzung, gelegentlich LKG-Spalte	Herzfehler (ASD), orale Frenula, kleine Nägel
Pena-Shokeir-Syndrom	intrauteriner Wachstumsverzug, Gelenkkontrakturen, Klumpfuß, Lungenhypoplasie	eingedrückte Nasenspitze, tief sitzende Ohren
Osteogenesis imperfecta	multiple Frakturen bereits intrauterin	blaue Skleren

X-chromosomal rezessive Vererbung. Aus der Gruppe der geschlechts-gebunden rezessiv erblichen Fehlbildungen ist – wegen der Schwere der Erkrankung und des hohen Wiederholungsrisikos – der Hydrozephalus aufgrund einer Aquäduktstenose bei Knaben hervorzuheben. Hier ist auf das Vorhandensein von Daumenanomalien zu achten, z.B. dreigliedriger Daumen, fingerförmiger Daumen, Kontrakturen im Daumengrundgelenk. Das Fehlen derartiger Anomalien ist nicht selten, ihr Vorhandensein hat aber diagnostischen Signalcharakter. Wegen zahlreicher anderer, größ-tenteils exogener Ursachen einer Aquäduktstenose mit der Folge eines Hydrozephalus ist die Erfassung dieser eher seltenen erblichen Form mit 50% Wiederholungswahrscheinlichkeit für Brüder Betroffener be-sonders bedeutsam. Molekulargenetische Untersuchungsverfahren ste-hen zur Verfügung. Weitere Störungen zeigt Tab. 49.**6**.

Tabelle 49.**6** Beispiele für fetale Fehlbildungen mit X-chromosomal rezessivem Erbgang (nur männliches Geschlecht betroffen) (3, 8, 9)

Name	Merkmale im Ultraschall	Weitere Merkmale
Aquäduktstenose	Hydrocephalus internus Ventrikel I–III	Daumenanomalien
Lenz-Mikrophthalmie	Mikrophthalmus beidseits	prominente Ohren, hängende Schultern
Incontinentia pigmenti Bloch-Sulzberger	Augenanomalien z. B. Mikrophthalmus, auch einseitig (nicht obligat)	streifenförmige Blasen-bildung besonders an Armen, Kopf und Rumpf

Zuordnungshilfen. Bei der Zuordnung monogen vererbter Störungen können im Einzelfall bestimmte Fakten hilfreich sein, wie höheres Va-teralter bei der Zeugung des Kindes (über 40 Jahre), das als ein Hin-weis auf das Vorliegen einer dominanten Neumutation angesehen wer-den kann. Blutsverwandtschaft der Eltern ist in Hinblick auf ein autosomal rezessiv vererbtes Leiden verwertbar. Das Vorkommen wei-terer männlicher Betroffener in der mütterlichen Familie kann für ein X-chromosomal rezessiv vererbtes Merkmal sprechen.

Wiederholungsrisiko. Für die Beratung bei monogen vererbten Fehlbil-dungen ergeben sich folgende Aussagen zu einem Wiederholungsrisiko im Falle einer weiteren Schwangerschaft:

- **Dominant vererbtes Merkmal.** Handelt es sich bei der Störung des Kindes um ein dominant vererbtes Merkmal, das in der Familie be-reits vorgekommen ist (d. h. einer der Eltern ist betroffen), so be-steht für weitere Nachkommen eine Wiederholungswahrscheinlich-keit von 50%, unabhängig vom Geschlecht (Abb. 49.**6**).
- **Dominante Neumutation.** Ist vorher keine Person mit dem Störungs-bild bekannt und besteht ein eher erhöhtes väterliches Zeugungsal-ter, ist an eine dominante Neumutation zu denken; die Wahrschein-lichkeit für das Wiederauftreten bei einem weiteren Kind ist gering (Ausnahme: Keimzellmosaik).
- **Autosomal rezessiver Erbgang.** Handelt es sich um ein gesichertes genetisches Syndrom mit autosomal rezessivem Erbgang (sind evtl. die Eltern blutsverwandt oder stammen aus einem Isolat), so muss mit einem Wiederholungsrisiko von 25% gerechnet werden, unab-hängig vom Geschlecht des Kindes (Abb. 49.**7**).
- **Geschlechtsgebunden rezessiver Erbgang.** Ist in einer Familie ein ge-schlechtsgebunden rezessiv vererbtes Krankheitsbild beobachtet worden, so errechnet sich für weitere Kinder eine Wiederholungs-wahrscheinlichkeit von 25%, für Knaben eine solche von 50% (Abb. 49.**8**).

Pränatale Untersuchung. Eine pränatale Untersuchung steht heute auch bei monogenen Erbleiden – bei vorhandenem und sicher diagno-stiziertem Indexfall – für eine Reihe von Störungen zur Verfügung; sie basiert auf verschiedenartigen diagnostischen Maßnahmen, z. B. bio-

chemischer oder indirekter bzw. direkter molekulargenetischer Unter-suchung, bei gröberen Fehlbildungen auch auf der sonographischen Analyse.

Multifaktoriell vererbte Fehlbildungen

Mit dem Begriff „multifaktorielle Vererbung" wird ein familiär gehäuf-tes Vorkommen bestimmter Krankheiten und Anomalien beschrieben, die sich unter Zugrundelegen der Mendel-Erbgänge nicht zuordnen lassen. Lange Zeit wurde mit Phänomenen, wie verminderte Penetranz und variable Expressivität, versucht, in den meisten dieser Fälle den dominanten Erbgang belegen zu können. Bereits in den 60er-Jahren wurde das Konzept in dem Sinne geändert, dass man von einem Zu-sammenwirken einer größeren Zahl von Erbanlagen und Umweltfakto-ren ausgeht (Abb. 49.**9**).

Umweltfaktoren. Die wirksamen Umweltfaktoren stellen ganz unter-schiedliche Faktoren dar, je nachdem, um welches Krankheitsbild es sich im Einzelfall handelt. Als gesichert gilt mittlerweile die Bedeutung eines Folsäuremangels für die Entstehung der Neuralrohrdefekte, ande-rerseits wird ein Vitaminmangel – besonders der B-Vitamine – bei der Entstehung von Lippen-Kiefer-Gaumen-Spalten diskutiert. Überge-wicht, spezielle Medikamente, z. B. Corticosteroide, und schwere Krankheiten als Auslöser eines Diabetes mellitus sind seit langem be-kannt, ebenso Schlafmangel, Fieber, Alkoholexzess und Flackerlicht in ihrer Bedeutung für das Auftreten von epileptischen Krampfanfällen.

Die beiden wichtigsten multifaktoriell vererbten angeborenen Fehl-bildungen in der genetischen Beratung, beide sonographisch gut erfassbar, stellen der Neuralrohrdefekt und die Lippen-Kiefer-Gaumen-Spalte dar. Mit 1 auf 1 000 Neugeborene werden der Neuralrohrdefekt, mit 1 auf 600–700 Neugeborene die LKG-Spalte beobachtet. Zu erwäh-nen sind weiterhin beispielsweise Klumpfuß, Pylorusstenose, Skoliose, angeborene Herzfehler und Hüftluxation.

Wiederholungswahrscheinlichkeiten. Für multifaktoriell vererbte Störungen und Krankheiten werden anhand großer Familienstamm-bäume mit bestimmten statistischen Verfahren Wiederholungswahr-scheinlichkeiten als empirische Risikoziffern errechnet. Bei manchen Erkrankungen sind Geschlechtsbevorzugungen bekannt, so Hüftdyspla-sie und Skoliose im weiblichen und Pylorusstenose im männlichen Ge-schlecht.

Bei den genannten Fehlbildungen ist darauf zu achten, ob sich das pathologische Merkmal isoliert bei dem beobachteten Kind vorfindet oder in Kombination mit anderen Auffälligkeiten oder Fehlbildungen nachweisbar wird, sodass dann an ein Syndrom zu denken ist. In die-sen Fällen ergeben sich andere Risikoberechnungen und häufig weiter gehende Möglichkeiten einer vorgeburtlichen Erfassung (Tab. 49.**7**).

Tabelle 49.**7** Syndrome mit Leitsymptom Lippen-Kiefer-Gaumen-Spalte bzw. Neuralrohrdefekt (Auswahl) (1, 2, 3, 8, 10)

Syndrome mit LKG-Spalte	Syndrome mit Neuralrohrdefekt
➤ Trisomie 13	➤ Trisomie 18
➤ Ellis-van-Creveld-Syndrom	➤ Arnold-Chiari-Syndrom
➤ Chondrodysplasia punctata	➤ Dandy-Walker-Syndrom
➤ Trisomie 18 (selten)	➤ Meckel-Gruber-Syndrom

Spezielle genetische Syndrome/Assoziationen/ Sequenzen

Syndrome. Bekannt ist eine Reihe von Syndromen mit charakteristi-schem Aspekt, die sich keiner der genannten Vererbungsmodalitäten oder bestimmten ursächlichen Faktoren zuordnen lassen. Dabei ist zu beobachten, dass betroffene Personen untereinander ähnlicher sind als mit ihren leiblichen Geschwistern. Auch weichen sie vom familientypischen Phänotyp deutlich ab. Meist werden diese Syndrome nach dem Erstbeschreiber, gelegentlich auch nach dem Erstbetroffenen benannt. Teilweise konnten ursächliche Faktoren bisher nicht erkannt worden. Die pränatale Erfassbarkeit ist erschwert, da die meist den typischen Aspekt ausmachenden Dysmorphien auch mit einer sehr guten Ultraschalluntersuchung nicht sicher erkennbar sind.

Bei Syndromen mit schwerwiegenden Fehlbildungen ist die Sonographie meist hilfreich. Nicht selten handelt es sich um sporadisch in den Familien vorkommende Krankheitsbilder mit geringem Wiederholungsrisiko; die verständliche Sorge der betreffenden Eltern ist in der Regel jedoch beträchtlich (Tab. 49.**8**).

Assoziationen. Mit dem Begriff „Assoziation" werden Störungsmuster beschrieben, die sich durch eine Reihe von Fehlbildungen auszeichnen, für die ein pathogenetischer Zusammenhang nicht erkennbar wird. Da das gleiche Muster immer wieder zu beobachten ist, werden derartige Störungen häufig mit Akronymen bezeichnet, die sich aus den Anfangsbuchstaben der verschiedenen Merkmale herleiten. Bezüglich der Wiederholungswahrscheinlichkeiten finden sich sehr unterschiedliche – z. T. empirische – Angaben (Tab. 49.**9**).

Sequenz. Für einige charakteristische angeborene Krankheitsbilder wird aus pathogenetischen Gründen der Begriff „Sequenz" verwendet, da das Störungsmuster als Abfolge von verschiedenen aufeinander folgenden Bedingungen abzuleiten ist. Meist werden gering erhöhte Wiederholungswahrscheinlichkeiten anhand von Beobachtungen in der Literatur angegeben, nach Mikrosymptomen bei nahen Verwandten ist zu fahnden, um eine familiäre Belastung mit erhöhtem Wiederholungsrisiko nicht zu übersehen (Tab. 49.**10**).

■ *Imprinting*

Störungen, die durch Imprinting ausgelöst werden, sind für die Ultraschalldiagnostik nicht erfassbar. Sie sollen der Vollständigkeit halber und wegen ihrer besonderen Verursachung hier erwähnt werden.

Die bekanntesten Beispiele stellen das Prader-Willi- und das Angelman-Syndrom dar. Es kommt zu einer sog. uniparentalen Disomie – d. h. ein bestimmter, recht kleiner Abschnitt des Chromosoms 15 ist im einen Fall zweimal väterlicher Herkunft (Prader-Willi) im anderen Fall zweimal mütterlicher Herkunft (Angelman). Zugrunde liegt eine Deletion des entsprechenden Chromosomenabschnittes beim Vater oder bei der Mutter; bei dem Stückaustausch im sog. Crossing over rekonstruiert das jeweils vorhandene Chromosom den DNA-Abschnitt auf dem Partnerchromosom, allerdings als Doppel seiner selbst. Das betroffene Kind wird homozygot für die auf diesem Chromosomenabschnitt liegenden Gene, wodurch die beiden Störungen entstehen.

Schlussfolgerungen

Risikozahlen. In Abb. 49.**10** sind, ausgehend von Abb. 49.**3**, die Risikozahlen eingetragen, die in der genetischen Beratung nach Zuordnung der Fehlbildung zu einer der genannten Ursachen anzugeben sind. Sie können sehr unterschiedlich ausfallen. Leider gibt es immer auch Beratungen, bei denen eine genaue Zuordnung nicht möglich ist und damit eine Angabe zum Wiederholungsrisiko nicht erfolgen kann. Da in der genetischen Beratung mit den Rat Suchenden stets das höchste Risiko zu erörtern ist – an dem sie ihren Kinderwunsch messen müssen – ergeben sich in diesen Fällen sehr unbefriedigende Situationen für Rat Suchende und Berater in gleicher Weise.

Tabelle 49.8 Genetische Syndrome mit unterschiedlichem Wiederholungsrisiko und charakteristischem Symptomenmuster (Auswahl) (3, 8, 10)

Name	Merkmale im Ultraschall	Weitere Merkmale
Ivemark-Syndrom	komplexer Herzfehler, Asplenie, Situs inversus	3-lappige Lunge, gelegentlich Polysplenie
Rubinstein-Taybi-Syndrom	Mikrozephalus, auffälliges Profil (?)	breite Daumen und Großzehen
Weaver-Syndrom	intrauterine Makrosomie (ohne maternalen Diabetes mellitus)	breite Stirn, Hypertelorismus, langes Philtrum
Silver-Russel-Syndrom	intrauteriner Kleinwuchs, relativ großer Kopf	dreieckiges Gesicht, unsymmetrische Extremitäten

Tabelle 49.9 Assoziationen – fetale Fehlbildungen mit ungeklärter Pathogenese (Auswahl) (3, 10)

Name	Akronym	Symptome
VATER/VACTERL	V	vertebrale und vaskuläre Anomalien
	A	anale und aurikuläre Fehlbildungen
	C	kardiale Fehlbildungen
	T	tracheoösophageale Fistel
	E	Ösophagusatresie
	R	Radiusaplasie, renale und Rippenfehlbildungen
	L	Extremitätenfehlbildungen (limb)
CHARGE	C	Kolobom einseitig oder doppelseitig
	H	Herzfehler
	A	Atresie der Choanen
	R	Retardierung in Wachstum und psychomotorischer Entwicklung
	G	genitale Hypoplasie
	E	Ohrfehlbildungen (ear) und Taubheit
CHILD (X-chromosomal dominant)	C	kongenital
	H	Hemidysplasie
	I	ichthyosiformer Nävus
	L	Extremitäten (limb)
	D	Defekt

Tabelle 49.10 Sequenzen – fetale Fehlbildungen, deren Symptomenmuster als nachgeordnete Störungen zu deuten sind (2, 3, 10)

Name	Merkmale im Ultraschall	Weitere Merkmale
Potter-I-Syndrom	Agenesie der Nieren, Oligohydramnion, Klumpfüße	auffälliges Gesicht mit abgeplatteter Nase und Unterlidwangenfalte
Prune-Belly-Syndrom	maximal erweiterte Blase, Megaureteren, Hydronephrose	Harnröhrenklappe oder -stenose, schlaffe Bauchdecken
Pierre-Robin-Syndrom	kleines Kinn, weit zurückliegende Zunge	Gaumenspalte, Atemprobleme postpartal

Beratungssituation. Die Vielfalt der möglichen Ursachen angeborener Fehlbildungen wurde in diesem Kapitel dargestellt. Es wird deutlich, dass in der Regel das Beratungsgespräch mit den Eltern eines fehlgebildeten Kindes umso einfacher wird und zu einer klaren Aussage führen kann, je genauer das Störungsmuster erfasst wurde oder durch einen ausführlichen Obduktionsbefund belegt ist.

Ist primär eine Diagnose nicht erfasst, so muss im Beratungsgespräch versucht werden, soviel wie möglich an Informationen zur Familien- und Schwangerschaftsvorgeschichte zu erhalten. Haupt- und Nebensymptome sind abzugrenzen, isolierte und komplexe Störungen zu differenzieren, um dann in der Zusammenschau gemeinsam mit den Rat suchenden Eltern eine Gewichtung der Risikofaktoren für eine weitere Schwangerschaft vorzunehmen (Tab. 49.**1**).

Es ist einsichtig, dass die Erörterung der verschiedenen ursächlichen Möglichkeiten für Laien eine große Belastung und gedankliche Herausforderung darstellt. Dies ist den Rat Suchenden jedoch nicht zu ersparen, wenn Verständnis erreicht werden soll dafür, wie die jeweiligen Risikoaussagen zustande gekommen sind und weshalb es in manchen Fällen unmöglich ist, eine klare Aussage zu einer Wiederholungswahrscheinlichkeit zu machen.

Spezialultraschalluntersuchungen. In jedem Fall aber werden die Eltern in einer neuen Schwangerschaft Ängste haben, Beklommenheiten verspüren und Sicherheit suchen. Das sind dann die Fälle, in denen der genetische Berater sonographische Zusatzdiagnostik, vor allem Spezialultraschalluntersuchungen mit 20 SSW anrät, um nach Störungen zu suchen bzw. diese auszuschließen. Im vollen Bewusstsein der Grenzen des dabei Machbaren ergeben sich für die besorgten Eltern daraus in vielen Fällen entlastende Hilfen für den weiteren Schwangerschaftsverlauf.

Literatur

1. Gorlin, R.J., Cohen, M.M.jr., Levin, L.S.: Syndromes of the head and neck. 3rd. ed. Oxford: University Press 1990
2. Goodman, R.M., Gorlin, R.J.: Atlas of the face in genetic disorders. St. Louis: Mosby 1977
3. Leiber, B.: Die klinischen Syndrome. 8. Aufl. München: Urban & Schwarzenberg 1996
4. McKusick, V.A.: Mendelian inheritance in man. 11th ed. Baltimore & London: Hopkins University Press 1994
5. Spranger, J.W., Langer, L.O., Wiedemann, H.R.: Bone dysplasias. An Atlas of Constitutional Disorders of Skeletal Development. Stuttgart: Gustav Fischer 1974
6. Temtamy, S., McKusick, V.A.: The genetics of hand malformations. Birth Defects, Orig. Art. Ser., Vol. XIV Nr. 3. The National Foundation – March of Dimes. New York: Alan R. Liss. Inc. 1978
7. Theile, U.: Checkliste Genetische Beratung. Stuttgart: Thieme 1992
8. Warkany, J.: Congenital malformations. Chicago: Year Books Medical Publishers 1975
9. Warkany, J., Lemire, R.J., Cohen M.M.jr.: Mental Retardation and Congenital Malformations of the Central Nervous System. Chicago: Year Book Medical Publishers 1981
10. Wiedemann, H.R., Kunze, J.: Atlas der klinischen Syndrome. 4. Aufl. Stuttgart: Schattauer 1995

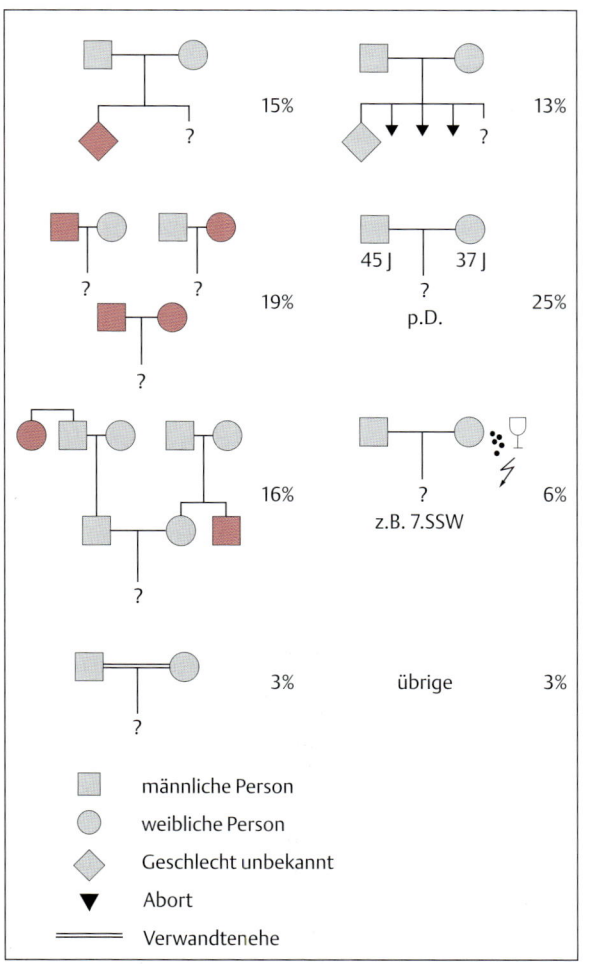

1

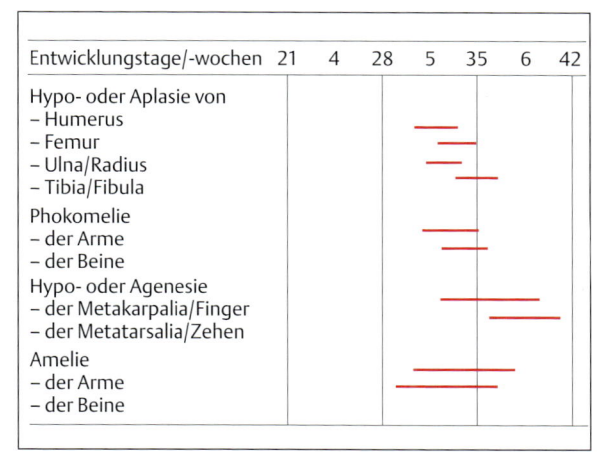

2

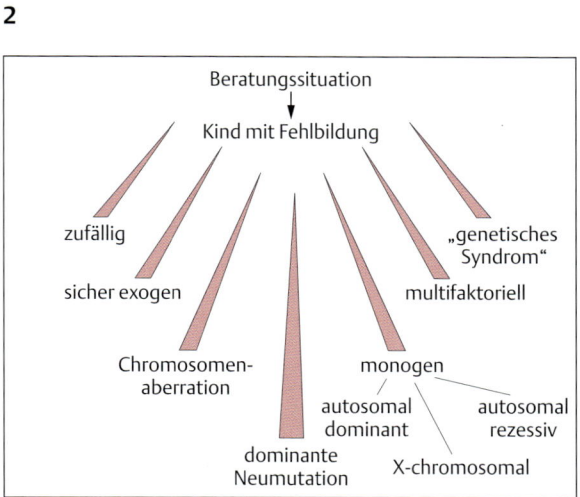

3

Abb. 49.**1** Graphische Darstellung der verschiedenen Familiensituationen, die Anlass für die Inanspruchnahme einer genetischen Beratung sind (März 1974–2000), Gesamtzahl 19797.

Abb. 49.**2** Determinationsperioden der Extremitätenfehlbildungen nach Thalidomidexposition in der Schwangerschaft (nach Pliess 1962).

Abb. 49.**3** Verschiedenartige Ursachen einer fetalen Fehlbildung unter genetischen Gesichtspunkten.

Abb. 49.**4** Karyogramm bei unbalancierter 13/14-Translokation. Karyotyp 46, XX, -14, +t(13q;14q).

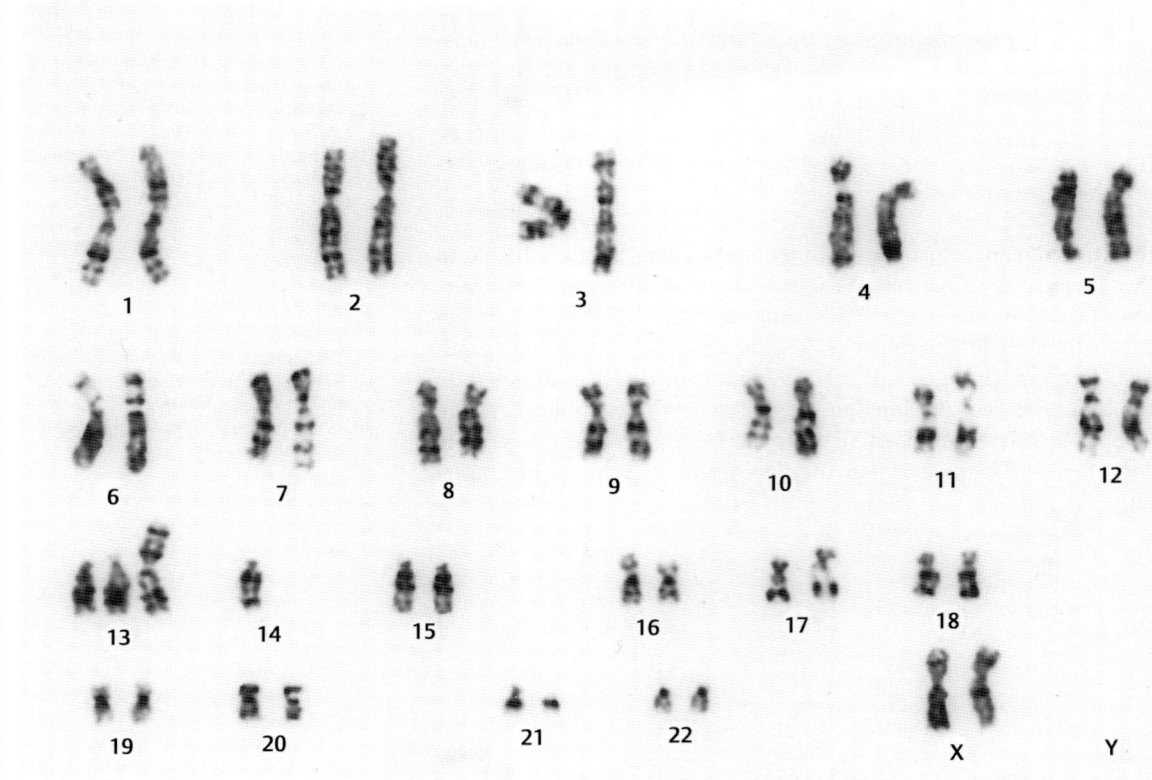

Abb. 49.**5** Karyogramm bei balancierter 13/14-Translokation. Karyotyp 45, XX, -13, -14, +t(13q;14q).

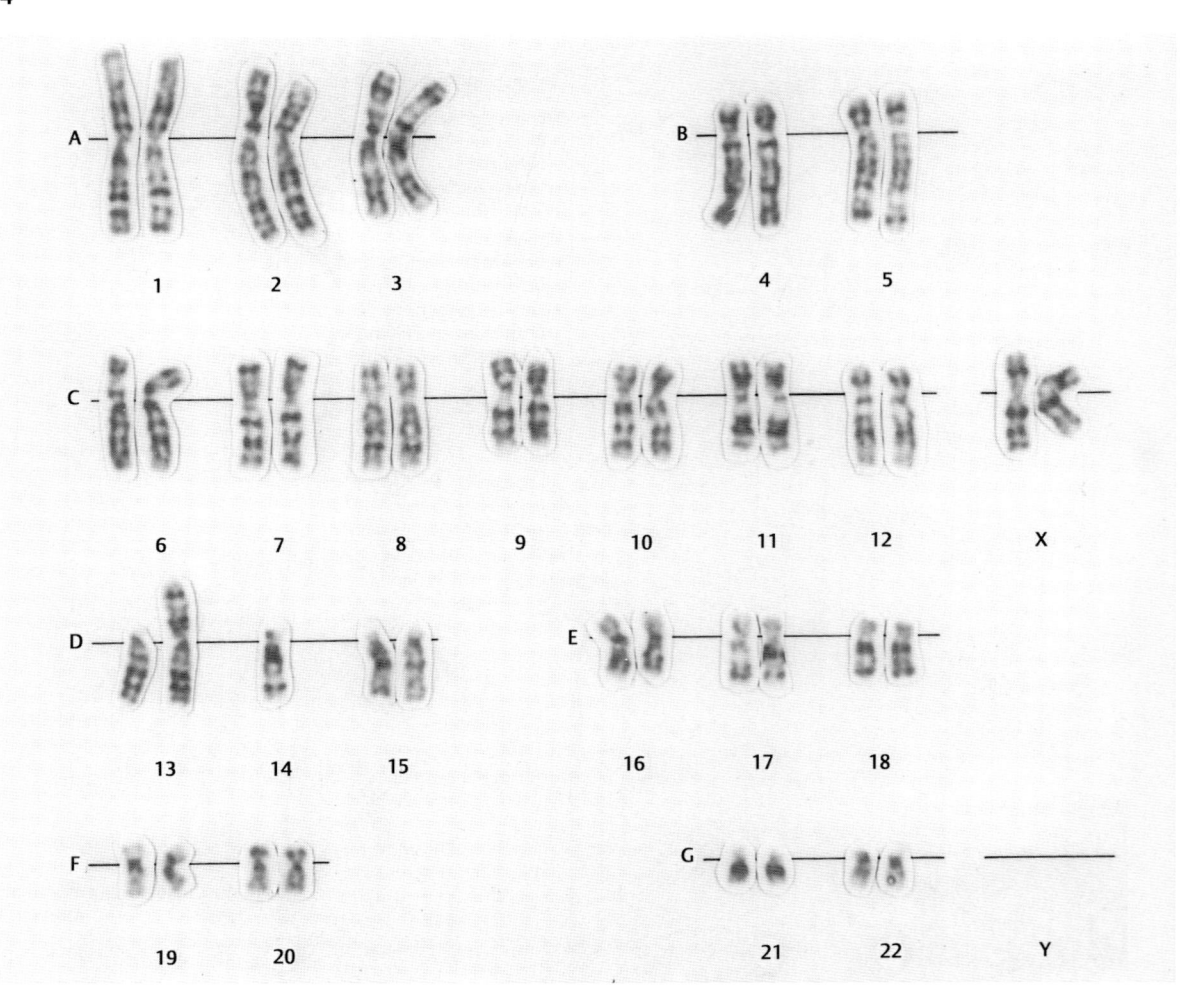

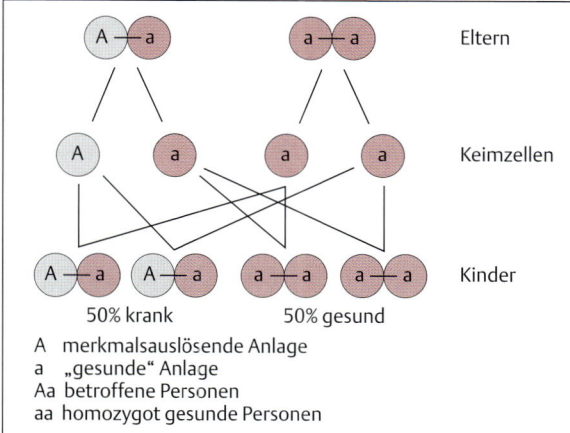

6

A   merkmalsauslösende Anlage
a   „gesunde" Anlage
Aa betroffene Personen
aa homozygot gesunde Personen

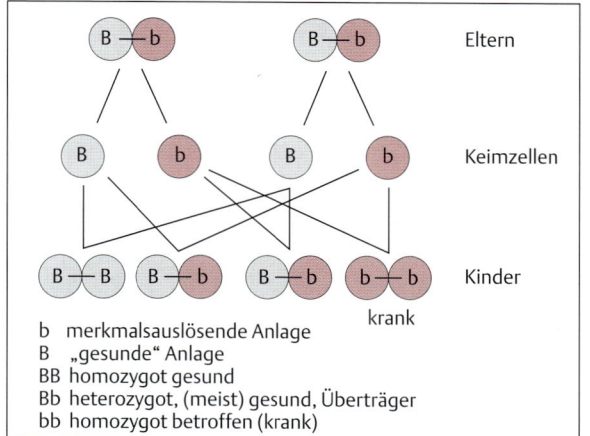

7

b   merkmalsauslösende Anlage
B   „gesunde" Anlage
BB homozygot gesund
Bb heterozygot, (meist) gesund, Überträger
bb homozygot betroffen (krank)

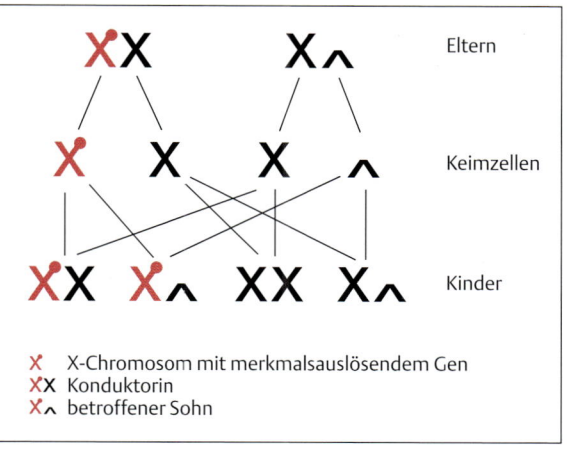

8

X̱   X-Chromosom mit merkmalsauslösendem Gen
X̱X Konduktorin
X̱ʌ betroffener Sohn

9

Merkmale und Krankheiten, bei denen eine erbliche Disposition und eine bestimmte Umweltwirkung zusammentreffen müssen

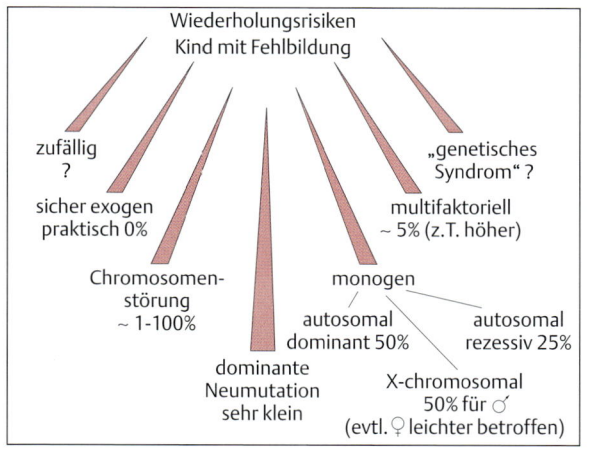

10

Unterschiedliche Erbgänge

Abb. 49.**6**   Erbschema bei autosomal dominantem Erbgang.

Abb. 49.**7**   Erbschema bei autosomal rezessivem Erbgang.

Abb. 49.**8**   Erbschema bei X-chromosomal rezessivem Erbgang.

Abb. 49.**9**   Multifaktorielle Vererbung. Zusammenwirken von Erbanlagen und Umweltfaktoren.

Abb. 49.**10**   Risikozahlen bei den verschiedenen Ursachen für fetale Fehlbildungen in der genetischen Beratung, entsprechend Abb. 49.**3**.

50 Rechts- und Haftungsfragen bei der pränatalen Diagnostik

Haftungsproblematik. Unsere Hochleistungsmedizin löst Probleme, aber sie schafft auch ständig neue. Mit dem Tempo, mit dem sie auf vielen Gebieten fortschreitet, halten die Entwicklung ethischer Grundsätze und die Lösung rechtlicher Fragen kaum noch Schritt. Das zeigt sich in besonderem Maße in der Frauenheilkunde. Pränatale Diagnostik und Schwangerschaftsabbruch, Reproduktionsmedizin und Embryonenforschung, Präimplantationsdiagnostik, Selektion und Mehrlingsreduktion sowie Sectio auf Wunsch sind nur einige Stichworte, die die Vielfalt der umstrittenen Fragen aufzeigen, für deren Lösung weder in der Gesellschaft noch innerhalb des ärztlichen Berufsstandes ein Konsens besteht. Zugleich nehmen Gynäkologie und Geburtshilfe nicht von der Zahl, wohl aber vom Umfang der Schadensfälle her heute die Spitzenstellung in der Arzthaftung ein und haben bis hinauf zum Bundesverfassungsgericht kontroverse Entscheidungen ausgelöst. Seitdem die Rechtsprechung in der Schmerzensgeldbemessung kürzlich erstmals die Millionengrenze erreicht hat und Klarheit besteht, dass der Arzt zeitlich unbegrenzt für Unterhalts- und Pflegeaufwand für ein Kind aufzukommen hat, das durch sein Verschulden behindert zur Welt gekommen ist, stellt sich die Frage, ob für die Haftpflichtversicherung eine Deckungssumme von 5 Mio. DM noch für alle denkbaren Fälle genügende Sicherheit gibt.

Ursachen für Schadensersatzansprüche. Mehr und mehr treten dabei neben den Fällen, in denen der Vorwurf fehlerhafter Geburtshilfe erhoben wird, solche Fälle, in denen aus Versäumnissen bei der Schwangerenbetreuung, mangelhafter Erfüllung der Beratungs- und Aufklärungspflichten, Fehlern bei der pränatalen Diagnostik und der Mitteilung der Befunde Schadensersatzansprüche hergeleitet werden (vgl. hierzu die Empfehlungen der Arbeitsgemeinschaft Medizinrecht in der DGGG zu den ärztlichen Beratungs- und Aufklärungspflichten während der Schwangerenbetreuung und bei der Geburtshilfe, Frauenarzt 37 [1996] 525 ff). Dadurch verlagert sich ein Teil des Risikos aus dem klinischen Bereich in den der niedergelassenen Ärzte.

Pränatale Diagnostik – Aufgabe und Konfliktfeld

Die pränatale Diagnostik hat zu einem früher unvorstellbaren Gewinn an Erkenntnis- und Behandlungsmöglichkeiten geführt. Sie wird heute als selbstverständliche Aufgabe jedes Arztes bei der Schwangerenbetreuung verstanden, was auch in den einschlägigen Richtlinien der Bundesärztekammer zum Ausdruck kommt. In der Mehrzahl der Fälle lässt sich damit erreichen, dass den Eltern Sorgen und Ängste vor einer Problemgeburt und einem behinderten Kind genommen werden.

Ultraschallscreening. Freilich wird die Sicherheit der Untersuchungsergebnisse mitunter überschätzt und ein Versagen der Diagnostik dann nicht ohne weiteres akzeptiert. Das gilt in besonderem Maße für die Ultraschalldiagnostik, wo übersehene und missdeutete Fehlbildungen (z. B. Amelie von Gliedmaßen, Spina bifida, Lippen-Kiefer-Spalte, Herzfehler, Chromosomenanomalie) zu Vorwürfen gegen den Arzt und gerichtlichen Auseinandersetzungen führen können. Es gehört deshalb zu den ärztlichen Beratungspflichten, die Schwangere darüber zu belehren, dass das routinemäßig durchgeführte Ultraschallscreening keine gezielte Fehlbildungsdiagnostik ist und weniger auffällige Befunde

übersehen werden können. Entsteht beim Screening ein nicht anders abzuklärender Verdacht, sprechen andere, auch familienanamnestische Gründe für ein erhöhtes Risiko oder wünscht die Schwangere keine invasive Diagnostik, ist ihr eine gezielte Ultraschalldiagnostik durch einen Arzt mit besonderer Geräteausstattung und größeren Kenntnissen und Erfahrungen (DEGUM III) anzubieten. Freilich sollte sie wissen, dass das Untersuchungsergebnis auch hier nicht immer absolut sicher ist und es vereinzelt Fälle gibt, bei denen dem Untersucher aus Fehlern bei der Diagnosefindung kein Vorwurf zu machen ist.

Beratungspflicht. Nicht minder wichtig ist die Beratungspflicht für den Fall eines positiven Befundes. In einer Reihe von Fällen besteht hier die Möglichkeit pränataler Therapie. Gerade die gravierendsten Befunde entziehen sich jedoch pränataler oder postpartaler Behandlung. Durch die Eröffnung solcher Untersuchungsergebnisse kann die Schwangere in einen schweren Entscheidungskonflikt geraten, geht es doch um die Frage, ob sie das Kind austragen oder die Schwangerschaft abbrechen will. Im Vordergrund darf deshalb nicht eine routinemäßige Durchführung aller diagnostischen Maßnahmen stehen, die in den Mutterschaftsrichtlinien in den bestimmten Stadien der Schwangerschaft vorgesehen sind. Zunächst hat der Arzt vielmehr in einem einfühlsamen und gewiss zeitintensiven Gespräch der Schwangeren mitzuteilen, welche invasiven und nichtinvasiven Untersuchungsmöglichkeiten bestehen, mit welchen Risiken für Mutter und Kind sie verbunden sein können und mit welchen Erkenntnissen dabei zu rechnen ist.

Auch der Arzt, der generell oder im Einzelfall einem Schwangerschaftsabbruch ablehnend gegenübersteht, darf der Schwangeren nicht die Kenntnis dieser Untersuchungsmöglichkeiten vorenthalten oder auf ihre Fragen unzutreffende Auskünfte geben. So darf er weder die Risiken einer Amniozentese übertreiben noch einen positiven Untersuchungsbefund verharmlosen oder verschweigen, um ihre Entscheidung zur Austragung der Leibesfrucht zu beeinflussen. Nur wer die Schwangere in tatsächlicher Hinsicht umfassend und zutreffend informiert hat, gewährleistet ihr die Ausübung ihres Selbstbestimmungsrechts und kann sie auf dieser Grundlage beraten. Gerade eine umfassende Beratung bietet dem Arzt die Gewähr dafür, die Schwangere vor späteren Enttäuschungen zu bewahren, Verantwortung mit ihr zu teilen und sich selbst spätere Vorwürfe zu ersparen.

Wer als Arzt in Gewissensnot gerät, weil er meint, schon durch Angebot und Durchführung der pränatalen Diagnostik einem Schwangerschaftsabbruch Vorschub zu leisten, mag sich der Tätigkeit auf diesem Gebiet ganz enthalten, muss die Schwangere darüber jedoch eindeutig aufklären, damit sie einen Arztwechsel erwägen kann.

Recht auf Nichtwissen. Gerade weil die Kenntnis von einem positiven Befund so belastend sein kann, hat die Schwangere ein Recht auf Nichtwissen, das der Arzt zu respektieren hat. Wie die Diskussion um die Genomanalyse oder die HIV-Diagnose geklärt hat, hat jeder Mensch das Recht, seine Gegenwart ohne Belastung durch ein Wissen von drohender Krankheit oder frühem Tod zu durchleben. Freilich ist der Verzicht der Schwangeren auf nähere Beratung oder Durchführung pränataler Diagnostik ebenso wie auch sonst der Verzicht des Patienten auf Aufklärung nur wirksam, wenn der Arzt davon ausgehen kann, dass ein gewisses Problembewusstsein vorhanden ist. Die Frau muss also wenigstens in großen Zügen wissen, dass jede Schwangerschaft in geringer Größenordnung mit dem Risiko eines kranken oder behinderten Kindes verbunden ist (Basisrisiko für Fehlbildungen und Erkrankung) und dass es Untersuchungsmöglichkeiten gibt, dieses Risiko mit einem mehr oder weniger großen Wahrscheinlichkeitsgrad abzuklären.

Einbeziehen des Vaters. Da der Vater des Kindes in den Schutzbereich des Vertrages der Schwangeren mit dem Arzt einbezogen ist, um ihm im Falle einer vom Arzt verschuldeten Belastung mit einem behinderten Kind eigene Schadensersatzansprüche gegen den Arzt zu gewähren, kann es sich empfehlen, ihn mit Zustimmung der Frau in das Beratungsgespräch einzubeziehen. Soweit es jedoch um Eingriffe in die körperliche Unversehrtheit der Frau und namentlich einen Schwangerschaftsabbruch geht, steht ihm ein Mitentscheidungsrecht nicht zu. Hierüber befindet die Frau allein.

Schwangerschaftsabbruch bei positivem Befund

Erweiterte medizinisch-soziale Indikation. Bei der letzten Reform des Abtreibungsrechts durch Gesetz vom 21.8.1995 ist die besondere embryopathische Indikation entfallen und in die (erweiterte) medizinische (besser: medizinisch-soziale) Indikation einbezogen worden. Das entsprach auch einem Verlangen der Behindertenverbände und sollte unter Hinweis auf den besonderen Behindertenschutz nach Art. 3 Abs. 3 GG verdeutlichen, dass der Schwangerschaftsabbruch nicht aus eugenischen Gründen und nicht mit dem Ziel, dem Kind ein Leben mit seinen Behinderungen zu ersparen, gerechtfertigt ist. § 218 a Abs. 2 StGB lautet in seiner jetzt geltenden Fassung:

- „Der mit Einwilligung der Schwangeren von einem Arzt vorgenommene Schwangerschaftsabbruch ist nicht rechtswidrig, wenn der Abbruch der Schwangerschaft unter Berücksichtigung der gegenwärtigen und zukünftigen Lebensverhältnisse der Schwangeren nach ärztlicher Erkenntnis angezeigt ist, um eine Gefahr für das Leben oder die Gefahr einer schwerwiegenden Beeinträchtigung des körperlichen oder seelischen Gesundheitszustandes der Schwangeren abzuwenden, und die Gefahr nicht auf eine andere für sie zumutbare Weise abgewendet werden kann."

Lebensschutz des Kindes. Ob damit das Ziel, den Lebensschutz des Kindes zu stärken, tatsächlich erreicht wird, mag freilich bezweifelt werden. Die Gesetzesfassung bringt nur unvollkommen zum Ausdruck, wie schwer einerseits die Behinderung des Kindes und andererseits die Beeinträchtigung der Lebensverhältnisse der Schwangeren sein müssen, um einen Abbruch zu rechtfertigen. Anders als bei der früheren (engen) medizinischen Indikation ist die Tötung der Leibesfrucht hier nicht notfalls in Kauf genommene Ultima Ratio, sondern absichtlich herbeigeführtes Ergebnis. Das Gesetz sagt auch nichts darüber, mit welchem Grade von Wahrscheinlichkeit die Behinderung zu erwarten sein muss. Je niedriger dieser Grad angesetzt wird, desto größer wird die Zahl in Wahrheit gesunder Kinder sein, die Opfer der Abtreibung werden. Bei der Frage, ob die Gefahr nicht auf eine andere für die Schwangere zumutbare Weise abgewandt werden kann, ist einerseits an eine medizinische (psychiatrische) Behandlung der Schwangeren, andererseits aber auch daran zu denken, inwieweit die Behinderung oder Erkrankung des Kindes pränatal oder postpartal behoben oder gelindert werden kann. Schließlich ist zu prüfen, ob sich die Last der Schwangeren durch soziale Hilfen erleichtern lässt, wobei auch an die Möglichkeit einer Heimunterbringung oder Freigabe des Kindes zur Adoption zu denken ist.

Problemfälle. Wird eine Krankheit (z. B. Chorea Huntington) diagnostiziert, die zwar im Keim schon angelegt ist, aber voraussichtlich erst in Jahrzehnten und damit zu einem Zeitpunkt zum Ausbruch kommt, in dem die Fürsorge- und Einstandspflicht der Mutter für ihr Kind erfahrungsgemäß nicht mehr besteht, wird schwerlich eine Konfliktsituation

im Sinne des Gesetzes angenommen werden können. Die sehr streitige Frage der Selektion oder Reduktion bei Mehrlingsschwangerschaften kann hier nur angedeutet werden. Dasselbe gilt von der Frage, ob schon das Bild von der „verbrauchten Mutter" einen Schwangerschaftsabbruch ohne Feststellung einer vom Kind ausgehenden besonderen Belastung noch nach Ablauf der 12-Wochen-Frist rechtfertigen kann.

Frage der Zumutbarkeit. Diese Überlegungen zeigen, dass die Rechtfertigung eines Aborts eine Konfliktsituation von gleicher Schwere voraussetzen sollte, wie sie früher bei der engen medizinischen Indikation zu fordern war. Doch der vermeintliche „Anspruch auf ein gesundes Kind" und die geringe Akzeptanz von Behinderungen in unserer Gesellschaft führen dazu, dass in der Mehrzahl der Fälle eine erkannte Behinderung den Entschluss zum Schwangerschaftsabbruch nach sich zieht. Die Zahl der Abbrüche wird voraussichtlich weiter zunehmen, weil neue Methoden der pränatalen Diagnostik immer weitere, auch leichte fötale Schädigungen erkennen lassen. „Schwere der Kindesschädigung" und „Beeinträchtigung der Lebensverhältnisse" sind Begriffe, die der gesellschaftlichen Konvention unterworfen sind, und die Frage der Zumutbarkeit wird ganz aus der subjektiven Sicht der Mutter beantwortet. Die Feststellung der Voraussetzungen für einen Schwangerschaftsabbruch ist damit an kaum greifbare objektive Kriterien gebunden und der „ärztlichen Erkenntnis" mit einem breiten Beurteilungsspielraum unterworfen. Es kommt hinzu, dass durch den Wegfall der 22-Wochen-Frist (post conceptionem) nach neuem Recht Spätabtreibungen bis zum Beginn der Geburt möglich sind, was namentlich bei einem bereits lebensfähigen Kind erhebliche medizinische, rechtliche und menschliche Probleme aufwirft.

Interdisziplinäre Beratung. Obwohl der Gesetzgeber im Zuge der Reform die früher vorgeschriebene Beratungspflicht aufgehoben hat, ist eine Beratung der Schwangeren beim Angebot der pränatalen Diagnostik, vor allem aber bei der Eröffnung eines positiven Befundes dringender denn je. Es wird Fälle geben, in denen sie nicht allein vom Frauenarzt vorgenommen werden kann, sondern hier je nach Lage des Falles auch Pädiater, Neonatologen, Humangenetiker, Kinderchirurgen, Psychologen oder Sozialberater eingeschaltet werden müssen.

Typische Haftungsfälle

Präzedenzfälle. Im Jahr 1983 entschied der Bundesgerichtshof (NJW 1983, 1371 = VersR 1983, 396 = MedR 1983, 101), dass es regelmäßig zu den Pflichten des Arztes bei der Schwangerenbetreuung gehöre, der Gefahr einer schweren Schädigung des Kindes durch eine Rötelninfektion seiner Mutter in den ersten Schwangerschaftswochen nachzugehen. Da eine solche Infektion mit hoher Wahrscheinlichkeit die Gefahr in sich berge, dass das Kind mit Schädigungen schwerster Art zur Welt komme, habe die Mutter die Möglichkeit, die Schwangerschaft abbrechen zu lassen. Da sie durch das Verhalten des Arztes um diese Möglichkeit gebracht worden sei, stünden ihr Schadensersatzansprüche gegen den Arzt zu. Diese Entscheidung und ein kurz darauf folgendes Urteil, in dem der Bundesgerichtshof (NJW 1984, 658 = VerR 1984, 186 = MedR 1985, 91) eine Haftung des Arztes annahm, weil er eine 39 Jahre alte Frau auf ihre Frage nach der Gefahr eines mongoloiden Kindes nicht richtig beraten und eine Fruchtwasseruntersuchung für nicht erforderlich erklärt hatte, leiteten eine umfangreiche Rechtsprechung zur Haftung wegen Fehlern im Zusammenhang mit pränataler Diagnostik ein.

Weitere Urteile. Beispielhaft seien hier folgende Urteile aufgeführt, wobei es sich nur um veröffentlichte Entscheidungen handelt, die Zahl unveröffentlichter Urteile aber erheblich größer sein dürfte und zahlreiche Verfahren erfahrungsgemäß nicht durch Urteil, sondern durch Vergleich abgeschlossen werden. Freilich haben nicht alle hier angeführten Entscheidungen zur Verurteilung des Arztes geführt. Es sind auch klageabweisende Urteile darunter. Der Klammerzusatz soll stichwortartig die Art der Diagnostik oder Behinderung bezeichnen, um die es ging.

- BGH NJW 1987, 2923 = VersR 1988, 155 (Trisomie – Mongolismus – keine Aufklärung),
- BGH NJW 1989, 1536 = VersR 1989, 186 (Mongolismus – verspätete Amniozentese),
- BGH NJW 1997, 1635 = VersR 1997, 449 (Spina bifida – Mitverschulden),
- BGH NJW 1997, 1638 = VersR 1997, 698 (Chromosomenanomalie – Mikrozephalus),
- OLG Düsseldorf VersR 1987, 414 (Röteln),
- OLG München VersR 1988, 523 (Mongolismus),
- OLG Stuttgart VersR 1991, 229 (Mongolismus – unterlassene Amniozentese),
- OLG Koblenz VersR 1992, 359 (Röteln),
- OLG Düsseldorf VersR 1992, 493 (Röteln),
- OLG Düsseldorf VersR 1992, 494 (Toxoplasmose),
- OLG Karlsruhe VersR 1993, 705 (Hydrozephalus – Meningomyelozele),
- KG VersR 1996, 332 (verkürzte Extremitäten),
- OLG Düsseldorf VersR 1998, 194 (fehlerhafte Chromosomenanalyse – Inversionsduplikation – Inkontinenz – Autismus – Ataxie),
- OLG Zweibrücken MedR 1999, 275 (Hämophilie – misslungene Blutuntersuchung),
- OLG Nürnberg VersR 1999, 1545 (HIV-Infektion – widersprüchliche Tests nicht abgeklärt),
- OLG München VersR 2000, 890 = MedR 1999, 466 (Triple-Test – Lemon Sign),
- OLG Zweibrücken MedR 2000, 233 (Trisomie 21 – Mongolismus),
- LG Köln MedR 1999, 323 (Meningomyelozele – Hydrozephalus – Pylorospasmen).

Schlussfolgerungen. Aus dieser Rechtsprechung lassen sich die folgenden Schlüsse ziehen:

- Der Arzt genügt in der Regel seiner Sorgfaltspflicht, wenn er die Schwangere in dem durch die Mutterschaftsrichtlinien und Richtlinien zur pränatalen Diagnostik gebotenen Umfang berät und aufklärt, ihre Fragen wahrheitsgemäß beantwortet, im Einverständnis mit ihr die vorgesehenen Untersuchungen zeitgerecht durchführt und ihr deren Ergebnis zutreffend mitteilt.
- Der Arzt kann haften, wenn er
  - durch Unzulänglichkeit seiner Schwangeren- und Familienanamnese nicht erkennt, dass Risiken bestehen, die weiterer Abklärung bedürfen,
  - es versäumt, der Schwangeren die diagnostischen Maßnahmen anzubieten, die nach dem Stande der Wissenschaft zur Abklärung geeignet sind und die sich in der Regel aus den einschlägigen Richtlinien ergeben,
  - der Schwangeren gegenüber die Gefahr, dass sich das Risiko einer schweren Fehlbildung oder Erkrankung des Kindes verwirklicht oder dass die diagnostische Maßnahme selbst zu einem Schaden (z. B. die Amniozentese zur Fehlgeburt) führt, falsch darstellt,
  - Fragen der Schwangeren auf diesem Gebiet, auch wenn sie über die in den Richtlinien vorgesehenen Angebote hinausgehen, unzutreffend beantwortet,
  - die möglichen Maßnahmen der pränatalen Diagnostik nicht zum rechten, ein Höchstmaß an sicherem Befund versprechenden Zeitpunkt durchführt,
  - die erhobenen Befunde missdeutet, insbesondere sonographisch bereits erkennbare Wachstumsretardierungen nicht erkennt oder bei auftretendem Verdacht eine zeitlich engmaschige Kontrolle versäumt, die gebotenen Messungen unterlässt, ein Nackenödem übersieht oder dem erhöhten AFP-Wert im mütterlichen Blut keine Bedeutung beimisst,
  - es bei auffälligem Befund unterlässt, für eine mögliche weitere Abklärung zu sorgen, insbesondere die Schwangere nicht über die dann noch bestehenden Möglichkeiten informiert und sie nicht einem hierfür geeigneten Spezialisten überweist (rechtlicher Gesichtspunkt des Übernahmeverschuldens),
  - die Schwangere unzulänglich über die Konsequenzen der erhobenen Befunde informiert, insbesondere Art und Schweregrad der Erkrankung oder Behinderung des ungeborenen Kindes sowie die Auswirkungen für das Kind und die Familie bagatellisiert oder unrealistische Therapiemöglichkeiten vorspiegelt.

In allen diesen Fällen kann es zur Haftung des Arztes kommen, wenn ihm der Vorwurf zu machen ist, dass er die erforderliche Sorgfalt verletzt hat. Schon leichte Fahrlässigkeit kann hier zur vollen Haftung führen. Der Arzt kann diese Haftung nicht im Voraus vertraglich ausschließen.

Mitverschulden der Schwangeren. Macht die Schwangere bei der Anamnese unzutreffende Angaben oder nimmt sie vorgesehene Untersuchungstermine nicht wahr, so kann darin ein Mitverschulden liegen, das ihre eigenen Ansprüche sowie die des geschädigten Kindes mindern oder sogar ausschließen kann. Für dieses Mitverschulden ist jedoch der Arzt beweispflichtig. Er kann es in der Regel nur beweisen, wenn er die Mutter eindringlich auf die Notwendigkeit richtiger Angaben bei der Anamnese sowie die Notwendigkeit zeitgerechter Untersuchungen und die Folgen ihres Versäumens hingewiesen hat.

Beweissituation und Dokumentation

Beweisschwierigkeiten der Patientin. Wollen die Eltern des behindert geborenen Kindes Schadensersatz verlangen, weil infolge ärztlichen Fehlverhaltens ein gerechtfertigter Schwangerschaftsabbruch unterblieben ist, so haben sie zu beweisen, dass der Arzt in den o. g. Fällen seine Pflichten schuldhaft verletzt hat. Der Behandlungsfehler führt zivilrechtlich nur dann zur Haftung, wenn er einen Schaden verursacht hat. Grundsätzlich muss der Patient den Fehler und seine Kausalität für den Schaden beweisen. Geht es darum, ob bei sachgerechtem Vorgehen, zutreffender Beratung und rechtzeitiger Klinikeinweisung der Schaden hätte verhindert werden oder der Umfang des Schadens hätte begrenzt werden können, stehen die Mutter und ihr geschädigtes Kind mitunter vor großen Beweisschwierigkeiten, weil der Sachverständige oft nicht sicher sagen kann, wie der Verlauf bei fehlerfreiem Verhalten gewesen wäre. Hier ist der Richter ebenso wie bei der Frage, was bei der Ultraschalluntersuchung erkennbar gewesen ist, welche Messungen versäumt wurden, welche anderen abklärungsbedürftigen Verdachtsmomente bestanden und wie engmaschig eine weitere Kontrolle hätte sein müssen, ganz auf den Sachverständigen angewiesen.

Umkehr der Beweislast. Anders ist die Situation jedoch, wenn der Richter in dem Verhalten des Arztes einen groben Behandlungsfehler sieht, also ein Verhalten, das bei allem Verständnis für gelegentliche Berufsfahrlässigkeit so sehr gegen elementare Regeln der Medizin verstieß, dass es schlechterdings nicht hätte passieren dürfen. In diesen Fällen kommt es regelmäßig zur Umkehr der Beweislast, sodass nun der Arzt beweisen muss, dass der Schaden trotz seines Fehlers auf einer anderen, von ihm nicht zu vertretenden Ursache beruht – ein Beweis, der in den meisten Fällen misslingt.

Aber auch dort, wo die Beweisführung zunächst der Klägerseite obliegt, muss der Arzt damit rechnen, dass nur ein Elternteil als Prozesspartei auftritt, damit der andere Elternteil als Zeuge darüber aussagen kann, ob und mit welchem Inhalt Beratungs- und Aufklärungsgespräche geführt worden sind. Dem Arzt obliegt die Beweislast dafür, dass die Mutter nach umfassender und richtiger Beratung sich nicht für eine pränatale Untersuchung der Leibesfrucht oder nach einem positiven Befund und zutreffender Information hierüber nicht für einen Abbruch der Schwangerschaft entschieden hätte. Dieser letzte Beweis ist erfahrungsgemäß nur schwer zu führen.

Bedeutung der Dokumentation. Große Bedeutung für die Beweisführung hat die medizinische Dokumentation. Es genügt nicht der Vermerk, dass überhaupt Gespräche mit der Schwangeren und dem anderen Elternteil stattgefunden haben. Eine zumindest stichwortartige Aufzeichnung muss auch ergeben, welchen Inhalt die Gespräche hatten, zu welchem Zeitpunkt sie geführt worden sind und wie die Schwangere hierauf reagiert hat. Eine unterschriftliche Bestätigung der Dokumentation durch die Schwangere oder den anderen Elternteil ist rechtlich nicht geboten. Eine völlig fehlende oder unzulängliche Dokumentation kann zur Folge haben, dass das Gericht der Klägerseite Beweiserleichterung bis hin zur Umkehr der Beweislast einräumt.

Umfang der Haftung

Erstattung des gesamten Unterhalts- und Pflegeaufwandes. Behauptet die Schwangere, sie hätte bei ordnungsgemäß durchgeführter Beratung und Diagnostik wegen der zu erwartenden Behinderung des Kindes einen Schwangerschaftsabbruch durchgeführt und kommt der Richter zu dem Ergebnis, dass dieser nach § 218 a Abs. 2 StGB gerechtfertigt gewesen wäre, so stehen der Mutter des behindert geborenen Kindes ebenso wie dem unterhaltspflichtigen Vater Ansprüche auf Ersatz des gesamten Aufwandes für das behinderte Kind zu. Dieser Schadensersatz umfasst nicht nur den durch die Behinderung ausgelösten besonderen Pflegeaufwand, sondern ist auf Erstattung des gesamten Unterhalts- und Pflegeaufwandes ohne zeitliche Begrenzung gerichtet, weil den Eltern im Falle eines rechtmäßigen Abbruchs nicht nur der Pflegeaufwand für das behinderte Kind, sondern der Unterhaltsaufwand insgesamt erspart geblieben wäre. Ansprüche auf Ersatz von Verdienstausfall, den die Eltern infolge ihrer Pflegeleistungen für das Kind erleiden, werden hingegen nicht anerkannt.

Schmerzensgeld. Da der Arzt nicht für die Empfängnis des behinderten Kindes verantwortlich zu machen ist, hat die Mutter Anspruch auf Schmerzensgeld wegen eines unterbliebenen Schwangerschaftsabbruchs nur insoweit, als ihre Beschwerden die einer komplikationslosen natürlichen Schwangerschaft und Geburt übersteigen oder durch die Geburt des behinderten Kindes eine psychische Belastung mit wirklichem Krankheitswert ausgelöst wird.

Keine Ansprüche des Kindes. Dem Kind selbst stehen keine Ansprüche wegen Nichtverhinderung seiner physischen Existenz zu. Der Mensch hat – so der Bundesgerichtshof – sein Leben so hinzunehmen, wie es von der Natur gestaltet ist, und hat keinen Anspruch auf seine Verhütung oder Vernichtung durch andere (BGH NJW 1983, 1371). Die elterlichen Unterhalts- und Pflegeleistungen schlagen sich mithin nur so lange in einem Schadensersatzanspruch gegen den Arzt nieder, als die Eltern zu ihren Lebzeiten hierzu verpflichtet sind.

Entfallen von Ersatzansprüchen. Elterliche Ersatzansprüche entstehen nicht, wenn sich die Gefahr einer nicht zu behebenden, schweren Schädigung des Kindes und die hiervon ausgehende Gefahr für das Leben oder die Gefahr einer schwerwiegenden Beeinträchtigung des körperlichen oder seelischen Gesundheitszustands der Mutter tatsächlich nicht verwirklicht haben oder wenn es nach der Geburt möglich ist, die Behinderung therapeutisch zu beheben oder so sehr zu lindern, dass sie einen Schwangerschaftsabbruch nicht mehr gerechtfertigt hätte.

Im Normenkontrollverfahren zur Überprüfung des § 218 StGB hatte der Zweite Senat des Bundesverfassungsgerichts in seinem Urteil vom 28.5.1993 (NJW 1993, 1751, 1764) erklärt, eine rechtliche Qualifikation des Daseins eines Kindes als Schadensquelle komme von Verfassung wegen nicht in Betracht. Die Rechtsprechung der Zivilgerichte zur Haftung für ärztliche Beratungsfehler und für fehlgeschlagene Schwangerschaftsabbrüche sei im Hinblick darauf der Überprüfung bedürftig. Der letztlich für die Entscheidung dieser Fragen zuständige Erste Senat ist dieser Auffassung jedoch nicht gefolgt, sondern hat durch Beschluss vom 12.11.1997 (NJW 1998, 515) entschieden, die Rechtsprechung des Bundesgerichtshofs zur Arzthaftung nach Geburt eines ungewollten oder behinderten Kindes verstoße nicht gegen das Grundgesetz. Diese Entscheidung ist nunmehr verbindlich. Es ist kaum zu erwarten, dass weitere Verfassungsbeschwerden noch zu einer Änderung dieser Rechtsprechung führen werden.

Abkürzungen

BGH	Bundesgerichtshof
DGGG	Deutsche Gesellschaft für Gynäkologie und Geburtshilfe
GG	Grundgesetz
KG	Kammergericht
LG	Landgericht
MedR	Medizinrecht (Jahr und Seite)
NJW	Neue Juristische Wochenschrift (Jahr und Seite)
OLG	Oberlandesgericht
StGB	Strafgesetzbuch
VersR	Versicherungsrecht (Jahr und Seite)

51 Medizinrechtliche Fragen im Rahmen der pränatalen Ultraschalldiagnostik in Deutschland

Medizinrechtliche Vorgaben

Paragraph 218 StGB. Durch das Urteil des Bundesverfassungsgerichts vom 25.02.1975 war die verfassungsrechtliche Grundlage zur Einführung des Schwangerschaftsabbruchs auf dem Boden der Indikationslösung gegeben. Diese neue Regelung des Schwangerschaftsabbruchs wurde in das StGB unter den §§ 218–219d aufgenommen.

Zweifellos hatte dieses damals gültig gewordene Recht bei den Ärzten und den Juristen Bedenken wachgerufen. Das zeigt sich nicht nur in vielen Kommentaren zum StGB, sondern auch in gemeinsamen kritischen Publikationen von Ärzten und Juristen (5, 6, 12, 22, 24, 25, 30). Dennoch schien die Ärzteschaft mit diesen neuen Paragraphen leben zu können, wenn man von dem Bericht der Kommission für Familie und Gesundheit und dem Bericht der Kommission zur Auswertung der Erfahrungen mit dem reformierten § 218 StGB ausgeht (1, 2, 4).

Allerdings gab es schon in der 8. Wahlperiode des Deutschen Bundestages gravierende Hinweise, die dafür sprachen, dass die durch das 15. Strafrechtänderungsgesetz Gesetz gewordene Regelung den Anforderungen nicht genügte, die vom BVerfG als Mindestbedingungen eines wirksamen Lebensschutzes formuliert wurden (13, 14).

Leitsätze des BVerfG. Die Ärzte haben jedoch in aller Regel die Leitsätze des BVerfG bei ihren Entscheidungen für oder gegen einen Abbruch berücksichtigt. Diese Grundlagen wurden in Band 39 der Veröffentlichungen des Bundesverfassungsgerichtes zusammengestellt. Dort heißt es, dass auch das ungeborene Leben innerhalb der grundgesetzlichen Ordnung einen Höchstwert darstellt, ferner dass die Schutzpflicht des Staates gebiete, sich schützend und fördernd vor das sich entwickelnde Leben zu stellen – grundsätzlich auch gegenüber der Mutter – und dass gegenüber ihren Interessen dem Lebensschutz des Nasciturus der Vorzug gegeben werden müsse und der Staat grundsätzlich von einer Pflicht zur Austragung der Schwangerschaft ausgehen und ihren Abbruch grundsätzlich als Unrecht ansehen müsse.

Bei der Neuregelung der Paragraphen zum Abbruch wurde der schwere Fruchtschaden unter der medizinischen Indikation im § 218a (2) 1 StGB subsummiert.

■ § 218a – Indikationen zum Schwangerschaftsabbruch

Der Abbruch einer Schwangerschaft durch einen Arzt ist nicht nach § 218 strafbar, wenn „dringende Gründe für die Annahme sprechen, dass das Kind infolge einer Erbanlage oder schädlicher Einflüsse vor der Geburt an einer nicht behebbaren Schädigung des Gesundheitszustandes leiden würde, die so schwer wiegt, dass man von der Schwangeren die Fortsetzung der Schwangerschaft nicht verlangen kann".

Auch in diesen Fällen galt das Beratungsschutzkonzept im Interesse des Embryo/Fetus. Ein Verstoß hiergegen wurde in § 218b StGB geregelt. Jedoch „Abs. 1 Nr. 1 ist nicht anzuwenden, wenn der Schwangerschaftsabbruch angezeigt ist, um von der Schwangeren eine durch körperliche Krankheit oder Körperschaden begründete Gefahr für ihr Leben oder ihre Gesundheit abzuwenden."

Fruchtschadenindikation. Bei der Fruchtschadenindikation hatte der Gesetzgeber bewusst auf die Zumutbarkeit eines fetalen Schadens für die *Mutter* abgestellt, um auch den Anschein einer „Euthanasia in utero" zu vermeiden. Es war eine sinnvolle Reaktion auf die „Vernichtung lebensunwerten Lebens", auf die „Endlösung" und „Liquidierung", die vom nationalsozialistischen Regime als staatliche Maßnahme durchgeführt wurde.

Art. 2 Abs. 2 Satz 1 des GG der Bundesrepublik Deutschland schützt das sich im Mutterleib entwickelnde Leben als selbstständiges Rechtsgut (BVerfGE 39,1 ff). Die Fruchtschadenindikation als mütterliche Indikation musste in ihrer Schwere kongruent der reinen medizinischen Indikation sein.

Auslegungsprobleme. In der Zwischenzeit ist aber das Anspruchsdenken vieler Schwangerer – auch unter dem Einfluss unserer kinderfeindlichen Gesellschaft – so gestiegen, dass man kein Kind mit einem „Makel" haben wollte und in Zukunft haben will. Die sog. kindliche/ eugenische/ schwere Fruchtschadenindikation (Abs. 2 Nr. 1) beruhte auf Unzumutbarkeitskriterien wie die reine medizinische Indikation; es ging alleine – um es wegen seiner Wesentlichkeit noch einmal zu betonen – nicht um die Verhinderung (erb-)kranken Nachwuchses, sondern um die Vermeidung psychischer Belastungen der Schwangeren mit einer Zeitgrenze bei 22 SSW p. c. im Interesse der Mutter bei in aller Regel lebensunfähigem Feten und im Interesse des Operateurs. Da bei solchen Konflikten die Schwangere in aller Regel als psychisch überfordert gewertet wurde oder gar war, erschien es fraglich, ob sie juristisch subjektiv entschuldigt sei oder der Abbruch unter diesen Umständen gar als objektiv nicht rechtswidrig gewertet werden musste.

Zwischenzeitlich hat sich das Anspruchsdenken der Schwangeren aus merkantilen Gründen auf eine Krankenkasse übertragen: Eltern ungeborener Kinder mit Behinderungen, aber insbesondere die betreuenden Ärzte geraten in der Öffentlichkeit auch unter den Druck von z. B. der Allgemeinen Ortskrankenkasse (AOK), diese Kinder abtreiben zu lassen. So hatte in Niedersachsen ein Arzt nach Ansicht der dortigen AOK die schwere Behinderung eines Ungeborenen im Ultraschall zu spät festgestellt und so einen Schwangerschaftsabbruch aus gesetzlich festgelegten Zeitgründen unmöglich gemacht (11): „Die AOK hatte erst auf eine Schadensersatzklage verzichtet, nachdem ein vom LG Göttingen in Auftrag gegebenes Rechtsgutachten zu dem Schluss kam, dass im konkreten Fall kein ärztliches Fehlverhalten vorläge. Das Vorgehen der ‚Gesundheitskasse' lässt nach Ansicht von PD Dr. med. K. Mühlhaus/Hannover den Schluss zu, dass die Kasse schlicht einen Schwangerschaftsabbruch für preiswerter erachte als die lebenslange Betreuung eines Behinderten" (11). Insgesamt scheint heute die Meinung der Societas schon 1981 durch den Juristen Fischer (7) repräsentiert worden zu sein, wenn er schrieb: „Die Tätigkeit eines Arztes kann dann alleine auf die Verhinderung eines missgebildeten Kindes gerichtet sein. Sinn dieser Maßnahme ist es, dem Kind ein qualvolles, z. T. kurzes Leben und den Eltern die seelische und materielle Belastung für das behinderte Kind zu ersparen ..." (18).

Damit wich man erheblich von den Vorstellungen des Gesetzgebers ab, der damals die Zumutbarkeit bzw. Unzumutbarkeit eines kindlichen Schadens auf die Opferbereitschaft, ja Opferpflicht, einer Mutter unter Respektierung von Art. 2 des Grundgesetztes bezog.

Umso wichtiger ist die Darstellung der Aufgaben eines Fachgutachters.

Position des Gutachters

In den letzten 30 Jahren sind die Klagen gegen Ärzte – insbesondere Geburtshelfer – auf Schadensersatz und Schmerzensgeldforderungen einerseits, sowie Ermittlungsverfahren wegen fahrlässiger Tötung andererseits lawinenartig angestiegen. Die Ursachen liegen in einer Perfektionierung der Medizintechnik (z. B. Ultraschall), den rasant modernisierten diagnostischen und therapeutischen Methoden, aber insbesondere in einem Umdenken und zunehmenden Anspruchsdenken der Patienten: Sie wollen heute – wohlgemerkt neben wahrlich berechtigten Klagen – auch einen schicksalshaften, negativen Verlauf ihrer Gesundheit, und dazu zählt auch die überwachte Schwangerschaft, nicht mehr in Kauf nehmen. Es gilt heute weniger eine Mutter vor ihrem geschädigten Kind zu schützen, als ein gesundes Kind vor der anspruchsvollen Mutter.

Dieses Problem wird uns in Zukunft noch mehr und noch intensiver beschäftigen, wenn wir von der Delikthaftung zur Gefährdungshaftung oder – ein weiterer Vorschlag einer EU-Gruppe für Rechtsfragen – zur Ergebnishaftung kommen, wobei das Mittel der Beweislastumkehr zum Vorteil des Patienten weiter erleichtert werden soll (ausführlich hierzu 16, 19, 20).

Derzeitige Arzthaftung. Die derzeitige Arzthaftung nach deutschem Recht – und dies zu wissen ist elementar für einen Gutachter – ist (noch) festgeschrieben durch die Begriffe:
- Aufklärungspflicht(-verletzung), d. h. wer - wann - was – wie und wo zu sagen hat, und
- Behandlungsfehler.

Behandlungsfehler. Unter Behandlungsfehler versteht man – so unter vielen anderen Laufs (25): „Das nach dem Standard der Medizin unsachgemäße und schädigende Verhalten des Arztes, welches sowohl in seinem Tun als auch Unterlassen eines gebotenen Eingriffs, in Fehlmaßnahmen oder unrichtigen Dispositionen des Arztes vor, bei oder nach der Diagnostik, der Operation oder Medikation bestehen kann".

Stellenwert des Gutachters. Es ist kein Wunder, dass bei mangelhafter medizinischer Sachkunde der Gerichte, der Staatsanwälte, der Kläger und Verteidiger der Sachverständige sich weitgehend als eine den Tathergang ermittelnde und die Entscheidung vorprogrammierende Institution etabliert hat und dass aus dem Richtergehilfen ein Beherrscher des Gerichtes geworden ist mit der Folge, dass Richter die Verantwortung für Entscheidungen tragen, die in Wirklichkeit ein anderer – nämlich der Sachverständige – produziert hat. Damit nimmt heutzutage der medizinische Sachverständige eine zentrale prozessuale Stellung ein. Der BGH hat in einer Strafsache festgestellt: „Der Sachverständige hat dem Gericht den Tatsachenstoff zu unterbreiten, der nur aufgrund besonderer fachkundiger Beobachtungen gewonnen werden kann, und er hat das wissenschaftliche Rüstzeug zu vermitteln, das die sachgemäße Auswertung ermöglicht". Dabei ging der BGH von der heute absolut unrealistischen Vorstellung aus: „cornu cornici numquam oculum effodit" – eine Krähe hackt der anderen kein Auge aus (16).

Nein! – Gutachter hacken heute häufig beide Augen aus. Dabei wird nicht selten selbstgefällige Selbstdarstellung mit objektiver Begutachtung verwechselt; damit wird dann aber nicht nur der Tatbestand einer uneidlichen Falschaussage erfüllt, sondern sogar der Straftatbestand einer uneidlichen, bedingt vorsätzlichen Falschaussage. So kann die sog. „Koryphäe" zum prozessualen Super-GAU werden.

Kenntnis des medizinischen Standards. Umso wichtiger ist es, die Position des Gutachters als Helfer des Richters darzulegen. Grundlage für gutachterliche Tätigkeit ist die Kenntnis des medizinischen Standards. Dieser wird nach Ulsenheimer (31) wie folgt definiert:

„Unter Standard ist der nach ärztlicher Erfahrung bewährte, nach naturwissenschaftlichen Erkenntnissen gesicherte, einem durchschnittlich befähigten Arzt abzuverlangender Stand an Kenntnis und Können zu verstehen. In den Standard sollen aber auch neue Techniken und Methoden, wie etwa endoskopische Diagnose- und Therapieverfahren, aufgenommen werden. Insofern unterliegt der Standard auch hinsichtlich seiner medizinrechtlichen Anerkennung einem ständigen Wandel."

Nicht unwichtig ist in diesem Zusammenhang die fachliterarische Kenntnis und Weiterbildung des Gutachters: Es geht u. v. a. um die strukturelle, prozessuale und Ergebnisse aufweisende Qualität einer Praxis, einer Abteilung oder Klinik. Dieses muss der Gutachter entsprechend der jeweiligen aktuellen ärztlichen Situation aus der Sicht des Betroffenen erfassen und bewerten können: DEGUM I ist aber nicht DEGUM III mit entsprechend großem Personal- und Zeitaufwand und modernstem Gerätepark! Leider ist diesem oder jenem Gutachter aber auch nicht die spezifische erforderliche ältere und moderne internationale – zumindest aber nationale – Fachliteratur immer bekannt (19, 20).

Medizinrechtliche Gegenwart

Die Verpflichtungen des Gutachters zu kennen ist umso wichtiger, als der Zweite Senat des BVerfG am 28. Mai 1993 in seinem viel beachteten Urteil ohne zwingenden Anlass unter Nr. 14 folgenden Leitsatz schrieb:
- „Eine rechtliche Qualifikation des Daseins eines Kindes als Schadensquelle kommt von der Verfassung wegen Art. 1 Abs. 2 GG nicht in Betracht. Deshalb verbietet es sich, die Unterhaltpflicht für ein Kind als Schaden zu begreifen."

Dagegen führte später der BGHZ VI 1995 in einem gleichfalls grundsätzlichen Urteil aus:
- „Nach der Rechtsprechung des Bundesgerichtshofes können die Eltern des Kindes von ihrem ärztlichen Vertragspartner unter bestimmten Voraussetzungen und mit Einschränkungen Schadensersatz für ihre Belastung für den Unterhalt des Kindes verlangen. Der 2. Senat des BVerfG hat in einem die Gerichte allerdings nicht bindenden obiter dictum seines Beschlusses vom 28. Mai 1993 zum Schwangeren- und Familienhilfegesetz vom 27. Juli 1992 erklärt, eine rechtliche Qualifikation des Daseins eines Kindes als Schadensquelle komme von der Verfassung wegen Art. 1 Abs. 1 GG nicht in Betracht. Die Verpflichtung aller staatlicher Gewalt, jeden Menschen in seinem Dasein um seiner selbst Willen zu achten, verbietet es, die Unterhaltszahlungspflicht für ein Kind als Schaden zu begreifen."

„Entsprechend der Aufforderung des Bundesverfassungsgerichtes hat der Bundesgerichtshof seine Rechtsprechung zu diesem Punkt überprüft und sich durch die Auslegung des Bundesverfassungsgerichtes zu Art. 1 GG nicht gehindert gehalten, jedenfalls in den Fällen einer aus ärztlichem Verschulden misslungenen Sterilisation sowie eines verhinderten oder fehlgeschlagenen Schwangerschaftsabbruchs aus embryopathischer oder kriminologischer Indikation den Eltern Schadensersatz wegen ihrer Unterhaltszahlung zuzusprechen."

Gegen dieses Urteil war beim Bundesverfassungsgericht (BVerfG) Verfassungsbeschwerde eingelegt worden. Der angerufene 1. Senat des BVerfG vertritt in seinem Beschluss vom 12.11.97 die Position des VI. Zivilsenates des Bundesgerichtshofes (BGH). Leitsatz:
- „Die Rechtsprechung der Zivilgerichte zur Arzthaftung bei fehlgeschlagener Sterilisation und fehlerhafter genetischer Beratung vor Zeugung eines Kindes verstößt nicht gegen Art. 1 Abs. 1 GG (Grundgesetz)."

Es handelte sich um eine fehlgeschlagene urologische Sterilisation bei nicht ausreichender Aufklärung (BvR 479/92) und eine unzureichende genetische Beratung mit nachfolgender Geburt eines genetisch bedingt geschädigten Kindes (BvR 307/94).

Damit nimmt der 1. Senat eine diametral entgegengesetzte Position zum 2. Senat des BVerfG (s.o.) ein, wenngleich es bei Letzterem um den Schwangerschaftsabbruch ging. Der 1. Senat begründet in seinem Beschluss auch, warum in dieser prekären Situation nicht das Plenum (großer Senat) angerufen wurde:

„Da nach § 16 BVerfGG keine den anderen Prozessordnungen entsprechende Möglichkeit besteht, das Plenum bei Fragen von grundsätzlicher Bedeutung anzurufen …, konnte der Senat das Plenum auch nicht zur Klärung der Frage anrufen, ob durch vorsorglich abgegebene Erläuterungen des jeweils anderen Senates bestimmten Rechtsfragen eine grundsätzliche Bedeutung verliehen werden kann, die eine Plenarentscheidung angezeigt erscheinen ließe. Bisher hat das Bundesverfassungsgericht diese Auffassung nicht vertreten. Der 1. Senat hält eine erweiternde Auslegung des § 16 BVerfGG nicht für gerechtfertigt. Verfassungsfragen sind häufig von grundsätzlicher Bedeutung, aber gleichwohl den beiden Senaten jeweils nach ihrer Zuständigkeit zur eigenen Entscheidung zugewiesen."

Laufs (26) geht in seinem Artikel „Schädliche Geburten – und kein Ende" ausführlich und kritisch auf dieses Problem ein.

■ Schwere Fruchtschadenindikation im Rahmen des § 218 StGB aus medizinrechtlicher Sicht bei Ultraschalldiagnostik

22-Wochen-Frist. Der Gesetzgeber hatte bei der Festschreibung der 22-Wochen-Frist p.c. noch andere Informationen von den gynäkologischen Gutachtern Kepp, Zander, Prill, Hiersche bei der Anhörung vor dem Sonderausschuss für die Strafrechtsreform des Deutschen Bundestages am 10.4.1972 (DtBT-Stenographischer Dienst, 74. Sitzung S. 2151–2178 ff) als heute. Es ging u. a. um die Feststellbarkeit von embryonalen/fetalen Erkrankungen im Ultraschallbild zu einem Zeitpunkt, da der schwer geschädigte Fet noch nicht lebensfähig war.

Die 22-Wochen-Frist p.c. für Schwangerschaftsabbrüche bei *schwerer* Fruchtschadenindikation war und ist nur rechtspragmatisch verständlich und vertretbar: Sie bezog sich auf die Amniozentese und Fruchtwasserdiagnostik sowie die Möglichkeiten der Ultraschalldiagnostik (15). Die 22-Wochen-Frist führte und führt berechtigt zur wachsenden Konfrontation zwischen dynamischer medizinisch-physikalischer Erkenntnis und fixierter gesetzlicher Vorgabe. Die sog. „eugenische" Indikation – aus der Ultraschalldiagnostik abgeleitet – war im Hinblick auf die Zeitgrenze reiner Rechtspragmatismus. Allerdings war für den Gesetzgeber eine solche medizinische Entwicklung – frühere, aber auch spätere Erkennbarkeit fetaler Schäden einerseits und erfolgreichere intensivmedizinische Maßnahmen zum Überleben frühestgeborener Feten andererseits – nicht voraussehbar. Das Problem war aber auch parlamentarisch nicht voll durchdacht (13).

Lebensunfähigkeit. Geht man von der Lebensunfähigkeit eines Feten als Grundlage für den mütterlich indizierten Abbruch aus – was der

Tabelle 51.1   Lebensunfähigkeit eines Feten als Grundlage für den mütterlich indizierten Abbruch (nach 10)

	Anzahl	Richtige Diagnose	Richtige Diagnose vor der 24. SSW
Schwere Störungen der ZNS-Entwicklung	16	16	11
Beidseitige funktionsunfähige Nierenanlage	10	6	2
Letale Zwergwuchsformen	4	4	1
Nicht korrigierbare Strukturanomalien des Herzens	5	2	0
Multiple Fehlbildungen assoziiert mit Chromosomenanomalien oder Syndrom	10	9	1

Gesetzgeber nie bedachte – und erweitert diese Überlebenswertung zeitlich noch um ¼ Jahr post partum, so ergeben sich nach Harrison (10) schon 1984 die in Tab. 51.1 aufgeführten Fälle.

Aufgrund der Untersuchungen von Wisser et al. (32) ist auch bekannt, dass gerade die nicht korrigierbaren Entwicklungsstörungen, wie z. B. die Endokardfibrose und das hypoplastische Linksherzsyndrom erst nach der 22. SSW p. c. feststellbar sind; ähnliche Probleme gibt es bei der Erfassung u. a. des Amnionband-Syndroms oder beim Meckel-Gruber-Syndrom.

All diese, erst bei Spätultraschalluntersuchungen feststellbaren Krankheitsbilder sind eine problematische Folge der rasanten Fortentwicklung der physikalischen Medizin (ausführlich u. v. a. Rauskolb [29]).

■ Zum Lebensrecht der Leibesfrucht unter Berücksichtigung von §§ 218 StGB ff nach der Entscheidung des BVerfG vom 28.5.1992

Im Rahmen der Wiedervereinigung der beiden deutschen Staaten wurde entsprechend Art. 31, Abs. 4 des Einigungsvertrages der Gesamtdeutsche Gesetzgeber verpflichtet, den Schutz vorgeburtlichen Lebens und die verfassungskonforme Bewältigung von Konfliktsituationen schwangerer Frauen besser als bisher zu gewährleisten.

Fristenregelung. Schlussendlich kam es dann zu folgender Entscheidung: eine Fristenregelung bis zur 12. Woche p. c.; der Abbruch ist zwar rechtswidrig aber unter bestimmten Voraussetzungen (Beratungsschutzkonzept) nicht strafbar, also straffrei und somit allerdings von der Solidargemeinschaft nicht zu finanzieren. Bei sozial schwachen Frauen springt allerdings die Societas ein, nicht jedoch der ggf. reiche Erzeuger des Kindes.

Beratungsgespräche. Als Lebensschutz für den Embryo/Feten blieben nur die soziale und ärztliche Beratung mit Lebensschutztendenz durch hochqualifizierte soziale Beratungsstellen mit großen Auflagen und zu dokumentierende Beratungsgespräche mit einem qualifizierten Arzt. Dabei sollte es ein auf Lebensschutz orientiertes, persönliches, konflikterfassendes, eigene Werthaltung einbringendes, soziale Hilfen anbietendes, ergebnisoffenes Beratungsgespräch sein.

Diesem Gespräch kann sich die Schwangere versagen und/oder Anonymität verlangen. Beweismittel werden dann aber dem redlich und richtig beratenden Arzt gegenüber der Behauptung, nur unzureichend informiert zu haben, vorenthalten. Diese Entscheidung des BVerfG ist kurzschlüssig und in ihrer Niederschrift schlicht permanent unkritisch. Die abbruchwillige Frau hat stets die Möglichkeit, alleine zu entscheiden, ob sie abbrechen lassen will oder nicht. Die „Maßnahmen zum Schutze des Ungeborenen" (s. o.) sind hierbei kein Hindernis, mit staatlicher Hilfe und ohne Angaben von überprüfbaren Gründen abzubrechen.

Damit ist bisher noch nicht das Recht auf einen Abbruch installiert, aber sind wir nicht schon auf dem Weg? Dies gilt umso mehr, als das BVerfG zwar die Schutzpflicht des Staates für das einzelne individuelle Leben hervorhebt, andererseits der Meinung ist, „der Wechsel des Schutzkonzeptes für das Ungeborene im Schwangerschaft- und Familienhilfegesetz (SFHG) sei verfassungsgerecht (Leitsatz 11). Unfassbar für einen Arzt ist Leitsatz 13: „Die staatliche Schutzpflicht erfordert es, dass die im Interesse der Frau notwendige Beteiligung des Arztes zugleich Schutz für das ungeborene Leben bewirkt."

Hier empfiehlt sich der Staat aus seiner Schutzpflicht, überträgt sie strafbewehrt auf den Arzt und bezeichnet gleichzeitig die abbruchwillige Schwangere, aber eben Nichttäterin, als Endverantwortliche. Dabei soll der Arzt zugunsten des Lebens beraten ohne Ängste und Nöte zu verstärken, und das Gespräch ist ggf. ohne Rückschlüsse auf die Identität der Abbruchwilligen zu führen. Dabei – so das Bundesverfassungsgericht – hat sich der Eid des Hippokrates dem Beratungsmodell unterzuordnen. „Das Schutzkonzept trifft im Arzt (S. 119 der Entscheidung u. ff.) auf einen weiteren Beteiligten. Er schuldet Rat und Hilfe. Er darf nicht nur einen Abbruch vornehmen, sondern muss sein Handeln verantworten ... Er ist zum Lebensschutz grundsätzlich verpflichtet. Das hat der Staat sicherzustellen. Er, der Arzt, entscheidet aber nicht, ob ein Abbruch stattfinden darf."

Was ist das für ein Arzt? Das wird ein Geheimnis des Bundesverfassungsgerichtes bleiben.

■ Selbstschutz des Arztes bei einem Abbruch und der heutigen Rechtslage

Wichtig ist die präoperative Aufklärung, denn die Schwangere kann mehrere Fakten nach einem Abbruch zu ihrer seelischen Entlastung geltend machen, die erst nach Jahren entsprechend BGB aber auch StGB verjährt wären (praktische Folgen für den abbrechenden Arzt s. Anlage 1). Zur Aufklärung gehört auch die Information über potenzielle Spätkomplikationen psychosomatischer, aber auch psychiatrischer Art (z. B. Depressionen).

■ Die unerwartete parlamentarische Entscheidung

Für die betroffene Öffentlichkeit – Schwangere, Ärzte, Juristen – völlig überraschend wurde vom Deutschen Bundestag nach der Rüge des BVerfG am neu reformierten §§ 218, 219 StGB im Schwangerschaft- und Familienhilfeänderungsgesetz (SFHÄndG) ein erweitertes Gesetz zum Abbruch verabschiedet und im Bundesgesetzblatt am 21.8.1995 verkündet, das von der bisherigen Gesetzesstruktur essenziell abwich.

Reine medizinische Indikation. Die sog. kindliche/ eugenische/ schwere Fruchtschadenindikation, bislang subsummiert unter einer generellen medizinischen Begründung für einen Abbruch mit einer zeitlichen Begrenzung von 22 SSW p. c. wurde eingeschlossen in eine reine medizinische Indikation.

Damit hat der Gesetzgeber – wissentlich oder nicht – die zwei Schutzfaktoren für das Ungeborene eliminiert:
1. die 22-Wochen-Frist p. c. (historisch gesehen als Noch-Lebensunfähigkeit),
2. die Sozialberatung als einzigen vom BVerfG so akzeptierten Lebensschutz des Feten gegen die Interessen seiner Mutter.

Probleme des Geburtshelfers. Damit sind aber viele, die beruflich und gesellschaftlich in der Endverantwortung stehen, insbesondere Frauenärzte und Perinatologen in eine unerträgliche, ja unredliche Situation gedrängt worden, die sie zu Tragöden einerseits der modernen Perinatologie, andererseits der heutigen Rechtsprechung macht: Der Arzt muss zu Recht bei einem späten Abbruch unter diesen Bedingungen mit einer lebenden Früh(est)geburt rechnen – und das neue Gesetz nimmt solche Fälle ja billigend in Kauf – aus berufsrechtlichen, strafrechtlichen, aber auch aus ethischen und allgemein gesellschaftspolitischen Gründen muss der Arzt diesen Mitmenschen schützen und retten.

In einer Zeit der pathologischen Verrechtlichung des ärztlichen Berufsstandes, des Druckes des sozialen Umfeldes auf die Schwangere mit der Erwartung auf ein Kind „ohne Makel" und ihres eigenen, vielleicht nicht ganz selbstständigen Erfolgsdenkens, in fraglichen Situationen dem Abbruch selbst bei lebensfähigem Kind das Wort zu reden, ist heute der vorprozessual und prozessual erpressbare redliche Arzt gut beraten, in entsprechenden Fällen nach langer, eingehender, situationsbezogener, laienhaft durchaus verständlicher Aufklärung und Beratung der abbruchwilligen Mutter – auch um seiner eigenen Existenz willen – nicht nur einen Abbruch vorzunehmen, sondern ggf. einen vorausgehenden Fetozid.

In diesem Zusammenhang sei auf die Ermittlungen der Oldenburger Staatsanwaltschaft gegen gynäkologische Klinikärzte hingewiesen; ein Fall, der schon von der Presse aufgegriffen wurde (8). Bei einem legalen Schwangerschaftsabbruch wurde ein lebender Junge in der 25. SSW geboren und blieb danach längere Zeit unbehandelt, d. h. ohne intensivmedizinische Betreuung. Hier greift nun aber nicht mehr der § 218 StGB. Es galt zu prüfen, ob eine unterlassene Hilfeleistung nach § 13 StGB und ein Tötungsdelikt vorlagen. Die Niedersächsische Ärztekammer befürchtete, dass der juristische Streit um die misslungene Abtreibung in Oldenburg die Ärzte in Zukunft zu einer „extremen Defensivmedizin" zwänge, bei der „jedes Haftungsrisiko" ausgeschlossen sei. Als Konsequenz aus diesem Fall, so der Sprecher Heyde von der für Oldenburg zuständigen Kammer, würden Ärzte möglicherweise späte Abtreibungen meiden und sich „noch stärker auf die als problemlos geltenden" Abbrüche bis zur 12. Woche „konzentrieren" (8) (s. Anlage 2).

Fetozid. Ein Fetozid hätte dieses Problem gar nicht aufkommen lassen. Zum Thema „Fetozid" haben mehrere medizinische Fachgesellschaften und der wissenschaftliche Beirat der Bundesärztekammer Stellung genommen (2). Nach der 20. SSW sollten Abtreibungen aufgrund von Pränataldiagnostik nicht mehr möglich sein. Das jedenfalls sieht eine „Erklärung zum Schwangerschaftsabbruch nach Pränataldiagnostik" vor, in der zahlreiche Forderungen erhoben werden. Die Erklärung wurde von der Deutschen Gesellschaft für Gynäkologie und Geburtshilfe, der Deutschen Gesellschaft für Humangenetik, der Deutschen Gesellschaft für Perinatale Medizin, der Deutschen Gesellschaft für Neonatologie und Pädiatrische Intensivmedizin sowie Mitgliedern des Wissenschaftlichen Beirates der BÄK 1997 beschlossen.

Ausnahmen von dieser Begrenzung können Fälle krankheits- bzw. entwicklungsbedingter Lebensunfähigkeit des Kindes in Verbindung mit Unbehandelbarkeit der Erkrankung bzw. Entwicklungsstörung sein. Will man aber die Geburt eines lebensfähigen Kindes vermeiden, könnten Ärzte vor der Abtreibung einen Fetozid vornehmen. Ein solcher Fetozid wird in der Erklärung jedoch als „unzumutbar und mit dem ärztlichen Ethos nicht vereinbar" bezeichnet. Ausnahmen hierzu seien seltene Fälle, „in denen bei einer Mehrlingsschwangerschaft bei einem der Feten pränataldiagnostisch eine schwere Erkrankung oder Behinderung nachgewiesen wurde, die Schwangere ohne die Möglichkeit des selektiven Fetozids den Schwangerschaftsabbruch mit dem Verlust aller Kinder wünschen würde und die medizinische Indikation für den Abbruch gegeben wäre" (2).

Es darf in unserer Gesellschaft aber nicht Schutzbefohlene zweier Klassen geben: Die durch das Embryonenschutzgesetz (ausführlich hierzu schon 1987 Hirsch/Eberbach [23]) behüteten Embryonen im Reagenzglas und die durch §§ 218/219 StGB realiter ungeschützten Embryonen, ja Feten in der Gebärmutter; dieses wäre – oder ist schon – der Weg in die Früheuthanasie.

Verschiedene Beurteilungen. In diesem Zusammenhang sind Pars pro toto die Worte der Politikerin Funke-Schmitt-Rink 1996 (9) wenig überzeugend, wenn sie schreibt: „Für die Neufassung der medizinischen Indikation werden die Fälle der embryopathischen Indikation mit umfasst, sodass es keiner gesonderten gesetzlichen Regelung mehr bedarf. Damit wird das Missverständnis ausgeräumt, behindertes Leben werde vom Staat weniger geschützt als nicht behindertes".

Auch die Bundesärztekammer mit einer „Arbeitsgruppe Schwangerschaftsabbruch nach Pränataldiagnostik" hat sich sehr differenziert mit dem Problem beschäftigt (2). Ein Ziel war es, den Gesetzgeber zu einer Gesetzesänderung zu bewegen, um dem „Beratungsschutzkonzept" wieder mehr Gewicht im Sinne des Lebensschutzes zu verleihen. Wenngleich dem Deutschen Bundestag die prekäre Situation seit dem 27. Juni 1996 bekannt ist (s. Auszüge DBT-Drucksache, Anlage 3), sieht die Bundesjustizministerin Däubler-Gmelin 1999 (Lit. s. u.) keinen Handlungsbedarf, eine Gesetzesänderung zu inizieren. Sie bezeichnet es zwar als „grauenvoll", dass selbst in der 23. und 24. SSW, wenn das

Kind schon lebensfähig ist, Abbrüche vorgenommen werden. „Wir müssen das unterbinden, schlichtweg unterbinden, wenn die Gesundheit der Mütter nicht gefährdet ist. Anders als die CDU/CSU will die Justizministerin allerdings nicht am Gesetz Veränderungen vornehmen. Sie hält eine Lösung durch entsprechende Regelungen im ärztlichen Standesrecht für möglich" (DIE WELT 25. März 1999 S. 5).

Letzteres dürfte aus Sicht des Autors irrig sein; geboten ist eine Normenkontrollklage durch ein Drittel der Bundestagsabgeordneten nach Initiative des Deutschen Ärztetages und der Bundesärztekammer im Sinne einer spezifischen Petition, um das Beratungskonzept auch bei der medizinischen Indikation im Interesse des Lebensschutzes durchzusetzen (21).

Fazit

Art. II (2) des Grundgesetzes und die Ausführungen des BVerfG garantieren jedem – auch dem Ungeborenen – das Recht auf Leben und körperliche Unversehrtheit. Dies sollte jeder Arzt bei der Bewertung eines Ultraschallbefundes auch um seiner selbst Willen bedenken. Bei seinem Entscheidungsprozess könnten ihm die *Einbecker Empfehlungen* der *Deutschen Gesellschaft für Medizinrecht* mitgetragen in der 2. Fassung von der *Deutschen Akademie für Ethik in der Medizin* und der *Deutschen Gesellschaft für Kinderheilkunde* hilfreich sein (Anlage 4).

Anlage 1

■ *Praktische Folgen für den abbrechenden Arzt*

1. Eingeschränkte Einsichtsfähigkeit

Aus praktischer Erfahrung heraus ist es durchaus vorstellbar, dass eine Frau nach Abbruch unter Dyspareunie leidet, unter Algomenorrhö und Sterilität u. Ä. Es ist zweifelsfrei nachvollziehbar, dass sie vor Gericht behauptet, sie hätte im Sog der Panik ihres sozialen Umfeldes und unter Missachtung ihrer eigenen Person sich mit einem Abbruch einverstanden erklärt. Ihre eingeschränkte Selbstbestimmung hätte der aufklärende und abbrechende Arzt erkennen müssen. Zu einem Behandlungsvertrag im Zusammenhang mit einem Schwangerschaftsabbruch wäre es aufgrund einer nicht situationsgerechten und unzureichenden Aufklärung in dieser ihrer Einsichtsfähigkeit einschränkenden Situation überhaupt nicht gekommen. Unter diesen Umständen sei der Arzt zu verurteilen, Schmerzensgeld zu zahlen.

Es gibt keinen Zweifel, dass die Patientin für diesen Fall einen Advokaten und einen medizinischen Gutachter für ihre Rechtsposition findet.

2. Verstoß gegen die guten Sitten (§ 228 StGB)

Denkbar ist aber auch, dass eine Frau – und hierfür spricht die Erfahrung – die nach einigen Monaten oder Jahren Skrupel wegen des Eingriffes bekommt, die Realisierung eines Spätschadens im Sinne der Depression geltend macht.

Leicht wird sie dann vor Gericht ausführen können: Sie habe im Sog der Panik wegen ihrer neuen sozialen Situation den Arzt gebeten, den Abbruch vorzunehmen; der Arzt hätte sich leider rasch bereit erklärt, sie von der „Last" zu befreien, statt sich schützend für das Leben des Embryos einzusetzen, was seine Pflicht gewesen wäre. Er hätte sich somit nach § 228 StGB (strafbare Körperverletzung trotz Einwilligung der Betroffenen, da Verstoß gegen die Sitten) strafbar gemacht. Ein Schmerzensgeld sei daher auch aus Sühnegründen zu zahlen. Auch hierfür wird sich nach einem entsprechenden medizinischen Gutachten ein entsprechender Advokat finden.

3. Nichtbeachtung des laienhaften Unverstandes

Weiterhin sei auf das Zahnarzturteil des BGH (15) hingewiesen. Eine Patientin, die davon erfuhr, dass ihr körperliches Leiden durch den schlechten Zahnstatus bedingt sei, bat ihren Arzt mehrfach, alle Zähne zu entfernen. Nach vielfacher Ablehnung dieses Eingriffes und eingehender Aufklärung hat der Arzt schließlich den erweiternden Eingriff vorgenommen, wenngleich aus seiner Sicht eine medizinische Indikation für die Extraktion nicht bestand.

„Der Arzt wurde zu einem Schadensersatz verurteilt nicht etwa unter dem Gesichtspunkt des § 228 StGB (s. o.), sondern weil der BGH zu der Auffassung gelangte, eine Einwilligungsfähigkeit fehle trotz Aufklärung, da die Patientin ‚in laienhaftem Unverstand' beharrlich an der von ihr selbst gestellten Diagnose festgehalten habe."

Der Arzt hätte die Patientin von einer realistischen und medizinischen Beurteilung überzeugen müssen. Diese Situation ist durchaus übertragbar auf den Schwangerschaftsabbruch im Rahmen einer Fristenlösung – denn auch in diesen Fällen kann das „Selbstbestimmungsrecht" auf „laienhaften Unverstand" zurückgehen.

Anlage 2

Der Fall des sogenannten Oldenburger Babys löste eine Diskussion über Spätabtreibungen aus

Mit einer Kleinen Anfrage wollen 90 CDU/CSU-Bundestagsabgeordnete „Licht in ein besonders grausames Kapitel bringen: Die Tötung ungeborener Behinderter bis zur Geburt". Das teilte der CDU-Bundestagsabgeordnete Hubert Hüppe mit. Auslöser war das Schicksal des sogenannten Oldenburger Babys. Zur Erinnerung: Im Sommer 1997 war in der Oldenburger Frauenklinik nach einem späten Schwangerschaftsabbruch ein Kind, bei dem die Ärzte zuvor Trisomie 21 diagnostiziert hatten, lebend zur Welt gekommen. Anschließend soll es lediglich in eine Decke gewickelt und „beobachtet" worden sein. Die Staatsanwaltschaft Oldenburg hat das Verfahren, wie sie Anfang Mai 1999 mitteilte, jedoch eingestellt. Nach der Einschätzung des gynäkologischen Gutachters gehöre es zur ärztlichen Pflicht „des den Schwangerschaftsabbruch durchführenden beziehungsweise begleitenden Arztes, zunächst weiteren Schaden abzuwenden". Hierzu stehe das Einwickeln in gewärmte Tücher im Vordergrund, teilte die Staatsanwaltschaft mit. Bei sich verbessernder und stabilisierender Situation müsse der Arzt aktiv in eine das Kind weiterversorgende Betreuung wie das Freimachen der Atemwege durch Absaugen übergehen. Das habe der Beschuldigte unwiderlegbar nach seinem Gedächtnisprotokoll durchgeführt, habe dadurch Schaden abgewendet und nach Einschätzung des Gutachters dazu beigetragen, dass das Kind doch überlebt habe. Allerdings habe der Gynäkologe auch dafür Sorge tragen müssen, dass die intensiv-neonatologische Versorgung sichergestellt sei. Das habe der beschuldigte Gynäkologe möglicherweise aus organisatorischen Gründen oder auch unter dem Eindruck der erheblich psychisch instabilen Verfassung der Mutter unterlassen. Der pädiatrische Sachverständige habe jedoch nachvollziehbar dargestellt, dass es nicht möglich sei nachzuweisen, dass das neunstündige Unterlassen einer intensiv-neonatologischen Versorgung weitere Gesundheitsschäden des Kindes zur Folge gehabt habe, so die Staatsanwaltschaft in einem Schreiben an Hüppe.
Deutsches Ärzteblatt 96, Heft 20/21, A-1332 (28) Mai 1999

Anlage 3

■ *Stellungnahme zur Antwort der Bundesregierung auf die Kleine Anfrage „Tötung ungeborener Kinder, staatliches Schutzkonzept, Beobachtungs- und Nachbesserungspflicht" vom 27. Juni 1996*

Auf die Kleine Anfrage „Tötung ungeborener Kinder, staatliches Konzept, Beobachtungs- und Nachbesserungspflicht" ist den CDU/CSU-Abgeordneten Hubert Hüppe, Monika Brudlewsky, Norbert Geis und weiteren 74 Abgeordneten aus der Unionsfraktion eine ausführliche Antwort der Bundesregierung zugegangen.

Die fragestellenden Abgeordneten nehmen mit ihrer Kleinen Anfrage die Beobachtungspflicht wahr, die das Bundesverfassungsgericht dem Gesetzgeber auferlegt hatte. Bei erkannten Mängeln des Schutzkonzeptes hätte dann der Gesetzgeber die Pflicht zur Nachbesserung. Denn mit der Einführung der sog. „Beratungsregelung", verknüpft mit einer medizinischen und einer kriminologischen Indikation (Schwangerschaft- und Familienhilfeänderungsgesetz – SFHÄndG – vom 21. August 1995), trifft den Gesetzgeber, wie das Bundesverfassungsgericht in einem Urteil vom 28. Mai 1993 klargestellt hat, die Verpflichtung, „die Auswirkungen seines neuen Schutzkonzeptes im Auge zu behalten (Beobachtungs- und Nachbesserungspflicht)" (BVerfGE 88, 269). Bei erkannten Mängeln ist der Gesetzgeber verpflichtet, auf deren Beseitigung sowie die „Sicherstellung eines dem Untermaßverbot genügenden Schutzes hinzuwirken (Korrektur- oder Nachbesserungspflicht)" (BVerfGE 88, 309).

Einen Wechsel im Schutzkonzept hat der Gesetzgeber auch bei der bisherigen eugenischen embryopathischen Indikation vollzogen, für die bis zum Inkrafttreten des SFHÄndG eine Frist von 22 Wochen gegolten hatte und deren Fallkonstellationen nunmehr in der zeitlich unbefristeten medizinischen Indikation aufgefangen werden. Hier gilt daher gleichermaßen – insbesondere auch unter Berücksichtigung des im Grundgesetz veränderten Verbotes einer Diskriminierung von Menschen mit Behinderung – eine Beobachtungs- und Nachbesserungspflicht. Die Bundesregierung nimmt in der vom Familienministerium erarbeiteten Antwort Stellung zu den insgesamt 31 Fragen, die sich mit der Abtreibungsstatistik, den angewandten Abtreibungsmethoden sowie mit der Selektion und Tötung Behinderter vor der Geburt befassen.

„Liegen lassen"

Dankenswerterweise stellt die Bundesregierung klar, dass ein die Abtreibung überlebendes Kind Anspruch auf lebenserhaltende Maßnahmen hat, verneint aber einen gesetzgeberischen Handlungsbedarf (Antwort zu Frage 23).

Dennoch existieren Berichte, wie beispielsweise der von Hiersche aus dem Jahre 1990, dass immer häufiger Fälle auftreten, in denen infolge einer späten Abtreibung ein lebendes Frühgeborenes zur Welt kommt. Dies hinge damit zusammen, dass „großzügig die Indikation auch für einen Spätabbruch aus sog. ‚Kindlicher Indikation' gestellt und dieser dann ohne weiteres durchgeführt werde". Es trete dann die Frage in den Vordergrund, ob das Kind aktiv am Leben erhalten oder unter ‚Basisversorgung' liegen gelassen werden solle: Diese Frage unterliege jedoch keiner umfassenden rechtlichen Regelung und könne daher nur im Einzelfall entschieden werden (Hiersche, H.-D.: Perinatologie und Geburtshilfe unter medizinisch-rechtlichen Gesichtspunkten. In: Das Medizinrecht 6 (1990) 309–313: zit. n. Meise a. a. O.).

Meise zitiert einen authentischen Bericht, der auch wegen seiner Begründung für das ‚Liegen lassen' erschrecken muss, folgendermaßen: Hepp (1983) berichtet von einem Fall, der den engen Zusammenhang von Abtreibung und Nichtbehandlung verdeutlicht: Am Ende der 21. SSW wurde bei einer Schwangeren der Abbruch aus kindlicher Indika-

tion eingeleitet – das Kind wurde lebend geboren (Frauenklinik Homburg). Hepp schildert folgendes Vorgehen: „Im Sinne einer passiven Sterbehilfe bzw. Tötung durch Unterlassen, indem wir auf jegliche Reanimationsmaßnahmen verzichteten, beobachten wir das Kind, bis es nach einer Stunde und 20 Minuten keine Atmung und keinen Herzschlag mehr hatte" (S. 135). Als Begründung führt Hepp an, ein Überleben des Kindes wäre auch bei aktiven Maßnahmen unwahrscheinlich gewesen; außerdem habe eine Lebensrettung „im Gegensatz zur primären elterlichen und ärztlichen Intention gestanden." (Hepp, H.: Schwangerschaftsabbruch aus kindlicher Indikation. Aus der Sicht eines Frauenarztes. In: Geburtsh. u. Frauenheilkd. 43 (1983) 131–137: zit. n. Meise a. a. O.).

Solche Beispielfälle verdeutlichen die Nähe zwischen Abtreibung aus letztlich eugenischer Motivation und Früheuthanasie. Die Bundesregierung weist einen „Vergleich der medizinischen Indikation mit einer Früheuthanasie" zurück (Antwort zu Frage 25). Allerdings wurden mit dem Inkrafttreten des SFHÄndG die Voraussetzungen der medizinischen Indikation gegenüber der seit 1992 gültigen Fassung wieder erweitert und zwar um die Worte „unter Berücksichtigung der gegenwärtigen und zukünftigen Lebensverhältnisse der Schwangeren" – denn so konnten „diese Fallkonstellationen aufgefangen werden" (Beschlussempfehlung und Bericht des Ausschusses für Familie, Senioren, Frauen und Jugend vom 28.06.1995. Drucksache 13 1850, S. 26 sowie Begründung des SFHÄndG zu § 218a Abs. 2 und 3).

Zusammenfassende Bewertung der Antwort auf die Kleine Anfrage

Die Beantwortung der Kleinen Anfrage durch die Bundesregierung zeigt auf, dass ein besserer Lebensschutz für ungeborene Kinder, wie im Einigungsvertrag (Art. 31 Abs. 4) gefordert, zumindest nicht belegbar ist. Insbesondere werden gravierende Mängel im verfügbaren Instrumentarium zur Erfüllung der Beobachtungspflicht des Gesetzgebers deutlich. Deren unverzügliche Beseitigung ist Bedingung für weitere Ansätze zur Erfüllung der Nachbesserungspflicht.

Verwertbare Erfahrungen aus der Beratungspraxis liegen dem Gesetzgeber nicht vor, und es ist überhaupt fraglich, ob alle Landesregierungen tatsächlich gewillt sind, diese zu sammeln. Die Meldungen für die Bundesstatistik sind offensichtlich unvollständig, die derzeit meist fehlende Zulassungspflicht für Abtreibungseinrichtungen lässt kaum verlässliche Daten erwarten. Daher wäre ein Rückgang der dem Statistischen Bundesamt zur Kenntnis gelangenden Abtreibungszahlen kein glaubwürdiger Anhaltspunkt für eine Bewertung der Wirksamkeit des Lebensschutzes. Im Gegenteil lassen die aufgezeigten Mängel der Bundesstatistik die Befürchtung aufkommen, dass hier gerade das Geschehen beschönigt und Spuren verwischt werden.

Insbesondere bei der Abtreibung behinderter Kinder zeigt sich, dass das Geschehen für den Gesetzgeber derart verschleiert ist, dass er seiner Beobachtungspflicht nicht nachkommen kann. Dem steht nur die vom Wegfall der embryopathischen Indikation erhoffte „Klarstellung" gegenüber, behinderte Ungeborene genössen „grundsätzlich" nicht weniger an Lebensschutz. Angesichts in der Vergangenheit erhobener empirischer Daten über Einstellungen zu pränataler Diagnostik und Abtreibung muss geklärt werden, ob diese „Klarstellung" in Fachkreisen und in der Bevölkerung aufgenommen wurde. Andernfalls bestünde dringender Handlungsbedarf – und dies auch wegen der Fernwirkung auf das Lebensrecht geborener Menschen mit Behinderung, Sterbender, Komapatienten und alter Menschen.

Die Initiativgruppe „Schutz des menschlichen Lebens" innerhalb der CDU/CSU-Fraktion wird auf die Schließung der mit der Kleinen Anfrage ausgeleuchteten gesetzlichen Lücken hinarbeiten und ggf. entsprechende Gesetzesinitiativen vorbereiten.

Die Kleine Anfrage zeigt auch, dass das Lebensrecht behinderter wie nichtbehinderter Menschen vor der Geburt mit dem Lebensrecht behinderter und nichtbehinderter Menschen nach der Geburt verknüpft ist. Den Gesetzgeber trifft letzten Endes die Verantwortung, doch sind alle Bürgerinnen und Bürger guten Willens aufgerufen, die Mauern des Nichtwissens, die Mauern des Wegschauens und des Beschweigens einzureißen. Diese Mauern müssen fallen.

Bonn, den 13. August 1996

Anlage 4

Grenzen ärztlicher Behandlungspflicht bei schwerstgeschädigten Neugeborenen – Revidierte Fassung 1992 „Die Einbecker Empfehlungen"

Die „Einbecker Empfehlungen" über die Grenzen ärztlicher Behandlungspflicht bei schwerstgeschädigten Neugeborenen wurden 1986 zum ersten Mal veröffentlicht. Seither haben sich die wissenschaftlichen und ethischen Diskussionen im Bereich der Neugeborenenmedizin weiter differenziert, auch hat der damalige Text in der Praxis zu Missdeutungen Anlass gegeben. Die Akademie für Ethik in der Medizin, die Deutsche Gesellschaft für Kinderheilkunde und die Deutsche Gesellschaft für Medizinrecht haben daher Arbeitsgruppen eingesetzt, um eine Fortschreibung der Empfehlungen zu diskutieren. Die unterzeichneten Teilnehmer an den Beratungen haben eine Neufassung des Textes gemeinsam erarbeitet. Die Einbecker Empfehlungen in ihrer revidierten Fassung werden von den drei beteiligten Institutionen getragen; die jeweiligen Vorstände haben die Veröffentlichung empfohlen.

Präambel

Die nachfolgenden Empfehlungen sind nicht als Handlungsanweisung aufzufassen, sondern als Orientierungshilfe für die konkrete, vom einzelnen Arzt jeweils zu verantwortende Situation. Sie sollen gleichermaßen der Entscheidungsfindung und der Beratung dienen.

In der Neufassung berücksichtigen sie die seit ihrer Formulierung 1986 eingetretenen Veränderungen der diagnostischen, therapeutischen und prognostischen Situation bei schwerstgeschädigten Neugeborenen. Auf die im Gang befindliche Verlagerung mancher Probleme in den Pränatalbereich wird nicht eingegangen

Ausgangspunkt bleibt die grundsätzliche Unverfügbarkeit menschlichen Lebens in jeder Entwicklungs- und Altersstufe. Dennoch können in den Empfehlungen angesprochene Grenzsituationen dazu führen, dass dem Bemühen um Leidensvermeidung oder Leidensminderung im wohlverstandenen Interesse des Patienten ein höherer Stellenwert eingeräumt worden muss als dem Bemühen um Lebenserhaltung oder Lebensverlängerung. Hierzu ist Einvernehmlichkeit mit allen Betroffenen zu suchen und anzustreben, dass die Entscheidung von ihnen mitgetragen werden kann.

I.

1. Das menschliche Leben ist ein Wert höchsten Ranges innerhalb unserer Rechts- und Sittenordnung. Sein Schutz ist staatliche Pflicht (Art. 2 Abs. 2 Grundgesetz), seine Erhaltung vorrangige ärztliche Aufgabe.
2. Eine Abstufung des Schutzes des Lebens nach der sozialen Wertigkeit, der Nützlichkeit, dem körperlichen oder dem geistigen Zustand verstößt gegen Sittengesetz und Verfassung.

II.

1. Die gezielte Verkürzung des Lebens eines Neugeborenen durch aktive Eingriffe ist Tötung und verstößt gegen die Rechts- und die ärztliche Berufsordnung.

2. Der Umstand, dass dem Neugeborenen ein Leben mit Behinderungen bevorsteht, rechtfertigt es nicht, lebenserhaltende Maßnahmen zu unterlassen oder abzubrechen.

III.

Eine Pflicht zur Behandlung und zur personalen Betreuung endet mit der Feststellung des Todes des Neugeborenen. Tod ist nach der übereinstimmenden medizinischen und rechtlichen Auffassung als irreversibler Funktionsausfall des Gehirns (Gesamthirntod) zu definieren.

IV.

1. Der Arzt ist verpflichtet, nach bestem Wissen und Gewissen das Leben zu erhalten sowie bestehende Schädigungen zu beheben oder zu mildern.
2. Die ärztliche Behandlungspflicht wird jedoch nicht allein durch Möglichkeiten der Medizin bestimmt. Sie ist ebenso an ethischen Kriterien und am Heilauftrag des Arztes auszurichten. Das Prinzip der verantwortungsvollen Einzelfallentscheidung nach sorgfältiger Abwägung darf nicht aufgegeben werden.
3. Es gibt daher Fälle, in denen der Arzt nicht den ganzen Umfang der medizinischen Behandlungsmöglichkeiten ausschöpfen muss.

V.

Diese Situation ist gegeben, wenn nach dem aktuellen Stand der medizinischen Erfahrungen und menschlichem Ermessen das Leben des Neugeborenen nicht auf Dauer erhalten werden kann, sondern ein in Kürze zu erwartender Tod nur hinausgezögert wird.

VI.

Angesichts der in der Medizin stets begrenzten Prognosesicherheit besteht für den Arzt ein Beurteilungsrahmen für die Indikation von medizinischen Behandlungsmaßnahmen, insbesondere wenn diese dem Neugeborenen nur ein Leben mit äußerst schweren Schädigungen ermöglichen würden, für die keine Besserungschancen bestehen. Es entspricht dem ethischen Auftrag des Arztes zu prüfen, ob die Belastung durch gegenwärtig zur Verfügung stehende Behandlungsmöglichkeiten die zu erwartende Hilfe übersteigt und dadurch der Behandlungsversuch ins Gegenteil verkehrt wird.

VII.

Auch wenn im Einzelfall eine absolute Verpflichtung zu lebensverlängernden Maßnahmen nicht besteht, hat der Arzt für eine ausreichende Grundversorgung des Neugeborenen, für Leidenslinderung und menschliche Zuwendung zu sorgen.

1. Die Eltern/Sorgeberechtigten sind über die bei ihrem Kind vorliegenden Schäden und deren Folgen sowie über die Behandlungsmöglichkeiten und deren Konsequenzen aufzuklären. Sie sollen darüber hinaus durch Beratung und Information in den Entscheidungsprozess mit einbezogen werden.
2. In den Prozess der Entscheidungsfindung gehen auch die Erfahrungen der mit der Betreuung und Pflege des Kindes betrauten Personen mit ein.
3. Gegen den Willen der Eltern darf eine Behandlung nicht unterlassen oder abgebrochen werden. Verweigern die Eltern/Sorgeberechtigten die Einwilligung in ärztlich gebotene Maßnahmen oder können sie sich nicht einigen, so ist die Entscheidung des Vormundschaftsgerichtes einzuholen. Ist dies nicht möglich, hat der Arzt die Pflicht, eine medizinisch dringend indizierte Behandlung (Notmaßnahmen) durchzuführen.

IX.

Die erhobenen Befunde, die ergriffenen Maßnahmen sowie die Gründe für den Verzicht auf eine lebenserhaltende Behandlung sind in beweiskräftiger Form zu dokumentieren.

Akademie für Ethik in der Medizin
Deutsche Gesellschaft für Kinderheilkunde
Deutsche Gesellschaft für Medizinrecht
In: Geburtshilfe und Frauenheilkunde 52 (1992) 574–575

Literatur

1. BJFG (Hrsg. Mat. z. Ber. d. Komm. z. Auswertung d. Erfahrungen m. d. ref. § 218 StGB BD.92/ Bd.92. 2. Aufl. Stuttgart: Kohlhammer 1992
2. Bundesärztekammer, Arbeitsgruppe Schwangerschaftsabbruch nach Pränataldiagnostik. Dtsch. Ärztebl. 95 (1998) A-3013–3016
3. Deutsches Ärztebl. 95 (1998) A-573
4. Deutscher Bundestag (Hrsg.): Zur Sache: Schutz ungeborenen Lebens. Bd.1/92. Bonner Univ.-Druck 1992
5. Eser, A., Hirsch, H.A. (Hrsg.): Sterilisation und Schwangerschaftsabbruch. In: Medizin und Recht. Stuttgart: Enke 1980
6. Eser, A.: In: Schönke, A., Schröder, H. (Hrsg.): Vor § 218 StGB. München: Beck 1991
7. Fischer, F.: NJW (1981) 1991; siehe hierzu auch OLG München, 27.2.1981. AZ 5 U 2993 ff; BGH; NJW (1980) 1452; hier wurde erstmals in Deutschland zum Fall eines „wrongful life" ein Urteil gefällt.
8. Focus 3 (1998) 13
9. Funke-Schmitt-Rink, M. WI-Liberal 8 (1995) 4
10. Harrison, M. R., Golbus, M. S., Filly, R. A. (eds.): The unborn patient. Saunders, Philadelphia (1984)
11. Hartmann-Bund 19 (1995) 4
12. Hepp, H.: Antrittsvorl. Pustet, Regensburg (1980). Lau (Hrsg.): Indikationen zum Schwangerschaftsabbruch, 2. Aufl. Gräfelfingen: Demeter 1982
13. Hepp, H. Geburtsh. u. Frauenheilkd. 43 (1983) 131–137
14. Hiersche, H.-D., Jähnke, B. Monatsz. dt. Rechts 40 (1986) 1 ff
15. Hiersche, H.-D. In: Jeschke, H.J., Vogler, P. (Hrsg.): FS f. Herbert Tröndle. Berlin: De Gruyter 1989; S. 669 ff.
16. Hiersche, H.-D., Hiersche, F. Geburtsh. u. Frauenheilk. 49 (1989) 691
17. Hiersche, H.-D.: Bamberger-Symposium. Gräfelfingen: Demeter 1990, S. 57
18. Hiersche, H.-D. Arch. Gyn. u. Obstet. 257 (1995) 377–380
19. Hiersche, H.-D.: In: Laufs, A. et al.: MedR-Schriftenreihe. Heidelberg: Springer 1997; S.167 ff; S. 299
20. Hiersche, H.-D. Der Gynäkologe 31 (1998) 486
21. Hiersche, H.-D.: 1. u. 2. Mainzer Fortbildungskongress „Pränatale Medizin" 6./7. Dezember 1996; 11./12. Dezember 1998
22. Hirsch, G., Weißauer, W.: Rechtliche Probleme des Schwangerschaftsabbruchs. Erlangen: Straube 1977
23. Hirsch, G., Eberbach, W.: Auf dem Weg zum künstlichen Leben. Basel: Birkhäuser 1987
24. Jähnke, B.: Vor § 218 StGB; Strafgesetz, Leipziger Kommentar. Berlin: De Gruyter 1983
25. Laufs, A.: Arztrecht. NJW-Schriftreihe. 5. Aufl. München: Beck 1993; S. 325 ff
26. Laufs, A.: NJW 12 (1998) 796
27. Lenard, L. Der Gynäkologe 5 (1995) 384
28. Loewenich von, V.: Grenzen der ärztlichen Behandlungspflicht beim schwerstgeschädigten Neugeborenen. In: Hiersche, H.-D., Hirsch, G., Graf-Baumann, T. (Hrsg.). Berlin: Springer 1987; S. 41
29. Rauskolb, R.: Pränatale Diagnostik und Therapie. In: Martius, G., Rath, W. (Hrsg.): Geburtshilfe und Perinatologie. Stuttgart: Thieme 1998; S. 204 ff.
30. Tröndle, H.: In: Tröndle, H., Fischer, T. (Hrsg.): Kurzkommentar z. Strafgesetzbuch. 48. Aufl. München: Beck 1997
31. Ulsenheimer, K.: In: Laufs, A. et al.: MedR-Schriftenreihe. Berlin: Springer 1997; S. 29–33
32. Wisser, J. et al. Praktische Sexualmed. 7 (1986) 1
33. Wisser, J. et al. Geburtsh. u. Frauenheilk. 47 (1987) 8

Abkürzungen

BÄK	Bundesärztekammer
BGB	Bürgerliches Gesetzbuch
BGH	Bundesgerichtshof
BGHZ	Zivilsenat des Bundesgerichtshofes
BVerfG	Bundesverfassungsgericht
BVerfGE	Entscheidungen des Bundesverfassungsgerichts
BVerfGG	Bundesverfassungsgerichtsgesetz
DEGUM	Deutsche Gesellschaft für Ultraschall in der Medizin
GG	Grundgesetz
p.c.	post conceptionem
SFHÄndG	Schwangerschaft- und Familienhilfeänderungsgesetz
SFHG	Schwangerschaft- und Familienhilfegesetz
SSW	Schwangerschaftswoche
StGB	Strafgesetzbuch

52 Ethische Fragen zur sonographischen Diagnostik und Geburtshilfe

Wertekanon

Ganz allgemein wird unter Ethik das vernünftige Begründen von Handlungsregeln verstanden. Medizinische Handlungsregeln – etwa im Sinne von Evidence-based Medicine – zu begründen, wäre demnach im weitesten Sinne auch Ethik, allerdings eine solche Ethik, die ein Entscheiden im Wesentlichen zwischen einem im medizinisch-technischen Sinne richtigen und falschen Handeln zulässt. Für den Arzt stehen solche Entscheidungen normalerweise derart im Vordergrund, dass ethische Fragen im engeren Sinne leicht aus dem Blick geraten, nämlich solche, die nach gut und böse fragen – oder über das Technische hinaus nach gut oder schlecht für das Gelingen von Menschsein. Die gewöhnlichen naturwissenschaftlich-medizinischen Kriterien reichen dafür nicht aus, weil Werte über das Technische hinaus darin nicht enthalten, diese aber für ethische Entscheidungen im engeren Sinne bestimmend sind.

Werte lassen sich mit naturwissenschaftlichen Kategorien weder beweisen noch begründen. Man ist darum gezwungen, für die im engeren Sinne ethischen Begründungen den Boden des Physischen zu verlassen und sich in den unsicheren Bereich des Metaphysischen zu begeben, wo der oft nur naturwissenschaftlich ausgebildete Arzt der gewohnten Sicherheit beweisbarer Sätze und Tatsachen entbehrt. Deswegen scheut er es, lebenswichtige Entscheidungen etwa auf philosophische Maximen oder gar religiöse Glaubenssätze zu stützen, an die sich dieser halten mag, jener aber nicht. Er sucht deswegen sein Handeln auch da noch naturwissenschaftlich zu begründen, wo die naturwissenschaftlichen Kriterien allenfalls noch zu einer Scheinbegründung taugen.

Dabei wird aber übersehen, dass man zumindest in der abendländischen Kultur, die die Entwicklung der Naturwissenschaft überhaupt erst möglich gemacht hat, einen Wertekanon vorfindet, dem jeder Zeitgenosse seine physische und soziale Existenz verdankt. Zu diesem wesentlich auf die Wahrheit gerichteten Wertekanon gehört auch, dass innerhalb der Naturwissenschaft ein strenges Verbot jeder Subjektivität und jeder wertbezogenen Einflussnahme auf den Forschungsprozess herrscht. Die technische Umsetzung naturwissenschaftlicher Erkenntnis kann (und darf) jedoch nicht ohne Wertbezug erfolgen.

Der abendländische Wertekanon geht historisch auf den jüdisch-christlichen Glauben zurück, nach dem Gott den Menschen – und einen jeden Menschen – nach seinem Ebenbild geschaffen hat. Die Folgerungen aus diesem Glauben haben aber dann die Aufklärung und insbesondere die Französische Revolution säkularisiert, also verweltlicht. Sie formulierten daraus die Menschenrechte, die heute die Verfassungen der westlichen Staaten und der westlichen Staatengemeinschaften bestimmen. Sie sind – mindestens als Ideale – die Grundlagen für ein friedliches Miteinander der Menschen geworden.

Eine zentrale Rolle spielt dabei der Begriff der Menschenwürde (dignitas hominis), der jedoch zunächst nur besagt, dass dem Menschen eine besondere Stellung im Kosmos zukommt, ohne diese bereits näher zu bestimmen. Der Arzt versteht dies besonders leicht, benutzt er doch den zunächst neutralen Begriff „Dignität", um z. B. benigne von malignen Tumoren zu unterscheiden. An dieser Sonderstellung im Kosmos hat jeder Mensch in gleicher Weise Anteil, woraus sich Gleichberechtigung und Lebensrecht herleiten. Das prinzipiell absolute Tötungsverbot ist die gesellschaftliche Antwort darauf – ebenso wie das prinzipiell nur relative Teilhaberecht aller Menschen an den Gütern dieser Erde und an den Dienstleistungen der Menschen, auf das die Gesellschaft mit dem Gebot der Solidarität, des Einstehens füreinander, antwortet. Aus der Menschenwürde ergibt sich auch das Recht auf Selbstbestimmung.

Recht auf Leben im defensiven Sinne (Tötungsverbot) ebenso wie im Sinne eines Anspruchsrechtes (Solidarität) und Autonomie entziehen sich demnach einer physischen Begründung. Dennoch bedürfen sie dann keiner metaphysischen Begründung, wenn sie als die Basis des gesellschaftlichen Lebens einfach deswegen akzeptiert werden, weil die Menschen des abendländischen Kulturraumes sich als auf ihrer Grundlage entstanden vorfinden und dies als historisch vorgegebenes Datum (Gegebenes) verstehen und nicht als ein zur Disposition stehendes Factum (Gemachtes). So mag also durchaus derjenige auf eine gründliche metaphysische Begründung von Ethik verzichten können, der seine Existenz als eine der konkreten historischen Entwicklung verdankte erkennt und anerkennt.

Grundsätze (Prinzipien)

Für die hier zu behandelnden ethischen Fragen im Zusammenhang mit der Sonographie in der Geburtshilfe, insbesondere in der Pränataldiagnostik, ergeben sich hiernach als Grundsätze:
1. das Recht auf Leben eines jeden Menschen im defensiven Sinne, das – abgesehen von den im übrigen umstrittenen Ausnahmen Krieg, Todesstrafe und Notwehr – absolut, d. h. ohne jede Rücksicht auf die Umstände, Situationen oder Bedingungen, gilt,
2. das Recht auf Leben eines jeden Menschen im Sinne eines Anspruchsrechtes, also dass ihm je nach den Umständen, Situationen und Bedingungen, also innerhalb gegebener Grenzen, die Solidarität seiner Mitmenschen zusteht, und
3. das Recht eines jeden Menschen auf Selbstbestimmung, wobei auch dieses Recht kein absolutes ist, sondern an Grenzen stößt.

In dem hier zu besprechenden Bereich konkurrieren und konfligieren diese Rechte deswegen besonders miteinander, weil einerseits Mutter und Kind unabhängig voneinander und inkommensurabel Träger dieser Rechte sind, andererseits aber die Schwangere und ihr ungeborenes Kind so miteinander verbunden sind, dass u. U. des einen Wohl zum Wehe des anderen werden kann.

■ Ethische Fragen im Zusammenhang mit der Autonomie

Autonomie der Patientin

Die Ultraschalluntersuchung wäre insofern einer einfachen äußeren Betrachtung vergleichbar, als sie ebenso wie diese keine körperlichen Veränderungen hervorruft, schon gar keine bleibenden. Den Charakter eines „Eingriffes" würde sie aus der Sicht der Patientin erst erhalten, wenn der Schallkopf in natürliche Körperöffnungen, etwa die Vagina, eingeführt wird. Unabhängig davon aber ist bereits die Tatsache, dass jede Ultraschalluntersuchung zur Gewinnung von Information über körperliche Zustände erfolgt, ausreichend, die Zustimmung der Patientin erforderlich zu machen. Diese wird in der Regel problemlos gegeben, solange die Untersuchung lediglich des Gesundheitszustandes der

Schwangeren wegen indiziert ist und ausgeführt wird. Eine Indikation ist ganz allgemein dann gegeben, wenn sie ein Ergebnis erwarten lässt, das therapeutische Konsequenzen hat (auch das Fehlen eines möglichen etwa behandlungsbedürftigen Zustandes hat seine therapeutische Konsequenz, nämlich die, dass eine Therapie nicht erforderlich ist).

Gleichwohl kann eine Ultraschalluntersuchung, auch wenn sie zum Wohle der Patientin indiziert, ja sogar dringend indiziert ist, von dieser abgelehnt werden. Eine solche Ablehnung bedarf keiner Begründung. Es obliegt dann zwar dem Arzt, der Patientin die möglichen Folgen der unterlassenen Untersuchung vorzustellen – und dies keineswegs nur zur Vermeidung von Haftungsansprüchen. Vielmehr hat der Arzt auch laienhafte Befürchtungen zu zerstreuen, wie sie etwa über die Schädlichkeit des Ultraschalls gehegt werden. In anderen Fällen wird die Untersuchung verweigert, weil die Schwangere keine pränatale Feststellung des Geschlechts ihres Kindes wünscht. Sie hat insoweit ein durchaus zu respektierendes Recht nicht nur auf ihr Nichtwissen, sondern auch darauf, dass entsprechende Feststellungen unterbleiben. Doch sollte darauf gedrungen werden, ihrem Recht auf Nichtwissen dadurch Geltung zu verschaffen, dass man ihr zusichert, eine etwa unvermeidliche Geschlechtsdiagnose vertraulich zu behandeln, im Übrigen aber auf der Untersuchung besteht.

Ein generelles Recht auf Nichtwissen wird aber auch von Schwangeren geltend gemacht, die einen Schwangerschaftsabbruch entschieden ablehnen und es deswegen verweigern, sich während ihrer Schwangerschaft ggf. mit Befunden konfrontieren zu lassen, die die Frage eines solchen Abbruches aufwerfen. Theoretisch könnte der Arzt auch solchen Schwangeren versprechen, ihnen entsprechende Befunde vorzuenthalten. Dem wäre aber aus praktischen Gründen ernsthaft zu widerraten. Die Wirklichkeit, der sich die Mutter nach der Geburt schließlich etwa konfrontiert sieht, könnte derart sein, dass sie deren Nichtmitteilung im Nachhinein als nicht von ihrem Verbot abgedeckt ansieht. Der Arzt wird also in einem solchen Falle entweder gegen entsprechenden Revers von einer Ultraschalluntersuchung absehen oder sie nur dann durchführen, wenn er der Schwangeren – abgesehen vom Geschlecht – alle Befunde mitteilen darf.

Lag der Schwerpunkt der Betrachtung bisher bei dem Wohl der Schwangeren, so sind die Autonomiefragen schwerer zu beantworten, wenn es um das Wohl des ungeborenen Kindes geht: Hat die Schwangere um des Kindeswohles willen Handlungs- oder Duldungspflichten? Auf den ersten Blick möchte man das als ganz selbstverständlich bejahen und meinen, dass die Schwangere – eben wie eine Mutter – ihrem Kinde gegenüber in der Pflicht stehe. Es ist das auch ganz selbstverständlich der Fall – allerdings nur „in foro interno", also innerlich, nämlich vor ihrem eigenen Gewissen. Ob ihr auch „in foro externo", also von außen her, von welcher Instanz auch immer, solche Duldungs- und Handlungspflichten abgefordert werden können, bedarf der Prüfung.

Im Extremfall kann es nämlich darum gehen, ob die Schwangere zugunsten ihres Kindes eine ihr Leben bedrohende Behandlung dulden muss, ob ihr also eine sie ethisch im Innenverhältnis etwa bindende Verpflichtung auch von außen abgefordert werden kann. Manche Ärzte bejahen dies, z. B. jene, die meinen, die Schwangere müsse in einer entsprechenden Situation einen Kaiserschnitt aus kindlicher Indikation dulden. In letzter Konsequenz würde das bedeuten, dass sie des Kindes wegen physisch dazu gezwungen werden könnte oder gar müsste – was selbstverständlich zu ihrer Autonomie in krassem Widerspruch stünde. Vor diesem Hintergrund scheint es gerechtfertigt zu sein, Handlungs- und Duldungspflichten einer Schwangeren überhaupt nur „in foro interno", also vor ihrem eigenen Gewissen, gelten zu lassen, darüber hinaus aber niemandem zu gestatten, „in foro externo", also von außen her, eigene Rechte, auch nicht von den Lebensnotwendigkeiten des Kindes hergeleitete, zu beanspruchen.

Einzig und allein die auf den Tod des Kindes zielende Handlung der Schwangeren (oder des von ihr Beauftragten) ist ihr ethisch verwehrt. In der Tat verbietet ja auch das Strafrecht nur „Abtreibung", nicht aber die fahrlässige Tötung des Ungeborenen, ja nicht einmal seine vorsätzliche – geschweige denn fahrlässige – Körperverletzung.

Künftig werden diese Überlegungen für die Ultraschalluntersuchung über deren diagnostische Bedeutung hinaus von zunehmender Wichtigkeit sein, wenn mehr pränatale Therapie betrieben werden kann. Da keine solche Therapie denkbar ist, die nicht in irgendeiner Weise durch die Mutter hindurch auf das Kind wirkt, also notwendig in die körperliche Integrität der Schwangeren eingreift, wird deren Zustimmung immer erforderlich sein. Sie wird ihrem Kinde diese Zustimmung wohl „in foro interno", also vor ihrem Gewissen, mehr oder minder schulden. Von außen ist diese Duldung aber ethisch nicht erzwingbar, auch nicht indirekt. Man wird also die Mutter nicht für die Folgen der Nichtbehandlung des Kindes verantwortlich machen und sanktionieren dürfen. Über das Tötungsverbot hinaus gibt es eben für sie keine von außen einforderbaren ethischen Handlungs- oder Duldungspflichten. Es mag deswegen als ein Widerspruch erscheinen, dass es der Schwangeren von außen her verwehrt sein soll, ihr Kind zu töten, dass es ihr andererseits aber von außen her freistehen soll, Handlungen oder Duldungen selbst mit der Folge des Todes des Kindes zu verweigern. Aus einer konsequenzialistischen Sicht, die Handeln und Unterlassen nur nach den Folgen beurteilt, besteht dieser Widerspruch tatsächlich. Dagegen löst sich der Widersprch auf, wenn man die Autonomie des Menschen wirklich respektiert: Die negative Handlungsnorm (hier das Tötungsverbot) beschränkt die Handlungsfreiheit lediglich für ein ganz konkret beschriebenes Tun. Dagegen schließt eine positive Handlungsnorm (das Gebot, etwas zu tun oder einen Eingriff zu dulden) alle anderen Handlungsmöglichkeiten aus, lässt also keine ethisch zu verantwortende Gestaltung mehr zu. Sie hebt insoweit Autonomie auf, während eine negative Handlungsnorm, also ein Verbot, ihr nur punktuell Grenzen setzt. Für das „forum internum", also das Gewissen der Handelnden, behält ihre Gesinnung, evtl. gar ihre Absicht, durch Nichthandeln oder Zustimmungsverweigerung ihr Kind zu töten, weiterhin ethische Bedeutung. Von außen her verhindert dagegen der Respekt vor ihrer Autonomie, letztlich also der Respekt vor ihr als sittlicher Person, die sich nämlich für Gut und Böse entscheiden kann, jede Gesinnungsschnüffelei ebenso wie jeden Gewissenszwang.

An dieser Auffassung wird auch dann festzuhalten sein, wenn künftige Methoden einer pränatalen Therapie mehr Erfolge versprechen und für die Schwangere weniger belastend und weniger riskant sein werden. Der Eingriff in ihre körperliche Integrität ist und bleibt in jedem Falle zustimmungsbedürftig, und die Verweigerung der Zustimmung wird weiter keiner ethischen Überprüfung von außen unterliegen dürfen. Sie ist der Autonomie der Schwangeren wegen schlicht zu respektieren, in welcher Notsituation sich ihr Kind auch immer befinden mag. Das muss im Übrigen auch für die rechtliche Beurteilung gelten.

Autonomie des Ungeborenen

Einem Wesen, das nicht die geringste Möglichkeit hat, auch nur in irgendeiner Weise für oder über sich zu bestimmen, eine Autonomie zuzugestehen, erscheint zunächst unsinnig. Doch ist Autonomie unabhängig von der Möglichkeit ihrer faktischen Ausübung ein Wesensmerkmal des Menschen und ihm in der Personhaftigkeit sozusagen vorgegeben. Notfalls muss sie eben von anderen vetretungsweise wahrgenommen werden. Dazu mögen sich, wo es sich um gesundheitliche Fragen handelt, neben der Mutter auch der Vater, der Arzt oder der Staat berufen fühlen. Letztlich aber würde jede solche Vertretungsbefugnis am Selbstbestimmungsrecht der Mutter über ihren eigenen Körper eine Grenze finden, eben weil jede Maßnahme am Kinde durch die Mutter hindurch erfolgen müsste. Deshalb kann letztlich allein die Mutter ihr Kind bezüglich pränataler Therapie pränatal vertreten. Dabei ist der Konflikt zwischen den Interessen der Mutter mit denen des Kindes vorprogrammiert. Unter anderem deswegen ist die Möglichkeit, die vertretungsweise ausgeübte Autonomie eines Menschen, der seinen Willen selbst nicht bilden oder äußern kann, auf die Zustimmung zu solchen Maßnahmen beschränkt, die ihm selbst nützen. Die Zustimmung zu Fremdnützigem, etwa einer Lebendorganspende oder einer Diagnostik im Interesse anderer oder gar zu seiner Tötung, wäre dagegen eine höchstpersönliche und deswegen unvertretbar.

Die vorstehenden Aussagen sind in der ethischen Diskussion keineswegs unwidersprochen. Akzeptiert man aber die der menschlichen Person zukommende Autonomie, so sind sie damit hinreichend begründet. Umgekehrt wird ihre Bestreitung notwendig die Bestreitung der Autonomie einschließen.

■ Ethische Fragen im Zusammenhang mit dem defensiv verstandenen Recht auf Leben

Grundsätzlich, d. h. also bis auf die oben bereits genannten bestimmten und begründeten Ausnahmen, wird das Lebensrecht als absolut und dementsprechend auch das Tötungsverbot als unabhängig von allen Umständen und immer gültig angesehen. Das bedeutet im historischen Kontext allerdings nicht, dass ein jeder für sich eine solche Ausnahme begründen und in Anspruch nehmen darf. Vielmehr lässt die Tradition nur die genannten drei Ausnahmen vom Tötungsverbot zu, und auch dieses nicht unwidersprochen. Darüber hinaus gibt es in der jüdisch-christlichen Tradition und in der auf sie aufbauenden Tradition der Aufklärung keine rechtfertigenden Gründe für Ausnahmen vom Tötungsverbot. Daraus folgt, dass ein jeder, der eine solche Ausnahme für sich beanspruchen will, die Begründung dafür außerhalb dieser Tradition der Aufklärung suchen muss, die gemeinsame Grundlage der Normen des friedlichen Zusammenlebens der Menschen westlicher Tradition also verlässt. Er ist auf sich allein gestellt.

Da dies im Hinblick auf das Töten Ungeborener im Einzelfall zu harten, als untragbar empfundenen Konsequenzen führt, wird nach Lösungen gesucht, die nicht im Widerspruch zum Tötungsverbot stehen.

Einer dieser Versuche besteht darin, das Tötungsverbot für die Ungeborenen, insbesondere in der frühen Schwangerschaft, mit der Begründung als nicht einschlägig zu betrachten, dass dem „Objekt" der Tötung die Eigenschaft „Mensch" noch nicht zukomme, sondern das Tötungsverbot erst mit dem Beginn des Menschseins relevant werde. Dieser Beginn ist nun aber naturwissenschaftlich nicht feststellbar, weil eine solche Feststellung Wertungen enthält. Die Naturwissenschaft kann allenfalls angeben, vor welchem Zeitpunkt bzw. Entwicklungszustand mit Sicherheit noch kein Mensch existiert, weil noch kein menschlicher Organismus vorliegt. Für die normale geschlechtliche Vermehrung charakterisiert der Abschluss der Befruchtung (Vereinigung der Vorkerne) diesen Zeitpunkt genügend. Vor ihm gab es zwar aus biologischer Sicht bereits menschliches Leben, nämlich in den Keimzellen. Doch kommt es auf menschliches Leben, was bei undifferenziertem Sprachgebrauch leicht übersehen wird, gar nicht an, sondern auf das Leben eines Menschen. Dies aber kann vor Abschluss der Befruchtung, nämlich ohne einen menschlichen Organismus, noch nicht vorliegen.

Im Prinzip gilt diese – negative – Aussage auch für den Beginn des Menschseins eineiiger Mehrlinge und – inzwischen mindestens denkbar – für einen etwa geklonten Menschen. Die Bedingungen von dessen ungeschlechtlicher Vermehrung machen aber deutlich, dass der Umkehrschluss „der Mensch beginnt mit dem Ende der Befruchtung" nicht zwingend sein kann, sondern dass vielmehr dafür ein weiteres Kriterium erforderlich ist. Pragmatisch kann man sich damit behelfen, das Ende der Befruchtung bei geschlechtlicher Vermehrung als Beginn des Menschen anzunehmen, um sicher zu gehen, dass ihm kein Unrecht geschieht. Es handelt sich dabei aber nur um eine an biologischen Fakten orientierte Zuschreibung, nicht um eine biologische Begründung. Diese ist aus prinzipiellen Gründen nicht möglich, weil sie, wie gesagt, eine naturwissenschaftlich nicht begründbare Wertung enthält. In der abendländischen Wertegemeinschaft gilt zwar sicher, dass der Mensch von seinem Anfang an Mensch ist, doch ist diese Feststellung nicht einfach auf die biologische Ebene projizierbar. Letzter

Grund für einen Konsens darüber, dass der Mensch mit dem Abschluss eines Befruchtungsvorgangs beginnt, ist also nicht eine biologische Feststellung, sondern eine ethische Entscheidung, die dem dem Menschen beigemessenen hohen Wert entspricht und auf der sicheren Seite bleiben will. Für eine solche Entscheidung spricht auch die Tatsache, dass die weitere Entwicklung nach dem Ende der Befruchtung kein Ereignis mehr erkennen lässt, das den Beginn des Menschen besser charakterisieren könnte.

Vor diesem Hintergrund gibt es schlicht keine Möglichkeit, die direkte und gewollte Tötung eines Ungeborenen ethisch zu rechtfertigen. Auch die Tatsache, dass unter Umständen „Leben gegen Leben" steht, nämlich das der Schwangeren gegen das ihres Kindes, kann nicht als Rechtfertigungsgrund herangezogen werden, weil der Lebenswert eines jeden Menschen gleich ist. Wenn dennoch Schwangerschaftsabbrüche aus „medizinischer Indikation" erfolgen, bedarf es dazu differenzierter ethischer Überlegungen.

Im engeren Sinne spricht man von medizinischer Indikation, wenn das Leben oder die Gesundheit der Mutter durch die Schwangerschaft unmittelbar gefährdet ist und die Gefahr durch den Abbruch der Schwangerschaft beseitigt werden kann. Vom Kind ist dabei zunächst nicht die Rede, sondern eben nur von der Schwangerschaft. Sieht man vom Kind ab, so wäre der Schwangerschaftsabbruch ohne weiteres zu rechtfertigen. Natürlich kann man vom Kind nicht einfach absehen. Wenn nämlich die Tötung des Kindes das Mittel zum Abbruch der Schwangerschaft ist, dann ist diese nicht zu rechtfertigen. Ist sie dagegen eine notwendige oder wahrscheinlich eintretende Folge des Abbruches der Schwangerschaft, vom handelnden Arzt also keineswegs beabsichtigt, sondern als nicht intendierte, möglicherweise unvermeidliche Folge des Eingriffes hingenommen, dann kann bereits eine andere ethische Beurteilung Platz greifen. Man mag die Frage, ob die Tötung des Kindes beabsichtigt oder sein Tod als unvermeidliche Nebenfolge hingenommen wird, für spitzfindig halten. Ethisch gesehen wird der schwerwiegende Unterschied schnell deutlich, wenn man nach dem Erfolg des Eingriffes fragt. Hält nämlich der Arzt den Eingriff für misslungen, wenn das Kind überlebt, dann hätte er dessen Tötung beabsichtigt, was nicht zu rechtfertigen wäre. Würde er dagegen das Überleben des Kindes positiv bewerten, dann kam es ihm nicht auf dessen Tötung an, sondern tatsächlich nur auf den Abbruch der Schwangerschaft. Der Tod des Kindes bei Bedrohung des mütterlichen Lebens oder bei schwerwiegender Bedrohung ihrer Gesundheit als notwendige, nicht intendierte, aber hingenommene Folge des Eingriffes mag einer liberalen Auffassung ethisch gerechtfertigt erscheinen. Legt man strengere Maßstäbe an, so wäre allenfalls ein mehr oder minder großes Risiko für das Leben des Kindes vertretbar, wenn dafür Sorge getragen wird, dass das Kind tatsächlich noch eine Chance zum Leben hat (Verschieben des Eingriffes, schonendes Verfahren). Solche Überlegungen gehen davon aus, dass das Tötungsverbot das Kind vor beabsichtigter Tötung schützt, die Rücksicht auf sein Leben aber durchaus einer Güterabwägung zugänglich sein kann.

Fasst man aber die medizinische Indikation weiter, wie es das geltende Gesetz mit der Subsummierung der sog. kindlichen Indikation unter die medizinische tut, dann ist das ethisch nicht nachvollziehbar. Wenn nämlich Leben und Gesundheit der Schwangeren nicht unmittelbar durch die Schwangerschaft bedroht sind, sondern erst durch das aus ihr hervorgehende Kind, dann wird dessen Tötung zum ethisch unvertretbaren Mittel der Therapie. Würde das Kind absichtswidrig den Eingriff lebend überstehen, müsste der Arzt diesen als misslungen ansehen, weil das Kind nicht tot ist. Was das Gesetz in dieser Hinsicht als gerechtfertigt erlaubt, ist aber ethisch nicht vertretbar, ohne dass man zu Auffassungen Zuflucht nimmt, die im Widerspruch zum überkommenen Tötungsverbot stehen.

Demnach ist ein Schwangerschaftsabbruch aus sog. kindlicher Indikation ethisch nicht zu rechtfertigen. Eine andere Frage ist es aber, ob man ihn wenigsten dulden kann. Wird bei bestehender Schwangerschaft – etwa mit Ultraschall – unvermutet ein Schaden des Kindes entdeckt, der so schwer wiegt, dass das Austragen des Kindes für die Schwangere unzumutbar erscheint (wobei zu fragen wäre, was zumutbar ist und was nicht, und wer darüber urteilen darf), dann fällt es menschlich schwer, die hohen ethischen Grundsätze durchzuhalten. Man wird geneigt sein, unter solchen Umständen einen auf den Tod des Kindes hinzielenden Schwangerschaftsabbruch hinzunehmen und zu dulden, weil man die verantwortlichen Personen für überfordert hält. So konnte die katholische Kirche gegenüber medizinisch indizierten Schwangerschaftsabbrüchen, die sie ohne jede Differenzierung von Umständen und Intentionen als zu verurteilende Tötungen ansah, in der pastoralen Praxis durchaus nachsichtig sein. Sie billigte den handelnden Personen einen „Status perplexus" zu, also einen Zustand der Verwirrung und Überforderung, der die Tat zwar nicht rechtfertigte, aber als minder schuldhaft bewertete, womöglich bis zu ihrer praktischen Duldung. In ähnlicher Weise wird man in schwerwiegenden und unvorhergesehenen Fällen auch einen Schwangerschaftsabbruch nach pränataler Diagnostik dulden können.

Ethisch unzulässig muss es bei dieser Betrachtungsweise aber sein, ein Kind bei bekanntem Risiko und im Vertrauen auf eine nach pränataler Diagnostik „angezeigte Therapie durch Töten" zu zeugen. Die Zeugung würde in einem solchen Fall mit Tötungsvorbehalt erfolgen: Wenn das Kind nicht den gestellten gesundheitlichen Anforderungen entspricht, wird es ausselektiert. Solch „bedingtes Zeugen" ist ethisch unvertretbar, weil das Lebensrecht, das einem Kinde durch seine schiere Existenz zukommt, von Bedingungen abhängig gemacht wird, die es erfüllen muss.

Gegen eine solche Überlegung wird das Recht der Eltern auf ein gesundes Kind und auf ein Kind überhaupt ins Feld geführt. Doch gibt es weder ein Recht auf Gesundheit noch ein Recht auf ein Kind. Was die Gesundheit betrifft, so kann es sich allenfalls um ein Anspruchsrecht auf die Mittel zur Erhaltung oder Wiedergewinnung der Gesundheit handeln. Ein solches Recht ist aber nicht absolut und kann in keinem Falle von größerem Gewicht sein als das defensive Recht auf Leben des Kindes. Was das Recht auf ein Kind betrifft, so beinhaltet dieses allenfalls das Recht darauf, von Dritten nicht gehindert zu werden, ein Kind zu zeugen und zur Welt zu bringen; keinesfalls kann mit dem Argument „Recht auf ein Kind" der Anspruch gerechtfertigt werden, zu seiner Durchsetzung ein (anderes) Kind zu töten. Konsequenterweise müssten deswegen Eltern auf ein eigenes Kind verzichten, wenn sie das (im Einzelfall große) Risiko eines behinderten Kindes nicht übernehmen wollen. Ihnen zu einer Zeugung auf Probe zu raten, ist deswegen ebenso ethisch nicht vertretbar.

Wenn ein Arzt aber nun nach einer von ihm nicht zu verantwortenden bedingten Zeugung pränatale Diagnostik betreiben soll, wird er sich nicht verweigern können. Er hat nicht danach zu fragen, ob der Zustand der Hilfsbedürftigkeit seiner Patientin von dieser absichtlich (und in ethisch nicht zu rechtfertigender Weise) herbeigeführt wurde oder nicht. Nolens volens wird er seine Funktion im Programm der bedingt zeugenden Eltern auszuführen haben. Er kann sie jedenfalls nicht mit der Begründung der von ihm abgelehnten bedingten Zeugung verweigern, allenfalls solche Verweigerung für einen künftigen Fall androhen, wobei die Androhung im künftigen Fall ebenso wenig realisiert werden kann wie im gegenwärtigen. Sein Prinzip, nach der Schuld eines Patienten nicht fragen zu dürfen, macht ihn zum Instrument für unethisches Handeln anderer.

■ *Selektiver Fetozid bei Mehrlingsschwangerschaft*

Hochgradige Mehrlingsschwangerschaften gelten als medizinische Indikation für einen Schwangerschaftsabbruch, weil sie unmittelbar Leben und Gesundheit der Mutter gefährden. Sofern andere Mittel zur Verringerung oder Beseitigung der Gefahr zur Verfügung stehen, sind diese einem Schwangerschaftsabbruch selbstverständlich vorzuziehen. Ein die Zahl der Mehrlinge reduzierender Eingriff wäre ein solches Mittel. Der Ausdruck „selektiver Fetozid" ist dafür wenig treffend, da

sich die Selektion praktisch auf die Auswahl der am günstigsten gelegenen Mehrlinge beschränkt, was man eher als ein unselektives Vorgehen bezeichnen müsste. Entscheidend aber ist, dass der Eingriff unmittelbar tötet und der betroffene Mehrling keine Überlebenschance hat. Ein solcher Eingriff ist deswegen ethisch nicht zu rechtfertigen und allenfalls unter dem Gesichtspunkt tolerabel, dass die Tötung letztlich nicht intendiert wird und – theoretisch – auch vermieden würde, wenn das möglich wäre. Erleichternd kommt hinzu, dass ein Teilabbruch der Schwangerschaft den sonst erfolgenden Totalabbruch der Schwangerschaft vermeidet. Dennoch gibt es ethisch in einer solchen Situation keine befriedigende Lösung.

Es sind andere Ärzte als die die Mehrlingsschwangerschaft betreuenden Gynäkologen, die alles daran setzen müssten, ihren Patientinnen und ihren Kollegen solche Zwangslagen zu ersparen. In der Therapie der Infertilität muss das Risiko einer hochgradigen Mehrlingsschwangerschaft strikt vermieden werden. In der Praxis bedeutet das, auf eine unmittelbare Chance für eine Schwangerschaft zu verzichten, wenn die hormonale Provokation zu viele Eizellen heranreifen ließ. Wer es auch um den Preis einer hochgradigen Mehrlingsschwangerschaft zu einer Gravidität kommen lässt, macht die Kollegen, die dann der Mutter aus der Gefahr helfen sollen, zum Instrument seines unverantwortlichen Handelns.

Pränatale Diagnostik (PND)

Generelle Vorbehalte gegen jede pränatale Diagnostik verkennen deren Absicht und verkürzen sie auf die Aussonderung aus gesundheitlichen Gründen unerwünschter Kinder. Demgegenüber ist festzustellen, dass PND ihre Rechtfertigung daraus bezieht, dass mit ihrer Hilfe die Schwangerschaft zur Vorbereitung auf die Geburt überwacht wird (z. B. die Feststellung einer Mehrlingsschwangerschaft). Sie dient ferner der Überwachung der kindlichen Entwicklung und wird mit den daraus zu ziehenden therapeutischen Konsequenzen gerechtfertigt. Nur insoweit sie zum Zwecke der Ausselektion (also der Therapie durch Tötung) erfolgte, wäre sie sittlich abzulehnen, was aber keine praktische Bedeutung hat, da dieser Zweck der PND von ihren anderen Zwecken kaum abzutrennen ist. Im Übrigen sei auf das unter „Autonomie" oben bereits Gesagte verwiesen.

Pränatale Therapie, medizinischer Versuch

Die ethischen Überlegungen zur pränatalen Therapie finden sich ebenfalls oben unter „Autonomie". Im Hinblick auf das Kind liegt die Schwierigkeit darin, dass es nicht zustimmungsfähig ist, seine Zustimmung also vertretungsweise erfolgen muss. Die Vertretung ist nur durch die Mutter möglich, da die Entscheidung eines jeden anderen, sei es des Vaters oder eines gerichtlich für das Kind bestellten Pflegers, an der Autonomie der Schwangeren ihre Grenze findet. So kann keine pränatale Therapie vorgenommen werden, die sie verweigert, und andererseits kann niemand sie daran hindern, eine solche Therapie für ihr Kind zu akzeptieren. Eine etwaige Unfähigkeit der Schwangeren, ihren Willen zu bilden oder zu äußern, sicherlich eine sehr seltene Situation, würde die ethische Beurteilung noch weiter erschweren, doch wären die allgemeinen Grundsätze dafür vorgegeben. Im Falle einer hirntoten Schwangeren ist die Abwägung der Risiken und der Chancen für das ungeborene Kind besonders sorgfältig vorzunehmen. Es wird bezüglich des Kindes zu prüfen sein, ob die Risiken angesichts der Chancen für das Kind aus dessen Sicht akzeptabel erscheinen oder nicht. Darüber hinaus ist zu prüfen, ob die für die Erhaltung des Lebens des ungeborenen Kindes aufzuwendenden Mittel dem erzielbaren Erfolg entsprechen. Der Anspruch des ungeborenen Kindes auf solche

Mittel, zu denen auch die sonographische Kontrolle gehört, ist nur ein relativer, und die vernünftig begründete Verweigerung solcher Mittel ist deshalb keine „Tötung durch Unterlassen". Bezüglich des Kindes gibt es zunächst keinen anderen Entscheidungsbefugten als den behandelnden Arzt, der sozusagen in Geschäftsführung ohne Auftrag handeln muss. Ob die Bestellung eines Pflegers für das ungeborene Kind rechtlich helfen kann, ist umstritten.

Eine pränatale Therapie, die sich noch im Versuchsstadium befindet, bedarf ebenfalls der Abschätzung der Chancen und Risiken sowohl für die Mutter als auch für das Kind und zusätzlich der Billigung durch die zuständige Ethikkommission. Dies gilt aber nur für geplante Therapieversuche, bei denen nach einem auch den wissenschaftlichen Ertrag berücksichtigenden Protokoll verfahren wird. Sog. Heilversuche, die ohne systematische Kontrolle in einem Einzelfall durchgeführt werden, unterliegen dieser Bindung nicht, bedürfen aber besonders sorgfältiger Selbstprüfung durch den verantwortlichen Arzt. Bei beiden Versuchsarten sind grundsätzlich keine Maßnahmen zulässig, die nicht unmittelbar dem Wohle des Kindes dienen, wie z. B. Biopsien oder andere zusätzliche Eingriffe, die lediglich der wissenschaftlichen Kontrolle wegen durchgeführt werden. Von diesem Grundsatz sind zwei Ausnahmen möglich:

- wenn das Risiko und die Belastung durch solche Eingriffe zu vernachlässigen sind und
- wenn die Chancen der versuchten Behandlung für den Betroffenen unmittelbar sehr groß sind und zur Teilnahme am Versuch nur derjenige zugelassen werden kann, der die für den wissenschaftlichen Erfolg notwendigen Risiken und Belastungen zu übernehmen bereit ist.

Wer vertretungsweise die Zustimmung zu solcher Übernahme geben soll, bedarf hierzu einer sorgfältigen und detaillierten Aufklärung.

Diese Ausführungen lassen erkennen, dass eine generelle Ablehnung von Versuchen an nicht Zustimmungsfähigen zu undifferenziert ist und Chancen der Betroffenen vergibt. Dagegen ist die Teilnahme nicht Zustimmungsfähiger, also aller Ungeborenen, an Versuchen, die nicht unmittelbar ihrem Wohl dienen, also nur fremdnützig sind, ethisch grundsätzlich abzulehnen. Doch gilt auch hier, dass bei nur geringfügigen Risiken und Belastungen institutionell abgesicherte Ausnahmen zulässig sein können (Zustimmung durch Pfleger, Billigung durch Ethikkommission).

Anhang

53 Biometriekurven und Tabellen

Synopsis

Tabelle 53.**1** Synopsis biometrischer Daten (Mittelwerte für die abgeschlossene Schwangerschaftswoche, SSW = Woche post menstruationem), Längen- und Umfangmaße in mm, Gewicht in g

SSW	CHD[1]	SSL[1]	BPD[1,2]	FOD[2]	KU[2]	ATD[2]	ASD[2]	AU[2]	Fe[2]	Ti[2]	Fi[2]	Hu[2]	Ra[2]	Ul[2]	Fuß[3]	Gew.[4] m.	Gew.[4] w.	L[4] m.	L[4] w.	SSW
5	5	1																		5
6	13	4																		6
7	21	8	3																	7
8	29	14	7																	8
9	36	22	10																	9
10	44	32	14																	10
11	51	43	17																	11
12	57	55	20																	12
13	63	66	26	32	96	22	21	67	11	9	8	10	6	8	12					13
14			29	35	106	25	24	78	15	12	11	13	10	11	16					14
15			32	39	118	29	28	89	18	15	14	17	13	15	19					15
16			35	43	130	32	31	100	21	18	17	20	16	18	22					16
17			39	47	143	36	35	111	24	21	20	23	18	21	25					17
18			42	52	155	39	38	122	27	24	23	26	21	23	28					18
19			46	56	168	43	42	132	30	26	25	28	23	26	31					19
20			49	60	181	46	45	143	33	29	28	31	25	28	33					20
21			52	65	193	50	48	154	36	31	30	33	28	31	36					21
22			56	69	206	53	52	165	39	34	33	36	30	33	39					22
23			59	73	218	56	55	175	41	36	35	38	32	35	41	600	580	31	31	23
24			62	77	230	60	59	186	44	38	37	40	33	37	44	690	670	32	32	24
25			65	81	241	63	62	196	46	41	39	42	35	39	46	800	760	34	33	25
26			68	84	253	66	65	207	49	43	41	45	37	41	49	940	880	35	35	26
27			71	88	263	70	68	217	51	45	43	47	39	43	52	1080	1000	36	36	27
28			74	91	273	73	72	227	53	47	45	48	40	45	54	1220	1120	38	37	28
29			77	94	283	76	75	237	56	49	47	50	42	47	56	1350	1250	39	39	29
30			80	97	292	79	78	247	58	51	49	52	43	49	59	1520	1420	41	40	30
31			82	100	301	82	81	257	60	52	51	54	44	50	61	1690	1590	42	42	31
32			85	102	309	85	84	266	62	54	52	55	46	52	64	1890	1790	43	43	32
33			87	105	316	88	87	276	64	56	54	57	47	53	66	2130	2030	45	44	33
34			89	107	323	91	90	285	66	57	56	59	48	55	69	2390	2270	47	46	34
35			91	109	329	94	93	294	68	59	57	60	49	56	71	2640	2550	48	48	35
36			92	110	335	97	96	303	70	60	58	61	50	57	73	2860	2760	49	49	36
37			94	112	339	100	98	311	71	62	60	63	51	58	76	3090	2970	50	50	37
38			95	113	343	102	101	319	73	63	61	64	52	59	78	3300	3160	51	50	38
39			96	114	346	105	103	327	74	64	62	65	53	60	81	3470	3320	52	51	39
40			97	114	349	107	106	334	76	65	63	66	53	61	83	3600	3450	52	52	40

[1] Nach Bahlmann, F., Merz, E., Weber, G., Wellek, S., Engelhardt, O.: Transvaginale Ultraschallbiometrie in der Frühgravididtät – Ein Wachstumsmodell. Ultraschall in Med. 18 (1997) 196–204

[2] Nach Merz, E., Wellek, S.: Das normale fetale Wachstumsprofil – ein einheitliches Modell zur Berechnung von Normkurven für die gängigen Kopf- und Abdomenparameter sowie die großen Extremitätenknochen. Ultraschall in Med. 17 (1996) 153–162

[3] Nach Merz, E., Oberstein, A., Wellek, S.: Age-related reference ranges for the fetal foot length. Ultraschall in Med. 21 (2000) 79–85

[4] Nach Voigt, M., Schneider, K.T.M., Jährig, K.: Analyse des Geburtengutes des Jahrganges 1992 der Bundesrepublik Deutschland. Teil 1: Neue Perzentilwerte für die Körpermaße von Neugeborenen. Geburtsh. u. Frauenheilk. 56 (1996) 550–558

CHD = Chorionhöhlendurchmesser
SSL = Scheitel-Steiß-Länge
BPD = biparietaler Kopfdurchmesser
FOD = frontookzipitaler Kopfdurchmesser
KU = Kopfumfang
ATD = abdominaler Transversaldurchmesser
ASD = abdominaler Sagittaldurchmesser
AU = Abdomenumfang
Fe = Femur
Ti = Tibia
Fi = Fibula
Hu = Humerus
Ra = Radius
Ul = Ulna
Gew = Gewicht
L = Länge
m = männlich
w = weiblich

Biometrie und Gestationsaltersschätzung im I. Trimenon

Tabelle 53.**2**   Normbereich für den Chorionhöhlendurchmesser (CHD) in Abhängigkeit vom Gestationsalter (abgeschlossene Schwangerschaftswochen + Tage), Angaben in mm, Untergrenze: 5. Perzentile, Obergrenze: 95. Perzentile

SSW+Tag	Tag	CHD (mm) 5%	50%	95%	SSW+Tag	Tag	CHD (mm) 5%	50%	95%	SSW+Tag	Tag	CHD (mm) 5%	50%	95%	SSW+Tag	Tag	CHD (mm) 5%	50%	95%	SSW+Tag	Tag	CHD (mm) 5%	50%	95%
4+0	28	–	–	–	6+0	42	6,5	13,0	19,6	8+0	56	21,8	28,6	35,4	10+0	70	36,5	43,6	50,6	12+0	84	49,8	57,1	64,4
4+1	29	–	–	–	6+1	43	7,6	14,1	20,7	8+1	57	22,9	29,7	36,5	10+1	71	37,5	44,6	51,6	12+1	85	50,7	58,0	65,3
4+2	30	–	0,1	6,2	6+2	44	8,7	15,3	21,8	8+2	58	24,0	30,8	37,6	10+2	72	38,5	45,6	52,7	12+2	86	51,5	58,8	66,2
4+3	31	–	0,9	7,2	6+3	45	9,8	16,4	23,0	8+3	59	25,1	31,9	38,8	10+3	73	39,5	46,6	53,7	12+3	87	52,3	59,7	67,0
4+4	32	–	1,9	8,3	6+4	46	10,9	17,5	24,1	8+4	60	26,1	33,0	39,9	10+4	74	40,5	47,6	54,7	12+4	88	53,1	60,5	67,9
4+5	33	–	3,0	9,4	6+5	47	12,0	18,6	25,3	8+5	61	27,2	34,1	41,0	10+5	75	41,5	48,6	55,7	12+5	89	53,9	61,3	68,7
4+6	34	–	4,1	10,5	6+6	48	13,1	19,8	26,4	8+6	62	28,2	35,1	42,0	10+6	76	42,4	49,6	56,7	12+6	90	54,7	62,1	69,5
5+0	35	–	5,2	11,6	7+0	49	14,2	20,9	27,5	9+0	63	29,3	36,2	43,1	11+0	77	42,4	50,6	57,7	13+0	91	55,4	62,8	70,3
5+1	36	–	6,3	12,7	7+1	50	15,3	22,0	28,7	9+1	64	30,3	37,3	44,2	11+1	78	44,3	51,5	58,7	13+1	92	56,1	63,6	71,0
5+2	37	1,0	7,4	13,9	7+2	51	16,4	23,1	29,8	9+2	65	31,4	38,3	45,3	11+2	79	45,3	52,5	59,7	13+2	93	56,8	64,2	71,7
5+3	38	2,1	8,5	15,0	7+3	52	17,5	24,1	30,9	9+3	66	32,4	39,4	46,4	11+3	80	46,2	53,4	60,7	13+3	94	57,4	64,8	72,3
5+4	39	3,2	9,7	16,1	7+4	53	18,6	25,3	32,1	9+4	67	33,4	40,4	47,4	11+4	81	47,1	54,4	61,6	13+4	95	57,8	65,3	72,8
5+5	40	4,3	10,8	17,3	7+5	54	19,7	26,4	33,2	9+5	68	34,5	41,5	48,5	11+5	82	48,0	55,3	62,5					
5+6	41	5,4	11,9	18,4	7+6	55	20,7	27,5	34,3	9+6	69	35,5	42,5	49,6	11+6	83	48,9	56,2	63,5					

Nach Bahlmann, F., Merz, E., Weber, G., Wellek, S., Engelhardt, O.: Transvaginale Ultraschallbiometrie in der Frühgravididtät Ein Wachstumsmodell. Ultraschall in Med. 18 (1997) 196–204

Tabelle 53.**3**   Normbereich für den Amnionhöhlendurchmesser (AHD) in Abhängigkeit vom Gestationsalter (abgeschlossene Schwangerschaftswochen + Tage), Angaben in mm, Untergrenze: 5. Perzentile, Obergrenze: 95. Perzentile

SSW+Tag	Tag	AHD (mm) 5%	50%	95%	SSW+Tag	Tag	AHD (mm) 5%	50%	95%	SSW+Tag	Tag	AHD (mm) 5%	50%	95%	SSW+Tag	Tag	AHD (mm) 5%	50%	95%
6+0	42	–	2,4	9,0	8+0	56	10,0	17,4	24,8	10+0	70	25,8	34,0	42,2	12+0	84	42,3	51,3	60,3
6+1	43	–	3,4	10,1	8+1	57	11,0	18,5	26,0	10+1	71	26,9	35,2	43,5	12+1	85	43,4	52,5	61,6
6+2	44	–	4,4	11,1	8+2	58	12,1	19,7	27,2	10+2	72	28,1	36,4	44,8	12+2	86	44,6	53,7	62,8
6+3	45	–	5,4	12,2	8+3	59	13,2	20,8	28,5	10+3	73	29,3	37,7	46,0	12+3	87	45,8	55,0	64,1
6+4	46	–	6,4	13,3	8+4	60	14,4	22,0	29,7	10+4	74	30,4	38,9	47,3	12+4	88	47,0	56,2	65,4
6+5	47	0,5	7,5	14,4	8+5	61	15,5	23,2	30,9	10+5	75	31,6	40,1	48,6	12+5	89	48,1	57,4	66,7
6+6	48	1,6	8,5	15,5	8+6	62	16,6	24,4	32,1	10+6	76	32,8	41,4	49,6	12+6	90	49,3	58,6	68,0
7+0	49	2,6	9,6	16,7	9+0	63	17,7	25,6	33,4	11+0	77	34,0	42,6	51,2	13+0	91	50,4	59,8	69,2
7+1	50	3,7	10,7	17,8	9+1	64	18,9	26,7	34,6	11+1	78	35,2	43,8	52,5	13+1	92	51,6	61,0	70,5
7+2	51	4,6	11,8	18,9	9+2	65	20,0	27,9	35,9	11+2	79	36,3	45,1	53,8	13+2	93	52,7	62,2	71,7
7+3	52	5,7	12,9	20,1	9+3	66	21,1	29,1	37,1	11+3	80	37,5	46,3	55,1	13+3	94	53,8	63,3	72,9
7+4	53	6,7	14,0	21,3	9+4	67	22,3	30,3	38,4	11+4	81	38,7	47,5	56,4	13+4	95	54,7	64,4	74,0
7+5	54	7,8	15,1	22,4	9+5	68	23,4	31,6	39,7	11+5	82	39,9	48,8	57,7					
7+6	55	8,9	16,3	23,6	9+6	69	24,6	32,8	40,9	11+6	83	41,1	50,0	59,0					

Nach Bahlmann, F., Merz, E., Weber, G., Wellek, S., Engelhardt, O.: Transvaginale Ultraschallbiometrie in der Frühgravididtät Ein Wachstumsmodell. Ultraschall in Med. 18 (1997) 196–204

Tabelle 53.**4**   Normbereich für den Dottersack (DS) in Abhängigkeit vom Gestationsalter (abgeschlossene Schwangerschaftswochen + Tage), Angaben in mm, Untergrenze: 5. Perzentile, Obergrenze: 95. Perzentile

SSW+Tag	Tag	DS (mm) 5%	50%	95%	SSW+Tag	Tag	DS (mm) 5%	50%	95%	SSW+Tag	Tag	DS (mm) 5%	50%	95%	SSW+Tag	Tag	DS (mm) 5%	50%	95%	SSW+Tag	Tag	DS (mm) 5%	50%	95%
4+0	28	–	–	–	6+0	42	–	3,3	4,5	8+0	56	3,9	5,0	6,1	10+0	70	4,6	5,7	6,8	12+0	84	4,7	5,8	6,8
4+1	29	–	–	–	6+1	43	–	3,5	4,6	8+1	57	4,0	5,1	6,2	10+1	71	4,7	5,7	6,8	12+1	85	4,7	5,8	6,8
4+2	30	0,6	1,8	3,0	6+2	44	3,0	3,6	4,8	8+2	58	4,1	5,2	6,3	10+2	72	4,7	5,8	6,8	12+2	86	4,7	5,7	6,8
4+3	31	0,7	1,9	3,1	6+3	45	3,1	3,8	4,9	8+3	59	4,1	5,2	6,4	10+3	73	4,7	5,8	6,9	12+3	87	4,7	5,7	6,8
4+4	32	0,8	1,9	3,1	6+4	46	3,1	3,9	5,0	8+4	60	4,2	5,3	6,4	10+4	74	4,7	5,8	6,9	12+4	88	4,6	5,6	6,7
4+5	33	0,9	2,0	3,2	6+5	47	3,2	4,0	5,2	8+5	61	4,3	5,4	6,5	10+5	75	4,7	5,8	6,9	12+5	89	4,6	5,6	6,7
4+6	34	1,0	2,2	3,3	6+6	48	3,3	4,2	5,3	8+6	62	4,3	5,4	6,5	10+6	76	4,7	5,8	6,9	12+6	90	4,6	5,6	6,7
5+0	35	1,1	2,3	3,5	7+0	49	3,5	4,3	5,4	9+0	63	4,4	5,5	6,6	11+0	77	4,8	5,8	6,9	13+0	91	4,5	5,5	6,6
5+1	36	1,2	2,4	3,6	7+1	50	3,6	4,4	5,5	9+1	64	4,4	5,5	6,6	11+1	78	4,8	5,8	6,9	13+1	92	4,5	5,5	6,6
5+2	37	1,4	2,6	3,7	7+2	51	3,7	4,5	5,7	9+2	65	4,5	5,6	6,7	11+2	79	4,8	5,8	6,9	13+2	93	4,5	5,5	6,6
5+3	38	1,5	2,7	3,9	7+3	52	3,9	4,6	5,8	9+3	66	4,5	5,6	6,7	11+3	80	4,8	5,8	6,9	13+3	94	4,4	5,4	6,5
5+4	39	1,7	2,9	4,0	7+4	53	4,0	4,7	5,9	9+4	67	4,5	5,6	6,7	11+4	81	4,8	5,8	6,9	13+4	95	4,4	5,4	6,5
5+5	40	1,8	3,0	4,2	7+5	54	4,2	4,8	6,0	9+5	68	4,6	5,7	6,8	11+5	82	4,8	5,9	6,9					
5+6	41	2,0	3,2	4,3	7+6	55	4,3	4,9	6,1	9+6	69	4,6	5,7	6,8	11+6	83	4,8	5,9	6,9					

Nach Bahlmann, F., Merz, E., Weber, G., Wellek, S., Engelhardt, O.: Transvaginale Ultraschallbiometrie in der Frühgravididtät Ein Wachstumsmodell. Ultraschall in Med. 18 (1997) 196–204

Tabelle 53.**5** Normbereich für die Scheitel-Steiß-Länge (SSL) in Abhängigkeit vom Gestationsalter (abgeschlossene Schwangerschaftswochen + Tage), Angaben in mm, Untergrenze: 5. Perzentile, Obergrenze: 95. Perzentile

SSW +Tag	Tag	SSL (mm) 5%	50%	95%
5+0	35	–	1,2	4,3
5+1	36	–	1,4	4,6
5+2	37	–	1,7	4,9
5+3	38	–	2,0	5,3
5+4	39	–	2,3	5,7
5+5	40	–	2,7	6,1
5+6	41	–	3,1	6,6
6+0	42	–	3,5	7,1
6+1	43	0,4	4,0	7,7
6+2	44	0,8	4,6	8,3
6+3	45	1,3	5,1	8,9
6+4	46	1,9	5,8	9,6
6+5	47	2,5	6,4	10,4
6+6	48	3,1	7,1	11,1
7+0	49	3,8	7,9	11,9
7+1	50	4,5	8,7	12,8
7+2	51	5,3	9,5	13,7
7+3	52	6,1	10,4	14,6
7+4	53	6,9	11,3	15,6
7+5	54	7,8	12,2	16,6
7+6	55	8,7	13,2	17,7
8+0	56	9,7	14,2	18,8
8+1	57	10,7	15,3	19,9
8+2	58	11,7	16,4	21,1
8+3	59	12,8	17,5	22,3
8+4	60	13,9	18,7	23,5
8+5	61	15,0	19,9	24,8
8+6	62	16,2	21,1	26,1
9+0	63	17,4	22,4	27,4
9+1	64	18,6	23,7	28,8
9+2	65	19,9	25,0	30,2
9+3	66	21,2	26,4	31,6
9+4	67	22,5	27,8	33,1
9+5	68	23,8	29,2	34,6
9+6	69	25,2	30,7	36,1
10+0	70	26,6	32,1	37,6
10+1	71	28,1	33,6	39,2
10+2	72	29,5	35,2	40,8
10+3	73	31,0	36,7	42,4
10+4	74	32,5	38,3	44,1
10+5	75	34,0	39,9	45,7
10+6	76	35,5	41,5	47,4
11+0	77	37,1	43,1	49,1
11+1	78	38,6	44,7	50,8
11+2	79	40,2	46,3	52,5
11+3	80	41,8	48,0	54,2
11+4	81	43,4	49,6	55,6
11+5	82	45,0	51,3	57,6
11+6	83	46,5	52,9	59,3
12+0	84	48,1	54,6	61,1
12+1	85	49,7	56,2	62,8
12+2	86	51,2	57,9	64,5
12+3	87	52,8	59,5	66,1
12+4	88	54,3	61,0	67,8
12+5	89	55,8	62,6	69,4
12+6	90	57,2	64,1	71,0
13+0	91	58,6	65,5	72,5
13+1	92	59,9	66,9	73,9
13+2	93	61,1	68,1	75,2
13+3	94	62,1	69,2	76,4
13+4	95	62,8	70,2	77,2

Nach Bahlmann, F., Merz, E., Weber, G., Wellek, S., Engelhardt, O.: Transvaginale Ultraschallbiometrie in der Frühgravididtät Ein Wachstumsmodell. Ultraschall in Med. 18 (1997) 196–204

Tabelle 53.**6** Normbereich für den biparietalen Kopfdurchmesser (BPD) in Abhängigkeit vom Gestationsalter (abgeschlossene Schwangerschaftswochen + Tage), Angaben in mm, Untergrenze: 5. Perzentile, Obergrenze: 95. Perzentile

SSW +Tag	Tag	BPD (mm) 5%	50%	95%
6+0	42	–	–	–
6+1	43	–	–	–
6+2	44	–	–	–
6+3	45	–	1,3	3,4
6+4	46	–	1,8	4,0
6+5	47	0,1	2,3	4,5
6+6	48	0,6	2,8	5,0
7+0	49	1,1	3,3	5,5
7+1	50	1,6	3,8	6,1
7+2	51	2,6	4,3	6,6
7+3	52	2,6	4,8	7,1
7+4	53	3,1	5,3	7,6
7+5	54	3,6	5,8	8,1
7+6	55	4,1	6,3	8,6
8+0	56	4,6	6,8	9,6
8+1	57	5,1	7,3	9,6
8+2	58	5,6	7,8	10,1
8+3	59	6,0	8,3	10,6
8+4	60	6,5	8,8	11,0
8+5	61	7,0	9,3	11,5
8+6	62	7,5	9,7	12,0
9+0	63	7,9	10,2	12,5
9+1	64	8,4	10,7	13,0
9+2	65	8,9	11,2	13,5
9+3	66	9,4	11,7	14,0
9+4	67	9,8	12,1	14,4
9+5	68	10,3	12,6	14,9
9+6	69	10,8	13,1	15,4
10+0	70	11,3	13,6	15,9
10+1	71	11,7	14,0	16,4
10+2	72	12,2	14,5	16,8
10+3	73	12,7	15,0	17,3
10+4	74	13,1	15,5	17,8
10+5	75	13,6	15,9	18,3
10+6	76	14,1	16,4	18,8
11+0	77	14,6	16,6	19,2
11+1	78	15,0	17,4	19,7
11+2	79	15,5	17,9	20,2
11+3	80	16,0	18,3	20,7
11+4	81	16,5	18,8	21,2
11+5	82	17,0	19,3	21,7
11+6	83	17,4	19,8	22,2
12+0	84	17,9	20,3	22,7
12+1	85	18,4	20,8	23,2
12+2	86	18,9	21,3	23,7
12+3	87	19,4	21,8	24,2
12+4	88	19,9	22,3	24,7
12+5	89	20,4	22,8	25,2
12+6	90	20,9	23,3	25,7
13+0	91	21,5	23,9	26,3
13+1	92	22,0	24,4	26,8
13+2	93	22,6	25,0	27,4
13+3	94	23,2	25,6	28,0
13+4	95	23,9	26,3	28,7

Nach Bahlmann, F., Merz, E., Weber, G., Wellek, S., Engelhardt, O.: Transvaginale Ultraschallbiometrie in der Frühgravidität Ein Wachstumsmodell. Ultraschall in Med. 18 (1997) 196–204

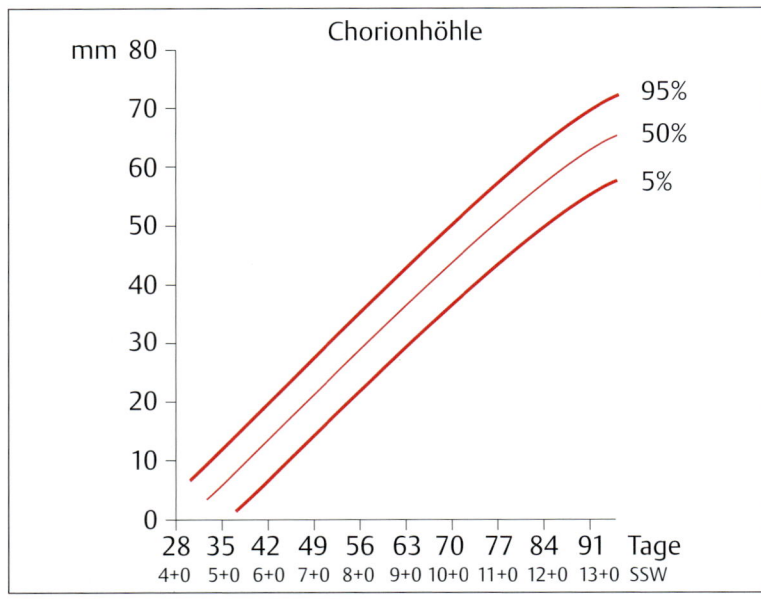

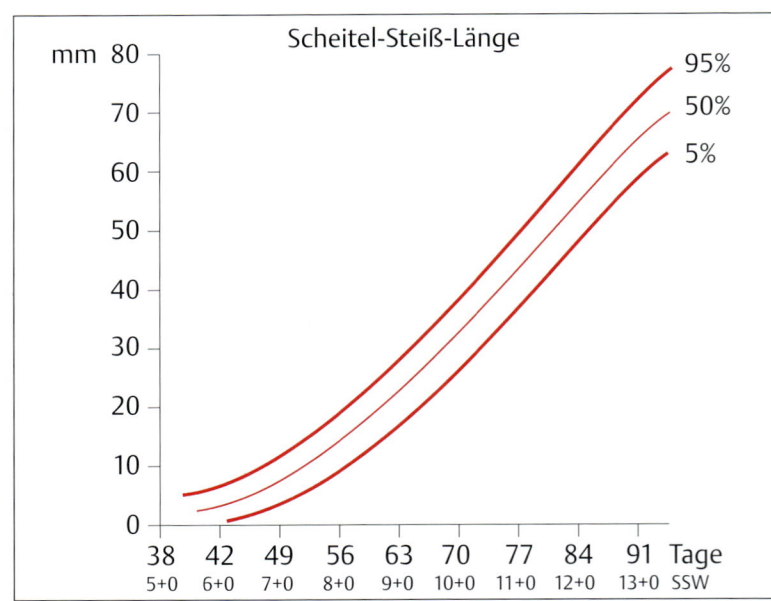

Abb. 53.**1** und 53.**2** Normbereiche für den mittleren Chorionhöhlendurchmesser und die Scheitel-Steiß-Länge in Abhängigkeit vom Gestationsalter (abgeschlossene Schwangerschaftswochen + Tage), Angaben in mm, Untergrenze: 5. Perzentile, Obergrenze: 95. Perzentile.

Nach Bahlmann, F., Merz, E., Weber, G., Wellek, S., Engelhardt, O.: Transvaginale Ultraschallbiometrie in der Frühgravidität Ein Wachstumsmodell. Ultraschall in Med. 18 (1997) 196–204

Tabelle 53.7 Schätzung des Gestationsalters anhand der Scheitel-Steiß-Länge (SSL) und des biparietalen Durchmessers (BPD) im I. Trimenon (Angaben in abgeschlossenen SSW + Tage), Untergrenze: 5. Perzentile, Obergrenze: 95. Perzentile

SSL SSW + Tage p.m.				SSL SSW + Tage p.m.				BPD SSW + Tage p.m.			
mm	5%	50%	95%	mm	5%	50%	95%	mm	5%	50%	95%
1	–	–	–	31	8+6	9+5	10+3	1	–	–	–
2	5+2	6+0	6+4	32	9+0	9+6	10+4	2	–	–	–
3	5+4	6+1	6+5	33	9+1	9+6	10+5	3	6+1	6+6	7+3
4	5+5	6+2	7+0	34	9+1	10+0	10+6	4	6+3	7+1	7+6
5	5+6	6+3	7+1	35	9+2	10+1	11+0	5	6+5	7+3	8+1
6	6+0	6+4	7+2	36	9+3	10+2	11+0	6	7+0	7+5	8+4
7	6+1	6+5	7+3	37	9+4	10+2	11+1	7	7+2	8+0	8+6
8	6+2	6+6	7+4	38	9+4	10+3	11+2	8	7+4	8+2	9+1
9	6+3	7+0	7+5	39	9+5	10+4	11+3	9	7+6	8+4	9+3
10	6+4	7+1	7+6	40	9+6	10+5	11+4	10	8+1	8+6	9+5
11	6+4	7+2	8+0	41	10+0	10+5	11+4	11	8+2	9+1	10+1
12	6+5	7+3	8+1	42	10+0	10+6	11+5	12	8+4	9+3	10+3
13	6+6	7+4	8+2	43	10+1	11+0	11+6	13	8+6	9+5	10+5
14	7+0	7+5	8+3	44	10+2	11+1	12+0	14	9+1	10+0	11+0
15	7+1	7+6	8+4	45	10+2	11+1	12+0	15	9+3	10+2	11+2
16	7+2	8+0	8+5	46	10+3	11+2	12+1	16	9+4	10+4	11+5
17	7+3	8+0	8+6	47	10+4	11+3	12+2	17	9+6	10+6	12+0
18	7+3	8+1	9+0	48	10+5	11+4	12+3	18	10+1	11+1	12+2
19	7+4	8+2	9+0	49	10+5	11+4	12+3	19	10+3	11+3	12+4
20	7+5	8+3	9+1	50	10+6	11+5	12+4	20	10+5	11+5	13+0
21	7+6	8+4	9+2	51	11+0	11+6	12+5	21	11+0	12+1	13+2
22	7+6	8+5	9+3	52	11+0	11+6	12+6	22	11+2	12+3	13+5
23	8+0	8+5	9+4	53	11+1	12+0	12+6	23	–	–	–
24	8+1	8+6	9+5	54	11+2	12+1	13+0	24	–	–	–
25	8+2	9+0	9+6	55	11+2	12+2	13+1	25	–	–	–
26	8+3	9+1	9+6	56	11+3	12+2	13+2	26	–	–	–
27	8+3	9+2	10+0	57	11+4	12+3	13+3	27	–	–	–
28	8+4	9+2	10+1	58	11+5	12+4	13+3	28	–	–	–
29	8+5	9+3	10+2	59	11+5	12+5	13+4	29	–	–	–
30	8+6	9+4	10+3	60	11+6	12+5	13+5	30	–	–	–

Nach Rempen, A. (1997): In: Rempen, A., Chaoui, R.,Kozlowski, P., Häusler, M., Terinde, R., Wisser, J.: Standards zur Ultraschalluntersuchung in der Frühschwangerschaft. Ultraschall in Med. 22 (2001) M1–M5

Biometrie und Gestationsaltersschätzung im II. und III. Trimenon

■ Kopf- und Abdomenparameter sowie lange Extremitätenknochen

Tabelle 53.**8**   Normdaten für die Kopf- (biparietaler und frontookzipitaler Kopfdurchmesser, Kopfumfang) und Abdomenparameter (abdominaler Transversal- und Sagittaldurchmesser, Abdomenumfang) in Abhängigkeit vom Gestationsalter (abgeschlossene Schwangerschaftswochen), Angaben in mm, Untergrenze: 5. Perzentile, Obergrenze: 95. Perzentile

SSW	BPD 5%	BPD 50%	BPD 95%	FOD 5%	FOD 50%	FOD 95%	KU 5%	KU 50%	KU 95%	ATD 5%	ATD 50%	ATD 95%	ASD 5%	ASD 50%	ASD 95%	AU 5%	AU 50%	AU 95%	SSW
12,5	21	25	29	26	30	34	80	92	104	17	20	24	15	19	23	50	62	74	12,5
13,0	23	26	30	28	32	36	84	96	108	18	22	26	17	21	25	55	67	80	13,0
13,5	24	28	31	29	34	38	89	101	113	20	24	28	18	23	27	60	73	85	13,5
14,0	25	29	33	31	35	40	94	106	119	21	25	29	20	24	28	65	78	91	14,0
14,5	27	31	35	33	37	41	100	112	124	23	27	31	22	26	30	71	83	96	14,5
15,0	28	32	36	35	39	43	105	118	130	25	29	33	23	28	32	76	89	102	15,0
15,5	30	34	38	37	41	46	111	124	137	26	31	35	25	29	34	81	94	108	15,5
16,0	31	35	39	39	43	48	117	130	143	28	32	37	27	31	36	86	100	114	16,0
16,5	33	37	41	41	45	50	123	136	149	30	34	38	28	33	37	91	105	119	16,5
17,0	35	39	43	43	47	52	130	143	156	31	36	40	30	35	39	96	111	125	17,0
17,5	36	40	45	45	50	54	136	149	162	33	38	42	32	36	41	102	116	131	17,5
18,0	38	42	46	47	52	56	142	155	168	35	39	44	33	38	43	107	122	136	18,0
18,5	40	44	48	49	54	59	148	162	175	36	41	46	35	40	45	112	127	142	18,5
19,0	41	46	50	51	56	61	155	168	181	38	43	48	37	42	47	117	132	148	19,0
19,5	43	47	52	54	58	63	161	174	188	39	44	49	38	43	48	122	138	153	19,5
20,0	45	49	53	56	60	65	167	181	194	41	46	51	40	45	50	127	143	159	20,0
20,5	46	51	55	58	63	67	173	187	201	43	48	53	42	47	52	133	149	165	20,5
21,0	48	52	57	60	65	69	180	193	207	44	50	55	43	48	54	138	154	170	21,0
21,5	49	54	59	62	67	72	186	200	214	46	51	57	45	50	55	143	159	176	21,5
22,0	51	56	60	64	69	74	192	206	220	48	53	58	46	52	57	148	165	181	22,0
22,5	53	57	62	66	71	76	198	212	226	49	55	60	48	54	59	153	170	187	22,5
23,0	54	59	64	68	73	78	204	218	232	51	56	62	50	55	61	158	175	193	23,0
23,5	56	61	65	70	75	80	210	224	238	52	58	64	51	57	63	163	181	198	23,5
24,0	57	62	67	72	77	82	216	230	244	54	60	65	53	59	64	168	186	204	24,0
24,5	59	64	69	74	79	84	221	236	250	56	61	67	54	60	66	173	191	209	24,5
25,0	61	65	70	75	81	86	227	241	256	57	63	69	56	62	68	178	196	215	25,0
25,5	62	67	72	77	82	88	232	247	262	59	65	71	57	63	69	183	202	220	25,5
26,0	64	68	73	79	84	90	238	253	267	60	66	72	59	65	71	188	207	226	26,0
26,5	65	70	75	81	86	91	243	258	273	62	68	74	61	67	73	193	212	231	26,5
27,0	66	71	77	82	88	93	248	263	278	63	70	76	62	68	75	198	217	236	27,0
27,5	68	73	78	84	90	95	253	268	284	65	71	78	64	70	76	202	222	242	27,5
28,0	69	74	79	86	91	97	258	273	289	67	73	79	65	72	78	207	227	247	28,0
28,5	71	76	81	87	93	98	263	278	294	68	75	81	67	73	80	212	232	252	28,5
29,0	72	77	82	89	94	100	268	283	299	70	76	83	68	75	81	217	237	257	29,0
29,5	73	78	84	90	96	101	272	288	303	71	78	84	70	76	83	221	242	263	29,5
30,0	74	80	85	92	97	103	277	292	308	73	79	86	71	78	85	226	247	268	30,0
30,5	76	81	86	93	99	104	281	297	313	74	81	88	73	79	86	231	252	273	30,5
31,0	77	82	88	94	100	106	285	301	317	76	82	89	74	81	88	235	257	278	31,0
31,5	78	83	89	96	101	107	289	305	321	77	84	91	76	82	89	240	262	283	31,5
32,0	79	85	90	97	102	108	293	309	325	78	85	92	77	84	91	244	266	288	32,0
32,5	80	86	91	98	104	110	297	313	329	80	87	94	78	85	93	249	271	293	32,5
33,0	81	87	92	99	105	111	300	316	333	81	88	96	80	87	94	253	276	298	33,0
33,5	82	88	93	100	106	112	303	320	336	83	90	97	81	88	96	258	280	303	33,5
34,0	83	89	95	101	107	113	307	323	340	84	91	99	83	90	97	262	285	308	34,0
34,5	84	90	96	102	108	114	310	326	343	85	93	100	84	91	99	266	289	313	34,5
35,0	85	91	97	103	109	115	313	329	346	87	94	102	85	93	100	270	294	317	35,0
35,5	86	92	97	103	110	116	315	332	349	88	96	103	87	94	102	275	298	322	35,5
36,0	87	92	98	104	110	116	318	335	352	89	97	105	88	96	103	279	303	327	36,0
36,5	87	93	99	105	111	117	320	337	354	91	98	106	89	97	105	283	307	331	36,5
37,0	88	94	100	105	112	118	322	339	356	92	100	108	90	98	106	287	311	336	37,0
37,5	89	95	101	106	112	119	324	341	359	93	101	109	92	100	107	290	315	340	37,5
38,0	89	95	101	106	113	119	326	343	361	94	102	110	93	101	109	294	319	344	38,0
38,5	90	96	102	107	113	120	327	345	362	95	104	112	94	102	110	298	323	348	38,5
39,0	90	96	103	107	114	120	329	346	364	97	105	113	95	103	111	301	327	352	39,0
39,5	91	97	103	108	114	120	330	348	365	98	106	114	96	105	113	305	331	356	39,5
40,0	91	97	103	108	114	121	331	349	366	99	107	116	97	106	114	308	334	360	40,0
40,5	91	97	104	108	114	121	332	349	367	100	108	117	98	107	115	311	338	364	40,5
41,0	91	98	104	108	115	121	332	350	368	101	109	118	99	108	116	314	341	367	41,0
41,5	92	98	104	108	115	121	332	350	369	102	110	119	100	109	117	317	343	370	41,5

Nach Merz, E., Wellek, S.: Das normale fetale Wachstumsprofil – ein einheitliches Modell zur Berechnung von Normkurven für die gängigen Kopf- und Abdomenparameter sowie die großen Extremitätenknochen. Ultraschall in Med. 17 (1996) 153–162

Tabelle 53.**9** Normdaten für die langen Extremitätenknochen (Femur, Tibia, Fibula, Humerus, Radius, Ulna) in Abhängigkeit vom Gestationsalter (abgeschlossene Schwangerschaftswochen), Angaben in mm, Untergrenze: 5. Perzentile, Obergrenze: 95. Perzentile

SSW	Fe 5%	Fe 50%	Fe 95%	Ti 5%	Ti 50%	Ti 95%	Fi 5%	Fi 50%	Fi 95%	Hu 5%	Hu 50%	Hu 95%	Ra 5%	Ra 50%	Ra 95%	Ul 5%	Ul 50%	Ul 95%	SSW
12,5	6	9	12	4	7	10	3	6	9	5	8	11	1	4	7	3	5	8	12,5
13,0	8	11	14	6	9	12	5	8	11	7	10	13	3	6	9	5	8	11	13,0
13,5	10	13	16	7	10	13	6	9	12	9	12	15	5	8	11	7	10	13	13,5
14,0	11	15	18	9	12	15	8	11	14	10	13	17	6	10	13	8	11	14	14,0
14,5	13	16	20	11	14	17	9	13	16	12	15	18	8	11	14	10	13	16	14,5
15,0	15	18	21	12	15	18	11	14	17	14	17	20	10	13	16	12	15	18	15,0
15,5	16	20	23	14	17	20	12	16	19	15	18	22	11	14	17	13	16	19	15,5
16,0	18	21	25	15	18	21	14	17	20	17	20	23	12	16	19	15	18	21	16,0
16,5	19	23	26	16	20	23	15	18	22	18	21	25	14	17	20	16	19	22	16,5
17,0	21	24	28	18	21	24	17	20	23	20	23	26	15	18	22	17	21	24	17,0
17,5	22	26	29	19	22	26	18	21	24	21	24	28	16	20	23	19	22	25	17,5
18,0	24	27	31	21	24	27	19	23	26	22	26	29	17	21	24	20	23	27	18,0
18,5	25	29	32	22	25	29	21	24	27	24	27	30	19	22	25	21	25	28	18,5
19,0	27	30	34	23	26	30	22	25	29	25	28	32	20	23	26	23	26	29	19,0
19,5	28	32	35	24	28	31	23	26	30	26	30	33	21	24	28	24	27	31	19,5
20,0	29	33	37	26	29	32	24	28	31	27	31	34	22	25	29	25	28	32	20,0
20,5	31	35	38	27	30	34	25	29	32	29	32	36	23	26	30	26	30	33	20,5
21,0	32	36	40	28	31	35	27	30	34	30	33	37	24	28	31	27	31	34	21,0
21,5	33	37	41	29	33	36	28	31	35	31	35	38	25	29	32	29	32	35	21,5
22,0	35	39	42	30	34	37	29	33	36	32	36	39	26	30	33	30	33	37	22,0
22,5	36	40	44	31	35	39	30	34	37	33	37	40	27	31	34	31	34	38	22,5
23,0	37	41	45	33	36	40	31	35	38	34	38	42	28	32	35	32	35	39	23,0
23,5	39	43	46	34	37	41	32	36	40	36	39	43	29	32	36	33	36	40	23,5
24,0	40	44	48	35	38	42	33	37	41	37	40	44	30	33	37	34	37	41	24,0
24,5	41	45	49	36	40	43	34	38	42	38	41	45	31	34	38	35	38	42	24,5
25,0	42	46	50	37	41	44	35	39	43	39	42	46	32	35	39	36	39	43	25,0
25,5	43	48	52	38	42	45	36	40	44	40	43	47	32	36	40	37	40	44	25,5
26,0	45	49	53	39	43	47	38	41	45	41	45	48	33	37	41	38	41	45	26,0
26,5	46	50	54	40	44	48	38	42	46	42	46	49	34	38	41	39	42	46	26,5
27,0	47	51	55	41	45	49	39	43	47	43	47	50	35	39	42	40	43	47	27,0
27,5	48	52	57	42	46	50	40	44	48	44	47	51	36	39	43	41	44	48	27,5
28,0	49	53	58	43	47	51	41	45	49	45	48	52	36	40	44	41	45	49	28,0
28,5	50	55	59	44	48	52	42	46	50	45	49	53	37	41	45	42	46	50	28,5
29,0	51	56	60	45	49	53	43	47	51	46	50	54	38	42	45	43	47	51	29,0
29,5	52	57	61	46	50	54	44	48	52	47	51	55	39	42	46	44	48	52	29,5
30,0	53	58	62	46	51	55	45	49	53	48	52	56	39	43	47	45	49	52	30,0
30,5	54	59	63	47	51	56	46	50	54	49	53	57	40	44	48	46	49	53	30,5
31,0	55	60	64	48	52	56	47	51	55	50	54	58	41	44	48	46	50	54	31,0
31,5	56	61	66	49	53	57	47	52	56	51	55	59	41	45	49	47	51	55	31,5
32,0	57	62	67	50	54	58	48	52	57	51	55	60	42	46	50	48	52	56	32,0
32,5	58	63	68	51	55	59	49	53	57	52	56	60	43	46	50	49	53	56	32,5
33,0	59	64	69	51	56	60	50	54	58	53	57	61	43	47	51	49	53	57	33,0
33,5	60	65	70	52	56	61	51	55	59	54	58	62	44	48	52	50	54	58	33,5
34,0	61	66	71	53	57	62	51	56	60	54	59	63	44	48	52	51	55	59	34,0
34,5	62	67	72	54	58	62	52	56	61	55	59	63	45	49	53	51	55	59	34,5
35,0	63	68	73	54	59	63	53	57	61	56	60	64	45	49	53	52	56	60	35,0
35,5	64	69	74	55	59	64	53	58	62	56	61	65	46	50	54	52	57	61	35,5
36,0	65	70	74	56	60	65	54	58	63	57	61	66	46	50	54	53	57	61	36,0
36,5	66	70	75	56	61	65	54	59	63	58	62	66	47	51	54	54	58	62	36,5
37,0	66	71	76	57	62	66	55	60	64	58	63	67	47	51	55	54	58	63	37,0
37,5	67	72	77	58	62	67	56	60	65	59	63	68	48	52	56	55	59	63	37,5
38,0	68	73	78	58	63	67	56	61	65	59	64	68	48	52	56	55	59	64	38,0
38,5	69	74	79	59	63	68	57	61	66	60	64	69	48	52	57	56	60	64	38,5
39,0	69	74	79	59	64	69	57	62	66	60	65	69	49	53	57	56	60	65	39,0
39,5	70	75	80	60	64	69	58	62	67	61	65	70	49	53	57	57	61	65	39,5
40,0	71	76	81	60	65	70	58	63	67	61	66	70	49	53	58	57	61	66	40,0
40,5	71	76	81	61	65	70	58	63	68	61	66	71	49	54	58	57	62	66	40,5
41,0	72	77	82	61	66	71	59	63	68	62	66	71	50	54	58	58	62	66	41,0
41,5	72	77	83	61	66	71	59	64	68	62	67	71	50	54	58	58	62	67	41,5

Nach Merz, E., Wellek, S.: Das normale fetale Wachstumsprofil – ein einheitliches Modell zur Berechnung von Normkurven für die gängigen Kopf- und Abdomenparameter sowie die großen Extremitätenknochen. Ultraschall in Med. 17 (1996) 153–162

Tabelle 53.**10** Normdaten für den Quotienten Abdomenumfang/ Kopfumfang in Abhängigkeit vom Gestationsalter (abgeschlossene Schwangerschaftswochen), Angaben in mm, Untergrenze: 5. Perzentile, Obergrenze: 95. Perzentile

SSW	AU/KU			SSW	AU/KU		
	5%	50%	95%		5%	50%	95%
12,0	0,64	0,71	0,79	25,5	0,75	0,82	0,89
12,5	0,66	0,73	0,80	26,0	0,76	0,83	0,90
13,0	0,66	0,73	0,81	26,5	0,76	0,83	0,90
13,5	0,67	0,74	0,81	27,0	0,76	0,83	0,90
14,0	0,67	0,74	0,82	27,5	0,77	0,84	0,90
14,5	0,68	0,75	0,82	28,0	0,77	0,84	0,91
15,0	0,68	0,75	0,82	28,5	0,77	0,84	0,91
				29,0	0,78	0,85	0,91
15,5	0,69	0,76	0,83	29,5	0,78	0,85	0,92
16,0	0,69	0,76	0,83	30,0	0,78	0,85	0,92
16,5	0,69	0,76	0,84				
17,0	0,70	0,77	0,84	30,5	0,79	0,86	0,92
17,5	0,70	0,77	0,84	31,0	0,79	0,86	0,93
18,0	0,70	0,78	0,85	31,5	0,79	0,86	0,93
18,5	0,71	0,78	0,85	32,0	0,80	0,87	0,94
19,0	0,71	0,78	0,85	32,5	0,80	0,87	0,94
19,5	0,71	0,79	0,86	33,0	0,81	0,87	0,94
20,0	0,72	0,79	0,86	33,5	0,81	0,88	0,95
				34,0	0,81	0,88	0,95
20,5	0,72	0,79	0,86	34,5	0,82	0,89	0,95
21,0	0,72	0,79	0,86	35,0	0,82	0,89	0,96
21,5	0,73	0,80	0,87				
22,0	0,73	0,80	0,87	35,5	0,83	0,89	0,96
22,5	0,73	0,80	0,87	36,0	0,83	0,90	0,97
23,0	0,74	0,81	0,88	36,5	0,84	0,90	0,97
23,5	0,74	0,81	0,88	37,0	0,84	0,91	0,98
24,0	0,74	0,81	0,88	37,5	0,85	0,91	0,98
24,5	0,75	0,82	0,89	38,0	0,85	0,92	0,99
25,0	0,75	0,82	0,89	38,5	0,86	0,93	0,99
				39,0	0,87	0,93	1,00
				39,5	0,87	0,94	1,01
				40,0	0,88	0,95	1,02
				40,5	0,89	0,96	1,03
				41,0	0,90	0,97	1,04

Modifiziert nach Merz, E.: Habilitationsschrift: Sonographische Überwachung der fetalen Knochenentwicklung im II. und III. Trimenon. Eine Studie über das Wachstum der langen Röhrenknochen im Vergleich zum Kopf- und Rumpfwachstum sowie über die Verwendungsmöglichkeiten der fetalen Knochenlänge im Rahmen der geburtshilflichen Ultraschalluntersuchung. Mainz (1988).

Tabelle 53.**11** Berechnung des Kopfumfanges (KU) aus biparietalem Kopfdurchmesser (BPD) und frontookzipitalem Kopfdurchmesser (FOD) nach der Formel: KU = 2,325 $\sqrt{BPD^2 + FOD^2}$ (nach Hansmann, M.: In: Huch, A., Huch, R., Duc, G., Rooth, G.: Klinisches Management des Frühgeborenen. Thieme Stuttgart 1982, S. 31)

FOD (mm)	BPD (mm) 10	11	12	13	14	15	16	17	18	19	20	21	22	23	24	25	26	27	28	29	30	FOD (mm)
20	52	53	54	55	57	58	60	61	63	64	66	67	69	71	73	74	76	78	80	82	84	20
21	54	55	56	57	59	60	61	63	64	66	67	69	71	72	74	76	78	80	81	83	85	21
22	56	57	58	59	61	62	63	65	66	68	69	71	72	74	76	77	79	81	83	85	86	22
23	58	59	60	61	63	64	65	66	68	69	71	72	74	76	77	79	81	82	84	86	88	23
24	60	61	62	63	65	66	67	68	70	71	73	74	76	77	79	81	82	84	86	88	89	24
25	63	64	64	66	67	68	69	70	72	73	74	76	77	79	81	82	84	86	87	89	91	25
26	65	66	67	68	69	70	71	72	74	75	76	78	79	81	82	84	85	87	89	91	92	26
27	67	68	69	70	71	72	73	74	75	77	78	80	81	82	84	86	87	89	90	92	94	27
28	69	70	71	72	73	74	75	76	77	79	80	81	83	84	86	87	89	90	92	94	95	28
29	71	72	73	74	75	76	77	78	79	81	82	83	85	86	88	89	91	92	94	95	97	29
30	74	74	75	76	77	78	79	80	81	83	84	85	86	88	89	91	92	94	95	97	99	30
31	76	76	77	78	79	80	81	82	83	85	86	87	88	90	91	93	94	96	97	99	100	31
32	78	79	79	80	81	82	83	84	85	87	88	89	90	92	93	94	96	97	99	100	102	32
33	80	81	82	82	83	84	85	86	87	89	90	91	92	94	95	96	98	99	101	102	104	33
34	82	83	84	85	85	86	87	88	89	91	92	93	94	95	97	98	100	101	102	104	105	34
35	85	85	86	87	88	89	89	90	92	93	94	95	96	97	99	100	101	103	104	106	107	35
36	87	88	88	89	90	91	92	93	94	95	96	97	98	99	101	102	103	105	106	107	109	36
37	89	90	90	91	92	93	94	95	96	97	98	99	100	101	103	104	105	106	108	109	111	37
38	91	92	93	93	94	95	96	97	98	99	100	101	102	103	104	106	107	108	110	111	113	38
39	94	94	95	96	96	97	98	99	100	101	102	103	104	105	106	108	109	110	112	113	114	39
40	96	96	97	98	99	99	100	101	102	103	104	105	106	107	108	110	111	112	114	115	116	40
41	98	99	99	100	101	102	102	103	104	105	106	107	108	109	110	112	113	114	115	117	118	41
42	100	101	102	102	103	104	104	105	106	107	108	109	110	111	112	114	115	116	117	119	120	42
43	103	103	104	104	105	106	107	108	108	109	110	111	112	113	114	116	117	118	119	121	122	43
44	105	105	106	107	107	108	109	110	111	111	112	113	114	115	117	118	119	120	121	123	124	44
45	107	108	108	109	110	110	111	112	113	114	114	115	116	117	119	120	121	122	123	124	126	45
46	109	110	111	111	112	112	113	114	115	116	117	118	119	120	121	122	123	124	125	126	128	46
47	112	112	113	113	114	115	115	116	117	118	119	120	121	122	123	124	125	126	127	128	130	47
48	114	114	115	116	116	117	118	118	119	120	121	122	123	124	125	126	127	128	129	130	132	48
49	116	117	117	118	118	119	120	121	121	122	123	124	125	126	127	128	129	130	131	132	134	49
50	119	119	120	120	121	121	122	123	124	124	125	126	127	128	129	130	131	132	133	134	136	50
51	121	121	122	122	123	124	124	125	126	127	127	128	129	130	131	132	133	134	135	136	138	51
52	123	124	124	125	125	126	126	127	128	129	130	130	131	132	133	134	135	136	137	138	140	52
53	125	126	126	127	127	128	129	129	130	131	132	133	133	134	135	136	137	138	139	140	142	53
54	128	128	129	129	130	130	131	132	132	133	134	135	136	136	137	138	139	140	141	143	144	54
55	130	130	131	131	132	133	133	134	135	135	136	137	138	139	140	140	141	142	143	145	146	55
56	132	133	133	134	134	135	135	136	137	137	138	139	140	141	142	143	144	145	146	147	148	56
57	135	135	135	136	136	137	138	138	139	140	140	141	142	143	144	145	146	147	148	149	150	57
58	137	137	138	138	139	139	140	141	141	142	143	143	144	145	146	147	148	149	150	151	152	58
59	139	140	140	140	141	142	142	143	143	144	145	146	146	147	148	149	150	151	152	153	154	59
60	141	142	142	143	143	144	144	145	146	146	147	148	149	149	150	151	152	153	154	155	156	60

Tabelle 53.**11** (Fortsetzung) Berechnung des Kopfumfanges (KU) aus BPD und FOD (Angaben in mm)

FOD (mm)	BPD (mm)																					FOD (mm)
	30	31	32	33	34	35	36	37	38	39	40	41	42	43	44	45	46	47	48	49	50	
40	116	118	119	121	122	124	125	127	128	130	132	133	135	137	138	140	142	143	145	147	149	40
41	118	120	121	122	124	125	127	128	130	132	133	135	136	138	140	141	143	145	147	148	150	41
42	120	121	123	124	126	127	129	130	132	133	135	137	138	140	141	143	145	146	148	150	152	42
43	122	123	125	126	127	129	130	132	133	135	137	138	140	141	143	145	146	148	150	152	153	43
44	124	125	126	128	129	131	132	134	135	137	138	140	141	143	145	146	148	150	151	153	155	44
45	126	127	128	130	131	133	134	135	137	138	140	142	143	145	146	148	150	151	153	155	156	45
46	128	129	130	132	133	134	136	137	139	140	142	143	145	146	148	150	151	153	155	156	158	46
47	130	131	132	134	135	136	138	139	141	142	143	145	147	148	150	151	153	155	156	158	160	47
48	132	133	134	135	137	138	140	141	142	144	145	147	148	150	151	153	155	156	158	159	161	48
49	134	135	136	137	139	140	141	143	144	146	147	149	150	152	153	155	156	158	159	161	163	49
50	136	137	138	139	141	142	143	145	146	147	149	150	152	153	155	156	158	160	161	163	164	50
51	138	139	140	141	143	144	145	146	148	149	151	152	154	155	157	158	160	161	163	164	166	51
52	140	141	142	143	144	146	147	148	150	151	153	154	155	157	158	160	161	163	165	166	168	52
53	142	143	144	145	146	148	149	150	152	153	154	156	157	159	160	162	163	165	166	168	169	53
54	144	145	146	147	148	150	151	152	154	155	156	158	159	160	162	163	165	166	168	170	171	54
55	146	147	148	149	150	152	153	154	155	157	158	159	161	162	164	165	167	168	170	171	173	55
56	148	149	150	151	152	154	155	156	157	159	160	161	163	164	166	167	168	170	171	173	175	56
57	150	151	152	153	154	156	157	158	159	161	162	163	165	166	167	169	170	172	173	175	176	57
58	152	153	154	155	156	158	159	160	161	163	164	165	166	168	169	171	172	174	175	177	178	58
59	154	155	156	157	158	159	161	162	163	164	166	167	168	170	171	173	174	175	177	178	180	59
60	156	157	158	159	160	161	163	164	165	166	168	169	170	172	173	174	176	177	179	180	182	60
61	158	159	160	161	162	164	165	166	167	168	170	171	172	174	175	176	178	179	180	182	183	61
62	160	161	162	163	164	166	167	168	169	170	172	173	174	175	177	178	179	181	182	184	185	62
63	162	163	164	165	166	168	169	170	171	172	174	175	176	177	179	180	181	183	184	186	187	63
64	164	165	166	167	168	170	171	172	173	174	175	177	178	179	181	182	183	185	186	187	189	64
65	166	167	168	169	171	172	173	174	175	176	177	179	180	181	182	184	185	186	188	189	191	65
66	169	170	171	172	173	174	175	176	177	178	179	181	182	183	184	186	187	188	190	191	193	66
67	171	172	173	174	175	176	177	178	179	180	181	183	184	185	186	188	189	190	192	193	194	67
68	173	174	175	176	177	178	179	180	181	182	183	185	186	187	188	190	191	192	194	195	196	68
69	175	176	177	178	179	180	181	182	183	184	185	187	188	189	190	192	193	194	195	197	198	69
70	177	178	179	180	181	182	183	184	185	186	187	189	190	191	192	193	195	196	197	199	200	70
71	179	180	181	182	183	184	185	186	187	188	189	191	192	193	194	195	197	198	199	201	202	71
72	181	182	183	184	185	186	187	188	189	190	191	193	194	195	196	197	199	200	201	202	204	72
73	183	184	185	186	187	188	189	190	191	192	194	195	196	197	198	199	201	202	203	204	206	73
74	186	187	187	188	189	190	191	192	193	194	196	197	198	199	200	201	203	204	205	206	208	74
75	188	189	190	191	191	192	193	194	195	197	198	199	200	201	202	203	205	206	207	208	210	75
76	190	191	192	193	194	195	196	197	198	199	200	201	202	203	204	205	207	208	209	210	212	76
77	192	193	194	195	196	197	198	199	200	201	202	203	204	205	206	207	209	210	211	212	213	77
78	194	195	196	197	198	199	200	201	202	203	204	205	206	207	208	209	211	212	213	214	215	78
79	196	197	198	199	200	201	202	203	204	205	206	207	208	209	210	211	213	214	215	216	217	79
80	199	199	200	201	202	203	204	205	206	207	208	209	210	211	212	213	215	216	217	218	219	80

Tabelle 53.**11** (Fortsetzung) Berechnung des Kopfumfanges (KU) aus BPD und FOD (Angaben in mm)

FOD (mm)	BPD (mm) 50	51	52	53	54	55	56	57	58	59	60	61	62	63	64	65	66	67	68	69	70	FOD (mm)
60	182	183	185	186	188	189	191	192	194	196	197	199	201	202	204	206	207	209	211	213	214	60
61	183	185	186	188	189	191	193	194	196	197	199	201	202	204	206	207	209	211	212	214	216	61
62	185	187	188	190	191	193	194	196	197	199	201	202	204	206	207	209	211	212	214	216	217	62
63	187	188	190	191	193	194	196	198	199	201	202	204	206	207	209	210	212	214	216	217	219	63
64	189	190	192	193	195	196	198	199	201	202	204	206	207	209	210	212	214	215	217	219	221	64
65	191	192	194	195	196	198	199	201	203	204	206	207	209	210	212	214	215	217	219	220	222	65
66	193	194	195	197	198	200	201	203	204	206	207	209	211	212	214	215	217	219	220	222	224	66
67	194	196	197	199	200	202	203	205	206	208	209	211	212	214	215	217	219	220	222	224	225	67
68	196	198	199	200	202	203	205	206	208	209	211	212	214	216	217	219	220	222	224	225	227	68
69	198	199	201	202	204	205	207	208	210	211	213	214	216	217	219	220	222	224	225	227	229	69
70	200	201	203	204	206	207	208	210	211	213	214	216	217	219	221	222	224	225	227	229	230	70
71	202	203	205	206	207	209	210	212	213	215	216	218	219	221	222	224	225	227	229	230	232	71
72	204	205	206	208	209	211	212	214	215	216	218	219	221	222	224	226	227	229	230	232	233	72
73	206	207	208	210	211	213	214	215	217	218	220	221	223	224	226	227	229	230	232	234	235	73
74	208	209	210	212	213	214	216	217	219	220	221	223	224	226	227	229	231	232	234	235	237	74
75	210	211	212	214	215	216	218	219	220	222	223	225	226	228	229	231	232	234	235	237	239	75
76	212	213	214	215	217	218	219	221	222	224	225	227	228	230	231	233	234	236	237	239	240	76
77	213	215	216	217	219	220	221	223	224	226	227	228	230	231	233	234	236	237	239	240	242	77
78	215	217	218	219	221	222	223	225	226	227	229	230	232	233	235	236	238	239	241	242	244	78
79	217	219	220	221	222	224	225	226	228	229	231	232	233	235	236	238	239	241	242	244	245	79
80	219	221	222	223	224	226	227	228	230	231	233	234	235	237	238	240	241	243	244	246	247	80
81	221	223	224	225	226	228	229	230	232	233	234	236	237	239	240	241	243	244	246	247	249	81
82	223	225	226	227	228	230	231	232	234	235	236	238	239	240	242	243	245	246	248	249	251	82
83	225	226	228	229	230	231	233	234	235	237	238	239	241	242	244	245	247	248	249	251	252	83
84	227	228	230	231	232	233	235	236	237	239	240	241	243	244	246	247	248	250	251	253	254	84
85	229	230	232	233	234	235	237	238	239	241	242	243	245	246	247	249	250	252	253	255	256	85
86	231	232	234	235	236	237	239	240	241	242	244	245	246	248	249	251	252	253	255	256	258	86
87	233	234	236	237	238	239	241	242	243	244	246	247	248	250	251	252	254	255	257	258	260	87
88	235	236	238	239	240	241	243	244	245	246	248	249	250	252	253	254	256	257	259	260	261	88
89	237	238	240	241	242	243	244	246	247	248	250	251	252	254	255	256	258	259	260	262	263	89
90	239	241	242	243	244	245	246	248	249	250	251	253	254	255	257	258	259	261	262	264	265	90
91	241	243	244	245	246	247	248	250	251	252	253	255	256	257	259	260	261	263	264	266	267	91
92	243	245	246	247	248	249	250	252	253	254	255	257	258	259	261	262	263	265	266	267	269	92
93	245	247	248	249	250	251	252	254	255	256	257	259	260	261	262	264	265	266	268	269	271	93
94	248	249	250	251	252	253	254	256	257	258	259	261	262	263	264	266	267	268	270	271	272	94
95	250	251	252	253	254	255	256	258	259	260	261	262	264	265	266	268	269	270	272	273	274	95
96	252	253	254	255	256	257	258	260	261	262	263	264	266	267	268	270	271	272	274	275	276	96
97	254	255	256	257	258	259	260	262	263	264	265	266	268	269	270	271	273	274	275	277	278	97
98	256	257	258	259	260	261	262	264	265	266	267	268	270	271	272	273	275	276	277	279	280	98
99	258	259	260	261	262	263	264	266	267	268	269	270	272	273	274	275	277	278	279	281	282	99
100	260	261	262	263	264	265	266	268	269	270	271	272	274	275	276	277	279	280	281	282	284	100

Tabelle 53.11 (Fortsetzung) Berechnung des Kopfumfanges (KU) aus BPD und FOD (Angaben in mm)

FOD (mm)	70	71	72	73	74	75	76	77	78	79	80	81	82	83	84	85	86	87	88	89	90	FOD (mm)
80	247	249	250	252	253	255	257	258	260	261	263	265	266	268	270	271	273	275	277	278	280	80
81	249	250	252	254	255	257	258	260	261	263	265	266	268	270	271	273	275	276	278	280	282	81
82	251	252	254	255	257	258	260	262	263	265	266	268	270	271	273	275	276	278	280	281	283	82
83	252	254	255	257	259	260	262	263	265	266	268	270	271	273	275	276	278	280	281	283	285	83
84	254	256	257	259	260	262	263	265	267	268	270	271	273	275	276	278	280	281	283	285	286	84
85	256	257	259	261	262	264	265	267	268	270	271	273	275	276	278	279	281	283	284	286	288	85
86	258	259	261	262	264	265	267	268	270	272	273	275	276	278	280	281	283	284	286	288	289	86
87	260	261	263	264	266	267	269	270	272	273	275	276	278	280	281	283	284	286	288	289	291	87
88	261	263	264	266	267	269	270	272	273	275	277	278	280	281	283	284	286	288	289	291	293	88
89	263	265	266	268	269	271	272	274	275	277	278	280	281	283	285	286	288	289	291	293	294	89
90	265	267	268	269	271	272	274	275	277	278	280	282	283	285	286	288	289	291	293	294	296	90
91	267	268	270	271	273	274	276	277	279	280	282	283	285	286	288	290	291	293	294	296	298	91
92	269	270	272	273	275	276	277	279	280	282	283	285	287	288	290	291	293	294	296	298	299	92
93	271	272	273	275	276	278	279	281	282	284	285	287	288	290	291	293	295	296	298	299	301	93
94	272	274	275	277	278	280	281	283	284	285	287	288	290	292	293	295	296	298	299	301	303	94
95	274	276	277	279	280	281	283	284	286	287	289	290	292	293	295	296	298	300	301	303	304	95
96	276	278	279	280	282	283	285	286	288	289	291	292	294	295	297	298	300	301	303	304	306	96
97	278	279	281	282	284	285	287	288	289	291	292	294	295	297	298	300	301	303	305	306	308	97
98	280	281	283	284	286	287	288	290	291	293	294	296	297	299	300	302	303	305	306	308	309	98
99	282	283	285	286	287	289	290	292	293	294	296	297	299	300	302	303	305	306	308	310	311	99
100	284	285	286	288	289	291	292	293	295	296	298	299	301	302	304	305	307	308	310	311	313	100
101	286	287	288	290	291	292	294	295	297	298	300	301	302	304	305	307	308	310	311	313	315	101
102	288	289	290	292	293	294	296	297	299	300	301	303	304	306	307	309	310	312	313	315	316	102
103	290	291	292	294	295	296	298	299	300	302	303	305	306	308	309	310	312	313	315	316	318	103
104	291	293	294	295	297	298	299	301	302	304	305	306	308	309	311	312	314	315	317	318	320	104
105	293	295	296	297	299	300	301	303	304	306	307	308	310	311	313	314	316	317	319	320	322	105
106	295	297	298	299	301	302	303	305	306	307	309	310	312	313	314	316	317	319	320	322	323	106
107	297	299	300	301	302	304	305	306	308	309	311	312	313	315	316	318	319	321	322	324	325	107
108	299	301	302	303	304	306	307	308	310	311	312	314	315	317	318	320	321	322	324	325	327	108
109	301	302	304	305	306	308	309	310	312	313	314	316	317	319	320	321	323	324	326	327	329	109
110	303	304	306	307	308	310	311	312	314	315	316	318	319	320	322	323	325	326	328	329	330	110
111	305	306	308	309	310	311	313	314	315	317	318	319	321	322	324	325	326	328	329	331	332	111
112	307	308	310	311	312	313	315	316	317	319	320	321	323	324	326	327	328	330	331	333	334	112
113	309	310	312	313	314	315	317	318	319	321	322	323	325	326	327	329	330	332	333	334	336	113
114	311	312	313	315	316	317	319	320	321	322	324	325	326	328	329	331	332	333	335	336	338	114
115	313	314	315	317	318	319	320	322	323	324	326	327	328	330	331	332	334	335	337	338	340	115
116	315	316	317	319	320	321	322	324	325	326	328	329	330	332	333	334	336	337	339	340	341	116
117	317	318	319	321	322	323	324	326	327	328	330	331	332	334	335	336	338	339	340	342	343	117
118	319	320	321	323	324	325	326	328	329	330	331	333	334	335	337	338	339	341	342	344	345	118
119	321	322	323	325	326	327	328	330	331	332	333	335	336	337	339	340	341	343	344	345	347	119
120	323	324	325	327	328	329	330	331	333	334	335	337	338	339	341	342	343	345	346	347	349	120

Tabelle 53.**11** (Fortsetzung) Berechnung des Kopfumfanges (KU) aus BPD und FOD (Angaben in mm)

FOD (mm)	BPD (mm) 90	91	92	93	94	95	96	97	98	99	100	101	102	103	104	105	106	107	108	109	110	FOD (mm)
100	313	314	316	318	319	321	322	324	326	327	329	330	332	334	335	337	339	341	342	344	346	100
101	315	316	318	319	321	322	324	326	327	329	330	332	334	335	337	339	340	342	344	345	347	101
102	316	318	319	321	322	324	326	327	329	330	332	334	335	337	339	340	342	344	345	347	349	102
103	318	320	321	323	324	326	327	329	331	332	334	335	337	339	340	342	344	345	347	349	350	103
104	320	321	323	324	326	327	329	331	332	334	335	337	339	340	342	344	345	347	349	350	352	104
105	322	323	325	326	328	329	331	332	334	336	337	339	340	342	344	345	347	349	350	352	354	105
106	323	325	326	328	329	331	332	334	336	337	339	340	342	344	345	347	349	350	352	353	355	106
107	325	327	328	330	331	333	334	336	337	339	341	342	344	345	347	349	350	352	353	355	357	107
108	327	328	330	331	333	334	336	338	339	341	342	344	345	347	349	350	352	353	355	357	358	108
109	329	330	332	333	335	336	338	339	341	342	344	345	347	349	350	352	353	355	357	358	360	109
110	330	332	333	335	336	338	339	341	343	344	346	347	349	350	352	354	355	357	358	360	362	110
111	332	334	335	337	338	340	341	343	344	346	347	349	350	352	354	355	357	358	360	362	363	111
112	334	336	337	338	340	341	343	344	346	348	349	351	352	354	355	357	359	360	362	363	365	112
113	336	337	339	340	342	343	345	346	348	349	351	352	354	355	357	359	360	362	363	365	367	113
114	338	339	341	342	344	345	347	348	350	351	353	354	356	357	359	360	362	364	365	367	368	114
115	340	341	342	344	345	347	348	350	351	353	354	356	357	359	360	362	364	365	367	368	370	115
116	341	343	344	346	347	349	350	352	353	355	356	358	359	361	362	364	365	367	368	370	372	116
117	343	345	346	347	349	350	352	353	355	356	358	359	361	362	364	366	367	369	370	372	373	117
118	345	346	348	349	351	352	354	355	357	358	360	361	363	364	366	367	369	370	372	373	375	118
119	347	348	350	351	353	354	355	357	358	360	361	363	364	366	367	369	371	372	374	375	377	119
120	349	350	352	353	354	356	357	359	360	362	363	365	366	368	369	371	372	374	375	377	378	120
121	351	352	353	355	356	358	359	361	362	363	365	366	368	369	371	372	374	376	377	379	380	121
122	352	354	355	357	358	360	361	362	364	365	367	368	370	371	373	374	376	377	379	380	382	122
123	354	356	357	359	360	361	363	364	366	367	369	370	372	373	374	376	378	379	381	382	384	123
124	356	358	359	360	362	363	365	366	367	369	370	372	373	375	376	378	379	381	382	384	385	124
125	358	359	361	362	364	365	366	368	369	371	372	374	375	377	378	380	381	383	384	386	387	125
126	360	361	363	364	365	367	368	370	371	373	374	375	377	378	380	381	383	384	386	387	389	126
127	362	363	365	366	367	369	370	372	373	374	376	377	379	380	382	383	385	386	388	389	391	127
128	364	365	366	368	369	371	372	373	375	376	378	379	381	382	383	385	386	388	389	391	392	128
129	366	367	368	370	371	372	374	375	377	378	379	381	382	384	385	387	388	390	391	393	394	129
130	368	369	370	372	373	374	376	377	379	380	381	383	384	386	387	389	390	391	393	394	396	130
131	370	371	372	374	375	376	378	379	380	382	383	385	386	387	389	390	392	393	395	396	398	131
132	371	373	374	375	377	378	379	381	382	384	385	386	388	389	391	392	394	395	397	398	399	132
133	373	375	376	377	379	380	381	383	384	385	387	388	390	391	393	394	395	397	398	400	401	133
134	375	377	378	379	381	382	383	385	386	387	389	390	392	393	394	396	397	399	400	402	403	134
135	377	379	380	381	382	384	385	386	388	389	391	392	393	395	396	398	399	401	402	403	405	135
136	379	380	382	383	384	386	387	388	390	391	392	394	395	397	398	399	401	402	404	405	407	136
137	381	382	384	385	386	388	389	390	392	393	394	396	397	399	400	401	403	404	406	407	408	137
138	383	384	386	387	388	390	391	392	394	395	396	398	399	400	402	403	405	406	407	409	410	138
139	385	386	388	389	390	391	393	394	395	397	398	399	401	402	404	405	406	408	409	411	412	139
140	387	388	389	391	392	393	395	396	397	399	400	401	403	404	405	407	408	410	411	413	414	140

Tabelle 53.**11** (Fortsetzung) Berechnung des Kopfumfanges (KU) aus BPD und FOD (Angaben in mm)

FOD (mm)	BPD (mm) 110	111	112	113	114	115	116	117	118	119	120	121	122	123	124	125	126	127	128	129	130	FOD (mm)
120	378	380	382	383	385	386	388	390	391	393	395	396	398	400	401	403	405	406	408	410	411	120
121	380	382	383	385	387	388	390	391	393	395	396	398	400	401	403	404	406	408	409	411	413	121
122	382	383	385	387	388	390	391	393	395	396	398	400	401	403	404	406	408	409	411	413	415	122
123	384	385	387	388	390	391	393	395	396	398	400	401	403	404	406	408	409	411	413	414	416	123
124	385	387	388	390	392	393	395	396	398	400	401	403	404	406	408	409	411	413	414	416	418	124
125	387	389	390	392	393	395	396	398	400	401	403	404	406	408	409	411	413	414	416	418	419	125
126	389	390	392	394	395	397	398	400	401	403	405	406	408	409	411	413	414	416	418	419	421	126
127	391	392	394	395	397	398	400	401	403	405	406	408	409	411	413	414	416	418	419	421	423	127
128	392	394	395	397	399	400	402	403	405	406	408	410	411	413	414	416	418	419	421	423	424	128
129	394	396	397	399	400	402	403	405	406	408	410	411	413	414	416	418	419	421	423	424	426	129
130	396	397	399	400	402	404	405	407	408	410	411	413	415	416	418	419	421	423	424	426	427	130
131	398	399	401	402	404	405	407	408	410	411	413	415	416	418	419	421	423	424	426	427	429	131
132	399	401	402	404	406	407	409	410	412	413	415	416	418	419	421	423	424	426	427	429	431	132
133	401	403	404	406	407	409	410	412	413	415	416	418	420	421	423	424	426	428	429	431	432	133
134	403	405	406	408	409	411	412	414	415	417	418	420	421	423	424	426	428	429	431	432	434	134
135	405	406	408	409	411	412	414	415	417	418	420	421	423	425	426	428	429	431	433	434	436	135
136	407	408	410	411	413	414	416	417	419	420	422	423	425	426	428	429	431	433	434	436	437	136
137	408	410	411	413	414	416	417	419	420	422	423	425	427	428	430	431	433	434	436	438	439	137
138	410	412	413	415	416	418	419	421	422	424	425	427	428	430	431	433	434	436	438	439	441	138
139	412	414	415	416	418	419	421	422	424	425	427	428	430	432	433	435	436	438	439	441	442	139
140	414	415	417	418	420	421	423	424	426	427	429	430	432	433	435	436	438	439	441	443	444	140
141	416	417	419	420	422	423	425	426	427	429	430	432	434	435	437	438	440	441	443	444	446	141
142	418	419	420	422	423	425	426	428	429	431	432	434	435	437	438	440	441	443	444	446	448	142
143	419	421	422	424	425	427	428	430	431	433	434	436	437	439	440	442	443	445	446	448	449	143
144	421	423	424	426	427	428	430	431	433	434	436	437	439	440	442	443	445	446	448	449	451	144
145	423	425	426	427	429	430	432	433	435	436	438	439	441	442	444	445	447	448	450	451	453	145
146	425	426	428	429	431	432	434	435	436	438	439	441	442	444	445	447	448	450	451	453	455	146
147	427	428	430	431	433	434	435	437	438	440	441	443	444	446	447	449	450	452	453	455	456	147
148	429	430	432	433	434	436	437	439	440	442	443	444	446	447	449	450	452	453	455	456	458	148
149	431	432	433	435	436	438	439	440	442	443	445	446	448	449	451	452	454	455	457	458	460	149
150	432	434	435	437	438	439	441	442	444	445	447	448	450	451	452	454	455	457	458	460	461	150
151	434	436	437	438	440	441	443	444	446	447	448	450	451	453	454	456	457	459	460	462	463	151
152	436	438	439	440	442	443	445	446	447	449	450	452	453	455	456	458	459	461	462	464	465	152
153	438	439	441	442	444	445	446	448	449	451	452	454	455	456	458	459	461	462	464	465	467	153
154	440	441	443	444	445	447	448	450	451	452	454	455	457	458	460	461	463	464	466	467	469	154
155	442	443	445	446	447	449	450	452	453	454	456	457	459	460	462	463	464	466	467	469	470	155
156	444	445	446	448	449	451	452	453	455	456	458	459	460	462	463	465	466	468	469	471	472	156
157	446	447	448	450	451	452	454	455	457	458	459	461	462	464	465	467	468	470	471	472	474	157
158	448	449	450	452	453	454	456	457	458	460	461	463	464	466	467	468	470	471	473	474	476	158
159	450	451	452	454	455	456	458	459	460	462	463	465	466	467	469	470	472	473	475	476	478	159
160	451	453	454	455	457	458	459	461	462	464	465	466	468	469	471	472	474	475	476	478	479	160

Tabelle 53.**12** Berechnung des Abdomenumfanges anhand des mittleren Abdomendurchmessers AM = (ATD + ASD)/2 nach der Formel AU = AM x π (mm)

AM (mm)	AU (mm)	AM (mm)	AU (mm)	AM (mm)	AU (mm)	AM (mm)	AU (mm)	AM (mm)	AU (mm)	AM (mm)	AU (mm)	AM (mm)	AU (mm)
11	35	31	97	51	160	71	223	91	286	111	349	131	412
12	38	32	101	52	163	72	226	92	289	112	352	132	415
13	41	33	104	53	167	73	229	93	292	113	355	133	418
14	44	34	107	54	170	74	232	94	295	114	358	134	421
15	47	35	110	55	173	75	236	95	298	115	361	135	424
16	50	36	113	56	176	76	239	96	302	116	364	136	427
17	53	37	116	57	179	77	242	97	305	117	368	137	430
18	57	38	119	58	182	78	245	98	308	118	371	138	434
19	60	39	123	59	185	79	248	99	311	119	374	139	437
20	63	40	126	60	188	80	251	100	314	120	377	140	440
21	66	41	129	61	192	81	254	101	317	121	380	141	443
22	69	42	132	62	195	82	258	102	320	122	383	142	446
23	72	43	135	63	198	83	261	103	324	123	386	143	449
24	75	44	138	64	201	84	264	104	327	124	390	144	452
25	79	45	141	65	204	85	267	105	330	125	393	145	456
26	82	46	145	66	207	86	270	106	333	126	396	146	459
27	85	47	148	67	210	87	273	107	336	127	399	147	462
28	88	48	151	68	214	88	276	108	339	128	402	148	465
29	91	49	154	69	217	89	280	109	342	129	405		
30	94	50	157	70	220	90	283	110	346	130	408		

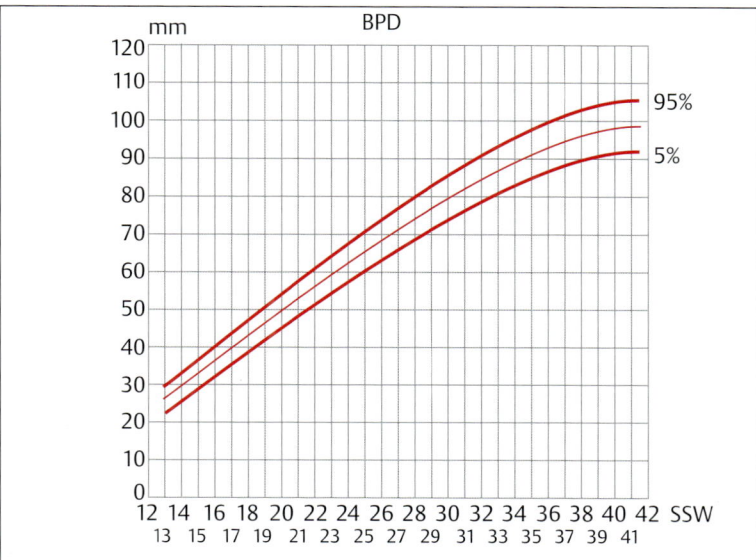

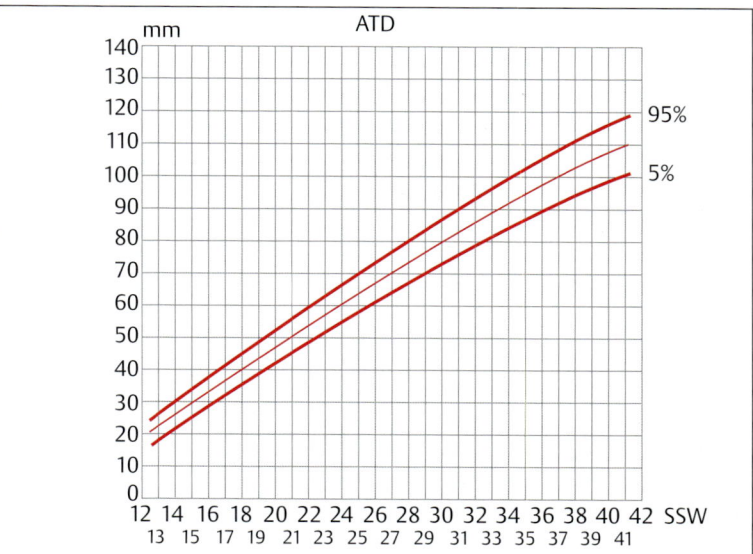

Abb. 53.**3** und 53.**4** Normkurven für den biparietalen Kopfdurchmesser und den abdominalen Transversaldurchmesser (SSW = abgeschlossene Schwangerschaftswochen), Untergrenze: 5. Perzentile, Obergrenze: 95. Perzentile.

Nach Merz, E., Wellek, S.: Das normale fetale Wachstumsprofil – ein einheitliches Modell zur Berechnung von Normkurven für die gängigen Kopf- und Abdomenparameter sowie die großen Extremitätenknochen. Ultraschall in Med. 17 (1996) 153–162

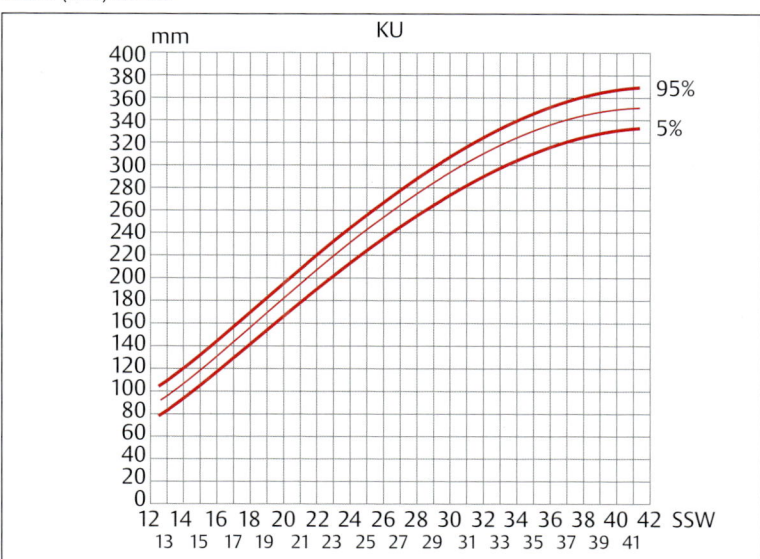

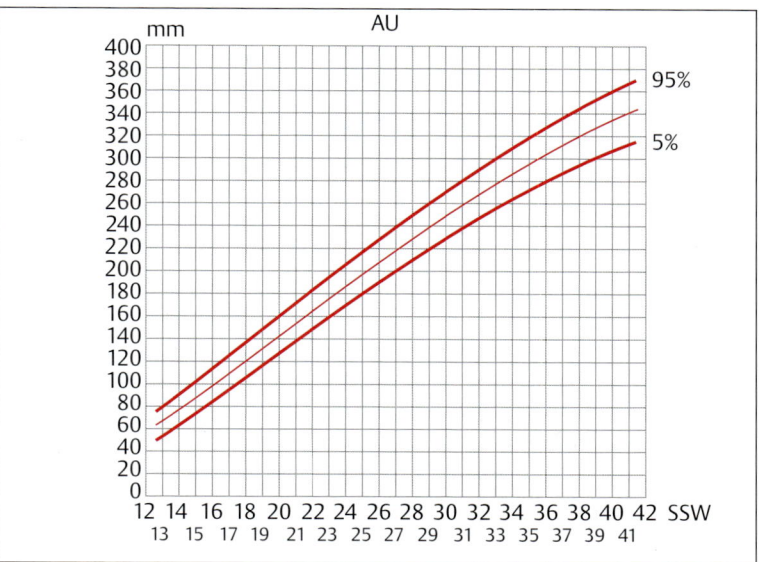

Abb. 53.**5** und 53.**6** Normkurven für den Kopfumfang und den Abdomenumfang (SSW = abgeschlossene Schwangerschaftswochen), Untergrenze: 5. Perzentile, Obergrenze: 95. Perzentile.

Nach Merz, E., Wellek, S.: Das normale fetale Wachstumsprofil – ein einheitliches Modell zur Berechnung von Normkurven für die gängigen Kopf- und Abdomenparameter sowie die großen Extremitätenknochen. Ultraschall in Med. 17 (1996) 153–162

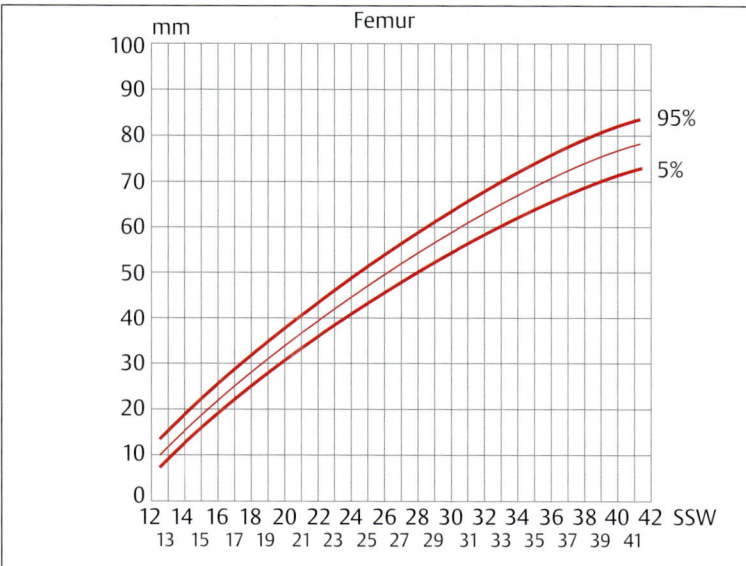

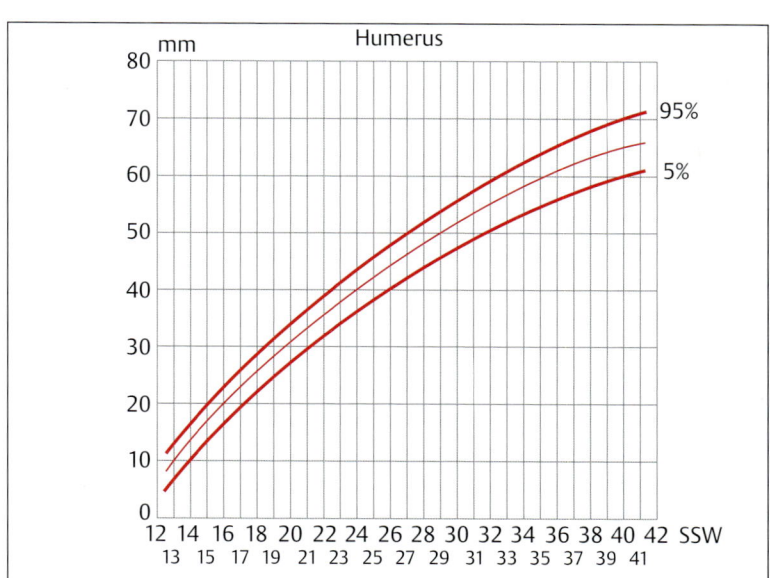

Abb. 53.**7** und 53.**8** Normkurven für die Femur- und Humeruslänge. SSW = abgeschlossene Schwangerschaftswochen. Untergrenze: 5. Perzentile, Obergrenze: 95. Perzentile.

Nach Merz, E., Wellek, S.: Das normale fetale Wachstumsprofil – ein einheitliches Modell zur Berechnung von Normkurven für die gängigen Kopf- und Abdomenparameter sowie die großen Extremitätenknochen. Ultraschall in Med. 17 (1996) 153–162

■ Organbiometrie Kopf und Hals

Tabelle 53.**13**   Normdaten für den vorderen und hinteren Hirnseitenventrikel, die Großhirnhemisphäre und den Ventrikel/Hemsiphären-Index in Abhängigkeit vom Gestationsalter (abgeschlossene Schwangerschaftswochen), Angaben in mm, Untergrenze: 5. Perzentile, Obergrenze: 95. Perzentile

	HSV anterior			HSV posterior			Hemisphäre			V/H-Index			
SSW	5%	50%	95%	5%	50%	95%	5%	50%	95%	5%	50%	95%	SSW
14	5,2	6,7	8,1	5,1	6,7	8,4	13	15	16	0,39	0,47	0,56	14
15	5,3	6,8	8,3	5,1	6,8	8,5	15	16	18	0,36	0,43	0,51	15
16	5,4	6,9	8,4	5,2	6,9	8,6	16	18	19	0,33	0,40	0,48	16
17	5,6	7,0	8,5	5,3	7,0	8,7	17	19	21	0,31	0,37	0,44	17
18	5,7	7,2	8,6	5,4	7,1	8,8	19	21	23	0,29	0,35	0,41	18
19	5,8	7,3	8,8	5,5	7,2	8,8	20	22	24	0,27	0,32	0,39	19
20	5,9	7,4	8,9	5,6	7,2	8,9	22	24	26	0,26	0,31	0,37	20
21	6,1	7,5	9,0	5,6	7,3	9,0	23	25	28	0,24	0,29	0,35	21
22	6,2	7,7	9,2	5,7	7,4	9,1	25	27	30	0,23	0,28	0,33	22
23	6,3	7,8	9,3	5,8	7,5	9,2	26	29	31	0,22	0,27	0,32	23
24	6,4	7,9	9,4	5,9	7,6	9,3	28	30	33	0,21	0,26	0,31	24
25	6,6	8,1	9,5	6,0	7,7	9,3	29	32	35	0,21	0,25	0,30	25
26	6,7	8,2	9,7	6,1	7,7	9,4	31	34	37	0,20	0,24	0,29	26
27	6,8	8,3	9,8	6,1	7,8	9,5	32	35	38	0,19	0,23	0,28	27
28	7,0	8,4	9,9	6,2	7,9	9,6	34	37	40	0,19	0,23	0,27	28
29	7,1	8,5	10,1	6,3	8,0	9,7	35	38	41	0,19	0,22	0,27	29
30	7,2	8,7	10,2	6,4	8,1	9,8	36	40	43	0,18	0,22	0,26	30
31	7,3	8,8	10,3	6,5	8,2	9,9	38	41	44	0,18	0,21	0,26	31
32	7,5	9,0	10,4	6,6	8,3	9,9	39	42	46	0,18	0,21	0,26	32
33	7,6	9,1	10,6	6,7	8,3	10,0	40	43	47	0,18	0,21	0,25	33
34	7,7	9,2	10,7	6,7	8,4	10,1	41	44	48	0,17	0,21	0,25	34
35	7,9	6,7	10,8	6,8	8,5	10,2	42	45	49	0,17	0,21	0,25	35
36	8,0	6,8	10,9	6,9	8,6	10,3	42	46	50	0,17	0,21	0,25	36
37	8,1	6,9	11,1	7,0	8,7	10,4	43	47	51	0,17	0,21	0,25	37
38	8,2	7,0	11,2	7,1	8,8	10,4	43	47	51	0,17	0,21	0,25	38
39	8,3	7,2	11,3	7,2	8,8	10,5	44	48	52	0,17	0,21	0,25	39

Modifiziert nach Snijders, R.J.M., Nicolaides, K.H.: Fetal biometry at 14-40 weeks' gestation. Ultrasound Obstet. Gynecol. 4 (1994) 34–48

Tabelle 53.**14**   Normdaten für den transversalen Zerebellumdurchmesser und die Cisterna magna in Abhängigkeit vom Gestationsalter (abgeschlossene Schwangerschaftswochen), Angaben in mm, Untergrenze: 5. Perzentile, Obergrenze: 95. Perzentile

	Transversaler Zerebellumdurchmesser			Cisterna magna			
SSW	5%	50%	95%	5%	50%	95%	SSW
14	12	14	15	1,9	3,5	5,3	14
15	13	15	17	2,1	3,8	5,7	15
16	14	16	18	2,4	4,1	6,0	16
17	15	17	19	2,6	4,3	6,3	17
18	16	18	21	2,8	4,6	6,6	18
19	17	20	22	3,1	4,9	6,9	19
20	19	21	24	3,3	5,1	7,2	20
21	20	22	25	3,5	5,4	7,5	21
22	21	24	27	3,7	5,6	7,7	22
23	22	25	28	3,9	5,8	8,0	23
24	24	26	30	4,1	6,0	8,2	24
25	25	28	31	4,3	6,2	8,5	25
26	26	29	33	4,4	6,4	8,7	26
27	27	31	34	4,6	6,6	8,9	27
28	29	32	36	4,7	6,8	9,1	28
29	30	33	37	4,9	6,9	9,3	29
30	31	35	39	5,0	7,0	9,4	30
31	32	36	40	5,1	7,2	9,6	31
32	34	37	42	5,2	7,3	9,7	32
33	35	39	43	5,3	7,4	9,8	33
34	36	40	44	5,3	7,5	9,9	34
35	37	41	46	5,4	7,5	10,0	35
36	38	42	47	5,4	7,6	10,0	36
37	39	43	48	5,4	7,6	10,1	37
38	40	44	49	5,5	7,6	10,1	38
39	41	45	51	5,5	7,6	10,1	39

Modifiziert nach Snijders, R.J.M., Nicolaides, K.H.: Fetal biometry at 14-40 weeks' gestation. Ultrasound Obstet. Gynecol. 4 (1994) 34–48

Tabelle 53.**15**   Normdaten für das Cavum septi pellucidi in Abhängigkeit vom Gestationsalter (abgeschlossene Schwangerschaftswochen), Angaben in mm, Untergrenze: -2s-Bereich, Obergrenze: +2s-Bereich

Cavum septi pellucidi			
SSW	$\bar{x}-2s$	$\bar{x}$	$\bar{x}+2s$
19-20	2,08	3,40	4,72
21-22	2,60	4,06	5,52
23-24	3,02	4,74	6,46
25-26	3,96	5,56	7,16
27-28	4,12	6,42	8,72
29-30	4,37	6,11	8,05
31-32	4,43	6,51	8,59
33-34	4,04	6,48	8,92
35-36	4,37	6,45	8,53
37-38	3,81	6,37	8,93
39-40	4,64	6,30	7,96
41-42	3,62	5,48	7,34

Nach Jou, H.-J. et al.: Ultrasound measurement of the fetal cavum septi pellucidi. Ultrasound Obstet. Gynecol.12 (1998) 419–421

Tabelle 53.**16**   Normdaten für die fetale Nasenbreite in Abhängigkeit vom Gestationsalter (abgeschlossene Schwangerschaftswochen), Angaben in mm, Untergrenze: 10. Perzentile, Obergrenze: 90. Perzentile

Nasenbreite			
SSW	10%	50%	90%
14-15	5,5	7,6	10,2
16-17	6,5	7,9	10,5
18-19	8,5	10,0	11,0
20-21	10,2	12,0	13,0
22	13,0	14,0	15,0
23	13,0	14,0	15,0
24	13,0	15,0	16,0
25	14,2	16,3	17,0
26	14,1	16,3	18,4
27	13,4	17,2	19,0
28	15,1	17,6	20,2
29-30	16,5	18,1	20,6
31-32	16,6	19,6	21,4
33-34	17,4	20,5	23,1
35-37	17,6	20,5	23,3
38-40	17,4	18,9	23,4

Nach Goldstein, I., Tamir, A., Itskovitz-Eldor, J., Zimmer, E.Z.: Growth of the fetal nose width and nostril distance in normal pregnancies. Ultrasound Obstet. Gynecol. 9 (1997) 35–38

Tabelle 53.**17** Normdaten für die Querdurchmesser beider Schildrüsenlappen (einschließlich Trachea), den Querdurchmesser von Lobus dexter et sinister sowie den a.p-Durchmesser von Lobus dexter et sinister in Abhängigkeit vom Gestationsalter (abgeschlossene Schwangerschaftswochen), Angaben in mm

| SSW | Schilddrüsendurchmesser in mm (Mittelwerte ± 1s) | | | | |
	Lobus dexter+ sinister quer	Lobus dexter quer	Lobus sinister quer	Lobus dexter a.p.	Lobus sinister a.p.
20 – 23	11,29 ± 1,90	4,64 ± 0,77	4,57 ± 0,77	4,99 ± 0,87	4,97 ± 0,80
24 – 27	14,34 ± 2,05	5,82 ± 0,62	5,71 ± 0,58	6,12 ± 0,86	6,07 ± 0,86
28 – 31	16,24 ± 2,06	6,42 ± 0,51	6,40 ± 0,56	6,81 ± 0,80	6,86 ± 0,86
32 – 35	18,02 ± 2,08	7,17 ± 0,83	7,11 ± 0,81	7,42 ± 0,99	7,59 ± 0,96
36 – 40	21,27 ± 2,62	8,49 ± 0,96	8,46 ± 1,04	8,49 ± 0,84	8,59 ± 0,87

Nach Daten von Meinel, K., Döring, K.: Wachstum der fetalen Schilddrüse in der II. Schwangerschaftshälfte – Sonographisch-biometrische Untersuchungen. Ultraschall in Med. 18 (1997) 258–261

Organbiometrie Thorax

Tabelle 53.**18** Normdaten für den knöchernen transversalen (KTTD) und sagittalen Thoraxdurchmesser (KTSD), den knöchernen Thoraxumfang (KTU) und den schrägen Lungendurchmesser (LD) (in Verlängerung der langen Herzachse) in Abhängigkeit vom Gestationsalter (abgeschlossene Schwangerschaftswochen), Angaben in mm, Normdaten für den Quotienten aus Lungendurchmesser und knöchernem Thoraxumfang, Untergrenze: 5. Perzentile, Obergrenze: 95. Perzentile

SSW	KTTD 5%	KTTD 50%	KTTD 95%	KTSD 5%	KTSD 50%	KTSD 95%	KTU 5%	KTU 50%	KTU 95%	LD 5%	LD 50%	LD 95%	LD/KTU 5%	LD/KTU 50%	LD/KTU 95%	SSW
12,0	15	20	26	13	18	23	44	60	77	4	6	9	0,096	0,115	0,134	12,0
12,5	16	21	27	14	19	25	46	63	80	4	7	10	0,096	0,115	0,134	12,5
13,0	16	22	28	15	20	26	49	66	83	5	8	10	0,096	0,115	0,134	13,0
13,5	17	23	29	16	22	27	53	70	87	5	8	11	0,096	0,115	0,134	13,5
14,0	18	24	30	17	23	28	56	74	91	6	9	11	0,096	0,115	0,134	14,0
14,5	20	25	31	19	24	30	60	77	95	6	9	12	0,096	0,115	0,134	14,5
15,0	21	26	32	20	25	31	64	81	99	7	10	13	0,096	0,115	0,134	15,0
15,5	22	28	33	21	27	33	68	85	103	7	10	13	0,096	0,115	0,134	15,5
16,0	23	29	35	22	28	34	72	89	107	8	11	14	0,096	0,115	0,134	16,0
16,5	24	30	36	24	29	35	76	93	111	8	11	14	0,096	0,115	0,134	16,5
17,0	25	31	37	25	31	37	80	98	116	8	11	14	0,096	0,115	0,133	17,0
17,5	27	33	39	26	32	38	83	102	120	9	12	15	0,096	0,115	0,133	17,5
18,0	28	34	40	28	34	39	87	106	124	9	12	15	0,096	0,115	0,133	18,0
18,5	29	35	41	29	35	41	92	110	128	9	13	16	0,096	0,114	0,133	18,5
19,0	30	37	43	30	36	42	96	114	133	10	13	16	0,095	0,114	0,133	19,0
19,5	32	38	44	31	38	44	100	118	137	10	13	17	0,095	0,114	0,133	19,5
20,0	33	39	45	33	39	45	103	122	141	11	14	17	0,095	0,113	0,132	20,0
20,5	34	40	47	34	40	46	107	127	146	11	14	18	0,094	0,113	0,132	20,5
21,0	35	42	48	35	41	48	111	131	150	11	15	18	0,094	0,113	0,131	21,0
21,5	37	43	49	37	43	49	115	135	154	12	15	18	0,093	0,112	0,131	21,5
22,0	38	44	51	38	44	50	119	139	158	12	15	19	0,093	0,112	0,130	22,0
22,5	39	46	52	39	45	52	123	143	162	12	16	19	0,092	0,111	0,130	22,5
23,0	40	47	53	40	47	53	127	147	167	13	16	20	0,092	0,110	0,129	23,0
23,5	41	48	55	42	48	54	131	151	171	13	17	20	0,091	0,110	0,129	23,5
24,0	43	49	56	43	49	56	135	155	175	13	17	20	0,091	0,109	0,128	24,0
24,5	44	51	57	44	51	57	139	159	179	14	17	21	0,090	0,109	0,128	24,5
25,0	45	52	59	45	52	58	142	163	183	14	18	21	0,090	0,108	0,127	25,0
25,5	46	53	60	46	53	60	146	167	187	14	18	22	0,089	0,108	0,127	25,5
26,0	47	54	61	48	54	61	150	170	191	15	18	22	0,089	0,108	0,126	26,0
26,5	48	55	62	49	55	62	153	174	195	15	19	22	0,088	0,107	0,126	26,5
27,0	50	57	63	50	57	63	157	178	199	15	19	23	0,088	0,107	0,126	27,0
27,5	51	58	65	51	58	65	160	181	203	16	19	23	0,088	0,107	0,126	27,5
28,0	52	59	66	52	59	66	164	185	206	16	20	24	0,088	0,107	0,125	28,0
28,5	53	60	67	53	60	67	167	189	210	16	20	24	0,088	0,106	0,125	28,5
29,0	54	61	68	54	61	68	171	192	214	16	20	24	0,088	0,106	0,125	29,0
29,5	55	62	69	55	62	69	174	196	217	17	21	25	0,088	0,106	0,125	29,5
30,0	56	63	70	56	64	71	177	199	221	17	21	25	0,087	0,106	0,125	30,0
30,5	57	64	71	57	65	72	180	202	224	17	21	25	0,087	0,106	0,125	30,5
31,0	58	65	72	59	66	73	183	206	228	18	22	26	0,087	0,106	0,125	31,0
31,5	59	66	73	60	67	74	187	209	231	18	22	26	0,087	0,106	0,125	31,5
32,0	60	67	74	61	68	75	189	212	234	18	22	27	0,087	0,106	0,125	32,0
32,5	61	68	75	61	69	76	192	215	237	18	23	27	0,087	0,106	0,125	32,5
33,0	61	69	76	62	70	77	195	218	240	19	23	27	0,087	0,106	0,125	33,0
33,5	62	70	77	63	71	78	198	221	243	19	23	28	0,087	0,106	0,125	33,5
34,0	63	70	78	64	72	79	201	223	246	19	24	28	0,087	0,106	0,125	34,0
34,5	64	71	79	65	73	80	203	226	249	20	24	28	0,087	0,106	0,125	34,5
35,0	64	72	80	66	74	81	205	229	252	20	24	29	0,087	0,106	0,125	35,0
35,5	65	73	81	67	74	82	208	231	254	20	25	29	0,087	0,106	0,125	35,5
36,0	66	73	81	68	75	83	210	234	257	20	25	29	0,087	0,106	0,125	36,0
36,5	66	74	82	68	76	84	212	236	259	21	25	30	0,087	0,106	0,125	36,5
37,0	67	75	83	69	77	85	214	238	262	21	25	30	0,087	0,106	0,125	37,0
37,5	67	75	83	70	78	85	216	240	264	21	26	30	0,087	0,106	0,125	37,5
38,0	68	76	84	70	78	86	218	242	266	21	26	31	0,087	0,106	0,125	38,0
38,5	68	76	84	71	79	87	220	244	268	22	26	31	0,087	0,106	0,125	38,5
39,0	69	77	85	72	80	88	221	245	270	22	27	31	0,087	0,106	0,125	39,0
39,5	69	77	85	72	80	88	223	247	271	22	27	32	0,087	0,106	0,125	39,5
40,0	69	78	86	73	81	89	224	248	273	22	27	32	0,087	0,106	0,125	40,0
40,5	70	78	86	73	81	89	225	250	274	23	27	32	0,087	0,106	0,125	40,5
41,0	70	78	86	74	82	90	226	251	275	23	28	33	0,087	0,106	0,125	41,0

Nach Merz, E., Miric-Tesanic, D., Bahlmann, F., Weber, G., Hallermann, C.: Prenatal sonographic chest and lung measurements for predicting severe pulmonary hypoplasia. Prenatal Diagnosis 19 (1999) 614–619

Tabelle 53.**19** Normdaten für die fetale Herzlänge und Herzbreite, die Ratio fetale Herzbreite/Thoraxbreite sowie die Ratio fetale Herzfläche/Thoraxfläche in Abhängigkeit vom Gestationsalter

	Fetale Herzlänge			Fetale Herzbreite			Fetale Herzbreite/ Thoraxbreite			Fetale Herzfläche/ Thoraxfläche			
SSW	5%	50%	95%	5%	50%	95%	5%	50%	95%	5%	50%	95%	SSW
20	16,14	23,02	29,90	11,73	17,53	23,33	0,36	0,44	0,53	0,19	0,25	0,31	20
22	19,18	26,06	32,94	14,35	20,15	25,95	0,36	0,45	0,54	0,19	0,25	0,31	22
24	22,22	29,10	35,98	16,97	22,77	28,57	0,37	0,46	0,55	0,20	0,26	0,32	24
26	25,26	32,14	39,02	19,59	25,39	31,19	0,38	0,47	0,55	0,20	0,26	0,32	26
28	28,30	35,18	42,06	22,21	28,01	33,81	0,38	0,47	0,56	0,21	0,27	0,33	28
30	31,34	38,22	45,10	24,83	30,63	36,43	0,39	0,48	0,57	0,22	0,28	0,34	30
32	34,38	41,26	48,14	27,45	33,25	39,05	0,40	0,49	0,57	0,22	0,28	0,34	32
34	37,42	44,30	51,18	30,07	35,87	41,67	0,41	0,49	0,58	0,23	0,29	0,35	34
36	40,46	47,34	54,22	32,69	38,49	44,29	0,41	0,50	0,59	0,23	0,29	0,35	36
38	43,50	50,38	57,26	35,31	41,11	46,91	0,42	0,51	0,60	0,24	0,30	0,36	38
40	46,98	53,42	60,30	37,93	43,73	49,53	0,43	0,52	0,60	0,25	0,31	0,37	40

Mod. nach Chaoui, R., Heling, K.S., Bollmann, R.: Sonographische Messungen am fetalen Herzen in der Vierkammerblick-Ebene. Geburtsh. u. Frauenheilk. 54 (1994) 145–151

Tabelle 53.**20** Linker und rechter transversaler Ventrikeldurchmesser und Rechts-Links-Ratio in der enddiastolischen (ED) und der endsystolischen (ES) Phase der Herzperiode in Abhängigkeit vom Schwangerschaftsalter (Angaben in abgeschlossenen Wochen), Mittelwert mit 1s-Bereich

		Transversaler Herzventrikeldurchmesser (mm)					
		Links		Rechts		Rechts-Links-Ratio	
SSW	n	ED	ES	ED	ES	ED	ES
28	17	11,3 ± 1,7	7,9 ± 1,6	11,2 ± 2,0	8,0 ± 1,6	0,99 ± 0,05	0,99 ± 0,07
29	18	11,6 ± 1,6	8,3 ± 1,2	11,7 ± 1,5	8,3 ± 1,3	0,99 ± 0,03	1,00 ± 0,03
30	18	12,4 ± 1,4	8,9 ± 1,1	12,4 ± 1,5	9,0 ± 1,1	1,01 ± 0,04	1,02 ± 0,03
31	16	12,7 ± 1,6	9,3 ± 1,3	12,6 ± 1,5	9,3 ± 1,1	0,99 ± 0,03	1,00 ± 0,04
32	19	13,0 ± 1,6	9,6 ± 1,4	13,1 ± 1,6	9,7 ± 1,4	1,01 ± 0,04	1,00 ± 0,05
33	18	13,5 ± 2,2	9,9 ± 2,0	13,5 ± 2,2	9,8 ± 2,0	1,00 ± 0,03	0,99 ± 0,33
34	18	13,6 ± 1,3	10,1 ± 1,4	13,6 ± 1,5	9,9 ± 1,4	1,01 ± 0,04	0,98 ± 0,04
35	18	14,8 ± 2,0	11,0 ± 2,0	14,8 ± 2,0	11,0 ± 2,0	1,00 ± 0,03	1,00 ± 0,05
36	17	15,9 ± 1,5	11,8 ± 1,7	15,9 ± 1,6	11,7 ± 1,6	1,01 ± 0,03	1,00 ± 0,04
37	17	16,2 ± 1,6	12,2 ± 1,6	16,2 ± 1,5	12,3 ± 1,6	1,00 ± 0,04	0,98 ± 0,04
38	18	16,3 ± 1,7	12,3 ± 1,6	16,1 ± 1,5	12,5 ± 1,8	0,99 ± 0,03	1,01 ± 0,04
39	18	16,7 ± 1,5	12,5 ± 1,4	16,6 ± 1,3	12,7 ± 1,4	1,00 ± 0,03	0,99 ± 0,03
40	15	18,2 ± 1,2	14,4 ± 1,4	18,1 ± 1,2	14,2 ± 1,3	0,99 ± 0,03	0,99 ± 0,03

Nach Wladimiroff, J. W. et al.: Brit. J. Obstet. Gynaecol. 89 (1982) 839

Tabelle 53.**21** Normdaten für den Durchmesser der Aorta und des Truncus pulmonalis (Innen-innen-Messung) in Abhängigkeit vom Gestationsalter (abgeschlossene Schwangerschaftswochen), Angaben in mm, Untergrenze: 5. Perzentile, Obergrenze: 95. Perzentile

	Aortendurchmesser (mm)			Truncus-pulmonalis-Durchmesser (mm)			
SSW	5%	50%	95%	5%	50%	95%	SSW
14	1,2	1,50	1,8	1,5	1,91	2,2	14
15	1,6	1,96	2,4	1,8	2,20	2,8	15
16	1,8	1,98	2,2	2,0	2,15	2,5	16
17	2,1	2,32	2,6	2,1	2,32	2,6	17
18	2,4	2,56	2,8	2,7	2,83	2,9	18
19	2,5	2,66	2,9	2,8	3,06	3,4	19
20	2,4	2,74	3,0	2,7	3,21	3,8	20
21	2,6	2,97	3,3	3,3	3,42	3,7	21
22	2,8	3,38	3,8	3,5	3,95	4,5	22
23	3,3	3,45	3,7	3,0	3,91	4,4	23
24	3,4	3,98	4,6	4,0	4,38	4,8	24
25	3,7	3,96	4,3	4,0	4,48	5,1	25
26	4,2	4,43	4,7	4,8	4,90	5,2	26

Modifiziert nach Daten von Achiron, R. et al.: In utero ultrasonographic measurements of fetal aortic and pulmonary artery diameters during the first half of gestation. Ultrasound Obstet. Gynecol. 11 (1998) 180–184

Tabelle 53.**22** Normdaten für den Durchmesser der Aorta und des Truncus pulmonalis (Innen-innen-Messung) in Abhängigkeit vom Gestationsalter, Angaben in mm, Untergrenze: 5. Perzentile, Obergrenze: 95. Perzentile

	Aortendurchmesser (mm)			Truncus-pulmonalis-Durchmesser (mm)			
SSW	5%	50%	95%	5%	50%	95%	SSW
20	2,14	3,45	4,76	2,64	4,10	5,56	20
22	2,55	3,86	5,17	3,23	4,69	6,15	22
24	2,96	4,27	5,58	3,82	5,28	6,82	24
26	3,37	4,68	5,99	4,41	5,87	7,33	26
28	3,78	5,09	6,40	5,00	6,46	7,92	28
30	4,19	5,50	6,81	5,59	7,05	8,51	30
32	4,60	5,91	7,22	6,18	7,64	9,10	32
34	5,01	6,32	7,63	6,77	8,23	9,69	34
36	5,42	6,73	8,04	7,36	8,82	10,28	36
38	5,83	7,14	8,45	7,95	9,41	10,87	38
40	6,24	7,55	8,86	8,54	10,00	11,46	40

Mod. nach Chaoui, R., Heling, K.S., Bollmann, R.: Sonographische Messungen am fetalen Herzen in der Vierkammerblick-Ebene. Geburtsh. u. Frauenheilk. 54 (1994) 145–151

Organbiometrie Abdomen

Tabelle 53.**23** Normdaten für die Leberlänge (mm) in Abhängigkeit vom Gestationsalter (abgeschlossene Schwangerschaftswochen), Mittelwert und doppelte Standardabweichung

SSW	Leberlänge (mm) $\bar{x}-2s$	$\bar{x}$	$\bar{x}+2s$	SSW	Leberlänge (mm) $\bar{x}-2s$	$\bar{x}$	$\bar{x}+2s$
20	20,9	27,3	33,7	31	33,9	39,6	45,3
21	26,5	28,0	29,5	32	35,2	42,7	50,2
22	23,9	30,6	37,3	33	37,2	43,8	50,4
23	26,4	30,9	35,4	34	37,7	44,8	51,9
24	26,2	32,9	39,6	35	38,7	47,8	56,9
25	28,3	33,6	38,9	36	40,6	49,0	57,4
26	29,4	35,7	42,0	37	45,2	52,0	58,8
27	33,3	36,6	39,9	38	48,7	52,9	57,1
28	34,4	38,4	42,4	39	48,7	55,4	62,1
29	34,1	39,1	44,1	40	–	59,0	–
30	33,7	38,7	43,7	41	46,9	49,3	51,7

Nach Daten von Vintzileos, A.M. et al.: Fetal liver ultrasound measurements during normal pregnancy. Obstet. Gynecol 66 (1985) 477–480

Tabelle 53.**24** Normdaten für den longitudinalen und transversalen Gallenblasendurchmesser in Abhängigkeit vom Gestationsalter (abgeschlossene Schwangerschaftswochen), Angaben in mm, Untergrenze: 10. Perzentile, Obergrenze: 90. Perzentile

	Gallenblasendurchmesser						
SSW	Longitudinaler Durchmesser (mm) 10%	50%	90%	Transversaler Durchmesser (mm) 10%	50%	90%	SSW
15-19	5	10	15	2	3	3,5	15-19
20-22	10	15	20	3	4	6	20-22
23-24	10	19	22	4	6	7	23-24
25-26	14,5	21	28	4	6	8	25-26
27-30	17	21	30	5	7	9	27-30
31-34	19	26	32	5	7	10	31-34
35-40	21	27	33	4	6,5	9	35-40

Modifiziert nach Daten von Goldstein, I. et al.: Growth of the fetal gall bladder in normal pregnancies. Ultrasound Obstet. Gynecol. 4 (1994) 289–293

Tabelle 53.**25** Normdaten für die Milz in Abhängigkeit vom Gestationsalter (abgeschlossene Schwangerschaftswochen), Angaben in mm, Untergrenze: 5. Perzentile, Obergrenze: 95. Perzentile

	Milz									
SSW	Länge 5%	50%	95%	Sagittal 5%	50%	95%	Transversal 5%	50%	95%	SSW
18	7	14	21	3	8	11	4	9	13	18
19	12	16	23	4	8	12	4	9	14	19
20	11	18	26	5	8	12	5	10	15	20
21	12	20	27	5	9	13	6	11	16	21
22	15	22	29	6	10	13	7	12	16	22
23	16	23	31	7	10	14	8	12	17	23
24	19	25	32	7	11	15	8	13	18	24
25	19	26	33	7	11	15	9	14	19	25
26	20	27	34	8	12	15	10	15	19	26
27	22	29	37	9	13	17	10	15	20	27
28	24	31	38	10	13	17	11	16	21	28
29	25	33	40	10	14	18	12	17	21	29
30	27	34	41	11	15	19	13	17	22	30
31	30	36	43	12	15	19	13	18	23	31
32	31	38	45	12	16	20	14	19	24	32
33	33	40	47	13	16	20	15	20	24	33
34	35	43	50	13	17	21	16	20	25	34
35	38	45	52	14	18	22	16	21	26	35
36	41	48	55	15	19	22	17	22	27	36
37	44	51	58	15	19	23	18	23	27	37
38	47	54	62	16	20	23	18	23	28	38
39	51	58	65	17	20	24	19	24	29	39
40	55	62	70	17	21	25	20	25	29	40

Nach Schmidt, W., Yarkoni, S., Jeanty, P., Grannum, P., Hobbins, J.C.: Sonographic measurements of the fetal spleen: Clinical implications. J. Ultrasound Med. 4 (1985) 667–672

Tabelle 53.**26** Normdaten für den Querkolondurchmesser (mm) in Abhängigkeit vom Gestationsalter (abgeschlossene Schwangerschaftswochen), Angaben in mm (Außen-außen-Messung), Untergrenze: 10. Perzentile, Obergrenze: 90. Perzentile

Querkolondurchmesser (mm) SSW	10%	50%	90%	Querkolondurchmesser (mm) SSW	10%	50%	90%
26	1	5	9	36	9	12	16
27	2	5	9	37	10	13	17
28	3	6	10	38	11	14	18
29	4	7	11	39	12	15	19
30	4	8	11	40	13	16	20
31	5	8	12	41	14	17	21
32	6	9	13	42	15	19	22
33	6	10	13				
34	7	11	14				
35	8	11	15				

Nach Daten von Goldstein, I. et al.: Ultrasound assessment of fetal intestinal development in the evaluation of gestational age. Obstet. Gynecol. 70 (1987) 682–686

Organbiometrie Urogenitalsystem

Tabelle 53.**27**   Normdaten für den Nieren-Längs- (NLD) (mm) und Nieren-Sagittal- (= a.p.)-Durchmesser (NSD) (mm) in Abhängigkeit vom Gestationsalter (abgeschlossene Schwangerschaftswochen) (NLD und NSD = Predicted Values), Untergrenze $\bar{x}$-2s, Obergrenze $\bar{x}$+2s

SSW	Nierenlängsdurchmesser NLD (mm)			Nierensagittaldurchmesser NSD (mm)			SSW
	$\bar{x}$-2s	$\bar{x}$	$\bar{x}$+2s	$\bar{x}$-2s	$\bar{x}$	$\bar{x}$+2s	
22	–	–	–	8,9	11,3	13,7	22
23	–	–	–	9,3	11,7	14,1	23
24	22,0	24,5	27,0	9,7	12,1	14,5	24
25	22,6	25,1	27,7	10,2	12,6	15,0	25
26	23,3	25,8	28,3	10,7	13,1	15,5	26
27	24,0	26,5	29,0	11,3	13,7	16,1	27
28	24,7	27,2	29,8	11,9	14,3	16,7	28
29	25,5	28,0	30,5	12,5	15,0	17,4	29
30	26,3	28,8	31,3	13,2	15,6	18,0	30
31	27,1	29,6	32,1	14,0	16,4	18,8	31
32	27,9	30,4	32,9	14,8	17,2	19,6	32
33	28,8	31,3	33,8	15,6	18,0	20,4	33
34	29,6	32,2	34,7	16,5	18,9	21,3	34
35	30,5	33,1	35,6	17,5	19,9	22,3	35
36	31,5	34,0	36,5	18,5	20,9	23,3	36
37	32,4	35,0	35,0	19,5	21,9	24,4	37
38	33,4	36,0	38,5	20,7	23,1	25,5	38
39	34,5	37,0	39,5	21,8	24,3	26,7	39
40	35,5	38,0	40,5	23,1	25,5	27,9	40
41	36,6	39,1	41,6	–	–	–	41
42	37,7	40,2	42,7	–	–	–	42

Nach Daten von Bertagnoli, L. et al: Quantitative characterization of the growth of the fetal kidney. J. Clin. Ultrasound 11 (1983) 349–356

Organbiometrie Skelett

Tabelle 53.**28** Normdaten für den Orbitadurchmesser (OD), den inneren (OAI) und äußeren Orbitaabstand (OAA) in Abhängigkeit vom Gestationsalter (abgeschlossene Schwangerschaftswochen), Angaben in mm, Untergrenze: 5. Perzentile, Obergrenze: 95. Perzentile

SSW	OD			OAI			OAA			SSW
	5%	50%	95%	5%	50%	95%	5%	50%	95%	
12,0	1,3	3,1	5,0	3,5	5,8	8,2	5,8	10,7	15,5	12,0
12,5	2,1	3,9	5,8	4,2	6,6	8,9	8,7	13,5	18,3	12,5
13,0	2,7	4,5	6,4	4,8	7,1	9,5	10,6	15,4	20,3	13,0
13,5	3,2	5,1	6,9	5,3	7,6	10,0	12,3	17,1	21,9	13,5
14,0	3,7	5,6	7,4	5,7	8,1	10,4	13,8	18,6	23,5	14,0
14,5	4,2	6,0	7,9	6,1	8,5	10,8	15,2	20,1	24,9	14,5
15,0	4,7	6,5	8,3	6,5	8,9	11,2	16,6	21,4	26,2	15,0
15,5	5,1	6,9	8,7	6,9	9,3	11,6	17,8	22,7	27,5	15,5
16,0	5,5	7,3	9,2	7,3	9,6	12,0	19,0	23,9	28,7	16,0
16,5	5,9	7,7	9,6	7,6	10,0	12,3	20,2	25,0	29,9	16,5
17,0	6,3	8,1	9,9	8,0	10,3	12,7	21,3	26,2	31,0	17,0
17,5	6,7	8,5	10,3	8,3	10,7	13,0	22,4	27,2	32,1	17,5
18,0	7,0	8,9	10,7	8,6	11,0	13,3	23,5	28,3	33,1	18,0
18,5	7,4	9,2	11,0	9,0	11,3	13,7	24,5	29,3	34,1	18,5
19,0	7,7	9,5	11,4	9,3	11,6	14,0	25,5	30,3	35,1	19,0
19,5	8,1	9,9	11,7	9,6	11,9	14,3	26,5	31,3	36,1	19,5
20,0	8,4	10,2	12,0	9,9	12,2	14,6	27,4	32,2	37,1	20,0
20,5	8,7	10,5	12,3	10,2	12,5	14,9	28,3	33,2	38,0	20,5
21,0	9,0	10,8	12,6	10,5	12,8	15,2	29,2	34,1	38,9	21,0
21,5	9,3	11,1	12,9	10,8	13,1	15,5	30,1	34,9	39,8	21,5
22,0	9,6	11,4	13,2	11,1	13,4	15,8	31,0	35,8	40,6	22,0
22,5	9,9	11,7	13,5	11,3	13,7	16,0	31,8	36,7	41,5	22,5
23,0	10,2	12,0	13,8	11,6	14,0	16,3	32,7	37,5	42,3	23,0
23,5	10,4	12,2	14,1	11,9	14,2	16,6	33,5	38,3	43,1	23,5
24,0	10,7	12,5	14,3	12,2	14,5	16,9	34,2	39,1	43,9	24,0
24,5	10,9	12,8	14,6	12,4	14,8	17,1	35,0	39,8	44,7	24,5
25,0	11,2	13,0	14,8	12,7	15,0	17,4	35,8	40,6	45,4	25,0
25,5	11,4	13,3	15,1	13,0	15,3	17,6	36,5	41,3	46,2	25,5
26,0	11,7	13,5	15,3	13,2	15,6	17,9	37,2	42,1	46,9	26,0
26,5	11,9	13,7	15,5	13,5	15,8	18,2	37,9	42,8	47,6	26,5
27,0	12,1	13,9	15,8	13,7	16,1	18,4	38,6	43,5	48,3	27,0
27,5	12,3	14,2	16,0	14,0	16,3	18,7	39,3	44,1	49,0	27,5
28,0	12,6	14,4	16,2	14,2	16,6	18,9	40,0	44,8	49,6	28,0
28,5	12,8	14,6	16,4	14,5	16,8	19,1	40,6	45,5	50,3	28,5
29,0	13,0	14,8	16,6	14,7	17,0	19,4	41,3	46,1	50,9	29,0
29,5	13,2	15,0	16,8	14,9	17,3	19,6	41,9	46,7	51,5	29,5
30,0	13,3	15,2	17,0	15,2	17,5	19,9	42,5	47,3	52,1	30,0
30,5	13,5	15,3	17,2	15,4	17,7	20,1	43,1	47,9	52,7	30,5
31,0	13,7	15,5	17,3	15,6	18,0	20,3	43,7	48,5	53,3	31,0
31,5	13,9	15,7	17,5	15,9	18,2	20,5	44,3	49,1	53,9	31,5
32,0	14,0	15,9	17,7	16,1	18,4	20,8	44,8	49,6	54,4	32,0
32,5	14,2	16,0	17,8	16,3	18,7	21,0	45,3	50,2	55,0	32,5
33,0	14,3	16,2	18,0	16,5	18,9	21,2	45,9	50,7	55,5	33,0
33,5	14,5	16,3	18,1	16,7	19,1	21,4	46,4	51,2	56,0	33,5
34,0	14,6	16,4	18,3	17,0	19,3	21,7	46,9	51,7	56,5	34,0
34,5	14,8	16,6	18,4	17,2	19,5	21,9	47,4	52,2	57,0	34,5
35,0	14,9	16,7	18,5	17,4	19,7	22,1	47,8	52,6	57,5	35,0
35,5	15,0	16,8	18,6	17,6	19,9	22,3	48,3	53,1	57,9	35,5
36,0	15,1	16,9	18,8	17,8	20,1	22,5	48,7	53,5	58,4	36,0
36,5	15,2	17,0	18,9	18,0	20,3	22,7	49,1	54,0	58,8	36,5
37,0	15,3	17,1	19,0	18,2	20,5	22,9	49,5	54,4	59,2	37,0
37,5	15,4	17,2	19,1	18,4	20,7	23,1	49,9	54,8	59,6	37,5
38,0	15,5	17,3	19,2	18,6	20,9	23,3	50,3	55,1	59,9	38,0
38,5	15,6	17,4	19,2	18,8	21,1	23,5	50,7	55,5	60,3	38,5
39,0	15,7	17,5	19,3	19,0	21,3	23,7	51,0	55,8	60,6	39,0
39,5	15,7	17,5	19,4	19,2	21,5	23,8	51,3	56,1	60,9	39,5
40,0	15,8	17,6	19,4	19,3	21,7	24,0	51,6	56,4	61,2	40,0
40,5	15,8	17,6	19,5	19,5	21,9	24,2	51,8	56,7	61,5	40,5
41,0	15,9	17,7	19,5	19,7	22,0	24,4	52,1	56,9	61,7	41,0

Nach Merz, E., Wellek, S., Püttmann, S., Bahlmann, F., Weber, G.: Orbitadurchmesser, innerer und äußerer Orbitaabstand. Ein Wachstumsmodell für die fetalen Orbitamaße. Ultraschall in Med. 16 (1995) 12–17

Tabelle 53.**29** Normdaten für die Klavikulalänge in Abhängigkeit vom Gestationsalter (abgeschlossene Schwangerschaftswochen), Angaben in mm, Untergrenze: 5. Perzentile, Obergrenze: 95. Perzentile

	Klavikulalänge (mm)		
SSW	5%	50%	95%
15	11	16	21
16	12	17	22
17	13	18	23
18	14	19	24
19	15	20	25
20	16	21	26
21	17	22	27
22	18	23	28
23	19	24	29
24	20	25	30
25	21	26	31
26	22	27	32
27	23	28	33
28	24	29	34
29	25	30	35
30	26	31	36
31	27	32	37
32	28	33	38
33	29	34	39
34	30	35	40
35	31	36	41
36	32	37	42
37	33	38	43
38	34	39	44
39	35	40	45
40	36	41	46

Nach Daten von Yarkoni, S. et al: Clavicle measurement: A new biometric parameter for fetal evaluation. J. Ultrasound Med. 4 (1985) 467–470

Tabelle 53.**30** Normdaten für die Rippenlänge (mm) in Abhängigkeit vom Gestationsalter (abgeschlossene Schwangerschaftswochen), Mittelwerte und doppelte Standardabweichungen

	Rippenlänge (mm)		
SSW	$\bar{x}$-2s	$\bar{x}$	$\bar{x}$+2s
14	12,6	22,6	32,6
15	14,6	24,6	34,6
16	16,6	26,6	36,6
17	18,7	28,7	38,7
18	20,7	30,7	40,7
19	22,7	32,7	42,7
20	24,8	34,8	44,8
21	26,8	36,8	46,8
22	28,8	38,8	48,8
23	30,9	40,9	50,9
24	32,9	42,9	52,9
25	34,9	44,9	54,9
26	36,9	46,9	56,9
27	39,0	49,0	59,0
28	41,0	51,0	61,0
29	43,0	53,0	63,0
30	45,1	55,1	65,1
31	47,1	57,1	67,1
32	49,1	59,1	69,1
33	51,2	61,2	71,2
34	53,2	63,2	73,2
35	55,2	65,2	75,2
36	57,2	67,2	77,3
37	59,3	69,3	79,3
38	61,3	71,3	81,3
39	63,3	73,3	83,3
40	65,4	75,4	85,4

Nach Daten von Abuhamad, A.Z. et al.: Prenatal ultrasonographic fetal rib length measurement: correlation with gestational age. Ultrasound Obstet. Gynecol. 7 (1996) 193–196

Tabelle 53.**31** Normdaten für die Gesamthöhe von 6 Wirbelkörpern (5 Lendenwirbel + letzter Brustwirbel) in Abhängigkeit vom Gestationsalter (abgeschlossene Schwangerschaftswochen), Angaben in mm, Angaben in $\bar{x}$, Minimum und Maximum

	6 Wirbelkörper (5 Lendenwirbel + letzter Brustwirbel [mm])		
SSW	Min.	$\bar{x}$	Max.
13	11	13,0	14
14	13	14,5	16
15	14	16,8	22
16	16	19,7	25
17	18	21,8	25
18	19	22,6	29
19	22	25,6	31
20	23	27,7	33
21	22	28,5	33
22	27	31,2	35
23	29	33,3	38
24	30	35,5	41
25	35	37,8	44
26	35	49,7	45
27	37	41,4	48
28	40	44,0	49
29	41	45,0	52
30	42	47,4	54
31	43	48,1	54
32	45	50,0	56
33	46	51,6	56
34	48	53,2	57
35	49	54,5	61
36	52	56,5	61
37	52	57,8	63
38	52	58,4	63
39	54	60,1	65
40	57	61,8	66

Modifiziert nach Issel, E.P.: Die Messung der Höhe von 6 Wirbelkörpern als neuer Parameter in der Fetometrie. Ultraschall Klin. Prax. 4 (1989) 21–25

Tabelle 53.**32** Normdaten für die fetale Fußlänge in Abhängigkeit vom Gestationsalter (abgeschlossene Schwangerschaftswochen), Angaben in mm, Normdaten für die Femur/Fuß-Ratio, Untergrenze: 5. Perzentile, Obergrenze: 95. Perzentile

	Fußlänge			Femur/Fuß-Ratio			
SSW	5%	50%	95%	5%	50%	95%	SSW
12,5	6	10	14	0,85	1,01	1,18	12,5
13,0	8	12	16	0,85	1,01	1,18	13,0
13,5	10	14	18	0,85	1,01	1,17	13,5
14,0	11	16	20	0,86	1,01	1,17	14,0
14,5	13	17	21	0,86	1,01	1,17	14,5
15,0	15	19	23	0,86	1,01	1,17	15,0
15,5	16	20	25	0,86	1,01	1,17	15,5
16,0	18	22	26	0,86	1,01	1,17	16,0
16,5	19	23	28	0,86	1,01	1,17	16,5
17,0	20	25	29	0,86	1,01	1,16	17,0
17,5	22	26	31	0,86	1,01	1,16	17,5
18,0	23	28	32	0,86	1,01	1,16	18,0
18,5	25	29	34	0,86	1,01	1,16	18,5
19,0	26	31	35	0,86	1,01	1,16	19,0
19,5	27	32	37	0,86	1,01	1,16	19,5
20,0	29	33	38	0,86	1,01	1,15	20,0
20,5	30	35	39	0,86	1,01	1,15	20,5
21,0	31	36	41	0,86	1,01	1,15	21,0
21,5	33	37	42	0,86	1,01	1,15	21,5
22,0	34	39	44	0,86	1,00	1,15	22,0
22,5	35	40	45	0,86	1,00	1,14	22,5
23,0	36	41	46	0,86	1,00	1,14	23,0
23,5	38	43	48	0,86	1,00	1,14	23,5
24,0	39	44	49	0,86	1,00	1,14	24,0
24,5	40	45	50	0,86	1,00	1,13	24,5
25,0	41	46	52	0,86	1,00	1,13	25,0
25,5	43	48	53	0,86	1,00	1,13	25,5
26,0	44	49	54	0,86	0,99	1,13	26,0
26,5	45	50	56	0,86	0,99	1,12	26,5
27,0	46	52	57	0,86	0,99	1,12	27,0
27,5	47	53	58	0,86	0,99	1,12	27,5
28,0	49	54	59	0,86	0,99	1,12	28,0
28,5	50	55	61	0,86	0,99	1,11	28,5
29,0	51	56	62	0,86	0,99	1,11	29,0
29,5	52	58	63	0,86	0,98	1,11	29,5
30,0	53	59	64	0,86	0,98	1,11	30,0
30,5	54	60	66	0,86	0,98	1,10	30,5
31,0	56	61	67	0,86	0,98	1,10	31,0
31,5	57	63	68	0,85	0,97	1,10	31,5
32,0	58	64	70	0,85	0,97	1,09	32,0
32,5	59	65	71	0,85	0,97	1,09	32,5
33,0	60	66	72	0,85	0,97	1,08	33,0
33,5	61	67	73	0,85	0,96	1,08	33,5
34,0	63	69	75	0,85	0,96	1,08	34,0
34,5	64	70	76	0,84	0,96	1,07	34,5
35,0	65	71	77	0,84	0,95	1,07	35,0
35,5	66	72	78	0,84	0,95	1,06	35,5
36,0	67	73	80	0,84	0,95	1,06	36,0
36,5	68	75	81	0,83	0,94	1,05	36,5
37,0	70	76	82	0,83	0,94	1,05	37,0
37,5	71	77	83	0,83	0,93	1,04	37,5
38,0	72	78	84	0,82	0,93	1,04	38,0
38,5	73	79	86	0,82	0,92	1,03	38,5
39,0	74	81	87	0,81	0,92	1,02	39,0
39,5	75	82	88	0,81	0,91	1,01	39,5
40,0	77	83	90	0,80	0,90	1,00	40,0
40,5	78	84	91	0,79	0,89	0,99	40,5
41,0	79	86	92	0,78	0,88	0,98	41,0

Nach Merz, E., Oberstein, A., Wellek, S.: Age-related reference ranges for the fetal foot length. Ultraschall in Med. 21 (2000) 79–85

■ *Nabelschnur und Fruchtwasser*

Tabelle 53.**33**   Normdaten für den Nabelschnurdurchmesser (Außen-außen-Messung) und den Gefäßdurchmesser von A. umbilicalis und V. umbilicalis (Innen-innen-Messung) in Abhängigkeit vom Gestationsalter (abgeschlossene Schwangerschaftswochen), Angaben in mm, Untergrenze: 5. Perzentile, Obergrenze: 95. Perzentile

SSW	Nabelschnur			A. umbilicalis			V. umbilicalis			SSW
	5%	50%	95%	5%	50%	95%	5%	50%	95%	
8	1,52	2,5	3,48							8
10	2,32	3,3	4,28							10
12	2,44	4,4	6,36							12
14	4,14	6,1	8,06	0,42	1,2	1,98	0,82	2,0	3,18	14
16	4,14	6,1	8,06	0,32	1,1	1,88	1,22	2,4	3,58	16
18	7,36	10,1	12,84	1,12	1,9	2,68	2,42	3,6	4,78	18
20	8,76	11,9	15,04	1,22	2,0	2,78	2,73	4,1	5,47	20
22	10,55	12,9	15,25	1,42	2,4	3,38	3,33	4,7	6,07	22
24	12,33	13,9	15,47	1,42	2,6	3,78	4,22	5,4	6,58	24
26	12,26	15,2	18,14	1,23	2,8	4,37	4,04	6,0	7,96	26
28	12,37	15,9	19,43	2,12	3,1	4,08	4,84	6,6	8,36	28
30	13,95	16,3	18,65	1,83	3,4	4,97	5,73	7,3	8,87	30
32	14,27	17,6	20,93	2,23	3,6	4,97	5,94	7,7	9,46	32
34	15,44	17,4	19,36	2,12	3,3	4,48	5,83	7,4	8,97	34
36	15,24	17,4	19,56	2,33	3,7	5,07	6,03	7,6	9,17	36
38	16,24	18,0	19,76	3,42	4,2	4,98	6,63	8,2	9,77	38
40	14,65	17,0	19,35	2,14	3,9	5,66	6,43	7,8	9,17	40

Nach Weissman, A., Jakobi, P., Bronsthein, M., Goldstein, I.: Sonographic measurement of the umbilical cord and vessels during normal pregnancies. J. Ultrasound Med. 13 (1994) 11–14

Tabelle 53.**34**   Normdaten für den Fruchtwasserindex (Amniotic fluid Index) in Abhängigkeit vom Gestationsalter (abgeschlossene Schwangerschaftswochen), Angaben in mm, Untergrenze: 5. Perzentile, Obergrenze: 95. Perzentile

SSW	Amniotic fluid Index		
	5%	50%	95%
16	79	121	185
17	83	127	194
18	87	133	202
19	90	137	207
20	93	141	212
21	95	143	214
22	97	145	216
23	98	146	218
24	98	147	219
25	97	147	221
26	97	147	223
27	95	146	226
28	94	146	228
29	92	145	231
30	90	145	234
31	88	144	238
32	86	144	242
33	83	143	245
34	81	142	248
35	79	140	249
36	77	138	249
37	75	135	244
38	73	132	239
39	72	127	226
40	71	123	214
41	70	116	194
42	69	110	175

Nach Moore, T.R. and Cayle, J.E.: The amniotic fluid index in normal human pregnancy. Am. J. Obstet. Gynecol. 162 (1990) 1168–1173

Gestationsaltersschätzung im II. und III. Trimenon

Tabelle 53.35 Schätzung des Gestationsalters anhand des BPD[a-a] (Außen-Außen-Messung), Angabe in abgeschlossenen SSW + Tagen (5%, 50%, 95%)

BPD[a-a] (mm)	5%	50%	95%	BPD[a-a] (mm)	5%	50%	95%
22	11 + 5	12 + 4	13 + 4	57	20 + 5	22 + 5	24 + 5
23	12 + 0	12 + 6	13 + 6	58	21 + 0	23 + 0	25 + 1
24	12 + 1	13 + 1	14 + 1	59	21 + 2	23 + 2	25 + 4
25	12 + 3	13 + 3	14 + 3	60	21 + 4	23 + 5	25 + 6
26	12 + 5	13 + 4	14 + 5	61	21 + 6	24 + 0	26 + 2
27	12 + 6	13 + 6	15 + 0	62	22 + 1	24 + 2	26 + 5
28	13 + 1	14 + 1	15 + 2	63	22 + 4	24 + 5	27 + 0
29	13 + 3	14 + 3	15 + 4	64	22 + 6	25 + 0	27 + 3
30	13 + 4	14 + 5	15 + 6	65	23 + 1	25 + 2	27 + 6
31	13 + 6	15 + 0	16 + 1	66	23 + 3	25 + 5	28 + 2
32	14 + 1	15 + 2	16 + 3	67	23 + 5	26 + 0	28 + 4
33	14 + 3	15 + 4	16 + 5	68	24 + 0	26 + 3	29 + 0
34	14 + 4	15 + 5	17 + 0	69	24 + 2	26 + 5	29 + 3
35	14 + 6	16 + 0	17 + 2	70	24 + 4	27 + 1	29 + 6
36	15 + 1	16 + 2	17 + 5	71	25 + 0	27 + 3	30 + 2
37	15 + 3	16 + 4	18 + 0	72	25 + 2	27 + 6	30 + 4
38	15 + 4	16 + 6	18 + 2	73	25 + 4	28 + 1	31 + 0
39	15 + 6	11 + 1	18 + 4	74	25 + 6	28 + 4	31 + 3
40	16 + 1	17 + 3	19 + 0	75	26 + 2	28 + 6	31 + 6
41	16 + 3	17 + 5	19 + 2	76	26 + 4	29 + 2	32 + 2
42	16 + 4	18 + 0	19 + 4	77	26 + 6	29 + 5	32 + 5
43	16 + 6	18 + 2	19 + 6	78	27 + 1	30 + 0	33 + 1
44	17 + 1	18 + 4	20 + 2	79	27 + 4	30 + 3	33 + 4
45	17 + 3	19 + 0	20 + 4	80	27 + 6	30 + 5	34 + 0
46	17 + 5	19 + 2	20 + 6	81	28 + 1	31 + 1	34 + 3
47	18 + 0	19 + 4	21 + 2	82	28 + 3	31 + 4	34 + 6
48	18 + 2	19 + 6	21 + 4	83	28 + 6	31 + 6	35 + 2
49	18 + 4	20 + 1	22 + 0	84	29 + 1	32 + 2	35 + 6
50	18 + 5	20 + 3	22 + 2	85	29 + 4	32 + 5	36 + 2
51	19 + 0	20 + 5	22 + 4	86	29 + 6	33 + 1	36 + 5
52	19 + 2	21 + 1	23 + 0	87	30 + 1	33 + 3	37 + 1
53	19 + 4	21 + 3	23 + 2	88	30 + 4	33 + 6	37 + 4
54	19 + 6	21 + 5	23 + 5	89	30 + 6	34 + 2	38 + 1
55	20 + 1	22 + 0	24 + 0	90	31 + 1	34 + 5	38 + 4
56	20 + 2	22 + 3	24 + 3	91	31 + 4	35 + 1	39 + 0

Modifiziert nach Daten von Altman, D.G. u. Chitty, L.S.: New charts for ultrasound dating of pregnancy. Ultrasound Obstet. Gynecol. 10 (1997) 174–191

Tabelle 53.36 Schätzung des Gestationsalters anhand des Kopfumfangs, Angabe in abgeschlossenen SSW + Tagen (5%, 50%, 95%)

KU (mm)	5%	50%	95%	KU (mm)	5%	50%	95%
80	11 + 3	12 + 4	13 + 5	200	21 + 0	22 + 2	23 + 5
85	11 + 6	12 + 6	14 + 1	205	21 + 3	22 + 5	24 + 2
90	12 + 2	13 + 2	14 + 4	210	21 + 5	23 + 1	24 + 5
95	12 + 4	13 + 5	15 + 0	215	22 + 1	23 + 4	25 + 1
100	13 + 0	14 + 1	15 + 3	220	22 + 4	24 + 0	25 + 5
105	13 + 3	14 + 4	15 + 5	225	22 + 6	24 + 3	26 + 1
110	13 + 6	15 + 0	16 + 1	230	23 + 2	24 + 6	26 + 5
115	14 + 2	15 + 3	16 + 4	235	23 + 5	25 + 3	27 + 1
120	14 + 5	15 + 6	17 + 0	240	24 + 1	25 + 6	27 + 5
125	15 + 1	16 + 2	17 + 3	245	24 + 3	26 + 2	28 + 2
130	15 + 4	16 + 4	17 + 6	250	24 + 6	26 + 5	28 + 6
135	15 + 6	17 + 0	18 + 2	255	25 + 2	27 + 2	29 + 3
140	16 + 2	17 + 3	18 + 5	260	25 + 5	27 + 5	30 + 0
145	16 + 5	17 + 6	19 + 1	265	26 + 1	28 + 2	30 + 4
150	17 + 1	18 + 2	19 + 3	270	26 + 4	28 + 6	31 + 2
155	17 + 4	18 + 5	19 + 6	275	27 + 0	29 + 3	32 + 0
160	17 + 6	19 + 1	20 + 2	280	27 + 3	30 + 0	32 + 4
165	18 + 2	19 + 3	20 + 5	285	27 + 6	30 + 4	33 + 3
170	18 + 5	19 + 6	21 + 1	290	28 + 3	31 + 1	34 + 1
175	19 + 1	20 + 2	21 + 4	295	28 + 6	31 + 5	35 + 0
180	19 + 3	20 + 5	22 + 0	300	29 + 3	32 + 3	35 + 6
185	19 + 6	21 + 1	22 + 3	305	30 + 0	33 + 1	36 + 5
190	20 + 2	21 + 4	22 + 6	310	30 + 3	33 + 6	37 + 4
195	20 + 4	22 + 0	23 + 2	315	31 + 0	34 + 4	38 + 4
				320	31 + 5	35 + 3	39 + 4

Modifiziert nach Daten von Altman, D.G. u. Chitty, L.S.: New charts for ultrasound dating of pregnancy. Ultrasound Obstet. Gynecol. 10 (1997) 174–191

Tabelle 53.38 Schätzung des Gestationsalters anhand der Femurschaftlänge, Angabe in abgeschlossenen SSW + Tagen (5%, 50%, 95%)

Femur (mm)	5%	50%	95%	KU (mm)	5%	50%	95%
10	12 + 1	13 + 0	13 + 6	40	21 + 1	22 + 6	24 + 6
11	12 + 3	13 + 2	14 + 1	41	21 + 3	23 + 2	25 + 2
12	12 + 5	13 + 4	14 + 4	42	21 + 6	23 + 5	25 + 5
13	13 + 0	13 + 6	14 + 6	43	22 + 1	24 + 1	26 + 1
14	13 + 1	14 + 1	15 + 1	44	22 + 4	24 + 3	26 + 4
15	13 + 3	14 + 3	15 + 3	45	22 + 6	24 + 6	27 + 1
16	13 + 5	14 + 5	15 + 6	46	23 + 2	25 + 2	27 + 4
17	14 + 0	15 + 0	16 + 1	47	23 + 4	25 + 5	28 + 0
18	14 + 2	15 + 2	16 + 3	48	24 + 0	26 + 1	28 + 3
19	14 + 4	15 + 5	16 + 6	49	24 + 3	26 + 4	29 + 0
20	14 + 6	16 + 0	17 + 1	50	24 + 5	27 + 0	29 + 3
21	15 + 1	16 + 2	17 + 3	51	25 + 1	27 + 3	30 + 0
22	15 + 3	16 + 4	17 + 6	52	25 + 4	27 + 6	30 + 3
23	15 + 5	16 + 6	18 + 1	53	26 + 0	28 + 2	31 + 0
24	16 + 0	17 + 2	18 + 4	54	26 + 2	28 + 5	31 + 3
25	16 + 2	17 + 4	18 + 6	55	26 + 5	29 + 2	32 + 0
26	16 + 4	17 + 6	19 + 2	56	27 + 1	29 + 5	32 + 3
27	16 + 6	18 + 2	19 + 5	57	27 + 4	30 + 1	33 + 0
28	17 + 1	18 + 4	20 + 0	58	28 + 0	30 + 4	33 + 4
29	17 + 4	18 + 6	20 + 3	59	28 + 3	31 + 1	34 + 1
30	17 + 6	19 + 2	20 + 5	60	28 + 6	31 + 4	34 + 4
31	18 + 1	19 + 4	21 + 1	61	29 + 2	32 + 1	35 + 1
32	18 + 3	20 + 0	21 + 4	62	29 + 5	32 + 4	35 + 5
33	18 + 5	20 + 2	22 + 0	63	30 + 1	33 + 1	36 + 2
34	19 + 1	20 + 4	22 + 2	64	30 + 4	33 + 4	36 + 6
35	19 + 3	21 + 0	22 + 5	65	31 + 0	34 + 1	37 + 3
36	19 + 5	21 + 3	23 + 1	66	31 + 3	34 + 4	38 + 0
37	20 + 1	21 + 5	23 + 4	67	32 + 0	35 + 1	38 + 5
38	20 + 3	22 + 1	24 + 0				
39	20 + 5	22 + 4	24 + 3				

Modifiziert nach Daten von Altman, D.G. u. Chitty, L.S.: New charts for ultrasound dating of pregnancy. Ultrasound Obstet. Gynecol. 10 (1997) 174–191

Tabelle 53.37 Schätzung des Gestationsalters anhand des transversalen Zerebellumdurchmessers (TCD), Angabe in abgeschlossenen SSW + Tagen (5%, 50%, 95%)

TCD (mm)	5%	50%	95%	KU (mm)	5%	50%	95%
13	13 + 1	14 + 3	16 + 0	25	22 + 2	24 + 2	26 + 3
14	14 + 0	15 + 2	16 + 6	26	23 + 0	25 + 0	27 + 3
15	14 + 6	16 + 2	17 + 5	27	23 + 4	25 + 6	28 + 2
16	15 + 4	17 + 0	18 + 4	28	24 + 1	26 + 4	29 + 2
17	16 + 3	17 + 6	19 + 3	29	24 + 5	27 + 2	30 + 2
18	17 + 2	18 + 5	20 + 2	30	25 + 1	28 + 0	31 + 2
19	18 + 0	19 + 4	21 + 1	31	25 + 5	28 + 6	32 + 2
20	18 + 6	20 + 3	22 + 0	32	26 + 1	29 + 4	33 + 3
21	19 + 4	21 + 1	22 + 6	33	26 + 4	30 + 2	34 + 4
22	20 + 2	22 + 0	23 + 5	34	26 + 6	31 + 0	35 + 5
23	21 + 0	22 + 5	24 + 4	35	27 + 2	31 + 5	36 + 6
24	21 + 5	23 + 4	25 + 4	36	27 + 4	32 + 3	38 + 1

Modifiziert nach Daten von Altman, D.G. u. Chitty, L.S.: New charts for ultrasound dating of pregnancy. Ultrasound Obstet. Gynecol. 10 (1997) 174–191

Gewichtsschätzung

Tabelle 53.**39**   Schätzung des Fetalgewichtes anhand des biparietalen Kopfdurchmessers (BPD) und des Abdomenumfanges (AU) nach der Formel: G = -3200,40479 + 167,07186 x AU (cm) + 15,90391 x BPD^2 (cm); Gewichtsangaben in Gramm

AU (cm)	BPD (cm) 7,0	7,1	7,2	7,3	7,4	7,5	7,6	7,7	7,8	7,9	8,0	8,1	8,2	8,3	8,4	8,5	8,6	8,7	8,8	8,9	9,0	AU (cm)
21,0	877	900	923	946	969	993	1017	1041	1066	1091	1116	1142	1167	1194	1220	1247	1274	1302	1330	1358	1386	21,0
21,1	893	916	938	961	985	1008	1032	1057	1081	1106	1132	1157	1183	1209	1236	1263	1290	1318	1345	1374	1402	21,1
21,2	909	931	954	977	1000	1024	1048	1072	1097	1122	1147	1173	1199	1225	1252	1279	1306	1333	1361	1389	1418	21,2
21,3	925	947	970	993	1016	1040	1064	1088	1113	1138	1163	1189	1215	1241	1267	1294	1321	1349	1377	1405	1433	21,3
21,4	940	963	985	1008	1032	1056	1080	1104	1129	1153	1179	1204	1230	1257	1283	1310	1337	1365	1393	1421	1449	21,4
21,5	956	978	1001	1024	1048	1071	1095	1120	1144	1169	1194	1220	1246	1272	1299	1326	1353	1380	1408	1436	1465	21,5
21,6	972	994	1017	1040	1063	1087	1111	1135	1160	1185	1210	1236	1262	1288	1315	1341	1369	1396	1424	1452	1481	21,6
21,7	987	1010	1033	1056	1079	1103	1127	1151	1176	1201	1226	1252	1277	1304	1330	1357	1384	1412	1440	1468	1496	21,7
21,8	1003	1025	1048	1071	1095	1118	1142	1167	1191	1216	1242	1267	1293	1319	1346	1373	1400	1428	1455	1484	1512	21,8
21,9	1019	1041	1064	1087	1110	1134	1158	1182	1207	1232	1257	1283	1309	1335	1362	1389	1416	1443	1471	1499	1528	21,9
22,0	1034	1057	1080	1103	1126	1150	1174	1198	1223	1248	1273	1299	1325	1351	1377	1404	1431	1459	1487	1515	1543	22,0
22,1	1050	1073	1095	1118	1142	1165	1189	1214	1238	1263	1289	1314	1340	1367	1393	1420	1447	1475	1502	1531	1559	22,1
22,2	1066	1088	1111	1134	1157	1181	1205	1230	1254	1279	1304	1330	1356	1382	1409	1436	1463	1490	1518	1546	1575	22,2
22,3	1082	1104	1127	1150	1173	1197	1221	1245	1270	1295	1320	1346	1372	1398	1424	1451	1479	1506	1534	1562	1591	22,3
22,4	1097	1120	1142	1166	1189	1213	1237	1261	1286	1311	1336	1361	1387	1414	1440	1467	1494	1522	1550	1578	1606	22,4
22,5	1113	1135	1158	1181	1205	1228	1252	1277	1301	1326	1352	1377	1403	1429	1456	1483	1510	1537	1565	1593	1622	22,5
22,6	1129	1151	1174	1197	1220	1244	1268	1292	1317	1342	1367	1393	1419	1445	1472	1498	1526	1553	1581	1609	1638	22,6
22,7	1144	1167	1190	1213	1236	1260	1284	1308	1333	1358	1383	1409	1435	1461	1487	1514	1541	1569	1597	1625	1653	22,7
22,8	1160	1183	1205	1228	1252	1275	1299	1324	1348	1373	1399	1424	1450	1476	1503	1530	1557	1585	1612	1641	1669	22,8
22,9	1176	1198	1221	1244	1267	1291	1315	1339	1364	1389	1414	1440	1466	1492	1519	1546	1573	1600	1628	1656	1685	22,9
23,0	1192	1214	1237	1260	1283	1307	1331	1355	1380	1405	1430	1456	1482	1508	1534	1561	1589	1616	1644	1672	1700	23,0
23,1	1207	1230	1252	1275	1299	1323	1347	1371	1396	1421	1446	1471	1497	1524	1550	1577	1604	1632	1660	1688	1716	23,1
23,2	1223	1245	1268	1291	1315	1338	1362	1387	1411	1436	1462	1487	1513	1539	1566	1593	1620	1647	1675	1703	1732	23,2
23,3	1239	1261	1284	1307	1330	1354	1378	1402	1427	1452	1477	1503	1529	1555	1582	1608	1636	1663	1691	1719	1748	23,3
23,4	1254	1277	1300	1323	1346	1370	1394	1418	1443	1468	1493	1519	1544	1571	1597	1624	1651	1679	1707	1735	1763	23,4
23,5	1270	1293	1315	1338	1362	1385	1409	1434	1458	1483	1509	1534	1560	1586	1613	1640	1667	1695	1722	1751	1779	23,5
23,6	1286	1308	1331	1354	1377	1401	1425	1449	1474	1499	1524	1550	1576	1602	1629	1656	1683	1710	1738	1766	1795	23,6
23,7	1301	1324	1347	1370	1393	1417	1441	1465	1490	1515	1540	1566	1592	1618	1644	1671	1698	1726	1754	1782	1810	23,7
23,8	1317	1340	1362	1385	1409	1433	1457	1481	1505	1530	1556	1581	1607	1634	1660	1687	1714	1742	1770	1798	1826	23,8
23,9	1333	1355	1378	1401	1425	1448	1472	1497	1521	1546	1571	1597	1623	1649	1676	1703	1730	1757	1785	1813	1842	23,9
24,0	1349	1371	1394	1417	1440	1464	1488	1512	1537	1562	1587	1613	1639	1665	1691	1718	1746	1773	1801	1829	1858	24,0
24,1	1364	1387	1409	1433	1456	1480	1504	1528	1553	1578	1603	1628	1654	1681	1707	1734	1761	1789	1817	1845	1873	24,1
24,2	1380	1402	1425	1448	1472	1495	1519	1544	1568	1593	1619	1644	1670	1696	1723	1750	1777	1805	1832	1860	1889	24,2
24,3	1396	1418	1441	1464	1487	1511	1535	1559	1584	1609	1634	1660	1686	1712	1739	1765	1793	1820	1848	1876	1905	24,3
24,4	1411	1434	1457	1480	1503	1527	1551	1575	1600	1625	1650	1676	1702	1728	1754	1781	1808	1836	1864	1892	1920	24,4
24,5	1427	1450	1472	1495	1519	1542	1566	1591	1615	1640	1666	1691	1717	1743	1770	1797	1824	1852	1879	1908	1936	24,5
24,6	1443	1465	1488	1511	1534	1558	1582	1607	1631	1656	1681	1707	1733	1759	1786	1813	1840	1867	1895	1923	1952	24,6
24,7	1459	1481	1504	1527	1550	1574	1598	1622	1647	1672	1697	1723	1749	1775	1801	1828	1856	1883	1911	1939	1967	24,7
24,8	1474	1497	1519	1542	1566	1590	1614	1638	1663	1688	1713	1738	1764	1791	1817	1844	1871	1899	1927	1955	1983	24,8
24,9	1490	1512	1535	1558	1582	1605	1629	1654	1678	1703	1729	1754	1780	1806	1833	1860	1887	1914	1942	1970	1999	24,9
25,0	1506	1528	1551	1574	1597	1621	1645	1669	1694	1719	1744	1770	1796	1822	1849	1875	1903	1930	1958	1986	2015	25,0
25,1	1152	1544	1567	1590	1613	1637	1661	1685	1710	1735	1760	1786	1811	1838	1864	1891	1918	1946	1974	2002	2030	25,1
25,2	1537	1560	1582	1605	1629	1652	1676	1701	1725	1750	1776	1801	1827	1853	1880	1907	1934	1962	1989	2018	2046	25,2
25,3	1553	1575	1598	1621	1644	1668	1692	1716	1741	1766	1791	1817	1843	1869	1896	1923	1950	1977	2005	2033	2062	25,3
25,4	1569	1591	1614	1637	1660	1684	1708	1732	1757	1782	1807	1833	1859	1885	1911	1938	1965	1993	2021	2049	2077	25,4
25,5	1584	1607	1629	1652	1676	1700	1724	1748	1773	1797	1823	1848	1874	1901	1927	1954	1981	2009	2037	2065	2093	25,5
25,6	1600	1622	1645	1668	1692	1715	1739	1764	1788	1813	1838	1864	1890	1916	1943	1970	1997	2024	2052	2080	2109	25,6
25,7	1616	1638	1661	1684	1707	1731	1755	1779	1804	1829	1854	1880	1906	1932	1959	1985	2013	2040	2068	2096	2125	25,7
25,8	1631	1654	1677	1700	1723	1747	1771	1795	1820	1845	1870	1896	1921	1948	1974	2001	2028	2056	2084	2112	2140	25,8
25,9	1647	1669	1692	1715	1739	1762	1786	1811	1835	1860	1886	1911	1937	1963	1990	2017	2044	2072	2099	2128	2156	25,9
26,0	1663	1685	1708	1731	1754	1778	1802	1826	1851	1876	1901	1927	1953	1979	2006	2033	2060	2087	2115	2143	2172	26,0
26,1	1678	1701	1724	1747	1770	1794	1818	1842	1867	1892	1917	1943	1969	1995	2021	2048	2075	2103	2131	2159	2187	26,1
26,2	1694	1717	1739	1762	1786	1809	1833	1858	1882	1907	1933	1958	1984	2010	2037	2064	2091	2119	2146	2175	2203	26,2
26,3	1710	1732	1755	1778	1801	1825	1849	1874	1898	1923	1948	1974	2000	2026	2053	2080	2107	2134	2162	2190	2219	26,3
26,4	1726	1748	1771	1794	1817	1841	1865	1889	1914	1939	1964	1990	2016	2042	2068	2095	2123	2150	2178	2206	2235	26,4
26,5	1741	1764	1786	1810	1833	1857	1881	1905	1930	1955	1980	2005	2031	2058	2084	2111	2138	2166	2194	2222	2250	26,5
26,6	1757	1779	1802	1825	1849	1872	1896	1921	1945	1970	1996	2021	2047	2073	2100	2127	2154	2181	2209	2237	2266	26,6
26,7	1773	1795	1818	1841	1864	1888	1912	1936	1961	1986	2011	2037	2063	2089	2116	2142	2170	2197	2225	2253	2282	26,7
26,8	1788	1811	1834	1857	1880	1904	1928	1952	1977	2002	2027	2053	2078	2105	2131	2158	2185	2213	2241	2269	2297	26,8
26,9	1804	1827	1849	1872	1896	1919	1943	1968	1992	2017	2043	2068	2094	2120	2147	2174	2201	2229	2256	2285	2313	26,9

$\rightarrow$

Tabelle 53.**39** (Fortsetzung)   Schätzung des Fetalgewichtes anhand des biparietalen Kopfdurchmessers (BPD) und des Abdomenumfanges (AU)

AU (cm)	BPD (cm) 7,0	7,1	7,2	7,3	7,4	7,5	7,6	7,7	7,8	7,9	8,0	8,1	8,2	8,3	8,4	8,5	8,6	8,7	8,8	8,9	9,0	AU (cm)
27,0	1820	1842	1865	1888	1911	1935	1959	1983	2008	2033	2058	2084	2110	2136	2163	2190	2217	2244	2272	2300	2329	27,0
27,1	1836	1858	1881	1904	1927	1951	1975	1999	2024	2049	2074	2100	2126	2152	2178	2205	2232	2260	2288	2316	2344	27,1
27,2	1851	1874	1896	1919	1943	1967	1991	2015	2040	2065	2090	2115	2141	2168	2194	2221	2248	2276	2304	2332	2360	27,2
27,3	1867	1889	1912	1935	1959	1982	2006	2031	2055	2080	2106	2131	2157	2183	2210	2237	2264	2291	2319	2347	2376	27,3
27,4	1883	1905	1928	1951	1974	1998	2022	2046	2071	2096	2121	2147	2173	2199	2226	2252	2280	2307	2335	2363	2392	27,4
27,5	1898	1921	1944	1967	1990	2014	2038	2062	2087	2112	2137	2163	2188	2215	2241	2268	2295	2323	2351	2379	2407	27,5
27,6	1914	1936	1959	1982	2006	2029	2053	2078	2102	2127	2153	2178	2204	2230	2257	2284	2311	2339	2366	2395	2423	27,6
27,7	1930	1952	1975	1998	2021	2045	2069	2093	2118	2143	2168	2194	2220	2246	2273	2300	2327	2354	2382	2410	2439	27,7
27,8	1945	1968	1991	2014	2037	2061	2085	2109	2134	2159	2184	2210	2236	2262	2288	2315	2342	2370	2398	2426	2454	27,8
27,9	1961	1984	2006	2029	2053	2076	2101	2125	2149	2174	2200	2225	2251	2278	2304	2331	2358	2386	2413	2442	2470	27,9
28,0	1977	1999	2022	2045	2069	2092	2116	2141	2165	2190	2215	2241	2267	2293	2320	2347	2374	2401	2429	2457	2486	28,0
28,1	1993	2015	2038	2061	2084	2108	2132	2156	2181	2206	2231	2257	2283	2309	2335	2362	2390	2417	2445	2473	2502	28,1
28,2	2008	2031	2053	2077	2100	2124	2148	2172	2197	2222	2247	2272	2298	2325	2351	2378	2405	2433	2461	2489	2517	28,2
28,3	2024	2046	2069	2092	2116	2139	2163	2188	2212	2237	2263	2288	2314	2340	2367	2394	2421	2448	2476	2504	2533	28,3
28,4	2040	2062	2085	2108	2131	2155	2179	2203	2228	2253	2278	2304	2330	2356	2383	2409	2437	2464	2492	2520	2549	28,4
28,5	2055	2078	2101	2124	2147	2171	2195	2219	2244	2269	2294	2320	2346	2372	2398	2425	2452	2480	2508	2536	2564	28,5
28,6	2071	2094	2116	2139	2163	2186	2210	2235	2259	2284	2310	2335	2361	2387	2414	2441	2468	2496	2523	2552	2580	28,6
28,7	2087	2109	2132	2155	2178	2202	2226	2251	2275	2300	2325	2351	2377	2403	2430	2457	2484	2511	2539	2567	2596	28,7
28,8	2103	2125	2148	2171	2194	2218	2242	2266	2291	2316	2341	2367	2393	2419	2445	2472	2500	2527	2555	2583	2611	28,8
28,9	2118	2141	2163	2186	2210	2234	2258	2282	2307	2332	2357	2382	2408	2435	2461	2488	2515	2543	2571	2599	2627	28,9
29,0	2134	2156	2179	2202	2226	2249	2273	2298	2322	2347	2373	2398	2424	2450	2477	2504	2531	2558	2586	2614	2643	29,0
29,1	2150	2172	2195	2218	2241	2265	2289	2313	2338	2363	2388	2414	2440	2466	2493	2519	2547	2574	2602	2630	2659	29,1
29,2	2165	2188	2211	2234	2257	2281	2305	2329	2354	2379	2404	2430	2455	2482	2508	2535	2562	2590	2618	2646	2674	29,2
29,3	2181	2204	2226	2249	2273	2296	2320	2345	2369	2394	2420	2445	2471	2497	2524	2551	2578	2606	2633	2662	2690	29,3
29,4	2197	2219	2242	2265	2288	2312	2336	2360	2385	2410	2435	2461	2487	2513	2540	2567	2594	2621	2649	2677	2706	29,4
29,5	2213	2235	2258	2281	2304	2328	2352	2376	2401	2426	2451	2477	2503	2529	2555	2582	2609	2637	2665	2693	2721	29,5
29,6	2228	2251	2273	2296	2320	2344	2368	2392	2417	2441	2467	2492	2518	2545	2571	2598	2625	2653	2681	2709	2737	29,6
29,7	2244	2266	2289	2312	2336	2359	2383	2408	2432	2457	2482	2508	2534	2560	2587	2614	2641	2668	2696	2724	2753	29,7
29,8	2260	2282	2305	2328	2351	2375	2399	2423	2448	2473	2498	2524	2550	2576	2603	2629	2657	2684	2712	2740	2769	29,8
29,9	2275	2298	2321	2344	2367	2391	2415	2439	2464	2489	2514	2539	2565	2592	2618	2645	2672	2700	2728	2756	2784	29,9
30,0	2291	2313	2336	2359	2383	2406	2430	2455	2479	2504	2530	2555	2581	2607	2634	2661	2688	2716	2743	2771	2800	30,0
30,1	2307	2329	2352	2375	2398	2422	2446	2470	2495	2520	2545	2571	2597	2623	2650	2677	2704	2731	2759	2787	2816	30,1
30,2	2322	2345	2368	2391	2414	2438	2462	2486	2511	2536	2561	2587	2613	2639	2665	2692	2719	2747	2775	2803	2831	30,2
30,3	2338	2361	2383	2406	2430	2453	2477	2502	2526	2551	2577	2602	2628	2654	2681	2708	2735	2763	2790	2819	2847	30,3
30,4	2354	2376	2399	2422	2445	2469	2493	2518	2542	2567	2592	2618	2644	2670	2697	2724	2751	2778	2806	2834	2863	30,4
30,5	2370	2392	2415	2438	2461	2485	2509	2533	2558	2583	2608	2634	2660	2686	2712	2739	2767	2794	2822	2850	2879	30,5
30,6	2385	2408	2430	2454	2477	2501	2525	2549	2574	2599	2624	2649	2675	2702	2728	2755	2782	2810	2838	2866	2894	30,6
30,7	2401	2423	2446	2469	2493	2516	2540	2565	2589	2614	2640	2665	2691	2717	2744	2771	2798	2825	2853	2881	2910	30,7
30,8	2417	2439	2462	2485	2508	2532	2556	2580	2605	2630	2655	2681	2707	2733	2760	2786	2814	2841	2869	2897	2926	30,8
30,9	2432	2455	2478	2501	2524	2548	2572	2596	2621	2646	2671	2697	2722	2749	2775	2802	2829	2857	2885	2913	2941	30,9
31,0	2448	2471	2493	2516	2540	2563	2587	2612	2636	2661	2687	2712	2738	2764	2791	2818	2845	2873	2900	2929	2957	31,0
31,1	2464	2486	2509	2532	2555	2579	2603	2627	2652	2677	2702	2728	2754	2780	2807	2834	2861	2888	2916	2944	2973	31,1
31,2	2480	2502	2525	2548	2571	2595	2619	2643	2668	2693	2718	2744	2770	2796	2822	2849	2876	2904	2932	2960	2988	31,2
31,3	2495	2518	2540	2563	2587	2611	2635	2659	2684	2709	2734	2759	2785	2812	2838	2865	2892	2920	2948	2976	3004	31,3
31,4	2511	2533	2556	2579	2603	2626	2650	2675	2699	2724	2750	2775	2801	2827	2854	2881	2908	2935	2963	2991	3020	31,4
31,5	2527	2549	2572	2595	2618	2642	2666	2690	2715	2740	2765	2791	2817	2843	2870	2896	2924	2951	2979	3007	3036	31,5
31,6	2542	2565	2588	2611	2634	2658	2682	2706	2731	2756	2781	2807	2832	2859	2885	2912	2939	2967	2995	3023	3051	31,6
31,7	2558	2580	2603	2626	2650	2673	2697	2722	2746	2771	2797	2822	2848	2874	2901	2928	2955	2983	3010	3039	3067	31,7
31,8	2574	2596	2619	2642	2665	2689	2713	2737	2762	2787	2812	2838	2864	2890	2917	2944	2971	2998	3026	3054	3083	31,8
31,9	2589	2612	2635	2658	2681	2705	2729	2753	2778	2803	2828	2854	2880	2906	2932	2959	2986	3014	3042	3070	3098	31,9
32,0	2605	2628	2650	2673	2697	2720	2745	2769	2793	2818	2844	2869	2895	2922	2948	2975	3002	3030	3057	3086	3114	32,0
32,1	2621	2643	2666	2689	2713	2736	2760	2785	2809	2834	2859	2885	2911	2937	2964	2991	3018	3045	3073	3101	3130	32,1
32,2	2637	2659	2682	2705	2728	2752	2776	2800	2825	2850	2875	2901	2927	2953	2979	3006	3034	3061	3089	3117	3146	32,2
32,3	2652	2675	2697	2721	2744	2768	2792	2816	2841	2866	2891	2916	2942	2969	2995	3022	3049	3077	3105	3133	3161	32,3
32,4	2668	2690	2713	2736	2760	2783	2807	2832	2856	2881	2907	2932	2958	2984	3011	3038	3065	3092	3120	3148	3177	32,4
32,5	2684	2706	2729	2752	2775	2799	2823	2847	2872	2897	2922	2948	2974	3000	3027	3053	3081	3108	3136	3164	3193	32,5
32,6	2699	2722	2745	2768	2791	2815	2839	2863	2888	2913	2938	2964	2990	3016	3042	3069	3096	3124	3152	3180	3208	32,6
32,7	2715	2738	2760	2783	2807	2830	2854	2879	2903	2928	2954	2979	3005	3031	3058	3085	3112	3140	3167	3196	3224	32,7
32,8	2731	2753	2776	2799	2822	2846	2870	2894	2919	2944	2969	2995	3021	3047	3074	3101	3128	3155	3183	3211	3240	32,8
32,9	2747	2769	2792	2815	2838	2862	2886	2910	2935	2960	2985	3011	3037	3063	3089	3116	3144	3171	3199	3227	3255	32,9
33,0	2762	2785	2807	2830	2854	2878	2902	2926	2951	2976	3001	3026	3052	3079	3105	3132	3159	3187	3215	3243	3271	33,0
33,1	2778	2800	2823	2846	2870	2893	2917	2942	2966	2991	3017	3042	3068	3094	3121	3148	3175	3202	3230	3258	3287	33,1
33,2	2794	2816	2839	2862	2885	2909	2933	2957	2982	3007	3032	3058	3084	3110	3137	3163	3191	3218	3246	3274	3303	33,2
33,3	2809	2832	2855	2878	2901	2925	2949	2973	2998	3023	3048	3074	3099	3126	3152	3179	3206	3234	3262	3290	3318	33,3
33,4	2825	2848	2870	2893	2917	2940	2964	2989	3013	3038	3064	3089	3115	3141	3168	3195	3222	3250	3277	3306	3334	33,4
33,5	2841	2863	2886	2909	2932	2956	2980	3004	3029	3054	3079	3105	3131	3157	3184	3211	3238	3265	3293	3321	3350	33,5
33,6	2857	2879	2902	2925	2948	2972	2996	3020	3045	3070	3095	3121	3147	3173	3199	3226	3253	3281	3309	3337	3365	33,6
33,7	2872	2895	2917	2940	2964	2988	3012	3036	3061	3085	3111	3136	3162	3189	3215	3242	3269	3297	3325	3353	3381	33,7
33,8	2888	2910	2933	2956	2980	3003	3027	3052	3076	3101	3126	3152	3178	3204	3231	3258	3285	3312	3340	3368	3397	33,8
33,9	2904	2926	2949	2972	2995	3019	3043	3067	3092	3117	3142	3168	3194	3220	3247	3273	3301	3328	3356	3384	3413	33,9

→

Tabelle 53.**39** (Fortsetzung)   Schätzung des Fetalgewichtes anhand des biparietalen Kopfdurchmessers (BPD) und des Abdomenumfanges (AU)

AU (cm)	BPD (cm) 7,0	7,1	7,2	7,3	7,4	7,5	7,6	7,7	7,8	7,9	8,0	8,1	8,2	8,3	8,4	8,5	8,6	8,7	8,8	8,9	9,0	AU (cm)
34,0	2919	2942	2964	2988	3011	3035	3059	3083	3108	3133	3158	3183	3209	3236	3262	3289	3316	3344	3372	3400	3428	34,0
34,1	2935	2957	2980	3003	3027	3050	3074	3099	3123	3148	3174	3199	3225	3251	3278	3305	3332	3360	3387	3415	3444	34,1
34,2	2951	2973	2996	3019	3042	3066	3090	3114	3139	3164	3189	3215	3241	3267	3294	3321	3348	3375	3403	3431	3460	34,2
34,3	2966	2989	3012	3035	3058	3082	3106	3130	3155	3180	3205	3231	3257	3283	3309	3336	3363	3391	3419	3447	3475	34,3
34,4	2982	3005	3027	3050	3074	3097	3121	3146	3170	3195	3221	3246	3272	3298	3325	3352	3379	3407	3434	3463	3491	34,4
34,5	2998	3020	3043	3066	3089	3113	3137	3162	3186	3211	3236	3262	3288	3314	3341	3368	3395	3422	3450	3478	3507	34,5
34,6	3014	3036	3059	3082	3105	3129	3153	3177	3202	3227	3252	3278	3304	3330	3356	3383	3411	3438	3466	3494	3522	34,6
34,7	3029	3052	3074	3098	3121	3145	3169	3193	3218	3243	3268	3293	3319	3346	3372	3399	3426	3454	3482	3510	3538	34,7
34,8	3045	3067	3090	3113	3137	3160	3184	3209	3233	3258	3284	3309	3335	3361	3388	3415	3442	3469	3497	3525	3554	34,8
34,9	3061	3083	3106	3129	3152	3176	3200	3224	3249	3274	3299	3325	3351	3377	3404	3430	3458	3485	3513	3541	3570	34,9
35,0	3076	3099	3122	3145	3168	3192	3216	3240	3265	3290	3315	3341	3366	3393	3419	3446	3473	3501	3529	3557	3585	35,0
35,1	3092	3115	3137	3160	3184	3207	3231	3256	3280	3305	3331	3356	3382	3408	3435	3462	3489	3517	3544	3573	3601	35,1
35,2	3108	3130	3153	3176	3199	3223	3247	3271	3296	3321	3346	3372	3398	3424	3451	3478	3505	3532	3560	3588	3617	35,2
35,3	3124	3146	3169	3192	3215	3239	3263	3287	3312	3337	3362	3388	3414	3440	3466	3493	3520	3548	3576	3604	3632	35,3
35,4	3139	3162	3184	3207	3231	3255	3279	3303	3328	3353	3378	3403	3429	3456	3482	3509	3536	3564	3592	3620	3648	35,4
35,5	3155	3177	3200	3223	3247	3270	3294	3319	3343	3368	3393	3419	3445	3471	3498	3525	3552	3579	3607	3635	3664	35,5
35,6	3171	3193	3216	3239	3262	3286	3310	3334	3359	3384	3409	3435	3461	3487	3514	3540	3568	3595	3623	3651	3680	35,6
35,7	3186	3209	3232	3255	3278	3302	3326	3350	3375	3400	3425	3451	3476	3503	3529	3556	3583	3611	3639	3667	3695	35,7
35,8	3202	3224	3247	3270	3294	3317	3341	3366	3390	3415	3441	3466	3492	3518	3545	3572	3599	3627	3654	3683	3711	35,8
35,9	3218	3240	3263	3286	3309	3333	3357	3381	3406	3431	3456	3482	3508	3534	3561	3588	3615	3642	3670	3698	3727	35,9
36,0	3233	3256	3279	3302	3325	3349	3373	3397	3422	3447	3472	3498	3524	3550	3576	3603	3630	3658	3686	3714	3742	36,0
36,1	3249	3272	3294	3317	3341	3364	3388	3413	3437	3462	3488	3513	3539	3566	3592	3619	3646	3674	3701	3730	3758	36,1
36,2	3265	3287	3310	3333	3356	3380	3404	3429	3453	3478	3503	3529	3555	3581	3608	3635	3662	3689	3717	3745	3774	36,2
36,3	3281	3303	3326	3349	3372	3396	3420	3444	3469	3494	3519	3545	3571	3597	3623	3650	3678	3705	3733	3761	3790	36,3
36,4	3296	3319	3341	3365	3388	3412	3436	3460	3485	3510	3535	3560	3586	3613	3639	3666	3693	3721	3749	3777	3805	36,4
36,5	3312	3334	3357	3380	3404	3427	3451	3476	3500	3525	3551	3576	3602	3628	3655	3682	3709	3736	3764	3792	3821	36,5
36,6	3328	3350	3373	3396	3419	3443	3467	3491	3516	3541	3566	3592	3618	3644	3671	3697	3725	3752	3780	3808	3837	36,6
36,7	3343	3366	3389	3412	3435	3459	3483	3507	3532	3557	3582	3608	3634	3660	3686	3713	3740	3768	3796	3824	3852	36,7
36,8	3359	3382	3404	3427	3451	3474	3498	3523	3547	3572	3598	3623	3649	3675	3702	3729	3756	3784	3811	3840	3868	36,8
36,9	3375	3397	3420	3443	3466	3490	3514	3538	3563	3588	3613	3639	3665	3691	3718	3745	3772	3799	3827	3855	3884	36,9
37,0	3391	3413	3436	3459	3482	3506	3530	3554	3579	3604	3629	3655	3681	3707	3733	3760	3788	3815	3843	3871	3899	37,0

→

Tabelle 53.39 (Fortsetzung)   Schätzung des Fetalgewichtes anhand des biparietalen Kopfdurchmessers (BPD) und des Abdomenumfanges (AU)

AU (cm)	BPD (cm) 9,0	9,1	9,2	9,3	9,4	9,5	9,6	9,7	9,8	9,9	10,0	10,1	10,2	10,3	10,4	10,5	10,6	10,7	10,8	10,9	11,0	AU (cm)
21,0	1386	1415	1444	1474	1503	1533	1564	1595	1626	1657	1688	1720	1753	1785	1818	1852	1885	1919	1953	1988	2022	21,0
21,1	1402	1431	1460	1489	1519	1549	1580	1610	1641	1673	1704	1736	1768	1801	1834	1867	1901	1935	1969	2003	2038	21,1
21,2	1418	1447	1476	1505	1535	1565	1595	1626	1657	1688	1720	1752	1784	1817	1850	1883	1916	1950	1985	2019	2054	21,2
21,3	1433	1462	1491	1521	1550	1581	1611	1642	1673	1704	1736	1768	1800	1832	1865	1899	1932	1966	2000	2035	2070	21,3
21,4	1449	1478	1507	1536	1566	1596	1627	1657	1688	1720	1751	1783	1816	1848	1881	1914	1948	1982	2016	2050	2085	21,4
21,5	1465	1494	1523	1552	1582	1612	1642	1673	1704	1735	1767	1799	1831	1864	1897	1930	1964	1997	2032	2066	2101	21,5
21,6	1481	1509	1538	1568	1598	1628	1658	1689	1720	1751	1783	1815	1847	1880	1913	1946	1979	2013	2047	2082	2117	21,6
21,7	1496	1525	1554	1584	1613	1643	1674	1704	1735	1767	1798	1830	1863	1895	1928	1961	1995	2029	2063	2098	2132	21,7
21,8	1512	1541	1570	1599	1629	1659	1689	1720	1751	1783	1814	1846	1878	1911	1944	1977	2011	2045	2079	2113	2148	21,8
21,9	1528	1556	1586	1615	1645	1675	1705	1736	1767	1798	1830	1862	1894	1927	1960	1993	2026	2060	2095	2129	2164	21,9
22,0	1543	1572	1601	1631	1660	1691	1721	1752	1783	1814	1846	1878	1910	1942	1975	2009	2042	2076	2110	2145	2180	22,0
22,1	1559	1588	1617	1646	1676	1706	1737	1767	1798	1830	1861	1893	1926	1958	1991	2024	2058	2092	2126	2160	2195	22,1
22,2	1575	1604	1633	1662	1692	1722	1752	1783	1814	1845	1877	1909	1941	1974	2007	2040	2074	2107	2142	2176	2211	22,2
22,3	1591	1619	1648	1678	1708	1738	1768	1799	1830	1861	1893	1925	1957	1990	2022	2056	2089	2123	2157	2192	2227	22,3
22,4	1606	1635	1664	1694	1723	1753	1784	1814	1845	1877	1908	1940	1973	2005	2038	2071	2105	2139	2173	2208	2242	22,4
22,5	1622	1651	1680	1709	1739	1769	1799	1830	1861	1892	1924	1956	1988	2021	2054	2087	2121	2155	2189	2223	2258	22,5
22,6	1638	1666	1696	1725	1755	1785	1815	1846	1877	1908	1940	1972	2004	2037	2070	2103	2136	2170	2204	2239	2274	22,6
22,7	1653	1682	1711	1741	1770	1800	1831	1862	1893	1924	1956	1987	2020	2052	2085	2119	2152	2186	2220	2255	2289	22,7
22,8	1669	1698	1727	1756	1786	1816	1847	1877	1908	1940	1971	2003	2035	2068	2101	2134	2168	2202	2236	2270	2305	22,8
22,9	1685	1714	1743	1772	1802	1832	1862	1893	1924	1955	1987	2019	2051	2084	2117	2150	2184	2217	2252	2286	2321	22,9
23,0	1700	1729	1758	1788	1818	1848	1878	1909	1940	1971	2003	2035	2067	2099	2132	2166	2199	2233	2267	2302	2337	23,0
23,1	1716	1745	1774	1803	1833	1863	1894	1924	1955	1987	2018	2050	2083	2115	2148	2181	2215	2249	2283	2317	2352	23,1
23,2	1732	1761	1790	1819	1849	1879	1909	1940	1971	2002	2034	2066	2098	2131	2164	2197	2231	2265	2299	2333	2368	23,2
23,3	1748	1776	1805	1835	1865	1895	1925	1956	1987	2018	2050	2082	2114	2147	2180	2213	2246	2280	2314	2349	2384	23,3
23,4	1763	1792	1821	1851	1880	1910	1941	1971	2002	2034	2065	2097	2130	2162	2195	2228	2262	2296	2330	2365	2399	23,4
23,5	1779	1808	1837	1866	1896	1926	1956	1987	2018	2050	2081	2113	2145	2178	2211	2244	2278	2312	2346	2380	2415	23,5
23,6	1795	1823	1853	1882	1912	1942	1972	2003	2034	2065	2097	2129	2161	2194	2227	2260	2293	2327	2362	2396	2431	23,6
23,7	1810	1839	1868	1898	1927	1958	1988	2019	2050	2081	2113	2145	2177	2209	2242	2276	2309	2343	2377	2412	2447	23,7
23,8	1826	1855	1884	1913	1943	1973	2004	2034	2065	2097	2128	2160	2193	2225	2258	2291	2325	2359	2393	2427	2462	23,8
23,9	1842	1871	1900	1929	1959	1989	2019	2050	2081	2112	2144	2176	2208	2241	2274	2307	2341	2374	2409	2443	2478	23,9
24,0	1858	1886	1915	1945	1975	2005	2035	2066	2097	2128	2160	2192	2224	2257	2289	2323	2356	2390	2424	2459	2494	24,0
24,1	1873	1902	1931	1961	1990	2020	2051	2081	2112	2144	2175	2207	2240	2272	2305	2338	2372	2406	2440	2475	2509	24,1
24,2	1889	1918	1947	1976	2006	2036	2066	2097	2128	2159	2191	2223	2255	2288	2321	2354	2388	2422	2456	2490	2525	24,2
24,3	1905	1933	1963	1992	2022	2052	2082	2113	2144	2175	2207	2239	2271	2304	2337	2370	2403	2437	2471	2506	2541	24,3
24,4	1920	1949	1978	2008	2037	2067	2098	2129	2160	2191	2223	2255	2287	2319	2352	2386	2419	2453	2487	2522	2557	24,4
24,5	1936	1965	1994	2023	2053	2083	2114	2144	2175	2207	2238	2270	2302	2335	2368	2401	2435	2469	2503	2537	2572	24,5
24,6	1952	1981	2010	2039	2069	2099	2129	2160	2191	2222	2254	2286	2318	2351	2384	2417	2451	2484	2519	2553	2588	24,6
24,7	1967	1996	2025	2055	2085	2115	2145	2176	2207	2238	2270	2302	2334	2367	2399	2433	2466	2500	2534	2569	2604	24,7
24,8	1983	2012	2041	2071	2100	2130	2161	2191	2222	2254	2285	2317	2350	2382	2415	2448	2482	2516	2550	2585	2619	24,8
24,9	1999	2028	2057	2086	2116	2146	2176	2207	2238	2269	2301	2333	2365	2398	2431	2464	2498	2532	2566	2600	2635	24,9
25,0	2015	2043	2072	2102	2132	2162	2192	2223	2254	2285	2317	2349	2381	2414	2447	2480	2513	2547	2581	2616	2651	25,0
25,1	2030	2059	2088	2118	2147	2177	2208	2238	2270	2301	2332	2364	2397	2429	2462	2496	2529	2563	2597	2632	2666	25,1
25,2	2046	2075	2104	2133	2163	2193	2224	2254	2285	2317	2348	2380	2412	2445	2478	2511	2545	2579	2613	2647	2682	25,2
25,3	2062	2091	2120	2149	2179	2209	2239	2270	2301	2332	2364	2396	2428	2461	2494	2527	2560	2594	2629	2663	2698	25,3
25,4	2077	2106	2135	2165	2194	2225	2255	2286	2317	2348	2380	2412	2444	2476	2509	2543	2576	2610	2644	2679	2714	25,4
25,5	2093	2122	2151	2180	2210	2240	2271	2301	2332	2364	2395	2427	2460	2492	2525	2558	2592	2626	2660	2694	2729	25,5
25,6	2109	2138	2167	2196	2226	2256	2286	2317	2348	2379	2411	2443	2475	2508	2541	2574	2608	2641	2676	2710	2745	25,6
25,7	2125	2153	2182	2212	2242	2272	2302	2333	2364	2395	2427	2459	2491	2524	2557	2590	2623	2657	2691	2726	2761	25,7
25,8	2140	2169	2198	2228	2257	2287	2318	2348	2379	2411	2442	2474	2507	2539	2572	2605	2639	2673	2707	2742	2776	25,8
25,9	2156	2185	2214	2243	2273	2303	2333	2364	2395	2426	2458	2490	2522	2555	2588	2621	2655	2689	2723	2757	2792	25,9
26,0	2172	2200	2230	2259	2289	2319	2349	2380	2411	2442	2474	2506	2538	2571	2604	2637	2670	2704	2738	2773	2808	26,0
26,1	2187	2216	2245	2275	2304	2334	2365	2396	2427	2458	2490	2522	2554	2586	2619	2653	2686	2720	2754	2789	2824	26,1
26,2	2203	2232	2261	2290	2320	2350	2381	2411	2442	2474	2505	2537	2570	2602	2635	2668	2702	2736	2770	2804	2839	26,2
26,3	2219	2248	2277	2306	2336	2366	2396	2427	2458	2489	2521	2553	2585	2618	2651	2684	2718	2751	2786	2820	2855	26,3
26,4	2235	2263	2292	2322	2352	2382	2412	2443	2474	2505	2537	2569	2601	2634	2666	2700	2733	2767	2801	2836	2871	26,4
26,5	2250	2279	2308	2338	2367	2397	2428	2458	2489	2521	2552	2584	2617	2649	2682	2715	2749	2783	2817	2852	2886	26,5
26,6	2266	2295	2324	2353	2383	2413	2443	2474	2505	2536	2568	2600	2632	2665	2698	2731	2765	2799	2833	2867	2902	26,6
26,7	2282	2310	2340	2369	2399	2429	2459	2490	2521	2552	2584	2616	2648	2681	2714	2747	2780	2814	2848	2883	2918	26,7
26,8	2297	2326	2355	2385	2414	2444	2475	2506	2537	2568	2600	2631	2664	2696	2729	2763	2796	2830	2864	2899	2933	26,8
26,9	2313	2342	2371	2400	2430	2460	2491	2521	2552	2584	2615	2647	2679	2712	2745	2778	2812	2846	2880	2914	2949	26,9
27,0	2329	2358	2387	2416	2446	2476	2506	2537	2568	2599	2631	2663	2695	2728	2761	2794	2827	2861	2896	2930	2965	27,0
27,1	2344	2373	2402	2432	2462	2492	2522	2553	2584	2615	2647	2679	2711	2743	2776	2810	2843	2877	2911	2946	2981	27,1
27,2	2360	2389	2418	2447	2477	2507	2538	2568	2599	2631	2662	2694	2727	2759	2792	2825	2859	2893	2927	2961	2996	27,2
27,3	2376	2405	2434	2463	2493	2523	2553	2584	2615	2646	2678	2710	2742	2775	2808	2841	2875	2908	2943	2977	3012	27,3
27,4	2392	2420	2449	2479	2509	2539	2569	2600	2631	2662	2694	2726	2758	2791	2824	2857	2890	2924	2958	2993	3028	27,4
27,5	2407	2436	2465	2495	2524	2554	2585	2615	2646	2678	2709	2741	2774	2806	2839	2872	2906	2940	2974	3009	3043	27,5
27,6	2423	2452	2481	2510	2540	2570	2600	2631	2662	2694	2725	2757	2789	2822	2855	2888	2922	2956	2990	3024	3059	27,6
27,7	2439	2467	2497	2526	2556	2586	2616	2647	2678	2709	2741	2773	2805	2838	2871	2904	2937	2971	3006	3040	3075	27,7
27,8	2454	2483	2512	2542	2571	2602	2632	2663	2694	2725	2757	2789	2821	2853	2886	2920	2953	2987	3021	3056	3091	27,8
27,9	2470	2499	2528	2557	2587	2617	2648	2678	2709	2741	2772	2804	2837	2869	2902	2935	2969	3003	3037	3071	3106	27,9

$\rightarrow$

Tabelle 53.39 (Fortsetzung)   Schätzung des Fetalgewichtes anhand des biparietalen Kopfdurchmessers (BPD) und des Abdomenumfanges (AU)

AU (cm)	BPD (cm) 9,0	9,1	9,2	9,3	9,4	9,5	9,6	9,7	9,8	9,9	10,0	10,1	10,2	10,3	10,4	10,5	10,6	10,7	10,8	10,9	11,0	AU (cm)
28,0	2486	2515	2544	2573	2603	2633	2663	2694	2725	2756	2788	2820	2852	2885	2918	2951	2985	3018	3053	3087	3122	28,0
28,1	2502	2530	2559	2589	2619	2649	2679	2710	2741	2772	2804	2836	2868	2901	2933	2967	3000	3034	3068	3103	3138	28,1
28,2	2517	2546	2575	2605	2634	2664	2695	2725	2756	2788	2819	2851	2884	2916	2949	2982	3016	3050	3084	3119	3153	28,2
28,3	2533	2562	2591	2620	2650	2680	2710	2741	2772	2803	2835	2867	2899	2932	2965	2998	3032	3066	3100	3134	3169	28,3
28,4	2549	2577	2607	2636	2666	2696	2726	2757	2788	2819	2851	2883	2915	2948	2981	3014	3047	3081	3115	3150	3185	28,4
28,5	2564	2593	2622	2652	2681	2711	2742	2773	2804	2835	2867	2899	2931	2963	2996	3030	3063	3097	3131	3166	3201	28,5
28,6	2580	2609	2638	2667	2697	2727	2758	2788	2819	2851	2882	2914	2946	2979	3012	3045	3079	3113	3147	3181	3216	28,6
28,7	2596	2625	2654	2683	2713	2743	2773	2804	2835	2866	2898	2930	2962	2995	3028	3061	3095	3128	3163	3197	3232	28,7
28,8	2611	2640	2669	2699	2729	2759	2789	2820	2851	2882	2914	2946	2978	3011	3043	3077	3110	3144	3178	3213	3248	28,8
28,9	2627	2656	2685	2715	2744	2774	2805	2835	2866	2898	2929	2961	2994	3026	3059	3092	3126	3160	3194	3229	3263	28,9
29,0	2643	2672	2701	2730	2760	2790	2820	2851	2882	2913	2945	2977	3009	3042	3075	3108	3142	3176	3210	3244	3279	29,0
29,1	2659	2687	2716	2746	2776	2806	2836	2867	2898	2929	2961	2993	3025	3058	3091	3124	3157	3191	3225	3260	3295	29,1
29,2	2674	2703	2732	2762	2791	2821	2852	2882	2914	2945	2976	3008	3041	3073	3106	3139	3173	3207	3241	3276	3310	29,2
29,3	2690	2719	2748	2777	2807	2837	2868	2898	2929	2961	2992	3024	3056	3089	3122	3155	3189	3223	3257	3291	3326	29,3
29,4	2706	2735	2764	2793	2823	2853	2883	2914	2945	2976	3008	3040	3072	3105	3138	3171	3204	3238	3273	3307	3342	29,4
29,5	2721	2750	2779	2809	2838	2869	2899	2930	2961	2992	3024	3056	3088	3120	3153	3187	3220	3254	3288	3323	3358	29,5
29,6	2737	2766	2795	2824	2854	2884	2915	2945	2976	3008	3039	3071	3104	3136	3169	3202	3236	3270	3304	3338	3373	29,6
29,7	2753	2782	2811	2840	2870	2900	2930	2961	2992	3023	3055	3087	3119	3152	3185	3218	3252	3285	3320	3354	3389	29,7
29,8	2769	2797	2826	2856	2886	2916	2946	2977	3008	3039	3071	3103	3135	3168	3201	3234	3267	3301	3335	3370	3405	29,8
29,9	2784	2813	2842	2872	2901	2931	2962	2992	3023	3055	3086	3118	3151	3183	3216	3249	3283	3317	3351	3386	3420	29,9
30,0	2800	2829	2858	2887	2917	2947	2977	3008	3039	3070	3102	3134	3166	3199	3232	3265	3299	3333	3367	3401	3436	30,0
30,1	2816	2844	2874	2903	2933	2963	2993	3024	3055	3086	3118	3150	3182	3215	3248	3281	3314	3348	3382	3417	3452	30,1
30,2	2831	2860	2889	2919	2948	2978	3009	3040	3071	3102	3134	3166	3198	3230	3263	3297	3330	3364	3398	3433	3468	30,2
30,3	2847	2876	2905	2934	2964	2994	3025	3055	3086	3118	3149	3181	3214	3246	3279	3312	3346	3380	3414	3448	3483	30,3
30,4	2863	2892	2921	2950	2980	3010	3040	3071	3102	3133	3165	3197	3229	3262	3295	3328	3362	3395	3430	3464	3499	30,4
30,5	2879	2907	2936	2966	2996	3026	3056	3087	3118	3149	3181	3213	3245	3278	3310	3344	3377	3411	3445	3480	3515	30,5
30,6	2894	2923	2952	2982	3011	3041	3072	3102	3133	3165	3196	3228	3261	3293	3326	3359	3393	3427	3461	3496	3530	30,6
30,7	2910	2939	2968	2997	3027	3057	3087	3118	3149	3180	3212	3244	3276	3309	3342	3375	3409	3443	3477	3511	3546	30,7
30,8	2926	2954	2984	3013	3043	3073	3103	3134	3165	3196	3228	3260	3292	3325	3358	3391	3424	3458	3492	3527	3562	30,8
30,9	2941	2970	2999	3029	3058	3088	3119	3150	3181	3212	3244	3275	3308	3340	3373	3407	3440	3474	3508	3543	3577	30,9
31,0	2957	2986	3015	3044	3074	3104	3135	3165	3196	3228	3259	3291	3323	3356	3389	3422	3456	3490	3524	3558	3593	31,0
31,1	2973	3002	3031	3060	3090	3120	3150	3181	3212	3243	3275	3307	3339	3372	3405	3438	3471	3505	3540	3574	3609	31,1
31,2	2988	3017	3046	3076	3106	3136	3166	3197	3228	3259	3291	3323	3355	3387	3420	3454	3487	3521	3555	3590	3625	31,2
31,3	3004	3033	3062	3091	3121	3151	3182	3212	3243	3275	3306	3338	3371	3403	3436	3469	3503	3537	3571	3605	3640	31,3
31,4	3020	3049	3078	3107	3137	3167	3197	3228	3259	3290	3322	3354	3386	3419	3452	3485	3519	3552	3587	3621	3656	31,4
31,5	3036	3064	3093	3123	3153	3183	3213	3244	3275	3306	3338	3370	3402	3435	3468	3501	3534	3568	3602	3637	3672	31,5
31,6	3051	3080	3109	3139	3168	3198	3229	3259	3290	3322	3353	3385	3418	3450	3483	3516	3550	3584	3618	3653	3687	31,6
31,7	3067	3096	3125	3154	3184	3214	3244	3275	3306	3338	3369	3401	3433	3466	3499	3532	3566	3600	3634	3668	3703	31,7
31,8	3083	3111	3141	3170	3200	3230	3260	3291	3322	3353	3385	3417	3449	3482	3515	3548	3581	3615	3650	3684	3719	31,8
31,9	3098	3127	3156	3186	3215	3246	3276	3307	3338	3369	3401	3433	3465	3497	3530	3564	3597	3631	3665	3700	3735	31,9
32,0	3114	3143	3172	3201	3231	3261	3292	3322	3353	3385	3416	3448	3481	3513	3546	3579	3613	3647	3681	3715	3750	32,0
32,1	3130	3159	3188	3217	3247	3277	3307	3338	3369	3400	3432	3464	3496	3529	3562	3595	3629	3662	3697	3731	3766	32,1
32,2	3146	3174	3203	3233	3263	3293	3323	3354	3385	3416	3448	3480	3512	3545	3577	3611	3644	3678	3712	3747	3782	32,2
32,3	3161	3190	3219	3249	3278	3308	3339	3369	3400	3432	3463	3495	3528	3560	3593	3626	3660	3694	3728	3763	3797	32,3
32,4	3177	3206	3235	3264	3294	3324	3354	3385	3416	3447	3479	3511	3543	3576	3609	3642	3676	3710	3744	3778	3813	32,4
32,5	3193	3221	3251	3280	3310	3340	3370	3401	3432	3463	3495	3527	3559	3592	3625	3658	3691	3725	3759	3794	3829	32,5
32,6	3208	3237	3266	3296	3325	3355	3386	3417	3448	3479	3511	3542	3575	3607	3640	3674	3707	3741	3775	3810	3845	32,6
32,7	3224	3253	3282	3311	3341	3371	3402	3432	3463	3495	3526	3558	3590	3623	3656	3689	3723	3757	3791	3825	3860	32,7
32,8	3240	3269	3298	3327	3357	3387	3417	3448	3479	3510	3542	3574	3606	3639	3672	3705	3739	3772	3807	3841	3876	32,8
32,9	3255	3284	3313	3343	3373	3403	3433	3464	3495	3526	3558	3590	3622	3655	3687	3721	3754	3788	3822	3857	3892	32,9
33,0	3271	3300	3329	3358	3388	3418	3449	3479	3510	3542	3573	3605	3638	3670	3703	3736	3770	3804	3838	3873	3907	33,0
33,1	3287	3316	3345	3374	3404	3434	3464	3495	3526	3557	3589	3621	3653	3686	3719	3752	3786	3820	3854	3888	3923	33,1
33,2	3303	3331	3360	3390	3420	3450	3480	3511	3542	3573	3605	3637	3669	3702	3735	3768	3801	3835	3869	3904	3939	33,2
33,3	3318	3347	3376	3406	3435	3465	3496	3526	3557	3589	3620	3652	3685	3717	3750	3783	3817	3851	3885	3920	3954	33,3
33,4	3334	3363	3392	3421	3451	3481	3511	3542	3573	3605	3636	3668	3700	3733	3766	3799	3833	3867	3901	3935	3970	33,4
33,5	3350	3379	3408	3437	3467	3497	3527	3558	3589	3620	3652	3684	3716	3749	3782	3815	3848	3882	3917	3951	3986	33,5
33,6	3365	3394	3423	3453	3482	3513	3543	3574	3605	3636	3668	3700	3732	3764	3797	3831	3864	3898	3932	3967	4002	33,6
33,7	3381	3410	3439	3468	3498	3528	3559	3589	3620	3652	3683	3715	3748	3780	3813	3846	3880	3914	3948	3982	4017	33,7
33,8	3397	3426	3455	3484	3514	3544	3574	3605	3636	3667	3699	3731	3763	3796	3829	3862	3896	3929	3964	3998	4033	33,8
33,9	3413	3441	3470	3500	3530	3560	3590	3621	3652	3683	3715	3747	3779	3812	3844	3878	3911	3945	3979	4014	4049	33,9
34,0	3428	3457	3486	3516	3545	3575	3606	3636	3667	3699	3730	3762	3795	3827	3860	3893	3927	3961	3995	4030	4064	34,0
34,1	3444	3473	3502	3531	3561	3591	3621	3652	3683	3714	3746	3778	3810	3843	3876	3909	3942	3976	4011	4045	4080	34,1
34,2	3460	3488	3518	3547	3577	3607	3637	3668	3699	3730	3762	3794	3826	3859	3892	3925	3958	3992	4026	4061	4096	34,2
34,3	3475	3504	3533	3563	3592	3622	3653	3684	3715	3746	3778	3810	3842	3874	3907	3941	3974	4008	4042	4077	4112	34,3
34,4	3491	3520	3549	3578	3608	3638	3669	3699	3730	3762	3793	3825	3858	3890	3923	3956	3990	4024	4058	4092	4127	34,4
34,5	3507	3536	3565	3594	3624	3654	3684	3715	3746	3777	3809	3841	3873	3906	3939	3972	4006	4040	4074	4108	4143	34,5
34,6	3522	3551	3580	3610	3640	3670	3700	3731	3762	3793	3825	3857	3889	3922	3954	3988	4021	4055	4089	4124	4159	34,6
34,7	3538	3567	3596	3626	3655	3685	3716	3746	3777	3809	3840	3872	3905	3937	3970	4003	4037	4071	4105	4140	4174	34,7
34,8	3554	3583	3612	3641	3671	3701	3731	3762	3793	3824	3856	3888	3920	3953	3986	4019	4053	4087	4121	4155	4190	34,8
34,9	3570	3598	3628	3657	3687	3717	3747	3778	3809	3840	3872	3904	3936	3969	4002	4035	4068	4102	4136	4171	4206	34,9

→

Tabelle 53.39 (Fortsetzung)   Schätzung des Fetalgewichtes anhand des biparietalen Kopfdurchmessers (BPD) und des Abdomenumfanges (AU)

AU (cm)	BPD (cm) 9,0	9,1	9,2	9,3	9,4	9,5	9,6	9,7	9,8	9,9	10,0	10,1	10,2	10,3	10,4	10,5	10,6	10,7	10,8	10,9	11,0	AU (cm)
35,0	3585	3614	3643	3673	3702	3732	3763	3794	3825	3856	3888	3919	3952	3984	4017	4051	4084	4118	4152	4187	4221	35,0
35,1	3601	3630	3659	3688	3718	3748	3779	3809	3840	3872	3903	3935	3967	4000	4033	4066	4100	4134	4168	4202	4237	35,1
35,2	3617	3646	3675	3704	3734	3764	3794	3825	3856	3887	3919	3951	3983	4016	4049	4082	4115	4149	4184	4218	4253	35,2
35,3	3632	3661	3690	3720	3750	3780	3810	3841	3872	3903	3935	3967	3999	4031	4064	4098	4131	4165	4199	4234	4269	35,3
35,4	3648	3677	3706	3735	3765	3795	3826	3856	3887	3919	3950	3982	4015	4047	4080	4113	4147	4181	4215	4249	4284	35,4
35,5	3664	3693	3722	3751	3781	3811	3841	3872	3903	3934	3966	3998	4030	4063	4096	4129	4163	4196	4231	4265	4300	35,5
35,6	3680	3708	3737	3767	3797	3827	3857	3888	3919	3950	3982	4014	4046	4079	4112	4145	4178	4212	4246	4281	4316	35,6
35,7	3695	3724	3753	3783	3812	3842	3873	3903	3934	3966	3997	4029	4062	4094	4127	4160	4194	4228	4262	4297	4331	35,7
35,8	3711	3740	3769	3798	3828	3858	3888	3919	3950	3982	4013	4045	4077	4110	4143	4176	4210	4244	4278	4312	4347	35,8
35,9	3727	3755	3785	3814	3844	3874	3904	3935	3966	3997	4029	4061	4093	4126	4159	4192	4225	4259	4294	4328	4363	35,9
36,0	3742	3771	3800	3830	3859	3890	3920	3951	3982	4013	4045	4077	4109	4141	4174	4208	4241	4275	4309	4344	4379	36,0
36,1	3758	3787	3816	3845	3875	3905	3936	3966	3997	4029	4060	4092	4125	4157	4190	4223	4257	4291	4325	4359	4394	36,1
36,2	3774	3803	3832	3861	3891	3921	3951	3982	4013	4044	4076	4108	4140	4173	4206	4239	4273	4306	4341	4375	4410	36,2
36,3	3790	3818	3847	3877	3907	3937	3967	3998	4029	4060	4092	4124	4156	4189	4221	4255	4288	4322	4356	4391	4426	36,3
36,4	3805	3834	3863	3893	3922	3952	3983	4013	4044	4076	4107	4139	4172	4204	4237	4270	4304	4338	4372	4407	4441	36,4
36,5	3821	3850	3879	3908	3938	3968	3998	4029	4060	4091	4123	4155	4187	4220	4253	4286	4320	4354	4388	4422	4457	36,5
36,6	3837	3865	3895	3924	3954	3984	4014	4045	4076	4107	4139	4171	4203	4236	4269	4302	4335	4369	4403	4438	4473	36,6
36,7	3852	3881	3910	3940	3969	3999	4030	4061	4092	4123	4155	4186	4219	4251	4284	4318	4351	4385	4419	4454	4489	36,7
36,8	3868	3897	3926	3955	3985	4015	4046	4076	4107	4139	4170	4202	4234	4267	4300	4333	4367	4401	4435	4469	4504	36,8
36,9	3884	3913	3942	3971	4001	4031	4061	4092	4123	4154	4186	4218	4250	4283	4316	4349	4383	4416	4451	4485	4520	36,9
37,0	3899	3928	3957	3987	4017	4047	4077	4108	4139	4170	4202	4234	4266	4298	4331	4365	4398	4432	4466	4501	4536	37,0

Nach Merz, E., Lieser, H., Schicketanz, K.H., Härle, J.: Intrauterine Gewichtsschätzung mittels Ultraschall. Ein Vergleich mehrerer Gewichtsschätzungsmethoden sowie die Entwicklung einer neuen Formel zur Bestimmung des Fetalgewichtes. Ultraschall 9 (1988) 15–24

Tabelle 53.**40**   Fetale Gewichtsschätzung anhand des Abdomenumfangs (AU), $G = 0,1 \times AU^3$

AU (cm)	G (g)	AU (cm)	G (g)
22,9	1201	28,6	2339
23,0	1217	28,7	2364
23,1	1233	28,8	2389
23,2	1249	28,9	2414
23,3	1265	29,0	2439
23,4	1281	29,1	2464
23,5	1298	29,2	2490
23,6	1314	29,3	2515
23,7	1331	29,4	2541
23,8	1348	29,5	2567
23,9	1365	29,6	2593
24,0	1382	29,7	2620
24,1	1400	29,8	2646
24,2	1417	29,9	2673
24,3	1435	30,0	2700
24,4	1453	30,1	2727
24,5	1471	30,2	2754
24,6	1489	30,3	2782
24,7	1507	30,4	2809
24,8	1525	30,5	2837
24,9	1544	30,6	2865
25,0	1563	30,7	2893
25,1	1581	30,8	2922
25,2	1600	30,9	2950
25,3	1619	31,0	2979
25,4	1639	31,1	3008
25,5	1658	31,2	3037
25,6	1678	31,3	3066
25,7	1697	31,4	3096
25,8	1717	31,5	3126
25,9	1737	31,6	3155
26,0	1758	31,7	3186
26,1	1778	31,8	3216
26,2	1798	31,9	3246
26,3	1819	32,0	3277
26,4	1840	32,1	3308
26,5	1861	32,2	3339
26,6	1882	32,3	3370
26,7	1903	32,4	3401
26,8	1925	32,5	3433
26,9	1947	32,6	3465
27,0	1968	32,7	3497
27,1	1990	32,8	3529
27,2	2012	32,9	3561
27,3	2035	33,0	3594
27,4	2057	33,1	3626
27,5	2080	33,2	3659
27,6	2102	33,3	3693
27,7	2125	33,4	3726
27,8	2148	33,5	3760
27,9	2172	33,6	3793
28,0	2195	33,7	3827
28,1	2219	33,8	3861
28,2	2243	33,9	3896
28,3	2267	34,0	3930
28,4	2291	34,1	3965
28,5	2315	34,2	4000

Nach Merz, E., Lieser, H., Schicketanz, K.H., Härle, J.: Intrauterine Gewichtsschätzung mittels Ultraschall. Ein Vergleich mehrerer Gewichtsschätzungsmethoden sowie die Entwicklung einer neuen Formel zur Bestimmung des Fetalgewichtes. Ultraschall 9 (1988) 15–24

Tabelle 53.41 Gewichtstabelle für mindergwichtige Feten (Gewichtsangabe in Gramm). $\log_{10}G = -1{,}7492 + 0{,}166 \times BPD + 0{,}046 \times AU - 2{,}646 \cdot + (AU \times BPD)/100$ (cm, kg)

BPD (cm)	Abdomenumfang (cm) 16,0	16,5	17,0	17,5	18,0	18,5	19,0	19,5	20,0	20,5	21,0	21,5	22,0	22,5	23,0	23,5	24,0	24,5	25,0	25,5	26,0	26,5
4,5	349	363	377	393	408	425	442	459	478	497	517	538	559	581	605	629	654	680	708	736	765	796
4,6	359	373	388	404	420	436	454	472	490	510	530	551	573	596	620	644	670	696	724	753	783	814
4,7	369	384	399	415	431	448	466	484	503	523	544	565	588	611	635	660	686	713	741	770	801	832
4,8	380	395	410	426	443	460	478	497	517	537	558	580	602	626	650	676	702	730	758	788	819	851
4,9	391	406	422	438	455	473	491	510	530	551	572	594	617	641	666	692	719	747	776	806	837	870
5,0	402	418	434	451	468	486	505	524	544	565	587	610	633	657	683	709	736	765	794	824	856	889
5,1	414	430	446	463	481	499	518	538	559	580	602	625	649	674	699	726	754	783	812	843	876	909
5,2	426	442	459	476	494	513	532	552	573	595	618	641	665	690	717	744	772	801	831	863	895	929
5,3	438	455	472	489	508	527	547	567	589	611	634	657	682	708	734	762	790	820	851	883	916	950
5,4	451	468	485	503	522	541	561	582	604	627	650	674	699	725	752	780	809	839	870	903	936	971
5,5	464	481	499	517	536	556	577	598	620	643	667	691	717	743	771	799	828	859	891	924	958	993
5,6	477	495	513	532	551	571	592	614	636	660	684	709	735	762	789	818	848	879	911	945	979	1015
5,7	491	509	527	547	566	587	608	630	653	677	701	727	753	780	809	838	869	900	933	966	1001	1038
5,8	505	524	542	562	582	603	625	647	670	695	719	745	772	800	829	858	889	921	954	989	1024	1061
5,9	520	539	558	578	598	619	642	664	688	713	738	761	792	820	849	879	911	943	977	1011	1047	1085
6,0	535	554	573	594	615	636	659	682	706	731	757	784	811	840	870	900	932	965	999	1035	1071	1109
6,1	550	570	590	610	632	654	677	700	725	750	777	804	832	861	891	922	955	988	1023	1058	1095	1134
6,2	566	586	606	627	649	672	695	719	744	770	797	824	853	882	913	945	977	1011	1046	1083	1120	1159
6,3	583	603	624	645	667	690	714	738	764	790	817	845	874	904	935	967	1001	1035	1071	1107	1145	1185
6,4	600	620	641	663	686	709	733	758	784	811	838	867	896	927	958	991	1025	1059	1096	1133	1171	1211
6,5	617	638	659	682	705	728	753	778	805	832	860	889	919	950	982	1015	1049	1084	1121	1159	1198	1238
6,6	635	656	678	701	724	748	773	799	826	853	882	911	941	973	1006	1039	1074	1110	1147	1185	1225	1266
6,7	653	675	697	720	744	769	794	820	848	876	905	935	965	997	1030	1065	1100	1136	1174	1213	1253	1294
6,8	672	694	717	740	765	790	816	842	870	898	928	958	990	1022	1056	1090	1126	1163	1201	1241	1281	1323
6,9	691	714	737	761	786	811	838	865	893	922	952	983	1015	1048	1082	1117	1153	1190	1229	1269	1310	1353
7,0	711	734	758	782	807	833	860	888	916	946	976	1008	1040	1074	1108	1144	1181	1219	1258	1298	1340	1383
7,1	732	755	779	804	830	856	883	912	941	971	1002	1033	1066	1100	1135	1171	1209	1247	1287	1328	1370	1414
7,2	753	777	801	827	853	880	907	936	965	996	1027	1060	1093	1128	1163	1200	1238	1277	1317	1358	1401	1445
7,3	775	799	824	850	876	904	932	961	991	1022	1054	1087	1121	1156	1192	1229	1267	1307	1348	1390	1433	1478
7,4	797	822	847	874	901	928	957	987	1017	1049	1081	1114	1149	1184	1221	1259	1297	1338	1379	1421	1465	1511
7,5	820	845	871	898	925	954	983	1013	1044	1076	1109	1143	1178	1214	1251	1289	1328	1369	1411	1454	1499	1544
7,6	844	870	896	923	951	980	1009	1040	1072	1104	1137	1172	1207	1244	1281	1320	1360	1401	1444	1487	1533	1579
7,7	868	894	921	949	977	1007	1037	1068	1100	1133	1167	1202	1238	1275	1313	1352	1393	1434	1477	1522	1567	1614
7,8	894	920	947	975	1004	1034	1065	1096	1129	1162	1197	1232	1269	1306	1345	1385	1426	1468	1512	1557	1603	1650
7,9	919	946	974	1003	1032	1062	1094	1126	1159	1193	1228	1264	1301	1339	1378	1418	1460	1503	1547	1592	1639	1687
8,0	946	973	1002	1031	1061	1091	1123	1156	1189	1224	1259	1296	1333	1372	1412	1453	1495	1538	1583	1629	1676	1725
8,1	973	1001	1030	1060	1090	1121	1153	1187	1221	1256	1292	1329	1367	1406	1446	1488	1531	1575	1620	1666	1714	1763
8,2	1001	1030	1059	1089	1120	1152	1185	1218	1253	1288	1325	1363	1401	1441	1482	1524	1567	1612	1657	1704	1753	1803
8,3	1030	1059	1089	1120	1151	1183	1217	1251	1286	1322	1359	1397	1436	1477	1518	1561	1605	1650	1696	1744	1793	1843
8,4	1060	1090	1120	1151	1183	1216	1249	1284	1320	1356	1394	1433	1473	1513	1555	1599	1643	1689	1735	1784	1833	1884
8,5	1091	1121	1151	1183	1216	1249	1283	1318	1355	1392	1430	1469	1510	1551	1594	1637	1682	1728	1776	1825	1875	1926
8,6	1122	1153	1184	1216	1249	1283	1318	1354	1390	1428	1467	1507	1548	1589	1633	1677	1722	1769	1817	1866	1917	1969
8,7	1155	1186	1218	1250	1284	1318	1353	1390	1427	1465	1505	1545	1586	1629	1673	1717	1764	1811	1859	1909	1960	2013
8,8	1188	1220	1252	1285	1319	1354	1390	1427	1465	1504	1543	1584	1626	1669	1714	1759	1806	1854	1903	1953	2005	2058
8,9	1222	1254	1287	1321	1356	1391	1428	1465	1503	1543	1583	1625	1667	1711	1756	1802	1849	1897	1947	1998	2050	2104
9,0	1258	1290	1324	1358	1393	1429	1456	1504	1543	1583	1624	1666	1709	1753	1799	1845	1893	1942	1992	2044	2097	2151

Nach Shepard, M.J., Richards, V.A., Berkowitz, R.L., Warsof, S.L., Hobbins, J.C.: An evaluation of two equations for predicting fetal weight by ultrasound. Amer. J. Obstet. Gynec. 142 (1982) 47–54

Gewicht und Länge neugeborener Kinder

Einlinge

Tabelle 53.**42a** Perzentilwerte des Geburtsgewichtes bzw. des längenbezogenen Geburtsgewichtes **männlicher Neugeborener** je Tragzeit (Bundesrepublik Deutschland 1992, Einlinge)

Tragzeit	Geburtsgewichtsperzentilwerte in g				
SSW	5.	10.	50.	90.	95.
23	420	450	**600**	720	770
24	480	510	**690**	840	880
25	540	600	**800**	970	1030
26	610	680	**940**	1120	1180
27	690	770	**1080**	1280	1360
28	750	860	**1220**	1450	1520
29	830	960	**1350**	1630	1710
30	940	1070	**1520**	1830	1910
31	1070	1180	**1690**	2020	2110
32	1200	1340	**1890**	2260	2360
33	1360	1550	**2130**	2550	2690
34	1600	1790	**2390**	2850	3000
35	1870	2060	**2640**	3140	3320
36	2140	2330	**2860**	3390	3550
37	2400	2570	**3090**	3620	3770
38	2620	2780	**3300**	3840	4000
39	2790	2950	**3470**	4010	4180
40	2910	3070	**3600**	4170	4350
41	3010	3160	**3700**	4290	4470
42	3030	3200	**3760**	4350	4520

Tabelle 53.**42b** Perzentilwerte des Geburtsgewichtes bzw. des längenbezogenen Geburtsgewichtes **weiblicher Neugeborener** je Tragzeit (Bundesrepublik Deutschland 1992, Einlinge)

Tragzeit	Geburtsgewichtsperzentilwerte in g				
SSW	5.	10.	50.	90.	95.
23	400	430	**580**	700	750
24	460	490	**670**	800	860
25	520	560	**760**	930	990
26	590	640	**880**	1060	1140
27	650	710	**1000**	1220	1300
28	710	800	**1120**	1390	1460
29	790	900	**1250**	1570	1650
30	900	990	**1420**	1770	1850
31	1010	1100	**1590**	1960	2050
32	1140	1260	**1790**	2180	2280
33	1300	1470	**2030**	2470	2610
34	1530	1710	**2270**	2770	2920
35	1790	1980	**2550**	3060	3230
36	2060	2230	**2760**	3290	3460
37	2290	2460	**2970**	3500	3660
38	2500	2660	**3160**	3690	3850
39	2670	2820	**3320**	3850	4020
40	2800	2940	**3450**	4000	4180
41	2890	3020	**3540**	4100	4300
42	2900	3050	**3580**	4180	4360

Modifiziert nach Voigt, M., Schneider, K.T.M., Jährig, K.: Analyse des Geburtengutes des Jahrganges 1992 der Bundesrepublik Deutschland. Teil 1: Neue Perzentilwerte für die Körpermaße von Neugeborenen. Geburtsh. u. Frauenheilk. 56 (1996) 550–558

Tabelle 53.**43a** Perzentilwerte der Länge **männlicher Neugeborener** je Tragzeit (Bundesrepublik Deutschland 1992, Einlinge)

Trag-zeit	Perzentilwerte der Länge in cm		
SSW	10.	50.	90.
23	28	**31**	34
24	29	**32**	36
25	30	**34**	37
26	31	**35**	38
27	32	**36**	39
28	34	**38**	41
29	35	**39**	43
30	36	**41**	44
31	38	**42**	45
32	39	**43**	46
33	41	**45**	48
34	42	**47**	49
35	45	**48**	51
36	46	**49**	52
37	47	**50**	53
38	48	**51**	54
39	49	**52**	55
40	50	**52**	55
41	50	**53**	56
42	50	**53**	56

Tabelle 53.**43b** Perzentilwerte der Länge **weiblicher Neugeborener** je Tragzeit (Bundesrepublik Deutschland 1992, Einlinge)

Trag-zeit	Perzentilwerte der Länge in cm		
SSW	10.	50.	90.
23	28	**31**	34
24	28	**32**	35
25	30	**33**	37
26	30	**35**	37
27	32	**36**	39
28	34	**37**	40
29	34	**39**	42
30	36	**40**	43
31	38	**42**	45
32	39	**43**	46
33	40	**44**	48
34	42	**46**	49
35	44	**48**	50
36	45	**49**	51
37	47	**50**	52
38	48	**50**	53
39	48	**51**	54
40	49	**52**	54
41	50	**52**	55
42	50	**52**	55

Modifiziert nach Voigt, M., Schneider, K.T.M., Jährig, K.: Analyse des Geburtengutes des Jahrganges 1992 der Bundesrepublik Deutschland. Teil 1: Neue Perzentilwerte für die Körpermaße von Neugeborenen. Geburtsh. u. Frauenheilk. 56 (1996) 550–558

◼ *Zwillinge*

Tabelle 53.**44**   Ausgeglichene Perzentile der Zwillingsneugeborenen beider Geschlechter, 28–42 SSW

SSW	Ausgeglichene Perzentile				
	10.	25.	50.	75.	90.
28	–	–	**1162**	–	–
29	–	–	**1240**	–	–
30	1007	1151	**1341**	1599	1865
31	1053	1202	**1437**	1731	2018
32	1147	1317	**1565**	1880	2165
33	1236	1455	**1695**	2062	2310
34	1370	1588	**1847**	2226	2486
35	1505	1717	**2010**	2391	2653
36	1636	1890	**2170**	2546	2800
37	1786	2057	**2337**	2700	2970
38	1935	2210	**2460**	2848	3105
39	2098	2315	**2580**	2967	3235
40	2209	2440	**2705**	3085	3363
41	2338	2562	**2825**	3129	3398
42	2307	2544	**2801**	3104	3367

Nach Bazsó, J., Dolhay, B., Pohánka, Ö.: Gewichtszunahme bei Zwillingskindern in den 28. bis 42. Schwangerschaftswochen. Zbl. Gynäkol. 20 (1970) 628–633

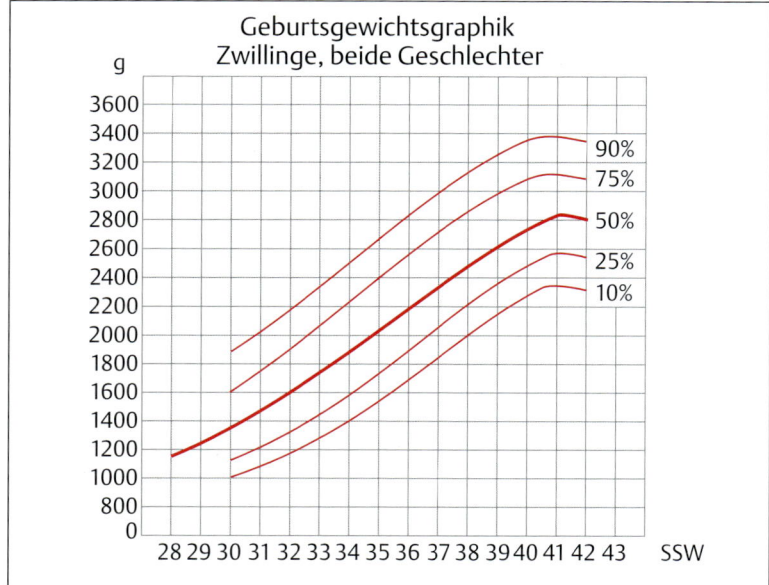

Abb. 53.**9**   Gewichtszunahme bei Zwillingskindern, 28–42 SSW.
Nach Bazsó, J., Dolhay, B., Pohánka, Ö.: Zbl. Gynäkol. 20 (1970) 628–633.

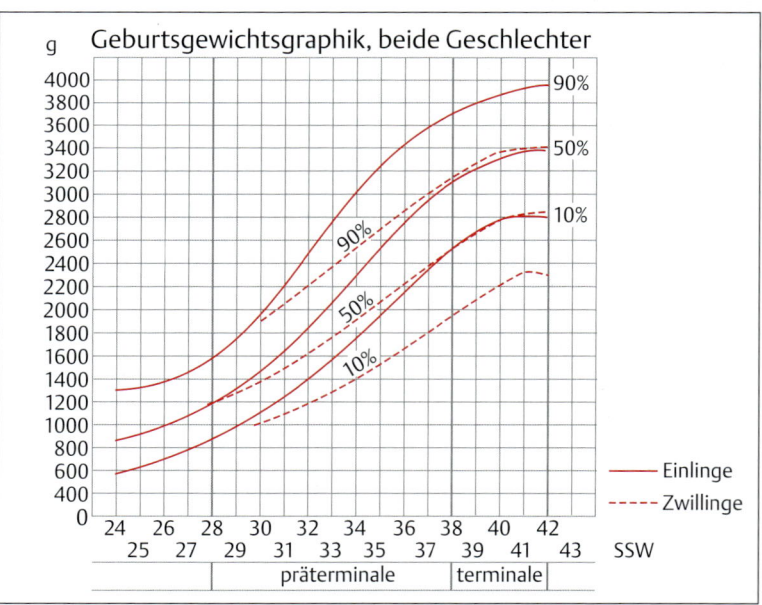

Abb. 53.**10**   Vergleich der Standardwachstumskurven bei Einlingen und Zwillingskindern, 28–42 SSW. Nach Bazsó, J., Dolhay, B., Pohánka, Ö.: Zbl. Gynäkol. 20 (1970) 628–633.

Dopplerdiagnostik in der Gravidität

■ *A. uterina*

Tabelle 53.**45** Pulsatilitäts- (PI) und Resistance-Index (RI) sowie intensitätsgewichtete mittlere Flussgeschwindigkeit (Vmean [cm/s]) der A. uterina

SSW	PI Mean*	PI 90%-Intervall	RI Mean*	RI 90%-Intervall	Vmean Mean*	Vmean 90%-Intervall
18	0,888	(0,509-1,407)	0,447	(0,222-0,659)	43,458	(20,659-71,901)
19	0,838	(0,460-1,356)	0,429	(0,204-0,641)	44,025	(21,202-72,500)
20	0,812	(0,436-1,328)	0,419	(0,194-0,630)	44,831	(21,982-73,337)
21	0,795	(0,420-1,309)	0,411	(0,186-0,622)	45,704	(22,830-74,240)
22	0,781	(0,407-1,293)	0,405	(0,180-0,615)	46,545	(23,647-75,113)
23	0,769	(0,397-1,280)	0,400	(0,175-0,610)	47,301	(24,377-75,899)
24	0,759	(0,388-1,268)	0,395	(0,171-0,605)	47,945	(24,997-76,575)
25	0,751	(0,381-1,258)	0,391	(0,167-0,601)	48,473	(25,500-77,133)
26	0,743	(0,374-1,248)	0,387	(0,163-0,597)	48,889	(25,891-77,580)
27	0,736	(0,369-1,239)	0,384	(0,160-0,593)	49,206	(26,183-77,928)
28	0,729	(0,363-1,230)	0,380	(0,157-0,590)	49,439	(26,391-78,192)
29	0,722	(0,358-1,222)	0,378	(0,154-0,587)	49,604	(26,532-78,388)
30	0,716	(0,354-1,214)	0,375	(0,152-0,584)	49,716	(26,619-78,532)
31	0,711	(0,349-1-207)	0,372	(0,150-0,581)	49,790	(26,668-78,637)
32	0,705	(0,345-1,999)	0,370	(0,147-0,578)	49,836	(26,689-78,714)
33	0,700	(0,341-1,192)	0,368	(0,145-0,576)	49,863	(26,692-78,772)
34	0,695	(0,337-1,185)	0,366	(0,144-0,574)	49,878	(26,682-78,818)
35	0,690	(0,333-1,178)	0,364	(0,142-0,571)	49,886	(26,664-78,856)
36	0,684	(0,330-1,171)	0,362	(0,140-0,569)	49,889	(26,643-78,891)
37	0,679	(0,326-1,164)	0,360	(0,139-0,567)	49,891	(26,620-78,923)
38	0,674	(0,322-1,157)	0,358	(0,137-0,566)	49,891	(26,595-78,955)
39	0,669	(0,318-1,150)	0,357	(0,136-0,564)	49,891	(26,571-78,986)
40	0,663	(0,313-1,143)	0,355	(0,135-0,562)	49,891	(26,546-79,017)
41	0,657	(0,308-1,134)	0,354	(0,134-0,561)	49,894	(26,521-79,048)
42	0,649	(0,302-1,125)	0,353	(0,133-0,559)	49,891	(26,496-79,079)

Nach Bahlmann, F., Neubert, S., Steiner, E., Merz, E., Wellek, S.: Das uteroplazentare Dopplerflussprofil in einem Normalkollektiv – Berechnung von Referenzbereichen für Widerstandsindizes der A. uterina. (In Vorbereitung)

* Glättung mittels nichtlinearer Regression

Tabelle 53.**47** Pulsatilitäts- (PI) und Resistance-Index (RI) der A. umbilicalis

SSW	PI Mean*	PI 90%-Intervall	RI Mean*	RI 90%-Intervall
18	1,018	(1,361-1,652)	0,713	(0,591-0,825)
19	1,250	(0,972-1,539)	0,700	(0,577-0,812)
20	1,216	(0,940-1,505)	0,690	(0,567-0,802)
21	1,189	(0,913-1,476)	0,680	(0,557-0,793)
22	1,165	(0,890-1,450)	0,671	(0,548-0,784)
23	1,142	(0,869-1,427)	0,663	(0,539-0,776)
24	1,122	(0,849-1,405)	0,655	(0,530-0,768)
25	1,102	(0,831-1,385)	0,646	(0,522-0,760)
26	1,084	(0,813-1,365)	0,639	(0,514-0,752)
27	1,065	(0,797-1,346)	0,631	(0,506-0,745)
28	1,048	(0,780-1,327)	0,623	(0,498-0,737)
29	1,031	(0,764-1,308)	0,615	(0,490-0,730)
30	1,014	(0,748-1,290)	0,608	(0,082-0,723)
31	0,997	(0,732-1,272)	0,600	(0,474-0,715)
32	0,980	(0,716-1,254)	0,592	(0,465-0,707)
33	0,963	(0,700-1,236)	0,584	(0,457-0,700)
34	0,946	(0,684-1,218)	0,576	(0,449-0,692)
35	0,928	(0,668-1,199)	0,567	(0,440-0,684)
36	0,910	(0,651-1,180)	0,559	(0,431-0,675)
37	0,891	(0,634-1,160)	0,550	(0,422-0,667)
38	0,872	(0,615-1,139)	0,540	(0,412-0,657)
39	0,851	(0,595-1,117)	0,530	(0,402-0,648)
40	0,828	(0,573-1,093)	0,519	(0,390-0,637)
41	0,801	(0,547-1,065)	0,506	(0,377-0,624)
42	0,765	(0,513-1,028)	0,490	(0,360-0,608)

Nach Bahlmann, F., Reinhardt, I., Krummenauer, F., Neubert, S., Macchiella, D., Wellek, S.: Blood flow velocity waveforms of the umbilical artery in a normal population: reference values from 18 weeks to 42 weeks of gestation. (In Vorbereitung)

* Glättung mittels nichtlinearer Regression

■ *A. umbilicalis*

Tabelle 53.**46** Normwerte für den Resistance-Index der A. uterina in Abhängigkeit vom Gestationsalter und von der Plazentalage

	Restistance-Index					
	A.uterina (plazentare Seite)			A.uterina (nichtplazentare Seite)		
SSW	5%	50%	95%	5%	50%	95%
24	0,33	**0,45**	0,61	0,35	**0,49**	0,69
26	0,33	**0,45**	0,61	0,34	**0,49**	0,69
28	0,33	**0,44**	0,60	0,34	**0,48**	0,68
30	0,32	**0,44**	0,60	0,34	**0,48**	0,67
32	0,32	**0,44**	0,59	0,33	**0,47**	0,67
34	0,32	**0,43**	0,59	0,33	**0,47**	0,66
36	0,32	**0,43**	0,58	0,33	**0,46**	0,65
38	0,32	**0,43**	0,57	0,32	**0,46**	0,65
40	0,32	**0,42**	0,57	0,32	**0,45**	0,64
42	0,31	**0,42**	0,56	0,32	**0,45**	0,63

In: Kurmanavicius, J., Florio, I., Wisser, J., Hebisch, G., Zimmermann, R., Müller, R., Huch, R., Huch, A.: Reference resistance indices of the umbilical, fetal middle cerebral and uterine arteries at 24–42 weeks of gestation. Ultrasound Obstet. Gynecol. 10 (1997) 112–120

Tabelle 53.**48** Maximale systolische (Vmax) und intensitätsgewichtete mittlere Flussgeschwindigkeit (Vmean) sowie enddiastolische Flussgeschwindigkeit (Vmin) der A. umbilicalis (in cm/s)

SSW	Vmax Mean*	Vmax 90%-Intervall	Vmean Mean*	Vmean 90%-Intervall	Vmin Mean*	Vmin 90%-Intervall
18	33,722	(20,328-55,388)	18,188	(8,738-32,244)	8,217	(3,195-15,819)
19	35,800	(21,880-58,315)	19,336	(9,441-34,053)	9,136	(3,789-17,231)
20	37,396	(22,952-60,760)	20,403	(10,064-35,781)	9,919	(4,247-18,506)
21	38,787	(23,818-63,000)	21,425	(10,641-37,465)	10,644	(4,646-19,724)
22	40,058	(24,564-65,120)	22,415	(11,187-39,116)	11,337	(5,014-20,909)
23	41,250	(25,231-67,161)	23,380	(11,707-40,742)	12,011	(5,363-22,075)
24	42,387	(25,843-69,147)	24,323	(12,206-42,347)	12,675	(5,702-23,232)
25	43,485	(26,416-71,094)	25,248	(12,686-43,935)	13,335	(6,036-24,383)
26	44,555	(26,961-73,013)	26,156	(13,150-45,502)	13,995	(6,371-25,536)
27	45,605	(27,487-74,912)	27,049	(13,598-47,056)	14,659	(6,710-26,692)
28	46,643	(28,000-76,799)	27,927	(14,032-48,596)	15,331	(7,057-27,857)
29	47,675	(28,507-78,680)	28,792	(14,452-50,122)	16,015	(7,416-29,033)
30	48,706	(29,014-80,561)	29,643	(14,858-51,634)	16,715	(7,790-30,225)
31	49,743	(29,525-82,446)	30,481	(15,252-53,134)	17,434	(8,184-31,437)
32	50,789	(30,047-84,341)	31,307	(15,632-54,620)	18,178	(8,603-32,673)
33	51,852	(30,585-86,253)	32,119	(16,000-56,094)	18,952	(9,051-33,939)
34	52,939	(31,146-88,189)	32,918	(16,354-57,554)	19,763	(9,537-35,242)
35	54,057	(31,739-90,156)	33,703	(16,695-59,000)	20,620	(10,069-36,592)
36	55,217	(32,375-92,165)	34,473	(17,021-60,432)	21,536	(10,660-38,000)
37	56,433	(33,066-94,230)	35,228	(17,331-61,848)	22,527	(11,325-39,483)
38	57,725	(33,834-96,371)	35,966	(17,625-63,247)	23,618	(12,092-41,067)
39	59,125	(34,709-98,620)	36,685	(17,899-64,627)	24,852	(13,000-42,793)
40	60,688	(35,747-101,032)	37,380	(18,149-65,984)	26,303	(14,126-44,736)
41	62,531	(37,064-103,723)	38,044	(18,369-67,309)	28,143	(15,640-47,068)
42	65,043	(39,052-107,085)	38,661	(18,541-68,587)	30,995	(18,167-50,413)

Nach Bahlmann, F., Reinhardt, I., Krummenauer, F., Neubert, S., Macchiella, D., Wellek, S.: Blood flow velocity waveforms of the umbilical artery in a normal population: reference values from 18 weeks to 42 weeks of gestation. (In Vorbereitung)

* Glättung mittels nichtlinearer Regression

■ *Aorta descendens*

Tabelle 53.**49** Pulsatilitäts- (PI) und Resistance-Index (RI) der Aorta descendens, gemessen in Höhe des Zwerchfells

	PI		RI	
SSW	Mean*	90%-Intervall	Mean*	90%-Intervall
18	1,788	(1,496-2,149)	0,799	(0,694-0,874)
19	1,788	(1,493-2,155)	0,798	(0,691-0,873)
20	1,790	(1,492-2,161)	0,796	(0,689-0,872)
21	1,793	(1,491-2,168)	0,795	(0,687-0,872)
22	1,796	(1,491-2,176)	0,794	(0,686-0,871)
23	1,801	(1,492-2,184)	0,794	(0,684-0,871)
24	1,806	(1,493-2,194)	0,793	(0,683-0,871)
25	1,812	(1,496-2,205)	0,792	(0,681-0,870)
26	1,819	(1,499-2,216)	0,791	(0,680-0,870)
27	1,826	(1,503-2,228)	0,791	(0,679-0,870)
28	1,835	(1,508-2,241)	0,790	(0,677-0,870)
29	1,826	(1,513-2,254)	0,790	(0,676-0,870)
30	1,819	(1,519-2,268)	0,789	(0,675-0,870)
31	1,812	(1,525-2,282)	0,789	(0,674-0,870)
32	1,806	(1,532-2,296)	0,788	(0,673-0,870)
33	1,801	(1,538-2,311)	0,788	(0,671-0,870)
34	1,796	(1,545-2,325)	0,787	(0,670-0,870)
35	1,793	(1,552-2,340)	0,787	(0,669-0,870)
36	1,790	(1,558-2,354)	0,786	(0,668-0,870)
37	1,923	(1,564-2,369)	0,786	(0,667-0,870)
38	1,932	(1,570-2,382)	0,785	(0,666-0,870)
39	1,941	(1,575-2,395)	0,785	(0,665-0,870)
40	1,948	(1,579-2,407)	0,785	(0,664-0,870)
41	1,954	(1,581-2,417)	0,784	(0,663-0,871)

Nach Bahlmann, F., Wellek, S., Reinhardt, I., Krummenauer, F., Merz, E., Welter, C.: Reference values of fetal aortic flow velocity waveforms and associated intra-observer reliability in normal pregnancies. Ultrasound Obstet. Gynecol. 17 (2001) 42–49

* Glättung mittels nichtlinearer Regression

■ *A. cerebri media*

Tabelle 53.**50** Maximale systolische (Vmax) und intensitätsgewichtete mittlere Flussgeschwindigkeit (Vmean) sowie enddiastolische Flussgeschwindigkeit (Vmin) der Aorta descendens, gemessen in Höhe des Zwerchfells (in cm/s)

	Vmax		Vmean		Vmin	
SSW	Mean*	90%-Intervall	Mean*	90%-Intervall	Mean*	90%-Intervall
18	48,218	(24,540-77,073)	19,982	(5,692-36,843)	7,628	(2,684-14,103)
19	51,815	(27,536-81,403)	24,270	(9,823-41,317)	8,914	(3,821-15,585)
20	55,635	(30,755-85,954)	26,880	(12,275-44,112)	9,885	(4,643-16,752)
21	59,517	(34,037-90,568)	28,870	(14,109-46,289)	10,709	(5,317-17,771)
22	63,392	(37,311-95,175)	30,522	(15,603-48,126)	11,439	(5,898-18,697)
23	67,218	(40,536-99,733)	31,955	(16,879-49,744)	12,100	(6,410-19,554)
24	70,966	(43,685-104,214)	33,233	(18,000-51,208)	12,707	(6,868-20,357)
25	74,617	(45,223-108,596)	34,397	(19,007-52,558)	13,270	(7,282-21,115)
26	78,151	(49,668-112,863)	35,472	(19,924-53,818)	13,796	(7,657-21,836)
27	81,556	(52,473-117,000)	36,476	(20,770-55,008)	14,288	(8,000-22,524)
28	84,820	(55,136-120,996)	37,422	(21,559-56,139)	14,750	(8,313-23,182)
29	87,932	(57,647-124,840)	38,320	(22,300-57,223)	15,185	(8,599-23,812)
30	90,882	(59,997-128,522)	39,178	(23,001-58,267)	15,595	(8,859-24,418)
31	93,662	(62,176-132,034)	40,003	(23,668-59,277)	15,981	(9,096-25,000)
32	96,264	(64,177-135,368)	40,800	(24,308-60,260)	16,345	(9,311-25,560)
33	98,679	(64,992-138,515)	41,574	(24,925-61,219)	16,688	(9,504-26,098)
34	100,901	(67,612-141,468)	42,329	(25,522-62,160)	17,009	(9,676-26,614)
35	102,921	(69,032-144,220)	43,069	(26,105-63,085)	17,309	(9,827-27,111)
36	104,731	(70,241-146,763)	43,798	(26,677-64,000)	17,589	(9,957-27,586)
37	106,324	(71,234-149,088)	44,520	(27,242-64,908)	17,848	(10,067-28,040)
38	107,691	(72,000-151,187)	45,241	(27,805-65,815)	18,084	(10,154-28,473)
39	108,822	(72,531-153,050)	45,967	(28,374-66,726)	18,298	(10,218-28,882)
40	109,707	(72,814-154,666)	46,707	(28,957-67,651)	18,486	(10,257-29,265)
41	110,330	(72,837-156,022)	47,479	(29,571-68,609)	18,644	(10,266-29,619)

Nach Bahlmann, F., Wellek, S., Reinhardt, I., Krummenauer, F., Merz, E., Welter, C.: Reference values of fetal aortic flow velocity waveforms and associated intra-observer reliability in normal pregnancies. Ultrasound Obstet. Gynecol. 17 (2001) 42–49

* Glättung mittels nichtlinearer Regression

Tabelle 53.**51** Pulsatilitäts- (PI) und Resistance-Index (RI) der A. cerebri media

	PI		RI	
SSW	Mean*	90%-Intervall	Mean*	90%-Intervall
18	1,848	(1,391-2,385)	0,782	(0,642-0,882)
19	1,848	(1,388-2,389)	0,782	(0,641-0,883)
20	1,848	(1,386-2,392)	0,782	(0,640-0,884)
21	1,848	(1,383-2,395)	0,782	(0,639-0,885)
22	1,848	(1,381-2,398)	0,782	(0,638-0,885)
23	1,848	(1,378-2,401)	0,782	(0,637-0,886)
24	1,848	(1,375-2,404)	0,782	(0,636-0,887)
25	1,848	(1,373-2,407)	0,782	(0,635-0,888)
26	1,848	(1,370-2,410)	0,782	(0,634-0,888)
27	1,848	(1,367-2,413)	0,782	(0,633-0,889)
28	1,848	(1,365-2,416)	0,782	(0,632-0,890)
29	1,848	(1,362-2,419)	0,782	(0,631-0,891)
30	1,847	(1,359-2,422)	0,782	(0,630-0,891)
31	1,845	(1,354-2,423)	0,782	(0,628-0,892)
32	1,840	(1,347-2,422)	0,781	(0,627-0,892)
33	1,829	(1,333-2,413)	0,780	(0,625-0,892)
34	1,805	(1,306-2,392)	0,777	(0,621-0,890)
35	1,762	(1,260-2,352)	0,771	(0,614-0,884)
36	1,696	(1,192-2,290)	0,758	(0,600-0,872)
37	1,612	(1,105-2,209)	0,737	(0,578-0,852)
38	1,524	(1,014-2,123)	0,708	(0,547-0,823)
39	1,453	(0,941-2,056)	0,676	(0,514-0,792)
40	1,414	(0,899-2,020)	0,651	(0,489-0,768)
41	1,403	(0,885-2,012)	0,640	(0,477-0,758)

Nach Bahlmann. F., Reinhardt, I., Krummenauer, F., Neubert, S., Macchiella, D., Wellek, S.: Blood flow velocity waveforms of the fetal middle cerebral artery in a normal population: reference values from 18 weeks to 42 weeks of gestation. Perinat. Med. (2002) in press

* Glättung mittels nichtlinearer Regression

Tabelle 53.**52** Maximale systolische (Vmax) und intensitätsgewichtete mittlere Flussgeschwindigkeit (Vmean) sowie enddiastolische Flussgeschwindigkeit (Vmin) der A. cerebri media (in cm/s)

	Vmax		Vmean		Vmin	
SSW	Mean*	90%-Intervall	Mean*	90%-Intervall	Mean*	90%-Intervall
18	26,833	(13,377-44,205)	11,202	(4,292-18,642)	4,945	(1,940-9,445)
19	26,863	(13,248-44,440)	11,245	(4,048-18,994)	4,945	(1,801-9,652)
20	26,985	(13,211-44,767)	11,355	(3,871-19,413)	4,945	(1,663-9,860)
21	27,257	(13,324-45,244)	11,543	(3,771-19,910)	4,945	(1,524-10,067)
22	27,730	(13,638-45,922)	11,816	(3,757-20,493)	4,945	(1,386-10,275)
23	28,439	(14,188-46,837)	12,179	(3,833-21,165)	4,946	(1,248-10,484)
24	29,410	(15,000-48,012)	12,633	(4,000-21,928)	4,950	(1,114-10,695)
25	30,651	(16,082-49,458)	13,180	(4,259-22,784)	4,961	(0,986-10,914)
26	32,159	(17,432-51,172)	13,817	(4,609-23,731)	4,989	(0,875-11,149)
27	33,919	(19,033-53,137)	14,543	(5,048-24,766)	5,046	(0,794-11,414)
28	35,904	(20,859-55,327)	15,353	(5,571-25,885)	5,155	(0,764-11,730)
29	38,075	(22,871-57,703)	16,243	(6,174-27,084)	5,345	(0,816-12,127)
30	40,387	(25,024-60,220)	17,206	(6,850-28,357)	5,650	(0,982-12,640)
31	42,785	(27,263-62,822)	18,235	(7,591-29,695)	6,107	(1,301-13,305)
32	45,210	(29,529-65,453)	19,320	(8,389-31,090)	6,750	(1,805-14,155)
33	47,600	(31,761-68,048)	20,452	(9,234-32,531)	7,600	(2,516-15,212)
34	49,892	(33,894-70,545)	21,618	(10,113-34,006)	8,654	(3,432-16,475)
35	52,023	(35,866-72,881)	22,804	(11,011-35,501)	9,883	(4,523-17,911)
36	53,937	(37,621-75,000)	23,994	(11,914-37,000)	11,218	(5,719-19,453)
37	55,582	(39,108-76,851)	25,168	(12,801-38,484)	12,557	(6,920-21,000)
38	56,921	(40,288-78,395)	26,305	(13,650-39,929)	13,776	(8,000-22,426)
39	57,930	(41,138-79,609)	27,374	(14,433-41,308)	14,751	(8,836-23,608)
40	58,606	(41,655-80,489)	28,342	(15,113-42,585)	15,395	(9,342-24,460)
41	58,974	(41,864-81,062)	29,156	(15,640-43,708)	15,704	(9,512-24,976)

Nach Bahlmann. F., Reinhardt, I., Krummenauer, F., Neubert, S., Macchiella, D., Wellek, S.: Blood flow velocity waveforms of the fetal middle cerebral artery in a normal population: reference values from 18 weeks to 42 weeks of gestation. Perinat. Med. (2002) in press

* Glättung mittels nichtlinearer Regression

Tabelle 53.**53** Normwerte für die umbilikozerebrale Ratio und die aortozerebrale Ratio in Abhängigkeit vom Gestationsalter

SSW	Umbilikozerebrale Ratio (A. umbilicalis/ A. cerebri media)			Aortozerebrale Ratio (Aorta descendens/ A. cerebri media)		
	5%	50%	95%	5%	50%	95%
20	0,24	0,67	1,11	0,45	0,94	1,43
22	0,22	0,66	1,09	0,48	0,96	1,45
24	0,20	0,64	1,08	0,50	0,99	1,48
26	0,19	0,62	1,06	0,52	1,01	1,50
28	0,17	0,61	1,04	0,55	1,03	1,52
30	0,15	0,59	1,02	0,57	1,06	1,55
32	0,14	0,57	1,01	0,59	1,08	1,57
34	0,12	0,56	0,99	0,62	1,10	1,59
36	0,10	0,54	0,97	0,64	1,13	1,62
38	0,09	0,52	0,96	0,66	1,15	1,64
40	0,07	0,50	0,94	0,69	1,18	1,66
42	0,05	0,49	0,92	0,71	1,20	1,69

Nach Arduini, D., Rizzo, G.: Normal values of pulsatility index from fetal vessels: A cross sectional study on 1556 healthy fetuses. J. Perinat. Med. 18 (1990) 165–172

A. renalis

Tabelle 53.**54** Pulsatilitäts-Index (PI) und Resistance-Index (RI) der A. renalis

SSW	PI			RI		
	5%	50%	95%	5%	50%	95%
		Perzentile			Perzentile	
20	1,61	2,52	3,43			
21	1,59	2,50	3,41			
22	1,57	2,48	3,39			
23	1,55	2,46	3,36			
24	1,54	2,44	3,34			
25	1,52	2,42	3,32			
26	1,50	2,40	3,29			
27	1,48	2,38	3,27			
28	1,46	2,35	3,25			
29	1,44	2,33	3,23			
30	1,42	2,31	3,20	0,79	0,89	0,99
31	1,40	2,29	3,18	0,79	0,88	0,98
32	1,38	2,27	3,16	0,78	0,88	0,97
33	1,36	2,25	3,14	0,77	0,87	0,97
34	1,34	2,23	3,12	0,77	0,86	0,96
35	1,32	2,21	3,10	0,76	0,86	0,95
36	1,30	2,19	3,08	0,75	0,85	0,95
37	1,28	2,17	3,06	0,75	0,84	0,94
38	1,25	2,15	3,04	0,74	0,84	0,93
39	1,23	2,13	3,02	0,73	0,83	0,93
40	1,21	2,11	3,00	0,73	0,82	0,92
41	1,19	2,08	2,96			

Nach Arduini, D., Rizzo, G.: Normal values of pulsatility index from fetal vessels: A cross sectional study on 1556 healthy fetuses. J. Perinat. Med 18 (1990) 165–172) und nach Mai, R., Kristen, P., Rempen, A.: Der end-diastolische Blutfluss der A. renalis in der normalen Schwangerschaft. Ultraschall Klin. Prax. 8 (1994) 232–234

■ *Ductus venosus*

Tabelle 53.**55** Maximale Flussgeschwindigkeiten während der ventrikulären Systole (S) sowie maximale Werte der endsystolischen Flussgeschwindigkeit (SD) und der diastolischen Flussgeschwindigkeit (D) des Ductus venosus (in cm/s)

SSW	S Mean*	S 90%-Intervall	SD Mean*	SD 90%-Intervall	D Mean*	D 90%-Intervall
14	48,000	(31,478-65,432)	35,479	(23,000-50,114)	41,742	(26,453-57,326)
15	49,458	(32,757-67,080)	37,832	(25,190-52,658)	42,737	(27,286-58,486)
16	51,504	(34,623-69,315)	39,169	(26,364-54,185)	44,526	(28,914-60,440)
17	53,730	(36,669-71,730)	40,154	(27,187-55,362)	46,700	(30,925-62,779)
18	55,904	(38,663-74,093)	40,955	(27,825-56,353)	48,928	(32,991-65,172)
19	57,894	(40,474-76,273)	41,640	(28,347-57,229)	50,994	(34,895-67,402)
20	59,636	(42,037-78,205)	42,245	(28,789-58,025)	52,780	(36,519-69,353)
21	61,108	(42,717-79,866)	42,792	(29,174-58,762)	54,242	(37,819-70,981)
22	62,313	(44,354-81,260)	43,295	(29,514-59,456)	55,385	(38,801-72,289)
23	63,272	(45,134-82,409)	43,763	(29,819-60,115)	56,243	(39,497-73,312)
24	64,016	(45,698-83,342)	44,204	(30,097-60,747)	56,862	(39,953-74,096)
25	64,577	(46,080-84,093)	44,622	(30,353-61,356)	57,291	(40,221-74,690)
26	64,990	(46,312-84,695)	45,022	(30,591-61,947)	57,578	(40,346-75,142)
27	65,284	(46,427-85,178)	45,408	(30,814-62,524)	57,762	(40,368-75,491)
28	65,488	(46,451-85,572)	45,782	(31,025-63,088)	57,875	(40,319-75,769)
29	65,624	(46,408-85,897)	46,146	(31,226-63,643)	57,941	(40,223-76,000)
30	65,712	(46,316-86,175)	46,503	(31,421-64,191)	57,978	(40,098-76,202)
31	65,766	(46,191-86,418)	46,855	(31,610-64,734)	57,997	(39,995-76,386)
32	65,798	(46,043-86,640)	47,204	(31,796-65,273)	58,006	(39,803-76,561)
33	65,816	(45,881-86,847)	47,551	(31,981-65,812)	58,011	(39,645-76,730)
34	65,825	(45,711-87,045)	47,900	(32,166-66,351)	58,012	(39,485-76,897)
35	65,829	(45,536-87,239)	48,251	(32,355-66,893)	58,013	(39,324-77,063)
36	65,831	(45,358-87,431)	48,609	(32,550-67,442)	58,013	(39,162-77,228)
37	65,832	(45,179-87,621)	48,976	(32,755-68,000)	58,013	(39,000-77,393)
38	65,832	(45,000-87,810)	49,359	(32,975-68,573)	58,013	(38,838-77,558)
39	65,832	(44,820-88,000)	49,764	(33,217-69,170)	58,013	(38,676-77,723)
40	65,832	(44,641-88,189)	50,206	(33,496-69,802)	58,013	(38,514-77,888)
41	65,832	(44,461-88,379)	50,711	(33,839-70,498)	58,013	(38,352-78,053)

Nach Bahlmann, F., Wellek, S., Reinhardt, I., Merz, E., Steiner, E., Welter, E.: Reference values of ductus venosus flow velocity waveforms and various calculated waveform indices. Prenat. Diagn. 20 (2000) 623–634

* Glättung mittels nichtlinearer Regression

Tabelle 53.**56** Maximale Flussgeschwindigkeiten während der Vorhofkontraktion (a) und intensitätsgewichtete mittlere Flussgeschwindigkeit (Vmean) des Ductus venosus (in cm/s)

SSW	a Mean*	a 90%-Intervall	Vmean Mean*	Vmean 90%-Intervall
14	11,165	(1,872-21,571)	18,722	(30,025-41,737)
15	13,753	(4,189-24,462)	21,398	(32,826-44,669)
16	16,274	(6,438-27,286)	23,566	(35,120-47,093)
17	18,637	(8,530-29,953)	25,398	(37,078-49,181)
18	20,815	(10,437-32,434)	26,965	(38,771-51,004)
19	22,799	(12,150-34,721)	28,311	(40,241-52,604)
20	24,589	(13,669-36,815)	29,464	(41,521-54,014)
21	26,191	(15,000-38,720)	30,450	(42,632-55,255)
22	27,612	(16,151-40,445)	31,287	(43,595-56,348)
23	28,864	(17,131-42,000)	31,993	(44,426-57,309)
24	29,956	(17,952-43,395)	32,581	(45,140-58,153)
25	30,900	(18,625-44,643)	33,065	(45,749-58,893)
26	31,709	(19,163-45,756)	33,456	(46,266-59,539)
27	32,394	(19,578-46,745)	33,764	(46,700-60,103)
28	32,968	(19,880-47,622)	34,000	(47,061-60,595)
29	33,443	(20,084-48,400)	34,172	(47,359-61,023)
30	33,829	(20,199-49,089)	34,288	(47,600-61,394)
31	34,137	(20,236-49,701)	34,356	(47,794-61,718)
32	34,379	(20,207-50,247)	34,382	(47,946-62,000)
33	34,564	(20,121-50,735)	34,374	(48,062-62,247)
34	34,702	(19,988-51,176)	34,336	(48,150-62,465)
35	34,800	(19,815-51,578)	34,273	(48,213-62,658)
36	34,868	(19,612-51,949)	34,192	(48,257-62,832)
37	34,911	(19,384-52,296)	34,095	(48,286-62,991)
38	34,937	(19,139-52,626)	33,987	(48,304-63,139)
39	34,951	(18,882-52,943)	33,872	(48,314-63,279)
40	34,957	(18,617-53,253)	33,751	(48,318-63,414)
41	34,959	(18,348-53,558)	33,627	(48,320-63,545)

Nach Bahlmann, F., Wellek, S., Reinhardt, I., Merz, E., Steiner, E., Welter, E.: Reference values of ductus venosus flow velocity waveforms and various calculated waveform indices. Prenat. Diagn. 20 (2000) 623–634

* Glättung mittels nichtlinearer Regression

Tabelle 53.**57** Venöse Indizes (S-a)/S, (S-a)/Vmean und (S-a)/D, berechnet aus den maximalen Flussgeschwindigkeiten des Ductus venosus

SSW	(S-a)/S Mean*	(S-a)/S 90%-Intervall	(S-a)/Vmean Mean*	(S-a)/Vmean 90%-Intervall	(S-a)/D Mean*	(S-a)/D 90%-Intervall
14	0,766	(0,653-0,888)	1,208	(0,970-1,499)	0,889	(0,738-1,073)
15	0,723	(0,609-0,846)	1,123	(0,885-1,414)	0,843	(0,690-1,029)
16	0,688	(0,573-0,814)	1,054	(0,816-1,346)	0,802	(0,647-0,989)
17	0,659	(0,542-0,786)	0,997	(0,758-1,289)	0,764	(0,609-0,953)
18	0,634	(0,516-0,763)	0,947	(0,708-1,239)	0,731	(0,574-0,922)
19	0,612	(0,492-0,742)	0,904	(0,664-1,197)	0,701	(0,543-0,894)
20	0,592	(0,471-0,724)	0,866	(0,626-1,160)	0,676	(0,516-0,870)
21	0,575	(0,452-0,708)	0,834	(0,594-1,128)	0,653	(0,492-0,849)
22	0,559	(0,435-0,694)	0,806	(0,565-1,100)	0,633	(0,471-0,831)
23	0,546	(0,420-0,682)	0,782	(0,540-1,076)	0,617	(0,453-0,816)
24	0,534	(0,406-0,672)	0,761	(0,519-1,056)	0,602	(0,437-0,803)
25	0,523	(0,394-0,663)	0,743	(0,501-1,039)	0,590	(0,423-0,793)
26	0,514	(0,384-0,655)	0,728	(0,486-1,024)	0,580	(0,412-0,785)
27	0,506	(0,374-0,649)	0,715	(0,472-1,012)	0,572	(0,402-0,778)
28	0,499	(0,366-0,643)	0,704	(0,461-1,001)	0,565	(0,394-0,773)
29	0,493	(0,358-0,639)	0,696	(0,452-0,993)	0,559	(0,387-0,769)
30	0,488	(0,352-0,636)	0,688	(0,445-0,986)	0,555	(0,381-0,766)
31	0,484	(0,346-0,633)	0,683	(0,438-0,981)	0,551	(0,376-0,765)
32	0,480	(0,341-0,631)	0,678	(0,434-0,977)	0,549	(0,372-0,764)
33	0,477	(0,336-0,630)	0,674	(0,430-0,974)	0,547	(0,369-0,763)
34	0,475	(0,333-0,629)	0,672	(0,427-0,971)	0,546	(0,366-0,764)
35	0,473	(0,329-0,629)	0,670	(0,424-0,970)	0,545	(0,364-0,765)
36	0,472	(0,326-0,629)	0,668	(0,423-0,969)	0,544	(0,362-0,766)
37	0,471	(0,324-0,629)	0,668	(0,421-0,969)	0,544	(0,360-0,767)
38	0,470	(0,322-0,630)	0,667	(0,420-0,968)	0,543	(0,358-0,768)
39	0,469	(0,320-0,631)	0,667	(0,420-0,969)	0,543	(0,357-0,770)
40	0,469	(0,318-0,633)	0,667	(0,419-0,969)	0,543	(0,355-0,772)
41	0,469	(0,317-0,634)	0,667	(0,419-0,969)	0,543	(0,354-0,773)

Nach Bahlmann, F., Wellek, S., Reinhardt, I., Merz, E., Steiner, E., Welter, E.: Reference values of ductus venosus flow velocity waveforms and various calculated waveform indices. Prenat. Diagn. 20 (2000) 623–634

* Glättung mittels nichtlinearer Regression

Tabelle 53.**58** Venöse Indizes S/D, a/S und S/a berechnet aus den maximalen Flussgeschwindigkeiten des Ductus venosus

SSW	(S-a)/S Mean*	(S-a)/S 90%-Intervall	(S-a)/Vmean Mean*	(S-a)/Vmean 90%-Intervall	(S-a)/D Mean*	(S-a)/D 90%-Intervall
14	1,150	(1,066-1,276)	0,234	(0,112-0,347)	4,497	(3,583-5,780)
15	1,148	(1,064-1,276)	0,277	(0,153-0,391)	4,047	(3,153-5,304)
16	1,148	(1,063-1,275)	0,312	(0,186-0,427)	3,641	(2,767-4,871)
17	1,147	(1,062-1,275)	0,341	(0,214-0,458)	3,295	(2,440-4,497)
18	1,146	(1,061-1,275)	0,366	(0,237-0,484)	3,007	(2,171-4,182)
19	1,145	(1,060-1,275)	0,388	(0,258-0,508)	2,771	(1,955-3,919)
20	1,145	(1,059-1,274)	0,408	(0,276-0,529)	2,582	(1,785-3,703)
21	1,144	(1,058-1,274)	0,425	(0,292-0,548)	2,432	(1,654-3,526)
22	1,143	(1,057-1,274)	0,441	(0,306-0,565)	2,315	(1,557-3,381)
23	1,143	(1,056-1,274)	0,454	(0,318-0,580)	2,225	(1,486-3,264)
24	1,142	(1,055-1,274)	0,466	(0,328-0,594)	2,157	(1,437-3,169)
25	1,142	(1,054-1,274)	0,477	(0,337-0,606)	2,107	(1,406-3,092)
26	1,141	(1,053-1,274)	0,486	(0,345-0,616)	2,070	(1,389-3,028)
27	1,141	(1,052-1,274)	0,494	(0,351-0,626)	2,044	(1,382-2,974)
28	1,140	(1,051-1,274)	0,501	(0,357-0,634)	2,025	(1,383-2,929)
29	1,140	(1,051-1,274)	0,507	(0,361-0,642)	2,013	(1,390-2,889)
30	1,139	(1,050-1,274)	0,512	(0,364-0,648)	2,005	(1,401-2,854)
31	1,139	(1,049-1,274)	0,516	(0,367-0,654)	1,999	(1,415-2,821)
32	1,138	(1,048-1,274)	0,520	(0,369-0,659)	1,996	(1,431-2,791)
33	1,138	(1,047-1,274)	0,523	(0,370-0,664)	1,994	(1,449-2,762)
34	1,137	(1,046-1,274)	0,525	(0,371-0,667)	1,993	(1,467-2,734)
35	1,137	(1,046-1,274)	0,527	(0,371-0,671)	1,993	(1,486-2,706)
36	1,136	(1,045-1,274)	0,528	(0,371-0,673)	1,993	(1,505-2,678)
37	1,136	(1,044-1,274)	0,529	(0,371-0,676)	1,992	(1,524-2,651)
38	1,135	(1,043-1,274)	0,530	(0,370-0,678)	1,992	(1,543-2,624)
39	1,134	(1,040-1,274)	0,531	(0,369-0,680)	1,992	(1,563-2,597)
40	1,134	(1,041-1,274)	0,531	(0,367-0,682)	1,992	(1,582-2,570)
41	1,133	(1,040-1,274)	0,531	(0,366-0,683)	1,992	(1,601-2,542)

Nach Bahlmann, F., Wellek, S., Reinhardt, I., Merz, E., Steiner, E., Welter, E.: Reference values of ductus venosus flow velocity waveforms and various calculated waveform indices. Prenat. Diagn. 20 (2000) 623–634

* Glättung mittels nichtlinearer Regression

Sachverzeichnis

A

Abdomen 122 ff
- Auftreibung 216, 341
- Biometrie 144 f, 156 ff, 610
- embryonales 31, 25
- Längsschnitt 122 ff
- oberes 107, 109
- – Auffälligkeit 272
- Punktion 551
Abdomendurchmesser 27
- kleiner 304
Abdomenquerdurchmesser
- Gewichtsschätzung 163 f
- Wachstumsretardierung 179 ff
Abdomensagittaldurchmesser 148 f, 592, 596
Abdomentransversaldurchmesser 149, 592, 596
- Normkurve 148, 605
Abdomenumfang 27 f
- Berechnung 141, 149, 604
- Gestationsaltersschätzung 161 f
- Gewichtsschätzung 163, 617 ff, 623
- Normbereich in Abhängigkeit vom Gestations-
  alter 592, 596
- Normkurve 31, 148, 605
Abdomenumfang/Kopfumfang-Quotient 598
Abdomenwachstum, akzeleriertes 177 f
Abdominalgravidität 39, 41 f
- Abdominalsonographie 74, 77
Abdominalsonographie 3 ff
- Abbildungsmodus 4, 7
- Beckenmessung 55
- dreidimensionale 518 ff
- Frontalschnitt 7
- Frühgravidität, regelrechte 60 ff
- Längsschnitt 3 f, 7
- Puerperium 443 ff
- Querschnitt 3
- Sagittalschnitt 6 f
- Schallsonde 6
- Schrägschnitt 3, 6
- Transversalschnitt 4, 6 f
- Untersuchungsanordnung 6
Abdominometrie 122, 141, 148 f
- Fehlmessung 141, 149
- Schnittebene 7
Abort
- Amniozentese 533, 535
- Chorionzottenbiopsie 536
- Dopplersonographie 464 ff
- Ursache 32
- verhaltener s. Missed Abortion
Abortabrasio 32
Abortdiagnostik 32 ff, 67 ff
- Zeichen, prognostisch ungünstiges 68
Abortivfrucht 33, 35
- Abdominalsonographie 67 f, 70
- Ausschluss 26

- Chromosomenatypie 33
- Differenzialdiagnose 36, 67
- Dopplersonographie 460 f, 465
Abortmaterial 54, 69
Abortrate 32 f
Abortrisiko 26 f
Abortstraße 69
Abortus
- completus 33 ff, 67, 69
- imminens 33, 67, 69
- incipiens 33, 67, 69
- incompletus 33, 35
- – Abdominalsonographie 67, 69
- – Dopplersonographie 465
Abruptio placentae 400 f, 438
Abszess, perityphlitischer 441
Abtreibungsgesetz 575, 578
Acardius 192, 430, 432
- acephalus 429
- acranius 556
Acetylcholinesterase 253 f, 334
Acetylcholinesterase-Test 212
Acheira 349
Acheiropodia 349
Achondrodysplasie 336
Achondrogenesis 336, 340 f, 568
- Differenzialdiagnose 344
- Femurlänge 346
- Mikromelie 345
Achondroplasie
- Differenzialdiagnose 344
- Femurlänge 346
- heterozygote 347 f
- homozygote 348
Achsenskelett 23
ADAM-Komplex 307
Adenom, hepatisches 308
Adipositas 455
Adnextumor
- Abdominalsonographie 77 f
- benigner 49
- Extrauteringravidität 73 ff
- maligner 49
- stielgedrehter 441
Adrenogenitales Syndrom (AGS) 330, 547
Afterload 502
Agenesie 205
Aicardi-Syndrom 221, 235
Akinesie 356
Akquisitionssystem
- externes 519, 523
- internes 519
Akranie 212
Akromelie 337 f
Akromesomelie 339
Akrozephalie-Syndaktylie-Syndrom 353
Akzeptor 425 f
Albuminsubstitution 552

Aliasing-Phänomen 114, 117, 450 f
Alkohol 206
Alkoholabusus 567
Alkoholembryopathie 568
Allantoisarterie, Persistenz 404
Alloimmunthrombozytopenie 551
Amelie 349 ff, 571
Amiodaron 548 ff
Ammoniak 323
Amnionbänder 402
Amnionbänder-Syndrom 213
- Enzephalozele 216
- Eventeration 306 f
- Extremitätenfehlbildung 336
- Nachweis, sonographischer 402
- Pathogenese 402
- Peromelie 352
Amnion-Chorion-Membran 390
Amniondrainage, serielle 556, 558
Amnionepithel s. Amnionmembran
Amnionflüssigkeitsindex 410, 413, 615
Amnionhöhle 60, 63
- Abdominalsonographie 60, 65
- Frontalschnitt, transvaginaler 5
- Frühgravidität 18, 20, 29
- kreisförmige 19
- Nachweis 27
- Normkurve 30
- ovoide 19
- Wachstumsverhalten 27
Amnionhöhlendurchmesser 27, 593
Amnioninfusion 555
Amnionitis 533
Amnionmembran 26, 65, 365
- Ablösung 32, 399, 534
- Anlegen, fehlendes 364 f, 400, 402
- Embryonalentwicklung 18, 22, 24
Amnionperitonealschlauch 307
Amnionruptur 307
Amnionsegel 306
Amnionstrang 402
- Differenzialdiagnose 250, 419
Amnioseptostomie 558
Amniozentese 14, 532 ff
- Anwendungszeitraum 534
- Mehrlingsschwangerschaft 534 f
- Rhesusinkompatibilität 186
- transplazentare 534
A-Mode 562
Analatresie 299 f, 321
- OEIS-Komplex 304
- Regressionssyndrom, kaudales 353
Analkanal 122
Anämie
- Diagnostik 540
- hämolytische 184
- Ringelröteln 377
- Therapie 550 f